임상운동학 관절의 구조와 기능 - 종합적 분석 - 〔개정 4판〕

Joint Structure and Function: A Comprehensive Analysis *Fourth Edition*

개정 4 판

임상운동학

관절의 구조와 기능
- 종합적 분석 -

정 낙 수 외

Joint Structure and Function:
A Comprehensive Analysis

Fourth Edition

Pamela K. Levangie, PT, DSc
Professor
Physical Therapy Program
Sacred Heart University
Fairfield, CT

Cynthia C. Norkin, PT, EdD
Former Director and Associate Professor
School of Physical Therapy
Ohio University
Athens, OH

영 문 출 판 사

■ 옮긴이(가나다 순)

김영록 대불대학교 물리치료학과 교수
김현숙 여주대학 물리치료과 교수
김현희 신성대학 물리치료과 교수
노정석 한서대학교 물리치료학과 교수
송영화 동남보건대학 물리치료과 교수
안덕현 인제대학교 물리치료학과 교수
안창식 을지대학교 물리치료학과 교수
정낙수 신구대학 물리치료과 교수
최규환 안산1대학 물리치료과 교수

Joint Structure and Function:
A Comprehensive Analysis, Fourth Edition

by Pamela K. Levangie & Cynthia C. Norkin

임상운동학 개정 4판
관절의 구조와 기능 - 종합적 분석 -

2009년 8월 21일 초판인쇄
2009년 8월 28일 초판발행

지은이 : Pamela K. Levangie, PT, DSc &
Cynthia C. Norkin, PT, EdD
옮긴이 : 정 낙 수 외
발행인 : 박 병 조
발행처 : 도서출판 영문출판사
등 록 : 1987년 12월 21일 제2-419호
주 소 : 서울시 강남구 삼성동 69-1
전 화 : (02)514-5590, 776-5590
팩 스 : (02)756-8943
E-mail : yeongmunsa@empal.com
정 가 : 40,000원
ISBN 978-89-7224-215-4 93510

• 파본은 교환해 드립니다.

헌정
(Dedication for the Fourth Edition)

20년 이상 우리는 물리치료사나 물리치료 전공 학생들의 학문적 발전에 기여해 왔다. *관절구조와 기능* 4판은 과학적 증거와 기술의 변화에 따라 이 책을 사용하는 전문가나 학생에 알맞게 계속 가다듬어 왔으며, 우리는 우리 책을 함께하는 물리치료사, 학생, 건강전문가들에게 관절구조와 기능 4판을 헌납한다.

4판 서문
(Preface to the Fourth Edition)

관절구조와 기능 4판과 더불어 우리는 20년 이상 계속적으로 교육분야에서 우수한 전통이 되어왔다. 우리가 건강분야에 처음 시작했을 때는 우리 독자들을 위한 여러가지 도구가 부족했는데 지금은 다양한 많은 도구를 사용할 수 있다. 우리는 이 책의 출판과 더불어 인체기능을 평가하는 각 개개인들의 교육뿐만 아니라 미디어나 연구기술분야에서 발생하는 변화에 계속적으로 발 맞추어 왔다. 많은 사람들이 종이가 없는 시대가 도래할 것이라고 믿고 있으며 교과서의 역할이 매우 빠르게 변화하고 있다. 학습자들은 변화를 요구하나 아직 교육적인 도구로서 교과서 역할이 없어질 것 같지는 않다. 4판의 출판에서 우리는 학습자에게 새로운 기술의 사용과 현재의 학문적 증거 그리고 전문적인 의견을 이용하여 욕구를 충족하려고 하며, 인체 정상 근육 운동학과 병리 운동학을 이해하기를 원하는 학습자에게 좀 더 종합적인 접근을 하려고 한다.

숫자식 영상 기술은 우리의 독자에게 시각적 도움을 줄 수 있으며 두가지 색을 사용한 선 그리기가 복합적 개념을 좀 더 잘 이해하기 위하여 추가 되었다. 우리는 또한 사진, 의학적 영상 자료 그리고 삼차원적 컴퓨터출력을 포함한 다양한 영상 자료를 사용하여 학습자에게 더 많은 도움을 주고자 한다. 크기와 양식의 변환 그리고 두가지 색 사용은 독자들에게 좀 더 친근해지고 각 장을 보는데 도움을 줄 수 있다.

많은 분야에 걸쳐 발표된 연구에서 남아있는 문제점들을 해결하기 위하여 우리는 각 장의 공헌자처럼 많이 존경하는 연구자들을 활용하였다. 우리의 공헌자들은 그들의 장에서 임상적 관련성과 최고의 이론으로 많은 연구, 실습, 가르침에 기여할 환경을 찾고 있다. 우리의 교육적 접근에서 중요한 변화는 환자의 사례조사가 원문에 첨삭된 것이 아니라 각 장 원문 내에 종합화된 요소로서 사용되었다는 것이다. 환자 사례들(*환자 사례*와 *적용* 박스)은 사례에 기반을 둔 그리고 문제에 기반을 둔 정상과 비정상기능을 계속적으로 이해하기 쉽게 하는 교육전략 이다. 우리는 학습도구로서 독자나 교육지도자에게 제공하는 중요 *지속적 연구* 박스와 중요 요약 박스(이제 *기본 개념*이라고 부름)를 유지해 왔다.

4판 *관절의 구조와 기능*에서 변하지 않는 것은 인체의 구조와 기능을 이해하는 중요 원칙의 기초를 가능한 정확하게 제공하는 것을 유지하는 것이다. 우리의 경험이 건강전문가교육에 기여하여 올바른 균형을 갖도록 하는 것을 우리는 희망한다. 우리는 건강전문가에 입문하는 사람들의 증가하는 교육적 요구도를 인지하는 것을 실패하지 않을 것이며, 4판이 학생들의 요구에 부흥되기를 희망한다. *관절 구조와 기능 4*판은 복잡하고 변화하는 세상에서 계속적인 학습과 성장을 도와 줄 강력하고 유연한 기초를 요구하는 새로운 독자들의 요구를 계속 인지할 것이다.

우리는 우리책의 독자인 물리치료사나 학생들의 전문적인 발전에 도움을 줄 수 있는 기회를 갖는것에 대해 우리는 계속적으로 감사한다.

Pamela K. Levangie
Cynthia C. Norkin

감사의 글
(Acknowledgments)

관절구조와 기능 같은 과학적으로 그리고 연구기반적으로 계속적 새롭게 한 책이 많은 전문가의 지지나 도움 없이 출판될 수는 없다. 우리는 이 책을 출판하는데 기꺼이 물심양면으로 도움을 준 새로운 임상 전문가나 연구교수님들에게 감사를 드린다. 우리는 Drs. Borstad, Chleboun, Curwin, Hoover, Lewik, Ludewig, Muller, Olney, Ritzline, 그리고 Snyder Mackler, Mss. Austin, Dalton 그리고 Starr에게 감사를 드린다. 이분들은 다양한 기관, 주, 나라로부터 새롭고 창의적인 지식과 열정으로 많은 도움을 주셨다. 우리는 또한 이 책의 발전을 위해 많은 도움을 준 xv 쪽, xvi 쪽에 열거된 검열자에게 감사를 드린다.

우리는 이 책의 미래에 투자한 FA Davis 출판사에 감사를 드린다. 이 책의 출판에 새로운 열정으로 참여한 출판자 Biblies 그리고 Margaret의 미래지양적 생각과 Jennifer 자신의 독특한 생각을 접목시켜 이 책 출판을 진행해온 편집자 Jennifer Pine에게 감사한다. 우리는 또 많은 깨끗한 영상을 제공한 Anne Raines 그리고 전판과 마찬가지로 창조적 기여를 한 Joe Farnum과 Timothy Malone에게 감사를 드린다.

물론 이 책의 출판에 우리 가족의 지속적인 사랑과 동료들의 도움없이 그렇게 많은 시간과 에너지를 쏟을 수 있는 사람은 아무도 없다. 또한 우리는 *관절의 구조와 기능* 편집에 셀수 없이 많은 시간과 관심을 가져준 가족과 동료에게 다시 한번 감사를 표시한다.

역자서문

운동학은 인체의 움직임을 연구하는 학문으로 물리치료분야나 체육분야에서 인체역학, 생체역학, 임상운동학, 인체운동학이란 이름으로 불리고 있으며, 다양한 근골격계 질환을 가진 환자를 평가하고 치료하는 과정에서 관절과 근육의 분석을 매일 매일 실제 사용하고 있는 물리치료사에게는 꼭 필요한 학문이라고 생각된다. 그러나 학문적 특성상 수학이나 물리학, 통계학, 해부학, 생리학 등 다양한 영역의 기초지식을 필요로 한다. 따라서 학생에게는 매우 어려울 수 있는데, 인체의 움직임과 행위에 있어 가장 기본적인 요소인 관절과 근육의 해부학적 구조와 기능 그리고 정상움직임을 소개하고 있으며 특히 관절에 대한 작용과 운동에 대해 역학적으로 상세히 설명되어 있어 이론적으로 이해하기 어려운 부분들의 이해를 돕기 위해 그림으로 설명되어 물리학이나 수학이 거부감을 갖는 학생이라도 쉽게 이해되리라고 생각된다.

본 교재는 해부학적 용어나 의학용어는 물리치료사 국가고시에 전면 사용되는 대한의사협회 제정 의학용어를 표준으로 사용하였으며, 이 책을 번역 작업하는데 있어, 내용이 실험한 결과도 있고 또 번역진이 이해하기 어려운 부분도 있었지만 최선을 다해 번역에 임했다. 역자들의 생각으로는 이 책은 살아 움직이는 인체의 구조를 공부하는 모든 사람들 즉, 물리치료와 작업치료 전공자, 무용 및 체육을 전공하는 이들에게 많은 도움이 될것이라고 생각되어 심혈을 기울여 원저자의 의도에 충실하려고 노력하였으며 잘못된 부분이 발견되면 바로 잡을 것을 약속하며 많은 조언을 바란다. 끝으로 이 책이 나오기까지 많은 역자들이 노력하였고 영문출판사 박병조사장님과 모든 직원 여러분의 노고와 협조에 진심으로 감사드립니다.

2009년 7월 역자일동

도움을 주신 공헌자분들
(Contributors)

Noelle M. Austin, PT, MS, CHT
CJ Education and Consulting, LLC
Woodbridge CT
cj-education.com &
The Orthopaedic Group
Hamden, Connecticut

John D. Borstead, PT, PhD
Assistant Professor
Physical Therapy Division
Ohio State University
Columbus, Ohio

Gary Chleboun, PT, PhD
Professor
School of Physical Therapy
Ohio University
Athens, Ohio

Sandra Curwin, PT, PhD
Associate Professor
Department of Physical Therapy
University of Alberta
Edmonton, Alberta
Canada

Diane Dalton, PT, MS, OCS
Clinical Assistant Professor of Physical Therapy
Physical Therapy Program
Boston University
Boston, Massachusetts

Don Hoover, PT, PhD
Assistant Professor
Krannert School of Physical Therapy
University of Indianapolis
Indianapolis, Indiana

Michael Lewek, PT, PhD
Post Doctoral Fellow, Sensory Motor Performance Program
Rehabilitation Institute of Chicago
Northwestern University
Chicago, Illinois

Paula M. Ludewig, PT, PhD
Associate Professor
Program in Physical Therapy
University of Minnesota
Minneapolis, Minnesota

Michael J. Mueller, PT, PhD, FAPTA
Associate Professor
Program in Physical Therapy
Washington University School of Medicine
St. Louis, Missouri

Sandra J. Olney, PT, OT, PhD
Director, School of Rehabilitation Therapy
Associate Dean of Health Sciences
Queens University
Kingston, Ontario
Canada

Pamela Ritzline, PT, EdD
Associate Professor
Krannert School of Physical Therapy
University of Indianapolis
Indianapolis, Indiana

Lynn Snyder-Macker, PT, ScD, SCS, ATC, FAPTA
Professor
Department of Physical Therapy
University of Delaware
Newark, Delaware

Julie Starr, PT, MS, CCS
Clinical Associate Professor of Physical Therapy
Physical Therapy Program
Boston University
Boston, Massachusetts

재검토를 해주신 분들 (Reviewers)

Thomas Abelew, PhD
Assistant Professor
Department of Rehabilitation Medicine
Emory University
Atlanta, Georgia

Gordon Alderink, PT, PhD
Assistant Professor
Physical Therapy Department
Grand Valley State University
Allendale, Michigan

Mary Brown, PT, MEd
Physical Therapist
Department of Rehabilitation
Morristown Memorial Hospital, Atlantic Health System
West Orange, New Jersey

John A. Buford, PT, PhD
Assistant Professor of Physical Therapy
Division of Physical Therapy
School of Allied Medical Professions
The Ohio State University
Columbus, Ohio

Margaret Carton, MSPT
Assistant Professor
Allied Health, Nursing, and HPE Department
Black Hawk College
Moline, Illinois

Gary Chleboun, PT, PhD
Professor
School of Physical Therapy
Ohio University
Athens, Ohio

Deborah Edmondson, PT, EdD
Assistant Professor/Academic Coordinator of Clinical Education
Department of Physical Therapy
Tennessee State University
Nashville, Tennessee

Ricardo Fernandez, PT, MHS, OCS, CSCS
Assistant Professor/Clinician
Department of Physical Therapy and Human Movement Sciences
Northwestern University Feinberg School of Medicine
Chicago, Illinois

Jason Gauvin, PT, SCS, ATC, CSCS
Physical Therapist
Departments of Occupational Therapy and Physical Therapy
Duke University
Durham, North Carolina

Barbara Hahn, PT, MA
Director, Physical Therapist Assistant Program
University of Evansville
Evansville, Indiana

John Hollman, PT, PhD
Assistant Professor and Director
Program in Physical Therapy
Mayo School of Health Sciences
Rochester, MN

Birgid Hopkins, MS, LATC
Director
Department of Sports Medicine
Merrimack College
North Andover, Massachusetts

Edmund Kosmahl, PT, EdD
Professor
Department of Physical Therapy
University of Scranton
Scranton, Pennsylvania

Gary Lentell, PT, MS, DPT
Professor
Department of Physical Therapy
University of California, Fresno
Fresno, California

Robin Marcus, PT, PhD, OCS
Clinical Associate Professor
Division of Physical Therapy
University of Utah
Salt Lake City, Utah

R. Daniel Martin, EdD, ATC
Associate Professor and Director, Athletic Training Program
Exercise Science, Sport, and Recreation
Marshall University
Huntingdon, West Virginia

Matthew C. Morrissey, PT, ScD
Department of Physiotherapy
King's College London, KCL
London, England

Suzanne Reese, PT, MS
Director, Physical Therapist Assistant Program
Allied Health Department
Tulsa Community College
Tulsa, Oklahoma

Claire Safran-Norton, PT, PhD-ABD, MS, MS, OCS
Assistant Professor
Department of Physical Therapy
Simmons College
Boston, Massachusetts

목차
(Contents)

임상운동학

관절의 구조와 기능 – 종합적 분석–

개정 4판

단원 1

관절의 구조와 기능: 기본 개념들 (Joint Structure and Function: Foundational Concepts)

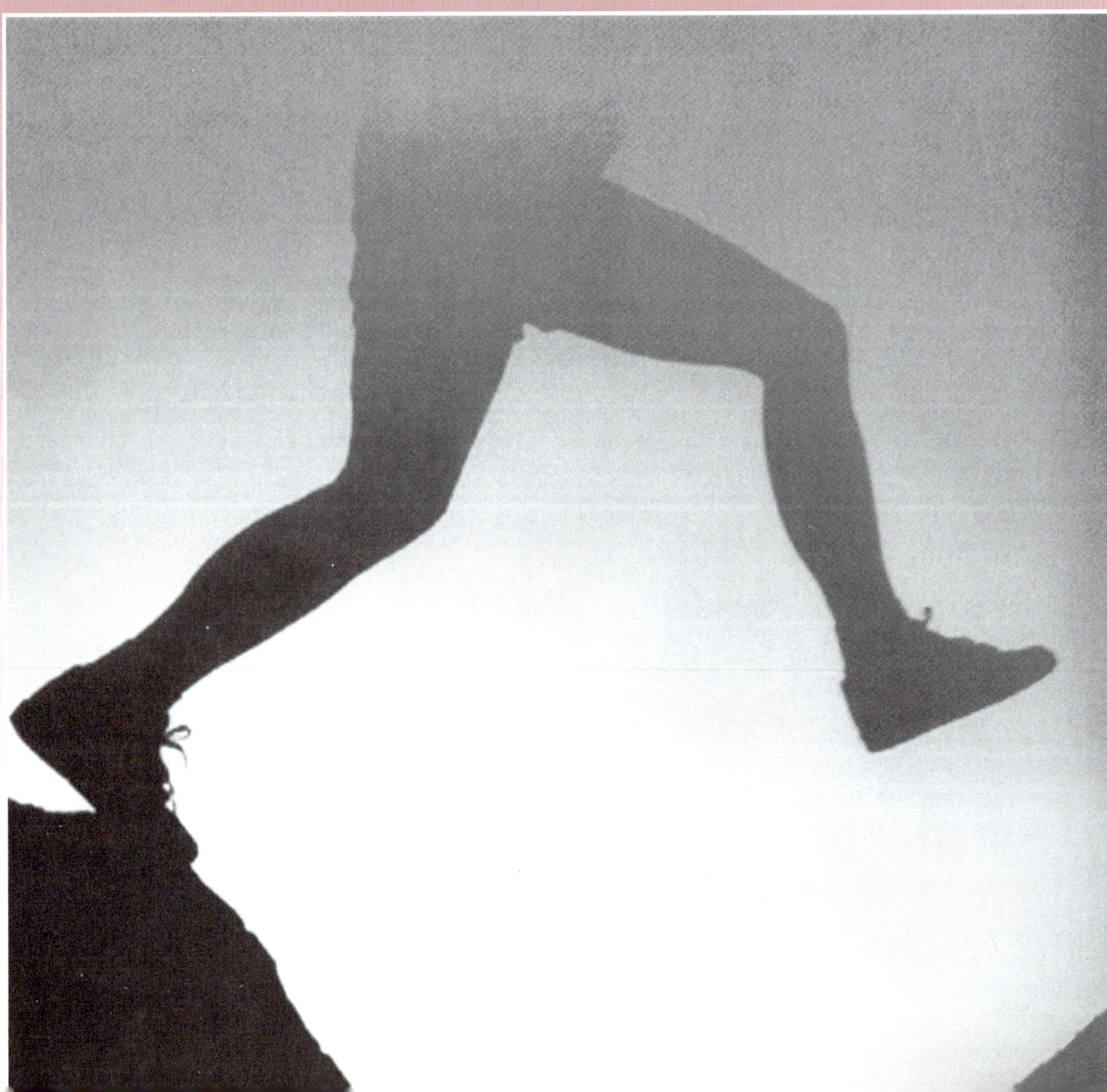

제 1 장

관절의 구조와 기능에 대한 생체역학의 적용
(Biomechanical Applications to Joint Structure and Function)

"인간은 매우 다양한 자세(posture)와 움직임(movement)을 만들어 낼 능력을 가지고 있다. 이러한 자세와 움직임을 위해서는 움직임을 만들어 내고 조절하는 근원인 힘(force)을 생산해내고, 힘에 반응하는 인체 조직들의 역할이 요구된다."

서론

제1부: 운동학 그리고 운동역학으로의 입문 (Kinematics and Introduction to Kinetics)

움직임에 대한 묘사
- 변위(displacement)의 형태
  - 병진움직임(translatory motion)
  - 회전움직임(rotatory motion)
  - 일반움직임(general motion)
- 공간내에서 변위의 위치
- 변위의 방향
- 변위의 크기
- 변위의 비율

힘의 소개
- 힘의 정의
- 힘 벡터
- 중력
  - 분절의 질량중심, 중력의 합성
  - 인체의 질량중심
  - 질량중심, 중력선 그리고 안정성
  - 물체, 또는 분절의 질량 변화

정역학(Statics)과 동역학(Dynamics)의 소개
- 뉴우턴의 관성의 법칙
- 뉴우턴의 가속도의 법칙

선형힘체계와 공점힘체계에서의 병진움직임
- 선형힘체계
- 선형힘체계에서의 힘의 합성
- 공점힘체계
  - 공점힘체계에서의 힘의 합성
- 뉴우턴의 반작용의 법칙
  - 중력과 접촉력

선형힘체계에서의 부가적인 고려 사항들
- 장력(Tensile force)
  - 장력과 장력의 반작용력
- 관절신연(Joint distraction)
  - 신연력
  - 관절압박력과 반작용력
- 뉴우턴의 관성의 법칙의 재탐구
  - 수직과 수평 선형힘체계
- 전단력과 마찰력
  - 정지마찰력과 운동마찰력
  - 수직 선형평형과 수평 선형평형의 고찰

제2부: 운동역학 - 회전, 병신의 힘과 움직임에 대한 고찰 (Kinetics-Considering Rotatory and Translatory Forces and Motion)

토오크(torque) 또는 힘의 모멘트(moment of force)
- 각가속도와 각평형
- 평행힘체계
  - 평행힘체계에서의 힘의 합성
  - 굽힘모멘트와 뒤틀림모멘트
  - 인체분절의 회전중심인 관절축의 확인
- 평형을 위한 세가지 조건의 만족

근력
- 총 근력벡터
  - 해부학적 활차
  - 해부학적 활차, 작용선, 모멘트팔

토오크의 재탐구
- 힘의 모멘트팔의 변화

서론(Introduction)

인간은 매우 다양한 자세(posture)와 움직임(movement)을 만들어 낼 능력을 가지고 있다. 이러한 자세와 움직임을 위해서는 움직임을 만들어 내고 조절하는 근원인 힘(force)을 생산해내고, 이러한 힘에 반응하는 인체 구조들의 역할이 요구된다. 어떤 한 시점에서의 근골격계의 기능에 기여하는 인체운동학적 요인들을 모두 파악해 내는 것은 불가능 할 지라도, 신체분절에 가해지는 능동적 수동적 스트레스들에 대한 인체의 반응과 관련된 물리학적인 원리들을 이해하는 것은 인체의 정상기능과 기능이상을 이해하는데 필수적인 것이다.

우리는 뼈분절, 관절주변의 결합조직, 근육들과 이러한 구조물들에 가해지는 외력을 살펴봄으로써 복잡한 인체의 근골격계의 기능을 고찰하고자 한다. 우리는 인체의 주요 관절복합체에 가해지는 스트레스들과 이러한 스트레스에 대한 관절복합체들의 반응을 이해하기 위한 기초를 제공해주는 개념적인 틀들을 개발할 것이다. 제시된 원리들이 실제 적용되는 임상현장을 독자들에게 이해시키기 위해 일련의 사례들이 제시되었다. 이 장의 목적은 각각의 관절복합체에 대하여 이해하고, 자세유지와 보행시 필요한 관절복합체간의 상호의존적 관계를 이해하기 위해 필요한 기초적인 운동학적 원리에 대한 포괄적인 안목을 제공하고자 함이다. 운동조절에 있어서 신경계의 역할이 중요하다는 사실은 알지만, 조절자로서의 역할과 되먹임기전을 관장하는 신경계 관련이론들에 대하여는 이 장에서 다루지 않기로 한다.

첫 장으로서 이 장의 목적은 이후의 장들에서 다루어지는 원리들을 이해하기 위해 생역학적인 기초를 다지는 것이다. 이 장에서는 움직임을 만들어내고 조절하는 내적인 힘과 외적인 힘들을 이해하기 위해 반드시 고려해야 할 생체역학적인 원리들을 살펴볼 것이다. 강체(rigid body)에 대한 분석에 초점을 맞추게 된다; 이후의 장들에서는 힘들이 결합조직의 변형에 미치는 영향을 알아보고(제2장), 근육의 어떻게 힘을 만들어 내고, 힘에 의해 어떤 영향을 받는지 살펴본다(제3장). 이후의 장들은 인체 내의 각 영역별 관절복합체들의 힘, 스트레스, 조직의 성질, 기능간의 상호작용에 대하여 고찰한다. 마지막 두 개의 장은 관절복합체들의 통합된 기능인 자세와 보행에 대하여 살펴본다.

이 장에 제시된 생체역학적 원리들의 임상적 적용에 대한 초점을 유지하기 위해, 사례들을 제시함으로써 생체역학의 원리들을 이해하는데 도움을 주고자 하였다.

1-1 환자 사례

Sam Alexander는 20세, 신장 5 feet, 9 inch(1.75 m), 몸무게 165 pound(75 kg, 734 N)이다. Sam은 대학 골프팀의 선수이다. 그는 경사면에서 그의 발이 구멍에 빠지면서 오른쪽 무릎이 손상되었다. 이학적 검사와 자기공명영상검사(MRI)를 통해 안쪽곁인대의 열상(tear)와 앞십자인대(ACL)의 부분열상을 진단받았다. Sam은 정형외과의사의 권고를 받아들여 일차적으로 무릎관절의 근력강화운동을 실시하였다. 초기의 관심은 넙다리네갈래근의 강화에 맞추어 졌다. 대학의 휘트니스센터에 있는 leg press machine(그림 1-1A)과 free weight boot(그림 1-1B)를 사용하였다.

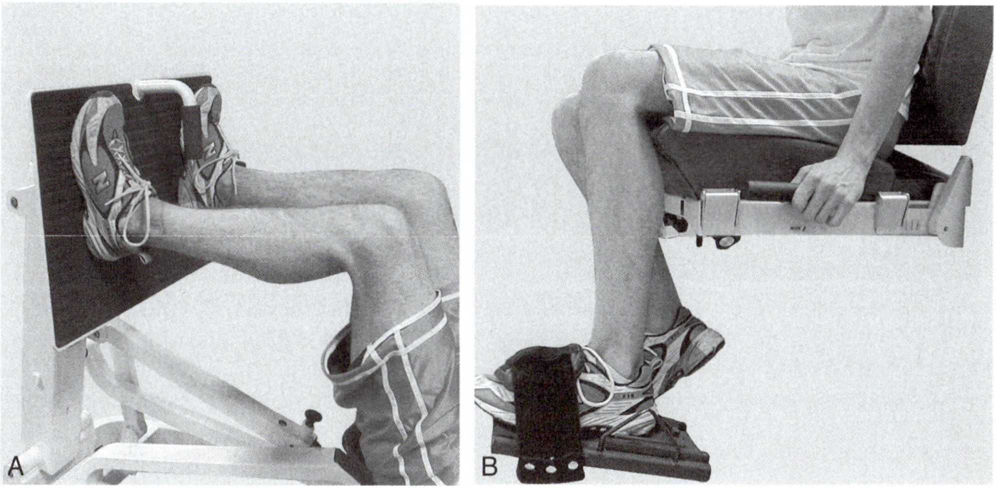

◀ **그림 1-1** ■ A. 엉덩관절과 무릎관절 폄근 강화를 위한 Leg press exercise기구. B. 무릎관절 폄근 강화를 위한 Free weight boot.

이 장이 진행되어갈수록 Sam의 손상과 근력강화목적과 관련된 각각의 재활단계에서의 생체역학적 요인을 고려하게 된다.[*Side-bar:* 이 장에서 제시되는 사례들은 생체역학적 원리들의 기초를 제공하고자 제시하였다. 사례들에서 제시되는 수치나 각도들은 상징적인 값일 뿐, 실제의 정밀한 기계나 복잡한 수학적 모델로부터 근거한 수치들이 아님을 알려둔다. 또한 다른 실험 환경, 기계, 모델의 상황에서는 서로 다른 결과들이 나올 수 있음을 알려둔다.]

인체의 움직임은 본래 복잡한 것이다. 인체의 움직임에는 다수의 분절들(뼈 지레들)과 동시에 두 개 이상의 분절에 영향을 주는 힘들이 관련된다. 이해하기 쉽고 임상적으로 적용가능한 개념적인 모델을 개발하기 위해, 일반적으로 한 번에 한 개의 분절에 초점을 맞추는 전략을 사용한다. Sam Alexander의 문제를 분석하기 위하여 초점을 아래다리-발분절에 맞춘다. 아래다리-발분절은 무릎관절 아래에서 한 개의 강체(rigid unit)로 간주한다. 그림 1-2A와 B는 leg press machine과 free weight boot에 연결된 아래다리-발분절의 도식적인 그림이다. 그림에서 아래다리-발분절에 연결된 다른 요소들(넙다리뼈 하부, leg press machine의 발판, weight boot)도 표현이 되어 있지만 이 그림에서 가장 중요한 것은 아래다리-발분절이다. 어떤 그림에서는 명확한 설명을 위해 넙다리뼈, 발판, weight boot 등의 아래다리-발분절에 작용하는 힘만 표시하고 그림은 모두 생략하기도 한다. 이렇게 한 분절(또는 선택적인 소수분절)을 제한적으로 시각화한 그림을 자유물체도(free body diagram) 또는 공간도

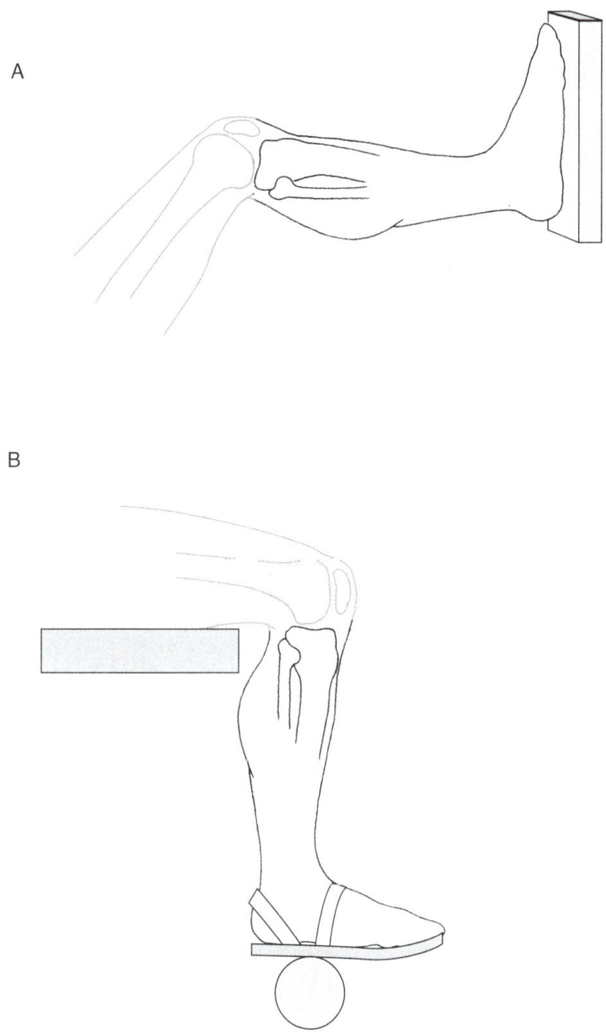

▲ **그림 1-2** ■ A. Leg-press exercise를 하고 있는 아래다리-발분절의 도식적 그림. 아래다리-발분절이 강조를 위해 짙게 그려졌다. B. Weight boo exercise를 하고 있는 아래다리-발분절의 도식적 그림. 아래다리-발분절이 강조를 위해 짙게 그려졌다.

(space diagram)라고 한다. 분절에 작용하는 힘들을 크기를 고려하여 같은 비율로 축소하여 그린 그림을 자유물체도라고 한다. 그림의 정확도 보다는 단순한 이해를 위해 비율을 고려하지 않고 힘을 표시한 그림을 공간도라고 한다. 일반적으로 힘을 정확한 비율을 고려하여 그리는 것이 쉽지 않기 때문에 우리는 이 장과 이 책에서 공간도를 사용할 것이다.

두 가지의 운동상황에서의 아래다리-발분절의 움직임을 고찰하고자 할 때, 첫 단계로 가장 먼저 해야 할 것은 분절이 현재하고 있는, 또는 앞으로 할 움직임을 묘사(describe)하는 것이다. 움직임을 묘사하는 것은 생체역학의 한 부분인 **운동학(kinematics)**영역에 속한다.

제 1 부: 운동학 그리고 운동역학으로의 입문(Kinematics and Introduction to Kinetics)

움직임에 대한 묘사 (Descriptions of Motion)

운동학는 단순히 분절의 움직임(변위)만을 묘사하는 개념들로 이루어지는 것으로 움직임의 원인이 되는 힘은 운동학의 영역에서 고려하지 않는다. 인체의 골격(skeleton)은 글자 그대로 지레(lever) 또는 분절(segment)들로 이루어진 하나의 체계(system)이다. 실제로 뼈는 완전히 딱딱하지 않지만, 우리는 강체(rigid lever)로 가정한다. 분절의 움직임 또는 변위를 묘사하는 다섯가지의 운동학의 변수들은 다음과 같다; (1) 변위(움직임)의 형태(type of displacement(motion)), (2) 변위의 위치(location in space of the displacement), (3) 변위의 방향(direction of displacement of segment), (4) 변위의 크기(magnitude of displacement), (5) 변위의 비율 또는 변위의 변화비율(속도 또는 가속도).

변위의 형태(Types of Displacement)

병진움직임과 회전움직임(translatory and rotatory motions)이 모든 강체분절에 적용되는 기본적인 두가지의 움직임 형태이다. 부가적인 움직임의 형태는 이 두 가지 움직임의 결합에 의해 만들어 진다.

■ 병진움직임(Translatory Motion)

병진움직임(선형변위, linear displacement)는 분절이 직선을 따라 움직이는 것이다. 완전한 병진 움직임시 물체 위의 모든 점들은 같은 시간에 동일 거리를 평행하게 이동하게 된다. 실제 인체내에서의 분절의 병진움직임은 이러한 병진움직임의 정의와 거의 비슷하게 일어나고 있다. 인체분절의 병진움직임의 예는 물건을 잡기 위해 아래팔-손분절을 전방으로 이동하는 경우이다(그림 1-3). 그러나 이 경우는 아래팔-손분절이 어떠한 제한도 없이 자유롭게 움직인다고 가정한 경우이다. 다시 말해, 아래팔-손분절이 위팔뼈와 연결되어 있지 않다고 가정하는 것이다. 제한을 받지 않는 분리된 분절로서 순수한 병진움직임을 설명하는 것이 가장 쉬운 방법이기는 하지만, 실제로 인체내의 분절들은 완벽히 분리되어있지 않고, 제한을 받고 있는 경우가 대부분이다. 모든 분절들은 최소한 한 개 이상의 분절들에 연결되어 있으며, 모든 움직임들은 최소한 두 개의 분절에서 움직임이 동시에 일어남으로써 만들어 진다. 그림 1-3에 그려진 아래팔-손분절의 병

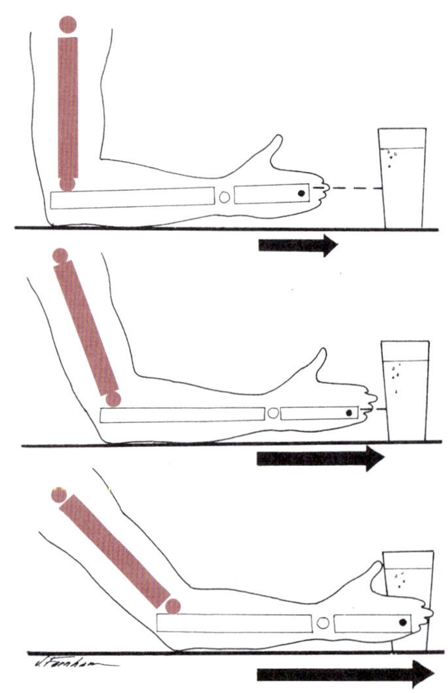

▲ 그림 1-3 ■ 병진움직임. 아래팔-손분절의 각각의 점들은 같은 시간에, 평행한 경로를 따라, 같은 거리를 이동한다.

진움직임은 실제적으로 위팔뼈의 움직임에 의해 일어나는 것이며, 여기에는 어깨관절과 팔꿉관절의 회전움직임이 동반되고 있다. 실제로 인체의 움직임에서 분절의 돌림(비록 잘 보이지 않는다 할 지라도)을 동반하지 않는 병진움직임은 거의 드물다고 볼 수 있다.

■ 회전움직임(Rotatory Motion)

회전움직임(rotatory(angular) motion)은 고정된 축(회전축, center of rotation, CoR) 주위에서 물체가 곡선경로를 따라 움직이는 것을 말한다. 순수한 회전움직임에서, 물체내부의 임의의 점들은 같은 시간에 같은 각도를 움직이며, 회전축(CoR)으로부터 항상 일정한 거리에 위치한다. 순수한 회전움직임은 분절의 병진움직임이 일어나지 않고 축을 중심으로 순수한 돌림힘만이 작용할 때 일어날 수 있다. 그러나 실제 인체에서 순수한 회전움직임은 일어나지 않는다. 그림 1-4의 예에서 아래팔-손분절내의 모든 점들이 고정된 축을 중심으로 돌림하여 같은 시간에 같은 각도만큼 이동하는 것으로 보인다. 실제로 인체의 어떤 분절도 완벽하게 고정된 축을 중심으로 돌림하지 않는다. 분절들이 순수한 회전움직임을 일으키도록 충분히 제한되어 있지 않기 때문에, 모든 관절의 축은 돌림시에 아주 조금이나마 이동을 한다.

■ 일반적 움직임(General Motion)

비분절화된 물체를 움직일 때, 회전움직임과 병진움직임이 결합된 움직임(**일반적 움직임**)이 흔히 일어난다. 어떤 사람이 치료대를 한손으로 미는 경우, 치료대가 직선을 따라 이동하기(병진움직임)는 매우 어려울 것이다. 병진움직임과 회전움직임이 동시에 일어나게 된다. 회전움직임과 병진움직임이 결합된 움직임을 나타내는 용어는 몇가지가 있다.

곡선(평면)움직임(curvilinear(plannar) motion)은 이차원공간에서 분절의 회전움직임과 병진움직임이 결합된 움직임을 말한다(자유도 3의 상태에서 평면에 평행하게 나타나는 움직임). 이러한 움직임이 일어났을 때, 분절의 회전축은 고정되어 있지 않고 분절의 움직임과 동시에 공간내에서 이동하게 된다. 이동하는 분절의 회전축을 **일시적 회전중심**(Instantaneous center of rotation, ICoR), 또는 **일시적 회전축**(instantaneous axis of rotation, IaR)이라고 한다. 곡선경로를 따라 주행하는 물체나 분절은 매우 먼 거리에 있는 고정된 회전중심을 축으로 회전움직임을 하고 있는 것이라고 간주하면 된다. 다시 말해, 곡선경로는 먼거리에 있는 회전축으로부터 그려진 매우 큰 원의 일부라고 보면 된다.

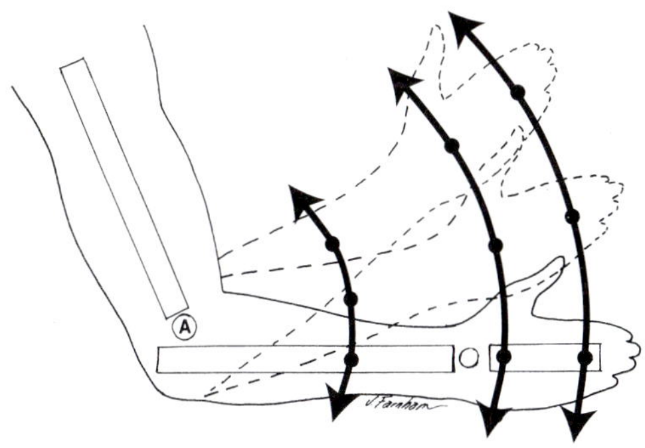

▲ **그림 1-4** ■ 회전움직임. 아래팔-손분절의 각각의 점들은 같은 시간에, 회전축으로부터 동일하게 떨어진 위치에서, 동일한 각도로 움직인다(A).

삼차원에 걸쳐 일어나는 분절의 움직임을 **삼차원움직임**(three-dimensional motion)이라고 한다. 곡선움직임이 먼거리에 있는 하나의 회전중심을 축으로 일어나는 움직임이라면, 삼차원움직임은 **나선형 축**(helical axis of motion (HaM)), 또는 **나사형 축**(screw axis of motion)을 중심으로 일어난다고 볼 수 있다.

이미 언급했듯이, 부절에 작용하는 인대, 근육, 다른 뼈들의 힘들은 분절에서 순수한 회전움직임이 일어나도록 충분히 제한해주지 못한다. 대신 관절에서는 분절의 일차적인 회전에 동반하여 매우 작은 양의 병진움직임(종종 이차적인 회전움직임이 동반되기도 함)이 전형적으로 일어난다. 따라서 대부분의 관절회전은 일련의 일시적 회전축들(a series of ICoRs)주변에서 일어나게 된다. 어떤 관절움직임(예로, 무릎관절 굽힘)에 있어서 일반적으로 말하는 "축(axis)"이란 순수한 회전 축(true CoR)이라기보다는 일시적 회전축들(ICoRs)사이를 관통하는 한 부위를 말한다. 대부분의 신체분절들이 실제로 곡선경로를 따라 움직이므로, 분절의 순수한 회전움직임(true rotatory motion)의 축이 되는 순수한 회전중심(true CoR)은 실제 관절로부터 먼 거리에 위치해 있다.

공간내에서 변위의 위치 (Location of Displacement in Space)

분절의 회전 또는 병진 움직임은 수학에서 차용한 매우 유용한 준거의 틀(frame of reference)인 삼차원 데카르트 좌표계(three dimensional Cartesian coordinate system)를 사용하여 표현한다. 인체가 **해부학적 자세**(얼굴은 앞을 바라보고, 손바닥은 전면을 향함)를 취하고 있다고 가정했을 때, 좌표계의 x-축, y-축, z-축의 시작점은 인체의 **질량중심**(center of mass; **CoM**)에 위치한다(그림 1-5). Panjabi와 White가 제시한 시스템에 근거하여 x-축은 인체의 좌우방향으로 주행하며 이를 **관상축**(coronal axis)라고 칭하고; y축은 위아래방형으로 주행하며 이를 **수직축**(vertical axis)라고 하고; z-축은 전후방향으로 주행하며 **전후축**(anteroposterior(A-P) axis)이라고 한다. 분절의 움직임은 축을 *중심으로* 일어나거나(회전움직임) 축을 *따라서* 일어난다(병진움직임). 자유로운 분절들은 각각의 세개의 축 주변에서 회전움직임이나 병진움직임을 일으킬 수 있으므로, 잠재적인 6가지의 선택(option)이 가능하다. 한 분절이 선택할 수 있는 움직임의 수를 **자유도**(degree of freedom)라고 한다. 완전히 자유로운 분절은 항상 자유도가 6이 된다. 물론, 인체의 분절들은 자유롭다. 어떤 분절은 하나의 자유도만 허용되는 것으로 보이기도 하지만, 어떤 분절은 자유도 6의 움직임이 가능하기도 하다(비록 이미 지적했듯이, 이것이 완벽히 사실인 경우는 드물다).

신체분절의 회전을 표현하는 방법은 세 개의 축 중 하나를 중심으로 일어나는 것으로 표현할 수도 있고, 세 개의 **기준면**(cardinal plane)에 평행하게 일어나는 것으로 표현할 수도 있다. 한 분절이 직각방향의 축을 *중심으로* 회전할 때, 분절의 움직임은 축에 직각방향의 면을 따라 일어나게 된다. x-축, 또는 관상축을 *중심으로* 회전하는 분절의 움직임은 **시상면**(sagittal plane)에서 일어나게 된다(그림 1-6). 시상면에서의 움직임은 분절의 전후방향의 움직임으로 시각화 되기 쉽다(예, 관절와상완관절에서의 상지의 굽힘과 폄).

y-축, 또는 수직축을 *중심으로* 회전하는 분절의 움직임은 **수평면**(transverse plane)에서 일어난다(그림 1-7). 수평면에서의 움직임은 지면과 평행하게 분절의 움직임이 일어나는 것으로 이해할 수 있다(엉덩관절에서의 하지의 안쪽/가쪽 돌림). 수평면의 움직임은 장골의 길이방향으로 주행하는 축을 중심으로 일어나는 움직임으로 표현되기도 하는데, 장골의 축은 실제로 수직축과 일치하지는 않는다. 결과적으로 **장축**(longitudinal axis)이라는 용어가 수직축을 대신하기도 한다.

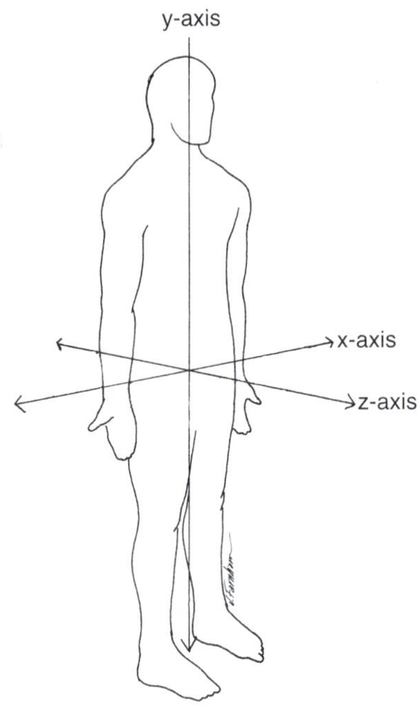

▲ **그림 1-5** ■ 데카르트좌표계(Cartesian coordinate system)의 X축, Y축, Z축(관상축, 수직축, 전후축이라고도 함)을 보여주는 해부학적 자세(anatomic position)의 인체.

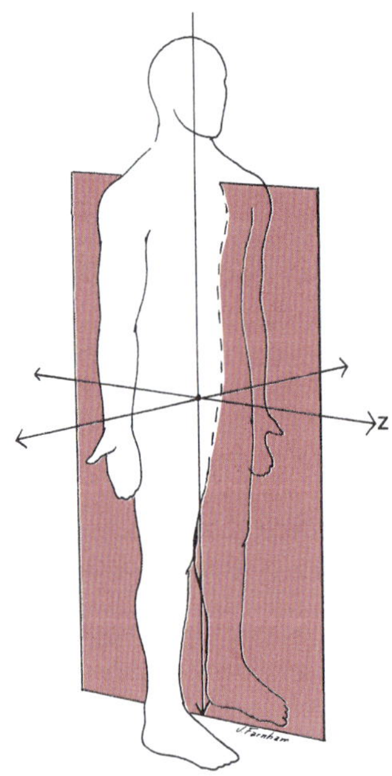

▲ **그림 1-6** ■ 시상면

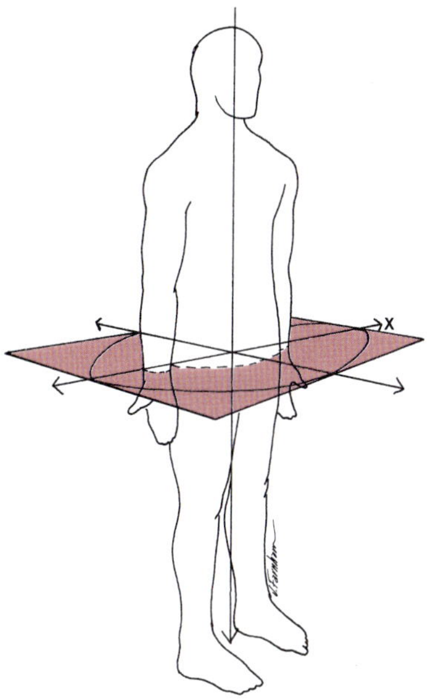

▲ **그림 1-7** ■ 수평면

z-축, 또는 전후축을 *중심으로* 회전하는 분절의 움직임은 **관상면**(frontal plane)에서 일어난다(그림 1-8). 관상면에서의 움직임은 분절의 측면방향으로의 움직임으로 쉽게 시각화될 수 있다(예, 오목위팔관절(glenohumeral joing)에서의 팔의 벌림/모음).

모든 인체분절의 회전 및 병진 움직임을 기준축을 중심으로, 또는 기준면을 따라 일어나는 움직임으로 제한할 수는 없다. 실제로 기준면을 따라 일어나는 움직임은 거의 드물다. 분절의 움직임을 기준면과 축을 중심으로 한정하는 것은 유용하기는 하지만, 이는 분절의 움직임을 과도하게 단순화한 것이다. 한 축과 면을 따라서 한정된 회전움직임과 병진움직임이 일어난다면, 이는 자유도 1로 간주된다. 그러나 일반적으로 분절은 2개 이상의 축과 면을 따라서 3차원체계에서 움직이게 된다. 다음의 예들은 이차원, 삼차원적인 분절의 움직임을 만들어내기 위해 한 개 이상의 축과 면을 기준으로 일어나는 병진움직임과 회전움직임들이 결합되어지는 것을 3가지 방식으로 설명하는 것이다.

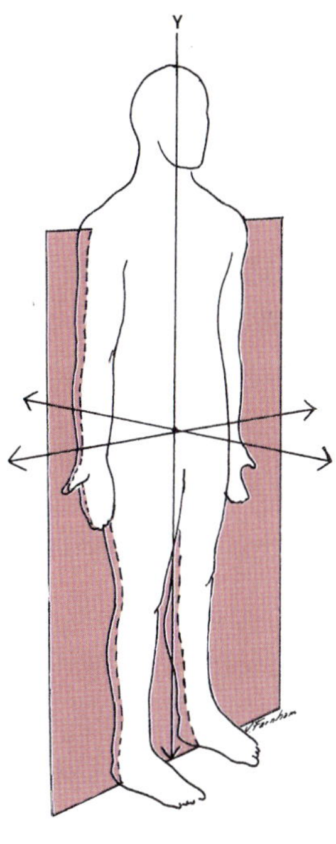

▲ **그림 1-8** ■ 관상면

예제 1-1

아래팔-손분절과 컵(모두 하나의 분절로 간주)이 입쪽으로 이동하고 있을 때(그림 1-9), 한 축을 중심으로 일어나는 분절의 회전과 면을 따라 일어나는 병진움직임이 동시에 일어나고 있다. 아래팔-손분절과 컵이 팔꿉관절에서 관상축(coronal axis)을 중심으로 회전할 때(자유도 1), 어깨관절에서 회전움직임이 일어나 아래팔-손분절에서는 전후축(A-P axis)을 따라 앞쪽으로 병진움직임이 일어나게 된다(자유도 1). 이 두 개의 자유도의 움직임을 결합함으로서 팔꿉관절의 축(아래팔-손분절의 굽힘을 위한 ICoR)은 고정되어 있지 않고 공간내에서 이동하게 된다; 아래팔-손분절에 결합된 컵은 곡선경로(curvilinear path)를 따라 이동하게 된다.

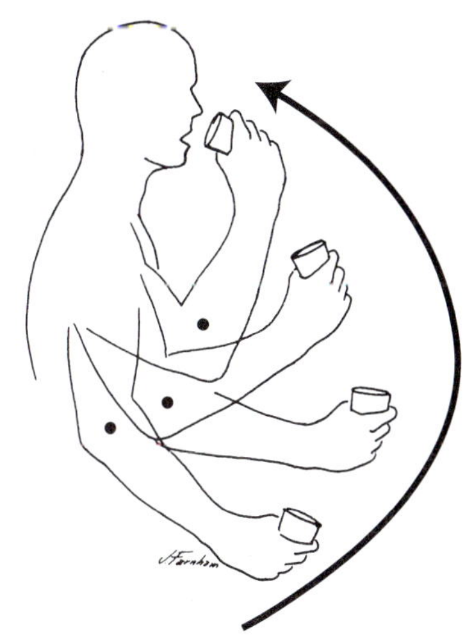

▲ **그림 1-9** ■ 아래팔-손분절이 팔꿉관절의 관상축을 중심으로, A-P축을 따라(어깨관절에서의 회전을 통해), 회전하는 자유도 2도의 움직임을 보인다. 이로 인해, 회전축은 이동하게 되고 아래팔-손분절의 곡선움직임(curvilinear motion)이 일어난다.

예제 1-2

아래팔-손분절과 컵을 계속 하나의 분절로 간주한 상태에서, 컵이 돌려져 비워지고 나서 입으로부터 떨어져 멀어지고 있다. 이 움직임은 또 하나의 자유도로서 아래팔-손분절의 엎침(pronation)와 더불어 아래팔-손분절의 팔꿉관절을 중심으로 일어나는 회전(폄)과 공간에서의 후방으로의 병진운동이 합쳐진 것이다. 이러한 삼차원적인 움직임의 축은 하나의 나선형 축(single herical axis)으로 설명할 수도 있지만, 일반적으로 순차적인 일시적 회전중심(sequential ICoRs)을 축으로 생각한다.

예제 1-3

아래팔-손분절과 컵을 계속 하나의 분절로 간주하고, 그림 1-9와 같이 움직임이 시작된다고 가정하자. 그러나 이번에는 아래팔-손분절의 움직임이 위팔두갈래근(biceps brachii)에 의해서만 일어나고 위팔은 *고정되어 있다고 하면,* 아래팔-손분절의 *병진*움직임은 일어나지 않게 된다. 위팔두갈래근은 관상축을 중심으로 아래팔-손분절을 굽힘시키고, 장축(longitudinal axis)를 중심으로 뒤침(supination)시킨다. 이 때, 컵은 입으로 가져가 지지 못하고 어깨부위로 내용물을 흘리게 될 것이므로 정상적으로 컵을 입으로 가져가는 움직임이 삼차원적이라는 사실은 명백하게 된다. Panjabi와 White[3]는 아래팔-손분절의 굽힘움직임을 주(일차적) 운동(main(primary) motion)이라고 하고, 뒤침움직임을 **동반**(이차적) **움직임**(**coupled**(secondary) **motion**)이라고 명명하였다.

변위의 방향(Direction of Displacement)

분절의 변위가 한 축을 중심으로 일어난다 할지라도, 축을 중심으로 또는 축을 따라서 일어나는 회전 또는 병진움직임은 두 개의 다른 방향으로 일어날 수 있다. 회전움직임에서 축을 중심으로 일어나는 회전움직임의 방향은 시계방향, 또는 반시계방향으로 표현할 수 있다. 양성표시(+), 음성표시(-)가 시계방향, 반시계방향의 움직임을 나타내는 기호로 전통적으로 사용되어 왔다. 그러나 이러한 표현은 움직임을 관찰자의 관점에서 표현한 것으로 바라보는 방향에 따라 달라질수 있다(관찰자가 움직이는 사람 왼쪽에서 왼쪽 팔꿉관절의 굽힘을 보게되면 움직임의 방향은 시계방향의 움직임이지만, 오른쪽에서 보게되면 반시계방향의 움직임이 된다). 해부학적 용어로 인체의 움직임을 표현하는 것은 관찰자의 바라보는 관점과는 무관하며, 유용하게 사용되고 있다. 각각의 세 가지의 기준축을 중심으로 일어나는 회전움직임마다 두 방향(시계방향, 반시계방향)의 움직임이 존재하므로, 세 쌍(여섯 가지)의 해부학적인 회전움직임을 명명할 수 있다.

굽힘(flexion)과 **폄**(extension)은 같은 축을 중심으로, 같은 면(단일축 또는 단일면)에서 일어나는 움직임이지만, 방향은 서로 반대이다. 굽힘과 폄은 일부 예외(엄지손가락의 손목손허리관절(carpometacarpal joint) 굽힘과 폄)를 제외하고는, 일반적으로 관상축을 중심으로 시상면에서 일어난다. 해부학적으로 굽힘은 인접한 분절들의 배쪽면(ventral surface)이 가까워지는 방향으로 회전이 일어나는 움직임이고, 폄은 분절들의 등쪽면(dorsal surface)이 가까워지는 방향으로 회전이 일어나는 움직임이다[*Side-bar:* 굽힘과 폄을 정의할 때 사용하는 배쪽면과 등쪽면이라는 용어는 앞쪽과 뒤쪽을 의미하는 것이 아니라, 발생학적 기원에서의 배쪽과 등쪽을 의미하는 것이라 생각할 수 있다.]

벌림(abduction)과 **모음**(adduction)은 같은 축을 중심으로, 같은 면에서 일어나는 움직임이지만 방향은 서로 반대이다. 벌림/모음과 옆굽힘(lateral flexion)은 예외적으로 엄지손가락의 손목손허리관절에서의 벌림과 모음을 제외하고는, 일반적으로 전-후축(A-P axis)를 중심으로 관상면에서 일어나는 움직임이다. 해부학적으로 벌림은 분절이 신체중심선(midline of the body)로부터 멀어지는 방향으로 회전하는 움직임이고, 모음은 분절이 신체중심선으로 가까워지는 방향으로 회전하는 움직임이다. 움직이는 분절이 신체 중심선과 일치하는 부위(예, 체간이나 머리) 일 때는 (우측 또는 좌측) **옆굽힘**이라고 표현한다.

안쪽돌림(또는 **내회전**)(medial or internal rotation)과 **가쪽돌림**(또는 **외회전**)(lateral or external rotation)은 수직축(또는 장축)을 중심으로 수평면에서 일어나는 움직임으로 방향은 서로 반대이다. 해부학적으로 안쪽돌림은 신체분절이 지면에 평행하게 신체 중심선쪽으로 돌림하는 것이고, 가쪽돌림은 이와 반대로 일어나는 움직임이다. 움직이는 분절이 신체중심선과 일치하는 부위일 때(예, 체간이나 머리) 수평면에서 일어나는 돌림을 단순히 우측돌림과 좌측돌림으로 표현한다. 움직임을 표현하는 일반적인 규칙을 벗어난 예들에 대하여는 관절마다 개별적으로 확인하여 학습해야 한다.

분절의 회전움직임, 병진움직임이 세 개의 축을 중심으

로 두 방향 중 한 방향으로 일어날 수 있다. 관례적으로 x-축에서 일어나는 분절의 선형변위(linear displacement)는 오른쪽으로 일어나는 것을 양의 방향(positive)이라고 하고, 왼쪽으로 일어나는 것을 음의 방향(positive)이라고 표현한다. y-축에서 일어나는 선형변위는 위쪽으로 일어나는 것은 양의 방향이라고 하고, 아래쪽으로 일어나는 것을 음의 방향으로 표현한다. z-축에서 일어나는 선형변위는 전방으로 일어나는 것을 양의 방향이라고 하고, 후방으로 일어나는 것을 음의 방향이라고 한다.

변위의 크기(Magnitude of Displacement)

회전움직임(또는 각 변위(angular displacement))의 크기는 도(degree, **미국단위**(United States〔US〕 unit)로 표현하거나, 라디안(radian, **국제단위**(International System of Units〔SI unit〕)으로 표현한다. 물체가 완전히 한 바퀴 회전하였을 때, 물체는 360°, 또는 6.28 radian을 회전하였다고 표현한다. 라디안은 문자 그대로 'Ratio of an arc to the radius of its circle(원의 지름에 대한 호의 비)'를 의미한다(그림 1-10). 1 radian은 57.3°와 같다; 1°는 0.01745 radian과 같다. 신체분절이 움직이고 있는, 또는 움직일 수 있는 회전움직임의 크기를 **관절가동범위**(range of motion; ROM)이라고 한다. 관절의 가능한 관절가동범위를 측정하는 가장 널리 쓰이는 표준화된 임상적 방법은 측각계법(goniometery)으로, 단위는 도(degree)를 사용한다. 결과적으로, 우리는 이 책에서 각 변위(회전 움직임)를 표현하기 위해 도(degree)단위를 사용한다. 전자측각계(electrogoniometer)나 삼차원

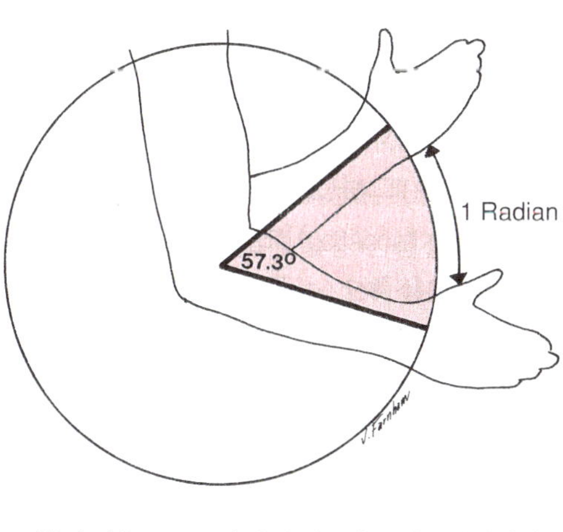

▲ 그림 1-10 ■ 57.3°의 부채꼴의 호가 1 라디안이다.

동작분석시스템(three-dimentional motion analysis system)을 이용하여 관절가동범위를 측정하고, 분석을 위해 컴퓨터에 저장할 수 있으나, 이러한 방법은 주로 연구목적의 환경에서 사용된다. 비록 우리가 이 책에서 복잡한 시스템의 특성, 동작과정, 기술적인 역량, 시스템의 한계 등을 다루지는 않지만, 이러한 복잡한 시스템으로부터 얻어진 자료(data)들은 이 책에 제시된 연구논문들의 기초가 된다.

분절의 병진움직임, 또는 병진변위의 양은 물체 또는 분절이 이동한 선형거리로 수량화 된다. 병진움직임을 표현하는 단위는 길이의 단위와 같다. 국제단위(SI unit)로는 m(cm, 또는 mm)로 표현하고, 미국단위(US unit)로는 ft(또는 inch)로 표현한다. 이 책에서는 국제단위로 표현하는 것을 기본으로 하고, 필요한 경우 이해를 돕기 위해 미국단위를 같이 표시한다. 임상적으로는 인체 전체의 선형변위가 측정되기도 한다. 예를 들어, 6분 보행측정법(6 minutes walk, 심호흡계질환을 가진 사람의 기능적 상태를 평가하기위한 방법)이란 어떤 사람이 6분 동안 걸어간 거리(m 또는 ft)를 측정하는 것이다. 신체전체나 분절의 매우 작은 변위까지도 삼차원 운동분석시스템을 이용하면 측정 가능하다.

변위의 비율(Rate of Displacement)

물론 변위의 크기(magnitude of displacement)도 중요하지만, 부절의 벼위의 비율(단위시간 당 일어난 변위)두 역시 중요하다. 방향을 고려하지 않은 단위시간 당 변위를 **속력**(speed)이라고 하고, 주어진 방향으로의 단위 시간당 일어난 변위를 **속도**(velocity)라고 한다. 속도가 시간의 흐름에 따라 변화할 때, 단위시간당 일어난 속도의 변화를 **가속도**(acceleration)이라고 한다. 선형속도(병진움직임을 하는 분절의 속도)는 국제단위로서 초당 이동한 m로 표현하고(m/s), 미국단위로서 초 당 이동한 feet로 표현한다(ft/sec). 가속도는 국제단위로 초 제곱당 이동한 m으로 표현하고(m/sec^2), 미국단위로서 초제곱당 이동한 feet로 표현한다(ft/sec^2). 각속도(회전하는 분절의 속도)는 초 당 회전한 각도로 표현하고(deg/sec), 각가속도는 초제곱 당 회전한 각도로 표현한다(deg/sec^2).

전자측각계나 삼차원 동작분선시스템은 시간의 흐름에 따른 변화들을 기록할 수 있게 해준다. 변위에 대한 요약

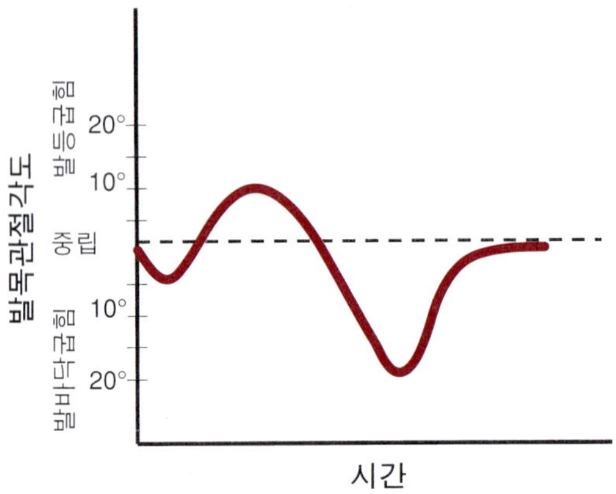

▲ **그림 1-11** ■ 수직(y)축은 관절가동범위이고, 수평(x)축은 시간이다. 그려진 곡선은 시간에 따른 관절위치의 변화를 보여준다. 곡선의 기울기는 관절각도변화의 속도(velocity)를 나타낸다.

된 정보들을 수집할 때, 이러한 시스템들의 출력물을 접하게 되는 경우가 증가하고 있다. 그림 1-11은 두 분절사이의 각도변화(또는 공간에서의 한 분절의 회전)뿐 아니라, 방향도 그림으로 표현하고 있다. 그림의 곡선의 기울기는 각속도를 의미한다. 그림 1-12는 관절각도의 변화는 고려하지 않고, 시간의 흐름에 따른 신체분절(또는 분절내의 한 점)의 선형가속도의 변화를 보여주는 그림이다.

힘의 소개(Introduction to Forces)

힘의 정의(Definition of Forces)

인체 움직임을 운동학적(kinematic)으로 설명하는 것은 움직임을 시각적으로 이해하게는 해주지만, 움직임이 일어나는 원인에 대하여는 이해를 제공하지 못한다. 움직임의 원인을 이해하기 위해서는 **힘**(force)에 대한 고찰이

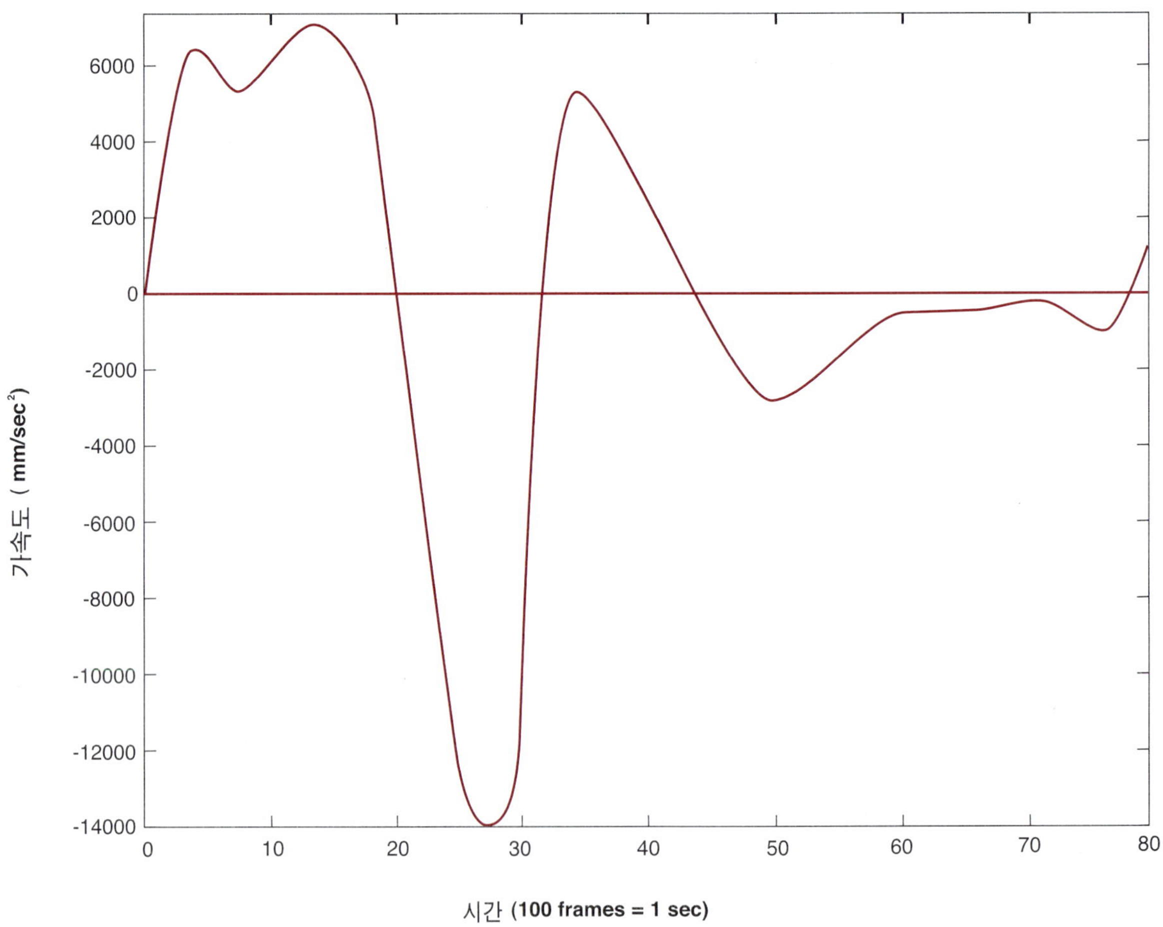

▲ **그림 1-12** ■ 한 분절내의 한 점의 움직임은 시간(x-축)에 따른 분절의 가속도(y-축)를 그림으로 표현된다. 움직임시 가속도 크기에 따라 곡선의 기울기와 경향이 증감한다. [Courtesy of fetters, L: Boston University, 2003.]

필요하다. 신체나 신체분절이 움직이느냐, 정지해 있는냐는 신체에 작용하는 힘에 의해 결정된다. 힘이란 간단히 말해, 한 물체가 다른 물체에 작용하는 밀기(push)나 당김(pull)이다. 두 물체가 접촉할 때, 두 물체 사이에는 한 물체가 다른 물체를 밀거나 당기는 어느 정도의 힘(물론 그 크기는 무시할 정도로 작을수도 있지만)이 작용하게 된다. 국제 단위에서의 힘(밀기 혹은 당기기)의 단위는 **newton(N)**이다. 미국 단위에서는 **pound(lb)**를 사용한다. 힘이 밀기나 당기기라는 개념은 인체의 움직임을 평가하는데 관계되는 힘을 설명하는데 흔히 사용된다.

지속적 연구 : 힘 (A force)

힘이 단순하게 밀기나 당김으로 설명되기도 하지만, 힘의 효과(가속도)가 측정가능하기 때문에 힘을 '이론적인 개념(theoretical concept)' 으로 표현할 수도 있다. 즉, 힘(F)은 힘이 적용된 물체가 갖는 가속도(a)를 사용해 표현될 수 있다. 이 가속도는 물체의 질량에 비례한다. 즉, 다음과 같이 표현할 수 있다.

힘 = (질량)(가속도)
또는 $F = (m)(a)$

질량의 단위는 kilogram(kg)이고, 가속도는 m/sec^2이므로 힘의 단위는 $kg \cdot m/sec^2$이 되며, 더 간단히는 newton(N)이 된다; 즉, 1 newton은 1kg 질량의 물체에게 1 m/sec^2의 가속도를 갖게 하는 힘이 된다(마찬가지로 pound는 질량 1 slug의 물체에게 1ft/sec^2의 가속도를 갖게 하는 힘이 됨).

외적인 힘(external force)은 신체외부에서 신체에 가해지는 밀기나 당김이다. **중력(gravity, g)**은 지구 질량이 다른 질량의 물체를 잡아 당기는 힘으로, 지구상의 모든 물체에 지속적으로 작용하는 대표적인 외적인 힘이나. 물체의 무게(weight, W)란 아무런 저항이 없는 상태에서 중력이 물체에 9.8m/sec^2의 가속도를 발생시키는 당김(push)작용을 말하는 것이다.

무게 = (질량)(중력)
또는 $W = (m)(g)$

무게는 힘의 개념이므로, 무게의 단위는 newton(또는 pound)이 된다. 그러나 실제 질량의 단위인 **kilogram (kg)**을 무게의 단위로 흔히 사용하곤 한다. 미국단위체계에서는 질량의 단위로 pound를 사용하는 경우가 흔한데, 실제 미국단위체계에서 질량의 정확한 단위는 **slug** (1 sulg=14.59 kg)이다.

지속적 연구 : 힘과 질량의 단위를 나타내는 용어

힘과 질량의 단위는 국가에 따라 부정확하게 쓰이곤 한다. 일반적으로 미터법을 사용하는 사람들은 무게의 단위로 newton보다는 kilogram으로 사용하고자 한다. 미국에서는 많은 사람들이 pound를 무게의 단위로서, 질량의 단위로서 혼용해 사용한다. 사람들이 흔히 질량을 무게(중력이 물체의 질량을 당기는 작용)의 개념으로 이해하기 때문에, 그리고 대부분의 사람들에게 slug라는 질량단위가 친숙하지 않기 때문에, 미국에서는 pound를 질량의 단위로 사용한다.

힘의 단위와 질량의 단위의 구분을 과학적 목적으로 명확히 구분하기 위해 질량 단위인 lb와 kg을 힘의 단위로 사용하는 경우 lbf(pound-force)와 kgf(kilogram-force)로 표시하기도 한다.

힘의 단위로서 kilogram이 사용될 때:

$$1\ kgf = 9.8\ N$$

질량의 단위로서 pound가 사용될 때:

$$1\ pound = 0.031\ slug$$

이러한 변환들은, 저항을 받지 않는 중력가속도가 9.8m/sec^2 또는 32.3 ft/sec^2라는 가정을 기초로 한다.

질량은 스칼라량(힘의 방향이나 힘선이 정의되지 않음)이다. Newton이나 pound는 힘의 단위이고 벡터의 성질을 가지므로 무게와 질량의 단위를 구별하는 것은 중요하다. 우리는 이책에서 'newton'과 'pound'는 힘의 단위로, 'kilogram'과 'slug'는 질량의 단위로 사용할 것이다.

중력은 신체에 가장 지속적으로 작용하는 힘이므로, 인체에 작용하는 잠재적인 힘들을 고찰할 때, 중력이 가장 우선적으로 고려할 힘이 된다. 그러나 중력은 인체나 인체분절에 작용하는 무한히 많은 외적인 힘들 중 단지 하나의 힘에 불과하다. 인체나 인체분절에 밀기나 당김으로 작용할 수 있는 다른 외적인 힘들의 예로는 바람(신체에 작용하는 공기의 밀기), 물(신체에 작용하는 물의 밀기), 다른 사람(검사자가 Sam Alexander의 다리에 작용하는 밀기나 당기기), 다른 물체(발에 작용하는 지면의 밀기, 다리에 작용하는 weight boot의 당기기)등이 있다. 여기서 가장 중요한 점은 인체나 인체분절에 작용하는 힘들은 인체나 인체분절과 접촉하고 있는(in touching) 무언가에 의해 작용하고 있다는 점이다. 이 규칙의 가장 큰 예외는 중력이다. 그러나 중력(지구의 끌어당김)이 지구상의 모든 물체와 *'접촉(contact)'*하고 있다는 가정을 허용한다면, 이러한 예외를 인정하고, *'분절에 작용하는 모든 힘(중력 포함)은 분절과 접촉하고 있는 것으로부터 발생한다'*라는 규칙(standing rule)을 세울 수 있게 된다. 다음과 같이 반대의 명제도 성립 가능하다. *'분절과 접촉하고 있는 모든 것들은 분절에 힘을 발생시킨다(비록 힘이 무시할 정도로 작을 지라도)'*

기본 개념 1-1: *힘의 기본 법칙(primary rule of force)*

- 분절에 *작용하는* 모든 힘은 분절과 접촉하는 무엇인가로부터 발생한다.
- 분절과 *접촉하는* 모든 것은 분절에 힘을 발생시킨다 (비록, 힘의 크기가 무시할 정도로 작다할지라도)
- 중력은 모든 물체와 접촉하고 있다(touching)고 간주한다.

내적인 힘(internal force)은 인체에 작용하는 인체 내부에서 발생한 힘을 말한다(즉, 인체내의 두개의 구조물간의 접촉에 의해 발생하는 힘). 예로, 근육(위팔두갈래근이 자뼈(ulna)에 작용하는 당기기), 인대(인대가 뼈에 작용하는 당기기), 뼈(관절에서 한 뼈가 다른 뼈에 작용하는 밀기)가 작용하는 힘을 들 수 있다. 대기압(공기압의 밀기)같이 인체의 내부와 외부에서 모두 작용하는 힘이 있는데, 이런 힘들은—위의 정의를 근거로—힘의 원천이 인체의 구조물이 아니므로 외적인 힘으로 간주한다.

외적인 힘은 움직임을 촉진할 수도, 또는 제한할 수도 있다. 내적인 힘은 움직임의 *시작(initiation)*에 필수적인 것으로 간주된다. 그러나 내적인 힘은 다른 내적인 힘에 대하여 저항할 뿐만 아니라, 외적인 힘에 의해 발생한 움직임을 상쇄시키거나 조절하기도 한다. 다음 장들에서 다루어지는 많은 내용들은 내적인 힘의 역할로서, 움직임을 유발하는 역할뿐만 아니라, 다른 내적인 힘이나 외적인 힘의 효과들에 대항하여 관절구조물의 보존성을 유지하려는 상호적인 역할(interactive role)을 다루고 있다.

힘 벡터(Force Vectors)

모든 힘은 힘의 발생 근원이나 힘이 작용하는 물체에 상관없이 **벡터량**으로 표현된다.

벡터는 전통적으로 화살표로 표시된다. 힘을 나타내는 화살표는 (1) 힘이 가해지는 물체위에 기초(base)를 두고 있으며(작용점, point of application), (2) 화살표의 몸체와 머리는 힘이 작용하는 방향으로 향하고, 힘을 받는 물체와 일정 각을 이루며(방향, direction/orientation), (3) 화살표의 길이는 가해진 힘의 크기를 나타낸다(크기, magnitude). 앞으로 힘벡터에 대하여 고찰할 때(최소한 이 장내에서는), 그림 상의 벡터의 *작용점(기초)*은 힘이 가해지는 물체 위에 존재하는 것으로 한다.

그림 1-13은 Sam Alexander의 아래다리-발분절을 보여준다. Weight boot는 옅게 그림자 처리되어 있으며, 공간도의 일부로 간주하지 않는다. Weight boot가 아래다리-발분절과 접촉하고 있으므로 weight boot는 분절에 힘(이 경우는 당김)을 작용하게 된다. Weight boot가 아래다리-발분절에 가하는 작용(Weight boot-on-legfoot)이라고 표현되는 힘(force)은 벡터 WbLf로 표시되어 있다. 이 벡터의 작용점은 다리에 있으며(weight boot가 다리를 당기는 지점에 가장 가까이), 벡터의 작용선과 방향(action line and direction)은 힘이 다리를 당기는 방향으로 다리와 특정 각을 이루게 되며, 벡터의 길이는 당기는 힘의 크기를 나타낸다. Weight boot가 아래다리-발분절에 작용하는 힘은, 비록 weight boot가 다리와 밀착하고 있지만, 신체의 일부가 아니므로 외적인 힘이라고 할 수있다. 그림 1-14는 아래팔-손분절을 당기고 있는 근육(위팔두갈래근)의 힘을 보여준다. 이 벡터의 작용점은 근육의 부착점이며, 방향은 근육쪽을 향하고(당기는 방향은 힘의 근원쪽을 향함), 분절과 각을 이룬다. 이 힘은 근육이 아래팔-손분절에 가하는 작용(muscle-on-forearm-hand)이라고 불린다(벡터 MFh로 표시) 비록 어떤 경우에는 힘을 내적인 힘 또는 외적인 힘으로 구별하는 것이 필요하지만, 그림으로 나타낼 때는 weight boot에 의한 외적인 힘이나, 근육에 의한 내적인 힘 모두 같은 방법으로 그릴 수 있다.

벡터의 길이는 정해진 축척(scale)에 따라 실제 힘의 크기에 비례하여 그린다. 예를 들어, 5 mm=20 N이라는 축척이 정해졌다면, 길이 10 mm의 벡터는 40N의 힘의 크기를 나타내게 된다. 그러나 벡터의 길이를 (그림도해법을 사용하지 않는 경우라면) 반드시 주어진 비율에 맞추어 정확하게 그릴 필요는 없고, 정확한 수치를 기입

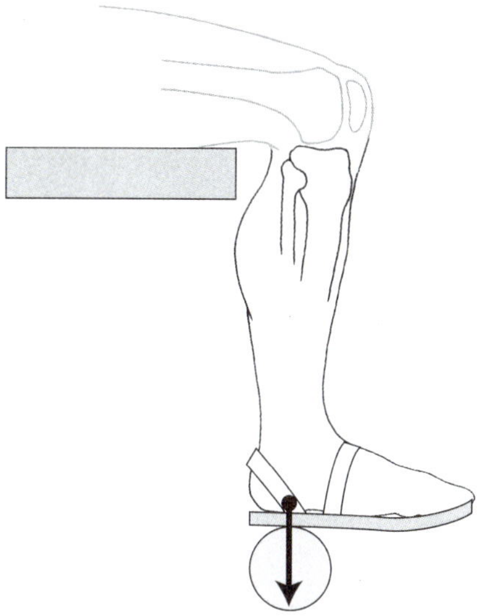

▲ **그림 1-13** ■ weight boot가 아래다리-발분절에 작용하는 벡터(weightboot-on-legfoot[WbLf]). 벡터의 크기는 질량에 비례하는데, 기구의 무게와 동일하다.

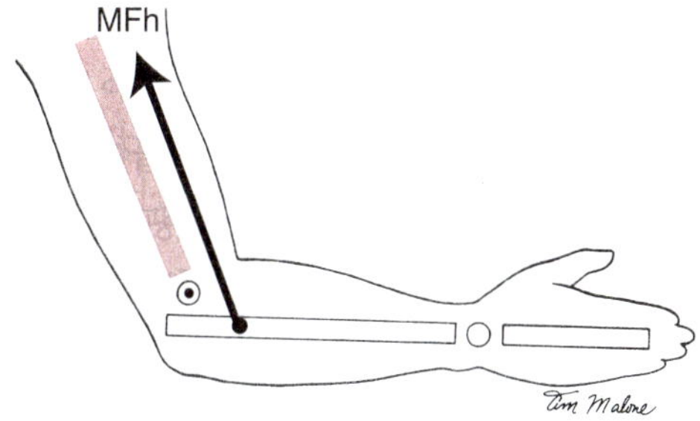

▲ **그림 1-14** ■ 벡터 MFh는 근육이 아래팔-손분절을 잡아당기는 힘이다.

해도 된다(그림 1-13과 같이). 도식적으로 보았을 때, 모든 벡터의 작용선은 무한히 길다고 간주할 수 있다; 다시 말해, 벡터의 기저부 쪽이나 화살머리쪽 어느 방향으로도 연장시킬 수 있다. 이러한 연장방법은 한 벡터가 다른 벡터 또는 다른 물체와 어떤 관계를 갖는지 이해하는데 도움이 된다. 그러나 특정한 축척(scale)이 주어진다면, 벡터를 임의의 길이로 그려서는 안 된다.

지속적 연구 : Pounds와 Newtons

비록 국제단위(SI unit)가 과학분야에서 주로 쓰이는 단위이지만, 미국단위(US unit)에 익숙한 미주쪽에서는 힘의 국제단위—newton—가 잘 쓰이지 않는다. 따라서 1 lb= 4.448 N이라는 것을 잘 알아둘 필요가 있다. 그림 1-3의 벡터 WbLf는 40 N으로 표시되어 있는데 이것은 8.99 lb로 변환할 수 있다. Newton 단위로 표시된 수치를 pound로 쉽게 이해하기 위해서는, newton으로 표시된 수치를 5로 나누는 방법이 pound 수치를 *어림계산(underestimating)*하는 간단한 방법이다.

그림 1-15A는 Sam Alexander의 아래다리-발분절이 leg-press machine과 접촉하고 있는 그림이다. 발판은 그림자처리하여 흐리게 보이고 있으며, 이것은 공간도(space diagram)의 일부는 아니다. 발판은 아래다리-발분절에 접촉하고 있기 때문에, 발판은 아래다리-발분절에 *밀기* 작용을 하고 있다. 발판이 아래다리-발분절에 작용하는 힘은 벡터 FpLf로 그려지는데, 작용점은 아래다리-발분절에 있으며, 발판으로부터 멀어지는 방향을 가지고 있다. FpLf 벡터의 크기는 더 많은 정보가 주어지기 전까지는 불분명하다. 그러나 공간도에 벡터가 그려져 있다는 것은 크기를 가진 힘이 존재한다는 것을 의미한다. 비록 힘은 발판과 발이 접촉하는 부위에 작용하고 있지만, 작용점이 물체내부에서 유지된다면, ***벡터의 작용선 상의 어떤 부위에도*** 벡터의 작용점이 그려질 수 있다. 벡터의 길이가 연장될 수 있듯이, 작용점은 밀거나 당기는 힘의 작용선상 어디에든지(같은 물체 내로 존재한다면), 제시된 힘의 효과를 변질시키지 않고 그려질 수 있다(그림 1-15 B 참조). 이 책에서 작용점은 가능한 한 접촉부위에 가깝게 그리려고 하지만, 여러 개의 힘 벡터가 한꺼번에 그려지는 경우에 벡터를 명확하게 표시하기 위해 작용점을 벡터의 작용선상내에서 이동시켜 그릴 수도 있다.

다른 물리학이나 생체역학 책을 보다 보면, '밀기' 힘을 그림 1-15 C와 같이 표현하는 것을 볼 수 있다. 그러나 이 장에서는 벡터의 *기저부*를 작용점에 놓고, '밀기' 힘을 작용점으로부터 멀어지는 방향으로 표시하는 (그림 1-15 A 참조) 약속을 따르기로 한다. 이러한 약속은 *작용점*은 분절내에 있다는 관점을 유지하는 것이며, 이후에 벡터를 하위 성분(component)으로 분해하는 과정에서 벡터의 시각화를 더욱 쉽게 해준다: "발판이 아래다리-발분절에 하는 작용(footplate-on-legfoot)"인 "밀기(push)" 벡터의 기저부(작용점)를 물체에 그렸을 때(그림 1-15A 참조), 이는 그림 1-16의 SLf 벡터와 (이름을 제외하고는)모든 면에 있어 비슷하게 그려진다. 그러나 벡터 SLf는 아래다리-발분절의 양측면에 연결된 끈에 대한 ***"당김"***작용이다. 그림 1-15A의 벡터 FpLf와 그림 1-16의 벡터 SLf는 같

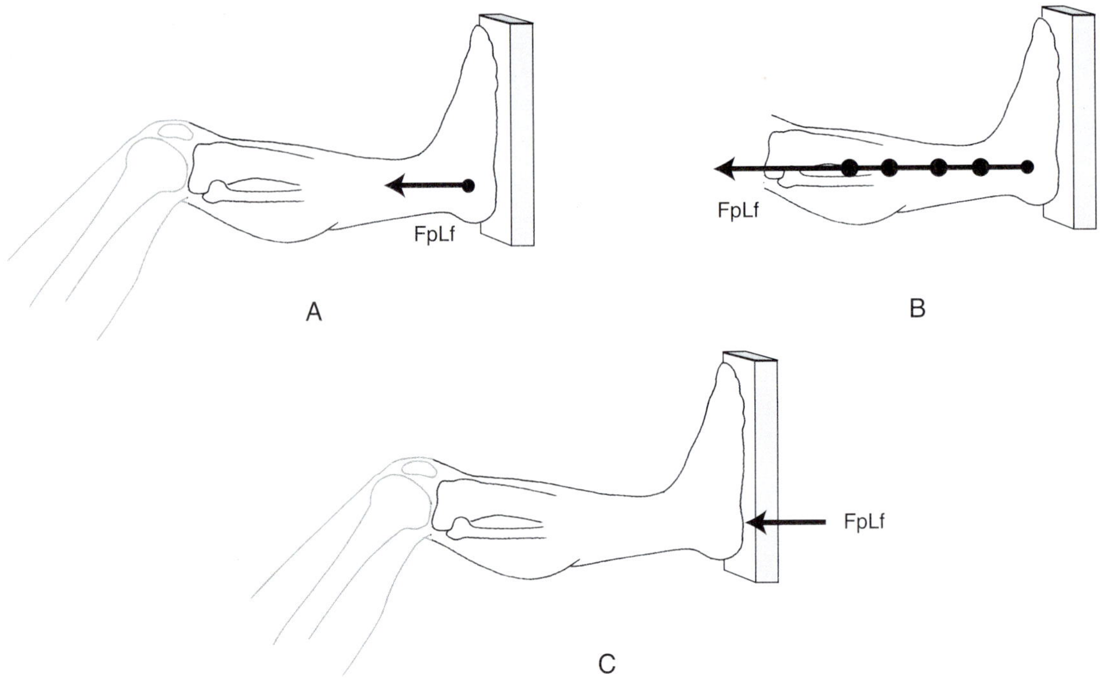

▲ **그림 1-15** ■ A. 벡터는 leg-press기구의 발판이 아래다리-발분절에 작용하는 힘을 나타낸다(footplate-on-legfoot[FpLf]).
B. 벡터 FpLf는 작용점만 아래다리-발분절내에 그려진다면, 벡터의 길이나, 작용선상의 작용점의 위치는 마음대로 그릴 수 있다.
C. 발판이 아래다리-발분절에 작용하는 벡터를, 다른 곳에서는, 벡터 FpLf의 화살표머리(arrowhead)를 작용점에 그려줌으로써 표현한다.

은 것으로 보인다. 이는 "발판이 아래다리-발분절에 가한 작용(footplate-on-legfoot)"힘과 "끈이 아래다리-발분절에 가한 작용(strap-on-legfoot)"힘이 아래다리-발분절에서 같은 작용점을 갖고, 방향과 크기가 비슷하여 비슷한 힘의 효과를 나타내기 때문이다. 힘의 크기와 방향은, 힘의 성질이 밀기이건 당기기이건 상관없이, 힘이 작용하는 물체에 영향을 준다.

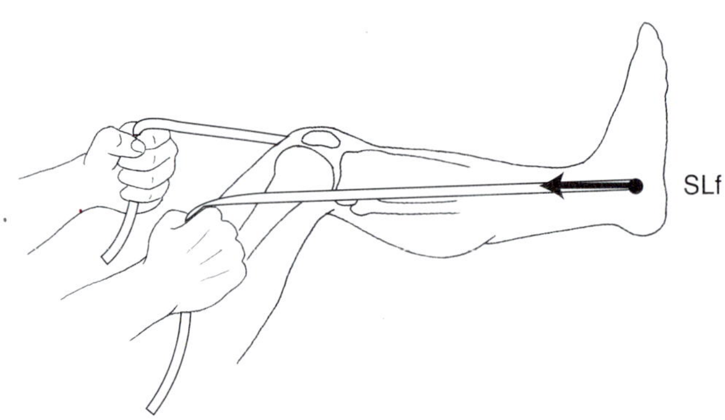

▲ **그림 1-16** ■ 발의 양측면에 연결된 줄의 잡아당김을 보여주는 벡터(strap-on-lefoot[SLf])는 발판이 아래다리-발분절을 미는 벡터(그림 1-15A)와 같은 것처럼 보인다. 이는, 벡터가 같은 방향과 같은 크기를 갖는다면, 같은 효과를 갖기 때문이다.

기본 개념 1-2: *힘벡터의 특성을 결정짓는 요인들*

- *힘을 받는 물체 위에 존재하는* 작용점(point of application).
- *밀기*에서는 힘의 근원으로부터 멀어지고, *당기기*에서는 힘의 근원으로 가까워지며, 힘을 받는 물체와 일정한 각을 갖도록 결정되는 작용선(action line)과 방향(direction/orientation).
- 실제 힘의 크기(밀기나 당기기의 크기)에 비례하게 표시되는 길이(length).
- 길이는 한 벡터와 주변의 다른 벡터들과의 관계를 고찰하기 위해, 주변의 다른 물체들과의 관계를 고찰하기 위해 연장될 수 있음.

기본 개념 1-3: *힘의 명명(Naming forces)*

힘과 벡터의 이름을 표시하는 방법으로 *"OO가 OO에 가하는 힘(someting-on-somcthing)"*이라고 표시하는 방법을 이미 사용하였다. 이 방법에서 앞에 써있는 것은 힘의 *원천(source)*을 의미하고, 뒤에 써 있는 것은 *힘을 받는(being acted on)* 물체나 분절을 의미한다.

그림 1-17은 Sam Alexander의 아래다리-발분절이 leg-press machine과 접촉하고 있는 그림이다. 이 그림에는 새로운 벡터가 그려져 있다. 벡터 X는 아래다리-발분절에 작용하고 있으므로 벡터의 이름은 "OOO가 아래다리-발

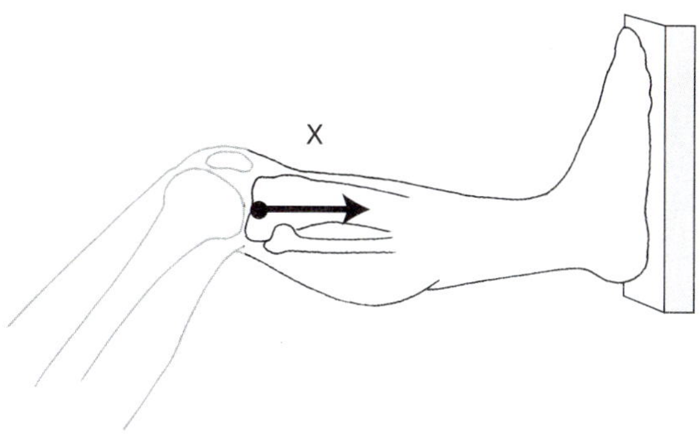

▲ **그림 1-17** ■ 알려지지 않은 벡터(X)는, 벡터가 작용하는 분절과 힘의 근원을 알아냄으로써 그 명칭을 부여할 수 있다(분절은 무엇인가와 반드시 접촉해야만 한다).

분절에 가하는 힘"이라고 표시할 수 있다. 벡터의 이름은 힘의 근원을 확인함으로서 완성될 수 있다. 아래다리-발분절은 중력, 발판, 넙다리뼈과 접촉하고 있다. 중력은 항상 아래쪽으로 작용하므로 여기서 중력을 제외한다. 발판은 아래다리-발분절에 미는 힘을 작용하므로, 벡터의 방향과는 맞지 않는다. 넙다리뼈는 뼈로서 다리를 끌어당길 수는 없으므로, 아래다리-발분절을 미는 힘을 작용한다. 벡터 X는 넙다리뼈로부터 멀어지는 방향을 가지므로, 그림 1-17에서 넙다리뼈가 벡터 X의 근원(source)이 된다고 볼 수 있다. 따라서 벡터 X는 넙다리뼈가 아래다리-발분절에 가하는 힘(femur-on-legfoot)이라고 이름 지을 수 있으며, FLf로 표시한다.

중력(Force of Gravity)

이미 언급했듯이, 중력은 인체가 자세유지나 움직임 시에 받게 되는 가장 지속적이고 영향력 있는 힘 중의 하나이다. 그러므로 힘의 특성을 고찰할 때 중력에 대하여 가장 먼저 살펴보는 것이 도움이 된다. 중력도 역시 벡터로서 작용점, 작용선, 방향, 크기를 가지고 있다. 한 점이나, 제한된 부위에 작용하는 다른 힘들과는 달리, 중력은 물체를 이루고 있는 질량 전체에 작용한다. 이를 단순화하기 위해, 물체나 분절에 작용하는 중력벡터는 그 작용점이 물체나 분절의 질량중심(center of mass; CoM), 또는 **중력중심(center of gravity; CoG)**에 위치하는 것으로 간주한다 - 중력중심은 물체나 분절의 모든 질량이 집중되는 곳이라고 생각되는 가상의 점을 말함. - 모든 물체 또는 분절은 하나의 CoM을 갖는다.

대칭형 물체에서, 중력중심은 물체의 기하학적 중심부위에 존재한다(그림 1-18A). 질량은 CoM을 중심으로 고르게 분포하므로, 비대칭형의 물체에서 중력중심은 물체의 무거운 부위쪽에 위치하게 된다(그림 1-18B). 그림 1-18C의 목발의 중력중심을 보여주는 그림은 중력중심이 단순히 하나의 가상의 점임을 보여주고 있다. 중력중심은 반드시 물체의 내부에 존재할 필요는 없다. 중력중심이 물체의 외부에 존재하는 경우에서 여전히 중력은 이 점에 작용하고 있다. 어떤 물체의 중력중심은 이 교과서에서는 다루지 않지만, 몇가지의 방법을 통해 결정된다. 그러나 물체의 중력중심은 그림 1-18A-C와 같이, 물체의 평형점을 찾음으로써 그 위치를 추정할 수 있다(손가락 위에 올려놓은 물체의 균형을 맞춘다고 가정함).

대부분의 힘들의 방향은 힘의 근원이 어느 쪽이냐에 따라 달라지지만, 물체에 작용하는 중력은 항상 지구의 중심방향을 향하여 지면에 수직방향으로 향하게 된다. 중력벡터를 흔히 **중력선(line of gravity; LoG)**이라고 표현한다. 중력선의 길이는 축척을 기준으로 그릴 수 있지만(자유물체도를 그릴 때, 힘의 크기에 비례하여 벡터의 길이를 결정한 것과 같이), 다른 힘, 작용점, 물체들과의 관계를 탐구하는 경우에는 연장선을 그리는 것도 가능하다(다른 벡터들과 마찬가지로). 중력선은 한쪽 끝에 무게추를 단 실의 반대쪽 끝을 물체의 무게중심에 위치시킴으로써 쉽게 그릴 수 있다. 이 때 물체의 무게중심에 적용된 실은 힘의 크기는 정확하게 나타내지는 않지만, 힘의 작

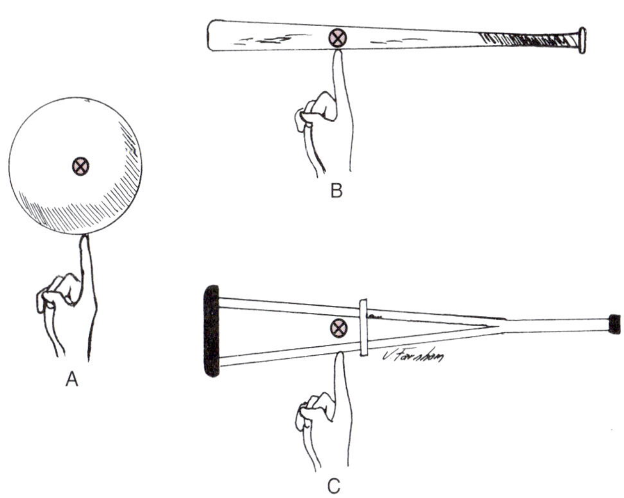

▲ **그림 1-18** ■ A. 대칭형 물체의 중력중심. B. 비대칭형물체의 중력중심. C. 중력중심은 물체의 외부에 존재할 수도 있다.

용점, 작용선 및 방향은 정확하게 나타낸다.

■ 분절의 질량중심, 중력의 합성 (Segmental Centers of Mass and Composition of Gravitational Forces)

인체의 각 분절들은 각각의 질량중심(CoM)과 중력선(LoG)을 가지고 있다. 그림 1-19A는 위팔, 아래팔, 손의 질량중심에 작용하는 중력벡터들(벡터 GA, GF, GH)을 보여준다. 그림 1-19A에 제시된 질량중심들은 사체연구를 통해 밝혀진, 또는 실험실 조건하에서의 연구를 통해 밝혀진 결과 즉, 각각의 또는 결합된 분절들의 무게중심이나 질량중심에 대한 표준화된 자료와 거의 일치한다. 그러나 때로는 두 개 이상의 분절들을 하나의 분절이나 물체로 생각하거나, 하나의 강체(rigid segment)로서 함께 움직인다고 생각하는 것이 유용한 경우가 있다(환자의 예에서 보여진 아래다리-발분절과 같이). 하나의 강체에 작용하고 있는 두 개의 중력 벡터들은 하나의 벡터로 합쳐질 때, 이 새로운 벡터의 작용점(새로운 CoM)은 원래의 두 개의 분절의 무게중심을 이은 연결선상위에 존재하게 된다. 두 개의 분절의 질량이 동일하지 않다면, 새로운 CoM은 무거운 분절에 가깝게 위치하게 된다. 새로운 벡터는 이전의 두 개의 벡터와 마찬가지로 결합된 아래팔-손분절에 똑 같은 효과를 발생하며, 이를 **합성력**(resultant force)이라고 한다. 두 개 이상의 힘들을 하나의 합성력으로 결합하는 과정을 **힘의 합성**(composition of forces)이라고 한다.

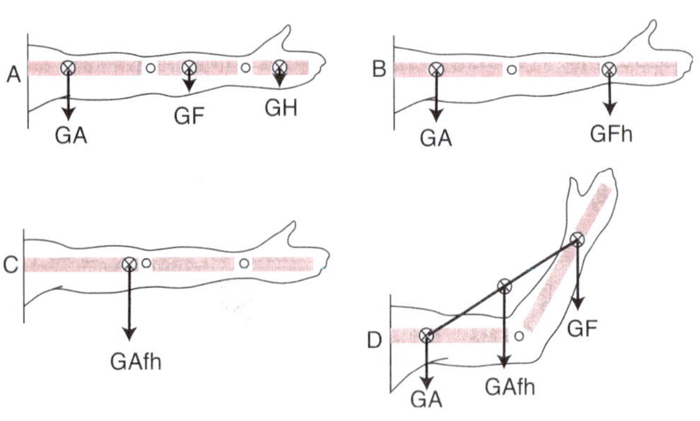

▲ **그림 1-19** ■ A. 위팔분절에 작용하는 중력(GA), 아래팔분절에 작용하는 중력(GF), 손분절에 작용하는 중력(GH). B. 위팔분절에 작용하는 중력(GA)과 아래팔-손분절에 작용하는 중력(GFh). C. 위팔-아래팔-손분절에 작용하는 중력(GAFh). D. 위팔-아래팔-손분절의 CoM은 분절이 재정렬되면 이동한다.

예제 1-4

두 개의 근접한 분절(아래팔분절과 손분절)이 하나의 강체로 다루어 질 때, 두 개의 중력벡터(GH와 GF)는 새로운 CoM에 작용하는 하나의 중력벡터(FGh)로 합성될 수 있다. 그림 1-19B는 위팔(arm)에 작용하는 벡터 GA와 하나로 결합된 아래팔-손분절에 작용하는 새로운 벡터 GFh를 보여준다. 벡터 GFh는 결합된 아래팔-손분절의 새로운 CoM에 작용하고 있고(원래의 두 개의 CoM의 연결선상에 존재), 수직하방을 향하고 있으며(GF와 GH처럼), 크기는 GF와 GH의 크기를 합한 것과 같다. 그림 1-19C는 위팔-아래팔-손분절(arm-forearm-hand segment)에 작용하는 중력벡터(GAfh)를 보여준다. 벡터 GAfh는 벡터 GA와 GFh의 CoM을 연결한 연결선상에 존재하는 새로운 CoM에 작용한다; GA로의 크기는 GA와 GFh의 크기를 합한 것과 같다; 벡터 GAfh는 중력의 당김작용이고, GA와 GFh의 방향이 수직하방이었으므로 GAfh의 방향은 수직하방이 된다.

하나의 물체나, 하나로 연결된 분절들이 갖는 CoM은 물체와 분절들이 공간 내에서 어떤 위치에 있더라도 변하지 않는다. 그러나, 물체가 두 개이상의 분절로 연결되었으며, 분절사이의 움직임이 일어난다면, 결합된 분절의 CoM의 위치는 분절이 서로 어떻게 위치하는가에 따라 달라지게 된다. 결합된 분절의 질량은 변하지 않으므로, 중력의 *크기*는 변화가 없으나, 합력벡터의 작용점은 달라지게 된다. 수학적으로 두 개의 중력벡터를 하나의 합성력으로 결합하는 좀 더 자세한 방법에 대하여는, 이후에 힘의 또 다른 효과들(힘이 발생시키는 토오크)에 대하여 탐구할 때, 결합전의 두 개의 CoM 의 연결선상에 존재하는 새로운 CoM의 위치를 정확히 찾기 위하여 다루어질 것이다.

■ 인체의 질량중심 (Center of Mass of the Human Body)

인체의 모든 분절들이 결합되어 해부학적 자세에서의 하나의 분절로 생각되어진다면, 인체의 중력중심은 두 번째 엉치뼈(S2)의 앞쪽에 위치하게 된다(그림 1-20). 해부학적 자세에서 인체의 정확한 CoM의 위치는 각 사람의 인체비율(질량의 분포)에 의해 결정된다. 어떤 사람이 완전한 강체라면, 사람이 서있건, 누워 있건, 기울어져 있건 어떤 자세던지 상관없이 CoM의 위치는 변하지 않게

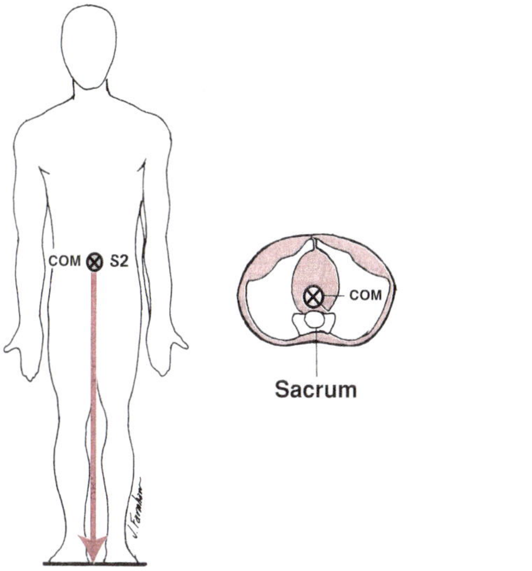

▲ **그림 1-20** ■ 인체의 CoM은 S2 높이, 엉치뼈의 앞쪽에 위치한다. LoG 연장선은 BoS 내부를 지난다.

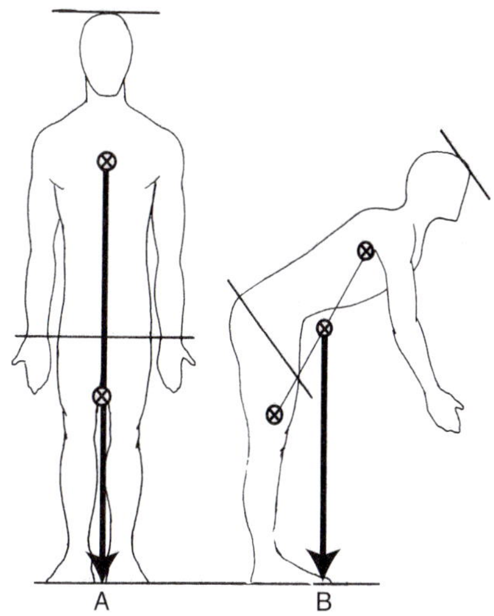

▲ **그림 1-21** ■ A. 머리-팔-몸통분절(HAT)와 다리분절의 CoM의 위치. B. 분절의 재정렬은 새롭게 합성된 CoM를 만들어내고, LoG가 체중지지면에 대하여 새로운 위치를 갖게 된다.

된다. 인체가 고정된 강체인 경우 어떤 자세를 취하건, CoM의 위치가 변하지 않는다 할지라도, LoG의 인체내에서의 *상대적인* 위치와 배열은 변하게 된다. 그림 1-20과 같이 해부학적 자세에서 LoG는 사람의 발 사이(**체중지지면;base of support(BoS)**)를 지나며 인체와 평행하게 된다; LoG는 체간, 지절과 평행하다. 인체가 누운 자세를 취한 경우(해부학적 자세를 유지한 채)에는 중력중심으로부터의 중력선은 체간과 지절에 평행하지 않고 직각을 이루게 된다. 현실적으로 인체는 고정된 물체도 아니고 해부학적 자세를 계속 유지하지도 않는다. 인체는 동작을 수행하며 각 분절을 끊임없이 다른 위치로 재배열하게 된다. 인체의 각분절의 재배열이 일어나면서 인체의 중력중심도 변화하게 된다. 중력중심의 위치변화의 크기는 분절들의 배열이 불균형적일수록 커지게 된다.

예제 1-5

인체가 윗몸통분절(머리-팔-몸통분절[HAT])과 다리분절의 두 개의 고정된 분절로 이루어져 있다면, 두 개의 각 분절의 CoM은 그림 1-21A와 같이 그려질 수 있다. 해부학적 자세에서 두 분절의 CoM이 합쳐지게 되면, 합성된 CoM은 여전히 인체가 그림 1-20과 같은 자세를 유지하므로 S2 전방에 위치한다. 그러나, 몸통이 앞쪽으로 기울어지게 되면, 질량중심은 전방으로 이동하게 된다. 새로운 CoM은 합성전의 두 개의 CoM사이를 연결하는 연결선상에 존재하며 좀 더 무거운 윗몸통분절쪽에 가깝게 위치한다(그림 1-21B). 이 새로운 CoM은 인체의 외부에 위치하며, LoG도 전방으로 함께 이동해 있다. 그림 1-22는 보다 더욱 불균형적인 분절들의 배열을 보여주고 있다. 두 개의 다리분절들(분절 A와 분절 B)의 CoM과 HAT분절의 CoM이 합쳐져서 새롭게 합성된 CoM이 점 ABC에 해당되며, 이 점은 인체 전체에 작용하는 중력의 작용점이 된다(LoG=GABC).

■ 질량중심, 중력선 그리고 안정성 (Center of Mass, Line of Gravity, and Stability)

그림 1-22에서 LoG(GABC)는 축구선수의 체중지지면(base of support;BOS)인 왼쪽발가락의 바깥쪽에 떨어지고 있다. 중력선과 체중지지면과의 관계를 살펴보기 위해 중력선을 연장시켜본다. 이때 연장된 중력선은 축구선수의 체중의 증가를 의미하는 것은 아니다. 그러나 중력의 작용점, 작용선, 방향은 정확하게 유지된다. 그림 1-22에서 축구선수의 LoG를 연장시켜보면, LoG가 축구선수의 BoS의 앞쪽에 떨어지게 된다; 축구선수가 이 자세를 유지하는 것은 불가능하다. 물체가 안정된 자세를 유지하기 위해서는 *중력선이 체중지지면의 안으로 통과해야 한다.* 중력선이 체중지지면 바깥을 통과하게 되면 물체는 넘어지게 된다. 축구선수는 처음에 양발로 체중을 지지하고 양 팔을 몸통 옆에 위치시킨 초기의 선자세에서 그림 1-22와 같은 자세로 자세의 변경이 일어났을 것이다. 이렇게 자세가 변화하는 동안 두 가지의 중요한 변화가 일

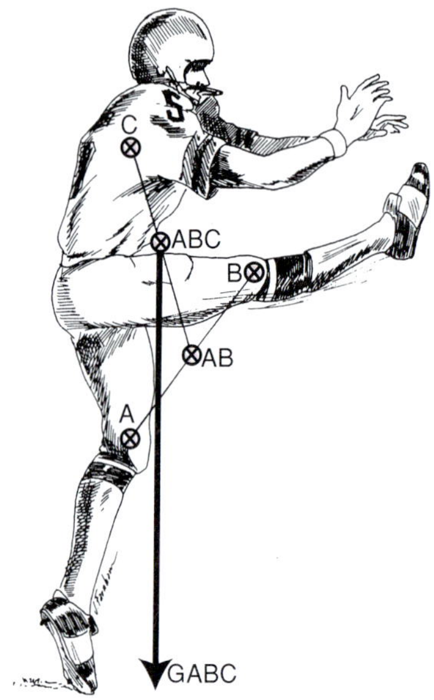

▲ **그림 1-22** ■ 축구선수의 왼쪽다리의 CoM(A)와 오른쪽 다리의 CoM(B)이 합쳐져 전체다리의 CoM(AB)이 만들어 진다. AB는 윗몸통의 CoM(C)와 합쳐져 신체 전체의 CoM(ABC)을 만든다. 새로운 CoM으로부터 그려지는 LoG는 축구선수의 체중지지면 밖을 통과한다. 축구선수는 불안정하며 이 자세를 유지하기 어렵다.

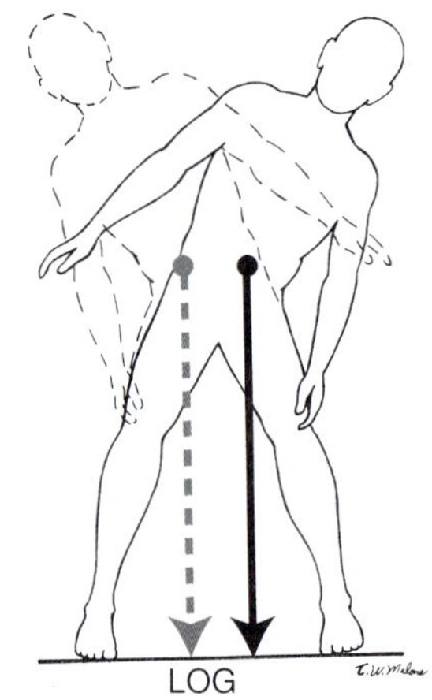

▲ **그림 1-23** ■ 체중지지면이 넓으면 중력선(LoG)이 체중지지면 바깥으로 벗어나지 않고 좌우이동을 많이 할 수 있다.

어났다고 볼 수 있다. 첫째는 체중지지면이 서있을 때의 양발사이의 면적으로부터, 자세 변화 후 한쪽 발의 발가락이 닿는 부분으로 감소한 것이고, 둘째는 CoM이 자세의 변화와 더불어 S2보다 윗쪽으로 이동한 것이다. 이러한 두 가지의 변화에 몸통의 앞쪽기울임이 더해져, 중력선의 전방이동이 일어나, 안정성을 떨어뜨리는 결과를 가져오게 되었다.

물체의 BoS가 크면 LoG가 BoS를 벗어날 가능성이 적어지고, 결과적으로 물체는 더욱 안정하게 된다. 사람이 두발을 벌리고 서있게 되면, 체중지지면이 좌우면을 따라 증가하게 되어, 좌우면에서의 움직임시에 LoG가 BoS를 벗어나 넘어질 가능성이 적어지게 된다(그림 1-23). 몸통을 좌우로 흔들때, CoM은 거의 같은 지점에 유지되는 반면에, LoG는 넓은 BoS 안에서 움직이게 된다. 다시 말해, 여기서 LoG를 추선(추를 매단 실, plumb line)으로 이해하는 것이 매우 도움이 된다. 추선이 BoS를 벗어나지 않는 한, 사람은 넘어지지 않는다.

그림 1-24는 그림 1-22의 축구선수와 똑같은 자세를 취한 축구선수의 그림인데, 이 그림에서 벡터 GABC는 여전히 축구선수의 발끝 앞을 지나고 있다. 그러나, 이 그림에서 축구선수는 자세를 유지할 수 있다. 이는 LoG가 BoS안으로 지나야 안정성이 확보된다는 법칙을 위반하는 것이 아니라, BoS가 확장되어 발생하는 현상이다. 사람이 다른 물체(또는 다른 사람)을 잡거나, 기대게 되면 그 물체(또는 사람)는 BoS의 일부가 된다. 그림 1-24에서 축구선수의 BoS는 단지 왼쪽 발끝이 아니라, 발끝과 기대고 있는 벽사이에 존재하는 모든 공간이 된다. 축구선수가 머리, 팔, 몸통을 움직인다면, 이러한 분절들의 재배열에 의해 CoM의 위치가 이동하게 된다. 그러나, CoM으로부터 내려가는 LoG가 확장된 BoS의 안으로만 지나간다면, 축구선수는 안정된 자세를 유지할 수 있다.

CoM이 지지면에 가까워지면, 물체의 움직임이 일어날 때, 중력선이 체중중심선을 벗어날 확률이 감소하게 된다. 100 cm(~3 ft)길이의 추달린 끈을 손에 잡고 바닥에 닿지 않을 정도로 늘어뜨린 상태에서 흔들면, 추달린 끈은 상대적으로 작은 팔의 움직임에도 큰 호(arc)를 그리며 움직이게 된다. 그러나 10 cm(~4 inch)길이의 추달린 끈을 같은 방법으로 흔들면 매우 작은 호를 그리면서 움직이게 된다. BoS가 작으면, CoM이 낮은 물체보다 CoM이 높은 물체일수록 LoG가 BoS를 벗어날 가능성이 더 커지므로 더 불안정하게 된다.

그림 1-25는 펀치백이 측방으로 움직이고 있는 그림이다. 펀치백의 기저면은 모래로 채워져 있으며 나머지는 공기로 채워져 있다. 펀치백의 질량분포에 의해 펀치백의 CoM은 거의 지면 바로 위에 놓여 있다. 펀치백은 분절화된(segmented) 물체가 아니므로, 펀치백이 기울어진 정도에 상관없이 펀치백의 CoM은 거의 같은 위치에 존재

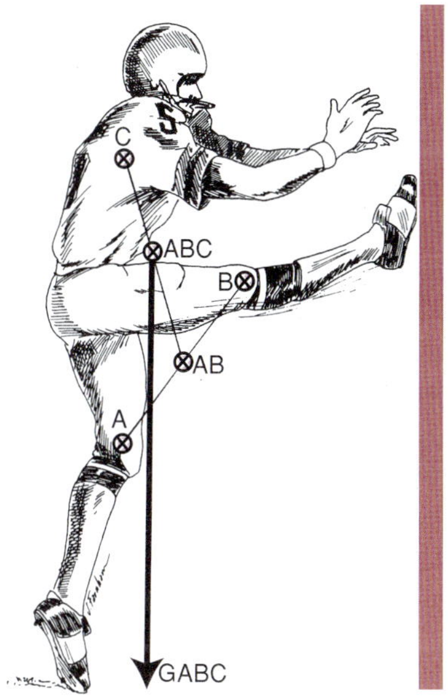

▲ **그림 1-24** ■ 축구선수의 신체분절들이 그림 1-22와 같이 위치하고 있지만, 선수의 발이 벽에 기대어 고정되어 있어, 체중지지면이 연장됨으로써, 선수는 안정하게 된다.

한다. 펀치백의 BoS는 그림 1-23의 좌우로 몸을 기울이는 사람의 체중지지면 보다도 좁지만, 펀치백의 중력선이 매우 짧아 중력중심점이 체중지지면을 벗어날 수 없으므로, 사람보다 펀치백이 훨씬 더 많이 좌우로 움직여도 넘어지지 않는다. 펀치백은 낮은 CoM과 짧은 LoG를 가지므로 안정성이 매우 높게 된다.

기본 개념 1-4: ***물체 또는 인체의 안정성***

- ■ BoS이 클수록 안정성은 증가한다.
- ■ CoM이 BoS에 가까울수록 안정성은 증가한다.
- ■ LoG가 BoS를 벗어나면 안정성은 감소한다.

■ 물체, 또는 분절의 질량 변화 (Alterations in Mass of an Object or Segment)

물체나 인체의 CoM의 위치는 공간내에서 각 분절들의 배열에 영향을 받는다. 질량의 분포는 연결된 분절들을 공간내에서 재배열함으로서 달라질 수 있을 뿐만 아니라, 분절에 질량을 더하거나 감함으로써도 달라질 수 있다. 사람의 체중은 인체 각 부위에서 불균형적으로 증가할 수 있다(이에 따라 CoM의 이동이 일어남). 그러나 인체에서 일어나는 질량 재분배의 가장 흔한 예는 외부적으로 질량

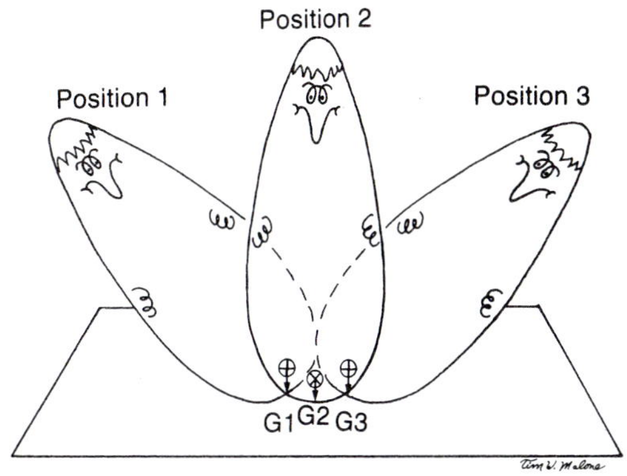

▲ **그림 1-25** ■ 펀치백은 CoM의 위치가 매우 낮으므로, 펀치백이 아무리 많이 움직여도 LoG가 체중지지면 안에 위치한다.

을 가하는 방법이다. 물건을 지거나(등짐), 물건을 나르거나(상자), 도구를 사용(전기드릴)하는 등의 외적 질량을 가할 때 마다, 인체와 외적 질량의 결합에 의해 생긴 새로운 CoM은 부가된 질량 쪽으로 재배치되며, 이동하는 거리는 부가된 질량의 크기에 비례한다.

예제 1-6

그림 1-26에서 한 남자가 오른쪽 다리에 캐스트를 하고 있다. 캐스트의 질량을 이 남자의 질량의 일부로 간주한다면, 남자의 CoM은 원래의 S2위치보다 오른쪽 하방으로 이동하게 된다. 중력중심이 하방으로 이동했으므로 이론적으로는 안정성이 증가하게 된다. 그러나 이 남자의 체중지지면은 오른쪽 다리가 체중지지를 하지 않으므로 왼쪽발이 땅에 닿는 면적으로 감소하게 된다. LoG가 왼쪽발을 통과하도록 몸을 왼쪽으로 기울일 수 있다면, 이 남자는 어느 정도 안정성을 확보할 수 있지만, 여전히 BoS가 작기 때문에, 상대적으로 불안정한 상태로 남게 된다(왼쪽 발 밖으로 LoG가 조금만 벗어나더라도, 이 남자는 넘어지게 된다). 이 그림에서 남자는 안정성을 증가시키기 위하여 목발을 사용하였다. 목발과 왼쪽발이 연합하여 더 큰 체중지지면을 만들어 냄으로써 체중을 왼쪽으로 이동시키는 보상작용을 일으키지 않고도 안정성을 증가시킬 수 있다.

예제 1-7

그림 1-27에서, 한 사람이 무거운 상자를 그의 오른쪽 어깨 위에 놓고 나르고 있다. 팔이음뼈(shoulder girdle)에 가해진 상자의 무게는 CoM의 위치를 원래의 S2로부터 우상방으로 이동시킨다. 새로운 CoM으로부터 수직하방으로 그려지

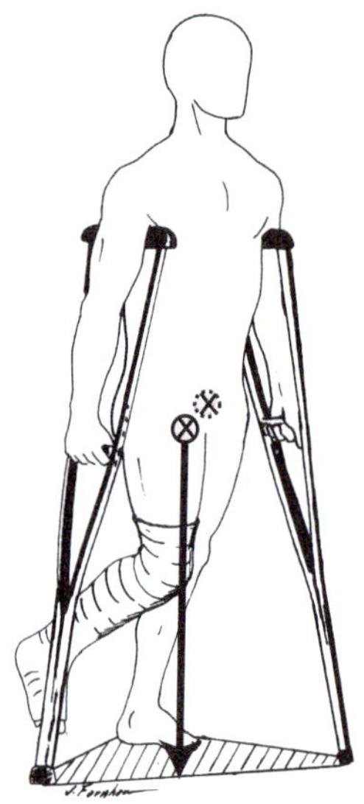

▲ **그림 1-26** ■ 캐스트의 무게로 인해 CoM이 이동하였다. 목발을 사용함으로써 체중지지면이 지지발과 목발사이의 빗금친 부분으로 확장되어 안정성이 증가하였다.

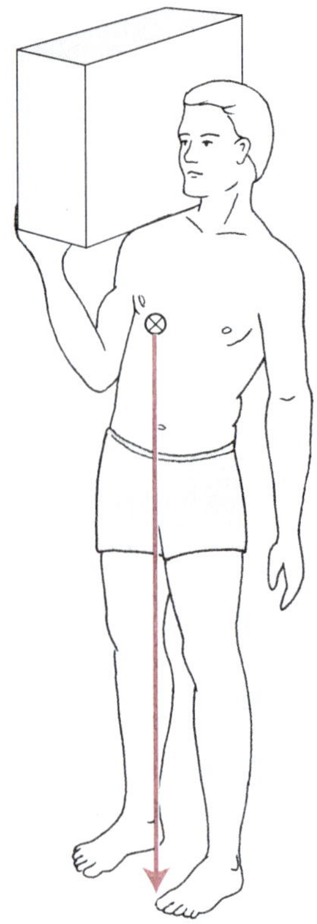

▲ **그림 1-27** ■ 팔이음뼈에 놓인 상자의 무게로 인해 CoM이 우상방으로 이동하였다. 남자는 LoG를 체중지지면 중앙부위로 가져오기 위해 몸통을 왼쪽으로 기울이게 된다.

는 LoG는 오른발쪽으로 이동하게 된다(상자가 충분히 무겁다면, LoG는 오른발보다 바깥쪽으로 지날수도 있음). 이 자세는 상대적으로 불안한 자세이므로(LoG가 조금만 오른쪽으로 이동하더라도, LoG가 BoS의 밖으로 벗어날 수 있음), 이 사람은 "보상(compensation)"을 위해 몸을 왼쪽으로 기울이게 된다. 몸통을 왼쪽으로 기울임으로서 발생하는 작은 양의 분절의 재배열은 CoM을 원래위치로 복귀시키는 효과는 없다. 몸을 기울이는 목적은 CoM을 재위치시키려는 것이 아니라, LoG가 BoS의 중심부위로 지나도록 하고자 함이다; LoG가 BoS의 중심을 지나게 되면, 자세의 혼란(동요)으로 인해 LoG와 CoM의 이동이 일어날 때, LoG가 BoS를 벗어날 가능성이 적어지게 된다.

정역학과 동역학의 소개 (Introduction to Statics and Dynamics)

물체나 인체에 작용하는 힘을 관찰할 때, 가장 먼저 고려할 것은 힘이 물체나 인체에 작용하는 힘의 영향이다. 분절에 작용하는 모든 힘들이 "균형상태(balanced)"를 유지할 때(평형; **equilibrium**), 분절은 정지(at rest)해 있거나, 일정한 움직임(uniform motion)을 갖게 된다. 작용하는 힘들이 균형상태를 유지하지 않는 경우, 분절은 가속도를 갖게 된다. **정역학(statics)**은 물체가 정지상태를 유지할 때의 힘의 관계를 연구하는 것이다. **동역학(dynamics)**은 물체가 움직일 때의 힘의 관계를 연구하는 것이다. Isaac Newton의 제 1 법칙은 물체가 정적인 상태에 있을지 또는 동적인 상태에서 있을지를 좌우하게 된다.

Newton의 관성의 법칙 (Newton's Law of Inertia)

뉴우턴의 제 1 법칙인 **관성의 법칙(law of inertia)**은 물체가 평형상태(equilibrium)에 있는지에 관련된 법칙이다. **관성(inertia)**은 움직임의 시작(initiation)과 움직임의 변화(change)에 대하여 저항하는 물체의 성질로서 물체의 질량에 비례한다. 관성의 법칙은 모든 물체는 불안정한 힘이 작용하지 않는 한, 정지상태, 또는 일정한 움직임 상태를 유지한다는 법칙이다. 균형된 힘(balanced forces)을 받고 있는 물체는 움직임이 없이 **정적평형(static equilibrium)**을 유지한다. 그러나 균형된 힘을 받고 있는 물체는, 일정한 속도(speed)와 방향(direction)으로, 움직임상태를 유지할 수도 있다. **속도**

(velocity)는 속력과 방향을 동시에 설명해주는 벡터량이다. 평형상태의 물체는 일정한 속도(≥ 0)를 갖게 되며, 이 속도는 일정하게 유지된다. 물체의 속도가 0보다 크면, 물체는 지속적인 움직임을 유지하게 된다(**동적 평형상태**(dynamic equilibrium)). 이 움직임은 선형(병진)움직임일 수도, 각(회전)움직임일 수도, 또는 두 움직임 결합된 형태(일반움직임)일 수도 있다. 인체의 관절에서의 움직임을 고찰해 볼때, 분절의 정적평형(일정속도상태)은 거의 일어나지 않는다. 따라서 이 책에서는, 특정한 언급이 제시되지 않는다면, 평형상태(equilibrium)란 물체가 정지된 상태(정적 평형)를 의미하는 것으로 쉽게 생각할 수 있다.

Newton의 관성의 법칙(또는 평형의 법칙)은 다음과 같이 다시 말할 수 있다: 물체가 균형상태를 유지하기 위해서는 *물체에 작용하는* 힘의 총합이 0이어야 한다

$$\Sigma F = 0$$

물체의 평형은 *오직 물체에 작용하는(그 물체에 작용점을 갖고 있는) 힘들*에 의하여 결정된다. 둘 이상의 힘이 물체에 작용할 때, 평형상태에 있는 물체에 작용할 수 있는 힘의 갯수는 제한되지 않는다. 하나(단지 하나만의)의 힘이 물체에 작용할 때, 힘의 총합은 0이 될 수 없다. 물체에 작용하는 힘들의 총합이 0이 아닌 모든 경우에($\Sigma F \neq 0$), 물체는 평형상태를 유지하지 못하고 가속도를 갖게 된다.

Newton의 가속도의 법칙 (Newton' s Law of Acceleration)

움직이는 물체의 가속도의 크기는 뉴우턴의 제 2 법칙인 **가속도의 법칙**에 의해 설명할 수 있나. 뉴우튼의 제 2 법칙은, 물체에 발생하는 가속도(a)는 물체에 가해진 순불균형힘(net unbalanced force, F_{unbal})에 비례하며, 물체의 질량(m)에 반비례한다는 것이다.

$$a = \frac{F_{unbal}}{m}$$

순불균형힘을 받는 물체는 가속이 되기 때문에, 항상 움직임이 일어나는 상태 즉, **동적인 상태**(*dynamic state*)에 있게 된다. 물체의 가속의 방향은 순불균형힘의 방향을 향하게 된다. 순불균형힘은 선형, 회전, 또는 일반움직임을 발생시킨다.

> 기본 개념 1-5: ***가속도의 법칙의 적용(Applying the law of acceleration)(Inertia)***
>
> 가속도의 법칙을 간단히 표현하면: 일정 질량을 같는 물체에 큰 불균형의 밀기나 당기기(F_{unbal})가 작용하면, 작은 불균형의 밀기나 당기기가 작용할 때보다 더 큰 가속도(a)가 발생한다. 마찬가지로, 일정 크기의 불균형 밀기나 당기기가 질량이 큰 물체에 작용할 때는, 같은 크기의 밀기나 당기기가 질량이 작은 물체에 작용할 때 보다 더 작은 가속도가 발생한다. 가속도의 법칙을 통해, 관성(속도의 변화에 저항하려는 물체나 인체의 특성)은 가속도에 저항하며, 인체나 분절의 질량에 비례한다는 것을 알 수 있다. 물체의 질량이 커질수록, 물체를 움직이기 위한, 또는 물체의 움직임을 변화시키기 위해 필요한 순불균형힘은 더 커지게 된다. 휠체어에 앉은 체격이 큰 여성은 같은 휠체어에 앉은 작은 여성보다 관성이 크다. 작은 여성이 탄 휠체어보다 큰 여성이 탄 휠체어를 움직이게 할 때, 다른 사람의 도움이 필요할 지도 모른다.

선형힘체계와 공점힘체계에서의 병진움직임 (Translatory Motion in Linear and Concurrent Force Systems)

순불균형힘이 분절에 작용하고 있는가 아닌가를 결정하기 위하여, 힘의 합성방법을 사용한다. 이는 순불균형힘의 유무에 따라, 물체가 정지해 있는지, 움직이고 있는지가 결정되기 때문이다. 더욱이 순불균형힘의 위치(location)와 방향(direction)은 분절 움직임의 방향과 형태(type)를 결정하게 된다. 힘의 합성과정은 예제 1-4와 예제 1-5(그림 1-19, 1-21 참조)에서 간단하게 소개하였다. 힘의 합성과정은 합성될 힘들 간의 관계에 의해 결정된다: 다시 말해, 힘들이 선형힘체계, 공점힘체계, 또는 평행 힘체계 중 어느 곳에 속하는지에 따라 결정된다.

Sam Alexander의 weight boot의 예로 다시 돌아가보자. 그림 1-13에서 weight boot가 아래다리-발분절에 가하는 힘(WbLf)를 확인하였다. 그러나, 실제 힘 WbLF만 존재하는 것이 아니므로 그림 1-13은 완전한 그림이 아니다; 다른 힘들이 존재하지 않는다면, 아래다리-발분절은 아래쪽으로 가속될 것이다. 또한 이 그림에서는 중력에 대하여도 다루지 않았다. 그림 1-28은 그림 1-13에 새로운 벡터(중력이 아래다리-발분절에 가하는 힘(GLf))가 추가된 그림이다. 벡터 GLf는 아래다리-발분절의 CoM

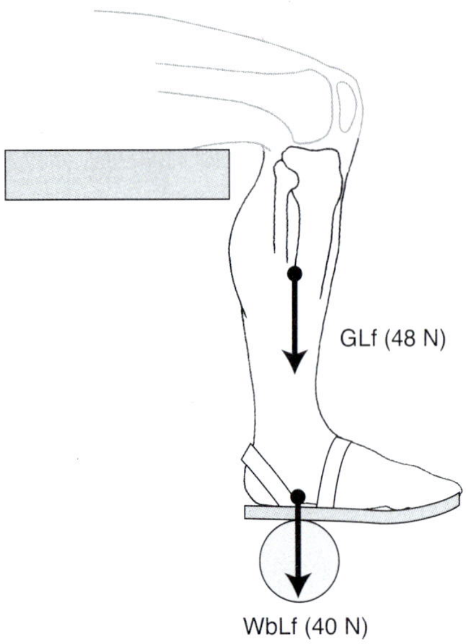

▲ **그림 1-28** ■ 무릎관절 90° 상태로 아래다리-발분절이 놓여있을 때, 중력이 아래다리-발분절에 작용하는 힘(GLf)와 weight-boot가 아래다리-발분절에 작용하는 힘(WbLf)은 같은 선형힘체계내에 존재한다.

에 작용하며 수직하방을 향하고 있으며, 아래다리-발분절의 질량에 비례한다. 아래다리-발분절은 일반적으로 인체 전체 질량의 약 6.5%에 해당하는 질량을 갖는다. Sam의 무게가 734 N(165 lb)이므로, 아래다리-발분절은 약 48 N(10.8 lb)이 된다. 벡터 WbLf와 GLf는 같은 분절에 작용하고 있고, 동일 면(same plane) 내에 놓여있는 작용선을 가지며, 같은 작용선(same line)상에서 그려지므로, 이 두 벡터는 **선형힘체계(linear force system)**에 속한다고 할 수 있다.

선형힘체계(Linear Force System)

동일한 면(same plane), 동일한 선상에서 동일한 분절에 작용하는 2개 이상의 힘들은 선형힘체계에 존재하게 된다(선형힘체계내의 힘들은 연장선을 그었을 때 겹치게 된다). 선형힘체계내의 힘들은 음 또는 양의 값으로 표현할 수 있는데, 이는 이전에 병진힘체계에서 언급한 규칙과 같다. 위쪽(y-축), 앞쪽(z-축), 오른쪽(x-축)방향의 힘들은 양의 값으로 표시되고, 아래쪽, 뒤쪽, 왼쪽방향의 힘들은 음의 값으로 표시된다. 반대방향의 벡터들은 반드시 반대의 부호로 표시해야 한다.

선형힘체계에서의 힘의 합성 (Determining Resultant Forces in a Linear Force System)

동일한 선형힘체계내에 존재하는 모든 힘들의 순 효과(net effect), 또는 합성(composition)은 체계내에 존재하는 모든 힘들의 산술적인 합(arithmetic sum)에 의해 결정된다(힘들이 양의 값인지, 음의 값인지를 고려할 것). *같은* 선형힘체계내의 모든 힘들은 하나의 합성벡터로 합쳐질 수 있다. 합성벡터의 작용선은 합성전 벡터들의 작용선상에 존재하며 크기와 방향은 합성전 벡터들의 산술적인 합에 의해 결정된다. 선형힘체계내의 벡터들은 모두 동일선(co-linear), 동일 면(coplanar)에 존재하므로 합성벡터의 작용점은 합성전 벡터들의 작용선상에 위치하고, 같은 방향을 갖는다.

벡터 WbLf의 크기를 40N(~8 lb)으로 정했었다. 벡터 WbLf와 GLf는 같은 선형힘체계에 있다. 두 힘의 합성력은 각 힘의 크기를 더함으로써 결정된다. WbLf와 GLf 모두 아래쪽을 향하고 있으므로, −40N, −48N과 같이 상대적으로 음의 값으로 표시된다. 이 두 힘의 합은 −88 N이다. WbLf와 GLf는 −88N이라는 하나의 합성벡터로 다시 그려질 수 있다. 만약 Sam이 아직 weight boot를 들어올리려 하고 있지 않다면, 아래다리-발분절에서는 움직임이 일어나지 않는다. 움직임이 일어나지 않는다면(정적 평형: static equilibrium), 아래다리-발분절에 작용하는 힘들의 총합은 0이다. 그러나 그림 1-28에서는 순불균형 힘 −88 N이 작용하고 있다; 아래다리-발분절은 하방으로 가속될 것이다. 아래쪽으로의 순힘에 대항하여 "균형(balance)"을 이루기 위해, 우리는 아래다리-발분절과 접촉하고 있으며 같은 선형 힘체계에 속하는 무언가를 찾아야 한다.

그림 1-28은 넙다리뼈가 아래다리-발분절과 접촉하고 있음을 보여준다. 그러나, 넙다리뼈의 접촉(contact)은 아래다리-발분절에 작용하는 *밀기(push)*이고, 그림 1-28과 *같은* 위치에서, 넙다리뼈로부터 멀어지고 있으며, WbLf, GLf와 같은 방향을 향한다. 또한, WbLf와 GLf가 합쳐진 순하방 힘(net downward force)은 아래다리-발분절을 넙다리뼈로부터 *멀어지게* 하고, 넙다리뼈와 아래다리-발분절의 접촉을 최소화, 또는 제거하고 있다. 한 뼈분절을 인접한 다른 뼈 분절로부터 멀어지게 하는 순 힘

을 **신연력**(distraction force)이라고 한다. 신연력은 관절을 이루고 있는 뼈사이의 분리를 일으킨다. 그러나, 위의 예에서, 여전히 아래다리-발분절에 대하여 위쪽으로 작용하는 88 N의 힘을 설명해야 한다.

인체에서, 활액관절의 두 뼈들은 결합조직을 이루어진 관절주머니(joint capsule)와 인대(ligament)로 연결되어 있다. 이 책 제2장에서, 결합조직의 특성에 대하여 자세히 살펴보기 전까지, 관절주머니-인대구조물들은 약간의 탄력성을 가진 끈 또는 줄형태의 구조물로서, 연결되어 있는 뼈에 대하여 "당기기(pull)"작용을 한다고("밀기(push)"가 아니라) 이해한다. 그림 1-29 A는 넙다리뼈와 정강뼈를 연결하고 있는 관절주머니-인대 구조물의 도식적인 표현이다[*Side-bar:* 실제로, 관절주머니는 인접한 뼈들을 *둘러싸고* 있으며, 인대는 더 복잡하게 연결되어 있다]. 무릎관절의 관절주머니와 관절인대의 당김작용을 나타내는 두 개의 힘들을 쉽게 이해하기 위해 "Acapsule(앞관절주머니)", "Pcapsule(뒤관절주머니)"이라는 별칭을 사용하도록 한다. 관절주머니와 인대는 당김작용만 가능하므로, 그림 1-29C와 같이 Acapsule과 Pcapsule의 접촉에 의해 발생하는 힘은 관절인대구조물을 향하여 위쪽(양의 부호)으로 그려진다. 이 예에서 관절주머니의 앞쪽과 뒤쪽의 당김작용이 동일하다고 가정한다면, 그림 1-29A처럼 앞 뒤의 두 벡터는 같은 길이로 그려진다.

Acpsule이 아래다리-발분절에 작용하는 힘의 벡터(Acapsule-on-legfoot; AcLf)와 Pcapsule이 아래다리-발분절에 작용하는 힘의 벡터(Pcapsule-on-legfoot; PcLf)가 그림 1-29A에 나타나 있다. 벡터의 작용점은 아래다리-발분절에서 관절주머니 섬유가 덮고 있는 부위(또는 관절주머니섬유가 덮는 부위의 중심점)에 존재한다.[*Side-bar:* 비록 전관절주머니와 뒤관절주머니 모두 넙다리뼈와도 접촉하고 있지만, 여기서는 아래다리-발분절과의 접촉만 고려한다]. AcLf와 PcLf 벡터는 *작용점에서 섬유의 방향을 따라야 하며,* 벡터는 *직선으로 그려져야 한다.* 벡터는, 어느 한 시점에서, 늘 직선이어야 한다. 관절주머니의 당김을 나타내는 벡터는, 관절주머니 섬유의 방향이 뼈와의 접촉부위를 떠나면서 변경되더라도, 방향이 바뀌어서는 안된다.

선형힘체계에서 벡터는 동일선(co-linear), 동일면(co-planar)에 존재해야 한다. 벡터 AcLf, PcLf는 벡터 WbLf, GLf와 동일선, 동일면에 존재하지 않는다. 따라서, 같은 선형힘체계에 존재한다고 볼 수 없다. 벡터 AcLf와 PcLf가 기저부에서 조금만 연장된다면, 두 벡터는 만나게 된다(그림 1-29B 참조). *같은 물체에 작용하는* 두 개 이상의 벡터가 동일선상에 존재하지 않고 서로 교차할 때, 벡터들은 **공점힘체계**(concurrent force system)에 존재한다고 말한다.

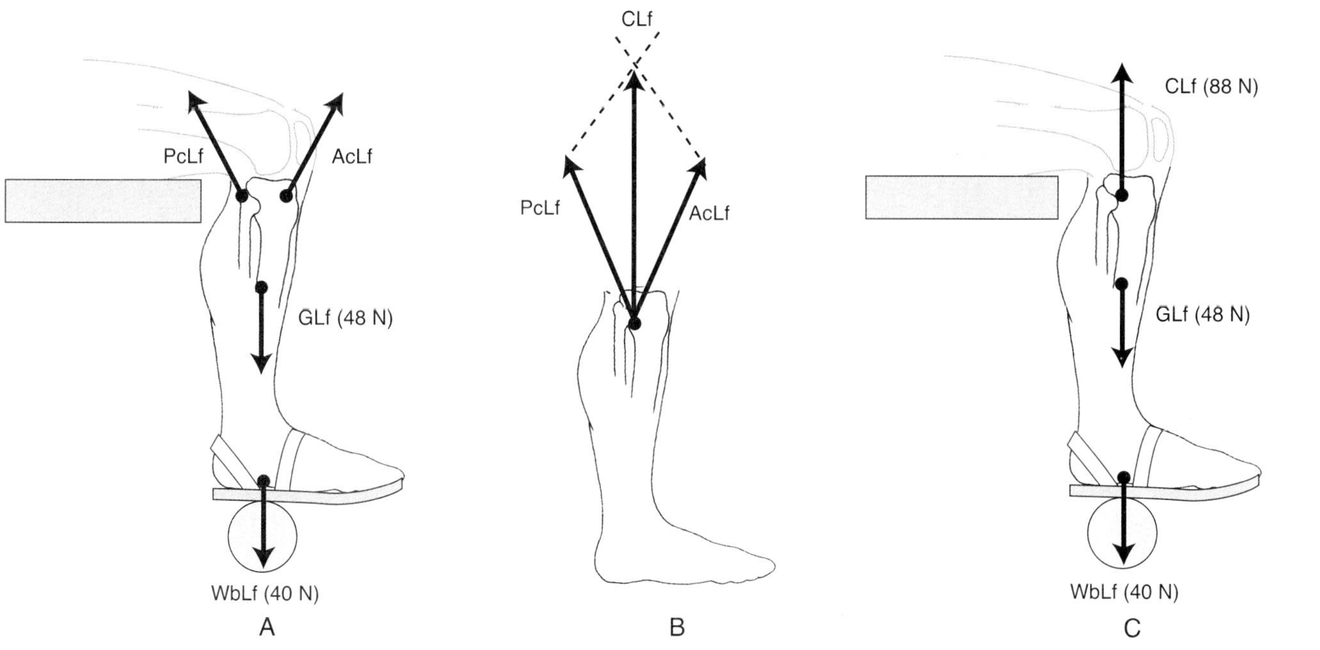

▲ **그림 1-29** ■ A. 앞관절주머니(AcLf)과 뒤관절주머니(PcLf)이 아래다리-발분절에 작용하는 힘을 보여주는 도식적인 그림. B. 평행사변형법을 이용한 공점힘체계내의 AcLf와 PcLf의 합성힘(관절주머니가 아래다리-발분절에 작용하는 힘[CLf]의 크기와 방향의 결정. C. 아래다리-발분절에 그려진 합성력 CLf. 크기는 GLf+WbLf 와 같다.

공점힘체계(Concurrent Force System)

일반적으로 물체에 작용하는 힘들은 물체와 일정 각을 이루어 물체에 작용하게 된다. 공점(common point of application)이란 문자 그대로 힘들이 물체의 동일 지점(same point)에 작용하고 있음을 의미하는 것이고, 같은 물체에 작용하는 있는 힘의 벡터들을 연장했을 때, 벡터들이 교차함을 의미하는 것이다(교차부위는 CoM의 예와 마찬가지로, 물체의 외부에 있을 수도 있음). 공점힘체계 내의 두 개의 힘은 **평행사변형법**(composition by parallelogram)이라고 불리는 방법을 통해 하나의 힘으로 합성될 수 있다.

■ 공점힘체계에서의 힘의 합성 (Determining Resultant Forces in a Concurrent Force System)

평행사변형법을 이용하여 힘을 합성할 때, 한번에 두 개의 벡터가 합쳐질 수 있다. 두 개의 벡터와 두 벡터의 교차점은 평행사변형의 두 변을 만들어 낸다. 평행사변형은 두 개의 원래 벡터의 머리부위에서 두 개의 새로운 선을 그림으로서 완성될 수 있다(각각의 새로운 선들은 원래벡터와 평행하게 그림). 결과적으로 그려지는 합력은 합성전의 두벡터와 같은 작용점을 갖는, 평행사변형의 대각선이 된다. 공점힘 체계내에 또하나의 힘이 있는 경우, 세 번째 벡터는 두 개의 벡터를 합친 과정과 같은 과정을 통해 두 벡터의 합력에 더해진다. 이렇게 하나씩 하나씩 벡터들을 더하는 과정은, 같은 공점힘체계내의 모든 힘들이 합성될 때까지 계속된다.

예제 1-8

그림 1-29B에서, 벡터 AcLf와 PcLf는 하나의 합성벡터(CLf)로 합쳐진다. 벡터 AcLf와 PcLf는 AcLf와 PcLf가 결합된 새로운 합력 벡터의 작용점을 찾아내기 위해, 벡터 AcLf와 PcLf를 연장시킨다. 한 벡터(AcLf)의 머리부위에서 시작하여, 근접한 다른 벡터(PcLf)와 *평행한* 임의의 길이의 선분을 그린다. 같은 방법으로 PcLf의 머리에서 시작하여 AcLf에 *평행한* 임의의 길이의 선분을 그린다. 두 개의 새로운 두 선분을 서로 교차할 정도로 길게 그린다. 새로 그려진 두 개의 선분은 원래의 두 개의 벡터에 평행하면서, 서로 교차하므로 결과적으로 평행사변형이 그려지게 된다. (그림 1-29B 참조). AcLf와 PcLf을 합치면 새로운 합력벡터(관절주머니가 아래다리-발분절에 미치는 힘[CLf])가 생기는데 이 합력벡터는 결합 전 벡터들과 작용점을 공유하며, 그 크기는 그려진 평행사변형의 대각선의 길이와 같다. 이 벡터를 정확한 축척으로 그리면, 벡터 CLf의 길이는 +88 N이 된다.

그림 1-29C의 벡터 CLf는 그림 1-29B의 벡터 PcLf와 AcLf를 합성한 것이다. 다리 발 분절이 다른 어떤 것과도 접촉하지 않는다고 가정하면, 벡터 CLf는 벡터 GLf와 WbLf의 합성벡터와 방향은 반대이고, 크기는 같아야 한다. 왜냐하면, 이 세 개의 벡터들은 동일선, 동일면에 존재하며 같은 물체에 작용하고 있기 때문이다. 다음과 같은 이유로 세 힘의 산술적인 합은 0이 되어야 한다. (1)이들 벡터들은 같은 선형힘체계 내에 있기 때문이고, (2) 아래다리-발분절은 다른 어떤 것과도 접촉하고 있지 않으며, (3) 아래다리-발분절은 움직이지 않기 때문이다.

두 개의 공점힘들의 합성력의 크기는 합성 전의 두 힘들과 일정한 비례적 관계(fixed proportional relationship)를 갖는다. 새로운 합성벡터와, 합성전 벡터들간의 관계는 합성전 벡터들의 크기와, 두 벡터사이의 각도에 의해 결정된다. 평행사변형법을 통해 힘을 합성할 때, 합성력의 상대적인 크기를 정확하게 그리기 위해서는, 합성전의 두 힘의 상대적인 길이가 정확하게 그려져야 한다. 합성력의 크기와 방향은 합성 전, 두 힘의 크기와 두 힘사이의 각도에 의해 결정되며, 합성력의 크기는 합성 전의 두 힘의 산술적인 합보다 항상 작다. 그림 1-29B에서 PcLf와 AcLf의 길이의 합은 CLf의 길이보다 길다; 다시 말해, 아래다리-발분절을 수직상방으로 직접 끌어당기는 것(CLf)은, 아래다리-발분절을 전상방과 후상방으로 함께 끌어올리는 것(AcLf, PcLf)보다, 더 효율적이라고 할 수 있다.

두 공점 힘의 합력의 크기를 구하기 위해 삼각함수(trigonometric function)가 사용되기도 한다. 삼각함수를 이용한 해법은 밑에 제시되어 있다. 그러나 삼각함수를 이용해 합력을 구하기 위해서는 두 개의 합성 전 벡터들의 실제 크기와 두 벡터사이의 실제 각도를 알아야 한다; 다시말해, AcLf와 PcLf 두 벡터의 크기와 두 벡터 사이의 각도를 정확히 알아야 한다. 이러한 값들은 실제상황에서 정확히 알기는 어렵다. [*Side-bar:* 일단 평행사변형법을 이용한 힘의 합성이 익숙해지면, 이러한 기술을 사용하여

물체나 인체분절에 작용하리라 생각되는 어떤 공점힘이라도 합성할 수 있어야 한다]

지속적 연구 : 삼각함수를 이용한 해법

벡터 PcLf와 AcLf는 각각 51 N이며 두 벡터사이의 각도(α)는 60°라고 가정하자. 그림을 이용한 해법에서 한것과 같이, AcLf와 PcLf와 길이가 같고 평행한 선분 AcLf′와 PcLf′를 그려서 평행사변형을 만든다(그림 1-30). 알고 있는 각에 대한 대변(side opposite)의 크기를 구하기 위해, 삼각형에 대한 코사인법칙(cosine law for triangle)을 사용할 수 있다.

기준 삼각형(그림자 처리)은 PcLf, AcLf′, CLf의 세 변으로 이루어져 있다(그림 1-30 참조). 코사인의 법칙을 적용하기 위해, 벡터 CLf(이 길이를 구하고자 함)가 대변이 되는 각 β를 알아야 한다. 그림 1-30에서 알려진 각도(α)는 60°이다. 만약 PcLf가 연장된다면(그림 1-30에서 점선처럼), 각 α가 하나 더 생기는데, 이는 PcLf와 AcLf′ 사이의 각도이다(AcLf′와 AcLf는 평행하므로). 그리고, 각도 β는 각도 α의 여각(complement)이므로:

$$\beta = 180° - 60° = 120°$$

다음의 식을 이용하여, 예에서의 변수들을 대치함으로서 합성력의 크기, CLf를 구할 수 있다:

$$CLf = PcLf^2 - AcLf^2 - 2(PcLf)(AcLf)(\cos \beta)$$

위의 식의 PcLf와 AcLf에 51 N을 대입하고, β를 120°로 하면, 벡터 CLf = 88 N이 된다. 앞으로 살펴보겠지만, 삼각함수를 이용한 해법은, 삼각형의 한 각이 90°(직각)이면 더욱 간단해진다.

공점힘체계 내에 셋 이상의 힘이 있을 때, 그림을 이용한 해법을 사용하건, 삼각함수를 이용한 해법을 사용하건 합성력을 구하는 과정은 같다. 먼저 처음 두 개의 벡터를 합성하여 하나의 합성벡터를 만든 후, 이 벡터와 세 번째 벡터를 합성하여 다시 새로운 합성벡터를 만든다. 이러한 과정을 모든 벡터가 다 합쳐질 때까지 반복한다. 합성되는 벡터의 순서에 상관없이(어떤 벡터가 먼저 합성되던지), 결과는 같다. 그림 1-29A에 있는 4개의 벡터를 사용하여 이러한 합성과정을 보여줄 수도 있지만, 이 과정은 일반적으로 그림을 이용한 해법인 경우에만 유용하다. 실제 임상현장에서 다수의 공점힘 벡터들을 하나의 합력벡터로 *합성하는* 경우는 거의 드물다(거시적으로 추정하는 경우를 제외하고는)

Sam Alexander의 weight boot의 예로 다시 돌아가

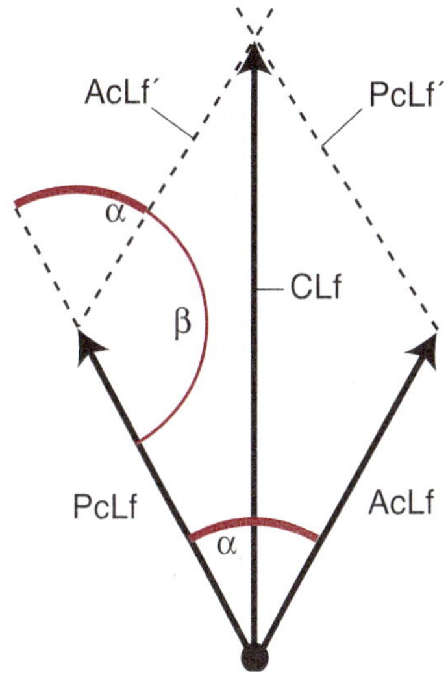

▲ **그림 1-30** ■ AcLf와 PcLf의 크기, 두 벡터사이의 각(α)이 주어졌을 때, CLf의 크기를 계산하기 위해, 삼각형의 코사인법칙이 사용된다. 각 (β)는 각 α의 여각(180−α)이다.

서, 벡터 GLf와 WbLf의 순 힘(net force)이 −88 N이고, CLf의 크기는 +88 N이었다. 일반적으로 하나의 공간도(space diagram)에서는 한 번에 단지 하나의 분절(이 경우에는 아래다리-발분절)만을 다루지만, 임상적 타당성을 위해 이러한 관점이 때로는 깨질 필요가 있다. Sam의 예에서, Sam의 안쪽곁인대(관절주머니 구조물의 일부로 간주)가 손상되었으므로, 관절주머니가 아래다리-발분절에 작용하는 당김뿐만 아니라, *아래다리-발분절이 관절주머니에* 작용하는 당김작용도 고려해야 한다. 우리는 **Newton의 반작용의 법칙**(Newton's law of reaction)을 고찰함으로서 새로운 "물체"(관절주머니)에 대해 관심을 갖는다. 우리는 이 법칙을 Sam Alexandr의 무릎관절주머니에 적용하기 전에, 먼저 반작용의 법칙에 대하여 살펴보기로 한다.

Newton의 반작용의 법칙 (Newton's Law of Reaction)

어떤 물체에 가해지는 모든 힘은 그 물체와 접촉하고 있는 다른 물체로부터 발생한다(중력은 모든 물체와 "접촉(touch)"하고 있다는 우리의 가정을 다시 한번 확인한다). 두 물체가 접촉할 때, 양 물체 모두 서로 접촉하고 있으며, *같은 크기로(with the same magnitude)* 접촉하고 있다. Isaac Newton은 이러한 현상을 관찰하고, 접촉

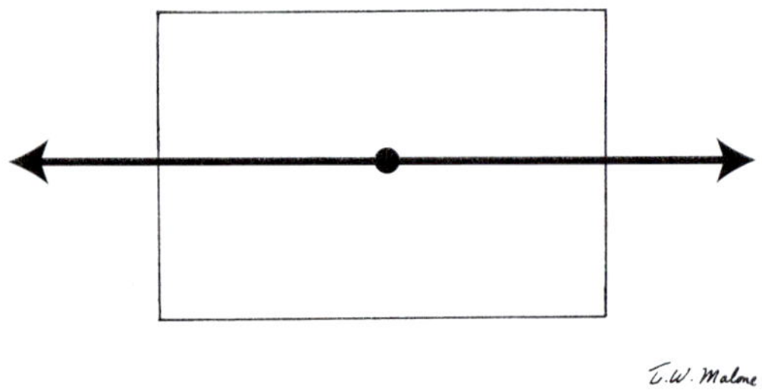

▲ **그림 1-31** ■ 뉴우턴의 제 3법칙(모든 힘에는 같은 크기의 반대방향의 반작용힘이 있다)은 종종 한 물체에 작용하는 두개의 벡터로 잘못 이해되기도 한다.

하고 있는 물체에 쌍으로 작용하는 모든 힘들은, 그 크기가 같고, 방향은 반대라는 결론을 내렸다. 이것이 **Newton의 제 3법칙**(Newton' s third law)으로 알려진 반작용의 법칙이다.

Newton의 제 3법칙은 흔히 다음과 같이 표현된다: 모든 작용(action)에는 방향은 반대이고, 크기가 같은 반작용(reaction)이 존재한다. 이러한 표현은 그림 1-31과 같이 *잘못된* 해석을 가져올 수 있으므로, 잘못된 표현이라고 할 수 있다. Newton의 제 3법칙은 다음과 같이 더욱 명확하게 표현될 수 있다: 첫번째 물체가 두번째 물체에 힘을 작용할 때, 두 번째 물체는 첫 번째 물체가 가한 힘과 크기는 같고 방향은 반대인 힘을 동시에 첫 번째 물체에 가한다. 이렇게 접촉하고 있는 두 물체에 작용하는 두 힘들은 **상호적 짝힘**(interaction pair)이며, **작용-반작용(간단히 반작용)힘**이라고 한다.

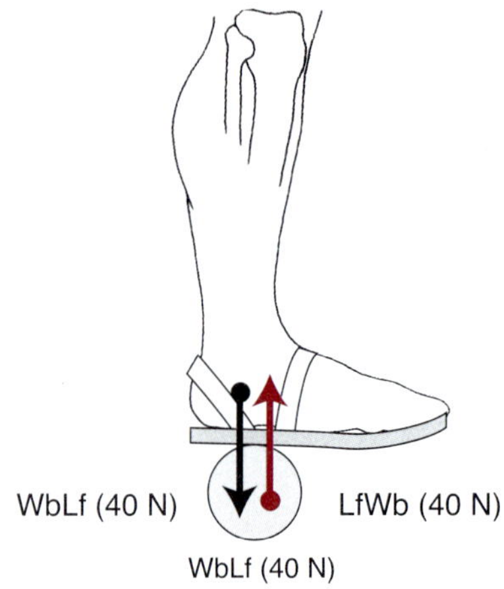

▲ **그림 1-32** ■ Weightboot가 아래다리-발분절에 작용하는 힘(WbLf)과 아래다리-발분절이 weightboot에 작용하는 힘(LfWb)은 반작용힘 또는 짝힘이다. 두 힘 모두 두 개의 물체가 서로 접촉했을 때 발생한다. 명확하게 하기 위해 구분하지만, 이 두 벡터들은 같은 선상위에 존재한다.

지속적 연구 : **아래다리-발분절의 힘에 대한 반작용**

그림 1-29C는 weightboot가 아래다리-발분절에 가하는 벡터(WbLf)를 보여준다. WbLf는 weight boot와 아래다리-발분절의 접촉에 의해 발생하는 벡터이다. weight boot가 아래다리-발분절과 접촉한다면, 아래다리-발분절도 weight boot와 접촉해야 한다. 아래다리-발분절이 weightboot에 작용하는 벡터(LfWb)는 벡터 WbLf와 크기는 같고 방향은 반대인 반작용힘이다(그림 1-32). 처음에는 LfWb가 우리가 고려할 공간도의 일부가 아니었으므로, 다루지 않았다. 그러나 여기서는 반작용힘의 예로서 간단히 제시되어 있다[*Side-bar:* 그림 1-32에서, 반작용힘의 작용점과 작용선이 약간 옆으로 이동하여 그려져, 두 벡터들이 완전히 다른 벡터처럼 보인다]. 그림 1-29A에서 중력이 아래다리-발분절에 작용하는 힘도 역시 반작용힘을 갖는다. 중력이 아래다리-발분절에 작용하는 힘(gravity-on-legfoot)을 지구가 아래다리-발분절에 작용하는 힘(earth-on-legfoot: ELf)이라고 이름 붙이는 것이 더 적합하다고 한다면, 이에 대한 반작용힘인 아래다리-발분절이 지구에 가하는 힘(legfoot-on-earth:LEf)은 다리 발분절의 질량이 지구에 작용하는 인력(attraction)이라고 볼 수 있다(다시 말해, 지구와 아래다리-발분절은 서로 끌어당기고 있다). 벡터 LfE는 지구의 CoM에 작용하는 힘으로, 아래다리-발분절의 무게와 같은 크기로, 아래다리-발분절을 향해 수직상방으로 작용하고 있다.

반작용힘들은 *항상* 같은 선상에 존재하고, *다른* 물체(그러나 접촉하고 있는 물체)에 작용한다. 접촉하고 있는 두 물체는 항상 서로 잡아당기거나, 서로 밀고 있기 때문에, 반작용힘들의 방향은 항상 서로 *반대*이다. 반작용력의 작용점들은 같은 물체내에 존재하지 않기 때문에, 반작용력들은 같은 힘체계내에 속할 수 없고, 같은 공간도(space diagram)에 속하지 않는다. 그러나, 한 분절만 독립적으로 존재하는 경우는 없으므로(공간도에서 보듯이), 인체기능에 있어 반작용힘은 매우 중요하게 고려할 사항이 된다.

■ 중력과 접촉력(Gravitational and Contact Forces)

물체에 작용하는 힘과 이에 대한 반작용력을 구별하는 것을 설명하기 위해 다른 계획(scenario)이 사용될 수 있

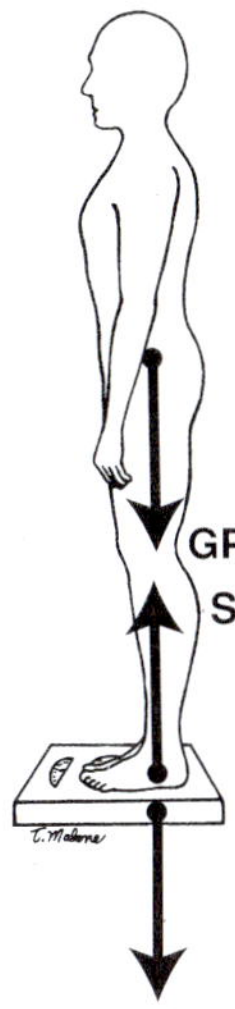

▲ **그림 1-33** ■ 저울이 사람의 무게(중력이 사람에 작용하는 힘: GP)를 측정하는 것으로 생각하기 쉬우나 실제로는 사람이 저울에 작용하는 접촉력(PS)을 측정하는 것이다. 사람의 몸에 더 이상 아무것도 접촉하지 않는 한 벡터 GP와 PS의 크기는 같다.

다. 우리는 일반적으로 체중계에서 보여주는 수치가 우리의 무게를 보여준다고 생각한다(그림 1-33). 그러나 사람의 무게(중력이 사람에 작용하는 힘: gravity-on-person, GP)는 체중계에 적용되는 것이 아니므로, 무게는 체중계에 힘을 작용하지 않는다고 할 수 있다. 체중계에 기록되는 수치는 "중력이 사람에 작용하는 힘"이 아니라 "사람이 체중계에 가하는(person-on scale, PS) *접촉력*(밀기)"이다. GP와 PS사이를 구별하고, 두 힘간의 관계를 설정하는 것은 Newton의 제 1범칙과 제 3범칙을 통해 가능하다.

체중계위에 서 있는 사람은 균형상태($\Sigma F = 0$)이어야 한다. 벡터 GP가 −734N의 크기로 아래쪽으로 향하고 있다면(Sam Alexander의 몸무게), 사람의 움직임이 일어나지 않기 위해서는 이 힘과 크기가 같고 반대방향으로 사람에게 작용하는 힘이 존재해야 한다. 그림 1-33에서 중력외에 사람과 접촉하고 있는 물체는 체중계밖에 없다. 따라서 체중계는 벡터 GP와 같은 크기로(+734 N) 사람을 위쪽 방향으로 밀어 올려야 한다. 체중계가 사람에 작용하는 힘(SP)의 반작용 힘으로서 크기는 같고(734 N), 방향은 반대인(아래쪽) 사람이 체중계에 가하는 힘(person-on-scale, PS)이 존재한다. 결과적으로 이 경우, 사람 무게의 크기와 사람과 체중계가 접촉하여 발생하는 힘은 *비록 다른 물체에 작용하고 있는 힘이지만*, 그 크기는 같다. 사람이 체중계에 가하는 벡터와 체중계가 사람에 가하는 벡터는 접촉하는 물체들이 서로 밀기 때문에 발생하는 힘이다. 한 물체가 다른 물체를 밀어서(push) 반작용력이 발생할 때, 이러한 반작용력을 **접촉력**(contact force, $\mathbf{F_C}$)이라고 표현하기도 한다. 접촉력이 접촉하는 면과 수직을 이루는 경우에는 **수직항력**(normal force, $\mathbf{F_N}$)이라는 용어를 쓰기도 한다.

우리는 일반적으로 무게를 측정할 때, 체중계가 사람의 무게를 보여주는지, 사람과의 접촉력을 보여주는지에 대해 크게 관심을 가지지 않는다. 그러나, 다른 무언가가 사람이나 체중계와 접촉하고 있다면, GP와 반작용력인 PS를 구분하는 것은 매우 중요하다. 체중계위의 사람이 무언가 들고 있다면, 사람의 무게(GP)는 변함이 없겠지만, 접촉력(Ps와 SP)는 증가하게 된다. 마찬가지로, 욕실에서 체중을 측정할 때, 손으로 세면대(bathroom counter-top)을 내리누르면서 체중을 측정하면 측정되는 몸무게가 감소하게 된다. 손으로 세면대를 내리누리면, 이로 인해 세면대가 사람에게 작용하는 위쪽 방향의 반작용힘(contertop-on-person, CP)이 발생한다. 사람과 세면대 사이의 접촉에 의해 발생한 힘은 사람에게 작용하는 부가적인 접촉력을 발생시켜, 사람의 무게가 감소되는 것처럼 보이게 한다. 물론 GP의 크기는 감소하지 않고 PS만 감소한다. 사람의 무게를 측정할 때, GP에 대한 반작용힘(PS)은 관심을 가져야 할 변수이므로 무시되어서는 *안된다.*

어떤 물체의 지지면과의 접촉력과 그 물체의 무게가 혼동되어 쓰이는 경우를 많이 보게 된다. 실제로, 두 힘의 크기가 같은지를 결정해야 하는 상황에서 많은 주의가 요구된다. 두 힘을 서로 다른 힘으로 이해하는 것이, 필요한 경우 힘들을 수정(modify)해야 할 때, 더 많은 융통성을 제공해 준다.

기본 개념 1-6: *작용-반작용 힘(Action-reaction force)*

- 두 개의 물체나 분절이 접촉할 때, 두 물체나 분절은 서로 힘을 작용한다. 결과적으로 모든 힘은 반작용 힘을 가지며, 작용-반작용 짝(action-reaction pair)의 일부가 된다.
- 접촉력(contact force)이라는 용어는 물체사이의 접촉이 당김이 아니라 밀기일 때, 하나 혹은 한쌍의 반작용힘을 나타내는 용어로 흔히 쓰인다.
- 반작용력들은 서로 다른 물체에 작용하는 두 힘이므로, *절대 같은 힘체계내에 존재하지 않으며*, 합성되지도 않는다(서로 더해지지도 감해지지도 않는다).

■ 물체의 정적 혹은 동적상태(평형 또는 움직임)는 물체와 접촉하지 않는 다른 물체나, 물체에 작용하지 않는 힘에 의해 전혀 영향을 받지 않는다.

■ 어떤 힘에 대한 반작용력은 반드시 알고 있어야 하지만, 힘을 받는 물체와 물체에 작용하는 다른 힘들이 관심대상이 아닌 경우에는 그림상으로나 개념적으로 무시될 수도 있다.

선형힘체계에서의 부가적인 고려사항들 (Additional Linear Force Considerations)

앉은 자세에서 weight boot를 착용하고 다리를 허공에 늘어뜨린 상태에서 Sam Alexander의 아래다리-발분절의 균형상태(equilibrium)는, 아래쪽으로 작용하는 중력과 weight boot의 당김(pull)에 대하여 관절주머니(그리고 인대)가 같은 크기의 힘으로 아래다리-발분절을 위쪽으로 당김으로서 유지될 수 있다(그림 1-29C 참조). Sam의 경우, 관절주머니인대구조물(capsuloligamentous structure)이 손상되었으므로, *관절주머니에 작용하는* 힘들도 살펴보아야 한다. 관절주머니가 88 N의 크기로 아래다리-발분절을 당긴다면, 반작용의 법칙에 근거하여 아래다리-발분절도 관절주머니를 같은 크기의 힘으로 당긴다고 할 수 있다. 관절주머니가 88 N의 당김을 견디지 못한다면, 관절주머니는 아래다리-발분절을 88 N의 힘으로 당길 수 없다; 다시 말해, 관절주머니가 아래다리-발분절을 당기는 능력은 관절주머니가 견딜 수 있는 **긴장도(tension)**에 달려 있다. 이를 이해하기 위해서는 장력(tensile force)과 , 장력을 일으키는 힘들에 대한 이해가 필요하다.

장력(Tensile Forces)

관절주머니(joint capsule)에서 발생하는 긴장(tension)은, 다른 수동적 구조물들(뼈와 같이 상대적으로 딱딱한 물질을 포함한)과 마찬가지로, 물체에 대한 반대방향의 당김들(opposite pulls)에 의해 발생한다. 물체에 대한 반대방향의 두 개의 당김 작용(장력, **tensile force**)이 없다면, 물체에 긴장이 발생하지 않을 것이다. 결합조직인 관절주머니와 인대는 약간의 탄력성을 가진 끈으로 이해하는 것이 가장 쉬우므로, 먼저 끈 또는 줄(cord or rope)에서 발생하는 긴장을 살펴보도록 한다.

아무것에도 고정되지 않은 줄을 잡아당긴다면, 줄을 세게 당기던, 약하게 당기던, 반대힘(counterforce)이 없기 때문에, 줄에는 긴장이 발생하지 않는다. 줄은 잡아당기는 방향으로 단순히 가속될 것이다(가속도의 크기는 잡아당기는 힘(F_{unbal})을 줄의 질량(m)으로 나눈 값이다). 줄이 움직이지 않는 시멘트 블록에 묶여 있다면, 줄에는 두 개의 힘이 작용하게 된다. 두 힘은 줄과 접촉하는 두 개의 물체에 의해 발생한다: 사람의 손과 시멘트 블록이다(그림 1-34). "손이 줄에 작용하는 힘"(hand-on-rope, HR)의 크기가 +110 N(~25 lb)이라면, 줄은 균형상태(equilibrium)에 놓여 있으므로, "블록이 줄에 작용하는 힘"(block-on-rope, BR)은 −100 N의 크기를 갖게 된다. (대부분의 생체조직과는 달리)줄이 동일한 구성(homogeneous composition)으로 이루어져 있다고 가정하면, 줄 전체에 걸쳐 발생하는 긴장은 동일할 것이며(줄에 마찰력이 작용하지 않는다면), 줄에서 발생하는 긴장은 두 개의 긴장력(tensile forces)의 크기와 동등할 것이다. 그림 1-34에서 손이 줄에 작용하는 힘(+110 N)과 상자가 줄에 작용하는 힘(−110 N)이 장력(tensile force)이 된다.

사람이 줄을 잡아당기기 전에 줄이 느슨한 상태라고 가정해 보자. 줄을 잡아당기기 시작할 때, 손을 몸통쪽으로 잡아당기는 힘(근육이 손에 작용하는 힘: muscle-on-hand, MsH)은 줄이 손을 잡아당기는 힘(줄이 손에 작용하는 힘: rope-on-hand, RH)보다 크기 때문에, 사람의 손은 가속되어 상자로부터 멀어진다. 사람의 손이 상자로

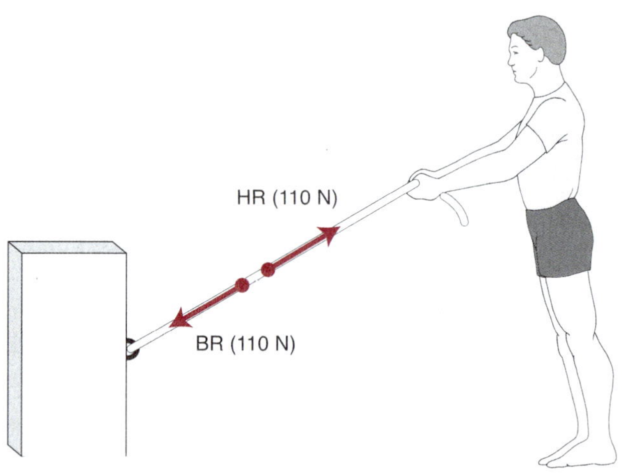

▲ **그림 1-34** ■ 손이 로프에 작용하는 당김에 의한 장력과 시멘트블럭이 로프에 작용하는 당김은 크기가 같은(110 N) 두 개의 힘을 발생하고, 이로 인해, 로프에는 110 N의 장력이 발생한다.

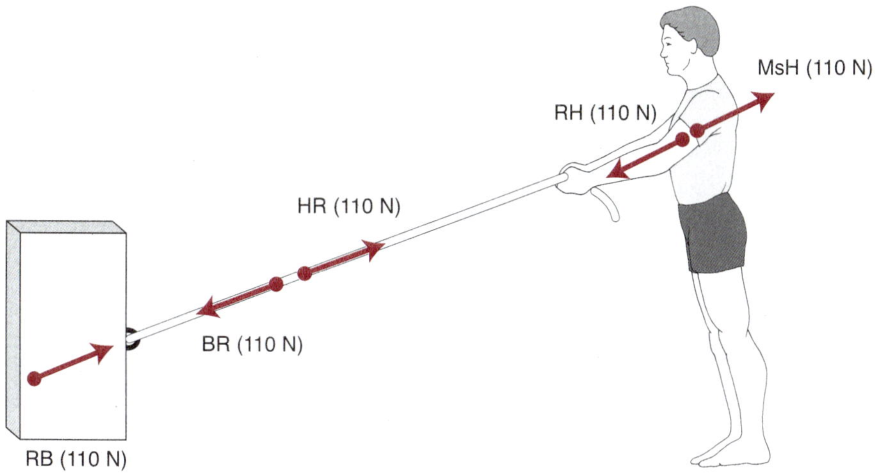

◀ **그림 1-35** ■ 로프가 손에 작용하는 힘(RH)의 크기가 근육이 손에 작용하는 힘(MsH)의 크기에 도달하게 되면, 사람의 평형상태가 달성된다. 초기의 느슨한 상태의 로프의 장력이 사람이 시멘트 블록으로부터 멀어짐으로써 증가하여 110 N에 도달할 때까지, 로프가 손에 작용하는 힘도 평형상태를 이루기 위해 필요한 힘 110 N까지 도달하지 못한다.

부터 멀어질수록 줄은 팽팽해지고, 줄이 손에 작용하는 힘(RH)은 증가한다. MsH와 RH의 차이가 감소할수록, 손의 가속도는 점차적으로 감소한다. MsH와 RH가 같아지면, 평형상태가 유지된다. RH와 HR은 반작용힘이므로(크기가 항상 같음), 줄에서 발생하는 긴장(HR)은 사람의 당김(MsH)의 크기와 같아지게 된다(그림 1-35).

■ 장력과 장력의 반작용력 (Tensile Force and Their Reaction Force)

제시된 예를 계속 관찰함으로써, 반작용힘의 상호적 특성(interactive nature)과 물체에 작용하는 순힘들(net force)을 살펴볼 수 있다. 손이 줄에 작용하는 힘(HR)은 장력벡터이므로, 또 다른 장력벡터인 상자가 로프에 작용하는 힘(BR)과 크기는 같고 방향은 반대이어야 한다. 상자가 줄에 가하는 장력벡터(BR)은 또 다른 하나의 장력벡터(HR)와 같을 뿐만 아니라, 장력벡터 BR은 자신의 반작용힘인 '줄이 상자에 *작용하는 힘*(RB)'과 크기는 같고 방향은 반대가 된다. 결과적으로, 줄이 구조적으로 긴장을 견딜수만 있다면, 손이 줄에 작용하는 힘(HR)은 줄을 통하여, 줄이 상자를 당기는 힘(RB)에 전달될 것이다

줄과 시멘트 블록을 잡아당기는 사람에 대한 예는, 줄이 발생하는 긴장을 모두 견딜 수 있다는 가정을 하고 있다. 줄이 손상되었다면, 줄은 110 N *이상의* 긴장은 견디기 어려울 것이다. 그러나 만약 이 예에서 사람이 줄을 당기는 힘(HR)이 200 N(45 lb)이라면, 줄은 끊어질 것이다. 일단 줄이 끊어지면, 줄에는 더 이상 긴장이 유지되지 못한다. 사람이 줄을 잡아당기는 200 N의 힘은 순불균형 힘을 발생시켜, 근육이 더 이상 손을 잡아당기지 않을 때까지(손이 복부에 닿기 전이나, 넘어지기 전에 멈출 것이다) 손을 뒤쪽으로 가속시키게 된다(그림 1-36).

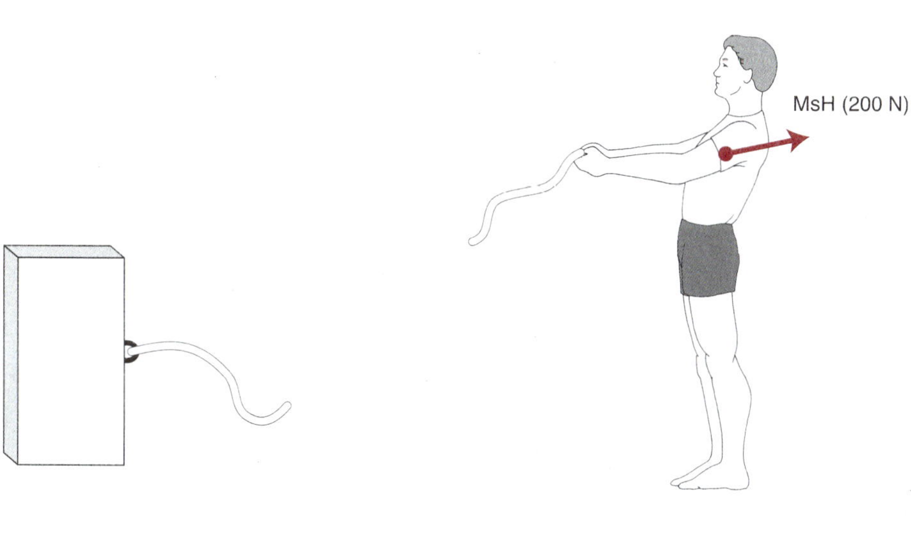

◀ **그림 1-36** ■ 로프가 로프에 가해진 장력을 견디지 못한다면, 끊어질 것이다. 일단 로프가 끊어지면, 근육이 손에 작용하는 힘에 대한 저항력은 없어져서 사람은 후방으로 가속될 것이다.

다시 Sam Alexandeer 의 예로 돌아가 긴장에 대한 예가 Sam의 weight boot에서 어떻게 적용되는지 보도록 하자. Sam의 아래다리-발분절의 평형은 관절주머니가 GLf+WbLf와 같은 크기로 아래다리-발분절을 당기는 능력(CLf)에 달려있다. 관절주머니가 아래다리-발분절을 +88N의 크기로 당긴다면, 아래다리-발분절도 관절주머니를 −88N의 같은 크기의 힘(아래다리-발분절이 관절주머니에 작용하는 힘)으로 당겨야 한다(그림 1-37). 관절주머니에 88N의 긴장이 발생한다는 가정에 대하여 두 가지의 의문점이 생긴다. (1) 관절주머니에서의 긴장의 크기는 88N으로 곧바로 도달하는지, (2) 손상된 관절주머니(그리고, 인대)은 88N의 긴장을 견뎌낼 수 있는지이다. 사례 적용 1-1은 줄의 긴장의 예에서 사용한 개념들을 Sam의 관절주머니에 적용시킨다.

사례 적용 1-1: **무릎관절주머니에서의 긴장**

관절주머니가 아래다리-발분절에 작용하는 힘(CLf)에 대한 반작용힘과 아래다리-발분절이 관절주머니에 작용하는 힘(LfC)은 88N의 크기를 갖는다(그림 1-37). [*Side-bar:* 벡터 LfC와 CLf는 그림에서 동일선상에 존재해야 하지만, 알아보기 쉽게하기 위해 분리해 놓았다.]
아래다리-발분절이 관절주머니에 가하는 힘은 장력벡터이다. 장력은 수동적인 구조물에 두방향의 당김작용이 일어날 때만 발행할 수 있다. 따라서 관절주머니와 접촉하면서 반대쪽으로 작용하는 두 번째의 장력벡터(크기는 +88 N)가 존재해야 한다. 두 번째 장력벡터는 넙다리뼈가 관절주머니에 작용하는 힘(FC)이다(그림 1-38). 그림에서 두 개의 벡터는 동일선상에 있어야 하지만, 쉽게 이해하기 위해 분리해 놓았다. 벡터 CLf가 벡터 WbLf와 GLf(그림 1-29C), 그리고 벡터 LfC와 FC와 각각 같은 선형힘체계에 속하므로, CLf와 Lf 그리고 FC의 크기는 같다. 움직임이 일어나지 않으므로, 두 개의 선형침체계에서의 모든 힘들의 총합은 0이 된다.

기본 개념 1-7: ***긴장과 장력(Tension and Tensile force)***

- 물체에 작용하는 장력들은(또는 장력들의 합성력)은 항상 크기는 같고, 방향은 반대이며, 물체의 장축에 평행하게 작용한다.
- 장력은 동일선상, 동일 평면에 존재하며, 같은 물체에 작용한다; 따라서 장력벡터들은 같은 선형힘체계에 속한다.
- 균일한 구성비(homogenous composition)를 갖는 유연하거나, 견고한 물체에서는 물체의 장축을 따라 어떤 부위에서든지 똑같은 장력이 발생한다(마찰력이 없는 경우); 다시 말해, 장력은 물체의 길이(장축)를 따라 전달된다.

관절신연(Joint Distraction)

관절주머니와 인대는 항상 긴장상태로 있어야만 하는 것은 아니다. 사실, Sam이 아래다리-발분절을 치료대위에 놓고 운동을 시작한다면, 아래다리-발분절에 작용하는 중력과 치료대의 접촉력(중력이 아래다리-발분절에 작용하는 힘, 치료대가 아래다리-발분절에 작용하는 힘)들의 합이 평형상태($\Sigma F=0$)를 유지하지 못하므로(그림 1-39), 관절주머니나 인대들에는 효과적으로 긴장이 발생하지 않는다. 관절주머니와 weight boot 모두 아래다리-

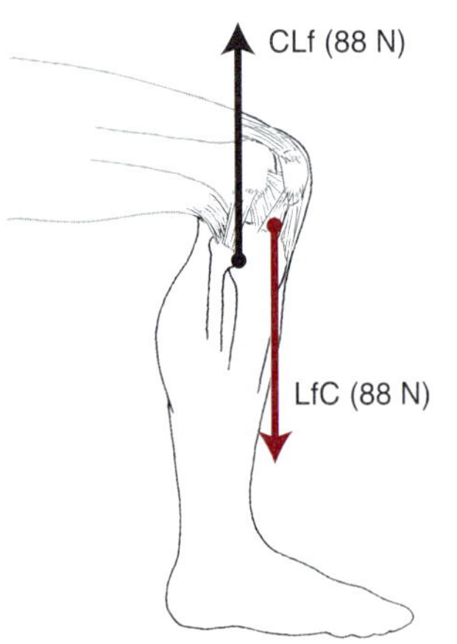

▲ **그림 1-37** ■ 관절주머니가 아래다리-발분절에 작용하는 힘(CLf)는 동시에 아래다리-발분절이 관절주머니에 작용하는 반작용력을 갖게 되는데, 이 힘은 관절주머니에 작용하는 88 N의 장력이다.

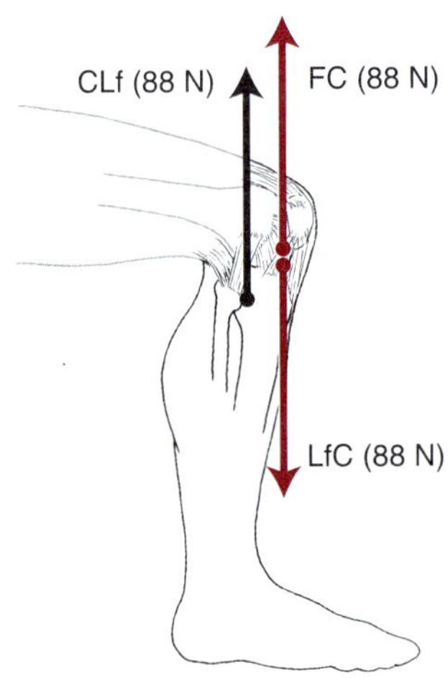

▲ **그림 1-38** ■ 아래다리-발분절이 관절주머니에 작용하는 장력(LfC)와 넙다리뼈가 관절주머니에 작용하는 장력(FC)는 짝힘으로 보이며, 관절주머니가 아래다리-발분절에 작용하는 힘(CLf)과 관절주머니가 넙다리뼈에 작용하는 힘(CF)도 짝힘이다.

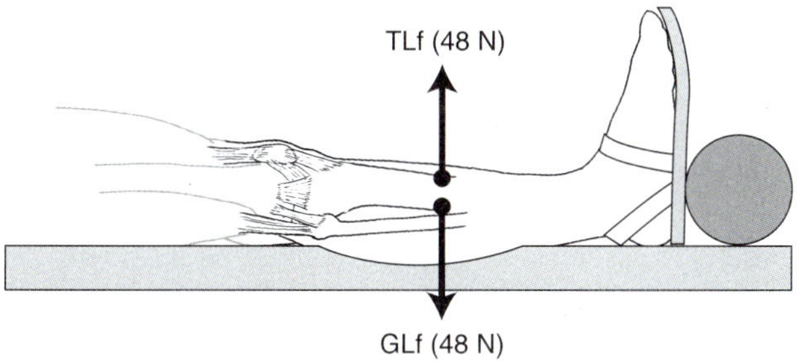

▲ **그림 1-39** ■ 위의 자세에서 테이블이 아래다리-발분절에 작용하는 힘(TLf)과 중력이 아래다리-발분절에 작용하는 힘(GLf)은 아래다리-발분절의 평형상태를 유지하기에 충분하다. 무릎관절주머니에서 장력은 0(또는 무시할 수준)이 된다.

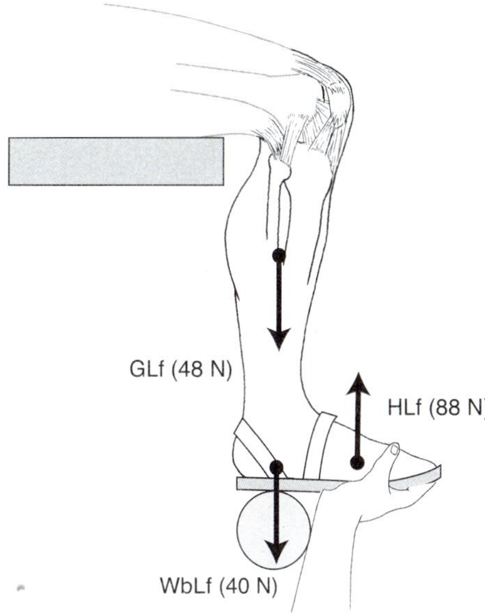

▲ **그림 1-40** ■ 중력과 weight boot가 아래다리-발분절에 작용하는 88N의 힘(GLf와 WbLf)이 손이 위쪽으로 작용하는 똑같은 크기의 힘에 의해 지지되고 있는 한, 관절주머니와 인대에서 발생하는 장력은 0(또는 무시할 수준)이 될 것이다.

발분절과 접촉하고 있지만, 당기는 힘의 크기는 무시할 정도이다(공간도에 포함시키기에는 너무 작음).

Sam의 다리가 치료대로부터 떨어져 수직방향으로 위치한 상태에서 누군가의 손에 의해 지지된다면 치료대 위에 놓인 아래다리-발분절과 비슷한 상황이 발생하게 된다. 그림 1-40에서, 중력과 weight boot이 아래다리-발분절을 당기는 힘(−88 N)과 같은 크기의 힘으로 손이 아래다리-발분절을 밀어올리고 있다(손이 아래다리-발분절에 작용하는 힘, HLf, +88 N). 〔*Side-bar:* 벡터 HLf는 쉽게 이해하기 위해, GLf와 WbLF의 한쪽에 그려져 있지만, 지지하는 손은 weight boot의 바로 밑에서 작용하고 있다고 가정한다〕. HLf가 GLf, WbLf의 합과 크기가 같고 방향이 반대이므로, 관절주머니(또는 인대)이 아래다리-발분절을 당기는 힘의 크기는 무시할 정도이다. 손의 위쪽방향으로의 지지가 제거된다면, 아래다리-발분절에는 아랫방향으로의 순 불균형힘이 작용하여, 아래다리-발분절이 넙다리뼈로부터 멀어지는 가속도가 발생하게 된다. 뼈분절이 다른 뼈분절로부터 당겨지는, 멀어지는 현상을 **관절신연(joint ditraction)**이라고 한다. 손의 위쪽방향으로 밀기가 감소하고, 아래다리-발분절이 넙다리뼈로부터 멀어지면, 관절주머니는 점차적으로 긴장하게 된다. 아래다리-발분절의 가속도의 크기는 불균형힘에 비례하고, 아래다리-발분절과 weight boot의 합성질량에 반비례한다($a = F_{unbal} \div m$) 그러나, 불균형힘은 지속적으로 변하므로, 수량화하기는 어렵다. 비록, 손의 지지가 감소함에 따라, 동시에 관절주머니에 발생하는 긴장은 증가하지만, 아래다리-발분절이 긴장하기 위해서는 아래다리-발분절이 넙다리뼈로부터 멀어져야 하므로, 이 두 힘들은 크기는 같을 수 없다; 다시 말해, 관절주머니의 긴장을 유발하기 위해서는 아래다리-발분절에 불균형힘이 작용하여 움직임이 발생해야 한다.

"지속적 연구 : 아래다리-발분절의 힘에 대한 반작용"에서 한시점에 한 부위에서(동적인 분석이라기 보다는 정적인 분석임), 아래다리-발분절의 가속도를 계산하는 방법을 보여주었다. 그러나, 실제 임상상황과 같이 다리의 무게, 손의 지지, 관절주머니의 긴장의 수치를 알기 어려운 상황에서는, 계산보다 개념이 더욱 중요하다.

지속적 연구 : 관절신연에서의 가속도

아래다리-발분절과 wight boot의 합성무게가 88 N이다. 가속도를 계산하기 위해($a = F_{unbal} \div m$), 아래다리-발분절과 weight boot의 질량(무게가 아님)을 알아야 한다. 1 N이란 1 kg의 물체를 1 m/sec²을 가속시키는 힘이라는 것과, 무게(newton, 또는 kg-m/sec²)는 질량(kilogram)과 중력가속도의 곱이라는 것을 다시 기억해 보자.

$$W = (m)\ (9.8\ m/sec^2)$$

질량을 구하면, 88 N(또는 88 kg-m/sce²) ÷ 9.8 m/sec² = 8.97 kg이 계산된다. 결과적으로 아래다리-발분절과 weight boot의 질량은 약 9 kg이 된다. 임의의 수치를 가정하여, 아래쪽으로 향하는 − 88 N의 힘이 지지하는 손에 의해 발생하는 힘 +50 N과 관절주머니의 긴장력 +10 N에 의해 상쇄되고 있다고 가정하자. 아래다리-발 분절에 작용하는 순 불균형힘(−88+50+10)은 −28 N이다. 따라서

$$a = \frac{-28\ \text{kg-m/sec}^2}{9\ \text{kg}}$$

$$a = -3.11\ \text{m/sce}^2$$

그림 1-40에서 손이 아래다리-발분절과 더 이상 접촉하지 않고, 관절주머니의 긴장이 88 N이 되면, 아래다리-발분절은 넙다리뼈로부터 멀리 가속되지 않고, 균형상태를 유지하게 된다.

신연력(Distraction Forces)

중력과 weight boot가 아래다리-발분절에 작용하는 당김작용(하나의 합성력)을 **신연력**(distraction force), 또는 **관절신연력**(joint ditraction force)이라고 할 수 있다. 신연력은 힘이 작용하는 관절면으로부터 멀어지는 방향을 가지며, 힘은 관절면에 수직으로 작용하고, 관절면을 분리시킨다.〔*Side-bar:* 여기서 "신연"이라는 용어는 견고하고 변형되지 않는 뼈의 분리를 의미한다. 변형이 일어나는 물체에서 발생하는 신연은 좀더 복잡하며, 제 2장에서 다루기로 한다.〕

관절신연력은 혼자 존재하지 않는다; 근접한 분절에 반대방향으로 작용하는 신연력이 존재하지 않는다면, 관절면은 분리되지 않는다. 아래다리-발분절이 넙다리뼈로부터 멀어지면, 아래다리-발분절이 관절주머니에 작용하는 힘으로 인해 발생하는 관절주머니의 긴장은 관절주머니에서 제2의 장력벡터를 만들어낸다(넙다리뼈가 관절주머니에 작용하는 힘). 넙다리뼈가 관절주머니를 잡아당긴다면, 동시에 관절주머니도 넙다리뼈를 잡아당기게 된다(그림 1-38). 넙다리뼈에 작용하는 반대방향의 힘이 없다면, 아래다리-발분절에 작용하는 순 불균형힘은 관절주머니를 통해 넙다리뼈에 전달된다; 관절주머니에서 상당한 양의 긴장이 발생한다면, 넙다리뼈도 역시 아래쪽으로 가속될 것이다. 넙다리뼈가 아래다리-발분절의 가속도와 같은 크기로, 아래쪽으로 가속된다면, 관절면은 더 이상 분리되지 않을 것이다. 비록 적용사례 1-1에서 *넙다리뼈*를 평형상태로 유지하지 않지만, 효과적인 관절신연이 일어나기 위해, 관절주머니가 넙다리뼈에 작용하는 힘(capsule-on-femur)과 방향은 반대인 힘이 넙다리뼈에 작용해 한다. 한분절의 가속도가 근접한 다른 분절의 가속도보다 작아야만 관절면의 분리가 일어나 관절신연이 일어날 수가 있다.

인체에서 관절신연이 일어날 때, 하나 혹은 두 개의 분절이 서로 반대방향으로 가속도를 갖는 것은, 관절주머니가나 인대(또는 관절을 가로지르는 근육)가 파괴되지만 않는다면, 쉽게 일어난다. Sam의 아래다리-발분절이 넙다리뼈로부터 멀어지는 가속도는, 근접한 두 분절(아래다리-발분절과 넙다리뼈 분절)에 작용하는 신연력이 관절주머니의 장력에 의해 상쇄되기 이전까지, 잠시 동안만 발생한다. Sam이 아래다리-발분절에 weight boot를 착용하고 이완하고 있는 상태에서(어떤 행동을 할 것을 요구하지 않음), 관절의 신연력은 관절주머니(또는 인대)의 장력에 해당된다. Sam은 인대손상을 입었으므로, 이처럼 통증에 민감한 결합조직에 발생하는 장력은 통증을 유발하게 된다. 신연력이 남아있다면, 관절주머니나 인대는 현미경적(microscopically)으로나 육안(macroscopically)으로 볼 때, 파괴될 것이다(제2장 참조). 짧은 기간동안, 우리는 weight boot밑에서 반대방향으로 손의 지지를 제공함으로써 이러한 문제를 해결할 수 있다. 위쪽으로 미는 손의 힘이 충분하면, 인대에 발생하는 장력은 완전히 제거된다.

지속적 연구 : 넙다리뼈의 안정(Stabilization of the Femur)

우리의 첫 번째 관심은 Sam Alexander의 아래다리-발분절이었고, 두 번째 관심은 손상된 무릎관절주머니었으므로 넙다리뼈를 안정화시키는 원인(또 다른 관절신연력)에 대하여는 관심이 없었다. 그러나 앞으로 다룰 원리들은 이러한 신연력에 대하여 관심을 갖게 할 것이다.

그림 1-41에서, 다리를 받치는 지지력이 없는 상태에서, WbLf와 GLf는 −88의 하나의 결합신연력(GWbLf)으로 합성된다. 벡터 GWbLf는 관절주머니에 88 N의 장력을 발생시키고, 이 힘은 관절주머니가 넙다리뼈에 작용하는(CF) 같은 크기의 88 N의 힘을 발생시킨다(그림 1-41 참조). 넙다리뼈에 작용하는 순 신연력(net distraction force) +88 N은, 넙다리뼈를 안정화시키고 관절주머니에 긴장을 발생시키는데 필요한 힘이다.

넙다리뼈는 중력(GF)과 접촉하고, 또 치료대와도 접촉한다(TF) (그림 1-41 참조). 넙다리뼈에 작용한 순힘을 알아내기 위해, 분절의 무게 혹은 질량을 추정해야 한다. Sam의 몸무게는 약 734 N이었고, 그의 넙다리무게는 전체 몸무게의 약 10.7%에 해당한다. 따라서, 그의 넙다리무게는 약 78 N으로 추정된다. CF(−88 N)와 GF(−78)의 크기를 알고 있고, 벡터 TF는 벡터 CF와 GF의 합(방향은 반대)이라고 보여진다. 그러나, 벡터 CF, GF와 TF는 동일선상에 존재하지 않으므로, 같은 선형힘체계내에 존재하지 않는다. 더욱이, 이들은 평행한 힘들이다. 평행한 힘들의 합성(또는 효과)에 대하여는 비록 이후에 더 자세이 다루기는 하지만, 여기서는 이 장의 앞에서 다루었던 두 개의 중력벡터를 합성하기 위해 사용한 속기법(shorthand system)을 사용하도록 한다.

GF와 CF 모두 수직하방을 향하므로, 두 힘의 합성력은 방향은 수직하방이고, 크기는 두 벡터의 크기를 합한 것(88 N + 78 N)과 같고, 작용점은 원래의 두 벡터의 작용점의 연결선상에서 좀더 큰 벡터에 가깝게 위치하게 된다. 이 새로운 합성벡터는 벡터 TF와 거의 같은 선상에 존재할 것이며, 균형상태의 하나의 물체에 작용하는 하나의 선형힘체계내에 존재하는 두 개의 벡터를 갖게 된다. 따라서, 벡터 TF의 크기는 +166 N이된다. 벡터 TF는 관절면에 수직으로, 멀어지는 방향으로 작용하므로, 두번째 신연력이 된다. 그림 1-41에서 두 개의 신연력(GWbLf와 TF)는 점선으로 그려져 있다.

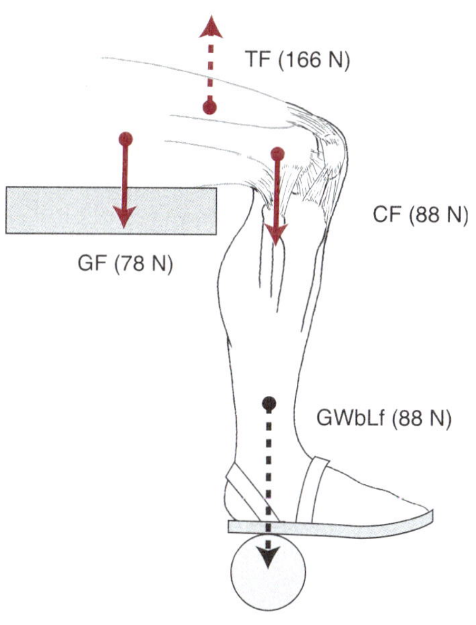

▲ **그림 1-41** ■ 근접한 관절면에 관절로부터 멀어지는 순 신연력(net distractive force)이 존재할 때, 관절의 신연과 무릎관절주머니의 장력이 발생한다. 넙다리뼈에 작용하는 신연력은 테이블이 넙다리뼈에 작용하는 힘(TF)에 의해 발생한다. 반면에 아래다리-발분절에 작용하는 신연력은 GWbLf에 의해 제공된다.

기본 개념 1-8: ***관절신연과 신연력(Joint distraction and distraction forces)***

- 신연력은 관절면의 분리를 일으킨다.
- 각 분절에 최소한 한 개의 신연력이 존재해야 하며, 각 신연력은 관절면에 수직이어야 하며, 방향은 근접한 분절에 작용하는 신연력과 반대이어야 하며, 관절면으로부터 멀어져야 한다.
- 관절신연이 일어나는 상황은 동적이거나(dynamic, 분절의 반대방향의 또는 불일치하는 가속도에 의함), 정적일(분절의 결합을 유지하는 조직의 장력이 같거나 좀 더 큰 크기의 신연력와 균형을 이루는 경우) 수도 있다.

■ 관절 압박력과 관절반작용력 (Joint Compression and Joint Reaction Forces)

Sam Alexander의 아래다리-발분절을 지지(support)함으로서 Sam의 손상된 관절인대조직에서 발생하는 긴장을 최소화 또는 제거할 수 있다. 그림 1-42에서 손이 아래다리-발분절을 위로 미는 힘은 +90 N까지 증가한다. GWbLf의 크기(중력과 weight boot의 합성력)가 여전히 -88 N이라고 할 때, 이 두 개의 힘들은 다리분절에 작용하는 +2 N의 순불균형힘(net unbalanced force)을 만들어 낸다. 아래다리-발분절은 새로운 힘이 개입되기 전까지 위쪽방향으로 가속된다. 새로운 힘은 이미 느슨해진 관절주머니로부터는 나올 수 없지만, 아래다리-발분절의 위쪽방향으로의 가속은 접촉력(넙다리뼈가 아래다리-발분절에 작용하는 힘)이 −2 N에 달하면 중지되며(그림 1-42 참조), 이 시점에서 아래다리-발분절의 평형상태가 유지된다.

그림 1-42에서 위쪽으로 작용하는 손의 지지처럼(아래다리-발분절이 넙다리뼈에 작용하는 힘과 넙다리뼈가 다리분절에 작용하는 힘), 관절을 이루는 두 분절이 함께 밀려서 "접촉"할 때, 발생하는 반작용력(접촉력)을 **관절반작용력**(joint reaction force)이라고 한다. 둘 이상의 힘들이 인접하는 관절면사이에 접촉을 유발할 때, 발생하는 접촉력을 관절반작용력이라고 한다. 관절반발력의 존재는 *근접한* 각각의 분절에 작용하는, 관절면에 수직이고, 관절면을 향한 힘이 존재하는가에 달려 있다. 관절반작용력을 *유발하는* 두 개의 힘을 **압박력**(compression force)이라고 한다. 관절면을 분리시키면서 관절주머니 인대조직이나 근육에서 장력이 발생하기 위해서 신연력이 필요한 것처럼, 관절면을 서로 밀게 하여 관절반작용력이 발

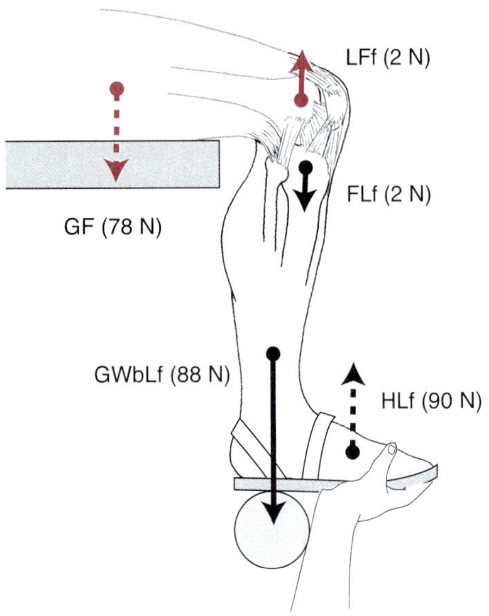

▲ **그림 1-42** ■ 근접한 관절면에 관절면으로 향하는 순 압박력(net compression force)이 존재할 때, 관절압박은 관절반발력(FLf와 LfF)을 발생시킨다. 이 경우 손이 아래다리-발분절에 작용하는 힘(HLf)과 중력이 넙다리뼈에 작용하는 힘(GF)에 의해 관절압박이 발생한다.

생하기 위해서는 압박력이 필요하다.〔*Side-bar:* 여기서 "압박력"이란 용어는 딱딱하고 변형이 일어나지 않는 뼈들을 밀어 관절공간을 좁게 만드는 작용을 말한다. 변형이 가능한 물체내에서, 또는 물체를 가로질러 발생하는 압박은 더 복잡하므로 다음의 제2장에서 설명될 것이다.

그림 1-42에서, 무릎관절에서 관절압박을 유발하는 힘들 중 하나는 손이 아래다리-발분절에 작용하는 힘(HLf)이다. HLf는 아래다리-발분절의 관절면을 향하며, 관절면에 수직으로 작용한다. 그러나 아래다리-발분절이 ***넙다리뼈에*** 작용하는 +2 N의 힘이 ***넙다리뼈에*** 작용하는 최소 2 N의 아랫방향의 힘에 의해 상쇄되지 않는다면, 넙다리뼈는 위쪽으로 가속될 것이다. 넙다리뼈와 아래다리-발분절이 같은 속도로(그리고, 같은 방향으로) 위쪽으로 가속된다면, 두 관절면사이의 접촉은 유지되지만, 접촉력의 크기는 2 N을 넘지 않는다.〔*Side-bar:* 비록, 넙다리뼈보다는 아래다리-발분절이 우리의 관심의 대상이지만, 중력이 넙다리뼈를 안정시키기 위해 아랫방향으로 78 N의 힘으로 잡아당기고 있기 때문에, 넙다리뼈는 움직이지 않을 것이라는 생각은 가치없는 생각이다(그림 1-42 참조). 중력이 넙다리뼈에 작용하는 힘은 넙다리뼈에 수직으로 작용하며, 관절면을 향해 작용하는 유일한 힘이므로, 두 번째의 관절압박력이 된다. 그림 1-42에서 두 개의 관절압박력들이 점선으로 표시되어 있다〕

관절면에 순 압박력(net compression)이 존재한다면(관절반발력이 유발됨), 관절주머니와 인대는 긴장상태에 있지 않게 된다(모든 힘들이 접촉면에 수직으로 작용한다면). 관절주머니의 긴장은 효과적으로 제거되었으므로(거의 무시할 수준으로 감소되었으므로), 관절주머니가 아래다리-발분절에 작용하는 당김은 그림 1-42에서 보여지지 않았다. 순관절압박력(net joint compression)과, 크기는 같고 방향은 반대인 관절반발력으로 인해 형성되는 두 뼈분절사이의 평형은 한 뼈분절이 다른 뼈분절을 밀 때, 벼의 파괴가 일어나지 않음을 가정한다(다시 말해, 한 뼈가 다른 뼈를 통과하며 가속하지 않는다).

지속적 연구 : **관절의 잠김(close-packing of a joint)**

관절을 가로지르는 순압박력(전단력은 없음)이 존재할 때는, 관절주머니인대 구조물이 일반적으로 긴장상태에 있지 않지만, 중요한 예외의 경우가 존재한다. 관절의 관절주머니인대구조물의 꼬임으로 인해, 관절주머니는 뼈분절을 잡아당겨, 근접한 관절면은 가까워져 접촉하게 된다. 이상태를 관절의 "잠김상태(close-packing)"라고 한다. 이러한 개념은 제2장과, 각각의 관절복합체에 대한 서명에서 다루어질 것이다.

기본 개념 1-9: ***관절압박과 관절압박력(Joint compression and Joint compression forces)***

- 관절압박력은 관절면사이의 접촉을 유발한다.
- 접촉하는 분절에 작용하는 최소한 하나 이상의 압박력이 존재하며, 각각의 압박력은 관절면에 수직으로 작용하며, 관절면을 향하며, 근접한 다른 관절면에 작용하는압박력과 방향은 반대이다.

Newton의 관성의 법칙의 재탐구 (Revisiting Newton's Law of Inertia)

Weight boot는 Sam에게는 좋지 않은 선택으로 보여진다. 왜냐하면, Sam의 발이 손으로(또는 의자로) 지속적으로 지지되지 않는다면, Weight boot는 손상된 Sam의 관절주머니에 장력을 발생시킬 수 있기 때문이다. 그러나 Sam은 이완하고 있다고 가정했었다. Sam이 자신의 넙다리네갈래근을 수축하기 시작한다면, 힘들 사이의 균형은

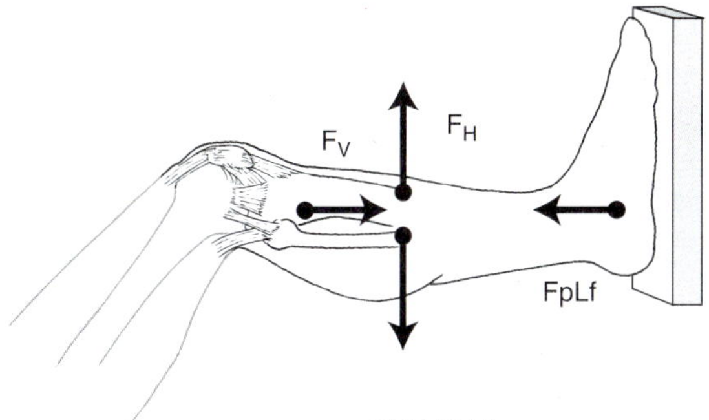

▲ **그림 1-43** ■ 발판이 아래다리-발분절에 작용하는 힘과 중력이 아래다리-발분절에 작용하는 힘은, 또다른 수평방향의 힘(F_H), 수직방향의 힘(F_V)과 서로 균형을 이루어야 한다.

변하기 시작한다. Weight boot 운동에 근육의 힘을 작용하기 이전에, leg press 운동을 할 때, leg press가 아래다리-발분절 또는 Sam의 손상된 관절주머니인대조직에 어떤 효과를 갖는지를 확인하기 위해 leg press 운동에 대하여 다시 살펴보도록 하자.

Leg-press운동에서, Sam Alexander의 아래다리-발분절은 leg-press machine의 발판과 접촉하고 있으며, 발판이 아래다리-발분절에 작용하는 힘(FpLf)이 발생하게 된다. 벡터 FpLf의 크기는 아직 알려지지 않았다. 다른 여러 가지 것들도 아래다리-발분절과 접촉하고 있으므로, 아래다리-발분절에는 다른 많은 힘들이 작용하고 있다. 그러한 힘들 중 하나가 중력이다. 다른 2가지의 선택은 넙다리뼈가 아래다리-발분절에 작용하는 접촉력과 관절주머니가 아래다리-발분절에 작용하는 접촉력이다. 넙다리뼈가 아래다리-발분절에 작용하는 밀기 또는 관절주머니가 아래다리-발분절에 작용하는 당기기가 이 공간도에 포함되는지 아닌지는 더 많은 고찰을 요한다. 우리는 알려진 힘, 중력이 아래다리-발분절에 작용는 힘(GLf)으로부터 출발한다.

아래다리-발분절의 무게는 weight boot의 예에서와 마찬가지로 유지한다(−88 N). 그러나 아래다리-발분절에 대한 방향은 다르다. 결과적으로 아래다리-발분절에 대한 중력의 방향은 다르다(그림 1-43). 발판이 아래다리-발분절에 작용하는 힘(FpLf)은 그림에서 제시되어 있으나, 그 크기는 알려지지 않았으므로, 정확하게 표시되어 있지 않다. 벡터 GLf와 FpLf는 같은 선형힘체계내에 속한 힘들이 아니므로, 합쳐질 수 없다. 이 두 힘은 공점힘체계에 속하므로(벡터를 연장시켰을 때, 교차함), 이론적으로 평행사변형법을 이용하여 두벡터의 합력을 구할 수 있다. 그러나 이러한 방법으로 해결하기 위해서는, 최소한 FpLf와 GLf의 상대적인 크기를 알아야 한다. 두 번째의 선택은, 벡터 GLf와 FpLf가 각각 속해있는 다른 두 개의 선형힘체계를 고려하고, 각 선형힘체계에서 벡터들의 크기를 결정하는 것이다.

■ 수직과 수평 선형힘체계 (Vertical and Horizontla Linear Force System)

Newton의 관성의 법칙은 부분적으로 분해할 수 있다.: 평형상태에 있는 물체에 작용하는 **수직성분의 힘 (F_V)**의 총합은 0 이어야 하고($\Sigma F_V=0$), *이와는 독립적으로*, 평형상태에 있는 물체에 작용하는 **수평성분의 힘 (F_H)**의 총합은 0($\Sigma F_H=0$) 이어야 한다. 결과적으로, 두 개의 선형힘체계에서 각각 힘들의 총합이 0이 아니라면, 아래다리-발분절은 정지상태를 유지하지 못하므로, GlF와 FpLf에 대하여 크기는 같고 방향은 반대인 최소한 2개의 부가적인 힘들이 존재해야 한다. 힘 F_V와 F_H는 그림 1-43에 그려져 있으나, 각 힘의 원천에 대하여는 아직 알려지지 않았다.

우리는 넙다리뼈와 관절주머니는 모두 아래다리-발분절과 접촉하면서 힘을 작용하고 있다고 알고 있다. 이러한 상황하에서, 벡터 F_H는 관절주머니가 아래다리-발분절에 작용하는 당기기와 반대방향이므로 아래다리-발분절에 작용하는 밀기(FLf)와 비슷한 힘으로 보이게 된다. Sam이 이완하고 있고, 발판이 고정되어 있다면, FLf와 FpLf의 크기는 매우 작다고 추정될수 있다. FLf와 FpLf의 크기를 결정하기 전에, F_V와 F_H는 이 예에서는 서로 연관되어 있으므로, 우리는 F_V의 원천과 크기를 고찰해 보아야 한다.

우리는 중력을 포함해서, 아래다리-발분절과 접촉하는 모든 힘들을 알고 있고, 어떤 힘도 F_V와 같은 방향으로 작용하고 있다고 보여지지 않기 때문에 F_V의 원천은 확인하기 어렵다. F_V를 구별하기 위해, 모든 접촉력들의 부가적인 특성을 알아야 한다. 두 물체사이의 접촉이 이루어 질 때, 접촉면사이에는 마찰력이 발생할 수 있다. 마찰력은 접촉면에서 동시에 반대방향으로의 전단력이 발생할 때만 크기를 갖게 된다.

전단력과 마찰력(Shear and Friction Forces)

한 물체를 다른 물체 위에서 움직이려고 하는 힘을(원천에 상관없이) **전단력**(shear force, $\mathbf{F_S}$)이라고 한다. 전단력은 접촉면과 평행하고(또는, 곡면과는 접선방향이며), 움직임이 일어나려는 방향으로 작용선을 갖는 힘이다. [*Side-bar:* 여기서 설명하는 전단력은 두 개의 딱딱한 구조물 *사이에서* 발생하는 것을 말한다. 변형 가능한 구조물에서 발생하는 전단력은 제2장에서 다루어진다.]

어떤 물체에서 접촉력이 발생할 때마다, 그 물체에서는 **마찰력**(friction force, **Fr**)이 *잠재적으로 존재한다.* 마찰력은 접촉면에 항상 평행하고(또는 곡면과는 접선방향), 움직임이 일어나려는 방향과 반대방향으로 작용하는 힘이다. 마찰력이 크기(magnitude)를 갖기 위해서는, 하나 혹은 두 개의 다른 물체 사이에서 움직임이 일어나게 하는 다른 힘이 필요하다. 마찰력과 전단력은 모두 접촉면에 평행한 힘들이므로, 마찰력은 전단력의 특수한 형태라고 간주할 수 있다. 그러나 마찰력은 움직임이 일어나고 있는, 또는 일어나려는 방향과 *항상* 반대의 방향을 갖는 전단력이다.

전단력(F_{S1})이 물체에 작용할 때, 물체에는 *최소한 하나 이상의* 반대방향의 전단력(F_{S2})이 항상 존재한다. 새로운 물체와의 접촉에 의해 발생한 반대방향의 전단력이 없는 경우, 반대방향의 전단력(F_{S2})은 마찰력(Fr)이 된다. 새로운 물체와의 접촉에 의해 만들어진 반대방향의 전단력(F_{S2})의 크기가 F_{S1}에 의해 일어나는 움직임을 막기에 충분하지 못하다면, 마찰력(F_{S3})가 F_{S1}을 방해하게 된다.

Sam Alexander의 아래다리-발분절은 발판과 접촉하고 있다. FpLf는 접촉력이므로, Fc라고 명명될 수 있다(그림 1-44). 중력이 아래다리-발분절에 작용하는 힘은 발과 발판에 평행하고, 발을 발판에서 미끌어지게 하는 효과를 갖는다. 결과적으로 중력이 아래다리-발분절에 작용하는 힘(GLf)은 전단력이라고 할 수 있다. 또다른 반대의 전단력이 작용하지 않는다면, 발이 발판에서 미끄러지려는 방향과 반대방향으로, 발과 발판의 접촉면에 평행하게 작용하는, 마찰이 아래다리-발분절에 작용하는 힘(friction-on-legfoot, FrLf)이 동시에 발생하게 된다(그림 1-44 참조). FrLf의 크기를 이해하기 위해, 마찰력에 대하여 좀 더 살펴보아야 한다.

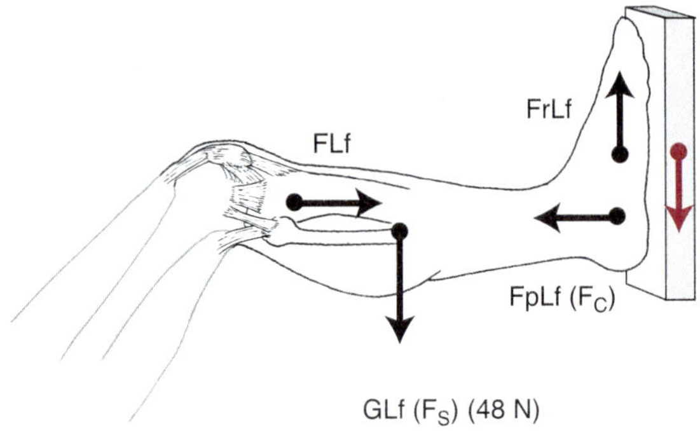

▲ **그림 1-44** ■ 발판이 아래다리-발분절에 작용하는 힘은 접촉력(F_C)로서, 발과 발판사이에서 일어나는 전단력(F_S, GLf)에 대항하는, 마찰력이 아래다리-발분절에 작용하는 힘(FrLf)을 발생시킨다. 넙다리뼈가 다리-발분절에 작용하는 힘(FLf)도 또한 접촉력이다. 그러나, 관절연골의 낮은 마찰계수로 인해 넙다리뼈와 아래다리-발분절사이의 마찰력의 크기는 거의 무시할 수준이다. 공간도의 일부는 아니지만, FrLf의 반작용힘은 마찰력이 발판에 작용하는 힘(FrFp)이다.

■ 정지마찰력과 운동마찰력 (Static Friction and Kinetic Friction)

물체에 작용하는 마찰력의 크기는 항상 물체사이의 접촉의 크기와, 접촉면의 성질(미끄럽거나 또는 거칠거나)에 달려있다. 서로 전단력을 발생시키며, 접촉하고 있는 두 물체가 *움직이지 않을 때,* 각 물체에 작용하는 마찰력의 크기는 전단력의 크기에 비례한다. 두 물체가 움직이지 않는다면(물체는 정적상태), **정지마찰력($\mathbf{Fr_S}$)**의 *최대* 크기는 **정지마찰계수**(codfficient of static friction, $\mathbf{\mu_S}$)라는 상수와 각물체에 작용하는 접촉력(F_c)의 곱으로 결정된다; 다시 말해, 다음의 식으로 표현할 수 있다.

$$Fr_S \le \mu_S F_c$$

정지마찰계수는 특정 물체마다 다르게 주어지는 상수이다. 예를 들어, 얼음과 얼음사이의 μ_S는 약 0.05이다; 나무와 나무사이의 μ_S는 0.25이다. 접촉면이 거칠어질수록 μ_S는 증가한다. 물체들 사이의 접촉력의 크기가 증가할수록, 발생가능한 마찰력의 크기도 증가한다. 물체에 가해지는 접촉력의 크기가 커질수록, 물체사이의 접촉면이 거칠수록, 발생가능한 최대마찰력의 크기는 증가한다. 손을 따뜻하게 만들기 위해서 마찰력을 이용할 때, 손의 접촉은 두 손을 모두 따뜻하게 만든다(마찰력이 오른손과 왼손 모두에 작용한다). 마찰력을 증가시키고자 한다면,

손을 비빌 때, 손을 더 세게 누른다(접촉력의 증가). 압력의 증가는 두 손 사이의 접촉력을 증가시키고, 최대마찰력을 증가시킨다(피부와 피부사이의 접촉면의 성질은 변화가 없으므로 마찰계수는 변하지 않는다). 〔*Side-bar:* 흔히, 두 접촉면사이의 마찰력의 크기는 접촉하는 면의 크기와 관련이 있다고 생각한다. 그러나 마찰력을 결정하는 것은 접촉력과 마찰계수이다. 접촉면의 면적은 마찰력의 크기에 영향을 주지 않는다〕

그림 1-45A에서, 445 N(~45 kg, 또는 100 lb)의 큰 상자가 마루위에 놓여 있다. 상자는 수직방향으로 움직이지 않으므로($\Sigma F_V = 0$), 마루는 상자의 무게(GB)와 같은 크기의 힘(FG)으로 상자를 밀고 있다. 접촉면(상자밑면과 마루)에 평행하게 상자를 움직이려는 힘은 없으므로, 상자와 마루사이에는 마찰력이 존재하지 않는다. 그러나, 사람이 상자를 밀기시작하면(그림 1-45B), 사람의 힘은 전단력(사람이 상자에 작용하는 힘, MB)을 만들어내고 동시에 마찰력이 상자에 작용하는 힘(FrB)이 발생하게 된다(그림 1-45B는 FrB가 MB와 같은 선상에서 작용하는 것으로 보이기 위해, 간단하게 그린 그림이다. 실제 이 힘들은 상자 밑면에서 작용하고 있는 힘들이다). 사람의 초기의 미는 힘이 상자를 움직일 정도로 충분하지 않다고 가정하고, 마찰력이 상자에 작용하는 ***최대*** 힘을 계산해보자.

상자가 움직이지 않을 때, 상자에 작용하는 최대마찰력은 나무상자와 나무마루사이의 정지마찰계수(0.25)와 마루가 상자에 가해는 접촉력(445 N)의 곱에 의해 결정된다:

$$FrB \leq (0.25)(445\ N)$$
$$FrB \leq 111.25\ N$$

상자가 움직이지 않는다면, FrB의 크기는 MB의 크기와 같다($\Sigma F_H = 0$). 사람이 상자를 미는 힘이 증가할 때(최대 112.5 N까지), 발생하는 마찰력의 크기는 이 힘과 같이 증가한다. 따라서, 정지마찰력의 크기는 "동적"이라고 간주할 수 있다-정지마찰력의 크기는 물체에 작용하는 변화하는 전단력의 크기에 맞추어 함께 변화하기 때문이다. 그러나, ***마찰력의 크기는 전단력의 크기를 절대로 초과하지 않는다.*** 마찰력은 분절의 움직임을 방해하지만, 움직임을 만들어 낼 수는 없다.

사람이 상자를 미는 힘이 111.25 N을 넘게 되면, FrB

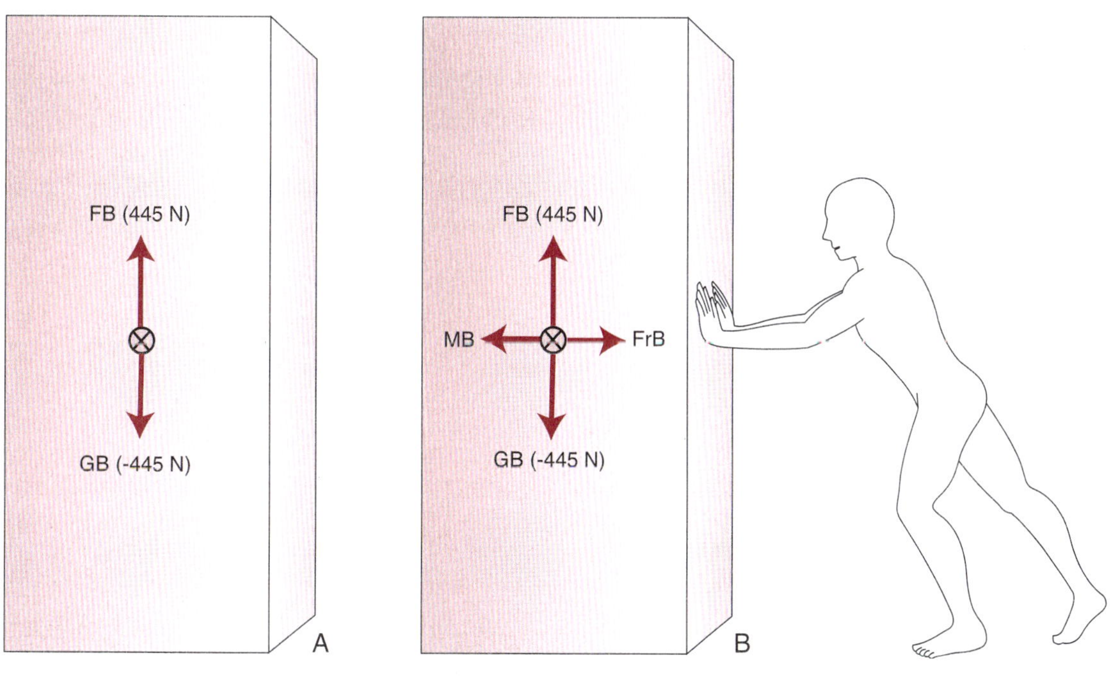

▲ **그림 1-45** ■ A. 상자는 중력으로부터 힘(GB)을 받고 있고, 바닥과의 접촉에 의해서도 힘(FB)을 받고 있다. 그러나 상자의 움직임이 없으므로 마찰력은 존재하지 않는다. B. 사람이 상자를 미는 힘(MB)은 반대되는 마찰력(FrB)를 유발한다.

는 111.25 N을 넘지 못하므로, 왼쪽으로 향하는 일정량의 순불균형힘이 발생하여 상자는 움직이기 시작한다. 물체가 움직이기 시작하면, 접촉하는 물체사이에서 발생하는 **운동마찰력**(kinetic friction force, $\mathbf{Fr_K}$)의 크기는 **운동마찰계수**(coefficient of kinetic frection, μ_K)와 접촉력(F_C)의 곱이 되며, 이 수치는 일정하여 변하지 않는다:

$$Fr_K = (\mu_K)(F_C)$$

운동마찰계수(μ_K)는 어떤 경우이던지, 항상 정지마찰계수(μ_S)보다 작다. 결과적으로 마찰력의 크기는 물체가 움직이기 시작하기 직전(전단력이 최대정지마찰력과 같은 크기가 될 때)에 가장 최대가 된다. 일단 전단력이 최대정지마찰력을 초과하게 되면, 순불균형의 힘이 존재하게 되므로($\sum F_H \neq 0$) 물체는 움직이게 된다. 그러나 움직임이 일단 시작되면, 마찰력의 크기는 최대정지마찰력보다 갑자기 떨어지게 되어, 전단력의 크기는 변하지 않더라도 순간적으로 순불균형힘의 증가가 일어난다. 사람이 상자를 밀 때, 움직임이 일어나기 전까지는 미는데 매우 큰 힘이 들더라도, 일단 움직임이 일어나면, 순간적으로 빠르게 상자가 가속되는 전형적인 현상은 마찰력의 순간적인 감소로 인해 나타나는 현상이다.

상자의 예는 한 물체에 작용하는 두 개의 선형힘체계는 서로 독립적이라는 것을 보여주는 좋은 예이다. 상자가 움직이기 시작하면, 상자는 더 이상 수평평형상태에 있지 않는다(MB 〉 FrB). 그러나, 상자는 수직평형상태는 유지한다(GB=FB). 한 물체에 작용하는 어떤 힘체계이던지, 힘들의 균형을 살펴보기 위해 힘 체계들은 독립적으로 다루어져야 한다.

기본 개념 1-10: *마찰력과 전단력*

- 전단력과 마찰력은 두 개의 물체가 접촉할 때마다 발생한다.
- 전단력은 물체의 접촉면에 평행한(곡면에 대해서는 접선방향인) 힘(또는 힘성분)이며, 접촉면사이에서 움직임을 일으키려고 한다.
- 마찰력은 전단력의 특별한 형태로 방향은 항상 물체의 잠재적, 또는 상대적인 움직임 방향과 반대이다(물체에 작용하는 전단력에 반대)
- 마찰력은 물체에 작용하는 순전단력(net shear force)이 존재할 때만 발생한다; 다시 말해, 마찰력은 접촉하는 두 물체가 움직일 때, 또는 움직이려고 할 때, 전단력의 발생과 더불어 크기를 갖게 된다.
- 정지마찰력의 크기는 마찰력에 반대하는 순전단력(net shear force)의 크기변화에 따라 변하게 된다: 운동마찰력은 마찰력에 반대하는 전단력의 크기와 물체를 움직이는 속력에 상관없이, 항상 일정한 값을 갖는다.
- 마찰력의 크기는 마찰력에 반대하는 전단력의 크기를 초과할 수 없다.
- 전단력과 마찰력은 접촉면에 항상 평행하다. 반면에 마찰력과 동시에 존재하는 접촉력(또는 접촉력성분)은 접촉면에 항상 수직이다. 결과적으로, 전단력과 마찰력은 접촉력(더 정확하게, 접촉면에 수직인 접촉력의 성분)에 수직이다.

■ 수직선형 평형과 수평선형평형의 고찰 (Considering Vertical and Horizontal linear Equilibrium)

다시 Sam과 leg-press의 예로 돌아가서, 아래다리-발분절과 발판사이의 접촉을 계산하기 위해, 전단력과 마찰력에 대한 지식을 이용해보자. 아래다리-발분절은 평형상태에 있고, 두 개의 수직힘만이 존재하므로, 마찰력 FrLf의 크기는 전단력 GLf(48 N)의 크기와 같아야 한다(그림 1-44 참조). 〔*Side-bar:* 비록 벡터 FrLf가 발판과 접촉하고 있는 아래다리-발분절위에 그려져 있지만, 이제부터는 이 힘을 그림 1-43의 F_H처럼 같은 선형힘체계내에 속하는 힘으로 간주한다.〕 FrLf의 크기를 알고, Sam의 신발바닥과 발판사이의 정지마찰계수 $\mu_S = 0.6$이라고 추정한다면, 발판이 아래다리-발분절에 가하는 접촉력(FpLf)을 다음과 같이 구할 수 있다:

$$48\ N = (0.6)(F_c)$$
$$F_c = 80\ N$$

벡터 FpLf(F_C)의 크기가 −80 N이라면(그림 1-44 참조), 수평성분의 힘의 합은 0이어야 하므로, 넙다리뼈가 아래다리-발분절에 가하는 힘(FLf)은 +80 N이 되어야 한다.

벡터 FLf(그림 1-44)도 또한 접촉력이다(아래다리-발분절과 넙다리뼈의 서로에게 작용하는 밀기). 따라서, 중력이 넙다리뼈위에서 아래다리-발분절을 아래쪽으로 움직이려고 하므로, 넙다리뼈와 아래다리-발분절사이에 수직방향의 마찰력이 발생할 가능성이 존재하게 된다. 그러나, 관절연골사이의 마찰계수는 0.016, 또는 0.005 정도로 매우 작다고 추정된다. 이 두 개의 수치보다 더 큰 마찰계수를 사용한다 할지라도, 80 N의 접촉력에 대한 마찰력은 1.28 N(~0.28 lb)보다 크지 않다. 이렇게 매우 적은 양의 마찰력이 주어졌을때, 넙다리뼈와의 접촉에 의해 아래다리-발분절에 가해지는 마찰력은 아래다리-발분절의 수직평형상태에 있어 중요한 요인으로 작용하지 않는다.

지속적 연구 : 마찰력과 반작용력(Friction and reaction forces)

그림 1-44에서 전단력은 중력이 아래다리-발분절에 작용하는 힘이다. 이 힘이 우리가 살펴보려는 힘은 아니지만, 중력이 아래다리-발분절에 작용하는 힘은 아래다리-발분절이 지구에 작용하는 반작용력을 갖는다. 마찰력이 아래다리-발분절에 작용하는 힘도 역시 반작용력을 갖는데, 그 이름과 위치는 직관적으로 드러나지는 않는다. 마찰력은 접촉력과 직접적으로 관련이 있고, 접촉력은 접촉하는 두 물체에 모두 존재한다; 따라서, 마찰력 또한 접촉하는 두 물체에 존재한다. 그림 1-44에서, 마찰력이 아래다리-발분절에 작용하는 힘은 마찰력이 발판에 작용하는 힘(FrFp)을 반작용력으로 갖는다. 그림 1-44에서, 마찰력이 발판에 작용하는 힘은, 공간도(space diagram)의 일부가 아니므로(아래다리-발분절에 대하여 고찰할 때, 살펴보아야 할 힘이 아니므로), 다른 벡터들과 다른 색깔로 그려져 있다. 벡터 FrFp와 FrLf는 크기는 같고 방향은 반대이며, 접촉하고 있는 서로 다른 물체에 작용한다(Newton의 반작용의 법칙). 발이 아래쪽으로 움직이려 할때, 상대적으로 발판은 위쪽으로 움직이려 할 것이고, 마찰력은 힘이 작용했을 때 움직임이 일어나려는 방향과 반대방향으로 발생하므로, 벡터 FrFp는 아래쪽을 향하게 된다.

그림 1-44는 leg-press 운동 중에 정지된 아래다리-발분절에 작용하고 있는 모든 힘들을 설명해주고 있는 것으로 보인다. 그러나, 이것은 벡터 FrLf와 GLf는 서로 평행하고, 동일선상에 존재하지 않지만, 같은 선형힘체계내에 속하는 힘이라는 가정을 기초로 하고 있다. 그러므로, 우리는 하나, 혹은 그 이상의 선형힘체계에 속하는 모든 힘들 뿐만 아니라, 선형변위(선형움직임)를 일으키는 모든 불균형힘들까지도 다루고 있는 것이다. 이것은 실제로 인간의 움직임에서는 일어나기 힘들며, 과도하게 단순화한 것이다. 인간의 움직임에 대한 완벽한 이해를 위해서는 회전움직임을 일으키는 힘들에 대한 이해를 필요로한다.

제 2 부: 운동역학 - 회전, 병진의 힘과, 움직임에 대한 고찰 (Kinetics-Considering Rotatory and Translatory Forces and Motions)

물체가 전혀 저항을 받지 않을 때(어떠한 접촉도 없음), 물체의 CoM에, *또는 CoM을 관통하여* 힘이 작용할 때, 힘이 작용하는 각도에 상관없이, 물체의 선형변위가 일어난다(그림 1-46A부터 C). 이 장에 제시된 이전의 예들에서, 선형변위가 일어나고 있다고 가정하는 것은 필수적이다. 인체에서 일반적으로 일어나는 움직임인 회전움직임(rotatory motion)과 일반(곡선)움직임(general (curvilinear) motion)에 대한 고찰을 시작하기 전에, 독자들은 여기의 모든 논의와 예들은 이차원적인 분석으로

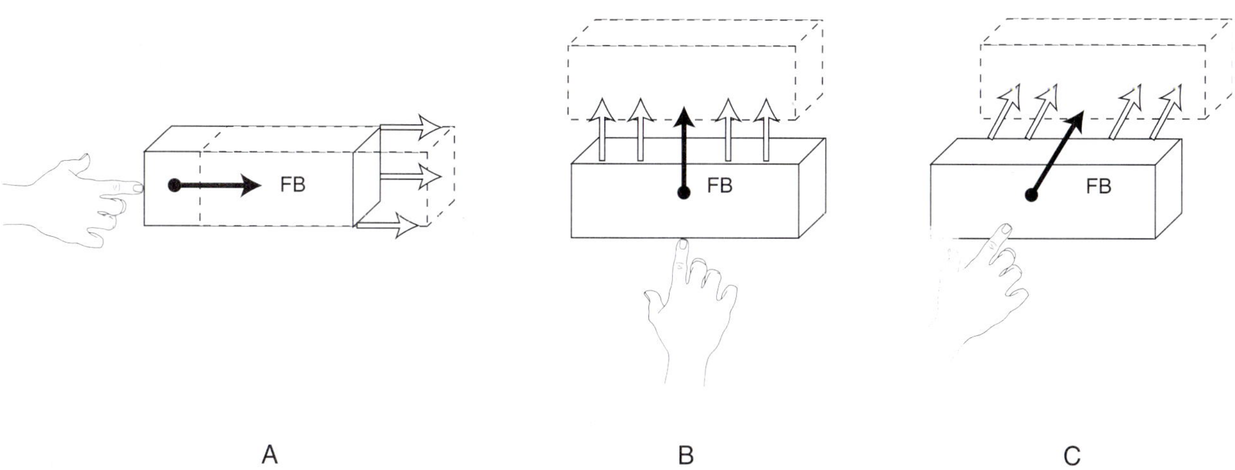

▲ **그림 1-46** ■ 상자의 CoM을 통과하면서 상자에 작용하는 하나의 힘은 불균형 힘의 방향으로 상자의 선형변위(병진움직임)를 일으킨다.

한정된다는 것을 알고 있어야 한다. 실제 인간의 움직임은 삼차원적인 환경에서 일어나지만, 이차원적인 접근을 이해하는 것으로 시작하는 것도 초보자에게는 큰 도전이 될 수 있다. 이후의 장들에서 세 번째 차원에 대하여, 수학적으로는 아니지만, 개념적으로 다룰 것이다. 삼차원적인 수학적 분석을 추구하는 독자들은 더 어려운 상급의 책들을 참고하여야 할 것이다.

토오크, 또는 힘의 모멘트 (Torque, or Moment of Force)

고정되어 있지 않은 물체에 작용하는 힘이 물체의 CoM을 통과하지 않을 때, 회전움직임과 병진움직임이 결합된 움직임이 일어나게 된다(그림 1-47). 순수한 회전움직임(각변위)이 일어나기 위해서는, 원래의 힘에 평행한 *두 번째의 힘이* 물체나 분절에 작용해야 한다. FB와 크기는 같고 방향은 반대인 두 번째 힘(FB_2)이 FB와 평행하게 작용할 때, FB와 FB_2의 병진움직임은 상쇄되고(마치 선형힘체계에서 일어나는 것처럼), 순수한 회전움직임만 일어나게 된다. 그림 1-48처럼, 물체에 아무 저항도 작용하지 않는다면, 분절의 회전은 벡터 FB와 FB_2사이에 존재하는 한 점(⦿)을 중심으로 일어나게 된다. 물체의 움직임이 하나의 힘에 의해 고정될 때(두번째 손가락이 접촉점을 중심으로 움직이지 않을 때), 고정하는 힘의 작용점(⦿)을 중심으로 회전이 일어나게 된다(그림 1-49). 크기는 같고 방향은 반대이며, 같은 물체에 다른 지점에 작용하는 두 개의 힘을 **짝힘**(force couple)이라고 한다. 짝힘은 항상 물체의 순수한 회전움직임을 유발한다(만약 물체에 다른 힘이 작용하지 않는다면). 짝힘에 의해 일어나는 회전의 크기를 **토오크**(torque, **T**) 또는 **힘의 모멘트**(moment of force)라고 하며, 두 힘중 한 힘의 크기(magnitude of one of the forces)와 힘들 사이의 최단거리(shortest distance between the forces)(항상 수직거리에 해당됨)의 곱에 의해 결정된다:

$$T = (F)\ (d)$$

토오크, 힘의 모멘트를 발생시키는 힘들 사이의 수직거리(perpendicular distance)를 **모멘트팔**(moment arm, **MA**)이라고 한다. 결과적으로, 다음과 같이 표현할 수 있다:

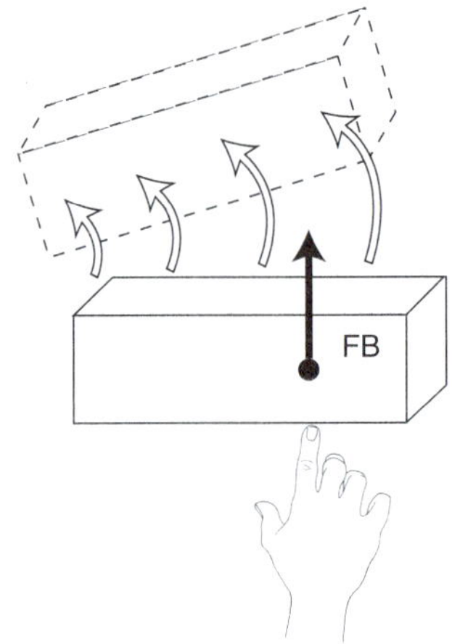

▲ **그림 1-47** ■ 상자에 작용하는 하나의 힘이 상자의 CoM을 통과하지 않을 때, 병진움직임과 회전움직임이 결합된 움직임(일반 움직임, general motion)이 상자에서 일어난다.

$$T = (F)(MA)$$

힘은 newton으로 측정되고, 거리는 meter로 측정된다는 가정을 기초로 하면, 토오크의 단위는 newton-meter(Nm)이다. 미국단위체계에서, 토오크의 단위는 foot-pound(ftlb)이다. 이장의 운동학부분에서 이미 언급했듯이, 시계방향의 회전을 일으키는 토오크는 음의 부호를 갖고, 반면에 반시계방향의 회전을 일으키는 토오크는 양의 부호를 갖는다. 물론, 실제의 관절에서 일어나는 잠재적인 회전, 또는 토오크의 방향은 굽힘/폄, 안쪽/바깥쪽돌림, 벌림/모음 등의 용어로 표현될 수 있다. 토오크

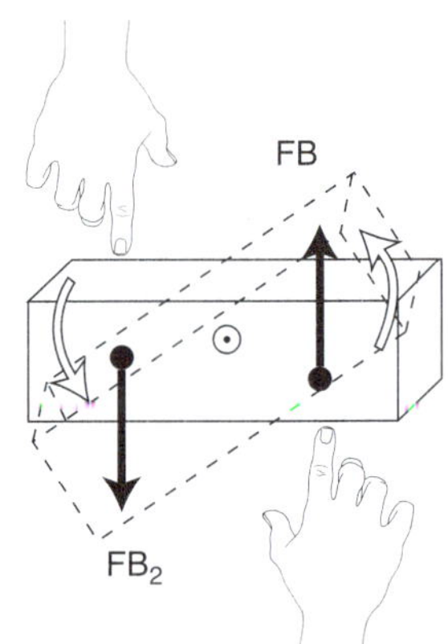

▲ **그림 1-48** ■ 두 개의 크기가 같은 힘이 짝힘을 이루며 서로 반대방향으로 상자에 작용할 때, 양 힘의 작용점이 이동 가능하면, 두 힘의 중간부위의 점을 중심으로 회전이 일어난다.

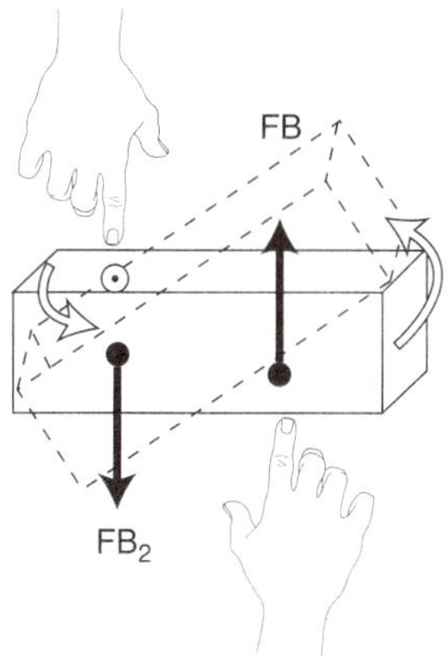

▲ **그림 1-49** ■ 두 개의 크기가 같은 힘이 짝힘을 이루며 서로 반대방향으로 상자에 작용할 때, 한 힘의 작용점이 고정되어 있다면, 그 힘의 작용점을 중심으로 회전이 일어난다.

(torque)라는 용어와 힘의 모멘트(moment of force)라는 용어는 이 책에서는 같은 의미를 갖는다(비록, 이 두 용어가 같다는 일치된 의견이 있는 것은 아니지만). 결과적으로 예를 들어, 관절에서 굽힘방향으로 작용하는 토오크는 **굽힘모멘트**(flexion moment) 또는 굽힘토오크(flexion torque)라고 표현할 수 있다.

"토오크"라는 용어와 "힘의 모멘트"라는 용어가 독자들에게 친숙하지 않기 때문에, 토오크나 힘의 모멘트를 가장 간단하게 설명해줄 수 있는 용어가 분절의 "회전의 강도(strength of rotation)"이다. 토오크는 작용하는 힘의 크기와, 두 짝힘간의 거리에 정비례하다. 짝힘의 크기가 클수록(짝힘을 이루는 두 힘의 크기는 같다는 사실을 기억할 것), 회전의 강도는 증가한다. 짝힘을 이루는 두힘간의 거리가 멀수록(MA가 클수록), 회전의 강도는 커진다.

각가속도와 각평형 (Angular Acceleration and Angular Equilibrium)

짝힘에 의해 발생하는 토오크가 저항을 받지 않는다면(분절에 작용하는 다른 힘이 없음), 분절의 회전가속도(각가속도)가 발생하게 된다. 이전에 언급했듯이, 선형(병진)가속도(a)는 순불균형힘(net unbalanced force)과 물체의 질량(m)에 의해 결정된다($a = F_{unbal} \div m$). 각가속도(α)는 deg/sec^{2}으로 표시되며 순불균형*토오크*(net unbalanced torque)와 물체의 질량(m)에 의해 결정된다:

$$\alpha = T_{unbal} \div m$$

한 물체에 작용하는 토오크들이 균형상태를 유지한다면($\Sigma T=0$), 물체는 각(회전)평형상태에 있게 된다(각가속도가 없음).

한 물체나 분절이 완벽하게 정지해 있게 위해서 *독립적으로* 필요한 3가지의 조건은 다음과 같다:

$$\Sigma F_V = 0$$
$$\Sigma F_H = 0$$
$$\Sigma T = 0$$

3가지의 조건 중 하나, 혹은 그 이상의 조건이 만족되지 못한다면, 물체는 움직일 것이다. 그림 1-46A에서, 수평방향의 힘들의 총합은 0이 아니므로, 양의 부호를 갖는(positive) 수평방향의 선형가속도가 발생하게 된다. 그림 1-46B에서, 수직방향의 힘들의 총합은 0이 아니므로, 양의 부호를 갖는 수직방향의 선형가속도가 발생하게 된다. 그림 1-49와 1-48에서, 각그림에서의 토오크의 총합이 0이 아니므로, 양의 부호(반시계방향)를 갖는 각가속도가 발생하게 된다. 그림 1-47에서, 수직방향의 순불균형힘과, 불균형 토오크가 존재하므로, 물체는 양의방향의 각가속도와 양의 방향의 수직 선형가속도를 갖게 된다. 분절이 정지해 있는지, *아니면* 움직임이고 있는지 고찰할 때마다, 분절의 평형을 위한 3가지 조건을 구별해서 고려해야 한다.

도오크의 개념은 힘이나 무게의 개념처럼 직관적으로 이해되지 않는다. 그럼에도, 우리는 토오크의 원리를 기초로서 사용한다.

예제 1-9

일반적인 건물들의 문에는 "닫힘(closing)"토오크가 발생하도록(열림에 저항하도록) 설계된 경첩들이 부착되어 있다. 사람이 문을 성공적으로 열기 위해서는, "열림(opening)"토오크가 "닫힘"토오크 보다 더 커야 한다. 사람이 문에 작용하는 힘(PD)에 의해 발생하는(그림 1-50) "열림"토오크는 PD의 크기와 PD가 회전축(문의 경첩부위)으로부터 떨어진 거리(MA)에 의해 결정된다. 문의 "닫힘"토오크가 5 Nm라고 가정하자. 문을 열기 위해 사람은 5 Nm보다 큰 토오크를 발생시켜야 한다. 사람이 문의 경첩으로부터 0.25 m 떨어진 곳에서 문을 밀고 있다면(그림 1-50은 문의 위쪽에서 보았을 때의 벡터 PD1을 보여줌), 사람은 문을 열기위해 적어도 20

N(~4.5 lb)보다 큰 힘으로 문을 밀어야 한다. 경첩으로부터 0.5 m 떨어진 부위를 밀 때(벡터 PD2), 사람은 문을 열기 위해, 적어도 10 N(~2.2 lb)보다 큰 힘으로 문을 밀어야 한다. 1 m 너비의 문의 끝쪽에서 문을 밀 때, 미는 힘(PD3)는 적어도 5 N(~1+ lb)보다 커야 한다. 회전축으로부터의 힘이 가해지는 지점까지의 거리가 커질수록, 문을 더 쉽게(더 적은 힘으로) 열 수 있기 때문에, 우리는 문을 열 때, 가능한 한 축으로부터 먼 거리에 손을 적용한다는 사실을 자동적으로 알게 되었다. 축으로부터 먼거리에 큰힘이 작용한다면, 매우 큰 불균형토오크가 발생하고, 더 큰 각가속도가 발생하게 될 것이다. (다시 말해, 문은 더 빨리 열린다!). [*Side-bar:* 그림 1-50에서 힘 PD만이 문에 작용하고 있는 것으로 보인다. 그러나 문의 순수한 회전이 일어나기 위해서는, 방향은 반대이고, 크기는 같은 최소한 하나 이상의 다른 힘(짝힘의 하나)이 존재해야 한다. 이 반대의 힘은 경첩으로부터 발생하는 힘이다. 그러나 경첩에서는 "닫힘"토오크가 발생하기 때문에 좀 더 복잡하다. 우리는 계속해서 이 예를 분석할 것이다]

평행힘체계(Parallel Force System)

짝힘을 이루는 힘들은 서로 평행하기 때문에, 이 두 힘들은 **평행힘체계**에 속하게 된다. 평행힘체계는 같은 물체에 작용하는 둘 *이상의* 힘들이 서로 평행할 때 형성된다. 각각의 힘들에 의해 발생되는 토오크는, 힘의 크기와, 분절의 저항이 작용하는 지점으로부터의 힘까지의 거리를 곱함으로 또는 분절내의 임의의 한 점으로부터의 거리(분절에 작용하는 모든 힘에 같은 지점을 사용함)를 곱함으로써 구할 수 있다. 결과적으로, 일정한 크기의 힘에 의해 발생되는 토오크는, 저항의 작용점으로부터 멀어지거나 가까워짐으로써 토오크의 변화를 일으킬 수 있다. 물체의 일정한 지점에 일정한 크기의 힘을 작용하여 발생하는 토오크는 *기준*점(축 또는 저항의 작용점)을 변화시킴으로써 토오크의 크기를 변화시킬 수 있다.

■ 평행힘체계에서 힘의 합성 (Determining Resultant Forces in a Parallel Force System)

같은 평행힘체계에 속하는 힘들에 의해 발생되는 합성토오크는 각각의 힘들(적절한 부호를 부여할 것)이 만들어내는 토오크들을 합하여 구할 수 있다. 저항을 받지 않는 한 분절에 3개의 힘들이 작용하고 있다(그림 1-51). F1, F2, F3의 크기는 각각 5 N, 3 N, 7 N이다. F1, F1, F2, F3와 임의의 한 점(⊙)사이의 거리는 각각 0.25 m, 0.12 m, 0.12 m 이다. F1과 F2는 시계방향으로 작용하고 있고, F3은 반시계 방향으로 작용하고 있다(선택된 임의의 한점을 기준으로 하였을 때). 합성토크(T)는 다음과 같다:

$$T_{unbal} = (0.25\ m)(-5N) + (0.12\ m)(-3\ N) + (0.12\ m)(+7\ N)$$

$$T_{unbal} = -0.77\ Nm$$

다시 말해, 분절에 0.77 Nm의 크기의 시계방향의 순회전이 발생한다.

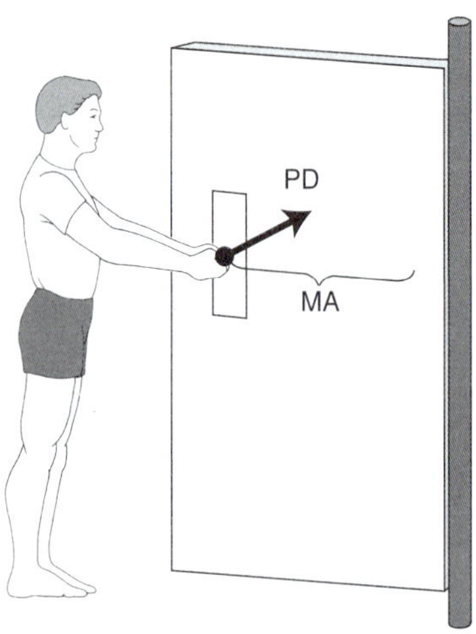

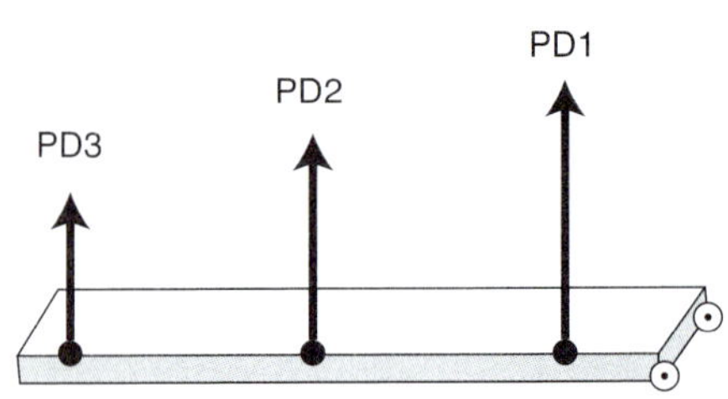

▲ **그림 1-50** ■ 사람이 문에 작용하는 힘(PD)은, 힘이 문의 경첩으로부터 떨어진 곳에 작용하기 때문에, 문의 축(경첩)에서 토오크를 만들어 낸다. 삽입. 3개의 크기가 다른 힘(PD1, PD2, PD3)이 크기와 반비례하게 축으로부터의 거리를 갖는다면, 같은 크기의 토오크를 발생할 수 있다.

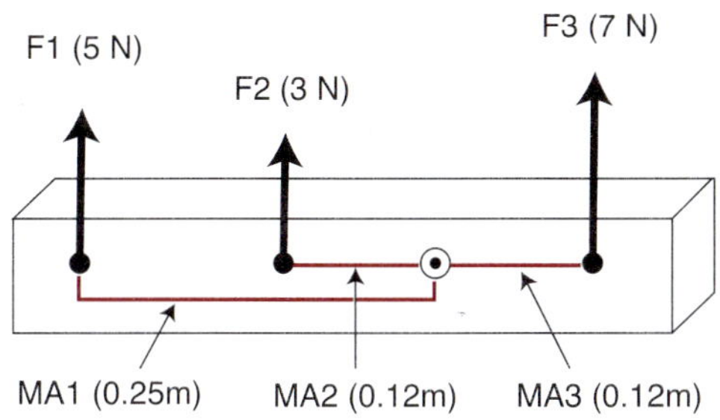

▲ **그림 1-51** ■ 세 개의 평행한 힘들의 결과는, 각 힘(F1, F2, F3)과 각 힘의 MA(회전축으로부터 떨어진 거리)에 의해 발생하는 토오크를 계산해 보아야 알 수 있다.

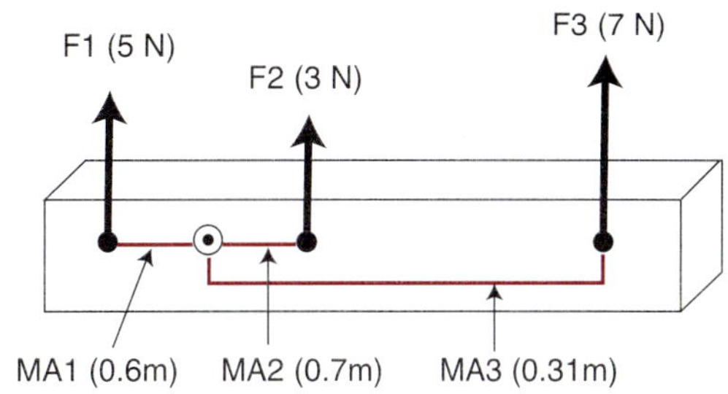

▲ **그림 1-52** ■ 그림 1-51에서와 같은 힘들이 새로운 회전축을 중심으로 이전과 다른 토오크를 만들어 내고 있다. 이는 각 힘들의 MA가 그림 1-51의 것과 다르기 때문이다.

예제 1-10

그림 1-52의 힘 F1, F2, F3는 그림 1-51에서의 각 힘들과 크기와 작용점이 같다. 그러나 기준점(회전의 중심이 되는 점)이 이동하였다. F1, F2, F3의 새로운 MA들은 0.6 m, 0.7 m, 0.31 m 이다. 힘 F2는 회전축에 대하여 그림 1-51에서(시계방향의 토오크 유발과는) 다른 편에 위치하게 되어 반시계방향의 토오크를 유발한다. 새로운 기준점을 중심으로 한 새로운 토오크들과 이 토오크들의 합성토오크는 다음과 같이 구할 수 있다:

$$T_{unbal} = (0.6\ m)(-5\ N) + (0.7\ m)(+3\ N) + (0.31\ m)(+7\ N)$$

$$T_{unbal} = +1.27\ Nm$$

그림 1-51과 1-52에서, 분절의 CoM이 아닌 한 점을 중심으로 상대적으로 작은 순 토오크(net torque)가 계산되므로, 분절은 회전할 뿐만 아니라, 병진움직임도 일으킨다. 토오크의 합성뿐만 아니라, 수직방향의 힘들을 합성해보면, 그 이유를 알 수 있다. 두 그림에서 수직방향의 모든 힘들이 위쪽을 향하므로, 위쪽 방향으로의 15 N의 병신힘이 작용하게 된다. 두 경우에서 선형가속도와 각가속도가 모두 발생하지만, 결과적으로 선형가속도(F_{unbal} ÷ m)가 각가속도(T_{unbal} ÷ m)을 초과하게 된다.

그림 1-51에서 목표가, 분절을 병진이동시키는 것보다, 회전시키는 것이라면(인체의 관절에서 처럼), 원하지 않는 분절의 병진이동을 제거하기 위해 새로운 힘이 가해져야 한다. 그러나, 먼저 분절의 시계방향의 회전을 유발하는 힘 F1과 F2를 하나의 힘으로 합성하여 그림을 간단하게 만들어 보자.

기본 개념 1-11: *평행힘체계에서의 힘의 합성*

두 개의 평행힘들이 같은 방향으로 토오크를 만들어 낼 때, 두 힘은 하나의 힘으로 합성될 수 있다. (1) 합성력의 크기는 원래 두힘의 크기를 합한 것과 같고 (2) 합성력이 발생하는 토오크의 크기는 원래 두 힘이 발생하던 토오크들의 합과 같다. 만약 F1(5 N)과 F2(3 N)이 새로운 힘(F1-2)으로 합성된다면, 이 새로운 합성력의 크기는 8 N(3 N+5 N)이 된다. 새로운 힘 F1-2이 발생하는 토오크는 F1과 F2가 발생하는 토오크의 합과 같다:

$$T_{F1-2} = (0.25\ m)(+5\ N) + (0.12\ m)(+3\ N) = 1.61\ Nm$$

F1-2의 작용점은 토오크와 힘의 크기를 알기 때문에, 계산을 통해 MA를 구함으로써 알 수 있다.

$$MA_{F1-2} = \frac{1.61\ Nm}{8\ N} = 0.20\ m$$

결과적으로, F1과 F2는, 8 N의 크기를 갖고 회전축으로부터 0.20 m 떨어진 곳에 작용하는 힘 F1-2로 다시 그려질 수 있다.

그림 1-53에서, 벡터 F1과 F2는 벡터 F1-2로 합쳐졌고, 새로운 벡터(F4)가 첨가되어 있다.〔*Side-bar:* 이 그림에서 벡터 F4는 점선으로 그려진 화살표처럼 분절을 아래쪽으로 미는 힘으로 이해하는 것이 쉽다. 그러나 화살표의 기저부(base)는 벡터의 작용점에 위치해야 한다는 관례는 잊어서는 안된다〕 벡터 F4는 회전축(⊙)으로부터 0 m 떨어진 곳에 작용하므로, 이 힘에 의해 발생하는 토오크는 0이 된다. 기준축 또는 회전축을 *통과하는* 모든 힘들은 토오크를 발생하지 않는다. 힘 F4를 추가함으로서 수직방향의 평형이 이루어졌지만, 순토오크(net torque)는 여전히 −0.77 Nm이다. 힘 F4의 추가로 인해 나타나는 효과는 실제 인체에서 일어난다. 인체분절은 크기가 같고 방향이 반대인 저항력이 작용하지 않는다면,

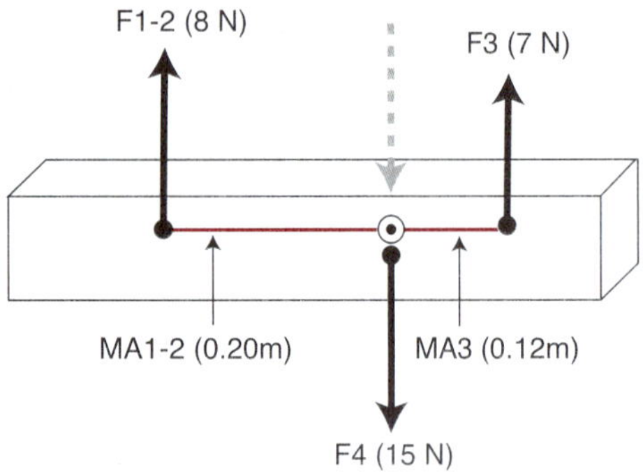

▲ **그림 1-53** ■ 힘 F1과 F2(그림 1-51)이 벡터 F1-2로 합성되었다. 회전축에 작용하는 힘 F4토오크는 발생하지 않고, 수직방향의 평형을 이룬다. 상자는 불균형토오크의 방향으로 고정축을 중심으로 회전하게 된다.

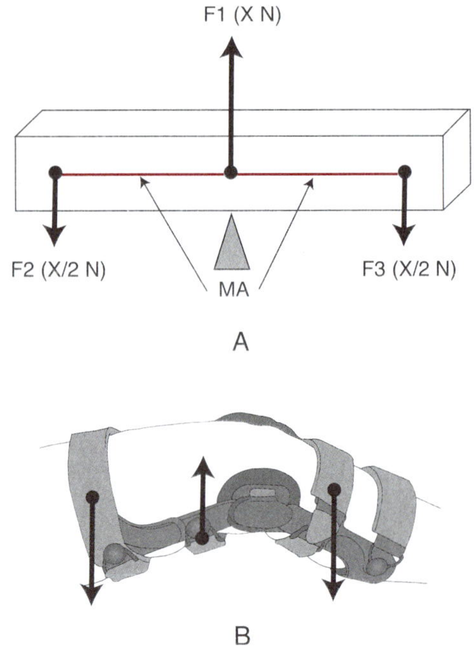

▲ **그림 1-54** ■ A. 하나의 짝힘에 제 3이 힘이 작용하여 발생하는 굽힘 모멘트는 회전평형, 병진평형을 일으키지만, 가운데 작용하는 힘을 중심으로 물체의 "굽힘(bend)"이 발생한다. B. 굽힘 모멘트의 원리(또는 삼점압의 원리)는 보조기제작이나 움직임 조절, 또는 굳어진 관절을 굽히는데 사용된다.

병진움직임을 하게 된다(동시에 회전움직임이 일어날 수도, 일어나지 않을 수도 있음). 이런 저항력이 존재한다면, 물체에서는 순수한 회전움직임만 일어난다.

■ 굽힘모멘트와 비틀림 모멘트 (Bending Moments and Torsional Moments)

평행한 힘들이 분절화되지 않은(unsegmented) 물체(동시에 견고하다고 가정)에 작용하면서, 물체의 평형상태가 유지될 때(회전움직임, 병진움직임 모두 일어나지 않음), 물체의 특정부위에 작용하는 토오크, 또는 힘의 모멘트는 **굽힘모멘트**(bending moment)로 간주된다. 굽힘모멘트가 짝힘을 이루고 있는 두 힘(예, 그림 1-54A의 F1과 F2) 사이에서 발생하는 토오크라고 정의할 수도 있지만, 세 번째의 힘(F3)이 작용하지 않는다면, 분절은 회전하게 된다(굽혀지기 보다는). 이런 이유로, 분절에 작용하면서 회전을 유발하지 않는 굽힘 모멘트를, **삼점굽힘**(three-point bending)이라고도 하는데, 이는 세 개의 평행한 힘들이 필요하게 때문이다. 분절이 회전평형, 병진평형상태에 있다면(그림 1-54A), 수직방향의 힘들의 합과 토오크들의 합이 모두 0이어야 한다. 병진평형상태를 유지하기 위해서는, F2와 F3의 크기는 각각 F1의 절반이어야 한다(F2+F3=F1). 마찬가지로, F1의 작용점 주변의 F2와 F3에 의해 발생하는 토오크(굽힘모멘트)는 크기는 같고 방향은 반대이어야 한다(힘 F1은 토오크를 발생하지 않음). F2와 F3의 토오크가 같고, F2와 F3의 힘의 크기가 같다면, F2와 F3의 MA들도 역시 같아야 한다. 분절이 회전움직임도, 병진움직임도 하지 않지만, F1의 작용점 주변에서 발생하는 굽힘 힘들은, 물체가 *견고하지 않다면(nonrigid)*, 물체의 변형(굽힘)을 유발할 수 있다. 인체분절이 회전하면, 분절에 작용하는 삼점굽힘의 힘은 최소화된다.

지속적 연구: 삼점굽힘과 보조기(Three point bending and orthosis)

움직임을 제한하거나(그림 1-54B와 같이 무릎의 과도한 폄을 제한하기 위한 무릎보조기), 굳어진 관절을 "굽히기" 위해(조직의 변형을 유발하기 위해) 많은 보조기들에서 삼점굽힘의 원리(principle of three-point bending)를 사용하고 있다. 한방향으로 작용하는 두 개의 힘(F2와 F3)의 합과 반대방향의 하나의 힘(F1)이 힘의 크기가 같다는 것은 이미 알고 있다. 이는 F1에서의 압력(단위면적당 작용하는 힘)이 다른 두곳에 비해 더 크다는 것을 의미한다. 따라서, 일반적으로, F1이 가해지는 곳의 접촉면적을 더 크게 만들어야, 이곳에서 발생하는 압력을 줄일 수 있다.

비틀림 모멘트(torsional moment)는 토오크, 또는 힘의 모멘트의 특수한 형태라고 간주되곤 한다. 이른바, 비틀림 힘(torsional force)은 분절의 *장축을 중심으로* 분절의 회전을 일으킨다(그림 1-55). 여전히, 모멘트의 크기는 힘의 크기와 회전축으로부터 힘까지의 최단거리(MA)에 의해 결정된다. 어떤 힘이 분절의 장축(반드시 해부학적 자세에서의 y-축을 의미하는 것은 아님, 그림 1-7 참조)을 중심으로 물체의 회전을 일으킬 때, 이때 발생하는 토오크는, 관상축이나 전후축을 중심으로 굽힘 혹은 벌림 모멘트가 발생하는 것과 마찬가지로, 장축을 중심으로 안쪽돌림 혹은 가쪽돌림 모멘트가 발생한다. 대부분의 근육들이 원통형태의 긴 뼈의 원위부에 부착하기 때문에, 둘 이상의 축주변에서 토오크(모멘트)를 발생시킨다. 이 장의 예제 1-3에서 위팔두갈래근(biceps brachii)은 관상축을 중심으로 아래팔(forearm)을 굽히며(flexion), 동시에 장축을 중심으로 아래팔을 뒤침(supination)시킨다. 비록 두가지 움직임(굽힘과 뒤침) 시에 작용하는 힘의 크기가 같다 할지라도, 위팔두갈래근의 작용선이 두 개의 축으로부터 떨어진 거리가 다르므로, *굽힘 모멘트*와 *뒤침모멘트*는 다를 것이다.

지속적 연구 : 비틀림 모멘트 대 토오크(Torsional moment versus torque)

이 책에서, 토오크 또는 힘의 모멘트라는 용어는 관절의 세 축중 하나의 축을 중심으로 두 분절 사이에서 회전이 일어날 때마다 사용될 것이다. 비틀림(torsion)(또는 비틀림 모멘트, torsional moment)이라는 용어는 단일 물체(두 물체사이보다)에 작용한 비틀림 힘을 나타내는 용어로 쓰일 것이다(가장 흔히 쓰일 것이다); 다시 말해, 비틀림은 분절내의 구조물의 "꼬임(twist)"을 일으킨다. 비틀림 힘은 견고한 구조물에도 존재한다. 그러나, 비틀림 힘은 힘에 의해 구조물의 변형이나 손상이 일어날 때, 주로 고려된다. 비틀림 힘은, 제2장에서 결합조직 같은 변형 가능한 구조물들에 대하여 공부할 때, 더 자세하게 다루어질 것이다.

■ 인체분절의 회전중심인 관절축의 확인 (Identifying the Joint Axis about which Body Segments Rotate)

인체에서, 관절에서 일어나는 분절의 움직임은 관절구조물(관절반발력(뼈 접촉) 또는, 관절주머니인대의 힘)에 의해 제한된다. 힘(예, 중력)에 의해 발생하는 분절의 병진움직임은 너무 많이 일어나기 전에 새로운 힘(관절반발력의 밀기, 또는 관절주머니가나 인대의 당김)에 의해 제한된다. 분절의 과도한 병진움직임을 제한하는 관절반발력, 또는 관절주머니인대의 힘은 짝힘을 이루는 하나의 힘이 되고, 제한이 작용하는 지점을 축으로 일어나는 회전움직임같은 분절의 지속적인 움직임을 만들어 낸다. 병진움직임(제한의 작용점을 향해 일어남)에 이어 일어나는 회전움직임(제한의 작용점을 중심으로 일어남)의 순효과는 매우 적은 양의 병진움직임을 동반한 곡선움직임이다. 그러나, 이것이 의미하는 바는 결국, 분절의 피벗포인트(pivot point) 또는 회전의 축은 고정되어 있지 않다는 것이다. 움직임동안 발생하는 소량의 축이동이 일어나, 움직임이 증가함에 따라 회전축이 ICoR로서 작용한다. 분절의 병진움직임에 대한 관절구조물들의 저항이 길이질수록, 움직임이 진행되는 동안 일어나는 ICoR의 이동도 더 커진다. 정상인에 있어서도 뼈의 형태와 결합조직의 특성이 개인마다 다르므로, 저항이 작용하는 점이 사람마다 약간씩 다를 것이다. 정상적인 관절구조물의 저항이 부족하다면, 분절의 과도한 병진움직임이 일어나 회

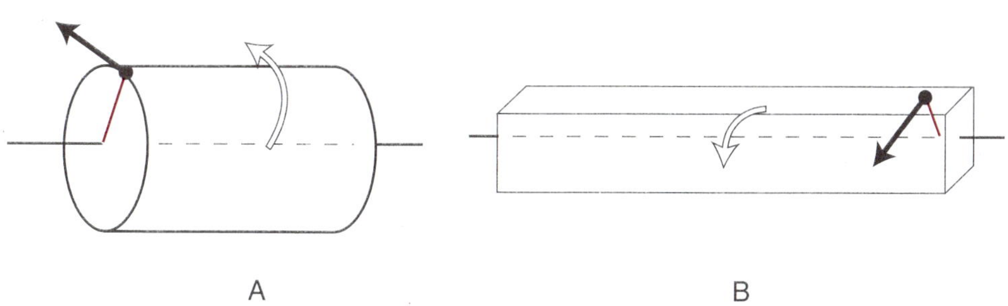

▲ **그림 1-55** ■ 긴 분절(축이 길이방향으로 통과)의 가장자리에 작용하는 힘은 "비틀림 모멘트(torsional moment)를 발생하는데, 이 모멘트의 크기는 작용하는 힘의 크기와, 축으로부터의 힘까지의 거리에 비례한다.

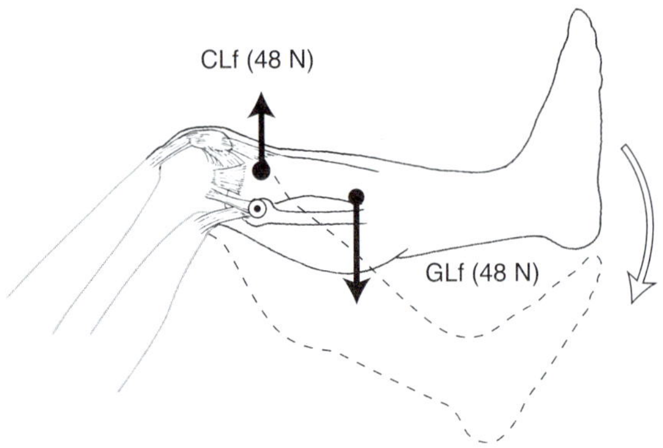

▲ **그림 1-56** ■ 관절주머니에 발생하는 장력(CLf)의 크기가 중력의 크기와 같아질 때까지, 아래다리-발분절은 중력(GLf)에 의해 하방으로 병진이동한다. 이 때, GLf와 CLf는 짝힘이 되며, 아래다리-발분절을 CLf의 작용점을 중심으로 회전시킨다.

전이 일어나기 전에 관절축의 이동이 발생할 것이다.

관절을 중심으로 일어나는 분절의 순회전(net rotation)을 알아보기 위하여, 분절에 작용하는 각 힘들에 의한 토오크를 계산하기 위한 공동축(common point)을 찾는 것이 필요하다. 인간의 움직임에 있어, 우리는 관절에서 분절의 회전에 관심을 갖는다. 관절의 ICoR이 이동한다는 사실(실제의 CoR은 관절로부터 상당한 거리에 존재한다는 사실)은 이미 알고 있지만, 관절회전의 중심이라고 보여지는 하나의 지점을 찾는 것은 일반적인 관례이다. 이 지점은 흔히 일련의 ICoR들의 중심부에 위치한다고 가정하며, 이를 관절 축(joint axis)이라고 부른다. 그러나, 이러한 접근은 인체에서 토오크를 고찰하는 것을 과도하게 단순화한다는 것을 알고 있어야 한다.

그림 1-56에서, Sam의 아래다리-발분절은 leg-press 운동을 할 때와 같은 자세를 보여주고 있지만, 발판과 접촉하고 있지는 않다. 그림 1-56에서 Sam이 여전히 이완상태를 유지한다면, 아래다리-발분절은 평행상태를 유지하지 못하게 된다. 초기에 아래다리-발분절은 아래방향의 중력벡터 (GLf, 48 N) 때문에, 하방으로 선형이동할 것이다. 이 경우, 벡터 GLf는 넙다리뼈와 아래다리-발분절의 접촉면에 평행하게 위치하므로 전단력이 된다. 전단력은 반대방향의 마찰력(이 예에서, 수직상방을 향함)을 발생시키게 된다. 그러나, 그림 1-56과 같은 시점에서, 넙다리뼈와 아래다리-발분절의 접촉이 매우 적고, 마찰계수가 크지 않으므로, 아래다리-발분절에 작용하는 위쪽방향의 마찰력은 거의 무시할 수준이 된다. 따라서, 아래다리-발분절은 무릎 관절주머니가 긴장하기 전까지 아래쪽으로 선형이동한다. 일단 관절주머니의 긴장의 크기와 관절주머니가 아래다리-발분절에 작용하는(capsule-on leg-foot) 힘의 크기가 48 N에 이르면, CLf는 GLf와 짝힘을 이루게 되고, 아래다리-발분절에서는 관절주머니 부착부위의 중심점(⦿)을 중심으로 일어나는 순수한 회전움직임만이 지속되게 된다.

그림 1-56에서, Sam의 아래다리-발분절의 CoM이, 아래다리-발분절의 움직임의 축으로 작용하는 관절주머니 내의 피벗포인트(pivot point)로부터 20 cm 떨어져 있다고 한다면, 48 N의 무게를 갖는 아래다리-발분절은 관절주머니의 피벗포인트를 중심으로 9.6 Nm(~7 ftlb)의 토오크를 만들어낸다. 그림 1-56에서, 궁극적으로 회전움직임이 일어나는 축은, 관절주머니의 힘이 작용하는 원래의 지점으로부터 약간 아래쪽으로 이동하게 된다. 이는 순수한 회전움직임이 일어나기 전에 분절이 아래쪽으로 선형이동하기 때문이다.

그림 1-56에서 제시된 예는, 관절축이 고정되었다고 가정하고 계산한 토오크의 값이 왜 오류를 갖게 되는지를 설명해 준다. 움직임 동안 일어나는 저항점(point of constraint)의 이동(또는 ICoR)은, 작용하는 힘은 일정하더라도 MA의 약간의 차이를 만들어 내기 때문에, 결과적으로 모든 요인들이 일정하게 유지되더라도 토오크값의 차이를 만들어 낸다. 그러나 실제로 모든 요인들이 일정하게 유지되지 않는다는 것을 알게 될 것이다; 관절에서 분절이 움직일 때 토오크 변화에 더 큰 영향을 미치는 다른 요인들이 존재한다. 우리는 여기서 단순한 관절의 회전이 실제로 얼마나 복잡한지를 아는 것으로부터 시작하고자 한다.

평형을 위한 세가지 조건의 만족 (Meeting the Three Conditions for Equilibrium)

우리는 분절과 접촉하는 모든 것들은 분절에 힘을 작용하게 되고, 이러한 힘들은 분절의 병진움직임(수직, 또는 수평방향)이나 회전움직임(토오크), 또는 두 움직임 모두를 일으킨다는 것을 알고 있다. 우리가 임상현장에서 모든 힘들의 효과를 다 고려하고 생각하는 것은 불가능하다. 그러나 잠재적인 힘의 효과가 얼마나 복잡한지를 이해하는 것은 필요하다. 왜냐하면 균형을 이루고 있는 힘들의 조그만 변화가 결과적으로 분절의 동적 또는 정적 상태의 변화를 일으킬 수 있다는 것을 이해하는데 도움이 되기 때문이다. 분절에 근육의 힘을 첨가하여 분석을 더 복잡하게 하기 전에, 이전의 단순화된 예로 돌아가서 평형상태를 유지하기 위한 세가지의 조건을 살펴보자.

발판이 아래다리-발분절에 작용하는 접촉력의 크기는, 중력과 마찰력이 같은 선형힘체계에 속하며 크기가 같다는 가정하에 계산되었다(그림 1-44 참조). 그림 1-57은 4개의 같은 힘을 보여준다; 중력(GLf), 마찰력(FrLf), 발판(Fplf), 넙다리뼈(FLf) 각각이 정적상태의 아래다리-발분절에 작용하는 힘이다. 벡터 FLf와 FpLf은 같은 수평방향의 선형힘체계에 속하며, 이 힘체계에 작용하는 또 다른 힘이 없다면, 두 힘의 크기는 같다. FLf와 FpLf의 작용선은 거의 무릎관절의 축을 지난다는 것을 알고 있다. 따라서, FLf와 FpLf은 무릎관절에서 토오크를 만들어 내지 못한다(MA≈0). 이 두 힘은 선형상태에서 균형을 이루고($\Sigma F_H=0$) 토오크를 만들어내지 않으므로, FLf와 FpLf는 다른 고찰에서 제외시키기 위해 그림 1-57에서 그림자처리하였다.

그림 1-57에서 중력(전단력)과 마찰력(전단력에 대한 반작용력)은 동일선상에 존재하지 않으며(그림 1-44에서 아주 간단하게 살펴본 바와 같이), 수직방향으로, 평행하게 놓여 있다. 만약 이 두 힘들이 크기가 같다면, 수직방향에서의 힘의 합이 0이 된다. 그러나, GLf와 FrLf는 또한 짝힘을 이루어 아래다리-발분절을 반시계방향으로 회전시킬 수 있다. 이때 토오크의 크기는 GLf와 FrLf의 사이의 거리(MA)와 48 N의 힘을 곱하여 결정된다. 마찰력은 아래다리-발분절의 시계방향의 회전을 저항할 수는 있으나, 아래다리-발분절을 직접 반시계방향으로 움직일 수 없기 때문에 저항력으로 효과적으로 작용한다(마찰력의 작용점은 짝힘에 의한 잠재적인 회전의 중심이 된다).

GLf이 FrLf의 적용점을 중심으로 아래다리-발분절을 회전시키지 않는다고 했을 때, GLf에 의해 발생하는 토오크와 크기가 같은 시계방향의 토오크를 만들어내는 최소한 하나의 다른 힘이 아래다리-발분절에 작용해야 한다. 그림 1-57에서 아래다리-발분절과 유일하게 접촉하는 것은 관절주머니이다. 아래다리-발분절이 FrLf의 작용점을 중심으로 시계방향으로 회전을 시작한다면, 아래다리-발분절의 근위관절면은 그림 1-56에서 봤던 것처럼, 넙다리뼈아래쪽으로 미끌어져 내려간다. 비록, 아래다리-발분

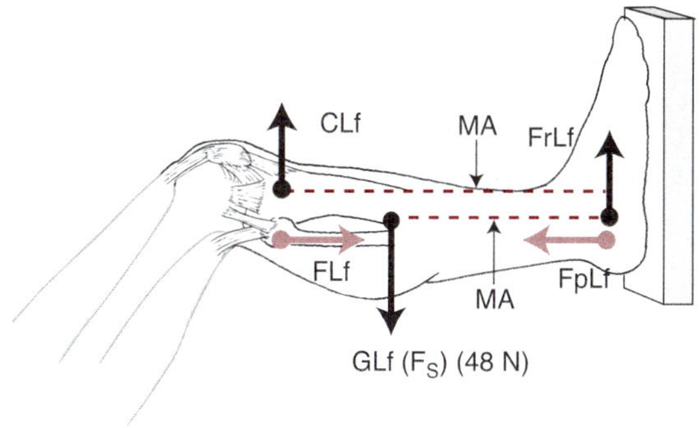

▲ **그림 1-57** ■ 벡터 FLf와 FpLf는 수평성분의 힘들이고, 토오크를 발생하지 않으므로 흐리게 그려졌다. 수평방향의 벡터들(CLf, GLf, FpLf)의 합은 0이 되어야 한다.

절의 움직임이 실제로는 회전움직임으로 일어나지만, 그림 1-56에서 보았듯이, 이 움직임은 아래쪽으로 일어나는 미끄러짐(sliding)처럼 보이며, 같은 효과를 보여준다; 관절주머니는 팽팽해지고, 관절주머니가 아래다리-발분절에 작용하는 힘이 다시 발생한다.

GLf에 의한 토오크와 같은 토오크를 만들어내기 위해, CLf는 FrLf의 작용점(저항의 작용점이라고 가정)으로부터 GLf보다 거의 2배 멀리(2×MA) 떨어져 있기 때문에 CLf의 크기는 GLf크기의 반이면 된다. CLf의 크기가 24 N(48 N/2)이면, FrLf의 크기는, $\Sigma F_V=0$이므로 24 N이 된다. 우리는 아래다리-발분절의 세가지 평형조건을 만족하게 된다.

$$\Sigma F_H = (+FLf) + (-FpLf) = 0$$
$$\Sigma F_V = (+CLf) + (-GLf) + (+FrLf) = 0$$
$$\Sigma T = (+CLf)(2MA) + (-GLf)(MA) + (FrLf)(0) = 0$$

우리는 그림 1-44에서 접촉력(FpLf)를 계산하기 위해, FrLf의 크기를 사용하였다. 이 예에서 마찰력의 크기를 과대평가했기 때문에, FpLf의 크기도 역시 과대평가되었다. 그러나 아래다리-발분절에 작용하는 수평방향의 힘들은 FpLf와 FLf 뿐이므로, 이 두 힘의 크기는 같아질 것이다(둘 힘 모두 원래 추정된 것보다 작다).

Weight boot의 예와 leg-press의 예에서 모두, Sam Alexander은 이완하고 있고, 아래다리-발분절이 평형상태에 있다고 간주한다. Sam의 넙다리네갈래근을 강화시키는 것이 목적이라면, 이제는 근력에 대하여 살펴보아야 한다.

근력(Muscle Force)

총 근력벡터(Total Muscle Force Vector)

근육이 뼈에 작용하는 힘은 실제로 근육을 이루고 있는 각각의 근섬유들이 공동의 작용점에 작용하는 힘들을 합친 것이다. 각각의 근섬유들이 당기는 힘은 벡터로 나타낼 수 있기 때문에(그림 1-58) 각각의 근섬유들의 벡터는 공점 힘체계(concurrent force system)에 존재하며, 이 벡터들의 합력은 총 근력벡터(total muscle force vector, Fms)로 표시할 수 있다. 벡터 Fms의 작용점은 근육의 부착점이 되며, 작용선은 근섬유들의 중간부위를 향해 대칭적으로 그릴 수 있는데, 이 근섬유들은 부착부위의 섬유들이나, 힘줄의 방향과 평행하다. 근육의 작용방향은 항상 근육의 중심부위(center)를 향한다. Fms의 크기, 또는 근력벡터의 크기는 특별한 가정이 약속되어 있지 않다면, 임의의 길이로 그린다. 사람의 실제근육에서 전체 근력의 크기를 결정하는 것은 거의 불가능하다.

지속적 연구 : 근력의 측정

근전도(electromyography, EMG)는 근육의 전기적 활성(electrical activity)을 측정한다. 전기적 활성은 운동단위의 활성(motor unit activity)에 정비례한다. 다시 말해, 근력에 정비례한다(제 3장 참조). 그러나, 다른 상황에서 다른 운동 단위들은 다른 긴장력을 발생하므로, 전기적 활성뿐만 아니라, 동원되는 운동단위의 갯수도 완벽히 근력을 나타내지는 못한다. 무게, 힘변환기(force transducer), 등속운동기기 등을 통해 근육의 "강도(strength)"를 측정할 때, 직간접적으로 측정되는 실제적인 측정대상은 외적인 힘(측정도구)에 의한 토오크에 대항하여 내적인 힘(근육)이 분절에 작용하는 토오크이다. 비록, 분절에 작용하는 내적인 순 토오크(net internal torque)는 알려진 힘들(중력이나 외저인 힘)에 대하여는 각 힘들의 MA를 추정함으로써 구할 수 있겠지만, 내적인 힘의 경우는 그 크기를 알아내는 것이 매우 힘들며, 때로는 불가능하다. 하나의 단일 근육이 활성화 되더라도, 관절반반력, 관절주머니인대의 힘, 작은 마찰력 같은 여러 힘들의 영향을 근육의 힘과 분리해내는 것이 불가능하다. 따라서, 결론은 수술적 방법을 통해 측정기구를 인체에 삽입하는 방법이 아니고서는(삽입된 도구 자체도 근육이 정상적으로 발생시키는 힘을 변화시킬 있음), 살아있는 사람에게서 근력을 정확히 측정하기는 어렵다는 것이다.

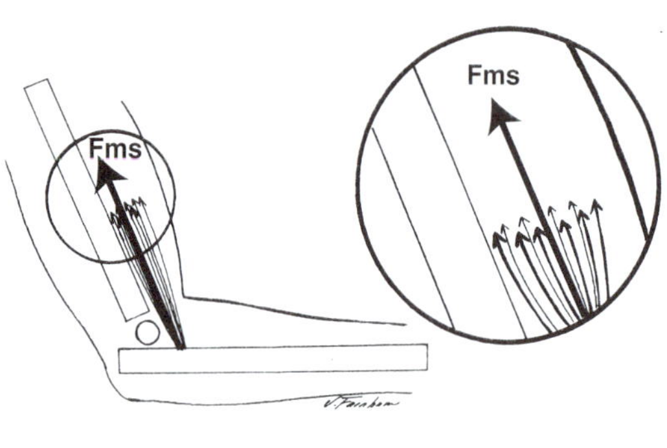

▲ **그림 1-58** ■ 전체 근육힘(FTOT 또는 Fms)은 모든 근섬유들이 함께 잡아당기는 힘이 합쳐진 것이다.

근육은 항상 근육의 양쪽 끝을 중심방향으로 잡아당기며 힘을 발생시킨다. 그러므로 모든 근육은 최소한 두 개의 벡터를 만들어 내며, 각 벡터는 근육이 부착하는 각각의 분절에 작용하고 있다. 근육에 의해 발생하는 움직임(movement)의 형태와 방향은 근육이 각각의 지레에 작용하는 순힘(net force)과 순 토오크(net torque)에 의해 결정되는 것이다. 근육은, 근육이 발생시키는 토오크가 반대의 토오크를 초과하는 경우에만, 분절을 근육이 당기는 방향으로 이동시킨다.

공간도에서(예, Sam Alexander 의 아래다리-발분절), 우리는 종종, 우리가 관심을 갖는 분절에 작용하는 근육의 힘 만을 고려의 대상으로 삼는다. 그러나, 동일한 근육이 동시에 당기고 있는 또 *다른* 하나의 분절이 있다는 것을 의도적으로 무시하고 있다.

■ 해부학적 활차(Anatomic Pulleys)

종종, 근섬유나 근힘줄이 뼈 주변을 감싸거나 뼈 돌기에 의해 구부러지는 경우가 있다. 이처럼 근육의 당기는 방향이 변화하게 되는 경우, 그 원인이 되는 뼈 혹은 뼈돌기를 해부학적 활차라고 한다. 활차는 작용하는 힘의 크기는 그대로 두고(마찰력이 없다면), 힘의 방향만을 변화시키는 기능을 한다. 해부학적 활차로 인한 작용선의 변화는 토오크를 발생시키는 근육의 능력(근력 자체에는 영향을 주지 않지만)에 영향을 준다.

그림 1-59A의 그림은 어깨관절을 도식화하여 보여주는 그림으로, 어깨세모근(deltoid)의 중간섬유가 두 개의 곧은 지레(lever)에 부착되어 있다. 근력벡터는 위팔뼈

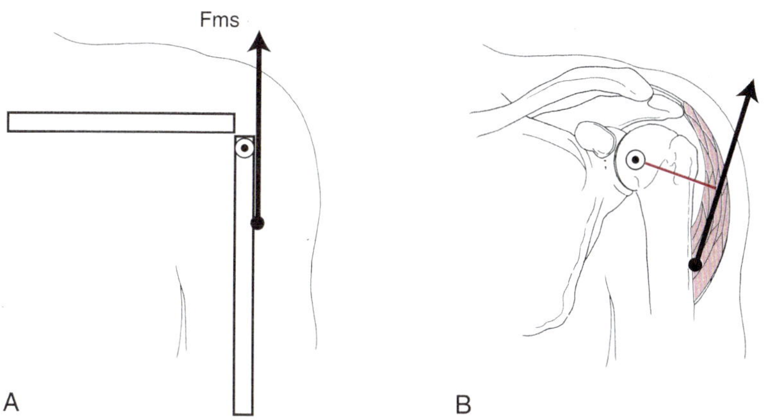

◀ **그림 1-59** ■ A. 가운데어깨세모근(middle deltoid)이 두 개의 곧은 지렛대를 지날 때, 가운데어깨세모근에 의해 발생한 근력과 근육을 도식화한 그림. B. 가운데어깨세모근이 부착하고 있는 뼈 지렛대의 해부학적인 그림으로 위팔뼈머리의 해부학적 활차에 의해 작용선이 관절축을 비껴나가고 있음.

(humerus)에 작용하는 것으로 보이며(어깨세모근이 위팔뼈에 부착하는 지점에서), 벡터의 방향은 근육의 중심부를 향하고 벡터는 부착부위에서 근섬유들의 중간부분들과 평행하면서 그 내부에 존재한다. 그림 1-59B는 어깨세모근의 중간섬유가 오목위팔관절(glonohumeral joint)을 지나는 것을 보여주는데, 이 근육은 어깨뼈봉우리(acromion)와 위팔뼈머리(head of the humerus)와 위팔뼈 결절(tubercle)들을 둘러싸고 지난다. 위팔뼈머리와 어깨뼈봉우리는 근섬유의 방향과 기능을 변화시키므로 해부학적 활차라고 한다. 어깨세모근 중간섬유의 작용선은 위팔뼈 부착부위에서 근섬유의 방향을 따라가므로 더 이상 위팔뼈와 평행하지 않다. 벡터는 항상 직선이므로, 근육이 뼈분절을 잡아당기는 효과는 근육의 *부착부위에서* 근섬유가 당기는 방향에 의해 결정되며, 근섬유의 방향이 변하더라고 벡터의 방향은 변하지 않는다. 그림 1-59의 A와 B에서 작용점과 근력의 크기는 같지만, Fms의 작용선과 방향은 다르다.

■ 해부학적 활차, 작용선, 모멘트팔 (Anatomical Pulleys, Action Lines, and Moment Arms)

활차는 과제수행을 쉽게 하기 위해 힘의 방향을 수정하는 역할을 한다. 인체움직임에서의 "과제(task)"는 인체분절을 회전시키는 것이다. 해부학적 활차들(대부분의 경우에서)은 근육의 작용선을 관절축으로부터 멀리 이동시켜 근력의 MA를 증가시킴으로써 이러한 과제수행을 쉽게 만들어준다. 근력의 MA가 증가함으로써, 같은 크기의 힘으로 더 큰 토오크가 발생하게 된다(에너지의 추가 소모 없이). 어깨세모근의 중간섬유가 그림 1-59A와 같은 작용선을 가지고 있다면, MA의 크기는 매우 작다. 그러나 위팔뼈머리와 어깨뼈봉우리가 근육의 작용선을 관절축으로부터 멀리 이동시킴으로써(그림 1-59B 참조), MA는 증가한다. 결과적으로 어깨세모근은 같은 크기의 벌림 모멘트를 만들어 내기 위해, 그림 1-59의 A보다 B인 경우에, 더 적은 힘을 사용하게 된다.

예제 1-11

해부학적 활차로서의 무릎뼈

해부학적 활차의 고전적인 예가 무릎뼈(patella)이다. 넙다리네갈래근의 힘살은 넙다리뼈와 평행하게 놓여있다. 근육의 힘줄은 무릎관절을 지나면서 무릎힘줄(patella tendon)을 거쳐 아래다리(정강뼈, tibia)의 정강거친면(tibial tuberosity)에 부착한다. 무릎관절의 폄(extension) 시, 관절축은 넙다리뼈관절융기(femoral condyles)를 통과하며 존재한다고 간주된다. 넙다리네갈래근력(QLf)의 MA는 벡터와 관절축사이의 공간에 놓여 있다. 무릎뼈가 없다면, 넙다리네갈래근이 다리분절에 작용하는 힘의 작용선은 정강거친면에서 무릎힘줄의 방향을 따를 것이고, 아래다리-발분설에 평행하게 놓이게 된다(그림 1-60A). 그러나 무릎뼈가 넙다리네갈래근건과 넙다리뼈사이에 존재한다면, 무릎힘줄과 다리(정강뼈)이 이루는 각도가 변화하게 되어, 넙다리네갈래근의 작용선도 무릎관절축으로부터 멀어지게 된다(그림 1-60B). 넙다리네갈래근이 정강뼈에 작용하는 벡터(QLf)의 작용선을 변화시키는 것은, 그림 1-60B와 같이 MA의 증가효과를 가져온다. MA의 증가는, QLf의 크기가 일정한 상황에서 추가적인 에너지 소비없이도, 그림 1-60의 A보다 B에서 처럼, 더 큰 토오크를 만들어 낼 수 있다.

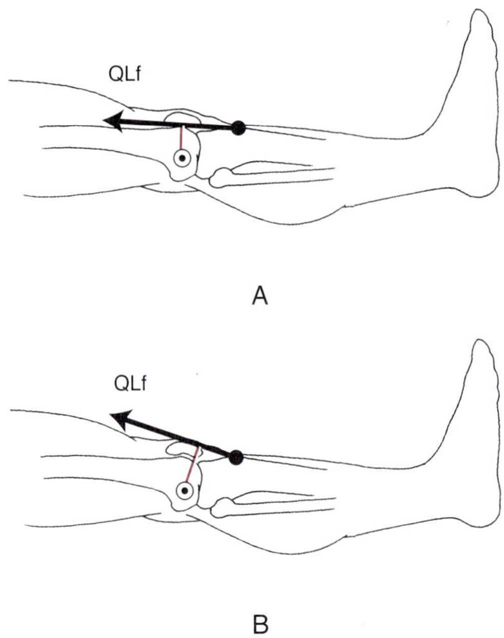

▲ **그림 1-60** ■ A. 무릎뼈가 없는 상태에서, 넙다리네갈래근의 작용선과 모멘트 팔. B. 무릎뼈의 도르레효과로 넙다리네갈래근의 작용선이 관절축으로부터 멀어져, 근력의 MA가 증가하였다.

인체에는 다른 또 다른 종자뼈들(sesamoid bone)이 존재하며(무릎뼈(patella)는 매우 큰 종자뼈에 속함), 이 종자뼈들은 연결된 근육이나 건의 작용선의 방향을 바꿈으로써, 근육이 하나 혹은 그 이상의 축 주변에서 더 큰 토오크를 만들어낼 수 있게 하는 비슷한 효과와 기능을 갖는다.

기본 개념 1-12: *모멘트팔과 지레팔(moment arm and lever arm)*

어떤 힘 벡터의 MA는, 항상 관절축을 통과하면서 힘벡터와 수직인 직선의 길이를 의미한다(이차원의 관점에서 본다면). MA는 항상, 관절축과 힘벡터사이의 가장 짧은 거리가 된다. 분절의 장축과 수직인 힘의 경우(그림 1-49부터 1-59에서 그려진 힘들), MA는 지레와 평행하며 지레를 따라 놓이게 된다. 이런 경우, 지레팔(iever arm, LA)이라는 용어가 MA를 의미하는 용어로 사용될 수 있다; 다시 말해, LA는 MA가 지레(lever)와 평행하게 놓인 특별한 경우의 MA를 말하는 것으로, LA는 관절축과 힘의 작용점사이의 거리가 된다. 물론 반드시 "지레팔"이라는 용어를 써야하는 것은 아니지만(MA라는 용어가 모든 경우에 사용 가능하므로), 이 용어를 쓰는 것이 힘이 지레에 수직으로 작용하고 있다는 것을 알려주는 좋은 경우들이 있을 수 있다.

기본 개념 1-13: *근력벡터*

- 근육의 능동적, 혹은 수동적 긴장은 근육에 부착된 모든(양쪽) 분절에 힘(당김)을 발생하는데, 한 쪽의 분절만 움직이는 것으로 간주하곤 한다.
- 근력벡터의 작용점은 관심대상이 되는 분절의 근육부착점에 존재한다.
- 근력의 작용선은 근섬유나, 힘줄이 *작용점*으로부터 당기는 방향이 된다.
- 근육벡터는(모든 벡터들과 마찬가지로), 작용점 이후에 근섬유나 힘줄의 방향이 바뀌더라도, 벡터는 작용점으로부터 직선으로 주행한다.
- 근력의 크기는 일반적으로 이론적인, 가상적인 수치이다. 왜냐하면, 대부분의 생물체에서 근육이 부착된 것들을 당기는 힘을 완벽하게 측정할 수 없기 때문이다.

토오크의 재탐구(Torque Revisited)

이제 우리는, weight boot를 착용한 Sam Alexander의 아래다리-발분절이 무릎폄(knee extension)을 시작하려는 시점을 고찰 할 때, 넙다리네갈래근의 힘을 추가하고 고찰할 준비가 되었다. 그림 1-61은 넙다리네갈래근이 아래다리-발분절에 작용하는 당김(QLf)을 보여준다. 그림에서 중력과 weight boot가 아래다리-발분절에 작용하는 힘(GLf와 WbLf)들은, 그림 1-41에서 했던 것처럼, 하나의 합력 GWbLf으로 합쳐져 표시되었다. 사례 적용 1-2는 합력벡터 GWbLf의 작용점을 구하는 계산방법을 보여준다.

사례 적용 1-2: **GLf와 WbLf의 합성**

합력(GWbLf)의 크기는 두 힘의 합한 크기(GLf + WbLf)와 같다. 합성전 각각의 힘들에 의한 토오크는 각 힘들의 MA가 주어진다면 구할 수 있다. LeVeau의 연구로부터, 분절길이를 이용하여, [1] Sam의 아래다리-발분절의 CoM이 그의 무릎관절로부터 0.25 m 떨어진 곳에 있다는 것과 [2] weight boot(아래다리-발분절의 말단에 위치)가 무릎관절로부터 0.5 m 떨어진 곳에 있다는 것을 추정할 수 있다. 이러한 수치들은 각 힘의 작용점으로부터 무릎관절축까지의 거리이다. 각 힘들이 지레에 수직으로 작용한다면(MA = LA), 이 거리는 각 힘들의 MA가 되며, GLf와 WbLf가 아래다리-발분절에 수직으로 작용할 때의(또는 아래다리-발분절이 지면과 평행할 때의) 각 토오크들을 구할 수 있다. 합쳐지는 두 힘들이 아래쪽을 향한다는 것을 알고, Sam의 예에서 주어진 수치들을 이용하면, GLf와 WbLf에 의한 토오크의 크기를 구할 수 있다:

$$T_{GLf} = (48\ N)(0.25\ m) = -12\ Nm$$

$$T_{WbLf} = (40\ N)(0.5\ m) = -20\ Nm$$

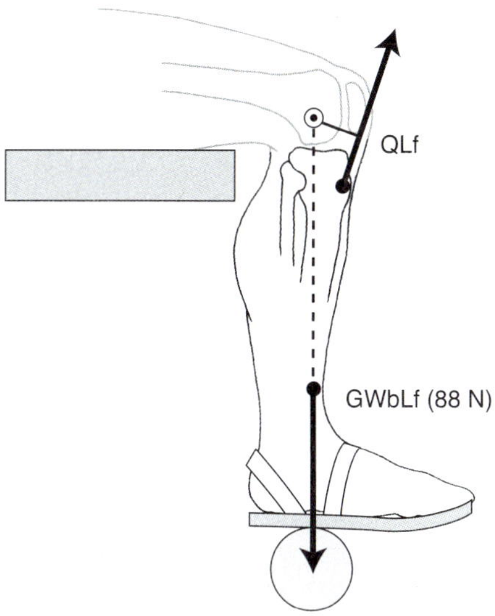

▲ **그림 1-61** ■ 무릎관절 90° 굽힘상태에서의, 중력과 weight boot의 합성력(GWbLf)과 넙다리네갈래근의 힘(QLf), 그리고 각 힘들의 MA. 벡터 GWbLf는 관절축으로부터의 최단거리를 확인하기 위해서는 벡터의 연장선을 그려야 한다.

합력벡터(GWbLf)의 크기가 88N이고(GLf + WbLf의 크기), 토오크가 -32 Nm라면, GWbLf의 MA의 크기는 T ÷ F = 0.36 m 가 된다.

GLf의 크기(그림 1-61참조)는 현재 알려져 있지 않다. 그림과 같은 순간에서, QLf와 다리분절을 아랫방향을 당기는 힘들의 순 효과는 몇가지 방법을 통해 구할 수 있다. 벡터 GWbLf와 QLf는 공점힘으로 간주될 수 있으며, 평행사변형법을 통해 두 힘을 합성할 수 있다. 다른 방법으로는, Sam이 다리를 들어올리려고 할 때 무릎폄방향으로의 불균형토오크가 필요하다는 것을 이해함으로써, 각 힘들이 발생하는 토오크를 분리하여 구할 수 있다.

힘의 모멘트 팔의 변화 (Changes to Moment Arm of a Force)

GWbLf와 같이, 어떤 벡터들의 경우, 벡터와 관절축사이의 가장 짧은 거리(수직거리)(MA)를 찾기 위해 벡터를 연장시켜야 할 필요가 있다. 그림 상으로 벡터를 연장시킨다 하더라도, 벡터의 효과는 변하지 않는다—힘의 크기도 변하지 않는다. 벡터 GWbLf가 그림 1-61과 같이 연장되었을 때, GWbLf의 크기는 여전히 −88 N이며, 벡터의 연장선이 무릎관절 축에 매우 가까이 지나므로 MA는 0이 된다. 아래다리-발분절이 그림과 같은 자세를 취하고 있을 때는, GWbLf가 발생시키는 토오크는 무시할 수준이다. 무릎관절의 이 위치에서 GWbLf는 토오크를 발생시키지 못하지만, 넙다리네갈래근이 발생하는 힘(QLf)은 상대적으로 작은데도 불구하고 MA(0.03 m)가 상대적으로 크기 때문에, 무릎관절에서 폄방향으로의 순 토오크를 발생하게 된다. 그러나 이러한 상황은 오래가지 못한다. 아래다리-발분절의 위치가 폄과 더불어 변화함에 따라, 아래다리-발분절에 작용하는 힘들이 발생하는 토오크들도 변화하기 때문이다.

그림 1-62에서, 아래다리-발분절이 폄쪽으로 좀 더 이동해 있다(~45° 무릎관절 굽힘). 분절이 공간에서 이동함에 따라, 분절에 작용하는 힘들과 분절의 관계가 변화하게 된다. 이제 벡터 GWbLf의 연장선이 관절축으로부터 멀리 떨어져 있게 된다. 벡터 QLf는 매우 큰 MA를 갖게 되지만(0.03 m에서 0.05 m로 증가), 0에서 0.27 m로 증가한 GWbLf 모멘트의 증가와 비교했을 때는 매우 적은 양이다. 이 시점에서 무릎관절의 폄을 계속 일으키기 위해 필요한 QLf의 크기가 이제 추정 가능하다.

그림 1-62에서 GWbLf의 MA가 0.27 m라면, 88 N의 힘은 23.76 Nm의 시계방향의 토오크(무릎관절 굽힘)를 만들어 낼 것이다. 관절에서 회전평형을 이루기 위해서, 넙다리네갈래근은 23.76 Nm의 반시계방향의 토오크(폄)를 만들어내야 할 것이다. 그림 1-62에서 QLf의 MA

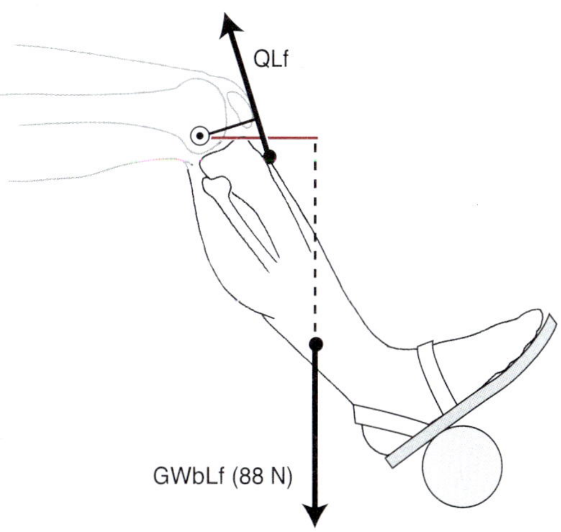

▲ **그림 1-62** ■ 아래다리-발분절이 무릎관절 45° 굽힘위치로 움직임에 따라, QLf와 GWbLf의 MA크기도 상대적으로 증가한다.

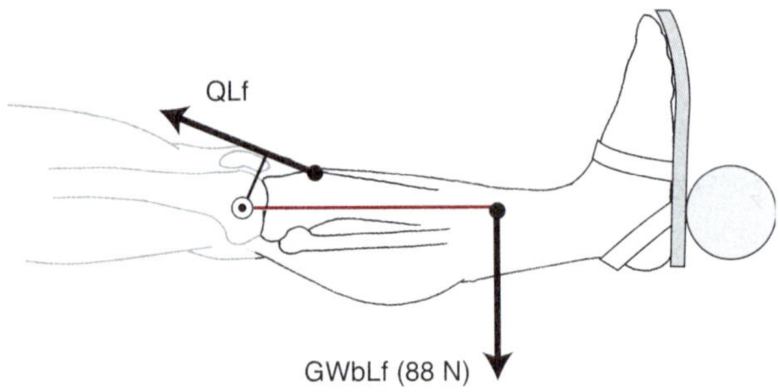

▲ **그림 1-63** ■ 무릎관절이 완전 펴졌을 때, 벡터 GWbLf의 MA는 최대가 되지만, 벡터 QLf의 MA는 최소가 된다.

가 0.05 m라면, 아래다리-발분절이 45° 굽힘상태를 유지하기 위해서는, QLf는 475.2 N(~107 lb)의 크기를 가져야 한다. 무릎관절에서 폄이 일어나기 위한 불균형 토오크가 발생하기 위해서는, QLf의 크기가 475.2 N 보다 커야 한다.

그림 1-63은 무릎관절 폄의 마지막 지점(0° 무릎관절 굽힘)에서의 아래다리-발분절을 보여준다. 이 지점에서 벡터 GWbLf는 아래다리-발분절에 수직으로 작용하고, 벡터의 MA는 더 증가하였다(0.36 m). 그림 1-63에서 QLf의 MA는 이전의 그림과 비교했을 때, 더 작아졌다. GWbLf의 크기는 변하지 않고 88 N이다. 그러나 이제 GWbLf는 31.68 Nm의 시계방향의 토오크(굽힘)를 만들어 낸다. QLf의 MA가 0.01 m라고 한다면, 이 자세를 유지하기 위해(회전평형을 유지하기 위해), 넙다리네갈래근은 3168 N의 힘을 발휘해야 할 것이다.

분절의 장축에 어떤 힘이 90°로 작용할 때마다, MA의 크기는 최대가 된다. 이때 MA는 분절의 장축에 평행하게 위치하는데, 이전에 언급했듯이, MA를 LA라고 표현하기도 한다. 힘의 MA는 힘이 분절에 대하여 90°로 작용할 때 최대가 되므로, *일정한 힘에 대하여* 발생하는 토오크는 이 지점에서 가장 최대가 된다. Weight boot를 들어올릴 때, Sam은 그림 1-63과 같은 자세는 유지하기 힘들다는 것을 알게 될 것이다. Sam은 아래다리-발분절과 weight boot의 지속적인 무게 88 N에 대항하여 일을 하는데, 이 두 무게의 합력(GWbLf)에 의해 발생하는 굽힘토오크는 아래다리-발분절이 수평상태(지면에 평행)일 때, 최대가 된다. 이 지점에서 GWbLf에 의한 토오크를 상쇄시키기 위해 넙다리네갈래근의 최대수축이 요구된다.

> 기본 개념 1-14: ***모멘트팔과 토오크***
>
> - 힘의 작용각도가 증가할수록, MA는 증가한다.
> - 힘의 MA가 증가할수록, 힘이 발생시키는 토오크는 증가한다.
> - 힘의 MA는 힘이 분절에 90°로 작용할 때 최대가 된다.
> - 힘의 MA는 힘의 작용선이 분절의 CoR을 통과할 때, 최소(0.0)가 된다.

토오크 변화와 각가속도 (Angular Acceleration with Changing Torques)

우리는 Sam의 weight boot의 예를 일련의 정지시점들(그림 1-61~그림1-63까지)을 중심으로 살펴보았다. 우리는 또한 Sam이 중력과 weight boot에 의한 굽힘토오크에 저항하여 무릎관절을 완전히 폄시킨 자세를 유지하기 위해서 넙다리네갈래근이 3168 N의 힘을 발휘해야 한다는 것을 알았다. Sam이 무릎관절 90° 굽힘상태(그림 1-61 참조)에서 넙다리네갈래근의 3168 N의 힘을 발휘하여 운동을 *시작했다면*, 근수축에 의해 발생한 대부분의 토오크가 억제되지 못했을 것이며, 불균형 토오크가 발생하여 근수축 시작 시 무릎관절에서 폄방향으로의 아래다리-발분절의 각가속도가 발생하였을 것이다. 아래다리-발분절이 90° 굽힘상태에서 폄방향으로 움직여 갈수록, GWbLf에 의해 발생하는 굽힘토오크는 점차적으로 증가하여 무릎관절이 완전히 폄되었을 때, 최대가 된다(그림 1-63 참조). 결과적으로 순불균형토오크와 분절의 가속도는 무릎관절이 펴짐에 따라 변화하게 된다. 무릎관절의 폄이 90° 무릎굽힘부터 완전폄까지 일련의 정지영상(freeze-frame)처럼 진행된다면, 그리고 *넙다리네갈래근의 수축력이 일정하게 유지된다면,* 아래다리-발분절의 가속도는 점점 감소하며, 아래다리-발분절은 무릎관절의 완전폄지점에서 균형이 이루어질 때까지(중력, weight boot와 더불어, 무릎관절뒤쪽의 구조물들이 더 이상의 무릎폄을 제어함), 폄은 계속된다. 그러나 분절의 가속도 감소현상은 모든 관절가동범위에서 일정하게 나타나는 것은 아니다. GWbLf에 의해 발생하는 토오크는 MA가 증가함에 따라 증가하게 되며, QLf의 토오크는(3168 N의 일정한 근수축력이 유지된다 할지라도) 넙다리네갈래근의 MA의 변화에 따라 달라지게 된다. 넙다리네갈래근의 MA는 관절가동범위의 중간범위에서 최대가 되고, 양 끝부위에서는 감소하게 되는데(무릎관절의 최대 폄 시 최소

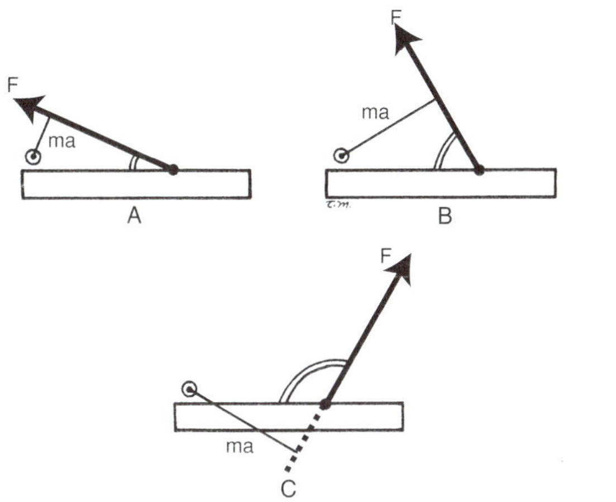

▲ **그림 1-64** ■ 힘의 작용각도(축과 가까운쪽의 지렛대와 힘벡터사이의 각도)가 변화하면 힘의 모멘트팔의 크기도 달라진다. 힘이 지렛대에 90°로 작용하면 MA는 최대가 된다.

가 됨), 이것은 넙다리네갈래근의 특징이다. [*Side-bar:* 한 근육의 MA가 이 근육이 지나는 관절의 가동범위변화에 따라 달라지는 것은, 예측가능한 것이 아니며, 각 근육마다 다르다.]

모멘트팔과 힘의 작용각도 (Moment Arm and Angle of Application of a Force)

분절이 축을 중심으로 회전함에 따라, 그리고 분절이 공간에서 방향을 바꿈에 따라, 분절에 작용하는 힘의 MA가 변한다는 것을 살펴보았다. MA의 길이는 분절에 작용하는 **힘의 작용각도**(angle of application of the force)와 직접적으로 관련이 있다. 벡터의 작용각도는 힘벡터와 분절의 교차에 의해 만들어지는 각(*관절축을 중심으로 관심이 있는 쪽의 각*)을 말한다. 벡터가 지레(분절)에 작용할 때, 최소 2개의 각이 형성된다. 일반적으로 사람의 눈은 (둔각보다는) 예각에 관심을 갖게 된다. 힘의 작용각도를 구할 때, ***관절축***을 중심으로 했을 때 한쪽의 각도가, 그것이 예각이든 둔각(〉 90°)이든 상관없이, 관심의 대상이 된다.

그림 1-64는 3개의 다른 각도로 분절에 작용하고 있는 벡터를 보여주고 있다. 우리는 이 세 개의 그림을 통해, 어떻게 작용각도가 MA의 크기에 영향을 미치는지 알 수 있다. 힘의 작용각도가 작을 때, MA는 작다(그림 1-64A 참조). 힘의 작용각도가 증가하면, 벡터가 관절축으로부터 멀리 위치하므로, MA는 증가한다(그림 1-64B 참조). 힘의 작용각도가 90°를 넘게 되면(그림 1-64C 참조), MA는 벡터의 연장선으로부터 측정된다: 힘의 작용각도가 90°를 넘어 증가함에 따라, 벡터의 연장선의 관절축에 가까워지게 된다. 모든 힘들(외적, 내적 힘들)에 있어, 힘의 MA는 벡터가 분절과 평행할 때(0° 또는 180°), 가장 작으며, 벡터가 분절에 수직일 때, 가장 크다.

그림 1-65는 팔꿉관절의 4가지의 다른 위치에서 아래팔-손분절에 작용하는 중력을 보여주고 있다. 그림 1-66은, 그림 1-65의 그림과 같은 팔꿉관절 각도에서 아래팔-손분절에 작용하고 있는 일정한 크기의 근력(Fms)을 보여주고 있다. *아래팔분절이 팔꿉관절을 중심으로 회전할 때,* 아래팔분절에 대한 중력과 Fms의 작용각도는 변하게 된다. 힘의 작용각도가 변화함에 따라, MA도 역시 변한다. 비록 힘 G(그림 1-65 참조)와 힘 Fms(그림 1-66 참조)의 크기는 아래팔의 위치에 따라 변하지 않지만, 힘에

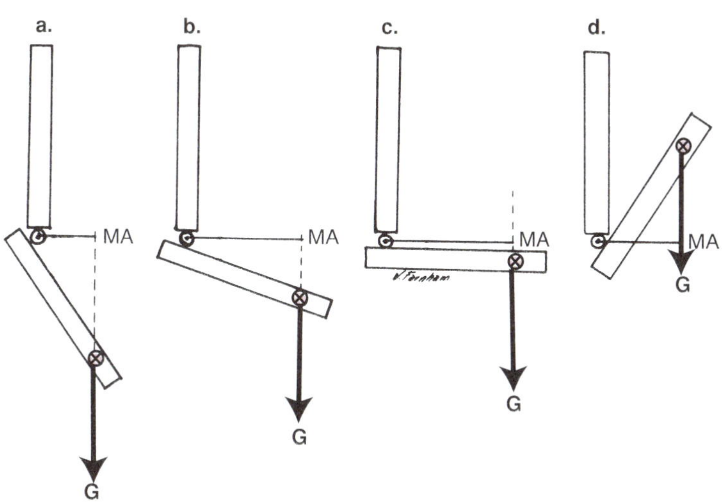

◀ **그림 1-65** ■ 중력(G)이 아래팔분절에 작용하는 작용각이 (A) 35°, (B) 70°, (C) 90°, (D) 145° 일 때, 중력의 MA은 아래팔의 위치에 따라 달라진다.

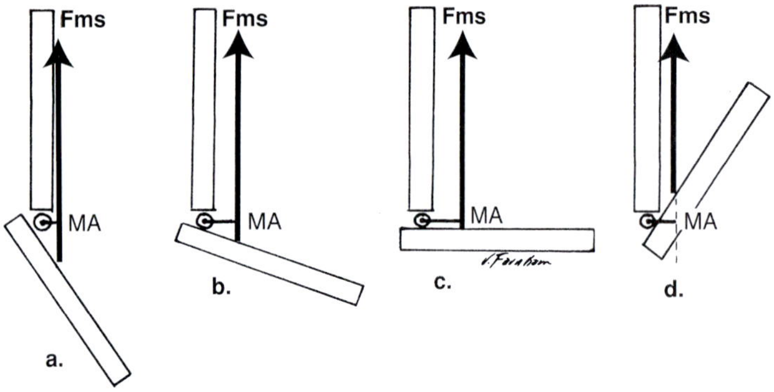

◀ **그림 1-66** ■ 근력(Fms)이 아래팔-손분절에 작용하는 작용각이 (A) 35°, (B) 70°, (C) 90°, (D) 145° 이다. 근육이 가로지르는 한 관절이 관절가동범위내에서 움직일 때, 근력의 MA은 변한다.

의해 발생하는 *토오크*는 MA길이의 변화에 비례하여 변하게 된다. 힘이 분절에 수직으로 작용할 때, MA는 최대가 되고, 힘이 분절에 평행하게 작용할 때, 최소가 된다.

그림 1-65와 1-66은 분절이 ROM 내에서 움직일 때, 토오크의 크기가 변하는 것을 보여주지만, 중력에서 일어나는 작용각도의 변화와 근력에서 일어나는 작용각도의 변화는 좀 다르다. 중력은 수직하방을 향한다. 결과적으로, 중력의 분절에 대한 작용각도를 변화시키는 것은, *공간내에서의 분절의* 위치이지, 관절각도의 변화가 아니다. 그림 1-67은 아래팔이 공간내에서 다른 두 개의 위치에 있을 때의, 아래팔-손분절에 작용하는 중력을 보여준다. 그림 1-67A와 B에서 팔꿉관절의 각도는 같지만, MA는 완전히 다르다. 중력의 작용각도는 공간내에서 관심의 대상이 되는 분절이 어떤 위치를 갖는가에 달려있다. 중력의 *크기(magnitude)*는 분절이 공간에서 움직일 때 변하지 않으므로(질량이 재배열되지 않는 한), 분절의 무게(G)에 의해 발생하는 토오크의 크기는 순전히 공간 내에서의 분절의 위치에 의해 결정된다.

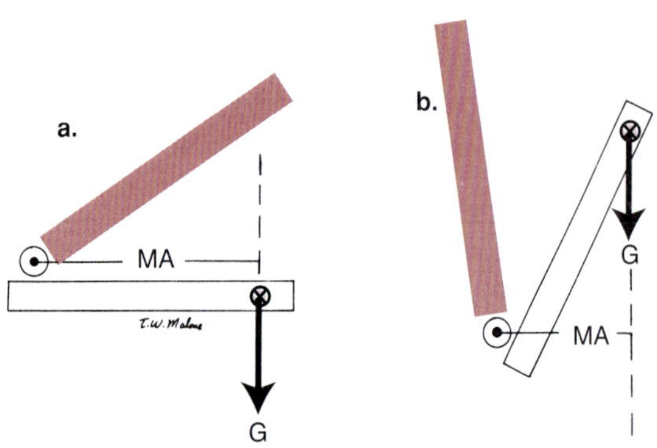

▲ **그림 1-67** ■ 공간내에서 아래팔-손분절이 움직일 때, 비록 팔꿉관절 관절각도가 변하지 않아도, 아래팔에 대한 중력 LOG의 작용각도와 MA가 변화한다.

중력과 같은 외적인 힘은, 분절과 인접한 분절사이의 각도(*관절각도*)보다는 *분절의 위치(point of segment)*에 의해 더 영향을 받는다. 그러나, 중력과 달리, 다른 외적인 힘들(예〉 도수저항, 기계의 저항, 적용된 부하)은 힘의 작용점의 위치가 분절내의 다른 지점으로 변경될 수 있다. 분절의 작용점이 변화할 때, MA도 변화한다. 이것은 그림 1-50과 같이 사람이 문을 밀 때, 손의 위치가 문의 경첩으로부터 멀리 이동하는 것에서 관찰할 수 있다. 손이 경첩(축)으로부터 멀리 이동하여 MA가 증가하게되면, 같은 토오크를 만들어내기 위해 필요한 힘의 크기가 감소된다. 중력의 작용점(CoM)은 물체를 이루는 분절이 재배열되는 경우에만 위치가 변할 수 있다. 그러나, 이러한 분절의 재배열은 중력의 효과를 변화시키기 위해 이루어진다.

예제 1-12

CoM의 변화로 인한 중력 모멘트팔의 변화

그림 1-68은 복근운동을 위한 3단계의 운동을 보여준다. 여기서는 L5와 S1사이의 척추간공간을 머리/팔/몸통분절(HAT)의 가상의 회전축으로 가정하였다. 각 그림에서 팔은 다르게 위치하고 있는데, 이로 인해 질량이 재배치되고, CoM이 이동하게 된다. 그림 1-68A에서는 팔을 머리위로 들어올려 HAT의 CoM이 머리쪽으로 이동하였고, 다른 두 개의 자세들보다 LoG가 회전축으로부터 더 멀리 위치한다(MA가 최대). 중력에 의해 발생하는 토오크는 반시계방향이다(몸통폄모멘트). 이러한 자세가 유지되기 위해서는(회전 평형), 복근이 반대방향으로 크기가 같은 토오크(같은 크기의 굽힘모멘트)를 발생시켜야 한다. 그림 1-68B와 C에서 팔을 아래로 내렸으므로 중력중심도 아랫쪽으로 이동한다. HAT 분절의 CoM의 이동(분절의 재배열로 인한 이동)으로 인해 중력선이 축에 가깝게 되었다. 팔을 아래로 내려도 윗몸통의

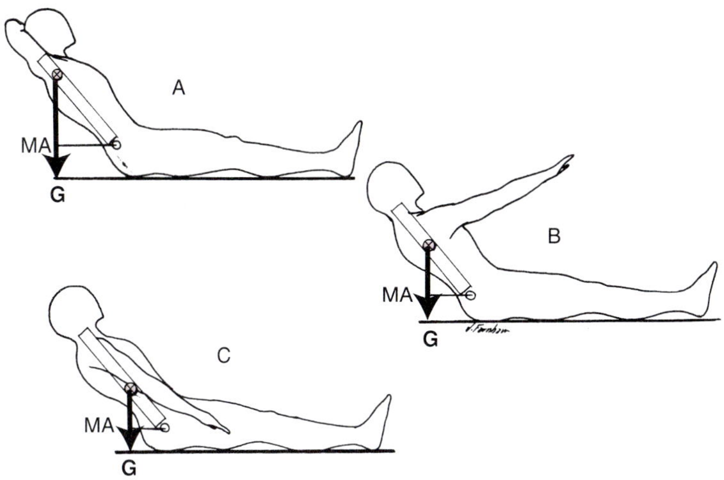

◀ **그림 1-68** ■ 윗몸일으키기를 할 때, 팔위치가 변화하면 윗몸통분절의 CoM위치와 MA가 변화하고, 중력(G)에 의한 토오크는 A에서 C로 갈수록 감소한다. 벡터 G(HAT의 무게)의 길이가 A에서 C로 변하더라도, G의 *크기*는 팔의 위치에 관계없이 일정하다.

무게는 변하지 않으므로, 윗몸통의 중력에 의해 발생하는 토오크의 크기는 MA의 감소에 비례하여 줄어들게 된다. 중력에 의한 토오크의 감소로 인해, 결국, 자세유지를 위해 필요한 복근의 반대 토오크도 감소하게 된다. 결과적으로 그림 1-68C의 자세가 가장 유지하기 쉬운 자세이고, 1-68A자세가 가장 유지하기 어려운 자세이다.

능동적 또는 수동적 근력, 관절주머니인대조직의 힘, 관절반발력 같은 내적인 힘들의 작용각도와 MA는(중력이나 다른 대부분의 외적인 힘과는 달리) 인접한 두 분절의 관계에 의해 직접적으로 영향을 받으며, 공간내에서의 분절의 위치에 의해서는 거의 영향을 받지 않는다. 그림 1-66의 Fms의 작용각도는 공간내에서 인접한 분절이 어디에 위치했는가에 상관없이(그림을 오른편을 위로올리건, 위쪽을 아래로 내리건, 옆으로 돌리건 상관없이), 각각의 팔꿉관절각도에서 일정하게 유지된다. 내적인 힘이 대부분의 외적인 힘들과 구분되는 또하나의 다른 점은 내적인 힘의 작용점은 거의 변하지 않고 해부학적을 고정되어 있다. 마지막으로, 내적인 힘의 *크기*는 (중력이나 다른 외적인 힘들의 크기와는 달리), 관절이 회전할 때 일정하게 유지되기 어렵다. 내적인 힘의 크기는 몇 가지 요인들에 의존하는데, 이는 다음의 제2장 또는 제3장에서 다루어질 것이다.

지레시스템, 지레의 분류 (Lever Systems, or Classes of Levers)

내적인 힘과 외적인 힘의 상대적인 토오크들을 살펴보기 위한 하나의 관점이 **지레시스템**, 또는 **지레의 분류**(lever system, or classes of levers)이다. 사람의 움직임에 지레시스템이란 용어를 적용하기 위해서는 몇가지 중요한 과도한 단순화(oversimplification)가 필요하지만, 이 용어는 우리에게 복잡한 운동역학(kinetics)을 설명가능한 요인들로 분해하게 해주는 일반적인 언어들과 유용한 기준틀을 제공해준다(기준면과 축에 대한 용어들처럼).

지레는 쐐기(fulcrum)를 중심으로 회전하는 강체이다. 지레시스템은 서로 반대방향의 토오크를 만들어 내는 두 개의 힘이 지레에 작용하는 경우에 존재한다. 우리는 인체에 대해 이야기 할 때, 분절(segment)와 지레(lever)라는 용어를 혼용하여 사용하였다. 그러나 엄밀히 말해, 뼈는 견고하지(rigid) 않다. 지레의 개념을 뼈분절에 적용하기 위해서, 우리는 또한, 분절의 관절축이 상대적으로 고정되어있다고 간주해야만 한다(이미 언급했듯이, 문제가 있는 가정이다). 그러나, (1)근력과 (2) 중력 그리고/또는 외적인 힘에 의한 순회전에 대하여 살펴볼 때, 뼈분절에 지레의 개념을 적용하는 것이 일반적이다.

지레시스템에서, 결과토오크(resultant torque)를 생산하는 힘(회전의 방향으로 작용하는 힘)을 **작용힘**(effort force, **EF**)이라고 한다. 다른 힘은 반대의 토오크를 생산해야 하므로 **저항힘**(resistance force, **RF**)이라고 불리운다. 지레에 작용하는 작용힘과 저항힘을 인식하는 또 다른 방법은 작용힘은 토오크게임에서 *항상 승자*이고, 저항힘은 분절의 회전을 일으키는데 있어 *항상 패자*라는 인식이다. EF의 MA를 **작용팔**(effort arm, **EA**)이라고 하고, RF의 MA를 **저항팔**(resistance arm, **RA**)이라고 한다.

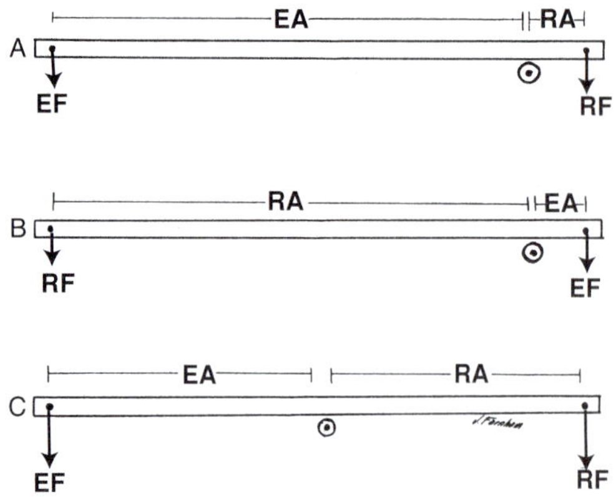

▲ **그림 1-69** ■ 제 1형지레에서, EA는 (A) RA보다 클 수도 있고, (B) RA보다 작을 수도 있고, (C) RA와 같을 수도 있다.

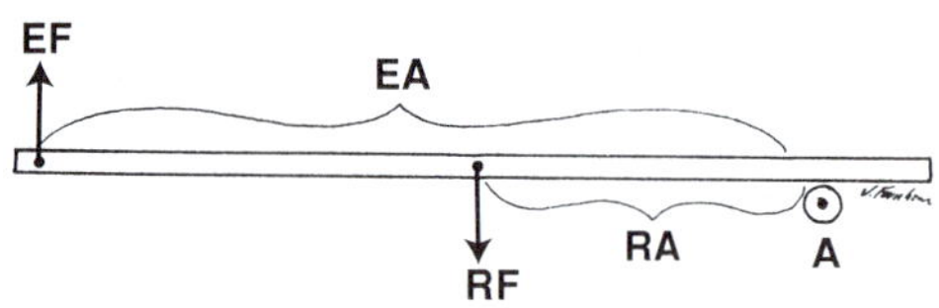

▲ **그림 1-70** ■ 제 2형지레. 작용팔(EA)은 항상 저항팔(RA)보다 크다.

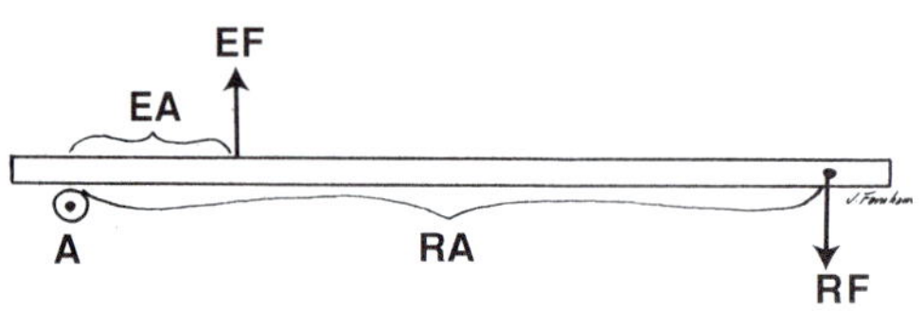

▲ **그림 1-71** ■ 제 3형지레. 작용팔(EA)은 항상 저항팔(RA)보다 작다.

일단 작용힘과 저항힘이 구별되고, 이름을 붙인 후에는, 축의 위치와 저항팔과 작용팔의 상대적인 크기를 고려하여 지레의 형태(class of lever)를 결정하게 된다.

제 1형 지레(first-class lever)는 작용힘의 작용점과 저항힘의 작용점 사이에 축이 놓여있는 형태로, EA와 RA의 크기는 상관없다. EF와 RF의 작용점 사이에 축이 존재하는 경우, EA는 RA보다 클수도 있고(그림 1-69A), 작을 수도 있고(그림 1-69B), 같을 수도 있다(그림 1-69C). **제 2형 지레**(second-class lever)는 작용힘의 작용점과 축 사이에 저항힘의 작용점이 놓여있는 형태이다(그림 1-70). **제 3형 지레**(third-class lever)는 축과 저항힘의 작용점 사이에 작용힘의 작용점이 놓여있는 형태이다(그림 1-71). 〔*Side-bar:* 지레의 형태는 근육이 부착된 *원위*분절(distal segment)에 작용하는 것으로 생각하면 더 쉽게 설명된다. 근수축 시 *근위*분절(proximal segment)의 움직임이 일어나는 경우는 분석이 더 복잡해지며, 일반적으로 둘 이상의 힘이 작용하므로, 지레 시스템의 기준으로 분명하게 설명되지 않는다〕.

제 3형 지레시스템의 근육들 (Muscles in Third-Class Lever System)

인체에서, 수축을 통해 부착된 *원위분절*을 당겨지는 방향으로 회전시키는 근육들은(근육이 EF가 됨) 대부분 제 3형 지레시스템에 속하게 된다. 중력과 weight boot의 저항에 대항하여 아래다리-발분절에 작용하는 넙다리네갈래근의 작용이 전형적인 예라고 볼 수 있다. 그림 1-72A는 Sam이 weight boot 운동 시 넙다리네갈래근을 수축하고 있는 그림이다. QLf의 크기가 최소한 3169 N이라면, $T_{QLf} > T_{GWbLf}$이므로(토오크의 변호와 각가속도 절에서 살펴본바와 같이), 아래다리-발분절은 펴진다(위치에 상관없이). 그림 1-72A에서 순회전(net rotation)의 방향이 이 폄방향이라면, QLf가 작용힘(EF)가 되고, GWbLF는 저항힘(RF)이 된다. QLf는 GWbLf보다 관절축에 더 가까우므로(MA가 각각 0.05 m와 0.27 m임), 지레는 제 3형 지레가 된다(EA 〈 RA).

그림 1-72A의 예에서, 원위분절에 대한 근육의 부착점이 외적인 힘보다 관절축에 항상 더 가까이 존재하는데, 이것은 일반적인 근육의 예이다. 결과적으로 근육이 작용힘이 될 때, 일반적으로 EA는 RA보다 작게 되어, 근육이 작용하는 지레는 제 3형지레가 된다. 근육이 작용힘이 될 때마다, 근육은 당겨지는 방향으로 분절을 움직여야 한다는 것도 잊어서는 안 될 중요한 사항이다. 이것은 근육은 **구심성수축**(concentric contraction)이라고 하는, 길이가 짧아지는 수축을 해야만 하는 것을 의미한다. 사실, 근육이 작용힘으로 작용할 때는, 근육은 "승리(winning)"하기 때문에, 항상 구심성 수축을 해야 한다.

제 2형 지레시스템의 근육들 (Muscles in Second-Class Lever System)

중력이나 다른 외적인 힘이 작용힘이 되고, 근력이 저항힘으로 작용(원위분절에 작용)하는 경우, 지레는 제 2형 지레가 된다. 그림 1-72B는 QLf의 크기를 제외하고는

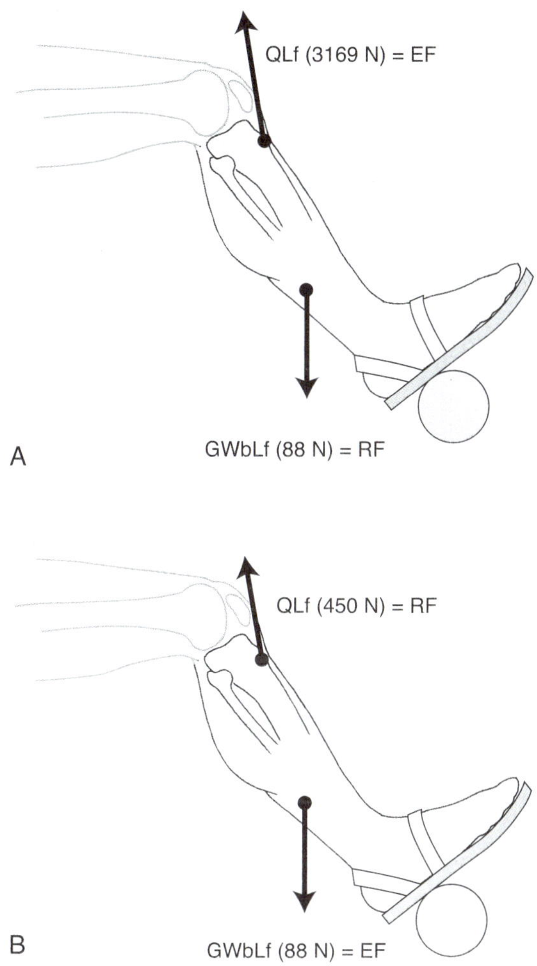

▲ **그림 1-72** ■ $T_{QLf} > T_{GWbLf}$ 일때, QLf는 작용힘(EF)으로 구심성수축을 하고 있고, GWbLf는 저항힘(RF)이 되어, 제 3형 지레시스템을 이룬다. $T_{QLf} < T_{GWbLf}$ 라면, GWbLf은 작용힘(EF)이 되고, QLf는 원심성수축을 하는 저항힘(RF)가 되어, 제 2형 지레시스템을 이룬다.

그림 1-72A와 같다. QLf가 450 N(이 자세에서 평형상태를 유지하기 위해 필요한 힘보다 작음)이라면, 순토오크는 굽힘토오크가 된다. 만약 순토오크가 굽힘방향이라면, GWbLf가 EF가 되고, QLf가 RF가 된다. GWbLf의 MA(EA, 0.27 m)는 QLf의 MA(RA, 0.05 m)보다 크기 때문에, 넙다리네갈래근은 제 2형 지레시스템으로 작용하게 된다.

넙다리네갈래근이 저항힘으로 작용하더라도, 넙다리네갈래근의 힘 벡터는 크기를 제외하고는 일정하게 유지된다는 것을 잊어서는 안 된다(그림 1-72B 참조). 넙다리네갈래근은 *여전히* 폄모멘트를 발생하고 있다. 일정 방향으로 회전을 일으키는 근육이 능동적으로 수축하는 동안, 분절에서 *반대방향의 움직임이* 일어난다면, 근육은 능동적으로 길어지고 있게 된다. 근육의 능동적인 신장(active lengthening)을 **원심성수축**(eccentric contraction)이라고 하며, 이것은 근육이 저항힘으로 작용하고 있음(회전이 일어나는 방향과 반대방향으로 토오크를 발생하고 있음)을 의미한다. 원심성수축을 하는 근육은 일반적으로 작용힘에 의해 발생하는 가속도를 최소화함으로서 움직임을 *조절*(control; 저항, resistance)하고 있는 것이다. 근육의 역할이 작용(effort)에서 저항(resistance)으로 바뀔 수 있다는 것을 통해, 움직임에 대한 운동학적 설명(kinematic description)만으로는 근육의 작용을 구별해 낼 수 없는 이유를 알 수 있다. 그림 1-72B에서, 능동적인 굽힘근의 작용이 없음에도 불구하고, *무릎관절은 굽혀지고* 있다. 사실, 그림에서 능동적으로 수축하고 있는 근육은 무릎관절 폄근 뿐이다. 어떤 움직임과 관련된 근력이나 다른 힘들을 이해하는 것은 단순히 움직임의 위치, 방향, 크기에 대한 설명으로는 불가능하며, 움직임에 대한 동역학적 분석(kinetic analysis)이 필수적이다.

제 2형 지레시스템으로서 근육이 원위분절에 작용할 때, 근육은 대부분의 경우 저항힘이 된다. 제 2형 지레시스템에서 근육이 원위분절에 작용할 때, *작용힘이* 되는 몇 가지의 예외적인 경우가 있다. 그러나, 이것은 근육이 부착하는 원위분절이 체중지지(weight bearing)를 하고 있는 경우이다. 그림 1-73은 발 분절에 작용하는 장딴지근육들(종아리세갈래근군(triceps surae muscle group), 또는 Fms)을 보여주는 그림으로(발은 강체로 간주됨), 발가락관절(발허리발가락관절, metatarsophalangeal

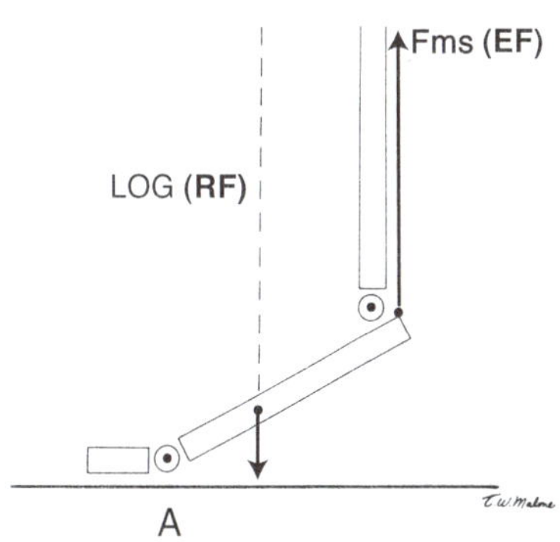

▲ **그림 1-73** ■ 종아리세갈래근(Fms)이 구심성수축할 때, 체중(LoG)은 중족지절관절을 축(A)으로 들어 올려진다. 종아리세갈래근의 힘(Fms=EF)과 중력(LoG=RF)은 제 2형 지레를 형성한다.

〔MTP〕 joint)을 축으로 신체를 들어 올리고 있는 그림이다. 발의 LoG의 작용점에 작용하고 있는 체중은 저항힘(RF)이 된다. 작용힘(Fms)는 체중이 발분절에 작용하는 작용점보다 MTP의 축으로부터 멀리 지나므로, Fms는 제 2형지레시스템으로서 구심성 수축을 일으킨다.

제 1형 지레시스템의 근육들 (Muscles in First-Class Lever System)

인체에는 제 1형 지레시스템으로 작용하는 소수의 근육들이 있다. 이런 경우, 근육의 작용점은 관절축을 중심으로 외적인 힘의 반대편에 위치하게 되는데, 이것은 드문 경우이다. 제 1형 지레시스템으로 작용하는 근육의 예는 위팔뼈에 작용하는 가시위근(suprasupinatus)이다(그림 1-74). 위팔뼈의 큰결절(greater tubercle)에 작용하는 가시위근의 부착부위는, 오목위팔관절(glenohumeral joint)의 회전축을 중심으로 위팔의 질량중심(CoM)으로부터(질량중심은 팔꿉관절 바로 위에 존재) 반대편에 위치한다. 근육과 중력은 관절축의 양편에 존재하므로, 가시위근이 구심성수축을 하건(EF로 작용하건), 원심성수축을 하건(RF로 작용하건) 상관없이 제 1형 지레시스템이 이루어 진다.

제 2형, 제 3형 지레시스템의 경우, 지레의 분류는 근력이 작용힘으로 작용하는지, 저항힘으로 작용하는지가 중요한 결정요인이였다. 이러한 결정은 지레의 순회전(net rotation)에 기초한다. 지레가 회전평형상태라면, 순토오크(net torque)는 발생하지 않는다(승자-winner-가 없음); 분절이 회전하지 않으면, 근육의 길이변화는 없기 때문에, 근육은 **등척성 수축**(isometric contraction)을 하게 된다. 근육이 지레에 평형상태로 작용하고 있을 때, 능동적인 근육을 작용힘으로 간주하는 것이 일반적이다. 근수축은 에너지가 소비되므로("노력(effort)"이 요구되므로), 평형상태에서 능동적인 근육을 작용힘으로 간주하는 것은 매우 개념적인 것이다. 그러나, 회전평형인 상태의 지레에서 EF와 RF를 정하는 것은 임의적인 것으로, 쉽게 바뀔 수도 있다. 근육이 에너지를 사용하며, 그렇기 때문에 에너지요구에 기초하여 작용힘으로 간주할 수 없지만, 여전히 우리가 세운 원칙은 유지된다는 것 또한 사실이다.

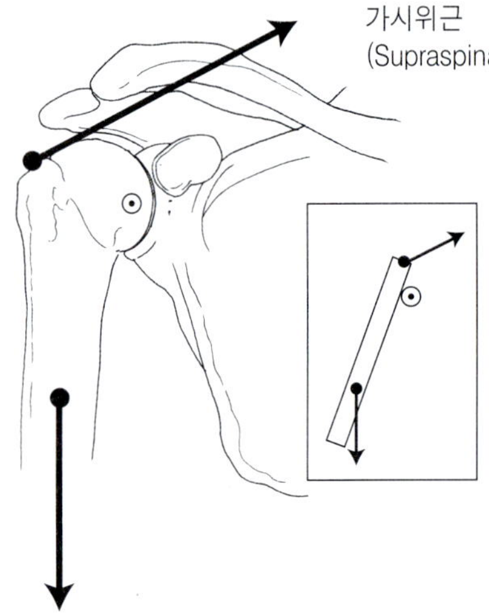

▲ **그림 1-74** ■ 가시위근(supraspinatus)은 위팔뼈에서 관절축의 한쪽에 부착하므로, 중력의 작용점(CoM)은 반대편에 위치한다. 근육이 구심성 수축을 하건(EF), 원심성 수축을 하건(RF), 근육은 제 1형 지레를 형성한다.

기본 개념 1-15: ***지레시스템에서의 근육들***

- 근육이 구심성수축을 할 때(능동적으로 짧아짐), 근육은 연결된 분절을 잡아당기는 방향으로 움직이게 해야한다. 따라서 근육은 작용힘(effort force, EF)이 된다
- 근육이 원심성 수축을 할 때(능동적으로 길어짐), 근육은 분절의 움직임과 반대방향으로 작용해야 한다; 다시 말해, 근육은 저항힘(RF)이 되어야 한다. 근육이 원심성 수축을 할 때, 근육은 작용힘에 의해 분절이 가속되는 것을 조절(속도완화)하는 역할을 한다.
- 지레가 회전평형상태일 때, 지레에 작용하는 근육은 등척성수축을 한다. 이 경우, 근육은 임의로 작용힘이 될수도, 저항힘이 될 수도 있다.

역학적 이득(Mechanical Advantage)

역학적 이득(Mechanical advantage, **M Ad**)은 지레의 역학적 효율(저항힘과 비교했을 때, 작용힘의 상대적인 효과)을 나타내는 것이다. 역학적 이득은 지레의 종류와 관련이 있으며, 이것을 통해 외적인 힘에 의한 토오크(대략적으로 추정가능)와 근육에 의한 토오크(외적인 토오크를 통해서만 추정가능) 사이의 관계를 이해하는데 도움이 된다. 역학적 이득은 저항팔(저항힘의 MA)에 대한 작용팔(작용힘의 MA)의 비이며, 다음과 같이 표시된다:

$$M\ Ad = \frac{EA}{RA}$$

EA가 RA보다 클 때, M Ad는 1보다 크다. 역학적 이득이 1보다 큰 지레의 "이득(advantage)"은 작용힘이 저항힘보다 작은데도 불구하고, *항상* 더 큰 토오크를 만들어 낸다는 것이다. 작용힘의 토오크는 저항힘의 토오크보다 항상 크다; 다시말해 (EF)(EA) > (RF)(RA)이다. EA가 RA보다 크고, EF의 크기는 RF보다 작다면, 작용토오크는 저항토오크보다 여전히 크게 된다.

그림 1-72B에서의 예에서, 작용힘은 GWbLf이고 EA는 0.27 m이다. 저항힘은 QLf이고 RA는 0.05 m이다. 따라서, 그림 1-72B의 정지동작에서 역학적 이득은 다음과 같다:

$$M\ Ad = 0.27\ m \div 0.05\ m = 5.4$$

이 상황에서 제 2형 지레로서 작용하고 있는 아래다리-발분절은 88-N의 GWbLf가 450-N의 QLf보다 더 큰 토오크를 만들어내고 있기 때문에 역학적으로 효율적이다. 제 2형 지레에서는 EA 〉 RA가 항상 성립하므로, 제 2형 지레의 M Ad는 항상 1보다 크게 된다.

지속적 연구 : 역학적 이득과 작용힘

지레의 역학적 이득은 MA의 길이에 의해 결정되는 것이지, 작용힘과 저항힘의 *크기에* 의해 결정되는 것은 아니다. 저항힘보다 크기가 작은 작용힘은 큰 MA를 가지고 작용해야 한다; 그렇지 않으면, 이 작용힘은 큰 토오크를 만들어 낼 수 없다("승자(winner)"가 될 수 없다). 그러나 EF가 *반드시* RF보다 작은 것은 *아니다.* 우리가 그림 1-72B에서 Sam의 weight boot에 400 N의 무게를 더한다면, GWbLf(이제 488 N임)은 여전히 작용힘이며 (비록 QLf의 450-N보다 작지만) M Ad도 여전히 5.4이다. 그러나 순불균형토오크가 크게 증가하므로, 굽힘하는 아래다리-발분절의 각가속도는 크게 증가한다.

제 3형 지레에서, EA가 RA보다 항상 작으므로(작용힘이 저항힘보다 축에 더 가까이 있음), M Ad는 항상 1보다 작다. 제 3형지레는 "역학적으로 비효율적(mechanically inefficient)", 이며 또는, "불리하게(disadvantage)" 작용한다. 왜냐하면, EF의 토오크가 RF의 토오*크보다 크기 위해서는* 작용힘의 크기는 항상 저항힘의 크기보다 커야 하기 때문이다. 제 1형 지레시스템에서, EA는 RA보다 클 수도, 작을 수도, 같을 수도 있다. 그러나 근육의 제 1형 지레로서 작용하는 경우라 할지라도, 일반적으로 근육의 원위부착부위는 외적인 힘의 작용점보다 관절축에 더 가까우므로, 제 1형 지레로서 작용하는 근육들은 대부분 역학적으로 *불리(disadvantage)하게* 된다(제 3형 지레처럼).

역학적 이득의 교환 (Trade-Offs of Mechanical Advantage)

인체내의 대부분의 근육들이 구심성수축을 하여 원위지레를 움직일 때, 지레에 작용하는 외적인 힘보다 더 짧은 MA를 갖는다는 것을 이미 살펴보았다. 지레를 움직이기 위해, 근육은 "승리(winning)"토오크를 얻기 위한 매우 큰 힘을 발생해야 한다. 이를 통해, 인체는 매우 비효율적인 구조를 갖고 있다고 보여진다. 사실, 인체의 근육은 공간에서 분절을 회전시키기 위해 "역학적 불리함(mechanical disadvantage)"을 감당하도록 구조화되어 있다.

그림 1-75A는 중력의 저항(G)에 대항한 근육의 구심성 수축(Fms)으로 인해 아래팔-손분절이 굽힘(반시계방향으로 회전)하고 있는 그림이다. 분절은 Fms가 잡아당기는 방향으로 움직이고 있다. 결과적으로, EA < RA이므

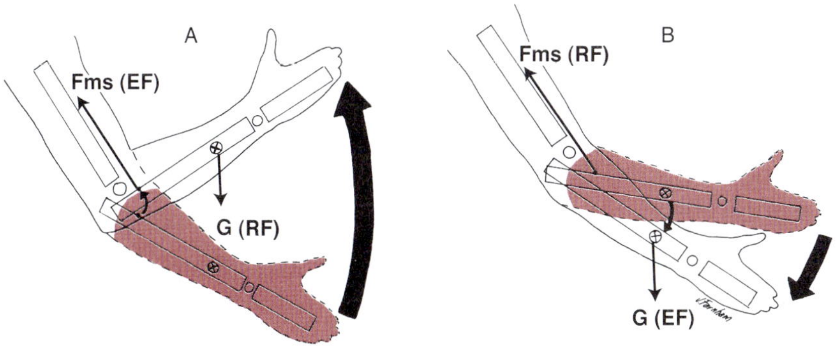

◀ **그림 1-75** ■ A. 역학적으로 불리한 제 3형 지레에서, EF(Fms)의 작용점의 작은 움직임은 분절 원위부의 큰 움직임을 만들어 낸다. B. 역학적으로 유리한 제 2형 지레에서 EF(G)의 작용점의 작은 움직임으로 인한 분절원위부에서 움직임은 크지 않다.

로 제 3형 지레에 해당된다. 이 그림에서 근육은 역학적으로 불리한 상태에서 "승리(win)"해야 하므로, Fms의 크기는 G의 크기보다 반드시 커야 한다. 그러나, 근육이 작용점부위(아래팔-손분절의 근위부)에서 매우 적은 범위의 움직임을 유발할 때, 분절의 원위부에서는 매우 큰 범위의 움직임이 일어나게 된다. 비록 회전을 일으키기 위해 저항힘보다 더 큰 작용힘이 필요하다 할지라도, 근위부의 근육의 적은 양의 회전은, 원위분절에서 큰 범위의 각변위와 각속도를 발생시킨다. 인체기능의 목적이 공간내에서 원위분절의 각변위를 최대화하는 것이므로(비록 에너지소모가 많이 일어나더라도), 제 3형 지레 시스템이 이러한 목적에 적합하다. 사실, 근육 EF의 짧아지는 길이가 일정한 상태에서, 작용힘의 MA가 짧을수록, 지레의 원위부의 각변위와 각속도의 크기가 커진다.

인체내의 제 2형 지레에서, 일반적으로(항상은 아니지만) 작용힘은 외적인 힘이 된다. 제 2형 지레에서 작용힘의 크기가 저항힘보다 작지만(그래도 작용힘이 "승리"함), 원위분절의 각변위와 각속도는 작아진다(작용힘의 일정 단위변위에 대하여). 그림 1-75B에서 작용힘(G)의 작용점부위에서의 작은 움직임은 원위분절의 작은 각변위를 만들어 낸다. 제 2형 지레에서(그리고 EA 〉RA인 제 1형 지레에서), 지레는 토오크 발생에 대한 작용힘의 비인 역학적인 효율이 좋지만, 상대적으로 원위분절이 공간에서 일으키는 각변위의 크기는 작다.

기본 개념 1-16: *역학적 이득과 지레의 형태*

- 제 2형 지레는 역학적 이득(M Ad)가 항상 1보다 크다. 작용힘의 크기는 저항힘의 크기보다 작다(반드시 그런것은 아님).
- 제 3형 지레는 역학적 이득(M Ad)이 항상 1보다 작다. 작용힘이 저항힘보다 더 큰 토오크를 발생하기 위해서는, 작용힘의 크기가 저항힘의 크기보다 반드시 더 커야 한다.
- 제 1형 지레의 M Ad는 1보다 크거나, 작거나, 같을 수 있다. 그러나, 일반적으로 인체내에서의 제 1형 지레인 경우, 근육의 MA는 외적인 힘의 MA보다 작게 된다.
- M Ad가 1보다 작은 상황에서 근육이 작용힘이 되는 경우, 근육이 "승리"하기 위해 필요한 충분한 근력을 내기 위해 많은 에너지를 사용한다는 사실은, 근육이 적은 양의 단축(shortening)만으로도 원위부의 큰 각변위와 각속도를 얻을 수 있다는 것으로 상쇄된다.
- M Ad가 1보다 큰 상황에서 외적인 힘이 작용힘이 되는 경우(예, 제 2형지레), 작용힘의 크기는 저항힘보다 작을 수 있지만, 일어나는 각변위와 각속도는 적다.

지레의 형태를 구분하기 위해 갖추어야 할 기초적 능력은, 근육의 기능이 분절의 회전을 일으키고자 하는 것인지, 아니면 조절(억제)하고자 하는 것인지를 구분하는 통찰력을 갖는 것이다. EA가 RA보다 클 때(제 2형 지레), "역학적 이득"은 외적인 힘의 것이 된다. 외적인 힘에 의한 분절의 회전가속도를 최소화하기 위해, 근육은 큰 원심성저항(eccentric resistance)을 발생해야 한다.(예로, 물컵을 입으로부터 떼어 테이블에 내려놓거나, 의자에 천천히 앉는 동작). EA가 RA보다 작을 때(근육이 작용힘이면서, 제 3형 지레일 때), 근육은 매우 큰 구심성 힘을 발생함으로서 외적인 저항을 이길 수 있다. 결과적으로, 근육은 지레의 종류에 상관없이 큰 힘을 발생할 수 있어야 한다. 제 3장에서 다루어지겠지만, 근육은 역학적으로 불리한 지레시스템상태에서도 원위분절의 각변위를 일으키는데 필요한, 그리고, 역학적으로 유리한 지레시스템상태에서 외적인 힘에 저항하는데 필요한, 많은 양의 힘을 발생시키는데 적합하도록 구조화되어 있다.

지레시스템에 의한 힘분석의 한계 (Limitation to Analysis of Forces by Lever Systems)

여기서 설명하는 지레시스템의 개념적인 틀(conceptual framework)은 근육의 기능과 분절의 회전에 대해 유용한 용어들과 깊은 통찰을 제시해 주지만, 이러한 접근에는 명백한 한계가 있다. 지레 시스템에 대한 논의에서는 지레의 회전이 최소한 하나의 짝힘(force couple)을 필요로 한다는 것을 무시하고 있다. 작용힘과 저항힘은 서로 반대방향의 회전을 발생하므로(같은 방향이 아니라) 짝힘이 아니다. 결과적으로, 작용힘과 저항힘으로 이루어진 두 개의 힘에 의해 형성되는 단순한 지레시스템의 분석에는, 작용힘의 짝힘이 되는 최소한 하나의 힘이 생략되어 있다. 짝힘의 성분이 되는 이 생략된 힘은 일반적으로 관절의 저항(관절반발력, 또는 관절인대조직의 힘)이라고 볼 수 있으며, 이 힘은 회전의 피벗포인트(pivot point)로서 작용한다(그림 1-49, 1-56 참조). 결과적으로 인체의 움직임을 분석하기 위한 단순한 지레시스템접근은 너무 과도하게 단순화된 것으로, 인체의 기능과 구조에 영향을 주는 필수요소에 대한 통찰을 불가능하게 한다. 인체분절에서 발생하는 토오크는 단순히 근육과 외적인 힘에 의해서만 발생하는 것은 아니다; 토오크의 발생에는 부가적인 내적인 힘들과 근육과 외적인 힘의 수직성분과 수평성분의 힘들에 의해 영향을 받는데, 단순한 지레시스템접근에서는 이러한 요인들이 고려되지 않는다.

힘의 성분들(Force Components)

그림 1-61의 Sam의 아래다리-발분절에 대한 분석에서는, 분절에 작용하는 힘에 의해서만 발생하는 *토오크*를 고려하고 있다. 그림에서 GWbLf이 발생하는 토오크의 크기가 매우 작기 때문에, 분석 시 GWbLf의 수직성분힘에 대하여는 고려하지 않았다. QLf를 아래다리-발분절의 회전을 일으키는 힘으로 간주할 때, 우리는 QLf가 폄토오크(extension torque)를 발생시키기 위해 필요한 다른 힘(짝힘으로서 QLf의 짝이 되는 힘)을 고려하지 않았다. 또한 아래다리-발분절의 병진평형(translatory equilibrium, $\Sigma F_V=0$ and $\Sigma F_H=0$)이 유지되는 기전에 대하여도 고려하지 않았다—병진평형유지는 상대적으로 고정된 축을 중심으로 관절의 회전이 일어나기 위한 필수적인 조건이다.이러한 조건들이 만족되는 상태를 고찰하기 위해, 우리는 하나의 힘을 성분힘으로 분해하는 방법을 이해하여야 한다.

지레에 작용하는 힘은 지레에 90°로 작용할 때, 최대의 토오크를 발생시킨다(짝힘을 이루는 상대힘의 존재를 가정한 상태에서). *같은* 크기의 힘이 지레에 90°가 아닌 각도로 작용할 때, 더 *적은* 토오크가 발생하게 되며, 이 때의 힘은 회전을 일으키는 것 외에 다른 일에 힘을 소비하게 된다. 사실, 토오크는 전형적으로, 전체 힘 중, 회전방향으로 작용하는 힘 성분에 의해서만 발생한다고 간주된다. 힘이 지레에 90°가 아닌 각도(〉90° or 〈90°)로 작용하고 있을 때, 힘의 성분 중 지레에 90°로 작용하는 성분만이 지레의 회전을 일으킨다. 결과적으로, 지레에 90°로 작용하는 힘의 성분을 힘의 **수직(회전, 또는 y) 성분(Fy)**이라고 한다. 인체분절의 장축을 기본적으로 기준선(reference line) 또는 x-축으로 간주하므로, 힘의 회전성분은 "y" 성분이 된다. 결과적으로 분절에 수직인 성분이 y-축이 된다.

Fy의 크기는 **힘의 분해과정**(resolution of forces)을 통해 그림상으로 구할 수 있다. 힘의 분해에서 원래힘(original force, 또는 총힘-**total** force, $\mathbf{F_{TOT}}$)은 두 개의 성분으로 분해된다. 두 개의 공점힘이 하나의 합성벡터로 합쳐질 수 있는 것처럼, 하나의 벡터가 두 개가 공점힘성분으로 분해될 수도 있다. 이 때, 두 개의 성분힘들은 특별히 다음과 같이 구성된다. 하나의 힘(Fy)은 분절에 수직으로 놓여지고, 두 번째 힘은 지레에 수평으로 그려지는데, 이 두 번째 힘은 **수평성분(parallel component**, 또는 **활주성분**(translatory component), **x성분**)이라고 한다. 이 힘은 **Fx**라고 표시되는데, 이는 인체분절을 항상 기준축 또는 x축으로 간주하고, 분절에 평행하게 그려진 성분힘의 작용선은 x축과 일치하거나 평행하게 되기 때문이다. 힘의 분해과정은 평행사변형을 이용한 힘의 합성과정의 역순이다. 힘의 분해과정에서 평행사변형은 두변(Fx와 Fy)이 항상 수직관계에 있으므로, 항상 직사각형(rectangle)이 된다.

수직성분과 수평성분으로 분해하기 (Resolving Forces into Perpendicular and Parallel Components)

그림 1-76은, QLf를 수직성분(Fy_{QLf})과 수평성분(Fx_{QLf})으로 분해하기 위한 3단계의 과정을 보여주고 있다:

1단계(그림 1-76A 참조). 원래힘(original force)과 *같은 작용점을* 갖는 힘선(line)을 지레의 장축에 *수직으로,* 원래힘 방향쪽으로 그린다(F_y 성분힘의 초벌선(draft line)). 두 번째 힘선도 원래힘과 같은 *작용점*을 가지며, 분절의 장축에 *수평으로*, 원래힘 방향쪽으로 그린다(Fx 성분힘의 초벌선). F_x와 F_y의 초벌선들은 원래힘의 화살표머리보다 더 길게 그려야 한다.

2단계(그림 1-76B 참조). F_x와 F_y의 초벌선에 수평인 선분들을 그려(원래힘의 화살표머리로부터) 직사각형을 완성한다.

3단계(그림 1-76C 참조). 직사각형을 이루는 부분을 제외하고 선분의 나머지 부분은 "잘라낸다". F_y성분(회전성분)과 F_x성분(병진성분)은 직사각형의 한 변(one side)를 형성하며, 같은 작용점을 가지며, 이 성분들의 화살표머리(arrowhead)는 직사각형의 모퉁이를 형성한다; 이제 F_{TOT}는 직사각형의 대각선이 된다. 직사각형을 만들기 위해 F_y와 F_x가 잘라졌으며, F_x, F_y, F_{TOT}가 일정한 비례관계를 갖는다는 것은 매우 중요하다. 이러한 비례관계는 F_{TOT}의 우세적이고 상대적인 효과를 결정짓게 해준다.

수직성분힘과 수평성분힘의 효과 (Perpendicular and Parallel Force Effect)

벡터 QLf를 성분힘들로 분해해보면, Fy_{QLf}와 Fx_{QLf}(그림 1-76C 참조)가 3가지의 다른 움직임을 만들어 낼 수 있다는 것이 확실해진다: 수직움직임, 수평움직임, 회전움직임. Fx성분은 그림 1-76C에서 수직방향의 병진움직임을 만들어낸다. 그러나 Fy는 회전움직임과 수평방향의 병진움직임을 만들어 낸다. 어떤 힘(예, Fy)은 병진움직임과 회전움직임을 동시에 만들어 낼 수 있으므로, 이 힘의 이름을 "회전성분힘"으로 할지, "병진성분힘"으로 할지 혼동하게 된다. 따라서 이 장의 나머지 부분들에서 우리는 Fy를 수직성분힘이라 하고, Fx를 수평성분힘이라 하기로 하며, 상황에 따라 힘의 효과(회전 혹은 병진움직임)는 달라진다.

분절의 움직임이 어떻게 일어나는가는 ΣF_V, ΣF_H, ΣT를 평가함으로서 알 수 있다는 것은 이미 살펴보았다. 힘(예, QLf)의 Fx와 Fy 성분이 병진움직임(Fy와 FH)과 회전움직임(T)을 모두 만들어낸다는 것도 이미 살펴보았다.[*Side-bar:* 우리는 자유도 3을 허용하는 이차원적인 분석을 지속한다.) 분절에 수직이면서 공간에서 수평으로 작용하고 있는 힘 또는 성분힘(예, 그림 1-76C의 Fy_{QLf})이, 분절이 공간 내에서 이동한다면, 분절에는 계속 수직으로 작용하면서 공간에서는 수직으로 향할 수

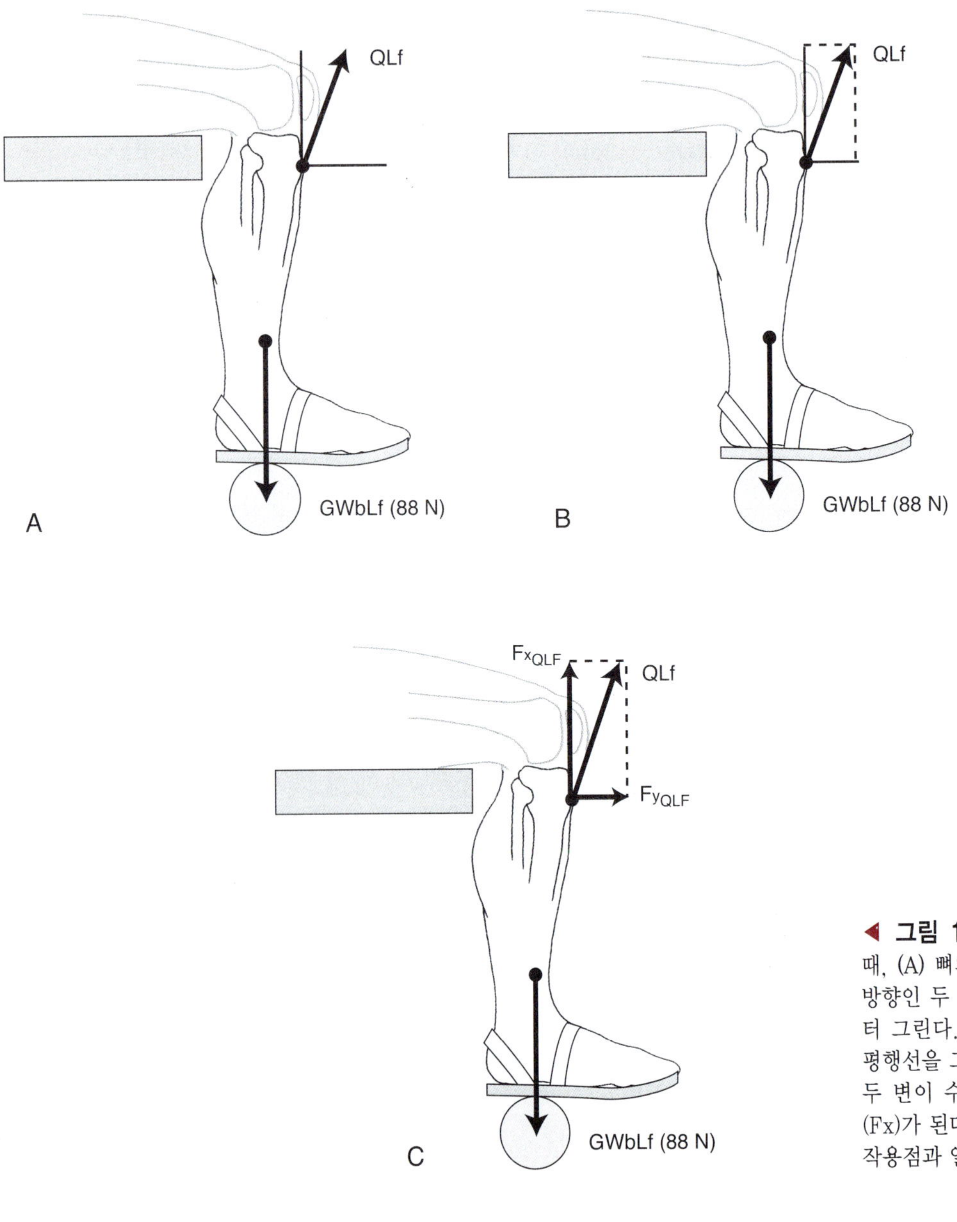

그림 1-76 ■ 힘이 성분힘으로 분해될 때, (A) 뼈의 장축에 대해 수직방향이고, 수평방향인 두 개의 힘을 원래 힘의 작용점으로부터 그린다. (B) 원래 힘의 화살표머리로부터 평행선을 그어 사각형을 만든다. (C) 사각형의 두 변이 수직성분벡터(Fy)와 평행성분벡터(Fx)가 된다. 이 두벡터의 작용점은 원래 힘의 작용점과 일치한다.

도 있다는 것을 알아야 한다. 결과적으로, 위치 의존적 추론(position-dependent corollaries; ΣF_V와 ΣF_H)을 대신하여, 수직힘들의 총합(ΣFy)과 수평힘들의 총합(ΣFx)을 살펴봄으로써, 분절의 순병진움직임(net translatory motion)을 고찰할 수 있다. 인체분절의 회전평형은 분절의 장축에 수직인 힘들에 의해 발생하는 토오크들의 합(ΣT)을 구함으로써 고찰할 수 있다. 비록 실제 임상현장에서 힘 또는 토오크를 정량화하는 것이 불가능한 일이기는 하지만, 가상의 상황에서의 힘과 토오크의 크기를 결정하는 것은, 공간에서 분절의 회전과 안정화를 위한 기능적 요구들을 달성하기 위해 필요한 부가적인 힘 또는 토오크들을 이해하는데 도움이 될 것이다.

■ 성분힘의 크기의 결정(Determining Magnitudes of Component Forces)

일정한 척도로서 그려진 그림인 경우, 순불균형힘을 구하기 위해, 상대적인 벡터의 길이를 이용할 수 있다. 그림 1-76C에서는 벡터들이 일정한 척도로서 그려지지 않았으므로, Fy와 Fx의 상대적인 크기는 직각삼각형(90°)의 각 변사이의 고정된 관계를 기초하여, 사인(sin)과 코사인(cos)의 삼각함수를 이용하여 구할 수 있다.

Fx와 Fy는 항상 F_{TOT}가 포함된 직각삼각형의 일부라는 사실을 반드시 기억해야 한다. 그림 1-77A에서, 벡터 QLf와 그 성분힘들이 확대되어 따로 그려져 있다. 벡터 QLf는 직사각형의 대각선으로서 직시각형을 두 개의 직각삼각형으로 분리한다. QLf의 작용각은 QLf와 무릎관절쪽 분절사이의 각도(그림 1-77A의 θ)이므로, 우리가 관심을 갖는 것은 직사각형의 반인 그림자처리된 삼각형이다. 그림자처리된 삼각형에서, 벡터 QLf는 빗변(90°각의 대변)이 되며, 여기서 그 크기를 1000 N이라고 가정한다. 작용각 θ는 25°라고 가정하자. 벡터 Fx는 각 θ의 인접변(side adjacent)이고, 벡터 Fy는 각 θ의 대변(side opposite)이 된다. 그림 1-77A의 그림에서 이 삼각형의 방향이, 독자가 보아왔던 것(그림 1-76에서 아래다리-발 분절의 위치)과는 조금 다를 수 있기 때문에, 힘성분들을 그림 1-77B처럼 "전형적인" 방향으로 재위치시켰다. 각 θ의 대변(side opposite)은 *문자 그대로 해석하자면* 실제로 수직성분(Fy)을 의미하는 것은 아니지만, 직사각형에서 두 대변의 크기는 같으므로 각 θ의 대변과 Fy의 크기는 같다(그림 1-77B).

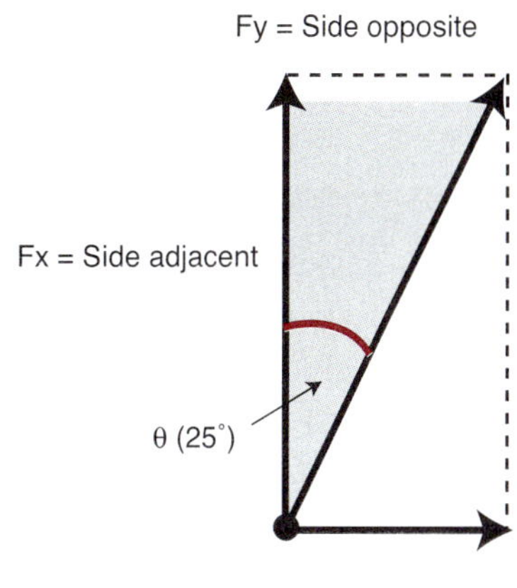

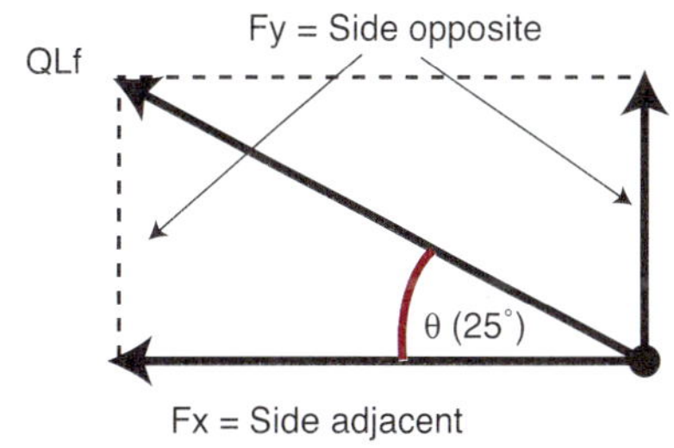

▲ **그림 1-77** ■ A. 그림 1-76C에서와 같은 방향으로 벡터 QLf와 이 힘의 Fx, Fy성분을 다시 그린다(확대되어 그려짐). 기준삼각형(빗금친 부분)에서 QLf는 빗변(hypotenus)이 되고, Fx는 θ각의 인접변(side adjacent), Fy는 각 θ의 대변(side opposite)이 된다. B. 같은 그림을 보기 좋게 돌려놓은 그림이다.

피다고라스의 정리(Pythagorean theorem)를 이용하면 Fx와 Fy의 크기를 구할 수 있다. 여기서는 작용각 θ의 크기는 25°, F_{TOT}는 1000 N으로 주어졌다.

지속적 연구 : 삼각법에 의한 힘의 분해(Trigonometric resolution of forces)

직각삼각형의 세변사이의 관계는 피타고라스의 정리로 설명된다: $A^2 + B^2 = C^2$, C는 직각삼각형의 빗변(직각의 대변)의 길이이고, A와 B는 각 θ의 인접변(side adjacent)과 대변(side opposite)의 길이이다(그림 1-78A). 피타고라스의 정리에 의하면, 다음과 같다:

$$\sin\theta = \frac{\text{대변(side opposite)}}{\text{빗변(hypotenuse)}}$$

$$\cos\theta = \frac{\text{인접변(side adjacent)}}{\text{빗변(hypotenuse)}}$$

위의 식은 각 θ(힘의 작용각도)와 빗변의 길이가 주어졌을 때, 인접변(Fx)와 대변(Fy)의 크기를 구할 때 사용된다:

$$\text{대변} = (\sin\theta)\ (\text{빗변})$$
$$\text{인접변} = (\cos\theta)\ (\text{빗변})$$

삼각함수에서 sin과 cos 값은 임의의 수가 아니다. sin과 cos 값은 직각삼각형의 다른 한각이 정해졌을 때, 두변의 길이사이에는 고정된 관계가 존재한다는 것을 보여준다. 그림 1-78B에서, 한각 θ가 25° 인 직각삼각형이 그려져 있다. 삼각형은 나누어져서, 변의 길이가 다른 3개의 삼각형이 제시되었다. 세 삼각형의 빗변의 길이는 작은 것부터 큰 것의 순서로 10cm, 15cm, 20cm라고 하면, 같은 척도를 사용하면 Fy(대변)의 값은 4.2cm, 6.3cm, 8.5cm이 될 것이다; Fx(인접변)는 9.1cm, 13.6cm, 18.1cm이 될 것이다. 한각이 25° 인 직각삼각형들 중 어떤 것을 선택하더라도, 삼각형의 두 변사이의 비율은 삼각형의 크기에 상관없이, 일정하게 되며, *이러한 비율은 해당 각도의 삼각함수를 나타내게 된다.*

1. 세 개의 삼각형에서(대변/빗변)의 값은: (4.2/10 = 0.42); (6.3/15 = 0.42); (8.5/20 = 0.42). sin 25° 의 값은 0.42
2. 세 개의 삼각형에서 (인접변/빗변)의 값은: (9.1/10 = 0.91); (13.6/15 = 0.91); (18.1/20 = 0.91). cos 25° 의 값은 0.91
3. 세 개의 삼각형에서 (대변/인접변)의 값은 : (4.2/9.1 = 0.46); (6.3/13.6 = 0.46); 8.5/18.1 = 0.46). tangent(tan, 또는 sin/cos) 25° 의 값은 0.46.

이것은 F_{TOT}의 작용각도가 주어졌을 때, F_{TOT}의 크기에 상관없이(또한 공간내에서의 분절의 위치에 상관없이, 또한 힘이 외적인 힘이건 내적인 힘이건 상관없이), Fx와 Fy의 크기는 F_{TOT}의 크기와 고정된 비율을 가지며, Fx와 Fy 서로간에도 고정된 비율을 가진다는 것을 "증명(proof)" 해준다.

Fx_{QLf}와 Fy_{QLf}의 크기는 피타고라스의 정리를 통해 계산될 수 있다(심화 탐구 참조: 삼각함수 해법). QLf가 1000 N이며, 아래다리-발분절에 25° 의 작용각을 갖는다고 한다면:

$$Fx_{QLf} = (\cos 25^\circ)(1000\text{ N}) = (0.91)(1000\text{ N}) = 910\text{ N}$$
$$Fy_{QLf} = (\sin 25^\circ)(1000\text{ N}) = (0.42)(1000\text{ N}) = 420\text{ N}$$

Fx의 크기와 Fy의 크기의 합이 항상 합력(F_{TOT})보다

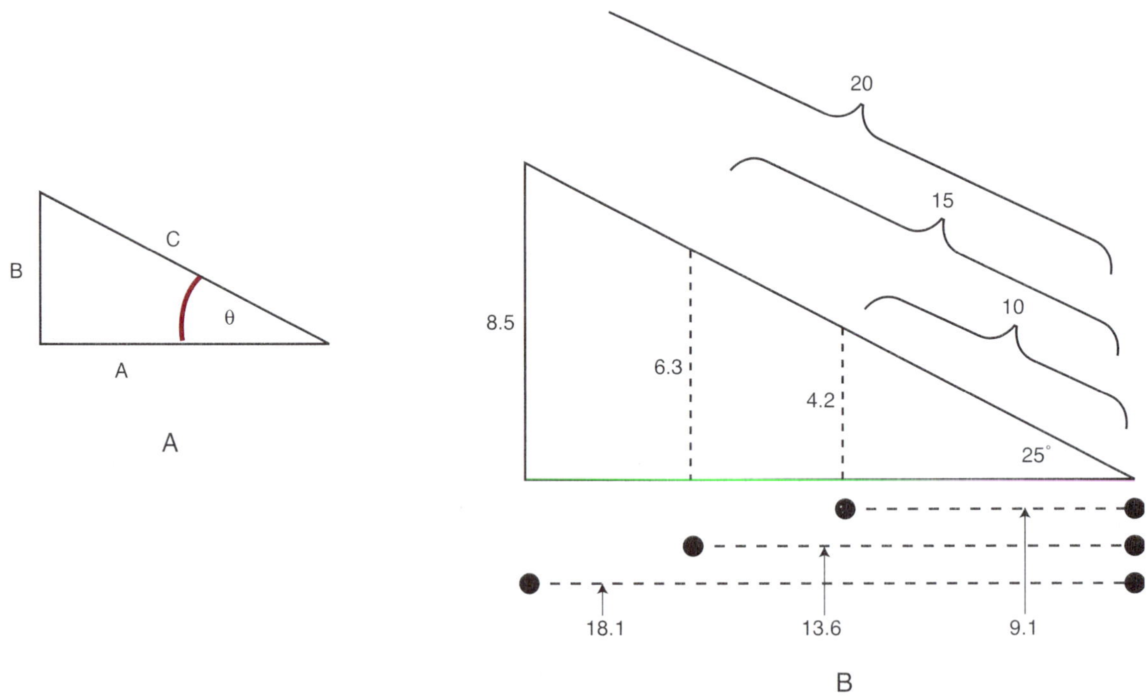

▲ **그림 1-78** ■ A. 피타고라스 정리에서 $A^2+B^2=C^2$이다. 여기서 A, B, C는 직각삼격형의 변의 길이이다. B. 각도 θ가 주어졌을 때(예, 25°), 각도에 대한 대변과 인접변의 길이는 서로 간에, 또는 원래 힘에 대하여 고정된 관련성(fixed relationship)을 가지게 된다.

크다는 것을 명심해야 한다. 힘을 합성해보면, 합력이 더 "효율적"이다. 그러나 어떤 일련의 힘들의 회전성분과 병진성분의 효과를 분석할 때, 합력 또는 성분힘이 적합한 분석방법으로 분석된다면, 수학적으로 같은 결과를 낳을 것이다.

기본 개념 1-17: *90°보다 큰 작용각도*

우리는 Fx와 Fy의 크기는 F_{TOT}의 *작용각*을 사용하여 계산할 수 있다는 것을 알고 있다. 그러나, 이러한 법칙은 다르게 적용될 수 있다. 그림 1-79처럼 F_{TOT}의 작용각이 90°보다 클 때(둔각일 때), θ 의 여각(θ^1 = 180° − θ)이 사용된다. 이는 그림 1-79를 보면 이해할 수 있는데, 이 때, 직각삼각형의 세각 중 어떤 각도 90°를 넘지 않는다. 그러나, 그림 1-79에서 볼 때, Fx는 여전히 θ^1의 인접변이 되며, Fy는 θ^1의 대변이 된다. 그림 1-80은 아래다리-발분절에 중력(G)이 45°(그림 1-80A)와 135°(그림 1-80B)의 작용각으로 작용할 때의 그림이다. 두 그림에서 직사각형들의 두 변은 모두 45°를 기초로 하고 있으므로, Fx와 Fy의 크기는 두 그림에서 같다. 135°로 작용하는 힘의 성분힘을 계산하기 위하여 이 작용각의 여각(180°−135° 또는 45°)이 사용되었다.

벡터의 작용각의 정의는 *관절축쪽의 각도(angle on the side of the joint axis)*보다는 분절과 벡터사이의 *예각(acute angle* between the segment and the vector)이라는 정의로 바뀌어야 한다는 것으로 보일 수 있다. 그러나, 작용각도(θ)를 0°에서 180°사이로 보는 것은 유용한 일반적인 설명을 가능하게 한다: 힘의 작용각도가 90°보다 작을 때는, Fx성분은 관절축을 향하게 되고 압박력으로 작용하게 되고(그림 1-80A 참조), 작용각이 90°보다 클 때는, Fx성분은 신연력(ditractive force)으로 작용하게 된다(그림 1-80B 참조).

■ 성분힘과 힘의 작용각도 (Force Components and the Angle of Application of the Force)

일정한 크기의 힘이 관절축을 중심으로 회전하는 분절에 작용할 때(그림 1-65와 1-66 참조), MA의 변화가 일어나며, 동시에 힘에 의해 발생하는 토오크도 관절각도에 따라 변하게 된다. MA의 변화는 분절에 작용하는 힘의 작용각도의 변화 때문에 일어나는 현상이다. 힘의 수직성분(Fy)은 전체 힘중 효과적으로 토오크를 발생시키는 성분힘이므로, 크기가 일정한 힘에 의해 발생하는 토오크의

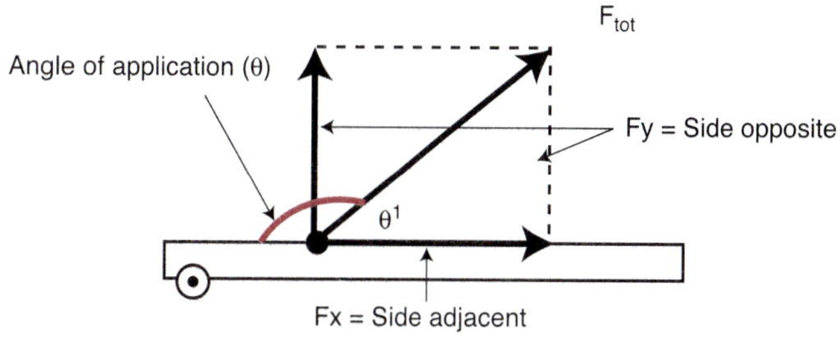

▲ **그림 1-79** ■ 작용각(θ)이 90°보다 클 때(둔각일 때), 성분 힘 Fx와 Fy를 계산하기 위해 사용되는 각(θ^1)은 작용각의 여각(180° − θ)이 된다.

변화는 Fy의 크기가 변하기 때문에 발생하는 현상임을 의미한다. Fy의 크기가 힘의 작용각도에 의해 결정된다는 것은 매우 논리적으로 생각된다[Fy = (sin θ)(빗변)]

그림 1-81은, 그림 1-66과 같이 팔꿉관절의 4개의 다른 위치에서 아래팔-손분절에 작용하는 일정한 크기의 근력(Fms)을 보여주고 있다. 그림 1-81에서, MA의 변화보다는 힘의 Fx와 Fy성분의 크기의 변화를 관찰할 수 있다. Fms에 의해 발생하는 토오크의 변화를 그림 1-66에서 MA의 변화 때문이라고 설명하는 것과, 그림 1-81에서 작용각도의 변화 또는 Fy의 변화때문이라고 설명하는

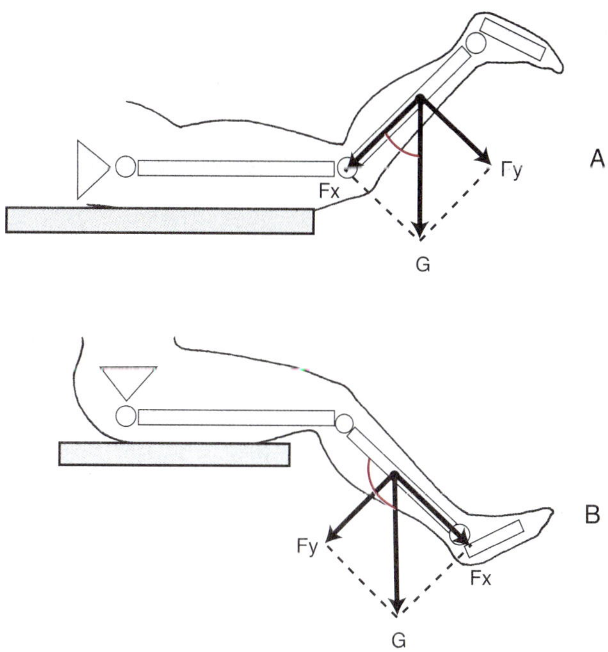

▲ **그림 1-80** ■ 벡터 G가 아래다리-발분절에 45°(A)와 135°(B)의 각도로 작용하고 있다. Fx와 Fy의 크기는 A와 B에서 같다. 이는 135°로 작용한 힘의 성분힘들을 계산하기 위해 사용된 각도가 이 각의 여각(180°−45°) 또는 45°이기 때문이다.

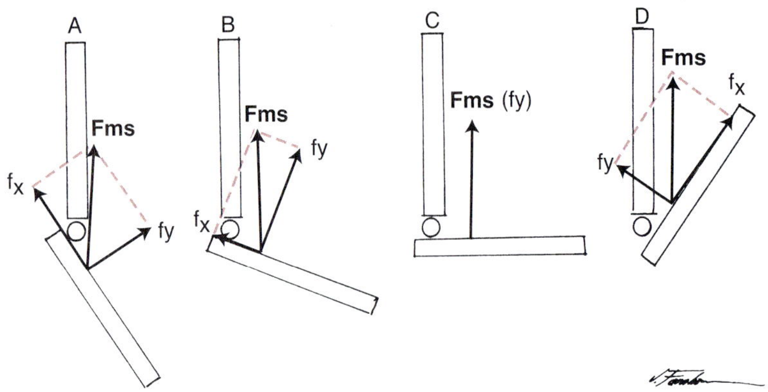

◀ **그림 1-81** ■ 팔꿉관절 각도가 (A) 35°, (B) 70°, (C) 90°, (D) 145° 일 때, 근력(Fms)을 수직성분(Fy)와 평행성분(Fx)으로 분해하면, 성분힘들의 크기와 Fx의 방향은 변하게 된다.

것을 통해, MA와 Fy는 서로 정비례함을 알 수 있다. 힘이 분절에 90° 로 작용할 때(그림 1-81C 참조), MA는 최대가 된다는 것은 이미 이전에 살펴보았다. 힘이 분절에 90° 로 작용할 때, Fy의 크기는 총힘(F_{TOT})의 크기와 같다.〔*side-bar:* Fy=(sin θ)(빗변). 만약, 빗변 = F_{TOT}, 라면 sin 90° =1이므로, Fy=(1)(F_{TOT})가 되어, Fy = F_{TOT}가 된다.〕 결과적으로, MA와 Fy는 힘이 분절에 90° 로 작용할 때, 그 크기가 최대가 되며, 작용각도가 90° 가 아닐때는 MA와 Fy 모두 각크기에 비례하여 그 크기가 감소한다. 그러나 Fx는 Fy와 반비례의 관계가 있으므로, Fy가 감소할 때, Fy는 비례적으로 증가한다.

예제 1-13

작용각의 변화에 따른 성분힘의 변화
(Changes in force components with changes in angle of application)

Fms의 작용각이 35° 일때, Fx성분은 Fy보다 크다(그림 1-81A참조). Fms가 분절에 145° 로 작용할 때도, Fx성분은 Fy보다 크다(그림 1-81D 참조). Fms의 작용선이 분절에 가까워질수록(분절에 평행해질수록), Fx는 크기가 증가한다. 벡터 Fms가 분절에 70° 의 작용각으로 작용할 때(그림 1-81B 참조), Fms는 축으로부터 더 멀어지고, 크기도 작아진다. Fms의 작용각이 변화할 때, Fx성분은 크기 뿐만 아니라, 그 방향도 변하게 된다. Fms가 분절에 35° 의 각도로 작용할 때(그림 1-81A), Fx는 관절을 향하게 된다(압박력); Fms가 분절에 145° 의 각도로 작용할 때(그림 1-81D), 병진성분(Fx)은 관절로부터 멀어지는 방향을 갖는다(신연력).

그림 1-81D에서 보듯이, 평행성분힘의 방향이 압박력으로부터 신연력으로 변하는 것은, 근력의 경우 특별한 경우이다. 사실, 대부분의 근육은 분절에 거의 평행하게 주행하며, 관절이 어떤 위치에 있는가에 상관없이, 상대적으로 작은 작용각을 가지며(Fx 〉 Fy), 거의 항상 관절 축방향으로 힘이 작용한다. 이러한 근육배열로 인해 나타나는 효과는, 근육이 전체 힘중 상대적으로 작은 크기의 수직성분의 힘을 가지며, 거의 항상 압박력으로 작용하는 상대적으로 큰 평행성분의 힘을 갖는다는 것이다. 따라서, 대부분의 근력은 관절 *회전력*보다는 관절 *압박력*으로 작용한다! 이러한 근육의 배열은 관절의 안정성을 증가시키기도 하지만, 근육이 공간에서 분절을 움직이기 위한 충분한 토오크를 발생하기 위해서는 매우 큰 총힘(total force)를 발생시켜야 함을 의미한다.

우리는 이제, 이전에 살펴보았던 근육들(원위지레가 자유로운상태에서 구심성 수축을 하는 경우)이 대부분 역학적으로 불리한, 비효율적인 상황에서 일하고 있다는 사실을 조금 더 확장시킬 수 있다. "교환(trade-off)"이란, 근육이 많은 수축력이 요구되더라도, 원위분절의 움직임은 크게 발생할 수 있다는 것을 말한다. 이와 비슷한 의미로, 분절의 회전을 위해(많은 Fy 성분힘 필요) 많은 근수축력이 필요하다는 것은 관절압박력의 증가라는 부차적인 이득을 얻게 해준다. 이는 전체 근력중 Fx 성분힘이 다른 성분힘보다 크기 때문이다.

기본 개념 1-18: *근력의 성분힘*

- 대부분의 근육의 작용각은 작으며, 작용선은 지레에 수직이기보다는 평행하다.
- 대부분의 경우, 근력의 수평성분(Fx)은 수직성분(Fy)보다 크다.
- 대부분의 근력의 평행성분은 관절압박력으로 작용하며, 이는 관절의 안정자로서 중요한 역할을 한다.

인체의 근력에 존재하는 제한점들(concept cornerstone 1-18에서 정리한 일반적 사항들)은 외적인 힘(external force)에는 적용되지 않는다. 우리는 공간내 분절의 위치에 따라 중력이 압박력으로 작용하기도 하고 신연력으로 작용하기도 한다는 것은 예를 들어 이미 살펴보았다(그림 1-80). 중력의 방향은 제한적이므로(항상 수직하방을 향함), 몇 가지의 예측들(중력의 토오크는 분절이 지면에 평행할 때 항상 최대가 된다)이 가능해 진다. 다른 외적인 힘들은(예, 도수저항) 이러한 제한점이 거의 없으므로, 분절에 대한 효과를 예측하는 것이 어렵다. 그러나, 힘의 작용각과 이에 따라 결정되는 MA, Fy, Fx의 관계는 대부분의 힘, 특히 임상적인 상황에서 일반적으로 설명되는 힘들에 적용될 수 있는 *법칙(principle)*으로 볼 수 있다.

예제 1-14

토오크를 최대화하기 위한 외적인 힘의 조절 (Manipulating external forces to maximize torque)

그림 1-82에서, 같은 크기의 도수저항(손이 아래다리-발분절에 작용하는 힘[HLf])이 다른 방법으로 아래다리-발분절에 작용하고 있다. 이 상황에서의 목적이 저항자의 가장 최소의 힘을 적용하여, 넙다리네갈래근의 최대의 *등척성*수축($\Sigma T=0$)을 유발하고자 하는 것이라면, 그림 1-82B의 방법으로 도수저항을 적용하는 것이 확실히 유리하다. 그림 1-82A에서는 그림 1-82B보다 저항손이 아래다리-발분절의 더 근위부쪽에 작용하므로, 벡터 HLf의 MA의 크기는 그림 1-82A에서 더 작다. 1-82A에서는 벡터 HLf가 분절에 일정 각도의 작용각을 가지므로, 이 경우, 원하지 않는 평행성분의 힘(Fx)이 발생하여, 전체의 저항힘 중 "낭비(wasted)"되는 힘이 발생한다. 여기에서 HLf의 작용각은 90° 보다 크므로, 낭비되는 힘은 신연력이 된다. 저항손을 아래다리-발분절의 원위부로 이동시키고, 저항힘의 작용각도를 아래다리-발분절에 90° 로 만든다면, MA가 최대가 되고, 모든 저항힘은 회전을 위한 힘으로 작용하게 된다(HLf=Fy). 그림 1-82A에서보다 그림 1-82B에서의 저항손의 위치가 무릎관절이 일정 관절각도를 유지하기 위해 넙다리네갈래근이 더 큰 힘을 발생하게 만든다. 근육은 저항손에 의해 발생하는 큰 토오크를 상쇄시켜야 한다. 근육의 작용각은 변하지 않으므로, 근육은 근력의 크기를 증가함으로서만 토오크의 크기를 증가시킬 수 있다. 사람에 의해 저항의 작용각이나 MA를 변화시킬수 있다는 것을 이해한다면, 운동의 목적에 따라 저항의 크기를 넙다리네갈래근의 역량보다 크게 또는 작게 변화시킬 수 있다.

기본 개념 1-19: *토오크생산의 최대화를 위한 외적인 힘의 조절*

- 외적인 힘에 의한 토오크는 힘의 크기를 증가시킴으로 증가시킬 수있다.
- 외적인 힘에 의한 토오크는 힘을 지레에 수직으로(수직에 가깝게) 작용함으로써 증가시킬 수 있다.
- 외적인 힘에 의한 토오크는 힘의 작용점을 축으로부터 멀리 위치시킴으로써 증가시킬 수 있다.

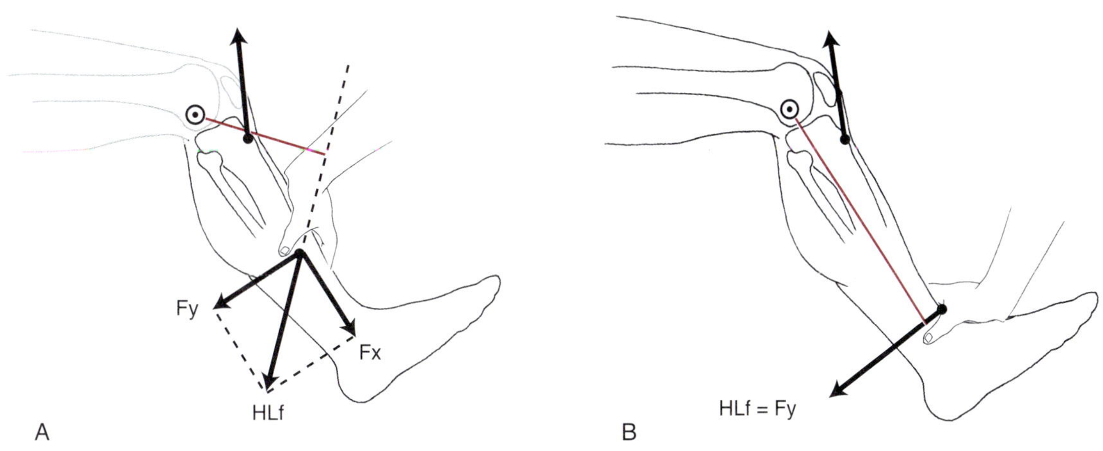

▲ **그림 1-82** ■ A. 손의 힘이 아래다리-발분절에 직각이 아닌 각도로 작용하고 있다. 이때 힘의 절반은 신연력이 아닌 회전력으로 작용한다. B. 같은 크기의 손의 힘이 더 큰 토오크를 발생하고있다. 이는 손의 힘 모두가 회전력(Fy)으로 작용하고, 작용점이 관절축으로부터 더 멀리 떨어져 있기 때문이다(B에서 HLf의 MA는 A에서 HLf의 MA보다 크다)

성분힘의 병진효과 (Translatory Effect of Force Component)

Sam와 weight boot 운동의 예로 다시 돌아가보자. Sam이 weight boot를 들어올릴 때의 목적은 원하는 방향의 움직임이 일어나도록 순 토오크(net torque)를 발생시키면서, 분절의 병진평형상태($\Sigma Fx=0$, $\Sigma Fy=0$)를 유지하는 것이다. 그러나 토오크에 의해 분절의 회전이 일어나기 전에, 우리는 병진평형을 이루기 위해 어떤 부가적인 힘이 필요한지를 결정해야 할 뿐만 아니라, 이미 아래다리-발분절에 작용한 힘들의 병진효과를 파악해야 한다.

그림 1-83에서, 벡터 GWbLf(−88 N)와 Fx_{QLf}(+910 N)은 모두 아래다리-발분절에 평행하면서, 서로 반대방향을 향한다. 벡터 GWbLf는 관절로부터 멀어지는 힘이므로 관절신연력이 되며, 벡터 Fx_{QLf}는 관절쪽을 향하므로 압박력이 된다. 〔*Side-bar:* 벡터 GWbLf가 아래다리-발분절에 평행하므로, 우리는 이 힘을 수직성분(Fy)과 평행성분(Fx)으로 분해할 필요가 없다. GWbLf 힘은 전체가 평행성분이다(F_{TOT} = Fx).〕 주어진 GWbLf와 Fx_{QLf}의 크기를 통해, 아래다리-발분절에 평행하게 작용하는 +822 N의 불균형힘, 또는 순압박력을 구할 수 있다. 순압박력(net compression force)이 발생할 때마다, 분절은 인접한 분절(넙다리뼈)에 접촉하기 전까지 병진이동하게 될 것이며, 접촉 후에는 새로운 힘(넙다리뼈가 아래다리-발분절에 작용하는 힘〔FLf〕)이 발생하게 된다. FLf가 822 N에 도달하게 되면, 아래다리-발분절은 분절의 장축에 평행하게 병진평형을 이루게 된다. 압박력이 아니라, GWbLf와 Fx_{QLf}의 합성힘이 신연력으로 작용한다면, 분절은 충분한 관절주머니인대의 긴장력으로 더 이상의 움직임이 제한될 때까지, 인접한 관절면으로부터 병진이동하여 멀어지게 될 것이다.

벡터 Fy_{QLf}는 오른쪽 방향으로 420 N의 크기를 갖는다(그림 1-83). Fy_{QLf}가 병진이동하지 않고 토오크를 발생시키기 위해서는 왼쪽방향으로 향하는 420 N 크기의 다른 힘(또는 힘들)이 있어야 한다. 이 경우, 관절면의 형태를 보았을 때, 힘은 뼈들의 접촉에 의해 발생하는 것은 아니다; 오히려, 이 경우, 아래다리-발분절에 "접촉"함으로서 외적인 힘이 되는 힘이 아무것도 없으므로, 이것은 하나, 또는 그 이상의 내적인 힘들에 의해 발생하는 것으로 가정할 수 있다. 내적인 힘의 가장 확실한 근원은 관절주머니인대의 긴장이다. 넙다리뒤근육(hamstrings)과 같은 근육의 힘도 내적인 힘으로 기여한다고 볼 수 있다. 이 경우, 넙다리뒤근육과 같은 무릎관절 뒤쪽의 근육들이 *능동적으로(actively)* 수축한다고 보기는 어렵지만, 근육은 *수동적(passive)* 긴장을 발생시킬 수 있는 결합조직 성분을 가지고 있다. 그러나, 이러한 무릎관절 뒤쪽에서 발생하는 긴장들은 무릎관절이 90° 굽혀진 상태에서는 최소가 된다. 벡터 Fy_{QLf}는 관절면(정강뼈 관절면(tibial plateau)과 넙다리뼈관절융기(femoral condyle)의 접선)에 평행하기 때문에, Fy_{QLf}는 관절면사이에서 전방 전단력(anterior shear)을 만들어 낼 것이다. 전단력은 동시에 마찰력을 만들어 낸다. 결과적으로 발생하는 마찰력(FrLf)은 전단력을 제어할 정도로 충분한 크기를 갖지 못하는데, 이유는 관절면의 마찰계수가 낮기 때문이다〔*side-bar:* $Fr_S \le \mu_S F_C$, ($\mu_S \approx 0.016$으로 주어짐) 이므로, $Fr_S \le (0.016)(822\ N)$이 된다.〕 그림 1-83에 대한 가장 적절한 설명은, Fy_{QLf}은 관절주머니와 근육의 수동적 힘(CMsLf)이 왼쪽방향(후방)의 420 N의 힘(긴장)에 이를 때까지, 아래다리-발분절을 오른쪽(전방)으로 병진이동시킨다는 것이다.

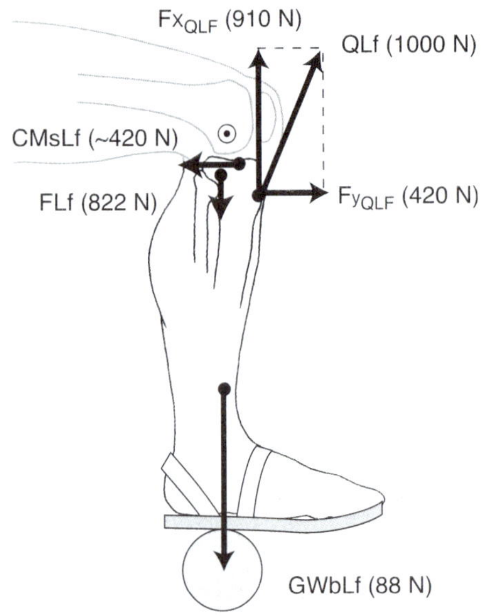

▲ **그림 1-83** ■ weight boot 운동에서 무릎관절 90° 굽힘상태에서 운동을 시작하려고 할 때, 아래다리-발분절에 작용하는 모든 힘과 힘 성분들을 표시하였다.

지속적 연구 : **힘줄의 마찰력(Tendon friction)**

벡터 QLf는 1000 N이라고 하자. 넙다리네갈래근이 1000 N의 힘으로 수축하고 있다는 가정이 가능하다고 생각될 수 있지만, 이것은 사실이 아니다. 넙다리네갈래근 힘줄(무릎뼈 위쪽)과 무릎뼈인대(무릎뼈 아래)가 마찰력없는 활차(frictionless pulley)를 지나는 연속적인 구조물이라면, 무릎뼈 위와 아래에서 발생하는 긴장은 같을 것이다(각각 1000 N). 그러나 실제로는 그렇지 않다고 보여진다. 뼈 돌출부(넙다리뼈관절융기 같은)나 종자뼈(무릎뼈 같은)을 지나는 대부분의 힘줄(tendon)에서는, 마찰력을 최소화하기 위한 윤활주머니(bursa)나 힘줄집(sheath) 등이 존재하더라도 어느 정도의 마찰력이 존재하게 된다.

그림 1-84는 무릎뼈 그리고/또는 넙다리뼈관절융기를 지나는 넙다리네갈래근의 힘줄처럼(넙다리뼈관절융기는 무릎뼈와 독립적으로, 무릎굽힘 시 넙다리네갈래근의 잡아당김을 휘어지게 할 수 있다), 견고한 "활차"와 유연한 구조물(flexible structure) 사이의 도식적인 관계를 보여주고 있다. 넙다리네갈래근의 당김을 통해 최대의 긴장이 발생한다. 그러나 힘줄이 무릎뼈와 넙다리뼈관절융기를 지나면서 무릎뼈인대에 발생하는 긴장은 감소된다. 비록 수학적인 분석은 이 책의 범위를 넘어서는 것이지만, 긴장의 감소는 관절면 사이의 접촉각도(그림 1-84에서 θ)와 μ_S 또는 μ_K에 의해 결정된다. 접촉각도가 증가할수록, 근육이 힘줄을 잡아당기는 힘과, 뼈에 부착된 힘줄부위에서 발생하는 긴장사이에는 더 큰 차이가 생기게 된다. 마찰계수가 감소할수록(윤활주머니나 힘줄집이 접촉면사이에 존재하는가에 달림), 활차의 근위부와 원위부에서 발생하는 긴장의 차이는 감소하게 된다. 넙다리네갈래근의 구조의 관련요소들을 고려하여, 한 연구에서는 무릎뼈위의 넙다리네갈래근힘줄의 긴장과 무릎뼈아래의 무릎뼈인대의 긴장은 8:5의 비를 갖는다고 하였다.

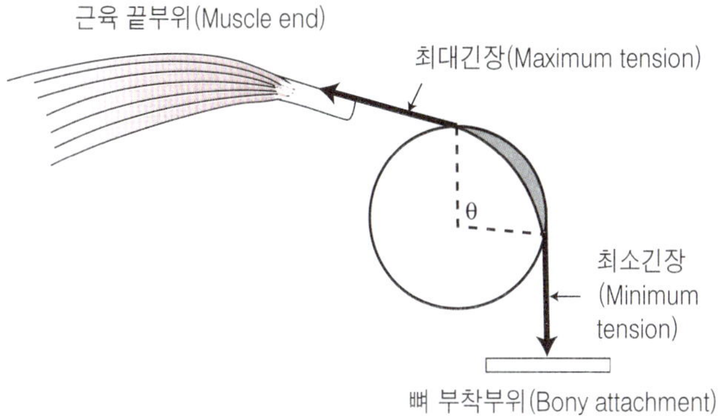

▲ **그림 1-84** ■ 해부학적 활차를 지나는 힘줄과 해부학적 활차 사이에 마찰력이 있다면, 해부학적 활차 위쪽과 아래쪽에서의 힘줄의 장력은 달라진다. 활차의 원위부에 있는 힘줄의 장력감소는 접촉각(angle of contact, *θ*)과 마찰계수에 의해 결정된다.

성분 힘의 회전효과 (Rotatory Effect of Force Component)

■ 수직성분힘에 의한 회전(Rotation Produced by Perpendicular Force Component)

그림 1-83에서 힘(CMsLf)과 성분힘(Fy_{QLf})은 아래다리-발분절에 수직이다. 분절의 병진움직임이 제한된다면, 이 두힘은 분절의 회전을 일으킬 것이다(분절에 수직인 모든 힘들의 경우처럼). 그림 1-85에는 이 두 힘벡터가 분리되어 있으며, CMsLf와 Fy_{QLf}는 짝힘이라는 것을 알 수 있다. 이 두 힘들은 같은 분절에, 서로 반대방향으로, 같은 크기로 작용한다- 두 힘 모두 아래다리-발분절의 반시계방향의 회전(폄)을 유발한다. 그러나, CMsLf는 아래다리-발분절이 전방으로 어느 정도 병진이동하기 전까지는 420 N에 도달하지 못한다는 것을 기억하라. 결과적으로 그림 1-85의 특정 순간에(그림 1-56에서 보았던 것과 유사한 순간에) 관절주머니의 부착부위를 중심(pivot point)으로 분절의 회전이 시작될 것이다. 그러나, 아래다리-발분절의 움직임을 어떤 큰 원의 중심이 되는 한 지점을 중심으로 일어나는 회전움직임과 병진움직임의 결합(곡선움직임)으로 이해하는 것이 옳을 것이다. 이러한 설명은 그림 1-85에서 관절축이 왜 CMsLf의 작용점으로부터, 비록 가깝기는 하지만, 약간의 거리를 두고 있는 지를 보여준다.

짝힘에 의해 발생한 토오크는 (1) 두 힘 중 하나의 힘의 크기와 두 힘간의 거리의 곱에 의해서 구할 수도 있고, (2) 각각의 힘을 분리하여, 두 힘사이의 특정지점으로부터의 각각의 힘까지의 거리와 각각의 힘을 곱함으로써 구할 수 있다. 그림 1-85와 같은 특정한 순간에서 벡터 CMsLf와 Fy_{QLf} 사이의 거리가 사용될 수도 있겠지만, 두 힘의 MA를 구하기 위한 기준점으로서 관절축(CoR)을 사용할 수 있다. 이는 CoR이 *합성*회전(composite rotation: 무릎관절의 폄시 관절가동범위에 걸쳐 일어나는 전체회전)이 일어나는 중심이기 때문이다.

지금까지, 토오크는 F_{TOT}와 MA의 곱으로 계산되었다. 힘이 분절에 90°로 작용하지 *않을 때는*, 다른 방법으로서

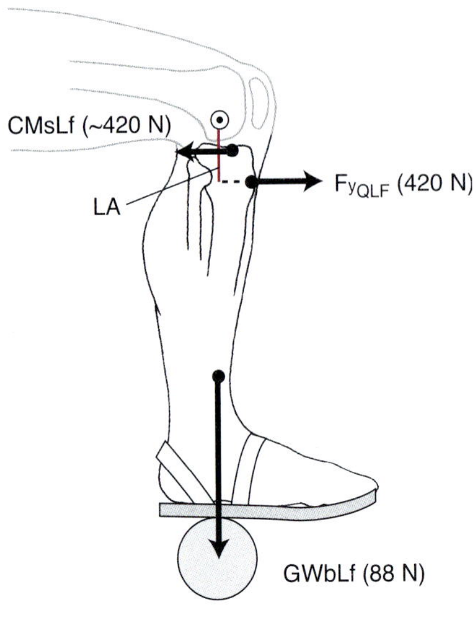

▲ **그림 1-85** ■ 그림 1-83에서 아래다리-발분절에 수직으로 작용하는 힘(힘성분)들의 효과를 알아보기 위해, 따로 구분해서 그렸다.

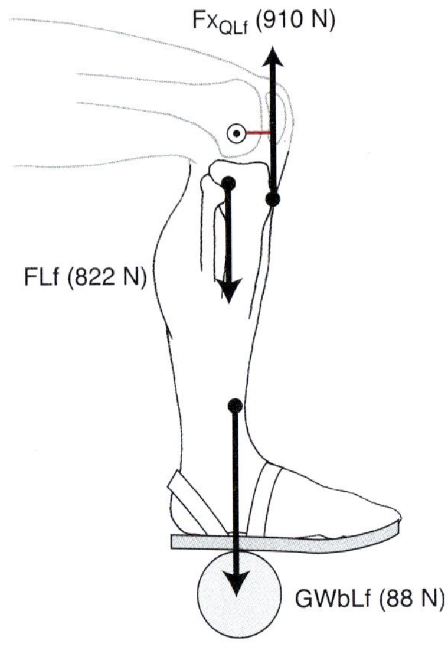

▲ **그림 1-86** ■ 그림 1-83에서 아래다리-발분절에 평행하게 작용하는 힘(힘성분)들의 효과를 알아보기 위해, 따로 구분해서 그렸다.

수직성분힘(Fy)과 이 성분힘의 MA(LA)를 곱함으로서 토오크를 구할 수 있다(그림 1-85 참조). LA는 단순히, 힘이 분절에 90°로 작용하지 않을 때, MA의 특정한 형태라는 것을 기억하라. 벡터 QLF의 축으로부터의 거리(MA)는 수직성분힘 QLf(Fy_{QLf})의 축으로부터의 거리(LA)와 다르므로(더 짧으므로), MA와 LA는 구분된다; 다시 말해, 관절축과 QLf사이의 최단거리는 관절축과 Fy_{QLf}사이의 최단거리와는 다르다. 결과적으로 QLf의 토오크는 다음과 같이 계산된다:

$$T_{FyQLf} = (Fy_{QLf})(LA)$$

만약, Fy_{QLf}의 크기가 420 N이고(그림 1-85 참조), Fy_{QLf}의 LA가 0.06 m라면, 토오크(T_{FyQLf})는 25.2 Nm가 될 것이다. 우리는 CMsLf(관절축에서 가장 가까운 힘)는 관절축에 매우 가까우므로 발생하는 토오크가 거의 무시할 수준이라고 가정한다(관절주머니의 부착부위와 관절축이 거의 일치한다고 가정함). 이것은 짝힘에 의해 발생한 토오크는 Fy_{QLf}에 의한 토오크 하나만으로 정량화 될 수 있다는 것을 이론적으로 의미한다.

■ 수평성분힘에 의한 회전(Rotation Produced by Parallel Force Components)

대부분의 경우, 분절에 수직으로 작용하는 힘 또는 성분힘만이 토오크를 발생한다고 간주한다. 그러나, 축으로부터 일정거리 떨어져서 작용하는 모든 힘들은, 분절의 방향에 상관없이 축을 중심으로 회전을 일으킬 수 있다. 그림 1-83에서 분절에 평행한 힘과 성분힘들은 그림 1-86에 분리되어 그려져 있다. 벡터 FLf와 GWbLf를 연장하면, 거의 무릎관절축을 지나게 된다. 결과적으로 어떠한 힘도 관절에서 토오크를 발생하지 못한다. 그러나 Fx_{QLf}는 관절축을 지나지 않으므로, 토오크를 발생한다.

토오크를 발생하는 힘은 어떤 힘이던지 짝힘의 일부이다. 그림 1-86에서 벡터 GWbLf와 FLf는 하나의 선형힘 체계에 속한다. 이 두 벡터들은 하나의 벡터(FGWbLf)로 합성될 수 있는데, 이 합성벡터의 크기는 -910 N이고, 작용점은 두 힘 사이에 있는데, FLf의 작용점에 더 가까이 있다(FLf의 크기가 더 크게 주어졌으므로). 이제 같은 물체에 작용하는 두 개의 힘(FGWbLf와 Fx_{QLf})이 존재하는데, 이 두 힘은 크기는 같고, 방향은 반대이며, 모두 아래다리-발분절에 반시계방향(폄)의 토오크를 만들어낸다(짝힘이다!). 이 힘들에 의해 발생한 토오크는 힘의 크기(901 N)와 두 힘간의 거리의 곱으로 구할 수 있다. 다른 방법으로, FGWbLf의 작용점이 관절축에 매우 가깝다고 가정하면(그림 1-86 참조), Fx_{QLf}와 MA를 곱하는 것이 짝힘에 의한 토오크를 구하는 좋은 방법이 될 것이다:

$$T_{FxQLf} = (Fx_{QLf})(MA)$$

만약 Fx_{QLf}의 MA가 Fy_{QLf}의 MA의 반보다 작다면(~0.005 m), Fx_{QLf}는 약 4.8 Nm(910 N * 0.005 m)의 토오크로 무릎관절 폄에 기여할 것이다. QLf의 총토오크는 Fy_{QLf}에 의한 토오크(25.2 Nm)와 Fx_{QLf}에 의한 토오크(4.8 Nm)를 합친 것으로, 총 토오크는 30 Nm이 된다.

힘에 의해 발생하는 총 회전 (Total Rotation Produced by a Force)

인체 내의 지레들은 회전축이 고정되어 있지 않고, 지레의 장축과 나란한 직선상에 위치하는 것으로 간주된다. 이런 경우, 평행성분힘(Fx)는 토오크를 만들어내지 못한다. 각각의 힘에 의한 토오크는 다음과 같이 구할 수 있다:

$$T = (F_{TOT})(MA)$$
$$T = (Fy)(LA)$$

그러나, 넙다리네갈래근과 아래다리-발분절의 예에서, 내적 또는 외적인 힘들의 평행성분들이 때로는 관절의 CoR을 통과하지 않는다는 것을 살펴보았다. 만약 분절에 작용하는 힘에 의한 토오크를 전체 힘 중 Fy성분힘에 의해서만 추정한다면, 순토오크는 과소평가(underestimation)된다. Fx_{QLf}와 Fy_{QLf}에 의해 발생하는 토오크의 총합은 원래의 힘(F_{TOT})에 의해 발생하는 토오크보다 클 수가 없으므로, 순토오크의 과소평가가 일어난다. 다시 말해:

$$T_{TOT} = [(F_{TOT})(MA_{TOT})]$$
$$= [(Fy)(MA_{FY})] + [(Fx)(MA_{FX})].$$

QLf이 크기가 1000 N이고 QLf의 MA(그림 1-61 참조)가 0.03 m라고 하면, F_{TOT}와 MA의 곱은 30 Nm가 된다. 30 Nm의 토오크중, 대부분(25.2 m)은 Fy_{QLf}에 의한 것이고, 나머지 4.8 Nm는 Fx_{QLf}에 의한 것이다. Fx성분힘의 전체 토오크에 대한 기여(병진움직임에 대한 억제)는 다른 어떤 힘의 기여와 비교해도 작기 때문에(Fy의 기여보다 작다), Fy 하나만으로 총 힘(total force)에 의해 발생하는 토오크를 추정하는 것은 (조심스러움이 있기는 하지만)일반적으로 타당하게 받아들여진다. 그러나, 한 분절에 작용하는 모든 힘들에 의한 순토오크는 실제적으로 합성토오크의 Fx 성분힘에 의해 영향을 받는다고 할 수 있다.

기본 개념 1-20: *힘 성분과 관절움직임*

- 관절축을 중심으로 회전이 일어나기 위해서는 $\sum F_X = 0$ 이어야 한다. 만약 외적인 힘과 근력을 고려하여 처음부터 $\sum F_X \neq 0$ 이라면, 관절반발력이나, 관절주머니인대들의 힘에 의해 방해될 때까지 분절의 병진움직임이(단독적으로, 또는 회전움직임과 동반하여)계속 일어날 것이다.
- 관절축을 중심으로 회전이 일어나기 위해서는 $\sum Fy = 0$ 이어야 한다. 만약 외적인 힘과 근력을 고려하여 처음부터 $\sum Fy \neq 0$ 이라면, 관절반발력이나, 관절주머니인대들의 힘에 의해 방해될 때까지 분절의 병진움직임이(단독적으로, 또는 회전움직임과 동반하여)계속 일어날 것이다.
- 분절에서 발생하는 대부분의 토오크는 관절축으로부터 어느 정도 떨어진 곳에 분절에 대하여 90°로 작용하는 힘들, 또는 힘 성분(Fy)에 의해 발생한다.
- 평행힘성분(Fx)은 분절의 CoR을 통가하지 않는 경우에 매우 제한된 양의 토오크를 발생시킬 수 있다.
- 관절의 회전을 일으키기 위해서는 한쪽방향으로의 순 불균형 토오크($\sum T \neq 0$)가 존재해야 한다. [*Side-bar:* 외적인 힘제공을 위한 특별한 도구를 사용하거나, 매우 숙련된 치료사의 도수저항을 통해, 이동회전평형(moving rotational equilibrium; $\sum T = 0$)을 유지할 수 있다)
- 순불균형토오크가 클수록, 분절의 각가속도 커진다.

이 장을 끝내기 전에, 처음 질문으로 돌아가서, Sam Alexander가 weight boot 운동이나, leg-press 운동을 통해 넙다리네갈래근을 강화시킬 수 있는지 다시 생각해 보자.

사례 적용 1-3: 무릎관절 90°상태에서 적용하는 weight boot 운동에 대한 요약

무릎관절 90°상태(운동의 시작위치)에서 적용하는 weight boot 운동을 분석하고, 넙다리네갈래근의 수축이 시작되기 이전에 무릎관절에서 순 신연력(net distraction)이 발생하는 문제점은 없는지 살펴보자(그림 1-29C 참조). 넙다리네갈래근의 능동적인 수축의 시작과 더불어, 비록 무릎관절 90°상태에서 관절주머니인대의 장력의 크기가 매우 작기는 하지만, 관절주머니는 (수동적인 근력과 함께) Fy_{QLf}에 의한 전방전단력을 상쇄해야 한다(그림 1-83 참조). 그림 1-61으로부터 그림 1-63에 이르기까지 아래다리-발분절이 움직이면서 무릎관절의 ROM이 변함에 따라

QLf의 크기와 MAs의 크기가 변하는 것처럼, 다리분절에 작용하는 다른 힘들의 변화도 동반될 것이다. 비록, Sam Alexander의 아래다리-발분절이 90°상태가 아닌 다른 위치에 있는 경우에는 특별한 힘의 변화가 발생하겠지만, 이 장에서는 분석의 대상이 아니므로 생체역학적인 원리들을 소개하지는 않을 것이다.

이번에는 무릎관절 90° 상태에서 시행하는 leg-press 운동(40 N의 동등한 저항을 이용)에 대하여 생각해봄으로써, 이운동이 Sam의 무릎관절구조물들에 미치는 영향을 비교해 보고, 좀더 복잡한 수준의 힘의 분석을 다루어 보자.

다분절[닫힌사슬] 힘 분석 (Multisegment[Closed-Chain] Force Analysis)

Weight boot 운동과 leg-press 운동의 가장 큰 차이는 아래다리-발분절의 양쪽 끝부위가 "고정(fixed)"되어 있는가, 또는 체중지지를 하고 있는가 이다. 아래다리-발분절의 원위말단부위는 발판과 접촉함으로써 공간에서 자유롭게 움직이지 못하고 움직임이 제한된다; 근위말단부위는 넙다리뼈에 접촉 또는 연결되어 있으며, 역시 공간에서의 움직임이 자유롭지 못하다. 한 분절 또는 연결된 분절들의 한쪽 끝이 공간에서 자유롭게 움직일 때, 이러한 상태를 **열린사슬**(open chain)이라고 한다. 한 분절, 또는 연결된 분절들이 *양쪽* 끝의 움직임이 제한되는 상태(공간에서움직임이 자유롭지 못함)를, **닫힌사슬**(closed chain)이라고 한다.

지속적 연구 : 열린 사슬과 닫힌 사슬

"운동학적(kintic)" 또는 "운동역학적(kinematic)" 이란 용어는 종종 "열린 사슬(open chain)", 또는 "닫힌 사슬(closed chain)" 이란 용어를 대신하여 사용하기도 한다. 물론 양쪽 다 정확한 정의들이 있기는 하지만, 어떤 것이 더 선호되는가에 대한 합의는 없다. 이 시점에서 "열린 사슬"과 "닫힌 사슬"은 흔히 쓰이고 있으므로, 더 이상 수정이 필요해 보이지는 않는다. 그러나 "닫힌 사슬" 이란 용어를 "체중지지"와 같은 의미로 사용하는 오용(misuse)은 반드시 피해야 한다(불행하게도 동의어가 아님에도 흔히 혼용되고 있다). 물론, 분절의 근위부 말단은 관절에, 원위부 말단은 체중지지를 하여 양쪽 끝이 고정되어 있는 경우도 있지만, 분절의 양쪽 말단이 닫힌 사슬처럼 고정되어 *있지 않고*, 체중지지를 한 경우도 있다. 닫힌 사슬과 열린 사슬의 효과는 다음 장에서 설명하기로 한다.

leg-press 운동에서 닫힌 사슬상태인 아래다리-발분절에 대한 힘들의 분석은 매우 복잡해진다. 닫힌 사슬상태에서 관절에 연결된 한 분절의 움직임은 관절에 연결된 다른 분절에 작용한 힘에 의해서 일어날 수도 있다. 그림 1-87은 leg-press 운동을 단순화한 그림으로, 단순히 엉덩관절을 펴는 큰볼기근의 힘만을 보여주고 있다. 넙다리뼈도 양쪽 끝이 골반과 아래다리-발분절에 고정되어 있으므로 (아래다리-발분절과 마찬가지로) 닫힌 사슬상태이다. 결과적으로, 큰볼기근이 넙다리뼈에 작용하는 힘은 넙다리뼈를 움직임으로써 *엉덩관절과 무릎관절 양쪽 모두에서* 폄을 일으킬 잠재력을 갖고 있다.[*Side-bar:* 엉덩관절과 무릎관절의 폄이 동시에 일어나는것이 잘 이해되지 않는다면, 넙다리뼈가 넙다리뼈의 중앙부위(넙다리뼈의 CoM)를 중심으로 시계방향(Fy_{GM}의 방향으로)으로 회전한다고 생각해 보라. 비록 이것이 실제로 일어나는 움직임보다 과장된 것이기는 하지만, 절구(acetabulum)에서의 넙다리뼈머리의 움직임, 정강관절면(tibial plateu)에서의 넙다리뼈관절융기(femur condyle)의 움직임을 함께 생각해 보라.]

그림 1-87에서, 넙다리네갈래근이 넙다리뼈에 작용하는 큰 힘에 의해 발생하는 실제적인 힘(substantial force)이 (비록 그림에서 벡터의 길이가 실제보다 작게 그려진 것이기는 하지만) 무릎관절에서 폄토오크를 만들어 낸다. 넙다리네갈래근은 또한 무릎관절에서 큰 MA를 통해 토오크를 발생시킨다(이 경우에도, 지면의 제한으로 넙다리뼈 근위부에 있는 큰볼기근의 실제 작용점이 그려지지 못해, MA가 실제보다 작게 표시되었다).

넙다리뼈에 작용하는 시계방향의 토오크는 넙다리뼈를 아래다리-발분절과 접촉하게 만들고, 아래다리-발분절을 오른쪽으로 이동하게 한다[*Side-bar:* 얼핏 보기에, 아래다리-발분절을 움직이게 하는 힘은 분절과 접촉하는 힘이 아니므로, 이전까지 알고 있었던 우리의 지식을 혼란스럽게 한다. 그러나, 넙다리뼈에서 발생하는 토오크(시계방향)는 아래다리-발분절에 작용하는 일련의 힘들(넙다리뼈가 아래다리-발분절에 작용하는 힘도 포함됨)의 시작이 된다.]

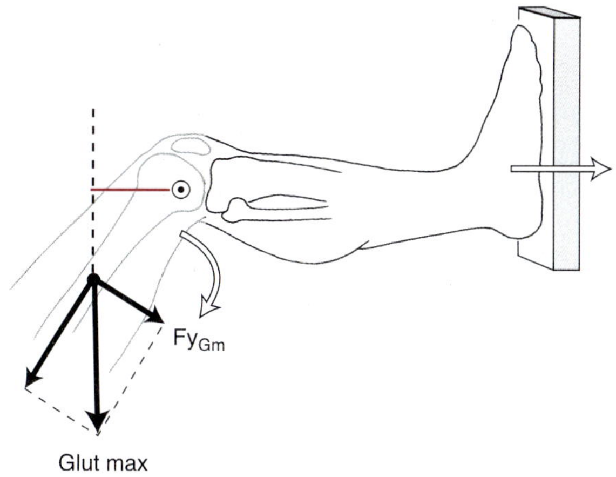

▲ **그림 1-87** ■ 큰볼기근의 근력(Glut max)이 닫힌사슬상태의 넙다리뼈에 작용하고 있다. Fy_{Gm}에 의해 일어나는 엉덩관절의 폄은 발판에 대항하여 아래다리-발분절을 오른쪽으로 밀게 되고, 무릎관절에서는 폄토오크가 발생한다.

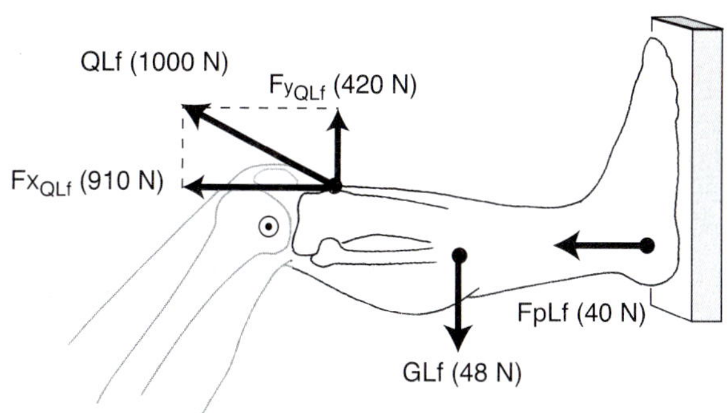

▲ **그림 1-88** ■ 무릎관절 90° 상태에서 leg-press exercise를 할 때, 대리-발 분절에 작용하는 넙다리네갈래근의 근력(QLf), 중력(GLf), 발판(FpLf)의 힘.

leg-press 운동에는 아래다리-발분절에 작용하는 힘들뿐만 아니라, 넙다리뼈에 작용하는 힘들도 관련되므로, 완벽한 분석을 위해서는 아래다리-발분절과 넙다리분절에 작용하는 모든 힘들의 근원(sources), 크기(magnitudes), 효과(effects)(ΣFy, ΣFx, ΣT)들을 모두 구별해내야 한다.- 이러한 과정은 이 장의 영역을 넘어선 것이다. 이러한 복잡한 상호관계에 대한 예로서 넙다리네갈래근에 의해 발생한 토오크의 크기가 큰볼기근에 의해 발생한 토오크의 크기와 거의 반비례의 관계에 있다는 것이다. 이는 두 근육 모두 무릎관절의 폄을 일으키기 때문이다; 한 근육에 의해 더 많은 토오크가 발생한다는 것은 상대적으로 다른 근육에서 더 적은 토오크가 발생한다는 것을 의미한다. 큰볼기근의 우수한 역학적 이득(MA)과, 우수한 힘발생능력은 큰볼기근을 최고의 "작용힘(effort force)"이 될 수 있게 해준다.

결과적으로 leg-press 운동 시 아래다리-발분절에 작용하는 힘들은 드러나는 힘들의 양적인 분석보다는 원리를 이해함으로써 이해할 수 있다.

그림 1-88은 leg-press 운동 시 무릎관절이 90° 상태에 있는 그림이다. 중력(항상 존재하는 힘으로서, 늘 첫 번째로 고려해야 함)은 아래다리-발분절의 CoM(아래다리-발분절에 weight boot를 착용한 경우에 비해 더 근위부로 이동함)에 이미 알려진 48 N의 힘으로 작용한다(아래다리-발분절의 무게는 변하지 않았음). 넙다리네갈래근(QLf)은 이전의 weight boot 운동에 대한 분석에서 살펴보았듯이 여전히 1000 N의 힘을 발휘하고 있으며, 무릎관절이 90°인 경우에는(공간내에서 분절의 위치에 상관없이) 항상 QLf의 작용각도가 일정하므로 QLf의 성분힘들도 동일하게 유지되고 있다. 발판은 아래다리-발분절과 접촉하면서 힘(FpLf)을 작용하고 있다. 40 N의 weight가 기계에 부착되어 있다(weight boot운동에서 사용된 것과 같은 무게). 발판은 아래다리-발분절을 40 N보다 큰 힘으로는 밀 수 없으므로, 벡터 FpLf의 크기는 40 N이 된다. 이미 제시된 힘들에 의해 발생하는 조건들을 살펴봄으로서 남아있는 힘들을 찾아보고자 한다.

그림 1-88에 제시된 힘들을 통해, 순압박력(net compressive force, ΣFx)은 950 N (Fx_{QLf}= 910 N, FpLf =-40 N)임을 알 수 있다. 또한 순상방전단력(net upward shear, ΣFy)은 372 N(Fy_{QLf}=420 N, GLf =-48 N)임을 알 수 있다. 넙다리네갈래근은 이전의 weight boot 운동과 마찬가지로 25.2 Nm[(Fy_{QLf})(LA), 또는 (420 N)(0.06)]의 동일한 폄토크를 발생하고 있지만, 중력은 9.6 Nm의 굽힘토오크를 일으키고 있다. 따라서, 그림 1-88에서 순토오크는 15.6 Nm의 폄토오크가 된다. 큰볼기근의 효과를 살펴보기로 하자.

큰볼기근의 힘(넙다리뼈에 작용하는 흐린색의 벡터)은 그림 1-89에서 보듯이, 아래다리-발분절에 동시에 작용하고 있다. 큰볼기근은 넙다리뼈가 아래다리-발분절을 미는 힘(FLf)을 만들어 내는데, 넙다리뼈가 큰볼기근에 의해 시계방향으로 회전하고 있으므로, 이 힘은 정강관절면에 대하여 특정 각도로(아래다리-발분절의 장축에 특정

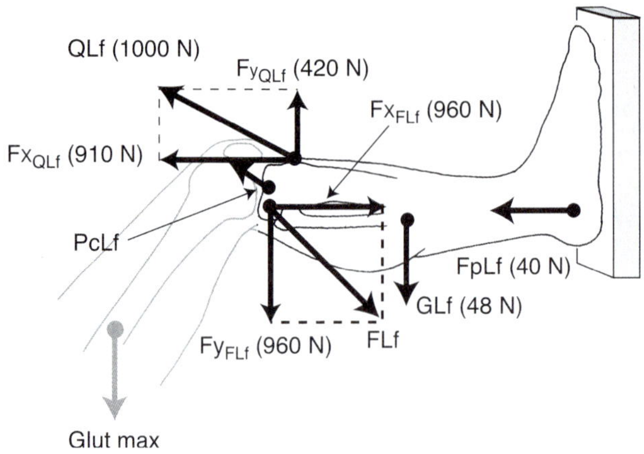

◀ **그림 1-89** ■ 넙다리뼈와 아래다리-발분절의 접촉력(FLf)과 그 성분힘들, 뒤십자인대가 아래다리-발분절에 작용하는 힘(PcLf)을 추가하여 그렸다. 넙다리뼈에 작용하는 큰볼기근의 힘(Glut Max)은 단지 FLf의 잠재적 원인 중 하나라는 것을 기억하기 위해 그림자 처리하여 표시하였다.

각도로) 작용하게 된다. 벡터 FLf는 수평성분(Fx)과 수직성분(Fy)으로 분해되었다. Fx_{QLf}와 FpLf의 합력인 -950 N을 이겨서 발판이 오른쪽으로 이동하기 위해서는, 벡터 Fx_{FLf}의 크기가 +950 N을 초과해야 한다. 만약 FxFLf의 크기가 960 N이라면, 성분힘들이 서로 크기가 동일하므로, Fy_{FLf}의 크기도 960 N이될 것이다(최소한 그림 1-89에서는)

사례 적용 1-4: **FLf 크기의 계산**

Fx 성분힘과 Fy 성분힘의 크기가 같다면(그림 1-89 참조), F_{TOT}(이 경우에는 FLf)의 작용각도는 45°이거나 135°가 되어야 한다. 여기서 우리는 FLf가 아래다리-발분절의 장축에 45°의 각도로 작용하고 있음을 알 수 있다. Fx_{FLf}의 추정치는 FLf의 크기를 계산함으로서 알 수 있다. cos θ = 밑변 ÷ 빗변 의 식을 통해 빗변의 크기를 구하기 위해 빗변 = 밑변 ÷ cos θ를 이용한다. "밑변" 은 Fx_{FLf}(960 N)이고, cos 45°는 0.707이다. 따라서 빗변(FLf)은 계산에 의해 1359 N이 된다. 비록 FLf의 크기가 큰볼기근의 크기와 완전히 같지는 않지만, FLf의 크기는 큰볼기근의 수직성분(Fy)에 비례할 것이다. 대부분의 근육에서 Fy 성분힘이 Fx 성분힘보다 작으므로 넙다리뼈에 작용하는 큰볼기근의 합성력은 1359 N보다 클 것이라고 가정할 수 있게 된다(실제적으로 1000 N의 넙다리네갈래근의 힘보다 클 것이다).

Fy_{FLf}가 960 N이라면, 588 N의 순하방전단력(net downward shear)이 발생한다(Fy_{FLf} + Fy_{QLf} + GLf). 마찰력이 거의 존재하지 않는다고 가정한다면(실제는 존재하지만), 이러한 후방으로의 변위를 방해하는 구조물을 확인해봐야 한다. 추측 가능한 힘으로는 관절주머니인대의 힘-자세히 말하자면, 앞관절주머니의 긴장 또는 뒤십자인대(PCL)의 긴장-을 생각해 볼 수 있다. 도구를 사용한 측정방법이나 수학적인 방법을 통해 살펴본 결과, 닫힌 사슬상태로 leg-press 운동을 시행할 때, 무릎관절이 90° 일 때 PCL의 긴장이 최고가 된다. 결과적으로 뒤십자인대가 아래다리-발분절에 가하는 힘(posteriorcruciate-on-legfoot, PcLf)이 그림에 첨가될 수 있다. 비록 PcLf를 성분힘들로 분해하지는 않았지만 이 힘의 Fy성분힘(전방전위를 일으킴)은 약 588 N일 것이다. PcLf의 Fx 성분힘도 역시 존재하는데, 그 크기는 힘의 작용각도에 의해 결정될 것이며, Fx_{QLf}와 FpLf에 의해 이미 발생한 950 N의 관절압박력에 첨가될 것이다. 따라서, leg-press 운동 시 발생하는 관절압박력은, 같은 무릎관절각도와 같은 넙다리네갈래근의 수축력이 사용된 weight boot 운동에서 발생한 관절압박력 822 N을 초과할 것이다.

우리의 leg-press 운동에 대한 과도하게 단순화한 분석(oversimplified analysis)은 열린사슬분석(open-chain analysis)보다 더 복잡해진 닫힌 사슬분석(closed-chain analysis)을 보여주고 있다. 그러나, 두 개의 분석에서 힘들에 대한 이해와 분석은 거의 비슷함을 역시 보여준다. 힘의 작용각도를 대략적으로 추정하였음에도 불구하고, leg-press 운동과 weight boot 운동에 대한 최소한 한 그룹의 연구자들의 연구결과와 거의 일치한다(비록, 연구자들은 실제로 무거운 저항을 사용한 것에 비해, 우리는 weight boot 운동과 leg-press 운동에서 최소한의 저항을 사용했지만). 이 연구자 그룹은 같은 실험대상자의, 같은 자료로부터 다른 수학적 모델 변수들을 사용하는 경우, 다른 결과들(다른 관절압박력과 관절전단력)을 얻는다는 사실을 보여줌으로써 생체역학적 분석들의 불명확함(매우 정교한 도구들을 사용해도)에 대하여 설명하였다. 그러나 이들의 연구결과 또한 다른 연구에 의해 부정되기도 한다.

사례 적용 1-5: **Case Summary**

Sam Alexander의 예에 대한 "정답"을 얻기 전에 끝내기를 원치 않는 독자들을 위해, 우리는 먼저 weight boot 운동과 leg-press 운동에 대한 우리의 분석들이 이미 이 장을 통해 알려진 많은 제한점들을 내포하고 있음을 인정해야 한다. 이 제한점들 중 가장 중요한 것은 우리는 단지 무릎관절의 하나의 각도에서만 두 운동을 비교하고 있다는 것이다. 그러나, 상대적인 장점들(relative merits)은 관절가동범위를 통해 변화한다는 것을 알아야 한다. 그러나 우리의 분석을 통해 두가지의 임시적인 결론을 그려볼 수 있다. 첫째는 Sam에게 weight boot를 자유롭게 매달리게 해서는 안된다는 것이다(weight boot가 사용되는 경우). 왜냐하면 무릎관절의 관절주머니인대구조물에 직접적으로 가해지는 장력 스트레스(tensile stress)들이 Sam의 손상된 인대를 더 손상시킬 수 있기 때문이다. 두 번째 결론은 최종적인 운동의 선택은 Sam의 손상에 대한 더 많은 정보를 얻은 후에 결정할 수 있다는 것이다. 만약 Sam의 PCL이 손상되었다면, 특히 무릎관절이 굽힌 자세에서는, leg press 운동은 매우 위험하다. 만약 ACL이 손상되었다면, weight boot 운동 시에 무릎관절이 완전히 펴짐에 따라 이 인대에 스트레스가 증가함을 볼 수 있다. 십자인대들 중, ACL이 더 흔히 손상되는 인대이기 때문에 우리는 leg-press 운동을 추천하게 된다. 만약 어떤 원인에 의해 관절압박력을 피해야 하는 경우(예, 관절연골의 손상)라면, ACL에 스트레스를 줄 수 있는 무릎관절의 완전폄을 피할 수 있는 weight boot 운동이 더 좋은 선택이 될 것이다.

요약(Summary)

이 장의 목적은 관절의 다양한 위치에서 작용하는 힘들과 그 힘들의 효과들을 이해하기 위한 개념적인 틀을 세우기 위해 필요한 생체역학적인 기본원리들을 제시하고자 Sam Alexander의 예를 들어 설명하는 것이다(동적분석보다는 정적분석에 기초한 단순화된 이차원적 접근법을 사용하여). 우리는 인체의 정상기능(function)과 이상기능(dysfunction)의 복잡한 현상을 설명하고 이해하고자 사용된 개념적인 틀이 얼마나 많은 제한점을 갖는지를 알게 되었다. 우리는 근력, 중력(또는 다른 외적인 힘), 그리고 관절의 제한요소들(articular constraints)의 상호의존성에 대해 주의깊게 살펴보았다. 관절의 정상적인 회전을 위해 필요한 관절의 제한요소들(관절반발력, 또는 관절주머니인대의 힘)의 중요성이 너무 저평가 되었다. 관절의 제한점들은 문제가 발생한 경우에만 관심의 대상이 되었고, 정상적으로 작용하는 경우에는 무시되었다. 이러한 오류를 피하기 위해, 우리는 근육과 힘줄뿐만 아니라, 관절의 제한요소들(뼈, 연골, 관절주머니/인대/근막)의 구성과 특성들을 살펴볼 것이다(제 2장, 제 3장). 다양한 조직들의 구성과 특성을 아는 것은, 한 조직이 다른 조직에 어떤 스트레스를 가하게 되고, 한 조직이 어떤 스트레스에 특징적으로 반응을 하는지를 이해하는데 중요한 열쇠가 될 것이다. 이러한 개념을 가지고, 독자들은 다양한 관절에서의 정상기능과 이상기능의 기초를 이해하기 위한 준비를 해야 할 것이다.

학습 문제(Study Questions)

1. 움직임의 3가지 형태를 정의하고, 각각의 예를 드시오.
2. 머리의 회전은 어떤 면에서 어떤 축을 중심으로 일어나는가?
3. 움직임이 일어나는 면을 정의하는 것은 운동학(kinetics)의 영역인가 운동역학(kinematics)의 영역인가? 그 이유는?
4. CoR이 고정된 축과 다른 점은? 인체의 관절의 움직임에 대해 어떻게 구별되어 적용되는가?
5. 힘의 정의는? 힘의 측정단위는? 힘은 분절에 어떻게 작용하는가?
6. 모든 힘벡터들이 갖는 특성은? 중력벡터가 갖는 특성은?
7. 모든 정적인 물체의 LoG(중력벡터)가 갖는 일반적인 특성은?
8. 강체(rigid body)가 공간에서 움직일 때, 강체의 CoM에는 어떤 변화가 일어나는가?

9. 인체분절이 재배열될 때, 인체의 CoM에는 어떤 변화가 일어나는가? 오른쪽 팔이 절단된 경우 CoM에는 어떤 변화가 일어나는가?
10. 한 학생이 그녀의 가을학기 중에 필요한 모든 책들을 오른팔에 들고 있다. 이러한 무게의 부과가 그녀의 CoM에 어떤 영향을 주는가? LoG에는? 이러한 변화에 대하여 그녀의 신체는 어떻게 반응할까?
11. 왜 펀치백은 항상 똑바로 설까?
12. 이제 막 걸음마를 시작한 아동의 보행특성을 설명하시오. 아동은 왜 이렇게 걸을까?
13. 90Kg의 남성이 침대에 누워있을 때, 이 사람에게 작용하는 접촉력을 명명하고, 접촉력의 작용점, 크기, 방향을 구하시오.
14. 한쌍의 작용–반작용힘은 같은 선형힘체계에 속하는가? 당신의 답변을 설명하시오.
15. 어떤 물체에 작용하는 마찰력이 크기를 갖기 위해서는 어떤 조건이 필요한가? 마찰력의 크기가 항상 최대가 되는 때는 언제인가?
16. 접촉력, 전단력, 마찰력은 어떻게 다른가?
17. 90 kg의 남성이 침상에 누워 5kg(49 N, 또는 약 12 lb)의 추를 이용하여 목뼈견인을 시행하고 있다. 인체 전체가 분절화되지 않은 단일물체이고, 평형상태를 유지한다고 가정하자. 이때 인체에 작용하는 모든 힘들을 설명하시오(피부와 침상사이의 정지마찰계수 μ_s은 0.25라고 가정함).
18. 문항 17에서의 남성이 목뼈견인을 시행하지 않는다. 간호사가 침상아래쪽에서 남성의 오른쪽 발을 잡고 침상아래로 잡아당긴다. 남성의 신체를 분절화되지 않은 단일물체라고 다시 가정할 때, 간호사가 남성의 신체를 움직이게 하기 위해 남성에게 작용해야할 최소한의 힘은 얼마인지 설명하시오.
19. 문항 18에서의 남성의 아래다리–발분절이 나머지 신체와 무릎관절에서 관절주머니인대에 의해 연결되어 있다고 가정하자. 남성이 침대아래쪽으로 잡아당겨지기 시작할 때 무릎의 관절주머니인대에서 발생하는 장력의 크기는 얼마인가? 관절주머니 인대의 장력을 유발시키는 힘들의 이름은 무엇인가? 무릎관절에서 분절들 사이의 신연(distraction)을 일으키는 힘들의 이름은 무엇인가?
20. 하나의 분절에 일정한 사이각을 두고 작용하는 두 개의 다른 힘들의 순효과를 그림을 통해 어떻게 결정할 수 있는가? 이러한 방법을 무엇이라 하는가?
21. 분절의 회전을 일으키기 위한 최소한의 조건은 무엇인가? 회전의 "강도(strength)"를 의미하는 용어는 무엇인가? 분절의 회전을 위한 최소한의 조건이 성립하는 경우 회전의 "강도"는 어떻게 계산되는가?
22. 모멘트 팔(moment arm)을 정의하시오. 모멘트팔은 분절의 회전을 일으키는 힘의 능력에 어떻게 영향을 미치는가?
23. 두 개의 힘이 관절축의 한쪽 편에서 서로 반대방향으로 분절에 작용할 때, 어떤 힘이 작용힘(effort force)이 되고, 어떤 힘이 저항힘(resistance force)이 되는가?
24. 해부학적 활차는 근력(Fms)의 방향과 크기에 어떤 영향을 주는가?
25. 분절에 작용하는 힘에 의해 발생하는 토오크를 변화시키는 요인은 무엇인가?
26. 2살된 남아가 맥도날드 햄버거 가게 문을 여는데 어려움을 갖고 있다. 이 아동이 독립적으로 문을 열 수 있도록 아동에게 어떤 제안을 줄 수 있겠는가? 당신의 제안의 이유는 무엇인가?
27. 근육이 작용힘으로서 분절을 회전시키고 있을 때, 근육은 어떤 형태의 수축을 하고 있는가? 근육이 저항힘으로써 분절을 회전시키고 있을 때, 근육은 어떤 형태의 수축을 하고 있는가?
28. 역학적 이득이 1보다 큰 지렛대에 작용하는 힘의 "이득(advantage)"은 무엇인가?
29. 인체의 대부분의 근육들(구심성수축을 하며, 지레의 원위부는 자유로움)은 역학적으로 이득이 없는 상태로 작용하고 있다. 이것은 왜 일까? 역학적으로 불리한 상태에서 작용함으로써 근육이 얻는 이득은 무엇인가?

30. 아래에 제시된 수치들을 이용하여, 지레의 형태, 역학적 이득, 근육의 작용형태, 중력이 아래팔에 작용하는 힘(gravity-on-forearm)과 공이 아래팔에 작용하는 힘(ball-on-forearm)의 합력의 작용점(손은 아래팔과 하나의 분절로 간주)을 설명하시오. 여기서 Fms = 근력, LA = 지레 팔, G = 중력이 아래팔에 작용하는 힘, B= 공이 아래팔에 작용하는 힘이다(모든 힘들은 아래팔에 수직으로 작용한다고 가정함):

Fms = 500 N (반시계방향), LA = 2 cm

G = 32 N(시계방향), LA = 18 cm

B = 20 N(시계방향), LA = 28 N

31. 힘의 수직성분과 힘의 MA가 서로 어떻게 관련있는지 설명하시오. MA가 최대가 되는 시점은 언제인가?
32. 중력에 의한 토오크가 최소가 되기 위한 지절(limb)의 위치를 어떻게 해야 하는지 설명하시오. 중력에 의한 토오크가 최대가 되는 지절을 어떻게 위치해야 하는가?
33. 중력(G)의 저항에 대항하여 근력(Fms)이 관절에서 회전을 일으키고 있다. Fms와 G외에, 회전을 일으키기 위해 분절에 작용해야 하는 최소한 하나의 힘을 설명하시오.
34. 근력이 전혀 회전에 관여하고 있지 않다면, "낭비된(wasted)" 힘들은 어떻게 되었을까?
35. 분절에 작용하는 수직성분의 힘이 분절의 회전외에 어떤 효과를 가질 수 있는가?
36. 어떤 경우에 분절에 평행한 힘 또는 힘성분들이 관절에서 토오크를 발생할 수 있을까?
37. 분절에 135° 의 각도로 힘이 작용하고 있을 때, 얼마만큼의 힘성분이 분절을 회전시키고 있을까? 얼마만큼의 힘성분이 분절을 병진이동시키고 있을까? 또한 병진성분의 힘은 압박력으로 작용하는가? 신연력으로 작용하는가?
38. 자유로운 아래다리-발분절에 넙다리네갈래근이 500 N의 힘으로, 45° 의 각도로 작용하고 있다(비현실적이긴 하지만, 단순하게 표현함). 무릎관절에서 아래다리-발분절의 폄이 성공적으로 일어나기 위해 필요한 다른 힘이 무엇인지 설명하시오(크기 또는 위치를 설명하는 것은 아님).

참고문헌(References)

1. LeVeau B: Williams and Lissner's Biomechanics of Human Motion (3rd ed). Philadelphia, WB Saunders, 1992.
2. Hall S: Basic Biomechanics (3rd ed). Boston, WCB/McGraw-Hill, 1999.
3. Panjabi M, White AI: Biomechanics in the Musculoskeletal System. Philadelphia, Churchill Livingstone, 2001.
4. Brinckmann P, Frobin W, Leivseth G: Musculoskeletal Biomechanics. New York, Thieme, 2002.
5. Cromer A: Physics for the Life Science (2nd ed). New York, McGraw-Hill, 1994.
6. Hamilton D, Haennel R: Validity and reliability of the 6-minute walk test in a cardiac rehabilitation population. J Cardiopulm Rehabil 20:156–164, 2000.
7. Urone P: Physics with Health Science Applications. New York, John Wiley & Sons, 1986.
8. Venes D, Thomas C: Taber's Cyclopedic Medical Dictionary (19th ed). Philadelphia, F. A. Davis, 2001.
9. Evans E, Benjamin M, Pemberton DJ: Fibrocartilage in the attachment zones of the quadriceps tendon and patellar ligament in man. J Anat 171:155–162, 1990.
10. Escamilla R, Fleisig G, Zheng N, et al: Biomechanics of the knee during closed kinetic chain and open kinetic chain exercises. Med Sci Sports Exerc 30:556–569, 1998.
11. Zheng N, Fleisig G, Escamilla R, et al: An analytical model of the knee for estimation of internal forces during exercise. J Biomech 31:963–967, 1998.
12. Lutz G, Palmitier R, An K, et al: Comparison of tibiofemoral joint forces during open–kinetic-chain and closed–kinetic-chain exercises. J Bone Joint Surg Am 75:732–739, 1993.

제 2 장

관절 구조와 기능 (Joint Structure and Function)

"사람의 관절은 많은 기능을 수행한다: 그것은 사람이 만든 것보다 더 복잡하다"

서론(Introduction)

관절 디자인(Joint Design)

기능에 따른 형태(Form Follow Function)

인체의 관절들은 건물, 가구 그리고 기계를 만들 때 사용되는 관절들과 유사한 기능을 제공한다. 관절들은 서로 다른 분절들을 함께 연결시키고 그 분절 사이에 움직임을 허용한다. 관절의 디자인은 이러한 요구사항을 반영할 것이다. 미국인 건축가인 Louis Sullivan에 의해 만들어졌고, 독일 1차 세계대전 후 Bauhaus디자인 스쿨에 의해 널리 쓰여진 *기능에 따른 형태(form follows function)*라는 말은 물건이나 건물의 외관은 그것들의 기능에 따라 관찰자들이 결정할 수 있어야 한다는 것을 시사한다. 예를 들어, 좌석, 팔걸이, 적당한 높이와 각도의 등받이로 된 의자의 형태는 우리에게 의자의 기능은 앉은 사람을 지지해 준다는 것을 말해준다. 사실, 대부분의 성공한 디자인의 형태들은 구조에 대한 기능의 지식을 필요로 한다. 책상상판과 다리사이의 관절의 기능은 지지하는 것이기 때문에 그 구성요소들은 안정된 결합을 이룬다. 누군가가 접는 책상다리를 원했다면, 관절은 어떤 상황엔 운동성을 또 다른 상황엔 안정성을 제공했어야 했고, 다른 디자인도 필요했을 것이다. 잠긴 테이블의 관절을 디자인하는 한 방법은 잠금장치에 알맞은 금속 버팀대를 사용하는 것이다. 책상다리는 버팀대가 잠겨있지 않을 때 자유롭게 움직일 수 있을 것이다. 버팀대가 잠겨있을 때는 관절은 안정될 것이다(그림 2-1). 그러므로 우리는 인체의 구조를 검사함으로써 인체의 서로 다른 관절의 기능을 확인할 수 있어야 한다. 실제로, 우리는 관절 해부학을 공부함으로써 위의 사실들을 정확히 할 수 있다.

기능에 따른 형태(form follows function)에 관한 개념은 구조의 외관보다 더 광범위하다. 형태는 사물의 외관뿐만 아니라, 사물의 구성물까지도 포함한다. 반대로, 구조를 위해 선택 되어진 물질들은 그것의 기능을 결정하는데 도와준다. 우리는 위협적인 요소들이 들이닥칠 때 짚으로 지어진 집의 기능적 한계에 대해 이미 잘 알고 있다. 구조나 물질의 변경이나, 두 가지 모두의 변경은 기능에 영향을 미칠 수 있다. 그림 2-2에서 보여지는 발 절단 환자의 발은 이러한 원리를 반영한다. 만곡된 발의 디자인은 체중부하가 될 때 굽힘된 구조를 허용하고, 발 뒤꿈치 폄은 안정된 지지를 제공한다. 물질들이 신장되서 굽힘되면, 발 절단된 환자가 앞으로 움직일 때 다음 동작에 기여하는 탄력적 반동을 증가시킨다. 물질(보통, 탄소섬유 합성물)의 교체는 탄력적 반동의 양의 영향을 미치고 절단된 환자는 그들의 기능적 요구에 따라 다른 재료로 만들어진 의지를 주문할 수 있다. 신장시키는 것은 더욱 어렵고 대신에 반동되는 것은 쉬운 더 탄력적인 물질은 큰 부하와 높은 속력을 필요로 하는 활동에 사용되어지고(달리기, 점프), 반면에 덜 탄력적인 반동을 가진 물질은 걸을 때 사용되어진다.

인간의 관절은 유전적 표현, 발달 동안에 세포 간 상호작용 그리고 기능 등을 포함하는 요소들의 수에 의해 결정되어지는 것처럼 보이는 일관된 디자인을 가진다. 기능은 관절구조의 끝점뿐만 아니라, 디자인의 다른 형태보다 인체의 형태에서 더 많은 일을 하는 것으로 보인다(비록 사용은 항상 외관에 영향을 미칠지라도). 예로, 엉덩관절의 구조적 요소는 출생 전에 발달되지만, 넙다리뼈머리와 볼기뼈절구의 성숙된 형태는 이 두 구조 사이의 기능적 상호작용에 의해서 결정되어진다. 사실, 인체의 결합조직과 관절은 이것들의 마지막 형태를 취하는 기능에 의존한다(그림 2-3).

일단 관절과 조직이 그것들의 마지막 구조적 형태를 취하면, 그것들은 기능적 요구의 변화에 따라서 영향을 받

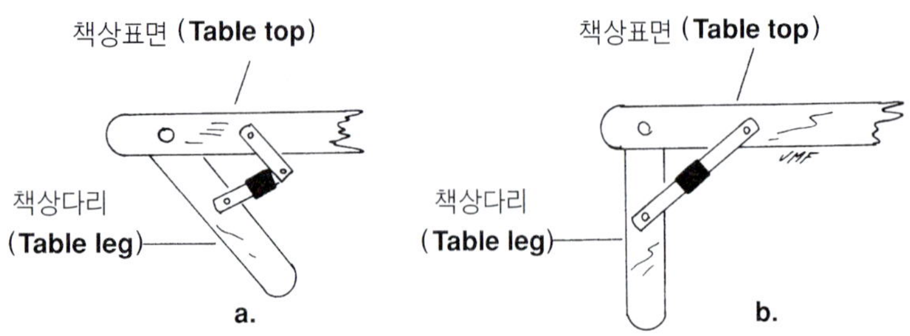

◀ **그림 2-1** ■ 접는 책상관절, (a) 책상다리는 버팀대가 풀려 있을 때 자유롭게 움직이고, 관절은 운동성을 가진다. (b) 책상다리는 버팀대가 잠김 상태일 때 움직일 수 없고, 관절은 안정성을 가진다.

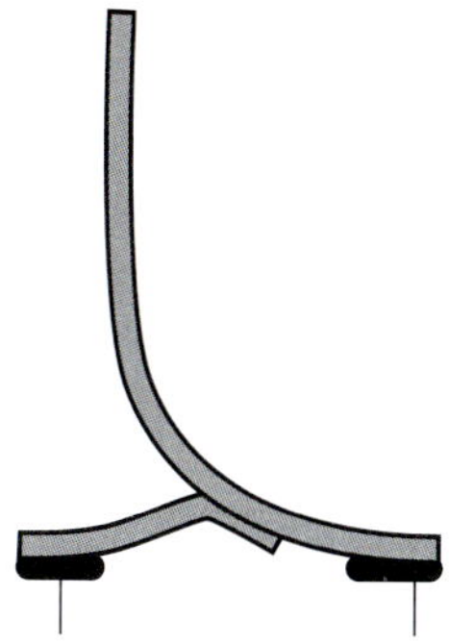

▲ **그림 2-2** ■ "굴곡된 발"은 그것의 디자인과 구성에 의해 보행을 도와준다. 굽어진 평평한 부분은 부하가 가해지는 동안 구부러지고, 그때 추진력이 도와준다. 물질 안에서의 변화는 그 구조가 얼마나 구부러질 수 있는지와 이차적으로 일어나는 움직임에 얼마나 많은 에너지를 제공할 수 있는지에 영향을 미친다.

을 수 있다. 뼈, 근육, 인대, 연골, 힘줄과 같은 인체의 모든 구성요소들은 기능적 요구에 따라서 적응을 할 수 있다. 빈번히, 치료사에게 이것은 부동이나 고정의 결과로 야기되어지는 회복의 변화를 겨냥하는 중재를 포함한다. 정상적인 부하상태 동안 일어나는 부하의 양과 형태를 아는 지식은 치료사가 재활과정을 활성화된 조직의 구조와 기능에 맞출 수 있게 한다.

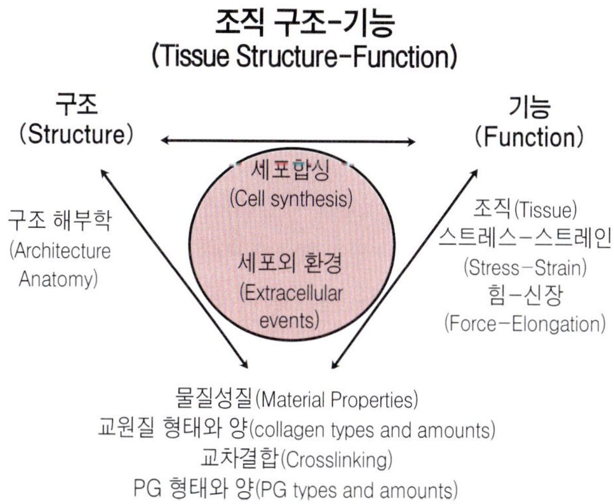

▲ **그림 2-3** ■ 형태는 결합조직의 전체구조를 결정하지만, 그 조직의 특성은 기능적인 용도에 영향을 받는다. 교원질(collagen) 형태, 교차결합, PG형태와 이 모두의 양은 조직에 가해지는 스트레스의 형태와 양에 의해 영향을 받을 수 있다. 대신에, 조직은 더 커지고, 더 길어지거나, 더 짧아짐으로써 변화된 기능에 적응 할 수도 있다. 조직의 크기와 그 구성은 지탱할 수 있는 하중의 형태를 결정할 것이다. 게다가, 그 하중은 조직 고유의 형태와 양을 통합하기위해 세포에게 신호를 보낼 것이다. 그리고 조직기능을 향상시키는 세포밖 사건들을 명령하거나 촉진시킬 것이다.

2-1 환자 사례

하키를 하다가 발목 삼과 골절(trimalleolar ankle fracture)을 당해 2주 전부터 고생하고 있는 George Chen씨는 40살의 전기기사이자 사업가이다. 골절은 개방교정술과 내고정(open reduction and internal fixation, ORIF)으로 치료되었고 그는 현재 발은 캐스트로 고정했고 다리는 크럿취(crutch)를 이용해서 비체중지지 상태이다. 당연히, 그는 많은 의문이 생긴다. 그의 발목은 정말 캐스트가 필요한지? 왜 아직도 붓고 아픈지? 회복시간을 줄이기 위해서 그는 무엇을 해야 하는지? 정말 8주 동안이나 비체중지지 상태가 필요한지? 언제쯤 운전을 할 수 있을지?

치료사로, 여러분 또한 많은 부가적인 의문이 생길 수 있다. 어떤 구조들이 이러한 형태의 상해들을 통해 손상받을 수 있는가? 이 구조들을 치료함으로써 어떤 변화가 일어날 수 있는가? 그리고 다리 기능 영향에 어떤 변화를 가져 올 것인가? 연골, 뼈, 근육 그리고 힘줄과 인대의 구조와 기능을 보호하기 위한 이상적인 자극은 무엇인가? 이 손상을 위한 치료계획이 손상당하지 않은 구조에 나쁜 영향을 끼치는가? 변화를 일으키게 할 만한 절충안이 있는가? 어떤 형태의 운동이 재활과정에 사용될 수 있는가, 그리고 그것들이 손상되거나 고정된 적 없는 조직들에 어떤 영향을 끼치는가?

■ 기본원리(Basic Principles)

관절은 어떤 구조의 하나의 구성요소를 하나 또는 그 이상의 다른 구성요소와 연결시킨다. 관절의 디자인과 그것을 완성하기 위해 사용된 재료는 부분적으로 관절의 기능과 구성요소들의 성질에 의해 좌우된다. 관절의 기능이 안정성(stability)이나 정적 지지(static support)를 제공하기 위한 것이라면, 관절의 디자인은 원하는 기능이 운동성(mobility)일 때 사용된 디자인과 다를 것이다. 일반적으로, 디자인은 기능적요구가 늘어날수록 더 복잡해진다. 하나의 기능을 제공하는 관절은 다기능관절보다 덜 복잡하다. 인체의 관절은 많은 기능을 제공하기 때문에, 가장 복잡적인 디자인보다 더 많이 복잡하다.

관절을 구성하는 물질들은 디자인에 영향을 줄 수 있고 또한 디자인 역시 그 물질들에 영향을 줄 수 있다. 합판으로 만든 책상다리는 같은 기능을 얻으려면 강철로 만든 책상다리보다는 더 커야할 것이다. 이 반대 또한 사실일 것이다: 어색한 디자인은 물질에 영향을 끼칠 것이다. 특정크기나 부피를 갖는, 그러나 4만 마일을 가는 동안 계속 유지해야 하는 타이어는 외양보다는 물질의 변화를 필요로 할 것이다. 변화들은 또한 기능적 요구에 알맞게 변화를 허용하는 관절 구조에서 일어난다. Julius Wolff는 뼈가 필요로 해지는 것이 많아지는 적응을 설명했고, 유사한 변화들은 힘줄과 인대에서 일어날 수 있다.

기본 개념 2-1: *기능, 구조 그리고 구성사이의 관계*

관절 기능은 둘 다의 의존하고 영향을 준다

- 구조(디자인)
- 구성(물질)

인체관절에서 볼 수 있는 물질들 (Materials Found in Human Joints)

인체의 관절을 이루는 물질들은 독특하고, 다른 것으로 대체하기가 어려운 살아있는 조직으로 이루어져 있다. 살아있는 조직은 환경의 변화나 기능적 요구에 반응하여 구조를 바꿀 수 있다. 이것은 살아가기 위해 영양분을 필요로 하고, 병이 진행됨에 따라 상처를 입거나 나이를 먹음에 따라서 영향을 받는다. 그러므로 인간 관절의 구조와 기능을 이해하기 위해서는 관절이 만들어지는데 사용된 구성 물질들의 성질과 그 관절에 작용하는 힘에 대해 어느 정도 알고 있어야 한다. 비록 신경계와 근골격계가 전체관절기능에 완전하게 연관되어 있을지라도, 이 장은 활동적인 관절 구조를 구성하는 조직들에 초점을 맞춘다: 그것은 결합조직이다.

사례 적용 2-1: **골절에 영향을 받는 물질(생체조직)**

George Chen씨가 영향을 받았을 가능성이 있는 물질들은 뼈, 인대, 혈관, 신경 그리고 관절주머니를 포함한다. 근육, 힘줄 그리고 연골 또한 연관이 있다. 이러한 조직 모두는 고정에 의한 영향을 받기 때문에 다수의 구조는 크기 및 구성의 변화를 겪게 될 것이다.

결합조직의 구조(Structure of Connective Tissue)

인체 관절을 구성하는 살아있는 물질들은 뼈(Bone), 점액낭(bursa), 관절주머니(capsule), 연골(cartilage), 디스크(disk), 지방패드(fat pad), 관절순(labrum), 반월판(meniscus), 평판(plates), 힘줄(tendon)을 형성하는 결합조직(connective tissue)이다. 이런 결합조직 구조들의 큰 해부학적 구조와 미세구조(microarchitecture)는 너무나 다양하게 변화하고 관절주머니, 연골, 특정 인대, 반월판, 그리고 힘줄의 성질과 생물역학적 작용은 아직도 연구되고 있다. 결합조직은 네 개의 분류로 나뉜다(그림 2-4). 일반적으로, 결합조직의 구조는 넓게 흩어져 있는 세포들과 많은 양의 **세포외기질**(extracelluar matrix(ECM))을 갖는 특징을 갖고 있다. 현미경으로 보면, 세포외기질은 **원섬유간**(interfibrillar; **앞서 간질물질이라 언급한**)요소와 **원섬유**(fibrillar/fibrous)요소를 둘 다 가지고 있다. 결합조직은 기능이 일차적으로 세포외기질 구성물에 의해 결정되어지는 인체구조들 사이에서 독특하다. 근육이나 신경과 같은 조직들과는 달리 결합조직의 세포반응은 주로 기능을 결정한다(표 2-1).

■ 세포(Cells)

결합조직의 세포는 서로 다른 결합조직세포로 분화되는 중간엽 선구세포(mesenchymal precursor)로부터 시작된다. 세포는 특수한 조직 내에 **고정**(fixed)되어 있거나 순환계(circulatory system)에 **일시적(transient)**으로 머무른다(표 2-1 참고). 섬유아세포(fibroblast)는 대부분의 결합조직세포에서 "기본적인" 세포이다. 그것의 환경에 의존하면서, **섬유아세포**는 **연골아세포**(chondroblast)나 **골모세포**(osteoblast)가 되기 위해 분화될 수 있다. 조직의 잘 발달되고 종합적인 활동이 감소됨에 따라, 세포는 **섬유모세포**(fibrocytes), **연골세포**(chondrocytes) 그리고 **골세포**(osteocytes)와 관련이 된다. 이런 특성은 주로 세포의 종합적인 활동을 나타내는 생김새를 기초로 한다. 그리고 같은 세포는 섬유아세포/섬유모세포로의 각각 다른 주기를 겪을 수도 있다. **건아세포**(tenoblast)와 **건모세포**(tenocyte)라는 단어는 힘줄에서 볼 수 있는 섬유아세포하고 섬유모세포와 관련이 있다. 특정한 결합조직의 어떤 세포는 "완전히-분화될 수" 있고 적절한 환경과 자극에서 주어지는 그것들의 종합적인 생산은 변할 수도 있다. 예를 들어, 힘줄의 세포는 압축력을 받을 때의 조직과 같은 연골을 생산할 수도 있다. 이러한 결과는 결합조직의 구조는 부하상태의 변화에 따라 수정될 수 있다는 것을 암시한다. 또한, 그것들의 기능을 향상시키는 물질을 종합하는 결합조직은 기계적인 환경에서 다루어질 수도 있다.

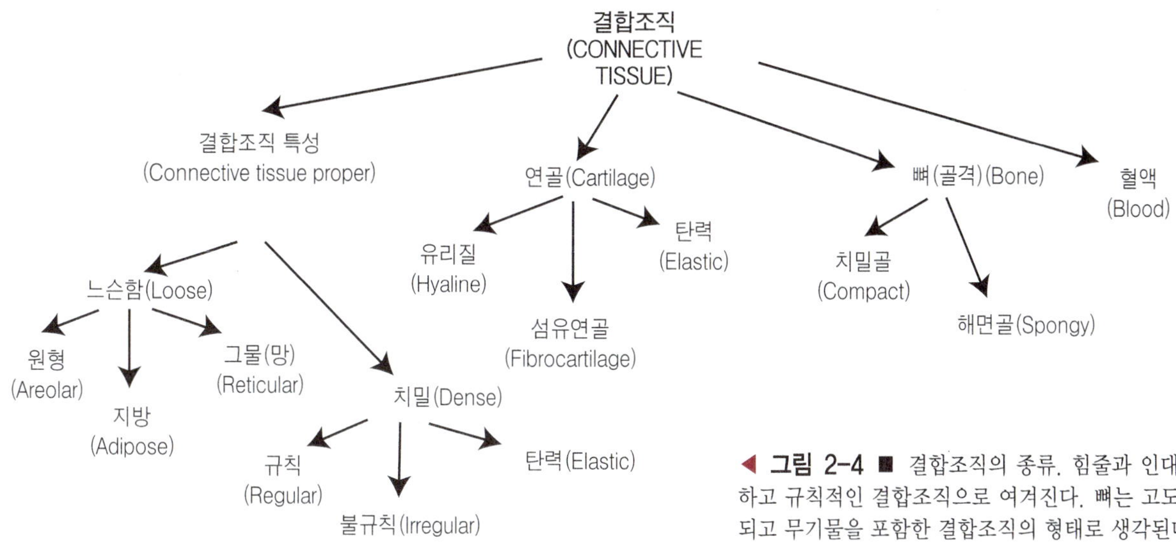

◀ **그림 2-4** ■ 결합조직의 종류. 힘줄과 인대는 조밀하고 규칙적인 결합조직으로 여겨진다. 뼈는 고도로 분화되고 무기물을 포함한 결합조직의 형태로 생각된다.

■ 세포외기질(Extracelluar Matrix)

원섬유간 요소(Interfibrillar Component)

결합조직의 원섬유간 구성요소는 단백질의 수화물 그물구성체(hydrated networks)로 구성된다: 주로 **당단백질**(glycoproteins)과 **단백당질(PGs**; proteoglycans)이다.[28] 당단백질은 탄수화물(carbohydrate)을 포함하는 공유결합된 단백질을 합성한다. 인체에는 다수의 당단백질이 있다. 실제로 "당단백질"이라는 용어는 PGs를 포함해야 하고, 과거에는 다른 당단백질에서 볼 수 있는 탄수화물들이 매우 다르게 보였기 때문에 합성의 종류가 따로따로인 것처럼 생각했었다. 다른 이유는 그것들의 독특한 분포이다: PGs는 주로 결합조직에서 볼 수 있고, 그것은 ECM의 조직과 물리적 성질에 기여한다. 그러나, PGs는 다른 당단백질과 같은 방식으로 합성되고, 게다가 반복되는 이당류단위는 전형적인 당단백질에서 나타난다. 그러므로, PGs는 당단백질의 하위분류라고 할 수 있다.

결합조직에 대한 설명에서, 당단백질이라는 용어에는

표 2-1 결합조직 세포 유형

형태	이름	위치와 기능
고정	섬유아세포(Fibroblasts)	힘줄, 인대, 피부, 뼈 등에서 볼 수 있음 주로 I형 교원질을 형
	연골아세포(Chondroblast)	연골에서 볼 수 있고 섬유아세포와 구별됨 주로 II형 교원질을 생성
	골모세포(Osteoblast)	뼈에서 볼 수 있고 섬유아세포와 구별됨 I형 교원질과 수산화인회석(hydroxyapatite)을 생성
	파골세포(osteoclast)	단핵세포(monocyte)에서 시작되고, 뼈에서 볼 수 있음 뼈 흡수의 원인
	비만세포(Mast cells)	다양한 결합조직에서 볼 수 있음 염증을 중재하는 역할
	지방세포(Adipose cells)	지방조직에서 볼 수 있음 축적지방을 생성
	중간엽세포(Mesenchyme cells)	주로 태아나 뼈 골수에서 볼 수 있고 구별할 수 없음 어떤 결합조직세포에서든 구별 할 수 있음
일시적	림프구세포(Lymphocytes) 중성구(Neutrophils) 대식세포(Macrophages) 원형질세포(Plasma cells)	백혈구세포는 특정항원을 갖는 표면단백질을 가짐 백혈구세포는 감염과 싸우는 것과 연관 단핵세포에서 시작되고, 면역 반응과 관계된 특정 조직 안으로 이동함 항체에서 B림프구세포생성

일반적으로 적은 수의 전형적인 탄수화물이 붙는 단백질이 사용되고, 반면에 PG는 많은 수의 이당류 단위가 붙은 단백질과 관련이 있다. 과거에는 PGs는 **점액다당**(mucopolysaccharides)이라고 불렸고, 원섬유간 물질에서는 **세포간물질**(ground substance)로서 언급되었다. 결합조직에서 찾을 수 있는 PGs의 몇몇 개략적인 내용들은 표 2-2에서 볼 수 있다.

PGs의 탄수화물 일부는 **글리코스아미노글리칸**(glycosaminoglycans [**GAGs**])이라 불리는 반복되는 이당류 단위의 긴 사슬로 구성되어 있다. 이당류 단위는 성질이 바뀐 두 당류를 포함한다: **N-acetylgalactosamine (GalNAc)** 또는 **N-acetylglucosamine (GlcNAc)** 그리고 **glucuronate**나 **iduronate** 같은 우론산(uronic acid)이다. GAGs는 조직 안에서의 포도당과 매우 유사하고 부착되는 아민(amine)과 황산염(sulfate)의 위치수로 구별 될 수 있다(표 2-3). 황산화된 GAGs의 주요 형태는 **콘드로이틴4**와 **6 황산염**(chondroitin 4 and 6 chondroitin 6 sulfate), **케라틴 황산염**(keratan sulfate), **헤파린**(heparin), **헤파린황산염**(heparan sulfate), 그리고 **더마탄 황산염**(dermatan sulfate)을 포함한다. 하나의 PG는 하나 또는 그 이상의(약 100 정도까지) GAGs를 포함하고, 솔모양 같은 구조에 단백질 핵심으로부터 수직으로 확장된다. GAGs는 두개의 갈락토오스(galactose) 잔류물과 하나의 xylulose 잔류물로 구성된 특수한 삼당류(trisaccharide)에 의해 단백질 핵심과 연결된다(GAG-Gal-Gal-Xyl-O-CH2-protein core). 부가적인 단당류(saccharide) 단위는 효소에 의하여 그것의 단백질 핵심에 부착된 GAGs 사슬 성장에 추가된다.

표 2-2 단백당질(Proteoglycans)

분류	이름	위치, 성분과 기능
대세포외 결집 aggregating	Versican	평활근세포, 섬유아세포에서 볼 수 있음; 기능은 알려져 있지 않음
	Aggrecan	KS와 CS의 수많은 사슬에서 볼 수 있음 hyaluronan을 결속함 물을 끌어당김으로써 삼투성 팽창압력을 형성
	Brevican	신경계에서 볼 수 있음; 세포유착과 이동
	Neurocan	신경계에서 볼 수 있음; 세포유착과 이동
소 류신-리치 프로테오글라칸스 (SLRPs)	Decorin	하나 또는 두개의 CS나 DS의 사슬 성장인자를 결속하고 통제, 세포기능 조절, 교원질 원섬 유형성(fibrillogenesis) 통제, I, II, III, V, VI, XII, XIV형 교원질과 상호작용
	Biglycan	CS나 DS를 포함한 두개의 GAG 사슬 Ⅵ형 교원질 네트워크 집합을 관리함 보완하기 위해 결속하고 beta 성장인자를 형질변환시킴
	Fibromodulin	하나의 KS GAG사슬 성장인자를 결속하고, I형과 II형 교원질과 상호작용
	Lumican	Fibromodulin과 유사하고, 각막, 근육, 장, 연골에서 볼 수 있음
	Epiphycan	골단(epiphyseal)연골에서 볼 수 있음
세포-결합 PGs	Serglycins	heparin의 단백질 핵심; PGs는 분비를 촉진하는 과립들의 효소활동을 통제함
	Syndecans	HS를 포함한 PG세포막경유는 heparin결속 인자의 수용기로서 활동한다
	Betaglycan	HS와 CS를 포함 TGF-β를 결속함
	CD44 family	세포표면의 hyaluronan 수용기
	Thrombomodulin	thrombin을 결속함
기저막 PGs	Perlecan	모든 조직에서 볼 수 있음; 기능은 불명확함
	HS and CS PGs	모든 조직에서 볼 수 있음; 기능은 불명확함
	Bamacan	다양한 조직에서 볼 수 있음; 기능은 불명확함
신경조직 PGs	Phosphacan	신경조직세포 유착
	Agrin	아세틸콜린(acetylcholine)수용기를 집합시킴
	NG2 PG	진화하는 세포에서 볼 수 있음

CS, chondroitin sulfate; DS, dermatan sulfate; GAG, glycosaminoglycan; HS, heparan sulfate; KS, keratan sulfate; PG, proteoglycan.

히알루론산염(Hyaluronan〔HA〕)은 황산염이 아니고, 단백질 핵심도 붙어 있지 않기 때문에 다른 GAGs와는 다르다. 오히려, HA는 변하기 쉬운 길이의 자유로운 GAG 사슬이나 많은 수의 PGs가 부착된 분자 핵심으로서 존재한다. 일부 PGs는 단백질핵심 끝부분의 구형의 지역(globular region)은 **연결단백질**(link protein)이라는 당단백질에 의해 HA에 연결된다. 이런 것들이 가장 공통되는 것은 관절 연골에서 찾아 볼 수 있는 **aggrecan**이다(그림 2-5). 이러한 PGs는 HA에 의해 큰 집합된 구조를 형성할 수 있다.

특별한 구조(뼈, 연골, 힘줄 혹은 인대)의 세포외기질 안에서 PGs의 비는 이것들의 수화 작용(hydration)에 영향을 미친다. GAG사슬은 음성적으로 변하고 그렇게 변한 PGs의 집중은 세포외기질 안으로 물이 흘러들어가는 원인이 되는 팽창압력을 만들어낸다. 그 물의 유입은 주변 교원질(collagen)에 늘어나는 인장스트레스(tensile stress)를 준다. 교원질 섬유는 팽창에 저항하고 억제한다. 그런 까닭에 세포외적기질의 견고함과 압박력에 저항할 수 있는 능력이 생기게 된다. 물과 관련된 기능뿐만 아니라, PGs와 당단백질은 섬유와 세포요소들을 지탱하는 물질을 형성시킨다. PGs는 교원질 섬유에 부착점을 형성하고 교원질의 내구성을 제공해 준다. 고도의 압박력에 시달리는 조직은 큰 PG요소를 갖고 있는 반면, 인장력에 저항하는 조직은 낮은 PG함량을 갖고 있다. GAG의 형태 또한 바뀔 수 있고, 조직이 인장력을 받든 압박력을 받든지 간에 의존하게 된다. 압박력을 받는 조직은 많은 양의 콘드로이틴 황산염(chondroitin sulfate)을 갖고, 반면에 장력을 받는 조직은 더마탄 황산염(dermatan sulfate)을 포함한다.

기본 개념 2-2: *단백당질(proteoglycan)의 특성*

단백당질은:

- 그것의 단백질핵심과 부착된 GAGs에 의해 구별된다.
- 그것의 GAGs를 통해 수분을 끌어들인다.
- 교원질 원섬유의 크기를 조절한다.
- 큰 집합구조를 형성하기 위해 히알루론산염(GAG)을 부착시킬 것이다.
- 조직이 압박을 받는 주기의 반복이 증가된다.

fibronectin, **laminin**, **chondronectin**, **osteonectin**, **tenascin**, 그리고 **entactin**과 같은 당단백질은 다양한 ECM의 구성요소들을 함께 고정시켜주고, 조직고유세포의 세포막 안에 교원질과 인테그린(integrin)을 부착시켜 주는 중요한 역할을 한다(표 2-4). 이러한 구조적인 역할 때문에 교원질은 또한 당단백질과 개별적으로 생각하지 않는다.

표 2-3 글리코스아미노글리칸(Glycosaminolgycan〔GAGs〕)

GAG	위치	설명	구성
히알루론산	활액, 유리액, 연골 치밀하지 못한 CT, 회복되고 있는 CT	큰 PG 집합체를 형성	글루쿠론산염 유론산(Glucuronate uronic acid) 글루코사민(Glucosamine)
콘드로이틴 황산염	연골, 뼈, 심장판막, 힘줄, 인대	압력이 증가할 때 대부분의 많은 GAG	글루쿠론산염(Glucuronate) 4-황산염이나 6-황산염을 동반한 글루코사민 (Glucosamine with 4-sulfate or 6-sulfate)
헤파린 황산염	막의 최하부, 세포표면	많은 단백질과 상호작용	글루쿠론산염(Glucuronate) 글루코사민(Glucosamine) 일정치 않은 황산화(sulfation)
헤파린	동맥 속 비만세포 내의 과립	기본적인 구조단위는 3-glucosamine+2-glucuronate	글루쿠론산염(Glucuronate), iduronate 글루코사민(Glucosamine) 일정치 않은 황산화(sulfation)
더마탄 황산염	피부, 혈관, 힘줄, 인대	인장스트레스 증가	Iduronate 갈락토사민(Galactosamine)
케라틴 황산염	각막, 뼈, 연골	큰 PG의 일부분을 형성 연골에서 집합됨	갈락토오스(Galactose) 글루코사민(Glucosamine)

CT, 결합조직(connective tissue); PG, 단백당질(proteoglycan).

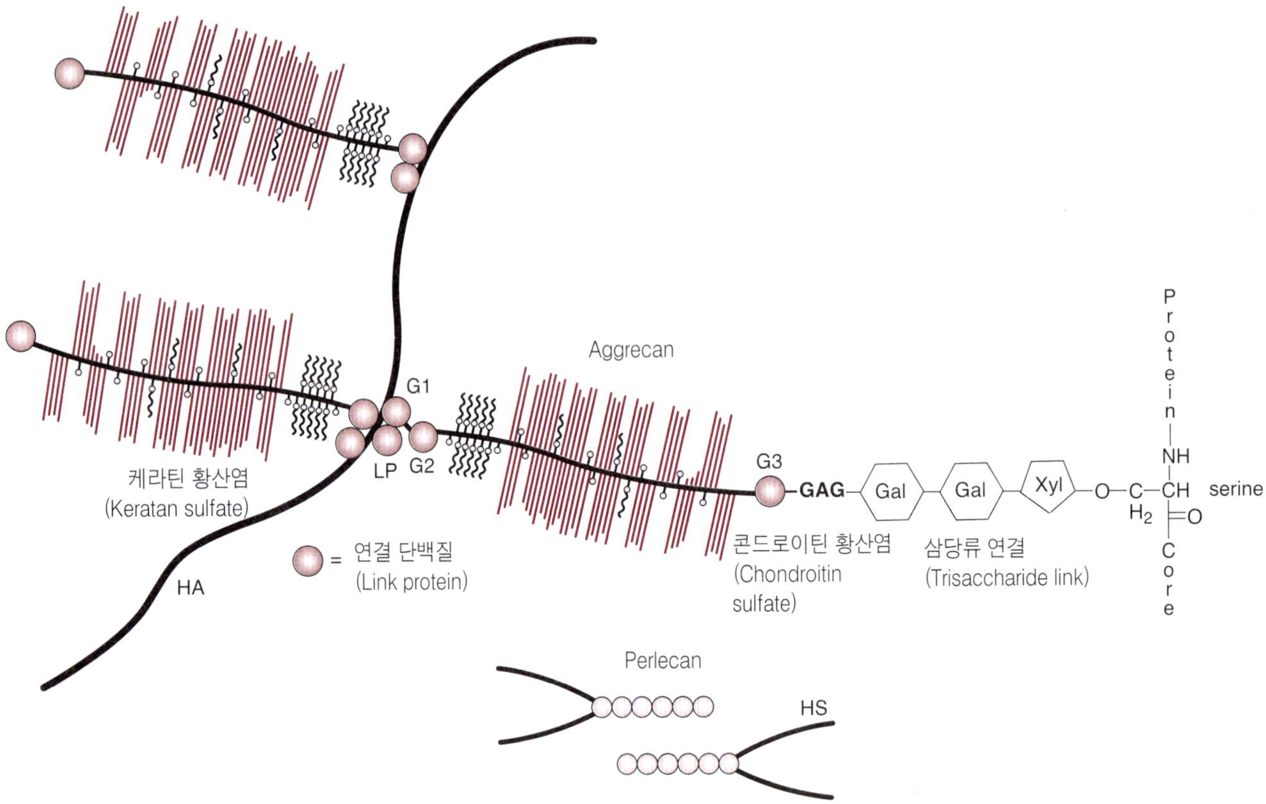

▲ **그림 2-5** ■ 세포 밖에 있는 세포 간 물질에서, 다른 세포 간 물질 분자를 함유한 PG의 큰 복합체들을 발견할 수 있다. aggrecan은 이러한 PGs 중에 제일 크다. aggrecan은 콘드로이틴 황산염(chondrotin sulfate [CS])과 케라틴 황산염(keratin sulfate [KS])에 의해 전자쌍을 공유하도록 조절되고, 히알루론산염(hyaluronan [HA])사슬에 의해 전자쌍을 공유하지 않은 상태로 결합한다.

표 2-4 당단백질(Glycoproteins)

분류	이름	설명
연골	Asporin	decorin과 biglycan과 관계되고, 연골에서 볼 수 있음 골관절염에서 증가함
	Chondronectin	연골세포(chondrocyte)를 II형 교원질에 붙임
	Chondroadherin (CHAD)	연골에서 볼 수 있음 integrin을 경유하여 세포를 결속함 기능은 알려져 있지 않음
뼈	Osteoadherin	골소주(bone trabeculae)에서 볼 수 있음 integrin을 경유하여 세포를 결속함
	Osteonectin	hydroxyapatite, 교원질, 성장인자, osteoadherin;을 결속함 세포가 확산되는 것을 억제함
	Osteopontin	파골세포(osteoclast)를 본래모습 그대로 결속함 파골세포의 기능을 도와줌
	Osteocalcin (BGP)	뼈 형성과 연관있는 것으로 생각됨
막경유	Laminin	IV형 교원질, HS, integrin(세포막)을 결속함
	Entactin	laminin과 상호작용함
다양한 위치	Collagen	구조적인 성분
	Fibronectin	세포-표면 수용기, 혈액-응고 성분, 변성 교원질, 세포뼈대(cytoskeleton), GAGs와 상호작용함
	Tenascin	기능이 명확하지 않음; 조직 발달이나 치료를 증가
활액	Lubricin	경계윤활을 제공하기 위해 관절면은 유착됨

GAG, 글리코스아미노글리칸(glycosaminoglycan; HS, 헤파린 황산염(heparan sulfate)

원섬유 구성요소(Fibrillar Component)

세포외기질의 원섬유 구성요소는 교원질, 탄력소(elastin)라는 중요한 두 개의 구조적 단백질을 포함한다. **교원질(collagen)**은 결합조직의 주 물질이고, 모든 다세포 생물에서 볼 수 있다. 교원질은 인체에서 가장 풍부한 단백질이고, 포유동물의 모든 단백질 중 25~30%를 차지한다. 교원질이라는 단어는 끈적끈적한 것(접착제, 아교)을 만든다는 그리스어에서 유래한다. 과거에 동물의 뼈나 힘줄의 교원질은 접착제를 만드는 산업에 이용됐다. 교원질은 철의 강도와 비슷한 인장강도를 갖고 있고, 결합조직 구조의 기능적 통합과 인장력에 대한 저항을 담당하고 있다. 교원질은 세 개의 알파 사슬(alpha chains)로 구성되는데 그것은 3중 나선구조(triple helix)안으로 뒤섞여 들어가도록 하는 반복된 Gly-X-Y 아미노산 형식을 갖는다. 비록 30개 이상의 다른 알파 사슬이 알려지거나 15~19개의 교원질 형태가 확인된다 할지라도, 이러한 형태의 모든 기능은 규명되지 않았다. 교원질의 유형과 관절 구조에서의 그것들의 분류는 표 2-5에 나타나 있다. 각 교원질의 유형들에 붙여진 로마 숫자, 예를 들면, 유형 I, 유형 II는 각 교원질의 유형이 발견된 순서를 나타낸다.

표 2-5 교원질 형태(Collagen Types)

분류	형태	일반적인 위치
원섬유(Fibrillar)	I	힘줄, 뼈, 인대, 피부, 고리 섬유화(fibrosis), 반월판, 섬유연골, 관절주머니, 각막 인체 교원질의 90%를 차지함
	II	초자관절연골, 수핵, 유리액(vitreous humor)
	III	피부, 혈관, 힘줄, 인대
	V	연골, 힘줄
	XI	연골, 다른 조직들(V형과 결합)
	IX	연골, 각막(II형과 함께 볼 수 있음)
결합된 원섬유	XII	힘줄, 인대(I형과 함께 볼 수 있음)
	XIV	태아의 피부와 힘줄
	IV	막의 최하부
네트워크 형성	X	비후한(hypertrophic) 연골
	VIII	알려지지 않음
실모양으로 된 것 (Filamentous)	VI	혈관, 피부
고정된 것(Anchoring)	VII	미세섬유를 고정함

원섬유(fibril)를 형성하는 교원질이 가장 일반적이다(유형 I, II, III, V, XI). 인체에서 전체 교원질의 90%를 구성하고 있는 I형교원질은 힘줄, 인대, 반월판, 섬유연골, 관절주머니, 활막, 뼈, 관절순 그리고 피부를 포함한 거의 모든 결합 조직에서 발견된다. 이것은 인장력을 받는 조직들에서 부하를 지탱하기 위한 주요한 요소인 것처럼 보인다. II형 교원질은 초자관절연골(hyaline articular cartilage)에서 주로 발견되고 또한 추간원판의 중심에 있는 수핵(nucleus pulposus)에서 발견된다. III형 교원질은 피부와 관절주머니의 활막층과 근육과 힘줄의 힘줄집 그리고 회복되는 조직에서 발견된다.

교원질의 기본적인 방어막(building block)은 **트로포콜라겐 분자**(tropocollagen molecule)라 불리는 세 개의 폴리펩타이드 사슬(polypeptide chains)의 3중 나선구조이다. PGs와 다른 당단백질의 일부분과 같이, 이것은 섬유아세포(fibroblasts)의 거친 내형질세망(rough endoplasmic reticulum)에서 합성되어진다. 트로포콜라겐 분자는 서로를 끌어당기고 미세원섬유(microfibrils)를 형성하기 위해 모인다. 미세원섬유는 하원섬유(subfrbril)를 형성하고 그것은 차례로 **원섬유**(fibrils)를 형성하기 위해 결합한다(그림 2-6). 분자내부와 분자내부의 교차결합은 안정되고 원섬유 확대를 증진시킨다. 원섬유는 **섬유속**(fascicle)을 형성하고 섬유속은 섬유(fiber)를 형성하기 위해 결합한다. 교원질 섬유는 많은 다른 방식으로 배열되어질 수 있고 그 크기나 길이도 다양할 것이다. 몇몇 구조에서 이완된 교원질 섬유는 **크림프**(crimp)라 불리는 물결 모양의 형태를 띤다. 교원질 섬유가 당겨질때 크림프는 사라진다.

교원질과 같이 폴리펩타이드 사슬인 **탄력소**(elastin)는 반복되는 Gly-X-Y 아미노산과 꽤 많은 양의 **프롤린**(proline)아미노산을 함유하고 있다. 그러나 교원질과는 달리, 그 분자는 3중 나선구조 없이 한 가닥의 실 같은 알파로 구성된다. 한 가닥의 실같은 알파는 고무같은 탄력섬유를 형성하기 위해 서로 교차결합된다. 각각의 탄력소분자들은 섬유가 늘어날 때 더 광범위한 형태로 풀리고 섬유의 늘어나는 힘이 약해지자마자 자연스럽게 다시 감길것이다. 탄력섬유는 보통 황색을 띠고 자유롭게 뻗어나간다. 그리고 피부, 기관기관지나무(tracheobronchial tree), 동맥혈관벽뿐만 아니라, 모든 관절 구조에서 발견된다. 그러나, 섬유의 상대적인 비율은 매우 다양하지만 일반적

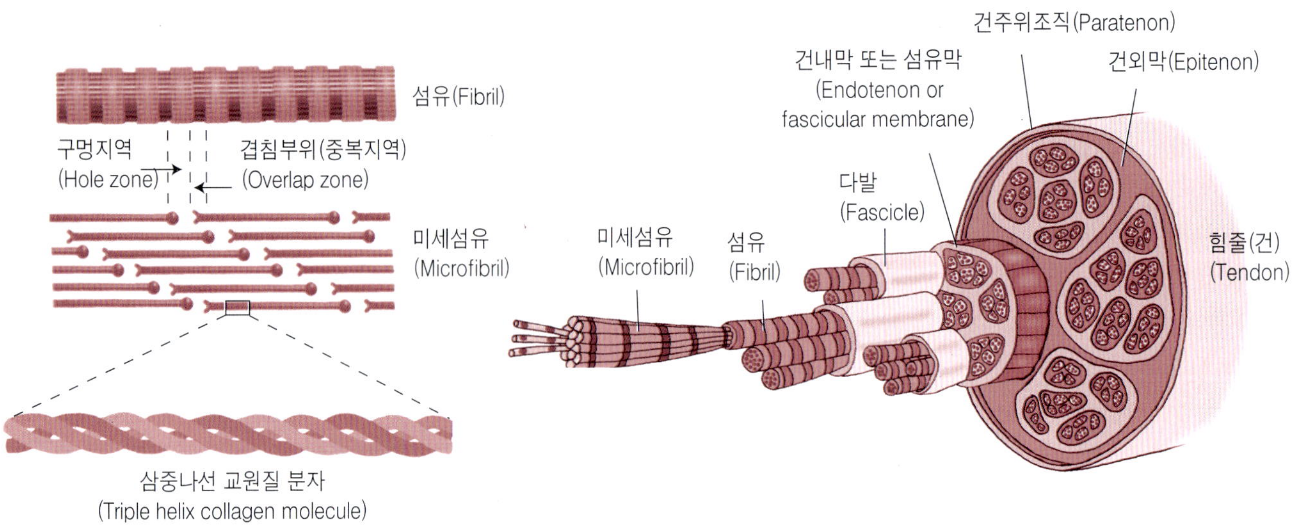

▲ **그림 2-6** ■ 힘줄과 같은 조밀한 결합조직은 분자에서 전체조직까지 계층적인 구조를 갖는다.

으로 탄력섬유는 부하를 지탱하는 섬유의 대부분인 교원질 섬유보다 세포외기질에서 훨씬 적은 비율의 섬유 구성요소를 이루고 있다. 대동맥은 30%의 탄력소와 20%의 교원질(건조중량 비율)을 포함하고, 항인대는 75%의 탄력소와 15%의 교원질을, 그리고 아킬레스힘줄은 4.4%의 탄력소와 86% 교원질을 포함한다.

기본 개념 2-3: ***세포외기질의 기능과 구조***

결합조직의 세포외기질은 그것의 기능을 결정하고, 그 반대 또한 같다. 그 구성요소의 형태와 비율은 다른 조직들을 형성한다:

- 원섬유간 구성요소: PGs(protein+GAGs), 당단백질(glycoprotein)
- 원섬유 구성요소: 교원질(주로 I형이나 II 형), 탄력소

사례 적용 2-2: **골절치유과정에 영향을 끼치는 물질들**

골절 치유 초기에 가골(callus)은 높은 비율의 PGs, GAGs 그리고 당단백질을 포함하는 많은 양의 섬유연골물질로 구성되어 있다. 식별되지 않는 중간엽세포는 골절된 위치로 이동하고 연골이나 뼈 또는 섬유조직으로 변하는 세포를 형성하는 능력을 갖게 된다. 골절 혈종이 생성되고, 섬유아세포와 연골아세포는 뼈끝 사이에서 나타난다. 그리고 연골은 형성된다(II형 교원질). 후에, 세포는 형성된 뼈를 광물화시키는 I형 교원질을 형성하기 시작한다. 형성된 가골의 양은 반대로 골절에서 고정의 양을 균형 잡히게 해준다. 단단하고 압박된 판에 고정된 골절 상태에서, 아주 적거나 눈에 보이지 않을 만큼의 가골 형성을 통해 일차적인 뼈 치료가 있을 수 있다. 이러한 골절은 작은 부분을 더 천천히 치료하는 경향이 있고, 때문에 일차적으로 뼈 형성하는 시간은 더 오래 걸린다. 이것은 비록 골절 파편을 재 접합하긴 했지만, 우리 환자가 왜 8주 동안 비체중부하 상태에 있어야 하는지 설명해준다. 그의 발목은 불과 2주 전에 골절 당했기 때문에, 아마 골절지점에는 뼈가 거의 없을 것이다.

특정 결합조직 구조 (Specific Connective Tissue Structures)

■ 인대(Ligaments)

인대는 보통 관절이나 관절근처에서 하나의 뼈를 다른 뼈에 연결시켜준다. 어떤 인대들은 관절주머니의 한 부분으로 섞이기도 하고, 관절주머니이 두꺼워져 보이기 때문에 확인하기 어려울 것이다(예를 들면, 하상완인대의 앞쪽 띠). 다른 인대들은 결합조직이 밀집되어진 하얀색 끈이나 다발 같은 모습이여서 명백하고 쉽게 알아볼 수 있는 구조들이다(예, 전십자인대 [ACL]).

다른 결합조직들과 같이, 인대는 소량의 세포들(조직 크기의 약 10%~20%, 주로 섬유아세포)과 다량의 세포외기질(약 80%~90%)을 포함하는 이질적인 구조이다. 조직의 건조중량(모든 수분이 제거된 후)의 약 0.2%만 함유하는 PGs는 주로 더마탄황산염(dermatan sulfate)을 포함한다. 대부분의 인대 속 세포외기질의 세포요소는 주로 I형 교원질과 소량의 III형, IV형, V형 교원질, 그리고 다양한 양의 탄력소로 구성된다. 주목할만한 예외적인 경우로 황색을 확연하게 띠고 다량의 탄력소(조직의 건조

중량의 75%)를 함유하고 있는 **황색인대**(ligamentum flavum)가 있다.

인대 속에 I형 교원질 원섬유는 조밀하게 채워져 있고 섬유다발은 인장력이 적용되는 방향으로 배열되어 있다. 여러 인대에서의 교원질 섬유의 배열과 교원질 탄력소섬유의 비율은 개개의 관절에서 안정성과 운동성을 제공하기 위한 구조의 상대적인 능력을 결정한다. 인대는 관절각의 의존하고, 다양한 방향에서 인장력을 받기 때문에 인대와 교원질섬유는 인대가 한 방향 이상에서 작용하는 힘에 저항할 수 있게끔 다양한 배열을 하고 있다. 예를 들어, 무릎에 있는 안쪽곁인대(MCL)의 후섬유는 신장될 때 적은긴장을 받을 것이다. 반면에 중간섬유는 내반 스트레스를 받을 때 적은 긴장을 받을 것이다. 가해지는 힘(신체분절사이의 움직임 때문에)의 방향과 평행하게 정렬되어 있는 그 섬유들은 인대에 가해진 인장력을 견뎌낸다. 힘줄과는 달리 이것은 인장력이 근육에 힘에 의해 만들어지고 그러므로 한 방향으로 가해지는 경향이 있다.

세포의 모양과 기질은 인대가 뼈에 가까워짐에 따라 변화한다. 교원질 섬유는 성장하고 발달되며, 인대의 뼈 **부착점**(the enthesis)에 샤피섬유(sharpey fiber, 뼈로 들어가는 섬유조직의 구멍)를 형성 하면서 뼈 안으로 결합되는 것으로 생각된다. 인대와 뼈 접촉면의 단단해짐(stiffening)은 뼈부착점에서 인대가 손상되는 가능성을 줄여준다; 그러나 뼈 부착점은 일반적으로 퇴행성변화가 일어나는 장소이다.

인대는 보통 위치, 모양, 뼈의 부착점 그리고 서로의 연결 상태를 설명해줄 수 있는 이름이 붙는다. 때로는 그 인대를 처음으로 밝혀낸 사람의 이름이 붙여지기도 한다. 척추의 앞면 대부분을 덮고 있는 전종인대(anterior longitudinal ligament)는 위치(-anterior)와 모양(-longitudinal) 두 가지로 이름이 붙은 예이다. 팔꿉관절과 무릎관절의 내측과 외측에 위치한 안 · 가쪽 곁인대(medial and lateral collateral ligament)는 그 위치로 이름이 붙은 예이다. 어깨뼈의 오훼돌기(coracoid process)와 위팔뼈(humerus)를 연결시켜주는 오훼상완인대(coracohumeral ligament) 그리고 원위의 요척관절(radioulnar joint)에서 자뼈에 요골을 연결해주는 요척인대(radioulnar ligament)들은 뼈에 부착점에 따라 이름이 붙은 예이다. 발목관절에 있는 삼각인대(deltoid ligament)는 모양에 의해 이름이 붙여줬다. 엉덩관절에 있는 Bigelow의 Y인대는 Y모양과 그 인대를 밝혀낸 사람, 두 가지로 이름이 붙은 것이다. 무릎에 있는 십자인대(cruciate ligament)는 그것들이 서로 엇갈려 있기 때문에 그런 이름이 붙여졌다.

사례 적용 2-3: **손상의 기전**

George Chen의 사례에서 보면, 손상의 기전은 발목과 발의 가쪽 돌림 비틀림과 관련이 있다. 그것은 삼각인대와 발목의 관절주머니에 손상을 줄 수도 있다.

힘줄(Tendons)

힘줄은 근육과 뼈를 연결하고 부착된 근육에 따라 이름 지어진다. 예로, 위팔두갈래근의 두갈래근힘줄(biceps tendon), 위팔세갈래근의 세갈래근힘줄(triceps tendon)이다. 발목의 아킬레스힘줄(achilles tendon)은 몸에서 유일하게 뒤꿈치에 화살을 맞은 상처 때문에 죽었다는 트로이 전쟁의 한 그리스 전사에게서 유래되었다.

힘줄은 인대와 거의 같은 구성과 기본구조를 갖는다. 그 원섬유구성요소는 주로 I형 교원질과 소량의 III형과 V형 교원질로 구성되고, 소량의 IV형 교원질은 섬유아세포의 얇은 기본층을 결합한다. 힘줄은 인대보다 I형 교원질을 좀 더 함유하고 있고 III형 교원질을 조금 덜 갖고 있다(표 2-6). 이러한 구성은 III형 교원질이 I형 교원질보다 강하다고 생각되어지므로, 힘줄이 큰 인장력에 적응된다는 것을 암시한다. 힘줄의 세포외기질의 섬유간 요소들은 물, 더마틴황산염(dermatan sulfate) GAG을 포함하는 PGs, 그리고 다른 당단백질을 포함한다. 더마틴황산염(dermatan sulfate) GAG는 인장부하상태에서 더 활성화됨을 나타낸다.

연속적으로 큰 서브유닛(subunits)으로 그룹 지어진 힘줄의 교원질 원섬유들은 섬유로 알려진 첫 번째 다발(primary bundle)를 형성한다(그림 2-6). 전체적으로 거의 I형 교원질 포함하는 이러한 섬유들의 지름은 인장부하가 힘줄의 가해질 때 커지는 것처럼 보인다. **건내막**(endotendon)이라 불리우는 연한 결합조직의 초(sheath)에 의해 덮혀 있는 그룹 지어진 섬유다발은 섬유다발(fascicle)이라 불리우는 두 번째 다발을 형성한다. III 형 교원질을 높은 비율로 포함하고 있는 건내막은 또한, 힘줄에 제공되는 신경과 림프, 그리고 혈관을 싸고 있다. 개개의 섬유

표 2-6 결합조직의 성분(Composition of Dense Connective tissues)

조직	물 함유량*	교원질†	PG/GAGs†	설명
뼈	25%	25%-30% 주로 I형	주로 CS	65%-70%의 건성중량(dry weight)는 무기물임
연골	60%-85%	10%-30% > 90%의 II형	8%-10% PGs가 집합됨	전체 중량의 10%가 세포임
인대	70%	75% 90% I형 10% III형	< 1% 주로 DS	20%의 건성중량은 알려지지 않음
힘줄	60%-75%	80% 95% I형 < 5%의 III형	0.2%-1% 주로 DS	인대보다 교원질 원섬유가 더 길다
낭(capsule)	70%	90% 주로 I형	CS, DS	일부 탄력소(elastin)임
반월판(menisci)	70%-78%	60%-90% 주로 I형	< 10%	섬유연골
고리(anulus)	65%-70%	50%-60% I과 II형	20% CS, KS	
핵(nucleus)	65%-90%	20%-30% 주로 II형	65% PGs가 집합됨	

*Water content is percentage of total tissue weight.
†Collagen and PG content is percentage of tissue dry weight after water has been removed.
CS, chrondroitin sulfate; DS, dermatan sulfate; GAG, glycosaminoglycan; KS, keratan sulfate; PG, proteoglycan.

다발은 근건부착부(muscle-tendon insertion)의 근섬유 그룹이나 운동단위(motor unit)의 분리와 연관된다. 많은 섬유다발은 역시 건내막에 덮혀있는 삼차다발(tertiary bundle)을 형성한다. 모든 두 번째 다발을 싸고 있는 초를 **건주위조직**(epitenon)이라고 한다. 건주위조직(또는 **paratenon**)은 건주위조직의 바깥층에 느슨하게 부착된 윤문상 조직(areolar)의 이중적인 초이다. 이 건주위조직은 강한 마찰에 영향을 받는 손과 손목의 힘줄에 위치한 **건윤활막**(tenosynovium)이라 불리우는, 활액으로 채워진 초일 것이다. 건주위조직은 힘줄과 인접한 구조에서 힘줄의 많은 움직임을 보호하고, 힘줄이 손상되었을 때 세포에 에너지원을 제공한다. 인대와 같이, 건속에 교원질섬유는 부하가 가해지는 조직과 평행하게 정렬되어있다. 이러한 부하는 부착된 근육에 의해 발생되기 때문에, 비록 십자형이나 나선형 배열일지라도, 건속에 교원질 섬유는 주로 그러한 인장력과 평행한 한방향의 정렬을 갖는다. 이완된 섬유는 주름지고, 교원질 원섬유와 함께 PG의 상호작용이 유지되게 하는 특징을 갖는다.

뼈에 부착하는 힘줄의 형태에는 두 가지가 있다: **섬유연골성**(fibroccartilaginous), **섬유성**(fibrous). 뼈에 대한 힘줄의 섬유연골성 부착(섬유 부착부)은 약 1 mm 이상의 길이에서 발생하는 힘줄의 구조의 점진적인 변화와 연관이 있고, 조직학적(histological) 관찰에 기초하여 네 구역으로 나눠질 수 있다(그림 2-7). 첫 번째 구역은 힘줄에 적합하고 힘줄의 중간물질과 유사하다. 두 번째 구역은 섬유연골을 포함하고 힘줄에서 뼈로 이행하는 부분에 시작을 구분한다. 세 번째 구역은 광물화된(mineralized) 섬유연골을 포함하고, 네 번째 구역은 뼈를 포함한다. 조직에서의 변화는 점진적이고 계속되면서, 서로 다른 두 물질사이에서 효과적인 부하 전달을 돕는 것이 특징이라고 생각할 수 있다. 타이트마크(tidemark)는 석회화나 비석회화된 섬유부착부에서 주로 나타나고, 단단하고 부드러운 조직사이에서 역학적인 경계를 나타낸다. 그러나, 타이드마크는 장벽이 되지는 않고, 교원질 섬유는 광물화된 섬유연골이 되어 그것을 지난다. 유전자 표현과 구성에서의 드라마틱한 변화는 서로 다른 구역에서 일어난다. decorin과 biglycan은 힘줄쪽 부착부에 위치하는 반면에, II, IX, X형 교원질과 aggrecan은 뼈 부착부에 위치한다. I, III, XII형 교원질은 두 곳 모두에서 찾아 볼 수 있다. 이러한 연구는 힘줄의 부착부는 압박력과 인장력을 모두

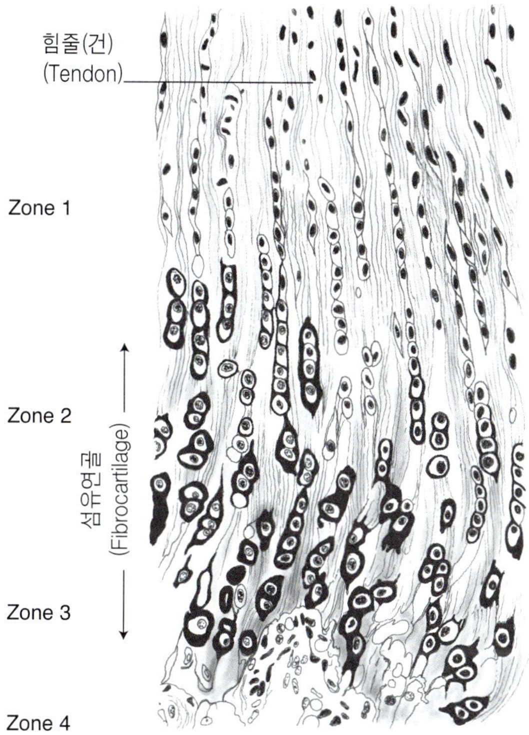

▲ **그림 2-7** ■ 뼈와 힘줄(혹은 인대) 접합부. 순수한 힘줄 부분(zone 1)에서부터 뼈 부분(zone 4)까지 네 부분으로 되어 있다. 그 사이에는 물질이 점차 섬유연골(zone 2)에서 무기질 섬유연골(zone 3)로 이행됨.

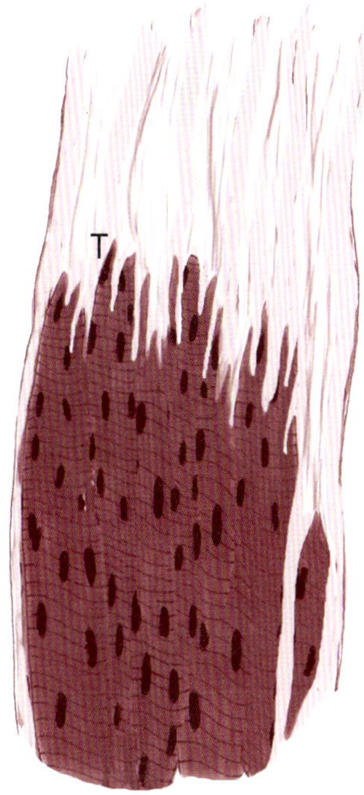

▲ **그림 2-8** ■ 근육과 힘줄의 접합부. 근육세포는 힘줄과 서로 맞물려 있다 (T). 근육세포막과 섬유아세포, PGs, 콜라겐 사이에는 직접적인 결합이 있다. 건내막(endotendon)은 근섬유막(endomysium) 안으로 혼합되고 건주위조직(epitenon)은 근외막(epimysium) 안으로 혼합된다. 이것은 근섬유 주변에 결합조직의 망(meshwork)을 형성한다.

받는다는 것을 시사한다.

섬유부착부는 두 부분으로 나눠질 수 있다: **골막성**(periosteal)과 **골성**(bony). 전자는, 힘줄 섬유가 골막에 붙는다. 때문에 간접적으로 힘줄이 뼈에 부착된다. 반면에 후자는, 힘줄이 직접적으로 뼈에 붙는다. 부착의 두 형태의 혼합일 수도 있고, 골막 부착은 때때로 나이에 따라 뼈 부착부로 변하기도 한다. 위팔뼈에 삼각근의 부착과 쇄골과 견갑골이 이러한 부착 형태의 예의 포함된다. 흥미롭게도, 시간이 지남에 따라 섬유연골에 재형성 될지라도, 처음에는 뼈에서 힘줄로 수술상의 재부착으로 형성된 새로운 섬유 부착부는 섬유성(fibrous)이다.

근건접합부(myotendinous junction 〔**MTJ**〕)에 힘줄에서 근육으로의 부착은 교원질 세포와 근육세포사이의 상호지상분열(interdigitation)을 이룬다. 교원질과 PGs 사이의 표면마찰과 직접적인 연결 그리고 근육 세포막의 바닥층과 인테그린(integrin)은 강한 상호작용을 형성한다(그림 2-8). 상호지상분열은 MTJ로부터 형성된다. 근-힘줄 단위에 정상기능의 본질은 감소되는 부하 상태에 민감하고, 부하가 감소될 때 더 편평해지고 주름이 덜 잡히는 경향이 있다는 것이다. 이것은 접합부를 약화시키고 손상의 영향을 더 받기 쉽게 만들 수 있다. 그러므로, 고정기간 후에 근-힘줄 부하가 가해질 때는, 부하는 낮은 정도로 가해져야 하고 점진적으로 진행되어야 한다.

기본 개념 2-4: *점진적인 변화는 부하를 확산시킨다*

조직 사이에서 점진적인 변화를 나타내는 뼈에 대한 힘줄과 인대의 부착은 주로 인장력을 받고, 조직은 압박력과 인장력을 받는다. 이러한 변화는 뼈 힘줄 접합부(osseous tendon juntion)에 부하를 "확산"시키고, 손상예방을 돕는다. 구조에서의 이러한 차이는 교차력은 PG 집중을 증가시키는 반면, 장력은 I형 교원질을 증가시킨다는 것을 시사한다.

점액낭(Bursae)

건초(tendon sheaths)와 구조나 기능이 유사한 점액낭은 액성막(fluid film)에 의해 주머니 안쪽면이 분리된 평평한 활액막(synovial membrane)주머니이다. 점액낭은 움직임이 일어나는 단단한 부분 즉, 힘줄과 뼈 사이, 뼈와 피부, 근육과 뼈, 혹은 인대와 뼈 사이에 위치해 있다. 슬개골과 피부사이, 그리고 자뼈(ulna)의 주두(olecranon process)와 피부 사이와 같이 피부와 뼈 사이에 있는 점액낭 주머니를 **피하점액낭**(subcutaneous bursae)이라 한다. **건하점액낭**(subtendinous bursae)은 힘줄과 뼈사이에 위치해 있고, **근하점액낭**(submuscular bursae)은 근육과 뼈 사이에 있다.

연골(Cartilage)

연골은 보통 다음과 같은 유형들로 나누어진다: **흰섬유연골**(white fibrocartilage), **황색탄력성연골**(yellow elastic cartilage) 그리고 **초자관절연골**(hyaline articular cartilage)이다. 연골도 역시 칼슘화된다. 흰섬유연골은 관절의 움직임을 조금 제한해주고 묶어주는 접합체역할을 한다. 이런 유현의 연골은 추간원판도 형성하고, 관절오목과 볼기뼈절구(acetabulum)의 관절테두리 그리고 측두하악관절과 천장관절에서도 발견된다. 다른 연골들과 달리, 이미 II형 교원질을 독점적으로 갖고 있는 흰섬유연골은 세포외기질의 섬유 구성요소가 I형 교원질로 이루어져 있다. 황색탄력연골(yellow elastic cartilage)은 귀와 후두개(epiglottis)에서 발견되고, 주로 교원질섬유로 구성되어 있는 흰섬유연골보다 교원질에 대한 탄력소의 비율이 높게 나타난다는 점에서 흰섬유연골과 차이가 난다.

유리라는 뜻을 가진 그리스 단어 "hyalos"로부터 유래한 초자관절연골은 간단히 관절연골(articular cartilage)라고도 불리는데 관절의 대부분에서 뼈의 끝부분을 비교적 얇게(1-7 mm) 덮고 있다. 그것은 뼈와 뼈 사이가 관절면을 이루고 있을 때 부드럽고, 탄력 있고 낮은 마찰을 주어 관절 표면의 마찰을 줄여준다. 이 연골성 표면은 일생 동안 사람의 체중을 분산시키고 견딜 수 있다. 그러나 초자관절연골이 한번 손상되면 치유 능력에 있어서는 제한적이고 불완전한 기전을 갖는다. 관절연골은 작은 세포 구성요소와 큰 세포외기질을 갖는다는 점에서 다른 결합조직과 같은 일반적인 구조를 갖고 있다. 그러나 인대와 힘줄과는 달리, 세포외기질이 원섬유간 물질의 많은 양을 포함한다. 관절연골에서 지배적인 세포 구성요소는 **연골세포**(chondrocytes)와 **연골아세포**(chondroblast)이다. 연골아세포는 집합체, 연결 단백질 그리고 히알루로논산염을 생산하는 중간엽세포(mesenchymal cells)로 분화될 수 있으며, 이것은 세포외기질 바깥으로 나가는 동시에 결합된다. 연골세포는 종합적으로 비성장 조직들을 감시하는 덜 활성화된 세포이다. 세포외기질의 원섬유요소는 탄력소와 II형과 다른 형태의 교원질을 포함한다. II형 교원질은 관절연골에 포함된 교원질의 약 90~95%를 차지한다. XI유형 교원질은 원섬유 크기를 제한하고 IX유형 교원질은 원섬유와 단백당질 분자와의 상호작용을 용이하게 해준다. 교원질은 PGs, 비교원질 PGs, 65~80% 정도의 물로 구성된 세포외기질의 원섬유간 요소를 통해 퍼지고, 또한 뼈에 닿는 관절연골 가장자리 관절면에 그물망을 형성한다.

관절 연골의 PG는 다른 관절 구조들보다 풍부하고, 대부분의 PGs는 집합체를 형성하면서 큰 PG의 집합을 형성하기 위해 히알루로논산염과 묶인다. 집합체는 초자관절연골에서 지배적인 PG이다. 관절연골에서 GAG의 두 가지 커다란 유형은 콘드로이틴황산염과 케라탄황산염이다. 케라탄황산염에 대한 콘드로이틴 황산염의 비율은 나이, 위치뿐 아니라, 개인들 사이에 다양한 차이를 보여준다. 콘드로이틴황산염의 집중이 높을수록, 조직은 압축력에 더 잘 저항할 수 있게 된다. 케라탄황산염의 집중은 나이가 들고 관절의 관절성변화에 따라 증가하고 고정(immobilization)에서는 감소한다. 카라탄황산염의 비율이 콘드로이틴황산염의 비율을 초과한다면, 연골이 하중을 버틸 수 있는 능력을 잃게 된다. 연골 당단백질인 **연골연결체**(Chondronectin)는 황산 콘드로이틴이 있는 상태에서 유형II 교원질 섬유에 연골아세포가 접착하는데 중요한 역할을 한다.

활막관절에 있는 뼈의 끝부분은 쉽게 구별되는 3개의 층, 혹은 관절연골로 이루어져 있다(그림 2-9). 제일바깥층(구역 I)은 방사상으로 II형 교원질을 지향하는 섬유들이 표면에 평행으로 배열되어 있다. 연골의 바깥쪽의 매끄러운 층은 반대편에 있는 관절들 사이의 마찰을 줄여주고 관절면 위에 힘은 분산시켜준다. 두 번째(구역 II)와

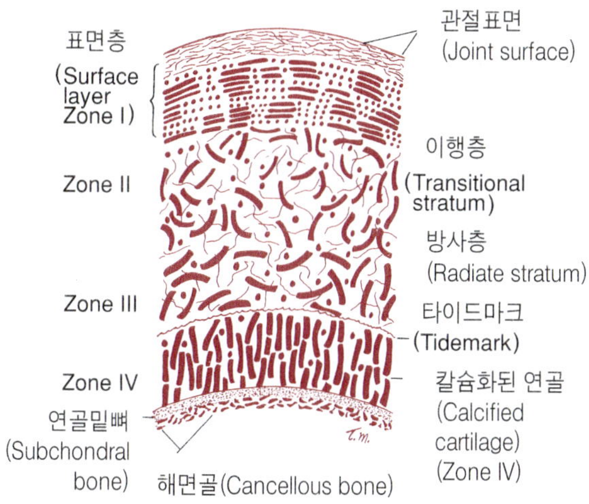

▲ **그림 2-9** ■ 초자연골(유리연골)의 구조.

세 번째 (구역 III) 지역에서의 교원질은 불규칙하게 배열되어 있고, 열린 격자세공무늬(open latticework)를 형성한다. 느슨하게 엮인 섬유조직을 가진 두 번째층은 변형을 허용하고, 관절표면에 가해지는 힘의 일부를 흡수해준다. 세 번째층(방산층; radiate stratum)에선 어떤 교원질섬유들은 표면에 수직으로 놓여 있고, 칼슘화된 연골에 안전하게 붙어있기 위해 칼슘화 연골과 비칼슘화 연골사이에 걸쳐있다. 네 번째 구역이라고도 불리우는 연골의 칼슘화 층은 연골하골(subchondral bone)에 근접해 있고, 연골을 뼈에 안전하게 구정시켜준다. 칼슘화와 비칼슘화된 연골 사이의 경계를 **다이드마크**(tidemark)라 한다.[7,57] 연골의 타이드마크지역은 성장, 나이, 손상 그리고 치료와 관련해 중요하다. 정상적으로, 관절연골의 칼슘화층으로의 대체는 **연골내골화**(endochondral ossification)에 의해 일어난다. 칼슘화는 연골내골화에 의해 칼슘화 연골을 흡수하는 비율과 균형을 이루면서 느리게 비칼슘화 지역으로 진행된다.[57,58] 나이가 들면서, 뼈에 의한 연골의 칼슘화된 층의 대치와 계속해서 일어나는 타이드마크 부분의 발달은 초자관절연골이 얇아지는 결과를 낳는다. 연골하골에 미세한 골절을 유발하는 손상이 생기면, 뼈의 이차골화중심(secondary ossification center)은 새로운 뼈의 성장인자를 생산하기위해 활동한다. 돌기(process)가 나이가 듦에 따라 생기는 것과 비슷하다. 뼈의 성장은 칼슘화된 층으로 확장되고, 타이드마크는 발달되어 비칼슘화된 층은 얇아진다.

관절연골의 디자인은 형성과 기능 사이에 주목할만한 상호작용의 예이다. 집합되는 PGs는 많은 양의 수분을 끌어들이고 연골의 삼투성 팽창압력을 형성한다. 원섬유간 세포간질이 팽창함으로써, 장력은 표면교원질 망에 생기게 된다. 관절위의 팽창압력과 부하사이가 평형상태로 이르기 때문에, 더 이상의 변형은 생기지 않는다. 그러므로 압박력에 견디는 연골의 능력은 두 가지 특징에 달려있다. (1) 집합되는 PGs의 양 그리고 (2) 완전한 교원질 망상조직.

기본 개념 2-5: ***힘줄, 인대, 그리고 연골에 가해지는 부하의 유형과 관련된 단백당질의 형태***

힘줄, 인대 그리고 연골에서 볼 수 있는 PGs의 형태는 말해준다:

- 더마탄황산염(dermatan sulfate)을 포함하는 PGs는 인장부하와 관련이 있다.
- 콘트로이틴황산염(chondroitin sulfate)을 포함하는 PGs는 압박부하와 관련이 있다.
- 집합된 PGs구조는 압박부하와 관련이 있다.
- PGs는 압박부하를 증가시킨다.

관절이 움직이거나 연골이 압축될 때, 연골의 활액 일부는 가장 바깥 교원질 층에 있는 세공(pore)을 통해 스며 나온다. 부하가 제거된 후에는 삼투압에 의해 활액이 다시 연골로 흘러 들어간다. 움직이는 활액은 연골세포로 공급하는 영양분을 운반한다. 활액 흐름의 비는 가해진 힘의 크기와 지속성에 영향을 받는다. 가해지는 힘이 커지거나 오랜 시간 지속될 때 연골의 팽창압력이나 바깥쪽의 부하사이의 평형상태는 활액의 흐름을 감소시킨다. 성인의 경우, 유리연골은 혈관과 신경이 전혀 없기 때문에 그것의 영양분은 단지 활액의 앞뒤 흐름으로부터 얻게 된다. 활액의 자유로운 흐름은 관절연골의 생존에 꼭 필요하다. 감소된 흐름은 또한 감소된 부하를 일으킨다. 연골면 위에 압박력의 소실은 활액의 움직임을 감소시키고, 그것은 세포외기질에서 고정된 상태로 남게 된다. 그러므로 초자관절연골은 부하가 생기거나 없어진 후에 아마 활액이 제거됨으로써 연골의 영양에 대한 방해의 결과로 퇴행성변화를 겪을 수 있다. 연골의 형성과 상태는 적당한 압박력의 반복주기에 의존하는 것처럼 보인다

보통 과도한 마찰력이나 외상에 의한 표면 교원질 층에 손상은 PGs의 팽창압력에 견디기 위한 능력을 없앤

다. 초기에 관절연골은 팽창되고 현재 없는 표면 교원질 망상조직의 반대되는 힘없이 PG집합체들이 더 많은 수분을 끌어당기기 때문에 굵어질 것이다. 연골 안팎의 활액의 움직임은 감소되고, 세포 영양과 종합적인 능력도 감소된다. 결국에는, 표면교원질 그물망의 억제 없이 PGs는 활액 안에서 새어나오기 시작할 것이고, 진 무르고 얇아질 것이다. 이것은 골관절염 발달되는 동안의 결과이다.

사례 적용 2-4: **환자의 연골에서의 고정의 영향과 고정 후 연골의 보호**

George씨의 발목과 발을 고정하는 동안, 관절은 감소된 부하를 받게 된다. 연골은 부어오를 것이고, 표면의 교원질 망상조직은 긴장될 것이다. 그리고 연골로 공급되는 영양소들도 감소된다. 고정이 끝난 후 초기에는 이렇게 관절연골이 불안정해지고, 부하는 점차적으로 생길 것이다. 일부 부하는 고정하는 동안 등척성 근수축(관절면 압축)을 통하여 생겨날 수 있다. 더 좋은 계획안은 관절의 고정을 피하는 것과 체중부하감소와 관련이 있을 것이다. 이것은 관절 움직임과 관절 전체 연골의 부하를 허용할 것이다. 이동할 수 있는 버팀대는 캐스트(cast)로 적절하지만, 환자가 고분고분 하게 잘 따라야 한다.

뼈(Bone)

뼈는 인체에 있는 모든 결합조직 중에 가장 단단하지만 다른 결합조직들처럼 세포요소와 섬유간요소를 구성하는 세포외기질의 섬유 구성요소로 이루어져 있다. 그러나 뼈는 세가지 요소들의 구성에 있어서 다른 결합조직과는 다르므로 결합조직의 특별한 형태라고 여기고 있다. 세포요소는 섬유아세포(fibroblast), 섬유세포(fibrocyte), 골아세포(osteoblast), 파골세포(osteoclast) 그리고 골아세포로 분류할 수 있는 조상골세포(osteoprogenitor)로 이루어져 있다. **섬유아세포**와 **섬유세포**는 I형 교원질과 다른 세포외기질 구성요소를 생산한다. **골아세포**는 뼈의 복원뿐 아니라, 침전(deposition)과 무기화(mineralization)에도 필수적인 주요 뼈 형성 세포이다. 골아세포는 또한 주변 기질에 **프로콜라겐**(procollagen, I형 교원질의 선구세포)을 분비한다. 골아세포가 뼈 형성활동을 멈추면 **골세포**(osteocyte)로 불리게 된다. **파골세포**는 단핵세포에서 시작된 여러 개의 핵을 가진 다형핵백혈구(polymorphous cell) 세포이다. 파골세포는 뼈를 흡수하는 역할을 한다. 뼈에 있는 세포외기질의 섬유간요소는 미네랄뿐만 아니라, 단백당질, 당단백질 그리고 물을 포함한다.

미네랄은 주로 칼슘과 교원질 섬유 내에 또는 사이에 속해있는 인산 결정체(phosphate crystal)로 구성되어 있는데 이것을 뼈의 무기요소로 일컫는다. 뼈의 무기요소는 뼈가 단단함을 유지하도록 도와주고 다른 연결조직구조들과 뼈를 구분지어 준다. 세포외기질의 원섬유요소는 망상섬유(reticular fiber)를 비롯하여 I형 교원질섬유, 그리고 탄력소섬유를 포함하고 있다. 골아세포에 의해 합성되는 I형 교원질은 미네랄과 묶일 수 있는 유일한 교원질이다.

뼈에서 고도로 칼슘화된 세포외기질은 다른 형태들을 띤다: **해면골**(cancellous bone)이라 불리는 가장 안쪽에 있는 층과 **치밀골**(compact bone)이라 불리는 바깥쪽에 있는 층이다. 해면골에서 칼슘화 조직은 **골소주**(trabeculae)라 불리는 얇은 판을 형성한다. 골소주는 뼈에 주어진 스트레스에 반응하도록 놓여진다. 골간(shaft)과 다른 부분을 유지할 뿐만 아니라, 무게를 적절히 나우어줄 수 있는 자가조절재구성(self-regulated modeling)을 할 수 있다. 즉, 최적으로 부하를 분산시킬 수 있는 것이다. 여러 방향에서 골소주에 전해지는 하중들은 뼈 밀도의 분배와 골소주의 방향에 영향을 끼친다. 어떤 지역에서의 뼈 밀도의 증가와 다른 곳에서의 감소는 뼈에 놓인 하중에 따라 발생한다. 해면골은 구심성 층(concentric layer)에 놓인 **피질골**(cortical bone)라 불리는 밀집된 치밀골(compact bone)의 얇은 층으로 덮여 있다.

단단해 보이는 피질골은 **골막**(periosteum)이라 불리는 강한 섬유성 막에 의해 덮여 있다. 골막의 안쪽면은 골아세포(osteoblast)로 이루어져 있고, 그것은 뼈의 성장과 재생에 필수적이다. 골막은 혈관이 잘발달되어 있어 뼈에 영양분을 제공한는 많은 모세혈관을 포함하고 있다. 인대와 힘줄의 말단에 있는 교원질 섬유는 종종 피질골의 기질 속에 있다. 모든 활액관절에서 서로 연접한 뼈 끝부분의 골막은 초자관절연골로 대치되어 있다.

현미경 관찰 시, 구별되어지는 두가지 유형의 뼈조직을 볼 수 있다. **우밴골**(woven bone)과 **층판골**(lamellar bone)이다. 먼저 우밴골안의 교원질 섬유는 결이 서로 엇갈려 있는 거친 형태이고, 우밴물질과 닮은 가는섬유들을 형성하는 불규칙한 배열을 보인다. 우밴골은 젊은 뼈(young bone)이고, 밑받친 구조(scaffolding)나 틀구조(framework) 없이 형성될 수 있다. 이와 반대로, 층판골은 형성되기 위해 밑받침되어질 틀이 필요하고, 성인뼈의 대부분을 포함하는 늙은 뼈(older bone)이다. 피질골이나 해면골은 둘다 층판골이다. 피질골안에서 교원질 섬유는 파골세포로 채워져 있는 층안에 배열되어 있다.

뼈는 기능적 활동을 하는 동안 힘줄의 당김과 몸무게와 같은 외부의 힘에 반응하여 평생동안 재구성(remodeling)을 할 수 있는 능력을 갖고 있다. 나이, 다양한 신진대사 그리고 질병의 진행같은 내부요인 또한 뼈의 재구성에 영향을 미친다. 외부의 힘이 반복적으로 혹은 장시간 동안 적용된다면, 골아세포의 활동은 증가하고 그 결과로 골질량(bone mass)이 증가한다. 이런 힘이 없다면 파골세포 활동은 지배적이고 골질량은 감소하게 된다.

골아세포가 뼈를 재모델링하거나 재생산하는 것보다 파골세포가 빠른 속도로 뼈를 분해하거나 흡수한다면, **골다공증**(osteoporosis)라는 증상이 나타나게 된다. 골다공증에서 뼈는 정상뼈와 비교해 볼 때 적은 밀도(부피당 질량)를 갖고 있고 그런 까닭에 정상 밀도의 뼈보다 약해진다(골절에 더 민감하다).

앞 문단은 관절과 관련된 여러 가지 결합조직 구조들의 구성에 대해 간단히 소개하고 있다. 표 2-6에서는 뼈, 연골, 관절주머니, 추간원판, 반월판, 인대 그리고 힘줄의 조직에 대해 요약하고 있다.

기본 개념 2-6: ***조밀한 결합조직의 기능***

조밀한 결합조직의 기능은 이런 특징을 있다:

- 세포 형태
- 교원질: 형태, 크기, 그리고 배열
- 원섬유간 기질: 형태, 크기, 그리고 배열

사례 적용 2-5: **골절치료 상태, 관절연골, 그리고 뼈: 운동과 활동의 적절한 형태**

골절 치유단계에서 초기에 가골은 주로 후에 우벤골(woven bone)과 층판골(lamellar bone)로 변하는 섬유연골이다. 그동안에, 관절연골은 부풀어 오르거나 부드러워진다. 그리고 캐스트 제거 후에 재부하가 필요하게 될 것이다. 부하를 받지 않는 뼈는 피부 비늘의 흡수 끝 쪽으로 기울어지고, 또한 그것들의 실제 강도를 되찾기 위해서는 점차 다시 부하가 가해져야 한다.

안전한 운동들은 능동운동범위(ROM)(연골영양의 우수한)와 걷기와 같은 낮은 강도의 생리적 부하를 포함한다. 관절 유동술은 (필요하다면) 걷는 동안 정상움직임과 움직임이 일어나는 동안 관절 연골이 닿는 넓은 부분을 돕기 위해 관절 ROM을 증가시키곤 한다. (예, 달리기, 점프)와 높은 부하를 견디는 운동(등척성 운동 포함)은 캐스트를 제거한 초기에는 피해야 한다. 연골회복기간은 알지 못하더라도, 부하는 아마 몇 주나 몇 달 동안 계속되어져야만 할 것이다.

지속적 연구: **섬유모세포와 관련된 결합조직의 연구**

손상된 조직이 이식된 후 결합조직은 실험실 내에서 자라고 있다. 기점은 섬유모세포로서 이것은 피부나 골격과 같은 부분에 뿌려지게 된다. 당신은 이 손상된 조직을 생산하기 위해 어떤 종류의 원료가 제공되어져야 한다고 생각하는가?

- 뼈
- 연골
- 인대
- 힘줄

결합조직의 일반적인 특성 (General Properties of Connective Tissue)

강철과 같이, 동종의(homogeneous) 물질은 힘이 적용되는 위치와는 상관없이 같은 역학적인 성질을 나타낸다. 이것은 **일방향성**(isotropic)물질이다. 반대로, 이종의(heterogeneous) 결합조직은 매우 다른 성질을 나타내고, 적용되는 힘의 종류와 위치에 의존한다. 이것을 **이방향성**(anisotropic)이라고 한다. 결합조직은 다양한 고체와 반고체 구성요소로 구성되어 있기 때문에 **이종**(heterogeneous)으로써 나타낼 수 있다. 전체 구조의 기능은 다른 구성요소들 간의 성질의 결합, 각각의 구성요소의 다양한 비율, 그리고 이 구성요소들 간의 상호작용에 달려 있다.

예제 2-1

이종의(heterogeneous) 합성 물질인 힘줄의 경우에서는 힘줄에 의한 역학적인 반응이 변화될 것이고, 압박력이나 인장력 둘 중 어떤 것에 의존하든 힘줄에 적용된다. 힘줄은 큰 인장력은 버틸 수 있지만 매우 작은 압박력이나 전단력은 이겨내지 못한다.

결합조직은 내부나 외부에서 가해지는 힘에 반응하여 구조 및 또는 구성(그리고 기능)이 바뀔 수 있다; 그러므로, 그것은 적응한다. 비록 이것이 새로운 개념은 아니지만, 이러한 적응에 성질과 범위는 여전히 매우 알려져 있지 않았고 계속 연구가 진행 중인 부분이다. 힘줄과 같은 결합조직은 ECM(PG 구성과 형태)의 구성을 바꾸면서 압박력이 가해지는 변화에 반응한다. 예를 들어, 인장력에 증가는 인대와 힘줄의 I형 교원질의 증가를 야기시킬 것이다. 이러한 적응성 움직임은 결합조직의 동적인 성질과 구조, 구성 그리고 기능 사이에서의 견고한 관계를 설명해준다. 훈련할 때 근육의 반응은 요구를 강요하는 특정한 적응을 나타낸다고 한다. 그리고 "신체적인 스트레스 이론"은 재활기간 동안에 중재 지도하는 데에 제안되어 왔다.

역학적인 성질 (Mechanical Behavior)

인간의 관절 구성에 사용된 물질은 매일같이 생활하는 동안 변화하는 힘에 의해 계속적으로 영향을 받는다. 이 물질들이 힘을 지탱하고 신체관절의 지지와 보호할 수 있는 능력은 정말 중요하다. 다른 물질과 구조들이 어떻게 지지를 할 수 있는지를 이해하기 위해선, 여러분은 그것의 성질을 설명한 개념이나 용어, 예를 들어 **스트레스**(stress), **스트레인**(strain), **손상**(failure), **단단함**(stiffness) 같은 것들에 익숙해져야 할 것이다. 인체를 구성하는 물질의 역학적 성질을 결정하기 위해 사용되는 테스트의 유형들은 점탄성 물질이 다르게 반응하더라도, 인체 이외에 사용되는 테스트의 유형들과 유사하다.

■ 힘과 신장(Force and Elongation)

부하(load)라는 용어는 구조에 적용되는 힘이나 외력을 가리킬 때 사용한다. 신발의 무게, 다리가 발과 바닥을 누르는 것, 그리고 Sam Alexander의 다리-발 분절의 중력을 포함한 외부 부하의 대부분의 예는 I 장에서 보여주었다. 조직의 크기와 구성뿐 아니라, 양, 방향, 그리고 힘의 적용비율은 부하에 반응하는 조직에 모두 영향을 미칠 것이다. 결합 조직은 다양한 힘을 받을 수 있다.

어떤 힘이 한 물체에 작용할 때, 그것은 **변형**(deformation)을 일으킬 것이다. 인장부하는 **신장**(elongation)을 일으킬 것이다. **부하-변형곡선**(그림 2-10)은 변형에 대하여 적용된 부하(외부 힘)의 구획정리(plotting)의 결과이고, 특정 물질이나 구조의 힘의 특성에 대한 정보를 제공한다. 부하-변형곡선은 물질이 손상되기 전에 저장할 수 있는 에너지의 양뿐만 아니라, 탄력성(elasticity), 가소성(plasticity), 최종 강도(ultimate strength), 그리고 물질의 단단함에 관한 정보를 제공한다. A와 B 사이의 구역은 **탄성구역**(elastic region)이다. 이 구역에선 물질의 변형이 영구적이지 못하고, 구조는 힘이 없어지면 다시 원상태로 회복될 것이다. B는 **항복점**(yield point)인데, 탄성구역의 끝부분을 의미한다. 이 점 뒤에서는, 비록 회복은 제 때에 될지라도, 부하가 제거되었을 때 물질이 더 이상 바로 원상태로 돌아오지 않는다. 다음 구역인 B와 C 사이는 **가소성 구역**(plastic region)이다. 이 구역에선, 비록 구조가 여전히 완전하더라도, 힘이 제거되었을 때 물질의 변형이 영구적으로 남게 된다. 아마, 부하가 제거된 후에 본래 구조의 회복은 새로운 조직 구성요소의 종합(synthesis)과 재구성(reorganization)에 달려있다. 힘이 가소성 구간에서 계속된다면, 물질은 **최종 손상점(ultimate failure point)인 C점**에 도달할 때까지 변형을 계속하게 된다. 이 점에 도달하였을 때 적용된 부하는 **손상 부하**(failure load)이다.

부하-변형 곡선에서 힘의 평가는 구조의 크기와 구성요소에 달려있다(그림 2-11). 큰 구조(가로면)는 더 큰 힘에 견딜 수 있을 것이고, 긴 구조는 힘이 적용되었을 때 더 신장될 것이다. 그러므로 만약에 두 조직이 같은 물질로 구성되었다면, 큰 조직은 더 큰 인장력(tensile strength)을 갖게 될 것이고, 긴 조직은 적은 단단함을 갖게 될 것이다. 검사하는 동안 측정된 힘과 변형은 조직의 구조적 특징에 매우 의존하기 때문에, 부하-변형곡선은 검사된 구조의 **구조적 특성**(structural properties)을 반영한다고 할 수 있다. 인장력(tensile force)은 뉴튼(N)으로 측정되고, 압박력(compressive force, 압력)은 파스칼(Pa)로 측정된다. 그리고 신장(elongation)이나 압축(compression)은 길이의 단위로 측정된다.

■ 스트레스와 스트레인(Stress and Strain)

부하(힘)가 구조나 물질에 가해졌을 때, 변형에 대항하는 내부저항이 구조나 물질에서 일어난다. 가해진 힘에 대한 반응은 **스트레스**(stress)라 부른다. 스트레스는 단

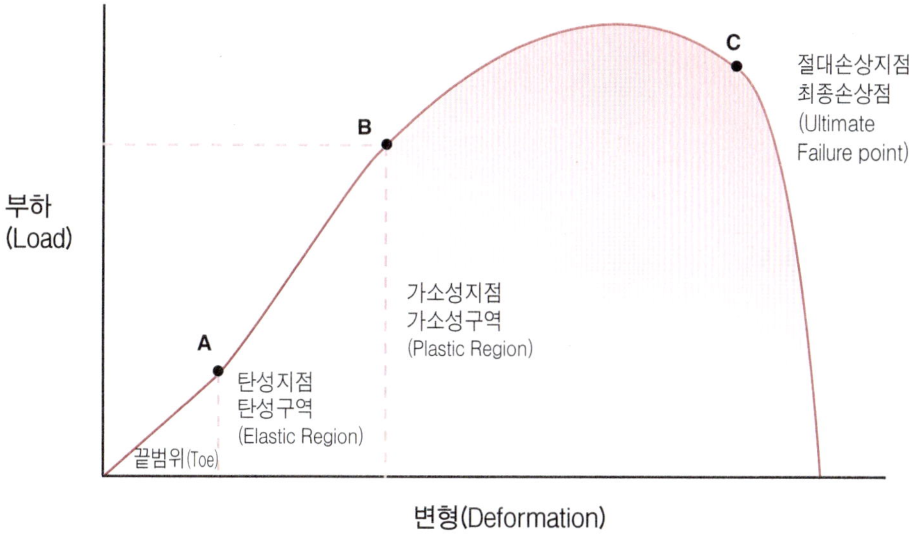

▲ **그림 2-10** ■ 결합조직에 관한 부하-변형 곡선은 장력으로 검사했다. 오그라뜨려진 형태는 적은 힘에도 다시 원상태가 된다(끝 영역). 그 다음에, 교원질 섬유는 A에서 시작되는 탄성범위만큼 신장된다. 탄성 범위가 끝나고(B), 그 이상의 힘 적용은 조직구조 안에서 나머지 변화를 일으킨다(가소성범위). 부하의 연속은 이 곡선의 마지막손상점에서 조직의 파열을 일으킬 것이다. (출처: Butler DL, Grrod ES, Noyes FR, et al.: Biomechanics of ligaments and tendons. Exerc Sport Sci Rev 6:144, 1978, with permission from Lippincott William and Wilkins.)

위 단면적당 힘으로 정의되고, 다음과 같은 공식으로 수학적으로 설명할 수 있다. S = 스트레스, F = 작용한 힘(applied force), A = 면적(area):

$$S = F/A$$

스트레스는 직접적으로 측정할 수 없지만, 물질에 가해진 힘으로부터 계산된다. 스트레스는 파스칼단위(N/m^2)로 표현 될 수 있다.

스트레스를 동반하는 구조나 물질의 상대적인 변형(모양, 길이, 넓이의 변화)은 **스트레인**(strain)이라 부른다. 스트레인은 물질의 본래 길이에 대해 상대적으로 일어나는 변형의 양이다. 이것은 직접적으로 측정할 수는 없지만, 다음과 같은 공식으로 수학적으로 계산된다. L1 = 본래 길이 그리고 L2 = 최종길이 :

$$\text{스트레인} = L2 - L1/L1$$

스트레인은 퍼센트로 표현된 상대적인 수치이고, 그러므로 단위가 없다.

우리가 이미 논의했던 것처럼, 인체 구조에서 나타나는 스트레스와 스트레인의 유형은 물질의 성격, 작용한 부하의 유형, 부하의 작용위치, 방향, 크기, 그리고 부하의 속도와 작용시간에 따라 달라진다. 구조가 더 이상 하중을 지탱할 수 없을 때 구조는 손상되었다고 말한다. **최종스트레스**(ultimate stress)는 물질의 손상 점에서의 스트레스이고, **최종스트레인**(ultimate strain)은 손상 점에서의 스트레인이다.

이 두 힘이 크기가 같고 같은 선에서, 그리고 반대 방향으로 작용한다면, 이것들은 **인장력**을 형성하고 **인장스트레스**(tensile stress)와 **인장스트레인**(tensile strain)을 만들어낼 것이다(그림 2-12A). 이 두 힘이 외부로부터 같은 크기로, 한 선상에서 구조의 서로 반대면에서 작용한다면, 그것들은 **압축력**(compressive loading)과 **압축스트레스**(compressive stress)를 구성하고, 그 결과로 **압축스트레인**(compressive strain)이 발생하게 된다(그림 2-12B). 외부의 두 힘이 같은 크기이고, 평행하지만, 서로 다른 선상에서 반대 방향으로 작용한다면, **전단력**(shear loading)을 만들어 낸다(그림 2-12C). 두 힘의 크기가 같고, 평행하고, 그리고 반대 힘이 구조의 장축에 수직으로 가해진다면, 그것들은 **비트는 힘**(torsional loading)을 만들어 낸다. 결합하거나 **구부리는 힘**(bend-

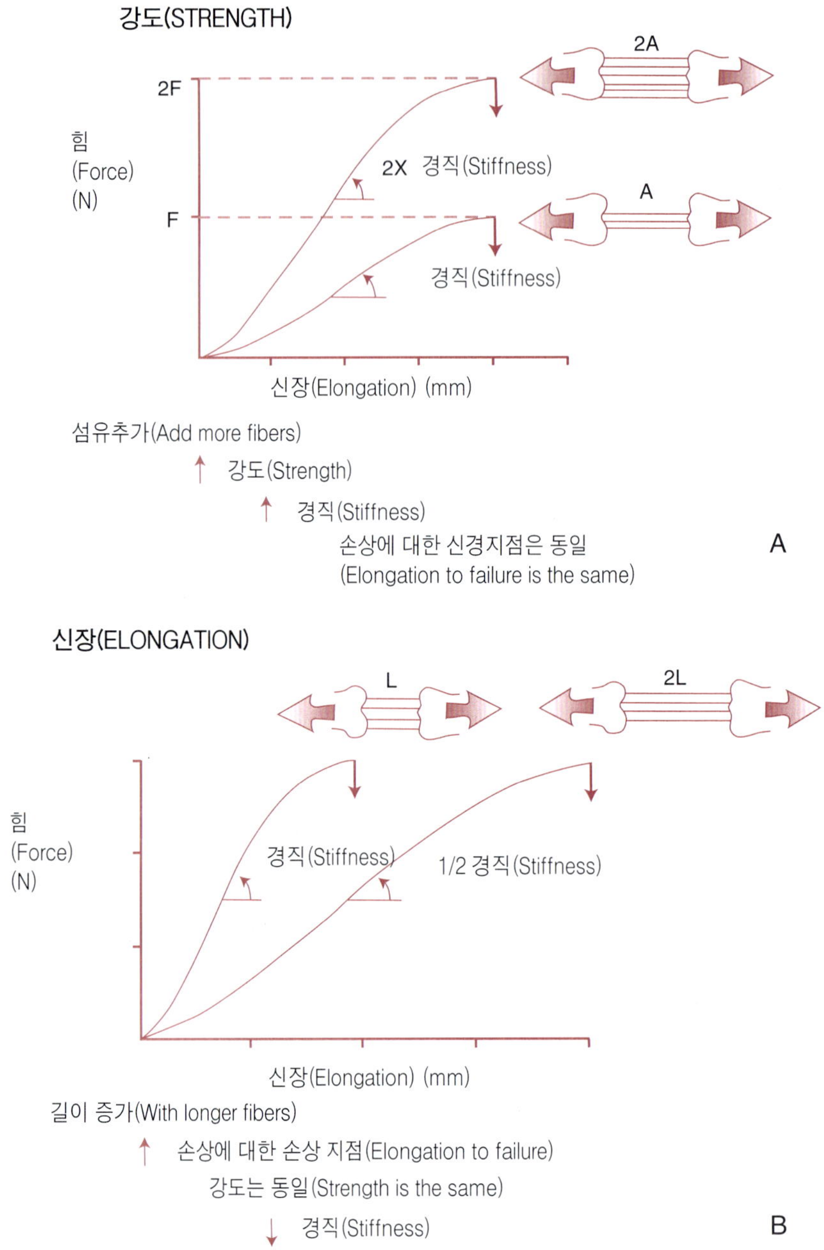

▲ **그림 2-11** ■ 조직의 크기(단면적과 길이)는 부하에 대한 조직전체의 반응에 영향을 미칠 것이다. A. 단면적의 증가는 조직이 어떠한 길이에서도 많은 힘을 견딜 수 있다는 것을 의미한다(더 딱딱해짐). B. 조직의 길이의 증가는 같은 부하 상태에서 조직이 더 신장될 수 있다는 것을 의미한다(덜 딱딱해짐). (출처: Butler DL, Grood ES, Noyes FR, et al.: Biomechanics of ligaments and tendons. Exerc Sport Sci Rev 6:144, 1978, with permission from Lippincott Williams & Wilkins.)

ing force)이 구조에 가해질 때, 인장과 압축 스트레스와 스트레인이 형성된다. 예를 들어, 장골에 수직힘이 가해질 때, 인장 스트레스와 스트레인은 볼록한 면에서 발달하고, 압축 스트레스와 스트레인은 뼈의 장축의 오목한 면에서 발달한다(그림 2-13).

스트레스와 스트레인은 검사된 구조의 크기에 대해 자유롭기 때문에, 스트레스-스트레인 곡선은 조직의 **물질 특성**(material properties)을 반영한다고 할 수 있다. 오

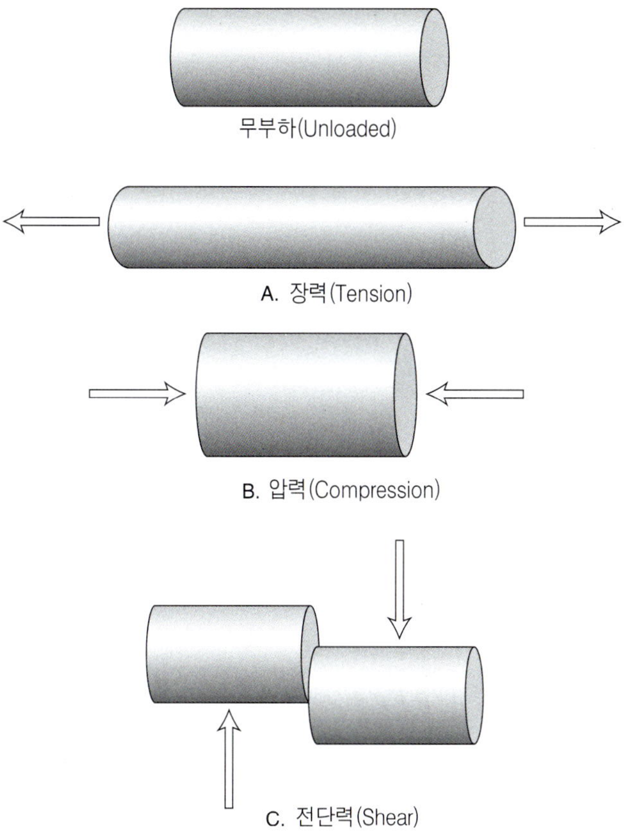

▲ **그림 2-12** ■ 결합조직이 받기 쉬운 부하의 다양한 형태. A. 인장부하 B. 압축부하 C. 전단부하.

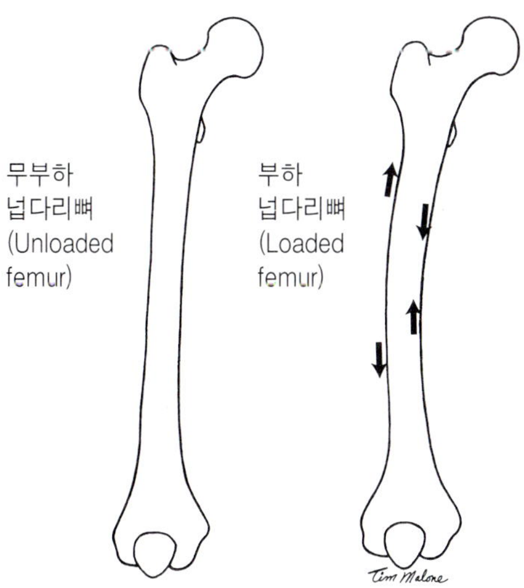

▲ **그림 2-13** ■ 장골에서의 스트레스와 스트레인. 볼록한 면에서 서로 멀어지는 화살표들은 신장스트레스와 스트레인을 가리킨다. 오목한 면에서 서로를 향해 있는 화살표들은 구조의 압축스트레스와 스트레인을 나타낸다.

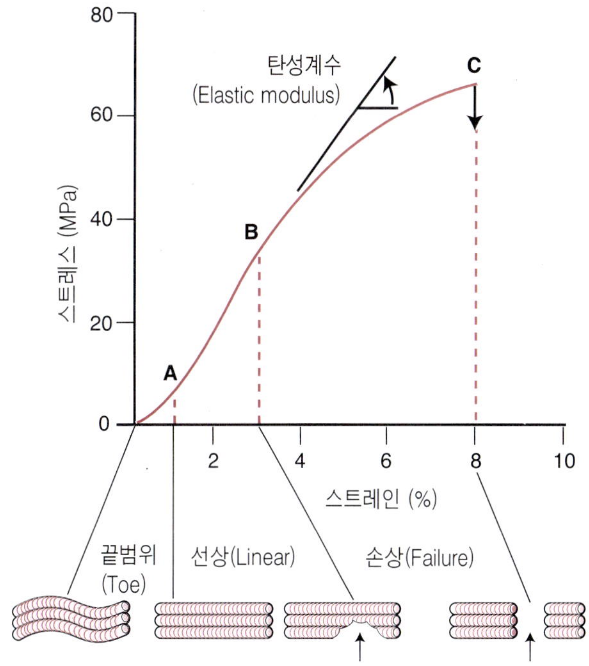

▲ **그림 2-14** ■ 아교물질에 관한 스트레스-스트레인 곡선의 예. 결과는 조직의 치수들에 관해서는 자유롭고 그러므로 조직이 만든 물질이 영향을 미칠 것이다. A-B는 탄성 범위이고 B-C는 가소성 범위이다. 손상은 보통 약 8~10%의 스트레인에서 일어난다. (출처: Butler et al, Biomechanics of Ligaments and Tendons, Exercise and Sport Science Reviews, Vol 6, 1978, p 125-81, Lippincott Williams and Wilkins, with permission)

직 조직을 구성하는 물질의 변화만이 스트레스-스트레인 곡선을 변하게 할 수 있다. 스트레스와 스트레인을 계산하는 이유는 이러한 물질들의 특성을 비교하기 위해서다. 스트레스는 단위면적당 힘으로 표현되고 스트레스는 단위 길이당 변형(또는 변형의 비율)으로 표현되는 스트레스-스트레인 곡선은 다른 물질과 함께 어떤 물질의 힘의 특성을 비교하거나, 같은 조직을 다른 조건아래에서 비교할 때 사용되곤 한다(고정 전과 후의 인대). 스트레스-스트레인 곡선은 검사된 물질과는 상관없이 같은 정의된 특징(A, B 그리고 C)을 포함할 것이다. 그러나 곡선의 모양과 스트레스 스트레인의 크기는 다양할 것이다(그림 2-14). 곡선은 탄력적인 물질에서는 더 편평하고 딱딱한 물질에서는 더 가파를 것이다. 약한 물질들은 작은 스트레스에 저항을 할 것이고 더 많이 신장될 것이다; 그러므로, 그림 2-14에서 나타난 것 보다 x 축의 값는 적을 것이고, y 축의 값는 높을 것이다. 강한 물질들 때문에 반대 역시 사실일 것이다.

영계수(Young' s Modulus)

압축 혹은 인장력에서 물질의 **영계수**(young' s modulus) 또는 **탄성계수**(modulus of elasticity)는 그림 2-14에서 A점과 B점 사이 곡선의 직선부분 기울기로 나타난다. 탄성계수는 물질의 역학적인 성질로 정의되고 물질의 단단한 수치이다(외적인 부하에 대한 물질의 저항). **강도**(stiffness)의 값은 부하를 탄성구간의 계속되는 두 변형점으로 나누면 나온다. 반대저항은 **컴플라이언스**(compliance)라고 부른다. 곡선의 기울기가 가파르거나 탄성계수가 높다면, 물질은 높은 수치의 단단함과 낮은 컴플라이언스를 나타낼 것이다. 곡선의 기울기가 순차적이거나 탄성계수가 낮다면, 물질은 낮은 수치의 단단함과 큰 컴플라이언스를 나타낼 것이다.

예제 2-2

피질골(cortical bone)은 탄성계수가 높은 반면 피하지방은 탄성계수가 낮다.

부하 변형과 스트레스-스트레인 곡선 (Load Deformation and Stress-Strain Curves)

물질의 각 유형은 각기 고유한 곡선을 갖고 있지만, 일정한 부하율을 가진 힘줄과 지절 인대(extremity ligaments)의 전형적 곡선은 그림 2-14에서 나타나 있다. 0점에서 A점까지, 곡선의 첫 구역은 **끝영역**(toe region)이라 부르고, 힘줄과 인대는 휴식상태 일 때 교원질 섬유에 나타나는 물결 모양의 형태로 있다가 곧게 펴지게 된다. 이 구역에서, 최소한의 힘이 상대적으로 큰 변형(늘어남)을 만들어낸다. 끝영역은 임상가가 인장력을 적용해서 인대의 강도를 테스트하는 부분과 같을지도 모른다. 또한 선단구역은 근육이 힘줄을 통해 뼈에 힘을 적용하기 전에 근육에 의해 적어져야 하는 힘줄의 느슨함을 나타낸다.

곡선의 두 번째 선 A-B구간은 늘어남이 스트레스와 어느 정도 관계를 갖고 있는 탄성구간이다. 이 구간에서 단단함과 변형에 대한 저항은 증가한다. 그래서 연장이 이루어지기 위해선 더 많은 힘이 필요하다. 그러나 이 구역에서 인대나 힘줄은 구조의 점탄성 때문에 복원이 시간에 의존할지라도, 힘의 제거 후엔 스트레스 받기 전의 크기로 되돌아간다. 이 구역은 정상적인 생리학적 운동에서 일어나는 스트레스와 스트레인의 유형을 설명한다.

세 번째 구간인 B-C구간(가소성구간)에서는 교원질 섬유의 손상이 진행되고 인대나 힘줄은 더 이상 원래 길이로 돌아갈 수 없게 된다.

가소성은 미세한 손상의 한 형태로 여길 수 있다. 가소성 구간을 넘어서면, 조직의 미세손상 혹은 명백한 손상이 D점에서 일어난다. 인대나 힘줄의 경우에, 손상은 찢어지고 결합조직섬유의 붕괴(disruption)가 구조의 중간에서 발생한다; 이것을 **파열**(rupture)이라고 한다. 인대나 힘줄이 뼈 부착 부분에서 찢어지는 손상이 일어나는 것은 **적출**(박리, avulsion)이라고 부른다. 뼈 조직에서 손상이 일어나면 그건 **골절**(fracture)이라고 부른다. 결합조직 각각의 유형은 손상 전에 다른 변형률을 나타낸다.

이 변형율은 연결조직의 유형사이에서 뿐만 아니라, 여러 유형 내에서도 서로 다르다. 일반적으로 인대는 연골보다 더 많이 변형되고 연골은 뼈보다 더 많은 변형을 일으킨다. 그러나 전체 변형은 또한 구조의 크기(길이, 넓이, 높이)에 달려있다.

사례 적용 2-6: **고정은 환자의 역학적인 성질을 변화시킨다**

고정이 된 후, 모든 George Chen씨의 결합조직은 역학적인 성질이 변화 되었을 것이다. 그러므로 이미 정상부하 상태라고 할지라도, 조직은 재손상 당하기 쉬울 것이다.

지속적 연구: **스트레스-스트레인 곡선에서 정확한 지점을 찾을 수 있습니까?**

부하된 인대가 스트레스-스트레인 곡선 어디에서 손상이 발생한다고 생각하십니까?

- 인대의 적은 섬유의 손상
- 인대의 많은 섬유의 손상
- 인대의 완전한 파열

점탄성(Viscoelasticity)

모든 결합조직은 점성과 탄성을 함께 지닌 물질이다. 그것의 특성은 시간과 조직적 기술 의존적이고 탄성과 점성의 특성의 결합이다. **탄력성**은 변형을 일으키는 부하를 제거한 후에 변형을 원래 상태로 되돌릴 수 있는 성질을 말한다. 물질이 늘어날 때 이미 일은 일어나고 에너지는 증가한다. 탄력적인 물질은 이 에너지를 저장하고 신장된 탄력적 물질은 신연력을 제거함으로써 원래 크기로 즉시 되돌릴 수 있도록 필요한 에너지를 유지한다. 예를 들어, 많은 기능적인 활동(걷기, 뛰기, 점프)들을 하는 동안, 늘어나는(**원심성**)근 수축은 부착된 힘줄을 신장시키고, 탄성에너지는 근-힘줄 단일체가 후의 짧아지는(**구심성**)수축을 하는 동안 되돌아온다. 탄력성이라는 용어는 길이의 변화나 변형이 가해진 힘이나 부하에 비례한다는 것을 의미한다. 탄력적인 물질은 시간의존특성을 나타내지 않는다. 주로 결합조직에서 탄력적인 성질은 교원질과 탄력소 함유량과 구성에 달려있다.

점성은 흐름에 대한 물질의 저항을 말한다. 그것은 유체특성이고 조직의 PG와 물성분에 달려있다. 높은 점성의 조직은 변형에 대한 높은 저항을 나타낼 것이고, 반면에 적은 점성 유체는 더 빨리 변형될 것이다. 점성을 가진 물질에 힘이 적용될 때 조직은 시간의존특성(time-dependent properties)과 속도의존특성(time-dependent properties)을 보여준다. 점성은 온도가 올라감으로써 감소되고, 압력이 올라감으로써 증가한다.

예제 2-3

서로 다른 점도(viscosity)의 모터오일은 변형을 요구하는 저항에 다소 사용된다. 온도가 높을 때, 오일의 저항은 낮아지고, 더 점성형태의 오일(10-W-30)이 사용되어진다. 겨울에는, 점성이 덜한 오일(5-W-30)이 더 손쉽게 오일이 변형되도록 하고 엔진표면을 덮을 것이다.

시간의존특성과 속도의존특성 (Time-Dependent and Rate-Dependent Properties)

점탄성을 가진 물질은 인장력이나 압축력 하에서 변형을 견딜 수 있고 힘이 제거된 후에도 원래 상태로 돌아올 수도 있다. 그러나 그것의 점성 성질은 변형을 만들고 시간 의존적으로 되돌아간다. 점탄성의 물질은 크립(creep), 스트레스-이완(stress-relaxation), 스트레인-속도 민감성(strain-rate sensitivity), 그리고 이력현상(hysteresis)을 가지고 있다.

■ 크립(Creep)

고정된 힘이 조직에 적용되고 유지된다면, 이 힘에 의해 일어난 변형은 측정되고, 변형은 시간초과를 증가시킬 것이다. 힘은 길이가 변하는 동안 일정하게 남아있다. 힘줄이나 인대 때문에, 조직은 점차적으로 일정한 인장 부하(크립)아래에서 신장될 것이고 부하가 제거되었을 때(회복) 본래 길이로 되돌아 올 것이다. 연골과 뼈 때문에, 압축력은 사용되고, 그리고 움푹 들어간 깊이는 크립과 회복을 나타낸다(그림 2-15A).

■ 스트레스-이완(Stress-Relaxation)

힘이 측정된 길이를 유지하기 위해 필요로 하는 동안 조직의 고정된 길이가 신장된다면, 필요로 하는 힘은 시간초과를 감소시킬 것이다. 길이는 힘이 감소되는 동안 일정하게 남아있다. 임상에서, 이것은 짧아진 조직에 적용된 신장이 적용될 수도 있다. 치료사는 일정한 힘을 적용하고 조직을 점차적으로 신장시켜야 한다(그림 2-15B).

■ 스트레인-속도 민감성 (Strain-Rate Sensitivity)

빠르게 가해진 부하를 느린 것과 비교해보면 대부분의 조직은 다르게 적용한다. 만일 결합조직이 빠르게 가해진 부하를 갖는다면, *느리게* 적용된 부하보다 크고 절정의 힘이 조직에 가해질 수 있다. 계속해서 일어나는 힘의 이완은 느리게 가해질 때 보다 더 클 것이다. 크립은 빠른 부하 상태에서 더 오랫동안 일어 날 것이다(그림 2-15 D).

■ 이력현상(Hysteresis)

힘으로써 측정된 조직의 힘과 길이가 가해지고(부하상태) 제거될 때(비부하상태), 부하-변형곡선의 결과는 같은 경로를 따라가지 않을 것이다. 길이-일(힘×거리)의 결과로써 얻은 에너지는 에너지에서 단축된 일로 교환되는 동안 100% 회복되지 않는다. 일부 에너지는 잃고, 보통은 열이 된다(그림 2-15C).

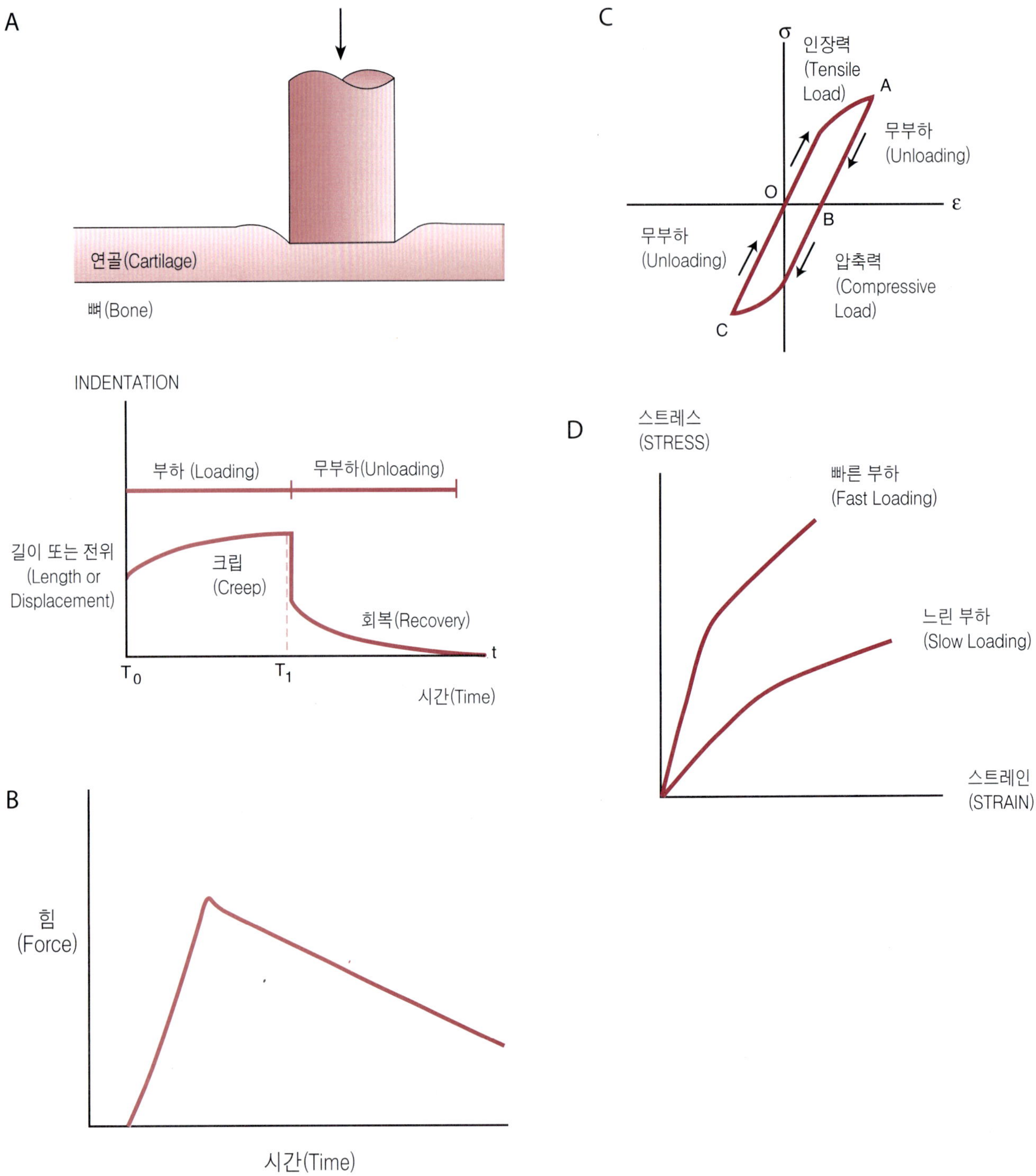

▲ **그림 2-15** ■ 조밀한 결합조직의 시간과 속도의존 특성. A. 크립(creep): 조직에 고정된 힘이 가해졌을 때, 후에 시간의 증가(T_0에서 T_1)와 함께 길이는 측정되어지고 조직은 직선이 아닌 형태로 원래 길이로 회복된다(T_1에서 T_2). B. 힘 또는 스트레스-이완: 만약에 조직이 고정된 길이로 신장되고 유지된다면, 이 길이를 유지하기 위해 필요한 힘은 시간이 지남에 따라 감소할 것이다. C. 이력현상: 조직에 부하가 가해지거나 가해지지 않는 것에 따라, 일부 에너지는 조직 신장과 열 방출을 통하여 방산된다. D. 조직에 부하가 빨리 가해진다면, 조직을 변형시키기 위해 더 많은 에너지(힘 또는 스트레스)를 필요로 하게 된다.(출처: Oskaya N, Nordin M: Fundamentals of Biomechanics, Equilibrium Motion and Deformation, 2nd ed. New York, SpringerVerlag, 1999, with permission from the publisher as well as the author, Margarita Nordin.)

예제 2-4

최소한의 손상위험으로 결합 조직의 길이가 증가하기 위해서는, 참을 수 있는 정도의 최대한의 부하가 천천히 가해져야 하고 그 다음에 크립(creep)이 발생하는 동안 유지되어야만 한다. 스트레스-이완이 일어날 때, 힘은 본래크기 정도로 돌아올 수 있고, 크립이 발생하기 때문에 유지될 수 있다. 손상을 피하기 위해, 아마 전체 길이의 변화는 2%~6%의 스트레인 범위에서 일어날 수 있을 것 이다.

특정 조직의 특성 (Properties of Specific Tissues)

■ 뼈(Bone)

뼈에서 스트레스-스트레인 곡선은 피질골이 해면골(-trabeclar)보다 더 완고하다(쉽게 기울지 않는다). 이것은 피질골이 해면골보다 더 큰 스트레스를 버티지만, 그보다 적은 스트레인을 나타낸다는 것을 의미한다. 해면골은 75%의 긴장에도 견디지만, 피질골은 2% 초과된 긴장에 견딜 수 없게 된다. 피질골이 압축력을 받을 때 뼈의 세로축은 매우 큰 강도를 갖는다. 넙다리뼈에서, 세로축은 가로축의 두 배의 탄성계수를 갖고 있다. 손상 전 피질골에 작용하는 압축스트레스와 스트레인은 인장 스트레스와 스트레인보다 더 크다. 즉, 뼈는 인장보다 압축에서 더 큰 스트레스를 견딜 수 있다.

짧은 시간 동안 유지된 높은 부하 혹은 긴 시간 동안의 낮은 부하의 적용은 큰 스트레스와 스트레인을 생산한다. 피질골처럼, 해면골의 압축 강도는 인장강도보다 큰 반면, 탄성계수는 압축력보다 인장력일 때 더 크다. 부하의 증가에 대한 해면골의 생리학적 반응은 비대(hypertrophy)이다. 힘이 감소되거나 없어지면 골소주는 작아지고, 그 결과로 지탱은 줄어들게 된다. 부하의 속도, 빈도, 지속시간 그리고 유형은 낮은 부하의 높은 반복이건, 높은 부하의 낮은 반복이건, 반복적인 부하이건, 영구적인 스트레인을 야기시키고 뼈 손상으로 이어진다는 점에서 뼈에 영향을 준다. 뼈는 **크립 스트레인**(creep strain)의 결과로서 반복적인 부하로 단단함과 강도를 잃게 된다. 크립 스트레인은 구조 물질이 크립 상태에 있는 동안 조직이 반복적으로 하중을 받을 때 발생한다.

■ 힘줄(Tendons)

힘줄은 일정하거나, 중단되지 않는 연속적인 인장부하가 주어질 때 크립(creep)이 나타난다. 또한 크립은 힘줄의 길이가 변하지는 않지만, 힘줄에 스트레스가 적용되었을 때 나타난다. 만약 길이의 변화가 없다면, 조직내에서 스트레스-이완으로 알려진 인장력의 이완이 일어난다.

힘줄과 연결된 근육이 단지 힘줄이 크림프(crimp)를 벗어나 곧게 정렬되기 위한 충분한 크기의 힘과 반대로 부착되어 있다면, 이러한 크림프를 벗어난 곧은 정렬은 스트레스-스트레인 곡선의 선단지점에서 나타난다. 이 지점에서 늘어남과 함께 스트레스는 조금 증가하고 2%의 스트레인이 증가한다. 이미 곧게 정렬된 섬유를 스트레칭시키는 힘은 적용된 힘과 조직변형사이의 선형적 관계를 나타내는 곡선의 선형 구역 안에 힘줄을 끌어들인다. 이 부문에서 아교질섬유들은 부하를 직접적으로 받게 된다. 부하가 선형구역에 증가될수록 처음 손상은 원섬유 사이에서 분자까지 일어나게 되고, 이후에는 원섬유, 그리고 마지막으로 아교질 섬유의 대 붕괴가 이어나게 된다. 그러나 모든 섬유가 완전하게 평행하게 배열되어 있는 것이 아니므로 똑같이 곧게 정렬되지 않는다. 결과적으로, 이미 곧게 정렬된 섬유가 가장 먼저 손상받을 것이다. 힘줄의 정상적인 움직임의 대부분은 선단구역이나 선형구간의 첫 부위에서 발생한다. 선형구간을 지나 증가된 부하 때문에, 첫 번째 손상은 분자들 사이에서의 섬유내 어긋남, 마지막으로 교원질 섬유의 큰 단절이 생긴다.

힘줄의 길이나 단면적은 힘줄이 저항하고 늘어나는 양에 견뎌낼 수 있는 힘의 양을 말해준다. 정상적인 상태에서의 큰 힘줄들은 약한 요소들로 구성되어 있더라도, 작은 힘줄보다 큰 힘에 대하여 버틸 수 있다. 예를 들면, 아킬레스 힘줄은 긴종아리 힘줄보다 더 강력한 것이라고 추정되어진다. 하지만, 비정상적인 상태에서의 이 관계는 맞지 않을 수도 있다. 예를 들어, 치유가 되어지고 있는 힘줄은 아마도 손상되지 않은 그 이전의 힘줄보다 직경이 넓을 것인데, 이유는 손상되지 않은 힘줄에는 더 적은 아교질, 작은 원섬유들 그리고 적은 교차결합으로 구성되어 있기 때문이고, 치유되어지고 있는 힘줄들은 실질적으로 작은 직경을 가진 힘줄보다 약하게 된다.

간헐적인 신장(인장력의 증가와 감소)에 대한 힘줄의 생리학적 반응으로 두께와 길이가 증가한다. 이것보다 강한 인장 스트레스가 주어지거나 압박과 전단력이 주어졌을 때 힘줄은 더욱 강해진다. 일반적으로 더욱 강한 힘줄은 보다 작은 힘줄보다 큰 힘에 견뎌낼 수 있다. 다른 힘줄에 따라 스트레스-스트레인 곡선이 차이가 나는 것은 I 형과 III 형 교원질의 비율차이, 교차연결된 정도, 교원질 섬유의 성숙도, 원섬유의 구성, 기초기질(ground substance) 집중의 다양성, 그리고 수화작용의 정도를 말해준다.

Benjamin과 Ralph에 의하면, 건골부착부(enthesis)는 퇴행성 변화가 오는 일반적인 위치인 반면에, 근건접합부는 근 염좌나 당겨짐의 일반적인 위치이다. 그러므로 힘줄이 좋지 않은 상태에서 기질 안에서 보다 이 부위가 더욱 손상에 취약하다. 그러나 힘줄은 좋지 않은 상태에서도 좀처럼 끊어지지 않고 손상없이 강한 인장력에 견딘다.

고정된 조직의 힘줄에는 근건접합부위에서 위축이 보이고 교원질의 감소가 나타난다. 지속적인 압력이 가해진 힘줄에서도 구조와 기능의 변화를 보인다(인장강도의 감소를 보인다)

■ 인대(Ligaments)

인대검사(ligamnent testing)는 인장력이 하나의 인대에 작용한다는 점에서 건 테스트와 유사하고 그 성질은 부하-변형 곡선으로 그려진다. 인대의 점탄성 성질은 크립과 스트레스-이완형태로 나타난다. 인대는 고정된 하중의 적용으로 인대의 길이가 새로운 균형점이나 손상점까지 계속 증가할 때 크립을 나타낸다. 인대는 고정된 길이로 당기고 그 길이를 유지할 때 스트레스-이완 반응을 나타낸다; 시간이 지나면 인대에 있는 부하의 양은 감소한다. 인대의 이완 감소는 인대의 점성 요소의 하중 이완에 기인한 것이라고 여겨진다. 부하는 인대내에 새로운 균형점에 도달할 때까지 계속 감소하게 된다. 점성과 탄력성 사이의 계속적인 적응은 인대가 손상되지 않고 부하범위 내에서 기능을 가능하도록 해준다.

간헐적 신장(인장력의 적용과 풀어짐)에 대한 인대의 생리학적 반응은 두께와 강도의 증가로 나타난다. 인대는 인장력뿐만 아니라, 압축력, 전단력을 견뎌내도록 고안되었다는 점에서 힘줄보다 더 많은 가변성을 갖는다.

■ 연골(Cartilage)

Cohen과 Mow에 따르면, 연골에 작용하는 세가지 힘은 적용되는 부하의 균형을 맞추고 연골의 점탄성 성질에 필요하다. 이 3가지 힘은 (1) 세포외적구조에서 발달된 스트레스 (2) 액체 단계에서 발달된 압력 (3) 세포외적구조를 통한 액의 흐름 때문에 생긴 마찰 끌림이다. 연골의 압축력은 연골 양의 변화 때문에 발생한다. 체적의 변화는 간질액 흐름에 의한 압력의 변화에 따라 생긴다. 세포외기질을 지나는 액의 흐름은 조직내에 흐르기 위해 중요한 마찰저항(frictional resistance)을 만들어 낸다(frictional drag). 압박에 의해 생긴 크립상태 동안 먼저 빠르게 액의 삼출이 일어나고, 이것은 수반되어지는 빠른 변형률의 원인이 된다. 그 결과로 액의 흐름과 변형은 연골 안의 스트레스가 적용된 부하와 균형을 이를때 점진적으로 감소하고 없어진다. MRI는 생명체의 관절두께와 연골 양의 변화를 조사 할 수 있도록 가능하게 만들어 준다. 8명의 피검사를 대상으로 한 MRI 검사에서 운동 후(50 무릎굽힘) 3-7분 사이에 슬개골 연골에서 재배치된 13%의 액이 증가한다는 것을 발견했다.

스트레스(hoop stress)라 부르는 신장 스트레스(tensile stress)는 압축력의 결과로서 연골에서 일어난다. 연골의 신장 성질이 모든 조직이 비선형(nonlinear)의 신장 성질을 보여준다는 점에서 인대와 힘줄의 행위와 유사하지만 그 행동의 원인은 연골에서 조금 다르다. 곡선의 말단지역에서 연골의 비선형적 부하변형은 PGs를 통해서 교원질 그물이 미끄러지기 위해 필요한 끌림력(drag force)에 의한 원인으로 생각된다. 인대와 힘줄에서 말단지역의 비선형 작용은 교원질 섬유가 곧게 펴지면서 이루어진다. 연골에서 인대와 힘줄에서와 같이 교원질 섬유는 곡선의 선형 부분에서 팽팽해지고 선형작용을 설명한다. 그러나 다른 연골(I, II, III)에서 가져온 연골 표본은 신장 행위에서 차이점이 있음을 보여준다. 이러한 차이점은 구역사이에서 교원질 섬유의 위치를 결정함에 있어 다른 특성을 가지게 하고, 이방성 효과(anistropic effects)가 나타난 것이라고 생각되어진다. 연골이 전단력에 얼마나 지항할 수 있는지는 존재하는 교원질의 양에 달려 있다. 왜냐하면, PGs는 전단력에 대한 저항을 거의 주지 못하기 때문이다. 전단 스트레스는 칼슘화된 연골면과 연골하골(subchondral bone) 사이 접촉면에서 일어나기 쉽다.

기본 개념 2-7: *압박과 긴장 시에 조직의 저항*

압박과 긴장 시에 결합조직의 저항은 신장 스트레스를 견딜 수 있는 완전한 교원질 망상조직에 달려있다. 힘줄과 인대에서, 신장 스트레스는 적용되는 부하에 의해 직접 일어난다. 연골에서, 인장 스트레스는 수질의 액압과 교원질을 향하여 활동적인 세포외기질의 원섬유간부분의 PGs에 의해서 형성된다. 뼈는 긴장과 압박에 견디는 유기물 요소와 무기물 요소에 의존한다.

앞에서 얘기한 연결조직 구조의 특성들은 여러분에게 관절 구성요소의 성질에 대해 소개하기 위해 서술한 것이고, 기본적인 관절의 구조와 기능을 이해하는 데 도움을 주고자 한 것이다. 다음 두 부분은 관절의 전통적인 분류 시스템 뿐만 아니라, 활액 관절의 구조와 기능에 대한 자세한 내용을 포함한다.

인체관절 디자인의 복잡성 (Complexity of Human Joint Design)

인체관절의 디자인과 관련된 복잡성의 평가는 뼈 구성요소의 성질과 관절이 하는 기능을 고려함으로써 얻어진다. 인간의 골격은 관절에 의해 연결된 200여 개의 뼈로 이루어져 있다. 이 뼈들은 새끼발가락의 콩만한 크기의 원위 지골로부터 1 피트(feet)가 넘는 넙다리뼈까지 크기가 다양하다. 뼈의 모양 또한 둥근 것에서 평평한 것까지, 그리고 뼈 말단부분이 볼록한 것에서 오목한 것까지 다양하다. 안정감 있는 구조를 형성하도록 이러한 다양한 뼈의 구성요소들을 연결해서 일련의 관절을 디자인하는 것은 어려운 일이다. 모든 구조에서 안정성과 운동성을 가질 수 있게 관절을 디자인하는 것이 중요한 문제이다.

인체의 관절 디자인은 단순한 것에서부터 복잡한 것에 이르기까지 다양하다. 단순한 관절일수록 주요 기능은 안정성이고 복잡한 관절일수록 운동성을 주 기능으로 한다. 그러나 인체 대부분의 관절들은 운동성과 안정성 둘 다를 만족시켜야 하고, 또한 동적 안정성(dynamic stability)을 제공해야 한다. 인체 관절의 안정성은 뼈 끝부분이 서로 꼭맞거나 편평하게 놓여 있다는 점에서 책상 관절의 설계와 유사하다. 인체 관절의 버팀대는 관절주머니, 인대, 힘줄의 사용을 통해 이루어진다. 주로 인간의 운동성을 위해 디자인된 관절을 **활막관절**이라고 한다. 이 관절들은 뼈의 끝부분이 **활막초**(synovial sheath)로 둘러싸이고 유리연골로 덮혀있다. 운동성 관절 주위에 있는 관절주머니, 인대, 힘줄은 관절에 안정성을 줄 뿐만 아니라, 운동을 유도하고, 제한하며 허용한다. **반월판**, **디스크**, **평판**, 그리고 쐐기 모양(wedges)의 연골관절테두리는 활막관절에서 안정성을 증가시키고, 충격을 흡수하고, 운동을 촉진시키기 위해 사용된다. 게다가 **활액**(synovial fluid)이라 부르는 윤활액(lubricating fluid)은 관절표면에서의 마찰을 줄이기 위해 모든 운동관절에서 분비된다.

관절 분류에 있어서 전통적인 방법으로는, 인체의 **관절**(**arthroses 또는 articulations**)을 물질의 유형과 뼈 결합방법에 기초하여 두 개의 넓은 범주로 나누게 된다. 관절의 세부항목은 조직의 물질, 관절 표면의 모양과 윤곽 그리고 허용된 운동의 유형에 기초한다. 관절의 두개의 커다란 범주는 **비가동성 관절**(synarthroses)과 **가동성 관절**(diarthroses)이다.

비가동성 관절(Synarthroses)

비가동성 관절에서 뼈를 연결하는데 사용되는 물질은 골간성(interosseus) 결합조직(섬유성혹은 연골성)이다. 비가동성 관절은 뼈와 뼈의 연결에 사용되는 결합조직의 유형에 따라 크게 두 부분으로 분류되어진다; **섬유성관절**(fibrous joint)과 **연골성관절**(cartilaginous joint)로 나눠진다. 결합조직은 뼈와 뼈 사이를 직접적으로 연결한다.

■ 섬유성관절(Fibrous Joints)

섬유성관절에서 섬유성조직은 뼈와 뼈 사이를 직접 연결시킨다. 인체에 있는 3가지 다른 섬유성관절의 유형은 **봉합결합**(sutures), **못박이결합**(gomphoses), **인대결합**(syndesmoses)이다. 봉합관절은 두 개의 뼈가 교원질성 인대나 섬유조직의 엷은 막에 의해 결합되는 것을 말한다. 뼈의 끝부분은 맞물리거나 서로 겹쳐지는 모양을 갖는다. 관절의 이 유형은 오직 두개골에서만 나타나고, 신생아 때에서만 작은 운동성을 허용한다. 봉합관절에서 두 반대하는 뼈는 성장하면서 융합되어지고, **골결합**(synostosis)이라 하는 뼈 결합의 형성을 이끈다.

예제 2-5

관상봉합(Coronal suture)

톱니모양의 이마뼈와 마루뼈 끝부분이 관상봉합을 형성하기 위해 얇은 섬유성막(봉합인대)으로 연결된다(그림 2-16). 출생 시 섬유성막은 쉽게 출산길(birth cannal)을 통과할 수 있도록 약간의 운동을 허용한다. 또한 유아기 동안의 약간의 움직임은 뇌와 두개골의 성장을 가능하게 한다. 성인때는 뼈가 성숙되고 골격결합이 되어 거의 또는 전혀 움직임이 생기지 않는다.

못박이관절(gomphosis joint)은 뼈 구성요소의 표면구멍에 말뚝(peg)을 박은 것처럼 서로 붙어있는 관절이다. 이 형태의 구성요소들 일부분은 섬유조직에 의해 연결된다. 인체에 존재하는 유일한 못박이관절은 상악골(maxilla)과 하악골(mandible)에 박힌 치아에서 볼 수 있다.

예제 2-6

치아의 원뿔형 돌기는 상악골과 하악골의 홈에 삽입되어 있다. 성인기 때에 치아의 손실은 대부분 뼈에 치아를 고정시키는 결합조직에 질병이 생기기 때문에 일어난다. 성인의 정상적인 상태에서는 구성요소(뼈와 치아)사이에 운동을 허용하지 않는다.

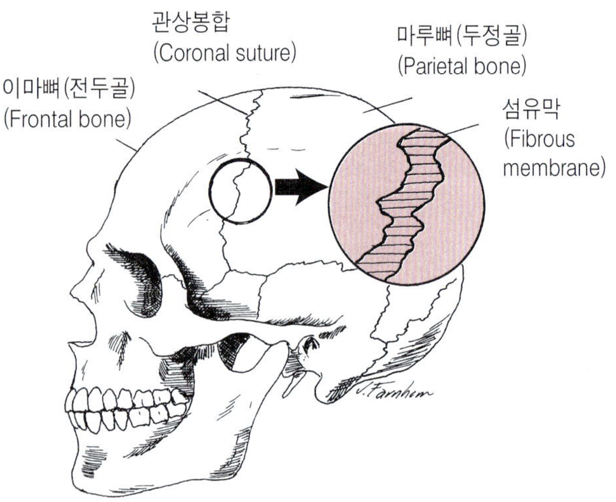

▲ **그림 2-16** ■ 관상봉합. 이마뼈와 마루뼈는 관절유합 봉합관절(synarthrodial suture joint)을 이루기 위해 섬유조직으로 직접 결합되어 있다.

인대결합(syndesmosis) 관절은 두 뼈 사이가 뼈사이인대, 섬유끈(fibrous cord), 건막(aponeurotic membrane)에 의해 직접 연결되어 있는 섬유성 관절의 한 형태이다. 이러한 관절은 보통 약간의 운동만을 허용한다.

예제 2-7

정강이뼈몸통(tibia shaft)와 종아리뼈몸통(fibular shaft)은 뼈사이막(interosseous membrane)에 의해 직접적으로 결합된다(그림 2-17). 이 관절에서의 약간의 움직임은 발목관절의 움직임에 수반된다.

사례 적용 2-7: **뼈사이막(interosseous membrane)의 파열**

삼과(trimalleolar) 골절환자에서, 정강이뼈와 종아리뼈의 일부 틈을 따라 뼈사이막(interosseous membrane)이 파열됐다. 이와 같은 손상 후에, 정상 거퇴(talocrural) 해부학적 구조의 회복은 중요하고, 외과의는 목말뼈가 완전한 발등굽힘을 하도록 할 때 충분한 공간을 남겨두는 것에 대해 조심스러워야 한다. 그러나, 관절의 "유연성"은 잃을 수 있다.

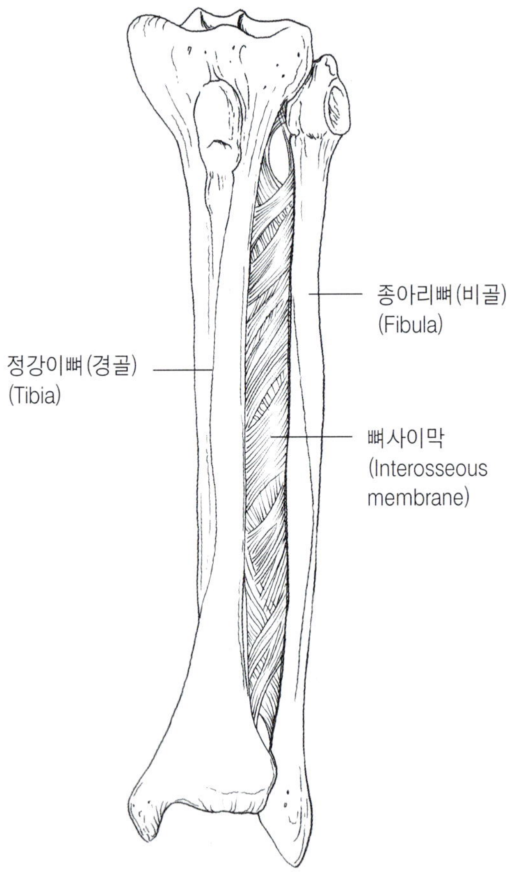

▲ **그림 2-17** ■ 정강이뼈와 종아리뼈는 비가동성 인대결합(synarthrodial syndesmosis)을 이루기 위해 막으로 직접 결합된다.

■ 연골성관절(Cartilaginous Joints)

연골성관절에서 구성요소를 연결하기 위해 사용되는 물질은 **섬유연골**이거나 **유리연골**이다. 이 물질들은 뼈와 뼈 사이를 직접 연결시키는데 사용된다. 연골성 관절의 두 가지 유형은 **섬유성 연골결합**(symphyses)과 **연골성 연골결합**(synchondroses)이다.

섬유성 연골결합 관절(부수적인 연골관절)에서 두 뼈는 유리연골의 얇은 층으로 덮여 있고, 디스크(disk) 또는 패트(pads)형태로 섬유연골에 의해 직접 연결된다. 섬유성 연골 결합관절의 예에는 추체사이의 추간관절, 흉골체(sternal body)와 흉골병(manubrium) 사이에 있는 관절 그리고 골반의 두덩결합(symphysis pubis)이 포함된다.

예제 2-8

두덩결합(The Symphysis Pubis)

골반의 두 두덩뼈(pubic bones)은 섬유연골로 연결된다. 이 관절은 체중부하 관절(weight-bearing joint)로서 작용하고 힘을 전달하고 버티는 역할을 한다. 따라서 정상적인 상태에서는 운동이 거의 허용되지 않는다. 임신 중 결합조직이 부드러워지면, 관절면이 약간 분리되어 아기가 출생길(birth canal)을 통과할 수 있도록 한다. 그러나 두덩결합은 두 뼈 사이에 두꺼운 섬유성 디스크를 가진 주된 안정성 결합이다(그림 2-18A).

연골성 연골결합 관절(근본적인 연골관절)은 두 뼈 사이가 초자 연골로 연결된 관절이다. 연골은 두 뼈의 골화중심(ossifying center)사이의 결합을 형성한다. 이 관절의 기능은 안정성을 제공하고 소량의 운동성을 허용하는 한편 뼈가 성장하도록 한다. 이러한 관절에서 몇몇은 두개골과 뼈가 성장되는 신체의 다른 지역에서 발견되어 진다. 뼈가 성숙되었을 때 관절은 골화(ossify)되어 골결합(synostosis)으로 전환된다.

예제 2-9

첫 번째 늑흉관절(The First Chondrosternal Joint)

첫 번째 갈비뼈와 복장뼈가 접하는 부위는 관절연골에 의해 직접 연결된다(그림 2-18B).

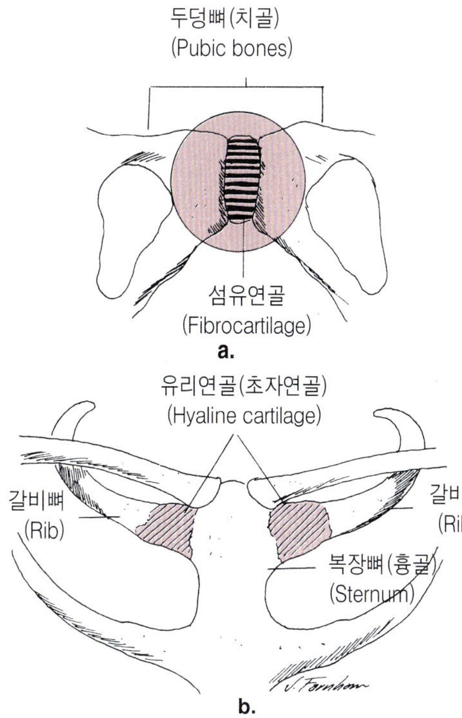

▲ **그림 2-18** ■ 연골성 관절. (a) 골반의 두 두덩뼈는 치골관절을 이루기 위해 **두덩결합**이라 부르는 섬유연골로 직접 연결된다. (b) 첫 번째 갈비뼈와 복장뼈는 **첫 번째 늑흉관절**(chondrosternal joint)이라 부르는 연골성 관절을 이루기 위해 유리연골로 직접 연결된다.

가동성관절(Diarthroses)

가동성관절 또는 활액관절에서 관절구성은 비가동성 관절(synarthrodial joint)에서 볼 수 있는 것과는 다르다. 활액관절에서는, 구성하는 뼈의 끝부분을 직접적으로 연결하는 결합조직이 없기 때문에 서로 연관을 갖고 자유롭게 움직인다. 관절을 둘러싸고 있는 관절주머니에 의하여 뼈 구성요소들은 서로 간접적으로 연결된다. *모든 활액 관절은 비슷한 형태를 가지고 다음과 같은 특징을 갖는다.* (1) 두 개의 층으로 구성된 관절주머니. (2) 관절주머니에 의해 둘러싸여진 관절공간(joint cavity). (3) 관절주머니 안쪽 면에 있는 활액조직(synovial tissue). (4) 관절면에 얇은 막으로 형성된 활액(synovial fluid). (5) 붙지 않고 연접한 뼈의 표면을 덮고 있는 유리연골(그림 2-19). 활액 관절은 섬유연골성 디스크, 평판, 또는 반월판, 관절테두리, 지방패드, 인대, 힘줄 등의 부수적인 조직을 가지고 있다. 반월판, 디스크, 활액은 관절면의 무리한 압축을 예방하는데 도움을 준다. 관절 디스크의 반월판은 관절면의 일치성이 떨어지는 관절 사이에 종종 나타난다. 관절 디스크는 관절을 가로 질러 모든 면에 펼쳐지고 실제로 원위요척관절에서의 관절 디스크는 두 개의 분리된 관절공간을 형성한다. 반월판은 보통 관절을 나누는 것이 아니라 윤활작용을 제공하고 관절의 일치성을 증가시키는 역할만 담당한다. 관절과 연결된 인대와 힘줄은 관절면이 서로 접해있도록 유지하는데 중요한 역할을 하고 운동을 유도하는 데 도움을 준다. 관절면의 무리한 분리는 인대, 관절주머니, 힘줄에서 수동적 장력(정적 안정성)에 의해 제한한다. 근육에서 발생하는 능동적 장력(동적 안정성) 또한 관절면의 분리를 제한한다.

사례 적용 2-8: **환자의 손상으로 인해 영향을 받는 관절들**

George Chen씨의 사례에서 영향을 받는 관절들은 무엇인가?

거퇴관절(talocrural), 거골하관절(subtalar), 횡족근관절(목말발배관절과 종입방관절, talonavicular and calcaneocuboid), 그리고 첫 번째 중족지절관절(metatarsophalangeal, MTP).

■ 관절주머니(Joint Capsule)

관절주머니는 두께와 구성이 적지않게 변한다. 어깨관절을 감싸고 있는 것과 같은 관절주머니는 얇고 이완되어 있으며 여분의 부분이 남아있다. 그러므로 운동을 위한 안정성이 필요하다. 이와 다른 엉덩관절 같은 관절주머니는 두껍고 밀집되어 운동성보다는 안정성이 뛰어나다. 관절주머니의 두께나 섬유의 배열방향, 심지어 관절주머니의 구성까지도 관절에 주어진 스트레스가 어떻게 넓게 퍼지는가에 좌우된다. 예를 들어, 압박이 주어진 관절주머니의 부위는 섬유성연골로 변해갈 것이다. 지속적인 인장변형력으로 인해 어깨에 불안정을 가지고 있는 환자의 관절주머니은 교원질 섬유 직경에 중요한 변화를 가지고 있고 정상 관절주머니와 비교하여 탄력소의 밀도의 증가를 보인다. 이러한 교원질섬유와 탄력소 밀도의 변화는 관절주머니가 신장변형에 저항하고 관절주머니의 길이가 증가한 방향으로 적응하는 것이라고 여겨진다.

현실적으로 섬유성 관절주머니는 관절주머니의 한부분처럼 인대나 힘줄이 통합되어져 강화된다. 예를 들면, 손가락의 근위 지절간관절은 표면적으로 측부인대에 의해 강화되고, 신전근건에 의해 표면적으로, 뒤쪽에서 강화된다.

관절주머니는 **섬유층**(stratum fibrosum)이라 불리우

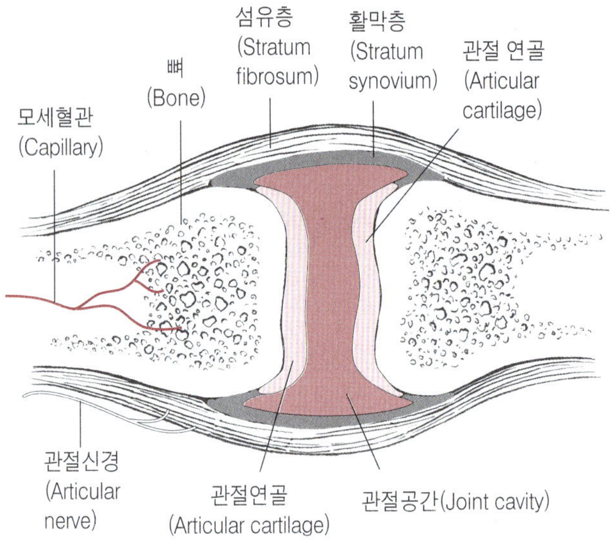

▲ **그림 2-19** ■ 전형적인 가동관절.

는 바깥층과 **활막층**(stratum synovium)이라 불리우는 안쪽층의 두 개의 층으로 구성된다(그림 2-19). 종종 섬유성 관절주머니처럼 여겨지는 섬유층은 밀집된 섬유성 조직으로 구성된다. 교원질과 탄력소가 총 건조중량(dry weight)의 70%와 습식중량(wet weight)의 90%를 차지한다. 일반적으로 평행한 다발에 배열되어 있는 I 형 교원질 섬유가 가장 많다. 뼈의 부착점 가까이 있는 관절주머니에서, 그 조직들은 섬유성연골 그리고 광물화된 섬유성연골과 뼈로 변화된다. 섬유층은 혈관분포는 좋지 않지만, 신경학적인 관절수용기(joint recepter)는 풍부하다. 이 수용기는 관절주머니의 주위와 안족에 분포한다.

안쪽층(활막층)은 관절주머니의 내면을 말한다. 이것은 역시 두 개의 층으로 구성되어진다. 두 개의 층은 **내막**(intima)과 **활막하조직(subsynovial tissue)**이다. 내막은 관절공간내의 세포에 놓여진 세포층이다. 이것은 **윤활막세포(synoviocyte)**로 알려진 독특한 섬유아세포의 층으로 구성된다. 윤활막세포는 일반적으로 A형과 B형으로 알려진 두 유형이 있다. A형 윤활막세포는 골지기관(golgi apparatus)에서 현저히 보이는 대식세포같은(marcrophage-like)세포이지만 과립상의 내형질세망(granular endoplasmic reticulum)은 드물다. 그러나 B형 윤활막세포는 과립상의 내형질세망이 풍부하고 정상 활액에서 A형보다 두배 정도 많다. A형 세포는 먼저 관절공간내에 있는 부스러기들을 제거하기위해 반응한다. 식작용을 하는 A형 세포는 관절조직 손상에 의한 자극에 라

틱효소(lactic enzyme)를 방출하고 합성한다.

B형 윤활막세포는 풍부한 과립질 세포질망상구조(endoplasmic reticulum) 갖고 정상활막층에서 A형 세포의 수보다 두배 정도이다. B형 세포는 합성하고 라틱효소(lactic enzyme)의 작용을 방해하는 효소 저해물질을 방출한다. 그리고 항원분비를 통한 면역반응을 시작함으로써 반응한다. 관절 유지기능의 일부로, 세포를 둘러싸는 세포간질의 구성뿐만 아니라, 두 형태의 세포는 활액을 구성하고 있는 히알루론산(hyaluronic acid)을 합성한다. A형과 B형의 세포는 또한 다양한 성장인자(growth factor)를 포함한 사이토카인(cytokin)을 광범위하게 분비한다. 윤활막세포의 억제체나 자극체같은 사이토카인의 상호작용은 외부나 자가의 항체, 조직파괴에 반응하는 활막구조의 손상에 대한 결과이다.

활막하조직은 높은 혈관분포를 가진 섬유성 결합조직의 느슨한 구성체처럼 내막 안의 바깥쪽에 존재한다. 이것은 섬유성 연골의 과도지역(transitional zone)을 지나 관절연골의 가장자리에 부착되고, 관절주머니 안에 포함된 뼈를 덮고 있는 골막(periosteum)에 연결되어 부착되어진다. 이 세포들은 내막세포보다 교원질섬유사이에서 좀 더 넓게 분포하고, 좀더 가늘고 긴 모양의 내막세포와 조금 다르다. 역시 또한, 그들은 기질교원질을 생산한다. 활막하조직은 내막을 지지해주고, 이것의 바깥면에서 섬유성 관절주머니와 연결된다. 내막은 모세혈관, 림프, 신경섬유의 분포가 풍부하다. 활막하조직의 혈관은 산소, 영양분 그리고 면역성 세포들을 운반해 준다.

관절부위의 근육에서 온 신경가지나 인접한 말초신경가지는 섬유성 관절주머니에 침투되어진다. 큰 직경을 가진 감각신경이나 얇은 수초성 신경은 섬유성관질주머니에 분포하고; 무수초성 C형 섬유는 활막에서발견된다. 섬유성 관절주머니의 관절 수용기(joint recepter)는 관절주머니의 신장이나 압박에 민감하고, 마찬가지로 활액증가에 의한 내압의 증가에도 민감하다.

예를 들어, 무릎관절에 분포하는 대부분의 관절수용기는 대부분 전십자인대가 끝나는 앞쪽의 활막하층에 분포한다. 활막하관절낭과 전십자인대의 역학적 수용기〔Mechanoreceptor: 루피니(ruffini)수용기가 우세함〕는 마지막 폄에서 유발되는 신장자극에 먼저 반응한다. 파치니(pacini)수용기는 보다 적은 양이 분포하고 압박에 반응하여 활동한다고 생각되어진다. 자유신경종말(free nerve ending)은 역학적 수용기보다 더욱 많고 염증이나 통증자극에 반응하는 유해수용기(nociceptor)처럼 가능한다. 자유신경종말의 구심성연결은 관절정보의 전달뿐 아니라, 신경펩티드(neuropeptide)를 방출함으로써 부분적인 효과기(effector)의 역할도 한다. 관절주머니에서 발견되는 수용기들을 표 2-7에 요약해 놓았다.

■ 활액(Synovial Fluid)

관절주머니의 안쪽층의 표면을 덮고 있는 활액의 얇은 막은 관절표면이 윤활하게 도와주고, 뼈 사이의 마찰을 감소시킨다. 또한 관절표면을 덮고 있는 유리연골에 영양분을 제공해 주기도 한다. 활액의 구성은 활액이 포함하고 있는 히알루론산염과 **루브리신(lubricin)**이라 부르는 당단백질을 제외하면, 혈장(blood plasma)과 유사하다. 활액의 히알루론산염구성요소는 활액의 점성을 위해 필요하고 활막의 윤활을 위해서는 필수적이다. 히알루론산염은 관절면과 관절주머니의 윤활주름(synovial folds)사이의 마찰을 줄여준다. 활액의 루브리신 구성요소는 양뼈의 연골사이 윤활에 중요한 역할을 하게 된다. 루브리

표 2-7 관절 수용기

유형	이름	민감성/감수성	위치
I	루피니(Ruffini)	신장-보통 폄의 마지막 신장 자극에 반응	관절의 굽힘면에 있는 관절주머니의 섬유층, 골막, 인대, 힘줄
II	파치니(Pacini)나 파치니 형태	압박이나 정수압 · 관절 움직임의 변화	관절주머니 전체 특히 지방패드나 심부층에 분포
III	골지(Golgi), Golgi-Mazzoni	압력과 동작 마지막에서의 강력한 관절 운동	관절주머니의 안쪽층(활막층), 인대, 힘줄
IV	수초화되지 않은 자유신경종말	유해/무해한 역학적 스트레스나 생체역학적 스트레스	지방패드나 교원질 인대, 힘줄, 골막의 주변

신 또는 히알루론산염 농도의 변화는 전체적인 윤활과 현재의 마찰의 크기에 영향을 미친다. 많은 연구에서 활액관절의 관절 마찰계수는 인위적으로 만들어진 윤활제의 마찰계수보다 낮다고 확인되었다. 히알루론산염은 때때로 골관절염 증상을 완화시키는데 사용되고, 관절공간 주사로도 사용되어진다.

정상적인 활액은 황색의 맑고 투명한 점액(viscous fluid)이고 활액 관절에 적은 양이 존재한다. 활막층의 혈관(vasculature)과 관절주머니 내강(intracapsular space)사이에서 직접적으로 교환되어 영양이 공급되고, 노폐물은 확산에 의해 관절로부터 제거된다. 보통 무릎관절과 같은 큰관절로부터 0.5 mL보다 적은 활액을 뽑아낼 수 있다. 그러나 관절 손상이나 질병으로 인해 활액의 양은 증가하게 된다. 활액은 전단력을 생산하는 하중에 저항할 수 있는 점성 물질의 특성을 보여준다. 활액의 점성은 관절의 운동속도와 전단률에 역으로 변화한다. 그래서 활액을 **요변적물질(thixotropic)**이라 부른다. 관절을 이루는 뼈가 빠르게 움직일 때 활액의 점성은 감소되고, 움직임에 대한 저항이 줄어든다. 관절을 이루는 뼈가 느리게 움직일 때 활액의 점성이 증가되고, 저항도 증가한다. 점성은 또한 온도변화에 민감하다. 고온일 때는 점성이 감소하고, 저온일 때에는 점성이 증가한다.

■ 관절의 윤활(Joint Lubrication)

활액관절의 변화하는 부하의 경험에도 불구하고, 정상 연골의 최소 내구성은 연골세포 간질 구조와 윤활액의 존재유무에 의존한다. 가동성 관절에 여러 하중이 작용되는 가운데, 가동성 관절이 어떻게 윤활되는지를 설명하기 위해 몇 개의 모델을 보여주려 한다. 인체 관절의 윤활제 작용을 설명하는데 적합한 하나의 모델은 존재하지 않지만 공학적으로 인체 관절에서의 윤활제 역할을 다음의 두가지 이상의 유형으로 설명하려 한다. 윤활작용의 기본적인 두 가지 유형은 경계윤활(boundary lubrication)과 유체피막윤활(fluid-film lubrication)이다.

경계윤활은 서로 접하고 있는 반대쪽 면에 유지되어지는 젤같은 큰 분자들의 얇은 막이 덮혀질 때 일어난다(그림 2-20). 그 막들은 관절면이 전단변형을 받을 때 보다 서로 더 쉽게 미끄러진다. 인체의 가동관절에서 루브리신 분자들은 관절표면에 붙어있는 분자들로 구성되어 있다.

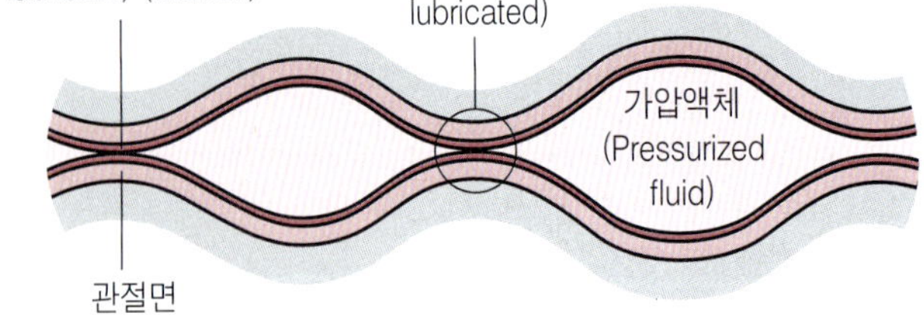

▲ **그림 2-20** ■ 관절 윤활 모형. 루브리신(lubricin)분자들은 경계윤활에서 관절면을 덮는다. 액체막은 유체정역학적 윤활에서 관절면을 떨어진 상태로 유지시킨다.

이러한 유형의 윤활은 낮은 하중에서 가장 효과적이라고 생각되어진다.

유체피막윤활방식은 관절면을 분리시키는 얇은 유체피막과 관련이 있다. 전형적으로 유체피막에 의해 윤활된 관절면은 경계윤활관절면 보다 COF를 적게 갖고있다. 그리고 활액관절에는 COF가 매우 적기 때문에, 이것은 유체피막윤활의 몇몇의 종류가 존재한다는 것을 말해준다. 유체피막윤활에는 몇몇 방식이 존재한다. 유체정역학적 윤활(hydrostatic(weeping) lubrication): 유체역학적(hydrodynamic), 압착-피막윤활(squeeze filmlubrication), 탄성유체역학적(elasto hydrodynamic, 유체역학적 윤활과 압착-피막윤활의 결합), 부양윤활(boosted lubrication)등을 포함한다.

유체정역학적 윤활은 하중을 지탱하는 관절면들이 압력하에서 유지되는 윤활제 막에 의해 떨어져서 유지되는 유체 윤활의 한 형태이다(그림 2-20). 공학에서 압력은 보통 외부에 있는 펌프에 의해 공급된다. 인체에서 펌프 작용은 관절주위의 근육수축과 체중지지로 인한 압력에 의해 일어나게 된다. 관절연골에 작용하는 압축은 연골을 변형시키고 연골로부터 유체액이 스며나와 관절면 위에 엷은 유체막을 형성한다.("weep" fluid). 이것은 칼슘화된 연골의 침투성 층이 연골하골에 힘이 가해지는 것을 막아주기 때문에 가능하다. 하중이 제거되었을 때 유체액은 관절연골로 다시 흘러 들어간다. 이같은 윤활작용은 큰 하중이 작용하는 상태일 때 가장 효율적이지만, 대부분의 경우에서 효율적일 수 있다.

유체역학적 윤활은 평행이 아닌 상태에서 반대되는 관절면이 서로 미끄러질 때 발생되는 쐐기형의 유체윤활의 형태이다. 쐐기형의 유체액은 압력을 받아내고 유체의 점성에 의해 관절면의 분리를 유지한다. 맞은 편의 관절면이 가까이 접근함에 따라, 서로 맞붙은 면 사이에 얇은 유체막을 압착하게 된다. 유체의 점성에 의해 발생한 압력은 관절면을 서로 분리시켜 놓는다. 이와 같은 윤활작용의 형태는 짧은 시간 동안 높은 하중을 유지하는데 있어 적당하다.

탄성유체 역학적 모델에서 보호하는 유체의 얇은 막은 관절면의 탄성변형에 의해 적당한 두께가 유지된다. 다시 말해, 탄력연골은 마주보는 관절면 사이에 충분한 활액막을 유지하기 위해 다소 변형된다. **부양윤활 방식**은 농축된 히알루론산염 분자의 풀(pool)로서 활액이 여과되고, 자연적인 파동과 관절해서 접해있는 관절면의 탄력성 변화지역을 고정시켜준다.

기본 개념 2-8: *관절윤활의 필수적인 것들*

윤활은 아래의 내용에 달려 있다:

- 히알루론산염(hyaluronate)을 함유하는 관절면의 경미한 불규칙성
- 연골면 위에서 유체피막을 형성하는 루브리신(lubricin) 분자들
- 마주보는 연골면 사이에서 활액층을 유지하기 위한 연골의 탄력적 변형
- 부하가 증가함으로써 연골에서 관절공간으로 나오는 활액

■ 관절의 종류(Subclassificaitions)

전통적으로, 활액관절은 눈에 보이는 움직임을 만드는 축의 수를 기준으로 한 3가지 종류로 분류된다. 다른 세부적인 분류는 연접하는 뼈의 끝부분의 모양이나 외형을 기초로 만들어진다. 전통적인 세 개의 종류는 일축관절(uniaxial), 이축관절(biaxial), 삼축관절(triaxial)이다. **일축관절**은 하나의 축 주위에서 하나의 면 위에서만 보여지는 움직임을 가진 구조이다. 이 움직임의 축은 일반적으로 관절중심부 근처에 존재하며 접해있는 뼈의 하나에 존재한다. 일축관절은 단지 하나의 축을 기준으로 하나의 면상에서만 움직임을 허락하기 때문에 1°의 운동 자유도(1° of freedom of motion)를 가졌다. 인체에서 **일축성 가동성관절**의 두 유형은 **경첩관절**(hinge joint)과 중쇠관절(pivot or trochoid joint)이 있다. 경첩관절은 문의 경첩과 비슷한 구조를 가진 관절유형이다.

예제 2-10

손가락의 지절간 관절

이 관절은 원위부의 하나의 지절골 끝과 근위부의 다른 지절골 끝이 만나서 형성된다(그림 2-21A). 이 관절면은 관상축(coronal axis)을 중심으로 오직 시상면(굽힘과 폄) 상에서만 일어나는 움직임을 보여주는 윤곽을 가지고 있다(그림 2-21B).

중쇠관절은 고리(ring) 같은 모양의 한 요소와 고리 안에서 돌림할 수 있는 형태를 가진 다른 요소로 이루어지는 관절구조의 유형이다.

예제 2-11

정중고리중쇠관절(median atlantoaxial joint)

고리뼈(atlas)과 가로인대(transeverse ligament)가 고리부위를 만든다(그림 2-22). 중쇠뼈(axis)의 치아돌기(odontoid process)는 고리안쪽, 골인대성 고리(osteoligamentous ring)로 들어가 돌림을 일으킨다.

이축성 가동성관절은 두 축을 중심으로 두 면상에서 움직임이 일어나는 자유도를 가진 뼈의 결합을 보이는 관절

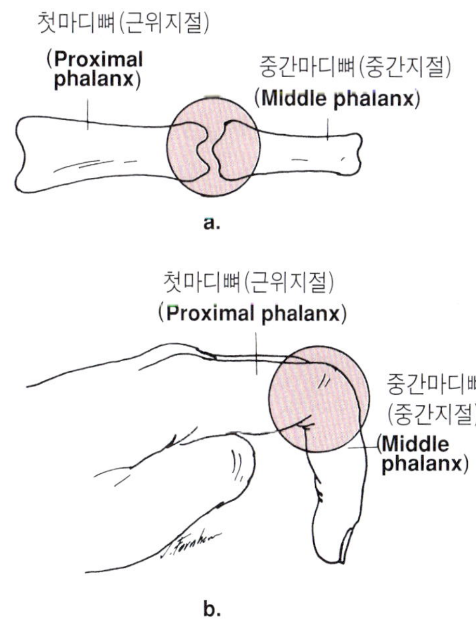

▲ **그림 2-21** ■ 일축 경첩관절. (a) 손가락의 지절간 관절은 단순한 경첩관절의 예이다. 이 관절의 낭과 부수적인 관절구조를 인접한 뼈의 모습을 위에서 봄으로써 알 수 있다. (b) 움직임은 하나의 축을 중심으로 하나의 면상에서 일어난다.

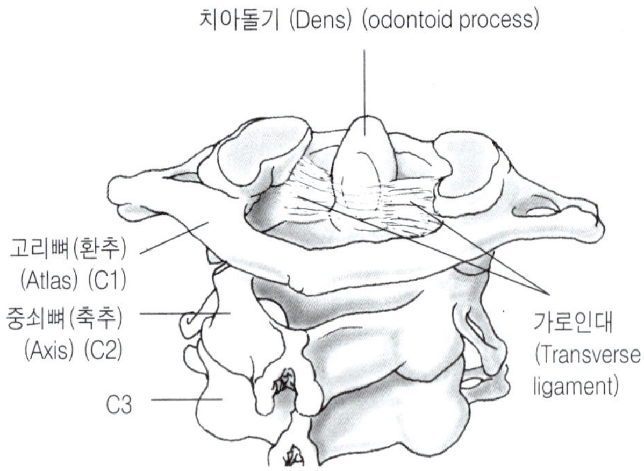

▲ **그림 2-22** ■ 중쇠관절. 고리뼈와 항인대, 그리고 중쇠뼈의 치아돌기사이에서 이루어지는 일축가동성 중쇠관절은 **정중고리중쇠관절**이라 불리운다. 돌림 움직임은 수직축(vertical axis)을 중심으로 가로면(transverse plane)에서 일어난다.

이다. 그러므로 이 관절은 2도의 자유도를 가진다. 이축성 관절의 두 가지 유형은 **과상관절**(condyloid)과 **안장관절**(saddle)이다. 과상관절은 오목한 면을 가진 하나의 뼈가 볼록한 면을 가진 뼈 위에서 두 방향으로의 움직임을 허락하는 관절이다. 안장관절은 말 안장과 기수가 같이 접해있는 것처럼 한 면상에는 오목한 면을, 다른 면상에는 볼록한 면을 한 뼈에 모두 가진 관절이다.

예제 2-12

중수지절관절

중수지절관절은 원위의 볼록한 면을 가진 손허리뼈와 근위의 오목한 면을 가진 지절골사이에서 형성된다(그림 2-23A). 이 관절의 굽힘과 폄은 관상축을 중심으로 시상면에서 일어난다(그림 2-23B). 벌림은 가운데 손가락에서 멀어지는 움직임이고, 모음은 가운데 손가락쪽으로 가까워지는 움직임이다. 벌림과 모음은 전-후축(A-P axis)을 중심으로 관상면에서 일어난다(그림 2-23C).

예제 2-13

엄지의 수근중수관절(carpometacarpal joint)

엄지의 수근중수관절은 원위의 수근골과 근위의 손허리뼈로 이루어진 관절이다. 움직임은 굽힘과 폄, 벌림과 모음이 가능하다.

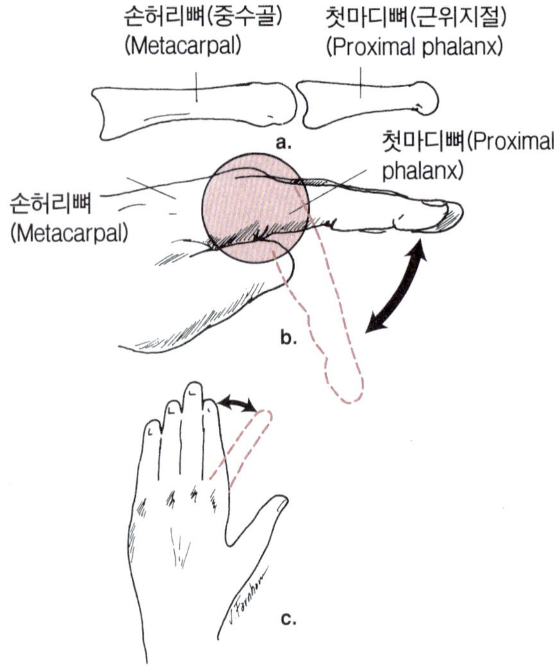

▲ **그림 2-23** ■ 과상관절. (a) 손가락의 중수지절관절은 이축성 과상관절이다. 이 관절의 낭과 부수적인 구조는 뼈 요소들을 봄으로 알 수 있다. 이 관절의 움직임은 두 축을 중심으로 두 면상에서 일어난다. (b) 굽힘과 폄은 관상축을 중심으로 시상면상에서 일어난다. (c) 벌림과 모음은 전-후 축을 중심으로 관상면상에서 일어난다.

삼축성 또는 **다축성(multiaxial) 가동성관절**은 3개의 축을 중심으로 세 개의 면상에서의 움직임이 자유롭다. 이 관절은 3도의 자유도를 가진다. 이 관절의 움직임은 또한 사선면(oblique plane)에서도 일어난다. 이러한 관절의 두 가지 종류는 평면(plane)관절과 구상(ball-and-socket)관절이다.

예제 2-14

수근관절(carpal joint)

이 관절을 접하고 있는 수근골들 사이에서 형성된다. 이 접하고 있는 면들은 어떠한 면상에서 다른 뼈의 관여와 함께 돌림이나 미끄러짐을 만든다.

평면관절은 두 개나 그 이상의 뼈사이에서 미끄러짐을 허락하고 다양한 형상의 면을 가지고 있다. **구상관절**은 오목하게 파진 홈에 구형의 볼록한 면이 고정됨으로써 형성된다. 이것은 굽힘과 폄, 벌림과 모음, 돌림 그리고 이러한 움직임들이 결합된 움직임을 허락한다.

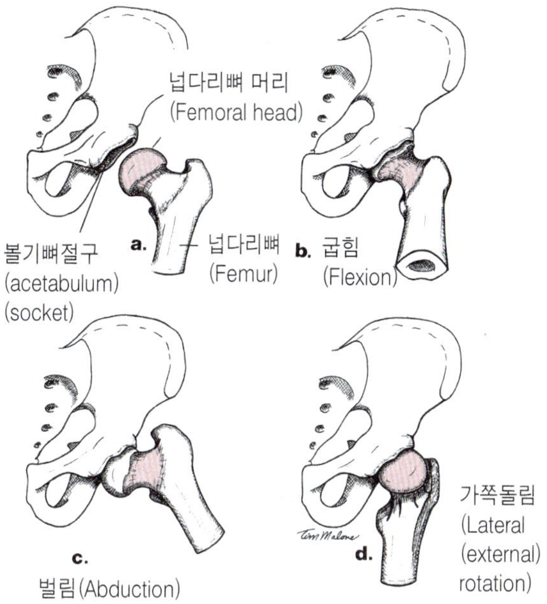

▲ **그림 2-24** ■ 구상관절. (a) 볼기뼈절구와 넙다리뼈머리 사이의 관절은 **엉덩관절**이라 불리우는 삼축성 가동성관절이다. 움직임은 3개의 축을 중심으로 3개의 면상에서 일어난다. (b) 굽힘과 폄은 관상축을 중심으로 시상면상에서 일어난다. (c) 벌림과 모음은 전-후축을 중심으로 관상면상에서 일어난다. (d) 돌림은 장축(longitudinal axis)을 중심으로 가로면상에서 일어난다.

예제 2-15

엉덩관절(hip joint)

이 관절을 볼기뼈절구라 불리우는 홈과 넙다리뼈머리에 의해 형성된다(그림 2-24A). 굽힘과 폄은 관상축을 중심으로 시상면상에서 일어난다(그림 2-24B). 벌림과 모음은 전-후축을 중심으로 관상면상에서 일어난다(그림 2-24C). 반면에 돌림은 장축(longitudinal axis)을 중심으로 가로면상에서 일어난다(그림 2-24D).

사례 적용 2-9: **영향을 받는 관절들의 분류**

George Chen씨가 골절을 당한 뒤에 영향을 받은 관절들의 분류에 대해 생각해봐라:

- 일축성 관절: 거퇴관절(talocrural joint)
- 이축성 관절: 첫 번째 중족지절관절(MTP), 종입방관절(calcaneocuboid joint), 목말발배관절(talonavicular joint), 거골하 관절(subtalar joint)

관절기능(Joint Function)

인체 관절의 구조는 관절에 맞게 디자인된 기능을 반영한다. 비가동성 관절은 운동이 일어나긴 하지만, 주로 안정성 관절로서 상대적으로 설계와 기능면에서 단순하다. 대부분의 관절들이 어느 정도의 안정성도 제공해야 하지만, 가동성 관절은 복잡하고 주로 운동성을 위해 설계되었다. 전체 구조의 효율적인 기능은 어떤 관절에는 안정성을, 어떤 것에는 운동성을 제공하는 통합적인 작용에 의해 결정된다. 일반적으로 예상 할 수 있는 움직임과 정상적인 기능이 유지되기 위해서는 하나 또는 그 이상의 신체분절의 안정성이 필수적이다.

운동 사슬(Kinematic Chains)

공학적인 개념에서 운동사슬은 중심부가 핀으로 연결된 관절(pin-centered joint)들의 연속으로 서로 연결된 강한 연결의 연속으로 구성된다. 관절과 연결의 시스템은 한 관절의 운동으로 다른 관절에서 운동이 일어나게 하고 다른 관절의 운동을 예측할 수 있게 구성되어 있다. 운동사슬은 열리거나 닫힌 상태일 수 있다. **열린 운동사슬**(open kinematic chain)에서 하나의 관절은 다른 관절들과는 독립적으로 움직일 수 있다. 운동사슬의 끝이 고정된 상태가 되면, 이것은 닫힌체계(closed system) 또는 **닫힌 운동사슬**(closed kinematic chain)을 형성한다. 이러한 상태에서는, 하나의 관절의 움직임은 그 사슬에서의 다른 관절의 움직임을 자동적으로 일으킨다.

이러한 공학용어는 사지의 근위분절이 공간에서 자유롭지 못할 때, 체중부하 혹은 비체중부하 상태에서 일어나는 인간의 움직임을 설명하는데 주로 적용되어왔다. 인체의 관절들은 서로 연결되어 있기 때문에, 체중지지 상태에서 일련의 하나의 관절의 움직임은 하나 또는 그 이상의 다른 관절의 움직임을 동반한다. 예를 들어, 서 있는 상태에서 양쪽 무릎을 굽혔다가 일어난다면, 발목관절과 엉덩관절이 동시에 작용한다(그림 2-25A). 엉덩관절 굽힘과 발목관절 발등굽힘은 무릎관절 굽힘의 동반을 예상할 수 있다. 열린 운동사슬에서, 발이 고정되어 있지 않다면, 무릎관절 굽힘은 독립적으로 일어날 수 있다(그림 2-25B). 인체의 관절과 연결의 인체시스템에서 발이 지면에 고정되어 있기 때문에 다리와 골반의 관절은 사람이

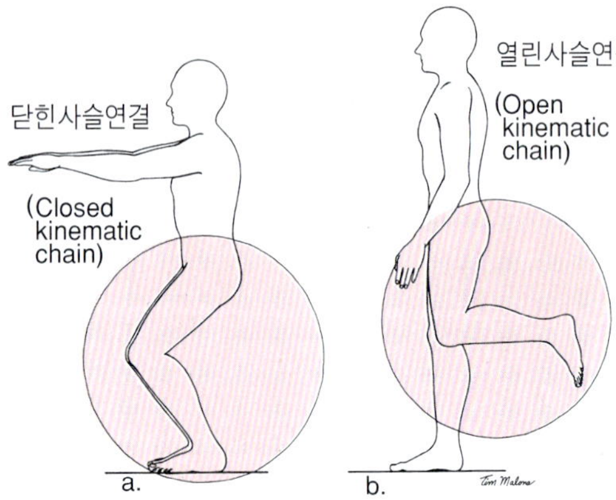

▲ **그림 2-25** ■ 닫힌운동사슬과 열린운동사슬. (a) 닫힌사슬에서는 무릎관절(knee) 굽힘은 엉덩관절(hip) 굽힘과 발목관절 발등굽힘(dorsiflexion)에 의해 동반된다. (b) 열린사슬에서 무릎관절 운동은 엉덩관절과 발목관절의 움직임이 있거나 또는 없이 일어난다. 그림에서 무릎관절 굽힘은 엉덩관절과 발목관절이 동시에 움직이지 않고 있음을 보여준다.

서서 체중지지 상태일 때 닫힌 운동사슬로서 기능한다.

다리와 관련된 대부분의 기능적인 활동들은 닫힌 운동 움직임과 연관이 있다. 특히, 상지와 같은, 인체사지의 끝은 주로 고정되어 있지 않기 때문에 자유롭게 움직인다. 이러한 열린 운동사슬 움직임에서, 관절움직임은 매우 다양하다. 손을 흔드는 행동은 원위부 지절관절들, 근위부 팔꿈치, 어깨의 운동없이 손목에서 일어난다. 위와 같은 움직임은 또한 어깨관절 안쪽돌림과 가쪽돌림에서 일어날 수 있다. 열린 운동사슬에서 운동은 관절이 독립적이지 않고 함께 기능하기 때문에 예측가능한 상태의 움직임이 아니다.

예제 2-16

어떤 사람은 팔을 흔들기 위해 어깨의 어깨관절을 이용해 상지전체를 움직이고, 어떤 사람은 단지 팔목을 움직인다. 일단, 어깨관절에서 수관절까지의 모든 자유도를 이용해서 원위부(손)를 사용할 수 있다. 만약 사람이 손목만을 사용하여 흔든다면, 단지 수관절의 자유도만이 손을 움직이게 하는 것이고, 공간에서의 이 움직임은 첫 번째 상황보다 제한적이다.

인간의 움직임, 치료적 운동 그리고 관절의 손상과 질병의 영향 분석에 유용한 운동사슬의 개념은 이 책을 통하여 사용될 것이다. 인체의 관절들은 닫힌 사슬 또는 열린 사슬 모두에서 언제나 전체적인 동작들을 예상하지는 못하더라도, 관절들은 서로 의존하여 움직인다. 기능적 또는 구조적인 시스템의 한 개 관절의 변화는 관절의 기능변화를 초래할 수 있을 것이고 이것은 즉시 부근의 관절이나 원위부 관절에 영향을 미치게 된다. 예를 들면, 무릎관절에서의 ROM(관절가동범위)가 제한이 되어 있다고 가정을 한다면, 엉덩관절 또는 발목관절에서 걸음을 걸을 때 넘어지지 않게 하기 위한 보상작용이 일어나게 될 것이다.

관절 움직임(Joint Motion)

■ 관절가동범위(Range of Motion)

관절의 정상 ROM은 때론 해부학적 또는 생리적 ROM이라 부르는데, 이유는 관절 구조의 해부학적 제한 내에서만 가능한 운동의 양을 말하는 것이기 때문이다. 해부학적 범위의 정도는 관절면, 관절주머니, 인대, 근육의 크기, 관절주위의 근-힘줄 구조(surounding musculotendinous)와 뼈구조의 모양을 포함한 요소들의 수에 의해 결정된다. 어떤 관절에서는 움직임과 ROM에 있어서 뼈의 제한없이 오직 연부조직에 의해 제한된다. 예를 들어, 무릎관절은 움직임에 있어 뼈의 제약을 받지 않는다. 다른 관절들은 움직일 때 뼈의 저항뿐 아니라, 연부조직의 제한 까지 받는다. 팔꿈치의 척상완관절은 위팔뼈의 주두와(olecranon fossa)에 대한 자뼈의 골성 접촉에 의해 폄이 제한된다(잠김위치). 각 관절에서 검사자가 수동적이고 생리적으로 수행하는 움직임에 의한 숙련된 감각은 **끝느낌**(end feel)과 관련이 있다.

ROM은 관절에서의 움직임이 정상 해부학적 제한을 뛰어넘거나 도달하는데 실패할 때 병적이라 생각하게 된다. ROM이 정상 범위를 뛰어 넘으면 관절은 **과운동성**(hypermobile)을 보인다. ROM이 구조가 허용하는 것보다 작을 때는 관절이 **저운동성**(hypomobile)을 보인다. 과운동성은 뼈나 연부조직에 의한 움직임의 제한이 부족함에 따라 나타나고, 이는 관절이 불안정해지는 결과를 가져온다. 저운동성은 뼈나 연골성조직에 의한 움직임의 차단이나 관절주머니, 인대 또는 정상 ROM을 허락하기 위해 적당히 늘어나줘야 하는(elongation) 근육의 부적절함 때문에 나타난다. 관절 주위 연부조직의 단축을 나타내는 용어인 **구축(contracture)**은 저운동성의 한 원인이다. 관절의 과운동성이나 저운동성은 직접 영향을 받은 그 관절뿐만 아니라, 인접한 관절에도 바람직하지 못한 영향을 나타낼 수 있다.

예제 2-17

골관절염에 의한 엉덩관절 폄의 제한은 걷는 동안 다리의 움직임과 어울리는 움직임을 만들기 위해 과도한 요추부 움직임을 야기시킬 수 있다.

■ 골운동학(Osteokinematics)

골운동학은 생리적인 관절움직임이 일어나는 동안 공간에서의 뼈의 움직임과 관련이 있다. 이러한 움직임은 각 관절에 시상면, 관상면, 가로면에서 일어난다. 일반적으로, 그 움직임은 움직임이 일어나는 면과 축, 방향에 의해 설명되어질 수 있다.

예제 2-18

상완척골관절에서 골운동학적 움직임은 전두축과 시상면상에서 위팔뼈 위에서의 요골(혹은 요골 위에서의 위팔뼈)의 굽힘과 폄(방향)을 포함한다. 움직임은 항상 해부학적 자세에서 일어나야만 설명되어질 수 있다는 것을 주의해라. 때때로 움직임의 방향은 공간에서의 뼈의 방향에 의해 설명되어질 수 있다: 그것은 위팔뼈 위에서의 요골의 앞쪽방향 움직임(굽힘)이나 요골 위에서의 위팔뼈의 뒤쪽 방향 움직임(폄)이다.

■ 관절면운동학(Arthrokinematics)

생리적인 관절 움직임은 또 다른 뼈와 관련된 관절면의 움직임뿐만 아니라, 뼈 분절의 움직임(골운동학)과도 연관이 있다. 이러한 움직임은 수의적인 움직임을 동반하지만, 정상상태에서는 자기의지대로 독립적인 움직임을 일으킬 수 없다. 관절에서의 움직임은 한 관절면의 움직임이 또 다른 관절면과 연관되서 일어난다. **관절운동학**이란 용어는 관절면에서의 움직임을 말할 때 사용된다. 보통 관절면중에 하나는 운동성을 기본으로 더 안정된 반면, 다른 관절면은 상대적으로 고정된 면 위를 움직인다. 구르기(roll), 미끄러짐(sliding), 돌기(spin, 그림 2-26)란 용어들은 움직임이 일어나는 형태를 나타내기 위해 사용된다. **구르기(rolling)**는 한 관절면이 다른 관절면에서 구르는 것을 뜻하는 것으로 길 위에서 타이어가 굴러가는 것 같은 움직임이다. 무릎관절에서 넙다리뼈관절융기(femoral condyles)는 서 있는 자세에서 무릎관절 굽힘이나 폄을 하는 동안 고정된 정강이뼈(tibia)면에서 구른다. 구르기의 방향은 뼈 움직임의 방향에 의해 설명되어질 수 있다; 그러므로, 넙다리뼈는 서 있는 자세에서 무릎관절 폄을 하는 동안 전방으로 구른다. 순수한 구르기 움직임이 일어나는 동안에는 관절면 사이에서 접촉점들의 연속이 일어난다.

미끄러짐(sliding)는 순수한 직선움직임(translatory movement)으로, 멈춰진 바퀴가 미끄러지는 것처럼 한 관절면이 다른 관절면위를 미끄러지는 것을 말한다. 접촉점들은 고정된 면 위에서 미끄러짐면이 움직임으로써 변한다. 손에서 근위지골(proximal phalanx)은 굽힘과 폄을 하는 동안 손허리뼈(metacarpal)의 고정된 끝부분 위에서 활주한다. **돌기(Spin)**이란 용어는 팽이가 돌아가는

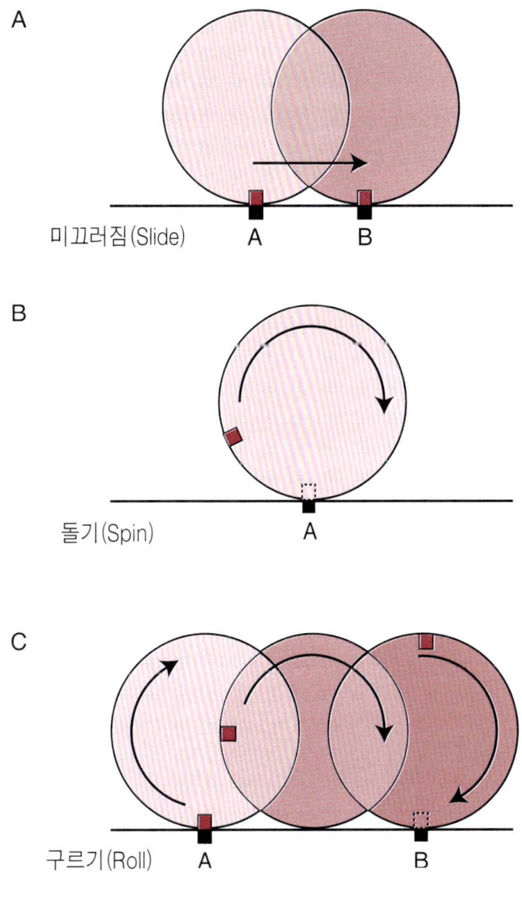

▲ **그림 2-26** ■ 관절운동학 관절움직임은 미끄러짐(A), 돌기(B), 그리고 구르기(C)를 포함한다.

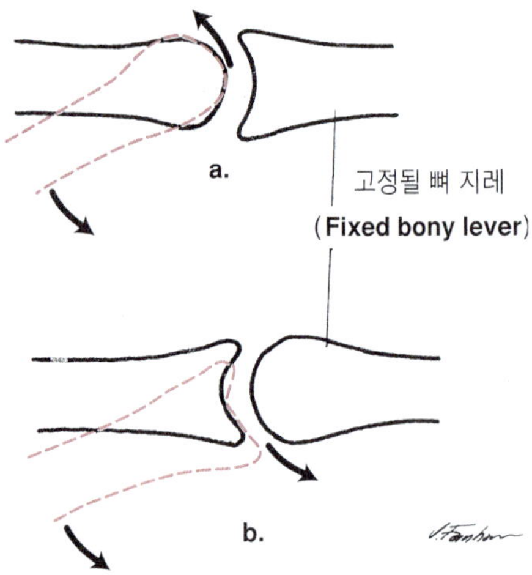

▲ **그림 2-27** ■ 난원형 관절에서의 운동 (a) 볼록한 관절면이 고정되 오목한 면 위에서 움직일 때, 오목한 관절면의 뼈 지렛대(bony lever)움직임의 반대방향으로 움직인다. (b) 오목한 관절면이 고정된 볼록한 면 위에서 움직일 때, 뼈 지렛대 움직임과 같은 방향으로 움직인다(고정된 손허리뼈 위에서 움직이는 근위지골).

것 같은 관절의 돌림을 말한다. 돌기는 순수한 돌림 움직임(rotatory movement)이다. 같은 점은 움직이는 뼈와 움직이지 않는 뼈의 두 관절면 위에서 접촉된 상태로 남아있다. 팔꿈치에서 요골두(head of the radius)는 전완(forearm)의 회외(supination)와 회내(pronation)를 하는 동안 위팔뼈의 소두(capitulum)위에서 돌림한다.

인체관절움직임이 일어나는 동안, 구르기와 미끄러짐 같은 관절운동학적 움직임의 결합은 주로 관절의 완전성을 유지하기위해 일어난다. 특정 관절에서 일어나는 관절운동학적 운동의 형태는 관절면의 모양에 따라 달라진다. 오목한 관절면이 볼록한 면 위에서 움직일 때, 미끄러짐은 뼈 지렛대 움직임과 *같은 방향*이다.(그림 2-27). 뼈 지렛대의 움직임의 방향과 뼈의 구르기 방향은 같기 때문에, 구르기와 미끄러짐은 같은 방향이다. 이것은 서로 최적의 접촉상태로 유지될 수 있도록 허용해준다. 볼록한 관절면이 오목한 관절면 위에서 움직일 때, 뼈는 한 방향으로 굴러야 하고 최적의 접촉상태를 유지하기 위해 반대방향으로 미끄러져야 한다. 이것은 볼록-오목법칙이라고 알려져 있다.

기본 개념 2-9: *볼록-오목 관절면 움직임*

볼록-오목 법칙: 볼록한 관절면은 반대방향으로 구르고 미끄러진다. 반면에, 오목한 관절면은 같은 방향으로 구르고 미끄러진다.

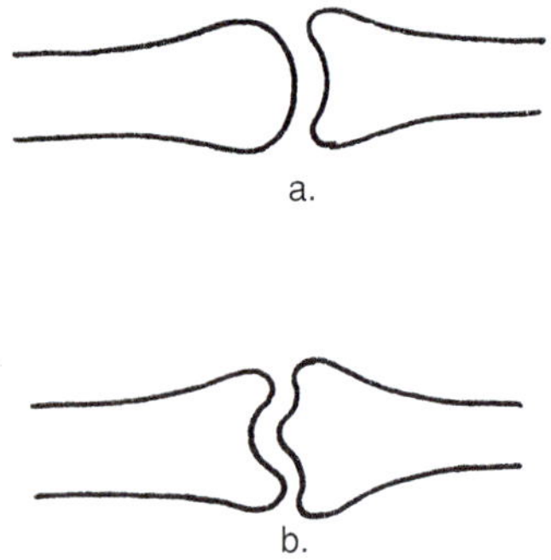

▲ **그림 2-28** ■ 난원형과 안장형 관절. (a) 난원형에서는 한쪽 면이 볼록하고 다른 면은 오목하다. (b) 안장형에서는 각각의 관절면이 오목하고 볼록하다.

대부분의 관절들은 난원(oval)형이나 안장(sellar)형의 범주에 속한다. **난원형** 관절에서는 한쪽 면이 볼록하고 다른 면은 오목하다(그림 2-28A). **안장형** 관절에서는 각 관절면이 오목과 볼록을 모두 갖고 있다(그림 2-28B). 움직이는 분절의 관절운동학적 움직임은 움직이지 않는 분절과 관련해서 설명되어질 수 있다. 그러므로, 일어나는 움직임과 움직이는 분절의 구조에 관한 지식은 움직임을 동반하는 관절운동학을 예측할 수 있게 해준다. 관절면 사이의 미끄러짐은 관절 운동에 필수적인 요소이고, 관절의 정상적인 기능을 위해 일어나야 한다. 뼈의 관절 끝부분이 적당한 방향으로 자유롭게 움직이지 못한다면, 뼈의 끝부분은 움직이지 못할 것이다.

예제 2-19

위팔뼈 원위부 끝의 벌림움직임은 관절의 손상없이 위팔뼈 원위부 끝을 올리기 위해 어깨뼈관절오목(glenoid fossa)의 오목면에 접해있는 가까운 쪽 위팔뼈머리를 아래쪽으로 미끄러지게 하는 움직임을 동반한다(그림 2-29A). 위팔뼈머리의 위쪽 미끄러짐은 위팔뼈 원위부 끝을 아래쪽으로 내리는 모음 시에 나타난다(그림 2-29B).

관절면이 적절한 방향으로 자유롭게 미끄러지게 할 수 있으려면 관절은 어느 정도의 "**관절움직임의 여지**(joint play)"를 갖고 있어야 한다. 관절면의 이 움직임은 스스로 할 수 있는 것이 아니고, 외부 힘이 적용됨으로써 검사된다. 최적의 상황에서 관절은 관절면의 정상적인 운동을 허용할 수 있는 충분한 양의 관절움직임의 여지를 갖고 있다. 지지하는 관절구조가 느슨하다면, 관절은 너무 많

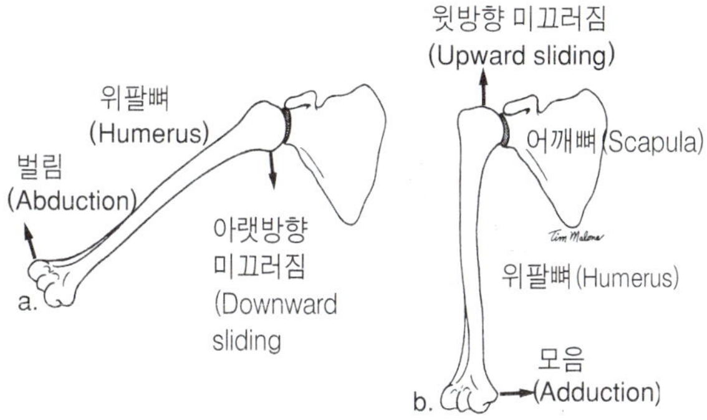

▲ **그림 2-29** ■ 관절면의 미끄러짐. (a) 위팔뼈의 벌림은 어깨뼈 관절오목에서 위팔뼈머리의 아래 미끄러짐을 동반한다. (b) 위팔뼈의 모음은 위팔뼈머리의 위 미끄러짐을 동반한다.

은 관절움직임의 여지를 갖게 되고 불안정하게 된다. 또, 관절구조가 타이트하면 관절면 사이에 움직임은 거의 없을 것이고, 그런 특이한 미끄러짐은 생리적인 움직임을 동반하지 않기 때문에 뼈 지렛대의 운동은 제한될 것이다.

사례 적용 2-10: 제한된 관절가동범위의 영향

George씨의 다리와 발에서 캐스트를 제거했을 때, 그는 10°의 발등굽힘과 20°의 발바닥쪽굽힘을 갖게 됐고, 그리고 목말뼈아래 움직임은 제한됐다. 이것은 쪼그리고 앉기, 걷기 그리고 다른 활동들을 하는 동안 다리 운동사슬에 영향을 줄 것이다. 울퉁불퉁한 면에 적응하는 그의 능력은 발목의 불편함과 목말뼈밑 관절 움직임의 제한으로 인해 불안정해질 것이다. 후자는 보통 관절 유동(mobilization)을 통해 바로 회복될 수 있고, 더 편안한 걷기와 서기를 할 수 있게 할 것이다. 목말뼈에서의 뒤쪽 발꿈치의 안쪽이나 바깥방향으로의 미끄러짐 움직임은 각각 내반과 외반 움직임을 증가시킬 것이다.

관질움직임은 보동 구르기, 미끄러짐, 돌기의 조합으로 이루어진다. 우리는 일반적으로 인체의 다양한 관절의 회전축에 대해 설명하고 이러한 축들을 나타내기 위해 해부학적인 경계물들을 사용하지만, 미끄러짐과 돌기 혹은 구르기의 이러한 조합은 곡선운동(curvilinear motion)과 운동축(moving axis of motion)을 만든다. 구르기나 미끄러짐 동작시 움직이는 축에는 일련의 연속적인 축이 형성된다. 움직임이 일어날 때 관절에서의 회전축을 **순간적인 회전축**(instantaneous aixs of rotation: IAR)이라고 부른다. IAR은 대부분 서로 접하고 있는 관절면이 크기가 다를 때 일어난다. 어깨관절 같은 곳에서는 움직이는 뼈의 관절면(위팔뼈)이 안정된(관절오목) 면보다 더 크다. 손가락의 중수지절관절(metacarpophalangeal)과 지절간 관절(inter phalangeal joint) 같은 곳은 움직이는 뼈의 관절면이 안정된 면보다 더 작다. 움직이는 뼈의 관절면이 안정된 면보다 더 클 때(위팔뼈머리는 견갑골의 관절오목보다 크다), 구르기 같은 순수한 움직임만 일어나면, 움직임이 완료되기 전에 작은 관절면에서 더 큰 관절면(운동요소)이 굴러나오는 결과가 나타나게 될 것이다(그림 2-27). 그러므로, 한 방향으로 구르는 요소와 정반대 방향으로 미끄러지는 요소가 조합된 움직임(combination motion)은 관절의 ROM을 증가시키는데 도움을 주고 서로 접촉해 있는 관절면을 유지시켜준다. 움직임의 범위를 증가시키는 또 다른 방법은 두 요소가 동시에 움직이도록 허용하는 것이다. 관절면의 구르기와 미끄러지짐 같은 관절면 움직임은 보통 보이지 않아서 관절움직임의 여지는 전통적인 분류 시스템으로 서술되어지진 않았다. 하지만, 이 움직임들은 White와 Panjabi의 6°의 자유(6° of freedom) 모델로 설명된다. 그들은 척추사이에 잇는 결합 관절의 운동이 세 축 주변 6개의 면에서 일어난다고 주장했다. 신체의 관절움직임은 6°의 자유모델을 사용함으로써 좀 더 철저하게 설명된다.

모든 활액관절은 관절면이 최대로 잘 일치하고, 인대와 관절주머니가 최대로 팽팽해지는 **잠김** 위치(close-packed)를 갖고 있다. 잠김 위치는 보통 ROM의 가장 끝부분이다. 잠김 위치에서 관절은 가장 인정되고 관절면의 분리(distraction/separation)를 일으키는 인장력에 저항할 수 있게 된다. 관절움직임의 여지(joint play)가 적거나 없을 때 일어날 수 있다. 완척관절, 무릎관절, 지절간 관절의 폄 위치는 관절의 잠김위치이다. **풀림** 위치(loose-packed position)에서는, 상대적으로 관절면이 서로 연관해서 움직이기가 자유롭다. 풀림 위치는 그 용어가 관절구조가 더 느슨하고 관절 공간의 양이 다른 위치에 비해 더 크다는 것을 말하는데 사용된다는 점에서 잠김 위치와는 다르다. 풀림 위치에서 관절은 어느 정도의 관절움직임의 여지를 갖고 있다. 치료사에 의해 적용되어진 외부의 힘은 관절면의 움직임이 일어나고 일어나지 않음으로 인해 관절면이 압축받는 동안 활액이 짜내지고, 압축이 풀어지면 활액은 다시 흡입되고, 이것은 관절 영양에 이롭다.

질병, 손상, 고정, 운동, 과사용으로 인한 일반적 변화 (General Changes with Disease, Injury, Immobilization, Exercise and Overuse)

관절 각각의 부분은 하나 또는 그 이상 관절의 종합적인 동작에 필수적인 특별한 기능을 갖는다. 그러므로 관절의 특정한 부분을 파열시키는 어떤 과정에서라도 관절의 전체 기능을 마비시킬 것이다. 게다가, 관절에 영향을 주는 어떤 것이든 그 관절을 구성하는 모든 구조물들에 영향을 줄 것이다. 이것은 손상 후 재활기간 동안 치료사가 기억해야 할 필수적인 요소일 것이다. 예를 들어, 뼈가 부러졌을 때 골절은 다음 치료를 요하는 주 증상일 수 있지만, 활동의 부족과 감소된 부하는 연골, 인대, 관절주머니, 힘줄 등의 영향을 줄 수 있다. 이상적인 재활계획은 모든 영향 받은 구조물들의 움직임과 각 구조물들이 적응되어 맞춰진 디자인 조정을 고려할 것이다. 이것은 각 조직의 달라진 부하상태의 적응성과 시간 진행을 의미한다.

인체관절의 디자인은 관절의 한 부분인 각각의 구조가 하나 혹은 그 이상의 특별한 기능을 하는데 필수적이도록 되어있다. 그러므로 관절의 어느 한 부분이 파열된다면 관절의 전체적인 기능이 혼란을 일으킬 것이다. 복잡한 관절일수록 단순한 관절보다 손상, 질병, 노화에 더 쉽게 영향을 받는다. 복잡한 관절은 많은 부분들로 이루어져 있고, 안정성 관절보다 더 쉽게 찢어지거나 닳는 경향이 있다. 또한 복잡한 관절의 기능은 여러 가지 연관성 있는 요소들의 수에 좌우된다. 예를 들어, 관절주머니는 활액을 만들어내야 한다. 그 활액은 적절한 구성과 윤활제가 될 수 있고, 관절에 영양을 제공할 수 있을 만큼의 충분한 양을 갖추어야 한다. 유리연골은 관절면이 쉽게 움직일 수 있도록 부드러워야 하고 관절액 으로부터 영양분을 받을 수 있도록 침투성이 있어야 한다. 또한 연골은 활액의 움직임을 촉진시키기 위해 하중과 그 하중의 제거를 주기적으로 실시해야 하고, 교원질 망상조직은 PGs(단백당질)을 끌어들이는 활액을 포함하기위해 완전해야만 한다. 인대와 관절주머니는 안정성을 위한 충분한 지지를 제공할 수 있을 만큼 강해야하고, 정상적인 움직임이 가능하도록 충분히 유연해야 한다. 힘줄은 움직임을 일으킬 때 근육에 의해 생기는 힘을 잘 견딜 수 있어야 한다.

질병(Disease)

질병, 손상, 고정, 과사용 그리고 노화의 일반적인 영향들은 분석의 기초로서 관절구조의 정상적인 기능을 수행함에 있어 요구된다. 예를 들어, 활막이 류마치스 관절염(rheumatoid arthritis)같은 교원질 질병에 의해 손상된다면, 활막의 정상적인 기능은 활액을 생산하는 것이기 때문에 아마 활액의 생산과 구성은 바뀔 것이다. 또한 활액이 바뀌기 때문에 관절의 윤활작용 또한 바뀐다고 말할 수 있다. 류마치스 관절염에서 일어나는 질병의 진행과 관절구조의 변화는 실제로 활액의 변화 그 이상을 의미하고 질병은 활액의 구성과 양을 변화시킨다. 관절염의 또 다른 형태이면서 유전적 결함 및/또는 역학적인 원인에 의한 골관절염(osteoarthritis)은 연골이 질병 진행의 초점이다. 정상적인 연골기능을 바탕으로, 골관절염에 걸린 관절의 연골은 보통의 스트레스를 버틸 수 없을 것이다. 실제로 연골의 부식(erosion)과 균열(splitting)은 스트레스 하에서 일어난다. 그 결과로 부식이 점점 진행될수록 관절면 사이의 마찰은 증가한다.

손상(Injury)

인대의 찢어짐과 같이 손상이 일어나면, 관절의 지지가 부족하다는 것을 알 수 있다. 다리와 책상 상판사이의 불안정한 관절을 가진 책상의 경우, 기능의 손상과 파열은 불안정의 결과로 나타난다. 손상된 책상관절에 무거운 하중이 올려지면, 관절면은 압축력하에서 분리될 것이고 다리는 각을 이룰 것이다. 안정된 관절이 한번 움직임을 허용하게 되면 다리는 앞뒤로 흔들거리게 된다. 이 움직임은 나사가 풀어지게 하거나 못이 구부러져서 나무가 찢어지는 경우를 초래한다.

그 관절이 완전히 잘못되면 나무가 쪼개진다. 특히, 이미 약해진 관절이 과도하고, 갑작스럽거나 오랜 하중을 받게 될 때 그렇게 된다. 인체 관절에서 지지가 부족해서 나타나는 영향은 책상관절에서와 비슷하다. 관절면에서는 분리가 일어나고 구성요소의 정상적인 정렬로부터 벗어나거나 흔들리는 결과를 낳게 된다. 이러한 정렬의 변화는 인대가 찢어진 면에서 비정상적인 관절의 분리를 일으킨다. 그 결과 다른 인대, 힘줄, 관절주머니는 심하게 신장하게 되고 그에 따라 보호를 제공할 수 없게 된다. 또한 관절의 지지면은 체중지지나 움직임 중에 비정상적인 압축을 받게 된다. 무릎의 전십자인대 절단으로 불안정한 무릎관절을 가진 개의 실험에서 절단 후 짧은 시간 동안 연골에서는 형태학적, 생물학적, 생물역학적, 신진대사의 변화가 일어난다. 후에 연골은 더 두꺼워지고, 섬유형성을 보여주고, 골극(osteophyte)이 나타난다. 또한 연골에는 반대쪽 무릎에서보다 많은 물을 구성하게 되고 활액은 증가하게 된다. 게다가 뼈 돌림의 갑작스런 증가는 연골하 골의 두꺼워짐만큼 잘 일어난다. Van Osch 등에 따르면, 관절 불안정성은 무릎관절을 포함하고 있는 제 2의 골 관절염의 유명한 원인이다.

고정(Immobilization) (Stress Deprivation)

일반적으로 특정 관절구조의 정상기능을 방해하는 진행과정은 체인을 구축하고 있어 결과적으로 모든 관절구조와 둘러싸고 있는 구조에 영향을 준다. 고정은 특히 관절구조와 기능에 손상을 입힌다. 고정은 캐스트(cast), 침대 휴식, 탈신경 혹은 체중 부하 없이 외부적으로 일어나거나 통증과 염증의 반응으로서 자체적으로 발생한다. 염증과 부종이 있는 관절이나 손상된 관절은 관절공간내에 증가된 활액의 양을 조절하기위해 풀림위치를 취하게 될 것이다. 통증이 이 위치에서 감소하기 때문에 편안한 위치(the position of comfort)라고 말한다. 각 관절은 최소 압력의 위치를 갖고 있다. 무릎관절과 엉덩관절은 편안한 위치가 30-45° 사이의 굴곡위치에서 나타나고, 발목 관절은 15°의 저굴(plantarflexion)에서 나타낸다. 관절이 편안한 위치에서 몇 주 동안 고정되어 있다면, 관절주머니는 적응할 것이고(짧아짐), 주위 연부조직에 구축이 일어날 것이다. 따라서 관절운동의 정상범위 회복은 불가능할 것이나.

■ 인대와 힘줄에 대한 영향 (Effects on Ligaments and Tendon)

크기는 그대로일지라도, 인대와 힘줄은 그것들의 교원질 함유량과 교차결합이 적어짐으로 인한 감소된 부하에 적응한다. 그로인해 조직들은 약해지고, 정상부하의 회복은 스트레스와 스트레인의 증가로 인해 일어날 수도 있다. 힘줄의 MTJ(myotendinous junction, 근건접합부)는 그 안에 서로 맞물려 있는 구조들이 느슨해지고 약해진다. 이러한 적응의 시간진행은 상당히 빠르다. 고정하고 8주 후, 인대와 힘줄은 인장력과 강도가 50% 정도 감소하는 것을 볼 수 있었다. 인대와 힘줄은 결국 역학적인 성질을 되찾는다고 추측된다. 그러나 이러한 회복의 시간 진행은 느리게 나타나고 회복되는 동안의 전체 시간은 알 수 없다. 일반적으로, 역학적인 성질이 감소하는 시간진행은 몇 주에 걸쳐 일어난다, 반면에 회복은 12개월~18개월까지 혹은 더 걸릴 수도 있다. 등급화된 재 부하는 힘줄과 인대의 강도를 되찾는데 필수적이다.

■ 관절면과 뼈에 대한 영향 (Effects on Articular Surfaces and Bone)

고정의 영향은 주위 연부조직에 한정되지 않고 관절 표면과 기초 뼈에 영향을 준다. 고정의 영향에 기여해 온 생화학적, 형태학적 변화에는 관절내 섬유지방 조직의 증식, 활막의 접힌 부분의 유삭, 연골의 쇠약, 국소 골다공증(regional osteoporosis), 인대 부착부위의 뼈와 사피(Sharpey)섬유의 파골성 재흡수 때문에 나타나는 인대 약화, 단백당질의 감소와 관절 연골의 물 증가 등이 있다. 예를 들어, 무릎관절의 반월판은 고정에 의해 반대로 영향을 받는다. 개 뒷다리를 90° 굽힘의 위치에서 4주 동안 잡고 있는 실험에서 반월판의 결합체 유전자와 단백당질은 감소하고 물 함유는 증가한다. 관절연골이 얇고 부드러워지면 압축검사 시 변형의 부하가 42% 증가한다. 고정에 의해 나타난 관절 조직의 변화로는 관절의 가능한 ROM이 감소되고, 하중 부하나 파손(failure)사이의 시간 감소, 뼈-인대 복합체(complex)의 에너지 흡수 능력이 떨어진다. 또한, 관절의 부종이나 고정은 관절을 싸고 있는 근육을 억제하고 약화시킨다. 그러므로 관절은 정상적으로 작용할 수 없고 또 다른 손상을 입을 위험이 높다. 오랜 고정으로 나타나는 영향들은 표 2-8에 요약되어 있다.

사례 적용 2-11: **고정의 해로운 영향**

Chen씨의 관절과 포함하고 이어주는 관절 주변조직들은 고정하는 동안 현저한 변화를 겪게 될 것이다:

- 뼈: 약해짐, 교원질과 미네랄 감소
- 관절주머니: 위축됨, 움직임에 대한 저항 증가

표 2-8 결합조직에 부하가 증가하거나 감소할 때의 영향

조직	부하 감소	부하 증가
힘줄과 인대(tendon and ligament)	교원질 집중 감소 교차결합 감소 인장력 감소	교차되는 부분이 증가 교원질 집중 증가 교차결합 증가 인장력 증가 팽팽함 증가
반월판(menisci)	PGs 감소	PGs 증가
뼈(bone)	교원질 합성 감소 뼈 형성 감소 뼈 재흡수 증가	뼈가 더 조밀해짐 교원질과 뼈의 합성 증가
연골(gartilage)	연골이 얇아짐 연골하골이 발달됨 PG 합성 감소 PG가 더 적게 집합됨	PG 합성 증가 부피 증가?
관절주머니(joint capsule)	교원질 원섬유가 무질서해짐 비정상적인 교차결합	명확하게 조사된 것이 없음
활액막(synovium)	유착형성 관절공간 안으로 섬유지방 증식	명확하게 조사된 것이 없음

PG, 단백당질(proteoglycan).

- 인대: 교차결합(crosslink) 감소, 인장강도(tensile strength) 감소
- 힘줄: 교차결합 감소, 아교질 섬유의 분열, 당김 힘(신장 감소) 감소
- 근육: 근원섬유마디 연속의 감소, 수축단백질 감소
- 연골: 부기(종창), PG(프로스타글란딘) 농도 감소

이들의 변화는 8주 내에 일어나지만 회복은 18개월 또는 그 이상이 될 수도 있다.

고정의 반대 영향을 인식하는 것은 고정의 영향을 최소화시키는데 도움을 주는 다음과 같은 전략들을 이끌어 준다. (1) 관절 수술 후 지속적인 수동운동(CPM)장치 사용 (2) 골절과 염좌(sprain)후의 고정기간 감소 (3) 회복되는 구조가 손상당할 수도 있는 불필요한 움직임을 예방하는 동안에 관절움직임을 허용하기 위한 동적(dynamic)부목 장치의 개발. (4) 고정 후 등급화 된 부하의 사용. 그리고 (5) 회복기간을 설정을 일(days)이나 주(week)보다는 한달 단위로 연장. CPM은 생리적 ROM의 특정 부분을 수동적으로, 반복적으로 관절을 움직일 수 있게 하는 기계적 장치이다. 이 장치로 ROM은 물론 운동의 속도까지 조절할 수 있다. CPM 장치는 적은부하상태에서도 관절움직임을 만들 수 있고 중간정도의 변화하는 압력을 번갈아가면서 만들어낸다. 이것은 연골형성에 자극을 줄 수 있다. 능동적인 움직일 때보다 이 장치를 이용할 때 부하조절이 더 쉽고, 그러므로 CPM 장치는 능동적인 근육수축에 의해 나타나는 해로운 압축-인장 스트레스와 스트레인을 피할 수 있다. 비록 정상조직의 내구성이 유지되지 않았을지라도, CPM의 사용은 고정하고 있는 동안 일어나는 몇몇 힘줄(tendon)의 약화를 예방하는 것을 보여준다.

기본 개념 2-10: *결합조직에 대한 부하의 영향*

- 만일 부하되지 않으면 결합조직은 약해지고 느슨해진다.
- 감소된 부하의 변화는 급격히 발생한다.
- 정상 구조와 기능의 회복은 단계적이고 점차적인 부하를 요구한다.
- 부하는 결합조직으로 내성되어진다.

운동(Exercise)

모든 조직들은 증가되는 역학적 요구에 맞게 적응함으로써 점진적인 진행성 부하에 순조롭게 반응하는 것처럼 보인다. 국소적인 수준에서, 운동은 세포형태와 생리적인 기능에 영향을 미치고 세포간질 정렬에 직접적인 역학적

영향을 받을 수 있다. 운동의 반응은 조직들 사이에서 다양하고 부하의 양, 형태 그리고 빈도와 같은 자극에 성질에 의존한다. 결합조직이 운동에 반응하는 국소기전은 세포의 조직긴장의 탐지와 합성되는 조직의 형태와 양의 변화와 연관 있는 것처럼 보인다. 변형의 크기, 성질 그리고 빈도는 중요하다. 저빈도의 압박부하는 연골형성을 증가시키는 반면에, 고빈도의 압박부하는 뼈의 합성을 증가시킨다. 더 많은 양이나 받쳐지는 부하는 섬유연골형성을 감소시키고, 반면에 인장부하는 힘줄이나 인대에서 볼 수 있는 조직형성을 감소시킨다. 결합조직의 정상적인 역학적 상태의 유지는 역치수준을 넘어서는 반복적인 부하를 필요로 하는 것처럼 보인다. 이 역치 아래에서는, 이전에 설명했던 고정의 변화가 빠르게 일어난다.

■ 운동에 대한 뼈의 반응 (Bone Response to Exercise)

많은 연구들은 뼈의 침착은 체중부하운동을 할 때 와 늘어난 근육의 힘의 범위 안에서 증가된다는 것을 보여준다. Wolff의 법칙으로 알려진, 기능을 위한 뼈 형성의 이러한 반응은 100년 동안 전해져 왔다. 운동은 현재 뼈 손실을 예방하기 위한 치료적 중재로 사용되고 있다. 16연구 중 11개 연구에서 체계적인 관찰을 볼 수 있다. 폐경 후 여성은 운동을 하거나 칼슘과 에스트로겐이 더 증가된 운동을 할 때 골밀도 향상을 보였다. 골다공증으로 인한 것과 우주비행동안 생기는 뼈의 손실을 예방하기 위한 중재의 사용은 연구가 진행 중인 부분이다. 뼈 형성은 가해지는 부하의 크기뿐만 아니라, 긴장에도 민감하게 나타난다. 매우 작은 크기와 저빈도의 진동은 34% 정도의 골소주 형성을 볼 수 있다. 이것은 잠재적인 손상의 적절한 역치 아래에서 매우 작은 부하도 골밀도를 증가 시킬 수도 있다는 것을 시사한다. Rubin 등은 제안했다. 그것은 매우 작은 크기와 고빈도의 역학적 신호를 서있는 것과 같은 장기간 활동 동안에 지속적으로 골격에 적용하는 것이라고 했다. 그리고 골격에 구조를 조절해야 한다고 했다. 오직 짧은 기간 동안의 부하가 필요하고, 단지 10분 정도의 낮은 부하, 고빈도의 자극은 비사용으로 인한 뼈의 손실을 예방할 수 있다는 것을 보여준다. Lanyon은 정상부하 활동 동안 일어나는 긴장의 불균형은 변전무쌍한(everchanging) 긴장의 분포를 형성하고, 그것은 뼈의 적응을 야기하는 긴장의 새로운 것이라고 했다. 그리고 뼈발생 반응은 빠르게 침투된다고 했다. 그는 더 나아가서 뼈 구조를 통제하기 위해 설계된 운동지배는 적합한 원형 반응의 특징을 유용하게 이용할 수 있다. 각각의 운동기간은 연장될 필요는 없지만 오히려 최고점의 긴장과 긴장의 비율과 연관된 가능한 많은 새로운 긴장이 포함되어야만 한다.

■ 운동에 대한 연골의 반응 (Cartilage Response to Exercise)

고정 후 연골의 반응은 기술되었지만, 증가하는 생리적 부하의 반응은 충분히 알려져 있지 않다. 관절 연골의 상태는 압박부하의 제거와 적용에 의존한다는 것은 명백하다. 연골세포는 직접적으로 그것들의 미소환경(microenvironment)과 연결되어 있고, 역학적인 힘은 세포내에서 종합적인 활동으로 변환된다. 이러한 변환과 부하의 크기와 빈도의 메커니즘은 아직 알려져 있지 않은 연골구조를 효과적으로 활용할 것이다. 이것은 아직 연구가 진행중이고, 때문에 연골손상의 치료는 매우 서투르게 치료되고 있다. 연골 결손 치료를 위한 이식된 물질의 사용은 아직 연구 중이다. Salter의 연구 이후로, 움직임은 결손된 연골에서 조직 형성을 향상시킨다고 알려져 있다. 그러나 그것은 섬유연골이고, 초자관절연골은 아니다. 뼈, 인대 그리고 힘줄에서의 섬유아세포와 달리, 연골세포는 이동하지 않고, 손상된 부분을 회복시킨다. 섬유아세포에서 식별할 수 있는 다능성 장간막 세포(pluripotential mesenchymal cells)가 존재하기 때문에 확장되는 연골하골의 결손은 가능한 치료를 하는 것이 낫다고 생각한다. 골연골세포 결손의 치료를 위한 드릴링의 사용은 이로부터 나왔다. MRI는 이런 점에 대한 징후를 보여주긴 하지만, 고정이나 운동 후에 인체 관절연골에 대한 이용 가능한 양적인 데이터는 없다. 이것은 순환하는 낮은 크기와 저빈도의 압박 부하는 연골 구조를 촉진하고 유지한다는 것을 나타낸다.

■ 운동에 대한 힘줄의 반응 (Tendon Response to Exercise)

힘줄은 그것들의 교원질 집중, 교원질 교차결합, 인장

력과 팽팽함이 증가함에 따라 증가된 인장부하에 반응한다. Woo 등은 12개월 동안의 신체 훈련 후, 돼지의 긴발가락 펴짐근(extensor digitorum)의 무게, 힘, 교원질 함유량과 팽팽함은 정상적으로 강한 긴발가락 굽힙근(flexor digitorum)과 잘 조화를 이룰 정도로 증가하였다. 그리고 같은 프로그램 안에서 반응이 변하지도 않았다. 비록 힘줄의 크기와 무게는 변하지 않을지라도, 생화학적인 변화는 격렬한 운동 후, 교원질 합성, 교차결합, 인장력과 팽팽함이 증가함에 따라 닭의 아킬레스힘줄에서 일어난다. 지속적인 증가된 부하는 힘줄의 비대와 교차결합을 증가시킨다. 달리 말해, 구조적이고 물질적인 변화가 일어난다. 흥미롭게도, 운동은 나이에 따라 결합조직에서 나타나는 변화를 어느 정도 상쇄한다. 힘줄은 증가하는 부하에 적응할 수 있다는 가정 하에서, 진행성 인장부하는 만성 힘줄 장애 치료에 성공적으로 사용되어 왔다. 증상이 감소하고 이러한 중재 후에 기능이 향상되었음에도 불구하고, 실제로 힘줄의 적응이 이러한 진행성 부하 프로그램의 결과로 일어났다는 직접적인 증거는 없다.

■ 운동에 대한 인대의 반응 (Ligament Response to Exercise)

소극적인 인대 예방에 대한 운동의 영향은 고정을 변화시키고 인대치료에 있어 활동의 긍정적인 영향은 충분히 증명되어 왔다. 그러나 정상인대에서 운동의 영향은 아직 정확하지 않다. 정상 부하 상태에서, 고정 후 정상인대구조와 역학의 회복은 몇 달이 걸릴 수도 있는 더딘 과정이다. 이것은 운동이 이 과정을 더 빠르게 할 수도 있지만 부하의 양과 적응과정의 시간은 아직 알 수 없다는 것을 나타낸다.

기본 개념 2-11 : *Connective Tissue Adaptation*

모든 결합조직은 증가된 부하에 대하여 구조나 물질접확성 변화를 통해 적응한다.

부하는 단계적이고 점진적이어야만 한다; 조직이 새로운 부하에 적응할 때, 부하는 더 많은 적응을 유발하기 위해 바꿔야 한다.
결합조직의 종류는 부하의 형태와 양에 의해서 형성된다:

- ■ 압축: 연골이나 뼈
- ■ 긴장: 인대나 힘줄

부하량과 빈도의 최적조건, 그리고 인체 조직 적응의 성질은 아직 많이 알려져 있지 않다.

사례 적용 2-12: 조직회복의 촉진

George씨의 사례에서 조직회복을 촉진하는 운동의 형태로는 다음과 같은 것들이 있다:

- ■ 뼈: 걷기, 변화하는 체중을 실어가며 서 있기, 제자리서 펄쩍뛰기, 압력을 가하고 제거하기의 반복
- ■ 연골: 가능한 ROM 안에서의 적당한 부하
- ■ 인대: 부드럽고 점진적인 인장 스트레스
- ■ 근육: 다양한 속도의 점진적인 인장부하(서로 다른 운동 단위의 회복)와 피로에 대한 낮은 부하의 운동(변화에 대한 적응을 유발)
- ■ 관절주머니: 생리적인 ROM 전체에 걸친 운동의 반복

일반적으로, (거골하 관절처럼) 외상을 입지 않는 관절에 ROM과 수동 관절가동술을 통해 반복적인 움직임을 강조하면서, 첫 2~3주 동안 가볍게 유지되어야 한다. 거퇴관절이 충분한 발등굽힘을 할 때, 닫힌운동사슬의 운동은 시작된다. 비록 어떤 지점에서 준비운동(움직임 없이)을 하더라도, 관절이 고정하고 있는 동안에는 큰 부하가 가해지는 것은 피하는 것을 충고한다.

과사용(Overuse)

고정이 유해하지만, 역치레벨이상으로 운동은 결합조직의 구조와 기능을 유지하는데 필수적이고, 관절구조의 오래되고 반복되는 하중 또한 부정적인 영향을 준다. 손상은 두 가지 중 하나의 형태로 일어날 수 있다. (1) 큰 부하의 갑작스런 적용 그리고 (2) 적은 부하의 반복되거나 계속되는 적용. 전자는 많은 스트레스들과 스트레인들을 만드는 비생리적인 부하이다. 그러므로 미시적이거나 현미경적인 규모의 조직의 파열을 일으킨다(힘줄 파열, 뼈 골절). 후자는 크립이 일어나는 동안 유지되거나 반복되는 생리적인 부하이다. 부하가 제거된 후에 정상조직구조의 회복 시간은 아직까지 알려지지 않았다.

크립 상태에 있는 구조가 이미 변형된 조직이 계속적인 하중의 영향을 받을 때, 구조는 회복할 시간이 없고 조직은 미세하나 손상을 입고 가소성 범위로 들어가게 된다. 이것은 만성요통이나 힘줄 손상에 원인이 될 수도 있다. 오랜 인장력을 받은 인대가 그 이상의 부하를 받게 되면, 길이가 길어지고 영구적인 변화를 초래할 것이다. 예를 들어, ACL의 손상 후, 후슬관절낭의 증가된 부하는 가소성변형을 일으킬 것이고, 무릎에 과가동성을 야기 시킬

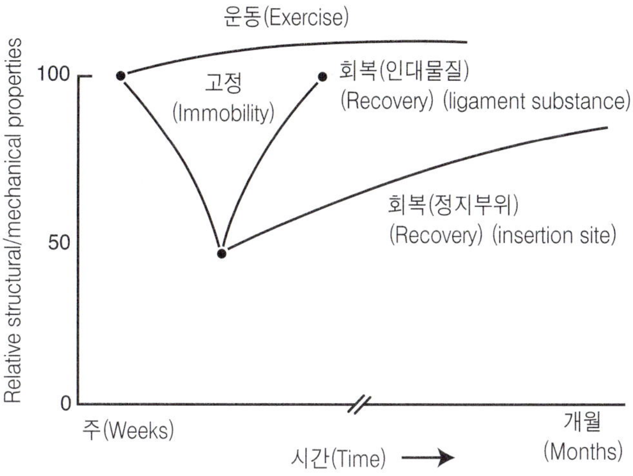

◀ **그림 2-30** ■ 정상조직과 고정된 조직의 부하 변화의 영향. 감소된 부하에 대한 적응은 빠르다. 반면에 회복은 느리다. 증가된 부하에 대한 정상조직의 반응은 불명확한 상태로 남아있다.

것이다. 오랜 압축력을 받은 연골은 크립을 나타내고 영구적인 변형을 일으키게 된다. 세포의 죽음은 연골의 국소적인 지점에 단단하게 받는 압박에 의해 생기고 삼출량은 줄어들 것이다. 비록 부하의 크기가 정상범위내일지라도, 반복되는 하중을 받은 관절과 지지해 주는 구조들은 또 다른 하중을 받기 전에 원래 크기로 돌아올 시간이 없기 때문에 손상될 것이다. 구조들은 정상구조로 회복되기 전에 반복된 부하를 받게 된다. 결합 조직의 반복적인 스트레인의 결과로 나타난 손상을 **과사용손상**(overuse injury) 또는 **과사용 증후군**(overuse syndrome), **반복적 운동장애**(repetitive motion disorder or repetitive strain injury)라고 부른다. 이러한 증상은 운동선수, 댄서, 농부, 음악가 그리고 공장, 사무실 직원들한테서 많이 나타나고 남성보다 여성들에게서 큰 비율을 차지하는 것으로 나타난다. 그러나 여성이 남성보다 더 큰 비율을 차지하는 이유는 아직 연구 중에 있다. Hart 등은 내재석성의 차이가 결합조직의 조절에 영향을 준다고 가정한다. 여성은 임신 중이나 월경기간중에 호르몬 수치의 변화가 심하다는 것은 잘 알려져 있다. 암컷 토끼의 건을 조사해보면 유형 I 교원질의 감소가 증명되었고, 임신 중에 몇몇의 힘줄에서 의미 있는 교원질의 증가가 있었다. 힘줄의 성호르몬 수용기는 토끼의 변화된 호르몬에 반응하는 것이 나타날 것이다. 반복적인 운동장애(repetitive motion disorders)로 수술경험이 있는 사람의 생검된 힘줄의 물질에서 어떤 것에서는 염증의 진행이 보여 지고, 어떤 것에서는 퇴행이 진행되고 있음을 관찰하였다. 매일 관찰해보면 이것은 단순한 조직의 피로가 반복적인 운동장애의 원인으로서만 충분히 설명되어지지 않고 추가적인 조사를 통해 반복적인 운동장애의 치료나 예방, 원인, 영향 모두 발현된 요인을 결정하는데 필요하다는 것을 알 수 있다(그림 2-30).

기본 개념 2-12: ***만성 과사용 손상***

- 만성 과사용 손상은 조직이 변형된 상태로 있는 동안에 반복되거나 유지되는 부하와 관련이 있다. 부하의 변화 없이, 시간은 결정적으로 변화하기 쉬울 지도 모른다.
- 반복되는 손상으로 인한 계통적인 영향(예, 호르몬, 영양)과 신경생리학적인 영향(연관통, 국소 이긴장증)은 아직도 연구 중이다.

요약(Summary)

이번 장에서는 관절 디자인의 기본원리, 인체관절의 분류 시스템, 인체 관질을 이루는 물질 소개와 이 물질들의 특성 그리고 질병, 고정, 과사용의 영향에 대해서 서술하고 있다. 관절구조의 건강과 강도, 그 기능은 스트레스와 스트레인의 역치 크기에 달려 있다; 이 역치는 역학적인 환경에 의존해서 높아지거나 낮아질 수 있다. 연골과 뼈의 영양과 성장은 관절 운동과 근육 수축에 달려 있다. 연골 영양은 관절 연골의 모든 부분이 꼭 필요한 영양분을 받기 위해서는 최대한의 ROM을 통한 관절 운동에 달려있다. 인대와 힘줄은 강도를 유지하고 늘리기 위해서 정상적인 스트레스와 스트레인 양이 필요하다. 조절된 하중부하와 회복과정에서 일찍 실시한 재활운동은 교원질 접합부분을 자극하고 교원질 섬유가 정렬되는 것을 도와

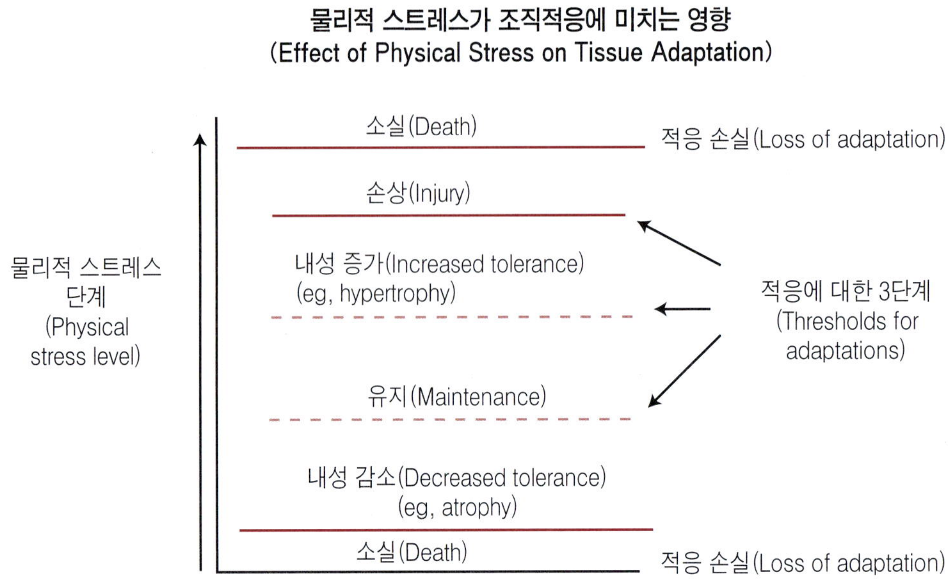

▲ **그림 2-31** ■ 관절구조에서 각각 다른 부하 정도에 응하는 적응 가능한 범위. (출처: Mueller MJ, Maluf KS: Tissue adaptation for physical stress: A proposed "physical stress theory" to guide physical therapist pracice, education and research. Phys Ther 82:383-403, 2002, with permission of the american Physical Therapy Association.)

준다. 골 밀도나 강도는 근육과 관절운동에 의해 만들어지는 스트레스와 스트레인에 따라 증가된다. 이와 반대로, 골 밀도나 강도는 스트레스나 스트레인이 없을 때 감소한다. 그러므로 미세한 움직임과 압박은 골절의 치유와 뼈의 결합을 촉진하기 위해 필요하다. 특히 인체에서, 결합조직의 적응에 관해 알아야할 것들이 아직도 많이 남아있다. 이것은 아래로는 조직의 위축과 위로는 조직이 손상되는 것까지 가동적인 역치를 가지고 있는 것으로 보인다(그림 2-31). 진행성 부하는 조직이 기능적인 활동들을 수반하는 힘들에 견디기 위해 점차적으로 이러한 역치와 연관된다.

연골이 회복되는 기전의 불충분과 뼈, 인대, 힘줄의 긴 회복기간은 비록 과도한 부하를 피하는 것은 어려울지라도, 관절구조 손상의 예방을 암시한다. 서서히 하는, 진행성 부하가 이상적이다. 치료사는 능숙하게 적절한 방향, 크기 그리고 약화를 막거나 적응을 일으킬 수 있는 부하의 빈도로 조직에 부하를 가해야 한다. 다음 장에서는 신체 각 관절의 주된 기능과 구조에 대해 알아볼 것이다. 정상관절의 기능과 구조 그리고 역으로, 구조에서 야기될 수 있는 기능변화의 이해에 대한 기초적인 지식은 비정상관절의 기능을 이해하는데 도움을 줄 것이다; 손상, 질병의 영향 또는 퇴행된 관절의 구조와 기능에 대한 분석; 그리고 복잡하고 자연적인 인체관절의 평가를 알아야 한다.

학습 문제(Study Questions)

1. 전형적인 가동관절의 구조를 묘사하시오.
2. 축추 관절에서 일어나는 동작의 유형과 축추 관절의 두 가지 이상의 예에 대해 기술하시오.
3. 결합조직에서 세포외기질의 interfibrillar 성분의 구성에 대해 기술하시오.
4. 가동 관절의 윤활 방법에 대해 기술하시오.
5. 난형관절에서의 동작동안 뼈지렛대의 움직임에 대해 묘사하시오.
6. "Toe region"의 의미에 대해 기술하시오.

7. 크립(Creep)이 관절구조와 기능에 미치는 영향에 대해 설명하시오.
8. 고정이 관절구조에 미치는 영향에 대해 설명하시오.
9. 이력현상 발생 시 물질(material)에 나타나는 현상에 대해 설명하시오.
10. 과사용 손상의 발생기전에 대해 설명하시오.
11. 비가동 관절과 가동 관절의 구조와 기능을 비교하시오.
12. 닫힌 사슬과 열린 사슬을 비교하고, 각각의 보기를 드시오.
13. 인대, 힘줄, 연골, 뼈의 기능 · 특성 · 구성을 비교하시오.
14. 스트레스와 스트레인, 부하-변형 곡선을 사용해서 한 가지 이상의 예를 드시오.

참고문헌(References)

1. Michl J: Form follows WHAT? The modernist notion of function as a carte blanche. MagFaculty Architecture Town Planning 1(10):2031, 1995.
2. Williams PL (ed): Gray's Anatomy, 38th ed. New York, Churchill Livingstone, 1995.
3. Culav EM, Clark CH, Merilee MJ: Connective tissues: Matrix composition and its relevance to physical therapy. Phys Ther 79:308, 1999.
4. Ralphs JR, Benjamin M: The joint capsule: Structure, composition, ageing and disease. J Anat 184:503, 1994.
5. Rodeo SA, Suzuki K, Yamauchi M, et al.: Analysis of collagen and elastic fibers in shoulder capsule in patients with shoulder instability. Am J Sports Med 26:634, 1998.
6. Lewis AR, Ralphs JR, Kneafsey B, et al.: Distribution of collagens and glycosaminoglycans in the joint capsule of the proximal interphalangeal joint of the human finger. Anat Rec 250:281, 1998.
7. Walker JM: Cartilage of human joints and related structures. In Zachazewski JE, Magee DJ, Quillen WS (eds): Athletic Injuries and Rehabilitation. Philadelphia, WB Saunders, 1996.
8. Grigg P: Articular neurophysiology. In Zachazewski JE, Magee DJ, Quillen, WS (eds): Athletic Injuries and Rehabilitation. Philadelphia, WB Saunders, 1996.
9. Allan DA: Structure and physiology of joints and their relationship to repetitive strain injuries. Clin Orthop 352:32, 1998.
10. English T, Wheeler ME, Hettinga DL: Inflammatory response of synovial joint structures. In Malone TR, McPoil T, Nitz AJ (eds): Orthopedic and Sports Physical Therapy. St. Louis, Mosby-Year Book, 1997.
11. Hogorvost T, Brand, RA: Mechanoreceptors in joint function. J Bone Joint Surg Am 80:1365, 1998.
12. Noyes FR, DeLucas JL, Torvik PJ: Biomechanics of anterior cruciate ligament failure: An analysis of strain-rate sensitivity and mechanisms of failure in primates. J Bone Joint Surg Am 56:2, 1974.
13. Noyes FR, Torvik PJ, Hyde WB, et al.: Biomechanics of ligament failure II: An analysis of immobilization, exercise, and reconditioning effects in primates. J Bone Joint Surg Am 56:1406–1418, 1974.
14. Decraemer WF, Maes MA, Vanhuyse VJ, et al.: A non-linear viscoelastic constitutive equation for soft biological tissues based upon a structural model. J Biomech 13:559, 1980.
15. Goldstein SA, Armstrong TJ, Chaffin DB, et al.: Analysis of cumulative strain in tendons and tendon sheaths. J Biomech 20:1, 1987.
16. To SYC, Kwan MK, Woo, SL-Y: Simultaneous measurements of strains on two surfaces of tendons and ligaments. J Biomech 21:511, 1988.
17. Woo SL-Y, Gomez MA, Woo YK, et al.: Mechanical properties of tendons and ligaments. II. The relationships of immobilization and exercise on tissue remodeling. Biorheology 19:397, 1982.
18. Akeson WH, Amiel D, Abel MF, et al.: Effects of immobilization on joints. Clin Orthop 219:28–37, 1987.
19. Rong G, Wang Y: The role of the cruciate ligaments in maintaining knee joint stability. Clin Orthop 215:65, 1987.
20. Djurasovic M, Aldridge JW, Grumbles R, et al.: Knee joint immobilization decreases aggrecan gene expression in the meniscus. Am J Sports Med 26:460, 1998.
21. Hart DA, Archambault JM, Kydd A, et al.: Gender and neurogenic variables in tendon biology and repetitive motion disorders. Clin Orthop 351:44, 1998.
22. Simkin PA: In Schumacher HR, Klippel JH, Robinson DR (eds): Primer on the Rheumatic Diseases, 9th ed. Atlanta, Arthritis Foundation, 1988.
23. Hettinga DL: II Normal joint structures and their reaction to injury. J Orthop Sports Phys Ther 1:2, 1979.
24. Radin EL, Paul IL: A consolidated concept of joint lubrication. J Bone Joint Surg Am 54:607.
25. Lehmkuhl D, Smith L: Brunnstrom's Clinical Kinesiology, 4th ed. Philadelphia, FA Davis, 1984.
26. Gowitzke BA, Milner M: Understanding the Scientific Basis of Human Movement, 3rd ed. Baltimore, Williams & Wilkins, 1988.

27. White AA, Panjabi MM: Clinical Biomechanics of the Spine, 2nd ed. Philadelphia, JB Lippincott, 1990.
28. Cohen NP, Foster RJ, Mow VC: Composition and dynamics of articular cartilage: Structure, function and maintaining healthy state. J Orthop Sports Phys Ther 28:203,1998.
29. Bosman FT, Stamenkovic I: Functional structure and composition of the extracellular matrix. J Pathol 200:423–428, 2003.
30. Heinegard D, Paulsson M: Structure and metabolism of proteoglycans. In Piez KA, Reddi AH (eds): Extracellular Matrix Biochemistry, pp 277–328. New York, Elsevier, 1984.
31. Poole AR, Kojima T, Yasuda T, et al.: Composition and structure of articular cartilage: A template for tissue repair. Clin Orthop (391 Suppl):S26-S33, 2001.
32. Covizi DZ, Felisbino SL, Gomes L, et al.: Regional adaptations in three rat tendons. Tissue Cell 33: 483–490, 2001.
33. Vogel KG, Ordog A, Pogany G, et al.: Proteoglycans in the compressed region of human tibialis posterior tendon and in ligaments. J Orthop Res 11: 68–77, 1993.
34. Vogel KG, Thonar EJ: Keratan sulfate is a component of proteoglycans in the compressed region of adult bovine flexor tendon. J Orthop Res 6: 434–442, 1988.
35. Hae Yoon J, Brooks R, Hwan Kim Y, et al.: Proteoglycans in chicken gastrocnemius tendons change with exercise. Arch Biochem Biophys 412:279–286, 2003.
36. Eyre DR: Collagen: Molecular diversity in the body's protein scaffold. Science 207:1315–1322, 1980.
37. Eyre DR: The collagens of articular cartilage. Semin Arthritis Rheum 21(3, Suppl 2):2–11, 1991.
38. Burgeson RE, Nimni ME : Collagen types. Molecular structure and tissue distribution. Clin Orthop 282: 250–272, 1992.
39. Kuivaniemi H, Tromp G, Prockop DJ: Mutations in fibrillar collagens (types I, II, III, and XI), fibril-associated collagen (type IX), and network-forming collagen (type X) cause a spectrum of diseases of bone, cartilage, and blood vessels. Hum Mutat 9:300–315, 1997.
40. Myllyharju J, Kivirikko KI: Collagens and collagen-related diseases. Ann Med 33:7–21, 2001.
41. Kannus P: Structure of the tendon connective tissue. Scand J Med Sci Sports 10:312–320, 2000.
42. Eriksen HA, Pajala A, Leppilahti J, et al.: Increased content of type III collagen at the rupture site of human Achilles tendon. J Orthop Res 20: 1352–1357, 2002.
43. Liu SH, Yang RS, al-Shaikh R, et al.: Collagen in tendon, ligament, and bone healing. A current review. Clin Orthop 318:265–278, 1995.
44. Kastelic J, Galeski A, Baer E: The multicomposite structure of tendon. Connect Tissue Res 6:11–23, 1978.
45. Enoka RM: Neuromechanical Basis of Kinesiology, 2nd ed. Champaign, IL, Human Kinetics, 1994.
46. Bailey AJ, Robins SP, Balian G: Biological significance of the intermolecular crosslinks of collagen. Nature 251:105–109, 1974.
47. Butler DL, Grood ES, Noyes FR, et al.: Biomechanics of ligaments and tendons. Exerc Sport Sci Rev 6:125–181, 1978.
48. Oakes BW: Tendon/ligament basic science. In Harries M, Williams C, Stanish WD, et al. (eds): Oxford Textbook of Sports Medicine. New York, Oxford University Press, 1998.
49. Benjamin M, Kumai T, Milz S, Boszczyk et al.: The skeletal attachment of tendons-tendon "entheses." Comp Biochem Physiol A Mol Integr Physiol 133:931–45, 2002.
50. Benjamin M, Ralphs JR: Tendons and ligaments—An overview. Histol Histopathol 12:1135, 1997.
51. Curwin SL: Tendon injuries: Pathophysiology and treatment. In Zachazewski JE, Magee DJ, Quillen WS (eds): Athletic Injuries and Rehabilitation. Philadelphia, WB Saunders, 1996.
52. Tidball JG, Chan M: Adhesive strength of single muscle cells to basement membrane at myotendinous junctions. J Appl Physiol 67:1063–1069, 1989.
53. Trotter JA: Structure-function considerations of muscle-tendon junctions. Comp Biochem Physiol A Mol Integr Physiol 133:1127–1133, 2002.
54. Buckwalter JA: Articular cartilage: Injuries and potential for healing. J Orthop Sports Phys Ther 28:192, 1998.
55. Walker JM: Pathomechanics and classification of cartilage lesions, facilitation of repair. J Orthop Sports Phys Ther 28:216, 1998.
56. Ghadially FH: Structure and function of articular cartilage. Clin Rheum Dis 7:3, 1980.
57. Lane LB, Bullough PG: Age-related changes in the thickness of the calcified zone and the number of tidemarks in adult human articular cartilage. J Bone Joint Surg Br 62:3, 1980.
58. Bullough PG, Jagannath A: The morphology of the calcification front in articular cartilage. Its significance in joint function. J Bone Joint Surg Br 65:72, 1983.
59. O'Driscoll SW: The healing and regeneration of articular cartilage. J Bone Joint Surg Am 80: 1795–1812, 1998.
60. Mow VC, Holmes MH, Lai WM: Fluid transport and mechanical properties of articular cartilage: A review. J Biomech 17:377–394, 1984.
61. Bachrach NM, Mow VC, Guilak F: Incompressibility of the solid matrix of articular cartilage under high hydrostatic pressures. J Biomech 31:445–451, 1998.
62. Mansour JM, Mow VC: The permeability of articular cartilage under compressive strain and at high pressures. J Bone Joint Surg Am 58:4, 1976.
63. McDonough AL: Effects of immobilization and exercise on articular cartilage—A review of literature. J Orthop Sports Phys Ther 2:5, 1981.
64. Athanasiou KA, Shah AR, Hernandez RJ, et al.: Basic science of articular cartilage repair. Clin Sports Med 20:223–247, 2001.
65. Poole AR: An introduction to the pathophysiology of osteoarthritis. Front Biosci 15:D662-D670, 1999.

66. Mankin HJ, Mankin CJ: Metabolic bone disease: An update. Instr Course Lect 52:769–784, 2003.
67. Carter DR, Orr TE, Fyhrie DP: Relationship between loading history and femoral cancellous bone architecture. J Biomech 22:231, 1989.
68. Gambert SR, Schultz BM, Hamdy RC: Osteoporosis. Clinical features, prevention, and treatment. Endocrinol Metab Clin North Am 24: 317–371, 1995.
69. Stanish WD, Rubinovich RM, Curwin S: Eccentric exercise in chronic tendinitis. Clin Orthop 208: 65–68, 1986.
70. Stanish WD, Curwin S, Mandell S: Tendinitis. Its Etiology and Treatment. New York, Oxford University Press, 2001.
71. Chetlin RD: Contemporary issues in resistance training: What works? ACSM Fit Society Page (Fall): 1, 12–13, 2002.
72. Mueller MJ, Maluf KS: Tissue adaptation to physical stress: A proposed "physical stress theory" to guide physical therapist practice, education, and research. Phys Ther 82:383–403, 2002.
73. van der Meulen MC, Huiskes R: Why mechanobiology? A survey article. J Biomech 35:401–414, 2002.
74. Brand RA: Biomechanics or necromechanics? Or how to interpret biomechanical studies. Iowa Orthop J 22:110–115, 2002.
75. Nordin M, Frankel VH: Basic Biomechanics of the Musculoskeletal System. Philadelphia, Lippincott Williams & Wilkins, 2001.
76. Ozkaya N, Nordin M: Fundamentals of Biomechanics, Equilibrium, Motion and Deformation, 2nd ed. New York, Springer-Verlag, 1999.
77. Alexander RM: Tendon elasticity and muscle function. Comp Biochem Physiol A Mol Integr Physiol 133:1001–1011, 2002.
78. Alexander RM: Springs for wings. Science 268: 50–51, 1995.
79. Finni T, Ikegawa S, Komi PV: Concentric force enhancement during human movement. Acta Physiol Scand 173:369–377, 2001.
80. Birch HL, McLaughlin L, Smith RK, et al.: Treadmill exercise-induced tendon hypertrophy: Assessment of tendons with different mechanical functions. Equine Vet J Suppl 30:222–226, 1999.
81. Tidball JG, Salem G, Zernicke R: Site and mechanical conditions for failure of skeletal muscle in experimental strain injuries. J Appl Physiol 74:1280–1286, 1993.
82. Barfred T: Kinesiological comments on subcutaneous ruptures of the Achilles tendon. Acta Orthop Scand 42:397–405, 1971.
83. Matsumoto F, Trudel G, Uhthoff K, et al.: Mechanical effects of immobilization on the Achillles tendon. Arch Phys Med Rehabil 84: 662–667, 2003.
84. Benjamin M, Ralphs JR: Fibrocartilage in tendons and ligaments—An adaptation to compressive load. J Anat 193:481–494, 1998.
85. Viidik A: Tensile strength properties of Achilles tendon systems in trained and untrained rabbits. Acta Orthop Scand 40:261–272, 1969.
86. Kasashima Y, Smith RK, Birch HL, et al.: Exercise-induced tendon hypertrophy: Cross-sectional area changes during growth are influenced by exercise. Equine Vet J Suppl 34:264–268, 2002.
87. Woo SL, Ritter MA, Amiel D, et al.: The biomechanical and biochemical properties of swine tendons—Long term effects of exercise on the digital extensors. Connect Tissue Res 7:177–183, 1980.
88. Benjamin M, Ralphs JR: Tendons and ligaments—An overview. Histol Histopathol 12:1135, 1997.
89. Frank CB: Ligament injuries: Pathophysiology and healing. In Zachazewski JE, Magee DJ, Quillen WS (eds): Athletic Injuries and Rehabilitation. Philadelphia, WB Saunders, 1996.
90. Eckstein F, Tieschky M, Faber SC, et al.: Effect of physical exercise on cartilage volume and thickness *in vivo:* MR imaging study. Radiology 207: 243–248, 1998.
91. Armstrong CG, Mow VC: Friction, lubrication and wear of synovial joints. In Owen R, Goodfellow J, Bullough P (eds): Scientific Foundations of Orthopaedics and Traumatology. Philadelphia, WB Saunders, 1980.
92. Goodfellow JW, O'Connor JJ: The design of synovial joints. In Owen R, Goodfellow J, Bullough P (eds): Scientific Foundations of Orthopaedics and Traumatology. Philadelphia, WB Saunders, 1980.
93. Brandt KD, Schauwecker DS, Dansereau S, et al.: Bone scintography in the canine cruciate deficiency model of osteoarthritis. Comparison of the unstable and contralateral knee. J Rheumatol 24: 140, 1997.
94. Van Osch GJVM, van der Kraan PM, Blankevoort L, et al.: Relation of ligament damage with site specific cartilage loss and osteophyte formation in collaginase induced osteoarthritis in mice. J Rheumatol 23:1227, 1996.
95. Perry J: Contractures: A historical perspective. Clin Orthop 219:8, 1987.
96. Akeson WH, Amiel D, Abel MF, et al.: Effects of immobilization on joints. Clin Orthop 219:28–37, 1987.
97. Enneking WF, Horowitz M: The intra-articular effects of immobilization on the human knee. J Bone Joint Surg Am 54:973, 1972.
98. Djurasovic M, Aldridge JW, Grumbles R, et al.: Knee joint immobilization decreases aggrecan gene expression in the meniscus. Am J Sports Med 26:460–466, 1998.
99. de Andrade JR, Grant C, Dixon St J: Joint distension and reflex muscle inhibition in the knee. J Bone Joint Surg 47A:313, 1965.
100. Young A, Stokes M, Iles JF: Effects of joint pathology on muscle. Clin Orthop 219:21, 1987.
101. Spencer JD, Hayes KC, Alexander IJ: Knee joint effusion and quadriceps reflex inhibition in man. Arch Phys Med Rehabil 65:171, 1984.
102. Stokes M, Young A: The contribution of reflex inhibition to arthrogenous muscle weakness. Clin Sci 67:7, 1984.

103. Loitz BJ, Zernicke RF, Vailas AC, et al.: Effects of short-term immobilization versus continuous passive motion on the biomechanical and biochemical properties of the rabbit tendon. Clin Orthop 244:265–271, 1989.
104. Turner CH: Three rules for bone adaptation to mechanical stimuli. Bone 23:399–407, 1998.
105. Wolff I, van Croonenborg JJ, Kemper HC, et al.: The effect of exercise training programs on bone mass: A meta-analysis of published controlled trials in pre- and postmenopausal women. Osteoporos Int 9:1–12, 1999.
106. Todd JA, Robinson RJ: Osteoporosis and exercise. Postgrad Med J 79:320–323, 2003.
107. Rubin C, Turner AS, Bain S, et al.: Anabolism. Low mechanical signals strengthen long bones. Nature 412:603–604, 2001
108. Rubin C, Turner AS, Mallinckrodt C, et al.: Mechanical strain, induced noninvasively in the high-frequency domain, is anabolic to cancellous bone, but not cortical bone. Bone 30:445–452, 2002.
109. Rubin C, Xu G, Judex S: The anabolic activity of bone tissue, suppressed by disuse, is normalized by brief exposure to extremely low-magnitude mechanical stimuli. FASEB J 15:2225–2229, 2001.
110. Lanyon LE: Using functional loading to influence bone mass and architecture: Objectives, mechanisms, and relationship with estrogen of the mechanically adaptive process in bone. Bone 18(Suppl 1):37S-43S, 1996.
111. Vanwanseele B, Lucchinetti E, Stussi E: The effects of immobilization in the characteristics of articular cartilage: Current concepts and future directions. Osteoarthritis Cartilage 10:408–419, 2002.
112. Salter RB: History of rest and motion and the scientific basis for early continuous passive motion. Hand Clin 12:1–11, 1996.
113. Curwin SL, Vailas AC, Wood J: Immature tendon adaptation to strenuous exercise. J Appl Physiol 65:2297–2301, 1988.
114. Gerriets JE, Curwin SL, Last JA: Tendon hypertrophy is associated with increased hydroxylation of nonhelical lysine residues at two specific cross-linking sites in type I collagen. J Biol Chem 268:25553–25560, 1993.
115. Hitchcock TF, Light TR, Bunch WH, et al.: The effect of immediate constrained digital motion on the strength of flexor tendon repairs in chickens. J Hand Surg [Am] 12:590–595, 1987.
116. Buchanan CI, Marsh RL: Effects of exercise on the biomechanical, biochemical and structural properties of tendons. Comp Biochem Physiol A Mol Integr Physiol 133:1101–1107, 2002.
117. Nielsen HM, Skalicky M, Viidik A: Influence of physical exercise on aging rats. III. Life-long exercise modifies the aging changes of the mechanical properties of limb muscle tendons. Mech Ageing Dev 100:243–260, 1998.
118. Silbernagel KG, Thomee R, Thomee P, et al.: Eccentric overload training for patients with chronic Achilles tendon pain—A randomised controlled study with reliability testing of the evaluation methods. Scand J Med Sci Sports 11: 197–206, 2001.
119. Vailas AC, Tipton CM, Matthes RD, et al.: Physical activity and its influence on the repair process of medial collateral ligaments. Connect Tissue Res 9:25–31, 1981.
120. Zuckerman J, Stull GA: Ligamentous separation force in rats by training, detraining and cage restriction. Med Sci Sports 5:44–49, 1973.
121. Gomez MA, Woo SL, Amiel D, et al. The effects of increased tension on healing medial collateral ligaments. Am J Sports Med 19:347–354, 1991.
122. Curwin SL: The aetiology and treatment of tendonitis. In Harries M, Williams C, Stanish WD, et al. (eds.): Oxford Textbook of Sports Medicine, pp 610–630. New York, Oxford University Press, 1998.
123. Józsa L, Kannus P: Human Tendons: Anatomy, Physiology, and Pathology. Champaign, IL, Human Kinetics, 1997.

제 3 장

근육의 구조와 기능 (Muscle Structure and Function)

서론(Introduction)

골격근은 관절과 마찬가지로 인체가 필요로 하는 운동성과 안정성을 위해 설계되었다. 근육은 관절주위의 뼈 지렛대 움직임을 조절하거나 유발하며, 관절면의 압박이나 외부의 관절면의 움직임에 대한 저항으로 안정성을 부여한다. 인체는 근육기능 없이는 움직임을 생성하거나 그 자체적으로 중력에 대항하여 지탱할 수 없다.

인간의 움직임은 신경계의 조절로 관절 지렛대와 근육 기능 간의 복합한 상호작용이다. 매일, 의사는 환자들의 근육기능의 손실범위를 결정하기 위해 환자의 근육기능을 평가하고 근육기능의 회복을 위해 적절한 처방을 한다. 근육의 구조에 대한 명확한 그림을 이해하는 것은 근육의 기능을 이해하는 것의 시작이다. 이는 수축할 수 있는 부분의 전체 크기, 길이, 궁극적으로 근육의 기능을 결정하는 근섬유 종류 등 다양한 단백질에서 근육의 구조로 부터이다. 근육 간의 상호작용은 일상의 활동, 일, 놀이, 스포츠를 통해 관절들이 움직여 일하는 것이다. 불행하게도 어떤 움직임은 근육이나 건의 손상 원인이 되기도 한다. 아래는 공통적인 근육 손상의 경우에 대한 것이다. 3장을 통해 임상적 상황에서 적용되는 근육의 구조와 기능에 대해 알게 된다.

3-1 환자 사례

Vik, 50세, 남, 여름날 저녁 소프트 볼 경기 중, 날아가는 볼을 잡으려 뒷걸음질하다 가볍게 오른발로 넘어졌고, 그가 넘어질 때 발목의 배굴(DF)과 저굴(PF) 시 뒤꿈치를 드는 과정에서 근수축 시 오른쪽 장딴지 근육에 격렬한 통증이 발생했다. 현재 그의 상태는 장딴지 근육이 스트레치되거나 앞꿈치로 설 때 통증이 계속되고 있다. 평가 이후 아킬레스 건염이거나 장딴지 근육 좌상으로 나타났다.

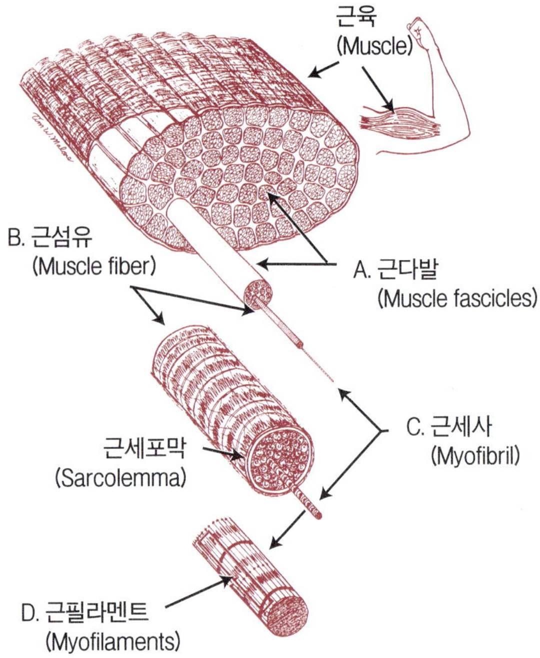

▲ **그림 3-1** ■ 근섬유의 구성. A. 근섬유 다발. B. 근절을 둘러싼 근섬유. C. 근세사를 함유한 섬유. D. 굵은 미오신과 얇은 액틴으로 구성된 근필라멘트.

근육의 구성요소 (Elements of Muscle Structure)

골격근에는 수축조직(contractile)인 근육과 비수축성 조직인 결합조직으로 나뉜다. 이 조직들의 성질과 상호 연관되는 방식은 근육의 독특한 특징을 형성한다. 근육조직은 수축성과 흥분성을 가지고 있다. 수축성은 장력을 발생시키는 근육의 능력이라 할 수 있고, 흥분성은 화학적, 전기적, 또는 역학적인 자극에 대해 반응하는 능력이다. 또한 다른 생물학적 조직과 마찬가지로 근육조직은 수동적 저항에 반응하는 점탄성(viscoelastic)이 있다.

근섬유의 구성 (Composition of a Muscle Fiber)

■ 수축성 단백질(Contractile Proteins)

골격근은 수천의 근섬유로 구성된다. 하나의 근육은 근섬유를 둘러싼 많은 근속(그림 3-1A)을 함유하고 있다. 이 섬유들의 형태, 크기, 수, 정렬은 근육에 따라 변화되지만,[2,3] 각각의 섬유는 **근세포막**(sarcolemma)이라고 부르는 단일 세포막 안에 있는 하나의 근육세포이다(그림 3-1B). 인체의 다른 세포들과 같이 근섬유는 세포질로 구성되며, 이를 **근형질**(sarcoplasm)이라 한다. 근형질은 **근세사**(myofibril)(그림 3-1C)라 불리는 구조를 함유하는데, 이것은 근섬유의 수축성 구조와, 세포대사를 위한 리보솜, 글리코겐, 미토콘드리아와 같은 비근세사(non-myofibrillar)로 이루어 졌다.

근세사는 굵거나 얇은 필라멘트로 구성되며 이 필라멘트는 **근필라멘트**(myofilament)(그림 3-1D)라 부른다. 얇은 근필라멘트에 일부는 **액틴**(actin) 단백질로 구성되고, 반면에 굵은 필라멘트는 **미오신**(myosin) 단백질이다. 이 2개 근필라멘트의 상호작용은 근수축을 위해 필수적이다. 액틴 근필라멘트는 얇은 두 가닥의 액틴 분자 사슬이 서로 감고 있다. 구슬형 단백질 토로포닌(troponin)의 분자들이 액틴 분자사슬이 꼬여있는 사이에 붙어있고, **트로포미오신**(tropomyosin) 단백질이 각각의 **트로포닌**(troponin)분자에 부착되어 있다(그림 3-2A). 트로포닌과 트로포미오신 분자들은 액틴과 미오신 근필라멘트 결합을 조절한다.

굵은 미오신(myosin) 필라멘트들은 긴 분자 필라멘트를 형성하려고 정렬된 큰 미오신 분자로 구성되어 있다(그림 3-2B). 미오신 분자에 의해 형성된 근필라멘트들

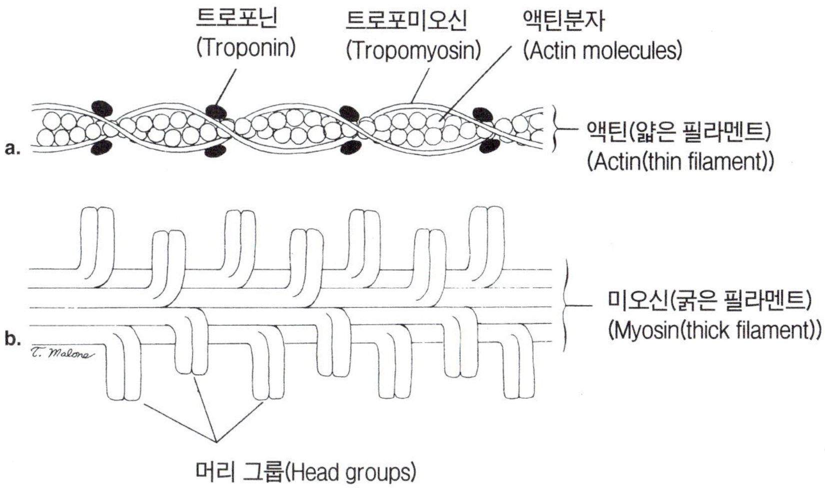

◀ **그림 3-2** ■ 근필라멘트. A. 두가닥의 액틴 분자들 사이에 위치한 트로포닌 분자. 트로포미오신 분자는 얇고 액틴 가닥의 고랑에 위치한다. B. 미오신 근필라멘트 머리 그룹.

은 섬유 전체의 직경이 똑같지 않지만 중간부분의 넓이는 더 넓다. 각각의 미오신 분자들은 구형으로 확대되어 있는데 이것을 **머리그룹**이라 부른다.[4] 머리그룹은 양단이 서로 자유롭게 움직일 수 있으며 액틴(actin)이 부착하여 근육이 수축하고 이완할 때 중요한 역할을 한다. 전체 근세사는 현미경으로 볼 때 굵게 보이는 것(미오신)과 얇게 보이는 (액틴) 필라멘트의 구별이 선으로 그림 3-1D에 나타나 있다. 따라서, 골격근은 **횡문근**(striated muscle)이라고도 부른다. 그림 3-3은 근세사 내에 있는 근필라멘트의 정렬을 도식화했다.

■ 구조적 단백질 (Structural Proteins)

근섬유는 여러 가지 구조의 단백질로 구성된다(이들 단백질에 대해 알아보려면 Patel과 Lieber[5]의 연구를 참고하라). 이러한 **단백질**(intermediate filaments)은 근섬유 구조를 떠받치는데, 예를 들어, **데스민**(desmin)은 근섬유를 서로 결부시키고 섬유간의 힘을 전달한다. 티틴(Titin) 단백질은 수동적 장력이 증가하거나 근육이 수축하는 동안 미오신(Myosin)의 위치를 유지시키는데 특히 중요한 역할을 담당한다.[6,7] 티틴은 큰 단백질로 Z-선(그림 3-4)사이에서 미오신을 연결하는 역할을 한다. 후에 수동적 길이-장력 연관성에 대한 논의 시 티틴(Titin)에 대해 더 알아보도록 한다.

수축단위(The Contractile Unit)

■ 수축단위의 구성 (Organization of the contractile Unit)

두 개의 Z-선 사이에 있는 근세사 부분을 **근절**(sarcomere)이라고 한다(그림 3-3). Z-선는 근세사의 사이에 위치하는데, 근절을 나눠주고 얇은 필라멘트를 한데 연결하는 역할을 한다. 근절의 영역을 **띠**(band) 혹은 **대**(zone)로 명명하며 이는 액틴과 미오신의 정렬을 구체화한다. 근절의 부위 중 미오신(Myosin) 필라멘트의 길이와 이 필라멘트가 액틴 필라멘트와 겹치는 길이의 근절을 합쳐서 **anisotropic** 혹은 **A-띠**라고 부른다. 겹치지 않는 액틴 필라멘트만의 부위는 **Isotropic** or **I-띠**라고 한다.[4] 미오신 필라멘트의 중앙부분(A띠 구역)은 액틴 필라멘트와 중복되지 않으며 이것을 **H zone**이라 부른다. H

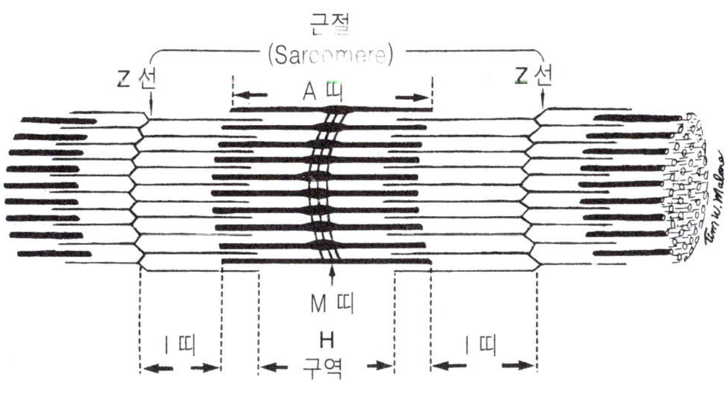

▲ **그림 3-3** ■ 휴식 시 근세사 배열. 근절은 Z선 사이에 있는 근세사 부분. A띠는 미오신과 액틴이 겹치는 부분을 포함하는 근절 부분. A띠에서 겹치지 않는 부분을 H구역이라 한다. M띠는 H구역의 중앙에 위치하며 미오신 필라멘트로 이루어져 있으며 다른 미오신 필라멘트와 연결되어 있다. I띠는 액틴 섬유로만 구성.

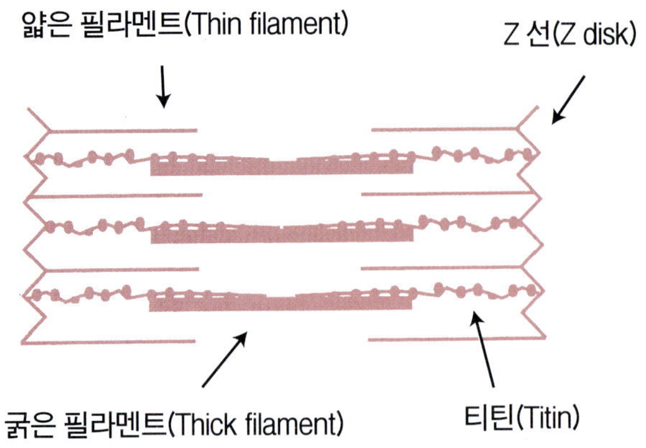

▲ **그림 3-4** ■ 근절 내의 티틴과 굵은 필라멘트, 얇은 필라멘트 사이의 관련성을 보여준다.

zone의 중앙부분은 미오신의 넓이가 넓은 부분이며 M 띠라고 한다. **M 띠**는 미오신 필라멘트의 넓은 부분이 위아래의 미오신 필라멘트와 연결되는 곳이다.

■ 교차결합 상호작용 (Cross-Bridge Interaction)

근수축을 유발하는 근절의 미오신과 액틴의 상호작용은 신경자극이 운동종판에 도달함으로써 시작되는데, 이 자극은 근섬유를 따라 흐르는 전기적 충격 즉, 활동전위를 일으킨다. 활동전위는 칼슘 이온을 방출시키고, 방출된 칼슘 이온은 토로포닌이 토로포미오신 분자를 재배열하도록 해서 그 결과 액틴에 있는 결합부위가 개방되어 미오신의 머리부위가 액틴과 결합할 수 있게 한다. 이와 같은 필라멘트의 결합을 **교차결합**(cross-bridge)이라 부르며, 능동적인 근육장력의 기본단위로 생각된다(그림 3-5).

■ 근수축의 종류 (Types of Muscle Contraction)

능동적 근육 장력의 원리는 얇은 필라멘트가 두꺼운 필라멘트 사이로 들어가는 교차결합회로(cross-bridge cycle)라 불리는 과정에 의해 수축이 일어나고 장력이 생성된다. 충분한 수의 근절이 짧아지면, 근섬유가 수축하고 근섬유의 양쪽 끝이 자유롭게 움직인다. 근육의 능동적 짧아짐을 **구심성(concentric) 수축**이라 하고(그림

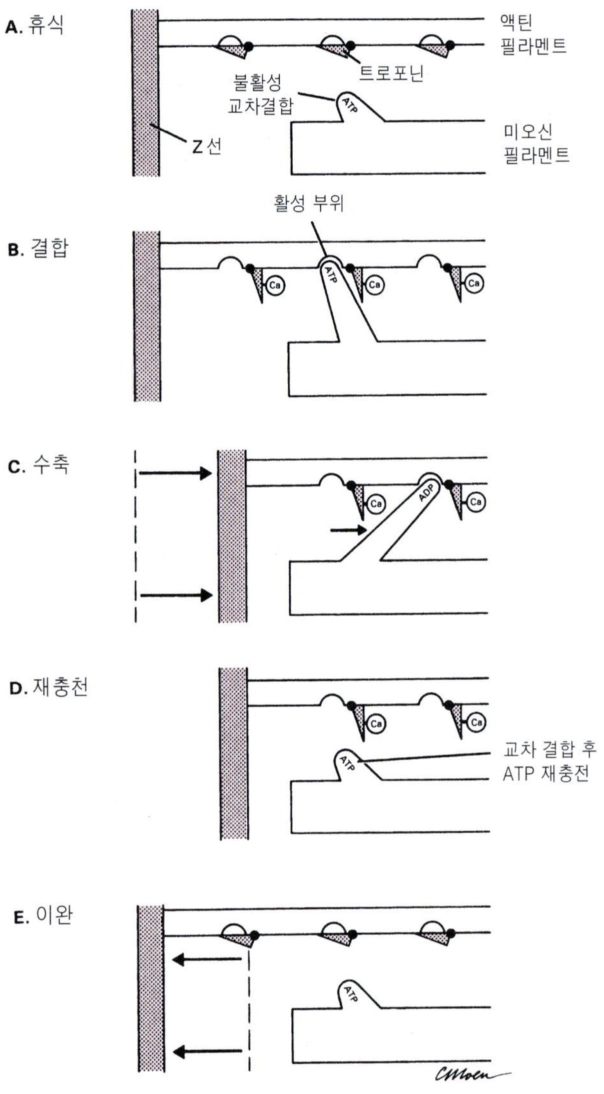

▲ **그림 3-5** ■ 교차결합 회로. A. 휴식. 교차결합이 미오신과 액틴 근세사 간에 쌍이 되지 않아 교차결합이 형성되지 않음. ATP가 교차결합의 머리에 붙어 있으나 트로포닌이 액틴의 활동부위를 막고 있다. 또 Ca이온이 유입되지 않음. B. Coupling-활동전위가 근장그물과 T-tuble에 도착, Ca이온 유리, 트로포닌 반응, 활동부위가 열리면서 교차결합 형성. C. 수축-교차결합 형성, 미오신은 ADP와 P_i 복합체로 인해 액틴과 매우 특별한 친화력을 가져 미오신의 머리그룹과 결합한다. 미오신의 머리그룹은 효소(미오신 ATPase)를 함유하는데 이 효소가 ATP를 ADP+P_i로 가수분해하는 촉매작용을 한다. 미오신의 머리에서 ADP+P_i가 release(방출)되면, 머리가 회전하며 얇은 필라멘트를 따라 미끄러진다. ATP와 친화성이 높은 미오신의 머리그룹이 회전 후, 단계적으로 교차결합이 이루어진다. D. 재충전-교차결합이 쌍을 이루지 않아 액틴의 활동부위에서 나옴, ATP 재충전, 이 과정이 초당 수 백 번 이루어진다. E. 이완-흥분의 단절, Ca이온이 근장그물로 되돌아감, 트로포닌 제자리로 가서 액틴의 활동부위를 덮는다. 액틴과 미오신의 근필라멘트도 휴식 상태로 간다. (출처: Smith LK, weiss EL, Lemkuhl LD [eds]: Brunnstrom's clinical Kinesiology, 5th ed. Philadelphia, FA Davis, 1996, p83.)

3-6), 짧아진 수축에 반대로 길어지는 수축을 **원심성**(eccentric)이라고 한다. 길어지는 수축은 얇은 필라멘트가 두꺼운 필라멘트를 밀어내면서 교차결합이 깨지고, 재형성을 반복하며 근육이 길어지게 된다. 장력은 교차결합이 재형성되면서 생성된다. 원심성 수축이 일어나는 경우는 중력과 같이 외적인 힘에 의해 저항하며 근활동이 일어난다. 외적인 힘에 의해 교차결합 회로가 일어나 수축하지만 길이의 변화가 없는 수축을 **등척성(isometric) 수축**이라 한다.

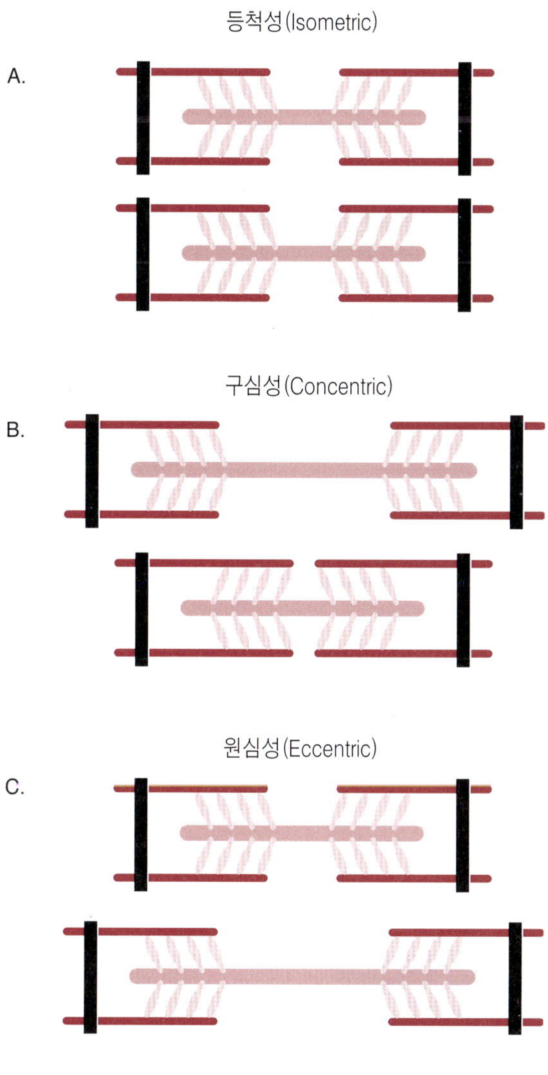

▲ **그림 3-6** ■ 수축하는 동안 근절의 길이 변화에 따른 수축 유형. A. 길이 변화 없는 등척성 수축. B. 구심성(짧아지는) 수축, C. 원심성 또는 길어지는 수축으로 작용이 시작되어 아래에서 끝나는 것을 그림으로 표현.

*지속적 연구 : **용어 : 근작용 Vs 근수축***

근육의 "수축" 방법을 가능한 보다 정확하게 기술하는 용어로 "작용"을 사용한다. 상호 당긴다는 수축이라는 단어 때문에 길어지는 수축 또는 '원심성 수축(eccentric contraction)' 이란 어법모순이 나타났다. 그러나 원심성 수축도 내적인 힘보다 외적 힘이 더 커서 액틴과 미오신 필라멘트의 당기는 교차결합이 멀어지는 것에 의해 길어지는 결과로 나타난다. 따라서 '수축' 이라는 용어는 짧아지기를 시도하는 것과 길어지는 것을 설명하는 'Eccentric' 을 암시한다. 우리는 보다 공통적인 단어로 '수축' 이라는 단어를 쓰지만, 실제적으로는 동의어로서 '작용' 이라는 용어를 사용한다.

사례 적용 3-1: **손상의 역학적 가능성**

환자, Vik씨, 그는 뒷걸음질을 하다 오른 발의 배굴(DF)로 손상을 입었다. 근육의 힘보다 외력이 커서 근육이 늘어나는 원심성 수축으로 인해 근육과 건에 손상으로 국소통증이 있다.

기본 개념 3-1: ***근수축의 실제***

다음은 근절 수준에서 근수축에 관한 중요한 요소를 요약하였다:

- 교차결합이 형성되면 항상 장력이 생성된다.
- 칼슘의 유입으로 근수축은 시작된다.
- 교차결합 사이클의 동력원은 ATP 가수분해(hydrolysis)이다.
- 구심성 수축시 액틴 필라멘트는 미오신 필라멘트쪽으로 당겨져 교차결합은 형성→ 깨어짐→ 재형성의 과정을 밟는다.
- 원심성 수축시 액틴 필라멘트는 미오신 필라멘트에서 밀려나와 교차결합은 깨짐→ 재형성→ 다시 깨짐의 과정을 밟는다.
- 등척성 수축은 근섬유의 길이가 일정한 것이다.

운동 단위(The Motor Unit)

■ 운동단위의 구성 (Organization of the Motor Unit)

근장력의 기본단위가 근절일지라도, 이의 실제적인 과정은 운동단위라는 큰 복합체가 있다. **운동단위**는 알파운동신경원과 그것의 지배를 받는 모든 근섬유로 구성되어 있다. **알파운동신경원**에 의해 전달되어진 자극은 근섬유의 수축과정을 시작한다(그림 3-7). 신경원의 세포체는 척수 회백질의 원뿔에 위치하고 있다. **축삭**(axon)이라고 부르는 긴 섬유가 세포체에서 근육까지 뻗어 있으며 이것은 작은 가지가 몇 개에서부터 수천 개의 작은 가지로 나누어진다. 각각의 작은 가지들은 단일 근섬유의 근세포막(sarcolemma)인 운동종판(motor end plate)에 도달한다. 축삭의 가지로 연결된 모든 근섬유들은 신경 세포체 및 축삭과 함께 하나의 운동단위의 일부분이 된다.

완전한 근수축은 많은 운동단위의 *비동시적(asynchronously)*, *반복적* 흥분결과로 나타난다. 완전한 근수축의 크기는 활성화된 운동단위의 수 또는 활성화된 횟수에 따라 변화한다. 근육 내에서 운동단위의 숫자는 운동단위의 구조나 각각 근육에 따라 다르다.

운동단위는 신경세포체의 크기, 축삭의 직경, 근섬유의 수와 근섬유 형태에 따라 다양하다. 각각의 운동단위의 구조적 다양성은 운동단위의 기능에 영향을 미친다. 어떤 운동단위는 세포체가 작고, 어떤 것들은 크다. 세포체가 작은 운동단위는 축삭의 직경도 가늘다(그림 3-7). 직경이 얇은 축삭은 굵은 축삭보다 흥분의 전달속도가 길어진다. 따라서 얇은 굵기의 운동단위는 굵은 운동단위보다 신경흥분이 근섬유에 도달하는 시간이 더 길어진다.

운동단위의 크기는 운동신경 축삭의 크기와 그것이 함유하는 근섬유 수에 따라 결정된다(그림 3-7). 근섬유의 수는 둘, 셋으로부터 몇 천개까지 다양하다. 섬세한 운동을 조절하는 근육 혹은 작은 운동조절을 하는 근육의 운동단위는 크기가 작으며, 이와 같은 운동단위는 일반적으로 세포체가 작고 축삭의 직경도 작다. 힘을 크게 증가시키고 큰 운동을 일으키는 근육은 운동단위의 크기가 크고, 큰 세포체이며 축삭의 직경도 굵다. 눈 운동을 조절하는 작은 근육의 운동단위는 6개의 근섬유를 가지고 있으나 반면 장딴지근의 운동단위는 근섬유 2,000개를 가지고 있다.[4] 일반적으로 운동단위당 많은 수의 근섬유를 가진 근육은 운동단위당 작은 섬유수를 가진 근육보다 상대적으로 전체 운동단위의 수가 작다. 목에 있는 광경근(platysma)은 각 운동단위당 25개의 근섬유로 구성되어 운동단위가 작지만, 근육은 1,000개의 운동단위를 가지고 있다. 한편 장딴지근은 운동단위가 상대적으로 커 단위당 2,000개의 근섬유로 구성되어 있지만, 상대적으로 근육은 600개의 운동단위를 가지고 있다. 대부분의 근육들은 작은 운동단위와 큰 운동단위가 적어도 몇 개씩 혼합되어 있다.

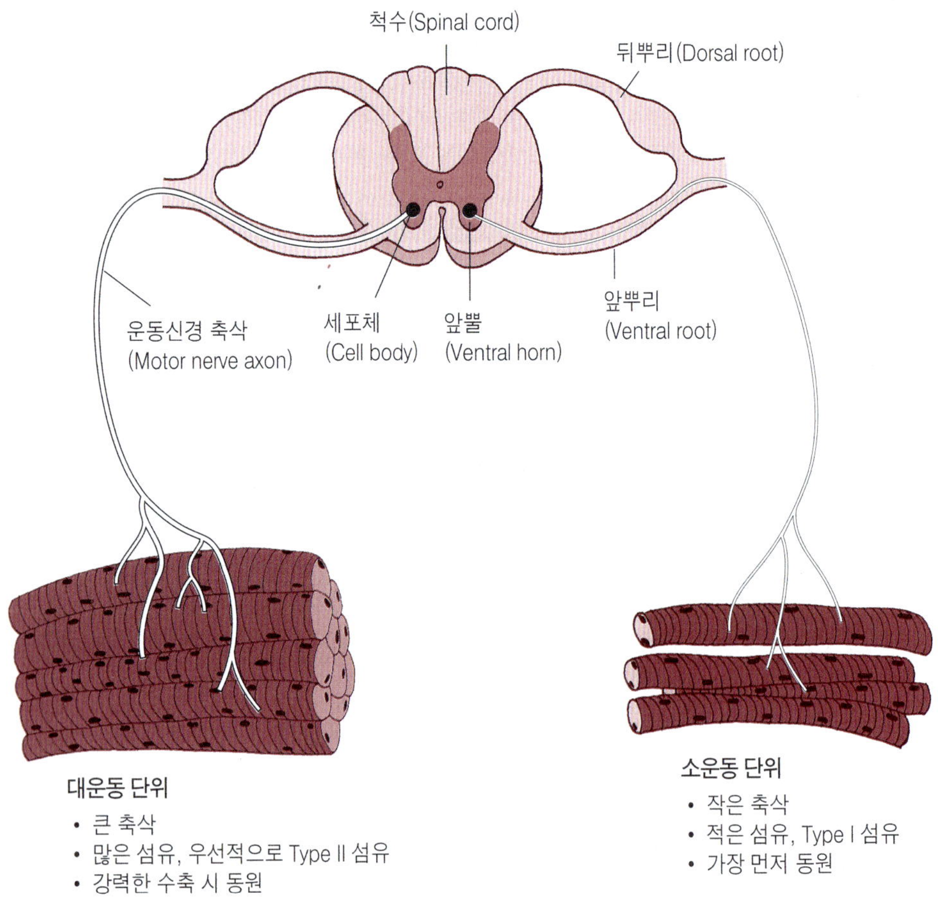

◀ **그림 3-7** ■ 알파운동신경원. 세포체는 전각에 위치함. 운동단위의 크기는 운동신경 축삭의 굵기에 따른 근섬유 수 의해 결정된다. 큰 운동신경 단위는 천여개의 근섬유를 함유한다. 작은 단위는 불과 3개를 함유한다.

■ 운동단위의 동원 (Recruitment of Motor Units)

일반적으로, 근육의 활동이 요구되어지면, 작은 세포체와 적은 근섬유수를 가진 운동단위들이 신경계에 의해 자동적으로 먼저 동원된다. 작은 운동단위는 큰 운동단위보다 근장력 생산이 작고, 에너지 소모도 적어 작은 근섬유수를 가진 운동단위들이 우선 선택되는 것은 에너지를 보존하기 위함이다. 몇 개의 작은 운동단위로 움직임을 수행할 수 있다면, 큰 운동단위를 동원할 필요는 없다. 그러나 원하는 일을 수행하는데 작은 운동단위가 충분치 못하게 되면 큰 운동단위를 동원할 것이다. 그러나 운동단위의 동원전략은 에너지 사용의 경제성뿐만 아니라, 이전의 경험, 일의 특성(필요한 힘을 얻기 위해 근육이 얼마나 빨리 반응해야 하는가), 근육활동의 형태(구심성, 원심성, 등척성), ROM의 특정부분에서 근육의 역학적 이득을 포함한 관절 주위의 모든 근육활동의 메카니즘을 고려하여 이루어진다. 또한 특별한 일을 수행하기 위해서는 관절을 둘러싸고 있는 여러 가지 근육의 운동단위를 선택하는 동원전략이 고려될 것이다. 운동단위의 흥분 횟수 또한 힘의 변화에 영향을 받는다. 근력을 증가시키기 위한 흥분 횟수 또는 동원 분담은 근육에 따라 차이가 있다. 작거나 원위의 근육은 흥분 횟수를 증가시키려 하고, 크거나 근위의 근육은 운동단위를 추가 동원하려고 한다.

사례 적용 3-2 : **빠른 속도의 원심성 수축으로 인한 손상 가능성**

Vik씨는 빠른 속도의 원심성 수축으로 저굴(PF)하는 것을 좋아한다. 그는 운동단위를 단계적으로 천천히 동원하기 보다는 빠른 운동단위를 동원하는 빠른 움직임을 선택해 왔다. 이는 큰 힘을 요구받으며 손상의 기회도 증가한다.

기본 개념 3-2 : ***능동적 근 장력의 영향 - 요약***

요약하면, 전체 근육의 장력에 영향을 주는 요소는 다음과 같다.

- 근섬유의 수 (자극에 대해 반응하는 크기에 영향을 미친다.)
- 축삭의 직경(자극전달 속도를 결정한다.)
- 한 번에 흥분(firing)하는 운동단위의 수(근육의 전체 반응에 영향을 미친다.)
- 운동단위의 흥분 횟수(근육의 전체 반응에 영향을 미친다.)

부가적으로 운동단위에 포함되어 있는 근섬유의 형태는 근육반응에 영향을 미친다. 단일 운동단위 내에 포함된 모든 근섬유들은 동일한 형태이며, 근육내의 근섬유의 형태는 한 운동단위로부터 다른 운동단위에 따라 다양하게 변화한다.

근육 구조 (Muscle Structure)

■ 근섬유 유형(Fiber types)

근섬유의 주요한 3가지 형태가 골격근 내 다양한 비율로 나타난다. 섬유의 형태들은 조직화학적, 신진대사적, 형태학적, 역학적으로 구분된다. 타 교과서에서 사용되는 학술용어가 다름으로 표 3-1은 이들 섬유의 특성뿐만 아니라, 이들 섬유를 가리키는 몇몇 동의어도 함께 제시하고 있다.[19] 본서에서는 I형(slow), IIA형(intermediate), IIB형(fast) 세 가지로 나누었다.[20] 이와 같은 분류는 대부분의 인체 골격근 형태를 세 가지로 나누는데, 이 분류 내에서는 산성인가 알카리성인가에 따라 myofibillar ATPase activity가 섬유의 유형을 결정한다. 몇몇 중간 형태의 섬유는 이러한 체계를 이용하는 것으로 확인되었다.

지속적 연구: **다른 근섬유 형태 분류**

또 다른 체계는 근육의 대사효소에 대한 근육의 반응을 이용한다. 이 체계는 세 가지 주요 근섬유로 나뉘는데 (1) 무산소성 빠른연축섬유(fast-twitch glycolytic, FG) (2) 유산소성 빠른 연축섬유(fast-twitch oxidative glycolytic, FOG) (3) 유산소성 느린 연축섬유(slow-twitch oxidative, SO)이다.[23] 이와 같은 용어체계는 기질 내 효

표 3-1 골격근 섬유의 특성

	Type I (slow oxidative)	Type IIA (fast oxidative glycolytic)	Type IIB (fast glycolytic)
직경	얇다	중간	굵다
근육 색깔	붉은	붉은	백색
모세혈관	조밀	조밀	엷다
마이오 글로블린 함유	높음	중간	낮다
수축 속도	늦다	빠름	빠르다
피로율	늦다	중간	빠르다

소 즉, myofibillar ATPase activity, succinate dehydrogenase activity(산화가능성), α-glycerophosphate dehydrogenase activity (해당가능성) 반응에 따라 결정되어진다. 이러한 두 가지 체계는 그 안에서 변화 가능하지만, 경우에 따라 그렇지 않을 수도 있다. IIA형과 IIB형 사이에서 대사효소 활동이 겹치게 나타나기도 한다. 이런 효소활동은 수준은 같지 않지만, 두 체계의 근육 훈련 정도에 따라 영향을 받는다. 또 다른 체계는 면역조직화학적(항체 내 미오신 분자비율) 분석을 이용하는 것으로 MHC(myosin heavy chain) I, MHC IIA, MHC IIB로 나눈다. 이러한 체계와 미오신 ATPase 체계와의 결합은 근육의 수축적 요소를 측정한다. 체계가 어찌됐던 간에 기억할 것은 근섬유 형태 간에 정확한 구별이 없는 섬유형태의 연속체가 실재한다는 점이다.

각 골격근은 3가지 형태의 운동단위로 이루어져 있으나, 운동단위의 수나 근 섬유의 수가 매우 다양하게 구성된다. 이런 다양한 섬유형태의 차이는 유전적 요인에 따라 결정된다고 여겨진다. 검시(사체)연구에서 가쪽넓은근, 넙다리곧은근, 어깨세모근, 장딴지근이 대략 II형 섬유를 50%, I형 섬유를 50% 함유하여 개인 간 차이가 없었고,[2] 슬괵근(hamstring)에서는 II형이 55%, I형이 45% 이었다.[21,22] 젊은 그룹의 생검(biopsy) 연구에서는 가쪽넓은근에서 II형이 54%, I형이 46%이었다. 이런 미묘한 차이가 있음에도 연령에 따른 섬유형태는 II형 섬유의 크기나 숫자가 감소하는 형태를 보이고 있으며, 이러한 섬유 비율에 대해 많은 연구가 이루어지고 있다.

반면, 가자미근(soleus)은 FG(II형)섬유의 2배만큼 SO(I형)섬유를 가지고 있다.[23] 가자미근과 같이 FG섬유에 대한 SO섬유의 비율이 상대적으로 높은 근육은 SO섬유가 빨리 피로해지지 않기 때문에 계속적으로 활동을 지원할 수 있다. 이러한 근육들은 인체의 안정성 유지를 지원하기 때문에 **안정성** 근육, **자세**근육 또는 긴장성 근육(tonic m.)이라 부른다. 상대적으로 작고 느린 운동단위를 가진 가자미근은 작은 세포체, 작은 축삭 직경, 운동단위당 근 섬유수가 적으며, 이것은 근육의 장력이 작게 요구되는 신체 균형의 유지와 중력에 대항하여 작용하며, 서 있을 때 계속적으로 활동한다. 이두근과 같이 FG섬유가 상대적으로 많은 근육들은 **운동성**(mobility) 근육, **비자세 근육**(nonpostural m.) 또는 위상성 근육(phasic m.)이라고 부른다. 이들 근육들은 골격구성에 있어서 많은 관절가동범위를 유발한다.[24] FG(II형)섬유들은 자극에 대해 SO섬유보다 더 빨리 반응하지만 피로는 더 빨리 일어난다. 한 차례의 고강도 운동(high-intensity)후 FG섬유의 비율이 높은 근육은 SO(I형)섬유 비율이 높은 섬유보다 피로가 굉장히 심하고 회복은 느리다.[25]

사례 적용 3-3 : **손상받은 근육의 종류 확인**

Vik씨는 발목관절의 가자미근과 장딴지근의 손상을 입었다. 그런데 근육기능과 관련하여 근섬유의 종류에 따른 우선적인 손상이 나타난다는 믿을만한 가정을 하게 되었다. 즉, 가자미근(soleus)은 자세조절에 관여하는 type I 구성되어 있고, 장딴지근(gastrocnemius)은 힘과 가동성(power and mobility)에 관여하는 type II로 구성되어 있어, 장딴지근이 선택적으로 동원되어지므로 손상이 더 많이 일어난다.

■ 근육 구조: 크기, 배열, 길이 (Muscle Architecture: Size, Arrangement, and Length)

대부분 인간의 근육은 I형과 II형 섬유비율이 거의 같다. 따라서 이 한가지만으로 근육의 기능이 결정되지는 안는다. 실제로, 근육의 섬유형태보다는 구조가 근육의 기능을 결정하는데 더 중요하다. 골격근의 구조는 근 섬유의 배열 방향, 근섬유 길이, 근육의 길이, 근육의 질량과 **생리적 횡단면**(physiologic cross-sectional area, PCSA)으로 기술한다. 이러한 구조적인 요인들은 형태나 크기보다는 기능에 영향을 준다.

가장 중요한 두가지 구조의 특성은 근육의 생리적 횡단면과 근육의 길이에 의해 근육 기능에 영향을 미친다. 근섬유의 길이(또는 근절 수)는 근섬유의 길이가 길거나 짧은 것을 결정한다. 그러므로 근절의 수가 많은 긴 근섬유는 짧은 근섬유보다 더 많이 짧아질 수 있다. 각각의 근섬유는 전체 길이의 거의 절반으로 짧아질 수 있다. 따라서 길이가 긴 근섬유는 짧은 근섬유보다 더 크게 수축할 수 있다. 예를 들어, 길이가 4 cm인 근섬유는 2 cm가 짧아지는데 비해 길이가 6 cm인 근섬유는 3 cm나 짧아진다. 이 원리의 의미는 긴 근섬유를 가진 근육이 짧은 근섬유를 가진 근육보다 더 큰 범위로 움직일 수 있고, 골 지렛대에 더 길게 부착되어서 결과적으로 골 지렛대를 더 잘 움직일 수 있음을 생각해보면 분명해진다. 그러나 근섬유의 길이와 골 지렛대를 움직이는 거리사이의 연관성은 항상 직접적이지는 않다. 근섬유의 배열과 모멘트 팔(MA)의 길이는 길이-수축 관계에 영향을 미치기 때문에 항상 고려되어야 한다.

수직으로 있는 근섬유의 횡단면을 측정한 것이 생리적 횡단면(PCSA)이다. 근육이 생산하는 힘의 양은 직접적으로 평행하게 위치하는데 근절의 수만큼 비례한다. 따라서 만약 근섬유 수가 많아지거나 근섬유 크기가 증가하면 힘을 생성하는 능력이 증가하게 된다. 대퇴사두근과 슬괵근의 기능과 구조는 이러한 관계를 볼 수 있는 좋은 예이다. 대퇴사두근은 생리적 횡단면(PSCA)이 더 크고, 슬괵근의 근섬유는 더 길다. 이러한 구조적 특성은 대퇴사두근은 슬괵근 보다 더 큰 힘을 생성하도록 디자인되었으며, 슬괵근은 많은 운동범위 두 관절(hip과 Knee)을 넘어가며, 이 두 관절의 움직임을 크게 하는 동안 보다 긴 섬유가 필요됨을 알 수 있다.

근육이 생산하는 힘의 양은 직접적으로 평행하게 위치한 근절의 수만큼 비례한다. 다른 말로 근섬유의 크기가 증가하거나 근 섬유가 많아지면 근력은 증가하게 된다. 근육횡단면(PCSA)은 근섬유의 배열방향을 수직 단면이다. 이것은 근육의 구조를 몇 가지 측정할 때 계산될 수 있다.

근섬유의 길이처럼 섬유속(fasciculi)의 배열도 근육에 따라 다양하다. 섬유속은 근육의 장축과 평행하며(그림 3-8A), 장축을 나선(spiral) 모양으로(그림 3-8B), 장축에 대해 각을 이루면서 배열된다(그림 3-8C). 장축에 나란하게 배열된 근섬유를 가진 근육들은 **방추형(strap m, fusiform m.)**이다. 목빗근(sternocleido-mastoid m.)과 같은 방추형 근육(strap m.)에서 섬유속은 길고 근육 전반에 걸쳐 뻗어있다. 그러나, 같은 방추형 근육이라 여겨지는 배곧은근의 섬유속은 섬유성 교차에 의해 짧은 분절로 나누어진다. 방주형 근육(fusiform m.)에서는 대부분의 근섬유가 근육 전체 길이로 뻗어있다. 일반적으로 나란히 배열된 섬유를 가진 근육들은 같은 횡단면(cross-section)에서 섬유가 다르게 배열된 근육보다 골지렛대의 ROM을 더 크게 한다.

근육의 장축에 대해 섬유가 경사지게 배열된 근육들은 깃털모양으로 섬유가 배열되어 있기 때문에 **단익상근**(unipennate), **쌍익상근**(bipennate) 혹은 **다익상근**(multipennate)이라고 부르며, "pennate"라는 말은 라틴어로 깃털이라는 말로부터 나왔다.

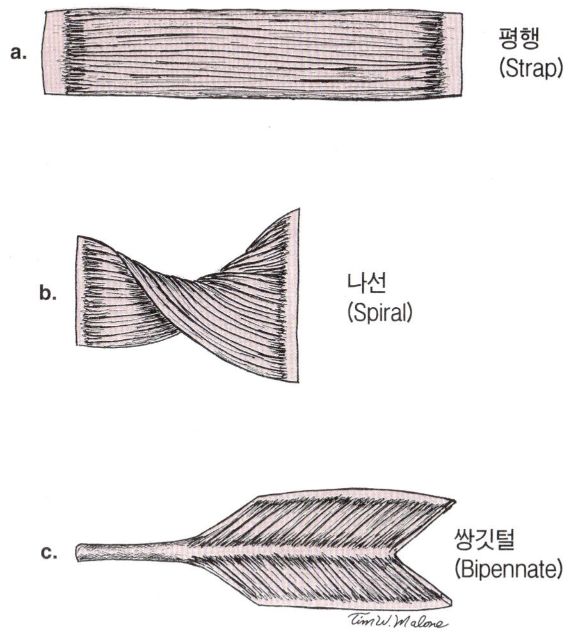

▲ **그림 3-8** ■ 근섬유 배열. A. 평행, B. 나선형, C. 쌍깃털.

익상근(pennate)에서 근속을 만드는 섬유들은 방추형 근육(strap m.)의 섬유들보다 일반적으로 수가 많고 더 짧다. 긴엄지굽힘근(flexor pollicis longus m.)과 같이 단익상근(unipennate m.)은 근육의 중앙으로부터 한쪽으로 부채 모양으로 섬유속이 경사지게 배열되고 있다. 장딴지근과 같이 쌍익상근은 근속이 근육의 중앙건으로부터 경사지게 양쪽으로 배열되어 있다. 어깨세모근과 같이 다익상근은 여러 개의 건으로부터 섬유속이 경사지게 한 점에 모인다. 익상근에서 근섬유가 경사지게 배열된 것은 근섬유의 길이와 전체 근육이 골지렛대를 움직일 수 있는 거리 사이의 직접적인 관계를 여러 방향으로 분열시킨다. 익상근의 일부 힘만 골지렛대 운동에 참여한다. 그러나 익상근은 근섬유의 수가 많기 때문에 근육이 부착하고 있는 건에 상당한 양의 힘을 전달할 수 있다. 익상근의 코사인 각도는 근력을 감소시킨다. 대부분 인간의 익상근 각도는 휴식 시 30° 이하이다. 따라서 최대 13%(cos 30° =0.87) 정도의 근력이 감소한다.[28] 최근의 연구보고에 따르면 관절각도가 변화되거나 근수축하는 동안 익상(pennation) 각도는 더 사선방향이 되고, 각도가 클수록 힘줄의 당김(tendon force)에 잠재적 영향을 준다.[29,30] 건에서 잠재적 힘이 감소하는데, 그러나 근횡단면의 증가 등으로 근섬유 수가 많아지면 보충하게 된다. 익상각도로 인해 근력이 소실됨에도 장딴지근과 같은 익상근은 많은 힘을 전달할 수 있다.

근육 결합 조직 (Muscular Connective Tissue)

■ 근육 내 결합조직의 구성 (Organization of Connective Tissue in Muscle)

인체 조직 중 다른 연부조직과 마찬가지로 근육과 근섬유들은 결합조직에 의해 싸여 있으며 지지를 받고 있다. 각 근섬유의 근절은 **근육속막**(endomysium)이라고 부르는 결합조직에 의해 싸여 있으며, 근섬유의 그룹(섬유속)들도 **근육다발막**(perimysium)이라고 부르는 결합조직에 의해 싸여져 있다. 근육속막과 근육다발막은 전체 근육을 싸고 있는 **근육바깥막**(epimysium)이라고 부르는 결합조직과 연결되어 있다(그림 3-9). 바깥쪽 초(sheath)는 계속되어 근육의 양쪽 끝이 뼈에 부착되는 건을 형성한다. 건들은 골막(periosteum)에 의해 이루어진 **샤피**(Sharpey)**섬유**에 의해 뼈에 부착된다.

사례 적용 3-4 : **손상 가능한 근건 접합(Myotendinous Junction) 부위**

근육에서 건으로 큰 힘이 전달되는 근건 접합 부위는 튼튼하게 만들어졌음에도 불구하고, 긴장성 손상이 자주 일어나는 부위이다. 우리의 소프트볼 선수 환자에서도 손상부위로 이 같은 설명을 할 수 있다.

근육과 결합된 다른 결합조직은 근막(fasciae), 널힘줄(aponeurosis), 초(sheath)들이다. **근막**은 다음과 같이 두 개의 지역으로 나눌 수 있는데 표층과 심층으로 나눌 수 있다. 느슨한 조직(loose tissue)의 구성인 표층근막(superficial fasciae)은 진피(dermis)바로 아래에 있다. 이 지역은 피부의 운동성에 기여하고, 격리자(insulator)로서 역할을 하고, 목에 있는 광경근(platysma)과 같이 피부근육도 포함된다. **심층근막**(deep fasciae)은 조직이 치밀하고 교원성 섬유가 규칙적으로 배열되어 있다. 심층근막은 근육과 뼈에 부착하며 인대 또는 띠 그리고 섬유망(retinacula)을 형성한다. 예를 들면, 하지에서 심부넙다리근막(deep femoral fasciae)은 **엉덩정강인대(iliotibial tract)** 혹은 **띠**(band)를 형성한다. 이 섬유막은 하지 근육을 두 방향으로 당기는 힘을 전달한다(그림 3-10). **섬유망**은 근막이 횡으로 두껍게 형성되며, 섬유망의 양쪽이 뼈에 부착되어 고리(loop)를 이룬다(그림 3-11a). 섬유망은 그림과 같이 근육이 작용시 건이 튀어나오는 것을 방지하기 위하여 터널(tunnels) 혹은 골섬유로(osseofibrous channel) 모양을 형성한다(그림 3-11b). 때때로 심층근막은 근육, 근막, 뼈, 연골 그리고 다른 근육에 직접 혹은 간접적으로 부착한 치밀한 백색의 교원섬유의 막과 널힘줄을 구별할 수 없다. 널힘줄(aponeuroses)은 부착하고 있는 근육에 의해 생산된 힘을 분배한다.[1]

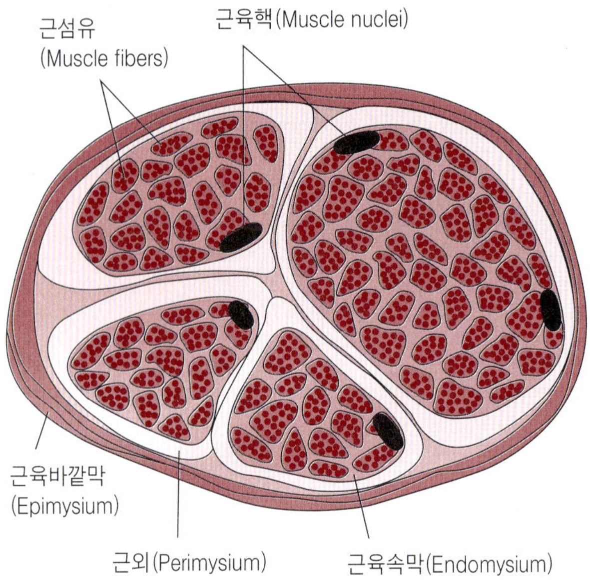

▲ **그림 3-9** ■ 근 결합조직. 각각의 근섬유를 싸고 있는 근육속막과 근육속막의 외측을 싸고 있는 근육다발막과 근육바깥막을 보여주는 횡단면.

■ 근육에서 직렬과 병렬 탄성 요소 (Parallel and Series Elastic Components of Muscle)

근육에 있는 모든 결합조직은 서로 연결되어 있고 근육의 수동 탄성 요소(passive elastic component)가 된다. 근육을 둘러싸고 있는 근세포막(sarcolemma), 탄성 티틴 단백질, 그리고 다른 구조(신경, 혈관) 등이 근육의 평행 탄성 요소(parallel elastic component)를 형성한다.

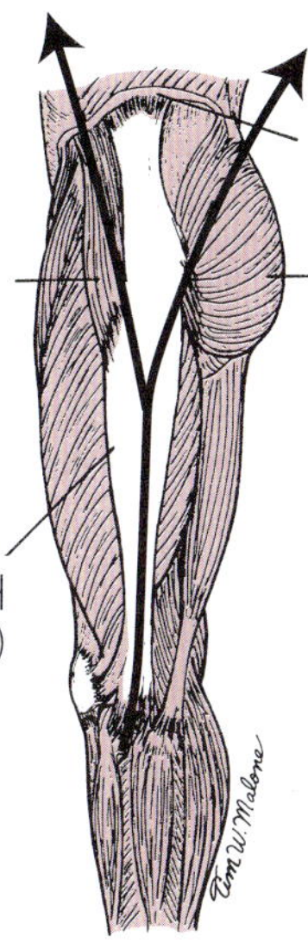

▲ **그림 3-10** ■ 엉덩정강인대. 왼쪽 하지의 무릎 외측에서 장골릉의 외측까지 펼쳐진 심부근막엉덩정강인대, 오른쪽 화살표는 큰볼기근의 당김을 왼쪽 화살표는 넙다리근막장근의 당김을 나타낸다.

이 평행 탄성 구성요소는 근섬유와 나란하기 때문에 근육의 길이가 길어질 때 혹은 짧아질 때, 같이 길어지거나 혹은 짧아진다. 예를 들면, 방추형 근육의 근육다발막(perimysium) 안에 있는 교원섬유(collagen fiber)들은 근절이 휴식상태일 때는 느슨하지만 근육이 신장되면, 근절의 길이가 증가하기 때문에 교원섬유들도 팽팽해지고, 근육다발막이 길어지게 되면 더 이상 길어지지 않기 위해 저항한다. 섬유가 더 길어지려고 하는 것에 대한 근육다발막의 증가된 저항은 근섬유 다발(bundle)의 과신장 (overstretching)을 예방한다. 근절이 휴식상태에서 짧아졌을 때 평행 탄성 구성요소 속에서 느슨한 교원섬유는 더욱 더 주름져서 짧아진다. 휴식상태에 있는 교원섬유에 어떤 장력이라도 작용하면, 근절의 수축에 의해 교원섬유는 줄어든다. 앞에서 설명한 바와 같이 근육에는 많은 평행 탄성 요소가 있는데, 수동적 장력의 증가 또는 감소는 근육이 생산하는 전체 장력에도 실질적으로 영향을 미친다.

근육의 건은 수축성 요소의 연속이라고 생각하면 된다. 이것은 근육이 수축할 때 건에도 장력이 걸린다는 뜻이다. 근육 내에 있는 수축성 요소(contractile element)가 능동적으로 수축할 때 건을 당기게 된다. 당기는 힘이 충분해야만 느슨한 건을 당겨 힘이 전달되어 골지렛대를 당기게 된다(그림 3-12). 건의 근육에 협력하는 기능은 상대적(인간의 근육에서 대략 3% 정도)으로 적다. 근력의 대부분은 골지렛대를 움직이는데 사용되어지고, 건을 신장시키는데 낭비되어지지는 않는다. 건도 장력이 있어야 근육이 골지렛대를 조절할 수 있으며 원심성으로 수축하여 골지렛대 운동에 브레이크를 건다. 근육이 상대적으로 짧아지는 위치에 있을 때와 비교하여 완전히 이완되어 있을 때 건의 장력은 감소된다.

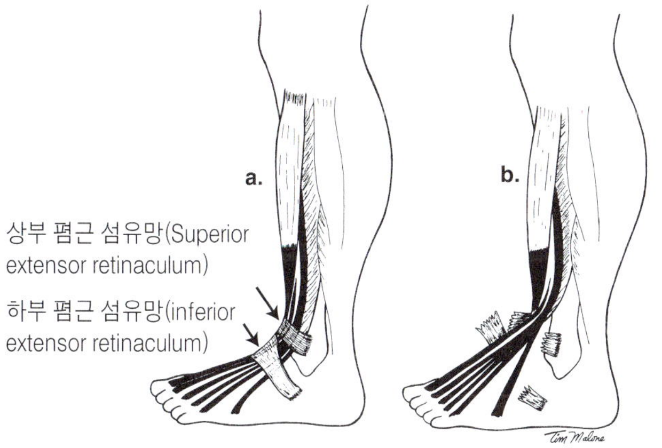

▲ **그림 3-11** ■ 섬유망. A. 상·하부 섬유망은 정상자세에서 보여지고, 발의 신전을 위해 건의 터널을 형성한다. B. 섬유망이 손상되면 건이 앞으로 움직인다.

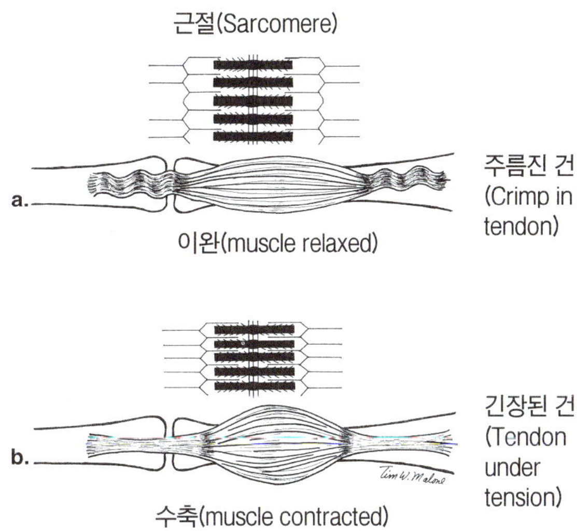

▲ **그림 3-12** ■ 탄력성 요소의 연속. A. 근육은 건이 느슨해짐에 따라 이완된 상태를 보여준다. 근절은 액틴과 미오신의 최소 결합 형성을 보여준다. B. 능동 수축 시, 건이 긴장상태에 있어 주름이 보이지 않는다. 근절은 필라멘트의 과도한 중첩과 교차 결합 형성을 나타낸다.

근육의 기능(Muscle Function)

근장력(Muscle Tension)

근육의 가장 중요한 특성은 장력을 발생시키는 것이고 그 힘을 골 지렛대에 작용하게 하는 것이다. 장력은 능동적이든가 혹은 수동적일 수 있으며 근육이 발생시키는 전체 장력에는 능동 구성요소와 수동 구성요소가 포함된다. 제 1 장에서 전체 장력을 Fms로 표기했을 때 이것은 벡터양이 (1) 크기 (2) 두 개의 작용점 (근육의 원위와 근위 부착점), (3) 작용선, (4) 당기는 방향이 있다. 1장에서 작용점, 작용선, 당기는 방향에 대해서는 이미 언급했지만, 전체근육의 장력 또는 근력의 크기라고 불리는 요소의 결정에 관심을 가질 필요가 있다.

■ 수동 장력(Passive Tension)

수동 장력은 근육의 수동적 비수축성 구성요소에 의해 발생된다. 평행탄성요소에서 수동 장력은 근육의 길이 외에도 조직의 느슨한 길이에 의한다. 평행탄성요소는 근육이 길어져 있을 때 혹은 근육이 짧아져 있어 전체 장력이 충분치 않거나 느슨할 때 근육에 의해 생산된 능동장력이 더해진다. 전체 장력은 근육이 능동수축을 하는 동안 수축성 장력(능동)에 비수축성 장력(수동)이 더해져 증가한다(그림 3-13).

지속적 연구 : 수동 근육 경직 (Passive Muscle Stiffness)

수동 근육 경직은 골격근의 중요한 고유특성이다. 뼈와 붙어 있지 않아 단독으로 있는 근육의 수동 경직은 수동 길이-장력 연관성의 경향을 띤다. 급격한 경사도는 근육의 경직이 더 증가함을 나타낸다. 뼈에 붙어있고 관절을 넘어가는 근육의 경직은 토크-각도 연관성(torque-angle relationship)의 기울기를 갖는다(그림 3-14). **티틴**(Titin)은 근육의 경직을 나타내는 일차적인 구조이다. 다른 한편으로 근육 주위의 결합조직은 근육이 늘어날 수 있는 범위를 나타낸다. 이러한 것을 근육의 신장성 또는 유연성이라 한다.

■ 능동 장력(Active Tension)

능동 장력은 근육의 수축에 의해 발생된 장력을 말한다. 근육의 능동 장력은 교차결합의 형성과 액틴과 미오신의 운동에 의해 시작된다. 능동 장력의 양은 근육의 기계적 특성과 신경학적 요인에 의해 생성된다. 흥분하는 운동단위의 크기, 수, 횟수를 포함하는 능동 장력의 양을 조절하는 것이 신경학적 요인이다. 근육의 기계적인 특성은 등척성 길이-장력과의 연관성과 힘-속도(force-velocity) 연관성에 의해 결정한다.

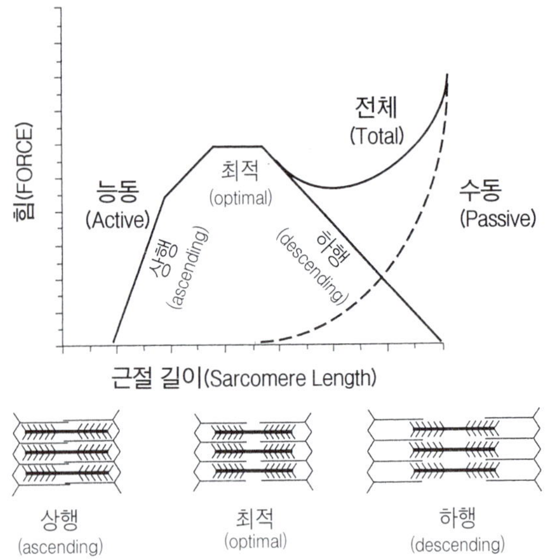

▲ **그림 3-13** ■ 골격근의 근절의 길이-장력 관련성. 능동 · 수동 · 전체 곡선을 보여준다. 능동 곡선의 상단 부위의 최대 능동 긴장 발생을 위해 최적의 근절의 길이다. 근육이 길어져 교차결합이 감소하면 등척성 긴장은 감소한다. 얇은 필라멘트의 중첩으로 인해 긴장이 감소된다. 점선에서 보는 곳처럼, 근육의 길이가 길어지면 수동 긴장은 증가한다. 수동 긴장과 능동 긴장이 더해져 전체 근 긴장의 양이 증가함.

■ 등척성 길이-장력 연관성 (Isometric Length-Tension Relationship)

근육생리의 근본적 개념가운데 하나는 근섬유 내의 근절의 길이와 근섬유 내의 등척성 장력의 증가 사이의 직접적인 연관성이다.[32] 이 연관성에 대한 증명이 계속 이루어지고 있는데, 일차적인 증거는 활주설 이론에 의해 근수축이 일어나는 것이다. 등척성 근절 길이-장력의 연관성은 실험적으로 매우 통제된 상황에서 하나의 근섬유를 이용하여 증명되었다. 최적의 근절의 길이에서 근육은 최대의 등척성 장력을 나타내었다(그림 3-13). 최적의 등척성 장력을 나타내는 이유는 최적의 근절 길이일 때 액틴과 미오신의 교차결합 수가 최대이기 때문이다. 근섬유가

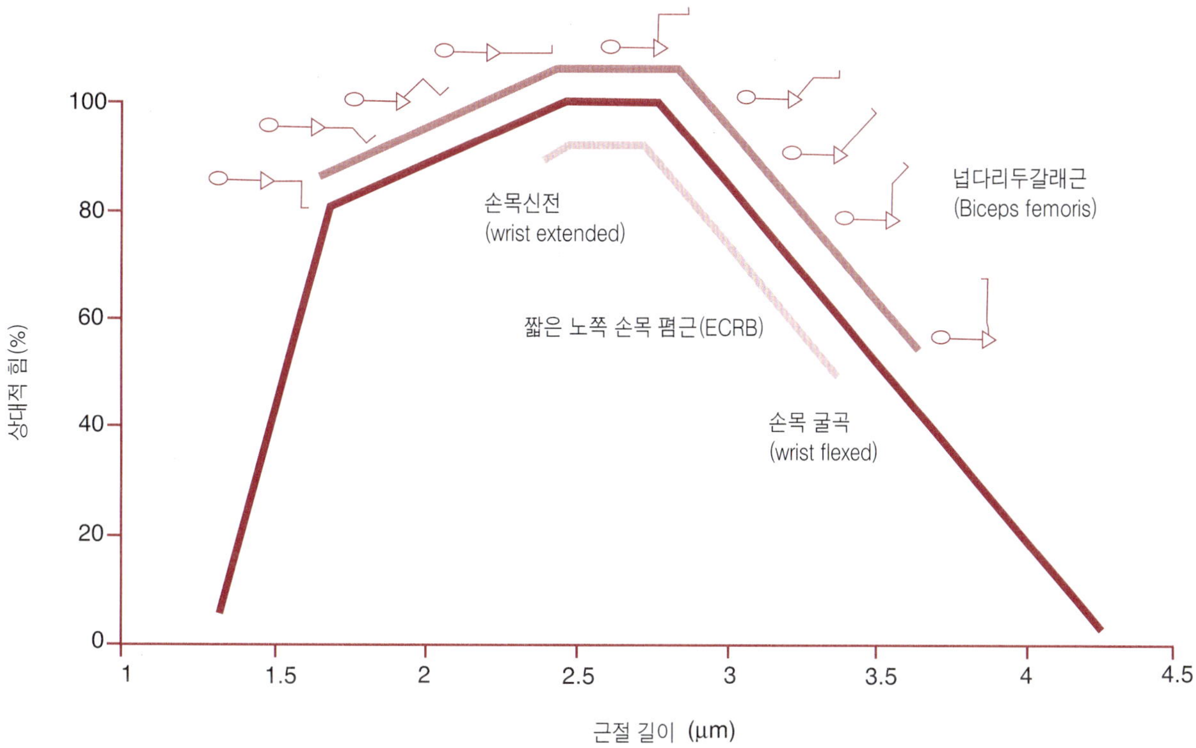

▲ **그림 3-14** ■ 사람에서 손목 폄근(extensor Carip radialis brevis; ECRB)와 넙다리두갈래근(biceps femoris long head)의 근절에서 길이-장력 연관성. ECRB의 근절 길이 측정을 위해 레이저 회절 측정을 하였고, 넙다리두갈래근 섬유 속 길이 변화는 초음파 측정법으로 계산하였다. 검정선은 액틴과 미오신의 길이에 근거하여 길이-장력 연관성을 추정한 선이다.

최적의 길이에서 길어져 있거나 짧아져 있으면, 근육이 생산하는 능동적인 장력의 양은 감소한다(그림 3-13). 근육의 길이가 최적일 때보다 길어졌을 때는 액틴과 미오신 사이가 중첩 부위가 감소되고, 결과적으로 교차결합을 형성할 수 있는 가능성이 줄어들게 된다. 그러나 근육의 길이가 길어졌을 때 평행요소 속에 있는 수동적 탄성장력(passive elastic tension)은 증가한다. 이 수동 장력은 전체 장력의 결과 내에서 능동 장력을 더한 것이다(그림 3-13).

같은 방법으로 최적의 길이보다 근육의 길이가 짧아졌을 때 능동적 장력 발생은 감소되며 장력 발생을 일으킬 수 있는 용량이 줄어든다. 근절(sarcomere)이 짧아져 있을 때, Z 선 사이의 거리는 감소되고, 필라멘트는 중첩된다. 액틴과 미오신의 중첩은 미오신 분자의 교차결합을 방해하여 능동 수축력을 감소시킨다. 근섬유가 생성하는 장력은 매우 작은데, 최적의 근절의 길이 범위는 0.2-0.4 ㎛ 정도이다.

근절의 길이-장력 연관성은 정확히 등척성 수축을 이용하여 결정되는 것을 기억해야 한다. 여기에 더해서 근절의 길이의 전 범위는 단지 실험적인 근육에 국한된다. 근절의 길이는 역동적인 움직임에서 분명하게 변화되는데 근 긴장에 영향을 받는다. 그러함에도, 역동적인 수축을 하는 동안, 길이-장력(length-tension)연관성은 힘-속도(force-velocity)연관성과 함께 근육의 장력에 영향을 주는 길이와 속도 두 가지에 의해 결정된다.

길이 장력 연관성에 대한 응용 (Application of the Length-Tension Relationship)

길이-장력 연관성에 대한 응용은 전체 근육과 근육-관절 관계처럼 간단치 않다. 예를 들면, 근절의 길이는 모든 근육에서 똑같지 않으며, 같은 기능의 근육 사이에서도 다르다. 이는 전체 근육에서 특정한 관절의 위치에서 길이-장력 연관성의 차이에서 볼 때, 근절의 길이는 대부분 차이가 있다. 또한, 한 관절에서 근육이 작용할 때, 근육 길이에 의한 근력의 기능뿐만 아니라, 근육 모멘트팔 기능에 의해서도 토크가 발생한다. 이는 특정 관절 각도에서 근육의 길이는 짧지만(근력이 작다), 모멘트 팔은 상대적으로 길어 높은 토오크를 유지한다. 이 예는 근절의 길이-장력 연관성에서 근 생리를 이해하는데 중요하지만 전체 근육과 관절 시스템을 고려할 때 중요한 요소임에 분명하다.

사람을 대상으로 한 등척성 근절 길이-장력 연관성에 대한 실험적 측정은 거의 없다.[33-37] 사람의 손목근육이나 대퇴근육 실험에서 근절길이의 범위는 최적의 길이 근처에서만 아주 작게 보였다. 이러한 형태는 너무 길어졌거나 짧아져서 불이익이 없는 근육에서 확실히 이익으로 나타난다. 그림 3-14에서 같이 ECRB와 넙다리두갈래근과의 관련성에서 나타난다.[35,36]

근절의 길이-장력 관련성에 대한 경험적 측면을 보면 극단의 관절 움직임에서 등척성 장력을 유지하거나 생성하는 근육의 능력이 감소하였다. 이런 현상은 아마도 하나의 관절이상(다관절 근육)을 지나는 근육에서 단일 관절 근육보다 크게 나타난다. 다관절 근육에 의해 모든 관절이 동시에 전 ROM에 도달할 때 근육의 토크생성이 감소한다. 이와 같이 토크가 감소하는 현상을 **"능동불충분(Active insufficiency)"**이라 한다. 근육 내 길이변화에 의해 등척성 토크가 감소함은 쉽게 설명할 수 있지만, 모멘트 팔(MA)의 변화와 길어진 길항근의 수동적 억제가 또다른 요인이 되고 있다. 관절의 움직임 동안 근절의 길이는 최적의 길이에 가까우며, 따라서 길항근의 수동적 억제와 모멘트 팔의 영향은 더욱 중요하다. 그러므로 능동불충분이라는 용어는 단지 근육의 능동적 길이-장력 특성보다 폭 넓은 개념이다.

예제 3-1

손가락 굽힘근은 손목, CM 관절, MCP 관절, IP 관절을 지난다(그림 3-15A). 그림처럼 손가락 굽힘근이 짧아지면, 모든 관절이 동시에 굴곡되어 진다. 모든 관절들에 동시에 굴곡이 일어났을 때 손가락 굽힘근은 짧아지게 되고, 그 결과로 장력은 감소하게 된다. 덧붙여 손가락 폄근(길항근)의 움직임이 제한되고, 힘이 제한되게 된다. 정상적인 경우, 손가락 굽힘근의 수축은 손목 폄근에 의해 약간 신전된 상태를 유지하게 된다(그림 3-15B). 손목 폄근은 손가락 굽힘근으로 인한 손목 굴곡을 예방하고, 손가락 굽힘근의 최적의 길이를 유지하게 한다.

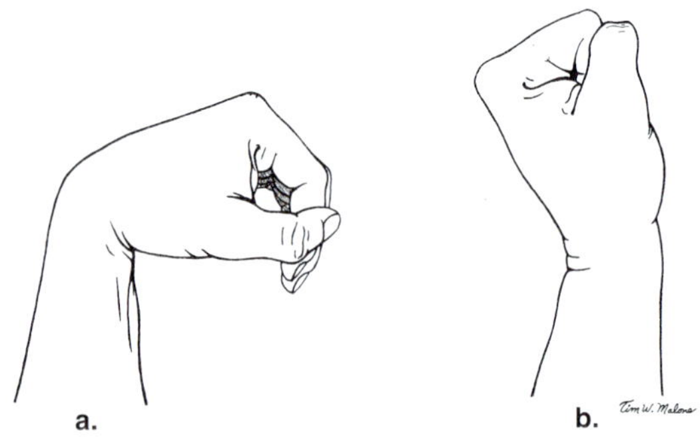

▲ **그림 3-15** ■ 근육이 짧아짐에 따른 능동 긴장 감소. A. 주먹을 꽉 쥐려고 하지만, 손가락 굽힘근이 굴곡된 손가락과 손목에서 짧아져 쥘 수 없게 된다. 또한 손가락 폄근이 길어져서 주먹 쥐는 것이 방해받게 된다. B. 손가락 굽힘근과 폄근의 길이-장력 관계는 손목의 약간 신전 시, 안정성 향상에 의해 증가하기 때문에 꽉 쥘 수 있다.

■ 힘-속도 연관성(Force-Velocity Relationship)

근장력에 영향을 주는 또 다른 요소는 근육 내에서 근필라멘트의 짧아지는 속도이다. 근 필라멘트의 짧아지는 속도는 교차결합이 형성과 재형성되면서 미끄러지는 비율이다. 힘-속도 연관성은 근육이 수축하는 속도와 힘을 생산하는 것의 사이의 연관성을 설명한 것으로, 구심성 수축과 원심성 수축 동안 일어나는 것을 설명한 것이다. 떼어낸 근육을 실험할 때, 힘-속도 연관성은 무게를 들어올리는 기능이 수축속도를 나타내지만, 그림 3-16에서 보는 것처럼 힘과 속도라는 요인은 서로 반대로 나타나는

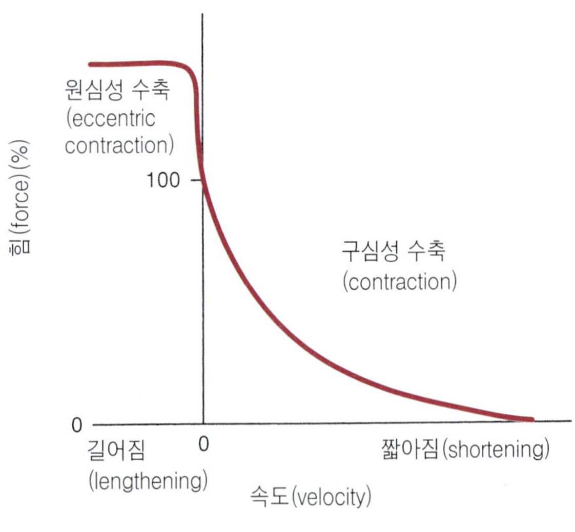

▲ **그림 3-16** ■ 골격근 힘-속도 곡선. 근육이 최대속도로 짧아질 때 힘은 발생되지 않는다. (최대 속도를 나타낸다는 것은 근육에 어떤 부하도 없음을 말한다.) 짧아지는 속도가 감소하는 것은 힘이 증가되는 것이다. 속도가 0일 때 등척성 수축을 하며, 원심성 수축을 할 때 힘은 극적으로 증가된다.

것으로 임상적으로 예측하고 있다. 근육이 뼈에서 분리되는 것처럼 저항이 전혀 없이 미끄러질 때, 근절 내에서는 최대의 속도로 수축한다. 그러나 이 경우는 저항이 없기 때문에 장력이 증가하지 않는다. 이와 반대로, 장력은 등척성 수축 내에서 일어나는 것처럼 눈에 보이는 수축을 예방하는 골지렛대에 의해 증가한다. 속도가 감소하면서 짧아지는 구심성 수축의 경우 장력은 증가한다. 근육의 짧아짐이 없이 일어나는 등척성 수축은 구심성 수축보다 장력이 크다. 속도가 증가하면서 길어지는 원심성 수축의 경우는 장력이 더 이상 증가하지 않는다. 이처럼 실험실 조건에서는 근육에 부하가 가해질 때 힘-속도의 연관성을 보이지만, 실제 상황에서는 골지렛대를 움직인다.[40,41]

사례 적용 3-5: **힘-속도 곡선 예측**

Vik의 저굴(PF)근은 거의 대부분 원심성 수축을 했다. 그로 인해서 힘-속도 곡선이 높은 힘을 생성하여, 근육이나 건에 손상 가능성이 있었다.

이미 언급하였듯이, 동적 수축 시 길이-장력 연관성은 근절의 길이와 속도가 근장력 증가에 영향을 주므로 힘-속도 연관성과 항상 연관되어야 한다. 짧아진 근육처럼 단순하게 가정할 수는 없지만, 증가된 근장력은 등척성 길이-장력 연관성에 따른다. 예로, 빠른 속도로 짧아지는 근장력은 근절의 길이에 거의 연관성이 없다. 이 사실은 속도와 길이의 변화가 다양하기 때문에 항상 일정한 수축 속도를 갖기 어려운 대부분의 인간의 움직임에서는 일어나지 않는다.

기본 개념 3-3: ***능동 근장력에 영향을 주는 요인***

요약하면, 능동적 장력은 아래와 같은 요인에 의해 조절된다.

- 장력은 운동 단위의 활동 횟수 또는 운동 단위의 수에 의해 증가한다.
- 장력은 근섬유를 많이 가진 운동단위의 동원에 의해 증가한다.
- 더 많은 수의 교차결합을 형성하면 장력도 증가한다.
- 횡단면이 넓은 근육은 좁은 근육보다 더 많은 장력을 생산할 수 있다.
- 장력은 속도가 감소하는 구심성 수축이나 속도가 증가하는 원심성 수축에서 증가한다.

이러한 기본적인 이해는 근육의 길이-장력 연관성과 힘-속도 연관성이라는 매우 중요한 두 가지 기계적 특성을 알아야 하며, 이는 임상적인 상황에서도 현재 적용되고 있다.

■ 근작용의 유형(Types of Muscle Action)

근육의 작용(수축)은 **등척성**(isometric) **수축** 또는 **구심성**(concentric) **수축**과 **원심성**(eccentric) **수축**으로 이루어진 동적 수축으로 기술된다. *등장성 수축*이라는 용어는 이제는 사용되지 않는데, 이는 항상 같은 장력이라는 전제가 생리적으로 부적합하기 때문이다. 근육 내에서 생성되는 장력은 임의로 조절하거나 일정하게 유지할 수 없기 때문이다. 따라서, 근육의 작용은 등척성, 원심성, 구심성으로 나누어 기술한다. 운동의 두가지 유형 중 등속성(isokinetic), 등관성(isoinertial) 수축이 있는데 곧 이어서 기술될 것이다.[42]

이전에 구심성, 등척성, 원심성 수축은 근절에서 움직임이 일어나는 것과 관련하여 이미 언급하였다. 근육에 부착된 뼈들은 자유롭게 움직이고, 그 움직이는 힘은 근육이 주어진 하중을 극복하는 충분한 토오크를 생산함에 의해 발생되며, 이 근육은 짧아지거나 혹은 구심성 수축(concentric contraction)을 통해 양쪽 뼈를 서로 당기게 되고 근육 중심으로 향하게 한다.

보통 기능적인 활동을 하는 동안 근육의 한쪽 부착점은 고정이 되고 다른 부착점은 운동을 한다. 근육이 흥분되었지만, 붙어있는 뼈가 움직이지 않는다면 **등척성 수축**이라 부른다(그림 3-17). 근육의 등척성 수축이란 관절각도에 변화 없이 무게를 지지하며 유지하는 것이다. 등척성 수축을 하는 동안은 관절의 움직임이 없음으로 일(work)은 없게 된다. 일을 공식으로 나다내면 다음과 같다. W=F×d, W는 일, F는 근육의 힘, d는 관절이 움직인 거리이다.

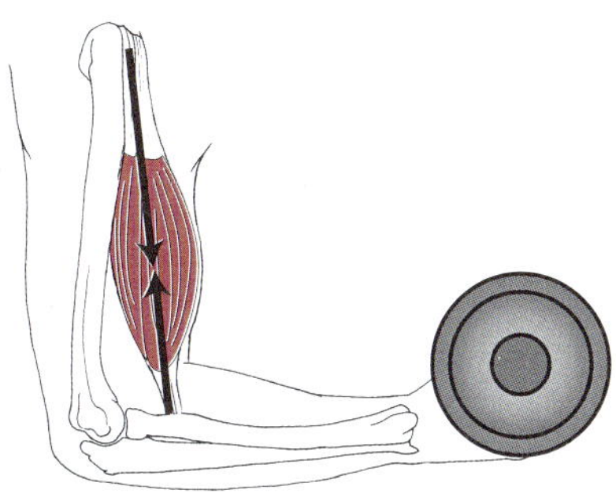

▲ **그림 3-17** ■ 등척성 수축. 두 개의 뼈 지렛대는 고정되고, 움직임이 보이지 않을 때 근육의 능동 긴장이 증가된다.

구심성 수축을 하는 동안 근육이 짧아진 것처럼 뼈들은 상호 가까워진다(그림 3-18). **양의 일**(positive work)은 근육에 의해 관절이 ROM 내에서 움직이는 것이다. **원심성 수축**을 하는 동안 뼈는 무거운 추의 하강을 조절하는 근육의 노력으로 서로 멀어진다(그림 3-19). ROM 내에서 관절의 움직임에 따라 근육의 길이는 길어진다. 이러한 원심성 수축을 **음의 일**(negative work)이라 하는데, 이는 근육의 노력에 의한 일이라기보다는 근육에 작용한 힘에 의해 일어난 일이기 때문이다.

힘-속도 연관성에서 보는 것과 같이 수축의 종류에 따라 장력의 양은 다양해진다. 구심성 수축보다는 등척성 수축에서 장력이 보다 증가한다. 일반적으로 원심성 수축이 등척성 수축에서 발생된 장력보다 더 크다. 그러나 이와 같은 관계는 관절 ROM 중 가동범위의 모든 지점에서 모든 근육이 똑같지는 않다.[44] 근육 내의 장력이 구심성 수축보다는 등척성 수축 시에 더 커지는데, 교차결합의 탈부착시 기계적인 요소, 즉 근육의 신경활동의 변화에 부분적인 원인이 있다.[45]

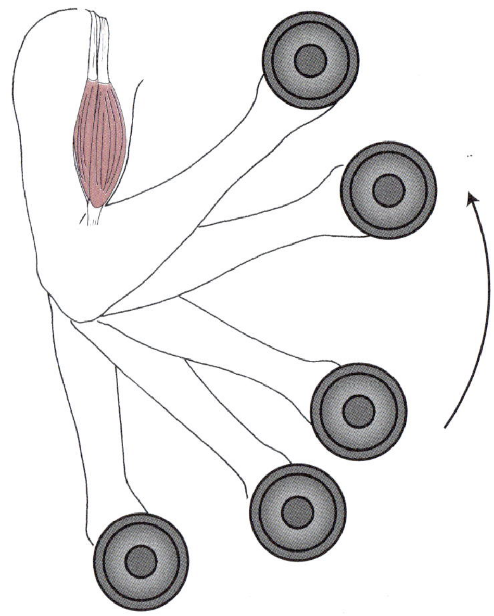

▲ **그림 3-18** ■ 구심성 수축. 무거운 추를 끌어올릴 때 근 긴장의 증가.

■ 토오크 생성 (Production of Torque)

의사들은 환자의 근력을 가끔 평가한다. 근력을 평가할 때 등속성 도구 또는 간단한 MMT를 통해 근육이 생성하는 관절의 토오크의 양을 실제 결정한다. 근육에 대한 많은 생리적인 실험은 근육이 뼈에서 떨어져 있는 상태에서 실제적인 근력을 측정한다. 근육이 뼈에 붙어 있으면, 근육에는 힘이 생성되지 않지만, 토오크의 생성으로 관절에 모멘트 팔이 작용하게 된다.

근육의 모멘트 팔은 관절의 위치에 따라 생성되는 토오크에 영향으로 변하게 된다. 예를 들면, 작은 모멘트 팔과 함께 10 파운드의 힘이 위팔두갈래근(biceps)을 활성화시키면, 그림 3-20에서 보는 것처럼 위팔두갈래근이 관절의 위치에 따라 모멘트가 커지고 토오크가 작아지게 된다. 기억할 것은 관절이 움직임에 따라 근육의 길이 또한 변하게 된다. 근육의 길이-장력 연관성에서 보면, 근육의 길이가 길어지거나 짧아짐에 따라 근육의 힘은 다양하게 나타난다. 그럼에도 불구하고, 관절의 위치의 차이에 따라 근육의 모멘트 팔과 근육의 길이 두 가지에는 유발되어진 토오크의 양에 영향을 준다. 더하여, 역동적인 움직임에서 짧아지거나 길어지는 속도는 근육이 생산하는 토오크와 힘의 양에 영향을 준다.

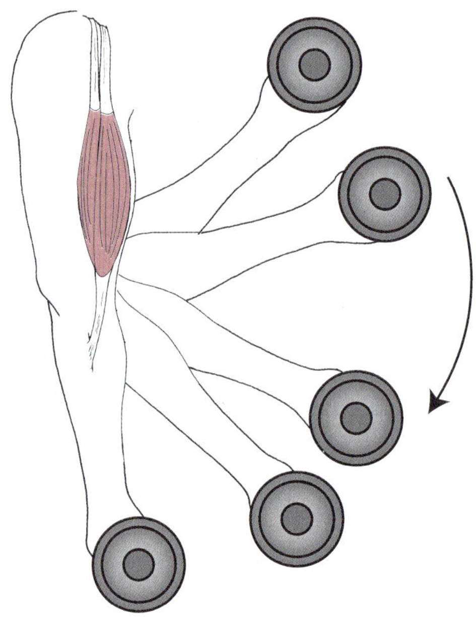

▲ **그림 3-19** ■ 원심성 수축. 근육이 늘어나는 동안 근육 긴장이 생성.

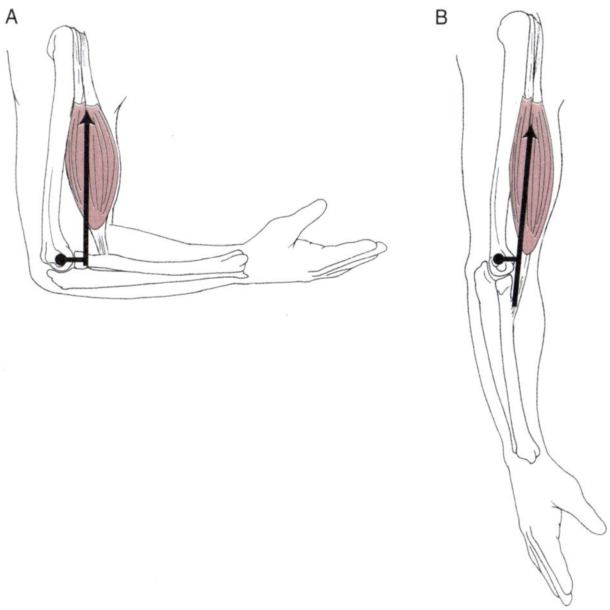

▲ **그림 3-20** ■ 관절의 움직임 동안 근육의 모멘트 팔의 변화로 토오크 생성. 이 자세에서 B는 모멘트 팔이 보다 커서 A보다 토오크가 작다.

■ 근육과 건의 상호작용 (Interaction of Muscle and Tendon)

근육과 건(널힘줄을 포함) 사이의 상호작용은 근육이 수축하거나 움직이는 동안 중요한 기능적 응용이다. 예를 들면, 그림 3-17에서 봤던 등척성 수축처럼, 실제적으로 근육은 약간 짧아지고 건은 약간 길어진다. 대부분의 근육에서 등척성 수축 시 휴식상태의 길이에 비해 10% 정도 근섬유는 짧아지고 건은 길어진다. 건의 유연성은 근육이 토크를 생산하는데 중요하다. 이는 강력한 구심성 수축 이전에 근건 복합체의 스트레칭 하는 플라이오메트릭 운동의 기초가 된다. 구심성 수축하기 전에 즉각적인 스트레칭은 구심성 수축 시 보다 큰 토오크를 얻는데 도움이 된다.

사례 적용 3-6 : **아킬레스건은 포함되는가?**

인체에서 가장 유연한 건이 아킬레스건인 이유는 환자들에게서 뒤로 걸을 때 건이 과도한 스트레칭으로 인해 손상받는 원인이 된다. 큰 힘의 원심성 수축과 건의 스트레칭이 쌍으로 가해질 때 근육과 건의 strain으로 인한다

■ 통제된 조건하의 근작용 (Muscle Action Under Controlled Condition)

등속성 운동과 검사 (Isokinetic Exercise and Testing)

기술의 진보는 근육의 기능에 영향을 미치는 변수의 조절과 조작을 위한 검사기구와 운동기구를 발전시켰다. **등속성 운동과 검사**(isokinetic exercise and testing)[43] 또는 **등속성 근수축**(isokinetic muscle contraction)[40]에서 골지렛대의 각속도는 기계를 사용하여 전체 ROM을 일정하게 유지할 수 있다. "등속성 수축(isokinetic contraction)"이라는 개념은 관절의 움직임에 대한 표현처럼 많은 근육작용의 종류는 아니다. ROM의 모든 부분에서 근육에 의해 생선된 토크와 *직접 비례*하여 등속성 장비에 의해 생성된 저항은 항상 일정한 속도를 유지한다. 따라서 근육 토크의 증가에 비례하여 기계의 저항 토크도 증가하게 된다. 이 저항의 조절은 Biodex, Cybex, Kin Com, IsoMed와 같은 등속성 기구에 의해 기계적으로 이루어진다.

노련한 평가자들은 골지렛대의 각속도를 손으로 조절할 수 있으며, 관절 가동범위의 운동 중 근육에 의해 생산된 토오크에 대한 정비례로 저항을 줄 수 있다. 도수근력검사(MMT)에서 검사자는 피검사자에 의해 생산된 구심성 수축에 대해 ROM 범위 중 저항을 적용하여 검사한다. 검사자의 저항은 전체 가동범위 운동 중 검사되는 근육에 의해 생산된 토오크에 대해 정비례하여야 한다. 검사자가 피검사자의 근력이 만드는 토오크에 대해 성공적으로 균형을 유지한다면 일정한 각속도가 이루어진 것이다. 그러나, 도수로 조절된 각속도 혹은 맨손으로 가한 저항이 기계로 가한 저항과 같이 정확하고 일정하게 가해질 수는 없다. 더구나 도수저항은 기계적인 저항처럼 정량화할 수 없다는 문제가 있다.

ROM을 통해 자유롭게 하중을 들어올리는 등속성 운동의 이점은 등속성 운동이 전체 ROM을 통한 근육에 의해 생산된 토오크의 변화에 잘 적응하는 것이다. 미리 정한 속도를 사용하는 한 등속성 기계는 관절 가동범위 운동 중 근육에 의해 생산된 토오크에 대해 정비례한 저항을 제공할 수 있다. 예를 들면, 최소의 저항은 근육이 가지고 있는 최소의 역학적 이득을 가지는 범위 즉, ROM의 맨 끝에서도 제공된다. 주어진 저항은 근육이 가장 큰

토오크 생산 능력을 가지게 되는 ROM 지점에서 가장 크다. 높은 각속도에서 구심성 수축으로 얻어진 최대 등속성 토오크는 낮은 각속도에서 얻어진 최대 등속성 토오크보다 작다. 빠른 수축 속도로 인한 토오크의 감소는 근육의 힘-속도 연관성에 기인한다. 등척성 토오크 값은 ROM의 특정한 영역에서 어떤 속도의 등속성 구심성 토오크보다 높다. 따라서, 구심성 등속성 수축의 각속도가 0에 가까워지면 등속성 토오크는 더 커진다.[44,45]

등속성 기구는 강도훈련(strength training), 한 근육군과 다른 근육군의 상대적인 비교를 할 때 다른 속도에서 근육이 생산할 수 있는 토오크 검사를 위해 양을 정할 수 있다. 어떤 등속성 기계는 원심성 토크를 검사하는 동안 토크의 양을 사용할 수 있다. 물건을 들어올리는 동안 등(back)과 팔근육 강도의 등척성과 등속성 비교검사에서, 들어올리는 전체 범위 중 최대 등척성 근력과 최대 등속성 근력 사이에 의미있는 차이가 발견되었다. 등척성 근력이 등속성 구심성 근력(isokinetic concentric strength)보다 더 높은 것을 발견하였고, 또 구심성 등속성 근력은 들어올리는 속도가 증가할수록 감소함을 확인했다. 일반적으로 들어올리기는 등속적으로 수행되지 않기 때문에 들어올리기 등의 일을 위한 등속성 검사나 등속성 운동은 적합하지 않다. 그러나 이는 최근에 집중적으로 연구되고 있는 분야이다. 최근의 연구에서는 등속성 검사나 운동이 기능적인 일의 수행에 차이를 부여하거나 훈련효과를 높이는지의 여부를 두고 의견이 분분하다. 최근의 연구는 기능적 과제 수행 또는 기능적 활동의 효과에 대한 등속성 연구를 보여준다.

등관성 운동과 검사 (Isoinertial Exercise and Testing)

등관성 검사 또는 운동은 근육의 움직임에 대해 정량적인 발전을 이룬 것이다. 등관성 근육 활동은 항상 일정한 저항에 대항하며 그 저항에 대해 가속하거나 감속하는 동안 측정된 근육의 토오크를 결정하는 근육작용의 형태이다.[42] 근육에 의해 생산된 토오크가 저항보다 작거나 동일하면 근육의 길이는 변화되지 않고 근육수축은 등척성이 된다. 근육에 의해 생산된 토오크가 저항보다 더 크면, 근육의 길이는 짧아지고 근수축은 구심성이 된다. 역설적으로, 토오크가 저항보다 작으면 원심성 수축을 할 것이다. 등관성 근육작용은 등척성 수축과 등장성 수축이 일정한 하중에 반응하여 사용되는 정상근육활동과 동일하다.

예제 3-2

사람이 항상 일정한 외적 하중을 들어 올린다면, 들어 올리는 근육은 하중의 관성을 극복해야만 한다. 들어 올리려 할 때, 관성저항에 대응해서 필요한 토오크를 생성하기위해 등척성 수축을 하게 된다. 관성 저항이 더 크면, 토오크를 증가시켜 구심성 수축을 하고 가속하기 시작한다. 이러한 동작에서, 길항근은 부하에 대한 감속을 위해 원심성 수축을 하게 된다.

등속성과 등관성 기계기구의 장점은 근육활동을 수량화 할 수 있다는 것이다. 이 질문에 대한 테스트를 수행 수준을 정확하게 결정할 수 있다. 또 사람마다 다른 수행 수준에 맞는 수준을 다르게 하여 적용할 수 있다.

■ 요약: 능동적인 근장력에 영향을 주는 요인 (Summary of Factors Affecting Active Muscle Tension)

능동적인 근육 장력은 전체 근육 장력의 한 구성요소이며, 전체 근육장력은 골지렛대를 움직일 수 있는 근육 능력의 한 구성요소이다. 그러나, 능동근육 장력은 전체 근육 구성요소들 중 가장 변하기 쉬운 요소이다.

기본 개념 3-4 : *능동적인 근장력의 내적, 외적 요인*

근육이 얼마나 빨리 최대 장력을 생산하는가는 아래의 영향을 받는다:

- *운동단위의 동원순서:* 수축 속도가 느린 운동단위들은 일반적으로 먼저 동원된다.
- *운동단위 내의 근섬유의 형태:* FG 근섬유를 가지고 있는 운동단위는 SO 근섬유를 가지고 있는 운동단위보다 더 빨리 최대 장력을 발생시킬 수 있다: 교차결합 형성율, 파괴, 재형성은 변한다.
- *근섬유의 길이:* 긴 섬유는 짧은 섬유보다 수축 속도가 빠르다.

능동 장력의 크기는 다음 사항의 영향을 받는다:

- *운동단위의 크기:* 더 큰 운동단위는 더 큰 장력을 생산한다.
- *근육의 단면에서 근섬유의 수와 크기:* 근육의 단면이 더 크면 클수록 장력 생산의 양은 더 커진다.

- *흥분하는 운동단위의 수:* 근육 내에서 흥분하는 운동단위 수가 많으면 많을수록 더 큰 장력을 생산한다.
- *운동단위의 흥분횟수:* 운동단위의 흥분횟수가 더 높으면 높을수록 더 큰 장력을 생산한다.
- *근절의 길이:* 최적의 길이에 가까울수록 생산할 수 있는 등척성 장력은 더 크다.
- *근섬유의 정렬:* 익상형 섬유배열은 근섬유의 수가 더 많다. 따라서, 익상근은 병렬근(parallel m)보다 더 큰 장력의 양을 생산한다.
- *근수축의 형태:* 등척성 수축은 구심성 수축보다 더 큰 장력을 생산할 수 있다. 원심성 수축은 등척성 수축보다 더 큰 장력을 생산할 수 있다.
- *속도:* 근육이 단축(수축)하는 속도가 증가함에 따라 구심성 수축에서는 장력이 감소된다. 능동적으로 길어지는 속도가 가속됨에 따라 원심성 수축에서 장력은 증가한다.

근육의 분류(Classification of Muscles)

근육은 모양(능형, 삼각), 머리의 수(두갈래; biceps, 세갈래; triceps, 네갈래; quadriceps), 위치(biceps femoris, tibialis anterior) 또는 위치와 기능의 결합(extensor digitorum longus, flexor policis brevis)에 따라 명명되었다. 근육 군은 근육이 수행하는 일과 작용 또는 독특한 역할, 특별한 작용 중 담당하는 역할에 의해 범주가 정해졌다. 근육은 작용에 기초를 두고 범주를 정했을 경우 관절에서 **굴곡**을 일으키는 근육일 때 굽힘근의 범수에 속한다. **신전** 혹은 **회전**을 일으키는 근육은 폄근 혹은 회전근이다. 근육이 하는 역할에 의해 범주가 정해졌을 때, 근육과 근육군은 근육이 활동 중 특정된 역할을 나타내는 용어로 기술한다. 역할 칭호를 사용할 때에는 어떤 근육의 작용(굴곡이나 신전 같은)이 수행되었는가는 문제되지 않으며 다만 그 근육이 어떤 역할을 했는가가 고려된다.

■ 움직임 내에서 근육의 역할 (Based on Role of the Muscle in Movement)

주동근(prime mover, **agonist**)이라는 용어는 관절에서 원하는 움직임을 일으키는 역할을 하는 근육을 가리킨다. 굴곡하고자 하면 굽힘근이 주동근이고, 주동근과 직접적으로 반대 작용을 하는 근육을 **길항근**(antagonist)

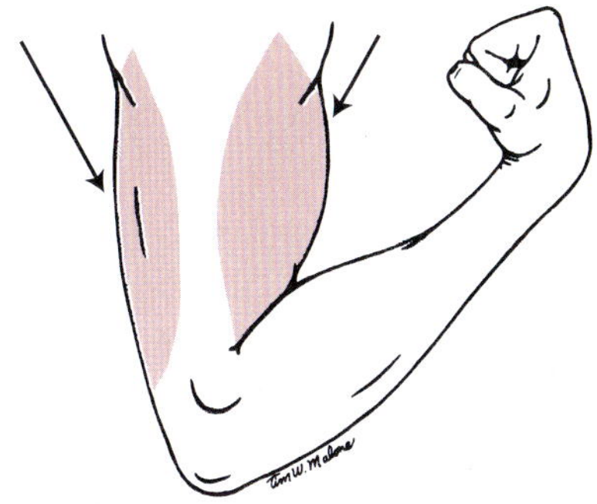

▲ **그림 3-21** ■ 주동근과 길항근의 동시 수축.

이라고 한다. 원하는 운동은 길항근에 대해 반하는 것은 아니지만, 근육들은 반대하는 작용을 잠재적으로 가지고 있다.

보통 주동근은 원하는 운동을 수행하는 근을 말하고, 길항근은 억제하는 근이다(reciprocal inhibition: 상호억제). 그러나 주동근과 잠재적인 길항근이 동시에 수축한다면, **동시수축**(co-contraction)이 일어난다(그림 3-21). 관절 주위근육의 동시수축은 관절의 안정성을 제공하고, 어떤 상황에서는 필요한 협동작용을 나타낸다. 반대 기능을 가진 근육의 동시 수축은 근기능 조절장애 질환(뇌성마비)에서 일어나는 것과 같이 불수의적인 동시 수축에 의해 원하는 동작이 방해되므로 바람직하지 못하다. 이처럼 원하는 동작을 수행할 때 주동근을 도와주는 근을 **협동근**(synergist)이라고 부른다.

예제 3-3

손목의 굴곡을 원하면, 노측손목굽힘근(FCR)과 자측손목굽힘근(FCU)이 손목굴곡을 하므로 주동근이라 한다. 손가락굽힘근은 손목굴곡을 직접적으로 도와주므로 협력근이라 한다. 손목 폄근은 잠재적 길항근이다.

협동근들은 손목관절의 굴곡에서 볼 수 있듯이, 원하는 동작 수행을 지원하여 직접적으로 주동근을 보조하며 주동근이 작용하도록 고정을 하든가 혹은 원하지 않는 작용을 예방함으로 간접적인 보조를 한다. 협력근들은 손가락굽힘근들이 보다 큰 토오크를 발생하도록 하고, 최적의 근절의 길이와 모멘트팔을 통합하여 관절의 위치를 유지한다.

예제 3-4

꽉 쥐듯이 손가락 굴곡을 원하면, 손목과 손가락을 가로지르는 손가락 굽힘근은 손목과 손가락을 동시에 굴곡하더라도 기능이 효율적이지 못한다. 그럼에도 손목 폄근은 원하지 않는 손목 굴곡을 예방하고 안정시키는 역할을 하게 된다. 손목 굴곡이 예방됨에 따라 협력근들은 손가락 굽힘근이 최적의 근절의 길이와 MA의 복합으로 보다 많은 토오크를 생성하는 관절의 위치를 유지할 수 있다.

때때로 두 근육의 협동작용은 손목관절에서 요측편위(radial deviation)와 같은 순수한 동작을 생산하기 위해서도 필요하다. 손목관절의 요측굽힘근(radial flexor)은 손목관절 굴곡과 요측편위를 일으킬 수 있다. 요측폄근(radial extensor)은 혼자서 손목관절 신전과 요골편위를 일으킨다. 손목관절 폄근과 손목관절 굽힘근이 함께 손목관절 요측편위(radial deviation)를 일으키는 주동근으로 작용할 때 굽힘근의 굽힘근으로서의 역할은 폄근의 신전작용에 의해 예방 혹은 중립화되어서 순수한 요측편위가 일어난다(그림 3-22). 이 같은 예에서 손목관절의 척골쪽에서도 손목관절 굽힘근과 폄근 사이의 작용이 동일하게 일어난다.

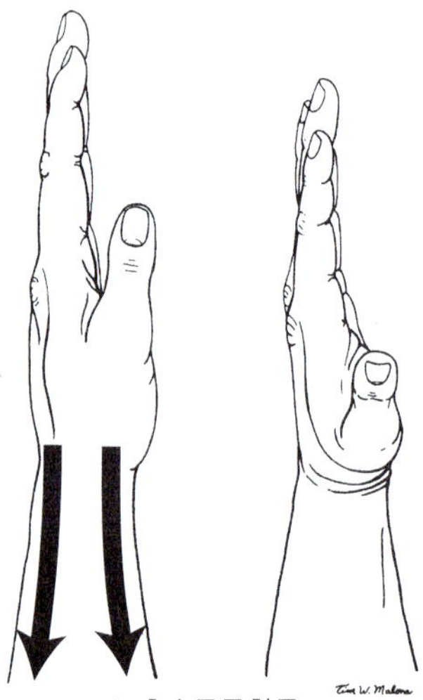

▲ **그림 3-22** ■ 협력근 작용. 노측손목폄근과 노측손목굽힘근이 협력적으로 작용할 때 손목의 요골편위가 일어난다.

■ 근육의 구조적 기초 (Based on Muscle Architecture)

근육을 굽힘근, 주동근 그리고 길항근처럼 기능적인 범주로 구분하는 것은 여러 근육과 근육작용을 기술하는 작업을 단순하게 해준다. 그러나 근육의 역할은 바뀔 수 있다. 잠재적 길항근은 또 다른 상황에서는 협력근의 역할을 한다. 근육의 역할이 바뀜에도 불구하고, 근육은 구조적 특성이 비슷하면 비슷한 기능을 갖는다. 근육의 구조는 수축속도나 잠재적 근력에 매우 중요한 역할을 한다. 그러나, 몇몇 연구를 보면 비슷한 구조를 갖는 근육이 기능적으로도 유사한지는 아직까지 확실치 않다. 동물과 사람을 대상으로 하는 연구의 예를 들면,[26,57,58] 무릎 폄근은 짧은 근섬유 길이와 큰 PCSA(단면적)를 가졌고, 반대로 무릎 굽힘근은 긴 근섬유와 작은 PCSA를 가지고 있다. 발목 저굴근(PF)은 특이하게 짧은 근섬유 길이와 큰 PCSA를, 발목 배굴근(DF)은 보다 긴 근섬유와 보다 작은 PCSA를 가진다. 상지에서 손가락 굽힘근은 긴 근섬유 길이와 매우 큰 PCSA(횡단면적)를 가졌으나 반대로 손가락 폄근은 짧고 작았다(그림 3-23, 그림 3-24).

■ 모멘트 팔의 길이에 대한 근거 (Based on Length of the Moment Arm)

근육에서 관절의 바른 인식은 근육의 그룹에 대한 분류가 되어야 한다. 근육 MA 길이는 근섬유의 길이와 합하여져 관절을 움직이는 근육의 ROM을 통해 관절의 토오크를 결정하는데 중요한 요소이다. 근섬유에서 근육 MA까지의 비율은 관절 내에서 ROM 결과로 결정하고 관절 토오크의 보다 많은 생산을 하는 보다 큰 요인을 이해하는 것이다. 예를 들면, 근섬유길이에서 근육 MA까지의 비율은 손목 굽힘근 내에서 보다는 손목 폄근 내에서 보다 크다는 것을 말하는데, 이는 손목 굽힘근 내에서 보다는 손목 폄근 내에서 근섬유의 길이의 활동이 보다 크다는 것을 암시한다.

그럼에도 불구하고, 모든 골격근들은 기본적 구조설계가 유착되어 있어 근육들 간의 존재하는 근육의 크기, 배열, 근섬유 종류의 다양한 양을 고려해야 한다. 그런 까닭에 단지 몇 개 근육만을 분류하는 것은 부적절하다. 이러한 증거에 따르면, 특별히 주어진 일을 함께 수행하는 근

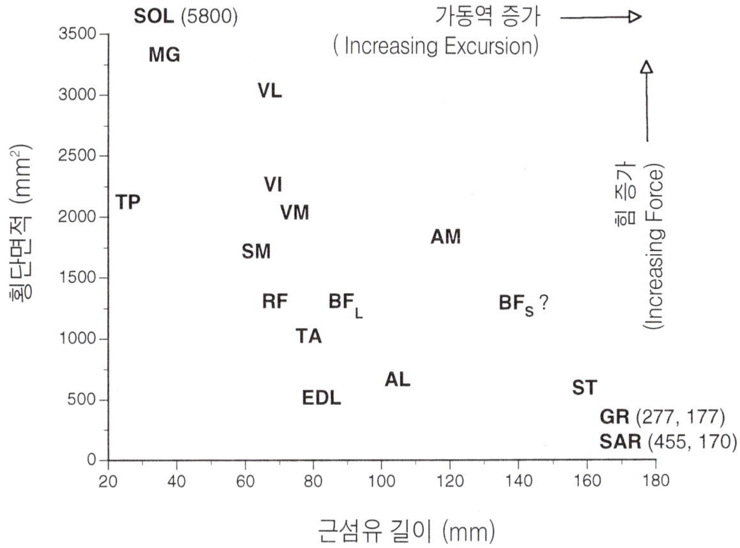

◀ **그림 3-23** ■ 하지근육의 길이와 횡단면적(PCSA)과의 관련성. 유사기능의 근육을 군으로 함. 예를 들어, 가자미근(SOL)과 장딴지근(MG): 앞정강근(TA)과 긴손가락폄근(EDL): 가쪽넓은근(VL), 안쪽 넓은근(VM)과 가운데 넓은근(VI): gracilis (GR): sartorius(SAR) (주의: data are only for fiber length of the biceps femoris short head [BFs].) (출처: Lieber RL: Skeletal Muscle Structure and Function: Implications for Rehabilitation and Sports Medicine. Baltimore, Wiliams & Wilkins, 1992).

육 그룹보다는 작은 근육 그룹에서 운동단위에 의한 근육의 작용이 더 적절하다는 것이다. 그러나 운동단위의 분류체계는 폭넓게 사용되고 받아들일만하게 이에 대한 보다 많은 연구가 필요하다.

근 기능에 영향을 주는 요소 (Factor Affecting Muscle Function)

앞에서 설명한 근육기능에 영향을 미치는 많은 요소에 더하여 다음 몇 가지 요소를 고려할 필요가 있다:

- 관절의 형태와 근육 부착지점
- 근육이 통과하는 관절의 수
- 수동 불충분
- 감각 수용기

■ 관절의 종류와 근 부착점의 위치(Types of joint and Location of Muscle Attachments)

관절의 형태는 근육의 기능에 영향을 미치며, 관절의 구조는 굴곡과 신전 그리고 ROM을 일으키는 근육의 형

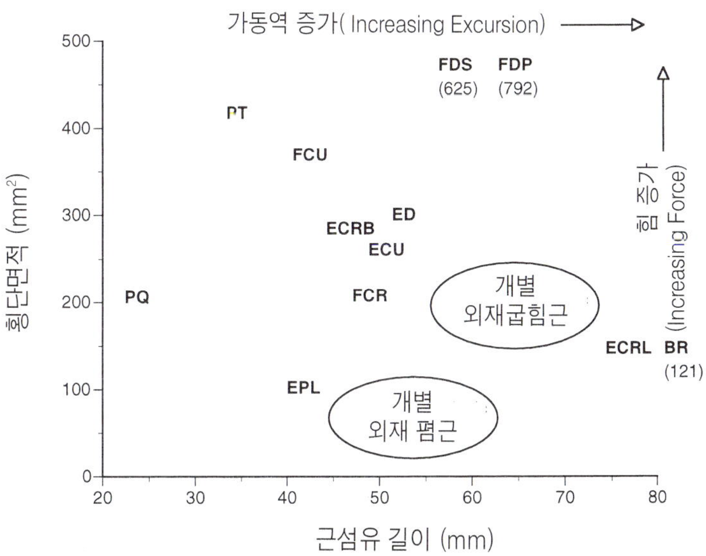

◀ **그림 3-24** ■ 상지근육의 길이와 횡단면적(PCSA)과의 관련성. 유사 기능 근육을 묶음. 예로, 얕은 손가락굽힘근(FDS)과 깊은 손가락굽힘근(FDP): 짧은 노측손목폄근(ECRB)과 긴노측손목폄근(ECRL): 자측손목폄근(ECU)과 지신근(ED): 각 손가락 굽힘근과 폄근.(출처: Lieber RL: Skeletal Muscle and sports Medicine. Baltimore, Williams & Wilkins, 1992).

태를 결정한다. 관절과 관련하여 근육의 위치 또는 작용선은 근육이 할 일을 결정한다. 일반적으로 상지, 고관절, 체간에 있는 관절들의 앞부분(anterior aspect)을 지나가는 근육들은 굽힘근이며, 이 관절들의 뒷부분(posterior aspect)을 지나가는 근육들은 폄근들이다. 내측과 외측을 지나가는 근육들은 외전근과 내전근으로 작용하며 각각 회전근으로도 작용한다. 근육들의 원위 부착점이 관절 축 가까이 부착된 근육들(spurt m.)은 골지렛대의 넓은 가동범위(ROM)를 지난다. 원위 부착점이 관절축으로부터 멀리 떨어진 근육들(shunt m.)을 예를 들면, 상완요골근(brachioradialis)과 같은 근육들은 관절의 안정성을 위해 설계되었기 때문에 근력의 대부분은 관절을 향해 작용하여 관절면을 압축한다. 근육의 안정성에 대한 상대적 공헌도는 각각 근육의 간접적으로 다양한 근력에 따라 압축적 요소와 회전요소를 통하여 변하게 된다. 근육은 압축요소가 가장 큰 지점에서 최대의 관절 안정성을 부여한다.

일반적으로 하나의 관절에 작용하는 근육그룹은 같은 관절에 작용하는 다른 근육그룹보다 많은 토오크를 생산한다. 정상적인 쌍을 이룬 주동근-길항근 근력비율에 장애가 있으면 관절의 근육 불균형을 초래하고, 관절 손상을 일으킬 위험이 생긴다. 정상적인 관절을 위한 주동근 길항근 근력의 비율(agonist-antagonist strength ratio)은 관절 손상치료를 위한 기초 자료로 사용된다. 견관절이 손상되었다면, 치료목표는 손상된 관절의 굽힘근과 폄근의 강도를 강화시키는 것이고, 손상되지 않은 관절과 비교하여 같은 강도의 비율이 되어야 한다.

■ 관절의 수(Number of joints)

많은 기능적 움직임은 한 관절 또는 두 관절 이상을 통과하는 근육의 협조로 여러 관절을 조화롭게 움직일 필요가 있다. 의도하는 움직임을 수행하기 위해서는 요구되는 근력을 최소화해서 근육의 피로를 최소화하도록 동작이 조절된다. 이러한 운동조절 전략은 효율적 움직임을 확보하게 한다.

효율적인 움직임을 만들 수 있는 방법 중 하나는 단일관절근 및 다관절 근육이 조화롭게 협동하는 것이다. 많은 경우, 관절의 수는 근육의 기능을 결정한다. 단일관절 근육은 주로 구심성 수축이나 등척성 수축 시 힘을 생산하거나 일을 하기 위해 동원된다. 이 동원전략은 원래 단일 관절에서 간단한 동작을 일으킬 때 적용되지만, 다관절 움직임에서도 이용된다. 한편, 다관절 근육은 구심성보다는 원심성과 관련된 역동적 움직임에서 토오크를 잘 조절하기 위해 동원된다. 예를 들면, 주관절을 회외하여 굴곡할 경우, 다관절 근육인 위팔두갈래근이 작용하는데 이때 단일관절 근육인 상완근이 같이 작용한다. 위팔두갈래근이 요골에 부착되면 회외가 일어나고, 척골에 부착되면 굴곡만 일어난다는 것을 생각해보면 의미가 분명해질 것이다.[52] 하나의 관절만 움직이기를 원하면, 단일관절 근육을 동원하는데 그 이유는 다관절 근육을 동원하면 다관절 근육이 지나가는 다른 관절에 움직임이 일어나지 않도록 부가적인 근육의 운동단위가 필요하게 되기 때문이다. 한 예로, 주관절이 회내하여 굴곡할 때에는 주로 위팔두갈래근이 아니라 상완근이 사용됨을 들 수 있다.

단일관절근과 다관절근은 함께 일을 하는데 단일관절근은 관절을 지나지 않고 관절의 움직임을 보조할 수 있다. 예를 들면, 의자에서 일어나는 간단한 동작은 무릎과 엉덩이가 늘어나야 가능하다. 고관절신전은 단일 관절근인 큰볼기근(gluteus maximus)과 다관절근인 슬괵근이 활성화됨으로써 이루어진다. 이와 동시에 일어나는 무릎의 신전은 단일 관절근인 무릎폄근(vasti)과 다관절근 무릎폄근(rectus femoris)의 활성화로 가능해진다. 의자에서 일어나는 동작 중에 단일관절근인 무릎 폄근이 실제로 엉덩이의 신전을 지원한다는 흥미로운 사실을 추론할 수 있다. 슬괵근(hamstrings)이 활발하게 작용한다면, 광근(vasti)에 의한 무릎의 신전은 연결선의 역할을 하는 슬괵근을 잡아당겨서 결국 엉덩이의 신전을 가능케 할 것이다.

■ 수동적 불충분(Passive Insufficiency)

전완의 팔꿈치가 탁자 위에 수직으로 있고 손목이 굴곡을 이룬다면, 손가락이 펴지는 것을 볼 수 있을 것이다(그림 3-25A). 손가락의 신전은 손목 전반에 뻗어있는 손가락 폄근의 길이가 불충분한 데서 연유한다. 그 불충분한 길이를 **수동적 불충분**(passive insufficiency)이라고 한다. 손목을 신전시키는 근육이 팽팽해지면서 일어나는 수동적 긴장의 증가는 손가락의 신전을 일으킨다. 이러한 손가락 신전을 건 작용(tendon action) 혹은 테노데시스

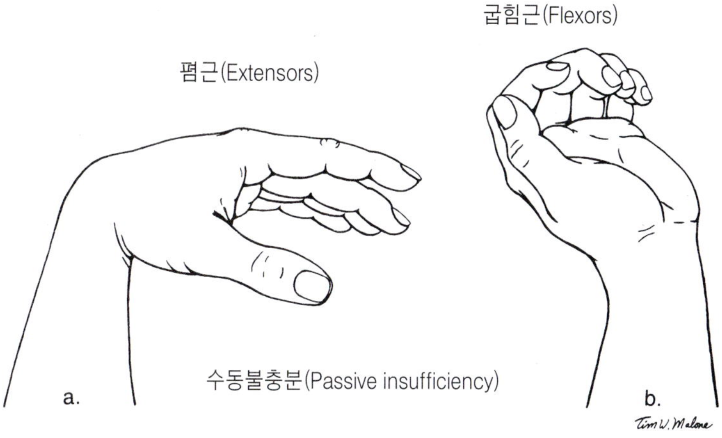

◀ **그림 3-25** ■ 수동적-불충분. A. 손가락 폄근이 손목이 굴곡될 때 순목과 손가락에서 길이가 수동적으로 불충분하게 된다. 그로 인해 손가락 신전이 일어난다(tenodesis). B. 손가락 굽힘근이 손목 신전될 때 손목과 손가락에서 길이가 수동적 불충분이 일어난다. 이로 인해 손가락 굴곡이 일어난다.

(tenodesis)라고 부른다. 반대로 손목을 뒤로 꺾게 되면 손가락들은 구부러진다(그림 3-25B). 손가락의 구부러짐은 손가락 굽힘근이 신전된 손목 위로 잡아 당겨질 때에 그 길이가 불충분하여 일어나는 현상이다.

정상적인 상태에서 한 관절 근육에 의한 수동적 불충분은 매우 드물다. 그러나 두 관절 혹은 다관절 근육들은 이 근육들이 통과하는 모든 관절에서 동시에 완전한 ROM을 허용하는 근육의 길이 혹은 신장성(extensibility)의 불충분이 자주 일어난다. 이와 같이 불충분이 일어날 때, 근육 내에서는 수동적 장력(passive tension)이 발생된다. 이 수동적 장력이 충분히 발생하면 골지렛대의 움직임을 더 체크하거나(수동적 저항 토오크=노력 토오크) 골지렛대의 일부가 고정되지 않는 경우, 그 골지렛대를 수동적으로 당기는 방향으로 끌어당기게 된다. 뼈가 자유롭게 움직일 수 없다면, 신장에 의해 손상이 생길 수 있을 것이다. 일반적으로 통증은 신장 시 위험을 알리는 직접적인 신호이며 이때 근육의 능동수축은 근육을 보호하기 위해 발생한다.

어느 관절의 한쪽에 위치한 다관절 근육이 과도하게 수축될 경우, 반대쪽에 위치한 다관절 근육이 과도하게 늘어나곤 한다.

예제 3-5

손가락 굽힘근과 폄근은 완벽한 예이다. 손가락 굽힘근을 능동적으로 손목과 손가락을 구부리면, 손가락 폄근은 손목과 손가락을 지나며 길어지게 된다. 그것으로 손가락과 손목의 굴곡의 양이 제한된다.

예를 들면, 손가락 굽힘근들이 수축됨과 동시에, 불활성화 상태의 손가락 폄근들이 이들이 위치한 관절 전반에 걸쳐 수동적으로 늘어난다. 그 폄근들은 손목과 손가락의 굴곡에 동시적으로 수동적 저항을 공급하기 때문에 손가락의 굴곡은 어려워지게 된다(그림 3-26). 손가락의 굴곡을 시도하기 전에 나타나는 손목의 굴곡 시, 손가락근이 약간 늘어나는 이유는 폄근의 길이가 불충분하기 때문이다. 수동적인 근육의 과도한 늘어남과 능동적 근육의 과도한 수축의 결합은 그 근육의 안전을 위협한다. 이는 일상적인 생활 속에서는 잘 경험할 수 없지만, 운동을 할 때에 겪게 될 수 있다.

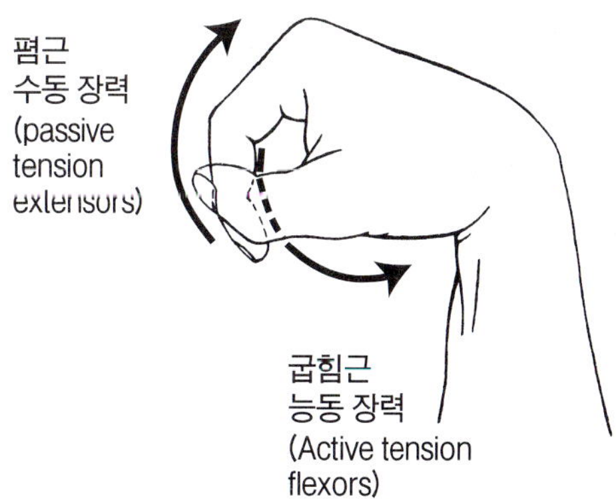

▲ **그림 3-26** ■ 수동적 신장과 함께 수동 장력 증가. 손목을 완전히 굴곡하고 주먹을 꽉 쥐려할 때, 손가락 폄근들의 수동적 신장으로 손목과 손가락 굽힘근들이 능동적으로 짧아진다. 손가락 굽힘근 길이의 불충분은 손목과 손가락에 충분한 ROM을 주고, 꽉 쥐려는 손가락 굽힘근의 능력에 제한을 준다.

■ 감각 수용기(Sensory Receptors)

골지건 기관(Golgi tendon organ)과 **근방추**(muscle spindle)는 근육기능에 작용하는 두 가지 중요한 감각수용기이다. 근육과 근이 교차되는 지점에서 건 속에 위치한 골지건 기관들은 장력(tension)에 예민하고, 근육의 수축 혹은 근육의 과도한 신장에 의해 활성화된다. 골지건 기관들이 흥분되었을 때, 그것들은 메시지를 신경계로 보내서 근 수축을 억제한다.

2-10개로 분화된 근섬유가 결합조직 초(sheath)로 싸여진 **근방추**(muscle spindle)는 근육 전체에 산재해 있다. 이 섬유들은 **추외근 섬유**(extrafusal fibers)의 길이와 길어지는 속도에 대해 민감하다. 방추들은 근육의 신장에 의해 활성화된다. 이것들은 소뇌에 근육의 신전상태에 대한 메시지를 보낸다. 일단 추외근 섬유가 짧게 되면 근방추가 신장되지 않으므로 근방추가 메시지 보내는 것이 중단된다. 신호가 감소될 때에는 고위중추가 근방추 속의 **추내근 섬유**(intrafusal muscle fiber)에 메시지를 보내서 근육의 길이 변화에 다시 한 번 응답할 수 있도록 한다.

근방추는 근육의 건을 망치로 쳤을 때 수축하는 정보를 보내는 역할을 한다(그림 3-27). 건을 망치로 쳤을 때 근육은 빠른 신장(quick stretch)의 원인이 되어 근방추를 활성화시키고, 근육은 잠시 수축함으로 근방추의 메시지에 반응한다. 이와 같은 반응을 여러 가지 이름으로 부르는데 **심부건 반사**(DTR), **근방추 반사**(MSR) 또는 간단

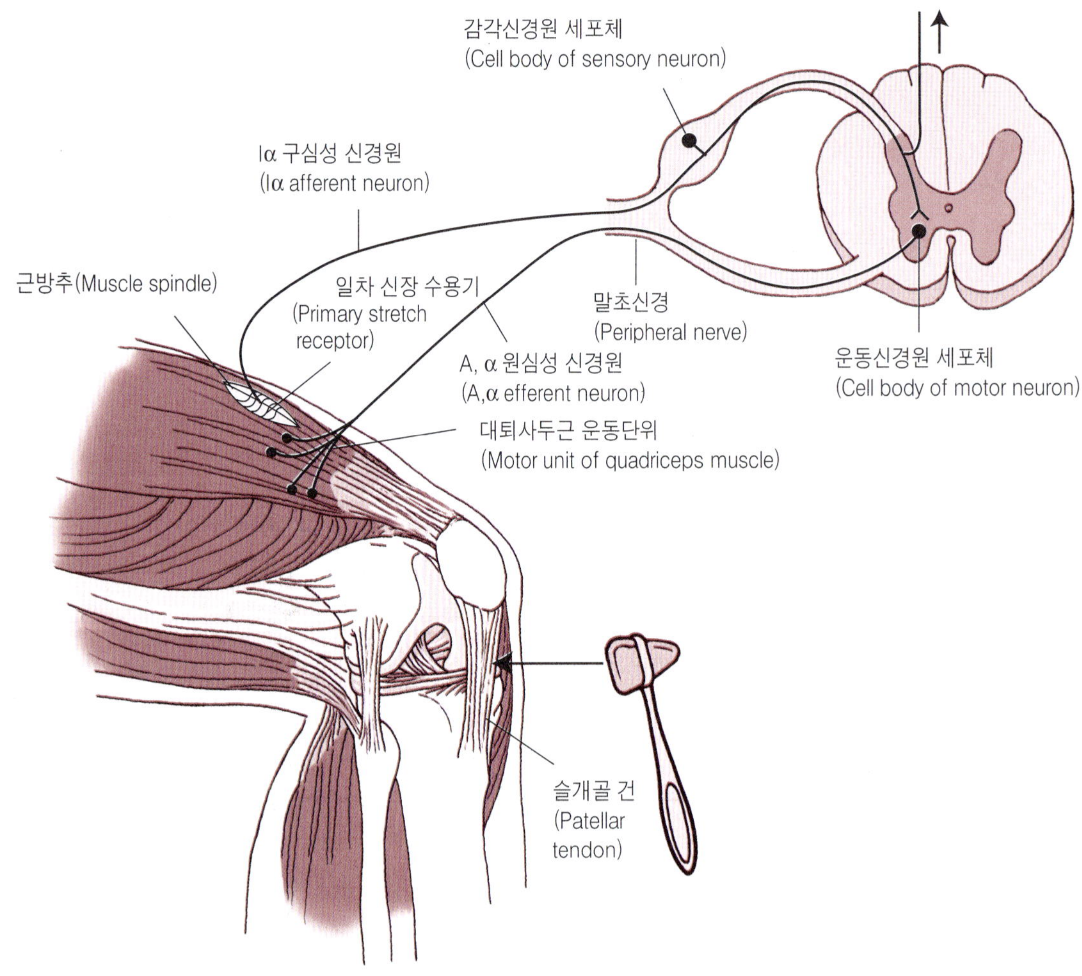

▲ **그림 3-27** ■ 신장 반사. 망치로 근방추가 신장되면 Iα 구심성 신경원이 알파운동신경원에 흥분을 전달하여 스트레치된 근육이 수축한다. (출처: Smith LK, Weiss EL, Lehmkuhl LD[eds]: Brunnstrom's Clinical Kinesiology, 5th ed. Philadelphia, FA Davis, 1996, p 100).

히 신장반사(stretch reflex)라고 한다. 골지건 기관과 근방추는 모두 근육의 길이 변화를 감지함으로써 근육을 손상으로부터 보호한다.

신장반사가 존재함은 근육 손상을 예방하기 위해서는 장점이 될 수 있으나, 완전한 관절 가동범위의 회복과 유연성 증가를 위한 근육신장 프로그램 또는 치료프로그램에 대해서는 문제가 된다. 근육을 의도적으로 신장시킬 때 근육의 수축 혹은 운동단위의 활성화 반응은 근육을 신장시키는데 저항을 하게 되고, 신장을 더욱 어렵게 하며 비효율적이다. 근육을 신장시키는 동안에 운동단위의 활성화와 반사활동을 예방하는 신장 방법이 연구되었다. 근육의 비수축성 구성요소도 신장시키는데 저항을 제공하게 되며, 근육 신장 프로그램을 적용할 때는 이것을 고려할 필요가 있다.

관절 수용기(joint receptors)들은 중추신경계로 자신들의 신호를 보냄으로써 근육활동에 영향을 미친다. 관절낭의 부종 시 관절낭을 찝(pinching)어서 일어나는 유해한 자극(noxious stimuli)들은 근육억제 반사의 원인이 된다.

예제 3-6

무릎관절 주위의 통증수용기와 다른 수용기들은 굽힘근을 흥분시키고 폄근을 억제한다. 작은 관절의 삼출 조차도 억제로 인해 육안으로 찾아낼 수 없다.

근육활동에 작용하는 지각 수용기의 영향은 앞에서 설명된 근육 기능의 불수의적 조절 요소에 추가된다. 운동조절 혹은 "운동과학"과 관련된 최근의 문헌에 대한 조명은 교과서의 범위 밖의 것이지만 운동조절 측면은 제13장에서 일부 언급하였다.

고정, 손상 및 노화의 영향 (Effects of Immobilization, Injury, and Aging)

고정(Immobilization)

고정은 근육의 구조와 기능에 영향을 미친다. 고정의 영향은 근육의 길이가 길게 혹은 짧게 된 고정의 위치, 근육 내에 있는 섬유형태의 비율, 고정기간에 달려 있다.

짧아진 위치에서 (In Shortened Position)

전체 근육의 길이가 짧게 된 위치에서 고정했을 때 단일 섬유에 초점을 둔 연구결과는 다음과 같은 구조적 변화를 나타냈다:

- 근절(sarcomeres)의 수의 감소[67,68]
- 근절(sarcomeres)의 길이의 증가[67,69,70]
- 근육다발막(perimysium)양의 증가[70]
- 근육속막(endomysium)두께의 증가[70]
- 교원질(collagen)농축 비율의 증가
- 근섬유 조직에 대한 결합조직 비율의 증가
- 무게 감소와 위축(atrophy)[69,71,72]

근육길이가 짧게 된 위치에서 고정으로 인한 기능의 변화는 구조적 변화를 반영한다. 근절 수는 근절 길이가 근육이 고정 상태에서 최대의 장력을 낼 수 있을 정도로 증가하게 되면 두 배로 감소한다. 근절의 감소는 근육의 길이-장력 관계를 대체해서 최대 장력이 고정 상태와 일치되도록 한다. 따라서 그 근육은 짧아진 상태에서 최대의 장력을 일으킨다. 근육이 수축된 상태에서 고정화되어 있는 동안에는 장력을 증가시키는 이 능력이 유용할 수 있겠지만, 고정화가 끝난 직후에는 관절을 지나는 근육들이 효과적인 기능을 할 수 없게 된다. 짧아진 상태에 적응해 있던 근육이 늘어나는데 수동적으로 저항하면서 관절의 움직임을 감시한다. 뿐만 아니라, 근육의 전체적인 장력 생산능력이 감소된다. 결합조직이 근섬유 조직과 관련하여 증가된 것은 수동적인 신장에 대해 경직(stiffness)이 증가하게 된 결과이다. 수축된 상태에서의 고정화 이후에 근육의 피로도가 증가하는 원인은 아직 연구 중에 있다.

길어진 위치에서(In Lengthened Position)

근육의 길이가 길어진 위치에서 고정된 근육 변화는 짧은 위치에서 고정된 근육보다 기능적으로 약간 변화가 있는 것으로 나타났다. 일반적인 구조적 변화는 근절의 수가 증가하고, 길이는 감소되었으며 근육은 비대(hypertrophy) 후에 위축(atrophy)이 되었다.[58,61,63] 근육의 길이를 길게 한 위치에서 고정된 근육의 일차적 기능변화는 짧게 한 위치에서 고정된 근육보다 최대 장력-생산 능력이 증가되었고, 길이-장력 곡선이 길게 고정된 것과 비슷하다. 근육내의 수동장력은 고정 전과 유사하다.[60]

짧게 된 위치에서 고정된 영향으로부터 근육의 회복은 고정전과 같은 최대 장력- 발생능력의 회복, 길이-장력곡선의 대체와 신장성 회복 때문에 상대적으로 긴 시간이 걸린다. 그러나 수축된 상태에서 고정화의 영향을 차단하는 것은 일상생활의 움직임의 짧은 기간만을 요구한다. 요약하면 고정화에 대한 근육의 반응을 해석하는 것과 관련해서 다음과 같은 경고를 하겠다: 고정화에 적응하는 근절에 대한 이제까지의 모든 연구는 동물들의 특정한 근육만을 실험에 이용해왔다는 점을 감안하라.

손상(Injury)

■ 과사용(Overuse)

과도한 사용(overuse)은 건, 인대, 점액낭(bursae), 신경, 연골, 근육 등이 손상되는 원인이다. 이들 손상의 보편적인 원인은 조직이 완전히 회복되지 않은 상태로 반복적인 외상에 의해 일어난다. 반복되는 힘의 습관적인 영향은 미세손상(microtrauma)을 일으키고, 차례로 염증과정을 일으켜 종국에는 부종을 일으킨다. 과도한 사용으로 인한 손상으로 가장 흔하게 영향을 받는 조직은 근-건단위(musculotendinous unit)이다. 건은 반복적인 최대하 부하(submaximal loading)에 의해 피로를 일으키고, 장력이 빠르게 사선방향으로 적용되었을 때와 외력에 의해 근육군이 신장되었을 때 가장 손상이 쉽게 일어난다. 점액낭은 삼출의 결과로 염증을 일으키고 점액낭벽이 반복된 외상으로 인해 두꺼워진다. 신경은 비대된 근육에 의해 압축 손상을 일으킬 수 있고, 유연성이 감소되며 관절역할을 변화시킨다.[74]

■ 근 좌상(Muscle Strain)

근육 좌상은 외력(체중)에 의해 근육이 길어지는 강한 원심성 수축을 할 때 일어난다. 근육은 일반적으로 근육과 건 사이 연결부에서 손상이 일어난다. 때때로, 급성 염증성 반응의 결과로 부종, 발적, 통증이 있거나 부분적 출혈이 있을 수 있다.

사례 적용 3-7: **조직 회복**

환자는 저굴(PF)근의 좌상 가능성으로 장딴지 근육의 부종과 통증이 있었다. 때문에 조직의 회복을 위해 활동을 줄이고 쉬도록 하는 것이 Vik씨에게는 최선이다. 조직의 회복을 위해서는 운동성과 근력을 증가시키는 재활프로그램이 필요하다. 그는 초기 손상 후 4-8주까지는 격렬한 활동을 하면 안 된다.

■ 원심성 운동으로 유발된 근육 손상 (Eccentric Exercise-Induced Muscle Injury)

원심성 운동(언덕 내려오기) 30~40분 후 또는 과부하 원심성 수축(high-load eccentric con-tractions)의 15~20회 반복 후에 현저하게 최대 수의적 수축의 지속적인 감소가 일어난다. 또한, 협응성의 감소, 운동 후 **지연성 근육통(DOMS)**, 부종, 근육 당김(stiffness)의 급격한 증가가 보고되었다. DOMS는 운동 후 2일~4일째에 최대가 되었다.[76-78] DOMS는 원심성 운동 수행 시 일어나며 구심성 운동에서는 일어나지 않는다. DOMS에 대한 조사는 아직도 계속되고 있다.[76] 이것은 근육에 작용한 힘과 관련이 되고, 근섬유 또는 근육과 결합된 결합조직의 역학적인 좌상(strain)의 결과로 알려져 있다.[79,80] 형태적학 증거는 Z-선의 흐름의 변화와 다른 조직기능의 장애를 나타내 보이고, 원심성 활동 후에 통증이 일어난다. 생체역학적이며 조직화학적인 연구에서는 교원질의 파괴와 다른 결합조직의 변화로 그 증거를 이용하여 설명하고 있다.[76]

노화(Aging)

■ 근섬유 수와 종류의 변화 (Fiber Number and fiber Type Changes)

나이가 들면서 골격근의 힘이 감소하는 이유는 근섬유 유형과 운동단위 분포에 변화가 발생하기 때문이다. 60세가 지나게 되면, 가쪽 넓은근과 같은 몇몇 근육에서 근섬유의 상실이 일어나며 70대와 80대에는 25%~50%의 근섬유를 잃게 된다.[81] 게다가 type Ⅱ 근섬유의 크기와 수가 감소하고, 나중에는 type Ⅰ 근섬유가 상대적인 증가세를 보인다.[82] 한 운동단위 당 근섬유의 수는 증가하지만 전체 운동단위의 수가 감소하게 된다.

■ 결합조직의 변화 (Connective Tissue Changes)

노화는 골격근의 근 내막과 근 외막 속에 있는 결합조직을 증가시킨다. 일반적으로 결합조직의 증가는 ROM의 단축과 근육의 당김(stiffness)을 유발한다.[75,76] 최신 보고에 따르면, 근육의 당김은 노화에 따라 변하거나 감소되지 않는다고 한다.[77,78] 노인들을 대상으로 한 저항운동 훈련은 노화되는 근육에 근섬유의 크기를 증가시키고 힘과 기능적 수행능력의 향상을 가져오는 등, 긍정적인 효과를 보였다. 그러나 저항훈련에 대한 반응은 노화된 근육보다 젊은 근육에게서 더 폭넓게 나타났다.[90]

요약(Summary)

근육기능에 영향을 미치는 많은 요소가 있다. 근육구조에 대한 많은 수의 기본적인 요소와 근육기능에 대한 많은 요소들의 관계가 본 장에서 다루어졌다. 근육 내에서 구조와 기능사이의 상호연관성은 복잡하고 가끔은 구별할 수 없다. 근육들은 관절보다 더 잘 적응할 수 있고 역할도 더 복잡하다. 인공적인 관절은 고안되어 이미 관절을 대체해 사용되고 있지만 인체에 대체하여 사용할 수 있는 인조근육의 고안은 아직도 불가능한 형편이다.

모든 골격근은 본 장에서 설명된 구조와 기능의 일반적 원리에 따른다. 근육은 관절에서 운동을 생산할 뿐만 아니라, 안정성도 제공한다. 특정한 근육의 구조와 기능 그리고 특정한 관절에 대한 근육의 관계는 다음에 이어지는 장에서 다루기로 한다. 똑바로 선 자세에서와 걷기에서 인체를 지지하는 근육의 역할은 본 교과서의 마지막 두 장에서 탐구하게 된다.

학습 문제(Study Questions)

1. 근육의 수축요소와 비수축요소를 설명하시오.
2. 근육이 수축할 때 근절에서 일어나는 현상을 설명하시오.
3. 견관절에서 외전, 굴곡, 고관절에서 외전 시 길항근을 설명하시오.
4. 위팔세갈래근, 위팔두갈래근, 중둔근, 장요근, 슬괵근의 반대 작용을 설명하시오. 이 근육들의 반작용이 일어나는 활동을 예를 들어, 설명하시오.
5. 완전 신전에서 완전 굴곡까지 위팔두갈래근의 운동팔의 변화를 그리시오. 이 변화는 근육기능에 어떻게 영향을 주는지를 설명하시오.
6. 팔을 이용하여 의자에 내려갈 때 사용되는 근육을 정립하시오. 이 근육은 구심성 수축인가, 원심성 수축인가? 반작용으로 작용하는 근육은?
7. 긴장성 근육, 분출형 근육, 두관절근육을 설명하시오.
8. 위팔두갈래근, 위팔세갈래근, 깊은 손가락굽힘근이 능동적 불충분이 되는 상지의 자세를 설명하라. 같은 근육이 수동적 불충분이 되는 자세를 설명하시오.
9. SO섬유를 구성하는 운동단위가 FG섬유를 구성하는 운동단위와 어떻게 다른지를 설명하시오.
10. 근육 기능에 영향을 주는 요소를 나열하고 각 요소가 어떻게 근기능에 영향을 주는지 설명하시오.
11. 등속운동이 체중 옮기기와 등척운동과 같은 운동과 어떻게 다르지 설명하시오.
12. 등관성(isoinertial) 운동을 설명하시오.
13. 근육에서 고정효과를 설명하시오.
14. 연령의 증가에 따른 골격근의 적응을 설명하시오.

참고문헌(References)

1. Williams PL, Warwick R, Dyson M, et al. (eds): Gray's Anatomy, 37th ed. London, Churchill Livingstone, 1995.
2. Johnson MA, Pogar J, Weightman D, et al.: Data on the distribution of fibre types in thirty-six human muscles: An autopsy study. J Neurol Sci 18:111, 1973.
3. Gans C: Fiber architecture and muscle function. Exerc Sports Sci Rev 10:160–207, 1982.
4. Netter FH: The Ciba Collection of Medical Illustrations, vol 8. Summit, NJ, Ciba-Geigy Corporation, 1987.
5. Patel TJ, Lieber RL: Force transmission in skeletal muscle: From actomyosin to external tendons. Exerc Sport Sci Rev 25:321–363, 1997.
6. Horowits R, Kempner ES, Bisher ME, et al.: A physiological role for titin and nebulin in skeletal muscle. Nature 323:160–164, 1986.
7. Wang K, McCarter R, Wright J, et al.: Viscoelasticity of the sarcomere matrix of skeletal muscles: The titin-myosin composite filament is a dual-stage molecular spring. Biophys J 64:1161–1177, 1993.
8. Peachey LD, Franzini-Armstrong C: Structure and function of membrane systems of skeletal muscle cells. In Peachey LD (ed): Handbook of Physiology, pp 23–73. Bethesda, MD, American Physiological Society, 1983.
9. Entman ML, Van Winkle WB (eds): Sarcoplasmic Reticulum in Muscle Physiology, vol 1. Boca Raton, FL, CRC Press, 1986.
10. Huxley AF: Muscle structure and theories of contractions. Prog Biophys Biophys Chem 7:225–318, 1957.
11. Huxley AF, Simmons RM: Proposed mechanism of force generation in striated muscle. Nature 233:533–538, 1971.
12. Henneman E, Somjen G, Carpenter DO: Functional significance of cell size in spinal motoneurons. J Neurophysiol 28:560–580, 1965.
13. Linnamo V, Moritani T, Nicol C, et al.: Motor unit activation patterns during isometric, concentric and eccentric actions at different force levels. J Electromyogr Kinesiol 13:93–101, 2003.
14. Gielen CCAM, Denier van der Gon JJ: The activation of motor units in coordinated arm movements in humans. News Physiol Sci 5:159–163, 1990.
15. Howell JN, Fuglevand AJ, Walsh ML, et al.: Motor unit activity during isometric and concentric-eccentric contractions of the human first dorsal interosseus muscle. J Neurophysiol 74:901–904, 1995.
16. Van Zuylen EJ, Gielen AM, Denier van der Gon JJ: Coordination and inhomogeneous activation of human arm muscles during isometric torques. J Neurophys 60:1523–1548, 1988.
17. Conwit RA, Stashuk D, Tracy B, et al.: The relationship of motor unit size, firing rate and force. Clin Neurophysiol 110:1270–1275, 1999.
18. Rosse C, Clawson DK: The Musculoskeletal System in Health and Disease. Hagerstown, MD, Harper & Row, 1980.
19. Peter JB, Barnard RJ, Edgerton VR, et al.: Metabolic profiles on three fiber types of skeletal muscle in guinea pigs and rabbits. Biochemistry 11: 2627–2633, 1972.
20. Staron RS: Human skeletal muscle fiber types: Delineation, development, and distribution. Can J Appl Physiol 22:307–327, 1997.
21. Garrett, WE, Califf, JC, and Bassett, FH: Histochemical correlates of hamstring injuries. Am J Sports Med 12:98–103, 1984.
22. Eriksson K, Hamberg P, Jansson E, et al.: Semitendinosus muscle in anterior cruciate ligament surgery: Morphology and function. Arthroscopy 17: 808–817, 2001.
23. Staron RS, Leonardi MJ, Karapondo DL, et al.: Strength and skeletal muscle adaptations in heavy-resistance-trained women after detraining and retraining. J Appl Physiol 70:631–640, 1991.
24. Saltin B, Henriksson J, Nygaard E, et al.: Fiber types and metabolic potentials of skeletal muscles in sedentary man and endurance runners. Ann N Y Acad Sci 301:3–29, 1977.
25. Colliander EB, Dudley GA, Tesch PA: Skeletal muscle fiber type composition and performance during repeated bouts of maximal concentric contractions. Eur J Appl Physiol 58:81–86, 1988.
26. Lieber RL, Jacobson MD, Fazeli BM, et al.: Architecture of selected muscles of the arm and forearm: Anatomy and implications for tendon transfer. J Hand Surg [Am] 17:787–798, 1992.
27. Sacks RD, Roy RR: Architecture of the hind limb muscle of cats: Functional significance. J Morphol 173:185–195, 1982.
28. Lieber RL: Skeletal Muscle Structure and Function, and Plasticity: The Physiological Basis for Rehabilitation, 2nd ed. Baltimore, Lippincott Williams & Wilkins, 2002.
29. Maganaris CN, Baltzopoulos V, Sargeant AJ: *In vivo* measurements of the triceps surae complex architecture in man: Implications for muscle function. J Physiol 512:603–614, 1998.
30. Kawakami Y, Ichinose Y, Fukunaga T: Architectural and functional features of human triceps surae muscles during contraction. J Appl Physiol 85: 398–404, 1998.
31. Purslow PP: Strain-induced reorientation of an intramuscular connective tissue network: Implications for passive muscle elasticity. J Biomech 22:21–31, 1989.
32. Gordon AM, Huxley AF, Julian FJ: The variation in isometric tension with sarcomere length in vertebrate muscle fibers. J Physiol 184:170–192, 1966.
33. Lieber RL, Ljung B, Friden J: Intraoperative sarcomere length measurements reveal differential design of human wrist extensor muscles. J Exp Biol 200:19–25, 1997.
34. Ichinose Y, Kawakami Y, Ito M, et al.: Estimation of active force-length characteristics of human vastus

lateralis muscle. Acta Anat (Basel) 159:78–83, 1997.
35. Lieber RL, Loren GJ, Friden J: *In vivo* measurement of human wrist extensor muscle sarcomere length changes. J Neurophysiol 71:874–881, 1994.
36. Chleboun GS, France AR, Crill MT, et al.: *In vivo* measurement of fascicle length and pennation angle of the human biceps femoris muscle. Cells Tissues Organs 169:401–409, 2001.
37. Maganaris CN: Force-length characteristics of *in vivo* human skeletal muscle. Acta Physiol Scand 172:279–285, 2001.
38. Lutz GJ, Rome LC: Built for jumping: The design of the frog muscular system. Science 263:370–372, 1994.
39. Hill AV: First and Last Experiments in Muscle Mechanics. Cambridge, UK, Cambridge University Press, 1970.
40. Griffin JW: Differences in elbow flexion torque measured concentrically, eccentrically, and isometrically. Phys Ther 67:1205–1208, 1987.
41. Perrine JJ, Edgerton VR: Muscle force-velocity and power-velocity relationships under isokinetic loading. Med Sci Sports 10:159–166, 1978.
42. Parnianpour M, Nordin M, Kahanovitz N, et al.: The triaxial coupling of torque generation of trunk muscles during isometric exertions and the effect of fatiguing isoinertial moments on the motor output and movement patterns. Spine 13:982–990, 1988.
43. Knapik JJ, Wright JE, Mawdsley RH, et al.: Muscle groups through a range of joint motion. Phys Ther 63:938–947, 1983.
44. Singh M, Karpovich PV: Isotonic and isometric forces of forearm flexors and extensors. J Appl Physiol 21:1435–1437, 1966.
45. Enoka RM: Eccentric contractions require unique activation strategies by the nervous system. J Appl Physiol 81:2339–2346, 1996.
46. Maganaris CN, Paul JP: Load-elongation characteristics of *in vivo* human tendon and aponeurosis. J Exp Biol 203:751–756, 2000.
47. Fukunaga T, Kawakami Y, Kubo K, et al.: Muscle and tendon interaction during human movements. Exerc Sport Sci Rev 30:106–110, 2002.
48. Ishikawa M, Finni T, Komi PV: Behaviour of vastus lateralis muscle-tendon during high intensity SSC exercises *in vivo*. Acta Physiol Scand 178:205–213, 2003.
49. Kurokawa S, Fukunaga T, Fukashiro S: Behavior of fascicles and tendinous structures of human gastrocnemius during vertical jumping. J Appl Physiol 90:1349–1358, 2001.
50. Hislop H, Perrine JJ: The isokinetic exercise concept. Phys Ther 47:114–117, 1967.
51. Murray P, Gardner GM, Mollinger LA, et al.: Strength of isometric and isokinetic contractions: Knee muscles of men aged 20 to 86. Phys Ther 60: 412–419, 1980.
52. Knapik JL, Ramos ML: Isokinetic and isometric torque relationships in the human body. Arch Phys Med Rehabil 61:64, 1980.
53. Moffroid MT, Whipple R, Hofkosh J, et al.: A study of isokinetic exercise. Phys Ther 49:735–747, 1969
54. Kovaleski JE, Heitman RH, Trundle TL, et al.: Isotonic preload versus isokinetic knee extension resistance training. Med Sci Sports Exerc 27: 895–899, 1995.
55. Cordova ML, Ingersoll CD, Kovaleski JE, et al.: A comparison of isokinetic and isotonic predictions of a functional task. J Athl Train 30:319–322, 1995.
56. Murphy AJ, Wilson GJ: The assessment of human dynamic muscular function: A comparison of isoinertial and isokinetic tests. J Sports Med Phys Fitness 36:169–177, 1996.
57. Burkholder T, Fingado B, Baron S, et al.: Relationship between muscle fiber types and sizes and muscle architectural properties in the mouse hindlimb. J Morphol 221:177–190, 1994.
58. Wickiewicz TL, Roy RR, Powell PL, et al.: Muscle architecture of the human lower limb. Clin Orthop 179:275–283, 1983.
59. van Ingen Schenau GJ, Dorssers WM, Welter TG, et al.: The control of mono-articular muscles in multijoint leg extensions in man. J Physiol 484: 247–254, 1995.
60. Sergio LE, Ostry DJ: Coordination of mono- and bi-articular muscles in multi-degree of freedom elbow movements. Exp Brain Res 97:551–555, 1994.
61. van Groeningen CJJE, Erkelens CJ: Task-dependent differences between mono- and bi-articular heads of the triceps brachii muscle. Exp Brain Res 100:345–352, 1994.
62. Guissard N, Duchateau J, Hainaut K: Muscle stretching and motoneuron excitability. Eur J Appl Physiol 58:47–52, 1988.
63. Entyre BR, Abraham LD: Antagonist muscle activity during stretching: A paradox revisited. Med Sci Sports Exerc 20:285–289, 1988.
64. Young A, Stokes M, Iles JF, et al.: Effects of joint pathology on muscle. Clin Orthop 219:21–26, 1987.
65. Spencer J, Hayes KC, Alexander IJ: Knee joint effusion and quadriceps reflex inhibition in man. Arch Phys Med Rehabil 65:171–177, 1984.
66. Stokes M, Young A: The contribution of reflex inhibition to arthrogenous muscle weakness. Clin Sci 67:7–14, 1984.
67. Tabary JC, Tabary C, Tardieu C, et al.: Physiological and structural changes in the cat's soleus muscle due to immobilization at different lengths by plaster casts. J Physiol 224:231–244, 1987.
68. Wills, et al.: Effects of immobilization on human skeletal muscle. Orthop Rev 11(11):57–64, 1982.
69. Williams PE, Goldspink G: Changes in sarcomere length and physiological properties in immobilized muscle. J Anat 127:459–468, 1978.
70. Williams PE, Goldspink G: Connective tissue changes in immobilized muscle. J Anat 138: 343–350, 1984.
71. Witzman FA: Soleus muscle atrophy induced by cast immobilization: Lack of effect by anabolic

steroids. Arch Phys Med Rehabil 69:81–85, 1988.

72. Booth F: Physiologic and biomechanical effects of immobilization on muscle. Clin Orthop 219:15–20, 1986.
73. Williams PE: Use of intermittent stretch in the prevention of serial sarcomere loss in immobilized muscle. Ann Rheum Dis 49:316–317, 1990.
74. Herring SA, Nilson KL: Introduction to overuse injuries. Clin Sports Med 6:225–239, 1987.
75. Garrett WE: Muscle strain injuries. Am J Sports Med 24(6 Suppl):S2–S8, 1996.
76. Clarkson PM, Hubal MJ: Exercise-induced muscle damage in humans. Am J Phys Med Rehabil 81(11 Suppl):S52–S69, 2002.
77. Howell JN, Chleboun GS, Conatser RR: Muscle stiffness, strength loss, swelling and soreness following exercise-induced injury in humans. J Physiol 464:183–196, 1993.
78. Chleboun GS, Howell JN, Conatser RR, et al.: Relationship between muscle swelling and stiffness after eccentric exercise. Med Sci Sports Exerc 30: 529–535, 1998.
79. Lieber RL, Friden J: Muscle damage is not a function of muscle force but active muscle strain. J Appl Physiol 74:520–526, 1993.
80. Warren GL, Hayes DA, Lowe DA, et al.: Mechanical factors in the initiation of eccentric contraction-induced injury in rat soleus muscle. J Physiol 464:457–475, 1993.
81. Lexell J, Henriksson-Larsen K, Winblad B, et al.: Distribution of different fiber types in human skeletal muscle: Effects of aging studied in whole muscle cross sections. Muscle Nerve 6:588–595, 1983.
82. Lexell J, Taylor CC, Sjostrom M: What is the cause of the ageing atrophy? Total number, size and proportion of different fiber types studied in whole vastus lateralis muscle from 15 to 83-year old men. J Neurol Sci 84:275–294, 1988.
83. Doherty TJ, Vandervoort AA, Brown WF: Effects of aging on the motor unit: A brief review. Can J Appl Physiol 18:331–358, 1993.
84. Alnaqeeb MA, Alzaid NS, Goldspink G: Connective tissue changes and physical properties of developing and aging skeletal muscle. J Anat 139:677–689, 1984.
85. Gajdosik R, Vander Linden DW, Williams AK: Influence of age on concentric isokinetic torque and passive extensibility variables of the calf muscles of women. Eur J Appl Physiol 74:279–286, 1996.
86. Winegard KJ, Hicks AL, Vandervoort AA: An evaluation of the length-tension relationship in elderly human plantarflexor muscles. J Gerontol A Biol Sci Med Sci 52:B337–B343, 1997.
87. Oatis CA: The use of a mechanical model to describe the stiffness and damping characteristics of the knee joint in healthy adults. Phys Ther 73:740–749, 1993.
88. Skelton DA, Beyer N: Exercise and injury prevention in older people. Scand J Med Sci Sports 13:77–85, 2003.
89. Grimby G, Aniansson A, Hedberg M, et al.: Training can improve muscle strength and endurance in 78- to 84-yr-old men. J Appl Physiol 73:2517–2523, 1992.
90. Brown M: Resistance exercise effects on aging skeletal muscle in rats. Phys Ther 69:46–53, 1989.

단원 2

몸통뼈대 관절 복합체 (Axial Skeletal Joint Complexes)

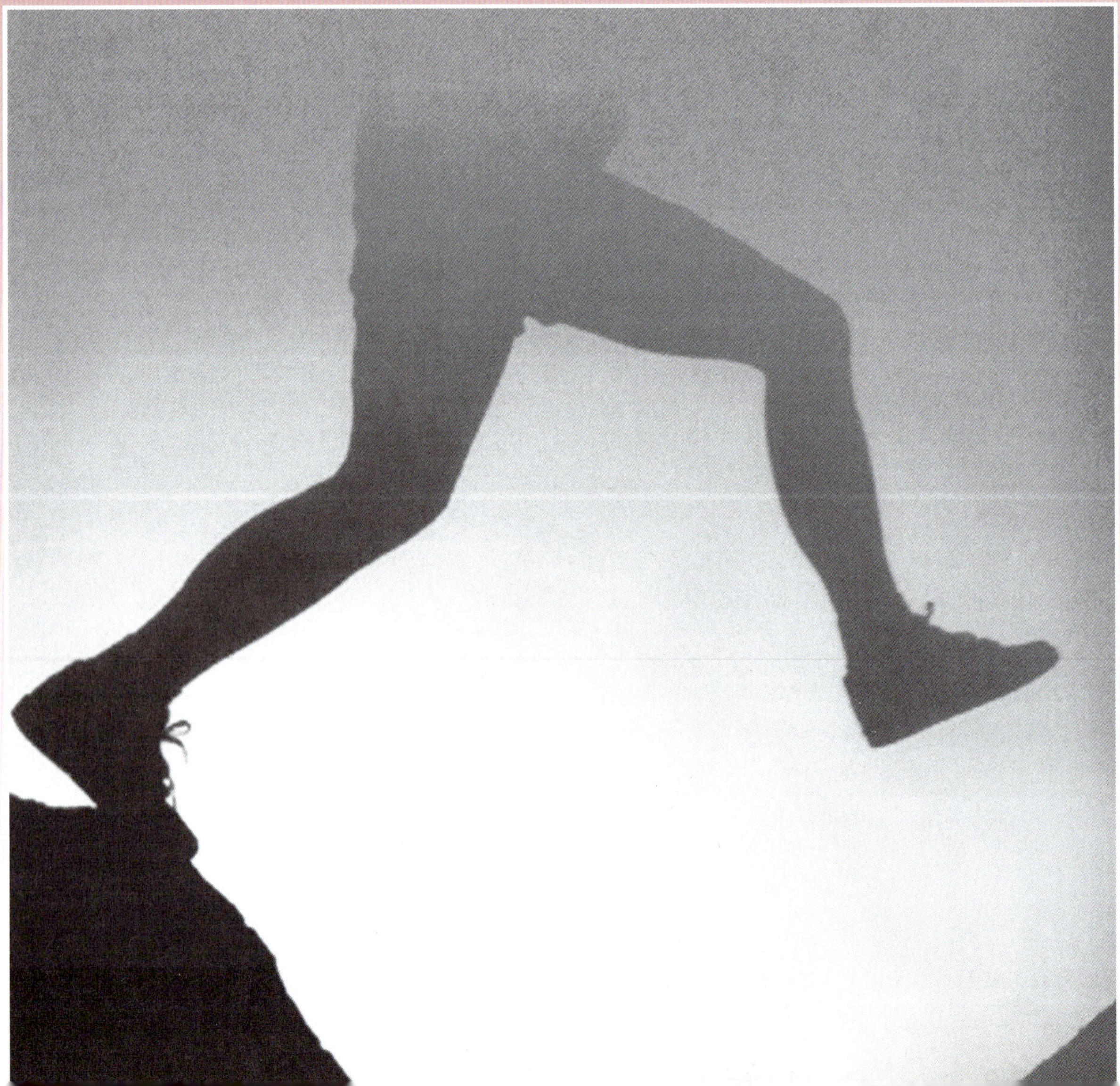

제 4 장

척주
(The Vertebral Column)

서론

일반적인 구조과 기능

- 구조
  - 가동분절
  - 전형적인 척추뼈
  - 추간판
  - 관절
  - 인대와 관절주머니
- 기능
  - 운동학
  - 운동역학

부위별 구조 및 기능

- 목부위의 구조
  - 머리척추부위
  - 관절
  - 머리척추인대
  - 아래목부위
  - 추간판
  - 아래목부위(C3−C7)의 척추뼈몸통사이관절
  - 돌기사이관절(zygoapophyseal joint)
- 목부위의 기능
  - 운동학
  - 운동역학
- 등부위의 구조
  - 전형적인 등뼈
  - 추간판
  - 관절
  - 인대
- 등부위의 기능
  - 운동학
  - 운동역학
- 허리부위의 구조
  - 전형적인 허리뼈
  - 추간판
  - 관절
  - 인대와 근막
- 허리부위의 기능
  - 운동학
  - 운동역학
- 엉치부위의 구조
  - 엉치엉덩관절
  - 인대
  - 두덩결합관절
- 엉치부위의 기능
  - 운동학
  - 운동역학

척주의 근육들

- 머리목부위/위등부위
  - 뒤 근육들
  - 옆 근육들
  - 앞 근육들
- 아래등부위/허리골반부위
  - 뒤 근육들
  - 옆 근육들
  - 앞 근육들
  - 물건을 들어올릴 때 손상의 예방: 다리 구부려 들어올리기(squat lift)와 허리 구부려 들어올리기(stoop lift)
- 골반바닥 근육들
  - 구조
  - 기능

노화의 영향

- 노화에 따른 변화들

서론(Introduction)

척추는 척수를 보호하고, 몸통과 팔다리의 운동성과 안정성을 동시에 만족시켜야 하는 복잡한 구조물이다. 골반은 척주에 포함되지는 않지만, 골반은 엉치엉덩관절(sacroiliac joint, SIJs)을 통해 척주에 부착되어 허리뼈와 상호관련성을 갖기 때문에 이 장에서 다루기로 한다.

4-1 환자 사례

Malik Johnson은 33세의 남자 환자로 건설 노동자로 일했으며, 지난 수개월간 오른쪽 볼기에 방사통을 동반하는 중간(moderate)에서 심한(severe)정도의 허리통증으로 고생하고 있다. 그는 앉을 때, 물건을 나를 때, 물건을 들어올릴 때 통증을 느끼며, 특히 허리를 구부린 상태에서 물건을 들어올릴 때 통증을 느낀다. 또한 전동공구나 망치 등을 사용하는 상지작업을 할 때도 통증을 느낀다. 특히 아침에 직장에서 일을 시작할 때와, 위에 말한 동작들을 수행할 때 통증이 심하다. 누워있으면 통증이 어느 정도 사라지며, 일을 일단 시작하면 4시간까지는 일을 지속할 수 있다. 짧지만 매우 극심한 통증을 몇 번 경험했으며, 이러한 증상들은 수일간 지속되다가 저절로 사라지곤 한다.

일반적인 구조와 기능 (General Structure and Function)

구조(Structure)

척주는 휘어진 막대처럼 생겼으며, 33개의 척추뼈과 23개의 추간판으로 구성되어 있다. 척주는 5개의 부분으로 나누어진다: 목부위, 등부위, 허리부위, 엉치부위, 꼬리부위(그림 4-1). 척추의 구조는 일차적으로는 기본적

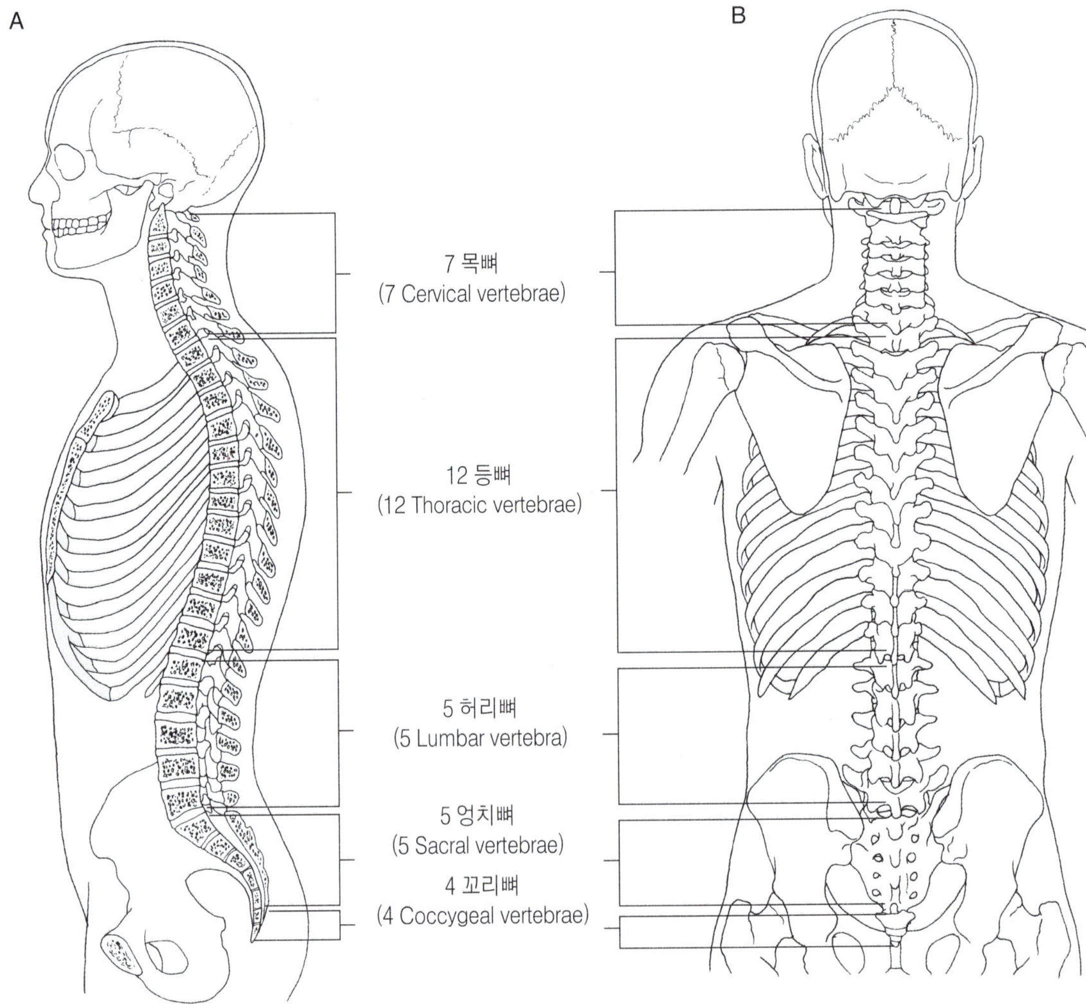

▲ **그림 4-1** ■ 척주의 다섯부위.

인 구조형태를 따르지만, 부위별로 요구되는 기능에 따라, 크기나 형태에 변화가 있다. 척추뼈의 크기는 목부위에서 허리부위로 갈수록 증가하며, 엉치부위에서 꼬리부위로 갈수록 감소한다. 성인의 경우 24개의 척추뼈들은 뚜렷이 구별된다. 목부위에는 7개, 등부위에는 12개, 허리부위에는 5개의 척추뼈가 있다. 나머지 9개의 척추뼈 중 5개는 서로 융합되어 엉치뼈가 되며, 나머지 4개는 꼬리뼈가 된다.

관상면에서, 뒤쪽에서 보았을 때, 척주는 몸통을 반으로 나눈다. 시상면에서 보았을 때, 굽이(curve)를 확인할 수 있다(그림 4-1). 태아기(fetal life)의 척주 굽이는 후방으로 볼록한 하나의 긴 굽이로 이루어진다. 영아기(infancy)에 이차굽이가 발생한다. 그러나 성인의 척주는 전후방으로의 뚜렷한 4개의 굽이를 가지고 있다(그림 4-2). 일생을 통해 후방으로의 굽이가 그대로 유지되는 두 가지의 굽이(등부위와 엉치부위의 굽이)를 **일차굽이**(primary curves)라고 하는 반면에, 원래의 후방으로의 굽이에 대해 반대방향으로 형성되는 두 개의 굽이(목부위와 허리부위의 굽이)를 **이차 굽이**(secondary curves)라고 한다. 뒤쪽으로 볼록한(앞쪽으로 오목한) 굽이를 **뒤굽이**(kyphotic curves)라 하며, 앞쪽으로 볼록한(뒤쪽으로 오목한) 굽이를 **앞굽이**(lordotic curves)라 한다. 이차굽이 또는 앞굽이는 골격이 직립자세에 적응함으로서 생긴 결과이다.

휘어진 척주는 직선의 막대와 비교했을 때, 매우 큰 압박력을 견딜 수 있는 역학적인 장점을 갖고 있다. Kapandji에 의하면, 정상적인 허리부위, 등부위, 목부위 굽이를 가진 척주는 곧은 막대에 비해 10배의 축성압박을 견딜 수 있다고 한다.

척주는 머리와 땅 사이에서 닫힌 사슬형태(closed kinematic chain)로 기능을 한다. 이러한 경우는 발과 땅의 접촉을 통해 쉽게 일어나지만, 때로 우리는 눈이나 귀같은 감각기관들이 기능을 하기 위한 최적의 위치를 갖기 위해 움직임을 허용할 때, 머리가 안정적인 위치를 유지해야 한다는 것을 잊기도 한다. 서로 분리되었으나 상호 의존적인 척주의 구조물들은 특정과제를 수행하기 위해서 뿐만 아니라, 전체적인 기능수행을 위해 설계되어 있다.

이 장의 첫 부분에서는 척주의 가동성 분절들의 일반적인 특성들에 대하여 살펴보고, 다음으로 부위별 특성들과 엉치엉덩관절(SIJs)에 대하여 살펴본다. 두 번째 부분에서는 척주와 골반의 근육들에 대하여 살펴본다.

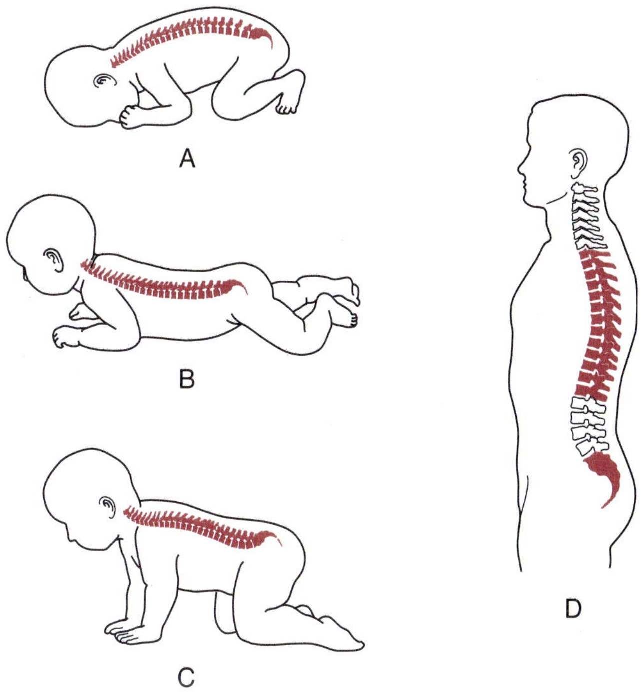

▲ **그림 4-2** ■ 일차굽이과 이차굽이. 어두운 부분은 두 개의 일차굽이를 나타낸다. (출처: Mckinnis, LN: fundamentals of Orthopedic Radiology, 1997, with permission from F.A. Davis Complany).

■ 가동 분절(Mobile Segment)

일반적으로 척주에서 최소의 기능적 단위를 가동 분절(mobile segment)이라고 한다; 다시 말해, 두 개의 근접한 척추뼈와 사이의 추간판, 그리고 이들과 연결된 모든 연부조직들을 의미한다.

■ 전형적인 척추뼈(A Typical Vertebra)

전형적인 척추뼈의 구조는 크게 두 부분으로 이루어진다: 하나는 앞쪽의 원통모양의 척추뼈몸통(vertebral body)이고, 다른 한 부분은 뒤쪽의 불규칙한 형태의 척추뼈고리, 또는 신경고리(vertebral arch or neural arch)이다(그림 4-3). 척추뼈몸통(vertebral body)은 척주의 구조물 중에서 체중지지를 위해 설계된 구조물이다. 척추뼈몸통은 위아래로는 편평한 블록모양의 구조물로 체중지지에 적합한 구조물이다. 척주의 무게를 최소화하고, 다양한 부하를 견디기 위해, 척추뼈몸통은 단순히 뼈로

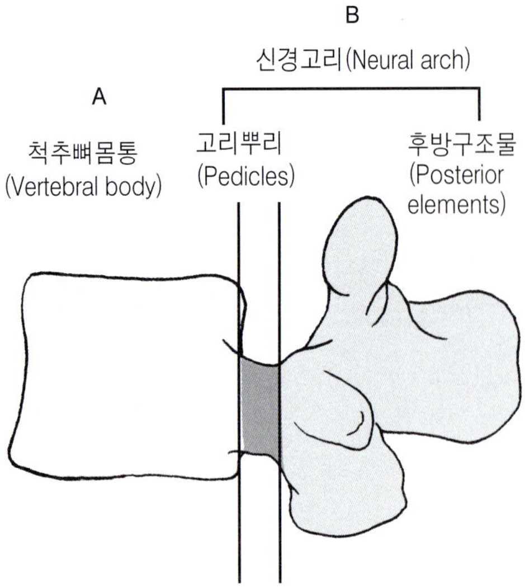

▲ **그림 4-3** ■ A. 척추의 앞쪽부위는 **척추뼈몸통**이라고 불린다. B. 척추의 뒤쪽 부위는 **척추뼈고리**(vertebral arch) 또는 **신경고리**(neural arch)라고 불린다. 신경고리는 **고리뿌리**(pedicle)와 **후방구조물들**(posterior elements)로 나뉜다.

된 딱딱한 블럭형태의 구조물이 아니라, 망상구조의 공동(cancellous cavity)을 피질뼈(cortical bone)로 둘러싼 형태의 구조를 가지고 있다. 단단한 피질뼈는 해면골의 뼈잔기둥(trabeculae)에 의해 지지되는데, 뼈잔기둥은 압박력에 대한 대항힘을 제공해 준다.

신경고리(neural arch)는 다시 **고리뿌리**(pedicle)와 후방구조물들로 분리된다. 고리뿌리는 신경고리의 일부로 관절돌기들(articular processes)의 앞쪽에 위치하면서 척추뼈몸통과 척추뼈의 후방구조물들을 연결해주는 역할을 한다. 고리뿌리의 기능은 후방구조물들로부터 장력과 굽힘력들을 척추뼈몸통으로 전달해 주는 것이다. 이러한 기능을 수행하기 위해 고리뿌리는 잘 설계되어 있다. 짧고 단단한 기둥들과 두꺼운 벽들로 이루어져 있다. 일반적으로 고리뿌리는 목부위에서 허리부위로 갈수록 크기가 증가한다. 이것을 통해 허리부위로 갈수록 고리뿌리가 더 많은 힘들을 전달하고 있음을 알 수 있다.

후방구조물로는 고리판(laminae), 관절돌기(articular process), 가시돌기(spinous process), 가로돌기(transverse process)가 있다(그림 4-4). **고리판**은 중앙부에 위치하여 나머지 다른 후방 구조물들의 기시부를 제공해 준다. 고리판은 얇고, 수직방향으로 위치한 뼈로서 신경고리의 "지붕(roof)" 역할을 하여 척수를 보호한다. 또한 고리판은 후방구조물들로부터 고리뿌리로 힘을 전달하며,

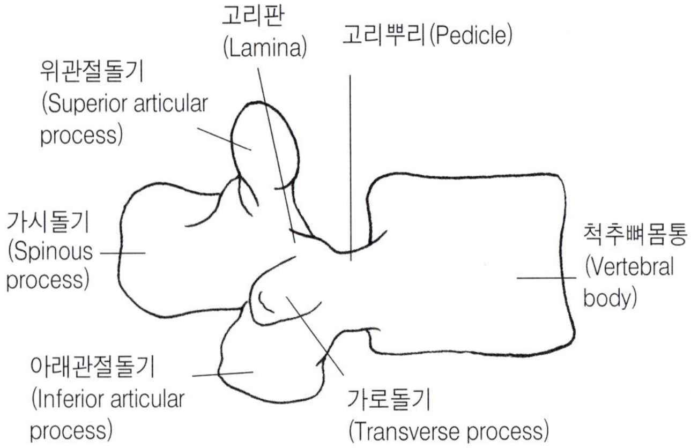

▲ **그림 4-4** ■ 후방구조물들은 고리판, 관절돌기, 가시돌기, 가로돌기(transverse process)이다.

고리뿌리에 전달된 힘은 척추뼈몸통으로 전달된다. 이러한 힘의 전달은 고리판의 **관절사이부위**(pars intercularis)라고 불리는 곳을 통해 이루어진다. 관절사이부위는, 이름을 통해 알 수 있듯이, 고리판 중 위관절돌기와 아래관절돌기의 사이부위를 말하는 것이다(그림 4-5). 수직방향의 고리판으로부터 수평방향의 고리뿌리로 힘이 전달될 때, 관절사이부위는 굽힘력(bending force)를 받게 된다. 관절사이부위는 허리부위에서 가장 잘 발달되어 있는데, 허리부위가 전달되는 힘의 크기가 가장 크기 때문이다. 전형적으로, 힘이 많이 작용하는 부위에는 이에 대한 적응현상으로 피질뼈가 잘 발달되어 있다. 그러나 일부의 사람들은 피질뼈의 양이 부족하여 쉽게 피로골절(stress fracture)이 일어나기도 한다.

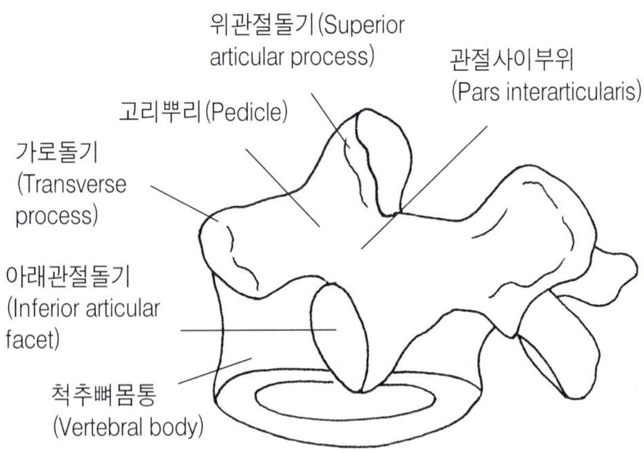

▲ **그림 4-5** ■ 관절사이부위(pars articularis)는 관절돌기들 사이의 고리판부위이다.

기본 개념 4-1: *척추전방전위증(Spondylolisthesis)*

관절사이부위의 피로골절(stress fracture)이 양측성으로 발생한 경우, 이를 **척추전방전위증**이라고 한다. 후방구조물들은 척추뼈몸통과 나머지 신경고리들로부터 완전히 분리되고, 척추뼈몸통은 전하방으로 미끄러지게 된다. 척추전방전위증은 모든 부위에서 발생가능 하지만, 분절의 각도와 전방으로의 전단력을 고려했을 때, L5/S1분절에서 가장 흔히 발생한다(그림 4-6).

미끄러짐으로 변화된 척추뼈의 위치는 주변 구조물들과의 관계에 변화를 일으키고, 관련된 인대들과 관절들에 과도한 스트레스를 발생시킨다. 과신장된 인대들로 인해 분절의 안정성(stability)저하와 과운동성(hypermobility)이 발생하게 된다. 척추뼈의 전방 미끄러짐으로 인해 후방 관절공간의 축소됨에 따라, 척수신경, 척수, 마미에 대한 스트레스가 증가할 수 도 있다. 척추전방전위증에서 발생하는 통증은 다음과 같은 통증에 민감한 구조물들에 대한 과도한 스트레스 때문에 발생할 수 있다: 앞세로인대(anterior longitudinal ligament, ALL), 뒤세로인대(posterior longitudinal ligament, PLL), 가시사이인대(interspinous ligment), 척수신경, 경막(dura mater), 척추뼈몸통, 돌기사이관절주머니(zygoapophyseal joint capsule), 활액막(synovial linings), 근육.

사례 적용 4-1: **통증의 원인이 될 수 있는 척추전방전위증**

척추전방전위증은 위에서 열거한 통증에 민감한 구조물들에 과도한 스트레스를 가함으로써 Malik의 허리통증의 원인이 될 수 있다. 특히 Malik의 허리통증의 경우, 후방인대들, 허리부위 척수신경들, 경막, 허리부위 돌기사이관절들, 전방전단력을 조절하는 근육들 모두가 증상유발과 관련이 있을 수 있다. 그러나 Malik의 허리통증의 주증상은 척추전방전위증 환자의 증상과는 다른 것으로, 앉은 자세에서 통증이 발생하는 것이다. 척추전방전위증 환자의 경우 앉기(sitting)같은 굽힘 관련 동작들(flexion-based activities)을 하게 되면, 통증이 사라지거나 감소하게 된다. 이는 앉은 자세에서 허리부위에 작용하는 전방전단력이 감소하기 때문이다. 폄(extension) 관련 동작들은 통증을 증가시킨다.

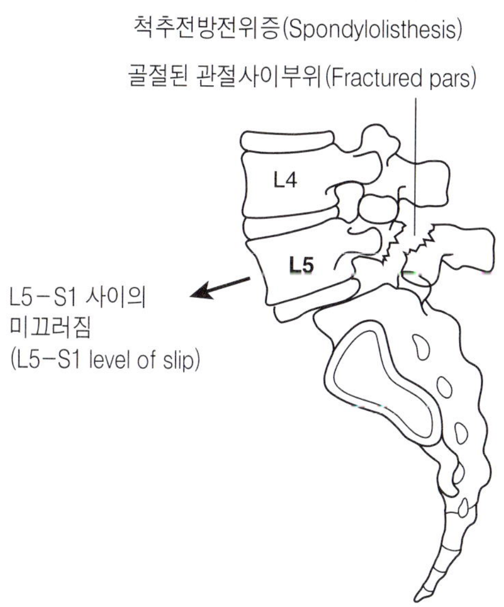

▲ **그림 4-6** ■ 척추전방전위증(spondylolisthesis). (출처: McKinnis, LN: Fundamentals of Orthopedic Radiology, 1997, with permission from F.A. Davis Company).

가시돌기(spinous process)와 두 개의 **가로돌기**(transverse process)는 근육들의 부착점이 되는 곳으로, 척주 근육들의 지레팔(lever arm)을 증가시키는 기능을 한다. **관절돌기**(articular process)는 두 개의 위관절면(superior facet)과 두 개의 아래관절면(inferior facet)으로 이루어져 있으며, 이 관절돌기들이 머리 척추뼈(cranial vertebrae)로부터 꼬리부위 척추뼈(caudal vertebrae)까지 서로 연결이 되어 있다. 시상면에서 보았을 때, 이러한 관절돌기들은 지지기둥(supportive column)을 형성하게 되는데, 이를 **관절기둥**(articular pillar)이라고 한다. 표 4-1은 전형적인 척추뼈의 구성을 요약한 것이다.

척추는 매우 다양한 힘들을 받고 있다; 그러나, 척추는 전형적인 부하 패턴(typicla loading pattern)에 따른 전형적인 뼈구조(typical bony architecture)를 가지고 있다. 척추뼈의 뼈잔기둥시스템(trabecular system)은 척추뼈와 신경고리에 가해진 스트레스에 대한 반응으로 생성된 것으로, 해면뼈 내에 위치하고 있다(그림 4-7). 척추뼈는 수직방향의 뼈잔기둥들을 가지고 있는데, 뼈잔기둥들은 종판(end plate)부근에서 수평방향의 연결(horizontal connection)을 형성하고, 고리뿌리 기저부에서는 밀도가 치밀해진다. 척추뼈몸통의 수직방향의 뼈잔기둥시스템은 체중과 압박력을 견디기에 유리하다(그림 4-8). 고리뿌리부위에는 부채꼴모양의 뼈잔기둥도 존재하는데 이는 이부위를 통과하는 전단력과 굽힘력에 대한 반응으로 형성된 것이다.

■ 추간판(The Intervertebral Disk)

추간판은 두가지의 기본적인 기능을 가지고 있다: 두 개의 척추뼈몸통을 분리함으로서 움직임을 가능하게 하는 것과, 한 척추뼈로부터 다음 척추뼈로 부하를 전달하는 것이다. 따라서, 추간판의 크기는 움직임의 크기와, 전달되는 부하의 크기에 관련이 있다. 추간판은 전체 척주

길이의 20-30%를 차지하며, 목부위에서 허리부위로 갈수록 크기가 증가한다. 추간판의 두께는, 체중지지가 가장 적은 목부위에서는 약 3 mm이지만, 체중지지가 최대가 되는 허리부위에서는 약 9 mm가 될 정도로 매우 다양하다. 추간판의 크기가 목부위에서 가장 작고, 허리부위에서 가장 크지만, 척추의 가동성을 결정하는 것은 척추뼈몸통의 높이와 추간판의 두께사이의 비율(ratio)이다. 이 비율이 커질수록, 가동성은 증가한다. 목부위에서 비율은 최대가 되며, 다음이 허리부위이고, 등부위가 비율이 최소가 된다. 이것은 목부위와 허리부위에서는 운동성 기능이 더 많이 요구되는 반면에, 등부위에서는 안정성 기능이 더 많이 요구됨을 반영하고 있다.

추간판의 구조와 기능에 대한 대부분의 정보들은 허리부위의 추간판에 대한 연구에 근거하고 있다. 우리는 오랫동안 목부위와 등부위의 추간판도 허리부위의 추간판과 거의 비슷하다고 생각해 왔다. 그러나 이것은 옳지 않다, 특히 목부위의 추간판의 경우는 더욱 그렇다. 이 섹션(section) 에서는 추간판의 일반적인 구조와 기능에 대하여 설명할 것이다. 특별한 차이점들은 부위별 구조와 더불어 설명될 것이다.

추간판은 세부위로 구성되어 있다: (1) **속질핵**(the nucleus pulposus), (2) **섬유테**(the anulus fibrosus), (3) **척추뼈종판**(the vertebral end plate)(그림 4-9). 속질핵은 추간판의 중심부에 있는 젤상태의 물질이다. 섬유테는 속질핵을 둘러싼 고리형태의 섬유구조물이다. 척추뼈종판은 추간판의 위면과 아랫면을 덮고 있는 연골성 층구조물(cartilaginous layer)로 위쪽과 아래쪽의 척추뼈몸통의 해면뼈로부터 추간판을 분리해 준다. 세 개의 구조물 모두 물(water), 아교질(collagen), 프로테오글라이칸(proteoglycan, PGs)으로 구성되어 있다; 그러나, 구성비율은 서로 다르다. 수분과 PG의 농도는 속질핵에서 가장 높고, 종판의 외층(척추뼈몸통에 가까운 부위)과 섬유테에서 가장 낮다. 반대로, 아교질의 농도는 섬유테의 외층과 척추뼈종판에서 가장 높으며, 속질핵에서 가장 낮

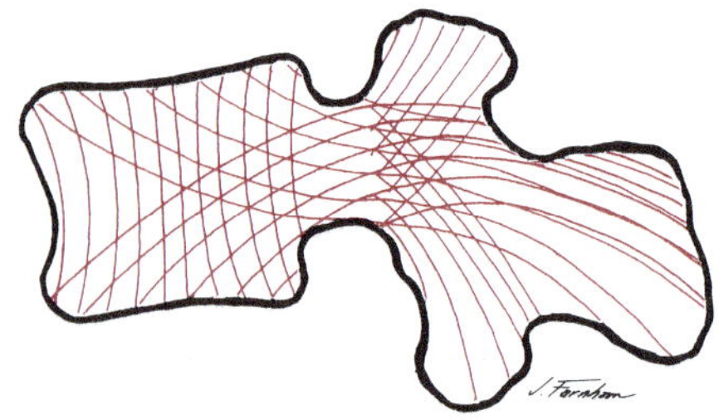

▲ **그림 4-7** ■ 척추내부구조의 도식적 표현. 다양한 뼈잔기둥 힘이 전달되는 선을 따라 배열되어 있다.

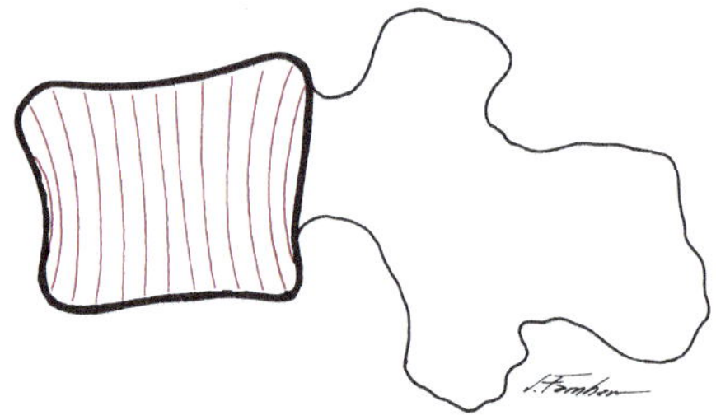

▲ **그림 4-8** ■ 척추뼈몸통의 수직방향의 뼈잔기둥은 압박부하에 저항하기 위한 배열을 갖는다.

표 4-1 전형적인 척추의 구성요소

구조	설명	기능
척추뼈몸통	피질뼈층으로 둘러싸인 해면뼈 토막(block)	압박력에 저항
고리뿌리	두꺼운 벽을 가진 짧고, 튼튼한 기둥으로, 척추뼈몸통과 후방구조물들을 연결함	굽힘힘을 후방구조물들로부터 척추뼈몸통으로 전달
고리판	고리뿌리의 뒤쪽에서 척추뼈고리의 중앙부위를 구성하는 수직방향의 판	관절돌기, 가시돌기, 가로돌기로부터 고리판으로 힘을 전달
가로돌기	고리판으로부터 시작하는 외측방향의 뼈돌기	근육의 부착부위를 제공하고, 역학적 지레로 작용함
가시돌기	고리판의 중앙부위에서 시작하는 뒤쪽방향의 뼈돌기로 고리판을 이등분함	근육의 부착부위를 제공하고, 역학적 지레로 작용함; 움직임에 대한 골성 제한요인(bony block)으로 작용할 수도 있음.
척추뼈구멍	척추뼈몸통후면과 척추뼈고리로 형성된 구멍	다른 분절들의 척추뼈구멍과 결합하여, 척수의 통로가 되고, 척수를 보호한다.

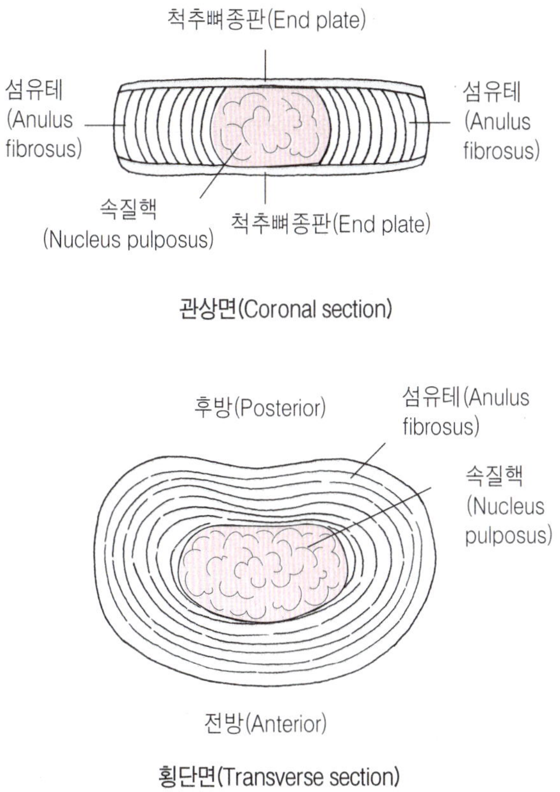

▲ **그림 4-9** ■ 허리부위 추간판의 도식적인 그림.
속질핵(nucleus pulposus), **섬유테**(anulus fibrosus), **척추뼈종판**(vertebral end plate)이 보인다.

다. 속질핵과 둘러싼 섬유테는 중심부위와 외곽쪽에서는 뚜렷이 구분되지만, 두 구조물이 만나는 부위에서는 두 구조물을 분리해주는 명백한 경계선이 존재하지 않는다. 두 구조물은 멀리 떨어져 있는 부위에서만 구분이 명확하다

속질핵(*Nucleus Pulposus*)

속질핵은 70-90%가 물로 이루어졌는데, 연령에 따라, 하루 중 시간에 따라 비율이 변화한다. 속질핵의 건조중량의 약 65%는 PGs로 이루어졌는데, PGs는 글리코스아미노글리칸(glycosaminoglycan)을 포함하고 있기 때문에 물분자를 끌어당기는 성질을 갖는다. 건조중량의 15-20%는 아교질이 차지하며, 나머지는 엘라스틴, 단백질, 단백질분해 효소, 연골세포, 다른 형태의 아교질들로 이루어진 세포들이 차지한다.

속질핵은 제 1형 아교질과 제 2형 아교질 모두를 포함한다; 그러나 압박력에 대항하는 능력이 좋은 제 2형 아

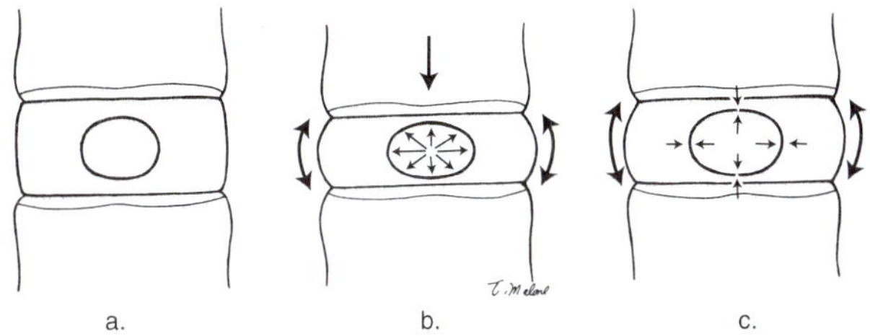

▲ **그림 4-10** ■ 추간판의 압박. A. 이 그림에서 속질핵은 섬유테의 가운데 위치하는 동그란 공처럼 보인다. B. 압박부하가 작용하면, 속질핵이 팽창하려 하므로 압력이 모든 방향으로 작용한다. 속질핵의 압력으로 섬유테의 장력이 증가한다. C. 섬유테에 의해 크기는 같고 방향은 반대인 힘들이 발생하여 속질핵의 팽창을 억제하고 평형상태를 유지한다. 속질핵의 압력은 섬유테를 통해 종판으로 전달된다.

교질이 더 많다. 사실, 제 1형 아교질은 속질핵의 중앙부에 매우 소량 존재한다. 속질핵은 종종 물이 가득찬 풍선에 비유된다. 압박되면, 모양이 변하고, 증가된 압력이 풍선의 벽을 사방으로 긴장시킨다(그림 4-10).

섬유테(*Anulus Fibrosus*)

일반적으로, 섬유테의 60-70 %는 물로 이루어졌는데, 역시 연령에 따라, 하루 중 시간에 따라 비율이 변화한다. 섬유테의 건조중량의 50-60%는 아교질섬유로 이루어지며, 프로테오글라이칸은 건조중량의 약 20%만을 차지한다. 속질핵과 섬유테의 구성성분간의 구성비의 차이는 이들간에 구조(structure)에도 차이가 있음을 의미한다. 약 10%에 해당하는 건조중량의 나머지는 엘라스틴과 섬유아세포, 연골세포 등의 다른 세포들로 이루어져 있다. 또한 섬유테에도 제 1형 아교질과 제 2형 아교질이 모두 존재한다; 그러나, 섬유테에는 제 1형 아교질이, 특히 외곽쪽에 더 많이 포함되어 있다. 이러한 구성비는 섬유테이 속질핵에 비해 더 큰 장력(tensile force)을 견디고 있음을 보여주는 것이다. 섬유테는 근접한 척추뼈의 상하 척추뼈고원(vertebral plateu)에 있는 연골성 척추뼈종판에 부착하며 뼈끝고리(epiphyseal ring)부위에는 샤피섬유(Sharpey fiber)를 통해 부착한다.

척추뼈종판(*Vertebral End Plate*)

척추뼈종판은 0.6-1 mm 정도의 연골로 이루어진 층구조물로, 척추뼈몸통의 윗면과 아랫면에서 고리형 돌기(ring apophysis)에 둘러싸인 척추뼈몸통부위를 덮고 있다. 속질핵은 전부 척추뼈종판에 덮여 있지만, 섬유테는

그렇지 않다. 척추뼈종판은 섬유테에 강하게 부착되어 있지만, 척추뼈몸통에는 느슨하게 부착되어 있다. 그 이유는 척추뼈종판이 척추뼈몸통의 일부라기보다는 추간판의 일부이기 때문이라고 생각된다. 척추뼈종판은 추간판의 다른 구조물들과 마찬가지로 프로테오글라이칸, 아교질, 물로 이루어져 있다. 또한 아교질을 따라 배열된 연골세포들이 존재한다. 추간판의 다른 부분들과 마찬가지로, 척추뼈종판 중 속질핵에 가까운 부위에서는 물과 프로테오글라이칸의 비율이 높고, 섬유테과 척추뼈몸통의 연골아래뼈(subchondral bone)에 가까운 부위에서는 아교질의 비율이 높다. 척추뼈종판을 이루고 있는 연골은 유리연골이면서 섬유연골이다. 유리연골은 척추뼈몸통과 가까운 부위에 있으며, 주로 젊은이의 추간판에서 발견된다. 섬유연골은 속질핵에 가까운 부위에 있으며, 연령이 높을 수록 유리연골의 양은 줄어들고 섬유연골이 척추뼈종판의 주성분이 되는데, 이는 연령이 높아질수록 큰 압박력을 잘 견딜 필요성이 증가하기 때문이다.

신경지배와 영양공급(Innervation and Nutrition)

추간판의 신경지배는 섬유테의 바깥쪽 1/3-1/2 부분에만 이루어진다. 목부위와 허리부위의 추간판은 척추신경(vertebral nerve)과 굴척추신경(sinuvertebral nerve)으로부터 나온 가지에 의해 지배된다. 굴척추신경은 추간판 주변의 결합조직과 척주의 특정인대들도 지배한다. 추간판은 어떠한 동맥의 분지로부터도 혈액공급을 받지 않는다. 뼈몸통끝동맥(metaphyseal arteries)은 척추뼈종판의 기저부, 척추뼈종판내의 연골아래뼈에서 치밀한 모세혈관망을 형성하며, 이 골간단동맥의 작은 분지는 섬유테의 바깥층에 혈액을 공급한다. 추간판의 나머지 부분들은 이 혈관들로부터의 확산을 통해 영향을 공급받는다.

■ 관절(Articulation)

척주의 관절형태는 크게 두가지 형태로 이루어진다: 인접한 두 개의 척추뼈몸통과 추간판 사이에서 이루어지는 **섬유연골결합**(symphysis)형태의 **연골성 관절**(cartilaginus joint)과, 한 척추뼈의 위관절돌기(superior articular process)의 관절면(zygapophyseal facet)과 근접한 위쪽 척추의 아래관절돌기(inferior articular process)의 관절면(zygapophyseal facet)이 만나 이루어지는 **가동관절**(diarthroidal joint, 또는 **윤활관절**(synovial joint))이 있다. 척추뼈몸통사이의 관절을 **몸통사이관절**(interbody joints)라고 한다. 돌기사이관절면들 사이의 관절을 **돌기사이관절**(zygapophyseal joint, 또는 **돌기관절**(apophyseal joint), **후관절**(facet joint))이라고 한다(그림 4-11). 척주와 갈비뼈사이의 관절(제 5장 참조), 척주와 머리뼈사이의 관절, 척주와 골반사이의 관절(**SIJs**)은 모두 윤활관절이다.

몸통사이관절(Interbody Joints)

몸통사이관절에서 일어날 수 있는 움직임은 **활주**(gliding), **신연**(distraction)과 **압박**(compression), **회전**

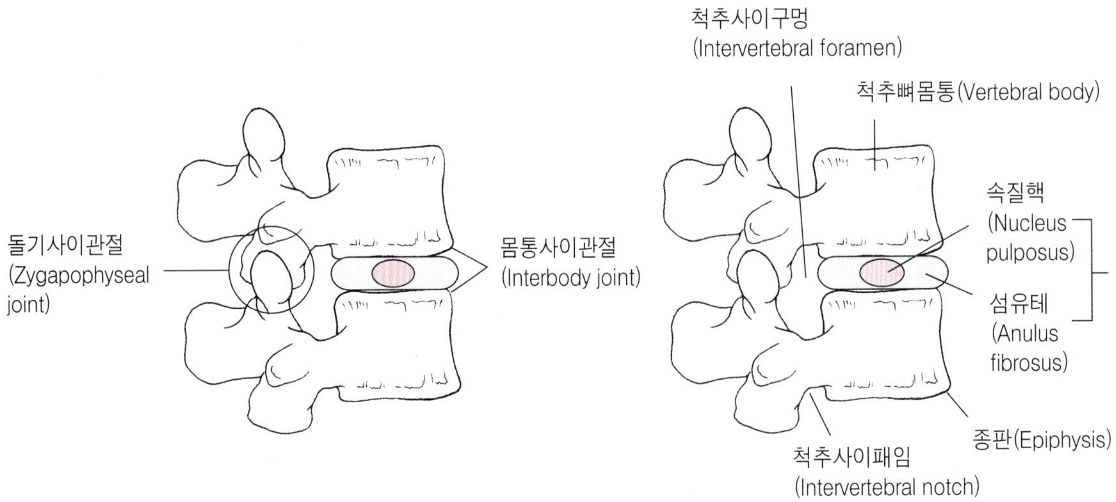

▲ **그림 4-11** ■ 몸통사이관절(interbody joint)과 돌기사이관절(zygaphophyseal joint)

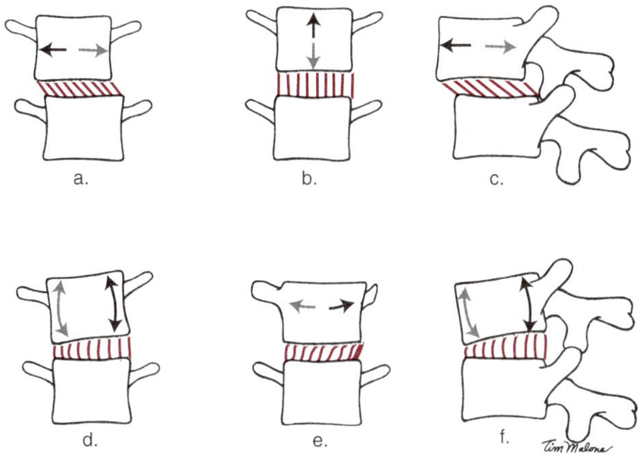

▲ **그림 4-12** ■ 척추의 병진과 회전 움직임. A. 좌우병진(활주)은 관상면에서 일어난다. B. 상하병진(축방향의 신연과 압박)은 수직방향으로 일어난다. C. 전후병진은 시상면에서 일어난다. D. 좌우회전(경사)은 관상면에서 전후축을 중심으로 일어난다. E. 회전은 수평면에서 수직축을 중심으로 일어난다. F. 전후회전(경사)은 시상면에서 관상축을 중심으로 일어난다.

(rotation) (또는 기울임(tilt), 흔들림(rocking)이라 하기도 함)이다(그림 4-12). 활주움직임은 다음과 같은 방향으로 일어난다: 전방과 후방(anterior to posterior), 내측과 외측(medial to lateral), 꼬임(torsional). 기울임(tilt motion)은 전방과 후방, 외측방향으로 일어난다. 이렇나 움직임들은 신연, 압박과 합쳐져서 6도의 자유도를 형성한다. 각각의 움직임의 크기는 작으며, 인대의 지지수준의 차이와 각 부위별 추간판과 척추뼈몸통의 구조적 차이로 인해 움직임의 양이 부위별로 차이가 많다. 또한 돌기사이관절도 몸통사이관절의 움직임에 영향을 미친다.

돌기사이 관절(Zygapophyseal Articulations)

돌기사이관절은 한 척추의 좌우측의 위관절면(superior articulating facet)과 인접한 위쪽 척추뼈의 좌우측 아래관절면(inferior articulating facet) 사이에서 이루어지는 관절이다. 돌기사이관절은 가동관절로 부위에 따라 구조적인 차이가 있다. 돌기사이관절내에서는 관절내 부관절구조물들(intra-articular accessory joint structures)이 발견되었다. 이러한 부관절 구조물들은 몇가지 형태를 가지고 있는데 대부분은 지방패드(adipose tissue pads)나 섬유지방 연골판(fibroadipose meniscoids)으로 분류된다. 이러한 구조물들은 모두 척주의 굽힘과 폄 동안 노출되는 관절면을 보호하는 것과 관련이 있다.

■ 인대와 관절주머니(Ligaments and Joint Capsules)

척주의 인대시스템은 광범위하며, 부위에 따라 차이가 있다. 6개의 주요인대들은 척추뼈사이관절, 돌기사이관절과 관련이 있다. 주요인대는 **앞세로인대**(anterior longitudinal ligament)와 **뒤세로인대**(posterior lingitudinal ligament), **황색인대**(ligamentum flavum), **가시사이인대**(interspinous ligament), **가시끝인대**(supraspinous ligament), **가로돌기사이인대**(intertransverse ligament)이다(그림 4-13, 그림 4-14).

앞세로인대와 뒤세로인대 (Anterior and Posterior Longitudinal Ligaments)

앞세로인대(ALL)와 뒤세로인대(PLL)은 몸통사이관절과 관련이 있다. 앞세로인대는 척추뼈몸통의 전외측면을 따라 엉치뼈에서 2번째 목뼈까지 주행한다. C2에서 뒤통수뼈까지의 연장부위는 앞고리뒤통수인대(anterior atlanto-occipital ligament), 앞고리중쇠인대(anterior atlantoaxial ligament)라고 부른다. 앞세로인대는 두꺼

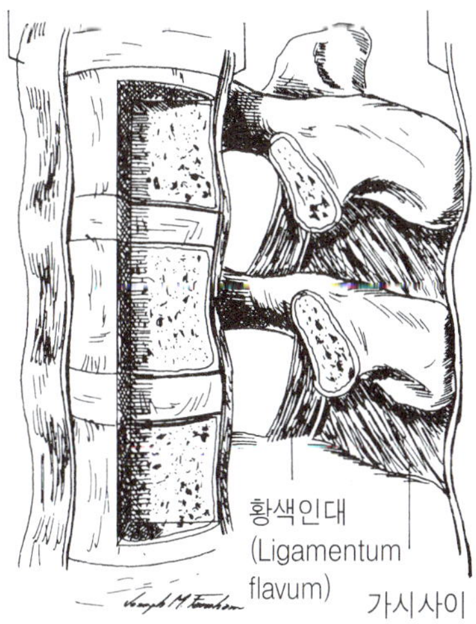

▲ **그림 4-13** ■ 앞세로인대와 뒤세로인대는 각각 척추뼈몸통의 앞쪽과 뒤쪽에 위치한다. 황색인대는 척추뼈구멍의 뒷면에서 고리판과 고리판사이를 연결한다. 아교질섬유들의 방향을 확인하기 위해 층판의 일부가 제거되었다.

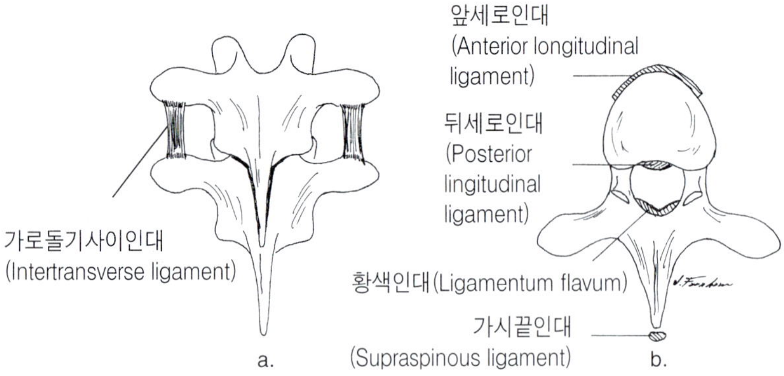

◀ **그림 4-14** ■ A. 가로돌기사이인대는 가로돌기사이를 연결한다. B. 척추뼈를 위쪽에서 보았을 때, 다른 인대들의 상대적인 위치가 보인다.

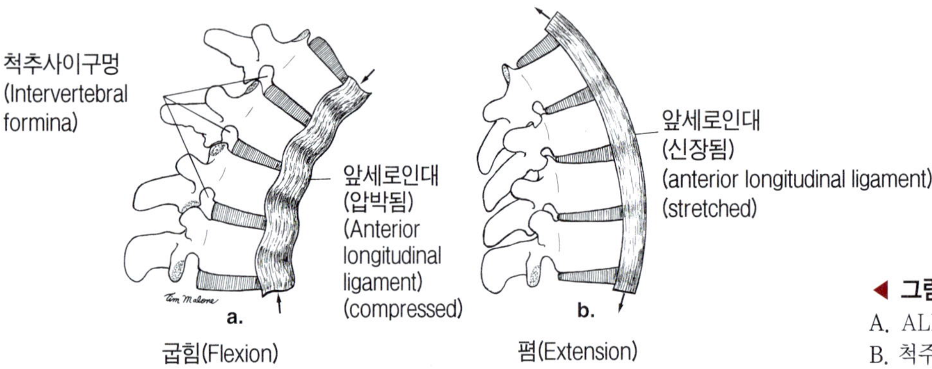

◀ **그림 4-15** ■ 앞세로인대(ALL).
A. ALL은 척주의 전방굽힘 시 느슨해진다.
B. 척주의 폄 시 인대는 신장된다.

운 아교섬유다발로 이루어진 최소한 두 개의 층으로 이루어져 있다. 얕은 섬유들은 길어서 몇 개의 척추뼈를 지나지만, 깊은 섬유들은 짧고 한쌍의 척추뼈사이만을 연결한다. 깊은 섬유는 섬유테의 섬유들과 섞이게 되며, 추간판의 전외측부위와 척추뼈사이관절의 앞쪽을 보강한다. 앞굽이(lordosis)가 있는 부위(목부위와 허리부위)에는 앞세로인대가 잘 발달되어 있으며, 등부위처럼 뒤굽이(kyphosis)가 있는 부위에는 상대적으로 덜 발달되어 있다. 앞세로인대는 아래등부위부터 L5/S1로 내려가면서 두께와 폭이 증가한다. 인대의 강도는 허리부위에서 최대이면서, 장력 강도(tensile strength)은 위목부위, 아래등부위, 허리부위에서 가장 크다. 앞세로인대는 척주 굽힘 시 압박되고(그림 4-15A), 척주 폄 시 신장된다(그림 4-15B). 속질핵의 파괴나 퇴행성변화로 인해 추간판의 정상적인 높이가 감소하게 되면, 척주의 중립자세에서 앞세로인대는 느슨해 진다. 앞세로인대는 뒤세로인대보다 두 배 정도 강한 것으로 보고되었다.

뒤세로인대는 척추관(vertebral canal)내에서 척추뼈몸통의 뒷면을 따라 두 번째 목뼈에서 엉치뼈까지 주행한다. 뒤세로인대도 얕은 층과 깊은 층의 최소한 두 층으로 이루어져 있다. 얕은 섬유는 몇 개의 척추뼈를 지난다. 깊은 섬유는 근접한 두 개의 척추뼈만을 연결하며, 섬유테의 바깥쪽 섬유들과 얽혀 있으며, 부위에 따라 다양한 방법으로 척추뼈종판의 가장자리에 부착한다. 위쪽으로는 뒤통수뼈까지 연장되는데, C2위의 부분을 덮개막(tectorial membrane)이라고 한다. 허리부위에 뒤세로인대는 얇은 리본처럼 가늘어지면서 몸통사이관절에 대한 지지력이 약화된다. 허리부위에서 뒤세로인대의 축성장력에 대한 저항은 앞세로인대의 1/6수준이다. 뒤세로인대는 척주 굽힘 시 펴지고(그림 4-16A), 척주 폄 시에는 느슨해진다(그림 4-16B)

사례 적용 4-2: **허리부위 손상과 관련된 PLL의 역할**

허리부위에서 좁아진 PLL은 추간판을 잘 지지하지 못하게 되는데, 이것이 허리부위에서 후외측 방향으로 추간판탈출이 호발하는 주요한 원인 중 하나이다. 후방 추간판 탈출증은 Malik의 통증의 원인들 중 하나가 되는데, 특히 허리를 구부리게 되면 PLL 부위에 많은 양의 스트레스가 가해지게 되어 통증이 증가하게 된다.

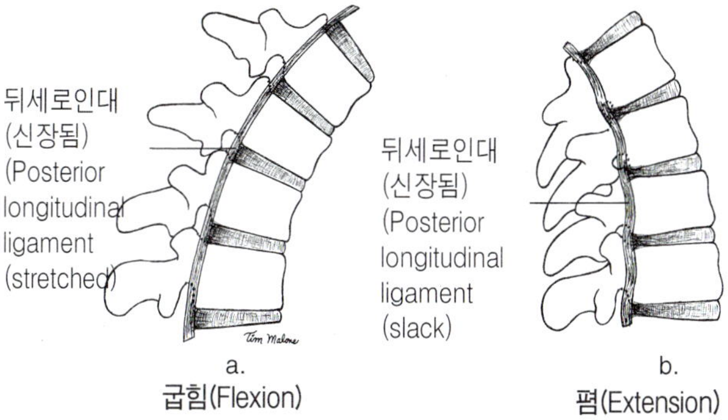

▲ **그림 4-16** ■ 뒤세로인대(PLL). A. PLL은 척주의 전방굽힘 시 신장된다. B. 척주의 폄 시 인대는 느슨해지고 압박될 수도 있다.

황색인대(ligamentum Flavum)

황색인대는 척추뼈구멍의 후면에 위치한 두껍고 탄력성있는 인대로서, 황색인대는 두 번째 목뼈에서 엉치뼈까지 주행하며, 근접한 척추뼈의 고리판(laminae)을 연결하여 척추뼈구멍의 뒷면을 매끄럽게 만들어 준다. 일부의 섬유는 외측으로 확장되어 돌기사이관절의 관절주머니를 덮는다. C2에서 뒤통수뼈사이에서 이 인대는 뒤고리뒤통수막(posterior atlanto-occipital membrane)과 고리중쇠막(atlantoaxial membrane)이 된다. 황색인대는 아래등부위에서 가장 강하고, 중간목부위에서 가장 약하다. 황색인대는 척주가 굽힘할 때 신장되어 가장 큰 장력이 발생하기는 하지만, 탄력성을 가지고 있기 때문에, 척주가 중립자세에 있을 때도 지속적으로 장력을 발생시킨다. 이러한 황색인대의 높은 탄력성은 두 가지의 중요한 효과가 있다. 첫 번째는 추간판에 지속적으로 압박력을 가하여 추간판내 압력을 높게 유지한다. 증가된 추간판내 압력은 추간판을 팽팽하게 만듦으로서, 추간판이 척주의 중립상태에서 더 많은 지지(support)를 제공할 수 있게 한다. 두 번째는 높은 탄력성은 움직이는 동안에 인대가 구부러지지 않게 해준다. 움직임 시에 인대가 구부러진다면(buckle), 척추뼈구멍내에서 척수가 압박될 수 있으며, 특히 굽힘 관련된 움직임 시에 더욱 위험하다.

가시사이인대(Interspinous Ligament)

가시사이인대는 근접한 척추뼈의 가시돌기들을 연결한다. 이 인대는 제 I형 아교질, 프로테오글리칸, 풍부한 탄력소(elastin)으로 이루어진 섬유성 판(fibrous sheet)이라고 할 수 있다. 가시사이인대는 가시끝인대와 함께 과도한 척주 굽힘 시 가장 먼저 손상될 수 있는 인대이다. 가시사이인대는 척수 등쪽가지(dorsal ramus)의 안쪽가지(medial branch)의 신경지배를 받으며, 허리통증의 원인중 하나라고 생각된다. 가시사이인대는 허리부위의 안정성에 기여하며, 노화와 더불어 퇴행된다.

지속적 연구: 가시사이인대

가시사이인대를 구성하는 섬유들의 방향에 대하여는 논쟁의 여지가 있다. 어떤 학자들은 가시돌기와 평행하게 주행한다고 하고, 반면에 다른 학자들은 사선방향으로 주행한다고 한다. 사선방향으로 주행한다고 하는 학자들은 전방에서 후방으로, 후방에서 전방으로 다양한 방향성을 갖는다고 한다. 인대의 기능에 대하여도 논쟁의 여지가 있다; 그러나 대부분의 학자들은 가시사이인대가 척주의 굽힘에 저항한다는 것에 동의한다. 인대는 또한 끝범위의 폄(end-range extension)과 아래척추뼈에 대한 위쪽척추뼈의 후방전단(posterior shear)에 대하여도 저항을 한다. McGill은 가시사이 인대가 완전 굽힘(full flexion) 시 전방전단(anterior shear)을 발생시키며, 이것은 운동처방 시 고려되어야 한다고 하였다. 예를 들어, 척추전방전위증(spondylolisthesis)과 같은 전단병리(shear pathologies)를 가진 사람들은 흔히 완전굽힘 운동(full flexion exercise)을 처방받는데, Mc Gill에 의하면, 이것은 오히려 전방전단력(anterior shear force)을 증가시키므로 금지되어야 한다고 한다.

가시끝인대(Supraspinous Ligament)

가시끝인대는 강한 끈 모양의 구주물루 가시돌기의 첨부를 연결하면서 일곱 번째 목부위터 L3나 L4까지 주행한다. 가시끝인대의 섬유는 허리부위에서는 흉요근막, 허리근육의 힘줄들과 섞이면서 구분이 뚜렷하지 않다. 목부위에서 가시끝인대는 **목덜미인대**(ligamentum nuchae)가 된다. 가시끝인대는 가시사이인대와 마찬가지로 척주의 굽힘 시 가시돌기의 분리를 방해하면서 신장된다. 척주의 과도한 굽힘 시 가시끝인대는 가시사이인대와 함께 가장 먼저 손상된다. 가시끝인대는 기계적수용기들(mechanoreceptor)을 가지고 있으며, 이 인대의 변형은 뭇갈래근(multifidus muscle)같은 척주안정자(spinal stabilizer)들을 동원하는 역할을 하는 것으로 보인다.

가로돌기사이인대(Intertransverse Ligaments)

쌍으로 이루어진 가로돌기사이인대의 구조는 부위에

따라 극단적으로 다르다. 일반적으로 가로돌기사이인대는 가로돌기사이를 지나며 등의 깊은 층 근육에 부착한다. 목부위에서는 가로돌기인대는 단지 몇 개의 섬유들로 이루어져 있다. 등부위에서는 겨우 인식할 수 있을 정도의 몇 개의 섬유로 이루어져 있으며, 주변의 근육에 섞여있다. 허리부위에서는 막(membrane)처럼 생긴 넓은 시트형태의 결합조직으로 되어 있다. 이러한 막성섬유(membranous fibers)는 등허리근막의 일부가 된다. 가로돌기사이인대는 척주의 외측 굽힘 시 양쪽이 교차적으로 신장되고 압박된다. 왼쪽으로 몸통을 굽히면 오른쪽의 가로돌기인대가 움직임에 저항하면서 신장되고, 왼쪽의 가로돌기인대는 느슨해지면서 압박된다. 반대로 오른쪽으로 몸통이 굽히면 왼쪽의 가로돌기인대가 움직임에 저항하면서 신장된다.

돌기사이관절의 관절주머니 (Zygapophyseal Joint Capsules)

돌기사이관절의 관절주머니는 척주의 움직임을 제한하고 안정성을 제공함으로써 인대의 기능을 보조한다. 관절주머니의 역할은 부위에 따라 매우 다양하다. 목부위에서 돌기사이관절주머니는, 비록 느슨하지만, 축성회전과 측방굽힘을 제한하는 일차적인 연부조직이다. 그러나 굽힘과 폄은 거의 제한하지 못한다. 허리부위에서 돌기사이 관절주머니는, 섬유테과 함께 축성회전(axial rotation)을 제한한다. 그러나 등부위의 돌기사이 관절주머니는 축성회전에 대하여 일차적인 제한을 제공하지 못한다. 척주의 굽이가 후만에서 앞굽이로, 앞굽이에서 후만으로 교차되는 등허리연결부위와 목등연결부위에서 과도한 스트레스의 발생가능성이 높기 때문에, 이 부위의 관절주머니가 가장 강하다. 관절주머니는 가시끝인대와 가시사이인대처럼 과도한 굽힘 시 손상되기 쉬우며, 특히 허리부위에서 손상되기 쉽다. 허리부위에서는 과도한 굽힘 시 가시끝인대와 가시사이인대가 손상된 이후에 관절주머니가 가장 늦게 손상되므로, 척주의 굽힘 시 척주 뒤쪽의 다른 어떤 인대보다도 관절주머니가 많은 저항을 발생시킨다고 보여진다. 표 4-2는 인대와 그 기능을 요약한 것이다.

표 4-2 척주의 주요인대들

인대	기능	위치
섬유테(바깥층)	척추뼈몸통의 신연, 활주, 회전을 제한	목부위, 등부위, 허리부위
앞세로인대	폄제한, 섬유테의 전외측부위와 몸통사이관절의 앞부위를 지지함	C2~엉치뼈, 목부위와 아래등부위, 허리부위에 가장 잘 발달
앞고리중쇠인대 (앞세로인대의 연장)	폄 제한	C2~뒤통수뼈
뒤세로인대	전방굽힘 제한, 섬유테의 뒷부위를 지지함	중쇠뼈(C2)~엉치뼈, 목부위와 등부위에서 가장 넓고, 허리부위에서 가장 좁음
덮개막(뒤세로인대의 연장)	전방굽힘 제한	중쇠뼈(C2)~뒤통수뼈
황색인대	전방굽힘 제한; 특히 허리부위에서 고리판의 분리를 제한함	중쇠뼈(C2)~엉치뼈, 목부위와 등부위에서 얇고, 넓고, 길며, 허리부위에서는 가장 두꺼움
뒤고리중쇠인대 (황색인대의 연장)	굽힘 제한	고리뼈(C1)~중쇠뼈(C2)
가시끝인대	전방굽힘 제한	등부위와 허리부위(C7~L3 or L4). 허리부위에서 가장 약함
목덜미인대	전방굽힘 제한	목부위(뒤통수뼈융기~C7)
가시사이인대	전방굽힘 제한	허리부위에 가장 잘 발달
가로돌기사이인대	반대측으로의 측방굽힘 제한	허리부위에 잘 발달
날개인대	동측으로의 머리회전과, 반대측으로의 측방굽힘 제한	고리뼈(C1~C2)
엉덩허리인대	S1위에서 L5의 전방활주를 제한	아래허리부위
돌기사이관절주머니	전방굽힘과 축회전을 제한	목등 이행부와 등허리부위에서 가장 강함

기능(Functions)

■ 운동학(Kinematics)

척주에서 전체적으로 일어나는 움직임은 굽힘, 폄, 측방굽힘, 회전이다. 이러한 움직임들은 서로 독립적으로 일어나는 것처럼 보인다; 그러나 각각의 운동분절(motion segment)수준에서 관찰해 보면, 이러한 움직임들은 협력된 움직임(coupled motion)들이다. **협력(coupling)**은 제 1의 축을 중심으로 일어나는 제 1의 움직임이 제 2의 축을 중심으로 일어나는 제 2의 움직임과 지속적으로 연합(association)하는 것으로 정의할 수 있다. 협력 형태로 가장 잘 일어나는 움직임은 측방굽힘과 회전이다. 순수한 측방굽힘과 순수한 회전은 척주의 어떤 곳에서도 일어나지 않는다. 측방굽힘과 회전이 일어나기 위해서는 최소한 다른 어떤 움직임들이 필요하다.

척주에서 가능한 움직임의 크기와 형태가 복잡하고 다양한 것처럼, 협력패턴(coupling pattern)도 매우 복잡하며, 부위에 따라 차이가 있는데, 이는 척주의 자세(spinal posture), 굽이(curves), 돌기사이관절면(articulation facet)의 방향, 유동성(fluidity), 탄력성(elasticity), 추간판의 두께, 근육, 인대, 관절주머니의 신장성(extensibility)과 관련이 있다.

몸통사이관절과 돌기사이관절에서의 움직임은 상호의존적이다. 가능한 움직임의 *양(amount)*은 추간판의 크기에 의해 결정되며, 움직임의 *방향(direction)*은 돌기사이관절면(facet)의 방향에 의해 결정된다.

추간판은 근접한 두 척추뼈사이에서 움직임을 증가시켜준다. 척추뼈가 서로 평평하게 맞닿아 있다면, 척추뼈사이에서의 움직임은 병진움직임만이 허용될 것이다. 그러나 척추뼈사이에는 부드럽고, 변형가능한 추간판이 있기 때문에, 척추뼈는 흔들림(rocking), 기울어짐(tilting) 등의 움직임이 가능해 진다. 이러한 구조적 특성은 매우 큰 관절가동범위(ROM)을 갖게 해준다(그림 4-17). 섬유테의 섬유들은 인대처럼 작용하여 움직임에 대한 저항을 제공한다.

굽힘과 폄 움직임은 아래척추뼈에 대하여 위의 척추뼈가 기울어지고(tilting), 미끄러짐(gliding)으로서 일어나게 된다. 전체 ROM을 통해 위쪽의 척추뼈가 움직일 때, 척추뼈는 일련의 상이한 호(different arc)를 따라 이동하는데, 각각의 호는 서로 다른 일시적인 회전중심(instantaneous axis of rotation)을 갖는다. 속질핵은 축(pivot)처럼 작용하며, 액체의 특성을 보이므로 상당한 크기의 비틀어짐(distortion)도 견딜 수 있다.

추간판의 높이와 넓이의 비에 의해 일어나는 움직임의 양과는 상관없이, 몸통사이관절에서 척추뼈몸통이 추간판 위에서 기울어지거나 회전할 때(tilt or rotate), 몸통사이관절과 돌기사이관절에서는 미끄러짐(gliding)이 일어난다. 돌기사이관절면의 방향은 부위에 따라 다르며, 특정부위에서의 기울어짐과 미끄러짐의 방향을 결정짓는 중요한 요인이 된다. 근접한 세 개의 척추뼈의 위아래 돌기사이관절면이 시상면과 일치한다면, 굽힘과 폄 움직임

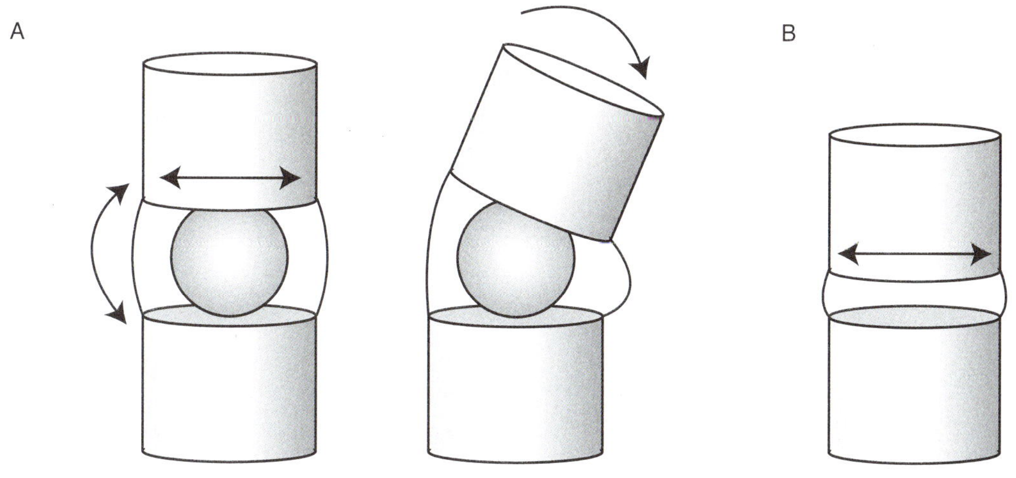

▲ **그림 4-17** ■ A. 추간판의 삽입으로 척추뼈몸통은 기울어질 수 있게 되어, 몸통사이관절의 ROM이 매우 증가하게 된다. B. 추간판이 없으면 몸통사이관절에는 활주움직임만이 일어난다.

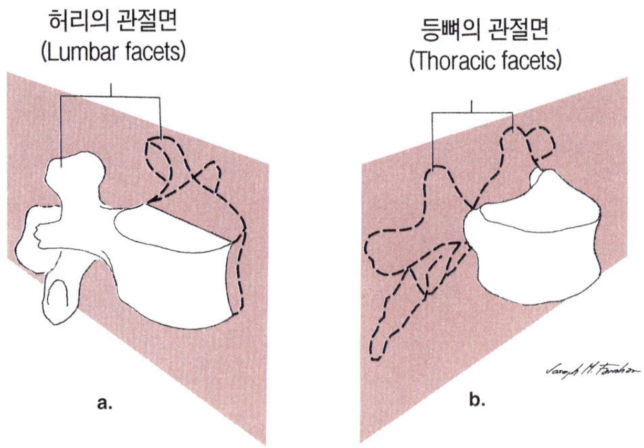

▲ **그림 4-18** ■ A. 허리부위의 돌기사이관절면은 시상면에 가까우므로 굽힘과 폄이 잘 일어난다. B. 등부위의 돌기사이관절면은 관상면에 가까우므로로 측방굽힘이 잘 일어난다.

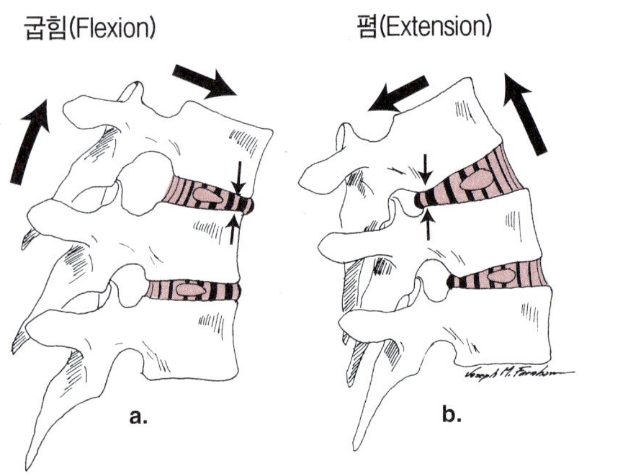

▲ **그림 4-19** ■ A. 척주굽힘 시 위쪽 척추가 근접한 아래쪽 척추 위에서 전방으로 기울어지고 활주하고 있다. 전방경사와 활주는 앞쪽 섬유테를 압박하여 팽창하게 하고, 뒤쪽 섬유테는 신장시킨다. B. 척주폄 시 위쪽 척추가 근접한 아래쪽 척추 위에서 후방으로 기울어지고 활주한다. 앞쪽 섬유테는 신장되고, 뒤쪽 섬유테는 뒤쪽으로 팽창한다.

이 잘 일어나게 된다(그림 4-18A). 반대로 돌기사이관절면이 관상면과 일치한다면, 측방굽힘이 우세하게 일어나게 된다(그림 4-18B).

굽힘(Flexion)

척주의 굽힘이 일어나면, 위쪽 척추뼈가 아래쪽 척추뼈 위에서 기울어지고, 미끄러지면서, 척추사이구멍이 커지고, 가시돌기사이가 벌어지게 된다(그림 4-19A). 기울어지는 양은 어느 정도 추간판의 크기에 의해 결정되지만, 가시끝인대와 가시사이인대도 가시돌기의 분리를 방해함으로서 굽힘에 영향을 미친다. 돌기사이관절의 관절주머니, 황색인대, 뒤세로인대, 뒤쪽 섬유테, 척추폄근이 발생시키는 수동적 인장력(passive tension)도 과도한 굽힘이 일어나지 않도록 조정한다. 굽힘 시 추간판의 앞쪽 섬유테는 압박되고 전방으로 돌출되는(burged) 반면에, 뒤쪽부위는 신장되고 척추뼈몸통의 분리를 방해한다.

폄(Extension)

폄이 일어날 때, 위쪽 척추뼈가 뒤쪽으로 기울어지고 미끄러지면서, 척추사이구멍은 좁아지고 가시돌기는 서로 가까워진다(그림 4-19B). 폄움직임의 크기는 추간판의 크기에 영향을 받을 뿐 아니라, 가시돌기의 접촉, 돌기사이관절주머니의 수동적 인장력, 앞쪽 섬유테, 몸통 앞쪽의 근육들, 앞세로인대의 앞쪽 섬유 등에 의해 영향을 받는다. 일반적으로, 폄을 제한하는 인대보다는 굽힘을 제한하는 인대가 더 많다. 척주인대 중 폄을 제한하는 인대는 앞세로인대 하나뿐이다. 그 이유는 앞세로인대가 후방의 인대들에 비해 매우 강하기 때문이라고 생각된다. 굽힘의 제한요소는 대부분 인대에 의해 제공되고, 뼈에 의한 것은 매우 적다. 폄의 경우, 뼈에 의해 폄의 제한이 주로 일어나고, 인대의 역할은 매우 적다.

측방굽힘(Lateral Flexion)

측방굽힘이 일어날 때, 위쪽의 척추뼈는 아래쪽 척추뼈 위에서 측방으로 기울어지고(tilt), 회전하며(rotate), 미끄러진다(translate)(그림 4-20). 섬유테는 척주 굽이의 오목한 쪽에서는 압박되고, 볼록한 쪽에서는 신장된다. 섬유테, 가로돌기사이인대, 굽이의 볼록면쪽에 있는 앞뒤

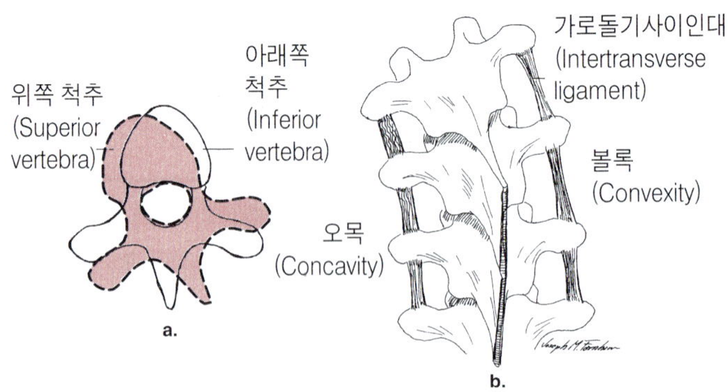

▲ **그림 4-20** ■ A. 외측굽힘 시 위쪽 척추는 근접한 아래쪽 척추 위에서 외측으로 기울어지고 회전한다. B. 척주의 외측굽힘과 회전은 볼록한 쪽의 가로돌기사이인대에 의해 제한된다.

몸통근육들의 수동적 장력(passive tension)이 측방굽힘을 제한한다. 측방굽힘 시 동반되는 척추뼈의 회전(rotation)은 척주부위에 따라서 좀 다른데, 이것은 돌기사이관절면(facet)의 방향성 때문이다.

L5-S1사이의 모든 몸통사이관절과 돌기사이관절의 일반적인 움직임에 대하여 서술하였다. 각 부위별 구조적, 기능적 특성과, 근육에 대하여는 다음 절(section)에서 설명한다. 표 4-3는 척주구조의 부위별 특성에 대하여 제시하고 있다.

■ 운동역학 (Kinetics)

척주는 정상적인 기능적 동작들을 수행하는 동안 뿐만 아니라, 휴식상태(rest)에서도 지속적으로 축성압박(axial compression), 장력(tension), 굽힘(bending), 뒤틀림(torsion), 전단(shear) 스트레스들을 받고 있다. 이러한 부하들을 저항하는 척주의 능력은 척주부위에 따라 다르며, 부하의 형태, 기간, 속도; 사람의 연령과 자세; 다양한 구조물들(척추뼈몸통, 관절, 추간판, 근육, 관절주머니, 인대)의 상태와 특성들; 신경계의 상태에 의해 결정된다.

축성압박(Axial Compression)

축성압박(척주의 장축을 따라 추간판에 직각방향으로 가해지는 힘)은 중력, 지면반발력(ground reaction force), 인대와 근육의 수축에 의해 발생하는 힘이다. 대부분의 압박력은 추간판과 척추뼈몸통이 저항하지만, 척추뼈고리와 돌기사이관절도 특정움직임과 자세에서는 압박력에 어느 정도 저항할 수 있다. 압박부하는 척추뼈몸통 해면뼈의 뼈잔기둥과 피질뼈를 통해 위종판에서 아래종판까지 전달된다. 40세 이하에서, 해면뼈가 허리에 가해지는 부하의 25-50%를 담당하고, 피질뼈가 나머지를 담당한

표 4-3 척추 구조물들의 부위별 특성

부위	목부위	등부위	허리부위
척추뼈몸통	척추뼈몸통은 가로지름이 앞뒤지름보다 작다. 척추뼈몸통의 앞면은 볼록하고 뒷면은 편평하다. 척추뼈몸통의 윗면은 외측에 갈고리 돌기가 있기 때문에 말안장 모양이 된다.	척추뼈몸통의 가로지름과 앞뒤지름은 같다. 앞쪽의 두께가 뒤쪽의 두께보다 크다. 척추뼈몸통 고원부의 후외측부위에는 갈비뼈와 관절을 이루는 반관절면이 존재한다.	척추뼈몸통은 부피가 크며, 가로지름이 앞뒤지름보다 크고, 두께도 두껍다
척추뼈고리	**목부위**	**등부위**	**허리부위**
고리뿌리	후외측으로 돌출	모양과 방향성이 다양함	짧고 두꺼움
고리판	후내측으로 돌출되었으며, 얇고 약간 휘어짐	짧고 두껍고 넓다	짧고 넓다
위돌기사이관절면	상내측을 향함	얇고 편평하며 후상방, 외측을 향함	수직방향이며, 오목하고 후내측을 향함. 뒤쪽 가장자리에서 꼭지돌기를 지지한다.
아래돌기사이 관절면	전외측을 향함	전상방, 내측을 향함	수직방향으로, 볼록하고, 전외측을 향함
가로돌기	척추동맥, 정맥과 정맥얼기를 위한 가로돌기구멍이 있음. 척수신경을 위한 도랑(gutter)도 있음	돌기는 크며, 끝부분은 두껍다. 갈비뼈와 관절을 이루기 위한 타원오목(oval facet)이 있음. 길이는 꼬리방향으로 갈수록 줄어듦	돌기는 길고 가느다랗고, 수평방향으로 뻗음. 뿌리의 뒤쪽 아랫면에서 덧돌기를 지지한다.
가시돌기	짧고 가느다랗고, 수평방향으로 뻗음. 첨부는 두갈래로 나뉨	T1-T10에서는 아래쪽으로 경사짐. T11, T12에서는 삼각형모양임	넓고, 두껍고, 수평방향으로 뻗음
척추뼈구멍	크고 거친 삼각형임	작고 원형임	삼각형. 등뼈의 척추뼈구멍보다는 크지만, 목뼈의 척추뼈구멍보다는 작음.

다. 40세 이후에는 피질뼈가 많은 양의 부하를 담당하고, 해면뼈는 골밀도가 감소하면서, 축성압력에 대한 저항력과 스티프니스(stiffness)가 감소한다. 척주의 자세와 부위에 따라 돌기사이관절은 압박부하의 0-33%를 담당한다. 가시돌기도 척주가 과도하게 펴졌을 때(hyperextension), 부하의 일부를 담당한다.

속질핵은 물이 찬 공과 같아서 압박력에 의해 변형이 가능하다. 속질핵에서 발생하는 압력은 속질핵에 가해진 압력보다 크다. 위쪽으로부터 압박력이 속질핵에 가해지면, 속질핵의 두께가 감소하고, 속질핵은 섬유테과 종판쪽으로 확장하면서 팽윤압(swelling pressure)을 발생시킨다(그림 4-10). 속질핵은 사방으로 압력을 분산시키려 하기 때문에, 섬유테에 스트레스가 가해지고, 종판에는 압박부하가 작용한다. 속질핵이 섬유테에 작용하는 힘과, 섬유테가 속질핵에 작용하는 힘은 짝힘(interaction pair)이 된다. 정상적으로 섬유테과 종판은 속질핵에서 발생하는 팽윤압에 충분히 대항할 수 있으므로, 평형상태를 유지하게 된다. 종판에 작용하는 압력은 위쪽과 아래쪽의 척추뼈몸통에 전달된다. 섬유테는 장력스트레스(tensile stress)를 항상 발생하고 있으므로, 압박부하(compressive load)에 대한 저항을 더 잘한다. 축성압박력이 가해졌을 때, 추간판과 해면뼈는 척추뼈종판과 피질뼈에 비해, 잘 부서지지 않고 변형을 잘 일으키는 특성을 갖는다. 높은 압박력이 가해졌을 때, 종판은 변형이 잘 일어나지 않기 때문에, 다른 구조물보다 먼저 부서진다. 반면에 추간판은 가장 늦게 손상(파열, rupture)된다.

추간판에서는 점탄성(viscoeleasticity)을 갖는 물체들의 특성인 크립(creep)현상이 나타난다. 크립현상은 추간판의 구성과 기능의 전형적인 일중변화(diurnal change)를 만들어 낸다. 추간판이 지속적인 부하를 받게 되면, 크립현상이 나타난다. 기립자세처럼 지속적으로 압박부하가 작용하는 경우, 팽윤압의 증가로 인해 속질핵과 섬유테의 액체들이 밖으로 배출되게 된다. 추간판으로부터 배출되는 액체의 양은 가해진 부하의 크기 및 부하의 작용시간에 의해 결정된다. 배출된 액체는 연골종판의 미세공(microscopic pore)에 흡수된다. 추간판에 가해지는 압박력이 감소하거나 사라지면, 척추뼈몸통쪽으로 배출되었던 액체들이 추간판으로 다시 돌아온다. 이러한 액체의 추간판으로의 회귀는 사람의 신장이 저녁보다 잠을 자고 난 아침에 왜 더 큰지 설명해 준다. 하루 동안의 평균적인 신장의 변화는 약 19 mm 정도이며, 허리부위의 각각의 추간판에서는 약 1.5 mm(추간판 높이의 약 20%에 해당)의 높이 감소가 일어난다. 달릴 때 발생하는 부하는 정적부하(static loading)보다 더 빠르게 추간판의 두께를 감소시키는 역동적 부하(dynamic loading)의 한 형태이다. 척주의 길이는 추간판에 가해진 축적된 압박력에 대한 지표로 널리 사용된다. Ahrens는 31명의 남성을 대상으로 한 연구에서 6 mile의 달리기는 척주의 길이를 0.72~0.89 ㎝ 감소시킨다고 하였다.

지속적 연구: 추간판에 대한 크립부하(creep loading)의 영향

Adam과 동료들은 크립부하와 더불어 발생하는 추간판의 역학적인 변화를 추간판의 높이 감소, 추간판돌출(burging)의 증가, 압박에 대한 스티프니스(stiffness) 증가, 굽힘에 대한 유연성(flexibility) 증가라고 하였다. 이러한 변화의 결과로 척추뼈고리와 인대들, 특히 돌기사이관절은 큰 압박력과 굽힘력을 받게 된다. 학자들은 이러한 정상적인 변화들이 하루 중 다른 시간에 다른 척주구조물에 큰 부하가 발생하는 원인이 될 수 있다고 하였다. 또한 Adam와 그 동료들은, 지속적으로 작용한 압박력이 작용하게 되면, 부하의 작용부위가 속질핵으로부터 섬유테쪽으로, 특히 후방부위에서, 이동한다고 하였다. 이러한 섬유테로의 부하의 이동과 증가는 섬유테의 돌출(buckling), 또는 탈출(prolapse)을 일으킬 수 있다. 또한 액체이동(exchange of fluid)의 감소는 대사작용을 감소시켜, 영양공급과 치유의 지연이 일어나게 된다.

굽힘(Bending)

굽힘은 척주구조물에 압박력과 장력을 모두 발생시킨다. 전방굽힘(forward flexion) 시 척주의 앞쪽에 있는 구조물들(추간판의 앞부분, 전방인대와 근육들)은 압박력을 받으며, 뒤쪽에 있는 구조물들은 장력을 받는다. 뒤쪽 섬유테의 바깥쪽의 아교질 섬유, 돌기사이관절의 관절주머니, 후방인대들이 장력에 대항하여 과도한 움직임을 제한함으로서 굽힘(flexion) 시 척주의 안정성을 제공한다. 크립현상은 정원일을 하기 위해 장시간 완전굽힘 자세를 취하거나, 천장에 페인트칠을 하기 위해 장시간 완전폄 자세를 취하는 것과 같이 척주가 지속적인 부하를 받는 경우에 발생하게 된다. 인대, 관절주머니, 추간판과 같은 지지구조물들에 변형(신장과 압박)이 일어나면, 결국 관절가동범위가 정상범위 이상으로 증가하며, 척주구조물의 손상위험성이 커지게 된다. 만약 크립으로 인한 조직의 변형이 스트레스-스트레인 곡선의 말단구역(toe-region)내에서 일어나면, 정원일이나 페인트 작업 중단 후, 수분이나 수시간 내에 구조물은 원래의 상태로 회복될 수 있다.

폄(extension) 시에 후방에 있는 구조물들은 일반적으로 부하의 감소(unloaded), 또는 압박(compression)을 받게 되고, 앞쪽에 있는 구조물들은 장력을 받게 된다. 일반적으로 폄에 대한 저항은 앞쪽섬유테의 바깥쪽 섬유, 돌기사이관절주머니, 앞세로인대의 수동장력에 의해 발생하며, 척추뼈의 가시돌기의 접촉도 일부 역할을 담당한다. 측방굽힘시, 굽혀지는 쪽의 추간판은 압박을 받는다. 다시 말해 오른쪽으로 측방굽힘 시, 오른쪽 추간판은 압박을 받고, 왼쪽 추간판의 바깥쪽 섬유는 신장된다. 따라서 반대쪽 섬유테의 바깥쪽 섬유와 반대쪽 가로돌기사이인대는 측방굽힘시 과도한 움직임을 제한함으로서 척주의 안정성을 제공한다.

뒤틀림(Torsion)

뒤틀림은 척주에서 일어나는 협력움직임(coupled motion)의 일부인 축성 회전이 일어날 때 발생하게 된다. T1-T6사이의 위등부위에서 굽힘과 측방굽힘 시 발생하는 뒤틀림 스티프니스(torsional stiffness)는 거의 비슷하다. 그러나 T7/T8에서 L3/L4로 내려갈수록 뒤틀림 스티프니스는 증가하게 된다. 뒤틀림 스티프니스는 추간판과 척추뼈몸통의 바깥층에 의해, 돌기사이의 방향성(orientation)에 의해 제공된다. 피질뼈로된 척추뼈의 바깥층은 해면뼈를 강화함과 동시에, 뒤틀림에 저항한다. 추간판에 뒤틀림이 가해지면, 섬유테의 1/2은 시계방향의 회전에 저항하고, 나머지 섬유테는 반시계 방향의 회전에 저항하게 된다. 허리부위에서 뒤틀림에 대한 저항을 가장 효과적으로 제공하는 구조물은 섬유테이다. 그러나 뒤틀림과, 높은 축성압박과, 굽힘이 동시에 발생할 때, 추간판의 파열위험성은 높아진다.

전단력(Shearing)

전단력은 추간판의 중간면(midplane)에 작용하여 척추뼈를 서로 미끄러지게 한다(아랫쪽 척추뼈에 대하여 위쪽 척추뼈가 전, 후, 측방으로 이동). 허리에서 발생하는 전단력의 일부는 돌기사이관절이 저항하고, 나머지는 추간판이 담당한다. 전단력이 지속적으로 가해질 때, 추간판은 크립현상을 일으키므로, 모든 전단력을 돌기사이관절이 저항해야 한다. 표 4-4는 척추뼈의 기능을 요약한 것이다.

표 4-4 요약: 척추의 기능

구조	기능
척추뼈몸통	압박력에 저항 압박력을 척추뼈종판에 전달
고리뿌리	굽힘힘(가시돌기와 가로돌기에 부착한 근육에 의해 발생)을 척추뼈몸통으로 전달
고리판	(가시돌기와 돌기사이관절돌기로부터 전달되는)힘에 저항과 고리뿌리으로의 전달. 근육과 인대의 부착부위를 제공
가로돌기	근육과 인대의 부착부위를 제공
가시돌기	압박력에 저항하고, 힘을 고리판으로 전달. 인대와 근육의 부착부위를 제공
돌기사이관절면	전단력, 압박력, 신장력, 회전력에 저항, 힘을 고리판으로 전달
속질핵	척추뼈종판에 대하여 압박력에 저항하고, 수직방향의 압박력을 주변의 섬유테에서 신장력으로 전환시킴
섬유테	신장력, 회전력, 전단력에 저항

사례 적용 4-3: 허리부위 구조물들에 대한 크립부하의 효과

Malik은 반복적인 방법으로 물건을 들어올리고 옮기는 직업을 가지고 있다. 따라서 그의 허리부위의 추간판은 이러한 반복적인 부하의 결과로 크립부하를 갖게 될 것이다. 이러한 반복적인 부하와 고정된 자세들이 결합하여 섬유테의 후방에 손상을 가했을 것이고, 추간판에서의 액체교환도 감소했을 것이다. 결과적으로 척추뼈고리, 특히 돌기사이관절은 과부하를 받게 된다. 또한 액체의 감소로 인해 추간판의 높이가 감소하여 관절주머니인대에 의한 지지가 감소하게 된다(다시 기억해보자. 이 부위의 섬유테 후방섬유들은 PLL 만큼의 많은 지지를 제공하지 못한다). 또한 Malik의 척주에서는 하나 이상의 분절에서 가동성이 증가할 것이고, 굽힘과 미끄러짐에 대한 저항능력은 감소할 것이다. 발생 가능한 다른 것들로는 섬유테의 파열, 후방인대들(PLL 또는 가시사이 인대 등)의 손상, 허리부위의 돌기사이관절면과 관절주머니의 손상 등으로 인한 통증의 발생이다.

부위별 구조와 기능 (Regional structure and Function)

요구되는 기능이 많을 수록을 복잡한 구조를 갖는다는 것은 척주의 각 부위별 디자인의 특징을 통해서도 확인할 수 있다.

각 부위별 구조는 요구되는 복잡하고 다양한 기능적 요구를 충족하기 위해 서로 다르다. 첫 번째 목뼈와 등뼈, 다섯 번째 허리뼈와 엉치뼈에서의 구조적인 변화들은 척추뼈가 주변의 다른 구조물들과 결합하기 위한 적응의 결과이다. 목등, 등허리, 허리엉치 연결부위에서 척추들의 구조적인 차이가 뚜렷한데. 이 부위들은 한 형태의 척추 구조와 다른 형태의 척추구조가 서로 연결되는 지점이기 때문이다. 이러한 연결부위의 척추들을 **이행척추**(transitional vertebrae)라고 하는데, 이 척추들은 연결하는 두 부위의 척추의 일반적인 특징을 모두 가지고 있다. 머리에서 꼬리방향으로 척추뼈몸통의 크기가 크다는 것은 아래등부위와 허리부위로 갈수록 척추가 지지하는 체중이 더 증가함을 의미한다. 엉치뼈들이 하나의 견고한 뼈로 합쳐져 있는 것은 엉치뼈가 전체 척주를 위해 견고한 기저면을 제공해야 하기 때문이다. 이러한 변화들외에도, 많은 수의 작은 구조적 변화들이 척주에 존재한다. 그러나 여기에서는 주로 큰 변화들을 중심으로 설명한다.

목부위의 구조 (Structure of the Cervical Region)

목부위의 척주는 일곱 개의 척추뼈로 구성된다. 형태학적으로나 기능적으로 목부위 척주는 두 부위로 구분이 된다: 위목부위(upper cervical spine), 또는 **머리척추부위**(craniovertebral region)와 **아래목부위**(lower cerval spine)(그림 4-21). 머리척추부위에는 **뒤통수융기**(occipital condyle)와 상위 두 개의 척추뼈(**C1**과 **C2** 또는 **고리뼈**(atlas)와 **중쇠뼈**(axis))이 포함된다. 아래목부위에는 **C3**에서 **C7**까지의 척추뼈가 포함된다. C3에서 C6까지의 척추뼈는 비슷한 형태로 이루어지며, 가장 전형적인(typical) 목뼈로 간주된다. 고리뼈, 중쇠뼈, C7척추뼈는 독특한 특징을 갖고 있으며, 비전형적인(atypical) 목뼈로 간주된다. 모든 목뼈들은 가로돌기에 구멍(transverse foramen)이 있는 독특한 특징을 갖고 있는데, 이 구멍은 척추동맥(vertebral artery)을 위한 통로가 된다.

■ 머리척추부위(Craniovertebral Region)

고리뼈(Atlas)

고리뼈(C1)는 종종 뒤통수뼈와 중쇠뼈 사이에 놓인 와

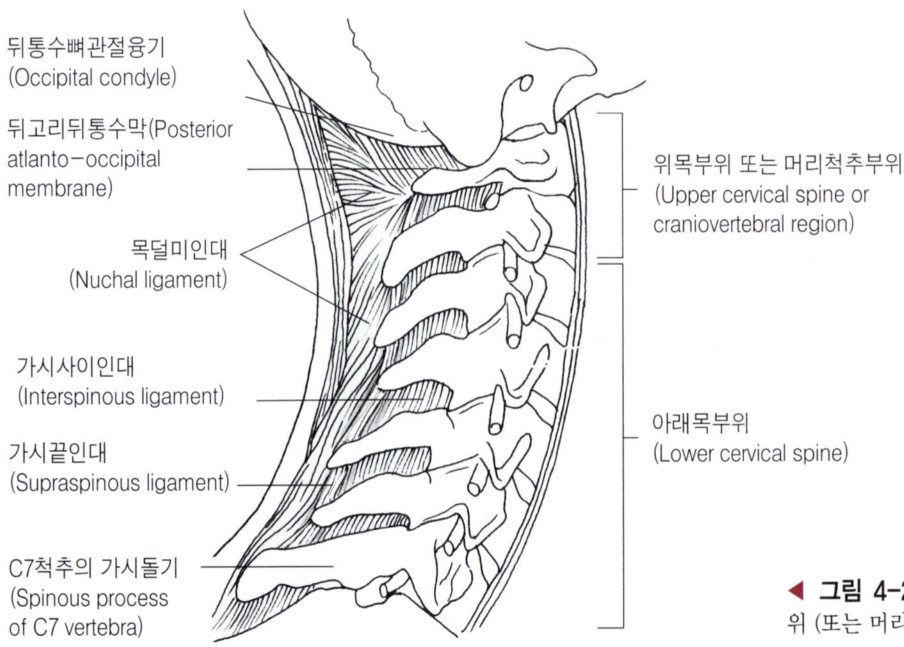

◀ **그림 4-21** ■ 목부위(cervical region)는 위목부위 (또는 머리척추부위)와 아래목부위로 구성된다.

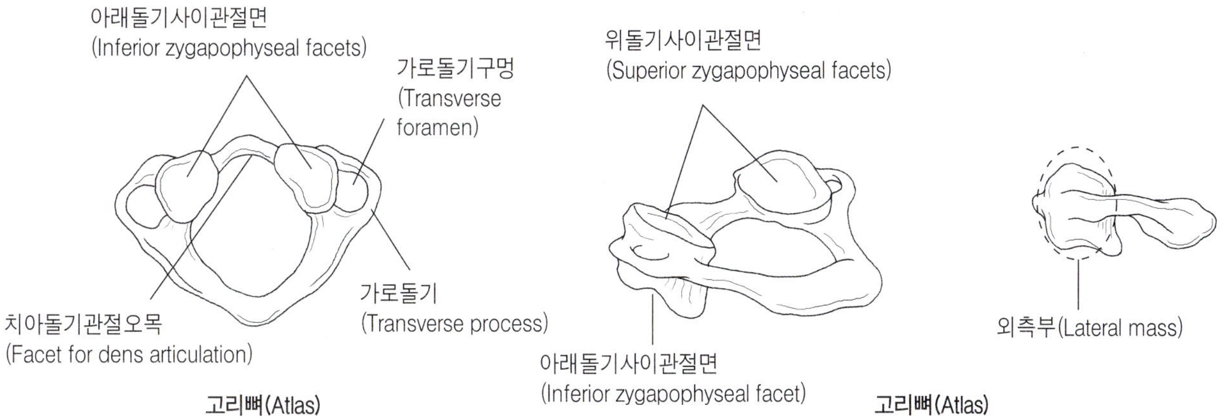

▲ **그림 4-22** ■ 고리뼈는 대표적인 비전형적인 목뼈이다. 고리뼈에는 척추뼈몸통과 가시돌기가 거의 없다.

셔(washer)로 표현된다. 고리뼈의 기능은 뒤통수뼈를 떠받치고 뒤통수뼈로부터 아래쪽 목뼈들로 힘을 전달하는 것이다. 이러한 기능은 뼈의 구조를 보면 드러난다. 고리뼈는 다른 척추뼈들과 달리 척추뼈몸통과 가시돌기가 없으며 고리모양으로 생겼다(그림 4-22). 두 개의 외측부(lateral mass)가 있는데 이곳은 뒤통수융기 아래에 수직방향으로 배열해 있어서, 힘을 전달해주는 기능을 한다. 두 개의 외측부들은 앞고리(anterior arch)와 뒤고리(posterior arch)에 의해 연결이 되어 전체적으로 고리모양의 구조를 이루게 되며, 이 외측부들은 근육의 부착점이 되는 큰 가로돌기를 형성한다. 외측부에는 네 개의 관절면(articulating facet)이 있다: 상부에 두 개, 하부에 두 개. 위 돌기사이관절면(superior zygapophyseal facet)은 크고, 콩팥(kidney)모양이며, 그리고 볼록한 뒤통수관절융기의 관절면과 접촉하기 위해 깊은 오목면으로 이루어져 있다. 그러나 이들의 크기와 모양은 다양하다. 아래 돌기사이관절면(inferior zygapophyseal facet)은 약간 볼록하며, 중쇠뼈(C2)의 위돌기사이관절면과 접촉하기 위해 후방을 향하고 있다. 고리뼈는 또한 앞고리의 내측면에 중쇠뼈의 **치아돌기**(dens, **odontoid process**)와 접촉하기 위한 관절면을 가지고 있다.

중쇠뼈(Axis)

중쇠뼈의 일차적인 기능은 머리와 고리뼈의 결합된 부하를 나머지 목뼈들로 전달하는 것과, 머리와 고리뼈의 축회전을 제공하는 것이다. 중쇠뼈의 형태는 비전형적인 것으로, 척추뼈몸통의 앞부분은 하방으로 연장되어 있으며, 척추뼈몸통의 윗면에는 치아돌기라고 하는 돌출부가 수직방향으로 솟아 있다(그림 4-23). 치아돌기는 고리뼈의 앞고리과 접촉하기 위한 앞관절면(anterior facet)을 가지고 있으며, 가로인대(transverse ligament)와 접촉하기 위한 뒤고랑(posterior groove)이 있다. 중쇠뼈의 고리(arch)에는 고리뼈와 근접한 아래쪽 목뼈와 접촉하기 위한 위아래돌기사이관절면을 가지고 있다. 중쇠뼈의 가시돌기는 두갈래로 갈라져 있다. 중쇠뼈의 위돌기사이관절면은 상방, 측방을 향한다. 아래돌기사이관절면은 전방을 향한다.

■ 관절(Articulations)

두 개의 **고리뒤통수관절**(atlanto-occipital joint)은 고리뼈의 두 개의 위돌기사이관절면이 머리뼈의 두 개의 볼록한 뒤통수융기와 만나서 이루어지는 관절이다. 이 관절들은 관절내 섬유지방 연골판(intra-articular fibroadi-

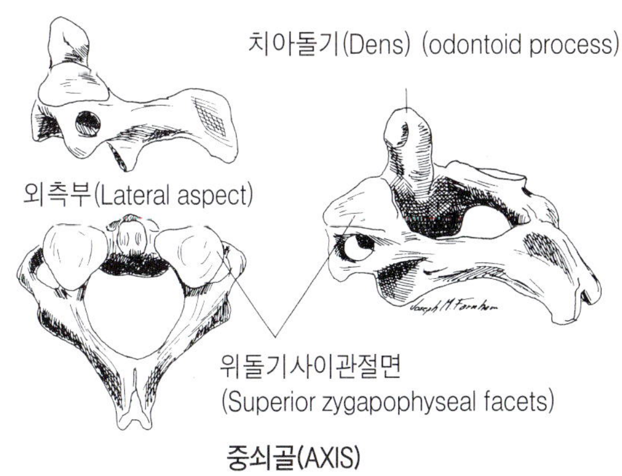

▲ **그림 4-23** ■ 치아돌기는 중쇠뼈의 척추뼈몸통에 앞쪽에 솟아 있다. 위돌기사이관절면은 치아돌기의 양측에 위치한다.

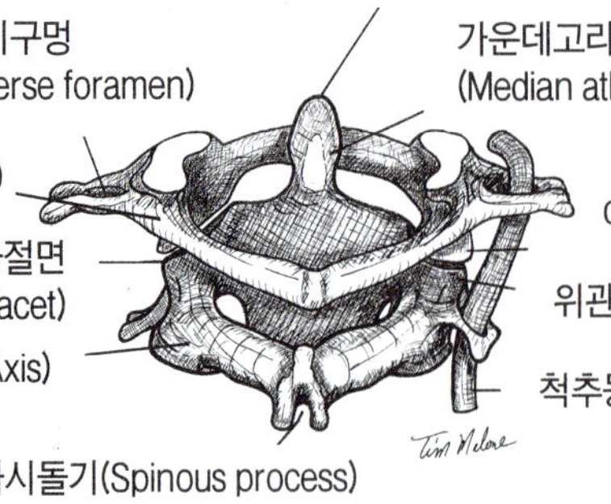

◀ **그림 4-24** ■ 고리중쇠관절. 중앙고리중쇠관절이 보인다. 고리뼈의 척추뼈몸통과 치아돌기를 보여주기 위해 중앙고리중쇠관절의 뒷부분(가로인대)를 제거한 그림이다. 중앙고리중쇠관절의 양측으로 고리뼈의 아래관절면과 중쇠뼈의 위관절면이 만나 이루어지는 두개의 바깥고리중쇠관절이 보인다.

pose meniscoid)을 가진 진성 윤활관절(true synovial joint)이며 수평면에 거의 가깝게 위치한다.

고리중쇠관절(atlantoaxial joint)은 세 개의 윤활관절로 구성된다; 치아돌기와 고리뼈가 만나 이루는 가운데고리중쇠관절(median atlantoaxial jont)과 중쇠뼈의 위관절돌기면과 고리뼈의 아래관절돌기면이 만나서 이루는 두 개의 외측관절(lateral joints)(그림 4-24). 중앙고리중쇠관절은 차축관절(trochoid, pivot joint)로서 중쇠뼈의 치아돌기가, 고리뼈의 앞고리와 **가로인대**(transverse ligament)에 의해 이루어지는 골인대성링(osteoligamentous ring) 안에서 회전하는 형태를 가진다. 두 개의 외측관절은, 뼈의 구조적 특성상, 평면관절로 보여진다; 그러나, 고리뼈와 중쇠뼈의 관절면의 관절연골이 모두 볼록하므로, 돌기사이관절면은 양쪽이 모두 볼록한 것(biconvex)으로 간주된다. 양쪽 모두 볼록하여 생긴 관절면의 불일치로 인한 관절내 빈 공간은 연골판(meniscoid)에 의해 채워진다.

■ 머리척추 인대(Craniovertebral Ligaments)

이 장의 앞에서 언급된 긴 인대들 외에도 목부위에는 몇 개의 짧은 인대들이 중요한 역할을 한다. 대부분의 인대들은 고리뼈, 중쇠뼈, 또는 머리뼈에 부착하며, 상위 두 개의 목뼈사이의 관절을 지지한다. 인대들 중 4개의 인대는 세로다발 시스템(longitudinal tract system)의 연장물들이고, 나머지 4개의 인대는 목부위에만 존재하는 인대들이다.

뒤고리뒤통수막(posterior atlanto-occipital membrane)과 **뒤고리중쇠막**(posterior atlantoaxial membrane)은 황색인대의 연장물이다(그림 4-25A). 그러나 이들의 구조는 탄력성이 적은 황색인대와는 달라서, 많은 관절가동범위(ROM), 특히 회전을 허용해준다. **앞고리뒤통수막**(anterior atlanto-occipital membrane)과 **앞고리중쇠막**(anterior atlantoaxial membrane)은 앞세로인대의 연장물이다(그림 4-25B). **덮개막**(tectorial membrane)은 PLL의 연장물이며, 중쇠뼈의 척추뼈몸통후방으로부터 시작하는 넓고 강한 막구조물로서, 치아돌기와 십자인대를 지나 큰구멍(foramen magnum)의 앞쪽 테두리(anterior rim)에 종지한다(그림 4-26). 두꺼운 **목덜미인대**(ligamentum nuchae)는 C7의 가시돌기로부터 바깥뒤통수뼈융기까지 이어지는 것으로, 가시끝인대가 변한 것이다(그림 4-13). 목덜미인대는 근육의 부착점을 제공하고, 머리의 굽힘모멘트에 대한 저항을 돕는다.

가로인대(Transverse Ligament)

가로인대는 고리뼈의 링(ring of the atlas)를 가로지르며, 고리뼈의 링을 척수가 지나는 큰 후부(large posterior section)와 치아돌기가 지나는 작은 전부(small anterior section)로 구분한다. 인대의 가로길이는 21.9 mm 정도 이다. 가로인대의 앞쪽은 치아돌기와 관절을 이루기 위해 얇은 관절연골막으로 이루어져 있다. 가로인대의 세로섬유(longitudinal fiber)는 위쪽으로 연장하여 뒤통수뼈에 부착하고, 하부 섬유(inferior fiber)는 아래쪽으로 내려가 중쇠뼈의 후부까지 연결된다. 가로인대와 이 인대의 세로섬유는 종종 **고리십자인대**(atlantal cruciform ligament)라고 불리기도 한다(그림 4-27). 인대의 가로방향섬유는 치아돌기를 감싸서 고리뼈의 앞고리에 밀착시키며, 관절면을 제공한다. 그러나, 이 인대의 일차적인 역할은 C1이 C2로부터 앞쪽으로 이탈하는 것을 예방하는 것이다. 이 인대는 C1/C2 분절의 안정성을 유지하는

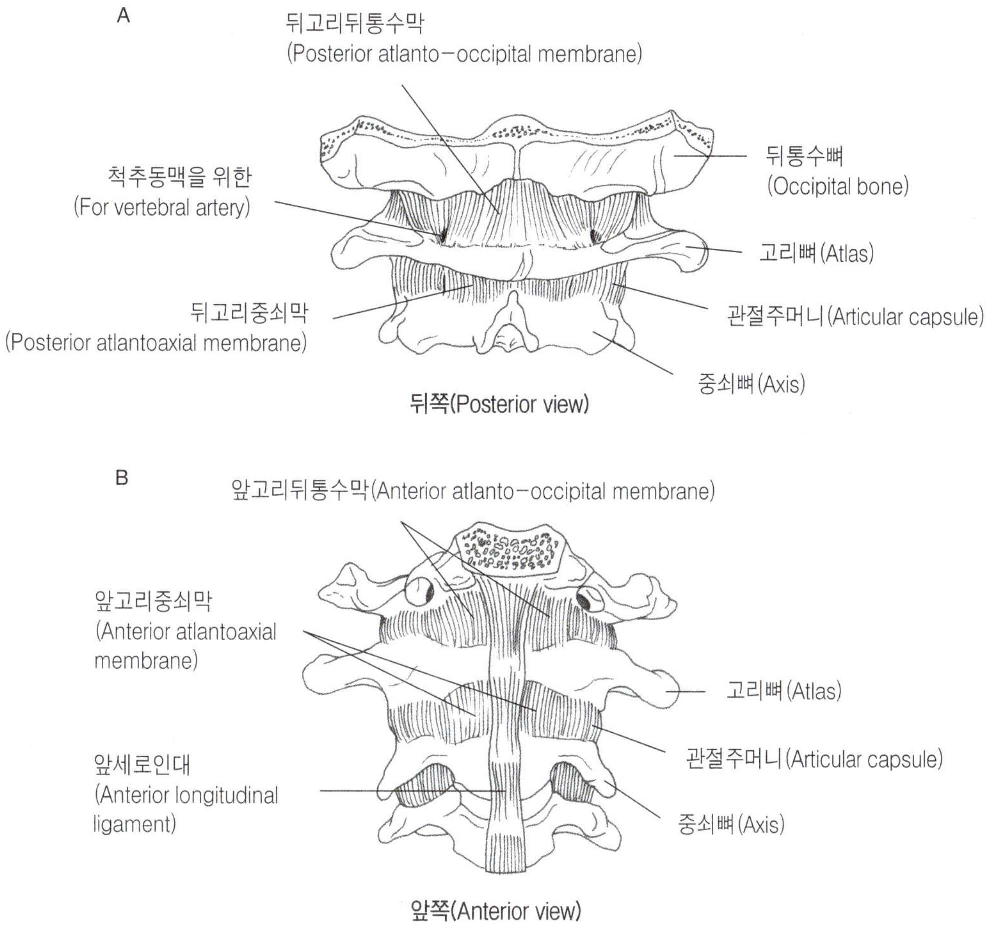

▲ **그림 4-25** ■ A. 뒤고리뒤통수막(posterior atlanto-occipital membrane)과 뒤고리중쇠막(posterior atlantoaxial membrane). B. 앞고리뒤통수막(anterior atlanto-occipital)과 앞고리중쇠막(anterior atlantoaxial membrane).

데 결정적인 역할을 한다. 이 인대의 위아래 세로밴드(superior and inferior longitudinal bands)는 이러한 기능을 보조한다. 가로인대는 매우 강하므로, 인대가 파열되기 이전에 치아돌기의 골절이 먼저 일어난다. 그러나, 류마티스성 관절염이나 다운증후군 등이 있는 경우, 가로인대가 정상적이지 못하게 된다.

날개인대(Alar Ligaments)

두 개의 **날개인대**도 목부위에서만 볼 수 있는 특별한 구조물이다(그림 4-27). 이 한 쌍의 인대는 치아돌기의 양측 면에서 시작하여 상외측으로 뻗어나가 뒤통수관절융기(occipital condyle) 내측의 거친면(roughened areas)과 고리뼈의 외측부위에 부착한다. 인대의 길이는 거의 1cm이고, 직경은 연필심 정도로, 아교질섬유가 평행하게 배열하는 구조를 가지고 있다. 이 인대들은 머리가 중립위치에 오면 느슨해지고, 굽히면 팽팽해진다. 머

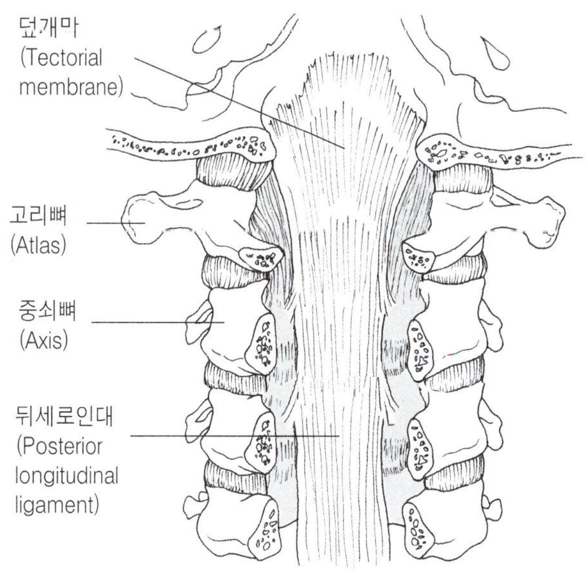

▲ **그림 4-26** ■ 덮개막(tectorial membrane)은 머리척추부위에 있는 뒤세로인대의 연장부위구조물이다.

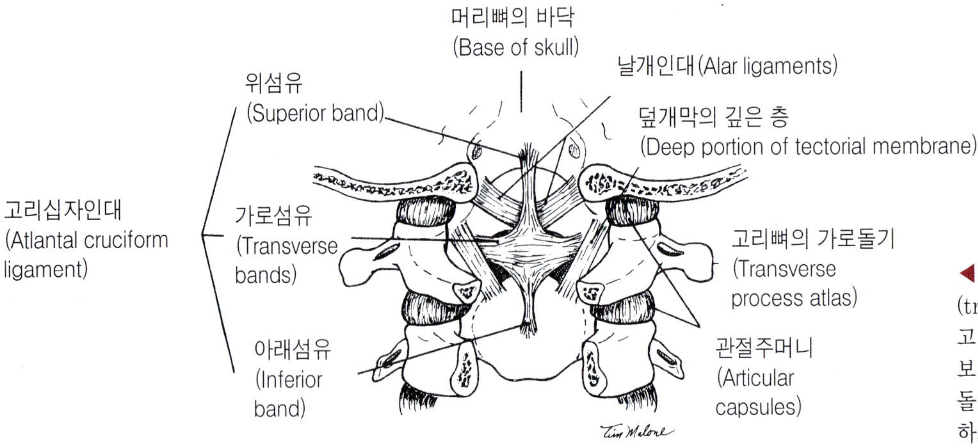

◀ **그림 4-27** ■ 가로고리인대(transverse atlantal ligament). 고리뼈의 십자인대와 날개인대를 보여주기 위해 척추의 뒷부분(가시돌기와 척추뼈고리의 일부)을 제거하고 뒤쪽에서 바라본 그림이다.

리와 목의 회전은 양쪽 날개인대를 모두 팽팽하게 만든다. 날개인대의 우측 상부와 좌측하부는 머리와 목의 좌측 측방 굽힘을 제한한다. 이 인대들은 또한 C1과 C2의 분리를 방지한다. 날개인대는 가로인대보다 약하다. 치아돌기의 **끝인대**(apical ligament)는 중쇠뼈와 뒤통수뼈를 연결한다. 끝인대는 치아돌기의 첨부로부터 머리뼈 큰구멍(foramen magnum)의 전방 테두리쪽(anterior margin)으로 부채꼴 모양으로 넓게 퍼진다.

■ 아래목부위(Lower Cervical Region)

전형적인 목뼈(Typical Cervical Vertebrae)

척추뼈몸통(Body)

목뼈의 척추뼈몸통(그림 4-28)은 작고, 척추뼈몸통의 좌우 지름(transverse diameter)은 전후 지름(anteroposterior diameter), 두께(height)보다 더 크다. C2부터 C7사이의 척추뼈종판들도 역시 좌우지름이 전후지름보다 크다. 좌우지름과 전후지름은 C2에서 C7으로 갈수록 증가하는데, 특히 C7의 위쪽 척추뼈종판에서 두드러지게 증가한다. C3-C7의 척추뼈몸통 윗면의 외측가장자리에는 **갈고리돌기**(uncinate process)가 솟아 있는데, 이 돌기로 인해 척추뼈몸통의 위쪽 관절면이 관상면에서 오목하게 된다. 갈고리돌기는 출생전부터 존재하며, 출생 후에는 9-14세 기간에 점점 커진다. 척추뼈몸통의 전하방 가장자리는 아래쪽 척추뼈의 척추뼈몸통쪽으로 매달려 있는 입술모양을 하고 있는데, 이로 인해 시상면에서 위쪽 척추뼈의 아랫면이 오목해진다.

척추뼈고리(Arches)

고리뿌리(pedicle). 고리뿌리는 후외측방향으로 돌출되어 있으며, 척추뼈몸통의 윗면과 아랫면의 중간부위에 존재한다.

고리판(laminae). 고리판은 얇은 판형태로 약간 구부러져 있으며, 후내측방향을 향한다.

관절돌기(위아래) (zygoapophyseal articular processes (superior and inferior). 위 돌기사이관절면(superior facet)은 편평하고 계란형으로, 상후방을 향하고 있다. 위돌기사이관절면의 넓이와 두께는 C3에서 C7로 갈수록 증가한다. 아래돌기사이관절면은 전방을 향하며, 위돌기사이관절면보다 관상면에 더 가까이 위치한다. C3와 C7의 위돌기사이관절면은 다른 척추뼈보다 더 경사가 가파르다.

가로돌기(transverse process). 척추동맥(vertebral artery), 척추정맥(vein), 정맥얼기(venous plexus)의 통로가 되는 구멍이 양쪽 가로돌기에 뚫려 있다. 또한 척추신경이 지나가기 위한 고랑(groove)도 있다.

가시돌기(spinous process). 목뼈의 가시돌기는 짧고, 가늘고, 수평방향으로 뻗어있다. 가시돌기의 끝은 둘로 갈라져 있다. 가시돌기의 길이는 C2에서 C3로 가면서 약간 감소하고, C3-C5 까지는 거의 일정하지만, C5-C7까지는 길이가 매우 증가한다.

척추뼈구멍(vertebral foramen). 척추뼈구멍은 상대적으로 크고 삼각형모양이다.

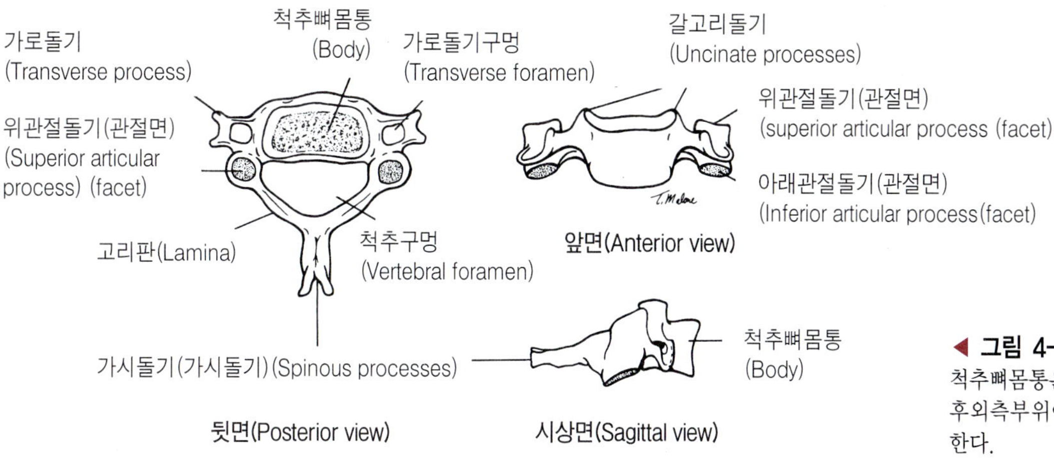

◀ **그림 4-28** ■ 전형적인 목뼈의 척추뼈몸통은 작고 위아래 관절면의 후외측부위에서 갈고리돌기를 지지한다.

■ 추간판(Intervertebral Disk)

목부위의 추간판의 구조는 허리부위의 추간판과 매우 다르다(그림 4-29). 목부위 추간판의 구조에 대한 지식들은 Mercer와 Bogduk의 몇몇의 연구를 통해 제공되었다. 그들은 목부위의 추간판에는 젤 형태의 중심부를 완벽히 둘러싼 섬유성 고리(fibrous ring)가 존재하지 않고, 섬유연골성 중심부(fibrocartilaginous core)를 둘러싼 비연속성의 고리(discontinuous ring)가 존재한다고 하였다.

목부위의 섬유테의 섬유들은 허리부위의 섬유테처럼 교차하는 층판구조(alternating lamellar layer)를 갖지 않는다. 또한, 속질핵 전체를 둘러싸지 않는다. 대신, 섬유테의 섬유들은 위에서 보면 초승달형태를 가지며, 갈고리돌기 쪽으로 가까워질수록, 전방으로는 두꺼워지고 측방으로는 가늘어 진다(그림 4-29A). 전방으로, 섬유테는 두꺼우며, 역 'V' (inverted 'V') 형태의 사선섬유들을 갖는다. 이 역 'V' 자의 첨부는 상부 척추뼈의 앞쪽 끝에 위치한 회전의 축을 향한다. 측방으로는, 섬유테가 거의 존재하지 않으며, 후방으로는 수직방향의 섬유를 갖는 얇은 섬유테가 존재한다. 후외측방향으로 속질핵은 PLL에 의해서만 지지되고 있다.

추간판에서는 갈고리 돌기를 따라 균열(fissure)이 발달하는데, 9살에 이르면 틈이 생기게 된다(그림 4-29B). 이렇게 갈라진 틈은 갈고리척추관절(uncovertebral joints), 또는 "Luschka의 관절(joint of Luschka)"이라고 알려진 관절의 관절강(joint cavity)을 형성하게 된다.

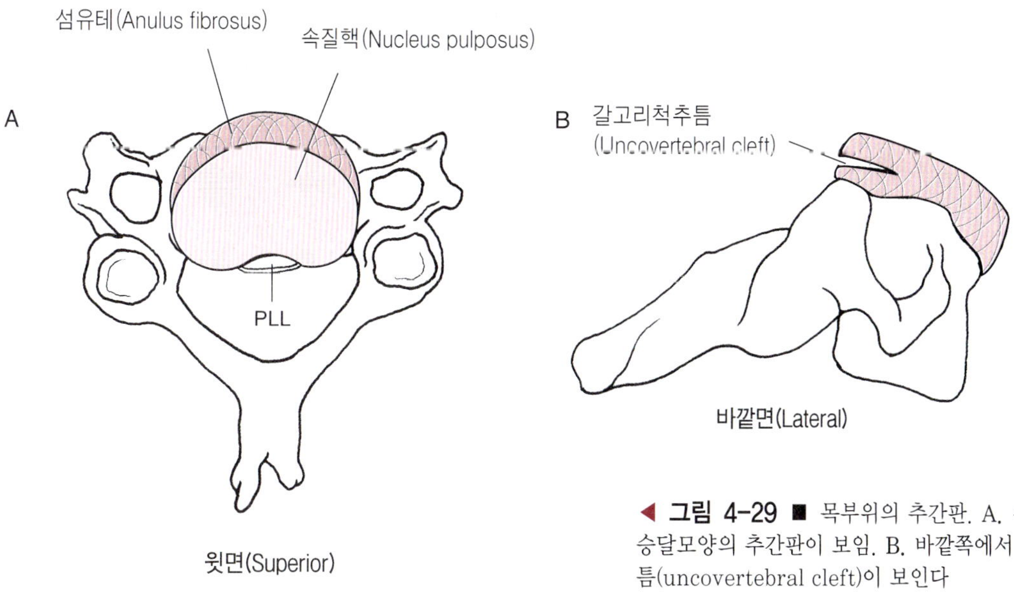

◀ **그림 4-29** ■ 목부위의 추간판. A. 위쪽에서 본 모양으로, 초승달모양의 추간판이 보임. B. 바깥쪽에서 본 그림으로, 갈고리척추틈(uncovertebral cleft)이 보인다

기본 개념 4-2: *목부위의 추간판과 허리부위의 추간판의 차이*

목부위의 추간판에 대한 손상이나 통증의 기전, 또는 해부병리는 허리부위의 추간판의 것과는 다르다. 이는 두 부위의 추간판들의 구조나 기능이 다르기 때문이다. 허리부위와는 달리, 목부위에서의 굽힘과 회전이 결합된 움직임은 섬유테의 후외측섬유들을 손상시키지 않는다. 이는 목부위의 후외측에는 섬유테가 없기 때문이다. 목부위에서의 척수신경을 압박하는 추간판탈출증은 PLL의 변형과 관계가 있다.

■ 아래목부위(C3-C7)의 척추뼈몸통사이관절 (Interbody Joints of the Lower Cervical Region) (C3 to C7)

아래목부위의 몸통사이관절은 안장관절(saddle joint)로서, 두 개의 면에서만 움직임이 일어난다(그림 4-30). 관상면에서는 위쪽 척추뼈의 볼록한 아래관절면이 갈고리돌기로 인해 오목한 아래쪽 척추뼈의 위관절면위에 놓여 있는 것으로 보인다. 시상면에서 보면, 위쪽 척추뼈의 아래관절면은 오목하고, 아래척추뼈의 위관절면은 갈고리돌기로 인해 볼록하다. 일어나는 움직임은 주로 흔들림(rocking) 움직임이고, 미끄러짐(translation)은 거의 일어나지 않는다.

■ 돌기사이관절(Zygapophyseal Joint)

목부위의 돌기사이관절은, 다른 부위와 마찬가지로, 섬유지방성 연골판(fibroadipose meniscoid)을 포함하고 있는 진성윤활관절(true synovial joint)이다. 관절주머니는 느슨하여 관절가동범위가 크다; 그러나, 가동범위의 끝 부분에서는 움직임을 제한한다. 관절면은 관상면과 수평면사이에 45° 방향으로 위치하고 있다.

목부위의 기능 (Function of the Cervical Region)

목부위의 유연성(flexibility)이 다른 부위의 척주에 비해 월등하기는 하지만, 목부위의 안정성(stability), 특히 고리뒤통수관절과 고리중쇠관절의 안정성은 머리를 지탱하고 척수와 척추동맥을 보호하기 위해 필수적이다. 고리뼈의 구조는 다른 척추뼈와 비교하였을 때, 척수가 움직일 수 있는 여유 공간을 많이 제공하도록 설계되어 있다. 이러한 여유공간으로 인해 이부위에서 큰 범위의 움직임이 일어나더라도 척수가 다른 구조물에 끼이지 않는다. 고리뒤통수관절의 뼈의 배열은 어느 정도 안정성을 제공하도록 되어있으나, 작은 부하가 작용하면 뒤통수고리중

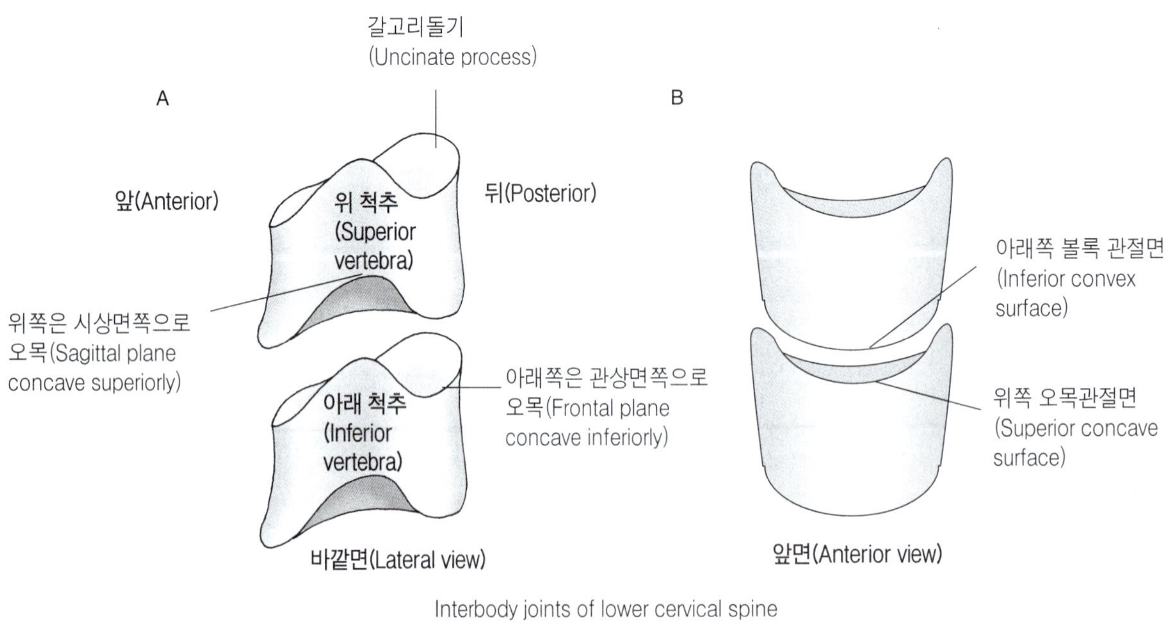

▲ **그림 4-30** ■ A. 아래목부위의 말안장관절 형태의 몸통사이관절을 측면에서 본 그림. B. 위쪽 척추뼈몸통의 볼록한 관절면이 아래쪽 척추의 오목한 관절면과 일치하는 것을 전면에서 본 그림.

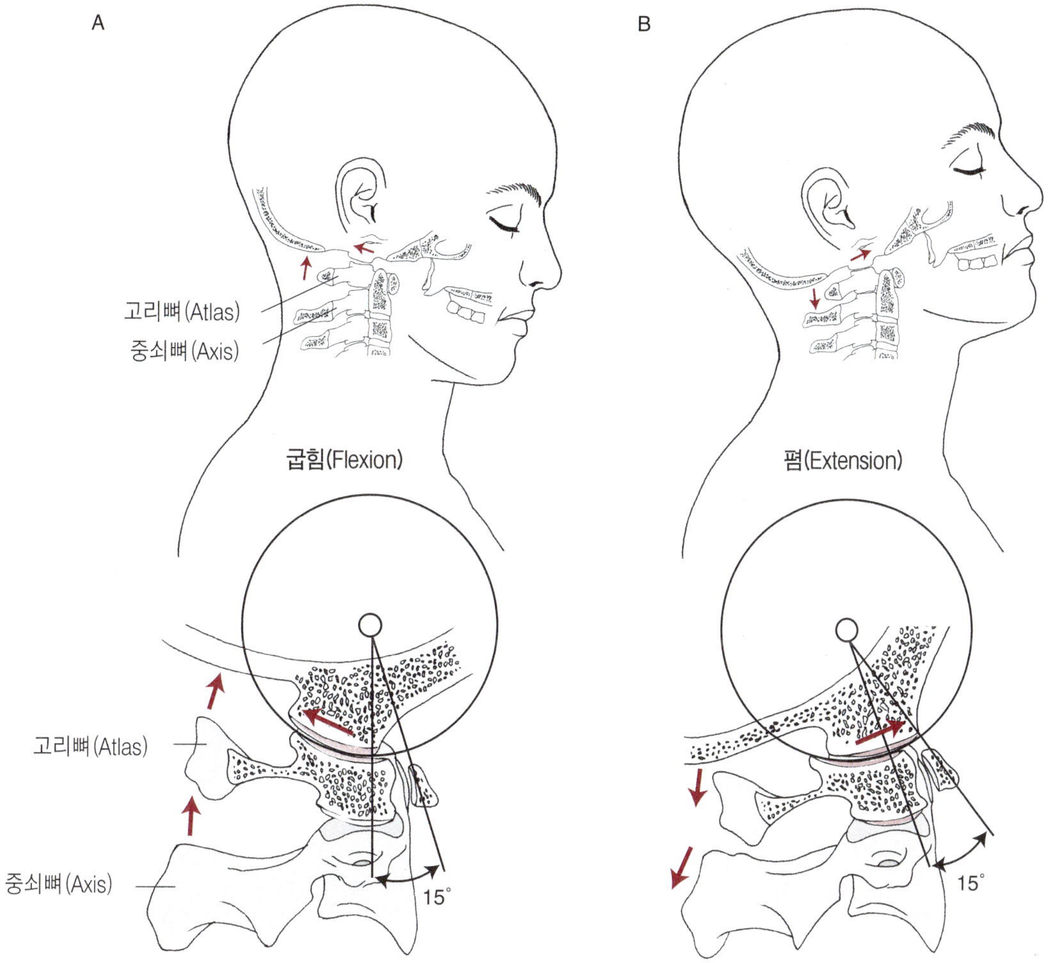

▲ **그림 4-31** ■ 고리뼈-뒤통수관절의 끄덕이기(nodding motions). A. 굽힘. B. 폄.

쇠뼈복합체(occipitoatlantoaxial complex)에서부터 아래목부위에 까지 걸쳐 많은 양의 회전이 일어나게 된다.

■ 운동학(Kinematics)

목부위는 상대적으로 큰 가동성을 가지고 있다. 정상적으로, 우리가 깨어있던지, 자고있던지, 목은 매 시간 600회 이상 움직인다. 목부위에서는 굽힘과 폄, 측방굽힘, 회전움직임이 일어난다. 이러한 움직임들은 병진움직임(translation)과 동반하여 일어나는데, 병진움직임은 C2에서 C7으로 갈수록 증가한다. 그러나, 이러한 병진 움직임은 시상면에서 굽힘과 폄이 일어날 때 가장 현저하게 발생한다. 과도한 전후 미끄러짐은 척수손상과 관련이 있다.

고리뒤통수관절에서는 고리뼈와 머리사이에서 일어나는 고개를 끄덕이는 움직임(nodding movement)만 일어난다(그림 4-31). 다른 모든 면으로 볼 때, 머리와 고리뼈는 함께 움직이고, 하나의 단위로 기능한다. 고리뼈의 오목관절면(atlantal socket)은 매우 깊으므로 병진움직임을 제한하지만, 회전움직임이 일어나는 것은 허용한다. 굽힘 시, 뒤통수융기는 앞쪽으로 구르고, 뒤쪽으로 미끄러진다. 폄(extension) 시, 뒤통수융기는 뒤쪽으로 구르고 앞쪽으로 미끄러진다. 축성회전과 측방굽힘은 근육의 작용에 의해 일어나지 못하므로, 이 관절의 생리적인 움직임(physiological motion)이 아니다.

고리뒤통수관절의 관절가동범위에 대해서는 의견이 분분하다. 굽힘과 폄을 합친 가동범위가 연구자에 따라 10°에서 30°까지 보고되고 있다. 축성회전과 측방굽힘에서

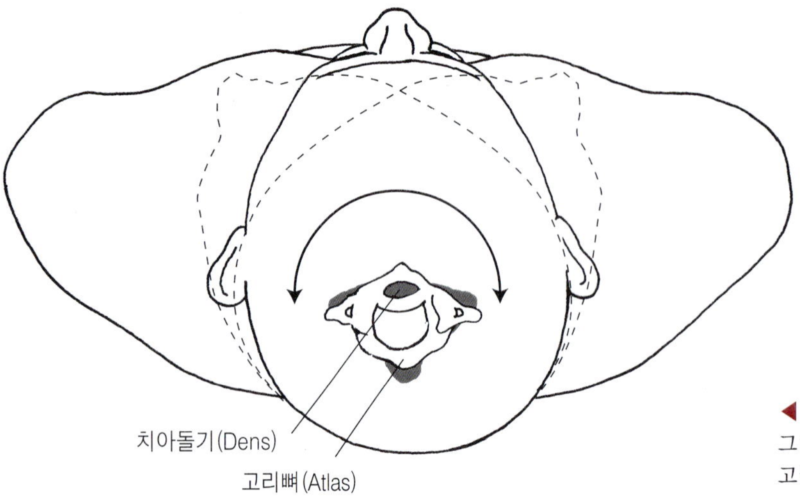

◀ **그림 4-32** ■ 고리중쇠관절을 위에서 본 그림: 중쇠뼈의 치아돌기를 축으로 뒤통수뼈와 고리뼈가 하나의 단위(unit)로 움직인다.

일어나는 전체 ROM은 회전과 측방굽힘 시 반대편 쪽의 뒤통수융기가 고리뼈 관절면으로부터 멀어지는 것을 막기 위해 발생하는 관절주머니의 강한 장력으로 인해 극도로 제한된다.

고리중쇠관절의 움직임에는 회전, 측방굽힘, 굽힘, 폄이 있다. 전체 목부위 회전의 약 55-58%가 고리중쇠관절에서 일어난다(그림 4-32). 고리뼈는 중쇠뼈위에서 한 방향으로 45° 씩, 양방향으로 90° 회전한다. 고리중쇠관절의 회전은 날개인대에 의해 제한된다. 목뼈의 회전범위 중 나머지 40% 정도는 고리중쇠관절 아래의 다른 목뼈 관절들에서 골고루 일어난다.

돌기사이관절과 몸통사이관절의 모양은 아래목부위 분절들의 움직임을 결정짓는다. 순수한 전방미끄러짐(pure anterior translation)은 돌기사이관절을 서로 부딪히게 하므로 일어나기 어렵다. 아래목부위의 척추분절들에서의 굽힘움직임은 위쪽 척추뼈의 전방기울어짐과 전방미끄러짐이 결합되어 일어난다. 완전한 굽힘가동범위를 움직이기 위해서는 전방미끄러짐과 더불어, 45°의 경사에서, 전방 기울어짐이 일어나야 한다(그림 4-33). 폄 움직임은 위쪽 척추뼈몸통의 후방 기울어짐과 후방 미끄러짐이 결합되어 일어난다. 측방굽힘과 회전도 결합된 움직임들의 결과이다. 단독적인 하나의 움직임만으로는 돌기사이관절 사이에서 접촉이 일어나 움직임이 방해된다. 측방굽힘은 동측방향의 회전과 결합되어 일어나며, 회전은 동측방향의 측방굽힘과 결합되어 일어난다. 이러한 움직임들도 또한 척추뼈의 동측방향으로의 기울어짐과 돌기사이관절의 미끄러짐이 동반되어 나타나는 움직임이다.

Mercer와 Bogduk은 측방굽힘과 수평면회전은 인공적인 개념(artificial construct)이라고 하였다. 이들의 관점으로 보면, 모든 움직임은 돌기사이관절면에서의 미끄러

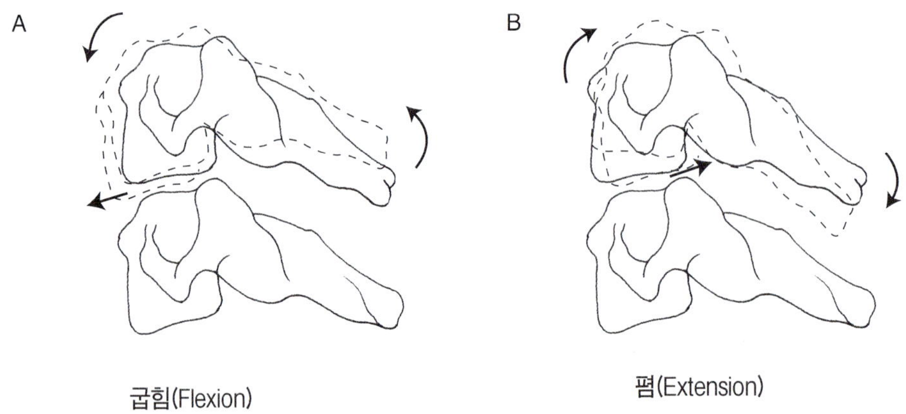

◀ **그림 4-33** ■ A. 아래목부위의 굽힘은 위쪽척추뼈의 전방 미끄러짐과 시상면 기울어짐이 결합된 것이다. B. 폄은 후방 미끄러짐과 시상면 기울어짐이 결합된 것이다.

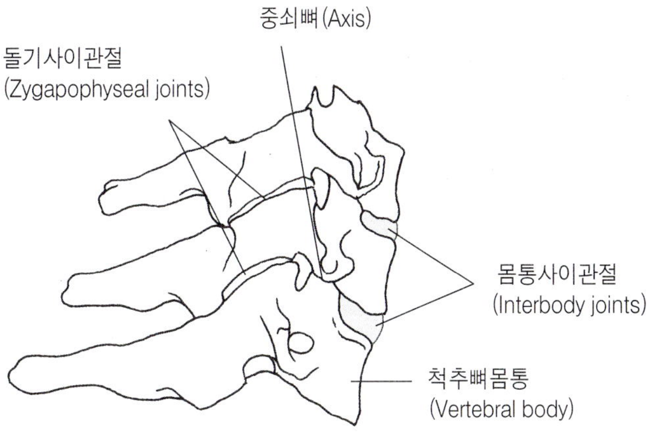

▲ **그림 4-34** ■ 아래목부위의 몸통사이관절의 움직임은 돌기사이관절면에서 이 면에 수직인 축을 중심으로 일어난다.

짐으로 일어나는 것이라고 설명되어야 한다(그림 4-34). 이 관절면에서 협력움직임(coupled motion)들이 명백히 나타난다. 아래목부위의 분절들은 일반적으로 굽힘과 폄의 가동범위가 크다; 그러나, 척추뼈 하나하나의 가동범위는 차이가 매우 크다고 보도된다. 일반적으로, 굽힘과 폄움직임의 범위는 C2/C3분절로부터 C5/C6분절로 갈수록 커지고, C6/C7분절에서는 다시 줄어든다. 돌기사이관절면의 형태와 더불어, 돌기사이 관절주머니와 인대들도 목부위에서 분절간의 움직임을 결정짓는다. 목부위의 돌기사이관절주머니는 일반적으로 느슨하므로, 이 부위에서 많은 양의 움직임이 가능하다. 추간판의 지름과 높이의 비율도 목부위에서 움직임의 양을 결정하는데 중요한 요인으로 작용한다. 목부위에서 추간판의 높이는 전후지름과 좌우지름에 비해 상대적으로 크다. 따라서, 많은 양의 굽힘과 폄, 측방굽힘이 각 분절에서 일어날 수 있다. 특히, 젊은이일수록, 추간판내에 수분의 양이 많을수록 더 많은 움직임이 허용된다.

C5/C6 분절의 추간판은 다른 추간판들에 비해 더 큰 스트레스를 받는다. 그 원인은 C5/C6분절에서 굽힘과 폄움직임이 최대로 일어나며, 역학적인 변형이 최대로 일어나기 때문이다.

■ 운동역학(Kinetics)

목부위에서도 다른 척추부위와 마찬가지로 축성압박, 장력, 굽힘, 뒤틀림, 전단 스트레스들이 발생하지만, 부위에 따른 차이가 존재한다. 목부위는 등부위와 허리부위와는 달리, 체중지지가 덜 일어나며, 가동성이 더 크다.

고리뒤통수관절 또는 고리중쇠관절에는 추간판이 없다; 따라서, 머리의 무게(축성압박)는 고리뒤통수관절을 통해 중쇠뼈의 돌기사이관절면으로 직접적으로 전달되어야 한다. 이러한 힘들은 중쇠뼈의 고리뿌리와 고리판을 통해 몸통아랫면(inferior surface of body)과 두 개의 관절돌기(zygapophyseal articular process)로 연결된다. 결과적으로 힘들은 근접한 아래쪽 추간판으로 전달된다. 중쇠뼈의 고리판은 매우 큰데, 이는 이러한 압박부하들을 전달로 인한 구조적인 적응의 결과로 보여진다. 뼈잔기둥 시스템을 보면, 중쇠뼈와 C7의 고리판은 매우 큰 부하를 받는 것으로 보이고, 그 사이의 목뼈들은 그렇지 않은 것으로 보인다. 위돌기사이관절면에서 아래돌기사이관절면으로 부하가 전달될 때, 부하는 고리판쪽으로 분산된다.

목부위에 가해진 부하들은 머리와 몸통의 위치에 따라 달라지는데, 몸통을 기대어 지지한 자세(well-supported reclining posture)에서 부하의 크기가 최소가 된다. C3-C7에서 압박력은 세 개의 평행한 기둥을 통해 전달된다: 하나의 앞중앙기둥(anterocentral column)은 척추뼈몸통과 추간판으로 이루어지며, 막대형태의 두 개의 후외측기둥(posterolateral column)은 좌우 돌기사이관절로 이루어져 있다. 압박력은 주로 척추뼈몸통과 추간판을 통해 전달되며, 1/3 정도가 두 개의 후외측기둥을 통해 전달된다. 압박부하는 선 자세와 앉은 자세에서는 상대적으로 작고, 굽힘과 폄움직임의 끝 범위에서 크다. 척추부위의 분절들은 굽힘과 축성 뒤틀림에 대하여는 허리부위의 분절들 보다 적은 스티프니스를 보이지만, 압박에 대하여는 허리부위와 비슷한 스티프니스를 보여준다. 카데바 표본연구에서 시상면에서의 가해지는 부하들에 대하여, C2-C5의 중간목부위는 압박부하에 대하여 스티프니스가 컸으며, C5-T1 부위에서는 폄에 대하여 스티프티스가 컸다. 축성회전을 먼저 실시하지 않고 굽힘과 압박검사를 실시한 카데바 표본에서는 굽힘 각도가 평균 25°였으나, 축성회전을 먼저 실시하고 굽힘과 압박검사를 실시한 카데바 표본에서는 굽힘각도가 17°로 더 적게 나왔다. 이러한 결과는 목부위의 굽힘/폄 시 머리를 회전시키지 않은 상태에서 굽힘/폄을 실시하는 것이 목부위의 손상을 예방할 수 있음을 보여준다.

등부위의 구조 (Structure of the Tohracic Region)

대부분의 등뼈는 몇 가지의 변화를 제외하고는 기본적인 척추의 구조를 따르고 있다. 첫 번째와 열두번째 등뼈는 **이행척추**(transitional vertebra)로서, 상대적으로 목뼈와 허리뼈의 특성을 함께 가지고 있다. **첫 번째 등뼈**는 전형적인 목뼈처럼 좌우직경이 전후 직경의 두배가 되는 척추뼈몸통을 가지고 있다. T1의 가시돌기는 특별히 길고 돌출되어 있다. **12번째 등뼈의 위돌기사이관절면**은 다른 등뼈처럼 관절면이 후외측을 향하고 있으나, 아래돌기사이관절면의 볼록한 관절면은 전외측을 향하고 있어서, 볼록하면서 전내측을 향하고 있는 첫 번째 허리의 위돌기사이관절면과 관절을 이룬다. T1, T11, T12와 다른 등뼈들 사이의 차이점은, 대부분의 등뼈들은 반관절면(demifacet)을 갖는데 반해 이 세 등뼈들은 완전한 갈비오목(full costal facet)을 갖는다는 것이다. 따라서 1, 11, 12번째 갈비뼈들은 1, 11, 12번 등뼈의 척추뼈몸통들하고만 관절을 이룬다. 등부위의 고리뿌리는 일반적으로 다른 부위에 비해 더 후방으로, 덜 외측으로(more posteriorly, less laterally) 향하고 있기 때문에, 등부위의 척추뼈구멍(vertebral canal)은 목부위나 허리부위의 척추뼈구멍보다 크기가 작다. 고리판은 짧고, 얇으며, 넓다. 종판의 전후, 좌우 지름은 T1에서 T12로 갈수록 증가한다. 아래종판(inferior end plate)의 경우 좌우지름이 약 55%까지 증가하고, 위종판(superior end plate)은 전후지름이 75%까지 증가한다. 위종판과 아래종판의 좌우지름의 증가는 T11/T12 사이에서 최대가 된다.

■ 전형적인 등뼈(Typical Thoracic Vertebrae)

척추뼈몸통(Body)

전형적인 등뼈의 척추뼈몸통은 전후직경과 좌우직경이 같으며(그림 4-35), 이로 인해 안정성이 최대가 된다. 척추뼈몸통은 쐐기모양으로 후방척추뼈몸통의 높이가 전방척추뼈몸통의 높이보다 더 크다. 이로 인해 정상적인 등뼈의 뒤굽이(normal kyphotic posture)가 발생한다. Panjabi와 그의 동료들은 144개의 등뼈를 연구한 결과, 등뼈 척추뼈몸통의 뒤쪽 높이는 T1에서는 14.3 mm이었으나, T12에서는 22.7 mm로 T1에서 T12로 갈수록 거의 60 %가 증가하였고, 이는 각 척추간에 0.8 mm 정도 증가한 셈이다. 갈비뼈머리와 관절을 이루는 **반관절면**(demifacet or half facet)은 척추뼈몸통 고원부의 후외측에 있다.

척추뼈고리(Arches)

고리뿌리(pedicle). 고리뿌리는 뒤쪽을 향하며, 측면으로는 거의 돌출되지 않으므로, 척추뼈구멍이 작게 형성된다.

고리판(Laminae). 고리판은 짧고, 두꺼우며, 넓다.

관절돌기(zygapophyseal articular process). 위돌기사이관절면은 얇고 거의 편평하며, 뒤쪽을 향하고 있으면서 약간 상외측을 향한다. 아래돌기사이관절면은 앞쪽

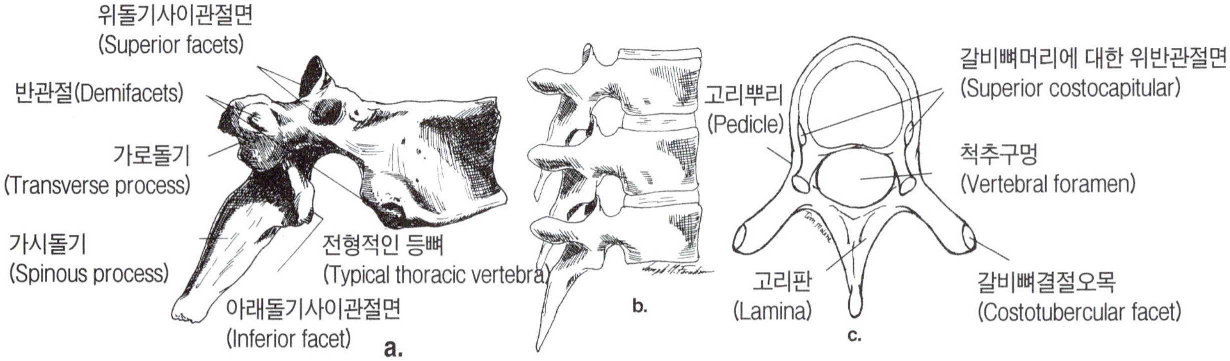

▲ **그림 4-35** ■ A. 등뼈를 외측에서 본 그림으로 돌기사이관절의 위아래관절면과 갈비뼈와 관절을 이루는 반관절면(demifacet)이 보인다. B. 등부위의 가시돌기 중복현상. C. 등뼈를 위쪽에서 본 그림으로, 작은 원형의 척추구멍, 갈비뼈의 결절과 관절을 이루는 갈비뼈결절오목(costotubercular facet), 갈비뼈의 머리와 관절을 이루는 갈비뼈머리오목(costocapitular facets)이 보인다.

을 향하면서 약간 상내측을 향한다. 관절면들은 전체적으로 관상면과 일치한다. 관절돌기면의 방향은 T10 또는 T11에서 바뀌게 되는데 위돌기사이관절면은 후외측을 향하게 되고, 아래돌기사이관절면은 전외측을 향하게 되어, 전체적으로 시상면을 향하게 된다.

가로돌기(transverse process). 가로돌기의 말단부위는 두꺼우며 끝에는 큰 난형오목(oval facet)이 있어서(**갈비뼈결절오목**: costotucercular facet) 갈비뼈와 관절을 이룬다.

가시돌기(spinous process). 가시돌기는 아랫쪽으로 기울어져 있으며 T5에서 T8까지는 가시돌기들이 서로 겹쳐져 있다. T11과 T12의 가시돌기는 삼각형이며 수평방향으로 돌출되어 있다. 대부분의 등뼈 가시돌기의 끝부위는 아래쪽 척추뼈의 척추뼈몸통높이에 위치하게 된다.

척추뼈구멍(vertebral foramen). 척추뼈구멍은 작고 원형이다.

■ 추간판(Intervertebral Disks)

등부위의 추간판의 구조에 대한 연구는 거의 없었다; 그러나, 등부위의 추간판은 크가와 모양만 다를 뿐, 허리부위의 추간판과 거의 같은 구조를 가진 것으로 간주되었다. 등부위의 추간판은 다른 부위의 추간판보다 얇은데, 특히, 위등부위에서 얇다. 또한, 등부위에서는 척추뼈몸통크기에 대한 추간판크기의 비율이 작으므로, 안정성은 큰 반면에 운동성이 떨어지게 된다. 추간판은 또한 후방높이가 전방높이보다 큰 쐐기(wedge)형태여서, 뒤굽이(kyphosis)의 원인이 된다. 등부위의 추간판은 움직임에 대한 일차적인 세한요인으로 작용하며, 움식임분설틀에 대한 일차적인 안정자 역할을 하는 것으로 간주된다.

■ 관절(Articulations)

몸통사이관절(Interbody Joints)

등부위의 몸통사이관절면은 평평하므로, 모든 방향의 미끄러짐이 가능하다. 추간판은 척추뼈몸통의 기울어짐을 가능하게 하지만, 상대적으로 작은 크기로 인해 일어나는 움직임이 크지 않다.

돌기사이관절(Zygapophyseal Joints)

돌기사이관절은 섬유지방성 연골판(fibroadipose meniscoid)이 존재하는 윤활성 평면관절(plane synovial joint)이다. 이 관절들은 관상면으로부터 20° 정도 돌아가 있기 때문에, 측방굽힘과 회전의 가동범위는 매우 크고, 굽힘과 폄의 가동범위는 작다(그림 4-18B). 등부위의 돌기사이관절주머니는 허리부위나 목부위의 것보다 훨씬 강하므로, 관절가동범위를 제한하는 요인이 된다.

■ 인대(Ligaments)

등부위와 관련된 인대들의 특징은 황색인대와 앞세로인대가 목부위보다 등부위에서 더 두껍다는 것을 제외하고는, 이 장의 시작에서 설명한 인대들과 같다.

등부위의 기능 (Function of the Thoracic Region)

등부위는 가슴(thorax), 가시돌기, 돌기사이관절주머니, 황색인대, 척추뼈몸통과 추간판의 크기 등의 구조적인 요인들의 제한 때문에 목부위보다 유연성은 떨어지고 안정성은 더 큰 특징을 가지고 있다. 각각의 등뼈는 각각 한쌍의 갈비뼈들과 두 개의 관절: **갈비척추관절**(costvertebral joint), **갈비가로돌기관절**(costotransverse joint), 을 이루며 연결된다. 갈비척추관절의 척추뼈부위는 척추뼈몸통에 있는 반관절면(demifacet)이다. 갈비가로돌기관절의 척추뼈 부위는 가로돌기에 있는 난형 오목(oval facet)이다. 이 관절에 대하여는 제 5장에서 자세히 설명하도록 한다.

■ 운동학(Kinematics)

등부위에서는 모든 종류의 움직임이 가능하지만 위등부위(T1에서 T6)에서는 가슴(thorax)으로 인한 방해와 관상면과 일치하는 돌기사이관절면의 방향성 때문에 굽힘과 폄이 잘 일어나지 않는다. 아래쪽 등부위(T9에서 T12)에서는 돌기사이관절면이 시상면에 가까워지므로 굽힘과 폄의 가동범위가 증가하게 된다. 윗쪽 등부위에서 측방굽힘과 회전은 잘 일어난다. 측방굽힘은 항상 축회전을 동반하는데 동반되는 축회전의 양은 아랫쪽 등부위로

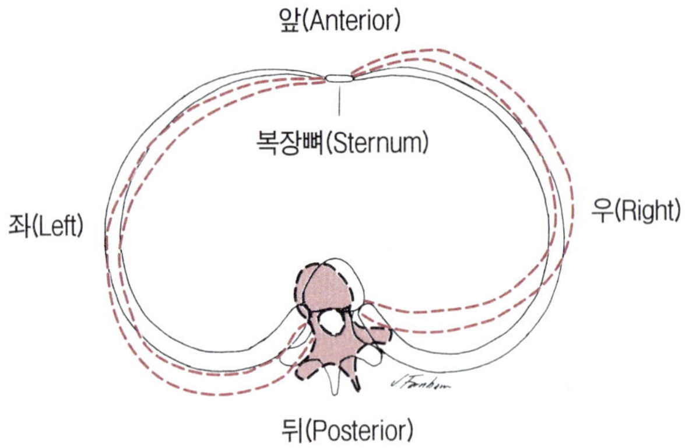

▲ **그림 4-36** ■ 등뼈 척추뼈몸통이 왼쪽을 회전하면 연결된 갈비뼈 한쌍이 비틀리게 되어 왼쪽갈비뼈는 뒤쪽으로 볼록해지고, 오른쪽 갈비뼈는 앞쪽으로 볼록해진다.

갈수록 감소한다. 이는 T10 또는 T11에서 관절돌기면의 방향이 변화하기 때문이다. 윗쪽 등부위에서 측방굽힘과 축회전은 같은 방향으로 일어난다. 반면에 아랫쪽 등부위의 축회전은 측방굽힘과 반대방향으로 일어난다. 그러나, 이러한 동반되는 회전의 방향은 개인적으로 차이가 있을 수 있다.

등부위에서의 굽힘은 뒤세로인대, 황색인대, 가시사이인대, 돌기사이관절주머니의 긴장으로 인해 제한된다. 등부위의 폄은 가시돌기, 고리판, 관절돌기면의 접촉 그리고 앞세로인대, 돌기사이관절주머니, 복근의 긴장에 의해 제한된다. 측방굽힘은 측방굽힘 시 오목한 쪽의 관절돌기면의 접촉과 가슴의 방해로 인해 제한된다. 등부위의 회전도 가슴의 방해로 인해 제한된다. 등뼈가 회전할 때, 갈비뼈의 비틀림(distortion)이 동반된다(그림 4-36). 척추뼈몸통이 회전하는 쪽의 갈비뼈의 뒷부분은 볼록해지고, 앞부분은 평편해 진다. 회전하는 반대쪽의 갈비뼈에서는 반대의 현상이 일어난다. 일어나는 회전의 크기는 갈비뼈에서 일어나는 비틀림의 크기와, 갈비척추관절과 갈비가로돌기관절에서 일어나는 움직임의 크기에 의해 결정된다. 사람은 나이가 들수록 갈비연골이 골화되어 비틀림이 잘 일어나지 않게 된다. 그 결과 가능한 회전의 양은 감소하게 된다.

■ 운동역학(Kinetics)

등부위는 목부위에 비해 더 많은 압박력을 받고 있다. 그 이유는 지지해야할 체중의 양이 더 크기 때문이며, 또한 등뼈의 뒤굽이 때문이다. 중력선은 등뼈들의 앞쪽을 지난다. 이러한 결과로 등부위에서는 굽힘 모멘트가 발생하며, 이 모멘트는 후방인대들과 폄근들이 저항한다. 최대의 굽힘모멘트는 뒤굽이의 첨부에서 발생하는 데 이것은 이 부위에서 중력선에 대한 모멘트팔(moment arm)이 최대가 되기 때문이다.

허리부위의 구조 (Sutructure of the Lumbar Region)

다섯 개의 허리뼈 중 위쪽 네 개의 허리뼈의 구조는 비슷하다. 마지막 다섯 번째 허리뼈는 엉치뼈와 결합하면서 구조적으로 엉치뼈에 적응(adaptation)이 되어 있다.

■ 전형적인 허리뼈(Typical Lumbar Vertebrae)

척추뼈몸통(Body)

전형적인 허리의 척추뼈몸통(그림 4-37A)는 전후직경과 높이보다 좌우직경이 큰 육중한 형태를 가지고 있다. 허리뼈의 크기와 모양은 체중, 지면반발력, 근수축 등으로 인한 과도한 압박력들을 견딜 수 있음을 보여준다.

척추뼈고리(Arches)

고리뿌리(pedicles). 고리뿌리는 짧고 두꺼우며, 후외측으로 뻗어있다.

고리판(laminae). 고리판은 짧고 넓다.

관절돌기(zygapophyseal articular processes). Bogduk에 의하면, 위돌기사이관절면과 아래돌기사이관절면은 그 모양과 방향성이 매우 다양하다고 하였다(그림 4-37A). 작은 혹 같이 생긴 **꼭지돌기**(mamillary process)가 각각의 위관절돌기의 뒤쪽 끝에 위치해 있다(그림 4-37C). 꼭지돌기는 뭇갈래근(multifidus)과 안쪽가로돌기사이근(medial intertransverse muscle)의 부착점이 된다. 아래돌기사이관절면은 수직방향이고, 볼록하며 약간 앞쪽, 바깥쪽을 바라보고 있다.

가로돌기(transverse process). 가로돌기는 길고, 가느다랗고, 수평방향으로 뻗어 있다. **덧돌기**(accessory process)는 작고 불규칙한 뼈돌기들로, 가로돌기의 뒷면에 고리뿌리쪽에 위치한다(그림 4-37C). 덧돌기는 뭇갈래근과 안쪽 가로돌기사이근의 부착점이 된다.

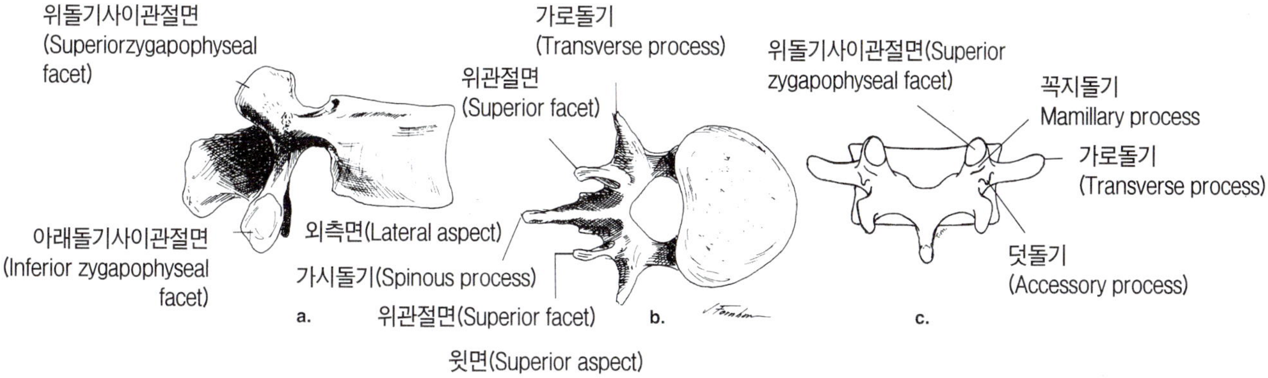

▲ **그림 4-37** ■ A. 전형적인 허리뼈를 외측에서 본 그림으로 큰 척추뼈몸통과 관절면을 볼 수 있다. B. 전형적인 허리뼈를 위쪽에서 본 그림으로 가로돌기와 가시돌기를 볼 수 있다. C. 허리뼈를 뒤쪽에서 본 그림으로 꼭지돌기와 덧돌기의 위치를 확인할 수 있다. 양쪽 돌기사이관절면의 뒤쪽가장자리에 작고 매끈한 융기처럼 보이는 꼭지돌기가 있다. 가로돌기가 고리뿌리에 부착하는 부위쪽으로 가로돌기의 뒤면에 보이는 뼈돌기는 덧돌기이다.

가시돌기(spinous process). 가시돌기는 넓고 두꺼우며 수평방향으로 뻗어 있다.

척추뼈구멍(vertebral foramen). 척추뼈구멍은 삼각형모양으로 등부위의 척추뼈구멍보다 크지만, 목부위의 척추뼈구멍보다는 작다.

다섯 번째 허리는 이행척추로 나머지 네 개의 허리뼈와는 달라서 쐐기 모양으로 생겼다. 따라서 앞쪽 척추뼈몸통의 높이가 뒤쪽 척추뼈몸통의 높이보다 길다. L5/S1 허리엉치관절의 추간판도 역시 쐐기 모양으로 생겼다. L5의 위쪽 추간판은 L3와 L4추간판의 면적보다 5 % 정도 더 크다. L5아랫쪽의 추간판의 면적은 다른 허리의 추간판들보다 작다. 또한, 가시돌기는 다른 허리의 가시돌기보다 작지만, 가로돌기는 크고 윗쪽, 뒤쪽 방향으로 뻗어있다.

허리엉치관절(lumbosacral articulation)은 다섯 번째 허리뼈와 첫 번째 엉치뼈사이의 관절이다. 첫 번째 엉치뼈는 앞쪽, 아랫쪽으로 약간 기울어져 있어서 수평면과 사이에서 각을 만들어내는데 이를 **허리엉치각**(lumbosacral angle)이라고 한다(그림 4-38). 허리엉치각의 크기는 골반의 위치에 따라 다르며, 허리부위의 굽이(curve)에 영향을 준다. 허리엉치각이 증가하면 허리부위는 앞쪽으로 더욱 볼록하게 되고, 허리엉치관절에서의 전단 스트레스(shearing stress)는 더욱 증가하게 된다(그림 4-39).

■ 추간판(Intervertebral Disks)

허리부위의 추간판은 목부위나 등부위의 추간판과 다르다. 허리부위의 섬유테의 아교질은 **층판(lamellae)**이라고 하는 시트형태의 구조물로 이루어져 있다(그림 4-40). 층판은 동심원형태로 배열하여 속질핵을 전체적으로 둘러싸고 있다. 인접한 층판의 아교섬유들은 120°의

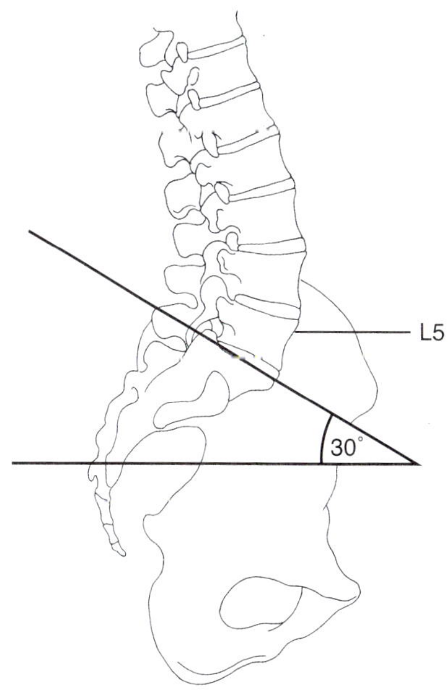

▲ **그림 4-38** ■ 허리엉치각은 엉치뼈의 윗면에 평행한 선분과 수평선 사이의 각이다.

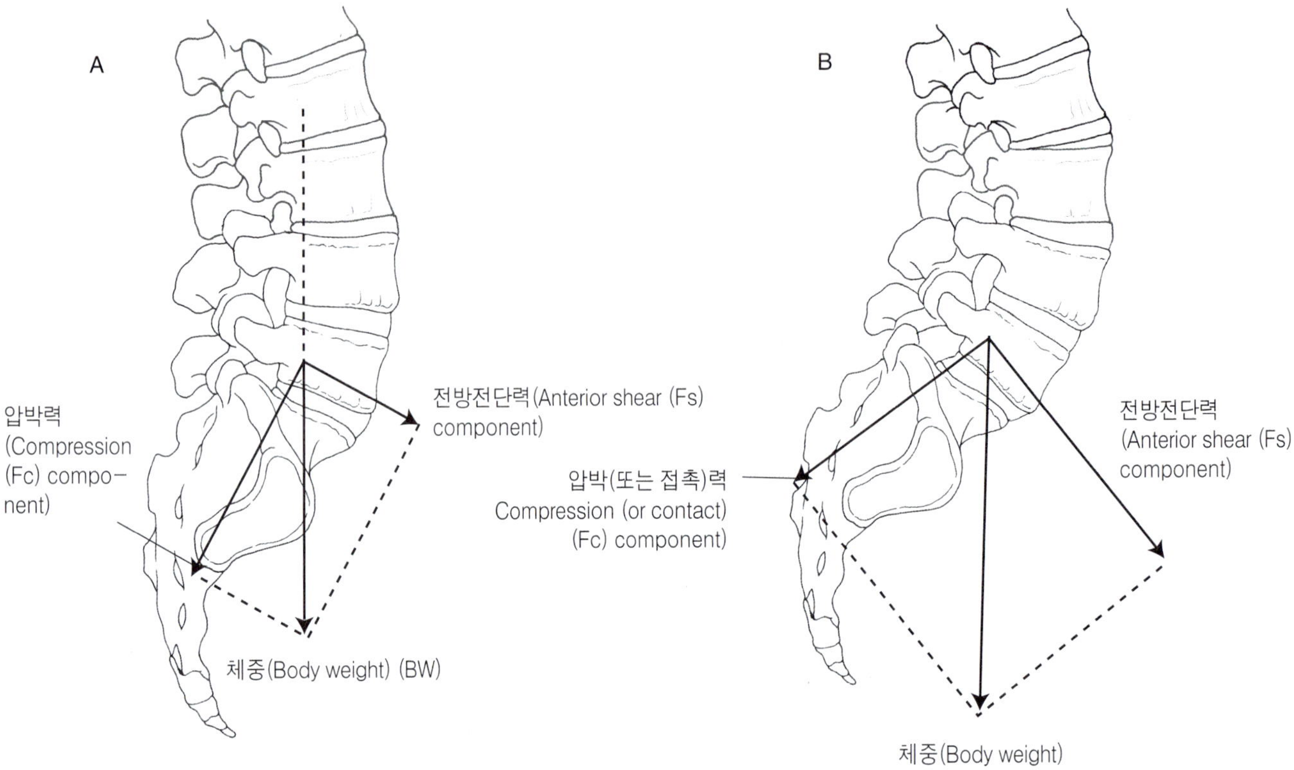

▲ **그림 4-39** ■ 허리엉치부위에서의 전단스트레스. A. 전형적인 허리엉치각 30°에서의 전방전단력. L5에 가해지는 체중에 의해, L5는 기울어진 S1관절면 위에서, 압박력(Fc)과 전방전단력(Fs)를 받고 있다. B. 허리엉치각이 45°로 증가된 상황으로, L5에 가해지는 체중에 의해, L5는 기울어진 S1관절면 위에서, 압박력(Fc)와 같거나, 또는 더 큰 전방전단력(Fs)를 받고 있다.

각을 이루어 서로 다른 방향으로 주행하고 있다. 층에 따라 아교섬유들이 서로 다른 방향으로 주행함으로서, 섬유테는 거의 모든 방향에서 가해지는 장력에 저항할 수 있게 된다. 허리부위의 추간판은 추간판들중 가장 크다(허리부위의 척추뼈몸통이 큰 것과 마찬가지로). 각각의 추간판의 모양은 완전한 타원형이 아니라, 뒤쪽이 약간 오목하다. 이러한 구조적 형태로 인해 섬유테의 후방쪽의 단면적(cross-sectional area)이 증가하여, 척주의 전방

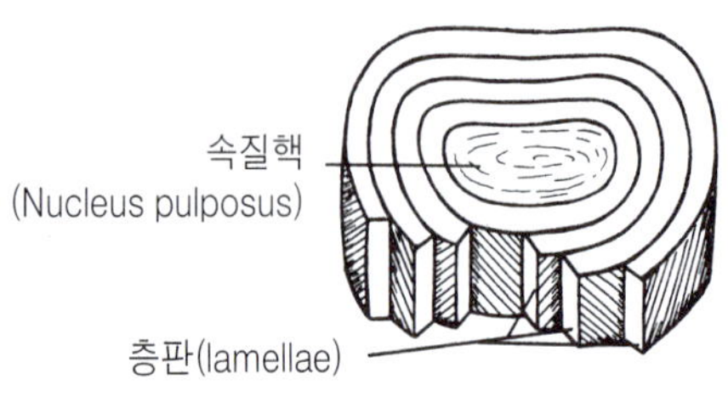

▲ **그림 4-40** ■ 추간판 섬유테내부의 층판구조를 보여주는 도식적 그림. 인접한 두개의 동심성 층판의 아교질 섬유들은 서로 반대 방향을 향하고 있다.

굽힘 시 발생하는 장력을 견디는 능력이 증가하게 된다(그림 4-41).

■ 관절(Articulations)

몸통사이관절(Interbody Joints)

허리부위의 몸통사이관절은 모든 방향으로 미끄러짐(translation)과 기울어짐(tilt)이 가능하다.

돌기사이관절(Zygapophyseal Joints)

허리부위의 돌기사이관절은 다른 것들과 마찬가지로 진성윤활관절이며, 섬유지방성 연골판을 포함하고 있다. 관절주머니는 등부위에 비해서는 더 느슨하지만, 목부위에 비해서는 더 팽팽하다. 뒤쪽 관절주머니는 섬유연골의 특성을 가지고 있다고 보여지는데, 이는 이 부위의 관절주머니가 장력보다는 압박력을 더 많이 받음을 보여주는 것이다.

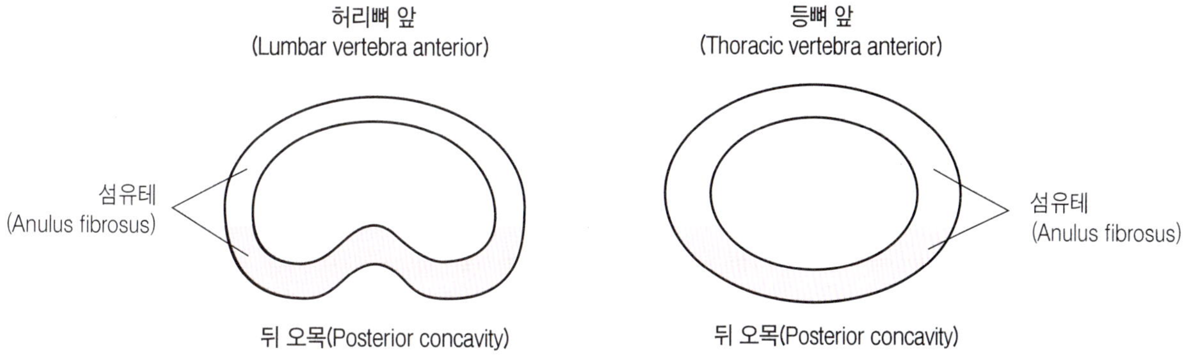

▲ **그림 4-41** ■ 허리부위의 추간판은 후방으로 오목하며, 이로 인해, 섬유테의 더 많은 부분들이 후방에 위치하게 된다. 후방에 섬유테가 더 많게 되면, 굽힘 시 발생하는 후방신장에 더 잘 저항할 수 있다.

신생아에서, 허리부위의 돌기사이관절면은 관상면에 가까이 위치하며, 허리뒤굽이(lumbar kyphosis)가 존재한다. 아동이 발달하고 직립자세를 취하면서, 허리부위의 굽이는 앞굽이(lordosis)로 바뀌게 되고, 돌기사이관절면의 방향도 바뀌게 된다. 성인의 허리부위의 돌기사이관절면의 방향은 개인간에도 차이가 크지만, 한 개인 내에서도 차이가 크다; 그러나 이들 중 대부분은 양방향성을 갖는 굽이구조를 가지고 있다. 각 관절의 전면은 관상면을 향하고, 후면은 시상면에 가깝게 위치한다(그림 4-42). 그러나 이러한 방향의 각도들은 매우 다양하다. 관상면방향의 관절면은 허리부위의 앞굽이부위에 존재하는 전방전단력을 저항한다. 시상면 방향의 관절면은 굽힘과 폄방향의 가동범위를 크게 해주고, 회전은 방해한다.

사례 적용 4-4 : **돌기사이관절의 다양성**

허리부위의 각각의 돌기사이관절의 모양은 어떤 사람에게는 손상을 유발하는 조건이 되기도 하고, 어떤 사람에게는 예방하는 조건이 되기도 한다. 예를 들어, Malik은 L5/S1의 돌기사이관절은 전체적으로 관상면을 향하고 있으므로, 전방전달력에 대한 뼈들의 저항은 크지 않다.

■ 인대와 근막(Ligaments and Fascia)

허리부위와 관련된 인대의 대부분은 이전에 설명한 인대(황색인대, 뒤세로인대, 앞세로인대, 가시사이인대, 가시끝인대, 관절주머니)들과 거의 같다. 그러나 이들 인대 중 일부는 허리부위에서만 특별한 변화를 보여주므로, 엉

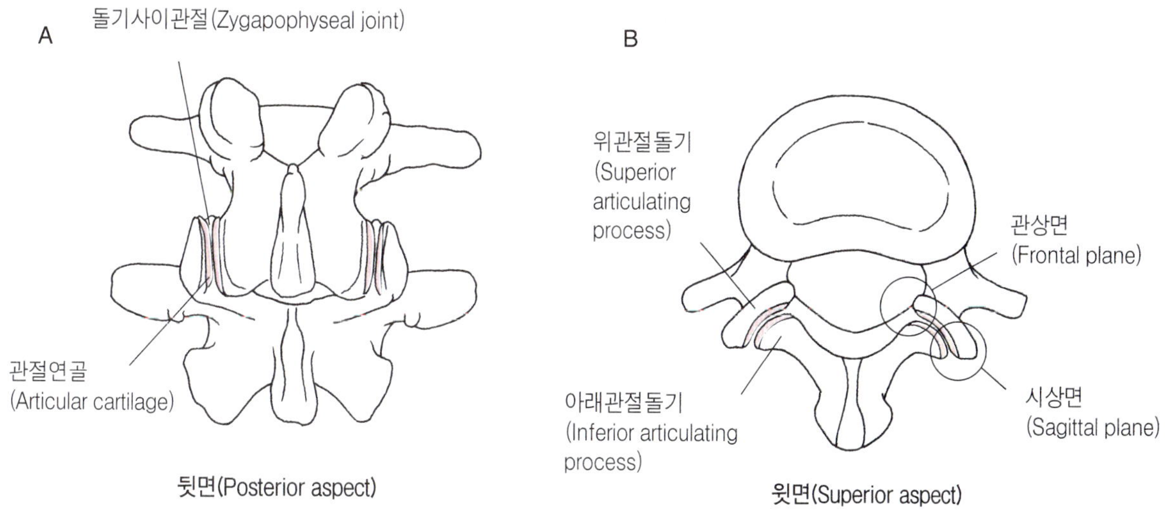

▲ **그림 4-42** ■ 허리부위의 돌기사이관절들의 이중방향성(biplanar orientation). 후방에서 본 그림(A)은 시상면에 가깝게 보이지만, 위쪽에서 본 그림(B)은, 위쪽 척추뼈의 척추뼈몸통을 제거한 그림으로, 관절면의 이중방향성을 보여준다.

덩허리인대(iliolumbar ligament), 등허리근막(thoracolumbar fascia)을 소개하기 이전에 먼저 설명을 하려고 한다. 가시끝인대는 위쪽 허리부위에서만 잘 발달되어 있으며, 가장 일반적으로는 L4에서 끝나는 것으로 알려져 있지만, L3에서 끝나기도 하며, L5/S1부위에서는 존재하지 않는다. 가시끝 인대의 깊은 층(deep layer)은 뭇갈래근의 힘줄섬유(tendinous fiber)에 의해 강화된다. 가시끝인대의 중간섬유는 등허리근막의 등쪽 층(dorsal layer)과 섞인다. 가로돌기사이인대는 실제 인대의 형태로는 허리부위에서는 찾아보기가 힘들며, L4에서 엉덩허리인대로 대체되어 있다. PLL은 허리부위에서는 얇은 리본형태를 띄며, 황색인대는 허리부위에서 매우 두껍다. Pintar와 그 동료들은 가시사이 인대의 스티프티스가 가장 작으며, 돌기사이관절주머니의 스티프티스가 가장 크다고 하였다. 앞세로인대는 허리부위에서 강하고, 잘 발달되어 있다.

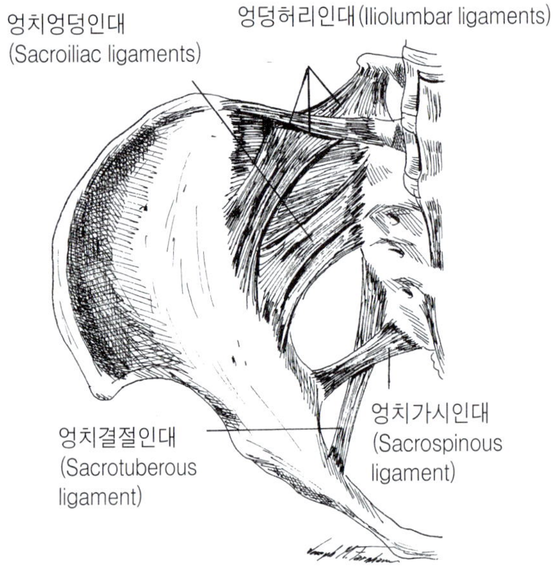

▲ **그림 4-43** ■ 엉치엉덩인대와 엉덩허리인대는 각각 엉치엉덩관절과 허리엉치관절을 보강한다. 엉치가시인대는 큰궁둥패임(greater sciatic notch)의 아래쪽 경계면을 형성하고, 엉치결절인대는 작은 궁둥패임의 아래쪽 경계면이 된다.

엉덩허리인대(Iliolumbar Ligament)

엉덩허리인대는 L4, L5의 가로돌기 끝과 가장자리로부터 양쪽 골반의 엉덩뼈능선(iliac crest)으로 뻗어 있는 일련의 띠(band)로 이루어져 있다(그림 4-43). 3개의 주요 띠는 다음과 같다: 배쪽 띠(전방 띠)는 L5의 복배쪽꼬리쪽면(ventral caudal aspect)에서 시작하여 엉덩뼈능선의 배쪽의 엉덩뼈거친면(iliac tuberosity)에 붙는다; 등쪽 띠(후방 띠)는 L5 가로돌기의 첨부로부터 엉덩뼈능선의 머리쪽(cranial part)에 있는 엉덩뼈거친면에 붙는다; 엉치뼈 띠(때로는 허리엉치인대로 불림), L5 가로돌기의 배쪽면(ventral aspect)과 엉치뼈의 날개(ala)로부터 엉덩뼈능선의 엉덩뼈거친면의 엉치뼈면(sacral aspect)까지 뻗어 있다. 엉덩허리인대는 전체적으로 매우 강하며, 다섯 번째 허리뼈의 안정성을 제공하는데(다섯번째 허리뼈의 전방이탈을 방지) 매우 중요한 역할을 담당하며, L5가 S1 위에서 굽힘, 폄, 축회전, 측방굽힘하는 것을 제한한다.

등허리근막 (Thoracolumbar Fascia)

등허리근막(또는 허리뒤근막으로 불리기도 함)은 세개의 층으로 이루어져 있다: 후층(posterior layer), 중층(middle layere), 전층(anterior layer) (그림 4-44). 후층(posterior layer)은 크고, 두껍고, 섬유성이며, 등뼈, 허리뼈, 엉치뼈의 가시끝인대와 가시돌기로부터 시작된다. 후층은 머리쪽으로는 넓은 등근과 연결되고, 아래쪽으로는 엉치뼈와 엉덩뼈에 연결되며, 반대쪽 큰볼기근의 근막과 섞인다. 깊은 섬유(deep fibers)들은 엉치결절인대(sacrotuberous ligament)와 연결되어 위뒤엉덩뼈가시, 엉덩뼈능선, 뒤세로인대에 부착한다. 후층은 또한 측면으로 뻗어 척주세움근(erector spina)를 덮게 되는데, 이 때, 척주세움근의 측면에서 외측봉선(lateral raphe)를 형성한다. 후층은 중층(middle layer)되어 척주세움근의 앞쪽을 지나 내측으로 주행하여 허리부위의 척추 가로돌기와 가로돌기사이인대에 부착한다. 이 두 막들은 허리부위의 폄근 그룹을 완전히 감싸게 된다. 등허리근막의 전층은 허리네모근(quadratus lumborum)의 근막으로부터 시작하여, 중층과 합쳐지며, 허리뼈의 가로돌기에 종지하면서 가로돌기사이인대와 섞인다.

McGill은 허리엉치근막을 안정화작용을 하는 코르셋(stabilizing corset)이라고 하였다. 이 코르셋은 복근들, 그 근막들과 함께 복부를 감싸는 "테두리(hoop)"를 형성한다(그림 4-44). Gracovetsky는 등허리근막의 전층을 "수동부위(passive part)"라고 하였고, 후층을 "능동부위(active part)"라고 하였다. Gracovetsky에 의하면, 수동부위는 엉덩관절폄근 수축으로 인한 장력을 가시돌기에 전달해 주는 역할을 한다. 능동부위는 배가로근의 수축에 의해 팽팽해지는데, 이렇게 발생한 근막의 장력은 L1/L4의 가시돌기의 첨부에 세로방향으로 전달되어, 척추폄근을 도와 주어진 부하에 잘 대항할 수 있도록 한다.

Vleeming은 큰볼기근과 반대편의 넓은 등근의 수축은 바깥막(superficial layer)을 팽팽하게 만들어 등허리근막이 골반과 몸통사이의 힘 전달통로가 될 수 있게 한다고 하였다.

사례 적용 4-5: **통증의 원인이 될 수 있는 연부조직 구조물들**

Malik이 매일 수행해야 하는 작업들로 인해, 그는 매우 큰 전방전단력을 지속적으로 받게 된다. 엉덩허리인대(iliolumbar ligament), 뒤쪽 섬유테(posterior anulus fibrosus), PLL, 관절주머니 등의 구조물들이 스트레스를 받게 되며, 이로 인해 이들 모두, 또는 일부구조물들이 파괴될 수 도 있다. 이러한 각각의 구조물들은 신경지배를 받고 있으며, 통증의 원인이 될 수 있다.

허리부위의 기능 (Function of the Lumbar Region)

■ 운동학(Kinematics)

허리부위에서는 굽힘, 폄, 측방굽힘, 회전이 일어날 수 있다. 허리부위의 돌기사이관절면은 시상면에 가까우므로 굽힘과 폄에 유리하다(그림 4-18A). 정상적으로, 허리뼈의 굽힘은 폄보다 더 많이 제한되며, 허리부위에서는 뒤굽이가 일어날 정도의 굽힘은 불가능하다. 굽힘의 양은 각 허리뼈사이의 공간에 따라 다르지만, 대부분의 굽힘은 허리엉치관절(lumbosacral joint)에서 일어난다. 굽힘과 폄이 일어나는 동안 운동성이 가장 큰 부위는 L4와 S1사이이며, 동시에, 이 부위가 가장 체중을 많이 지지하는 부위이다.

그러나, 이 부위에서의 회전은 돌기사이관절면의 방향으로 인해 매우 제한된다(그림 4-45). 돌기사이관절의 축

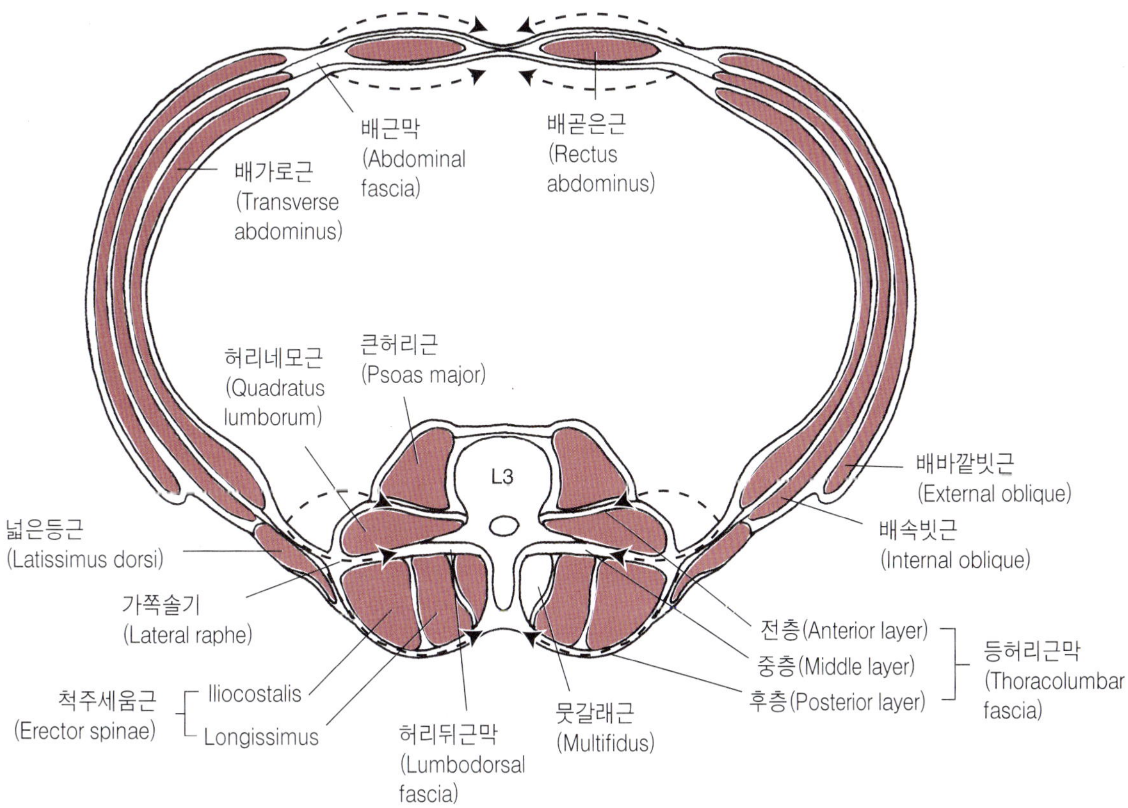

▲ **그림 4-44** ■ 배부위 횡단면의 위에서 본 그림으로, 배고리(abdominal hoop)가 보임. 등허리근막의 전, 중, 후층은 배근막과 함께, 수동적인 구조물이다. 근육은 능동적인 구조물로 근막을 잡아당겨(점선으로된 화살표) 고리를 팽팽하게 만든다.

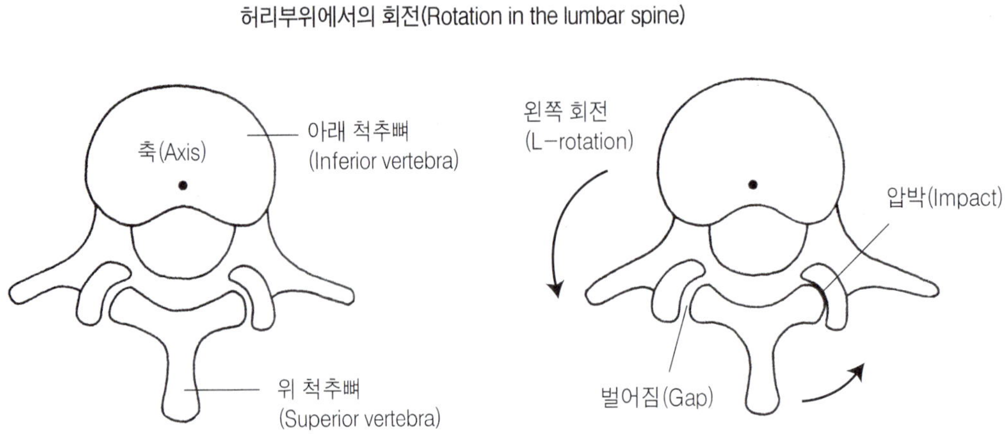

▲ **그림 4-45** ■ 허리부위의 회전시 돌기사이관절의 역학. 시상면방향의 관절면은 회전을 방해한다. 왼쪽으로 회전 시, 오른쪽 돌기사이 관절면은 맞닿아 ROM이 제한되고, 왼쪽 관절면은 벌어진다.

회전에 대한 저항의 효과는 위돌기사이관절면이 얼마나 내측을 향하고 있는가(시상면으로)에 달려있다. 관절면이 더욱 내측을 향하고 있을수록, 축회전은 더욱 제한된다.

허리부위에서 굽힘과 폄은 순수한(pure) 굽힘, 폄 움직임만으로 가능하지만, 측방굽힘과 회전은 항상 협력움직임(coupled motion)형태로 발생한다. 측방굽힘 시에는, 많은 양의 굽힘과 더불어 약간의 동측회전이 일어난다. 그러나, 축성회전 시에는, 반대측으로의 많은 양의 측방굽힘과 약간의 굽힘이 동반된다. 측방굽힘과 회전은 위허리부위(upper lumbar region)에서 가장 잘 나타나며, 아래허리부위(low lumbar region)로 갈수록 점차 감소한다. 측방굽힘과 축성회전은 L2와 L3사이에서 가장 잘 발생한다. 허리엉치관절에서는 돌기사이관절면의 방향이 시상면에 대해 45° 이므로, 측방굽힘과 회전이 거의 일어나지 않는다. 그러나, 허리부위에서 일어나는 회전의 크기는 부위에 따라 차이가 크다. 각각의 허리뼈사이에서 일어나는 회전움직임은 돌기사이관절면의 방향뿐만 아니라, 허리부위(lumbar spine)의 위치에 의해서도 영향을 받는다. 허리부위가 굽힘되었을 때, 가능한 회전의 크기는 허리부위가 중립위치(neutral position)에 있을 때 보다 작아진다. 섬유테의 후방부위와 PLL은, 척주가 굽힘되었을 때, 축성회전의 주요한 제한요인으로 작용한다. 돌기사이관절주머니는 척주가 중립위치이거나, 폄되었을 때, 모두, 회전을 제한한다.

지속적 연구: 허리-골반 리듬(Lumbar-pelvic rhythm)

Cailliet는 몸통의 굽힘과 폄 시, 시상면에서 허리부위의 굽힘과 골반의 전방 기울어짐이 동시에 협력 움직임으로서 일어나는 것을 이야기 하였다. 그는 이러한 허리부위와 골반의 연합된 움직임을 허리골반리듬(lumbar-pelvic rhythm)이라고 하였다. 무릎을 쭉 편 상태에서 발가락에 손끝을 대기 위해 몸통을 굽힘시키는 동작은 허리골반리듬을 따라 일어난다. Cailliet에 의하면, 몸통 굽힘의 첫단계는 허리의 굽힘으로 시작된다고 하였다. 다음으로 골반의 전방기울어짐이 엉덩관절에서 일어난다(그림 4-46). 다시 바로 선 자세로 돌아가는 것은 엉덩관절에서의 골반의 후방기울어짐으로 시작되며, 다음에 허리의 폄이 일어난다. 초기 골반의 움직임은 외력에 의한 모멘트팔(moment arm)을 짧게 하여 척주세움근에 가해지는 부하를 줄여주며, 그 다음에 허리의 움직임이 일어나게 된다.

Nelson과 동료들은 19~35세의 건강한 여성 30을 대상으로, 9.5 kg의 물건을 바닥에서 들어올리고 내려놓는 동작을 하는 동안, 허리-골반의 움직임을 관찰하였다. 연구 결과, 사람에 따라 허리뼈와 골반의 움직임은 다양하였으며, 굽힘 시에는 두 움직임이 동시에 일어나는 경향이 크지만, 폄 시에는 순서적으로 일어나는 양상을 보였다. 이 실험에서 무거운 물체가 허리골반리듬에 영향을 준 것으로 보인다. 그러나 이 연구는 정확히 언제, 어떻게 몸통과 골반의 움직임이 일어나는지에 대하여 의문을 갖게 하였다. McGill은 그의 동료들과의 연구를 통해, Cailliet이 말한 정형화된 순서에 따른 움직임을 어떤 연구에서도 발견할 수 없었다고 하였다.

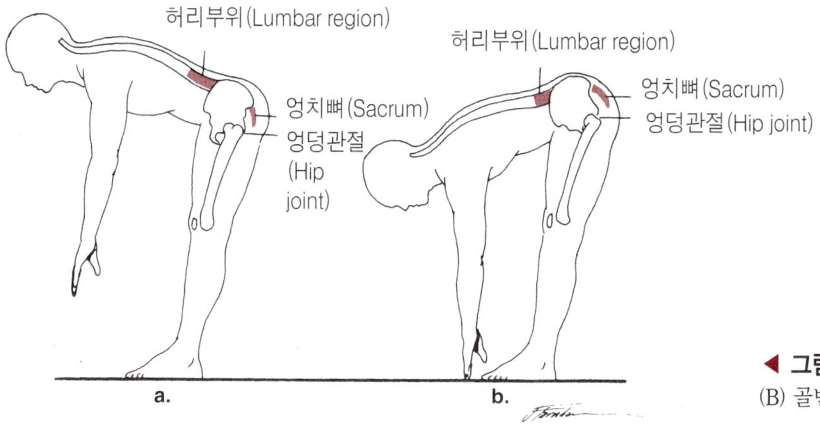

◀ **그림 4-46** ■ 허리-골반 리듬. (A) 허리는 굽혀지고 (B) 골반은 시상면에서 전방으로 회전한다.

그러나, 엉덩관절에서의 골반의 움직임과 척주 움직임의 결합이 전체 척주의 가동범위를 증가시킬 뿐만 아니라, 허리부위에 요구되는 가동성(flexibility)을 줄여준다는 데에는 이견이 없다. McGill에 의하면, 엉덩관절의 움직임(hip motion)은 허리의 완전굽힘(full flexion)의 필요성을 줄여줌으로써, 완전굽힘 시 발생가능한 후방인대들과 섬유테들의 손상을 방지하는 보호기능을 한다.

더 큰 관절가동범위를 만들어 내기 위해, 한 부위의 움직임보다는, 여러 부위의 움직임이 기여하는 방식은, 어깨관절의 어깨위팔리듬에서도 발견할 수 있다. 허리부위나 엉덩관절의 움직임의 제한은 허리골반리듬을 방해하게 되고, 손끝을 발가락에 닿는 움직임에 제한이 생길 것이다. 또한, 한 분절에서의 움직임 제한은, 제한을 받지 않는 다른 분절에서 과도한 움직임(hypermobility)을 유발할 수 있다.

■ 운동역학(Kinetics)

압박(Compression)

허리뼈의 기본적인 기능 중의 하나는 동적인 상태뿐만 아니라, 정적인 상태에서 상체의 무게를 지지하는 것이다. 허리뼈의 척추뼈몸통이나 추간판의 크기가 다른 부위의 척추뼈몸통이나 추간판에 비해 크다는 것은, 다른 부위의 척추보다 허리뼈가 더 많은 무게를 지지할 수 있음을 보여준다. 또한 허리부위는 근육에 의해서 발생하는 많은 양의 압박력도 견뎌야 한다. 10개의 카데바(cadaver)에 1000 N의 압박부하를 가하여 실험한 결과, 축성압박 시 허리뼈의 몸통사이관절이 전체 압박력의 80%를, 돌기사이관절이 20%를 담당한다는 것을 알았다. 이 비율은 역학적 요인들의 변화에 따라 달라질 수 있다: 폄 또는 허리앞굽이(lumbar lordosis)의 증가로 인해 돌기사이관절에 받는 압박력은 더욱 증가될 수 있다. 또한 추간판의 퇴행성변화도 돌기사이관절에 가해지는 압박력을 증가시킨다.

Khoo와 그 동료들은 10명의 남성을 대상으로 동적인 상태와 정적인 상태에서 L5/S1관절의 중심부에서 발생하는 허리엉치 부하들(lumbosacral loads, 지면반발력과 가속도 + 복직근 그룹과 척주세움근이 발생하는 근력)을 비교하였다. 바르게 선자세에서 허리엉치 부하들은 체중의 0.82-1.18 배였으나, 평지 보행 중에는 체중의 1.41-1.07배로 증가(56.3 % 증가)하였다.

신체의 자세변화는 중력선의 위치를 변화시킴으로써, 허리부위에 작용하는 힘도 변하게 된다. 다양한 자세에서의 허리부위에 작용하는 압박부하들에 대하여는 13장에서 살펴보기로 한다.

전단(Shear)

직립자세에서 허리부위에서는 앞굽이, 체중, 지면반발력에 의해 전방전단력이 발생하게 된다(그림 4-39). 이러한 전방전단력은 근접한 아래쪽 척추뼈의 위돌기사이관절면과 위쪽척추뼈의 아래돌기사이관절면의 직접적인 접촉에 의해 제한된다. 굽힘움직임 동안 일어나는 전방전단력에 저항하는 돌기사이관절의 제한효과는 아래쪽 척추뼈의 위돌기사이관절면의 방향이 얼만큼 관상면에 가깝게, 뒤쪽을 향하는가에 달려 있다. 아래쪽 척추뼈의 위돌기사이관절면이 뒤쪽방향을 향할수록, 위쪽척추뼈의 아래돌기사이관절면과 더 잘 맞물리게 되므로, 척추뼈의 전방이탈에 대한 저항이 더 잘 일어나게 된다.

기본 개념 4-3: ***돌기사이관절의 변이***

돌기사이관절의 모양, 돌기사이관절주머니, 섬유테의 섬유들, 엉덩허리인대 등은 허리부위에서 전방전단력에 대하여 구조적인 저항을 제공한다. 따라서, 관절구조의 개인적인 변이(variation)는 이 부위 통증의 원인이 될 수 있다. 어떤 사람의 모든 돌기사이관절면이 시상면과 일치한다면, 관절주머니인대 구조물들은 더 큰 부하를 받게 되어, 늘어날 수 있으며, 이로 인해 통증이 발생할 수 있다. 이 경우, 늘어난 관절주머니인대 구조물들과 더불어, 돌기사이관절 자체에 전방부위에서 과도한 압박력이 발생하여 통증이 발생할 수 있다. 다행히, 깊은 척주세움근과 같은 전방전단력에 대한 동적인 저항(dynamic restraint)이 존재한다. 이에 대하여는 다음 장에서 설명하도록 한다.

사례 적용 4-6: **과도한 전방전단력**

Malik의 돌기사이관절의 모양은 검사를 통해 알 수도 그렇지 못할 수도 있다. 이와 관계없이, 그의 직무와 관련하여 그의 관절들은 반복적인 스트레스들을 받아왔다. 과도한 전방전단력은 관절주머니와 인대들, 섬유지방성 연골판에 미세손상을 일으키고, 관절면에 퇴행성 변화를 일으켜, 통증의 원인이 될 수 있다. 어떤 경우라도, Malik의 재활을 위해서는, 과도한 전방전단력을 조절해 줄 수 있는 척주세움근의 능력을 최대화해주는 운동을 재활과정에 반드시 포함해야 할 것이다. 한편, 전방전단력을 감소시키기 위한 일상동작의 수정은 그의 증상을 완화시킬 것이다. 만약 그의 동작이 충분히 수정되지 않는다면, 자세유지를 위한 고유수용성감각의 입력과, 손상으로부터의 예방을 위해, 허리엉치보조기나 코르셋의 사용이 고려될 수 있다.

엉치부위의 구조 (Structure of the Sacral Region)

5개의 엉치뼈(sacral vertebrae)는 하나로 융합되어 삼각형 또는 쐐기모양의 구조를 가진 엉치뼈(sacrum)라고 불린다. 첫 번째 엉치뼈로 이루어진 삼각형의 바닥은 다섯 번째 허리뼈의 아래돌기사이관절면과 관절을 이루기 위해 뒤쪽을 향한 두 개의 관절면을 가지고 있다. 다섯 번째 엉치뼈로 이루어진 삼각형의 끝부위는 꼬리뼈와 관절을 이루기 위한 관절면을 가지고 있다.

■ 엉치엉덩관절(Sacroiliac Articulations)

두 개의 **엉치엉덩관절(sacroiliac joint, SIJ)**은 엉치뼈의 좌우관절면(첫째, 둘째, 셋째 엉치뼈가 융합되어 이루어진 관절면)과 좌우 엉덩뼈가 만나 이루어지는 관절이다(그림 4-47). 엉치엉덩관절은 구조나 기능면에 있어서 모두 독특한 특징을 가지며, 출생후 성인이 되기까지 구조나 기능이 크게 변화한다.

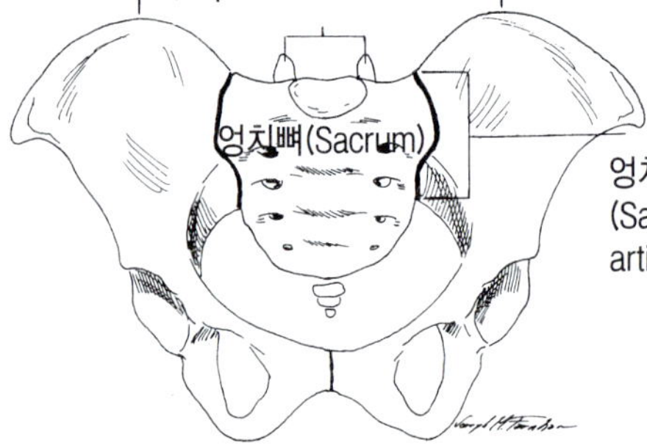

▲ **그림 4-47** ■ 엉치엉덩관절은 위쪽 세 개의 엉치뼈와 두개의 엉덩뼈가 만나 이루어지는 관절이다.

엉치뼈의 관절면 (Articulating Surfaces on the Sacrum)

엉치뼈의 관절면은 귓바퀴 모양(C자형)이며, 융합된 엉치뼈의 엉치뼈구멍(sacral foramina)의 바깥쪽으로 엉치뼈외측에 위치한다. 태아기와 사춘기 이전의 관절면은 평편하고 부드럽다. 그러나 사춘기 이후에는 관절면에 중앙고랑(central groove) 또는 함몰면(surface depression)이 뚜렷하게 생기는데, 이로 인해 관절면의 길이가 증가한다. 관절면은 유리연골로 덮여 있다. 엉치뼈연골의 전체적인 평균두께는 엉덩뼈연골보다 두껍다.

엉덩뼈의 관절면(Articulating Surfaces on the Ilia)

엉덩뼈의 관절면도 C자 형태이다. 생후 첫 10년 동안 엉덩뼈관절면은 부드럽고 평편하며, 섬유연골로 덮여 있다. 성인의 엉덩뼈 관절면을 덮고 있는 연골의 형태에 대하여는 더 많은 연구가 필요하다. 엉덩뼈연골은 엉치뼈연골과 비교했을 때, 외관상에도 차이가 있을 뿐 아니라, 더 얇다. 엉덩뼈연골은 일반적으로 섬유연골로 알려져 있다. 그러나 최근에 엉덩뼈연골에서 전형적인 유리연골인 제II형 아교질(type II collagen)이 발견되었으며, *Gray's Anatomy* 38판에서는 엉덩뼈연골을 유리연골로 서술하고 있다. 사춘기가 지나면, 관절면에는 중앙융기(central ridge)가 생기며 이것으로 인해 관절면의 길이가 증가하며, 또한 엉치뼈의 관절면에 있는 중앙고랑과 일치하게 된다.

■ 인대(Ligaments)

앞인대(anterior), **뼈사이인대**(interosseous), **뒤엉치엉덩인대**(posterior sacroiliac ligament)가 엉치엉덩관절(SIJs)과 직접적으로 관련이 있다. 뒤엉치엉덩인대의 분리된 부위를 **긴뒤엉치엉덩인대**(long posterior sacroiliac ligament) 또는 **긴등엉치엉덩인대**(long dorsal sacroiliac ligament)라고 한다. 엉치엉덩관절과 간접적으로 관련된 인대로는 다섯 번째 허리뼈와 엉치뼈를 연결하는 **엉덩허리인대**(iliolumbar ligement)와, **엉치가시인대**(sacrospinous ligament), 그리고 엉치뼈와 궁둥뼈를 연결하는 **엉치결절인대**(sacrotuberous ligament)가 있다(그림 4-48).

엉치엉덩인대(Sacroiliac Ligaments)

엉치엉덩인대는 엉덩뼈능선으로부터 위쪽 4개의 엉치뼈결절까지 넓게 연결한다. 엉치엉덩인대는 허리네모근

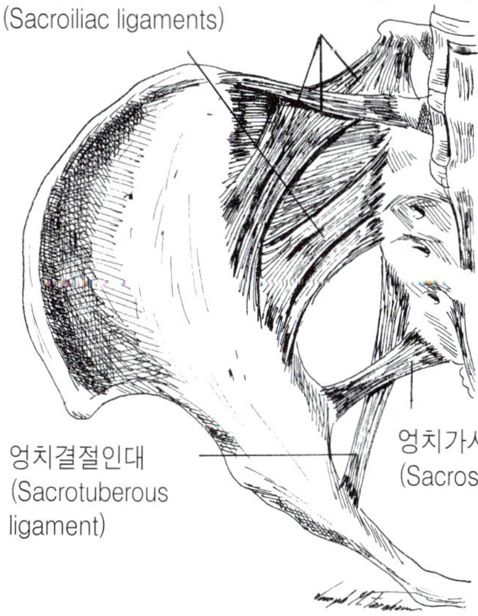

▲ **그림 4-48** ■ 엉치엉덩인대와 엉덩허리인대는 각각 엉치엉덩관절과 허리엉치관절을 보강한다. 엉치가시인대는 큰궁둥패임(greater sciatic notch)의 아래쪽 경계면을 형성하고, 엉치결절인대는 작은 궁둥패임의 아래쪽 경계면이 된다.

(quadratus lumborum), 척주세움근(erector spinae), 큰볼기근(gluteus maximus), 작은 볼기근(gluteus minimus), 궁둥구멍근(piriformis), 엉덩근(iliacus)의 근막성분에 의해 보강되어 관절의 안정성을 제공한다. 근막에 의한 지지는 앞쪽보다는 뒤쪽이 더 잘되는데, 이는 많은 근육들이 뒤쪽에 위치하기 때문이다. 앞엉치엉덩인대(anterior sacroiliac ligament)는 Gray' s anatomy 책에서는 관절주머니인대(capsular ligament)로 설명되고 있는데, 이는 인대가 관절주머니의 앞아래쪽 가장자리(anteroinferior margine)와 잘 연결되어 있기 때문이다. Bogduk은 앞엉치엉덩인대는 엉치엉덩관절의 앞면을 덮으며 엉덩뼈와 엉치뼈를 연결시킨다고 하였다.

엉치뼈와 엉덩뼈사이를 연결하는 큰 끈(major bond)의 역할을 하는 뼈사이엉치엉덩인대(interosseous sacroiliac ligament)는 엉치엉덩관절과 직접적으로 관련된 매우 중요한 인대로 여겨진다. 인대는 얕은 층(superficial layer)과 깊은 층(deep layer)으로 이루어져 있는데, 이는 또다시 윗쪽과 아랫쪽 띠(superior and inferior band)로 나누어진다. 얕은 층의 섬유들은 맨 위쪽 두 개의 엉치뼈의 위관절돌기(superior articular process)와 가쪽능선(lateral crest)을 엉덩뼈에 연결시킨다. 뼈사이인대 중 이 부위를 짧은 뒤엉치엉덩인대(short posterior sacroiliac ligament)라고 한다. 뼈사이엉치엉덩인대의 깊은 층은 엉치뼈관절면(sacral articular surface)의 함몰면(depression)의 뒤쪽에서부터 엉덩뼈거친면(iliac tuberosities)의 함몰면까지 펼쳐져 있다. 뒤엉치엉덩인대는 가쪽엉치뼈능선(lateral sacral crest)으로부터 위뒤엉덩뼈가시(posterior superior iliac spines)과 엉덩뼈능선(iliac crest)을 연결한다.

한쌍의 긴뒤엉치엉덩인대(paired long dorsal sacroiliac ligament)는 위쪽으로는 **뒤엉치뼈가시**(posterior sacroiliac spine)와 인접한 엉덩뼈부위에 부착하며 아랫쪽으로는 셋째, 넷째 엉치뼈의 가쪽능선에 부착한다. 내측섬유는 등허리근막의 후층(posteior layer)의 깊은 막(deep laminae)과 척주세움근의 널힘줄(ESA, aponeurosis of the erector spina)을 연결한다. **엉치가시인대**(sacrospinous ligament)는 궁둥뼈가시(ischial spine)와 엉치뼈와 꼬리뼈의 외측가장자리를 연결한다. **엉치결절인대**(sacrotuberous ligament)는 궁둥뼈결절(ischial tuberosity)로부터 엉덩뼈의 뒤가시(posterior spine),

엉치뼈와 꼬리뼈의 외측부위를 연결한다. 엉치가시인대는 큰궁둥패임(greater sciatic notch)의 아래쪽 경계선이 된다; 엉치결절인대는 작은 궁둥패임(lesser sciatic notch)의 아랫쪽 경계선이 된다.

■ 두덩결합관절(Symphysis Pubis Articulation)

두덩결합은 두 개의 두덩뼈사이에 존재하는 연골관절이다. 두덩뼈의 말단부위는 관절연골로 덮여있으며, 이 관절연골사이에는 섬유연골성 원판(fiborocartilagenous disk)이 있어 두 관절연골을 연결하고 있다. 원판에는 얇은 중앙틈(central cleft)이 있는데, 여성의 경우는 이 틈이 원판 전체를 가로지른다. 두덩결합관절과 관련된 인대는 **위두덩인대**(superior pubic ligament), **아래두덩인대**(inferior pubic ligament), **뒤인대**(posterior ligament)이다. 위두덩인대는 두껍고 강한 섬유 띠 형태로 두덩뼈능선과 두덩뼈결절에 부착하며 관절의 위쪽부위를 지지한다. 아래두덩인대는 한쪽 두덩뼈의 아랫가지(inferior ramus)로부터 반대쪽두덩뼈의 아랫가지를 연결함으로 관절의 아래쪽부위를 지지한다. 뒤인대는 섬유성 막(fibrous membrane)형태로 두덩뼈의 골막과 연결되어 있다. 두덩결합관절의 앞쪽부위는 관절을 가로지르는 몇몇 근육들의 널힘줄 연장부에 의해 보강된다(그림 4-49). Kapandji는 이렇게 관절 앞쪽에서 인대역할을 하는 근육연장부들은 배가로근(transversus abdominis), 배곧은근(rectus abdominis), 배안빗근(internal obliquus abdominis), 긴모음근(adductor longus)의 연장부로 이루어진다고 하였다.

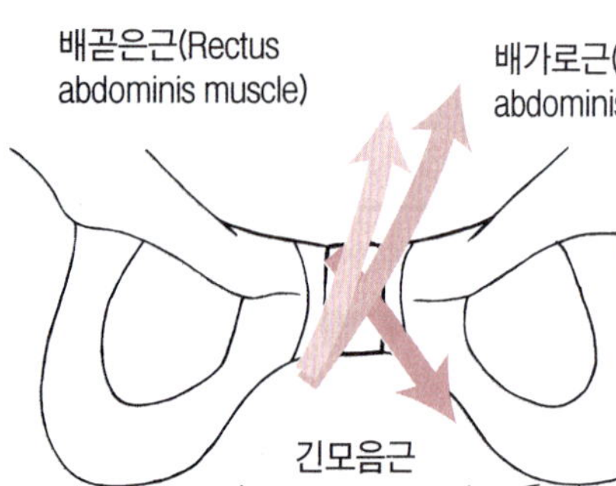

▲ **그림 4-49** ■ 두덩결합관절의 앞쪽을 지나는 근육들의 널힘줄 형태의 연장(aponeurotic extension).

엉치부위의 기능(Function of the Sacral Region)

■ 운동학(Kinematics)

엉치엉덩관절에서는 매우 적은 양의 움직임이 일어나며, 개인에 따라 차이도 크다. 엉치엉덩관절에서 일어나는 움직임의 형태나 양에 대하여는 논란의 여지가 있다. 관절의 움직임은 매우 적으며 정의하기도 쉽지 않은 것으로 보인다. 엉치엉덩관절은 두덩결합관절과 닫힌운동사슬(closed kinematic chain)상태를 형성하므로, 두덩결합관절에서 일어나는 움직임은 엉치엉덩관절의 움직임을 동반하며, 반대로 엉치엉덩관절의 움직임도 두덩결합관절의 움직임을 동반하게 된다.

아동기의 SIJ 관절면은 모든 방향으로의 미끄러짐을 허용하는데, 이는 윤활평면관절의 움직임과 거의 같다. 그러나 사춘기가 지나면 관절면은 형태가 변한다. Walker에 의하면, 성인의 엉치엉덩관절의 움직임은 수 mm 정도의 미끄러짐 또는 회전으로 제한된다고 한다. 그러나, SIJ에서 일어나는 움직임의 형태나 크기에 대하여는 많은 논란이 있다.

끄덕임(nutation)은 엉치뼈곶(sacrol promontory)이 전하방으로 움직이고, 동시에 꼬리뼈가 엉덩뼈의 후방으로 움직이는 것을 나타내는 용어이다(그림 4-50A). **역끄덕임**(counternutation)은 반대의 움직임으로, 엉치뼈곶의 전방모서리가 후상방으로 움직이고, 동시에 꼬리뼈가 엉덩뼈의 전방으로 움직이는 것을 말한다(그림 4-50B). 끄덕임과 역끄덕임 동안 발생하는 엉치뼈의 위치변화는 골반테두리(pelvic brim)와 골반출구(pelvic outlet)의 직경에 영향을 준다. 끄덕임이 일어나는 동안, 골반테두리의 전후직경은 감소하고 골반출구의 전후직경은 증가한다. 역끄덕임이 일어나는 동안에는, 반대의 현상이 일어나서, 골반테두리의 전후직경은 증가하고, 골반출구의 전후직경은 감소한다. 이러한 직경의 변화들은 임신중이나, 아동기에 있어 매우 중요하다. 아동기와 임신중에는 관절구조물들이 호르몬의 영향에 놓여 있고, 인대들이 부드러운 시기이므로, 이 시기에 SIJ에서 움직임이 가장 잘 일어난다고 볼 수 있다. 엉치엉덩관절과 이 관절의 움직임에 대한 정확한 정보는 얻기 어려운데, 이는 엉치엉덩관절의 관절면이 골반의 기준전후사진(standard anteroposterior radiograph)을 찍기 위한 방사선 빔에

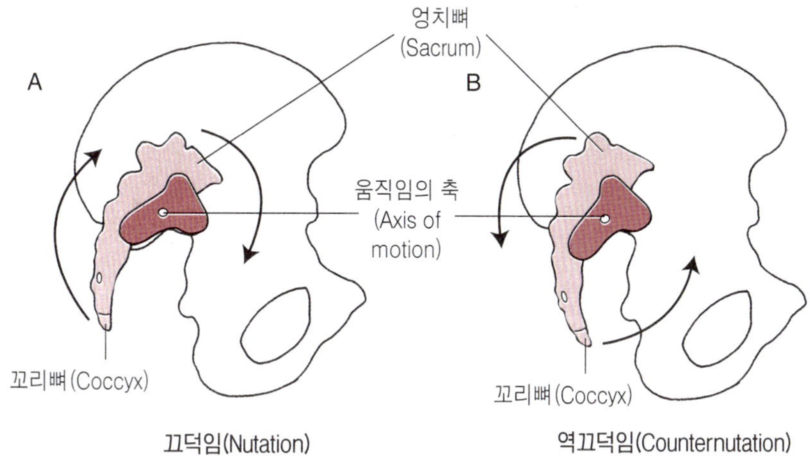

▲ **그림 4-50** ■ A. 끄덕임(nutation). 엉치뼈 위쪽의 화살표는 회전 시 발생하는 엉치뼈곶 전방모서리의 전하방의 움직임(superior-inferior motion)을 나타낸다. 꼬리뼈에서 시작되는 화살표는 꼬리뼈의 후상방의 움직임(posterior-superior movement)을 나타낸다. B. 역끄덕임. 역끄덕임 시, 엉치뼈곶은 후상방(posterior-superior)으로 움직이고 꼬리뼈는 전하방(anterior-inferior)으로 움직인다.

사선으로 위치하기 때문이다.

임신 중에는 **릴랙신(relaxin)**이라고 하는 폴리펩티드 호르몬(polypeptide hormone)이 황체(corpus luteum)와 탈락막(decidua)에서 생산된다. 이 호르몬은 아교질 분해와 관련된 것으로 새로운 아교질의 형성을 방해하고 기질(ground substance)의 점성을 감소시키고, 수분함유량을 증가시킨다. 릴랙신의 작용은 아교질의 내적강도(intrinsic strength)와 경직성(rigidity)을 떨어뜨리며, 엉치엉덩관절과 두덩결합관절을 지지하는 인대를 부드럽게 하는 것으로 생각된다. 결과적으로 관절의 운동성은 증가하고 안정성은 떨어져서 관절손상의 위험성은 증가하게 된다. 관절 뒷쪽인대의 느슨함과 자궁무게증가로 인한 체중전방이동이 함께 원인이 되어 엉치뼈위에서 엉덩뼈가 과도하게 움직이게 되고 엉치엉덩관절의 관절주머니는 신장된다.

골반의 관절들은 체중지지한 상태뿐만 아니라, 체중을 지지하지 않은 상태에서도 엉덩관절, 척주관절들과 연결되어 있다. 바르게 누운 상태에서 엉덩관절 굽힘을 일으키면 엉덩뼈가 엉치뼈에 대하여 뒤쪽으로 기울어지게 된다. 이러한 골반의 움직임은 엉치엉덩관절의 끄덕임(nutation)을 일으키게 되어 골반출구(pelvic outlet)의 직경은 증가하게 된다. 출산과정에서 골반출구 직경이 증가하는 것은 아기의 머리 반출을 쉽게 해준다. 바로누운 상태에서 엉덩관절 폄이 일어나면 엉치엉덩관절에서 역끄덕임(counternutation)이 일어나고, 골반테두리(pelvic brim)은 커지게 된다. 그러므로 엉덩관절 폄자세는 분만초기에 태아의 머리를 골반으로 내려오는 것을 촉진할 때 사용하며, 엉덩관절 굽힘자세는 태아 분만(delivery) 시에 사용한다

■ 운동역학(Kinetics)

엉치엉덩관절은 체중의 많은 부분을 지지하는 관절이므로 엉치엉덩관절의 안정성은 매우 중요하다. 바르게 선 자세에서 머리, 팔, 몸통의 무게(HAT)는 다섯 번째 허리뼈와 허리엉치 추간판(lumbosacral disk)을 통해 첫 번째 엉치뼈로 전달된다. 체중에 의한 힘은 엉치뼈에서 끄덕임토오크(nutation torque)를 발생시킨다. 동시에 지면반발력은 엉덩뼈를 후방으로 뒤틀게 한다. 엉치뼈와 엉덩뼈에서 일어나는 끄덕임(nutation)과 역끄덕임(counternutation)에 의해 발생하는 상반된 토오크들(countertorques)은 인대들의 장력과 관절주변에서 관절주머니와 섞이면서 관절을 보강하는 근육의 섬유성 연장부(fibrous expansion)에 의해 예방된다.

Pool-Goudzwaard와 그 동료들은 SIJ의 안정성을 위한 엉덩허리인대의 역할에 대하여 연구하였다. 이들은 엉덩허리인대가 허리엉치관절뿐만 아니라, 엉치엉덩관절에서도 안정성 제공에 중요한 역할을 한다고 설명하였다. 엉덩허리인대의 복측 띠는 시상면에서 SIJ의 움직임을 제한하는데 매우 중요한 역할을 담당한다.

엉치결절인대와 엉치가시인대가 골반의 전체적인 안정성을 제공하는데 큰 역할을 담당하지는 않지만, 엉치결절인대, 엉치가시인대, 앞엉치엉덩인대에 의해 발생하는 장력은 엉치뼈의 끄덕임(nutation)을 방해한다. 그러나 엉치결절인대와 뼈사이인대는 엉치뼈의 회전이 일어나는 동안 관절을 누른다. 긴뒤엉치엉덩인대는 역끄덕임(counternutation)이 일어날 때는 팽팽해지지만, 끄덕임(nutation)이 일어날 때는 느슨해진다. 뼈사이엉치엉덩인대는 엉덩뼈를 엉치뼈에 결합시킨다.

엉치엉덩관절의 불규칙한 표면과 질감은 성인의 경우 엉치엉덩관절의 안정성에 기여한다. 엉치엉덩관절에 대한 연구결과, 융기(ridge)와 함몰부위(depressions), 그리고 거친 관절면을 가진 엉치엉덩관절이 가장 마찰계수가 높은 것으로 나타났다. 융기와 함몰부위가 있으며, 부드러운 관절면을 가진 관절은 융기와 함몰부위가 없는 관절보다는 마찰계수가 높은 것으로 나타났다. 이러한 사실들은 거친 관절면을 갖는 것뿐만 아니라, 융기나 함몰부위가 나타나는 것도 엉치엉덩관절의 역동적이고 정상적인 발달과정임을 말해준다. 이러한 변화는 수직방향의 부하지지능력(vertical load bearing)을 촉진시키지만, 움직임은 방해한다.

한쪽 다리로 체중을 지지할 때는 골반의 가쪽기울어짐(lateral pelvic tilting)이 일어나기 때문에 두덩결합관절에서 전단력(shearing force)이 발생한다. 정상적인 상태에서 관절은 이러한 전단력에 잘 저항하여 움직임이 거의 일어나지 않게 한다. 그러나 만약 관절이 탈구된다면, 보행중에 골반의 안정성이 떨어지게 되며, 척주관절뿐만 아니라 엉치엉덩관절과 엉덩관절에 작용하는 스트레스도 증가하게 된다.

척주의 근육들 (Muscles of the Vertebral Column)

머리목부위/위등부위 (The Craniocervical/Upper Thoracic Regions)

머리목부위의 근육들은 두 가지의 주요한 기능을 수행한다: 중력에 대항하여 머리를 수직방향으로 위치시키는 것과, 머리의 감각기관들이 최적의 위치에 있을 수 있도록 공간내에서 머리의 위치를 조절하는 것이다. 목등부위의 근육들도 두 가지의 주요한 기능을 수행한다: 하나는 공간내에서 머리와 목의 위치를 조절하는 것이고, 두 번째는 어깨뼈(scapula)의 움직임을 허용하기 위해 머리와 목을 안정화시키는 것이다. 직립자세에서 중력선은 목부위를 지날 때 회전축의 전방을 지나게 되므로, 굽힘모멘트가 발생한다(그림 4-51). 뒤 근육들은, 이미 언급한 인대구조물들과 함께, 이 굽힘모멘트에 저항한다. 특정 감각기관들을 위해 머리위치를 조정할 때, 종종 빠르고, 협응된 움직임을 필요로 한다. 예를 들어, 큰 소리를 귀로 듣고 소리가 나는 쪽으로 머리를 빠르게 돌리는 동작이 그 예이다. 척수를 보호하기 위한 안정성과 많은 양의 움직임이 동시에 요구되므로 이 부위 근육의 구조와 기능은 매우 복잡하며, 팔의 사용을 가능하게 해준다.

■ 뒤 근육들(Posterior Muscles)

뒤 근육들을 얕은 층(superficial layer)으로부터 깊은 층(deep layer)의 순서로 설명하고자 한다(그림 4-52와 4-53). 등세모근(trapezius)은 뒤 근육들 중 가장 얕은

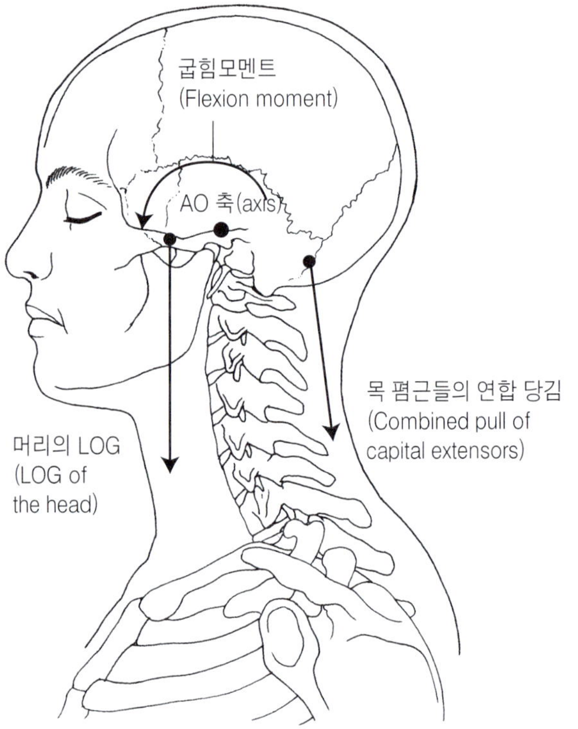

▲ 그림 4-51 ■ 체중선은 목부위의 회전축의 앞쪽을 지나며, 굽힘모멘트를 발생한다. 폄근들은 이 모멘트에 대항하여 수축해야 한다.

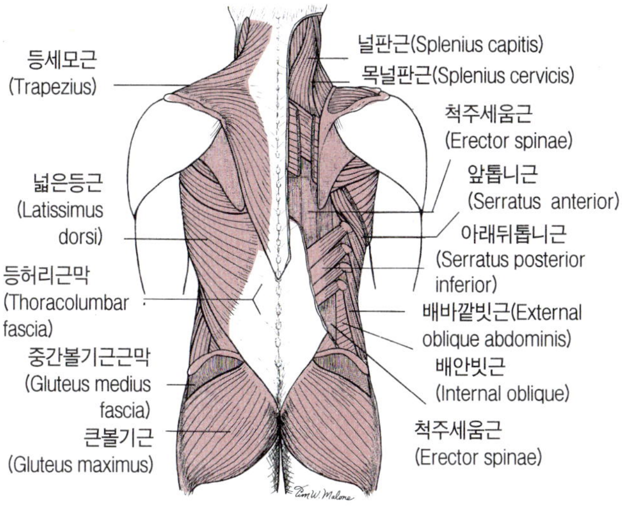

▲ **그림 4-52** ■ 뒤 등근육들. 척주세움근을 보기 위해 왼쪽 등의 얕은 층 근육들은 제거되었다. 왼쪽 등에서는 등허리근막의 전층을 볼 수 있다.

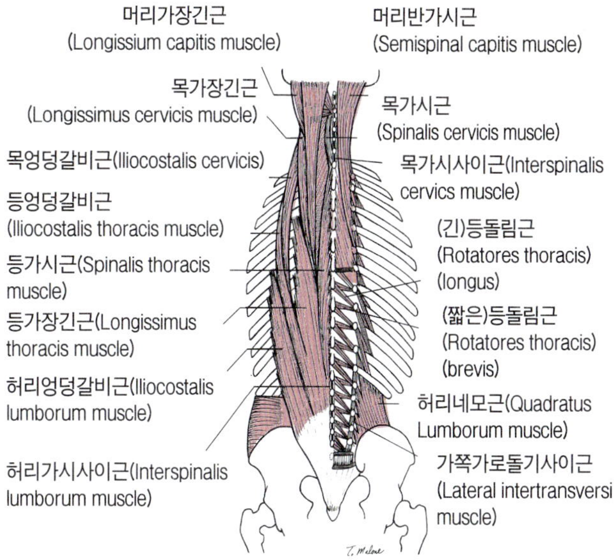

▲ **그림 4-53** ■ 척주세움근과 등의 깊은 층 근육들. 등의 깊은 층 근육들을 보기 위해 오른쪽 등의 척주세움근이 제거되었다.

층에 있다. 등세모근은 뒤통수뼈에서 시작하여 아래등부위까지 뻗어 있으며, 힘줄이 잘 발달된 곳은 목등이행부위이다. 등세모근은 주로 어깨부위의 움직임과 관련이 있지만, 팔이 고정된 상태에서는 머리와 목이 폄을 일으킬 수 있다. 한쪽 부위만 작용하는 경우, 위쪽 등세모근은 머리와 목의 같은 쪽 측방굽힘과 반대측 회전을 일으킬 수 있다.

어깨올림근(levator scapulae)는 등세모근보다 깊은 층에 있다. 이 근육은 어깨뼈가시(spine of scapula)의 뿌리부위에서 시작하여 위쪽, 안쪽, 앞쪽으로 주행하여 목뼈의 가로돌기에 종지한다. 이 근육은 단면적이 크다. 어깨올림근은 목이 고정된 상태에서 어깨뼈의 올림(elevation), 아래쪽 돌림(downward rotation)을 일으킨다. 그러나 한쪽 팔이 고정된 경우에는, 목뼈의 같은 쪽 측방굽힘과 회전을 일으킨다. 또한 전방으로의 기울어짐은 목뼈의 역학에 중요한 영향을 미친다. 어깨올림근은 목뼈에 후방전단력을 발생시키기 위한 가장 좋은 위치를 가진 근육이다. Porterfield와 DeRosa는 어깨올림근을 허리골반부위의 심부척주세움근과 연결하였는데, 이에 대하여는 다음에 자세히 설명하도록 한다.

목부위에는 중력과 척주의 앞굽이(lordosis)로 인해 지속적으로 전방전단력이 작용하고 있다. 어깨올림근은 이러한 전방전단력을 저항한다(그림 4-54). 목앞굽이의 증가는, 머리를 과도하게 전방으로 내민 상태에서 발생하는데, 이 경우, 목부위에 작용하는 전방전단력이 증가하게 되고, 이러한 과도한 전방전단력을 저항하기 위해 어깨올림근이 과도하게 작용(overactivity)하게 된다.

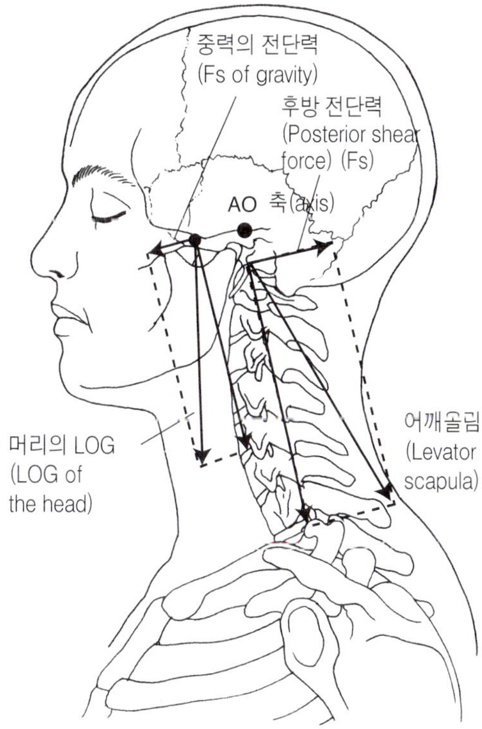

▲ **그림 4-54** ■ 목 앞굽이와, 체중선의 전방위치 때문에, 목부위에서는 전방전단력이 발생한다. 어깨올림근은 후방전단력을 발생하여 전방전단력을 대항한다.

지속적 연구: 어깨올림근의 과도한 작용에 대한 치료

Porterfield 와 DeRosa는 머리를 앞으로 내민 자세에서 발생하는 어깨올림근의 과도한 작용으로 인해, 어깨올림근의 촉진(palpation)시 통증(pain)과 압통(tenderness)이 발생할 수 있다고 하였다. 전통적인 치료법으로는 종종 스트레칭을 사용한다. Porterfield와 DeRosa는 어깨올림근의 스트레칭은 근육을 과도하게 신장시켜 근육이 전방전단력을 조절하는 능력을 감소시키므로, 오히려 증상을 악화시킬 수 있으므로 주의해야 한다고 하였다. 따라서, 스트레칭보다는 전방전단력을 감소시키는 것이 필요하다. 또한, 어깨올림근의 지구력과 근력을 증가시키는 운동이 필요할 수도 있다.

머리널판근(splenius capitis)와 목널판근(splenius cervicis)는 어깨올림근보다 깊은 층에 있는 근육이다. 널판근들은 크고 평편한 근육들로, 목뼈와 등뼈의 가시돌기, 목덜미인대로부터 시작하여 상항선(superior nuchal line), 꼭지돌기(mastoid process), 목뼈의 가로돌기에서 종지한다(그림 4-52). 이 근육들은 단면적이 크고 모멘트 팔이 크기 때문에 머리와 목의 움직임에 대한 주동근이 된다. 이 근육들은 양측성(bilaterally)으로 작용하면 폄을 일으키고, 일측성(unilaterally)으로 작용하면, 동측회전을 일으킨다. 그러나, 이러한 근육들은 선 자세에서는 근전도 활성(electromyographic activity)이 크지 않다.

머리반가시근과 목반가시근은 널판근들 보다 깊은 층에 있다. 이 근육들은 머리와 목의 폄을 일으키고, 목부위의 앞굽이를 증가시키기 위한 최상의 작용선과 큰 모멘트 팔을 가진 근육이다. 이 근육들은 뒤통수뼈에서 시작하여 목뼈의 가시돌기에 종지하며(머리반가시근), 등뼈의 가로돌기에서 시작하여 목뼈의 가시돌기에서 종지한다(목반가시근)(그림 4-53). 이 근육들은 함께 끈모양의 근다발을 형성하는데, 목뼈의 가시돌기 외측에서 촉진된다. Porterfield와 DeRosa는 반가시근들의 기능과 허리부위의 뭇갈래근들의 기능을 연결시켜, 이 근육들이 목부위와 허리부위에서 앞굽이를 증가시키기 위한 최상의 배열과 모멘트팔을 갖는다고 하였다(그림 4-55). 큰뒤통수신경(greater occipital nerve)이 머리뼈로 가기 위해 머리반가시근을 관통한다는 것을 유념할 필요가 있다. 머리를 과도하게 내민 자세로 인해 머리반가시근이 과도하게 작용하거나 짧아지게 되는 경우, 이 부위에서 큰뒤통수신경이 눌리거나 자극받을 수 있다. 이 경우, 뒤통수부위에 두통이 발생할 수 있다.

머리가장긴근(longissimus capitis)과 목가장긴근(longissimus cervicis)은 반가시근들보다 깊은 층에 외측으로 위치한다(그림 4-53). 이 근육들은 깊은 층에 있으므로, 굽힘과 폄의 축에 가깝게 위치하게 되어, 모멘트팔이 짧으므로, 폄근으로서의 효과가 작다. 그러나, 이 근육들은 목부위에 압박력을 작용한다. 외측으로 치우친 근육의 위치는, 일측성으로 작용하였을 때, 동측측방굴곡을

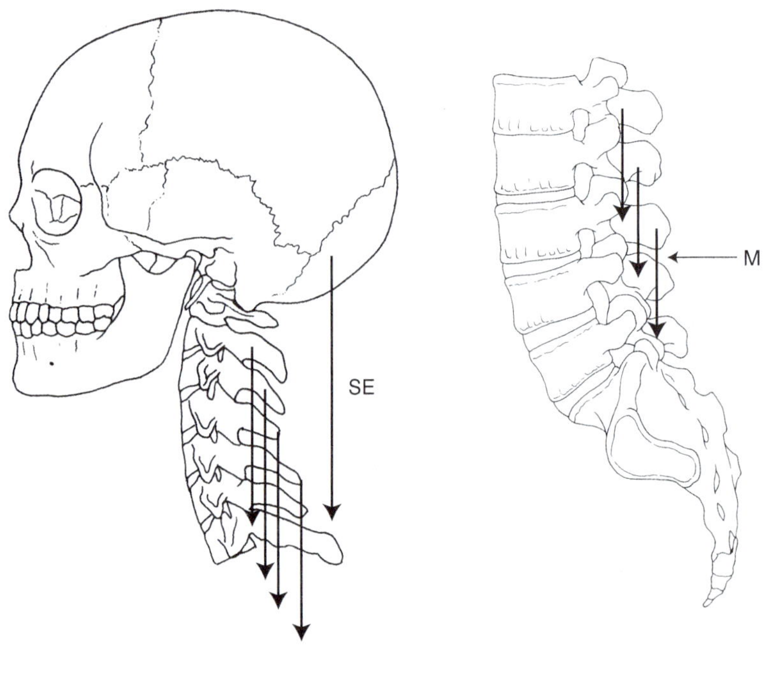

◀ **그림 4-55** ■ 허리부위 뭇갈래근과 비교한 머리반가시근의 기능. 머리반가시근은 목부위 폄을 위한 최상의 지레팔을 가지고 있다. M, 뭇갈래근; SE, 머리반가시근. (출처: Porter, JA, and DeRosa, C; Mechanical Neck Pain. Saunders/Elsevier, 1995.)

일으킬 수 있으며, 양측성으로 작용하는 경우, 시상면에서 목부위의 안정자로서 역할을 한다.

뒤통수밑 근육들(suboccipital muscles)은 가장 깊은 뒤 근육들로서, 큰뒤머리곧은근과 작은뒤머리곧은근(rectus capitus posteior major and minor), 아래머리빗근(inferior oblique muscle), 위머리빗근(superior oblique muscles)이 있다. 이 근육들은 한 그룹으로서, 뒤통수뼈와 C2사이를 연결하며, 아래목부위 위에서 머리목부위가 독립적으로 움직이게 해준다. 양측성으로 작용하는 경우 뒤통수뼈의 폄을 일으키며, 일측성으로 작용하는 경우, 동측회전과 같은 쪽 측방굽힘을 일으킨다. 이 근육들은 단면적이 작으므로, 어떤 학자들은 이 근육들이 힘을 발생시키고, 움직임을 일으키는 능력이 있는지에 대해 의문을 갖는다; 그러나, 이 근육들은 고유수용성감각을 제공하고, 미세조절움직임(fine-tune motion)을 위한 작은 움직임들을 발생한다고 본다.

■ 옆 근육들(Lateral Muscles)

목갈비근(scalene muscles)은 목뼈의 외측면에 위치하며, 뒤쪽의 가장긴근들과 함께 작용하여 관상면에서 안정자로서의 역할을 한다. 첫 번째 갈비뼈에서 시작하여 C3-C6 가로돌기의 앞결절(anterior tubercle)에 종지하는 앞목갈비근(anterior scalene muscle)은 어깨올림근과 함께, 시상면에서 안정성을 제공해준다(그림 4-56). 앞목갈비근은 양측성으로 작용하면, 목부위를 굽힘 시키고 전방전단력을 발생시킨다. 앞목갈비근은 일측성으로 작용하면, 목부위에서 같은 쪽 측방굽힘과 반대측 회전을 일으키게 된다. 중간목갈비근(middle scalene muscle)은 첫 번째 갈비뼈에서 시작하여 C3-C7의 가로돌기의 앞결절에서 종지한다. 중간목갈비근은 앞목갈비근보다 더 외측에 위치하므로, 작용선이 더 멀어지므로, 관상면에서 안정자로서 큰 역할을 담당한다. 뒤목갈비근(posterior scalene muscle)은 두 번째 갈비뼈에서 시작하여 C3-C7 가로돌기의 뒤결절(posterior tubercle)에 종지한다. 뒤목갈비근은 목의 측방굽힘을 일으킨다. 호흡 시 목갈비근들의 역할은 제 5장에서 다루어질 것이다. 앞목갈비근과 중간목갈비근은 삼각형을 이루며, 이 삼각형을 통해 상완얼기(brachial plexus), 빗장밑동맥과 정맥(subclavian artery and vein)이 지나간다(그림 4-57). 이 부위에서

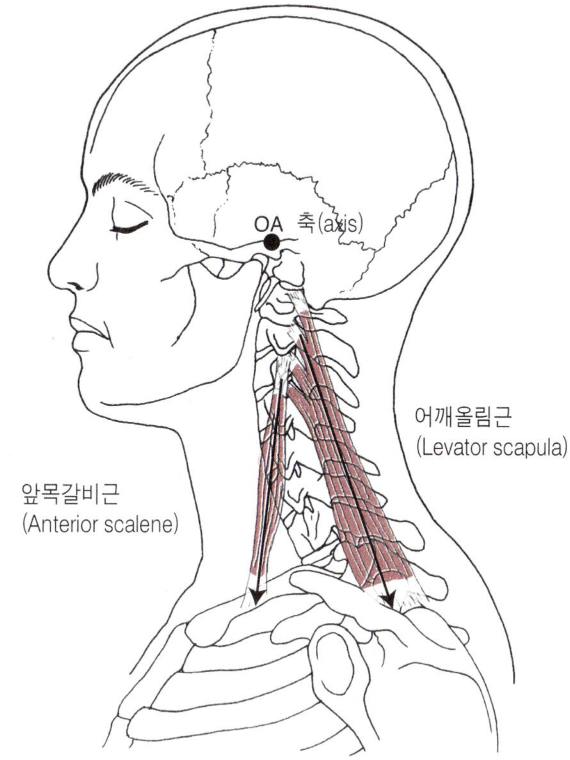

▲ **그림 4-56** ■ 시상면에서 앞목갈비근은 어깨올림근과 함께 목부위의 안정성을 제공한다.

앞목갈비근에 의해 신경혈관구조물들이 압박되기도 한다: Cailliet에 의하면, 앞목갈비근증후군(scalenus anticus syndrome)이라고 함. 이 증후군은 팔의 통증(pain), 무감각(numbness), 따끔거림(tingling)을 유발한다.

목빗근(sternocleidomastoid muscle)은 복장뼈, 빗장뼈 원위부, 봉우리(acromion)로부터 시작하여 꼭지돌기(mastoid process)에 종지한다. 이 근육은 후방, 내측, 상방으로 기울어져 있다. 이 근육은 방향이 독특하여, 아래목부위에서 회전축의 전방을 지나므로, 양측성으로 작용하면 굽힘을 일으키고, 머리뼈부위에서는 축의 뒤쪽을 지나므로, 머리와 목의 폄을 일으킨다. 일측성으로 작용하면, 목빗근은 머리와 목의 같은 쪽 측방굽힘과 반대측회전을 일으킨다.

■ 앞 근육들(Anterior Muscles)

긴머리근(longus capitis)은 목뼈 가로돌기의 앞결절에서 시작하여 뒤통수뼈에 종지한다. 긴목근(longus colli)은 등뼈의 척추뼈몸통으로부터 시작하여 목뼈 가로돌기

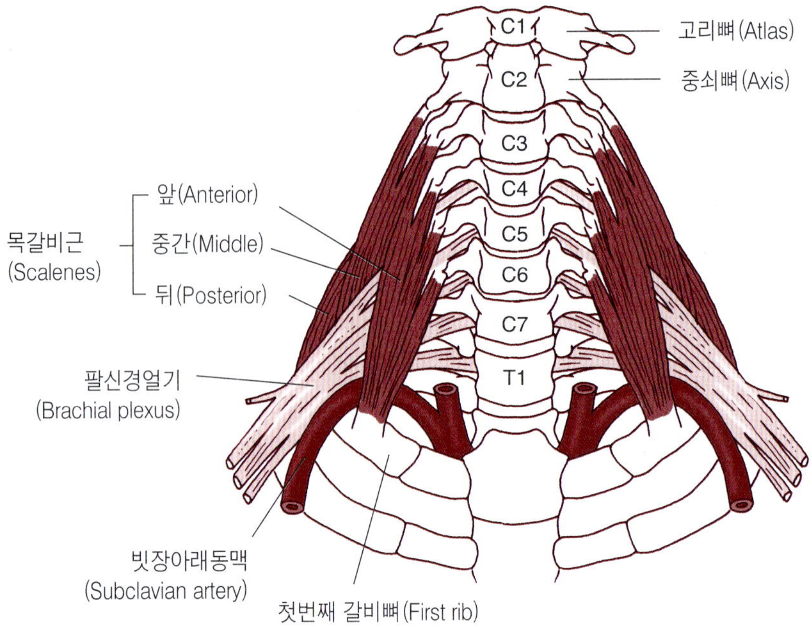

▲ **그림 4-57** ■ 팔신경얼기(brachial plexus)과 빗장밑동맥, 정맥은 앞목갈비근과 중간목갈비근사이를 통과한다.

의 앞결절에 종지하고, 더 위쪽으로는 가로돌기의 앞결절로부터 고리뼈까지 이어져 있다. 이 두 근육들은 척추뼈 몸통에 가깝게 위치하므로, 회전축에 상대적으로 가깝게 지난다. 이 근육들은 굽힘을 일으키기 위한 충분한 모멘트팔을 가지고 있으면서, 또한 상당한 양의 압박력도 발생시킨다. 긴머리근과 긴목근은 등세모근과 협력하여 머리와 목을 안정화시킴으로써 등세모근이 어깨뼈를 위쪽 돌림(upward rotation)시키게 해준다(그림 4-58). 근육들은 항상 양쪽 끝으로부터 수축하지만, 긴목근과 긴머리근은 그렇지 않다고 가정한다면, 머리와 비교하여 팔의 모멘트팔과 무게가 매우 크므로, 등세모근은 어깨뼈의 위쪽 돌림시키는 대신, 머리와 목을 펼 것이다.

기본 개념 4-4: *목부위의 움직임*

Porterfield와 DeRosa는 긴목근과 긴머리근, 그리고 등세모근사이의 협력패턴을 이해하는 것은 왜 목부위의 편타손상(whiplash)이 통증을 유발하고, 팔을 머리위로 들어올리는 동작을 불가능하게 하는지 이해하는데 도움이 된다고 하였다. 긴목근과 긴머리근에 손상이 생겼다면, 등세모근이 성공적으로 어깨뼈를 위쪽 돌림시키는데 필요한 머리와 목의 고정작용이 불가능해지게 된다.

앞머리곧은근(rectus capitis anterior)과 옆머리곧은근(rectus capitis lateralis)은 굽힘을 일으킬 수 있다; 그러나, 뒤통수아래근처럼, 작은 단면적과 모멘트팔을 가지므로, 주동근의 역할보다는 고유수용성감각을 제공하는 역할을 더 크게 담당한다.

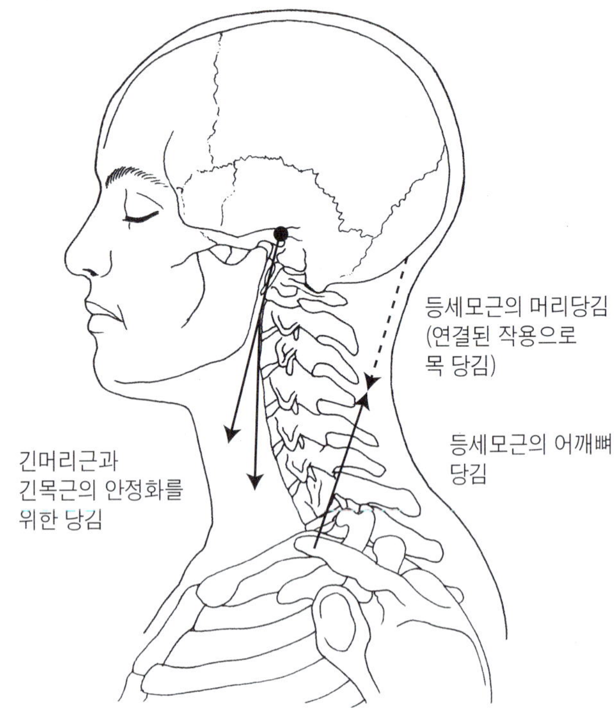

▲ **그림 4-58** ■ 시상면에서 등세모근, 긴머리근, 긴목근은 협력하여 어깨뼈를 들어올린다.

아래등부위/허리골반부위 (Lower Thoracic/Lumbopelvic Regions)

아래척주부위의 근육들은 몸통의 움직임을 만들어내고 조절하는 역할과, 다리의 움직임을 위해 몸통을 안정화시키는 역할을 담당한다. 근육은 또한 이 부위에 영향을 주는 광범위한 힘들을 감쇄시키는데 도움을 준다.

■ 뒤 근육들(Posterior Muscles)

여기에서도, 뒤 근육을 얕은 층부터 깊은 층의 순서로 살펴보도록 한다. 등허리근막은 가장 얕은 층에 위치한 구조물이다. 이미 언급했듯이, 이 부위의 몇 개의 큰 근육그룹이 등허리근막과 관련이 있다. 등허리근막에서 넓은등근, 큰볼기근, 배안빗근, 배바깥빗근, 배가로근이 시작된다. 또한 등허리근막은 척주세움근과 뭇갈래근을 둘러싼다. 등허리근막에 부착된 이러한 근육들은 수축 시 등허리근막에 장력을 발생시키게 된다. 등허리근막의 긴장(tension)은 복강내 구조물들에 압박력을 가하게 된다. 배근육의 수축과 함께, 이러한 압박력들이 외적인 코르셋의 역할을 하게 된다. 한쪽 넓은 등근과 반대쪽 큰볼기근, 등허리근막을 통한 긴장의 협력작용(coupled action)은 허리엉치부위를 압박하게 되고, 안정성을 부여해준다(그림 4-59).

척주세움근은 가장긴근그룹과 엉덩갈비근그룹으로 구성된다. 일반적으로 이 근육들은 몸통 폄근으로 구분된다. Bogduk은 등가장긴근과 허리엉덩갈비근의 기능을 검사하고, 이 근육들이 각각 허리부분(lumbar portion; pars lumborum)과 등부분(thoracic portion; pars thoracis)으로 이루어진다고 하였다. 등가장긴근의 등부분과 허리엉덩갈비근의 등부위는 좀 더 얕은 층에 위치하고, 등가장긴근의 허리부분과 허리엉덩갈비근의 허리부위는 깊은 층에 위치한다.

따라서, 해부학적으로, 기능적으로, 근육들을 얕은 층(superficial layer)와 깊은 층(deep layer)로 그룹화하는 것이 더 쉽다. **얕은 층**은 갈비뼈와 등뼈의 가로돌기로부터 시작하며, 등부위의 외측에 위치한 힘살들(muscle bellies)을 이룬다. 근육들은 긴 힘줄을 갖는데 이 힘줄들

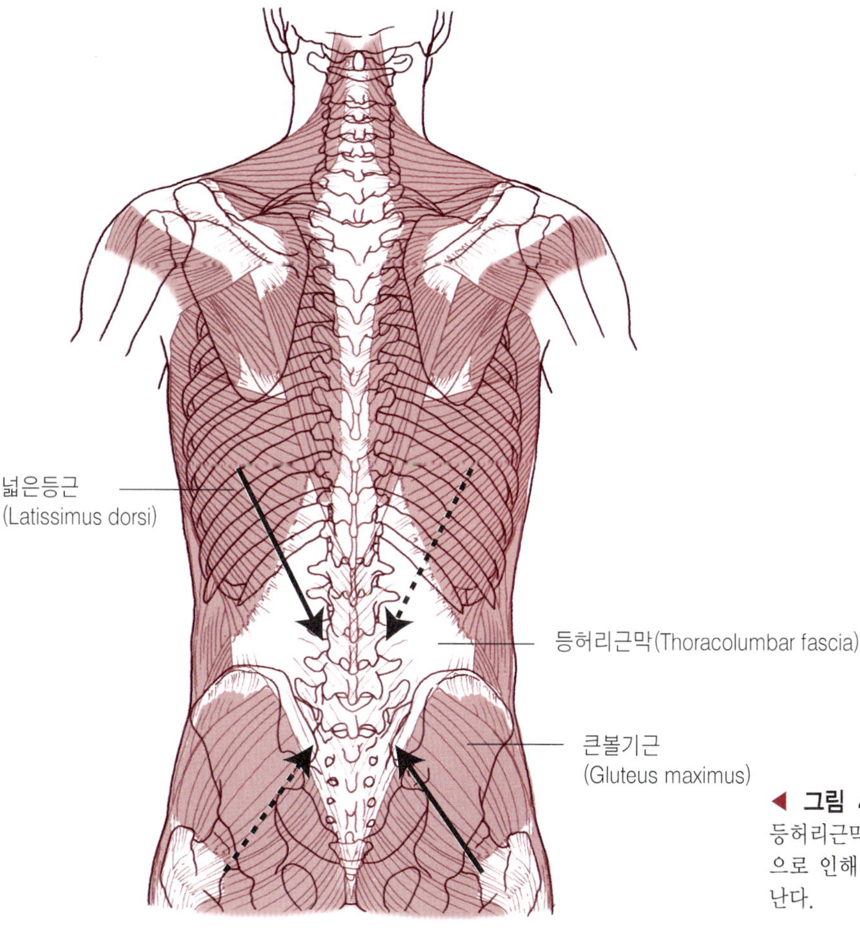

◀ **그림 4-59** ■ 넓은 등근, 반대측 큰볼기근, 등허리근막의 긴장의 협력작용(coupled motion)으로 인해 허리엉치부위의 압박과 안정화가 일어난다.

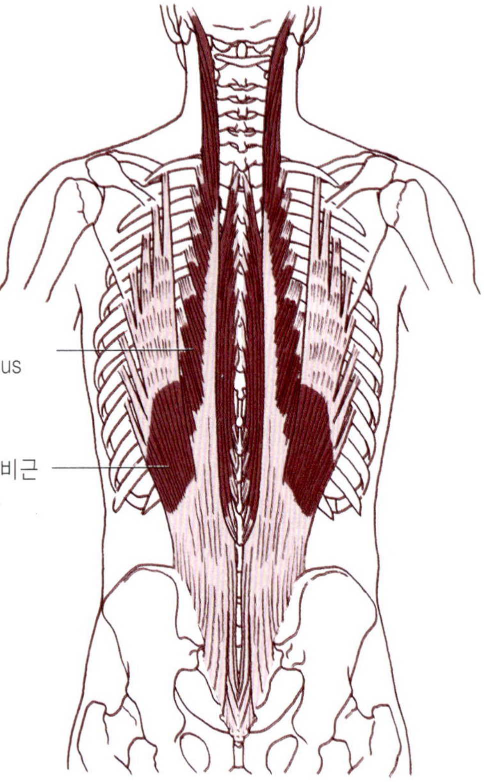

◀ **그림 4-60** ▪ 척주세움근 얕은 층과 척주세움근 널힘줄(ESA). IL, 허리엉덩갈비근의 등부위; LT, 등가장긴근의 등부위.

이 합쳐져 ESA를 형성하고, ESA는 아래허리부위의 가시돌기, 엉치뼈, 엉덩뼈능선에 정지한다(그림 4-60). 긴 모멘트팔과 작용선을 가진 얕은 층 근육들은 양측성으로 작용하면, 등부위와 허리부위의 폄을 일으킨다. 이 근육들은 몸통의 일차적인 폄근으로 간주된다(그림 4-61). 일측성으로 작용하면 몸통을 측방굽힘시키고, 회전에도 기여한다. 선자세에서 몸통을 굽힘시키는 동안, 척주세움근은 움직임을 제한하기 위해 원심성 수축을 한다. 중력모멘트는 몸통의 전방굽힘을 일으키지만, 굽힘의 양과 속도는 일부는 폄근들과 ESA의 원심성 수축에 의해, 일부는 등허리근막과 후방인대시스템에 의해 조절된다. 척주세움근은 최대굽힘범위의 약 2/3에 도달할 때까지 원심성 수축을 하며, 이 지점 이후에는 척주세움근의 근전도 활성은 감소한다. 이것을 **굽힘-이완 현상**(flexion-relaxation phenomenon)이라고 하는데, 이 현상은 신장되고 변형된 수동적 조직들이 필요한 모멘트를 발생할 수 있는 시점에서 발생한다고 생각된다. 그러나 폄근들은 근전도 측면에서만 활동이 없는 것일 뿐, 실제로는 수동적 신장에 의한 탄력성을 발생시킨다. Gracovetsky에 의하면, 몸통굽힘의 조절에는 ESA, 등허리근막, 후방인대시스템 같은 수동적 탄성요소들이 중요한 역할을 한다. 후방인대

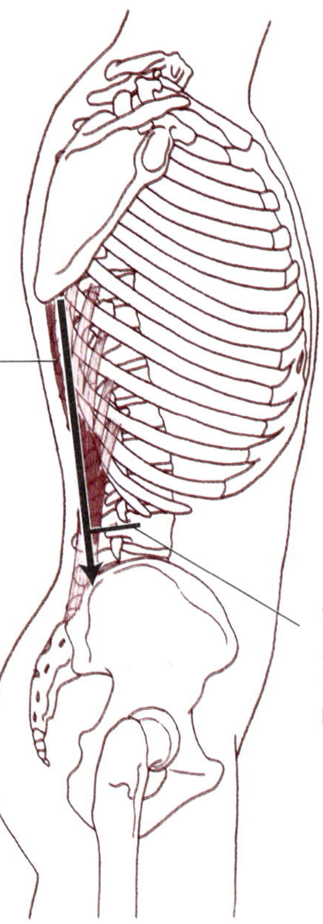

▲ **그림 4-61** ▪ 측면에서 본, 얕은 층 척주세움근의 벡터. 작용선이 매우 크고, 폄을 위한 모멘트팔이 길다.

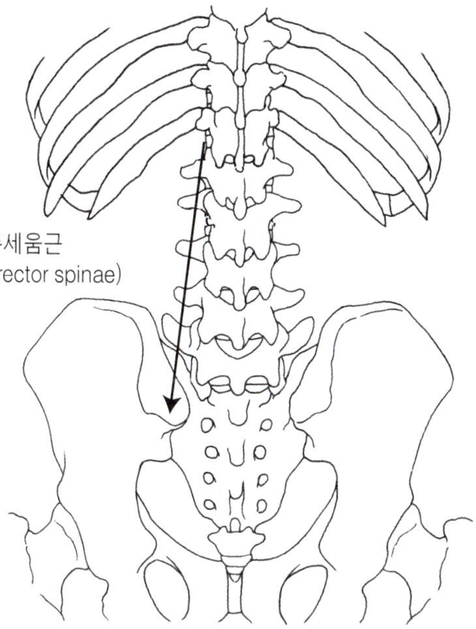

▲ **그림 4-62** ■ 깊은 층 척주세움근의 근다발들.

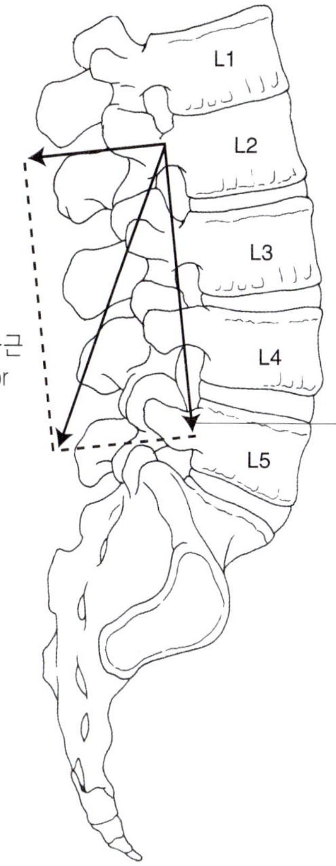

▲ **그림 4-63** ■ 측면에서 본, 깊은 척주세움근. 압박성분과 후방 전단성분으로 나뉜다.

들(가시끝인대, 가시사이인대)은 근육들보다 긴 모멘트 팔을 가지므로, 역학적 이득이 근육들보다 좋다.

Bogduk 등은 척주세움근의 **깊은 층(deep layer)**을 얕은 층과 구분하였으며, 깊은 층을 공통정지부(common insertion)을 갖는 몇 개의 근다발들(fascicles)로 구분하였다. Bogduk은 근다발들은 엉덩뼈의 PSIS와 엉덩뼈능선의 외측부에서 시작하며, 위쪽, 안쪽, 앞쪽으로 주행하여 허리뼈의 가로돌기에 정지한다고 하였다(그림 4-62). 그러나, 논쟁의 여지가 있지만, Daggfeldt 등은 위허리부위 근다발들(upper lumbar fascicles)이 ESA에 부착점을 갖는다고 하였다(그러므로, 독립적인 기능을 하지 못함). Porterfield와 DeRosa는 깊은 층 척주세움근들은 목부위의 어깨올림근과 방향이나 기능이 비슷하다고 하였다. 이 근육들은 회전축에 가깝게 놓여 있기 때문에, 폄을 위한 주동근으로서 역할을 하기에는 충분한 모멘트 팔을 가지고 있지 못하다. 그러나, 이 근육들의 사선방향의 배열은 척주에 후방전단력뿐만 아니라, 압박력도 발생시킨다(그림 4-63). 근육들이 사선방향의 작용선을 갖고, 후방전단력을 발생시킬 수 있으므로, 이 근육들은 중력과 지면반발력, 그리고 허리앞굽이로 인해 발생하는 허리부위의 지속적인 전방전단력에 대하여 동적인 저항(dynamic resistance)을 제공한다. 따라서, 이 근육들은 임상적으로 매우 중요한 의미를 갖는다. 그러나, McGill은 허리부위의 굽힘 동안, 이 근육들은 더 이상 사선방향으로 배열하지 않으므로, 전방전단력에 대하여 저항하지 못한다고 하였다. 따라서, 척주가 굽혀진 상태에서는 전방전단력에 대항하여 동적인 저항을 제공하지 못하게 되고, 이로 인해 손상이 일어날 수 있다.

지속적 연구: 깊은 층 척주세움근의 과다젖힘(hyper-extension)으로 인한 부정적 효과

목부위의 어깨올림근처럼, 깊은 층 척주세움근은 과도한 전방전단력으로 인해 과로하게 되고, 통증이 유발될 수 있다. 이 근육들은 과도한 스트레인(strain)으로 인해 통증이 유발될 수 있다. 그러나, 이 근육들을 스트레칭할 때는 조심해야 한다. 이 근육들에 대한 과도한 스트레칭은 과도한 전방전단력에 대한 동적인 저항능력을 사라지게 하고, 비수축성 조직들에게 큰 부하를 줄 수 있다. 근육이 이미 손상된 경우에는 남은 저항능력을 모두 사라지게 할 수 있다. 어떤 경우이던지, 증상을 더욱 악화시키게 된다. 이 근육들은 지구력훈련과 근력강화 훈련이 더 적합한 것으로 보인다.

기본 개념 4-5: 척주세움근의 위치와 기능

이름	위치	기능
깊은 층 척주세움근		
등가장긴근 허리부위	각 허리뼈 TP로부터 PSIS까지	동측 측방굽힘 후방전단: 아래허리부위에서 최대 폄을 돕지만, 회전축에 가깝게 위치함; 위쪽으로 갈수록 MA가 더 길어짐
허리엉덩갈비근 허리부위	각 허리뼈 TP의 끝으로부터 엉덩뼈능선까지	측방굽힘 MA가 크므로, 좋은 돌림근임 후방전단, 특히 아래쪽으로 갈수록 폄을 돕지만, 회전축에 가깝게 위치함
얕은 층 척주세움근		
등가장긴근 등부위	각 등뼈 TP와 갈비뼈로부터 ESA를 거쳐 L3-S3 SP까지	등부위의 폄 허리부위의 폄, 허리앞굽이의 증가 같은 쪽 측방굽힘을 도움
허리엉덩갈비근 등부위	아래쪽 7-8개의 갈비뼈로부터 PSIS과 엉치뼈까지. ESA에 기여함	허리부위의 폄, 허리앞굽이의 증가 같은 쪽 측방굽힘을 도움

ESA, erector spinae aponeurosis; MA, moment arm; PSIS, posterior superior sacroibliac spine; SP, posterior superior iliac spine; TP, transverse process.

사례 적용 4-7: 깊은 층 척주세움근의 염좌(sprain)

이미 언급한 비수축성 조직들뿐만 아니라, Malik의 통증은 과도한 전방전단력에 대한 지속적인 조절의 결과로 손상된 깊은 층 척주세움근으로부터 발생하는 것일수도 있다. 만약 그렇다면, Malik의 재활을 위해서는 깊은 층 척주세움근의 스트레칭과 이완은 치료목표로서 부적절하다. 왜냐하면 이는 비수축성 조직들에 더 큰 스트레스를 유발하기 때문이다. 따라서, 이것보다는 근육의 지구력을 증가시키고, 근육이 적절한 지지를 받을 때까지 외적인 전방전단력을 감소시켜 주는 것이 더 중요하다. 예를 들어, 코르셋을 사용하는 것이 적절할 수 있다.

척주의 뭇갈래근들은 매우 복잡하며 분절에 따라 부위에 따라 차이가 있다. 허리부위에서 뭇갈래근은 대부분의 해부학교과서들에서 알려진 것 대로, 가로돌기가시근육군(transversospinales)에 속하지 않는다. 허리부위의 뭇갈래근은 일반적으로 등쪽 엉치뼈(dorsal sacrum)와 엉덩뼈의 PSIS에서 시작하여, 허리뼈의 가시돌기에 정지한다. 이 근육들은 꼭지돌기에서 시작하여 위쪽척추뼈의 극돌기에 정지하는 분리된 근다발들을 가지고 있다. 허리부위에서 이 근육들의 작용선은 수직방향을 향하고 있다. 등부위에서 뭇갈래근들은 사선의 작용선을 가지면서 좀 더 외측을 향하고 있으므로 가로돌기가시근육군에 속한다. 이 근육들은 한 척추뼈의 가로돌기로부터 시작하여 위쪽으로 1-3개의 척추뼈를 지나 위쪽 다른 척추뼈의 가시돌기에 정지한다. 허리부위의 뭇갈래근은 L3아래에서는 ESA보다 깊은 층에 위치한다. 허리부위 뭇갈래근은 두꺼워서 엉치뼈고랑(sacral sulcus)를 채우며, 이 부위에서 잘 촉진된다.

허리부위의 뭇갈래근은 등부위의 뭇갈래근에 비해, 단면적이 크고, 섬유들이 수직방향을 향하고 있으므로, 폄을 일으키는데 더 적합하다고 보여진다. 등부위의 뭇갈래근은 회전을 일으키는데 더 적합하다. 허리부위의 뭇갈래근은 분절내 근속(segmental fascicles)에 위치한다. 이는 허리부위의 뭇갈래근의 작용은 허리뼈분절에 국한됨을 보여주는 것이다.

허리부위 뭇갈래근의 섬유들은 아래쪽으로 갈수록 더 수직방향을 향하게 된다. 허리앞굽이를 증가시킴으로써, 근육의 작용선은 폄을 일으키게 된다(그림 4-55). 이렇게 함으로서, 근섬유들은 몸통사이관절의 후방에 압박부하를 가하게 된다. 회전에 대한, 허리부위 뭇갈래근의 역할은 배근육이 발생시키는 굽힘모멘트에 저항함으로써, 배근육과 함께 협력하여 작용하는 것이다. McGill은 허리부위 뭇갈래근의 역할은 폄토오크를 발생시켜, 스트레스를 받는 각각의 분절들을 조정(correction)하는 것이다.

돌림근(rotatores)과 가로돌기사이근(intertransver-

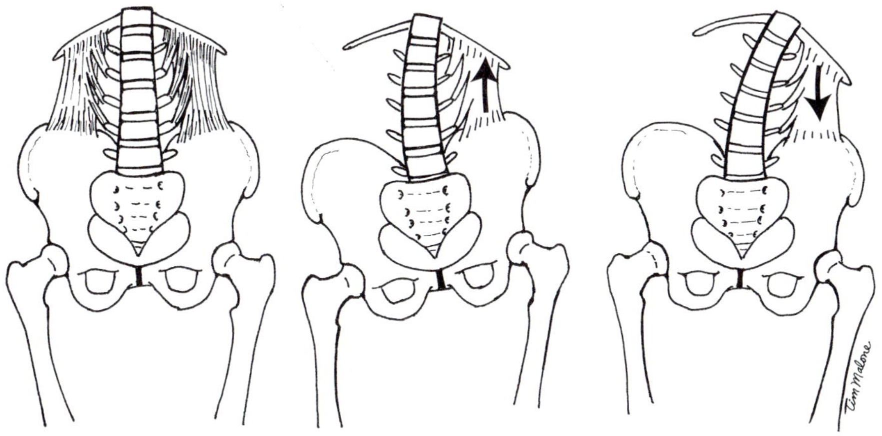

◀ **그림 4-64** ■ A. 좌우측 허리네모근의 부착점을 보여주는 그림이다. B. 몸통이 고정되고, 골반과 다리의 움직임이 자유로운 경우, 왼쪽 허리네모근만 수축하면, 왼쪽 골반과 엉덩관절이 들어올려진다. C. 골반과 왼쪽다리가 고정된 경우, 좌측허리네모근이 수축하면 몸통이 왼쪽으로 굽혀진다.

sarii muscle)은 측방굽힘과 회전을 일으킨다고 종종 소개된다. 그러나 작은 단면적과, 작은 모멘트팔 때문에, 이 근육들은 고유수용성 감각제공기능이 더 큰 것으로 보여진다.

■ 옆 근육들(Lateral Muscles)

허리네모근(quadratus lumborum)은 척주세움근과 뭇갈래근보다 깊은 층에 위치한다. 허리네모근은 양측성을 작용하여 시상면에서 중요한 안정자 역할을 한다(그림 4-64A). Porterfield와 DeRosa는 허리네모근이 수평면에서도 안정자로서 중요한 역할을 한다고 하였다. 일측성으로 작용하였을 때, 허리네모근은 척주를 측방굽힘 시키고, 회전움직임도 조절한다(그림 4-64C). 직립자세에서 측방굽힘이 일어나면, 중력으로 인해 측방굽힘이 계속 일어나게 되며, 반대측 허리네모근이 원심성 수축을 통해 움직임을 조절하게 된다. 골반이 자유롭게 움직일 수 있다면, 허리네모근은 관상면에서 "골반들어올리기(hike the hip)" 또는 골반의 측방기울어짐을 일으킬 수 있다(그림 4-64B).

■ 앞 근육들(Anterior Muscles)

배곧은근은 몸통의 주요 굽힘근이다. 이 근육은 배근막(abdominal fascia)에 둘러싸여 있는데, 배근막은 배곧은근을 부분들로 분리하고, 배곧은근을 배벽의 널힘줄(aponeurosis)에 부착시켜준다. 배근막은 또한 큰가슴근(pectoralis major)의 널힘줄에도 부착한다. McGill, Porterfield, DeRosa는 정중선을 가로지르고, 몸통을 둘러싸는 힘들을 전달하는 근막들의 연결의 중요성에 대해 이야기 하였다. 이 근막시스템의 긴장은 몸통을 둘러싼 코르셋과 같은 방식으로 안정성을 제공해준다.

배벽(abdominal wall)은 배바깥빗근, 배안빗근, 배가로근으로 이루어진다. 이 근육들은 함께 "고리(hoop)"를 형성하는데, 전방에서는 배벽과 함께 배부위를 둘러싸고, 후방에서는 등허리근막, 근육의 부착부위들과 함께 배부위를 둘러싼다(그림 4-44). 이 고리는 허리골반부위의 안정성 제공에 매우 중요한 역할을 한다. 배가로근은 SIJ에 대하여 가로방향(수직방향)으로 주행하므로, 배가로근은 역학적으로 압박력을 통해 SIJ를 조절하는 것으로 보인다. Richardson 등은 배가로근의 수축은 SIJ의 느슨함(laxity)을 감소시킨다고 하였다. Cholewicki 등은 중립적인 척주자세(neutral spine posture)에서 몸통의 아래쪽에서 몸통 굽힘근-폄근의 공동수축(trunk flexor-extensor coactivation)이 일어난다고 하였다. 또한, 이들은 이러한 공동수축이 외부부하에 의해 증가하는지, 척주 스티프니스의 감소에 의해 증가하는지를 연구하였다. 이 연구결과는, "고리(hoop)"들이 허리엉치부위에 안정성을 제공해주며, 증가된 근육의 활성은 손상으로 인해 발생한 척주의 스티프니스 감소를 보상해준다는 가설을 지지해준다.

사례 적용 4-8: **몸통을 안정화시키기 위한 운동들**

Malik과 같은 환자를 위한 몸통 안정화운동의 개발을 위해 몸통 근육들의 기능에 대한 지식이 적용되어야 한다. 기능적인 방법으로 팔을 사용하는 운동이 몸통안정성을 위한 운동으로 사용되는 경우, 큰가슴근에 대한 근막성 연결은 매우 중요하다. 왜냐하면, 이 운동들이 근막에 긴장을 유발할 수 있기 때문이다. 이런 방식으로, 운동은 기능적인 것이 좋고, 운동은 반드시 몸통의 움직임을 동반해야 할 필요가 없다. 특히 재활초기단계 환자들에게 이러한 운동들은 통증을 덜 유발하므로 좋다. "고리"들을 동적으로, 정적으로 활성화시키는 운동들은 허리엉치부위에 질환이 있는 상태의 척주들을 안정화시키는데 매우 중요하다.

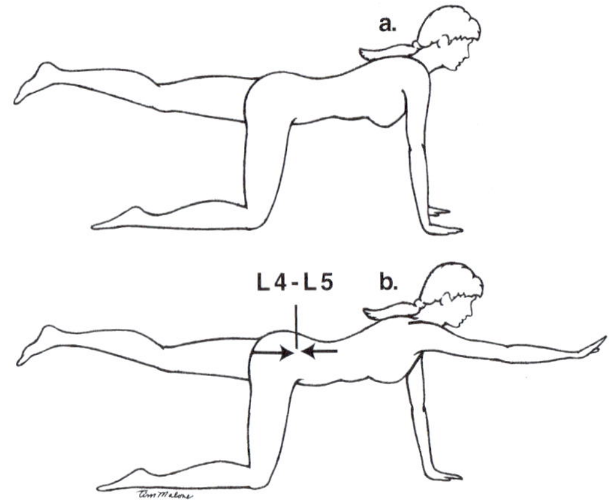

▲ **그림 4-65** ■ A. 네발기기자세에서 한쪽다리를 들면 L4/L5 분절에 작은 압박력이 가해진다. B. 반대편 다리와 팔을 동시에 들면, 한쪽 다리만 들었을 때보다 L4-L5에 가해지는 압박력은 1000 N까지 증가하고 위쪽 척주세움근의 활동도 30%나 증가한다.

큰허리근은 허리뼈 가로돌기, T12-L4의 척추뼈몸통 전외측부위, 허리뼈 추간판에서 시작하여 넙다리뼈의 작은돌기(lesser trochanter)에 정지한다. 이 근육은 아래쪽, 바깥쪽으로 주행하며, 원위부 힘줄은 엉덩근(iliacus)의 힘줄과 섞인다. 큰허리근은 주된 역할은 엉덩관절의 굽힘이다. McGill은 능동적인 엉덩관절 굽힘 시에만 이 근육이 활성화된다고 하였다. 엉덩근은 엉덩뼈능선에서 시작하여 두덩뼈가지(pubic ramus)를 지나, 큰허리근의 힘줄과 섞여 작은 돌기(lesser trochanter)에 정지한다. 엉덩근의 주된 기능도 엉덩관절의 굽힘이다. 엉덩뼈가 작용하는 경우 엉덩뼈의 전방회전이 일어나 허리부위의 폄이 일어나게 되는데, 허리부위에서 큰허리근의 역할은 이러한 엉덩뼈의 힘을 버티는 것으로 생각된다. 큰허리근은 또한 활성화되었을 때, 허리부위에 많은 양의 압박력을 작용함으로서, 엉덩관절 굽힘동작 중에 허리부위에 안정성을 제공한다. 이 근육이 활성화되면 어느 정도의 전방 전단력이 발생하기도 한다.

지속적 연구: 허리통증 환자를 위한 운동들

허리질환을 가진 환자들을 위한 치료적 운동방법들을 개발할 때, 특히, 회복초기단계의 환자에게는, 이미 언급한 운동의 장점들은 최대한 살리면서, 또한 가해지는 부하는 최소화할 수 있는 운동방법을 선택하는 것이 매우 중요하다. 전통적으로, 재활과정에 이러한 사항들이 항상 고려되지는 않고 있다.

등폄근의 근력을 증가시키기 위한 운동들은 보통 엎드린자세에서 시행되는데, 이는 엎드린자세에서 몸통, 다리, 팔의 폄근들이 중력에 의해 저항을 받기 때문이다. Callaghan과 그의 동료들은 13명 남자 성인이 처방된 운동을 수행하는 동안에 L4/L5에 작용하는 부하를 측정하였다. 이들은 네발기기자세에서 한다리 들어올리기(그림 4-65A) 운동을 실시할 때, L4/L5에 작용하는 압박력이 가장 적은 것을 알아내었다. 한쪽 팔과 반대편 다리를 동시에 들어올리는(오른팔과 왼다리) 운동은 한다리 들어올리기 운동에 비해 척추에 작용하는 압박력을 1000 N까지 증가시켰으며, 척주세움근의 활동을 30%까지 증가시켰다(그림 4-65 B). 오른쪽 다리 들어올리기를 할 때는, 오른쪽 척주세움근과 반대편 배근들이 함께 작용함으로서 골반과 척주의 중립위치를 유지하고 내부로부터의 모멘트와 외부로부터의 전단력사이에 균형을 맞춘다.이들은 한다리 들어올리기 운동을 추천하였는데 이는 이 운동이 허리의 자세를 중립위치로 유지시키고, 상대적으로 적은 압박력을 발생시키기 때문이다(약 2500 N). 이들은 또한 허리통증 발생이나 재발의 위험이 있는 사람에게 엎드린 자세에서 윗몸통과 다리를 동시에 들어올리는 운동을 절대하지 말 것을 권하였는데, 이는 이 운동으로 인해 척추에 약 6000 N까지의 압박력이 발생하기 때문이다. 척주양쪽의 근육이 동시에 작용하여 척추가 과다젖힘(hyperextension)을 일으켰을 때, 척주에서 발생하는 압박력은 매우 높아지게 된다. 이 자세에서 관절돌기는 매우 높은 부하를 받게 되고, 가시사이인대는 부서질 위험이 크다.

배근육 강화운동으로서 윗몸 일으키기가 종종 수행된다. McGill은 이 동작을 다리를 구부리고 할 때와 펴고 할 때, 허리부위에 작용하는 압박력에 대하여 연구하였다. 그는 두 가지 방법 간에 큰 차이는 없으며, 거의 3300 N까지 압박력이 발생한다고 하였다. McGill은 윗몸일으키기는 압박력을 많이 발생시키므로 허리부위에 손상을 가진 사람뿐만 아니라, 대부분의 사람들에게도 운동방법(exercise)으로는 적절치 않다고 하였다.

■ 물건을 들어올릴 때 손상의 예방: 다리 구부려 들어올리기와 허리 구부려 들어올리기 (Injury Prevention with Lifting Tasks: Squat Lift versus Stoop Lift)

일반인에게서 허리부위의 문제가 빈발하고, 이러한 문제가 쉽게 해결되기 어려워지자, 많은 연구자들이 물건을 들어올리는 동작의 역학적 기전에 대하여, 허리손상을 예방하는 물건 들어올리기 방법에 대하여 연구를 거듭하였다. 대부분의 관심의 초점은 다리 구부려 들어올리기(squat lift)와 허리 구부려 들어올리기(stoop lift)에 맞추어 졌다. 허리 구부려 들어올리기 동안 몸통굽힘은 주로 흉허리부위의 굽힘에 의해 이루어지며, 무릎관절의 굽힘은 거의 없다(그림 4-66). 다리 구부리고 들어올리기 동안에는 척주는 가능한 직립자세를 유지하게 되며, 몸통의 기울어짐은 주로 엉덩관절과 무릎관절의 굽힘에 의해 이루어진다.

지속적 연구: 다리 구부리고 들어올리기(squat lift) 대 다리 펴고 들어올리기(stoop lift)

다리 구부리고 들어올리기가 허리 구부리고 들어올리기 보다 더 좋다는 것을 지지하는 역학적 증거의 존재에 대하여는 문헌마다 논쟁의 여지가 있다. 1999년의 van Dieen과 그 동료들은 종설을 통해, 기존의 문헌들이 다리 구부리고 들어올리기가 허리 구부리고 들어올리기 보다 더 좋다는 주장을 지지하지 않는다고 결론내렸다. 그러나 국립보건센터(National Health Service Centre for Reviews and Dissemination)는 van Dieen과 동료들의 연구가 방법적인 결함(methodological flaw)을 가지고 있으며, 이로 인해 연구결과가 영향을 받았음을 경고하였다. 요점은 다리 구부리고 들어올리기의 사용을 지지한다는 것이다.

몸통이 완전히 굽혀진 자세에서, 폄근들은 모멘트팔이 짧아지고, 작용선이 변경되고, 근육의 과신장으로 인한 수동적 불충분(passive insufficiency)이 발생하기 때문에 불리한 상황에 놓이게 된다. 허리부위의 중립자세에서 깊은 척주세움근은 하방전단력을 발생시키는데, 이 힘은 몸통굽힘 시, 특히 무거운 물건 운반이 동반될 때, 발생하는 매우 큰 전방전단력을 상쇄하는데 도움은 준다. 전방굽힘자세에서 폄근의 토오크발생능력과 전방전단력저항능력이 줄어든다는 사실은 왜 허리 구부리고 들어올리기 동작이 선호되지 않는지를 보여주는 중요한 이유가 된다.

또 다른 이유는 추간판 압력과 관련이 있다. Wilke와 그 동료들은 Nachemson의 생체에서 추간판 압력 측정에 대한 고전적 연구를 수정하였다. Wilke와 Nachemson은 모두 추간판 압력은 다리 구부리고 들어올리기 보다 허리 구부리고 들어올리기 시에 더 크다고 하였다.

반대로, 다리 구부리고 들어올리기가 허리 구부리고 들어올리기 보다 더 큰 압박력을 발생한다는 연구들도 있다. 그러나, 조직손상을 유발하는 전방전단력은 허리

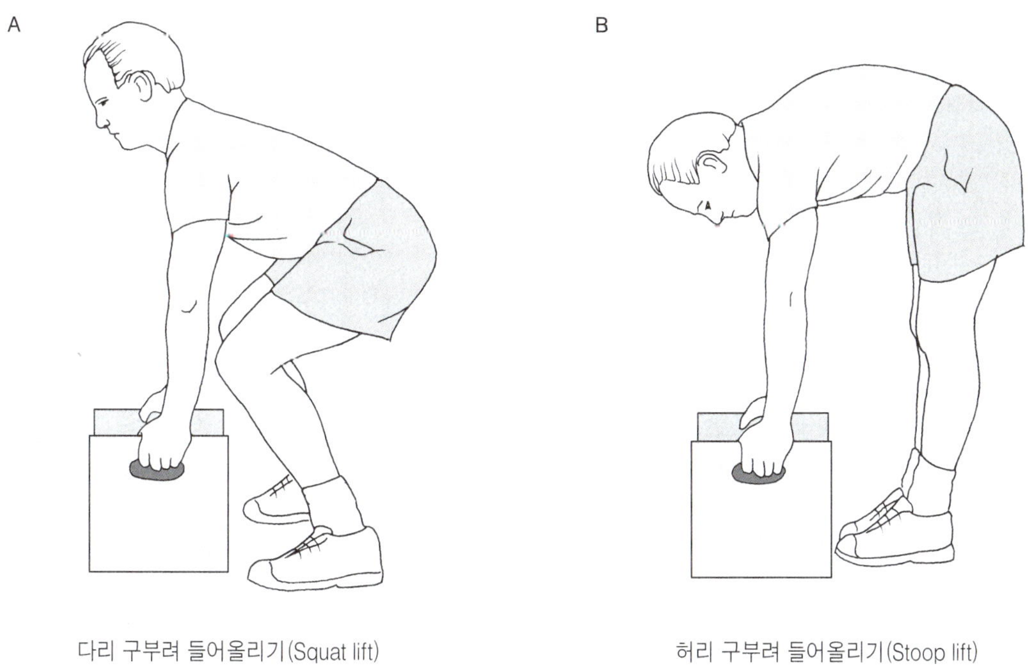

◀ **그림 4-66**
■ 다리 구부려 들어올리기(Squat, A)와 허리 구부려 들어올리기(Stoop, B)

구부리고 들어올리기가 다리 구부리고 들어올리기 보다 무려 2~4배나 크다. 과도한 압박력은 손상을 유발할 수 있지만, 척주는 전단력 보다 압박력을 더 잘 견디도록 설계되어 있다. 따라서, 손상예방을 위해서는 이러한 과도한 전단력을 예방하는 것이 중요하다.

논쟁의 여지가 덜하기는 하지만 다른 요인들로서, 인체로부터 들어올려지는 물체까지의 거리, 들어올리는 속도, 허리굽힘각도가 있다. 물건이 인체로부터 멀어질수록, 척주에 가해지는 중력에 의한 모멘트는 증가한다. 따라서 물건을 들어올리기 위한 근육의 힘도 더 많이 필요하게 되고, 결과적으로 추간판에 가해지는 압력도 증가하게 된다. 들어 올리는 속도가 증가하면, 들어 올릴 수 있는 무게도 커지지만, 추간판에 가해지는 부하는 증가한다. 척주에 가해지는 상대적인 부하와 척주세움근이 발생하는 힘은 몸통 폄의 속도가 증가할수록 증가한다.

지속적 연구: **물건 들어올릴 때, 복강내압(IAP)의 역할**

물건을 들어올릴 때, 복강내압의 증가가 종종 언급된다. 물건을 들어올릴 때, 복강내압 증가가 허리골반부위를 지지하는 기전에 어떤 역할을 하는지에 대하여는 많은 토의가 필요하다. Bartelink는 복강내압의 증가는 가슴을 들어올림으로써 척주에 가해지는 압박력을 감소시킨다고 하였다. 성문(glottis)을 닫고, 배에 힘을 주면, 아래쪽으로는 골반바닥에 힘이 가해지고, 위로는 가로막에 힘이 가해진다. 이로 인해, 허리부위에 긴장이 발생하고, 폄모멘트에 의해 발생하는 압박력이 감소하게 된다.

McGill과 Norman은 배근육수축에 의해 많은 압박력이 발생하므로, 부하감소의 효과는 거의 없으며, 오히려 복강내압의 증가로 인해 허리부위 압박력의 순 증가(net increase)가 발생한다고 하였다. Cholewicki와 그 동료들은 복강내압의 증가는 허리부위의 안정성 제공과 관련이 있으며, 폄근토오크 발생에는 거의 관련이 없다고 하였다. McGill과 Norma은 복강내압 증가의 역할은 몸통을 견고하게 만들어주고, 척주의 뒤틀림으로 인한 조직의 손상을 예방하는 것이라는 Cholewicki의 의견에 동의하였다.

Hodge와 그 동료들은 복강내압의 증가가 폄근토오크를 발생한다는 이론을 지지하는 최근의 증거들을 발표하였다; 그러나, 그들은 복강내압의 증가를 배근육 수축없이, 가로막신경(phrenic nerve)의 자극을 통해 일으켰다. 물건 들어올릴 때의 복강내압증가가 어떤 역할을 하는지에 대하여는 더 많은 연구가 필요할 것으로 생각된다.

사례 적용 4-9: **적절한 들어올리기 기술을 위한 지침**

Malik의 재활에 있어서 중요한 것 중 하나는 그에게 적절한 몸통 구부리기와 물건 들어올리기 기전을 교육하는 것이다. 그의 주요 증상중 하나는 허리 구부리고 물건 들어올릴 때 발생하는 통증이다. 이 자세는 허리부위에서 매우 큰 전방전단력을 발생시키게 되므로, 이것이 통증의 원인일 것이다. 따라서, 그는 허리부위의 중립자세를 유지하면서, 다리 구부리고 들어올리는 동작에 대하여 배워야 한다. 이 동작은 깊은 층 척주세움근에 가해지는 변형(strain)을 감소시켜주고 척주세움근이 전방전단력을 조절하는데 참여할 수 있게 해준다. 또한, 재활초기단계에서, Malik이 물건을 들어올릴 때, 복강내압을 증가시키지 않도록 해야 한다. 이는 압박력이 부가되어 추간판을 자극함으로서 통증을 유발할 수 있기 때문이다.

골반바닥 근육들 (Muscles of the Pelvic Floor)

■ 구조(Structure)

항문올림근(levator ani)과 꼬리근(coccygeus)이 척주를 지지하거나, 척주의 움직임을 일으키는 중요한 근육은 아니지만 이 근육들은 척주에 가깝고, 골반에 영향을 미칠 수 있기 때문에 여기서 살펴보고자 한다. 항문올림근은 엉덩꼬리근과 두덩꼬리근의 두 부위로 나뉘는데, 이들은 골반바닥(pelvic floor)을 구성하고, 골반강과 회음부를 구분짓는다. 항문올림근의 좌우의 넓은 근육막(broad muscle sheet)은 골반바닥을 구성하는 주요성분들이다. 좌우근육의 내측경계면은 장기출구(visceral outlet)에 의해 분리되는데, 장기출구는 요도(urethra), 질(vagina, 여성의 경우에만), 항문직장(anorectum)을 가로지른다. 항문올림근의 두덩꼬리근부위는 두덩뼈의 뒷면에서 시작하며, 조임근, 요도, 질벽에 부착하고(여성의 경우에만), 송과체(pineal body)와 직장에 부착한다(남녀 공통으로). 엉덩꼬리근 부위는 폐쇄근막(obturator fascia)로부터 시작하는 얇은 근육으로, 이 섬유는 항문꼬리인대의 섬유와 합쳐져 회음봉선(raphe)을 만들고, 마지막 두 개의 꼬리뼈분절에 부착한다. 꼬리근은 궁둥뼈가시에서 시작하며, 꼬리뼈와 엉치뼈아랫부분에 부착한다. 근육의 볼기면(gluteal surface)는 엉치가시인대(sacrospinous ligament)와 합쳐진다(그림 4-67).

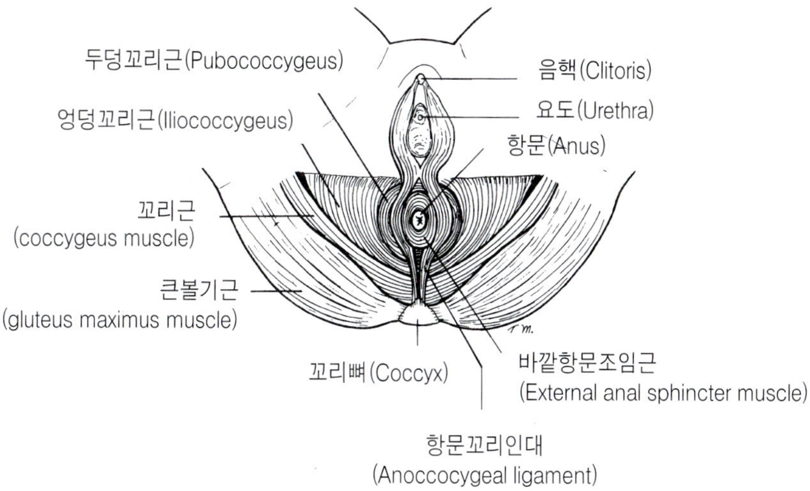

◀ **그림 4-67** ■ 골반바닥 근육들.

■ 기능(Function)

항문올림근의 수의적인 수축은 골반바닥의 개방부위(요도, 항문)를 조이고 원하지 않는 배뇨와 배변(스트레스성 실금)을 방지한다. 항문올림근의 불수의적인 수축은 재채기나 숨을 참을 때 일어나는데, 이때 복강내압은 증가한다. 여성의 경우, 근육은 질을 둘러싸며, 요관을 지지한다. 임신 중에는 근육이 신장되거나, 손상될 수 있으며, 이로 인해 복강내압이 증가하면 스트레스성 실금이 일어나기도 한다. 남성의 경우 항문올림근의 손상은 전립선수술 후 발생할 수 있다. 꼬리근은 항문올림근을 도와 골반장기를 지지하고 복강내압을 유지한다.

노화의 영향 (Effects of Aging)

노화에 따른 변화들(Age-Related Changes)

일생을 통해, 척주는 척주의 형태를 변화시키는 반복적인 부하에 노출된다. 그러나, 척주의 구조에는 정상적인 노화에 의한 변화도 일어나게 된다.

척추뼈에서는 노화와 더불어 뼈잔기둥의 양과 형태가 변화한다. 수평방향과 수직방향의 뼈잔기둥 모두, 그 수가 감소하며, 수평방향의 뼈잔기둥이 특히 얇아진다. 이러한 뼈잔기둥의 감소현상은 척추뼈가 파괴 전까지 견딜 수 있는 부하의 양을 감소시키게 된다.

추간판의 구조에도 변화가 일어나는데, 프로테오글리칸의 양이 줄고, 특정형태의 프로테오글리칸의 변화도 일어나서, 결과적으로 수분함량이 줄어들게 된다. 또한 아교질(collagen)은 증가하고 탄력소(elastin)는 감소한다. 이로 인해, 추간판내 속질핵의 팽윤성이 떨어짐에 따라, 추간판이 위쪽 척추뼈로부터 다른 구조물들로 부하를 전달하는 능력이 감소하게 된다. 추간판의 전체적인 높이도 어느 정도 감소하게 된다.

추간판의 혈관망(vascularization)에도 변화가 생긴다. 자궁내에서, 혈관은 섬유테까지 뻗어 있다. 그러나 생후 2년이 지나면, 이 혈관들은 퇴행된다. 따라서 추간판은 척추뼈종판으로부터의 확산에 의해 영양분을 공급받는다. 척추뼈종판은 노화와 더불어 점점 더 이교질화(collagenous)되어가며, 확산이 잘 이루어 지지 않는다. 정상 성인의 목부위 섬유테의 섬유들은 정상적으로 외측틈(lateral fissure)을 가지고 있다. 이 틈은 갈고리척추관절(uncovertebral joint)에서 추간판을 반으로 이등분한다. 이렇나 틈은 약 9살 정도에 처음 관찰된다. 이 틈이 형성되고 나면, 혈관망 있는 윤활주름을 가진 거짓관절주머니(joint pseudocapsule)가 발달한다. 이러한 틈의 형성은 부하와 관련된 것으로 보이며, C3-C5 부위에서 잘 나타난다.

크고 반복적인 부하가 가해짐으로 추간판에는 더 많은 변화들이 일어난다. 추간판의 탄력성과 프로테오글리칸이 눈에 띄게 감소한다. 결국, 추간판은 건조해져서, 부서지기 시작한다. 허리부위에서 섬유테의 내층(inner layer)은 바깥쪽으로 뒤틀리기 시작하고, 층판(lamella)

은 분리된다. 섬유테내부에서 갈라짐과 찢어짐이 발생할 수 있으며, 이로 인해, 움직임 동안 추간판이 제공하는 스티프니스는 감소하게 된다. 척추뼈종판은 골화될 수 있다. 척추뼈종판에 근접한 척추뼈몸통의 해면뼈는 경화되기 시작한다. 때로는 혈관이 추간판 안으로 분지함으로써 골화를 촉발하기도 한다. 속질핵에 가해진 압력을 섬유테이 적절하게 저항하지 못하여, 추간판의 돌출 또는 탈출이 발생하기도 한다. 속질핵이 척추뼈종판을 통해 척추뼈의 해면뼈로 탈출됨으로써 Schmorl's 결절(Schmorl's node)이 형성된다. 돌출된 속질핵이 해면뼈의 혈액공급과 접촉하게 되면, 자가면역반응이 유발되기도 한다. 이것은 전형적인 퇴행성 추간판질환(degenerative disk disease)이라고 할 수 있다.

이러한 퇴행성추간판질환의 경우, 추간판의 높이가 감소하게 되고, 이로 인해 모든 인대들이 느슨해지게 된다. 황색인대에 의해 정상적으로 제공되는 인대성 압축응력(ligamentous prestress)이 줄어들고, 이로 인해 척주의 스티프니스가 감소한다. 또한, 움직임시에 인대가 구부러지게 되어 척수에 압박을 가할 위험성도 증가한다. 황색인대는 노화와 더불어 석회화되기 시작하는데, 때에 따라서는 골화되어 돌기사이관절 근처에서 척수신경을 압박하거나, 척추관(spinal canal)에서 척수를 압박하기도 한다.

돌기사이관절도 노화와 관련된 변화를 보이며, 때로는 퇴행한다. 어떤 학자들은 이러한 돌기사이관절의 변화들은 추간판의 퇴행성변화에 의한 이차적인 결과라고 한다. 이러한 악화현상이 일어나기 위해서는 상당한 양의 체중지지가 관절을 통해 일어나야 하기 때문이다. 체중지지의 증가는 추간판의 두께감소로 인해 나타날 수 있다. 그러나, 항상 그런 것은 아니다.

추간판의 퇴행성변화를 동반하지 않은 돌기사이관절의 퇴행성변화가 일어나기도 한다. 이러한 현상의 기전은 잘 설명되지 않는다. 그러나, 추간판이 퇴행성변화를 일으키고, 두께가 감소한다면, 세로인대들과 관절주머니들이 느슨해져서 관절의 과운동성(hypermobility)이 발생하게 된다. 또한 척추가 아래쪽 척추 위에서 전방이나 후방으로 미끄러질 수도 있다(전방탈위 또는 후방탈위; listhesis or retrolisthesis). 과도한 전단력이 발생하면, 돌기사이관절도 역시 더 큰 부하지지(load-bearing)를 하게 된다.

이러한 변화들의 결과는 사지의 큰 관절들에서 일어나는 것과 비슷하다: 갈라짐(fissure), 낭포형성(cysts), 뼈돌기형성(osteophyte formation)을 포함하는 연골의 손상들. 이러한 변화들로 인해 국소통증 또는 척수신경이나 척추구멍에 대한 압박, 또는 목부위에서 가로돌기구멍의 척추동맥에 대한 압박 등이 발생할 수 있다.

Luschka 관절들, 또는 갈고리척추관절(uncovertebral joint)에서도 노화와 관련된 퇴행성 변화들이 잘 일어난다. 갈고리돌기(uncinate process)에 생기는 뼈돌기(osteophyte)는 C5/C6 또는 C6/C7과 같은 아래목부위에서 잘 발생한다. 이 부위에 뼈돌기가 생겼을 때, 측방굽힘 움직임이 매우 제한된다.

기본 개념 4-6: *뼈돌기 형성*

갈고리돌기에서는 뼈돌기가 잘 형성되며, 이로 인해, 목부위의 ROM검사시 측방굽힘의 제한이 일어난다는 것을 잘 알고 있어야 한다. 이 경우, 측방굽힘을 원래수준으로 회복시키는 것은 매우 어렵다고 볼 수 있다.

요약(Summary)

요약하면, 척주의 정상적인 구조와 기능(정상적인 차이들도 포함)을 이해하는 것이 매우 중요하다. 이를 통해 손상위험에 있는 구조물들을 이해할 수 있고, 기능이상을 가진 사람들을 치료하는 가장 적절한 방법을 찾을 수 있다. 조직의 능력을 초과하는 과도한 부하가 적용되는 경우 조직은 손상된다. 반복적인 변형(repetitive strain)은 손상의 원인이 되는데, 이는 상대적으로 낮은 부하를 반복적으로 적용하거나, 또는 장기간 지속적인 부하(sustained load)를 적용하는 경우(장시간 앉아 있거나, 등을 구부리고 있는 경우)에 발생한다.

척주의 손상, 노화, 질병, 발달 결손 등으로 인해 예상되는 영향들은 다음과 같은 항목들을 고려하여 분석해야 한다.

1. 문제가 있는 구조물이 원래 가져야 하는 정상적인 기능
2. 정상적인 상태에서 구조물이 받는 스트레스
3. 해당 구조물과 주변의 구조물들 간의 해부학적 관계
4. 해당 구조물과 다른 구조물들 간의 기능적인 관계

학습 문제(Study Questions)

1. 척주 중 어떤 부위가 가장 운동성이 큰가? 이 부위의 운동성이 큰 이유를 설명하시오.
2. 돌기사이관절과 척추몸통사이관절의 관계를 설명하시오.
3. 허리부위의 관절돌기면의 방향은? 이것은 다른 부위의 관절돌기면의 방향과 어떻게 다른가? 허리부위의 관절돌기면의 방향은 허리부위의 움직임에 어떤 영향을 미치는가?
4. 허리부위의 세로인대들의 상대적인 강도를 설명하시오. 이 부위의 세로인대들은 다른 부위와 어떻게 다른가? 이러한 차이 때문에, 이 부위의 어떤 구조물들은 손상에 더 잘 노출되는가?
5. 허리의 앞굽이가 증가된 경우 어떤 구조물들이 영향을 받는가? 이때 발생하는 스트레스, 스트레스의 발생 위치, 스트레스가 다른 구조물에 미치는 영향을 설명하시오.
6. 움직임과 체중지지시 추간판의 기능을 설명하시오.
7. 목부위와 허리부위의 추간판의 구조적 차이점을 설명하시오.
8. 허리부위에서 회전을 제한하는 요소들을 설명하시오. 이러한 제한은 어떻게 발생하는지 설명하시오.
9. 어떤 근육이 허리부위의 폄을 일으키는가? 척주가 어떤 위치에 있을 때 그 근육이 가장 효과적으로 작용하는가?
10. 움직일때와 휴식시에 어떤 힘들이 척주에 작용하는지 설명하시오.
11. 크립현상이 척주의 안정성에 어떻게 부정적인 영향을 미치는지 설명하시오.
12. 척주의 안정성을 제공하기 위해 근육과 인대가 어떻게 상호작용하는지 설명하시오.
13. 허리골반부위의 안정성에 등허리근막은 어떤 기여를 하는지 설명하시오.
14. 허리부위에서 전방전단력에 대한 정적, 동적 제한요인들을 설명하시오.
15. 목부위에서 전방전단력에 대한 동적 제한요인들을 설명하시오.

참고문헌(References)

1. Kapandji IA: The Physiology of the Joints 3, 2nd ed. Edinburgh, Churchill Livingstone, 1974.
2. Bogduk N: Clinical Anatomy of the Lumbar Spine and Sacrum, 3rd ed. New York, Churchill Livingstone, 1997.
3. Huiskes R, Ruimerman R, van Lenthe GH, et al.: Effects of mechanical forces on maintenance and adaptation of form in trabecular bone. Nature 405:704, 2000.
4. Smit T, Odgaard A, Schneider E: Structure and function of vertebral trabecular bone. Spine 22: 2823, 1997.
5. Banse X, Devogelaer JP, Munting E, et al.: Inhomogeneity of human vertebral cancellous bone: Systematic density and structure patterns inside the vertebral body. Bone 28:563, 2001.
6. White AA, Panjabi MM: Clinical Biomechanics of the Spine, 2nd ed. Philadephia, JB Lippincott, 1990.
7. Mercer S, Bogduk N: The ligaments and annulus fibrosus of human adult cervical intervertebral discs. Spine 24:619, 1999.
8. Mercer S, Bogduk N: Joints of the cervical vertebral column. J Orthop Sports Phys Ther 31(4): 174, 2001.
9. Mercer S: Structure and function of the bones and joints of the cervical spine. In Oatis C (ed): Kinesiology: The Mechanics & Pathomechanics of Human Movement. Philadelphia, Lippincott Williams & Wilkins, 2004.
10. Lundon K, Bolton K: Structure and function of the lumbar intervertebral disk in health, aging, and pathologic conditions. J Orthop Sports Phys Ther 31:291, 2001.
11. Rudert M, Tillmann B: Lymph and blood supply of the human intervertebral disc. Cadaver study of correlations to discitis. Acta Orthop Scand 64:37, 1993.
12. Mercer S, Bogduk N: Intra-articular inclusions of the cervical synovial joints. Br J Rheum 32:705, 1993.
13. Yoganandan N, Kumaresan S, Pintar FA: Biomechanics of the cervical spine, part 2. Cervical spine soft tissue responses and biomechanical modeling. Clin Biomech (Bristol, Avon) 16:1, 2001.
14. Inami S, Kaneoka K, Hayashi K, et al.: Types of synovial fold in the cervical facet joint. J Orthop Sci 5:475, 2000.
15. Putz R: The detailed functional anatomy of the ligaments of the vertebral column. Anat Anz 174: 40, 1992.
16. Maiman DJ, Pintar FA: Anatomy and clinical biomechanics of the thoracic spine. Clin Neurosurg 38:296, 1992.
17. Myklebust JB, Pintar F, Yoganandan N, et al.: Tensile strength of spinal ligaments. Spine 13:526, 1988.
18. Hedtmann A, Steffen R, Methfessel J, et al.: Measurements of human spine ligaments during loaded and unloaded motion. Spine 14:175, 1989.
19. Olszewski AD, Yaszemski MJ, White A: The anatomy of the human lumbar ligamentum flavum. Spine 21:2307, 1996.
20. Crisco JJ 3rd, Panjabi MM, Dvorak J: A model of the alar ligaments of the upper cervical spine in axial rotation. J Biomech 24:607, 1991.
21. Nordin M, Frankel VH: Basic Biomechanics of the Musculoskeletal System, 2nd ed. Philadelphia, Lea & Febiger, 1989.
22. Dickey J, Bednar DA, Dumas GA: New insight into the mechanics of the lumbar interspinous ligament. Spine 21:2720, 1996.
23. Adams MA, Hutton WC, Stott JRR: The resistance to flexion of the lumbar intervertebral joint. Spine 5:245, 1980.
24. Fujiwara A, Tamai K, An HS, et al.: The interspinous ligament of the lumbar spine: Magnetic resonance images and their clinical significance. Spine 25:358, 2000.
25. Moore K, Dalley A: Clinically Oriented Anatomy, 4th ed. Philadelphia, Lippincott Williams & Wilkins, 1999.
26. McGill S: Low Back Disorders: Evidence-Based Prevention and Rehabilitation. Champaign, IL, Human Kinetics, 2002.
27. Williams PL (ed): Gray's Anatomy, 38th ed. New York, Churchill Livingstone, 1995.
28. Adams MA, Hutton WC: The mechanical function of the lumbar apophyseal joints. Spine 8:327, 1983.
29. Solomonow M, Zhou BH, Harris M, et al.: The ligamento-muscular stabilizing system of the spine. Spine 23:2552, 1998.
30. Onan O, Heggeness MH, Hipp JA: A motion analysis of the cervical facet joint. Spine 23:430, 1998.
31. Krismer M, Haid C, Rabl W: The contribution of anulus fibers to torque resistance. Spine 21:2551, 1996.
32. Boszczyk BM, Boxzczyk AA, Putz R, et al.: An immunohistochemical study of the dorsal capsule of the lumbar and thoracic facet joints. Spine 26:E338, 2001.
33. Twomey LT, Taylor JR: Sagittal movements of the human vertebral column: A qualitative study of the role of the posterior vertebral elements. Arch Phys Med Rehabil 64:322, 1983.
34. Cholewicki J, Crisco JJ 3rd, Oxland TR, et al.: Effects of posture and structure on three-dimensional coupled rotations in the lumbar spine: A biomechanical analysis. Spine 21:2421, 1996.
35. Panjabi M, Crisco JJ, Vasavada A, et al.: Mechanical properties of the human cervical spine as shown by three-dimensional load-displacement curves. Spine 26:2692, 2001.
36. Bogduk N, Amevo B, Pearcy M: A biological basis for instantaneous centers of rotation of the verte-

bral column. Proc Inst Mech Eng [H] 209:177, 1995.

37. Haher TR, O'Brien M, Felmly WT, et al.: Instantaneous axis of rotation as a function of three columns of the spine. Spine 17(6 Suppl):S149, 1992.
38. Gracovetsky SA: The resting spine: A conceptual approach to the avoidance of spinal reinjury during rest. Phys Ther 67:549, 1987.
39. Parnianpour M, Nordin M, Frankel VH, et al.: The effect of fatigue on the motor output and pattern of isodynamic trunk movement. Isotechnol Res Abstr April 1988.
40. Keller TS, Hansson TH, Abram AC, et al.: Regional variations in the compressive properties of lumbar vertebral trabeculae: Effects of disc degeneration. Spine 14:1012, 1989.
41. Nachemson AL: The lumbar spine: An orthopedic challenge. Spine 1:1, 1976.
42. Twomey LT, Taylor JR, Oliver MJ: Sustained flexion loading, rapid extension loading of the lumbar spine, and the physical therapy of related injuries. Physiother Pract 4:129, 1988.
43. Adams MA, Dolan P, Hutton WC, et al.: Diurnal changes in spinal mechanics and their clinical significance. J Bone Joint Surg Br 72:266, 1990.
44. McMillan DW, Garbutt G, Adams MA: Effect of sustained loading on the water content of intervertebral discs: Implications for disc metabolism. Ann Rheum Dis 55:880,1996.
45. Keller TS, Nathan M: Height change caused by creep in intervertebral discs: A sagittal plane model. J Spinal Disord 12:313, 1999.
46. Ahrens SF: The effect of age on intervertebral disc compression during running. J Orthop Sports Phys Ther 20:17, 1994.
47. Klein JA, Hukins DWL: Relocation of the bending axis during flexion-extension of lumbar intervertebral discs and its implications for prolapse. Spine 8:1776, 1983.
48. Klein JA, Hukins DWL: Functional differentiation in the spinal column. Eng Med 12:83, 1983.
49. Haher TR, Felmy W, Baruch H, et al.: The contribution of the three columns of the spine to rotational stability: A biomechanical model. Spine 14:663, 1989.
50. Shirazi-Adl A: Strain in fibers of a lumbar disc. Spine 14:98, 1989.
51. Panjabi MM, Oxland T, Takata K, et al.: Articular facets of the human spine. Spine 18:1298, 1993.
52. Bogduk N, Mercer S: Biomechanics of the cervical spine. I: Normal kinematics. Clin Biomech 15:633, 2000.
53. Porterfield J, DeRosa C: Mechanical Neck Pain: Perspectives in Functional Anatomy. Philadelphia, WB Saunders, 1995.
54. Panjabi MM, Oxland TR, Parks H: Quantitative anatomy of the cervical spine ligaments. J Spinal Disord 4:270, 1991.
55. Crisco JJ, Panjabi MM, Dvorak, J: A model of the alar ligaments of the upper cervical spine in axial rotation. J Biomech 24:607, 1991.
56. Panjabi MM, Duranceau J, Goel V, et al.: Cervical human vertebrae: Quantitative three-dimensional anatomy of the middle and lower regions. Spine 16:861,1991.
57. Bland JH, Boushey DR: Anatomy and physiology of the cervical spine. Semin Arthritis Rheum 20:1, 1990.
58. Goel VK, Clark CR, Gallaes K, et al.: Momentrotation relationships of the ligamentousoccipitoatlanto-axial complex. J Biomech 21:673, 1988.
59. Panjabi M, Dvorak J, Duranceau J, et al.: Threedimensional movements of the upper cervical spine. Spine 13:726, 1988.
60. Dvorak J, Panjabi MM, Novotny JE, et al.: *In vivo* flexion/extension of the normal cervical spine. J Orthop Res 9:828, 1991.
61. Oda I, Abumi K, Lu D, et al.: Biomechanical role of the posterior elements, costovertebral joints, and ribcage in the stability of the thoracic spine. Spine 21:1423, 1996.
62. Milne N: The role of the zygapophysial joint orientation and uncinate processes in controlling motion in the cervical spine. J Anat 178:189, 1991.
63. Kent BA: Anatomy of the trunk: A review. Part 1. Phys Ther 54:7, 1974.
64. Basmajian JV: Primary Anatomy, 7th ed. Baltimore, Williams & Wilkins, 1976.
65. Cailliet R: Neck and Arm Pain, 3rd ed. Philadelphia, FA Davis, 1991.
66. Dumas JL, Sainte Rose M, Dreyfus P, et al.: Rotation of the cervical spinal column. A computed tomography *in vivo* study. Surg Radiol Anat 15:333, 1993.
67. Pal GP, Routal RV: The role of the vertebral laminae in the stability of the cervical spine. J Anat 188:485, 1996.
68. Pal GP, Sherk HH: The vertical stability of the cervical spine. Spine 13:447, 1988.
69. Maroney SP, Schultz AB, Miller JAA, et al.: Loaddisplacement properties of lower cervical spine motion segments. J Biomech 21:769, 1988.
70. Shea M, Edwards WT, White AA, et al.: Variations in stiffness and strength along the cervical spine. J Biomech 24:95, 1991.
71. Panjabi MM, Takata K, Goel V, et al.: Thoracic human vertebrae: Quantitative three-dimensional anatomy. Spine 16:888, 1991.
72. Goh S, Price RI, Leedman PJ, et al.: The relative influence of vertebral body and intervertebral disc shape on thoracic kyphosis. Clin Biomech (Bristol, Avon) 14:439, 1999.
73. Oda I, Abumi K, Cunningham BW, et al.: An *in vitro* human cadaveric study investigating the biomechanical properties of the thoracic spine. Spine 27(3):E64, 2002.
74. Winkel D: Diagnosis and Treatment of the Spine: Nonoperative Orthopaedic Medicine and Manual Therapy. Rockville, MD, Aspen, 1996.
75. Cailliet R: Low Back Pain Syndrome, 5th ed. Philadelphia, FA Davis, 1995.
76. Pintar FA, Yoganandan N, Myers T, et al.: Biomechanical properties of human lumbar spine ligaments. J Biomech 25:1351, 1992.

77. Pool-Goudzwaard A, Hoek van Dijke G, Mulder P, et al.: The iliolumbar ligament: Its influence on stability of the sacroiliac joint. Clin Biomech 18:99, 2003.
78. Basadonna P-T, Gasparini D, Rucco V: Iliolumbar ligament insertions. Spine 21:2313, 1996.
79. Rucco V, Basadonna P-T, Gasparini D: Anatomy of the iliolumbar ligament: A review of its anatomy and a magnetic resonance study. Am J Phys Med Rehabil 75:451, 1996.
80. Macintosh JE, Bogduk N: The morphology of the lumbar erector spinae. Spine 12:658, 1987.
81. Vleeming A, Pool-Goudzwaard AL, Stoeckart R, et al.: The posterior layer of the thoracolumbar fascia: Its function in load transfer from spine to legs. Spine 20:753, 1995.
82. Gracovetsky S: The Spinal Engine. New York, Springer-Verlag, 1988.
83. Goel VK, Kong W, Han JS, et al.: A combined finite element and optimization investigation of lumbar spine mechanics with and without muscles. Spine 18:1531, 1993.
84. Panjabi MM, Oxland TR, Yamamoto I, et al.: Mechanical behavior of the human lumbar and lumbosacral spine as shown by three-dimensional load-displacement curves. J Bone Joint Surg Am 76:413, 1994.
85. Gunzburg R, Hutton WC, Crane G, et al.: Role of the capsulo-ligamentous structures in rotation and combined flexion-rotation of the lumbar spine. J Spinal Disord 5:1, 1992.
86. Cailliet R: Soft Tissue Pain and Disability, 3rd ed. Philadelphia, FA Davis, 1996.
87. Nelson JM, Walmsley RPO, Stevenson JM: Relative lumbar and pelvic motion during loaded spinal flexion/extension. Spine 20:199,1995.
88. Haher TR, O'Brien M, Dryer JW, et al.: The role of the lumbar facet joints in spinal stability: Identification of alternative paths of loading. Spine 19:2667, 1994.
89. Khoo BCC, Goh JC, Lee JM, et al.: A comparison of lumbosacral loads during static and dynamic activities. Australas Phys Eng Sci Med 17:55, 1994.
90. Bowen V, Cassidy JD: Macroscopic and microscopic anatomy of the sacroiliac joint from embryonic life until the eighth decade. Spine 6:620, 1981.
91. Mierau DR, Cassidy JD, Hamin T, et al.: Sacroiliac joint dysfunction and low back pain in school aged children. J Manipulative Physiol Ther 7:81, 1994.
92. Walker JM: The sacroiliac joint: A critical review. Phys Ther 72:903, 1992.
93. Salsabili N, Valojerdy MR, Hogg DA: Variations in thickness of articular cartilage in the human sacroiliac joint. Clin Anat 8:388,1995.
94. Cassidy JD: The pathoanatomy and clinical significance of the sacroiliac joints. J Manipulative Physiol Ther 15:41, 1992.
95. McLauchlan GJ, Gardner DL: Sacral and iliac articular cartilage thickness and cellularity: Relationship to subchondral bone end-plate thickness and cancellous bone density. Rheumatology 41:375, 2002.
96. DonTigny, RL: Function and pathomechanics of the sacroiliac joint: A review. Phys Ther 65:35, 1985.
97. Reilly JP, Gross RH, Emans JB, et al.: Disorders of the sacro-iliac joint in children. J Bone Joint Surg Am 70:31, 1988.
98. Bernard TN, Cassidy JD: The sacroiliac joint syndrome. Pathophysiology, diagnosis, and management. In Vleeming, A et al. (eds): First Interdisciplinary World Congress on Low Back Pain and Its Relation to the Sacroiliac Joint. San Diego, University of California, 1992.
99. Vleeming A, Pool-Goudzwaard AL, Hammudoghlu D, et al.: The function of the long dorsal sacroiliac ligament: its implication for understanding low back pain. Spine 21:556, 1996.
100. Gould JA, Davies GJ (eds): Orthopaedics and Sports Physical Therapy. St. Louis, CV Mosby, 1985.
101. Freeman MD, Fox D, Richards T: The superior intracapsular ligament of the sacroiliac joint: Presumptive evidence for confirmation of Illi's ligament. J Manipulative Physiol Ther 13:384, 1990.
102. Palastanga N, Field D, Soames R: Anatomy and Human Movement: Structure and Function, 3rd ed. Oxford, UK, Butterworth Heinemann, 2000.
103. Grieve GP: The sacro-iliac joint. Physiotherapy 62:8, 1979.
104. MacLaughlin SM, Oldale KNM: Vertebral body diameters and sex prediction. Ann Hum Biol 19:285, 1992.
105. Vrahas M, Hern TC, Diangelo D, et al.: Ligamentous contributions to pelvic stability. Orthopedics 18:271, 1995.
106. McGill SM, Kippers V: Transfer of loads between lumbar tissues during flexion-relaxation phenomenon. Spine 19:2190, 1994.
107. Vleeming A, Stoeckart R, Volkers AC, et al.: Relation between form and function in the sacroiliac joint. Part I: Clinical anatomical aspects. Spine 15:130, 1990.
108. Vleeming A, Volkers AC, Snijders CJ, et al.: Relation between form and function in the sacroiliac joint. Part II: Biomechanical aspects. Spine 15:11, 1990.
109. Pidcoe P, Mayhew T: Mechanics and pathomechanics of the cervical musculature. In Oatis C (ed): Kinesiology: The Mechanics & Pathomechanics of Human Movement. Philadelphia, Lippincott Williams & Wilkins, 2004.
110. Porterfield J, DeRosa C: Mechanical Low Back Pain: Perspectives in Functional Anatomy, 2nd ed. Philadelphia, WB Saunders, 1998.
111. Daggfeldt K, Huang QM, Thorstensson A: The visible human anatomy of the lumbar erector spinae. Spine 25:2719, 2000.
112. Bustami FM: A new description of the lumbar erector spinae muscle in man. J Anat 144:81, 1986.

113. Bojadsen TWA, Silva ES, Rodrigues AJ, et al.: Comparative study of Mm. Multifidi in lumbar and thoracic spine. J Electromyogr Kinesiol 10:143, 2000.
114. McGill S: Mechanics and pathomechanics of muscles acting on the lumbar spine. In Oatis C (ed): Kinesiology: The Mechanics & Pathomechanics of Human Movement. Philadelphia, Lippincott Williams & Wilkins, 2004.
115. Richardson CA, Snijders CJ, Hides JA, et al.: The relation between the transversus abdominis muscles, sacroiliac joint mechanics, and low back pain. Spine 27:399, 2002.
116. Cholewicki J, Panjabi MM, Khachatryan A: Stabilizing function of trunk flexor-extensor muscles around a neutral spine posture. Spine 22: 2207, 1997.
117. Callaghan JP, Gunning JL, McGill SM: The relationship between lumbar spine load and muscle activity during extensor exercises. Phys Ther 78:8, 1998.
118. McGill SM: Low back exercises: Evidence for improving exercise regimens. Phys Ther 78:754, 1998.
119. van Dieen J, Hoozemans MJ, Toussaint HM: Stoop or squat: A review of biomechanical studies on lifting technique. Clin Biomech (Bristol, Avon) 14: 685, 1999.
120. National Health Service Centre for Reviews and Dissemination: Stoop or squat. Database of Abstracts of Reviews of Effectiveness, Issue 3, 2003.
121. Wilke HJ, Neef P, Caimi M, et al.: New *in vivo* measurements of pressures in the intervertebral disc in daily life. Spine 24(8):755, 1999.
122. Nachemson A: The load on lumbar discs in different positions of the body. Clin Orthop 45:107, 1966.
123. Potvin JR, McGill SM, Norman RW: Trunk muscle and lumbar ligament contributions to dynamic lifts with varying degrees of trunk flexion. Spine 16:1099, 1991.
124. Dolan P, Mannion AF, Adams MA: Passive tissues help the muscles to generate extensor moments during lifting. J Biomech 27:1077, 1994.
125. Granata KP, Marras WS: The influence of trunk muscle coactivity on dynamic spinal loads. Spine 20:913,1995.
126. Bartelink DL: The role of abdominal pressure in relieving the pressure on the lumbar intervertebral disc. J Bone Joint Surg Br 39:718.
127. McGill S, Norman R: Reassessment of the role of intra-abdominal pressure in spinal compression. Ergonomics 30:1565, 1987.
128. Cholewicki J, Juluru K, McGill SM, et al.: Intra-abdominal pressure mechanism for stabilizing the lumbar spine. J Biomech 32:13, 1999.
129. Hodges P, Cresswell AG, Daggfeldt K, et al.: *In vivo* measurement of the effect of intra-abdominal pressure on the human spine. J Biomech 34:347, 2001.
130. Thomsen JS, Ebbesen EN, Mosekilde LI: Age-related differences between thinning of horizontal and vertical trabeculae in human lumbar bone as assessed by a new computerized method. Bone 31:136, 2002.
131. Prescher A: Anatomy and pathology of the aging spine. Eur J Radiol 27:181, 1998.
132. Thompson R, Pearcy MJ, Downing KJ, et al.: Disc lesions and the mechanics of the intervertebral joint complex. Spine 25:3026, 2000.
133. Maigne JY, Ayral X, Guerin-Surville H: Frequency and size of ossifications in the caudal attachments of the ligamentum flavum of the thoracic spine. Role of rotatory strains in their development. An anatomic study of 121 spines. Surg Radiol Anat 14:119, 1992.
134. Mak K, Mak KL, Gwi-Mak E: Ossification of the ligamentum flavum in the cervicothoracic junction: case report on ossification found on both sides of the lamina. Spine 27:E11, 2002.

제 5 장

흉곽과 흉벽
(The Thorax and Chest Wall)

서론(Introduction)

흉곽(thorax)은 등뼈(thoracic vertebrae), 갈비뼈, 복장뼈(sternum)로 이루어져 있으며(그림 5-1A, B), 여러 가지 중요한 기능을 가지고 있다. 흉곽은 상지, 머리, 목, 척주, 골반의 근육 부착을 위한 안정된 기초를 제공한다. 또한 흉곽은 심장, 폐 및 내장을 보호한다. 이러한 일을 위해서 흉곽은 태어날 때부터 안정성을 필요로 한다. 아마도 흉벽의 가장 중요한 기능은 환기(ventilation)이다. 이 과정은 흉벽을 움직이는 환기근의 능력과 흉곽의 운동성에 좌우된다.[1,2]

기능적으로, 특히 환기능력은 흉곽의 뼈의 구조가 병리적 간섭에 영향을 받는다. 예를 들면, 측만증은 척추의 병리적인 자유곡선이며, 척추의 회전에 의해 빈발한다.[3] 오른쪽 흉추 측만증(오른쪽 볼록 커브)의 결과는 등뼈가 외쪽으로 측굴한다(그림 5-2A). 전형적인 우측 측만증은 추체는 오른쪽으로, 극돌기는 왼쪽으로, 쌍으로 회전한다. 오른쪽으로 추체의 가로돌기가 회전하는 것은 늑골을 뒤쪽으로 당기게 된다(그림 5-2B). 이러한 기전은 측만증의 늑골이 뒤쪽으로 혹을 만들기 때문이다. 측만증의 오목한 면은 반대효과이다. 가로돌기(transverse process)는 앞쪽으로 움직이고 늑골은 앞쪽으로 관절면을 가져오게 된다. 이러한 늑골의 왜곡은 그림 5-2A와 같이 척추의 회전이 양측으로 일어나는 결과이다. 이와 같은 근골격계의 비정상은 흉곽과 척추의 ROM에 제한을 가져온다. 그로 인해 호흡능력이 감소하게 된다. 흉곽의 뼈와 호흡근의 상호작용 및 짝회전에 대한 호흡과의 연관성은 본 장의 초점이 된다.

5-1 환자 사례

Mary Nasser는 12세로 어려서부터 레슨을 받았지만, 테니스 팀의 시험을 치르기는 처음이었다. 그녀는 전력을 다해 시험을 치르는 중 호흡이 짧아지는 것을 호소했다. 1차 진료를 받은 결과 척추의 측만증이 있었으며, 방사선으로 확인되었다. 그녀는 특발성 우측 측만증(40°)으로 진단되어 정밀검시결과 급성호흡기능에서는 음성을 보였다. Mary는 정형외과로 옮겼고 측만증과 호흡이 짧은 것에 대한 물리치료를 받았다.

일반적인 구조와 기능 (General Structure and Function)

늑곽(Rib Cage)

늑곽(갈비뼈 우리)은 많은 근육과 관절이 합해진 닫힌

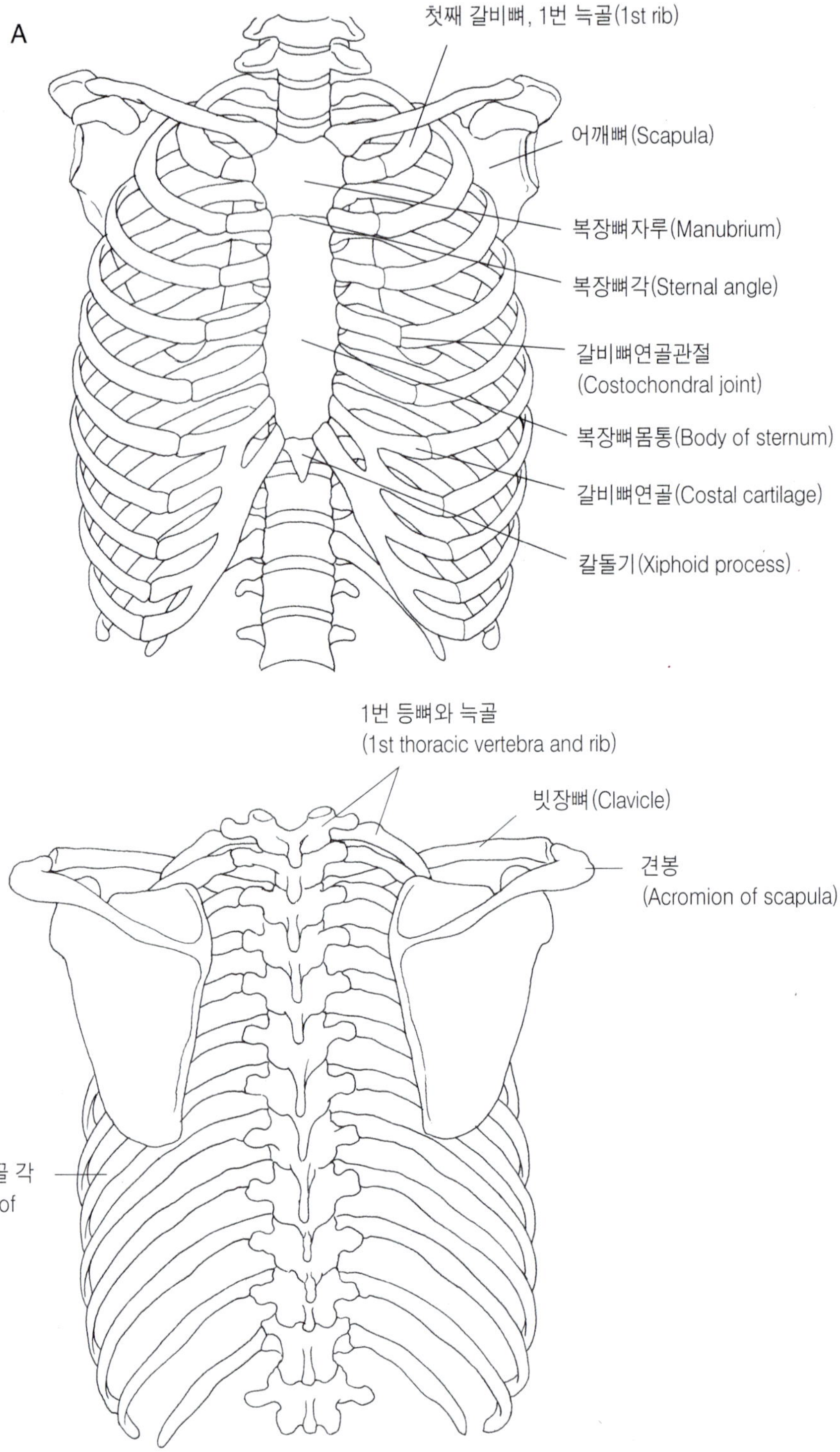

▲ **그림 5-1** ■ 전(A), 후(B) 흉곽은 복장뼈와 12쌍 늑골과 갈비뼈연골, 등뼈를 포함한다.

사슬이다. 늑곽의 앞은 복장뼈(sternum)가, 측면은 늑골이, 후면은 등뼈에 의해 형태를 가진다. 늑곽의 상부는 흉골절흔, 첫 번째 갈비뼈연골, 첫 번째 늑골과 등뼈에 의해 형성된다. 늑곽의 아래는 칼돌기, 6-10번이 합해진 갈비뼈연골, 11번과 12번 늑골과 12번째 등뼈이다(그림 5-1).

복장뼈(sternum)은 심장을 보호하는 판으로 **복장뼈자루**, **복장뼈몸통**, **칼돌기**로 구성된다(그림 5-3). 복장뼈자

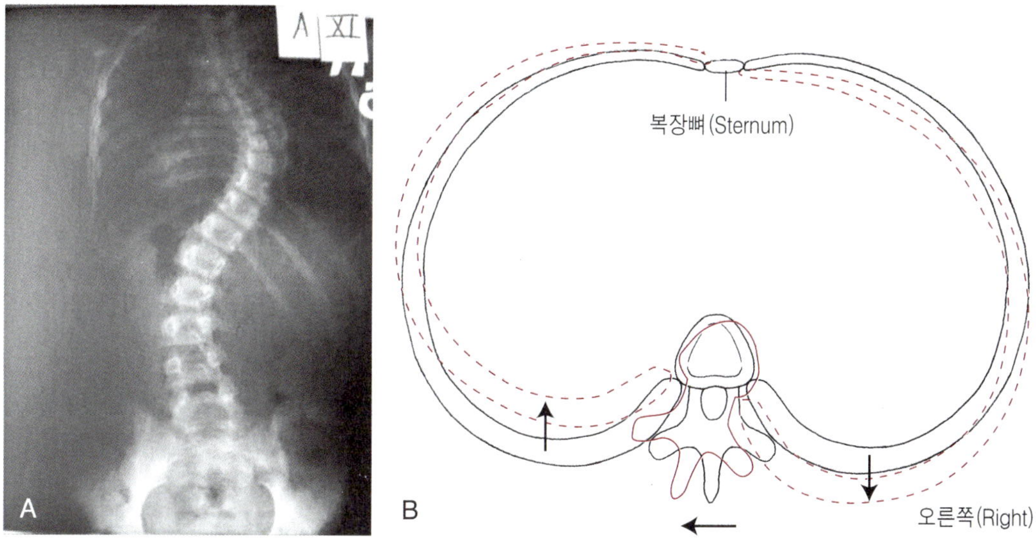

▲ **그림 5-2** ■ A. 오른쪽 측만증(오른쪽 볼록쪽)으로 척추의 회전이 동반되어 늑골이 52° 비틀려 있다. 요추 각도 32°이다. B. 전형적인 오른쪽 추체 회전에 의한 측만증으로 오른쪽 늑골과 가로돌기가 뒤쪽으로 변위되어 있고, 왼쪽 늑골과 가로돌기가 앞쪽으로 이동되어 있다.

루와 복장뼈몸통은 160° 정도 뒤쪽으로 오목하다. 칼돌기는 복장뼈몸통으로부터 뒤쪽으로 굽어 있으며 만지는 것이 어렵다.

12번째 등뼈는 늑곽의 후면을 만든다. 전형적인 등뼈에서 유일한 면 중에 하나는 추체와 가로돌기가 6개의 늑골관절면을 가지며, 추체(body)에 4개의 상하 늑관절(costal facet or demifacet), 가로돌기에 각 1개의 늑관절을 가진다(그림 5-4). 늑곽은 12쌍의 늑골이 있는데, 1번부터 7번 늑골까지는 길이가 점점 증가하고, 8번부터 12번까지는 점점 감소한다. 뒤에 위치한 각각의 늑골의 머리는 흉추 추체와 관절면을 이루고 있으며, 1번부터 10번까지는 등뼈의 가로돌기와 관절을 이룬다(그림 5-5). 앞쪽으로는 늑골의 1번부터 10번까지는 직접적으로 또는 간접적으로 복장뼈를 통해 갈비뼈연골과 관절면을 이룬다(그림 5-6). 첫 번째부터 7번째 늑골을 "**진늑**(true rib)"이라 한다. 제8번부터 제10번 늑골은 복장뼈와 연결된 갈비뼈연골에 부착된다. 제11번과 제12번 늑골은 "**부**

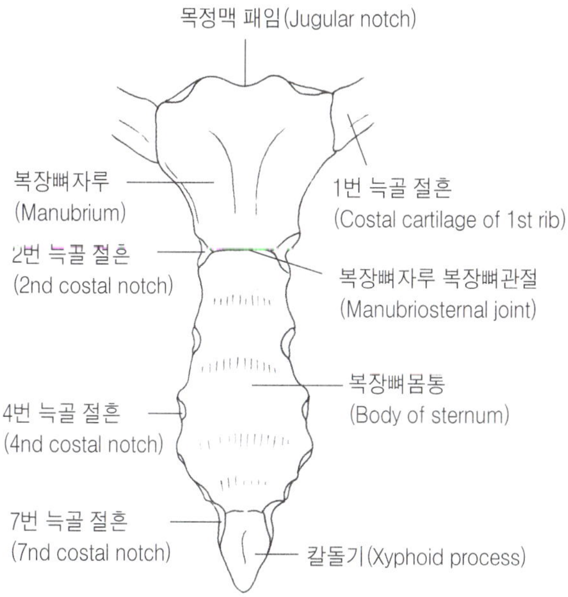

▲ **그림 5-3** ■ 복장뼈는 복장뼈자루, 복장뼈몸통, 칼돌기로 구성되어 있다. 앞쪽에 있는 연골흉골관절로 늑골 절흔이 있다.

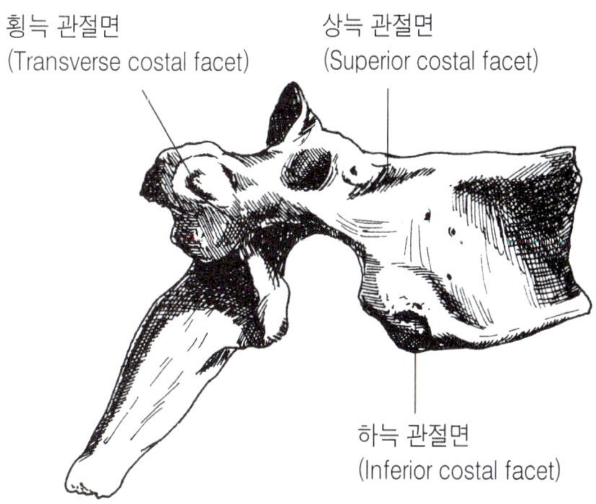

▲ **그림 5-4** ■ 등뼈에서의 전형적인 상 · 하 늑골관절면과 전 · 후 가로돌기.

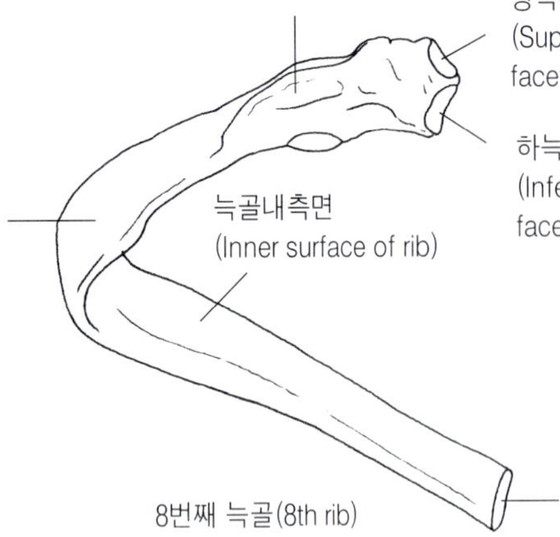

◀ **그림 5-5** ■ 전형적인 늑골(2번-9번)의 모습. 뒤쪽에 위치한 늑골의 머리는 상 · 하 관절면을 가지며 꼭대기에서 분리되어 있다. 늑골머리의 상 · 하 관절면(반관절면)은 상 · 하 추체 늑골 관절면과 관절을 이루며, 늑골 결절의 관절면은 추체의 가로돌기에 있는 횡늑관절면에 관절과 앞쪽으로 늑골과 관절면을 이룬다.

유늑골"로서 복장뼈에 부착되지 않는다.

■ 늑곽의 관절 (Articulation of the Rib Cage)

늑곽에 있는 관절들은 **복장뼈자루복장뼈**(manubriosternal, **MS**) 관절, **칼복장뼈**(xiphisternal, **XS**) 관절, **연골등뼈**(costoverterbral, **CV**) 관절, **갈비뼈가로돌기**(costotransverse, **CT**) 관절, **갈비뼈연골**(costochondral, **CC**) 관절, **연골가슴뼈**(chondrosternal, **CS**) 관절, **연골사이** 관절(interchondral joint)이다.

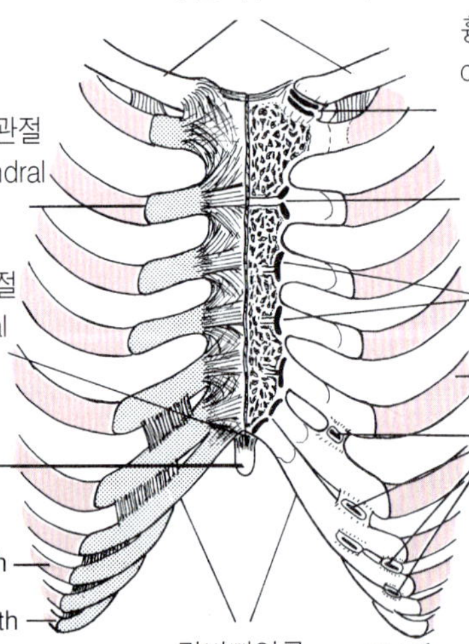

▲ **그림 5-6** ■ 늑곽의 전면부는 늑골과 연골이 관절을 이루고 있다. 늑골은 갈비뼈연골 관절에서 갈비뼈연골과 연결된다. 갈비뼈연골은 1번째부터 7번째 늑골과는 직접 복장뼈에 연결되고, 8~10번째 늑골과는 복장뼈에 간접적으로 인접한 상위 늑골의 연골사이 관절에 연결된다.

복장뼈자루복장뼈 관절과 칼복장뼈 관절 (Manubriosternal and Xiphisternal Joints)

MS관절은 복장뼈(sternum)과 복장뼈자루(manubrium)사이에 초자연골로 덮인 섬유연골 디스크가 있는 부동관절이다(그림 5-3). MS관절은 골반의 치골결합(symphysis pubis)과 아주 유사하며, "symphysis sterni"라고도 한다.[1,6] 이 관절의 골화는 장년층의 약 10%에서 일어나고, 성인여자와 장년층의 약 1/3에서 디스크 중앙부분의 재흡수로 활막(synovial-line)으로 된 관절강이 이차적으로 생긴다. 이 현상은 MS 관절의 류마티스성 관절염과 관련이 되어왔다.[6] XS 관절 또한 복장뼈몸통(body of sternum)와 칼돌기(xiphoid process)사이에 관절하는 부동관절이다. 이 관절은 40~50세에 골화되는 경향을 나타난다.[8]

연골등뼈 관절(Costovertebral Joints)

전형적인 CV 관절은 늑골두와 인접한 두 개의 추체, 그리고 이에 대응하는 추간판에 의해 형성된 활액관절이며 2번~9번 늑골이 해당된다. 각각의 전형적인 늑골두는 "**demifacets**"이라 불리는 두 개의 관절면을 가진다(그림 5-5). 늑골 두에 있는 늑골 관절면(costal facet)은 작고, 난원형이며, 약간 볼록하다(그림 5-7). 이 반관절면(demifacets)은 **상부 연골등뼈 관절면**(superior costovertebral facet)과 **하부 연골등뼈 관절면**(inferior costovertebral facet)으로 나뉘어 불린다. 추체는 대응하는 관절면을 가지는데, **상부 관절면**(superior facet)은 상부 추체의 하부에 위치하고, **하부 관절면**(inferior facet)은 아래 추체의 상부에 있다. 제2번~제10번까지 늑골두의

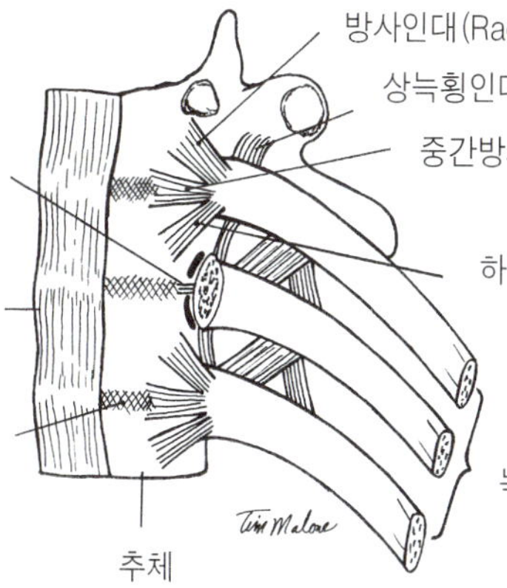

◀ **그림 5-7** ■ CV관절과 인대의 외측면. 방사인대의 3밴드는 CV관절을 강화한다. 방사인대의 상부와 하부는 낭인대와 추체에 연결된다. 인대의 세번째 부분은 추간원판에 연결된다. 그림 중간에서, CV관절은 방사인대를 보여주고, 관절낭은 관절 내 인대를 보여주기 위해 제거되었고 섬유륜에 의해 늑골두에 부착된다.

관절면은 등뼈 관절면(vertebral facet)과 추간판에 약간의 각을 이루며 편안하게 붙어있다. 등뼈 제 10~제 12번의 추골 관절면은 척추경(pedicle)보다 더 후방에 위치한다. 1번, 10번, 11번 그리고 12번 늑골은 그들과 대응하는 등뼈와 단 한 개의 관절만을 이룬 비전형적인 늑골들이다.[6]

각각의 CV관절은 섬유성 관절낭(fibrous capsule)으로 둘러 싸여있다. 제 2번~제 10번 늑골의 관절은 **골간인대**(interosseous ligament) 혹은 관절내 인대(intra-articular ligament)에 의해 두 개의 강(cavity)으로 나눈다. 이 인대는 늑골두의 능에서 추간판의 섬유륜까지 펼쳐진다.[6,9] **방사인대**(radiate ligament)는 전외측 관절낭인대(anterolateral capsular ligament)와 단단히 연결되어 있으며, 세 개의 밴드가 있는데 이것은 상흉추체와 하흉추체에 정지하는 상밴드(superior band)와 하밴드(inferior band), 추골간 추간판에 정지하는 중간밴드(intermediate band)이다(그림 5-7).[5,6,8] 후방의 관절낭인대는 척주의 후종인대(PLL)와 합병된다.

단일 등뼈와 관절을 하고 있는 제 1번, 제 10번~제 12번의 비전형적인 CV관절들은 두 개 흉추골과 관절을 하고 있는 관절보다 운동성이 크다. 단일 등뼈와 관절하는 이 CV관절은 골간인대(interosseous ligament)의 결여로 단지 하나의 강(cavity)을 갖지만[9] 상 흉추체에 부착하는 방사인대와 상밴드(superior band)가 존재한다. 회전과 활주 운동 모두 모든 CV관절에서 일어난다.[10]

갈비뼈가로돌기 관절(Costotransverse Joints)

CT관절은 늑골의 늑골결절(costal tubercle)과 대응하는 제1번~제10번 등뼈의 가로돌기에 있는 늑골관절면에 의해 형성된다[9](그림 5-8). CT관절은 활액관절이고 얇고, 섬유성 관절낭에 의해 둘러싸여 있다. 상부 CT관절은 약간 오목한 늑골 관절면(costal facet)과 약간 볼록한 늑골 결절(costal tubercle)을 가진다. 이것은 이 분절들 사이에 약간의 회전 움직임을 제공한다. 양쪽 관절면이 편평한 T7-T10에는 활주(gliding)운동이 두드러진다. CT 관절낭은 3개의 주요인대에 의해 강화되는데, **외측 갈비뼈가로돌기 인대**(lateral CT lig), **갈비뼈가로돌기 인대**(CT ligament), **상 갈비뼈가로돌기 인대**(superior CT ligament)이다(그림 5-9). 외측 갈비뼈가로돌기인대(lateral CT ligament)은 늑골결절과 대응하는 가로돌기 끝의 외측부분사이에 위치하는 짧고 강한 섬유이다.[9,10] 늑횡인대는 후방으로 늑골경(neck of rib)과 같은 수준의 가로돌기 사이의 갈비뼈가로돌기 공(costotransverse foramen)안을 주행하는 짧은 섬유로 구성된다.[6,9] 상 갈비뼈가로돌기 인대는 늑골경의 능(crest)에서 상부 가로돌

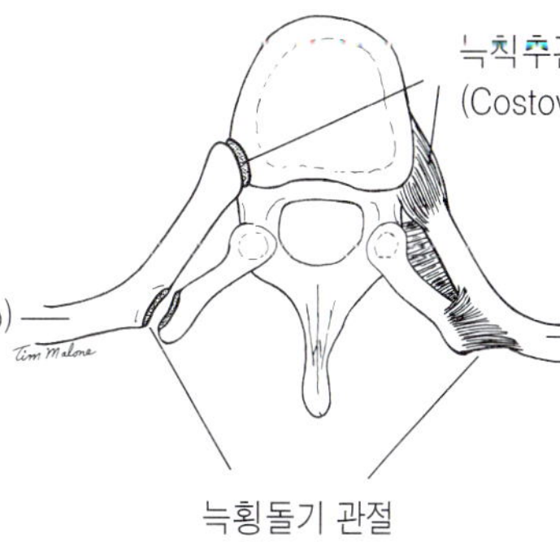

▲ **그림 5-8** ■ CV와 CT 관절의 상부면은 오른쪽 관절낭의 구조를 보여준다. 왼쪽의 관절면은 관절낭과 인대를 제거하였다.

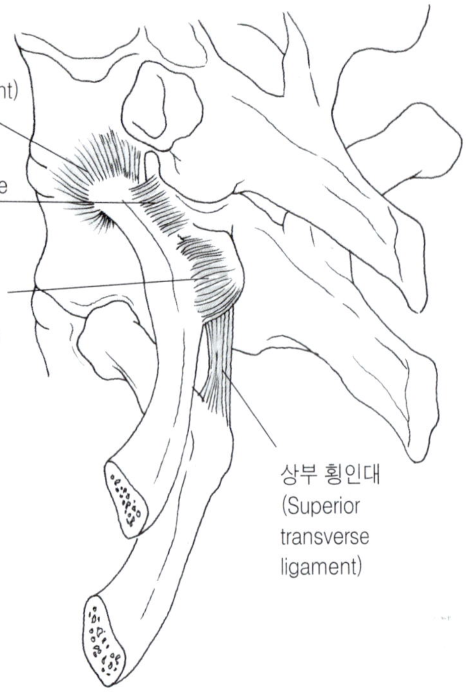

▲ **그림 5-9** ■ 늑횡관절의 인대. (1) 늑횡인대, (2) 외측 늑횡인대, (3) 상부늑횡인대.

기의 하연까지 주행한다.

갈비뼈연골관절과 연골가슴뼈관절 (Costochondral and Chondrosternal joints)

제 1번~제 10번 늑골은 전외측으로 갈비뼈연골(costal cartilage)과 관절하여 CC관절을 형성한다(그림 5-6). CC관절들은 골막(periosteum)에 의해 싸여 있는 부동 관절이며[10], 지지해 주는 인대도 없다.

1-7번 늑골의 갈비뼈연골 전면은 복장뼈와 관절하여 CS 관절을 이룬다(그림 5-6). 1번은 복장뼈자루의 외측 관절면과 붙고, 2번 늑골은 복장뼈자루 복장뼈몸통 연결부위에 두개의 반관절면을 이루며 관절하고, 3번~7번은 복장뼈 몸통 바깥쪽에 관절을 이룬다. 1번, 6번, 7번 늑골의 CS관절은 부동관절을 이룬다. 2번~5번 늑골의 CS관절은 활액관절을 이룬다.

골막으로 싸여있는 관절낭은 1번~7번 늑골의 연결을 전체적으로 지지한다. 관절낭의 지지인대는 **전후방사늑흉인대**(anterior & posterior radiate costosternal ligaments)를 포함한다. **흉늑인대**(sternocostal ligament) 관절내 인대로 CV관절의 관절내 인대(intra-articular ligament)와 비슷하고, 두번째 CS 관절의 두 반관절면으로 나뉜다. CS 관절은 나이가 들어감에 따라 골화되어진다. **늑골검상인대**(costoxiphoid ligament)는 7번째 갈비뼈연골 전 · 후로 칼돌기와 전 · 후면을 연결한다.

연골사이 관절(Interchondral Joints)

제 7번~제 10번의 갈비뼈연골(costal cartilages)은 그들 바로 위의 연골과 관절한다. 제 8번~제 10번 늑골은 간접적이지만, 복장뼈와 연결된다(그림 5-6). 연골사이 관절들은 활액관절이며 관절낭인대와 연골사이 인대에 의해서 지지를 받는다.[8] 연골사이 관절들은 CS관절처럼 섬유화 되는 경향이 있고 나이가 들면 결합된다.

기본 개념 5-1 : *흉곽 요약*

요약하면, 1번에서 10번 늑골은 두 개의 활액관절(CV와 CT)에 의해 척주의 뒤쪽으로 관절을 이루고 있고, 앞쪽으로는 직간접적으로 복장뼈자루와 갈비뼈연골로 연결된다. 이러한 관절들은 상호 의존적이며 움직임이 제한되는 닫힌운동사슬을 형성한다. 이러한 관절들은 기관을 보호하기 위해 흉곽의 안정성을 필요하므로 최대 기능을 위한 유연성이 충분하지 않지만 인대의 도움을 받는다. 11번째와 12번째 늑골은 단일 CV관절이나, CT관절은 이루지 않으며, 앞쪽으로 복장뼈와는 연결되지 않는다. 이러한 늑골은 움직임의 제한이 보다 덜한 열린운동사슬을 형성한다.

■ 늑골과 복장뼈자루의 움직임 (Kinematics of the Ribs and Manubriosternum)

늑곽(rib cage)의 움직임은 갈비뼈연골의 탄력성과 복장뼈자루의 움직임, 관절의 각도와 형태에 의해 놀라울 정도로 복잡한 기하학적 특성을 갖는다.

각 늑골에서 실제적으로 일어나는 움직임의 형태와 기전은 문헌에서도 논란의 여지를 가지고 있다. 그 주요한 논란은 CV관절에서 움직임의 형태에 따라 늑골 움직임의 중심에 대한 것이며 흡기와 호기 동안 늑골의 형태가 변형을 일으킨다는 것이다. Kapandji 등은 CV와 CT 관절이 기계적으로 연결되어 두 관절의 중심을 통과하는 하나의 축이 있다고 믿었다. Saumarez는 늑골은 단단하며 따라서, 하나의 고정된 축에 대해 회전할 수 없으므로 이동축에 의한 움직임을 주장하였다.

연구자들은 일반적으로 제1번 늑골의 구조와 움직임에 대해 동의하고 있다. 1번 늑골의 앞쪽 관절은 다른 늑골보다 더 크고 두껍다. 1번 갈비뼈연골도 다른 늑골보다

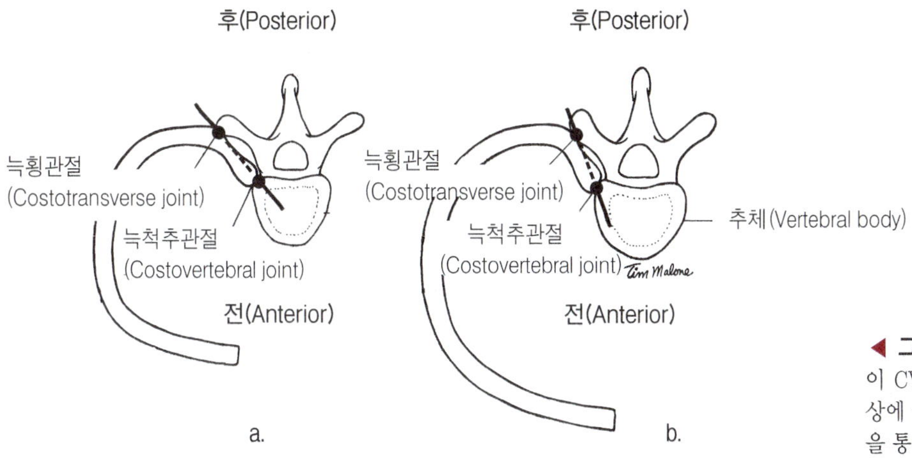

◀ **그림 5-10** ■ A. 상부늑골 공통 운동축이 CV 관절과 CT관절의 중심을 지나 관상면상에 놓여 있다. B. 하부늑골의 CV, CT 관절을 통해 축이 시상면 가까이 위치한다.

더 단단하다. 또한 1번 CS 관절은 활액관절이 아니라, 연골성 관절이므로 복장뼈자루에 단단히 부착된다. 마지막으로 1번 CS 관절은 흉쇄관절(sternoclavicular) 뒤쪽, 아래쪽에 있어 전방 CS 관절은 거의 움직이지 않는다.

후방의 1번 CV 관절은 단일 관절이므로 운동성이 증가되어 있다. 흡기 시 1번 늑골은 상승하고, CV 관절은 상부와 후부로 움직인다. 다음의 더 유력한 학설은 즉, 제1번~10번 늑골의 운동축은 CV 관절과 CT 관절의 중심을 통한 공통된 축을 갖는다는 것이다. 이 공통된 운동축은 상부늑골의 관상면에 가까이 있고, 시상면에서 등뼈부위의 움직임이 주를 이룬다. 하부 늑골 움직임의 축은 시상면에 가깝고, 관상면에서 흉추부위의 움직임이 주를 이룬다(그림 5-10). 11번과 12번 갈비뼈의 운동축은 CV 관절만 통과하는데, 이는 CT 관절이 없기 때문이다. 이 마지막 2개의 갈비뼈의 운동축은 관상면에 가까이 있다.

흡기 시 갈비뼈는 거상된다. 상부 갈비뼈에서 대부분의 움직임은 갈비뼈의 전면부에서 일어나며, 척추의 관상축에 가까이 있다. 갈비뼈연골은 더 수평해진다. 갈비뼈의 움직임은 복장뼈를 앞쪽 상부로 밀어낸다. 복장뼈자루 이동은 복장뼈몸통의 움직임보다 작은데 그 이유는 첫번째 늑골이 가장 작고 7번까지 늑골의 길이가 아랫쪽으로 더 증가하기 때문이다. MS 관절에서 움직임의 원인은 길이의 차이 때문이다. 상부 늑골과 복장뼈의 움직임은 흉곽의 전후(A-P) 직경을 증가시킨다. 이 늑골과 흉골의 복합 움직임은 시상면에서 주로 일어나는데 이를 흉곽의 "펌프 손잡이(pump handle)" 운동이라 한다(그림 5-11).

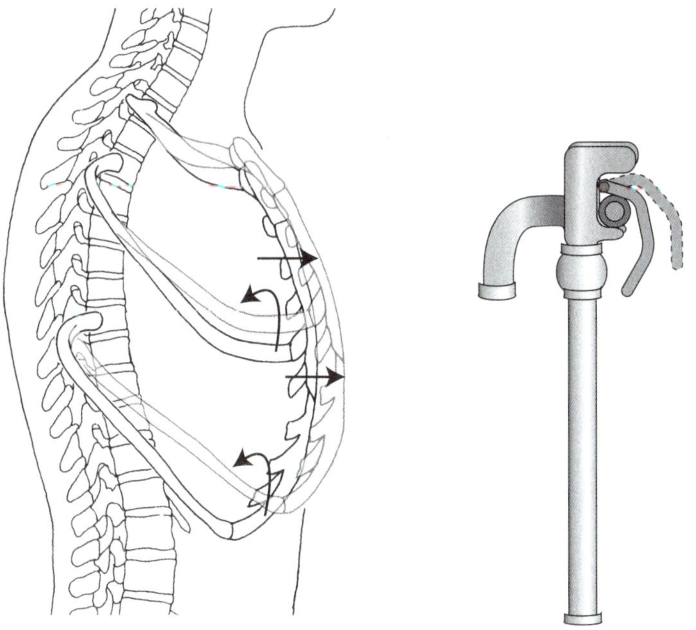

◀ **그림 5-11** ■ 복장뼈가 위와 앞으로 움직여서 CV와 CT 관절에서 상부 늑골이 상승하는 것을 "pump-handle" 움직임이라 한다.

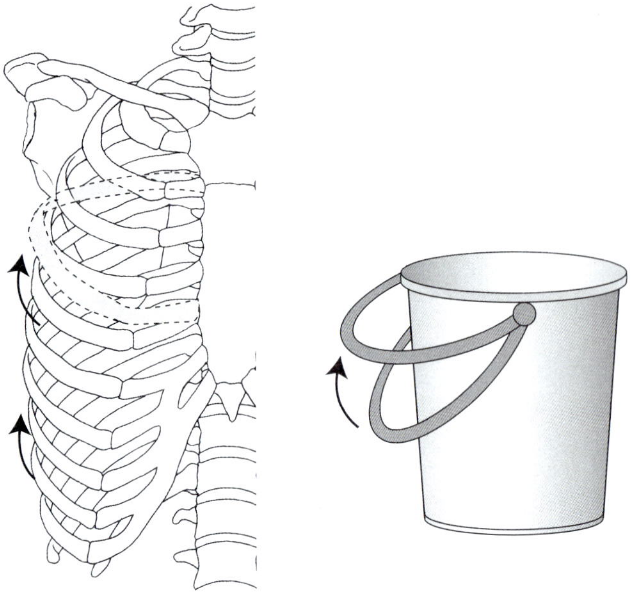

▲ **그림 5-12** ■ 늑곽의 외측 움직임이 CV와 CT 관절에서 하부 늑골이 상승하게 되는데 이를 "bucket-handle" 움직임이라 한다.

하부 늑골의 거상은 시상면에 가까이 있는 운동축에서 일어난다. 하부 늑골은 1번부터 10번 늑골까지 사선방향의 각도가 더 증가하며, 복장뼈의 전면에 간접적으로 부착된다. 이러한 요인은 늑곽의 바깥면이 더 많이 움직이는 요인이다. 하부 늑골 거상의 최대효과는 하부 흉곽의 횡직경을 증가시키는 것이다. 이 움직임은 관상면에서 가깝게 일어나는데 이를 흉곽의 "양동이 손잡이(bucket-handle)" 운동이라 한다(그림 5-12).

이는 늑골이 머리쪽에서 꼬리방향으로 움직일 때 운동축은 단계적으로 이동하며, 따라서 중간늑고은 두가지 움직임의 질을 보여준다. 제11번과 12번 늑골은 척추와 후부에 한 개의 관절면만을 가짐에 따라 흉곽의 닫힌 사슬의 운동에는 참여할 수 없게 된다.

지속적 연구 : 늑곽에서 측만증의 효과

늑골의 움직임의 단일 축은 CV와 CT관절을 통해 일어난다. 그런 까닭으로 이러한 관절들의 정렬의 변화는 흉곽의 움직임에 변화를 주게 된다. 측만증 환자의 등뼈는 측면으로 휘어져있을 뿐만 아니라 회전되어 있어, 그림 5-2A와 B처럼 CT와 CV관절면의 정렬에 변화가 오게 된다. 그럼에도 불구하고, 측만증 환자의 늑곽의 용적에는 큰 변화가 없는데, 흉곽의 오목한 쪽은 용적이 증가하고, 볼록한 쪽은 용적이 감소한다. 그림 5-13A는 4세 아동의 정상적인 흉곽이며, 5-13B는 심한 척추 회전으로 인한 선천성 우측 흉추 측만증 4세 아동이다. 측만증 환자의 환기능력은 변형 각도, 길이, 부위, 회전각도, 발생 나이에 영향을 받는다.

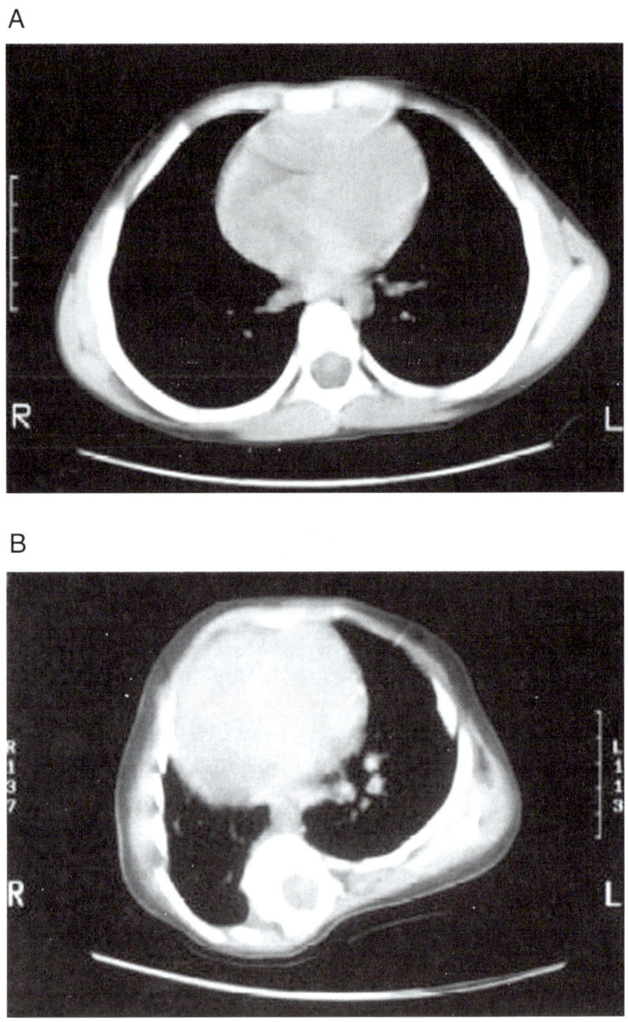

▲ **그림 5-13** ■ 경한 측만증 환자의 늑곽 용적 변화. 등뼈의 오목한 쪽은 용적이 증가, 볼록한 쪽은 용적이 감소하는 비대칭을 이룬다.(출처: Tobin, MI: Respiratory muscles in disease. Clin Chest Med 9:263-286, 1988.)

사례 적용 5-1 : **늑곽 요약**

Mary는 등뼈 중간부위의 측만커브가 정형외과 의사에 의해 40° 로 측정되었다. 등뼈 중간부위의 측만커브는 척추의 회전에 의하며 폐기능이 감소되었을 가능성이 있다. 이것은 Mary가 테니스 경기 중 호흡이 짧아지는데 영향을 줄 수 있다.

늑곽과 관련된 근육들 (Muscles Associated with the Rib Cage)

늑곽에 작용하는 근육들을 일반적으로 **환기근**(ventilatory muscle)이라 한다. 환기근은 상당수의 작용에 있어서 다른 골격근과는 달리, 가느다란 줄무늬가 있는 골격근(striated skeletal muscles)이다. (1) 환기근은 피로저항이 증가되었고, 더 큰 산화용적(oxidative capacity)을 가진다. (2) 환기근은 생명이 다 할 때까지 간헐적이기보다는 오히려 율동적으로 수축한다. (3) 환기근은 중력(gravitational force)에 대항하는 것 보다는, 오히려 폐의 탄력성 특성(elastic properties)과 기도 저항(airway resistance)에 반하여 작용한다. (4) 이런 환기근의 신경학적 조절은 수의적, 불수의적으로 된다. (5) 이런 근육들의 작용은 생명유지(life sustaining)를 하는 것이다.

흉벽(chest wall)에 부착된 어떤 근육은 환기작용(ventilation)에 기여하는 가능성을 가진다. 환기에 참여하는 근육은 수행된 호흡(breathing)의 형태와 관련이 된다. 안정 시에 일어나는 조용한 호흡(quiet breathing)은 환기 시 일차적 흡기근(primary inspiratory muscles)만 필요로 한다. 하지만 운동할 때나 폐 질환으로 인해 일어나는 활동성 또는 노력성 호흡 시 증가된 환기의 요구를 수행하기 위해 흡기 보조근과 호기 보조근 모두 동원된다.

환기근은 가장 정확하게 **일차환기근** 또는 **보조환기근**으로 분류된다. 환기주기(ventilatory cycle) 동안 근육의 작용, 특히 보조근육의 작용은 단순하지도 또한 절대적이지도 않다. 환기근에 대해 흡기근 또는 호기근과 같이 분류하는 것은 부정확하고 오해를 불러일으킬 우려가 있다.

■ 일차 환기근(Primary Muscles of Ventilation)

일차 근육(primary muscles)은 조용한 호흡(quiet ventilation)에 동원되는 근육들이다. 이것들은 **횡격막**(diaphragm), **늑간근**(intercostals) 그리고 **사각근**(scalenus)이다.[17,18] 이 근육들은 모두 흡기를 촉진하기 위해 늑곽(rib cage)에 작용한다. 하지만 안정 시 호기는 수동적으로 이루어져 일차호기근은 없다.

지속적 연구 : 폐 용량 측정

폐활량(VC)은 IRV, TV, ERV가 합해진 용량이다. VC는 최대로 공기를 들여마신 후 최대로 내쉰 양이다. 흡기용량(IC)은 IRV와 TV를 합한 양이다. 이는 안정 내쉰 상태에서 들여마실 수 있는 용량이다.

FRC는 ERV와 RV의 합으로 조용히 내쉰 후 남은 용량이다.

전체 폐용적(TLC)은 4가지(IRV, TV, ERV, RV) 폐용적의 합이다. 일회호흡(TV)은 전체폐용량 중 조용히 하는 호흡량이다. 표 5-1은 도표로 요약한 것이다. 몸에서 호흡의 요구가 증가하면, 각각의 호흡량이 증가하고, IRV와 ERV 영역이 호흡영역이 된다. 환기요구가 증가하면, 호흡율(분당 호흡수) 또한 증가한다.

횡격막(Diaphragm)

조용한 호흡 시 횡격막은 대략 흡기의 70~80% 정도 차지하는 일차 환기근(primary ventilatory muscle)이다.[17] 횡격막은 복장뼈(sternum), 늑골(ribs), 갈비뼈연골(costocartilages) 그리고 추체(vertebral bodies)에서 기시하는 원형의 근섬유로 상방향으로 주행하여 **중심건**(central tendon)에 정지한다.[19,20] 부메랑형태의 중심건

표 5-1 폐용적과 폐용량

<table>
<tr><th>폐용적(Lung Volumes)</th><th colspan="3">폐용량(Lung Capacities)</th></tr>
<tr><td></td><td rowspan="4">폐활량
(VC)</td><td rowspan="3">흡기량
(IC)</td><td rowspan="5">전폐용량
(TLC)</td></tr>
<tr><td>예비흡기용적
(IRV)</td></tr>
<tr><td>1회 호흡량
(TV)</td></tr>
<tr><td>예비호기용적
(ERV)</td><td rowspan="2">기능적
잔기량
(FRC)</td></tr>
<tr><td>잔류용적
(RV)</td><td>잔기량
(RV)</td></tr>
</table>

의 **외측 소엽**(lateral leaflets)을 돔(domes)의 좌 · 우 반 횡격막(hemidiaphragms)을 형성한다. 기능적으로, 횡격막근육은 복장뼈, 갈비뼈연골, 늑골에서 기시하는 **늑골성 부분**(costal portion)과 추체에서 기시하는 **다리부분**(crural portion)으로 나눈다[21](그림 5-14).

횡격막의 늑골성부분은 기시에서 수직방향으로 올라가 늑곽내에서 합해지고, 중심건에 도달하기 전에 평평해진다. 횡격막의 수직섬유는 하부늑곽의 내벽 가까이 위치하며, 이를 **병치지역**(zone of apposition)이라 한다(그림 5-14A).

횡격막의 늑골부분은 칼돌기의 후면과 하부 6개의 늑골과 갈비뼈연골의 내면에 가느다란 근육성 섬유에 의해 부착된다.[19,20] 횡격막의 다리부분은 L1~L3의 요추체와 추간판 그리고 **궁상근막인대**(aponeurotic arcuate ligaments)에 기시한다. **내측궁상인대**(medial arcuate ligament)는 요근(psoas muscles)의 상전방(upper anterior)에 아치를 만들고, L1 혹은 L2 추체로 부터 L1, L2 혹은 L3의 가로돌기까지 연장된다. **외측궁상인대**(lateral arcuate ligament)는 요방형근(quadratus lumborum)을 덮고 있으며 L1, L2 혹은 L3의 가로돌기로부터 제 12번 늑골까지 연장된다[19,22](그림 5-14B).

일회 호흡 시, 횡격막의 돔의 하강은 대부분의 병치지

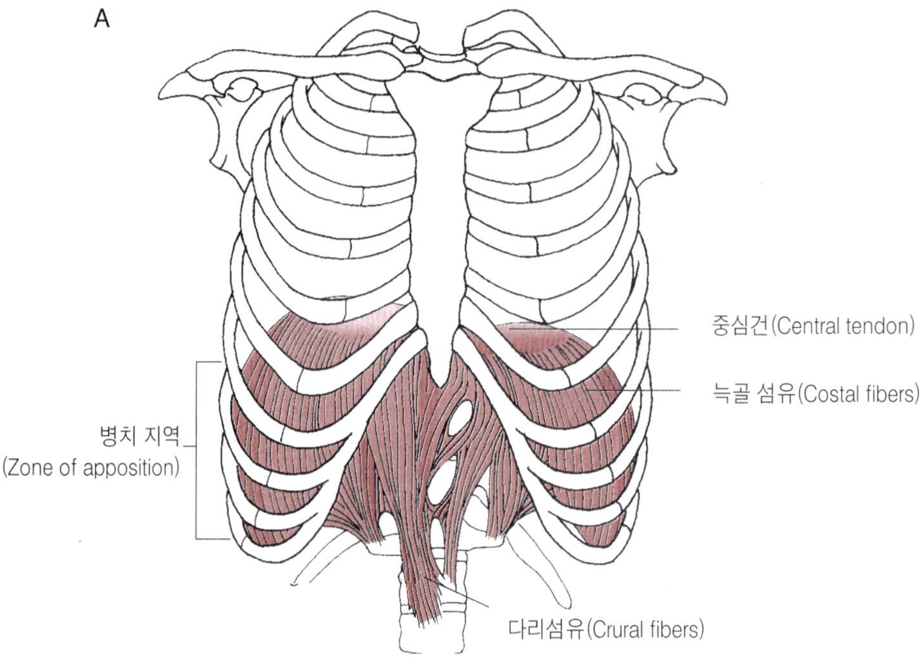

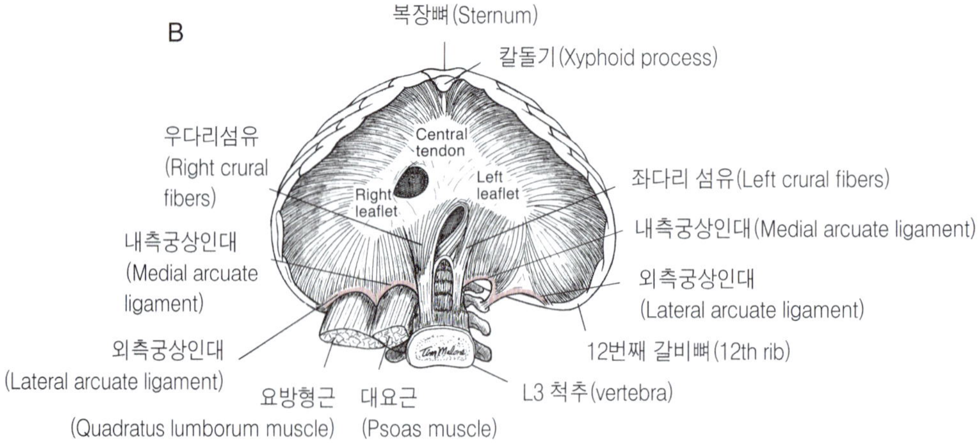

▲ **그림 5-14** ■ A. 전면부, 횡격막 섬유는 복장뼈, 갈비뼈연골, 늑골과 척추에에서 기시한다. 늑골섬유는 수직으로 올라가 늑곽 내에서 합해지고, 중심건에 도달하기 전에 평평해진다. B. 횡격막의 하부는 양측 궁상인대뿐만 아니라, 중심건의 소엽을 보여준다.

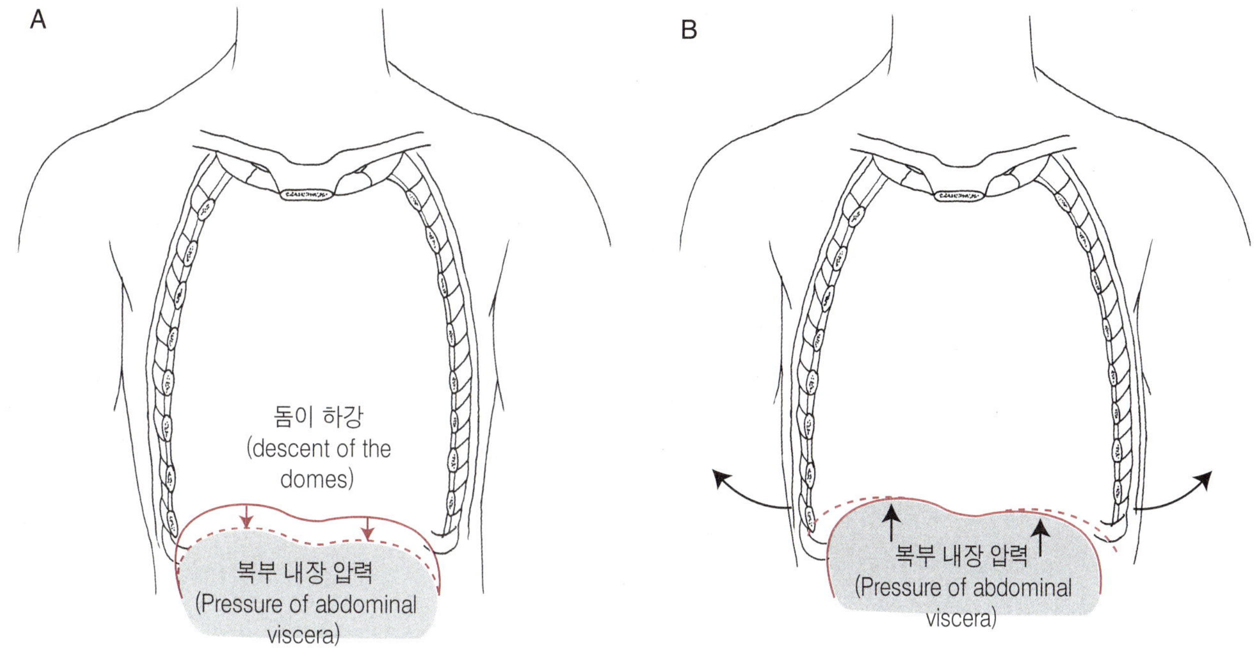

▲ **그림 5-15** ■ A. 호흡하는 동안, 횡격막의 수축은 돔의 하강과 복부 압력을 증가시킨다. 복부 압력의 증가는 횡격막의 중심건을 더 낮게 하여 복부 압력의 더 이상의 증가를 예방한다. B. 횡격막의 늑골섬유가 계속 수축하면, 하부 늑골이 확장되는 결과로 횡격막의 중심건이 안정된다.

역을 유지된 채, 약간의 횡격막 모양의 변화만 일어난다. 횡격막이 하강할 때 횡격막은 복부 내 장기를 압박하고 복부내압(intra-abdominal pressure)을 증가시킨다.[22] 깊은 호흡은 복부를 압박하고, 횡격막의 중심건을 안정시킨다(그림 5-15A). 계속된 횡격막 늑골섬유의 수축에 대항하여 복부압력에 의해 중심건은 안정되고, 이제 하부늑골은 들려 밖으로 회전되는 양동이 손잡이(bucket-handle motion) 운동이 일어난다(그림 5-15B). 횡격막이 끝에 도달하면 더 수평해지고, 더 이상 하위늑곽은 들려지지 않게 된다.[26]

횡격막의 다리부분은 늑골부분보다 하위늑곽을 통한 흡기에 덜 직접적인 영향을 미친다. 간접적으로 다리부분의 움직임의 결과로 중심건은 내려오고, 복부 내압은 증가한다. 이렇게 증가된 압력은 횡격막에 전달되어져 하위늑곽의 팽창에 도움을 준다.

조용한 흡기 동안 흉복부의 움직임은 횡격막의 수축에 의해 만들어진 압력의 결과이다. 중심건이 내려오고 횡격막이 수축할 때, 복부내용물이 전/외측으로 이동되어지므로 복압은 증가된다. 횡격막의 하강은 흉강의 크기를 증가시키는 결과로 흡기를 위해 폐간압력(intrapulmonary

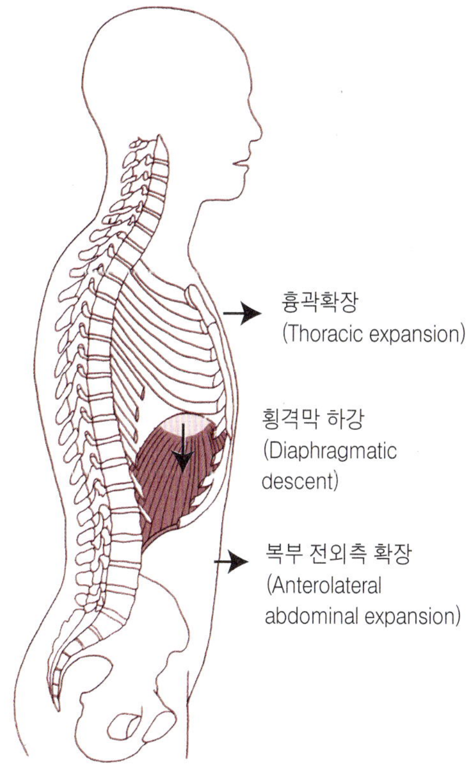

▲ **그림 5-16** ■ 조용한 흡기 동안 정상 흉복부 움직임은 횡격막의 수축에 의한다. 횡격막이 내려가면, 흉곽은 확장되고 복부 내장은 앞쪽 외측으로 이동한다. 천천히 내쉴 때 흉곽의 크기는 감소되고, 복부는 안정상태로 되돌아 간다.

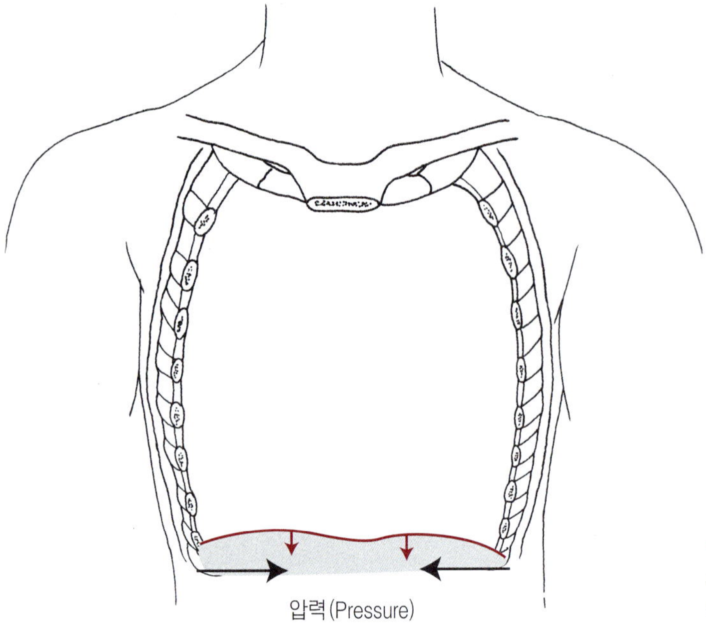

◀ **그림 5-17** ■ COPD 환자의 안정 상태에서 횡격막은 과도한 팽창에 의해 횡격막이 편평해진다. 증상이 심한 경우에 횡격막의 수축은 하부 늑골을 안쪽으로 당기게 된다.

pressure)을 감소시킨다(그림 5-16). 호기(exhalation)는 흉강을 감소시킨다. 횡격막은 돔 형태로 회복되고, 복부내용물은 처음 위치로 돌아온다. 만성폐쇄성 폐질환(COPD) 환자는 정상보다 횡격막 하부의 만성 과도팽창의 결과이다. 더 심한 질병에서는 횡격막 근섬유를 안쪽으로 당겨 하부늑곽을 안쪽으로 당기게 된다(그림 5-17). 심한 COPD에서 횡격막의 수축은 흉강의 크기를 감소시키고 흡기를 방해하게 된다.

지속적 연구: **탄성**

탄성은 구조나 시스템의 팽창 정도를 측정하는 것이다. 횡격막이 수축하는 동안 복부는 늑곽의 외측 확장을 위한 지렛대가 된다. 따라서 복부의 탄성은 흉곽의 흡기운동의 요인이 된다.

$$\text{Compliance} = \triangle\text{volume} / \triangle\text{pressure}$$

Compliance = change in volume per unit of pressure

복부 탄성의 증가는 척수 손상으로 복근이 마비되었을 때처럼, 중심건의 안정성 소실로 늑곽외측 확장이 감소하게 된다. 중심건의 안정성이 없어지면 횡격막의 늑골섬유는 하부늑골을 들어올릴 수 없다. 임신처럼 복부 탄성이 감소되면, 횡격막의 가동역(excursion)이 꼬리방향으로 제한되고, 이로 인해 환기 사이클에서 늑곽이 외측과 상부로 움직임이 일찍 일어나게 된다.

늑간근(Intercostal Muscles)

내늑간근과 **외늑간근**(internal and external intercostal muscle)은 **환기근**으로 분류된다. 그러나 오직 내늑간근의 복장뼈 주위 부분만 일차환기근으로 간주된다. 환기근에 대한 일치된 논제를 제공하기 위해 늑간근의 전체그룹을 이 부분에서 함께 설명할 것이다.

늑간근들은 연접한 늑골을 연결시키고, 해부학적 방향과 위치에 따라 내 늑간근 또는 외 늑간근이라 한다(그림 5-18). 내 늑간근은 제 1 늑골~제 11 늑골 내면의 능(ridge)에서 기시하고, 하부 늑골의 상연(superior border)에 정지한다. 내늑간근의 섬유는 외늑간근보다 심부에 있고, 하방(caudal)과 후방(posterior)으로 주행한다. 외늑간근은 제 1 늑골~제 11 늑골의 하연(inferior borders)에서 기시하고 하부 늑골의 상연(superior border)에 정지한다. 외늑간근의 섬유는 아래쪽(caudally)을 향하고, 내늑간근에 대해 빗각(oblique angle)을 형성한다.

내늑간근은 전방 흉연골 접합(chondrosternal junction)으로부터 시작하여 **후늑간막**(posterior intercostal membrane)이 되는 후방 늑골각까지 연속된다. 외늑각근은 뒤쪽의 늑골 결절에서 시작하여 **전늑각막**(anterior intercostal membrane)을 형성하는 전방 갈비뼈연골 접합(costochondral junctions)까지 연결된다. 그러므로 앞쪽으로는 내늑간근만 흉연골 접합에서 갈비뼈연골 접합까지 존재한다. 내늑간근의 이 부분을 흉골주위근(para-

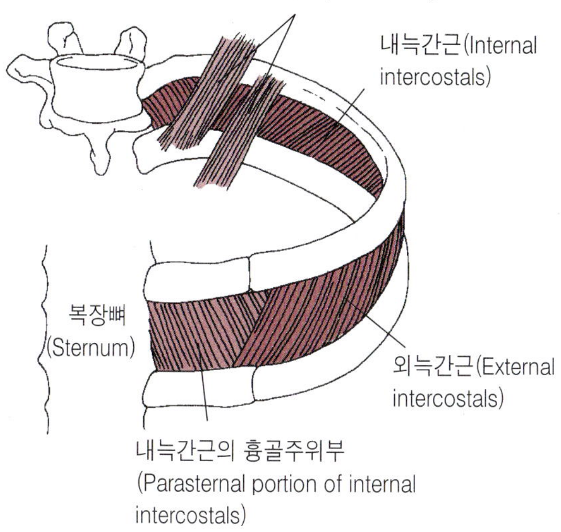

◀ **그림 5-18** ■ 늑간근. 내늑간근은 연골흉골 접합부로부터 시작하여 후 늑간막이 되는 후방 늑골각까지 연속된다. 외늑간극은 뒤쪽의 늑골결절에서 시작하여 전 늑간막을 형성하는 전방 갈비뼈연골 접합까지 연속된다. 늑하근 섬유는 내늑간근과 평행하고, 하나 이상의 늑간근을 연결하며 하위 늑곽에 존재한다.

sternal muscles)이라 한다. 후방으로는 외늑간근만 늑골결절에서 늑골각까지 존재한다. 외측으로, 두 개의 외늑간근과 내늑간근 층을 **골간 늑간근**(interosseous intercostals) 또는 **외측 늑간근**(lateral intercostals)이라 한다.

늑하근들(그림 5-18) 또한 늑간근이지만, 오직 하부 늑곽에서만 발견된다. 늑하근들은 늑골각에서 보이고 하부 늑골의 내측면에서 하나의 늑긴 긴격보다 크게 나타닌다. 이 섬유의 방향과 작용은 내늑간근과 유사하다. 외늑간근은 1번에서 11번 늑골의 내측면에서 시작하여 바로 아래 늑골의 상면에 각각 정지한다.

환기 동안 늑간근의 기능은 복잡하며 논란의 여지가 있다. 1749년, Hamberger는 흡기 시 외늑간근은 하부늑골을 상부늑골을 향해 들어올리고, 호기 시 내늑간근은 상부 늑골을 하부늑골을 향해 내린다는 지나치게 단순한 이론(simplistic theory)을 제시했다. 최근 근전도(EMG) 연구에서 흡기 시 외늑간근은 위상성(phasic)수축을 하고 호기 시에는 내늑간근이 위상적으로 수축한다고 보여줬지만,[28] 내 외늑간근 모두다 호흡의 증가에 따라 흡기와 호기에 작용될 것이다.[29] 늑간근들은 낮은 폐용량(low lung volume)일 때는 늑곽을 올리나, 높은 폐용량(high lung volume)일 때는 늑곽을 내린다.[30] 환기주기 동안, 늑간근의 작용은 머리방향(cephalad)에서 꼬리방향(caudal)으로 작용하는데, 이것은 흡기 초기에는 상부 늑간공(higher intercostal spaces)에서 섬유의 동원이 시작하여, 흡기과정에 따라 하방으로 움직인다. 하부 늑간근의 작용은 깊게 흡기할 때만 일어난다.[30]

> *지속적 연구:* **분당 환기**
>
> 분당 환기는 1분 동안 호흡한 양을 말한다:
>
> Minute ventilation(V_E) = [TV] × [respiratory rate (RR)]

전면부 대부분의 내늑간근, 즉 흉골주위근은 조용한 호흡시 일차 흡기근이다.[2,31] 흉골주위근의 작용은 늑골의 거상과 복장뼈의 하강의 결과로 흉연골 접합(CS junctions)을 회전시키는 듯하다. 흉골 주위근의 일차 기능은 늑곽의 안정화(stabilization)를 시키는 것으로 여겨진다. 이 안정화는 횡격막 수축 시 일어나는 폐음압에 반하여, 흡기 시 상부 흉벽의 역(paradoxical) 운동 또는 내향(inward) 운동을 막는다.[34]

골간 내늑간근의 운동학(kinesiology)은 환기(ventilation)와 체간회전(trunk rotation), 모두 수반한다.[2,35,36] 골간 내늑간근이 비록 환기 주기 동안 작용하지만, 흉골주위근과 횡격막의 활동에 비교했을 때 상대적으로 적은 양의 활동을 한다.[37] 골간 내늑간근은 흉곽의 축성회전(axial rotation)에 있어 중요한 역할을 담당한다. 오른쪽 외늑간근과 인쪽 내늑간근은 왼쪽 몸통 회전에 작용히지만 우 몸통회전엔 작용하지 않는다. 또한, 왼쪽 외늑간근과 오른쪽 내늑간근은 오른쪽 몸통회전에 작용하지만, 왼쪽 몸통회전에는 작용하지 않는다.[37]

사각근(Scalene Muscles)

사각근은 조용한 호흡의 일차근(primary muscles)이다. 사각근은 C3-C7의 가로돌기에 기시하여 전사각근(scalenus anterior)과 중간사각근(scalenus medius)은 첫 번째 늑골의 상연(upper border)에 정지하고, 후사각근(scalenus posterior)은 두 번째 늑골의 상연에 정지한다(그림 5-19). 사각근의 작용은 펌프 손잡이 운동에 있어 복장뼈와 상부의 두 개의 늑골을 올려, 상부 늑곽의 상방향과 외측으로 팽창시킨다.[18,23,31] 사각근의 활동은 흡기 시 시작되고 흡기가 총폐용량(total lung capac-

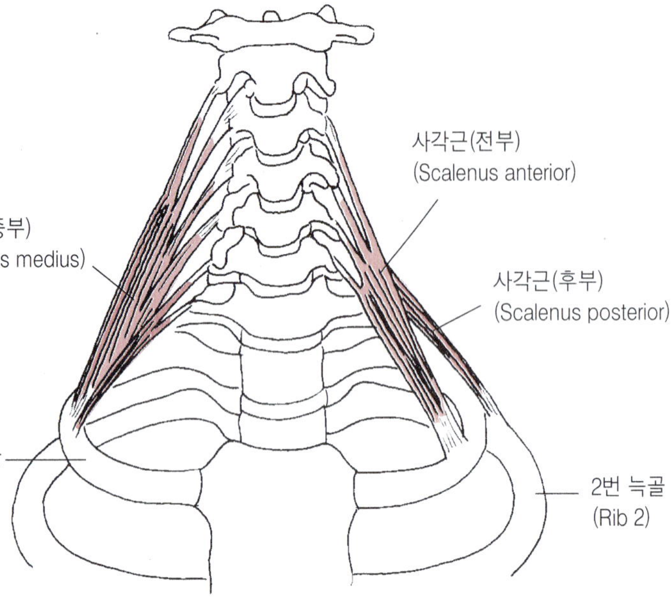

◀ **그림 5-19** ■ 사각근(전부, 중부, 후부)은 펌프 손잡이 운동 시 1,2번 늑골과 복장뼈를 상승시키는 역할을 한다.

ity)에 가까워 질수록 증가한다. 사각근의 길이-긴장(length-tension)관계는 횡격막의 작용이 감소되었을 때, 호흡주기의 후반부에 더 큰 힘(force)을 생성한다. 또한, 사각근은 늑곽을 안정화시킨다. 사각근은 횡격막 수축으로 인한 폐의 음압에 의한 상부 흉부의 역설적 운동(paradoxical movement)뿐만 아니라, 흉골에 대해 흉골주위근의 하방 당김에도 반대작용을 한다.

■ 환기 보조근(Accessory Muscles of Ventilation)

늑곽에 대해 견갑대(shoulder girdle), 두부(head), 또는 척주(vertebral column)에 부착된 근육을 환기**보조근**(accessory muscles of ventilation)이라 한다. 이들 보조근은 운동 또는 질병과 같은 스트레스(stress) 상황에서 흡기와 호기를 돕는다.

흉곽이 고정되면, 흡기 보조근은 체간에 대해 척주, 팔, 또는 머리를 움직인다. 증가된 환기 동안, 후자가 고정되면, 늑곽은 움직일 수 있는 분절(mobile segment)이 된다. 그러므로, 흡기보조근은 근육의 역방향으로 움직여 늑곽을 상방향과 외측으로 움직여 흉곽의 직경(thoracic diameter)을 증가시킨다.[23] 일반적으로, 설명된 보조근의 일부는 아래에 나타냈다. 하지만, 환기 보조근에 대한 더 많은 가능성을 가지고 있다. 이 근육들의 대부분은 본 장에서 논의하지 않으며 상당수가 다른 장에서 언급된다(그림 5-20A, B).

목빗근(sternocleidomastoid)은 복장뼈자루와 빗장뼈의 상 내측면(superior medial aspect)에 기시하여 측두골의 유양돌기(mastoid process)에 정지한다. 목빗근의 유용한 양측작용은 경추굴곡(flexion of cervical spine)이다. 만약 경추가 고정되면, 목빗근의 양측작용은 흉곽을 상부로 올린다.

대흉근(pectoralis major)은 어깨와 상완골이 고정되면 상부늑곽을 거상(elevation)시킨다. 대흉근의 빗장뼈머리(clavicular head)는 상지의 위치에 따라 흡기 또는 호기에 작용한다. 대흉근의 상완골 정지가 빗장뼈부위(clavicle level)보다 아래에 존재하면, 복장뼈자루와 상부늑골을 하방으로 당기는 호기근이다. 팔을 위로 올렸을 때와 같이 대흉근의 상완골 정지가 빗장뼈부위보다 위에 존재하면, 복장뼈자루와 상부늑골을 상방향과 외측으로 당기는 흡기근이다. **소흉근**(pectoralis minor)은 노력성 흡기 시 제 3번, 제 4번, 그리고 제 5번 늑골의 거상을 한다. 승모근(trapezius)은 두부를 고정한 채 목빗근이 흡기근으로서 기능을 할 수 있게 하기 위해서 능동 흡기 시 도울 수 있다. 빗장뼈와 첫번째 늑골사이의 근인, **쇄골하근**(subclavius)은 평소에 빗장뼈를 전방과 하방으로 당긴다. 반대작용으로는 쇄골하근은 흡기 시 상부 흉곽을 올리는데 보조한다.

다음의 복부(abdomen)에 대한 4개 근육들 또한 환기보조근으로 간주된다. 복횡근(transversus abdominis)은 하부 6개의 늑골의 후부 내면에서 기시하여 원주형태

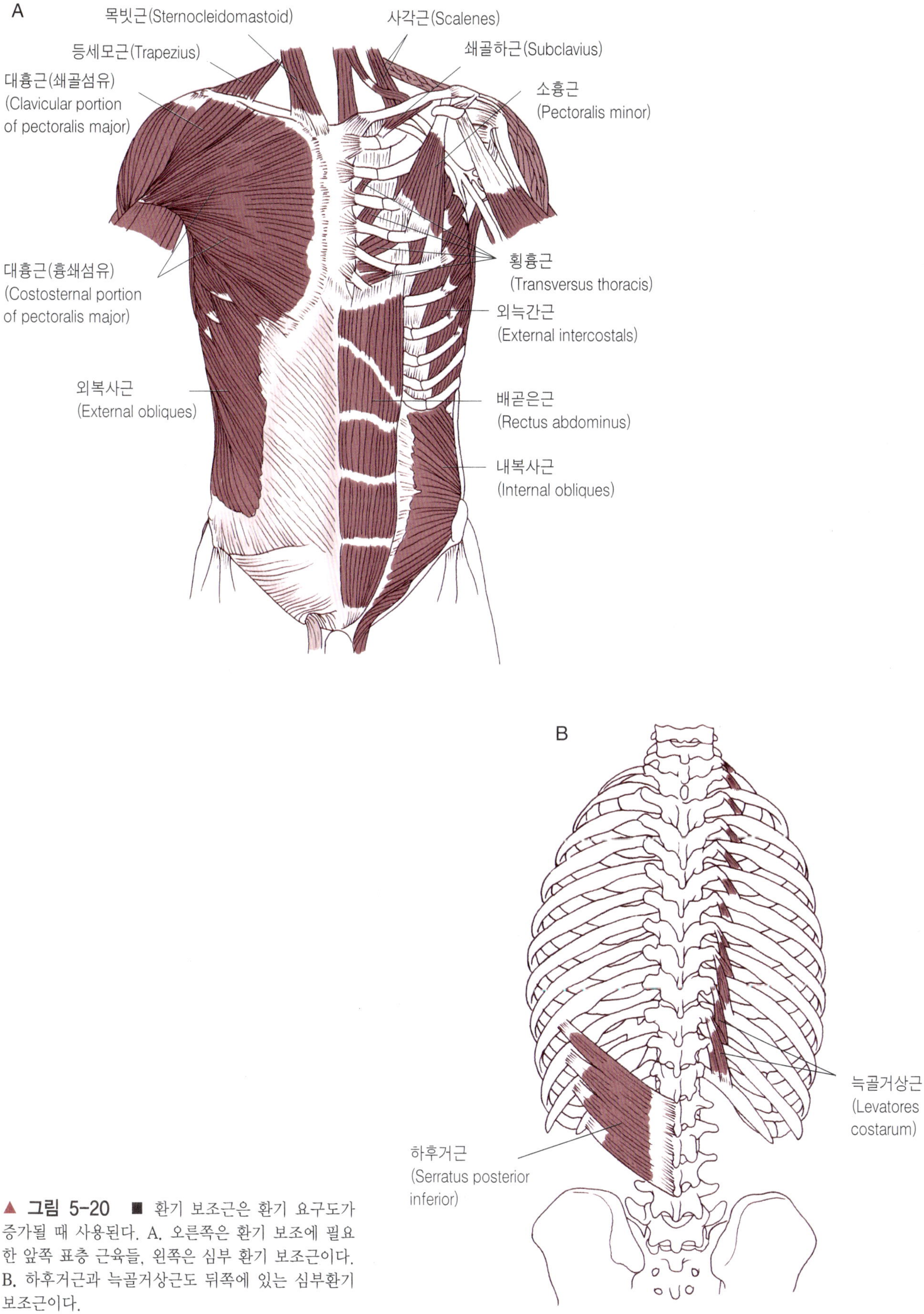

▲ **그림 5-20** ■ 환기 보조근은 환기 요구도가 증가될 때 사용된다. A. 오른쪽은 환기 보조에 필요한 앞쪽 표층 근육들, 왼쪽은 심부 환기 보조근이다. B. 하후거근과 늑골거상근도 뒤쪽에 있는 심부환기 보조근이다.

로 주행하여 복직근초(rectus sheath)를 형성하는 전 널힘줄(anterior aponeurosis)에 정지한다. 내복사근(internal abdominal oblique)은 장골릉(iliac crest)과 서혜인대(inguinal ligament)에 기시하여 상방향과 내측으로 주행하여 늑골 연(costal margin)과 복직근초에 정지한다. **외복사근**(external abdominal oblique)은 하부 8개의 늑골의 외면에 기시하여 하방향과 내측으로 주행하여 장골릉, 서혜인대 그리고 백선(linea alba)에 정지한다. 배곧은근(rectus abdominis)은 제5번-제7번 갈비뼈연골의 전면과 칼돌기(xiphoid process)에 기시하여 하방의 치골(pubis)에 정지한다.[3,27]

복부근은 오래전부터 체간굽힘근과 회전근일 뿐만 아니라, 호기근으로도 간주되었다. 호흡에 관련된 복부근의 주요 기능은 노력성 호기를 보조한다. 근섬유들은 호기운동에서 늑골과 갈비뼈연골을 하방으로 당긴다. 복부내압(intra-abdominal pressure)의 증가로 인해, 복부근들은 흉곽속으로 횡격막을 상방향으로 밀어 올리고, 호기 용적과 속도, 모두 증가시킨다.

복부근은 흡기 시에도 또한 중요한 역할을 갖는다. 호기시 복부근에 의해 증가된 복부 내압은 횡격막을 상방으로 압박하고, 횡격막의 늑골 섬유를 수동신장(passive stretch)시킨다.[3] 이런 변화들은 횡격막 근섬유의 최적 길이-장력 관계(optimal length-tension)에 의해 최적 흡기(optimal inspiration)에 대한 시스템을 준비한다. 흡기동안, 복부근은 복부에 안정성을 제공함으로서 외측 흉벽의 확장을 보조한다. 이것은 횡격막 작용에 대해 하나의 지렛대(fulcrum) 역할을 하므로 병치지역(zone of apposition)이 유지된다. 앙와위(supine position)일 때, 중력은 전 복벽의 안정성을 제공한다.[39] 사실상, 앙와위일 때는 복부근의 작용이 필요하지 않고 근전도(EMG) 상에서도 나타나지 않는다. 운동을 하는 동안, 복부근의 활동은 증가된 환기만큼이나 증가한다.[3,20]

척주의 측방굴곡과 골반 거상근이라 여겨진, 요방형근(quadratus lumborum)은 호기보조근이다. 요방형근은 제 12번 늑골에 부착하여 횡격막을 고정하고, 발성하는 동안에 횡격막을 원심성으로 수축한다.[10,27,40]

늑골거상근(levatores costarum)은 기능적으로 늑간근과 관련된, 척주주위근(paraver-tebral muscles)이다. 늑골거상근은 C7~T11 사이에 있다. 근섬유는 척추의 가로돌기로부터 하부 늑골의 후 외면의 결절(tubercle)과 늑골각(angle) 사이로 지나간다. 늑골거상근은 외측 체간굴곡 뿐만 아니라, 기립자세(upright position)에서 흡기를 보조한다.[10,27,41]

흉골삼각근(triangularis sterni) 혹은 **흉횡근**(transverse thoracis)은 흉골주위근(parasternals)보다 더 심층에 있으며 평편한 근육층이다. 흉골삼각근은 복장뼈 하부 1/2의 후면에 기시하고 상방향과 외측으로 주행하여 제3번-제7번 갈비뼈연골의 내면에 정지한다.[3,27] 이 근육은 복부근과 함께 늑곽을 하방향으로 당기는데 동원된다. 최근 연구에 의하면, 흉골삼각근은 특히 말할 때, 기침할 때, 웃을 때, 또는 호기 시 기능적 잔기 폐용량(functional residual capacity)일 때처럼 호기에 작용하는 일차호기근이다.[3,42]

이 근육은 앙와위 자세로 안정시에는 작용하지 않는다. 흉골삼각근은 노인의 서있는 자세에서 조용한 호기 시에 작용한다.[43]

지속적 연구 : 측만증 환자에서 호흡의 변화

측만증 환자의 등뼈의 정렬과 움직임이 해부학적 변화를 일으킬 뿐만 아니라, 호흡 시 길이–장력 연관성과 근육의 당기는 각도를 변화시킨다. 많은 각도로 볼록한 쪽은 늑간근이 늘어져 있고, 늑골간의 간격도 넓어져 있다. 오목한 쪽은 근육이 짧아져 있고 늑골도 압박을 받고 있다(그림 5-2A). 폐 용적은 측만증 흉곽의 생체역학적 변화로 흉추의 변형 없이도 감소되어진다(그림 5-21).

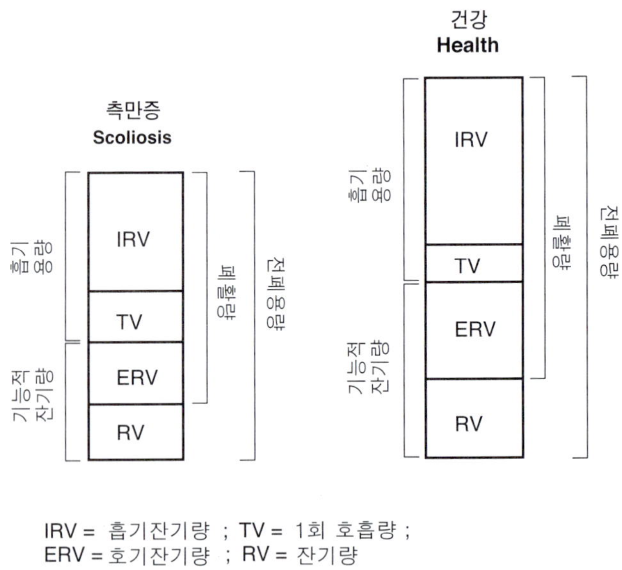

▲ **그림 5–21** ■ 건강한 사람과 측만증 환자의 폐용량.

사례 적용 5-2 : **측만증 치료**

커브가 심한 환자의 커브를 단계적으로 감소시키는 효과적인 방법이 보조기 착용이다. 그림 5-22와 같은 보스톤 측만증 보조기(Boston Scoliosis Brace)는 치료를 위해 직접적으로 늑곽을 압박하며, 환기를 위해 등뼈의 움직임을 제한한다. 뿐만 아니라 복부패드가 밀착되어 복압을 증가시켜 횡격막의 하강을 억제한다. 착용하는 동안 폐 용적은 15%-20% 감소한다. 이러한 효과가 있음에도 보조기를 제거하면 증상은 다시 환원된다. 커브가 40°인 Mary에게 이 보조기는 유용하다. 커브가 호전되기 위해서는, 테니스와 같은 강도 높은 활동을 견딜 능력을 증가시켜야 한다.

Mary는 아직 골격이 미성숙하고, 성장함에 따라 40°의 커브가 증가할 수 있다. 보조기 착용이 성공적이지 못하면, 증상의 호전은 제한적이며, 이 경우에는 수술로 교정을 고려할만 하다. 수술적 방법으로 일반적으로 측만증을 감소하거나 각도를 교정하게 된다. 폐 기능 검사는 수술적 방법이 정상적이지는 못하지만, 환기능력의 향상에 뒤따르게 된다. 정상적인 폐기능 기전의 손실은 경우는 척추의 변형, 폐실질의 변형, 척추의 계속된 회전, 등뼈 유연성 감소 등의 결과이다.

환기 운동의 협응과 통합 (Coordination and Integration and Ventilatory Motions)

호흡하는 동안에 흉벽(chest wall)의 근육과 골격의 협응과 통합은 쉽게 이해할 수도 없으며 측정할 수도 없다.

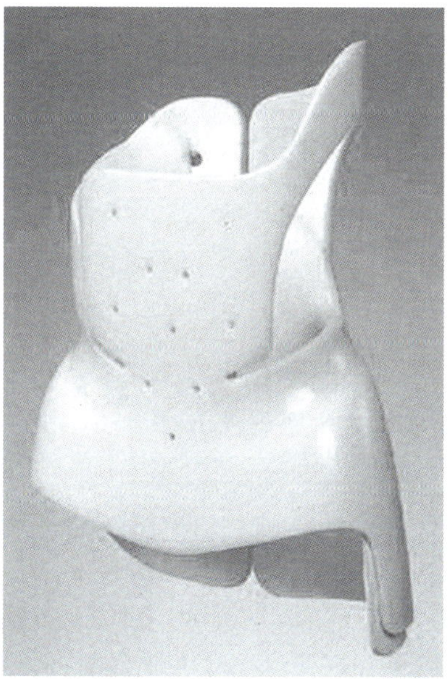

▲ **그림 5-22** ■ Boston 측만증 보조기는 골반대에 단단히 착용하여 측만증 커브의 반대 방향으로 적절하게 압력이 가해져서 상방으로 펴준다.

최근 연구에서는 근전도(EMG)기법, 전기 자극, 컴퓨터 운동 분석 기법(computerized motion analysis techniques)을 적용해 왔다. 18세기에 출판된 흉벽의 운동과 근육활동에 대한 일부 분석과 기술에 대해 의문을 제기하고 있다.[27,35-37,39] 조용히 숨쉬기에 관련된 많은 근육들의 협응작용의 복잡성은 이 시점에서 분명하게 되어야 하지만, 복잡성에 대해서는 앞에서 다루어 졌다. 대부분의 호흡근은 숨쉬기보다도 다른 활동에 참여하는데 그것은 말하기, 배변, 자세유지 등이 포함된다. 호흡근의 협응의 높이와 복잡성의 수준은 이와 같이 활동의 교대와 숨쉬기가 동시에 일어나는데 필요하다.

기본 개념 5-2 : ***호흡 시 환기 순서 요약***

건강한 사람의 조용한 호흡에서 복부와 흉벽을 관찰할 때 다음에 열거하는 과정이 분명히 나타난다. 우선, 횡격막이 수축하고 중심건(central tendon)이 아래로 내려간다. 복부내압은 증가하고 복부내의 장기들은 상복부의 전방복벽(anterior epigastric abdominal wall)이 외측으로 밀려나는 것과 같이 전이된다. 그 후 중심건이 복부 장기들 위에서 안정되고 횡격막의 수직섬유들을 당겨서 하위 늑골을 상방향과 외측으로 팽창시키게 되어 하위 흉벽의 측방운동을 일으킨다. 측방팽창 후 흡기가 계속되면, 흉골주위근(parastermals), 사각근(scalenes), 늑골거상근(levatores costarum)은 능동적으로 상부 늑골을 회전시키고, 복장뼈자루복장뼈(manubriosternum)을 거상시켜 상부가슴의 운동이 전방으로 일어나게 한다. 따라서 가슴의 측방운동과 전방운동은 동시에 일어날 수 있다. 조용한 숨쉬기에서 호기는 폐와 흉벽의 탄성회복으로 인해 저절로 일어나게 된다.

구조와 기능의 발달적 측면 (Developmental Aspects of Structure and Function)

신생아와 관련된 차이점들 (Differences Associated with the Neonate)

흉벽의 탄성력(compliance), 외형(configuration), 그리고 근육작용은 유아기에서부터 노년기에 이르기까지 의미 있게 변화한다. 건강한 신생아는 매우 탄성력이 있는 흉벽을 갖는데, 이것은 일차적으로 신생아의 흉벽이 연골성(cartilaginous)이기 때문이다. 연골성 늑골은 신생아가 산도(birth canal)를 통과할 때, 흉곽의 뒤틀림을 허용한다. 흉부 안정성 소실시, 늑곽의 증가된 탄성력은 유아의 흉벽근들이 일차적으로 횡격막 수축으로 인한 폐 음압에 반하여 흉곽을 고정한다. 늑골의 완전한 골화는 출생 후 수개월까지도 일어나지 않는다.

유아의 늑곽은 더 나이를 먹은 어린이 또는 성인의 타원형의 모양보다 오히려 늑골이 수평적인 정렬을 한다(그림 5-23A). 이런 외형의 유아의 늑곽은 횡격막의 늑골 섬유의 정지 각(angle of insertion)이 수직에서 수평 방향으로 바뀐다(그림 5-23B). 이런 섬유의 증가는 하부 늑골을 내부방향으로 당기므로 환기 효율성 감소와 흉벽의 비틀림을 증가시킨다.

피로에 저항성이 있는 횡격막 근섬유의 비율이 성인에서는 50%이나 건강한 신생아(newborn)에서는 단지 20% 이다. 이러한 차이는 영아(infant)에서 횡격막 피로를 일찍 초래하게 된다. 환기보조근 또한 영아에서는 불리하게 작용한다. 영아가 상지와 머리 및 척추를 안정화할 때까지 환기요구를 증가시키는 동안 환기보조근들은 도움을 주는 역할을 하는 것이 어렵다.

영아기에 늑곽은 골화됨에 따라 근육은 흉곽을 안정시키기보다는 움직이기 시작한다. 영아가 머리를 조절하는 것을 배울 때, 환기를 증가시키기 위해 보조근들을 사용하는 것을 배운다. 아장아장 걸을즈음 앉은자세, 선자세, 중력과 자세변화는 전방늑곽을 하방사선 방향으로 변화시킨다.

타원형의 흉곽은 늑곽의 양동이 손잡이 움직임이 더 커진다. 환기근의 부착점이 늑골의 각도를 증가시키며, 흉곽의 움직임을 향상한다. 유년기를 통하여 폐포와 공기의 통로는 계속해서 증가된다. 사춘기 초기까지 폐포와 공기의 통로가 계속 확장됨이 폐기능검사 결과로 증명되어졌다.

노령자와 관련된 차이점들 (Differences Associated with the Elderly)

노화에 따른 골격 변화는 폐 기능에 영향을 준다. 많은 흉벽의 관절들은 나이가 들어감에 따라 섬유화가 일어나게 된다.[53,54] 연골사이(interchondral)관절과 갈비뼈연골(costochondral)관절은 나이의 증가에 따라 섬유화 되고, 연골가슴뼈(chondrosternal)관절은 융합되며, 그리고 칼복장뼈(xiphosternal)관절은 대략 40세 이후에 보통 골

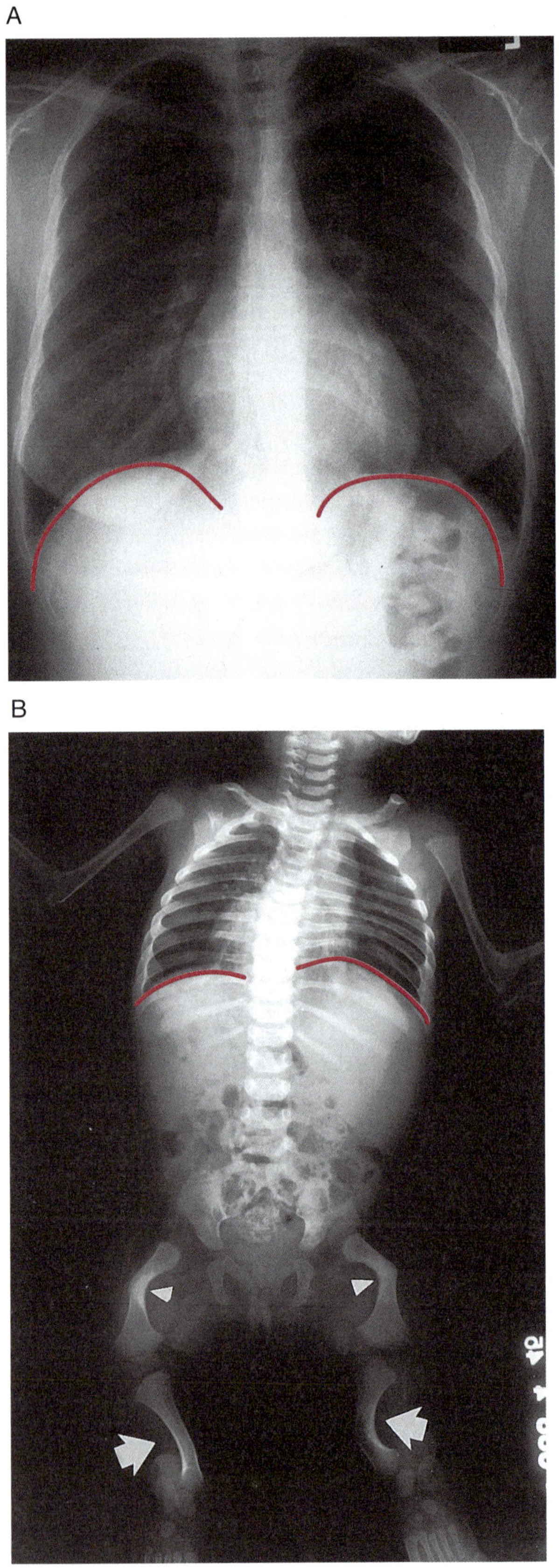

▲ 그림 5-23 ■ A. 성인에서 늑골이 아래로 기울어지고 횡격막은 타원형이 된다. B. 유아에서 늑곽은 늑골의 정렬이 편평해지고, 횡격막의 늑골 섬유의 정지각은 더 수평해진다.

화한다. 진성활액관절(true synovial joints)인 다른 흉벽 관절들은 노화와 관련해 형태학적인 변화를 일으켜 운동성이 감소되는 결과를 초래한다. 전반적으로 나이가 들면, 흉곽의 탄성력은 확연히 감소한다. 또한, 횡격막-복부의 탄성력 감소도 나타나는데, 이것은 늑곽의 탄성력 특히 병치지역(zone of apposition) 부분의 하부 늑골의 탄성력 감소와 간접적으로 관련된다.[10]

흉곽의 안정위치(resting position of thorax)는 내부 방향으로 끌어당기는 폐의 탄성 반동 특성(elastic recoil properties)과 늑곽을 외부방향으로 끌어당김 사이의 균형에 의한다. 나이 증가와 더불어, 폐조직의 탄력성(elasticity)은 감소한다. 폐조직의 탄성 반동 특성의 감소는 흉곽을 더욱 흡기 위치(inspiratory position)에 놓이게 한다. 즉, 늑곽의 전후 직경을 증가시킨다. 증가된 후만증(kyphosis)은 종종 나이가 많은 사람들에게서 관찰되고, 등뼈뿐만 아니라 늑곽의 운동성을 감소시킨다.

이런 골격과 조직의 변화는 기능적 잔기 용량(FRC)을 증가시키고 흉곽의 흡기 용량(inspiratory capacity)의 감소를 초래한다. 기능적으로, 이런 변화들은 안정 호기의 끝에서 흉곽에 공기를 잔류시켜, 가스교환(gas exchange) 시 새로운 공기에 대한 수용 용량이 감소되고, 아플 때나 운동 시에 이용할 수 있는 환기 예비 용량이 감소된다.

노인의 환기 골격근은 근력상실, 극소수의 근섬유, 더 낮은 산화능력, 빠른 연축의 타입 II섬유(fast-twitch type II fiber)의 수 또는 크기의 감소, 그리고 긴장(tension)의 정점에 도달하는 시간이 연장된다.[50-52] 나이가 들어감에 따라, 환기근은 더 많은 에너지를 소비한다. 나이가 들어감에 따라, 횡격막의 안정위치(resting position of diaphragm)는 복부근의 긴장(tone) 감소와 함께 보다 작아진 돔(dome)의 형태가 된다.[12] 예를 들면, 노인에서서 있는 자세에서 조용한 호흡 시 횡흉근은 능동적이 된다.

기본 개념 5-3: *노화에 따른 늑곽의 변화 - 요약*

나이가 듦에 따라 늑곽의 뼈의 탄력성은 감소하며, 폐 조직의 탄성력은 증가됨에 따라 전반적으로 호흡기계(respiratory system)의 탄성력은 감소된다. 그곳의 환기근의 효율성이 감소하면 나이에 따라 에너지 소모는 증가한다. 환기의 감소는 활동력의 감소나 질병이 나타나게 된다.

구조와 기능의 병리적 변화 (Pathological Changes in Structure and Function)

이 장에서는 정상적인 흉벽의 구조와 기능이 다양한 조건에 의해 어떻게 바뀌는지를, 예를 들어, 간단히 설명하려고 한다. 그 예들은 근골격계와 호흡기계의 문제점을 의미한다.

만성 폐쇄성 폐질환 (Chronic Obstructive Pulmonary Disease)

만성폐쇄성폐질환(COPD)의 주요한 증상은 폐포 벽의 파괴와 공기 통로의 손상이다. 질병과 함께 조직의 파괴는 폐 조직의 탄성반동(elastic recoil)을 감소시킨다. 수동적인 내쉼은 탄성반동 요소에 의존하는데, 이는 흉곽내의 공기를 제거하는데 비효율적이라는 것이다. 공기를 가두게 되고 과호흡이 일어나게 된다. 공기를 내쉰 마지막 폐에서 더 많은 공기를 안으로 당기는 것 같이 정적 흉곽의 변화를 가져가게 된다. 이에 따라 환기용적과 폐 용량은 영향을 받는다(그림 5-24).

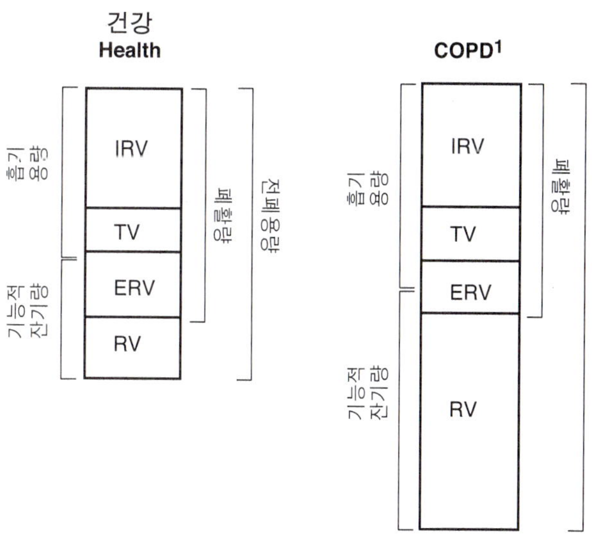

IRV = 흡기잔기량 ; TV = 1회 호흡량 ;
ERV = 호기잔기량 ; RV = 잔기량

[1]COPD = 만성 폐쇄성 폐질환

▲ **그림 5-24** ■ COPD 환자와 건강한 사람의 폐용량.

흉곽은 안으로 당기는 폐의 탄성 반동 특성과 늑곽을 외부방향으로 당김 사이의 균형에 의해 안정상태를 유지하는데, 정상에서 늑골은 외측으로 당기는 역할을 한다. COPD는 이러한 두 힘에 불균형이 있는 것이다. 탄력성의 감소는 흉곽의 전후경이 증가한다. 더 많은 공기(과팽창)는 호기의 끝에서 폐 속에 잔류한다. 흉곽의 안정위치는 보통 호기의 위치에서 흡기 주기의 특성을 나타내는 위치로 변한다. 통 형태(barreled shape)의 흉곽은 안정 시에 더 두드러진다(그림 5-25).

과팽창은 흉벽의 뼈뿐만 아니라, 흉곽의 근육에도 영향을 미친다. 횡격막의 안정위치는 보통 호기의 위치, 즉 높은 위치의 돔(dome) 형태가 더욱 평평해져 흡기주기 또는 평평해진 위치로 변한다. 횡격막 섬유의 당김 각(angle of pull)은 병치 지역의 감소와 근력, 수축범위의 감소로 인해 더욱 수평이 된다. 과팽창이 심한 경우, 횡격막의 섬유는 수평으로 정렬된다. 사실상, 매우 평평해진 횡격막의 수축은 하부 늑곽을 내부방향으로 당겨 폐 팽창에 대해 작용한다[23](그림 5-17).

COPD에서 흡기의 대부분은 흡기근에 의해 행하여지나, 횡격막처럼 효율적이지 못하다. 거상된 통 흉곽(barreled thorax)은 목빗근을 짧아진 위치에 두어, 목빗근의 효율성이 떨어진다. 심하게 과팽창된 가슴의 횡격막은 이용할 수 있는 운동범위가 매우 제한적이다. 흡기의 대부분은 보조 근육들, 특히 흉골주위근과 사각근에 의해 수행된다. 이런 근육들은 총 폐활량(TLC)에 접근할 때 더 큰 힘을 생산 할 수 있으므로, 과팽창으로 인한 극단적인 작용(dramatic effect)은 훨씬 적다.[58] 상부 늑곽은 상방향과 외측방향으로 끌어당긴다. 상부 늑곽은 상방향과 외

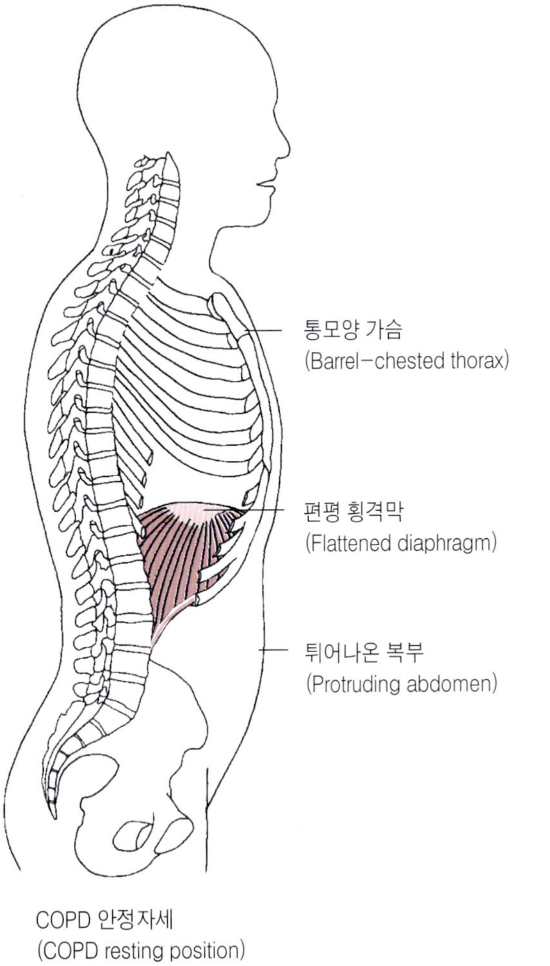

▲ **그림 5-25** ■ 안정된 자세에서 COPD 환자. 흉곽은 통모양이고, 과다 팽창되어 횡격막은 편평하고, 복부 압력의 증가로 복부는 튀어나온다.

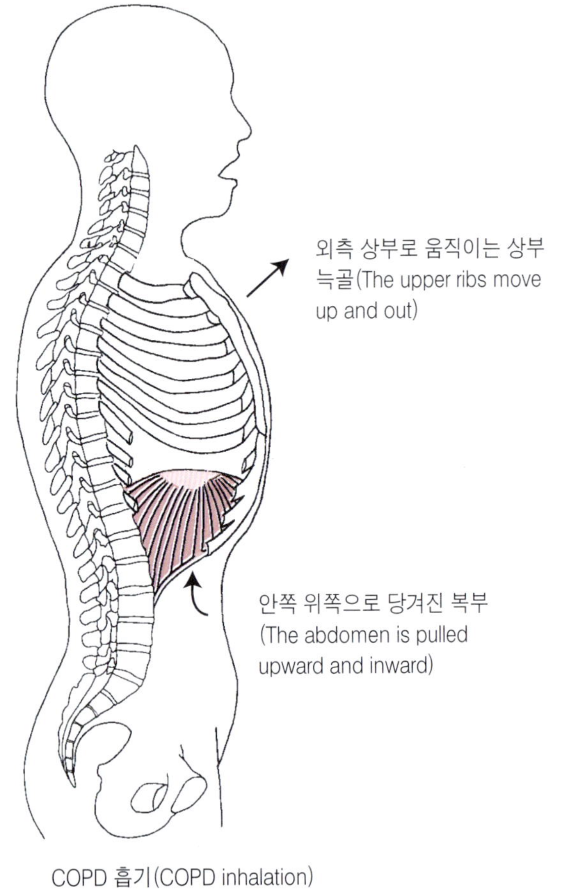

▲ **그림 5-26** ■ COPD 환자의 역설적인 흉복부 움직임. 흡기보조근의 강한 당김은 상부 가슴의 움직임을 증가시킨다. 때문에 횡격막은 비효율적으로 내려가고, 복부를 위로 당긴다. 호기 시 흉곽의 크기는 감소하고, 복부는 안정 상태로 회복된다.

측방향으로 끌어당긴다. 횡격막은 복부내 장기들을 하방으로 압박하는데 매우 제한적인 능력을 가지고 있어, 상부 늑곽의 노력성 상방향 당김은 효과적으로 횡격막을 끌어당기고 복부내 장기들을 상방향으로 끌어당긴다.[59] 이런 역 흉·복부의 호흡 패턴(복부를 흡기 시에는 내측과 상방향으로 끌어당기고(그림 5-26), 호기 시에는 외측과 하방향으로 밀어낸다)은 상부 늑곽의 흡기근이 유지된 결과와 횡격막의 감소된 결과를 반영한다.[58]

과팽창의 이런 생역학적인 변화에 대한 불이점은 COPD의 증가된 환기의 요구에 의해 악화된다. COPD에서의 환기에 대한 에너지 소비 또는 호흡의 일은 현저히 증가한다.

요약(Summary)

본 장에서는 흉곽과 환기근의 구조와 기능에 대해 포괄적으로 제시하였다. 환기 보조근의 구조와 기능에 대한 부가적인 정보는 제7장에서 언급할 것이다. 척추 측만증은 제13장에서 더 심도 있게 다루어 질 것이다.

학습 문제(Study Questions)

1. CV, CT, CC, CS, 연골사이(interchondral) 그리고 MS 관절을 포함하여 흉벽과 흉곽의 관절을 설명하시오.
2. 호흡하는 동안 흉벽 운동의 정상적인 순서는 무엇인가? 또, 왜 이런 운동이 일어나는지 설명하시오.
3. 호흡 동안 횡격막, 늑간근, 그리고 복부근의 역할은 무엇인가?
4. 보조근육을 기술하고, 그 기능을 설명하시오.
5. 복부근과 함께 사각근(scalene)의 작용을 비교하시오.
6. COPD는 흡기근에 대해 어떠한 영향을 주는가?
7. 나이가 듦에 따라, 흉벽의 구조와 기능에 어떠한 영향을 주는가?

참고문헌(References)

1. Brannon F, Foley M, Starr J, et al.: Cardiopulmonary Rehabilitation: Basic Theory and Practice, 3rd ed. Philadelphia, FA Davis, 1998.
2. De Troyer A, Estenne M: Functional anatomy of the respiratory muscles. Clin Chest Med 9:175–193, 1988.
3. Stehbens W: Pathogenesis of idiopathic scoliosis revisited. Exp Mol Pathol 74:49–60, 2003.
4. Leong JCY, Lu, WW, Karlberg EM: Kinematics of the chest cage and spine during breathing in healthy individuals and in patients with adolescent idiopathic scoliosis. Spine 24:1310–1323, 1999.
5. Williams PL: Gray's Anatomy, 38th ed. St. Louis, Elsevier, 1995.
6. Moore KL, Dalley AF: Clinically Oriented Anatomy, pp 60 -173. Baltimore, Lippincott Williams & Wilkins, 1999.
7. Palastanga N, Field D, Soames R: Anatomy and Human Movement: Structure and Function, 4th ed. Boston, Butterworth Heinemann, 2002.
8. Grieve GP: Common Vertebral Joint Problems, 2nd ed, pp 32–39, 110–129. New York, Churchill Livingstone, 1988.
9. Winkel D: Diagnosis and Treatment of the Spine, pp 393–401. Gaithersburg, MD, Aspen, 1996.
10. Kapandji IA: The Physiology of the Joints: The Trunk and Vertebral Column, 3rd ed. New York, Churchill Livingstone, 1990.
11. Saumarez RC: An analysis of possible movements of human upper rib cage. J Appl Physiol 60:678–689, 1986.
12. Wilson TA, Rehder K, Krayer S, et al.: Geometry and respiratory displacement of human ribs. J Appl Physiol 62:1872–1877, 1987.
13. Closkey R, Schultz A, Luchies C: A model for studies of the deformable rib cage. J Biomechanics 25:529–539, 1992.
14. Brainthwaite MA: Cardiorespiratory consequences of unfused idiopathic scoliosis patients. Br J Dis Chest 80:360–369, 1986.
15. Campbell RM, Smith MD, Thomas C, et al.: The characteristics of thoracic insufficiency syndrome associated with fused ribs and congenital scoliosis. J Bone Joint Surg Am 85:399–408, 2003.
16. Estenne M, Derom E, De Troyer A: Neck and abdominal muscle activity in patients with severe thoracic scoliosis. Am J Respir Crit Care Med 158:452–457, 1998.
17. Tobin MI: Respiratory muscles in disease. Clin Chest Med 9:263–286, 1988.
18. De Troyer A, Estenne M: Coordination between rib cage muscles and diaphragm during quiet breathing in humans. J Appl Physiol 57:899–906, 1984.
19. Panicek DM, Benson CB, Gottlieb RH, et al.: The diaphragm: Anatomic, pathologic and radiographic considerations. Radiographics 8:385–425, 1988.
20. Celli BR: Clinical and physiologic evaluation of respiratory muscle function. Clin Chest Med 10:199–214, 1989.
21. De Troyer A, Sampson M, Sigrist S, et al.: The diaphragm: Two muscles. Science 213:237–238, 1981.
22. Deviri, E, Nathan, H, Luchansky, E: Medial and lateral arcuate ligaments of the diaphragm: Attachment to the transverse process. Anat Anz 166:63–67, 1988.
23. Celli BR: Respiratory muscle function. Clin Chest Med 7:567–584, 1986.
24. Epstein S: An overview of respiratory muscle function. Clin Chest Med 15:619–638, 1994.
25. De Troyer A, Sampson M, Sigrist S, et al.: Action of costal and crural parts of the diaphragm on the rib cage in dog. J Appl Physiol 53:30–39, 1982.
26. Reid WD, Dechman G: Considerations when testing and training the respiratory muscles. Phys Ther 75:971–982, 1995.
27. De Troyer A, Kelly S, Zin WA: Mechanical action of the intercostal muscles on the ribs. Science 220:87–88, 1983.
28. LeBars P, Duron B: Are the external and internal intercostal muscles synergistic or antagonistic in the cat? Neurosci Lett 51:383–386, 1984.
29. Van Luneren E: Respiratory muscle coordination. J Lab Clin Med 112:285–300, 1988.
30. Koepke GH, Smith EM, Murphy AJ, et al.: Sequence of action of the diaphragm and intercostal muscles during respiration. I. Inspiration. Arch Phys Med Rehabil 39:426–430, 1958.
31. De Troyer A: Actions of the respiratory muscles or how the chest wall moves in upright man. Bull Eur Physiopathol Respir 20:409–413, 1984.
32. De Troyer A, Heilporn A: Respiratory mechanics in quadriplegia. The respiratory function of the intercostal muscles. Am Rev Respir Dis 122:591–600, 1980.
33. Macklem PT, Macklem DM, De Troyer A: A model of inspiratory muscle mechanics. J Appl Physiol 55:547–557, 1983.
34. Cala SJ, Kenyon CM, Lee A, et al.: Respiratory ultrasonography of human parasternal intercostal muscles *in vivo*. Ultrasound Med Biol 24:313–326, 1998.
35. De Troyer A, Kelly S, Macklem PT, et al.: Mechanics of intercostal space and actions of external and internal intercostal muscles. J Clin Invest 75:850–857, 1985.
36. Rimmer KP, Ford GT, Whitelaw WA: Interaction between postural and respiratory control of human intercostal muscles. J Appl Physiol 79:1556–1561, 1995.
37. Whitelaw WA, Ford GT, Rimmer KP, et al.: Intercostal muscles are used during rotation of the thorax in humans. J Appl Physiol 72:1940–1944, 1992.
38. Raper AJ, Thompson WT, Shapiro W, et al.: Scalene and sternomastoid muscle function. J Appl Physiol 21:497–502, 1966.
39. Goldman MD, Loh L, Sears TA: The respiratory activity of human levator costal muscle and its modification by posture. J Physiol 362:189–204, 1985.
40. Vilensky J, Baltes M, Weikel L, et al.: Serratus posterior muscles: Anatomy, clinical relevance and function. Clin Anat 14:237–241, 2001.

41. De Troyer A, Ninane V, Gilmartin JJ, et al.: Triangularis sterni muscle use in supine humans. J Appl Physiol 62:919–925, 1987.
42. Estenne M, Ninane V, De Troyer A: Triangularis sterni muscle use during eupnea in humans: Effect of posture. Respir Physiol 74:151–162, 1988.
43. Upadhyay S, Mullaji A, Luk K, et al.: Relation of spinal and thoracic cage deformities and their flexibilities with altered pulmonary functions in adolescent idiopathic scoliosis. Spine 20:2415–2420, 1995.
44. Rowe DE, Bernstein SM, Riddick MF, et al.: A meta-analysis of the efficacy of non-operative treatment for idiopathic scoliosis. J Bone Joint Surg Am 79:664–674, 1997.
45. Lisboa C, Moreno R, Fava M, et al.: Inspiratory muscle function in patients with severe kyphoscoliosis. Am Rev Respir Dis 46:53–62, 1985.
46. Refsum HE, Naess-Andersen CF, Lange EJ: Pulmonary function and gas exchange at rest and exercise in adolescent girls with mild idiopathic scoliosis during treatment with Boston thoracic brace. Spine 15:420-3, 1990.
47. Korovessis P, Filos K, Feorgopoulos D: Long term alterations of respiratory function in adolescents wearing a brace for idiopathic scoliosis. Spine 21:1979–1984, 1996.
48. Gagnon S, Jodoin A, Martin R: Pulmonary function test study and after spinal fusion in young idiopathic scoliosis. Spine 14:486–490. 1989.
49. Upadhyay SS, Ho EKW, Gunawardene WMS, et al.: Changes in residual volume relative to vital capacity and total lung capacity after arthrodesis of the spine in patients who have adolescent idiopathic scoliosis. J Bone Joint Surg Am 75:46–52, 1993.
50. Crane, LD: Physical therapy for the neonate with respiratory dysfunction. In Irwin S, Tecklin JS (eds): Cardiopulmonary Physical Therapy, 3rd ed, pp 486–515. St. Louis, CV Mosby, 1995.
51. Davis GM, Bureau MA: Pulmonary and chest wall mechanics in the control of respiration in the newborn. Clin Perinatol 14:551–579, 1987.
52. Reid L: Lung growth. In Zorab PA (ed): Scoliosis and Growth: Proceedings of a Third Symposium, pp 117–121. Edinburgh, Churchill Livingstone, 1971.
53. Krumpe PE, Knudson RJ, Parsons G, et al.: The aging respiratory system. Clin Geriatr Med 1:143–175, 1985.
54. Chan ED, Welsh CH: Geriatric respiratory medicine. Chest 114:1704–1733, 1998.
55. Estenne M, Yernault JC, De Troyer A: Rib cage and diaphragm-abdomen compliance in humans: Effects of age and posture. J Appl Physiol 59:1842–1848, 1985.
56. Makrides L, Heigenhauser GJ, McCartney N, et al.: Maximal short-term exercise capacity in healthy subjects aged 15–70 years. Clin Sci (Lond) 69:197–205, 1985.
57. De Troyer A: Effect of hyperinflation on the diaphragm. Eur Respir J 10:703–713, 1997.
58. Decramer M: Hyperinflation and respiratory muscle interaction. Eur Respir J 10:934–941, 1997.
59. Camus P, Desmeules M: Chest wall movements and breathing pattern at different lung volumes [abstract]. Chest 82:243, 1982.
60. De Troyer A: Respiratory muscle function in chronic obstructive pulmonary disease. In Cassabury R, Petty T (eds): Principles and Practice of Pulmonary Rehabilitation. Philadelphia, WB Saunders, 1995.

제 6 장

턱관절
(The Temporomandibular joint)

6-1 환자 사례(Patient Case)

Wendy Doe는 6세 이하의 아이가 3명 있는 31세의 주부로, 계속되는 두통과 오른쪽 턱 부위의 간헐적에 가끔 통증이 있어 병원을 찾았다. Wendy는 오른손잡이로, 알레르기가 있으며 23살 때 몇 달 동안의 육체적인 혹사가 있었다는 것을 제외하고는 그녀의 병력에 주목할 만한 것은 없었다. 그녀는 남자친구로부터 얼굴을 가격당한 이후 가끔씩 두통이 시작되었다고 한다. 몇 년이 지나자 두통은 점차 심해졌고 빈번해졌으며 사과나 큰 샌드위치를 먹으려고 할 때 오른쪽 턱 부위에 통증이 생겼다. 그녀는 통증이 코와 관련 된 것 같지는 않으나 입을 벌리고 코를 풀 때 종종 통증이 있다고 한다.

Wendy의 신체검진결과는 머리가 앞으로 나온 자세를 취하고 있고, 둥근어깨(rounded shoulder)와 증가된 등뼈 뒤굽음증(thoracic kyphosis)을 보였으며, 오른쪽 어깨도 약간 올라가 있었다. 그녀가 입을 벌리고, 아래턱을 내밀고(protrusion), 왼쪽으로 가쪽 편위(lateral deviation)를 하는 능동적인 동작을 할 때 제한이 있었다. 입을 벌릴 때는 오른쪽 아래턱뼈 관절돌기(mandibular condyle)의 제한된 움직임이 보였다. 목뼈, 특히 목뼈 윗부분의 능동적인 관절가동범위에 제한이 있었으며, 수동관절가동 범위도 제한이 있었다. 오른쪽 턱관절의 촉진(palpation) 시엔 통증이 유발되었다. Wendy는 또한 머리 뒤쪽에 있는 근육, 얼굴의 옆면과 양쪽 턱 아래부분을 촉진할 때 민감하게 느낀다고 말했다. Wendy의 근력과 반사결과는 정상범주 안에 있었다. 근골격계 이외의 신체기관의 검사 결과는 음성이었다.

서론(Introduction)

TM관절은 인체에 하나밖에 없는 독특한 곳이다. 구소적으로, 아래턱뼈(mandible)는 양끝이 관자뼈(temporal bone)와 관절을 이루는 말발굽 편자(U) 모양의 뼈이다(그림 6-1): 따라서 아래턱뼈는 연결되어 있지만, 두개의 다른 관절을 가지고 있다. 각 TM관절에는 관절원판(disk)이 있어 관절을 위와 아래관절로 분리하는데 각각의 기능은 조금 다르다. 따라서 아래턱뼈의 운동은 동시에 4개의 서로 다른 관절에 영향을 준다. 이것으로 볼 때 TM관절은 모든 운동 면(plan)에서 움직임이 있는 복합 관절이다.

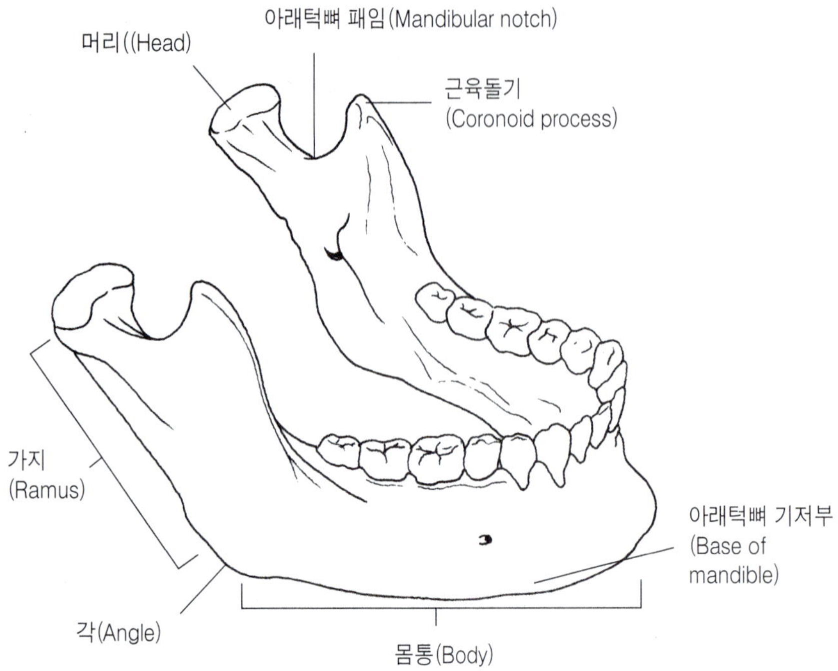

◀ **그림 6-1** ■ 아래턱뼈.

각 TM관절은 아래의 **아래턱뼈 관절돌기**(mandibular condyle)(또는 **머리**(head))와 위의 관자뼈 **관절융기**(articular eminence)에 의해 형성되는데(그림 6-2), 그 사이에 **관절원판**(disk)이 끼어 있다(그림 6-3). 아래턱뼈 관절돌기와 관절원판의 아래면에 의해 형성되는 아래관절(lower joint)은 경첩관절(hinge joint)이고, 관절융기와 관절원판의 윗면에 의해 형성되는 위관절(upper joint)은 평면관절(plane joint) 혹은 활주관절(gliding joint)이다. Sicher[1]는 TM관절을 움직이는 소켓을 가진 경첩관절로 설명하였는데, 이후 다른 저자들도 이 설명을 지지하였다.[2,3] TM관절은 관절면을 덮고 있는 유리연골(hyaline cartilage)은 없지만, 윤활관절(synovial joint)로 분류한다. 표면이 섬유성연골이라는 조밀한 아교조직으로 덮여 있어, 신체하중에 대해 모양이 바뀌는 탁월한 기능이 있다.[4] 관자뼈(temporal bone)와 아래턱뼈 관절돌기의 두 관절 융기는 볼록 구조여서, 결과적으로 부적합한 관절이다. 원판이 운동성 손실을 최소화하면서 안정성을 증가시킨다. 관절원판이 마찰을 감소시키고 관절의 생체역학적인 스트레스를 줄이기 위해 필요하다.[4-6] 기능적으로 몇몇 다른 관절들도 종종 TM관절처럼 움직인다.

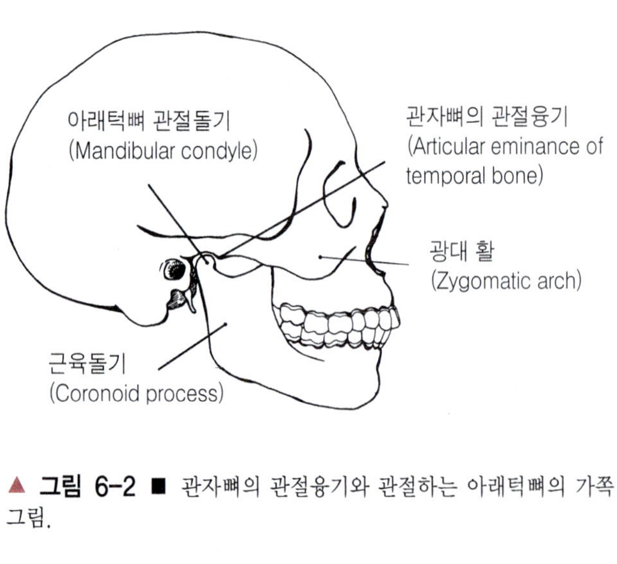

▲ **그림 6-2** ■ 관자뼈의 관절융기와 관절하는 아래턱뼈의 가쪽 그림.

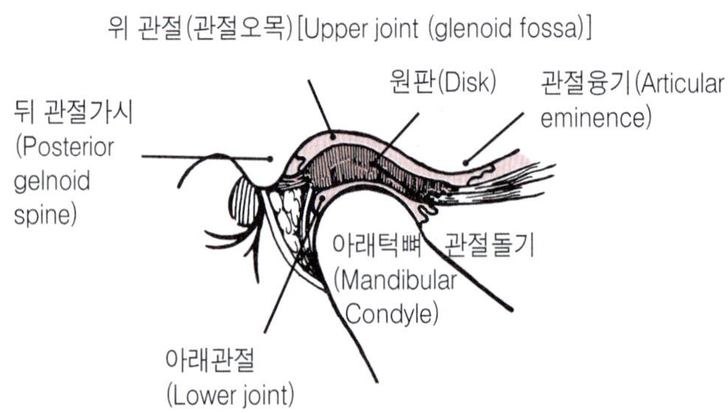

▲ **그림 6-3** ■ 아래턱뼈 관절돌기와 관절융기의 섬유연골로 덮인 하중-부하면이 있는 TM관절의 가쪽 단면도. TM 원판은 관절을 위와 아래관절로 나누며, 각 관절만의 윤활막층(synovial lining)을 가진다. 원판에 대한 관절주머니의 앞쪽 및 뒤쪽 부착점(구불구불한 곡선)이 보인다.

아래턱의 움직임은 발음(phonation), 얼굴 표정, 씹기(mastication), 삼키는 작용에 관여한다. TM관절 주위의 근육들은 깨물고 씹는 동안에는 큰 힘을 발생시키고, 정교하게 조절된 움직임을 일으키는 말하고, 삼키는 동작을 하는 중에는 아주 적은 힘을 요구한다. 이러한 동작들은 모든 개인들의 삶에 아주 중요하다. TM관절은 복잡한 결합을 하고 있으며, 거의 지속적인 사용과, 힘과 정교한 역량은 놀랄만하다.

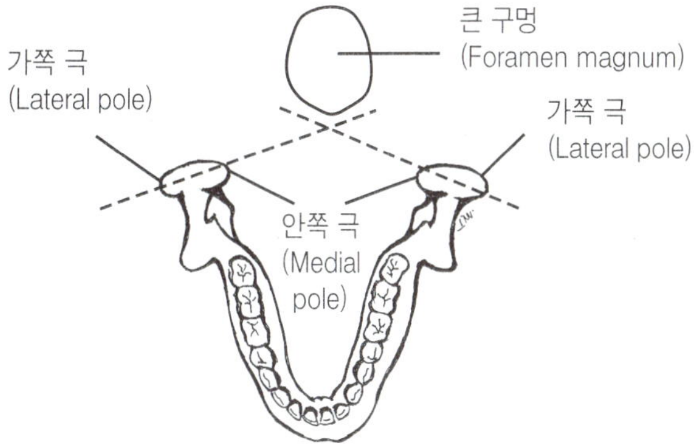

▲ **그림 6-4** ■ 아래턱뼈(머리뼈에서 떼어낸)의 위쪽 그림으로 아래턱뼈 관절돌기의 안쪽 및 가쪽 돌기를 볼 수 있다. 아래턱뼈의 돌림은 머리뼈의 큰 구멍(foramen magnum) 앞에서 교차하는 오른쪽 및 왼쪽 관절돌기의 안쪽 및 가쪽 극을 통과해 지나는 축 주위에서 일어난다.

구조(Structure)

관절면(Articular Surface)

TM관절의 몸쪽(proximal) 또는 고정된 분절은 관자뼈(temporal bone)이다. 아래턱뼈의 관절돌기는 관자뼈의 **관절오목**(glenoid fossa)에 놓여있다(그림 6-3 참조). 관절오목은 관자뼈의 **뒤 관절가시**(posterior glenoid spine)와 관절융기(articular eminence) 사이에 위치해 있다. 표면적인 검사를 하면 관절오목은 TM관절을 위한 관절면처럼 보인다. 그러나 정밀하게 조사하면, 그 부위의 뼈는 얇고 반투명하여 관절면으로 적당치 않다.[1-3,7-9] 그러나 관절융기는 잔기둥뼈(trabecular bone)의 중요한 부분으로 아래턱뼈 관절돌기에 대해 본래의 관절면처럼 작용한다.[10,11]

아래턱뼈는 TM관절의 먼쪽(disital) 또는 움직이는 분절이다. 아래턱뼈는 몸체(body)와 두 개의 가지(rami)로 나뉘는데, 각 가지는 **근육돌기**(coronoid process)와 아래턱뼈 관절돌기를 가지고 있다(그림 6-1 참조). 입을 다물면 근육돌기는 광대 활(zygomatic arch) 아래에 위치하지만, 입을 벌렸을 때는 활(arch) 아래에서 근육돌기를 촉진할 수 있다. 근육돌기는 근육의 부착점을 제공한다.

아래턱뼈의 관절돌기는 거의 아래턱뼈 뒤위쪽 가지의 끝에 위치해 있으며, 각각 안쪽 및 가쪽 극(pole)을 가지고 있다(그림 6-4). 각각의 관절돌기는 가지로부터 안쪽으로 15~20 ㎜ 정도 튀어나와 있다.[1,2,7,12] 바로 촉진되는 관절돌기는 가쪽 극(lateral pole)인데, 이것은 뼈의 경계표(landmark)로 바깥귀길(external auditory meatus) 바로 앞에 있다. 안쪽 극(medial pole)은 깊은 곳에 있어 촉진되지 않는다. 그러나 귀의 바깥귀길 속으로 손가락 끝을 넣고 손가락 지문면(finger pad)을 앞으로 민다면, 관절돌기의 뒤쪽을 촉진할 수 있다(그림 6-5).[8] 턱을 벌리고 다물 때, 손가락 끝 아래에서 움직이는 것은 아래턱뼈 관절돌기의 움직임이다. 각 관절돌기에서 안쪽-가쪽 극의 축을 연결하는 선은 큰 구멍(foramen magnus)의 바로 앞을 가로지른다(그림 6-4 참조).[1,3,4] 관절돌기의 앞 부분은 관절하는 부분이고, 잔기둥뼈(trabecular bone)로 이루어져 있다.[10,11]

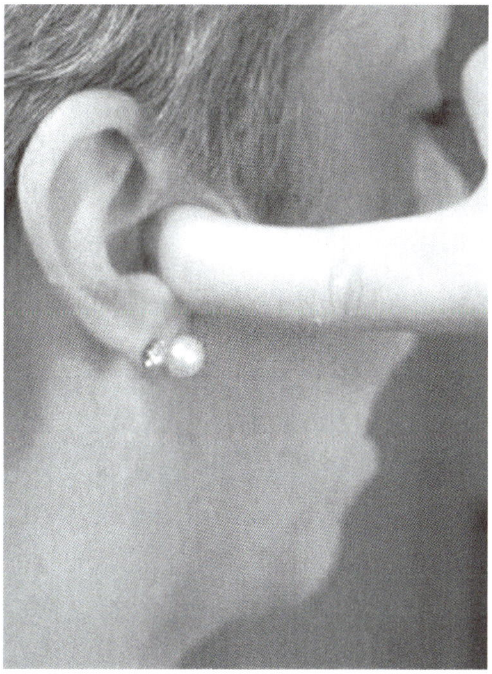

▲ **그림 6-5** ■ 바깥귀길(external auditory meatus)을 통한 뒤 아래턱뼈 관절돌기의 촉진.

관자뼈의 관절융기와 아래턱뼈 관절돌기는 약간의 연골세포(cartilaginous cell)로 구성된 조밀한 무혈관성 조직(avascular collagenous tissue)으로 덮여있다.[13] 세포의 일부분이 연골성이므로 덮여진 부분은 종종 섬유성연골로 불리운다.[7,9] 관절의 아교섬유는 스트레스에 저항하도록 심부에서 뼈의 표면까지는 수직으로 배열되어 있고, 관절을 덮는 표면 가까이에 있는 섬유들은 관절면의 미끄러짐을 촉진하기 위해 수평으로 배열되어 있다.[7,9] 유리연골보다 섬유성연골이 있는 것이 더 유의한데 그것은 섬유성연골이 복구(repair)되고 개조(remodel)되기 때문이다.[7,9] 특히, 섬유성연골은 반복되는 심한 스트레스(high-level stress)를 견뎌야하는 부위에 있다. TM관절은 턱을 움직이는 반복적인 스트레스뿐만 아니라, 여성의 597 N과 남성의 847 N으로 측정되어진 엄청난 치아의 맞물림(bite force)을 견디고 있다.[14] TM관절면은 어느 정도 적응이 가능하지만 적응할 수 있는 것과 적응할 수 없는 것에 대한 확실한 경계(clear-cut point)는 없다.[15] 아래턱뼈 관절돌기와 관절융기의 섬유성연골과는 달리 TM관절의 관절원판은 복구하고 개조하는 능력을 갖고 있지 않다.[16]

관절원판(Articular Disk)

TM관절의 관절원판은 양쪽으로 오목하다: 즉 위와 아래의 표면 모두 오목하다(그림 6-6). Styles와 Whyte는 원판을 가장 가느다란 부분에 "매듭(knot)"이 있는 자기공명영상장치(MRI) 필름 상에 나타나는 "나비타이(bowtie)"로 묘사했다.[17] 관절원판의 두께는 앞쪽의 2 ㎜부터 뒤쪽 3 ㎜, 중간 1 ㎜까지 다양하다.[12] TM관절의 원판은 TM 움직임 범위 동안 일치하도록 관절융기의 볼록면과 관절돌기의 볼록면을 고려한다.[9,12] 원판의 앞과 뒤에는 신경과 혈관이 분포되어 있지만 가운데 부분에는 신경과 혈관이 없다.[9,12,18] 혈관과 신경이 없는 것은 원판의 가운데 부분이 힘을 수용(force-accepting)하는 부분이기 때문이다.

원판은 부착부위들의 복합체(complex set)이다. 원판은 아래턱뼈 관절돌기의 안쪽 극(medial pole)과 가쪽 극(lateral pole)에 강하게 부착되어 있지만, TM관절 관절주머니 안쪽이나 가쪽에는 부착하지 않는다.[3] 이러한 부착들은 원판 위에서 관절돌기를 앞뒤 방향으로 자유롭게 돌린다. 원판의 안쪽과 가쪽 부착점들은 쉽게 볼 수 없지만, 그림 6-6이 원판의 앞뒤 부착점을 보여준다. 원판은 앞에서 관절주머니와 **가쪽 날개근(lateral pterygoid muscle)**의 힘줄(tendon)에 부착한다. 앞에서의 부착은 원판의 뒤로 병진운동(translation)을 제한한다. 뒤에서 원판은 복잡한 구조로 부착되는데 이들 구조물들은 모두 합해서 **양 고리판 뒤쪽 원판 패드(bilaminar retrodiskal pad)**라고 불린다. 양 고리판 뒤쪽 원판 패드의 두개의 띠(band) 또는 고리판(laminae)은 각각 원판에 부착되어 있다. 위 고리판은 뒤에서 고실판(tympanic plate)(관절오목의 뒤쪽에 있는)에 연결되어 있다.[12,19] 위 고리판은 탄력섬유로 이루어져 있어 위쪽의 띠를 신장시킨다. 위 고리판은 입을 벌리는 동안 원판을 관절융기를 따라 앞으로 병진이동시킨다(그림 6-7); 고리

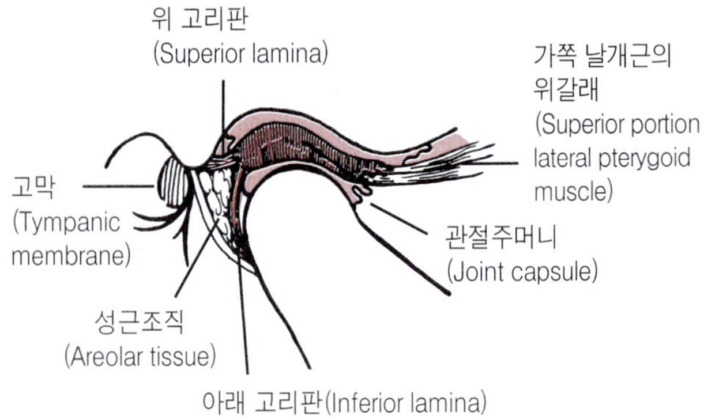

▲ **그림 6-6** ■ TM원판은 관절주머니와 위 및 아래 고리판의 위에 부착한다(양 고리판 뒤쪽 원판 패드). 원판은 관절주머니와 가쪽 날개근의 앞에 부착한다.

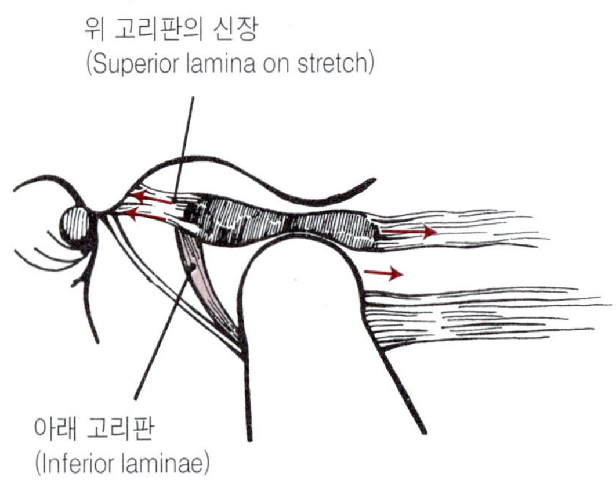

▲ **그림 6-7** ■ 입을 크게 벌리면 원판과 관절돌기가 함께 앞쪽으로 병진운동한다. 뒤 고리판은 병진운동을 제한하고, 위 고리판의 탄력 성분들은 앞쪽의 병진운동조절과 입을 다무는 동안의 뒤로의 병진운동을 돕는다.

판의 탄력성은 입을 다물면 원판을 뒤로 재 위치시키게 한다. 아래 고리판은 관절돌기의 목에 부착되어 있으며 탄력성이 없다. 아래 고리판은 원판의 움직임에 한계를 주어 앞으로의 병진운동을 제한하지만 입을 다무는 동안 원판을 재위치시키는 것을 돕지 않는다.[12,16,17] 뒤쪽 원판 패드의 어떤 고리판도 TM관절의 안정 시에는 긴장하지 않는다. 두 고리판 사이에는 동맥과 영양공급에 좋은 느슨한 동맥 결합조직이 많이 있다.[6,12,16]

건강한 TM관절의 원판은 점성과 탄성을 함께 가지고 있으며(viscoelastic), 힘을 적절하게 분배해 유의한 스트레스 하에서 조차 결합조직섬유의 변화를 최소화한다.[18] 원판은 주로 아교질(collagen), 글리코스아미노글리칸(glycosaminoglycans, GAGs)과 탄력소(elastin)로 구성되어 있다. 아교질은 원판의 형태를 유지하는 큰 역할을 하고 있고, 탄력소는 하중이 없는 상태에서 원판의 형태를 원래대로 복구시키는 것에 관여한다. GAG 합성체는 원판의 탄성을 유지하고 기계적 압박에 저항한다. 원판의 생체역학적 움직임은 원판의 구성성분 변화에 따라 변화한다.[18] 이러한 구성성분의 변화는 노화나 기계적 스트레스, 또는 이들 모두에 의해서 발생될 수 있다.[14]

관절주머니와 인대(Capsule and Ligaments)

TM관절의 관절주머니는 많은 관절주머니들처럼 명백하게 규정짓기가 어렵다. Gray 해부학에 의하면 관절은 관자뼈에서부터 원판까지와 원판에서부터 관절돌기의 목까지 연결되는 짧은 관절주머니 섬유에 의해 지지된다.[13] 원판 위쪽의 관절주머니 부분은 아주 느슨한 반면, 원판 아래쪽의 관절주머니 부분은 팽팽하다.[3,13] 따라서 원판은 관절돌기의 아래쪽까지는 보다 단단하게 부착되어 있고 관절융기 위에서는 더 자유롭게 움직이도록 되어있다. 관절주머니는 앞쪽과 가운데, 뒤쪽에서는 아주 얇고 느슨하지만, 가쪽(그림 6-8)은 강하고 긴 섬유(관절돌기에서 관자뼈까지)로 강화되어 있다.[3,13] 관절주머니 앞쪽의 강도 부족과 골관절면의 부조화는 관절을 아래턱뼈 관절돌기의 앞쪽으로 어긋나게 하는 경향이 있다.[1] 관절주머니는 과밀하게 혈관과 신경이 분포되어 있어 위치와 운동에 대한 많은 정보를 제공한다.

TM관절의 기본인대는 **턱인대**(temporomandibular ligament,〔TM〕 ligament), **붓아래턱인대**(stylomandibular ligament)와 **날개아래턱인대**(sphenomandibular ligament)이다(그림 6-8 참조). TM인대는 강한 인대로 두 부분으로 구성되어 있다. 인대 가쪽의 빗선부분(그림 6-8)은 관절돌기의 목과 관절융기(articular eminence)에 부착되어 있다. 이것은 걸기인대(suspensory ligament)로 작용하고, 입을 벌릴 때 관절돌기의 돌림을 제한할 뿐만 아니라, 아래턱뼈의 아래쪽과 뒤쪽 운동도 제한한다.[3,9,12] 인대의 안쪽 부분은 관절돌기의 가쪽극과 원판의 뒤쪽, 관절융기에 부착되어 있다. 이들의 섬유들은 거의 수평으로 되어 있어, 관절돌기의 뒤쪽 운동에 저항한다. 관절돌기의 병진운동(translation)에 대한 제한은 뒤쪽 원판 패드를 보호한다.[12] TM인대의 어떤 섬유 띠(band)도 관절돌기나 원판의 앞쪽으로의 병진운동을 제한하진 않으나, 가쪽으로의 편위(displacement)는 제한한다.[19]

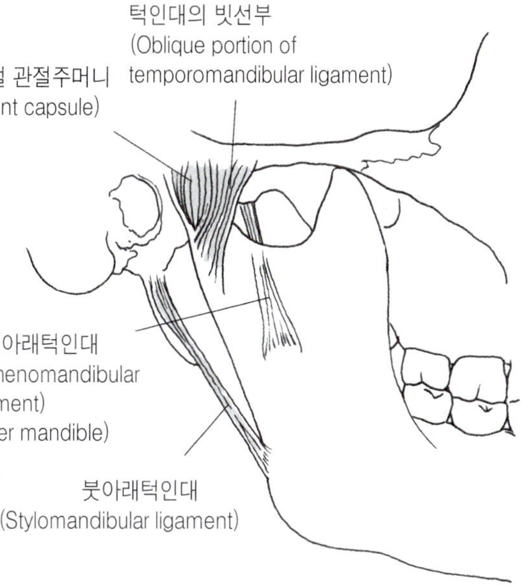

▲ **그림 6-8** ■ TM 관절주머니와 인대의 가쪽 그림.

붓아래턱인대는 관자뼈의 경상돌기(styloid process)로부터 아래턱뼈 가지(mandibular ramus)의 뒤쪽 가장자리(posterior border)까지 연결되는 깊은 목근막(cervical fascia)의 띠이다. 몇몇 저자들은 이 인대가 턱을 내미는 내밈(protrusion)을 제한하는 기능이 있다고 하는 반면,[2,9,12] 다른 이들은 알려진 것과 같은 기능은 없다고 한다.[1,20,21]

날개아래턱인대는 나비뼈(sphenoid bone)의 가시(spine)와 아래턱뼈 가지(ramus)의 가운데에 부착한다.

Abe와 동료들[22]은 날개아래턱인대가 안쪽에서 원판과 연결된다고 주장한다. 몇몇 저자들은 이 인대가 아래턱뼈를 매달고[5] 과도한 앞쪽으로의 병진운동으로부터 아래턱을 보호한다고 주장한다.[2,9,16] 그러나 또 다른 저자들은 이 인대의 기능이 없다고 한다.[13,20,21]

위 및 아래 턱관절(Upper and Lower Temporomandibular Joints)

TM원판은 TM관절을 각각 자신의 윤활막층(synovial lining)을 가지고 있는 두 개의 관절공간으로 나눈다. 윤활액(synovial fluid)은 관절면과 혈관이 없는 원판의 중간부분을 덮고 있는 섬유성연골에 영양분을 제공한다. 관절이 움직이는 동안 이들 아교조직(collagenous structure)들에 작용하는 압력(pressure)은 윤활액이 조직에 들어갔다 나오게 하는 펌프작용을 하여, 그들 조직에 영양을 공급한다.

TM관절의 아래관절(lower joints)은 효과적인 경첩관절(hinge joint)이다. 관절돌기의 안쪽 및 가쪽 극까지 붙는 원판의 강한 부착은 병진운동을 거의 일으키지 않으면서 관절돌기의 양극을 통과하는 축 주위의 원판 아래에서 관절돌기가 자유로운 돌림운동을 하게한다. TM관절의 위관절(upper joint)은 평면관절(plane joint)로, 관자뼈까지 원판의 부착이 느슨하여 원판과 관절융기사이의 병진운동을 가능하게 한다. 아래관절에서 이들 구조사이에 돌림을 용이하게 하는 원판과 관절돌기의 양극사이의 부착은 위관절 운동과 함께 한 단위로 작용하여 관절돌기와 원판을 앞쪽으로 미끄러지게 한다.

원판의 양쪽으로 오목한 형태(biconcave shape)는 TM관절의 이중 관절면이라는 특별한 이점들을 제공한다. 원판의 이러한 형태는 자세에 따라 폭 넓은 범위로 작용하여 접합성(congruence)을 증가시키며, 관절돌기가 원판 아래에서 먼저 돌림한 다음 관절융기 위로 원판과 함께 병진운동할 때 원판의 유연성을 더 크게 한다.[3,12,16,17] 또한 원판의 두껍고-얇고-두꺼운(thick-thin-thick) 형태는 관절돌기 위의 원판에 대해 스스로 중심을 잡을 수 있는 기전(self-centering mechanism)을 제공한다.[3,12,16,17] 아래턱뼈 관절돌기와 관절융기 사이의 압력이 증가하면, 원판의 가장 얇은 부분이 관절하는 면 사이에 놓이도록 원판은 관절돌기 위에서 돌림한다. 신체에 있는 다른 결합조직들처럼, 원판의 기능은 초과근무로 인한 신체적 스트레스나 심한 외상에 의해 붕괴될 수 있다.[14] 우리가 턱의 움직임을 검사하면, 원판이 가지고 있는 문제점과 가능성은 보다 명백해질 것이다.

기능(Function)

TM관절은 신체에서 가장 빈번히 사용되어지는 관절들 중의 하나이다. 이것은 말하기, 씹기와 삼키기에 포함된다. 대부분의 TM관절 운동들은 입안이 빈 상태에서 일어나는 빈-구강 움직임(empty-mouth movements)들이다[16](예, 말하기); 즉, 음식물로부터의 저항이나 위와 아래 치아 사이의 접촉없이 일어난다. 이 관절은 이러한 집중적인 사용을 위해 잘 만들어졌다. 관절면을 덮는 연골은 반복적이며 강도가 높은 스트레스를 잘 견디도록 만들어졌다. 고도의 언어사용에 도움이 되는 관절구조 외에, 근조직도 힘과 섬세한 조절이 모두 가능하도록 만들어져 있다.[16] 말하기는 턱의 섬세한 조절을 요구하며, 음식물을 씹기 위해서는 강력한 근육의 힘을 필요로 한다.

아래턱의 운동(Mandibular Motions)

TM관절에서의 운동들은 입 벌리기(**아래턱 내림**, mandibular depression), 입 다물기(**아래턱 올림**, mandibular elevation), 턱의 앞쪽 내밀기(**아래턱 내밈**, mandibular protrusion), 치아의 뒤쪽 밀기(**아래턱 당김**, mandibular retrusion)와 치아를 옆면으로 밀기(**아래턱 가쪽 편위**, lateral deviation) 등이다. 이러한 운동들은 위와 아래관절에서 돌림(rotation)과 미끄러짐(gliding)의 다양한 복합작용에 의해 만들어진다. 씹기, 말하기, 삼키기에 포함된 운동들은 사실상 복합적이다. 본 장의 목적에 맞게, 우리는 단지 저항없이 일어나는 아래턱뼈의 운동만을 기술할 것이다(빈-구강 운동).

■ 아래턱의 올림과 내림 (Mandibular Elevation and Depression)

정상적으로 TM관절이 움직이면, 아래턱뼈의 올림과 내림은 비교적 대칭적 움직임으로 일어난다. 각 TM관절

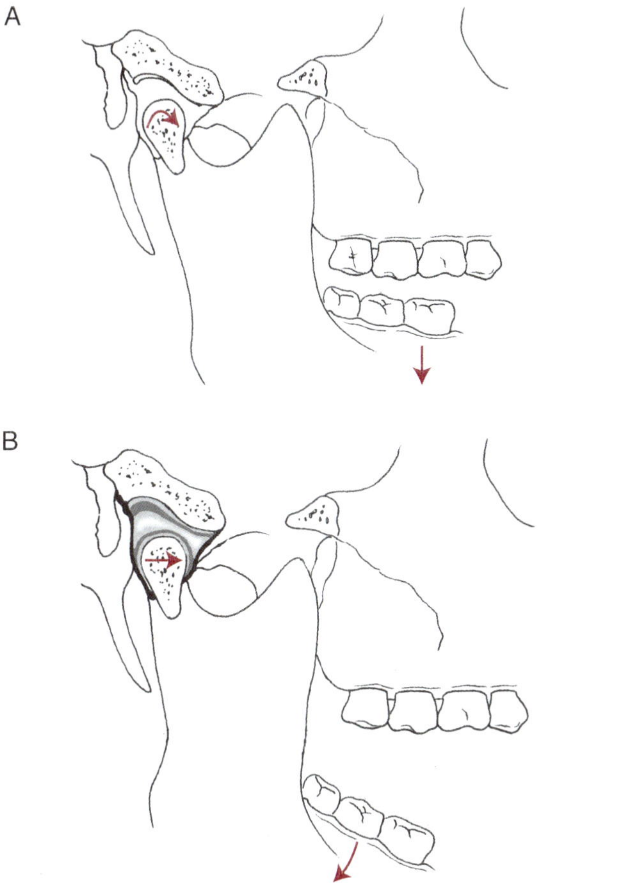

▲ **그림 6-9** ■ A. 입을 벌리는 시작단계 동안, TM관절에서의 움직임은 원판 위에서 관절돌기의 앞쪽 돌림을 제한되게 할 수 있다. B. 관절 융기위에서 관절돌기와 원판이 함께하는 앞쪽으로의 병진운동은 입을 벌리는 마지막 단계에서 발생할 수 있다.

에서의 운동은 비슷한 패턴으로 일어난다. 입을 벌리는 운동에 있어 두 가지의 명확하지만 얼마간은 상반되는 묘사를 문헌에서 찾을 수 있다. 하나는 돌림과 미끄러짐이라는 두 가지의 일련의 단계로 설명한다.[2,4,21] 입을 벌리는 돌림단계에서는, 아래관절의 원판 위에서 아래턱뼈 관절돌기가 순수하게 앞으로 축회선(spin)한다(그림 6-9A). 이것은 또한 관절돌기 위에서 원판의 뒤쪽 돌림으로 설명된다. 두 번째 단계에서는 관절융기(articular eminence)를 따라 앞과 뒤로 원판-관절돌기 복합체의 병진운동이 포함된다(그림 6-9B와 6-7 참조). 이러한 운동은 원판과 관절융기사이의 위관절에서 일어나고, 입을 벌릴 때의 나머지 부분을 설명한다. 정상적으로 입을 벌리는 범위는 40~50 ㎜ 정도이다.[5,8] 그러한 운동 중에서, 11 ㎜[13,23]와 25 ㎜[12]사이는 원판에서 아래턱뼈 관절돌기의 돌림으로부터 얻어지는 반면, 그 나머지는 관절융기를 따라 원판과

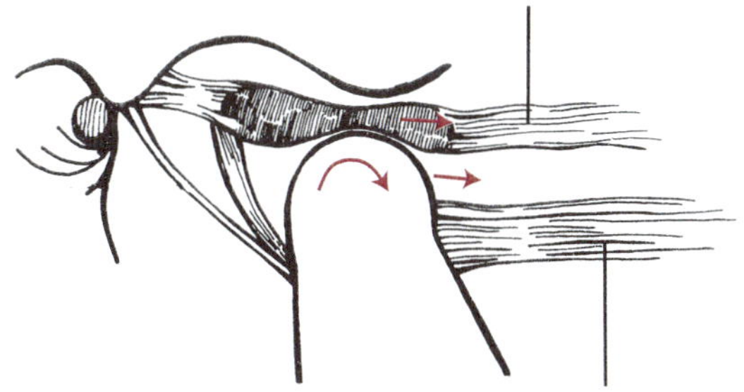

▲ **그림 6-10** ■ 다른 개념적 구조. 원판위에서 관절돌기의 돌림과 관절 융기 위에서 관절돌기의 앞쪽 병진운동은 입을 벌리는 동안 부수적으로 발생한다.

아래턱뼈 관절돌기의 병진운동으로 발생한다.

최근 연구를 기반으로 하는 두 번째 모델은 돌림과 미끄러짐이라는 구성요소가 존재하지만, 연속적이라기보다는 동시에 일어난다고 설명한다(그림 6-10).[23-25] 즉, 돌림과 미끄러짐은 입 벌리기의 시작단계부터 아래턱뼈의 올림과 내림의 관절범위 전반에 걸쳐 나타난다. 또한 Isberg와 Westesson은 돌림되는 정도가 관절융기의 경사도와 양의 상관관계에 있음을 지적 하였다.[23]

대략적이지만 빠르고 유용한 기능 평가를 위해, 임상가들은 입 벌리기 평가에 몸쪽 손가락뼈사이(proximal interphalangeal[PIP])관절을 사용한다. 2개의 PIP 관절이 위와 아래의 앞쪽 중심 앞니(central incisors) 사이에 놓을 수 있다면, 3개의 몸쪽 손가락뼈사이관절이 놓이는 것이 정상이라 할지라도, 입 벌리기는 기능적이다(그림 6-11).[4] Dijkstra와 연구자들은 입 벌리기의 정도와 아래턱뼈의 길이 사이에 양의 상관관계가 있다는 것을 증명하였다. 이것은 각 환자에 대해 정상을 결정할 때 고려해야 한다.[26]

아래턱의 올림(입 다물기)은 내림과 반대이다. 따라서 뒤쪽에서는 원판-관절돌기의 병진운동이 일어나고, 위쪽에서는 원판 위에서 아래턱뼈 관절돌기의 앞쪽으로의 돌림이 일어난다.

아래턱의 올림과 내림 시 원판의 조절(Control of the Disk During Mandibular Elevation and Depression)

관절원판은 입을 벌리고 다물 때 능동적이고 수동적인

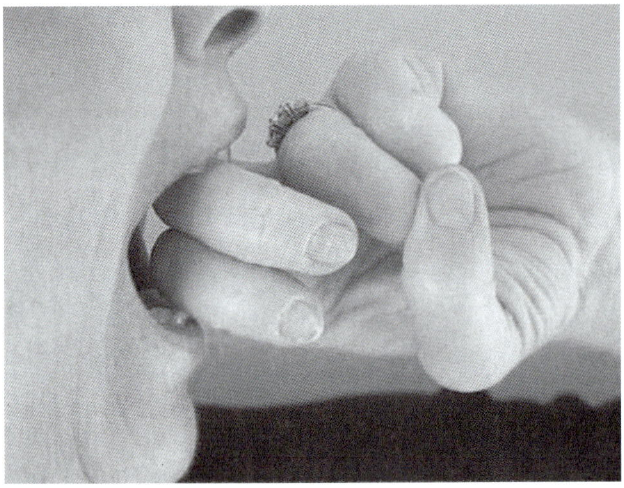

▲ **그림 6-11** ■ 두 손가락의 몸쪽 손가락뼈사이관절이 치아 사이에 들어갈 수 있다면, 아래턱의 내림(입을 벌리는 것)은 정상 제한 범위 내에 있다고 본다.

조절을 모두 한다. 수동조절은 원판의 주머니인대성 부착(capsuloligamentos attachments)을 이용하여 관절돌기를 움직인다. 원판의 능동조절은 비록 원판에 부착하는 부착점들이 일관되게 존재하지 않는다는 근거가 있다고 하더라도,[22,27] 원판의 앞쪽부착을 통해 가쪽 날개근(lateral pterygoid muscle)의 위쪽을 움직인다(그림 6-6과 그림 6-10 참조). Bell은 또한 원판의 위치를 유지하는데 도움을 주는 두 개의 근육들을 제시했다.[16] 이들 두 근육은 깨물근(masseter muscle)에서부터 나와서 원판의 앞-가쪽에 부착한다. 이들은 앞-안쪽으로 부착된 가쪽 날개근의 안쪽 당김(medial pull)을 견디도록 돕는다.

입을 벌릴 때, 관절돌기에 속한 원판의 안쪽과 가쪽 부착부는 돌림하는 원판과 관절돌기 사이의 움직임을 제한한다. 관절돌기의 병진운동동안, 원판의 양쪽으로 오목한 모양(biconcave shape)은 어떤 부가적인 능동적이고 수동적인 도움 없이도 관절돌기를 따라 움직이게 한다. .아래쪽의 뒤쪽 원판 고리판(retrodiskal laminar)은 원판의 앞쪽 움직임을 제한한다. 가쪽 날개근(lateral pterygoid muscle)의 위갈래는 원판의 앞쪽으로의 병진운동을 돕는 위치에 놓이나 입을 벌리는 동안 작용하지는 않는다.[8,16]

입을 다물 때, 위의 뒤쪽 원판 고리판은 원판에 뒤쪽으로의 신연력(distractive force)을 제공한다. 이외에도, 가쪽 날개근 윗부분은 신장 수축(eccentric contraction)으로 원판의 뒤쪽 운동을 조절하는 작용을 한다. 가쪽 날개근의 작용은 입을 다물 때 원판-관절돌기 복합체가 위와 뒤로 병진운동 하도록 한 다음, 관절돌기가 원판 위에서 뒤쪽 돌림하거나 원판이 관절돌기 위에서 앞쪽 돌림될 때까지 원판을 앞쪽에 있도록 한다.[28-30]

Abe와 동료들은 날개아래턱인대(sphenomandibular ligament)도 이러한 작용을 돕는다고 하였다. 다시 말해, 관절돌기에 있는 원판의 안쪽과 가쪽 부착부가 관절돌기 주변에서 원판의 돌림 움직임을 제한한다.[22]

■ 아래턱의 내밈과 당김 (Mandibular Protrusion and Retrusion)

내밈(protrusion)은 아래턱뼈의 모든 지점들이 동일한 양만큼 앞으로 움직일 때 일어난다. 관절돌기와 원판이 함께 관절융기를 따라 앞과 아래로 병진운동한다. TM관절에서 내밈운동을 하는 동안 돌림은 일어나지 않는다. 이 움직임은 모두 병진운동이며 위관절에서만 일어난다. 치아는 내밈될 때 따로 분리된다(그림 6-12). 내밈을 하는 동안 원판의 아래 부착부(양 고리판 뒤쪽 원판 조직, bilaminar retrodisk tissue)가 6~9 ㎜ 신장된다.[12] 내밈은 위 · 아래 치아의 가장자리가 서로 닿게 하는 정도가 적절하다.[8]

당김(retrusion)은 아래턱뼈의 모든 지점들이 동일한 양만큼 뒤로 움직일 때 일어난다. 관절돌기와 뒤 관절가시(posterior glenoid spine) 사이의 뒤원판 부분(retrodiskal area)에 있는 연부조직의 압착(compression)으로 인한 턱인대의 긴장이 이러한 움직임을 제한한다. 측정하기가 어렵기는 하지만, 당김은 약 3 ㎜의 병진운동을 한다.[12]

■ 아래턱의 가쪽 편위 (Mandibular Lateral Deviation)

한 쪽으로 아래턱을 가쪽 편위할 때, 한 쪽 관절돌기가 수직축 상에서 축회선(spin)하면 다른 쪽의 관절돌기는 앞으로 병진운동한다.[12,13] 예를 들면, 오른쪽으로의 편위(deviation)는 오른쪽 관절돌기의 축회선과 왼쪽 관절돌기의 병진 혹은 앞으로의 미끄러짐(gliding)을 일으킨다(그림 6-13). 그 결과 턱은 오른쪽으로 움직이게 된다. 정상적으로, 이 관절의 가쪽으로 움직이는 거리는 약 8 ㎜ 정도이다.[8] 아래턱뼈의 가쪽 움직임에 대한 기능적인 측정은 2개의 중심 위앞니(central incisors)의 넓이만큼 움

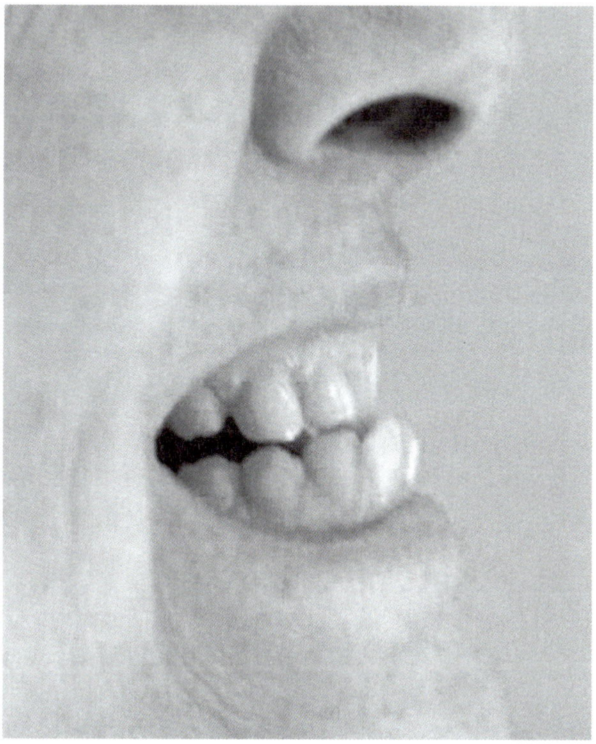

▲ **그림 6-12** ■ 아래턱의 최대 돌출(protrusion)을 동반한 아래 치아는 위 치아의 앞쪽에 위치 할 것이다.

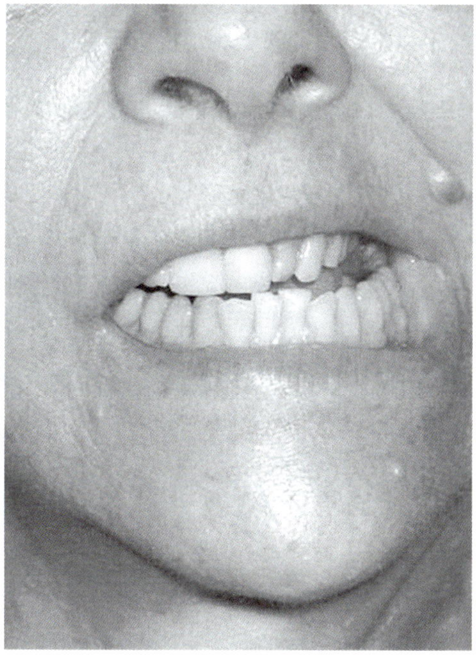

▲ **그림 6-14** ■ 오른쪽 아래턱의 정상적인 가쪽 편위, 아래 치아의 중앙선이 오른쪽 중심 위앞니(incisor)의 전체 너비만큼 움직인다.

직일 때 가능하다. 아래턱이 각 방향에서 중심 앞니 중 하나의 넓이만큼만 움직여도 움직임은 정상으로 간주된다(그림 6-14).[8]

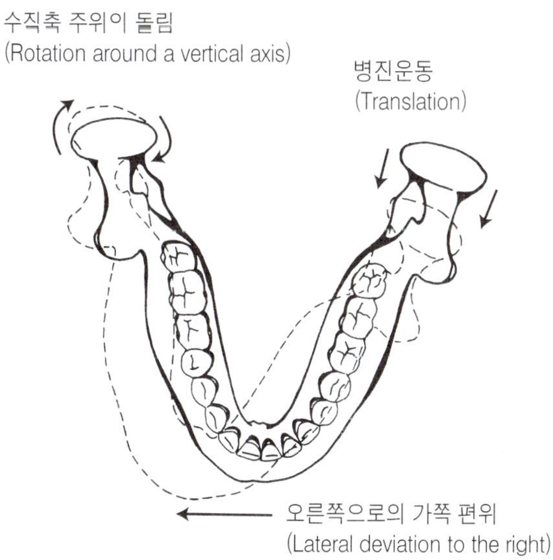

▲ **그림 6-13** ■ 아래턱뼈의 위쪽 그림에서는 오른쪽 아래턱의 가쪽 편위가 수직 축 주위에서의 오른쪽 관절돌기의 돌림(축회선)처럼 뚜렷하게 일어나며, 왼쪽 관절돌기는 앞으로 병진운동한다.

아래턱의 가쪽 편위는 턱의 정상적인 비대칭운동이라고 말할 수 있다. 다른 정상적인 비대칭운동은 다른 쪽 관절돌기가 내려오는 동안 앞-뒤 축에서 일어나는 한 쪽 관절돌기의 돌림을 들 수 있다.[12] 이러한 움직임은 아래턱의 관상면(frontal plane)에서 일어나는데, 그 결과 턱은 아래로 움직이고 축회선이 일어나는 관절돌기 쪽으로 중심선에서 약간 편위된다. 전형적으로 이러한 움직임은 한 쪽 치아로 씹을 때 일어난다. 비록 이러한 움직임이 따로 분리되어 설명된다하더라도, 음식을 씹거나, 분쇄(grinding)할 때 사용되는 하나의 복합된 움직임으로 주로 다룬다.

사례 적용 6-1: 촉진과 비대칭적 움직임

Wendy Doe는 입 벌리기와 아래턱의 내밈 및 왼쪽의 가쪽 편위에서 능동 관절운동 범위가 감소되었다. 그녀의 귀에 손가락을 대고 촉진하면, 입을 벌리는 동안 아래턱뼈의 관절돌기가 비대칭적으로 움직인다. 왼쪽 관절돌기는 오른쪽보다 더 많은 움직임을 보인다. 이것은 왼쪽과 오른쪽에서 같은 크기나 동일한 순서(sequence)로 관절돌기가 돌림을 하지 않거나 관절돌기와 원판이 병진하지 않음을 나타낸다. 이것은 오른쪽의 감소된 운동상태(hypomobility)이거나 왼쪽의 과도한 운동상태(hypermobility)이다.

턱관절의 근 조절 (Muscular Control of the Temporomandibular Joint)

아래턱뼈 내림(mandibular depression)을 위한 주동근은 **두힘살근**(digastric muscle)이다(그림 6-15).[16] 두힘살근의 뒤갈래(posterior portion)는 꼭지 패임(mastoid notch)이 이는 곳(origin)인 반면, 앞갈래(anterior portion)는 아래턱 아래가 이는 곳이다. 앞과 뒤갈래가 합쳐진 힘줄은 목의 목뿔뼈(hyoid bone)까지 섬유성 고리에 의해 연결된다. 목뿔뼈는 아래턱의 내림근으로 작용하는 두힘살근을 고정하는 역할을 한다. 가쪽 날개근(lateral pterygoid muscle)은 아래턱 내림근으로 작용한다고 분류되었으나,[3,10,13,29] Bell[11]은 오직 아래갈래(inferior portion)만을 제한적으로 고려하였다[위갈래(superior portion)는 입을 벌릴 때 작용하지 않는다].[16] 중력도 아래턱을 내리는 힘으로 작용한다. 아래턱 내림의 신장성 조절을 위한 아래턱 올림근(elevator)의 기여는 명확하지 않다.[3]

아래턱뼈 올림(mandibular elevation)은 주동근으로 작용하는 여러 근육에 의해 이루어진다. **관자근**(temporalis muscle)은 근육돌기(coronoid process)의 안쪽에 부착하고(그림 6-16), **깨물근**(masseter muscle)은 아래턱의 각(angle)과 아래턱 가지(ramus)의 가쪽 면에 부착된다(그림 6-17). **안쪽 날개근**(medial pterygoid muscle)은 아래턱의 각과 아래턱 가지의 안쪽 면에 부착한다(그림 6-18).[13,28] 우리가 이미 살펴본 바와 같이, 가쪽 날개근의 위갈래는 입을 다물 때에도 능동적으로 작용하여 원판-관절돌기(disk-condyle)의 복합체가 위쪽과 아래쪽

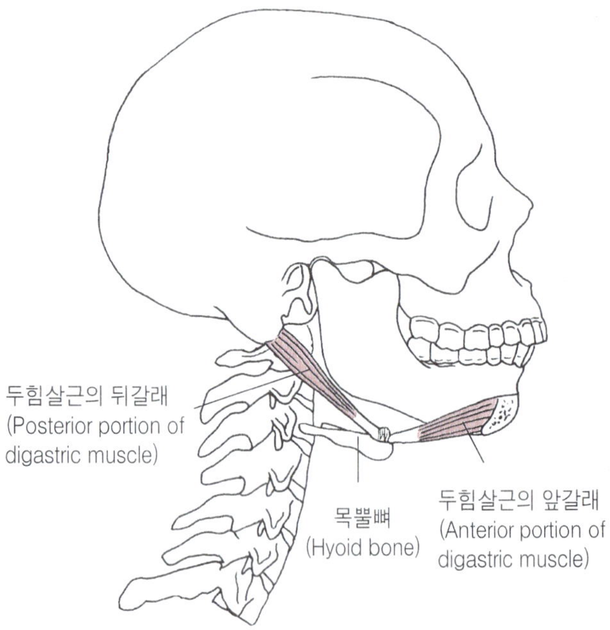

▲ **그림 6-15** ■ 두힘살근(digastric muscle)의 뒤갈래는 꼭지 패임(mastoid notch)이 이는 곳이고, 앞갈래는 아래턱뼈 아래가 이는 곳이다. 앞 및 뒤갈래를 연결하는 힘줄은 목에서 목뿔뼈까지의 섬유성 고리(fibrous loop)에 의해 연결된다.

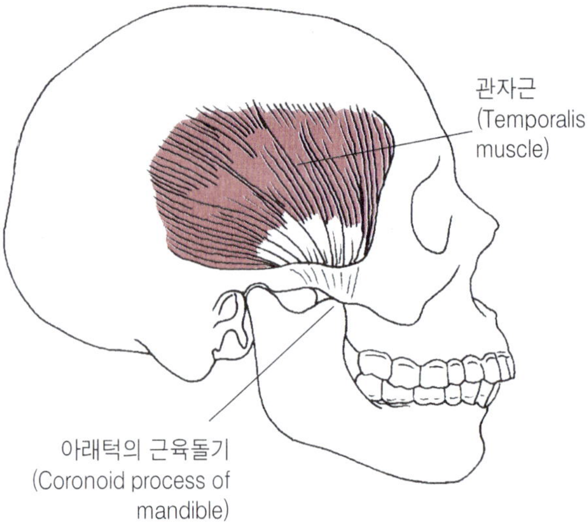

▲ **그림 6-16** ■ 근육돌기(coronoid process)의 안쪽면에 부착하는 관자근(temporalis muscle).

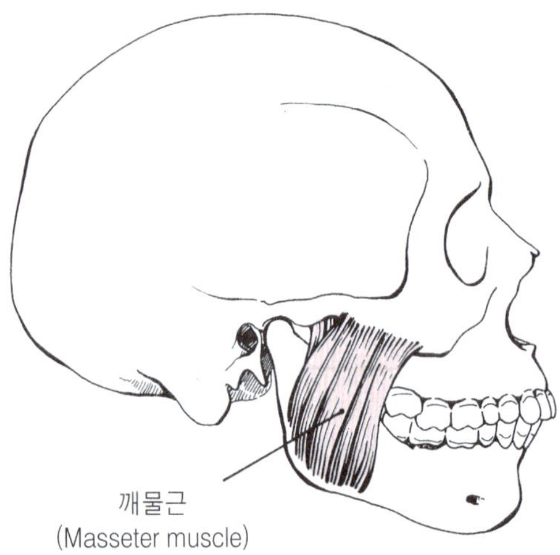

▲ **그림 6-17** ■ 깨물근(masseter muscle).

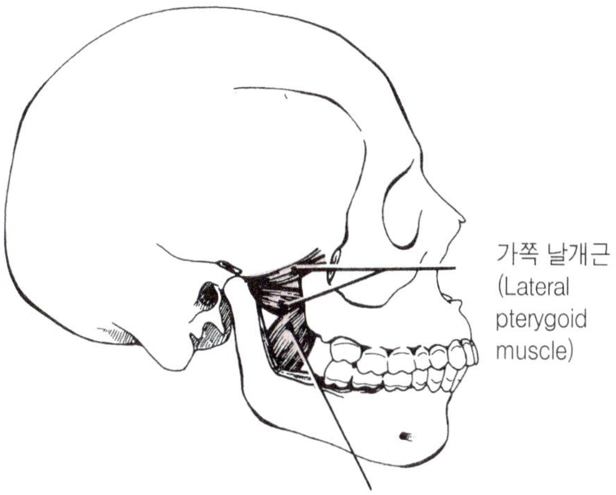

▲ **그림 6-18** ■ 안쪽 및 가쪽 날개근(pterygoid muscle).

으로 병진운동이 가능하도록 원판의 신장성 조절을 한 다음, 관절돌기가 정상적인 안정위치(rest position)로 돌아가기 위해 뒤쪽 돌림할 때까지 앞에서 원판을 유지시켜 준다.

> 기본 개념 6-1: ***요약: 아래턱의 올림과 내림***
>
> 입 벌리기(아래턱 내림)는 양측에 있는 두힘살근(digastric muscle)의 단축 작용과 가쪽 날개근(lateral pterygoid muscle)의 아래갈래에 의해 시작된다. 입 다물기(아래턱 올림)는 가쪽 날개근(lateral pterygoid muscle) 위갈래에 의해 TM원판의 신장성조절을 하면서 깨물근(masseter muscle), 관자근(temporalis muscle)과 안쪽 날개근(medial pterygoid muscle)의 집단적인 단축 작용(contentric action)에 의해 일어난다.

내밈(protrusion), 당김(retrusion)과 가쪽 편위(lateral deviation)의 다른 간단한 아래턱의 운동들은 아래턱을 올리고 내리는 동일한 근육들에 의해 일어나지만, 그 움직이는 정도는 다르다. 아래턱의 내밈(protrusion)은 양측의 깨물근(masseter), 안쪽 날개근(medial pterygoid muscle)[4,21]과 가쪽 날개근(lateral pterygoid muscle)[12,31]의 작용에 의해 이루어진다. 당김(retrusion)은 관자근(temporalis muscle) 뒤갈래섬유의 양측작용에 의해 일어나며 두힘살근(digastric muscle)의 앞갈래로부터 도움을 받는다.[13] 아래턱의 가쪽 편위(lateral deviation)는 이들 여러 근육들의 한쪽작용(unilateral action)에 의해 일어난다. 안쪽과 가쪽 날개근은 각각 반대편으로 아래턱을 편위시키기고,[12,13] 관자근(temporalis muscle)은 아래턱을 같은 쪽으로 편위시킨다. 왼쪽의 관자근과 가쪽 날개근은 예를 들면, 아래턱의 반대쪽 움직임이 일어나도록 하는 반면, 오른쪽의 가쪽 날개근과 오른쪽 관자근의 반대되는 수축은 힘쌍(force couple)으로 작용한다. 가쪽 날개근은 관절돌기의 안쪽 극(medial pole)에 부착하여 관절돌기를 앞쪽으로 당긴다. 같은 쪽에 있는 관자근은 근육돌기(coronoid process)에 부착하여 관절돌기를 뒤로 당긴다. 이들은 함께 작용하여 왼쪽으로 아래턱이 치우치도록 관절돌기를 효과적으로 축회선(spin)시킨다. 관자근은 또한 아래턱의 올림근으로도 작용하기 때문에 근 활동의 이러한 복합작용은 씹는 동작을 할 때 매우 유용하다.

목뼈와의 관련성 (Relationship with the Cervical Spine)

목뼈와 TM관절은 밀접한 관계를 가지고 있다. 아래턱뼈에 부착하는 근육들은 또한 머리뼈(cranium), 목뿔뼈(hyoid bone), 빗장뼈(clavicle)에도 부착한다. 결국 근육들은 아래턱뼈뿐만 아니라, 고리-뒤통수 관절(atlanto-occipital joint)과 목뼈에도 작용한다. 다시 말해, 머리와 목의 위치 역시 아래턱뼈의 위치 혹은 기능에 영향을 주는 목근육의 긴장도에 영향을 미친다. 바른 사세는 머리의 무게를 지지하는데 필요한 목 폄근(cervical extensors)과 다른 목근육에 의해 생성되는 힘을 최소화 시킨다. 불량한 목 자세를 오랜 시간 취하면 머리와 목뼈 주위 근육이 단축되거나 신장되고, 관절범위에 영향을 미치며, 근력의 생산과 관여된 부위의 관절 형태학에도 영향을 미친다. TM관절의 기능장애(dysfunction)가 있는 환자들의 많은 증상들은 목뼈 문제가 있는 환자의 증상과 비슷하다. 이 두 영역이 밀접한 관계를 가지므로 환자가 어느 한 부위의 이상을 호소하면 다른 부위도 검사해야 한다.[11,32-34]

> *지속적 연구:* **TM/목뼈 관절의 상호관계**
>
> 앞으로 머리가 기운자세는 자주 뒤통수뼈(occiput)와 목뼈(cervical spine) 위쪽의 폄(extension)을 동반하

는데, 머리 위치와 균형을 맞추기 위한 보상작용으로 목뼈 아래와 등뼈 위쪽은 편평해진다(그림 6-19A).[35] 고리뼈(atlas, C1) 위에서의 뒤통수뼈 폄(extension)과 함께 뒤통수밑 조직들(suboccipital tissues)은 적응되어 단축된다. 뒤통수밑 조직들은 앞 고리중쇠인대(atlantoaxial ligament)와 고리뒤통수인대[atlanto-occipital ligament, 황색인대(ligamentum flavum)의 머리쪽 연장부], 두힘살근(digastric muscle)의 뒤쪽 근육팽대부(posterior belly), 붓목뿔근(stylohyoid muscle)과 위 등세모근(upper trapezius), 머리반가시근(semispinalis capitis muscle), 머리널판근(splenius capitis muscle)이 포함된다.[36] 불량한 목뼈자세에서 중력에 대항해 머리를 유지하기 위해서는 힘이 필요하고 앞쪽으로 기운 머리는 근육 불균형을 초래하며 운동패턴을 바꾼다. 이러한 변화는 특징적으로 신체적인 스트레스에 적절히 대응하기 위한 역치(threshold)들과 직면하는 특정한 구조들의 역량(capacity)을 줄인다. 뒤통수밑 조직들의 단축으로부터 증가된 긴장은 뒤통수밑 부위에서 기인된 두통을 일으키고, 목뼈 위의 능동관절범위를 제한하면서 TM관절의 기능장애를 가져온다. 더군다나 TM부위의 통증은 목뼈부위로 방사될 수 있다.[34,37] 따라서, TM관절 복합체의 기능장애를 성공적으로 치료하기위해서는 목의 자세가 정상화되어야 한다(그림 6-19B).[32,34,37]

지속적 연구: TM/호흡/목뼈 기능장애

TM관절의 장애는 만성적인 공동알레르기(sinus allergies)와 같은 상태를 동반하는 기능장애적인 성장과 발달패턴의 결과로 생긴다.[38] 예를 들면, 코로 숨쉬기가 어려운 알레르기를 가진 아동은 종종 상 기도(upper respiratory tract)를 보다 많이 열기 위해 목 위쪽 부분을 과도하게 뒤로 젖히게 될 것이다. 이러한 목의 자세는 위와 아래치아의 접촉이 일치하지 않게 하며 TM관절의 안정위치(resting position)에도 영향을 미칠 수 있다. 다시 말해, TM관절복합체 주위의 근육들은 이 자세를 유지하기 위해 많은 에너지를 소비하게 되고 휴식하고 복구하는데 더 어려움을 겪는다. 들숨(inspiration)에 대한 저항은 호흡을 돕기 위해 호흡 보조근인 목갈비근(scalene muscle)과 목빗근(sternocleidomastoid muscle)을 사용하게 한다. 이러한 보조근들의 사용은 앞쪽으로 머리가 기울게 한다.[38] 오랫동안 이러한 자세로 있게 되면 TM관절의 관절주머니에 섬유증(fibrosis)을 초래할 수 있는 TM 염증의 반복된 증상발현(episode)을

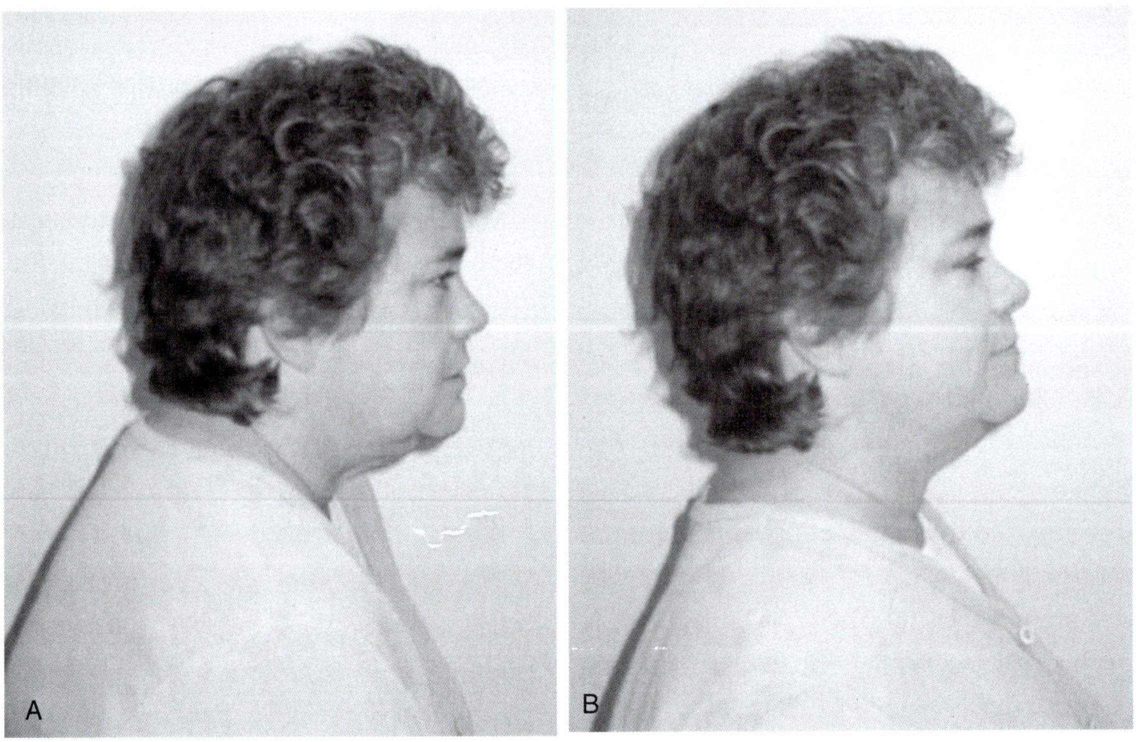

▲ **그림 6-19** ■ A. 불량한 목의 자세는 뒤통수밑 구조에서 신체적인 의존성을 증진시키고, TM관절 기능이상의 원인이 된다. B. 교정된 목의 자세는 길이-장력 관계가 보다 더 균형이 잡히도록 목뼈와 TM관절의 근육을 회복시킨다.

포함하는 증가된 근골계의 기능장애(dysfunction)가 온다.

사례적용(case application) 6-2: **자세와 TM관절의 관계**

Wendy Doe는 계속되는 두통과 오른쪽 턱 부위에 가끔 통증을 호소하는데 이는 그녀의 자세와 관계가 있을 수 있다. Wendy의 신체검진결과는 머리가 앞으로 기울고, 둥근 어깨(rounded shoulder)와 증가된 등뼈 뒤굽음증(thoracic kyphosis)을 보였다(그림 6-19A 참조). 관찰된 Wendy의 오른쪽 어깨의 올림은 뒤통수밑 조직들의 단단함(tightness) 때문에 올 수 있는데, 아래턱의 내림(입 벌리기), 아래턱의 내밈 그리고 아래턱의 가쪽 편위를 할 때 능동 운동에서 제한을 보인 것과 일치한다. Wendy는 또한 머리 뒤쪽근육, 얼굴의 옆면과 양쪽 턱 아래를 촉진할 때 민감하게 느낀다고 말했다. 민감성과 근육의 뭉침(guarding)은 부적당한 자세로부터 조직이 받은 스트레스와 관계가 있을 수 있다.[35]

치열(Dentition)

치아의 맞물림(occlusion) 혹은 접촉은 TM관절의 기능과 밀접한 관계가 있다. 치아가 매일 거의 15분 정도만 함께 작용하지만 치아의 존재와 위치(position)는 정상적인 TM관절의 기능에 중요하다. 씹기(chewing)는 TM관절의 기능들 중의 하나이며, 위와 아래 치아의 접촉은 입안이 빈 상태에서 움직일 때 TM관절의 움직임을 제한한다. TM관절 복합체와 치아와 관계있는 구조들은 TM관절 장애에 대한 포괄적인 관리의 필요성을 강조한다.

정상 성인의 치아의 수는 32개로 전체를 네 부분으로 나눈다. 우리가 이름으로 찾을 수 있는 치아는 위와 아래의 중심 앞니(central incisors)뿐이다. 중심 앞니는 위턱뼈와 아래턱뼈 중앙에 있는 각각 두 개의 치아다.[39] 중심 앞니가 꽉 맞물려 있을 때를 **최대 교합**(maximal intercuspation)[7] 혹은 **맞물림 위치**(occlusal position)[13]라 부른다. 그러나 이것은 아래턱뼈의 정상적인 안정위치(resting position)가 아니다. 오히려 위와 아래 앞니 사이에 1.5~5.0 mm 정도의 "**여유 공간**(freeway space)"이 유지되는 것이 정상이다.[12,16] 이러한 여유 공간은 매우 중요하다. 이 공간을 유지함으로써 TM관절내의 관절내압(intra-articular pressure)이 감소되고, 관절구조에 작용하는 스트레스가 감소되며, 이때 이 부분의 조직이 휴식하거나 회복될 수 있다.[12]

턱관절에서의 연령과 관련된 변화 (Age-Related Changes in the Temporomandibulr Joint)

TM관절은 노화과정에 영향을 받는다. 그러나 근골격계에 있는 다른 관절에서처럼 연령과 관련된 변화를 고려해볼 때, 우리는 정상적인 노화가 반드시 퇴행성변화를 의미하는 것은 아니며, 모든 퇴행성변화가 무능(disability)을 의미하는 것도 아님을 이해해야 한다. Rowe와 Kanhn[40]은 성공적인 노화를 "다방면에 걸쳐서, 질병과 무능으로부터 벗어나, 신체와 인지기능을 고도로 유지하면서, 사회적으로는 지속되는 일이 있고 생산적인 활동을 하는 것"이라고 하였다. 우리는 연령과 함께 조직들의 부드러움 감소, 탄력 감소, 최대 힘에 저항하는 능력 감소와 근골격계조직에서 생체역학적 변화가 초래되는 것을 잘 알고 있는데, 왜냐하면 이러한 변화들이 우리의 일생을 통해 진행되기 때문이다. 그러나 이러한 변화가 반드시 병리적으로 되거나 생체역학적 기능장애로 이끄는 것은 아니다. 역설적으로 말하면, 퇴행성 변화는 앞서 나타나는 기능장애의 결과 일수 있으며 단지 노화의 결과만은 아니라는 것이다.

연령이 55세~99세인 37사례의 TM관절 검시연구에서, Nannmark 등은 조사된 아래턱뼈 관절돌기의 38%에서 구조적 변화를 보고하였다.[41] 이들은 어떠한 TM관절 표본에서도 염증성 세포 침윤의 증상이 없음을 발견하였는데 이는 관찰 된 변화가 염증성 과정이라기보다는 생체역학적 스트레스로 인한 이차적인 것으로 추측하였다. TM관절원판의 22개(59%)는 구멍이 나있거나, 거칠거나, 가늘었다. 그렇지만, 단지 원판 3개(8%)만이 전방에 위치해 있었고, 구멍이 나있었다. 연구자들은 골관절염(osteoarthrities)이 남성과 여성 모두에서 연령과 함께 빈도가 증가하여 성인의 14%~40%에서 나타날 수 있다고 결론지었다.[41]

De Leeuw와 동료들은 TM관절의 골관절염과 **내적 장애**(internal derangement)로 진단받은 지 30년이 지난 46명의 농부인 환자들에 대해 방사선(radiography)과 MRI 촬영을 하였다.[42] TM관절의 내적장애는 원판과 관절면사이의 비정상적인 위치와 기능적인 관계와 관계가 있다.[3] De Leeuw와 동료들이 한 연구의 환자연령은 재조사(follow-up study) 시점에서 50세~70세였다. 연구자들은 또한 비슷한 모습을 한 TM관절의 기능장애가 없는 연령으로 짝지은 대조군 22명을 조사하였다.[42] 방사선 소견상 농부인 환자들에서 더 흔하고 심하게 나타났다. 골관절염과 원판의 내적 장애 비율이 높은 사람들은 문제가 있는 TM관절뿐만 아니라, 반대쪽의 관절에도 MRI 상에 문제가 나타났다. 그러나, 반대쪽 관절들은 큰 징후 없이 이러한 퇴행성변화들이 진행되었다(단지 25% 정도에서 어느 정도 증상이 있었으나 치료는 하지 않음). 대조군들은 드물게 골관절염이나 내적 장애의 MRI 소견을 보였다.

Nannmark 등과 De Leeuw와 동료들에 의해 행해진 연구를 보면 TM의 퇴행성 변화가 나이를 먹음에 따라 예견되어지는 것은 아니며, 방사선 검사나 MRI에서 보여주는 퇴행성 변화가 증상이나 기능장애와 반드시 관련이 있는 것은 아니라고 지적하고 있다.

Tanaka와 동료들은 심한 내적 장애를 가진 환자들의 원판이 대조군들보다 더 심한 퇴행성 변화가 있다는 것을 발견했다.[18] 저자들은 대조군의 원판에서보다 문제가 있는 원판에서 더 불규칙적으로 유출되는 아교질섬유의 패턴들을 설명하였다. 저자들은 기계적 스트레스를 견디는 이러한 조직들의 감소된 능력에 내적 장애가 있는 원판의 구조적 변화들을 관련지어 설명하였다. Tanaka와 동료들은 내적 장애가 원판의 손상을 가져온다는 인과관계(cause-effect relationship)를 알아냈다.[18]

기능장애(Dysfunctions)

많은 기능장애가 TM관절에 나쁜 영향을 준다고 할지라도, 기계적 스트레스가 다양한 원인들 중에서 가장 위험한 인자이다.[10,18,43] 어떤 경우는 자동차 사고 혹은 낙상으로부터 오는 직접적인 외상으로 일어나고 어떤 경우는 머리를 앞으로 내민 자세, **치아를 가는 것**(bruxism, teeth grinding)과 같은 장기간의 나쁜 자세 혹은 구강습관 때문에 발생한다. 턱 기능장애(temporomandibular dysfunction, TMD)를 가진 대부분의 환자들은 특별한 카테고리나 기능장애 분류에 정확하게 들어맞지 않으므로, TMD의 평가와 치료를 위해 자세히 살펴보려는 임상적 노력이 필요하다. 더 나아가, TM관절의 내적 장애를 가진 단지 20~30%의 사람들만이 증상이 나타나는 TM관절로 발전하는데,[3] 증상은 진행되거나 자연히 회복될 수도 있다.[17] TMD의 다양한 종류와 관련 있는 복합 상호관계 때문에, 이러한 환자들의 진단과 치료에 흥미를 가진 치료자들은 이 분야에 대한 고급 연수교육을 찾고 있다. 그러나 여기서는, TM관절 복합체 기능장애의 가장 일반적인 형태를 설명하는 몇몇 문제들만을 나타낼 것이다: 염증성 질환(inflammatory conditions), 관절주머니의 섬유증(capsular fibrosis), 뼈 운동성 질환(osseous mobility conditions), 관절 원판의 편위(articular disk displacement)와 퇴행성 질환(degenerative conditions) 등이다.

염증성 질환(Inflammatory Conditions)

TM관절의 염증성 질환은 관절주머니염(capsulitis)과 윤활막염(synovitis)을 포함한다. 관절주머니염은 관절주머니의 염증을 말하고 윤활막염은 관절의 윤활막 안으로 유출되어 생기는 파동성 부종(fluctuating swelling)으로 구분한다. 류마티스성 관절염(rheumatoid arthritis)은 이러한 염증성 질환의 가장 흔한 원인이지만, 통풍(gout), 건선성 관절염(psoriatic arthritis), 강직성 척추염(ankylosing spondylitis), 전신 홍반성 루푸스(systemic lupus erythematosus), 만성 연소성 관절염(juvenile chronic arthritis)과 인산화 칼슘침착질환(calcium pyrophosphate dehydrate deposition)도 또한 윤활액에 염증을 일으킨다.[3] 염증성 질환이 있는 사람들은 관절 복합체내의 염증과 통증의 결과로 감소된 아래턱뼈 내림을 경험하게 된다.[4]

류마티스성 관절염은 관절과 관절 외적인 부분도 포함된 만성적인 계통적 질환이다. 류마티스성 관절염의 초기 증상은 통증, 뻣뻣함, 부종과 발열이다. 이 자가면역질환은 관절주머니, 인대성 구조와 관절복합체의 윤활막 내층을 표적으로 삼아 관절의 불안정, 관절 변형 또는 경직(ankylosis)을 유발한다.[44] 다양측성 관절(multiple bilateral joint)들이 이 질환에 특징적으로 이환된다. 류마티스성 질환이 있는 환자는 특히 이 질환의 급성기 동안에는 류마티즘 전문가에 의한 의학적인 처치가 요구된다. 류마티스성 관절염에 대한 상세한 설명은 이 교재 범위 밖이다; 그러나 치료사들은 류마티스성 관절염이 종종 TM관절에도 침범한다는 것을 알아야 한다.[44]

관절주머니의 섬유증(Capsular Fibrosis)

염증은 관절원판의 운동성과 TM관절의 기능을 제한하는 유착을 가져올 수 있다.[17] TM관절에서의 관절주머니 섬유증은 치유되지 않았거나 만성적인 관절주머니 염증으로부터 생기는데 이것은 섬유성 결합조직이 과도하게 생성되었기 때문이다.[4, 44] 이러한 섬유증들이 점진적인 손상을 일으키고 조직의 기능을 잃게 한다.[4, 44] 관절염에 의한 반복된 손상을 시사 하는 환자의 과거력은 이 문제를 찾아내는 열쇠가 된다. 환경이 염증을 유발하므로 관절주머니 섬유증은 장기간의 고정, 외상 또는 관절염이 포함될 수 있다.[4] TM관절 관절주머니의 능동운동은 특징적인 통증을 일으킨다. 신체검진을 하면 아픈 쪽에서 변형된 동작의 감소를 유발시키는 제한되거나 변형된 뼈운동성 움직임이 나타나게 된다.[4]

사례 적용 6-3: **외상과 TM 기능장애**

Wendy의 근골격계 문제에 대한 호소는 그녀의 불량한 자세뿐만 아니라, 관절주머니 섬유증에 기인하는 것일 수 있다. 이것은 그녀가 남자친구에 의해 처음 얼굴을 가격 당했을 때, 관절주머니 염의 급성 손상이 있었을 것으로 생각된다. 대부분의 얼굴 외상은 같은 쪽의 TM관절에서의 신장력과 반대쪽 TM관절에 대한 압박력에 기인하며 그 결과 양쪽 TM부위에 부종과 통증을 동반하는 염증성 과정으로 진행되는 기전이 일반적이다. 반복된 폭행은 상처가 아무는 것에 대한 기회를 주지 않음으로써 염증을 악화시키고 만성적이고 진행되는 관절주머니 섬유증이 되게 한다.[4]

뼈의 운동 상태(Osseous Mobility Conditions)

TM관절의 뼈 운동장애는 관절의 과도한 운동성과 어긋남(dislocation)을 포함한다. 이들 두 장애는 과거력과 임상소견에서 많은 유사점이 있다. TM관절의 과도한 움직임, 또는 과도한 운동성이 일반적 현상이며 증상이 있는 집단과 증상이 없는 집단 모두에서 나타난다.[4] 관절의 과도한 운동성은 결합조직장애가 일반적인데 TM관절을 포함하여 신체의 모든 관절에 영향을 미친다.[28,38, 45-47] 과도한 운동성은 관절주머니, 힘줄과 인대가 느슨하기 때문에 생긴다. 과도한 운동성에 대한 임상소견은 개인에 따라 특징적으로 턱이 빠지거나, 소리가 나거나, 완전히 입을 벌리면 걸린다. TM관절의 과도한 운동성을 가진 환자를 신체검진하면 가쪽 극까지 뒤쪽으로의 증가된 패임이 나타난다. 관절에서 나는 소리는 아래턱을 내릴 때의 끝부분과 아래턱을 닫으려고(입을 다물려고) 할 때 발생한다. 이러한 소리는 환자가 들을 수도 있지만 보다 흔하게는 치료사가 촉진할 때 들린다. 한쪽 TM관절의 과도한 운동성은 입을 벌릴 때 아래턱이 반대쪽으로 편위되어 생긴다. 과도하게 움직이면 아래턱의 내림은 40 ㎜가 넘을 수도 있다.[4] Yang 등은 TM관절의 과도한 운동성이나 턱을 벌리는 동안, 관절돌기의 과도한 움직임이 있다고 진단받은 98명의 환자들에게 MRI검사를 했다.[28] 그 결과 그들은 근육의 윗부분에 보다 일반적인 변화가 나타나는 가쪽날개근(lateral pterygoid muscle)의 77%에서 병리적 변화 즉 비대, 위축 또는 구축이 있음을 찾았다. 저자들은 정상 움직임을 가진 사람이나 변형 없이 관절원판 편위가 있는 사람들보다 더 심한 증상을 가진 사람들에서 변형이 있는 앞쪽 관절원판 편위를 발견하였다.[28]

TM관절의 어긋남(dislocation)을 가진 환자에 대한 과거력과 신체검진을 해보면 많은 경우, 비슷하게 과도한 운동성을 가진다. 그러나 TM관절 어긋남이 있는 경우는 입을 크게 벌리면 아픈 쪽 TM관절의 반대쪽으로의 턱의 편위(deflection, lateral deviation)가 나타나고, 입을 다물 수 없게 된다. 환자들은 이 상태에서 통증을 경험할 수도 있고 경험하지 않을 수도 있다. 어긋남이 생기면, 아래턱 관절돌기와 원판 모두는 관자뼈 결절의 관절능선을 지나 앞쪽으로 편위된다. 따라서 아주 마지막 범위부분(end range position)에서 빠져나온다.[4,17] 이러한 경우는 일반적으로 일시적이며 관절 가동술로 정복된다. 그러나 관절 가동술과 같은 개입은 이 교재의 범위에 속하지 않으므로 언급하지 않겠다.

관절원판 편위(Articular Disk Displacement)

TM관절의 관절원판은 부분적으로 어긋날 수 있는데 이 관절에서 기능장애의 원인이 된다.[17, 29] 관절원판의 편위 상태는 변형을 동반한 원판의 편위와 변형이 없는 원판의 편위를 포함한다.[4,28,29] 개입 없이도 변형이 있는 원판의 편위가 종종 변형이 없는 원판의 편위로 변하기도 한다.[4,17,28,29] 원판 편위(내적교란, internal derangement)는 진단에 쓰이는 영상이나 신체검진을 통하여 확인할 수 있다.[17] MRI는 원판의 편위를 확인하기 위하여 선택하는 영상기기이다.[3]

변형이 있는 원판 편위를 보이는 환자들은 아래턱을 열고, 닫는 두 번의 움직임 동안에 "관절소리(joint noise)"를 경험한다. 이 관절소리는 **교대로 발생하는 염발음(reciprocal clik)**으로 알려져 있으며,[4,17] 변형이 있는 원판 편위를 진단하는 중요한 열쇠가 된다. 이런 경우에 아래턱뼈 관절돌기는 안정 시에 원판보다는 원판 뒤쪽 조직(retrodiskal tissue)과 접촉한다. 입을 벌릴 때 아래턱뼈 관절돌기가 원판과 정상적인 관계라면, 원판의 앞쪽과 아래쪽으로 미끄러진다. 아래턱뼈 관절돌기가 원판 아래로 미끄러져 들어갈 때 종종 염발음이 난다. 아래턱뼈 관절돌기가 원판과 정상적인 관계에 있을 때 아래턱뼈 관절돌기가 다시 원판 아래에서 미끄러져 나올 때까지 입을 벌리고 다물고 하는 운동은 정상적으로 계속되며, 이때 또 다른 염발음이 난다. 염발음은 아래턱뼈 관절돌기와 원판 사이에 정상적인 관계가 소실됐음을 의미하는 것으로 볼 수 있다. 그러나 원판의 앞쪽 어긋남(anteriorly dislocation)이 발생되었을 경우의 초기 염발음은 정상적인 관계를 다시 복구하는 소리이다. 염발음이 입을 벌릴 때의 처음과 다물 때의 마지막에 날 때는 원판의 앞쪽 편위(anteriorly displacement)의 정도는 비교적 제한된다. 염발음이 입을 벌리는 과정에서 늦게 일어나면 날수록 원판의 어긋남은 더 심각하다.[4] 입을 벌리고 다무는 동안에 발생하는 염발음의 타이밍이 치료의 예후를 결정할 수 있다고 일부 문헌에 제시되어 있다.[48]

변형을 동반한 원판 편위가 있는 환자들은 계속 이 상태가 유지되거나 몇 달 내에 빠르게 진행될 수도 있다. 변형이 없는 원판 편위의 급성상태와 비교하면, 원판에 대한 뒤쪽 접촉은 과도하게 신장되게 하므로 아래턱의 내림 동안 원판을 재위치시키는 것이 불가능하게 되어 교대로 발생하는 염발음이 생기지 않는다.[17] Yang 등은 MRI 상에서 가쪽 익상돌기 근육의 이상과 원판의 변형을 동반하는 경우와 동반하지 않는 두 가지 경우, 모두 원판 편위가 있는 TM관절들 사이에서 통계적으로 높은 상관관계가 있음을 알아냈다.[28] 가쪽 날개근의 이상은 비대(hypertrophy), 단축과 함께 관련된 TM관절의 가쪽 날개근의 위와 아래 근육 팽대부의 위축을 포함한다. 가쪽 날개근은 원판의 앞에 부착하므로 정상적으로 입을 다물 때 작용하여 안정자세로 되돌아오도록 조절해 준다고 생각할 수 있다. 이 근육의 비대는 과도한 활동성을 나타내며, 따라서 관절 원판의 과도한 앞으로의 이동을 가능하게 한다.[28]

급성 또는 만성과 상관없이 변형이 없는 원판 편위는 원판이 아래턱뼈의 관절돌기 위에 재위치하지 못함을 나타낸다. 따라서 변형이 없는 급성 원판 편위가 있는 환자는 관절돌기의 병진운동을 촉진하는 것 보다는 관절돌기의 움직임에 대한 기계적인 장애를 야기 시키는 원판으로 인해 아래턱뼈의 움직임에 제한이 있다. 변형이 없는 원판 편위가 있는 환자들은 씹기, 말하기 또는 하품하기와 같은 턱이 포함되는 기능적인 움직임을 하는 것이 어려울 뿐만 아니라, 특징적으로 아래턱을 완전하게 내리는 것이 불가능하다.

퇴행성 질환(Degenerative Conditions)

TM관절에 주로 영향을 주는 두 가지 질환은 골관절염(osteoarthritis)과 류마티스성 관절염이다. 류마티스성 관절염은 염증성질환에서 먼저 언급하였다. Kessler와 Hertling[5]은 60세 이상의 인구집단에서 80~90%가 TM관절에 골관절염 증상이 있다고 보고했다. Yang 등의 MRI 자료도 이들의 연구와 일치하였다.[28] Mahan[19]에 의하면, 골관절염은 (대개 양측성으로 일어나는 류마티스성 관절염과는 달리) 한쪽(unilateral)에서 일어난다. 골관절염의 일차적인 원인은 관절의 작은 손상이 계속 되어 생기는데, 특히 관절면간에 영향을 미치는 외상으로 인해 발생한다.[17,19] Styles와 Whyte[17]는 TM관절에서 관절 내 공간의 좁아짐, 침식(erosions), 가골형성(osteophyte formation), 경화증(sclerosis) 그리고 재형성(remodeling)을 포함하는 퇴행성 변화에 대한 방사선적 특징을 제공하였는데 이것들은 인체의 다른 부위에서 볼 수 있는 퇴행성 변화와 비슷하였다. 뒷부분의 치아 결손은 퇴행성 변화의 원인이 되는데 이는 남아있는 치아의 단순한 맞물림이 TM관절면 사이에 영향을 주기 때문이다.[4,19]

기본 개념 6-2: *TM관절 기능이상의 증후와 증상*

TM관절 기능이상의 증후와 증상은 매우 광범위하며 호소하는 요인의 상태와 존재하는 양상에 따라 영향을 받는다. 증후와 증상에는 다음의 요소들이 포함된다.

- 턱 부위의 통증
- 능동 혹은 수동 관절범위의 증가나 감소
- 딸깍하는 소리나 염발음

- ■ 아래턱의 기능적 활동(먹기, 말하기)이나 비기능적 활동 (이 악물기, 손톱 깨물기, 연필 빨기)의 어려움
- ■ 턱을 맞거나(catching) 턱을 움직이지 않는 경우(locking)
- ■ 머리가 앞으로 나온 자세

사례적용 6-4: **환자요약**

Wendy Doe는 계속되는 두통과 오른쪽 턱 부위에 가끔 통증이 있어 물리치료를 받았다. 그녀의 증상은 따로 분리하여 생각해 본다면-TM관절의 외상, 부적절한 목 자세, 머리가 앞으로 나온 자세가 어느 정도 가능한 원인으로 생각되어질 수 있고-또한 이러한 원인들이 서로 어느 정도는 복합되어 나타날 수도 있다. 일과 가정생활에 대한 스트레스나 이갈기(bruxism)와 같은 요인들이 그녀의 진술에 작용했을 수도 있다. 이와 같은 문헌 연구를 통하여 이들 변수들 사이의 관계를 명쾌하게 직접적으로 연관지어 나타낼 수는 없지만, 이들 생체역학적인 변수들이 환자의 통증을 유발하는 역할을 할 수도 있음을 보여준다. 머리, 목과 가슴의 구조적인 균형을 증가시키도록 차례로 계획된 임상적인 개입이 TM관절의 어떤 직접적인 개입보다도 중요한 치료가 된다. 그녀의 작업 환경에 대한 업무조절과 스트레스관리 또한 부가적으로 치료에 포함될 수 있다.

요약(Summary)

TM관절은 구조적으로나 기능적으로 모두 독특하다. 턱을 움직이는 범위와 빈도, 씹는 동안 발생하는 일상적인 저항, 앉고 서는 자세를 유지하는데 부과되는 신체적 스트레스와 TM관절 복합체 주위근육의 만성적인 적응은 TM관절을 특히 문제에 대해 취약하게 만든다. TM관절에 대한 목뼈의 영향은 항상 기억하여야 한다. 턱장애를 가진 환자에 대한 개입은 많은 임상적인 노력을 나타내며, 이 사람들에 흥미를 가진 의사들은 이 특정분야에서 일정수준 이상이 되도록 보다 향상된 교육프로그램을 찾아다닌다. 부수적인 뼈대의 관절 복합체를 검토하기 위해 다음 장에서는 각 복합체가 지닌 고유한 특징을 살펴 볼 것이다. 그러나 TM관절에서 살펴본 관절내 움직임과 원판의 움직임에 대한 복잡성은 다시 언급하지 않을 것이다.

학습 문제(Study Questions)

1. TM관절의 관절면을 설명하시오.
2. 원판이 가지는 다양한 두께와 혈관분포가 의미하는 것은 무엇인가?
3. 뒤쪽 원판 부분의 위와 아래 고리판의 차이는 어떤 것인가?
4. 입을 벌리고 다물 때 위와 아래관절에서의 움직임을 설명하시오.
5. 관절돌기의 뒤쪽 움직임을 제한하는 것은 무엇인가? 어떻게 움직임이 제한되어지는가?
6. 병진운동을 할 수 없는 왼쪽의 TM관절이 가지는 중요성은 무엇인가?
7. 관절돌기 위에서 자유롭게 돌림할 수 없는 오른쪽 원판이 가지는 중요성은 무엇인가?
8. 입을 벌려 다무는 자세까지의 움직임에서 원판의 조절에 대해 설명하시오.
9. TM관절 복합체의 기능에서 목의 자세에 영향을 주는 것은 무엇인가?
10. TM관절 복합체의 감소된 운동성 대 과도한 운동성의 기능적인 요인들을 비교하여 설명하시오.

참고문헌(References)

1. Sicher H: Functional anatomy of the temporomandibular joint. In Sarnat B (ed): The Temporomandibular Joint, 2nd ed. Springfield, IL, Charles C Thomas, 1964.
2. Hylander W: Functional anatomy. In Sarnat BG, Laskin DM (eds): The Temporomandibular Joint: A Biological Basis for Clinical Practice. Philadelphia, WB Saunders, 1992.
3. Sommer O, Aigner F, Rudisch A, et al.: Cross-sectional and functional imaging of the temporomandibular joint: Radiology, pathology, and basic biomechanics of the jaw. In Radiographics 23:e14, 2003.
4. Kraus S: Temporomandibular joint. In Saunders H, Saunders R (eds): Evaluation, Treatment, and Prevention of Musculoskeletal Disorders, 3rd ed. Bloomington, MN, Educational Opportunities, 1993.
5. Kessler R, Hertling D: Management of Common Musculoskeletal Disorders: Physical Therapy Principles and Methods, 3rd ed. Philadelphia, Lippincott-Raven, 1996.
6. Magee D: Orthopedic Physical Assessment, 4th ed. Philadelphia, WB Saunders, 2002.
7. Ermshar C: Anatomy and neuroanatomy. In Morgan D, House L, Wall W, et al. (eds): Diseases of the Temporomandibular Apparatus: A Multidisciplinary Approach, 2nd ed. St. Louis, CV Mosby, 1982.
8. Kraus S: Temporomandibular joint. In Saunders H, Saunders R (eds): Evaluation, Treatment, and Prevention of Musculoskeletal Disorders, 2nd ed. New York, Viking Press, 1985.
9. Eggleton TL, Langton DM: Clinical anatomy of the TMJ complex. In Krauss SL (ed): Temporomandibular Disorders, 2nd ed. New York, Churchill Livingstone, 1994.
10. Matsumoto M, Matsumoto W, Bolognese A: Study of the signs and symptoms of temporomandibular dysfunction in individuals with normal occlusion and malocclusion. Cranio 20:274–281, 2002.
11. Moya H, Miralles R, Zuniga C, et al.: Influence of stabilization occlusal splint on craniocervical relationships. Part I: Cephametric analysis. Cranio 12: 47–51, 1994.
12. Bourbon B: Anatomy and biomechanics of the TMJ. In Kraus S (ed): TMJ Disorders: Management of the Craniomandibular Complex. New York, Churchill Livingstone, 1988.
13. Williams P: Gray's Anatomy, 38th ed. New York, Churchill Livingstone, 1999.
14. Waltimo A, Kononen M: A novel bite force recorder and maximal isometric bite force values for healthy young adults. Scand J Dent Res 101: 171–175, 1993.
15. Mueller M, Maluf K: Tissue adaptation to physical stress: A proposed "physical stress theory" to guide physical therapist practice, education, and research. Phys Ther 2:383–403, 2002.
16. Bell W: Temporomandibular Disorders: Classification, Diagnosis, Management, 3rd ed. Chicago, Year Book Medical, 1990.
17. Styles C, Whyte A: MRI in the assessment of internal derangement and pain within the temporomandibular joint: A pictorial essay. Br J Oral Maxillofac Surg 40:220–228, 2002.
18. Tanaka E, Shibaguchi T, Tanaka M, et al.: Viscoelastic properties of the human temporomandibular joint disc in patients with internal derangement. J Oral Maxillofac Surg 58:997–1002, 2000.
19. Mahan P: The temporomandibular joint in function and pathofunction. In Solberg W, Clark GT (eds): Temporomandibular Joint Problems: Biologic Diagnosis and Treatment. Chicago, Quintessence, 1980.
20. Loughner B, Gremillion HA, Mahan PE, et al.: The medial capsule of the human temporomandibular joint. J Oral Maxillofac Surg 55:363–369, 1997.
21. Helland M: Anatomy and function of the temporomandibular joint. J Orthop Sports Phys Ther 1:145–152, 1980.
22. Abe S, Ouchi Y, Ide Y, et al.: Perspectives on the role of the lateral pterygoid muscle and the sphenomandibular ligament in temporomandibular joint functions. Cranio 15:203–207, 1997.
23. Isberg A, Westesson P: Steepness of articular eminence and movement of the condyle and disk in asymptomatic temporomandibular joints. Oral Surg Oral Med Oral Pathol Oral Radiol Endod 86:152–157, 1998.
24. Lindauer SJ, Sabol G, Isaacson RJ, et al.: Condylar movement and mandibular rotation during jaw opening. Am J Orthod Dentofacial Orthop 107:573–577, 1995.
25. Ferrario VF, Sforza C, Miani A Jr, et al.: Open-close movements in the human temporomandibular joint: Does a pure rotation around the intercondylar hinge axis exist? J Oral Rehabil 23:401–408, 1996.
26. Dijkstra PU, Hof AL, Stegenga B, et al.: Influence of mandibular length on mouth opening. J Oral Rehabil 26:117–122, 1999.
27. Naidoo L: Lateral pterygoid muscle and its relationship to the meniscus of the temporomandibular joint. Oral Sur Oral Med Oral Pathol Oral Radiol Endod 82:4–9, 1996.
28. Yang X, Pernu H, Pyhtinen J, et al.: MRI findings concerning the lateral pterygoid muscle in patients with symptomatic TMJ hypermobility. Cranio 19:260–268, 2001.
29. Yang X, Pernu H, Pyhtinen J, et al.: MR abnormalities of the lateral pterygoid muscle in patients with nonreducing disk displacement of the TMJ. Cranio 20:209–221, 2002.
30. Bade H, Schenck C, Koebke J: The function of discomuscular relationships in the human temporomandibular joint. Acta Anat (Basel) 151:258–267, 1994.
31. Murray GM, Orfanos T, Chan JY, et al.: Electromyographic activity of the human lateral pterygoid muscle during contralateral and protrusive jaw

movements. Arch Oral Biol 44:269–285, 1999.
32. Hellsing E: Changes in the pharyngeal airway in relation to extension of the head. Eur J Orthod 11:359–365, 1989.
33. Evcik D, Aksoy O: Correlation of temporomandibular joint pathologies, neck pain and postural differences. J Phys Ther Sci 12:97–100, 2000.
34. Ciancaglini R, Testa M, Radaelli G: Association of neck pain with symptoms of temporomandibular dysfunction in the general adult population. Scand J Rehab Med 31:17–22, 1999.
35. Saunders H, Saunders R: Evaluation, Treatment and Prevention of Musculoskeletal Disorders, 3rd ed. Chaska, MN, The Saunders Group, 1993.
36. Netter F: Atlas of Human Anatomy, 3rd ed. Teterboro, NJ, Icon Learning Systems, 2003.
37. Ali H: Diagnostic criteria for temporomandibular joint disorders: A physiotherapist's perspective. Physiotherapy 88:421–426, 2002.
38. Antoniott T, Rocabado M: Exercise and Total Well-Being for Vertebral and Craniomandibular Disorders. Santiago, Chile, Alfabeta Impresories, 1990.
39. Brand R, Isselhard D: Anatomy of Orofacial Structures, 2nd ed. St. Louis, CV Mosby, 1982.
40. Rowe J, Kahn R: Successful aging and disease prevention. Adv Ren Replace Ther 7:70–77, 2000.
41. Nannmark U, Sennerby L, Haraldson T: Macroscopic, microscopic and radiologic assessment of the condylar part of the TMJ in elderly subjects. An autopsy study. Swed Dent J 14:163–169, 1990.
42. de Leeuw R, Boering G, van der Kuijl B, et al.: Hard and soft tissue imaging of the temporomandibular joint 30 years after diagnosis of osteoarthrosis and internal derangement. J Oral Maxiofac Surg 54: 1270–1280, 1996.
43. Arnett GW, Milam SB, Gottesman L: Progressive mandibular retrusion–idiopathic condylar resorption. Part II. Am J Orthod Dentofac Orthop 110: 117–127, 1996.
44. Goodman C, Boissanault W: Pathology: Implications for the Physical Therapist, 2nd ed. Philadelphia, WB Saunders, 2003.
45. Winocur E, Gavish A, Halachmi M, et al.: Generalized joint laxity and its relation with oral habits and temporomandibular disorders in adolescent girls. J Oral Rehabil 27:614–622, 2000.
46. Buckingham R, Braun T, Harinstein D, et al.: Temporomandibular joint dysfunction syndrome: A close association with systemic joint laxity. Oral Surg Oral Med Oral Pathol 72:514–519, 1991.
47. Westling L, Carlsson G, Helkimo M: Background factors in craniomandibular disorders with special reference to general joint hypermobility, parafunction, and trauma. J Craniomandib Disord 4:89–98, 1990.
48. Kirk W, Calabrese D: Clinical evaluation of physical therapy in the management of internal derangement of the temporomandibular joint. J Oral Maxillofac Surg 47:113–119, 1989.

단원 3

팔 관절 복합체
(Upper Extremity Joint Complexes)

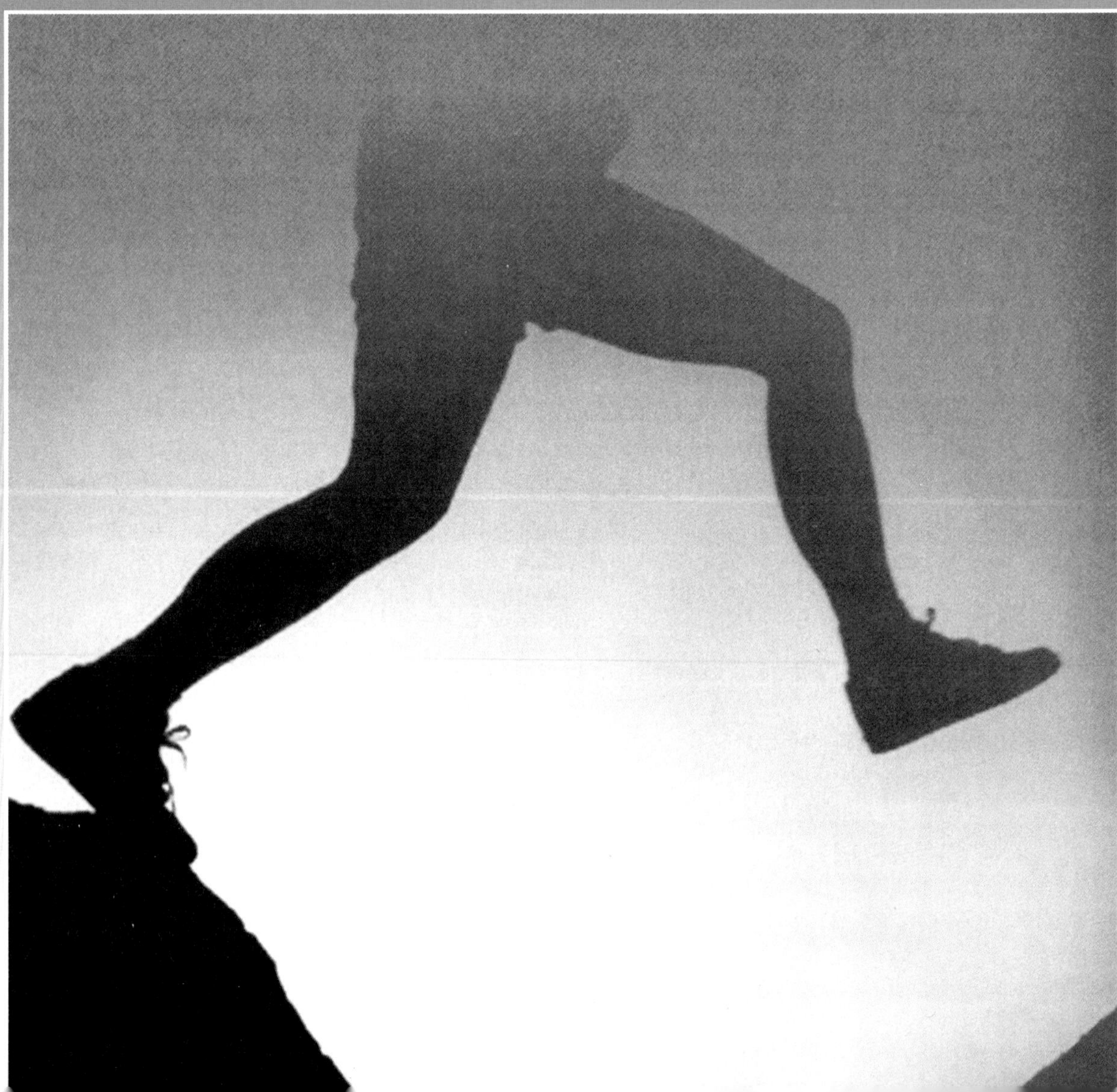

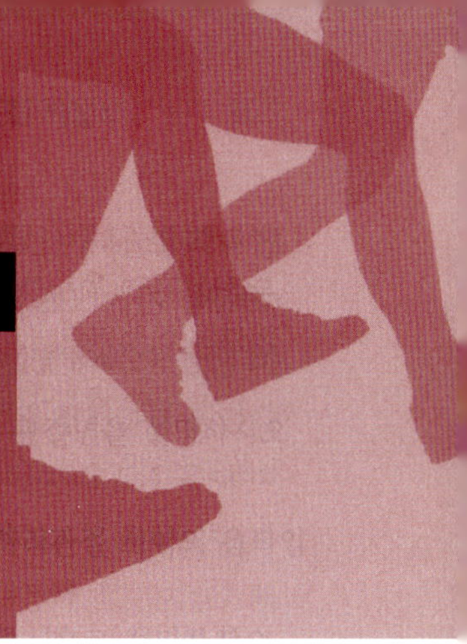

제 7 장

어깨관절 복합체 (The Shoulder Complex)

서론(Introduction)

빗장뼈(clavicle), 어깨뼈(scapula)와 위팔뼈(humerus)로 이루어진 어깨관절 복합체(shoulder complex)는 복잡하게 가슴(thorax)에 팔이 연결되는 3개의 관절 결합으로 이루어져 있다. 어깨관절 복합체의 관절 구조는 공간의 넓은 범위로 손이 자유롭게 움직이도록 주로 운동성에 기초하여 디자인되었다. 위팔뼈와 어깨뼈로 이루어진 **오목위팔관절**(glenohumeral [GH] joint)은 신체의 어느 다른 관절보다 더 큰 움직임을 갖는다. 어깨관절 복합체의 구성이 전체 팔 크기의 반을 차지하고는 있지만,[1] 구성요소들은 단 한 개의 관절(**복장빗장관절,** sternoclavicular [SC] joint)에 의해 축성 골격(axial skeleton)과 연결되어 있다. 그 결과, 근육의 힘은 주로 가슴에 팔이음뼈(shoulder girdle)를 안정시키고, 팔의 움직임을 위한 안정된 지지면을 제공하는데 기여한다.

운동성과 안정성을 위한 어깨관절 복합체에 대한 모순된 필수조건은 능동적인 힘, **동적인 안정성**과 어깨관절 복합체가 전형적인 예로 고려되는 개념 등이다. 본질적으로, 동적인 안정성은 움직이는 분절이나 분절의 세트가 관절면 형태, 관절주머니 또는 인대와 같은 수동적인 힘에 의해 거의 제한되지 않을 때 존재하며, 대부분 능동적인 힘이나 동적인 근육의 조절에 의존한다. 동적인 안정성은 복합체에 대해 넓은 범위의 운동성을 허락하면서 복합체가 정상적으로 기능할 때 충분한 안정성도 제공한다. 그러나 서로 상반된 운동성과 안정성이 팔이음뼈(shoulder girdle)에 필요하므로 복잡한 구조와 기능적인 디자인은 어깨관절 복합체가 비기능적이고 불안정성에 매우 쉽게 영향을 받게 한다.

7-1 환자 사례

Susan Sorenson은 42세의 치위생사로 오른쪽 어깨 통증이 있다. 그녀의 통증은 주로 가쪽 몸쪽 위팔부분(C5 피부분절 부위)에 있었으나 위 등세모근에도 통증이 나타났다. 그녀의 증상은 팔을 올릴 때 통증과 피로가 있고, 오른쪽 어깨쪽으로 잠자는 것이 불가능하다. 그녀의 병력은 6개월 전 오른쪽 가슴에 초기 단계의 유방암을 진단받아 감시임파절 절제술(sentinel node biopsy)을 통한 유방종양 제거술을 했으며, 이어 5주 동안의 방사선 치료를 받았다. 그녀는 거의 6개월 전에 치료를 끝냈다. 그녀는 오른쪽 팔을 올릴 때 앞면 가슴부위에 뻐근함을 느꼈다고 말했다. 그녀의 병력에는 또한 여러해 전 오른쪽의 봉우리빗장관절 분리가 있어 몇 주간 동안 어깨를 팔걸이붕대(sling)로 고정하였으며 이와 관련된 더 이상의 치료는 받지 않았다.

어깨관절 복합체의 구성요소 (Components of the Shoulder Complex)

어깨관절 복합체를 구성하는 뼈는 빗장뼈, 어깨뼈, 위팔뼈이다(그림 7-1). 이 세 뼈는 3개의 상호 의존된 연결로 관절이 된다: **SC관절**, **봉우리빗장관절(acromioclavicular (AC) joint)**, **GH관절**. 어깨뼈와 가슴(thorax) 사이의 관절은 섬유화, 연골 또는 윤활 결합의 특징을 가지고 있지는 않지만 종종 **어깨가슴관절(scapulothoracic (ST) joint)**로 묘사된다. 이와 비교하여 가슴에 대한 어깨뼈 움직임은 직접적으로 SC관절, AC관절 또는 SC관절과 AC관절의 결합된 움직임이다. ST관절은 문헌에 의하면 기능적인 관절로 자주 언급된다. 어깨관절 복합체의 부분으로 고려되는 부가적인 관절은 **봉우리밑**(subacromial 또는 **위팔뼈위**(suprahumeral)) "**관절**(joint)"이다. 이 기능적인 관절은 부리봉우리 활(coracoacromial arch) 아래의 위팔뼈 머리의 움직임에 의해 형성된다. 이 두 구성요소 사이의 움직임이 어깨의 기능과 비정상인 기능에 중요한 역할을 하지만, 우리는 그것을 **위팔뼈 위의 공간**(suprahumeral space)으로 간주하고, 그것을 분리된 연결보다는 오히려 GH관절의 구성요소로 생각한다.

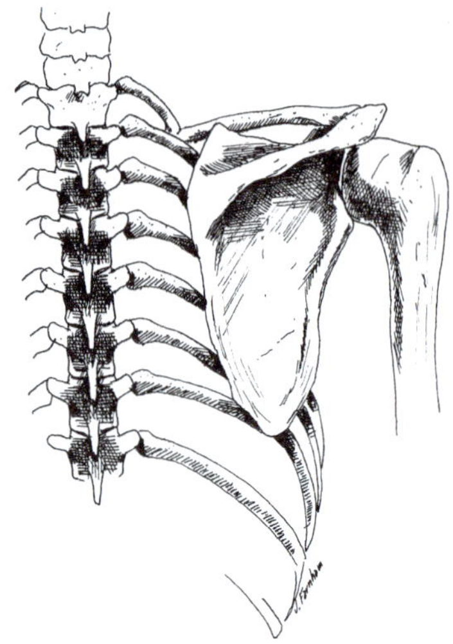

▲ **그림 7-1** ■ 어깨관절 복합체의 세 구성인자에 대한 뒤쪽 그림.

몸통(trunk)의 움직임과 결합된 어깨관절 복합체를 구성하는 관절은 팔을 180° 올리게 한다. 팔의 **올림**(elevation)은 팔을 *앞이나 한쪽으로* 들어올릴 때 발생하는(시상면 굽힘, 관상면 벌림과 그 사이에서의 모든 움직임) 어깨뼈, 빗장뼈, 위팔뼈 움직임의 결합으로 설명된다. 가슴에 대한 어깨뼈의 움직임은 정상적으로 연결된 SC와 AC관절의 움직임을 통해 팔을 올릴 때 필요한 전체 움직임의 약 1/3 정도 기여하는 반면, GH관절은 전체 움직임의 약 2/3 정도를 기여한다. 모두 3개의 관절에 대한 통합된 기능이 주요 관심사이기는 하지만, 통합된 동적인 기능을 평가하기 전에 어깨관절 복합체의 관절과 구성요소에 대한 각각의 특성이 개별적으로 검사되어져야 한다.

복장빗장관절(Sternoclavicular Joint)

SC관절은 축성 골격에 빗장뼈, 어깨뼈 그리고 팔의 유일한 구조적인 부착점을 제공한다. SC관절에서의 빗장뼈의 움직임이 정상적으로 기능을 하면, 필연적으로 어깨뼈를 움직이는데 이는 어깨뼈가 빗장뼈의 가쪽 끝에 부착되기 때문이다. 어깨뼈가 SC관절이 움직이는 동안 빗장뼈

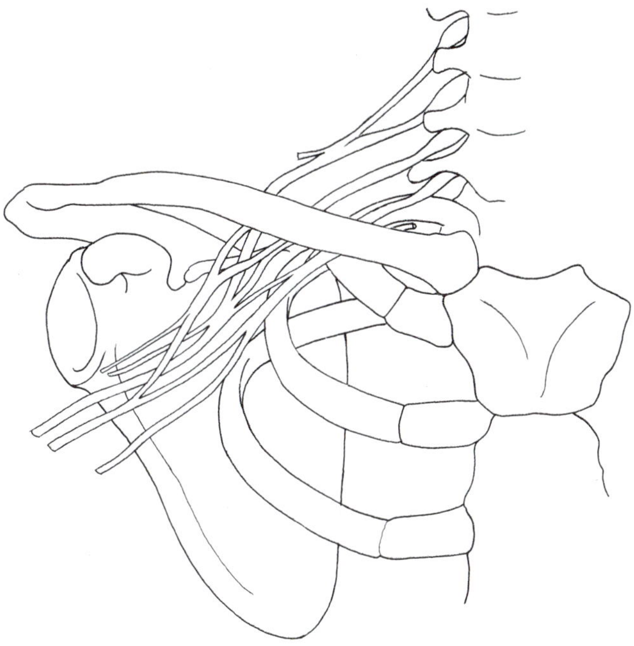

▲ 그림 7-2 ■ 복장빗장관절은 복장뼈 자루(manubrium)와 첫 번째 갈비연골과 함께 안쪽 빗장뼈와의 결합이다.

가 움직이지 않게 하기 위해 크기가 같은 반대방향으로의 움직임이 AC관절에서 발생해야 한다: 이는 빗장뼈-어깨뼈 연결로 전형적인 것은 아니다. 마찬가지로, 어깨뼈의 어떤 움직임은 SC관절 움직임의 결과로 생긴다.(어깨뼈 움직임이 AC관절과 분리되지 않으면, 이것은 다시 정상적인 상황 아래에서는 일어나지 않는다). SC관절은 세 개의 돌림운동과 세 개의 병진운동을 일으키는 자유도(degrees of freedom)를 가진 평면 윤활관절(plane synovial joint)이다. 이 관절에는 윤활성 관절주머니와 관절원판 그리고 3개의 주요한 인대가 있다.

■ 복장빗장관절의 관절면 (Sternoclavicular Articulating Surfaces)

SC관절은 모두 두개의 안장 모양의 표면으로 이루어져 있는데, 한 면은 빗장뼈의 안쪽 끝에, 또 다른 한 면은 복장뼈 자루(manubrium)와 첫 번째 갈비연골(costal cartilage)에 의해 형성된 패임(notch)에 있다(그림 7-2). 많은 개인적인 차이와 관절표면의 안장모양이 매우 미세하기 때문에 SC관절은 종종 평면 윤활관절로 분류된다. 빗장뼈의 복장끝과 복장뼈 자루는 일치하지 않아, 관절표면 사이에 접촉이 거의 없다. 안쪽의 빗장뼈 윗부분은 전혀 복장뼈 자루와 접촉하지 않는 대신 **SC관절 원판**과 **빗장사이인대**(interclavicular ligament)를 위한 부착점 역할을 한다. 안정 시에, SC관절 공간은 V자 형태(wedge-shape)로, 위로 열려있다.[2] 복장뼈 자루와 관련된 빗장뼈의 움직임은 빗장뼈, SC관절 원판과 자루갈비(manubriocostal)의 연골과 접촉되는 부분에 따라 변화한다.

■ 복장빗장관절의 원판(Sternoclavicular Disk)

일반적으로 일치하지 않는 관절이기 때문에, SC관절은 섬유성 연골 관절원판 또는 반달(meniscus)을 가지고 있어 관절 표면사이의 접합성을 증가시킨다. SC원판의 위쪽은 뒤-위 빗장뼈에 부착되고, 아래쪽은 섬유성 관절주머니의 앞면 및 뒷면뿐만 아니라, 복장뼈 자루와 첫 번째 갈비연골에도 부착된다.[3] 이 원판은 비스듬하게 SC관절 공간을 지나(그림 7-3), 두 개의 분리된 공간으로 관절을 나눈다.[1] 원판의 부착점들을 보면 원판은 빗장뼈가 움직이는 동안 경첩 또는 중쇠(pivot)점과 같은 역할을 한다.

빗장뼈의 올림(elevation)과 내림(depression) 시, 빗장뼈 안쪽 끝은 원판의 위 부착점이 중쇠점이 되어 상대적으로 고정된 원판 위에서 구르고 미끄러진다. 빗장뼈의 내밈/당김(protraction/retraction) 시에는 SC원판과 안쪽의 빗장뼈는 원판의 아래 부착점이 중쇠점이 되어 복장뼈 자루의 관절면 위에서 함께 구르고 미끄러진다.[1] 그러므로 이 원판은 올림/내림할 때는 복장뼈 자루 부분으로, 내밈/당김할 때는 빗장뼈부분으로 간주되어진다. 원판은 빗장뼈가 움직이는 동안 한 쪽의 관절분절에서 다른 쪽

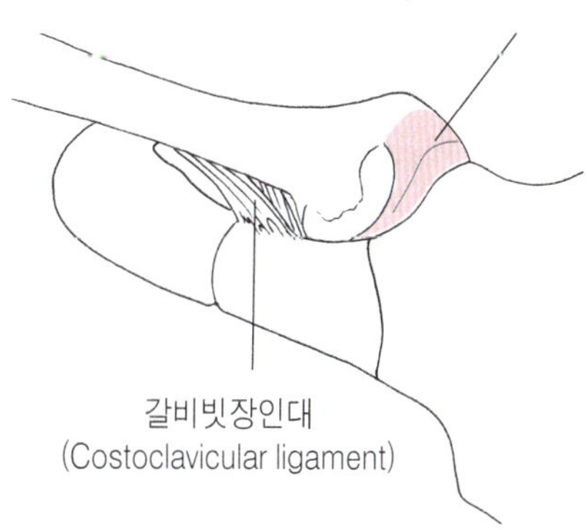

▲ 그림 7-3 ■ 복장빗장관절의 원판은 관절을 두 개의 분리된 관절강(joint cavity)으로 나눈다. 운동의 축은 갈비빗장인대(costoclavicular ligament) 위치에 존재하는 것으로 여겨진다.

관절 분절로 역할을 바꾸기 때문에 분절들 간의 운동성은 유지되고 안정성은 강화된다. 올림/내림과 내밈/당김에 대한 빗장뼈의 움직임은 SC관절 단독이 아니라, 더 바깥쪽에 위치한 **갈비빗장인대**(costoclavicular ligament)와 이들 두 움직임을 위한 역학적인 축을 포함한 상당히 복잡한 협력 움직임이다(그림 7-3 참조).

SC원판은 관절의 일치성을 증가시키고, 가쪽 끝으로부터 빗장뼈를 따라 전달되는 힘을 흡수하는 중요한 안정기능의 역할을 한다. 그림 7-3에서 SC원판은 독특한 비스듬한 선의 부착점이 빗장뼈의 안쪽 움직임을 억제하는 것으로 보여 진다. 만일 그렇지 않으면, 빗장뼈의 큰 안쪽 관절면이 얕은 복장뼈 자루의 관절면에 겹쳐지게 된다. 원판은 또한 안쪽으로 직접적인 힘을 분산시키면서 안쪽 빗장뼈에 상당한 접촉을 갖는다. 그렇지 않으면 작은 복장뼈 자루의 관절면에 높은 압력을 야기시키게 된다. 어떤 사람은 빗장뼈의 안쪽에 직접적으로 작용하는 힘이 적을 것이라고 생각하지만, 우리는 AC관절, **위 등세모근**, **부리빗장인대**(coracoclavicular ligament)의 기능을 고려해 볼 때 적지 않다는 것을 알 수 있었다.

지속적 연구: SC관절의 3개 구획

SC관절의 해부학적인 조사는 SC관절의 기능적인 단위를 2개보다는 3개라는 주장으로 이끌어 간다: 즉, 올림과 내림을 위한 원판과 빗장뼈 사이의 가쪽 구획; 내밈과 당김을 위한 원판과 복장뼈 자루 사이의 안쪽 구획; 그리고 앞쪽 및 뒤쪽으로의 긴축(long axis) 돌림을 위한 갈비빗장관절 부분이다. 앞과 뒤쪽 돌림은 첫 번째 갈비뼈 위의 원판 부분과 안쪽 빗장뼈 관절면의 앞뒤 가장자리에 있는 "삼각형의 공간(conus)" 사이에서 발생하는 것으로 생각된다.[4]

■ 복장빗장관절의 관절주머니와 인대 (Sternoclavicular Joint Capsule and Ligaments)

SC관절은 아주 강한 섬유성 관절주머니로 둘러싸여 있지만 지지를 위한 많은 부분은 3개의 인대에 의존한다. 이들 인대는 **복장빗장인대**(sternoclavicular ligament), 갈비빗장인대(costoclavicular ligament), 빗장사이인대(interclavicular ligament)이다(그림 7-4). 앞쪽 및 뒤쪽의 복장빗장인대는 관절주머니와 주로 빗장뼈의 안쪽 끝의 앞쪽과 뒤쪽의 병진운동을 억제하는 기능을 강화한다.

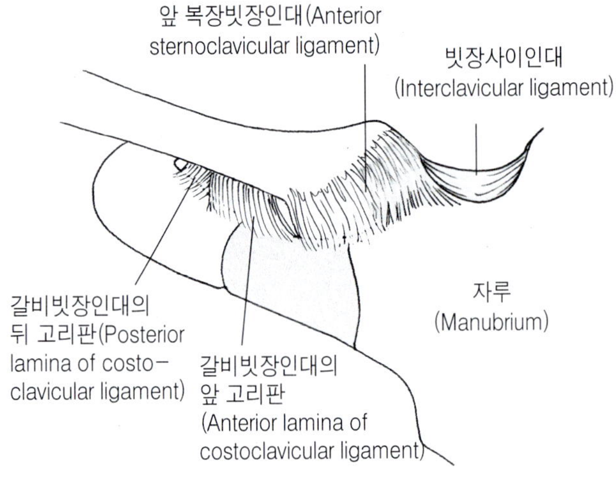

▲ **그림 7-4** ■ 복장빗장관절의 인대.

갈비빗장인대는 빗장뼈와 첫 번째 갈비뼈 사이에서 발견되는 매우 강한 인대이다. 갈비빗장인대는 두 개의 분절 또는 고리판(laminae)을 가지고 있다. 앞 고리판은 첫 번째 갈비뼈에서 빗장뼈로 바깥쪽을 향한 섬유를 가지고 있는데 반해, 뒤 고리판섬유는 갈비뼈에서 빗장뼈 안쪽을 향하고 있다.[3,5] 이들 두 분절이 빗장뼈의 가쪽 끝의 올림을 억제하고 인대에 의한 제한이 영향을 미치게 되면, 빗장뼈 올림에서 발생하는 안쪽 빗장뼈의 아래로의 미끄러짐에 기여할지도 모른다.[6] 갈비빗장인대는 또한 목빗근(sternocleidomastoid muscle)과 복장목뿔근(sternohyoid muscle)에 의해서 빗장뼈에 적용된 위로 향한 힘에 대항한다. 뒤 고리판 안쪽으로 향한 섬유는 힘을 흡수하면서 빗장뼈 안쪽의 움직임에 저항한다.[7] 그렇지 않다면 힘은 SC원판에 부과된다. 빗장사이인대는 먼쪽 빗장뼈의 과도한 내림과 빗장뼈 안쪽 끝의 위로의 미끄러짐에 저항한다. 빗장뼈의 내림제한은 팔신경얼기(brachial plexus)와 첫 번째 갈비뼈 위와 빗장뼈 아래를 지나는 빗장밑동맥(subclavian artery)과 같은 구조를 보호하는데 중요하다. 사실, 빗장뼈가 내려오고 빗장사이인대와 위 관절주머니가 팽팽해지면, 빗장사이인대의 장력은 팔의 무게를 지지할 수 있다.[8]

■ 복장빗장관절의 운동(Sternoclavicular Motions)

SC관절에서의 3개의 돌림 자유도는 흔히 빗장뼈의 올림/내림, 내밈/당김, 앞쪽/뒤쪽 돌림으로 묘사된다. 어떤 관절에 대한 움직임은 전형적으로 관절에서부터 훨씬 먼

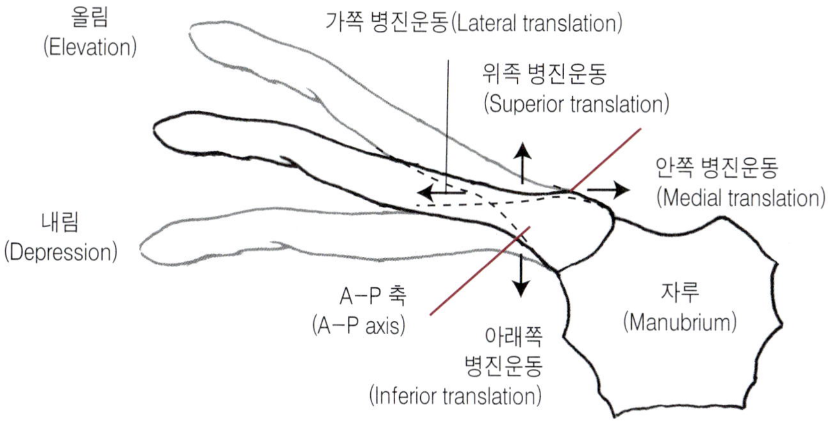

◀ **그림 7-5** ■ SC관절에서의 빗장뼈 올림/내림은 A-P축에 대한 빗장뼈 가쪽 끝의 운동으로 일어난다. 빗장뼈의 안쪽 끝은 또한 SC관절에서 적은 범위의 안쪽/가쪽 병진과 위쪽/아래쪽 병진운동을 한다.

지렛대 부분의 움직임의 방향을 확인함으로써 설명한다. 빗장뼈의 수평배열(대부분의 뼈는 부가적인 지렛대의 수직 배열이다)은 때때로 혼동을 만들 수 있고, 빗장뼈 움직임을 도식화하는데 어려울 수 있다. 올림/내림(그림 7-5)과 내밈/당김(그림 7-6)의 움직임은 빗장뼈의 가쪽 끝의 움직임을 참고하여 나타냈다. 빗장뼈의 앞쪽/뒤쪽 돌림은 전체 빗장뼈에 대한 긴축으로의 구르는 운동이다(그림 7-7). SC관절에서 3°의 병진 운동은 그 크기가 매우 작기는 하지만, 발생할 수는 있다. 복장뼈 자루에서 안쪽 빗장뼈의 병진운동은 일반적으로 보통 앞쪽/뒤쪽, 안쪽/가쪽, 올림/내림 방향에서 발생되는 것으로 정의된다(그림 7-5와 7-6 참조).

빗장뼈의 올림과 내림 (Elevation and Depression of the Clavicle)

올림과 내림의 움직임은 볼록한 빗장뼈면과 복장뼈 자루 그리고 첫 번째 갈비연골에 의해 형성된 오목면 사이에 있는 거의 앞-뒤축(anteroposterior [A-P] axis)에 가까운 축(그림 7-5 참조) 주위에서 발생한다. 올림과 함께, 가쪽 빗장뼈는 위쪽으로 돌림하고, 내림에 따라, 가쪽 빗장뼈는 아래쪽으로 돌림한다. 관절면의 두미모양(cephalocaudal shape)과 축의 위치는 빗장뼈의 볼록면이 오목한 복장뼈 자루와 첫 번째 갈비연골에서 아래쪽으로 빗장뼈의 가쪽 끝의 움직임과 반대 방향으로 미끄러져야 한다는 것을 나타낸다. SC관절의 축은 관절에서 부리빗장인대를 향해 가쪽으로 놓여 있다고 설명한다. 관절로부터 비교적 멀리 떨어진 이런 기능적인(해부학적인 것보다는) 축의 위치는 안쪽 빗장뼈의 큰 관절내 움직임을 나타낸다. 가능한 빗장뼈 올림의 범위는 48° 정도이지만, 수동내림은 제한되어 평균적으로 15° 이하이다.[9] 올림의 완전한 운동범위는 일반적으로 팔을 들어올리는 기능적인 범위에서는 이용되지 않는다.[10,11]

빗장뼈의 내밈과 당김 (Protraction and Retraction of the Clavicle)

빗장뼈의 내밈과 당김은 SC관절에서 갈비빗장인대에 놓여 있는 것처럼 보이는 거의 수직인 축[위-아래축(superoinferior axis)]을 중심으로 만들어 진다(그림 7-6 참조). 내밈을 할 때는 가쪽 빗장뼈가 앞쪽으로 돌림하고,

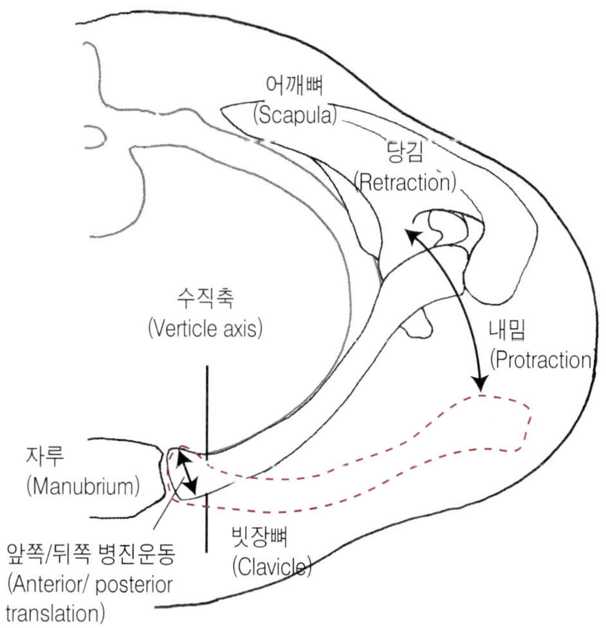

▲ **그림 7-6** ■ 위에서 본 그림으로, SC관절에서의 빗장뼈 내밈/당김은 수직축을 중심으로 어깨뼈에 부착되는 빗장뼈 가쪽 끝의 운동으로 일어난다. 빗장뼈의 안쪽 끝은 또한 SC관절에서 적은 범위의 앞쪽/뒤쪽 병진운동을 한다.

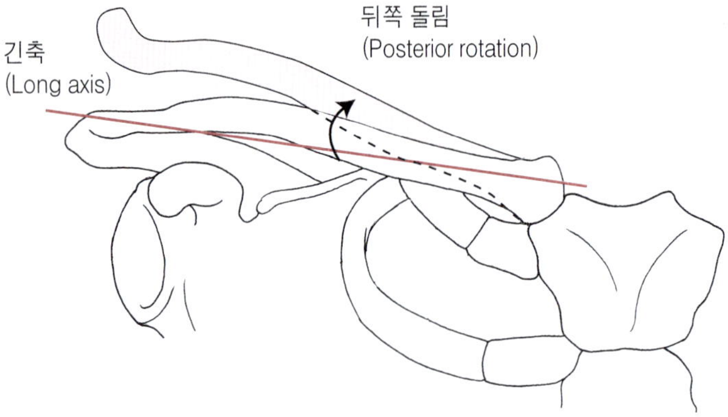

◀ **그림 7-7** ■ SC관절에서의 빗장뼈의 돌림은 긴축을 중심으로 전체 빗장뼈가 돌림하여 안쪽/가쪽 방향으로 운동이 일어난다. 빗장뼈가 뒤쪽 돌림하면, 가쪽 끝은 튕겨져 올라오고; 앞쪽 돌림은 안정위치로 되돌아오는 움직임이다.

당김을 할 때는 가쪽 빗장뼈가 뒤로 돌림한다. 평면에서의 관절표면의 형태는 올림/내림을 위한 형태와 반대이다; 빗장뼈의 안쪽 끝은 오목하고, 자루 쪽의 관절면은 볼록하다. 내밈하는 동안 안쪽 빗장뼈는 복장뼈 자루와 첫 번째 갈비연골 앞쪽으로 미끄러진다. 가능한 빗장뼈의 내밈은 약 15°~20°이고, 당김은 20°~30°이다.[9,11,12]

빗장뼈의 앞쪽 및 뒤쪽 돌림 (Anterior and Posterior Rotation of the Clavicle)

앞쪽/뒤쪽 또는 긴축에 대한 빗장뼈의 돌림(그림 7-7 참조)은 안쪽 빗장뼈의 안장모양(saddle shape)의 표면과 자루갈비(manubriocostal) 관절면 사이의 축회선(spin)으로 발생한다. 관절의 편안한 자세에서부터 어느 방향이든지 돌림할 수 있는 많은 관절과 달리 빗장뼈는 주로 편안한 자세에서 단지 한 방향으로 돌림한다. 빗장뼈는 빗장뼈의 아래면이 앞쪽을 향하도록하면서 중립에서 뒤로 돌림한다. 이것은 뒤쪽돌림(posterior rotation)보다는 오히려 위쪽 돌림(upward rotation)이라 말할 수 있다.[1] 완전히 돌림한 자세로부터 빗장뼈는 중립으로 다시 되돌아가기 위해 앞으로 돌림할 수 있다. 중립을 지나 가능한 앞쪽 돌림(anterior rotation)의 범위는 매우 제한되며, 보통 10° 이하이다.[1] 가능한 빗장뼈의 뒤쪽돌림의 범위는 50° 정도된다고 인용되고 있다.[10] 돌림축은 SC와 AC관절을 가로지르면서 빗장뼈를 통해 긴축으로 달린다.

■ 복장빗장관절의 장력에 대한 저항 (Sternoclavicular Stress Tolerance)

SC관절의 뼈와, 관절주머니인대 구조, SC원판은 운동성과 안정성의 이중 역할을 충족시키기 위한 관절을 만들기 위해 결합된다. SC관절은 축성 뼈대에 팔을 결합하여 팔의 운동성에 기여하며 부과된 장력을 견디어 내는 역할을 한다. SC관절이 완전히 일치하지는 않지만, 이 관절은 어깨관절 복합체의 다른 관절에 흔한 퇴행성 변화를 경험하지 않는다.[13,14] SC원판과 갈비빗장인대처럼 강한 힘-분해 구조는 관절의 장력을 최소화하고 부분 어긋남(subluxation)과 어긋남(dislocation)을 이끄는 과도한 관절 사이의 움직임을 막는다. SC관절의 어긋남은 인체에서 관절 어긋남의 단지 1%만 나타난다.[15]

봉우리빗장관절 (Acromioclavicular Joint)

AC관절은 빗장뼈에 어깨뼈를 결합한다. 일반적으로 3개의 돌림과 3개의 병진 자유도를 가진 평면 윤활관절로 묘사된다. 이 관절은 관절주머니와 2개의 주요 인대를 가지고 있다: 관절원판은 있을 수도 있고 없을 수도 있다. AC관절의 주요 기능은 팔의 움직임이 발생할 때 가슴의 변화하는 모양을 따르기 위해서 가슴(thorax)에 대해서 어깨뼈의 부가적인 돌림 범위를 가능하게 해주고, 어깨뼈의 처음 시작면을 바깥쪽으로 하는 어깨뼈의 조절(기울임과 안쪽/가쪽 돌림)을 가능하게 한다. 또한 이 관절은 팔에서 빗장뼈까지 힘의 전달을 가능케 한다.

■ 봉우리빗장관절의 관절면 (Acromioclavicular Articulating Surfaces)

AC관절은 빗장뼈의 가쪽 끝과 어깨뼈의 봉우리에 있는

작은 관절면 사이에서 생긴 관절로 이루어져 있다(그림 7-8). 잘 들어맞지 않는 것으로 생각되는 관절면은 형태가 다양하다. 그것들은 평평하기도 하고, 서로 오목-볼록하거나 반대로 볼록-오목일 수도 있다.[5] 관절 표면의 기운 각도는 개인에 따라 다양하다. Depalma[13]는 접촉하는 표면의 기운 각도가 16°~36°에서 수직까지 다양한 3개의 관절형태로 묘사하였다. 표면이 수직에 더 가까울수록, 관절은 엇갈리는 힘(shear forces)의 효과를 더 얻는 경향이 있다. 다양한 관절 형태를 고려해보면, 이 관절에 대한 관절내 움직임은 예측할 수 없다.

■ 봉우리빗장관절의 관절 원판 (Acromioclavicular Joint Disk)

AC관절의 원판(그림 7-8 참조)은 개인의 다양한 나이에 따라, 그리고 같은 사람이라도 오른쪽과 왼쪽의 크기가 다르다. 2살쯤 되면, 이 관절은 실제로 섬유성 연골 결합이 된다. 팔의 사용을 통해 관절 공간은 관절 내에 "반달판(meniscoid)"의 섬유성 연골의 잔유물을 남기는 각각의 관절 표면으로 발전된다.[14]

■ 봉우리빗장관절의 관절주머니와 인대 (Acromioclavicular Capsule and Ligaments)

AC관절의 관절주머니는 약해서 **위**와 **아래 봉우리빗장인대**(superior and inferior acromioclavicular ligament)와 **부리빗장인대**(coracoclavicular ligament)의 보강 없이는 관절의 완전성을 유지할 수 없다(그림 7-9). 위 봉우리빗장인대는 AC관절의 안정성을 조절함으로써 관절면을 보강하면서 관절주머니를 보조해준다. 위 AC인대의 섬유들은 위쪽 관절을 아래쪽 관절보다 더 강하게 지지하게 해주는 등세모근(trapezius)과 **어깨세모근**(deltoid)의 널힘줄(aponeurotic)섬유에 의해 보강된다.[7]

부리빗장인대는 AC관절의 해부학적 구조에 직접적으로 속하지는 않지만 견고히 빗장뼈와 어깨뼈를 결합시키고, 많은 관절의 안정성을 제공한다. 이 인대는 가쪽 부분인 **마름인대**(trapezoid ligament)와 안쪽 부분인 **원뿔인대**(conoid ligament)로 나누어진다. 마름인대는 네모모양으로 거의 수평방향으로 부착하지만, 마름인대의 안쪽과 약간 뒤쪽에 있는 원뿔인대는 세모모양으로 수직방향으로 부착되어 있다.[5] 이 두 부분은 지방조직과 큰 점액낭

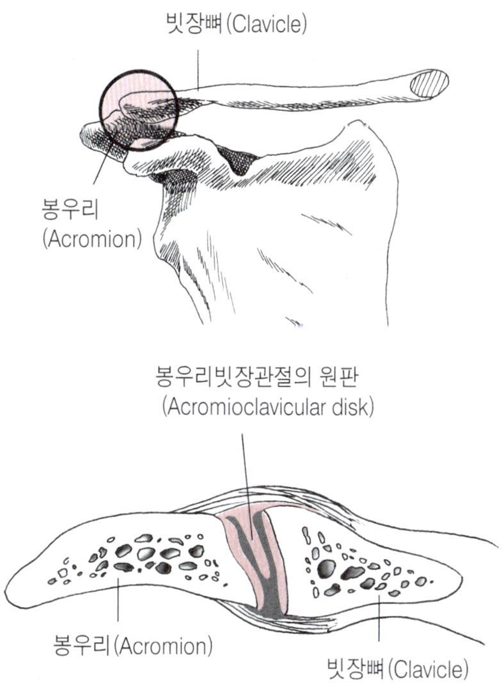

▲ **그림 7-8** ■ 봉우리빗장관절. 원 속의 그림. AC관절의 단면은 원판과 관절면의 각도를 보여준다.

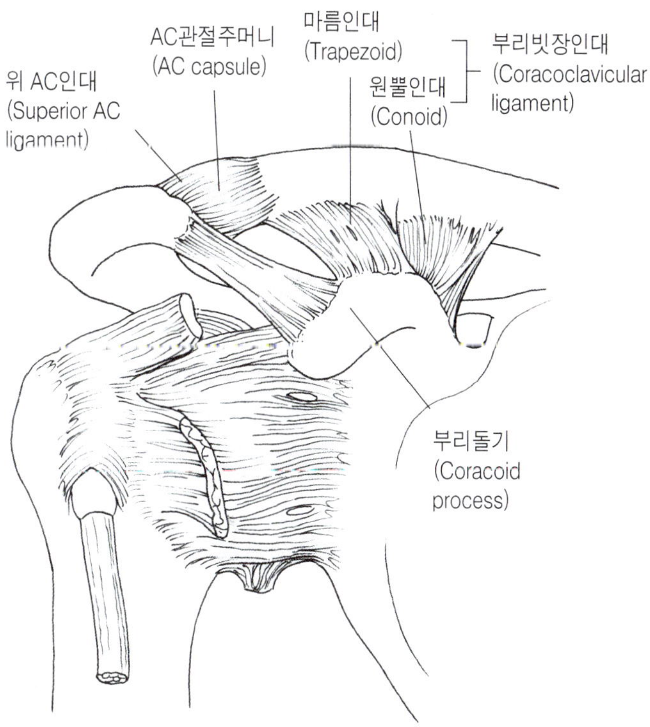

▲ **그림 7-9** ■ 원뿔인대와 마름인대로 구성되는 부리빗장인대를 포함하는 AC관절의 관절주머니와 인대들.

에 의해 분리된다.[8] 이들 두 인대들은 빗장뼈의 아래면에 부착하는데 원뿔인대가 더 뒤쪽에 부착하여 그들의 기능에 영향을 미치고 있다. AC관절주머니와 인대가 AC관절에 대한 작은 돌림과 병진력에는 저항할 수 있지만, 보다 큰 움직임에 대한 저항은 부리빗장인대에서 비롯된다.

부리빗장인대의 원뿔부분은 위와 아래방향에서 AC관절 움직임에 강력하게 저항한다. 이에 반해 마름부분은 먼쪽 빗장뼈에 적용된 뒤쪽의 병진력에 대부분 저항으로 작용한다.[16,17] 이와 함께 부리빗장인대의 두 부분은 AC관절에서 어깨뼈의 위쪽 돌림을 제한한다. 위팔뼈에서 안쪽으로의 직접적인 힘(팔을 기댈 때 생기는 것과 같은)이 어깨뼈의 관절오목(glenoid fossa)에 전달될 때, 빗장뼈에 있는 어깨뼈의 봉우리의 안쪽 부분은 장력과 빗장뼈에 힘을 전달하는 부리빗장인대(특히 수평의 원뿔부분)의 힘과 매우 강한 SC관절에 의해 제한된다(그림 7-10). 부리빗장인대 의해 수행되는 가장 중요한 역할들 중의 하나는 팔을 올리는 동안, 어깨뼈 돌림과 함께 쌍으로 움직이는 빗장뼈의 뒤쪽 돌림이다.

■ 봉우리빗장관절의 운동 (Acromioclavicular Motions)

AC관절의 관절면은 작아 제한된 움직임을 갖고 있으며, 개인 차이가 크다. 이런 이유로 많은 연구들에서 이 관절에 대한 움직임과 축을 확인하는데 모순이 생긴다. AC관절에 발생하는 중요한 돌림 움직임은 **안쪽/가쪽 돌림, 앞쪽/뒤쪽 기울임**(tipping 또는 tilting), **위쪽/아래쪽 돌림**이다. 이 움직임들은 기본적인 면보다는 오히려 어깨뼈의 평면으로 향해지는 축을 중심으로 발생한다. 안쪽/가쪽 돌림은 본질적으로 수직축을 중심으로 발생하지만, 앞쪽/뒤쪽 기울임은 비스듬한 관상축(coronal axis)을 중심으로 발생하고, 비스듬한 A-P축에 대해서는 위쪽/아래쪽 돌림이 발생한다(그림 7-11). 가슴에 대한 어깨뼈의 움직임뿐만 아니라, AC 움직임에 대한 용어도 매우 다양하다. AC관절은 긴축을 중심으로 빗장뼈의 돌리는 힘에 영향을 받는다. 이와 함께 SC관절의 경우에서처럼, AC관절에도 병진운동이 발생할 수 있다. 이들 움직임은 대체로 크기가 작다. 이들 병진력은 보통 앞쪽/뒤쪽, 안쪽/가쪽, 위쪽/아래쪽으로 나타난다.

안쪽/가쪽 돌림(Internal and External Rotation)

빗장뼈와 관련하여 어깨뼈의 안쪽/가쪽 돌림은 AC관절을 통과하는 거의 수직인 축을 중심으로 일어난다. AC관절에서의 안쪽/가쪽 돌림은 각각 앞안쪽과 뒤가쪽으로 어깨뼈의 관절오목을 움직임으로써 나타낼 수 있다(그림 7-12). 이 움직임은 빗장뼈가 내밈과 당김하고 있을 때 가슴의 수평 곡선을 따라 어깨뼈의 접촉을 유지하기 위해 발생하는데, 어깨뼈는 내밈과 당김에서 가슴 주위의 어깨

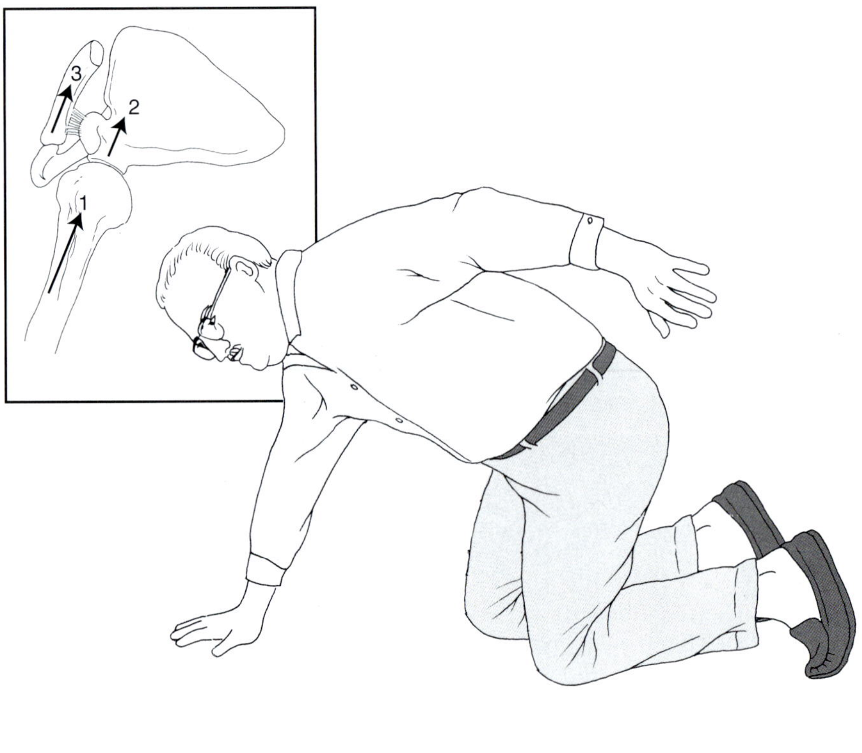

◀ **그림 7-10** ■ 사람이 팔로 체중을 지지할 때, 안쪽으로의 직접적인 힘은 위팔뼈 위로 올라가 (1) 어깨뼈로 이동되고, (2) 관절오목을 통과한 다음, 부리빗장인대를 지나 빗장뼈 (3)로 간다.

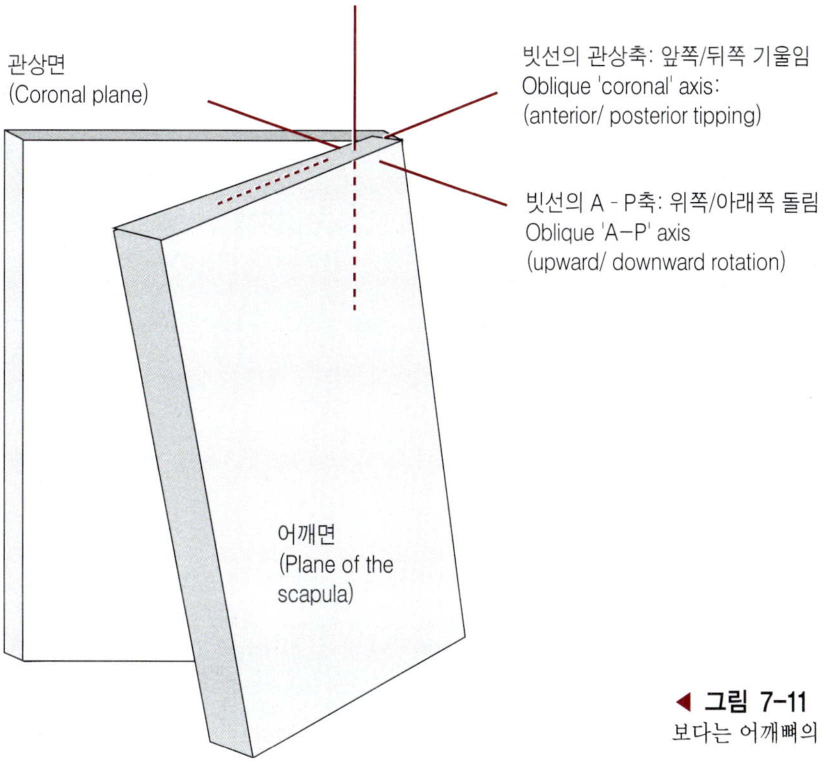

◀ **그림 7-11** ■ 운동에 대한 봉우리빗장 돌림축들은 기본 면들보다는 어깨뼈의 면과 관련되어 방향을 정한다.

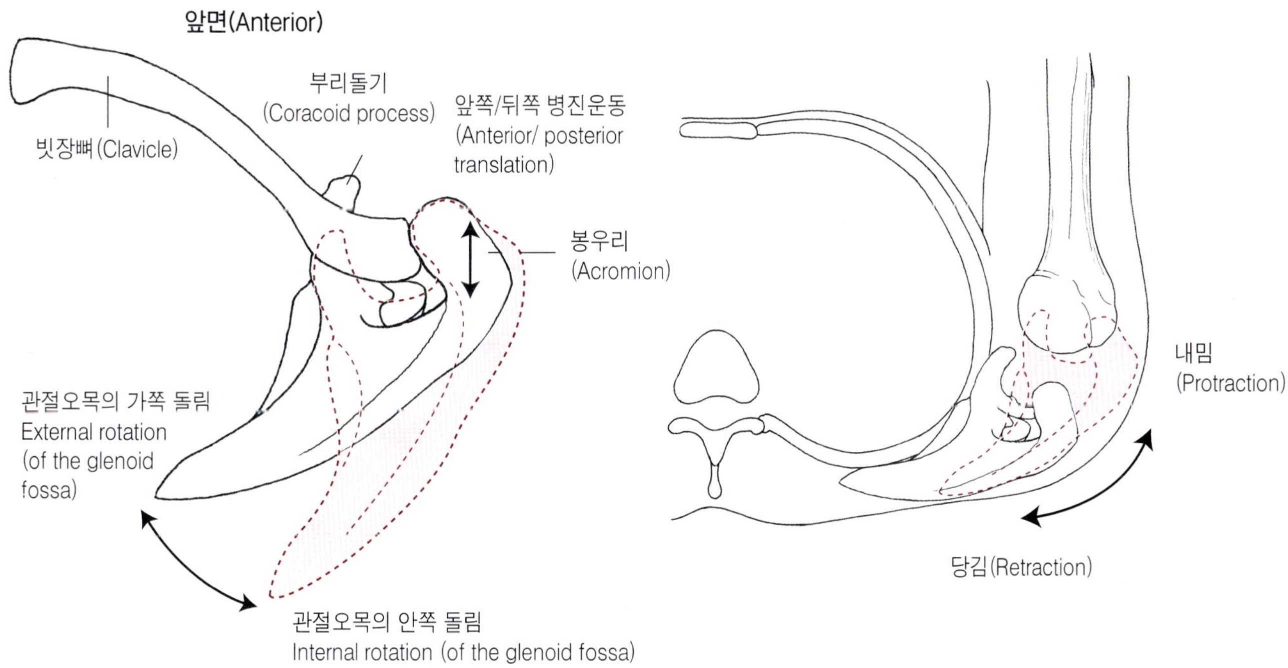

▲ **그림 7-12** ■ AC관절에서 어깨뼈의 안쪽 및 가쪽 돌림의 위쪽 그림. 방향지시 화살표가 척추쪽 가장자리(vertebral border)에 그려져 있지만, 움직임은 참조된 그림에서처럼 어깨뼈의 관절오목에서 일어난다. 봉우리는 또한 움직일 수 있는 작은 크기의 앞쪽 및 뒤쪽 병진운동을 한다. 어깨뼈의 내밈과 당김은 안쪽 및 가쪽 돌림이 필요한데, 각각, 어깨뼈에 대해 볼록한 가슴부위를 따라 그리고 올림면에서 관절오목 방향으로 작용한다.

뼈가 미끄러지면서 관절오목이 위팔뼈의 올림면(plane of humeral elevation) 쪽을 향하게 한다(그림 7-12 참조). 관절오목의 방향은 위팔뼈 머리와 일치성을 유지하기 위해 중요하다; GH근육, 관절주머니, 인대의 기능을 최대화하고, GH관절의 안정성을 최대화시키며; 팔이 움직일 수 있는 범위를 최대화시킨다. AC관절에서 가능한 ROM을 측정하기는 어렵다. Dempster는 가슴으로부터 분리된 사체의 AC관절에서 안쪽과 가쪽 돌림의 전체 ROM은 30° 정도라고 했다.[1] 40°~60°까지 신체를 지나 앞쪽에 도달하는 완전한 가동범위로 움직이는 것이 가능하기는 하지만, 생체실험에서는 더 작은 값(20°~35°)이 팔이 움직이는 동안 발생한다고 보고되어져 왔다.[9,11,12]

앞쪽과 뒤쪽 기울임
(Anterior and Posterior Tipping)

두 번째 AC관절의 움직임은 관절을 통과하는 비스듬한 "관상"축을 중심으로 빗장뼈와 관계하는 어깨뼈의 앞쪽/뒤쪽 기울임(tipping 또는 tilting)이다. 앞쪽 기울임은 봉우리가 앞쪽으로 기울면서, 아래각(inferior angle)이 뒤쪽으로 기울어져 생기고(그림 7-13), 뒤쪽 기울임은 봉우리가 뒤쪽으로 돌림하면서, 아래각은 앞쪽으로 돈다. 어깨뼈의 안쪽/가쪽 돌림처럼 어깨뼈 기울임은 갈비뼈 우리(rib cage)의 윤곽을 따라 어깨뼈와의 접촉을 유지하면서 발생하여 관절오목을 향한다. 갈비뼈 우리에서 어깨뼈가 올림과 내림할 때 위쪽이나 아래쪽으로 움직이면, 어깨뼈는 갈비뼈의 수직선과 완전한 접촉을 유지하기 위해 위치를 조정해야 한다(그림 7-13 참조). 가슴에서 어깨를 으쓱하는 것과 같은 어깨뼈의 올림은 앞쪽으로의 기울임을 일으킨다. 어깨뼈는 정확히 가슴의 곡선을 항상 따르지는 않는다. 팔을 정상적으로 굽힘 또는 벌림하면, 어깨뼈는 위쪽으로 돌림하면서 가슴에 대해 뒤쪽으로 기운다. AC관절의 앞쪽/뒤쪽 기울임의 가능한 수동범위는 가슴으로부터 분리된 사체의 AC관절에서는 60°이다.[1] 생체실험에서 팔을 올리는 동안의 앞쪽/뒤쪽 기울임 범위는 최대 굽힘에서 폄까지 완전한 범위에서 40°나 그 이상까지도 가능하지만, 대략 30° 정도 측정되어진다.[11]

위쪽/아래쪽 돌림
(Upward/Downward Rotation)

세 번째 AC관절의 움직임은 AC관절의 관절면 사이의

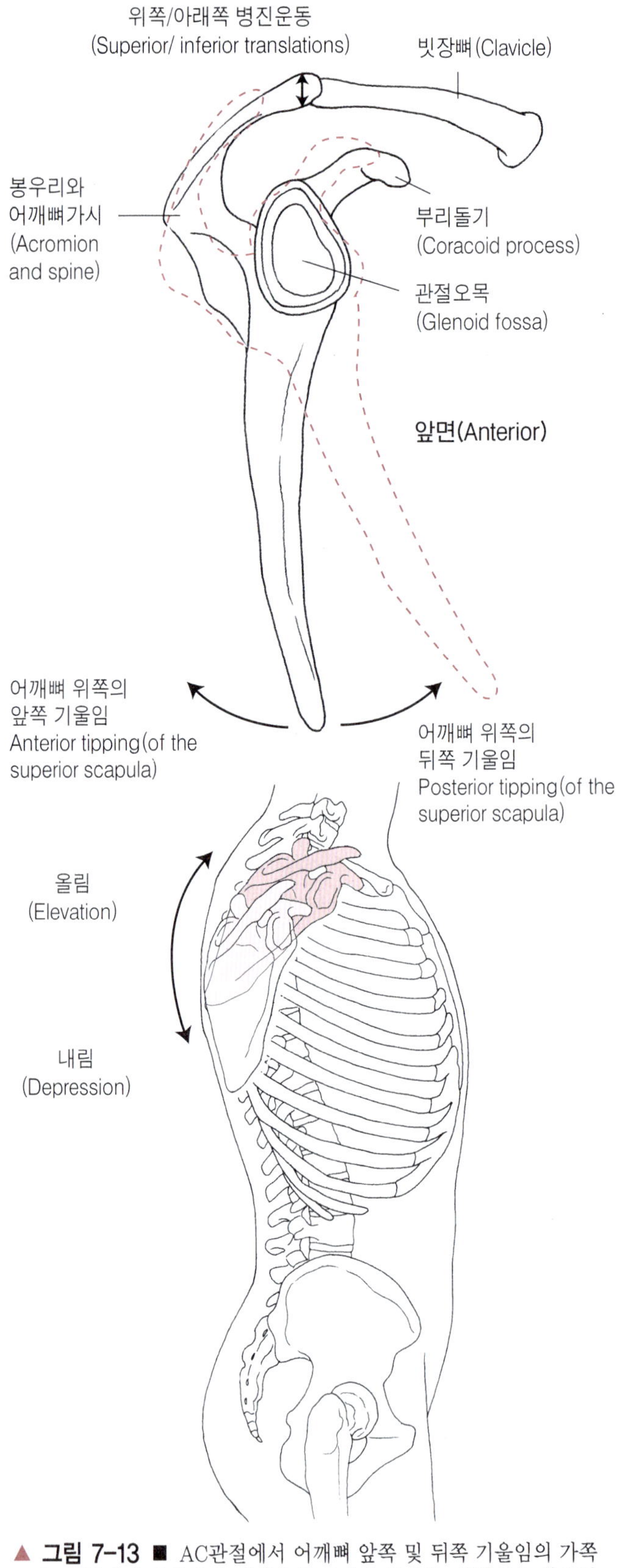

▲ **그림 7-13** ■ AC관절에서 어깨뼈 앞쪽 및 뒤쪽 기울임의 가쪽 그림. 방향지시 화살표가 아래각에 그려져 있지만, 움직임은 참조된 그림에서처럼 어깨뼈의 윗부분에서 일어난다. 봉우리는 또한 움직일 수 있는 작은 크기의 앞쪽 및 뒤쪽 병진운동을 한다. 그림. 어깨뼈의 올림 및 내림은 앞쪽 및 뒤쪽 기울임이 필요한데, 각각, 어깨뼈에 대해 볼록한 가슴을 따라 일어난다.

가운데를 지나는 어깨뼈의 평면에 거의 수직인 빗선의 A-P축을 중심으로 한 빗장뼈와 관련된 어깨뼈의 위쪽/아래쪽 돌림이다. 앞쪽 돌림은 관절오목을 위쪽으로 기울어지게 하는데(그림 7-14), 아래쪽 돌림은 반대로 움직이게 한다. 특히 AC관절의 위쪽/아래쪽 돌림에서 가능한 수동 움직임의 범위는 부리빗장인대의 부착점에 의해 제한된다. AC관절에 발생하는 앞쪽 돌림을 위해 어깨뼈의 부리돌기(coracoid process)와 위쪽 가장자리(superior border)는 빗장뼈로부터 멀리 떨어져서 아래쪽으로 움직여야 하는데 이 움직임은 부리빗장인대의 장력에 의해 제한된다. 그러나 Dempster는 위쪽/아래쪽 돌림의 가능한 수동 ROM을 30°로 기술했다.[1] 가능한 앞쪽 돌림의 범위는 빗장뼈의 긴축 돌림에 의존한다. 빗장뼈의 아래면과 뒤쪽의 가장자리에 있는 부리빗장인대의 부착점 때문에 SC관절의 뒤쪽 돌림은 앞쪽 돌림이 일어나도록 부리빗장인대에 대한 장력을 이완시켜 주고 AC관절을 "열어(opens up)" 준다.[10] Conway는 생체실험에서 AC관절의 능동적인 앞쪽 돌림은 30°, 아래쪽돌림은 17°라고 했다.[9]

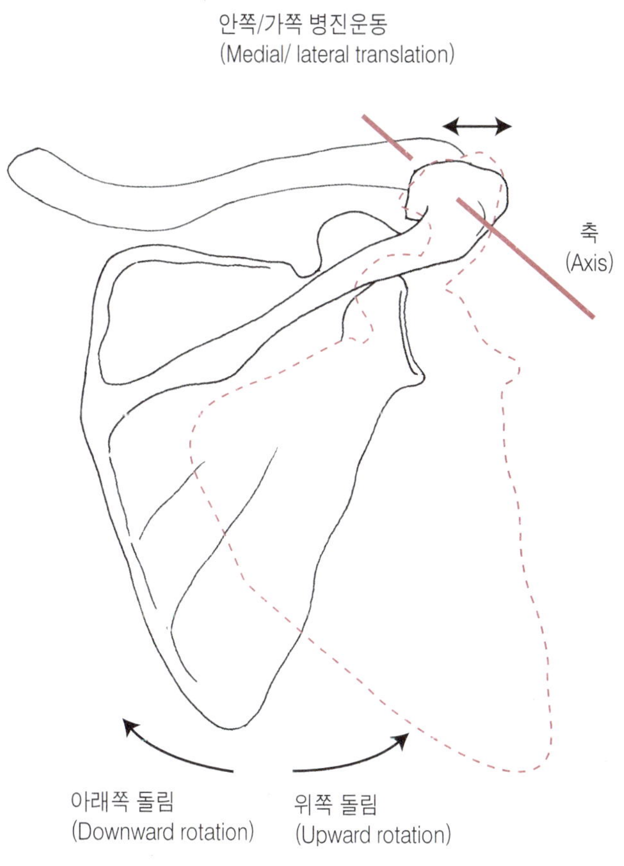

▲ **그림 7-14** ■ AC관절에서 어깨뼈의 위쪽/아래쪽 돌림은 대략 A-P(어깨뼈 면에 대해 수직인) 축 주위에서 일어난다. 방향지시 화살표가 아래각에 그려져 있지만, 움직임은 어깨뼈의 관절오목에서 일어난다. 봉우리는 또한 움직일 수 있는 작은 크기의 안쪽 및 가쪽 병진운동을 한다.

■ 봉우리빗장관절의 장력에 대한 저항 (Acromiclavicular Stress Tolerance)

강한 SC관절과 다르게, AC관절은 외상과 퇴행성 변화에 영향을 받기 쉽다. 그 이유는 작고 잘 들어맞지 않는 표면 때문인 것 같다. 따라서 단위 부분마다 큰 힘이 가해진다. 퇴행성 변화는 20세부터 생기며,[14] 보통 60세까지 관절의 공간이 좁아지게 된다.[18] 이 관절의 삠(sprain), 부분 어긋남, 어긋남에 대한 치료가 어깨관절 복합체의 논문 중 많은 부분을 차지한다. 비외과적 치료와 외과적 치료뿐만 아니라, AC관절의 부분 어긋남과 어긋남에 대한 설명과 분류에 대해 많은 논쟁이 있다.[19] 이 관절에 대한 역학적으로 축적된 지식들이 어깨관절 복합체의 건강한 기능에서 정상적인 AC관절의 움직임이 얼마나 중요한지를 뒷받침하고 있다.[20]

지속적 연구: 봉우리빗장관절 부분 어긋남의 분류

AC관절은 사고나 접촉 스포츠를 통한 외상성 손상에 영향을 받기 쉽다. AC관절의 분리는 움직인 정도와 방향에 근거하여 등급이 매겨진다. 손상에 대한 다양한 분류 방법이 있다: 가장 흔한 **유형 I** 손상은 AC인대의 삠, **유형 II** 손상은 전형적으로 AC인대의 파열과 부리빗장인대의 삠, **유형 III** 손상은 이들 두 인대가 파열되는 경우, 등 갈비빗장 공간이 정상보다 25~100% 커진다. 유형 I, II 그리고 III에서의 AC분리는 모두 빗장뼈와 관련된 봉우리의 아래쪽 이동을 포함한 부리빗장인대로부터의 지지력 결핍으로 야기된다. **유형 IV** 손상은 뒤쪽으로 이동한 가쪽 빗장뼈를 가지고 있는데 종종 등세모근을 뒤쪽으로 누르면서 AC와 부리빗장인대의 완전한 파열을 동반한다. **유형 V** 손상은 또한 봉우리의 아래쪽 이동과 이들 인대의 완전한 파열을 포함하고 정상보다 3~5배 사이로 커진 부리빗장인대 공간의 심각성에 의해 유형 III과 구별된다. **유형 VI** 손상은 봉우리에 대해 빗장뼈가 아래쪽으로 이동되는데 봉우리밑 또는 부리밑 위치가 되도록 완전한 인대 파열과 먼쪽 빗장뼈의 이동이 동반된다. 유형 IV, V와 VI은 훨씬 드문 손상이며, 각각 외과적 치료가 필요하다.[21]

사례 적용 7-1: **AC관절 손상**

Sorenson은 팔걸이붕대(sling)로 팔을 옆으로 고정시킴으로써 AC관절 분리를 치료받았다고 한다. 이 치료는 종종 외과적으로 고정하지 않는, 심각성에 있어서의 유형 I 에서 유형 III까지 이르는 손상에 적용한다. 유형 I 손상이라면, 그녀는 건강히 치유될 수 있었고, 정상적인 AC관절의 기능을 얻을 수 있었다. 지난 손상이 유형 III 손상이라면, 그녀는 아직도 빗장어깨 연결부에 상당한 불안정성이나 붕괴(disruption)가 있을 것이다. 그녀의 왼쪽 건강한 쪽과 오른쪽 먼쪽 빗장뼈의 위치와 돌출을 비교하면, 그녀의 과거 손상에 대한 얼마간의 정보를 얻을 수 있다. 어깨뼈봉우리에서 한 단(step) 아래에 있는 돌출된 먼쪽 빗장뼈(step sign)는 과거에 유형 II나 유형 III 손상과 관련된 어깨뼈의 아래쪽 위치(빗장뼈 위쪽 위치)와 일치할 것이다. 이 손상은 많은 외과의들이 외과적인 고정이 불필요하다고 생각하기 때문에 추후연구(follow-up study)를 해보면, 과거에 AC관절의 손상이 있었던 사람들에서 잔존증상의 비율이 높게 나타난다. 유형 I 손상의 36%에서부터 유형 III 손상의 69%까지 이르는 잔존증상에 대한 이들 비율은 AC 손상에 대해 더 적극적인 치료와 재활을 제안하고 있다.[20]

어깨가슴관절 (Scapulothoracic Joint)

ST관절은 가슴과 어깨뼈의 관절에 의해 형성된다. 이것은 실제 해부학적 관절은 아니다. 왜냐하면 일반적인 관절의 특징(섬유성, 연골성, 윤활조직에 의한 결합)을 아무것도 가지고 있지 않기 때문이다. 사실상, 가슴과 어깨뼈의 관절은 해부학적인 AC와 SC관절에 의존한다. SC와 AC관절은 ST관절과 상호의존적이다. 왜냐하면 어깨뼈는 AC관절을 지나 빗장뼈의 가쪽 끝에서 어깨뼈 봉우리까지 연결되기 때문이다: 빗장뼈는 차례로 SC관절을 통해 복장뼈의 복장뼈 자루에 즉, 축인 뼈대에 부착된다. 가슴에 대한 어깨뼈의 움직임은 AC관절, SC관절, 또는 동시에 두 개의 관절에 대한 움직임으로 생긴다; 즉, ST관절의 기능은 AC와 SC관절과 가슴과 함께 닫힌 사슬(closed chain)의 한 부분이다. 개인의 SC와 AC관절 움직임에 대한 관찰과 측정은 가슴 위에 있는 어깨뼈의 움직임을 관찰하거나 측정하는 것보다 더 어렵다. 결과적으로 ST위치와 움직임은 ST움직임이 의존하는 SC와 AC관절의 움직임보다 훨씬 더 빈번히 설명되고 측정된다.

■ 어깨뼈의 안정위치 (Resting Position of the Scapula)

정상적으로, 어깨뼈는 2~7번 갈비뼈 사이에 있는 중앙에서 대략 2인치 떨어진 뒷면 가슴 위에 위치해 있다(그림 7-1 참조). 어깨뼈는 또한 관상면(coronal plane)에서 30°~45° 안쪽으로 돌림되어 있고(그림 7-15A), 수직선에서 대략 10°~20° 앞쪽으로 기울어져 있다(그림 7-15B). 그리고 또한 수직선에서 10°~20° 앞쪽 돌림되어 있다.[22] 앞쪽 돌림의 크기는 어깨뼈가시의 뿌리(root)로부터 AC관절까지 지나는 축에 수직인 "세로(longitudinal)" 축에 의해 생긴다(그림 7-15C). 어깨뼈의 수직 또는 안쪽 가장자리(medial border)가 축으로 사용된다면, 안정위치에서 앞쪽 돌림의 크기는 수직으로부터 보통 20°~30°로 기술된다.[23] 안정위치의 어깨뼈에 대한 정상적인 값을 사용하고는 있지만, 건강한 사람에서 조차도 상당한 개인의 다양성이 어깨뼈의 안정위치에서 존재한다.[23]

안정위치나 표준위치로부터 어깨뼈의 운동은 이미 설명된 3개의 돌림을 포함한다. 왜냐하면 이 운동들이 AC관절에서 발생하기 때문이다. 이들 운동은 위쪽/아래쪽 돌림, 안쪽/가쪽 돌림과 앞쪽/뒤쪽 기울임이다. 이 3개의 AC관절 돌림 중에서 단지 위쪽/아래쪽 돌림이 쉽게 ST관절에서 관찰할 수 있어 "중요한" 어깨뼈운동으로 간주된다. 안쪽/가쪽 돌림과 앞쪽/뒤쪽 기울임은 *정상적으로* 관찰하기 어려워서 "부가적인" 어깨뼈운동으로 다루어진다. 어깨뼈는 또한 **올림/내림** 그리고 **내밈/당김**의 병진운동도 가능하다. 이 중요한(쉽게 관찰되는) 어깨뼈운동은 마치 그것들이 서로 독립적으로 발생하는 것처럼 일반적으로 설명된다. 그러나 AC와 SC관절에서 어깨뼈의 연결은 실제로 단독으로 발생할 뿐만 아니라, 실제 병진운동처럼 움직이는 것으로부터 어깨뼈운동을 막는다. 대신에 가슴에서의 어깨뼈운동은 팔을 벌림할 때, 위쪽 돌림, 가쪽 돌림, 뒤쪽 기울임이 동시에 일어나는 것처럼 결합해서 일어나야 한다.

■ 어깨뼈의 운동(Motions of the Scapula)

위쪽/아래쪽 돌림 (Upward/Downward Rotation)

가슴에 대한 어깨뼈의 위쪽 돌림(그림 7-16)은 팔을 능동적으로 올릴 때 관찰되는 어깨뼈의 주요 움직임으로, 머리 위로 팔을 올리는 범위가 증가될 때 중요한 역할을

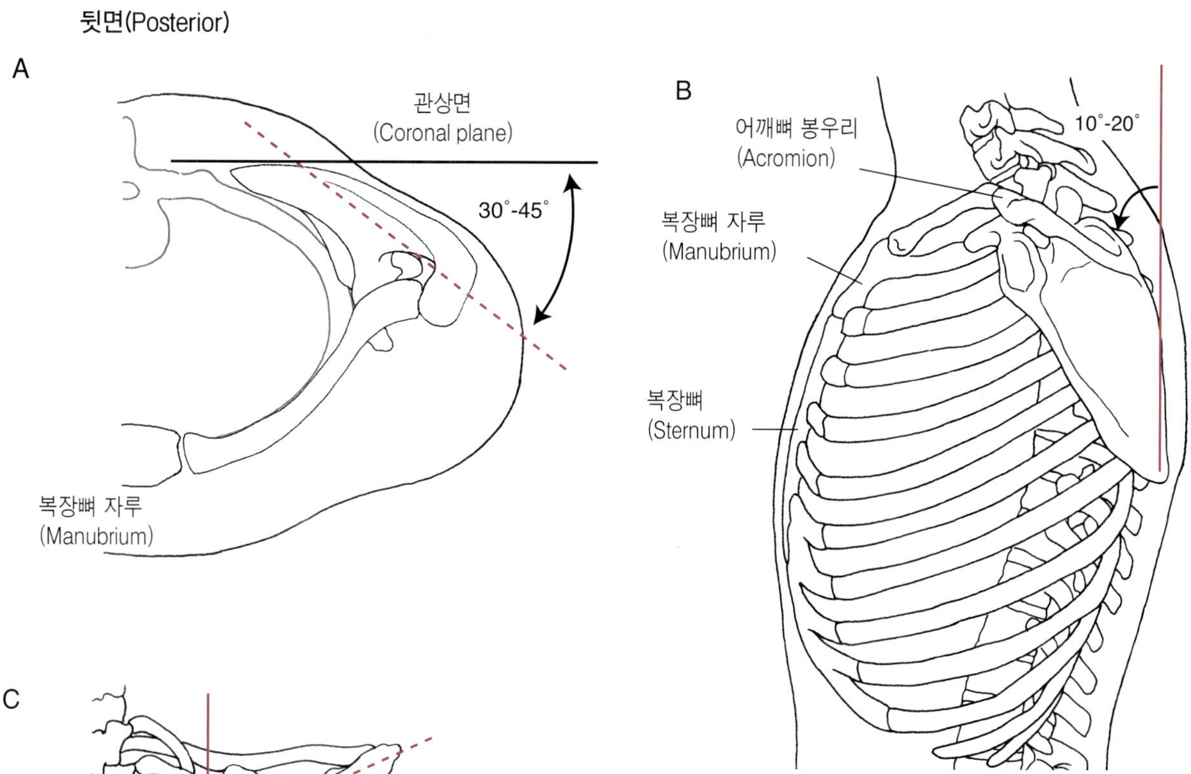

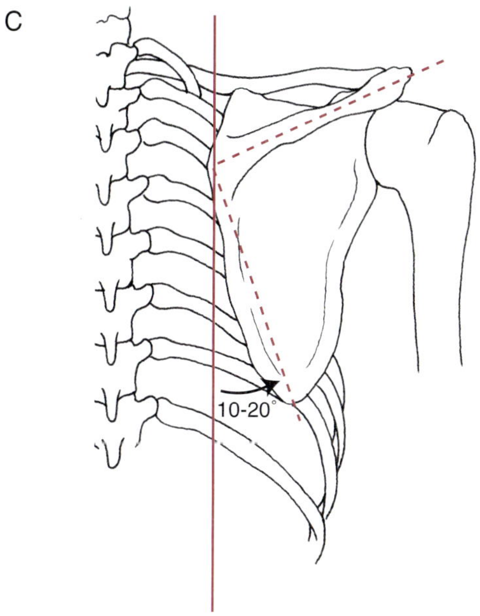

◀ **그림 7-15** ■ 가슴에서의 어깨뼈의 안정자세. A. 이 위쪽 그림에서는, 어깨뼈가 앞쪽의 관상면에 대해 30°~45° 안쪽으로 돌림된 안정위치에 놓여 있음을 볼 수 있다. B. 이 옆면 그림에서, 안정위치의 어깨뼈는 수직면에 대해 대략 10°~20° 앞쪽으로 기울어져 있다. C. 이 뒤쪽 그림에서, 어깨뼈의 "세로축"은 수직에서 10°~20° 위쪽으로 돌림되어 있다(어깨뼈가시를 통과하는 축에 90°).

한다. 가슴에 대해서 어깨뼈의 위쪽 돌림은 대략 60°가 일반적으로 가능하다. SC, AC 그리고 ST관절사이에서 닫힌-사슬 관계를 고려해볼 때, 어깨뼈의 위쪽/아래쪽 돌림의 달라지는 범위는 SC관절 올림/내림, SC관절 뒤쪽/앞쪽 돌림과 AC관절의 위쪽/아래쪽 돌림에 의해 생긴다. 보통 어깨뼈의 위쪽/아래쪽 돌림은 SC와 AC 움직임의 결합으로 일어난다.

기본 개념 7-1: *용어*

어깨뼈의 위쪽과 아래쪽 돌림을 설명하는데 있어 우리는 각각 관절 오목(glenoid fossa)의 위쪽과 아래쪽 움직임에 의해 위쪽과 아래쪽 움직임을 정의한다. 다른 저자들은 어깨뼈의 아래각(inferior angle)이 척주로부터 멀리 떨어지면 위쪽 돌림, 척주 쪽으로 움직이면 아래쪽 돌림으로 정의한다. 또 어떤 저자들은 어깨뼈의 기준점(referance point)에 관계없이 어깨뼈의 벌림/모음으로 또는 가쪽/안쪽 돌림으로 위쪽/아래쪽 돌림을 언급한다.[1,24]

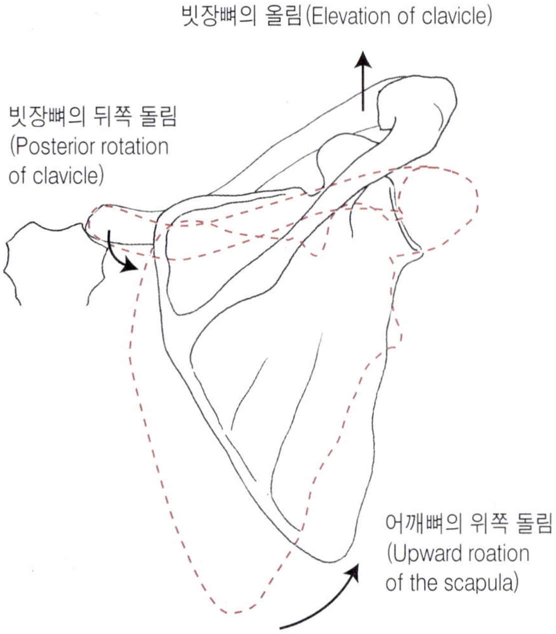

▲ **그림 7-16** ■ 어깨뼈의 위쪽 돌림은 SC관절에서 빗장뼈의 올림과 뒤쪽 돌림 그리고 AC관절에서의 돌림에 의해 일어난다.

올림/내림(Elevation/Depression)

어깨뼈의 올림과 내림은 어깨를 위로 들어올리고 어깨를 아래로 낮춤으로써 분리한다(상대적으로 말해서). 가슴에 대한 어깨뼈의 올림과 내림은 흔히 안정위치에서 갈비뼈 우리(rib cage)를 따라 어깨뼈가 위쪽(머리 쪽) 또는 아래쪽(꼬리 쪽)으로 움직이는 병진운동으로 설명된다. 그러나 어깨뼈의 올림은 가슴에 접촉하는 어깨뼈를 유지하기 위해서 SC관절에서 빗장뼈의 올림을 따라 발생하고 AC관절에서의 앞쪽/뒤쪽 기울임과 안쪽/가쪽 돌림의 미묘한 조절을 필요로 한다(그림 7-17).

내밈/당김(Protraction/Retraction)

가슴에 대한 어깨뼈의 내밈과 당김은 종종 척주에서 멀리 떨어지거나 척주 쪽으로 가까워지는 어깨뼈의 병진운동으로 설명된다. 그러나 만일 SC관절의 내밈이 단순히 병진운동만 발생한다면, 어깨뼈는 척추에서 일직선으로 멀리 떨어져 움직일 것이고, 관절 오목은 가쪽으로 향할 것이다. 오직 어깨뼈의 척추쪽 가장자리(vertebral border)만이 갈비뼈 우리(rib cage)와 접촉한 채로 있을 것이다. 실제로 완전한 어깨뼈의 내밈은 어깨뼈가 완전히 갈비뼈 우리에 접촉하면서 관절오목이 앞쪽으로 향하도록 한다. 어깨뼈는 SC관절에서 빗장뼈의 내밈/당김과 결합하면서 AC관절에서 안쪽과 가쪽으로 돌림함으로써 갈비뼈의 윤곽을 따른다(그림 7-18).

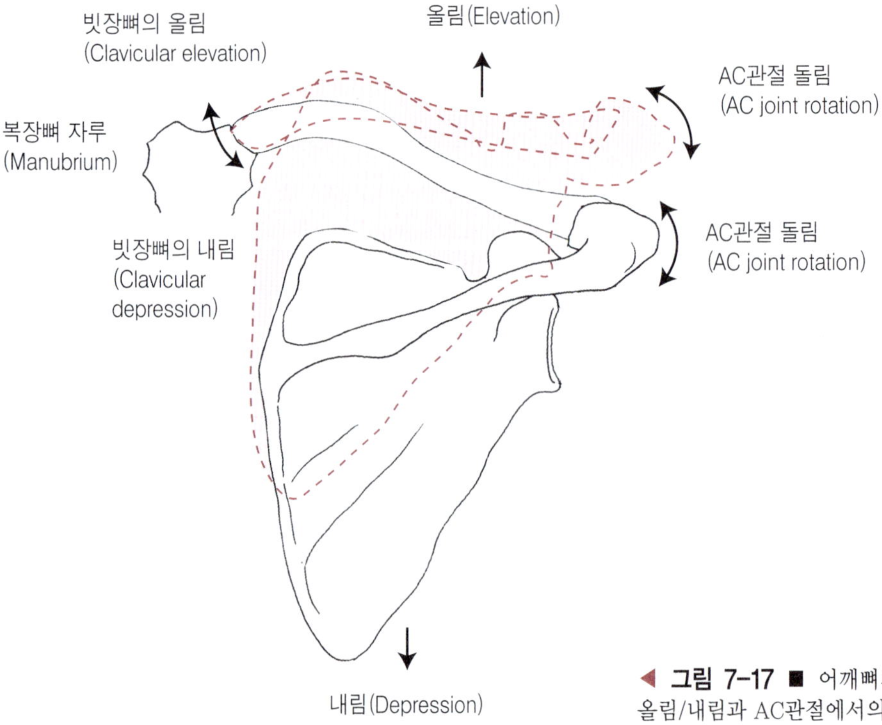

◀ **그림 7-17** ■ 어깨뼈의 올림 및 내림은 SC관절에서의 빗장뼈 올림/내림과 AC관절에서의 돌림에 의해 일어난다.

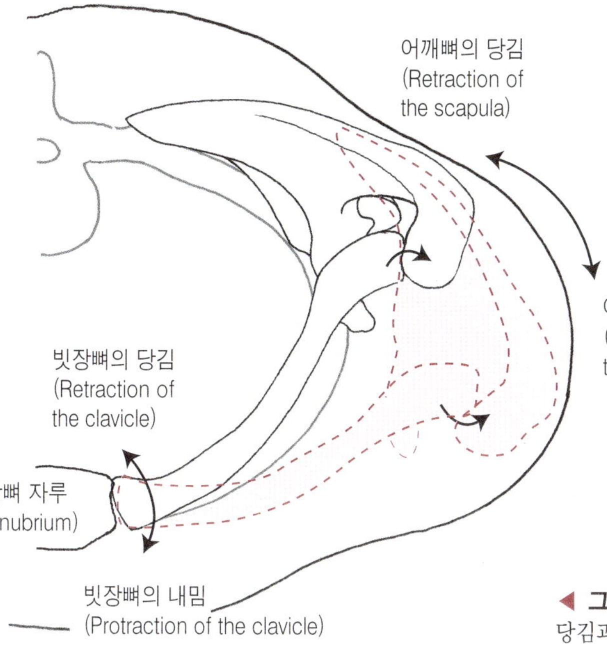

◀ **그림 7-18** ■ 어깨뼈의 내밈 및 당김은 SC관절에서의 빗장뼈의 내밈/당김과 AC관절에서의 돌림에 의해 일어난다.

안쪽/가쪽 돌림(Internal/External Rotation)

안쪽과 가쪽 돌림의 어깨뼈의 움직임은 정상적으로는 신체적 관찰에서 완전히 확인할 수 없지만, 만곡된 갈비뼈우리를 따르는 움직임으로 중요하다. 가슴에 대한 어깨뼈의 안쪽/가쪽 돌림은 정상적으로 SC관절에서 빗장뼈의 내밈/당김을 동반해야 한다. AC관절에서 분리된(또는 과도하게 발생하는) 가슴에 대한 어깨뼈의 안쪽 돌림은 가슴과 접촉되지 않음으로써 어깨뼈의 척추쪽 가장자리를 돌출하게 한다. 이것은 종종 임상적으로 "날개어깨뼈(scapular winging)"(그림 7-19)로 불린다. 과도한 안쪽 돌림은 ST 근육들의 병리적 문제나 신경근 조절의 이상(poor neuromuscular control)으로 나타날 수 있다.

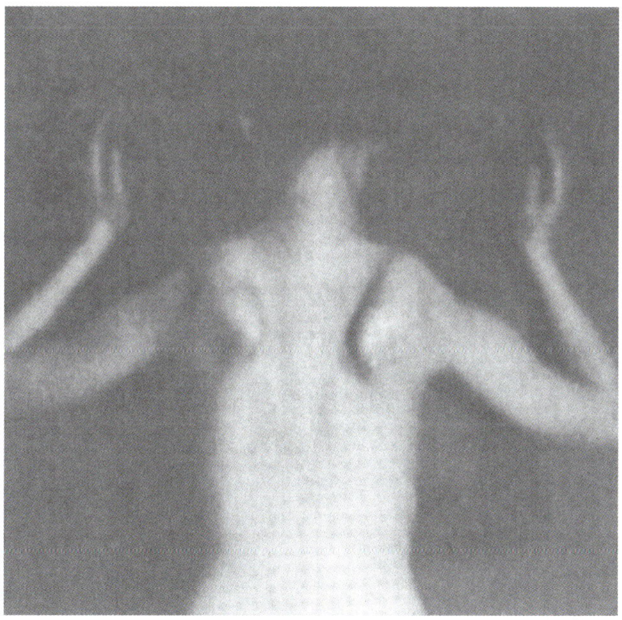

▲ **그림 7-19** ■ 이 어깨뼈는 양쪽으로 "날개모양"처럼 되었다. AC관절에서의 어깨뼈의 과도한 안쪽 돌림은 팔의 올림을 시도할 때 어깨뼈 안쪽 가장자리를 돌출시키는 원인이 된다.

앞쪽/뒤쪽 기울임 (Anterior/Posterior Tipping)

안쪽/가쪽 돌림을 위한 움직임으로, 앞쪽/뒤쪽 기울임은 정상적으로 임상적인 관찰에서 명백하게 분명하지는 않다. 그럼에도 불구하고, 갈비뼈 우리의 곡선에 바짝 붙어서 어깨뼈의 접촉을 유지하는데 중요하다. 가슴에 대한 어깨뼈의 앞쪽/뒤쪽 기울임은 AC관절에서 일어나며 정상적으로 SC관절에서 빗장뼈의 앞쪽/뒤쪽 돌림을 동반하게 된다. AC관절에서 단독으로 혹은 과도하게 발생하는 앞쪽 기울임은 어깨뼈의 아래각이 돌출되어 발생한다(그림 7-20). 앞쪽으로 기울어진 어깨뼈는 병리적인 문제(신경근 조절의 이상)나 비정상적인 자세로 생길 수 있다.

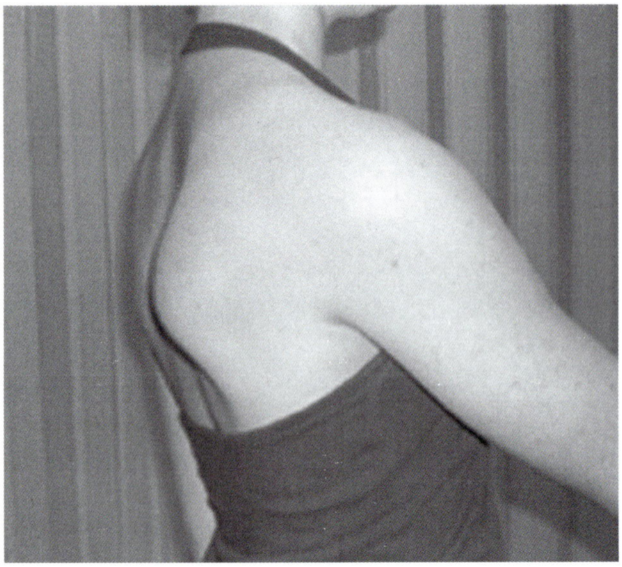

▲ 그림 7-20 ■ 이 어깨뼈는 팔을 올릴 때 앞쪽으로 기운 것으로, 어깨뼈의 아래각이 가슴부위에서 떨어올려지는 것이 원인이 되어 시각적으로 돌출되어 보인다.

■ 어깨가슴관절의 안정성 (Scapulothoracic Stability)

가슴에 대한 어깨뼈의 안정성은 연결된 AC관절과 SC관절의 완전함을 유지하는 구조에 의해 제공된다. 가슴과 어깨뼈에 부착하는 근육들은 어깨뼈 운동이 일어나는 동안 이들 관절면들사이의 접촉을 유지한다. 이와 함께 고정은 ST근육을 통해 가슴에 어깨뼈를 당기거나 압박함으로써 제공된다.[24]

어깨뼈 운동의 궁극적인 기능은 팔의 올림 범위를 증가시키고, 위팔뼈 머리(humeral head)와 관절오목(glenoid fossa) 사이에서 움직임을 조절하기 위해 안정된 밑면을 제공하면서 팔을 움직이도록 최상의 접촉을 위해 관절오목의 방향을 조절하는 것이다. 관련된 근육들과 관절연결을 가진 어깨뼈는 인체에서의 동적 안정성에 대한 좋은 예로 운동성과 안정기능을 수행한다.

오목위팔관절(Glenohumeral Joint)

GH관절은 3개의 돌림과 3개의 병진 자유도를 가진 절구(ball-and-socket)관절이다. 이 관절은 관절주머니와 연결되어 있는 여러 개의 인대와 윤활주머니(bursae)들을 가지고 있다. 위팔관절은 위팔뼈의 큰 머리(head)와 그 보다 작은 관절오목(glenoid fossa)으로 구성되어 있다(그림 7-21). 어깨뼈의 관절오목이 GH관절의 몸쪽에 있기 때문에 어깨뼈(그리고 이것의 상호 의존적인 SC와 AC 결합)에서의 어떠한 움직임도 GH의 기능에 영향을 미칠 수 있다. GH관절은 손을 움직이기 위하여 필요한 운동성을 충족시키기 위해 희생되는 관절의 적합성을 가지고 있으며 그 결과 퇴행성 변화, 불안정성 그리고 장애(derangement) 등에 영향을 받기 쉽다.

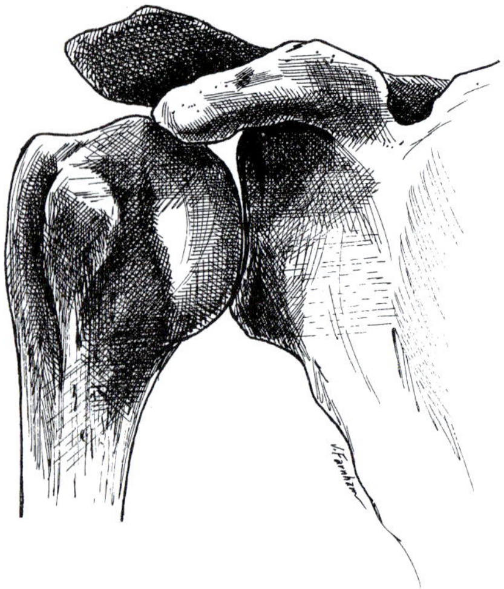

▲ 그림 7-21 ■ 오목위팔관절.

■ 오목위팔관절의 관절면 (Glenohumeral Articulating Surfaces)

어깨뼈의 관절오목은 이 관절의 몸쪽 관절면으로 작용한다. 우리가 이미 살펴본 것처럼, 가슴 우리와 관련한 관절오목의 얕은 오목부분은 가슴에 대한 어깨뼈의 안정자세와 SC와 AC관절의 움직임에 따라 변한다. 하지만, 관절오목의 위치는 어깨뼈 그 자체에 의해서도 변할 수 있다. 관절오목은 대부분의 경우 위쪽으로 기울어져 있지만 팔이 옆면에 있을 때는 약간 위쪽이나 아래쪽으로 기울어질 수도 있다.[25-27] 관절오목은 어깨뼈의 면과 직각을 이루는 면에 항상 있지는 않다; 이것은 대부분의 경우 전형적으로 6°~7° 사이의 뒤쪽 기울임(retroversion)과 함께 10°까지 앞쪽으로 기울게 되거나 뒤쪽으로 기울게 될 수도 있다.[26] 앞쪽 기울임(antroversion)과 함께 관절오목은 어깨뼈의 면 또는 뼈몸통(shaft)과 관련하여 약간 앞쪽을 향하고 있으며, 뒤쪽 기울임의 경우는 약간 뒷면을 향하고 있다. 관절오목 면의 만곡은 개인에 따라 다른데 폭보다는 길이에서 더 큰 변화를 보인다.[28] 오목의 만곡의 직경은 위팔뼈 머리 만곡의 보다 큰 직경의 적합성을 개선시키기 위해 가운데 부분은 얇고 먼쪽부분은 더 두꺼운 관절의 연골(cartridge)에 의해 증가된다.[29]

위팔뼈는 GH관절의 먼쪽 부분이다. 몸쪽의 관절오목 관절면 보다 더 넓은 관절면을 가지고 있는 위팔뼈 머리는 공의 1/3에서 1/2을 형성한다.[2] 일반적인 규칙에 따르면, 위팔뼈 머리는 위팔뼈와 위팔뼈 관절융기의 뼈몸통에 대해 안쪽으로, 위 및 뒤쪽에 위치해 있다. 위팔뼈의 뼈몸통을 통과하는 긴축과 관련 있는 위팔뼈 머리와 위팔뼈 목을 통과하는 축은 관상면(frontal plane)에서 130°~150° 까지의 각을 형성한다(그림 7-22A).[2] 이것은 일반적으로 위팔뼈의 **기울임각**(angle of inclination)으로 알려져 있다. 수평면에서, 위팔뼈 관절융기를 통과하는 축과 관련 있는 위팔뼈 머리와 위팔뼈 목을 통과하는 축은 다른 부분들 보다 더 많은 변화를 주는 각을 형성하지만 일반적으로 뒤쪽 약 30° 로 설명된다(그림 7-22B). 이 각은 **비틀림각**(angle of torsion)이라고 알려져 있다. 위팔뼈 관절융기와 관련된 위팔뼈 머리의 정상적인 뒤쪽 위치는 위팔뼈의 뒤쪽으로의 **뒤틀림**(posterior torsion), **뒤쪽 비틀림**(retrotorsion) 혹은 **뒤쪽 기울임**(retroversion)이

A

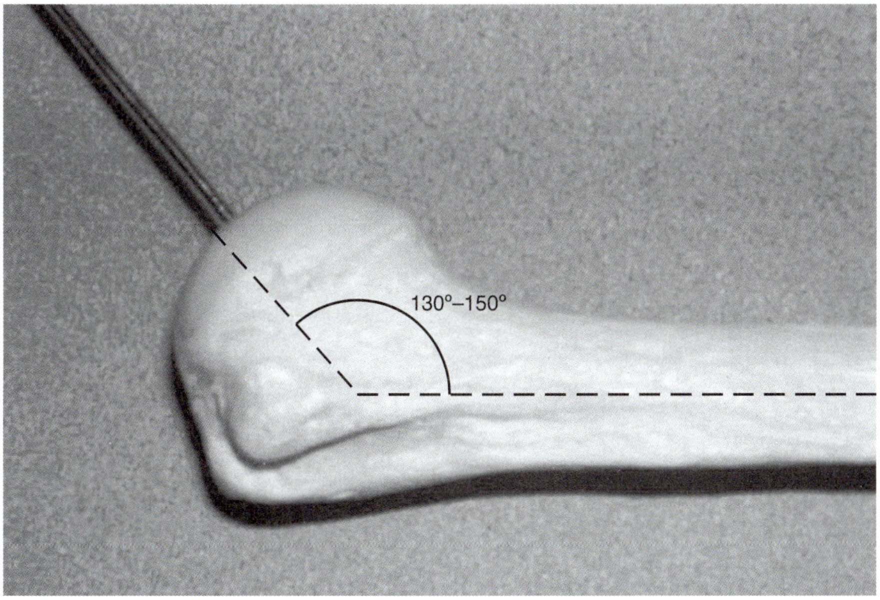

B

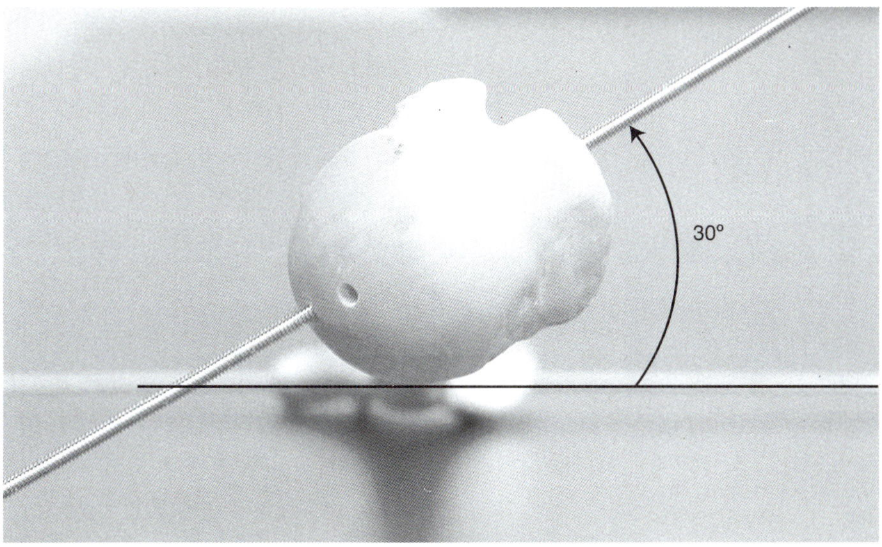

◀ **그림 7-22** ■ A. 정상 기울임각(위팔뼈 머리와 뼈몸통 사이의 각)은 130°~150° 사이로 다양하다. B. 위팔뼈 머리는 위팔뼈 관절융기를 통과하는 축을 기준으로 대략 뒤쪽으로 30° 정도(비틀림각) 정상적으로 기운다.

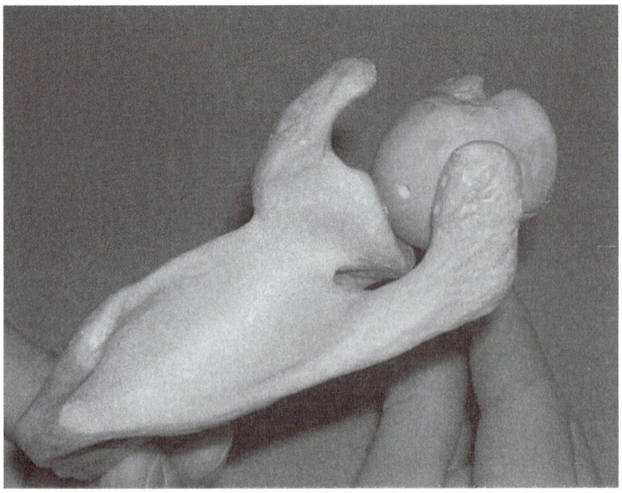

▲ **그림 7-23** ■ 약간 뒤쪽으로 기울어진 비틀림 각은 어깨뼈가 가슴 위에서 안쪽으로 돌림된 안정위치에 있고, 위팔뼈가 돌림의 중간 위치에 있을 때 돌림하여 어깨뼈의 관절오목 위에 위팔뼈 머리가 사실상 중심에 있게 한다.

라고 부를 수 있다.

가슴 위에 있는 어깨뼈의 안쪽으로 돌림하는 안정위치 때문에, 위팔뼈 머리의 뒤쪽 기울임은 위팔뼈 머리를 어깨뼈의 관절오목을 향해 뒤쪽으로 "돌림"시킴으로써 GH 관절의 적합성을 증가시킨다(그림 7-23). 감소된 뒤쪽 기울임(혹은 앞쪽 기울임)은 팔이 해부학적으로 중립위치에 있을 때 관절오목 위에 있는 위팔뼈 머리를 보다 앞쪽 위치에 있게 한다(그림 7-24). 위팔뼈 앞쪽 기울임은 관절가동범위의 끝 범위(end range)에서 앞쪽 부분 어긋남의 위험에 위팔뼈 머리를 놓이게 하는 위팔뼈 안쪽 돌림

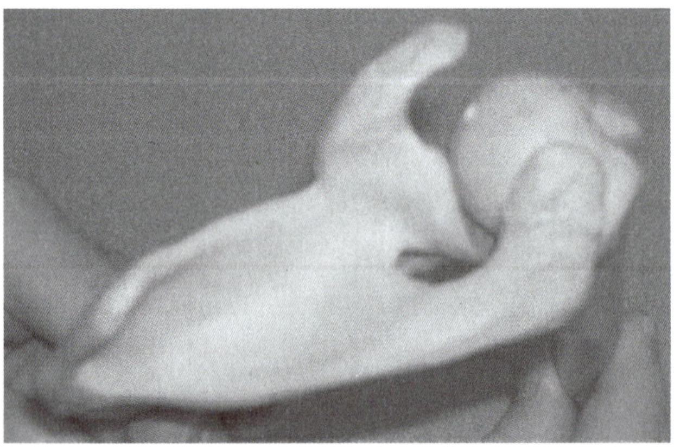

▲ **그림 7-24** ■ 위팔뼈의 감소된 뒤쪽 기울임이나 앞쪽 기울임은 어깨뼈가 가슴 위에서 안쪽으로 돌림된 안정자세에 있고, 위팔뼈가 돌림의 중간 위치에 있을 때 어깨뼈의 관절오목에 대해 위팔뼈 머리를 앞쪽에 위치하게 한다.

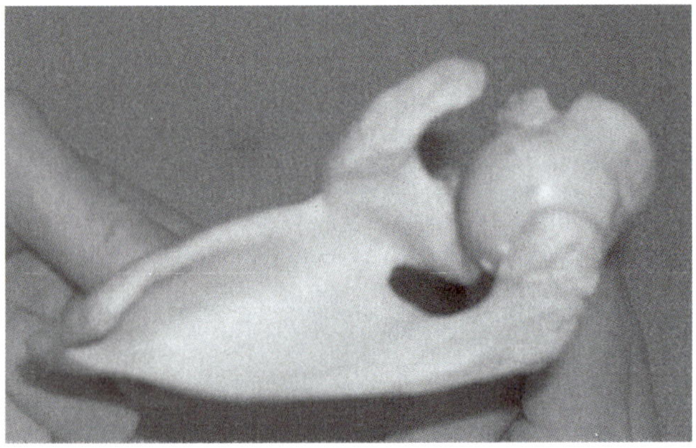

▲ **그림 7-25** ■ 위팔뼈의 뒤쪽 기울임은 어깨뼈가 가슴 위에서 안쪽으로 돌림된 안정위치에 있고, 위팔뼈가 돌림의 중간 위치에 있을 때 어깨뼈의 관절오목에 대해 위팔뼈 머리를 뒤쪽으로 위치하게 한다.

의 증가된 범위와 가쪽 돌림의 감소된 범위로 일어날 수 있다. 증가된 뒤쪽 기울임은 팔이 해부학적으로 중립위치에 있을 때 관절오목 면 위에 있는 위팔뼈 머리의 위치를 보다 뒤쪽으로 있게 한다(그림 7-25). 위팔뼈 뒤쪽 기울임은 위팔뼈 머리를 관절가동범위의 끝 부분에서 뒤쪽 부분 어긋남의 위험에 놓이게 하는 증가된 범위의 위팔뼈의 가쪽 돌림과 감소된 범위의 안쪽 돌림으로 초래된다. 증가된 GH 가쪽 돌림과 감소된 GH 안쪽 돌림은 던지기 선수들의 우세 팔(dominant arm)로 설명될 수 있으며, 이 증명은 위팔뼈 뒤쪽 기울임의 증가가 ROM 적응을 위한 하나의 기여 메커니즘일 수도 있다는 것을 암시한다.[30,31]

■ 관절오목 테두리(Glenoid Labrum)

팔이 옆면에 의존적으로 매달려 있을 때, GH관절의 2개의 관절면들은 약간의 접촉을 가진다. 대부분의 시간 동안 위팔뼈 머리의 아래면은 오직 오목의 작은 아래 부분에만 의지한다(그림 7-21 참조).[2,32,33] 관절오목의 이용 가능한 전체 관절면은 부가적인 구조인 **관절오목 테두리**(glenoid labrum)에 의해 강화된다. 이 구조는 대략 50% 정도 관절오목의 깊이나 만곡을 강화하면서 관절오목 주변을 둘러싸며 부착해 있다(그림 7-26).[34,35] 전통적으로 관절오목 테두리는 윤활액이 분비되는 섬유성 연골로 생각했었지만, 최근에 와서 이것은 와의 주변에 부착되어 있는 관절오목 테두리라기 보다는 실제로는 작은 섬

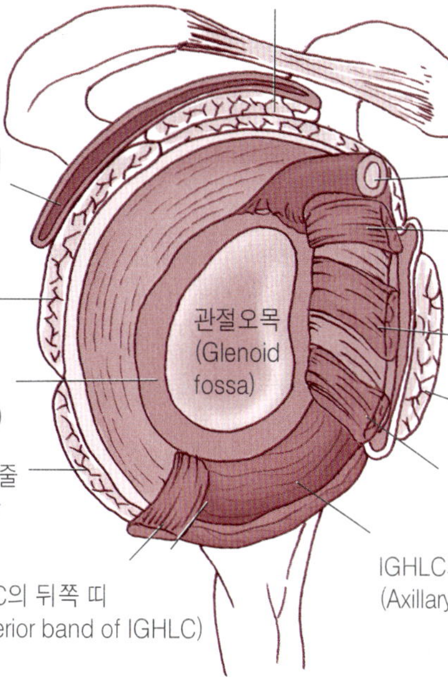

▲ **그림 7-26** ■ 관절오목의 안을 직접 본 그림(위팔뼈는 제거)에서, 관절오목 테두리는 관절오목의 관절부분을 증가시키고, GH 관절주머니와 관절주머니인대를 위한 부착부위를 제공하는 것을 볼 수 있다.

유성 연골이 있는 촘촘한 섬유성 결합조직의 여분의 주름이라고 설명하고 있다.[36] 위쪽의 관절오목 테두리는 느슨하게 부착되어 있으나, 아래 부분의 것은 단단하게 부착되어 있으며 다소 고정적이다.[37] 관절오목 테두리는 또한 오목위팔인대(glenohumeral ligament)들과 **위팔 두갈래근**(biceps brachii) **긴 갈래**(long head)의 힘줄을 위한 부착 장소도 제공한다.[38]

■ 오목위팔관절의 관절주머니와 인대 (Glenohumeral Capsule and Ligaments)

GH관절 전체는 안정위치 때 위부분은 긴장되어 있고 앞면과 아래부분은 늘어진 크고 느슨한 관절주머니에 의해 둘러싸여 있다(팔은 옆면에서 의존적인 상태로 매달려 있을 때)(그림 7-27). 관절주머니의 표면 부위는 위팔뼈 머리의 2배이다.[39] 관절오목으로부터 머리는 2.5 ㎝보다도 더 멀리 떨어져 있어 느슨한 관절상태(loose-packed position)가 되게 한다.[5] GH 관절주머니의 상대적인 느슨함(laxity)은 관절면들의 큰 운동을 위해 필요하지만, 인대와 근육들의 강화 없이는 아주 작은 안정성을 제공할 뿐이다. 위팔뼈가 관절오목 위에서 벌림되고 가쪽 돌림되면, 관절주머니는 GH관절에 대해 벌림과 가쪽 돌림을 하면서 닫힌-관절상태(close-packed position)가 되어 스스로를 비틀고 조인다.[40] 관절주머니는 **위**, **가운데**, 그리고 **아래의 GH인대**들에 의해 강화되며, 또한 **오훼상완인대**(coracohumeral ligament)에 의해서도 강화된다(그림 7-28). 하지만, 위와 가운데의 GH인대들 사이에 있는 **Weitbrecht의 구멍**(foramen of Weitbrecht)으로 알려져 있는 관절주머니의 얇은 부분은 관절주머니에서 특징적으로 약한 부분이다. 관절주머니가 **어깨밑근**(subscapularis)의 힘줄에 의해 앞쪽이 강화될지라도(그림 7-26 참조), Weitbrecht의 구멍은 관절의 앞쪽 어긋남을 동반한 위팔뼈 머리 돌출이 흔한 부분이다.

3개의 GH인대(위, 가운데, 그리고 아래)는 크기와 넓이가 상당히 다양하며 나이에 따라 변화할 수도 있다. 그림 7-26은 3개의 인대들이 관절주머니의 안쪽에 어떻게 위치하는지 보여준다. 가쪽으로는, 위 GH인대가 위 관절오목 테두리로부터 위팔뼈의 위 목(neck)까지 깊숙하게 오훼상완인대 방향으로 지난다. Harryman과 그의 동료들은, 그들이 설명하는 것을 **회선근 간격 관절주머니**(rotator interval capsule)로 명명하면서, **가시위근**(supraspinatus)과 **어깨밑근**(subscapularis) 힘줄들 사

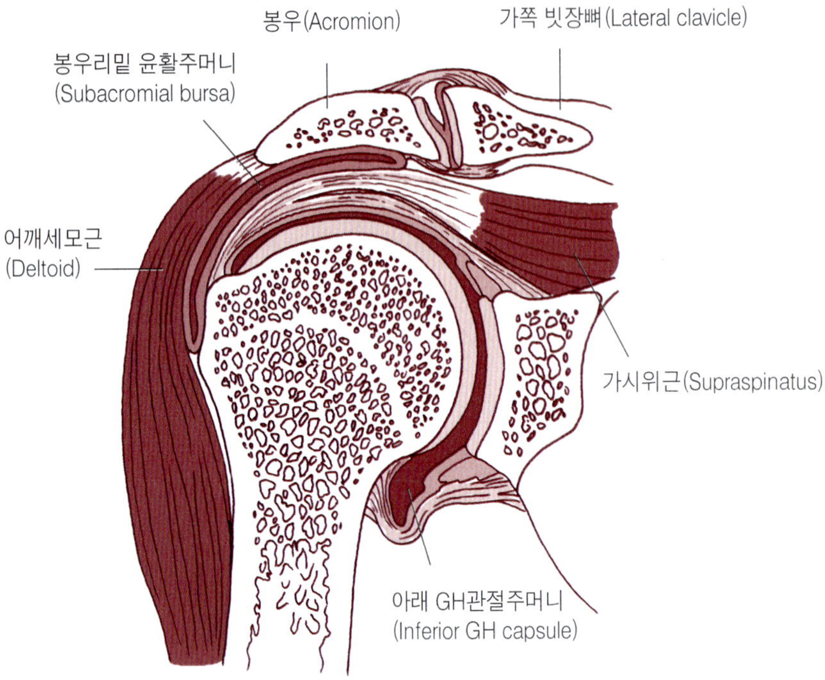

◀ **그림 7-27** ■ 팔이 옆면에서 안정위치로 있을 때, 위 관절주머니는 긴장되는 반면 아래 관절주머니는 느슨하다.

이의 공간을 연결하는 연결구조로서 위 GH인대, 위 관절주머니 그리고 부리위팔인대를 설명하였다(그림 7-29).[41]

가운데 GH인대는 위의 앞쪽 테두리(labrum)로부터 위 GH인대 부착점 아래에 있는 위팔뼈 몸쪽부분의 앞쪽까지 비스듬하게 지난다(그림 7-26과 7-28 참조). 이 인대는 앞쪽 관절주머니와 섞이지만, 몇몇의 해부학적 연구 주제들의 30% 정도에서는 이 인대가 결여되었음을 발견하였다. 아래 GH인대는 최소한 3개의 부분들을 가지는 것으로 묘사되어지며, 따라서 **아래 GH인대 복합체**(inferior GH ligament complex, **IGHLC**)라고 불린다.[42] 복합체의 3가지 구성요소는 앞쪽과 뒤쪽 띠(band)와 그 사이에 있는 겨드랑이주머니(axillary pouch)이다(그림 7-26 참조). IGHLC의 기능은 자세에 따라 다양하게 변화(position-deoendent variability)하며,[43] 점성과 탄성작용에서의 변화도 다양하다.[35]

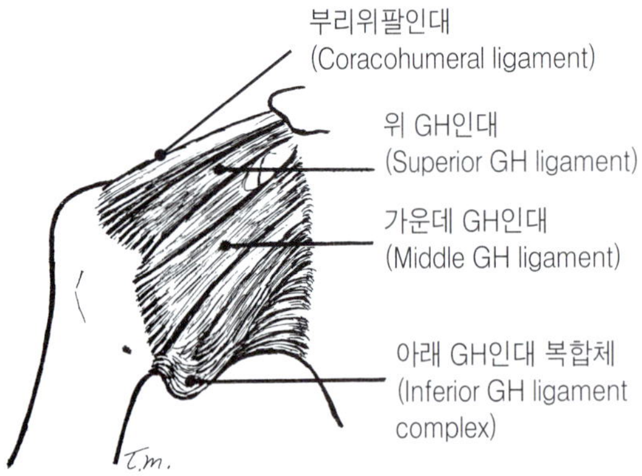

▲ **그림 7-28** ■ GH관절주머니의 인대성 강화: 부리위팔인대를 따라 위, 가운데, 아래의 GH인대.

GH인대들에 의해 제공된 제한에 관한 수많은 연구들이 GH안정성에 대한 다양한 작용들을 밝히고 있다. 하지만, 이것들 중에 동의할 만큼 타당한 것들이 있는데, 그것은 위 GH인대(그리고 이것과 관련된 돌림근 간격 관절주머니 구조)가 팔이 옆면에 위치할 때(0° 벌림) 위팔뼈 머리의 앞쪽과 뒤쪽으로의 병진운동을 제한함으로써 앞면과 아래의 안정성에 공헌한다는 것이다(그림 7-30A). 가운데 GH인대는 팔이 옆면에 있거나 45° 정도 벌림될 때 앞쪽으로의 위팔뼈 병진운동을 제한함으로써 주로 앞쪽 안정성에 공헌한다(그림 7-30B 참조). 45° 이상의 벌림이나 벌림과 돌림이 동반된 경우(그림 7-30C 참조)에, IGHLC는 안정화에 중요한 역할을 수행한다.[35,42-45] 벌림과 함께, 겨드랑이 주름의 여분 혹은 느슨함이 조여지면 IGHLC는 아래쪽으로의 위팔뼈 머리 병진운동을 제지한다. 벌림된 위치로부터 위팔뼈의 가쪽 돌림이 계속되면(그림 7-30D 참조), IGHLC 앞쪽의 띠는 앞쪽에 안정성을 제공하면서 앞쪽으로의 위팔뼈 병진운동을 제한하기 위해 작용한다. 위팔뼈의 벌림과 안쪽 돌림이 동반되면

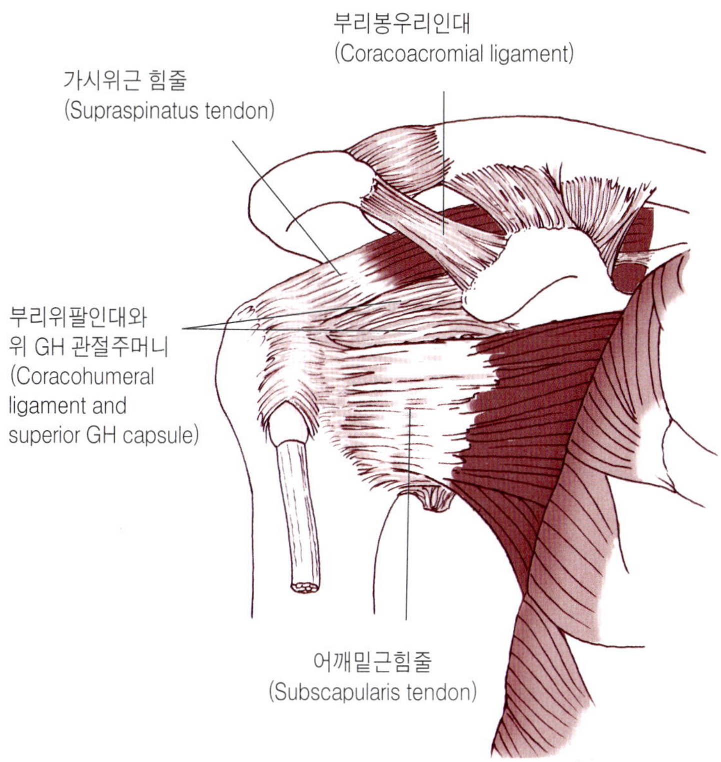

◀ **그림 7-29** ■ 돌림근 간격 관절주머니(rotator interval capsule)는 위 GH관절주머니, 위 GH인대와 부리위팔인대로 구성된다. 동시에, 이들 구조들은 가시위근과 어깨밑근 힘줄 사이의 간격을 메운다.

(그림 7-30E 참조), IGHLC 뒤쪽의 띠가 작용하여 뒤쪽 안정성을 제공하면서 뒤쪽으로의 위팔뼈 병진운동을 제한한다.[46] 위팔뼈 벌림의 모든 위치에서 관절주머니와 GH인대들은 긴장을 유발하여 결과적으로 GH의 안정화를 증가시키도록 위팔뼈의 돌림과 함께 팽팽하게 된다.[47]

부리위팔인대(그림 7-29 참조)는 부리돌기의 아래에서 시작하여 두 개의 띠를 가지고 있는 것으로 설명될 수 있다. 첫 번째 띠는 가시위근의 가장자리 안쪽과 위 GH인대와 합쳐지는 큰 결절(greater tubercle) 위에 부착한다; 나머지 두 번째 띠는 어깨밑근 안쪽과 작은 결절(lesser tubercle)에 부착한다.[41,48] 이 두 개의 띠는 위팔두갈래근 긴갈래 힘줄이 지나는 터널을 형성한다.[49] 인대의 위치와 상호연관성은 복합체의 기능이 상당함을 의미한다. 돌림근 간격 관절주머니의 부분으로, 이 인대는 의존적인 팔에서 위팔뼈 머리의 아래쪽으로의 병진운동을 제한하는 데 있어 가장 중요한 부분으로 여겨진다. 하지만, 이것은 특히 돌림근띠 근육들(rotator cuff muscles)의 기능적인 안정화시키는 힘이 손상되었을 때는, 위쪽으로의 병진운동을 예방하는데 도움을 줄 수 있다는 지적도 있다.[48] 게다가, 부리위팔인대는 일반적으로 모음(adduction)된 팔의 위팔뼈 가쪽 돌림을 제한하는 것으로 보고되고 있다.[2]

■ 부리봉우리 활(Coracoacromial Arch)

부리봉우리(coracoacromial) 혹은 **위팔위**(suprahumeral) **활**(arch)은 부리돌기(coracoid process), 봉우리(acromion), 그리고 두 개의 뼈 돌출 부분을 연결하는 부리봉우리인대(coracoacromial ligament)에 의해 형성된다(그림 7-31). 종종 AC관절의 아래면도 여기에 포함된다. 부리봉우리 활은 위팔뼈 머리를 덮고 봉우리밑 윤활주머니(subacromial bursa)와 돌림근띠의 힘줄들 그리고 위팔두갈래근 긴갈래의 힘줄이 놓여 있는 공간을 만드는 뼈인대성 둥근천장(osteoligamentous vault)를 형성한다. 부리봉우리 활은 위에서의 직접적인 외상으로부터 아래에 있는 구조를 보호한다. 그러한 외상은 상대적으로 흔한 것으로 어깨 위로 무거운 짐을 옮기는 것과 같은 일상적인 일을 하는 것만으로도 발생할 수 있다. 이 활

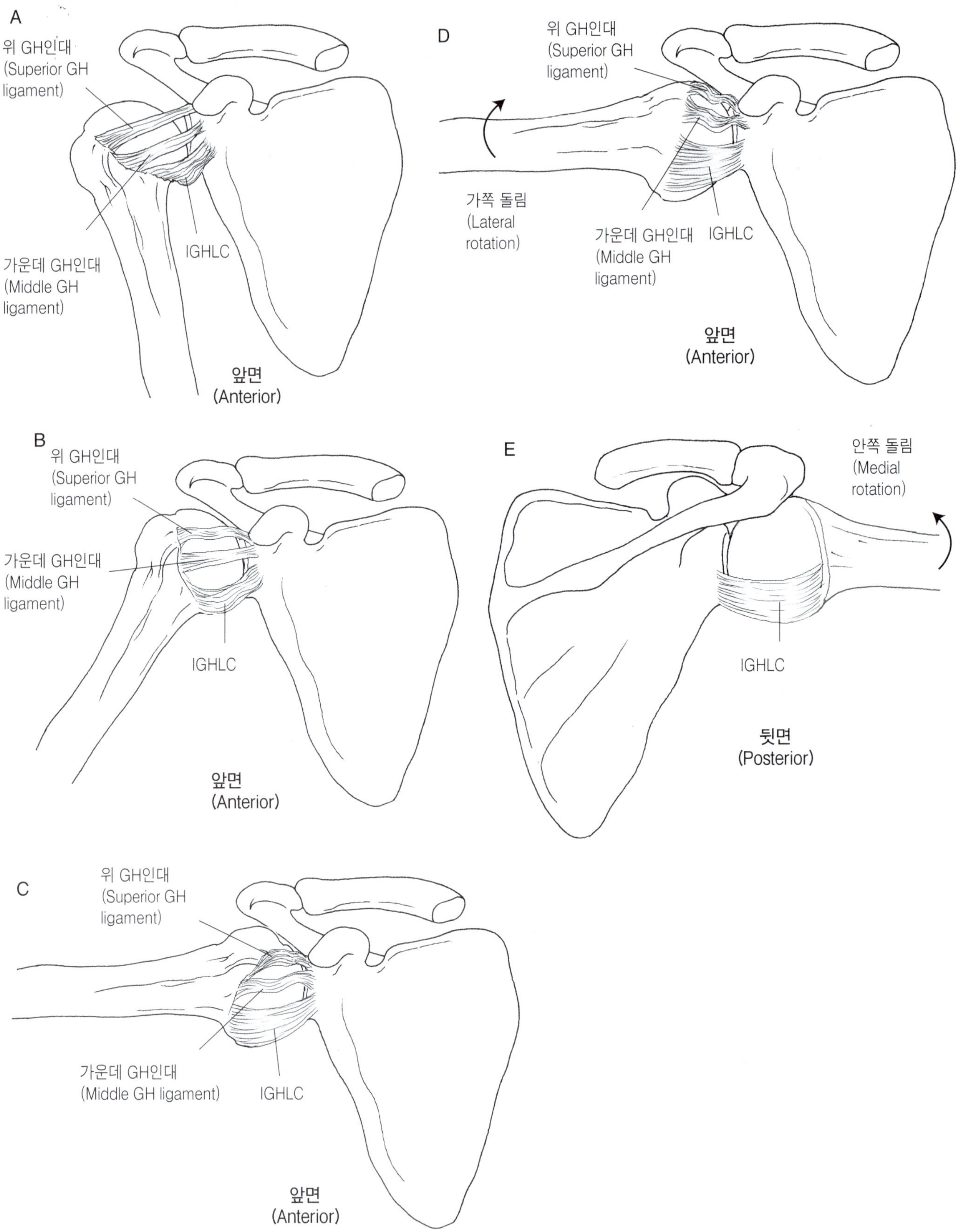

▲ **그림 7-30** ■ 안정 시의 GH인대 (A); 45° 위팔 벌림과 중립 돌림 위치 (B); 90° 위팔 벌림과 중립 돌림 위치 (C); 90° 위팔 벌림과 가쪽 돌림 위치 (D); 그리고 90° 위팔 벌림과 안쪽 돌림 위치 (E).

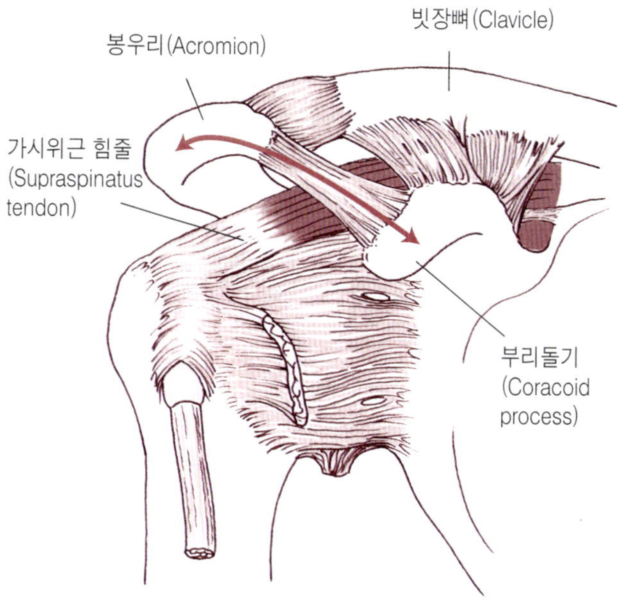

▲ **그림 7-31** ■ 부리봉우리 활은 앞쪽으로는 부리돌기, 뒤로는 봉우리와 위쪽의 부리봉우리인대로 구성된다. 동시에, 이들 구조는 위팔뼈 머리 위에 위치한 뼈인대성 활을 형성한다.

은 또한 위쪽으로 어긋나는 것으로부터 위팔뼈 머리를 보호하는데, 그 이유는 위팔뼈의 저항이 없는 위쪽으로의 병진력이 위팔뼈 머리가 부리봉우리 활을 치도록 하기 때문이다. 하지만, 결과적으로, 활의 아래면과 닿는 위팔뼈 머리의 접촉(어긋남을 예방하는데 유리한 경우)은 통증성 충돌 혹은 봉우리밑 공간에 있는 구조들의 기계적인 찰과상(abrasion)을 일으키는 원인이 될 수 있다. 가시위근은 부리돌기를 제외한 잠재적으로 충돌 가능한 모든 위 구조들이 이것의 아래를 지나기 때문에 특히 약하다(그림 7-31 참조).

봉우리밑 공간(subacromial space) 혹은 위팔뼈 머리와 부리봉우리 활 사이의 부분은 위팔뼈위 공간(suprahumeral space) 또는 가시위근 출구(supraspinatus outlet)로 불린다. 방사선촬영을 통해, 이 공간은 위-아래까지의 봉우리위팔 간격(acromiohumeral interval)을 측정함으로써 정량화된다. 팔이 옆면에서 모음된 건강한 사람들의 이 간격은 평균적으로 10 ㎜이다.[50] 팔이 올림되는 동안 이 공간은 5 ㎜로 줄어든다.[51] 봉우리밑 공간은 관절연골과 주머니인대성(capsuloligamentous) 구조들 뿐만 아니라, 먼저 밝혀진 연부조직 구조들에 적응하여야만 한다. 이러한 이유 때문에, Flatow 등은 위팔뼈가 올림하는 일상적인 움직임 동안에도 앞쪽의 봉우리 아래가 돌림근띠 구조와 접촉된다고 주장하였다.[51]

봉우리밑 공간이 좁아지면, 팔이 올림되는 동안 돌림근띠 힘줄들과 봉우리밑 윤활주머니의 충돌 가능성이 증가한다. 이 공간이 좁아지는 것은 아래쪽으로 봉우리의 모양이 변하거나, 봉우리의 기운 각도 변화, 봉우리의 뼈 돌출부, AC관절의 뼈곁돌기(osteophytes), 큰 부리봉우리인대, 혹은 위팔뼈 머리와 부리봉우리 활의 아래 사이의 부적당한 넓이와 같은 해부학적 요인들에 의하여 초래될 수 있다.[52,53] 비정상적인 어깨뼈나 위팔뼈의 움직임은 또한 기능적으로 위팔위 공간의 넓이를 감소시킬 수 있다. 불충분한 뒤쪽 기울임, 팔을 올림하는 동안의 불충분한 어깨뼈 위쪽 돌림 또는 관절오목에서의 위팔뼈 머리의 비정상적인 위나 앞쪽으로의 병진운동은 위팔뼈 머리와 돌림근띠 힘줄들을 위팔뼈에 더 근접하게 만들어 충돌의 위험성을 높인다.[22,54,55] 결국에는, 염증(inflammation), 섬유증(fibrosis), 그리고 연부조직들이 두꺼워지는 현상이 반복적인 충돌에 의해 발생할 수 있으며, 더 나아가서는 팔이 올림되는 동안 연부조직들의 정돈을 위해 이용 가능한 봉우리밑 공간이 감소될 수도 있다. 충돌이 있는 사람들에서는 팔이 올림되는 동안 이용 가능한 봉우리밑 공간이 감소하는 것 뿐만 아니라,[56] 비정상적 해부학적 요인들과 움직임들도 나타난다.[22,53-55]

지속적 연구: 충돌의 증상들

Sorenson은 위팔뼈의 몸쪽 가쪽면에 국한된 어깨 통증을 보고하였다. 이 국소적인 통증은 돌림근띠의 힘줄, 위팔두갈래근의 긴갈래 또는 봉우리밑 윤활주머니로부터 발생하는 통증과 관련이 있다. 그녀의 통증은 돌림근띠나 두갈래근의 힘줄염(tendonitis) 그리고 어깨 충돌의 가능성과 관련이 있을 수 있다. 반복적인 충돌은 힘줄염을 조래할 수 있으며 부분적이거나 전체적인 돌림근띠의 파열로 발전할 수도 있다.[53] 게다가, 그녀는 잠자는 동안 오른쪽의 어깨통증도 보고하였다. 이러한 것은 봉우리밑 공간으로부터 기인된 통증을 겪고 있는 사람들의 일반적인 불평이다. 봉우리밑 공간으로의 위팔뼈 머리의 추가적인 압박은 아픈 쪽으로 누웠을 때 경험하게 된다.

■ 윤활주머니(Bursae)

봉우리밑 공간에서의 한정된 크기와 근접한 구조들의

일부분에서는 여러 개의 윤활주머니들이 일반적으로는 어깨관절 복합체와 그리고 특별하게는 GH관절과 연관되어 있다. 윤활주머니의 존재는 구조들 사이에서 마찰력 때문에 발달되어졌음을 나타낸다. 모든 윤활주머니들이 기능에 기여한다고 할지라도, 가장 중요한 것은 **봉우리밑**과 **어깨세모근밑** 윤활주머니이다(그림 7-27 참조). 이들 윤활주머니는 봉우리로부터 가시위근 힘줄과 위팔뼈 머리, 부리돌기, 부리봉우리인대, 그리고 어깨세모근을 분리시킨다. 윤활주머니는 분리될 수도 있지만, 일반적으로는 서로 연결된다. 이 두 개의 윤활주머니를 묶어서, 봉우리밑 윤활주머니로 부른다. 봉우리밑 윤활주머니는 위팔뼈와 가시위근 힘줄 그리고 주변의 구조들 사이에서 부드럽게 미끄러지는 것을 가능하게 한다. 이런 활주 메커니즘의 중단 혹은 실패는, 이것이 거의 중요한 문제점으로 발생하지는 않을지라도, GH 움직임의 제한과 통증의 일반적인 원인이다. 봉우리밑 윤활주머니의 아래 벽은 또한 가시위근 널힘줄(aponeurosis)의 윗부분이기도 하다. 봉우리밑 윤활주머니염은 가장 흔한 2차적인 염증 혹은 가시위근 힘줄의 변성이다.[14] 염증이 없다는 것을 확인하는 것은 아주 중요하다. 윤활주머니는 주로 서로 간에 접촉하고 있고 이들 사이에 아주 얇은 액체층을 가진 윤활 조직들의 층이다. 염증이 발생하면, 윤활주머니가 있는 공간은 증가한다. 손상되지 않은 돌림근띠를 가진, 봉우리밑 윤활주머니는 GH관절 공간과 접촉하지 않는다.

■ 오목위팔관절의 운동 (Glenohumeral Motions)

GH관절은 일반적으로 3도의 자유도를 가진 것으로 설명된다: 굽힘/폄, 벌림/모음, 안쪽/가쪽 돌림. GH관절에서 단독으로 일어나는 이들 움직임에 대한 각각의 범위는 상당히 다양하다. 굽힘과 폄은 위팔뼈 머리의 중심을 통과하는 관상축(coronal axis)을 중심으로 일어난다. GH관절은 보통 굽힘 120°와 폄 약 50°를 움직인다고 말한다.[57] 그러나 3차원적으로 GH운동을 측정한 최근의 연구에서는 평균 연령이 50세인 작은 표본 집단에서 어깨뼈와의 관계를 고려할 때, 단지 97°의 위팔 굽힘이 최대범위라고 보고하였다.[58] 고전적으로 GH 굽힘을 크게 측정한 것은 몸통과 어깨뼈 운동으로부터 GH 움직임을 완전히 분리하지 못해서일 것이다.

안쪽과 가쪽 돌림은 위팔뼈의 뼈몸통(shaft)과 평행하고, 위팔뼈 머리의 중심을 통과하는 긴축(long axis)을 중심으로 일어난다. 위팔뼈의 안쪽/가쪽 돌림의 범위는 자세에 따라 다양하다. 팔을 옆으로 하면 안쪽과 가쪽 돌림은 합쳐서 60°보다 적게 제한되어 나타난다.[58] 돌림의 원으로부터 자유롭게 위팔뼈를 90° 벌림하면서 GH를 움직이면 120°가 된다.[2] 팔을 옆으로 한 안쪽/가쪽 돌림에서 제한이 있는 것은 역학적인 잠김상태를 유발하는 큰 결절과 작은 결절의 배열과 관계가 있을 수 있으며 또는 팔이 벌림할 때와 모음할 때 작용하는 관절주머니나 근육구조의 긴장(tightness)이 다르기 때문일 수도 있다.

GH관절의 모음/벌림은 위팔뼈 머리 중심을 통과하는 A-P축을 중심으로 일어난다. GH관절에서 벌림의 최대범위는 많은 논쟁의 토픽이 된다. 그러나, 일반적으로 합의된 , 관상면(frontal plane)에서의 위팔뼈의 벌림범위는 만일 위팔뼈가 중립자세나 안쪽 돌림이 유지된다면 감소된다는 것이다. 안쪽 또는 중립 돌림에서의 벌림의 제한은 주로 부리봉우리 활(coracoacromial arch)에 대한 큰 결절의 충돌(impingement)에 기인한다. 위팔뼈가 가쪽으로 35°~40° 돌림할 때,[59,60] 큰 결절은 벌림을 유지하기 위해 활의 뒤나 아래를 지나게 된다.

GH관절 벌림의 ROM(큰 결절이 충돌을 피한다면)은 90°~120°라고 보고되어 있다.[1,2,14,58,61,62] Inman과 공동연구자들[10]은 어깨뼈가 GH움직임에 관계하지 않는 능동 벌림은 90°로 제한되지만 수동적으로는 120°가 가능하다고 주장하였다. 연구 논문들 사이에 다양성이 증가됨에 따라 어떤 연구들은 전통적인 관상면(frontal plane)에서 벌림의 범위를 검사하였는데, 이들은 어깨뼈의 면에서 올림(관상면에서 30°~45° 앞쪽)을 연구하였다. 어깨면(plane of the scapular)에서 벌림에 대한 가능한 수동범위는 관상면에서의 벌림보다 약간 더 크다.[60] 위팔뼈가 어깨면에서 올림(어깨면에서의 벌림, 어깨 벌림, 임상적인 용어로는 scaption이라 불린다)되면 보통 움직임에 제한을 덜 받게 되는데 위팔뼈가 관상면에서 더 뒤쪽으로 움직여진 것보다 관절주머니가 덜 뒤틀리기 때문이다. 그러나 An[59]은 어깨면에서 최대 올림을 찾은 것이 아니라 그 면의 10°~30° 앞쪽에서 발견하였다. 어깨면에서의 벌림이 최대범위를 가지기위해 동시에 일어나는 가쪽 돌림을 동반하지 않고 움직이는 것을 제안한다면, 이 전제 또한 논쟁의 대상이 된다.[59,60]

오목위팔 움직임들에 대한 관절 내 조직의 기여 (Intra-articular Contribution to Glenohumeral Motions)

적당한 수준에서의 GH관절의 완전한 ROM은 일치하지 않는 관절면에서의 관절 내 움직임의 기능이다. 볼록한 위팔뼈 머리는 얕은 볼록한 오목보다는 실질적으로 더 큰 표면으로, 다른 만곡의 직경을 가지고 있다. 이 3개의 축 주변에서 일어나는 관절의 돌림에서의 이러한 불일치는 순수한 돌림으로 일어나는 것이 아니라, 돌림의 중심들이 변화하면서 관절 내에서의 접촉양식에 의해 발생한다. 오목 위에서의 위팔뼈 머리의 움직임의 범위와 방향에 대한 의견일치에 부족함이 있음은 다소 놀랍다.[35] 하지만, 위팔의 올림은 위팔뼈 머리의 관절면이 위팔뼈몸통(shaft)의 움직임과는 반대방향인 아래쪽으로(꼬리쪽으로) 미끄러지는 것을 필요로 한다. 위팔뼈 벌림 때 위팔뼈의 관절면이 아래쪽으로 미끄러지는 움직임 부족은 오목 위의 위팔뼈 머리면에서 위로(머리 쪽으로) 구르는 것에 기인한다. 큰 위팔뼈 머리는 곧 관절 오목면으로부터 벗어나 위에 있는 부리봉우리 활과 충돌하게 될 것이다(그림 7-32A). 위팔뼈 머리의 관절면이 머리가 오목에서 구르는 동안에 아래로 미끄러진다면(그렇게 해야 한다), 완전한 ROM이 획득될 수 있다(그림 7-32B 참조).

위팔뼈 머리의 관절면이 아래로 미끄러지는 것이 위팔뼈 머리의 위로 구르기에 최소한으로 필요한 것이라는 데에 대한 의견은 일치되고 있다. 하지만, 비록 보고된 위로의 이동 크기가 조사자들 사이에서 다를지라도,[35,54,60,63,64] 전체(돌림의 중심)로서의 위팔뼈 머리는 아래로 미끄러짐에도 불구하고, 여전히 관절오목 위에서 다소 위로(위쪽으로의 병진운동) 움직인다(그림 7-33). 위팔뼈의 관절면은 또한 관절오목 위에서 앞쪽이나 뒤쪽으로 그리고 안쪽이나 가쪽으로 미끄러진다. 위팔뼈 머리의 중심은 능동적인 올림 움직임의 약 60°까지 약간 위(1~2 ㎜의 병진운동)로 움직인다고 여기고 있다.[27,54,63,64] 증가되는 올림과 함께, 위팔뼈 머리의 중심은 다소 안정적인 상태가 되어, 관절오목의 중앙에 위치한다고 여긴다. 이보다는 덜한 의견의 일치가 위팔뼈 머리 중심의 앞쪽과 뒤쪽으로의 병진과 관련하여 존재한다. 약간 앞으로 치우친 위치와 1~2 ㎜의 병진 움직임이 능동적인 올림 동안에 보고되었다.[63] 다른 저자들은 운동범위의 시작단계에서 약간의 뒤쪽 병진이나 앞쪽 병진 움직임과 능동적 올림의 60°~120° 사이에서 뒤쪽으로의 병진움직임을 보고하였다.[54,64] 능동적인 병진 움직임들에 관한 연구들은 20 ㎜까지의 병진 움직임이 보고된 수동적 이완검사에서 얻을 수 있는 것보다 더 작은 움직임(5 ㎜보다 작은)을 능동적인 움직임 동안에 보인다고 하였다.[65] 이러한 데이터는 돌림근띠의 힘들이 관절오목 위에 위팔뼈 머리를 안정화하고 중심을 정하도록 도와준다는 전제를 뒷받침한다. 또한 대부분의 연구자들은 많은 변수들이 관절 구조, 관절주머니 인대의 영향, 팔의 위치에 따른 영향, 그리고 근력을 포함하는 관절오목 위에서 위팔뼈 머리 움직임의 패턴을 결정한다는데 의견을 같이하고 있다.

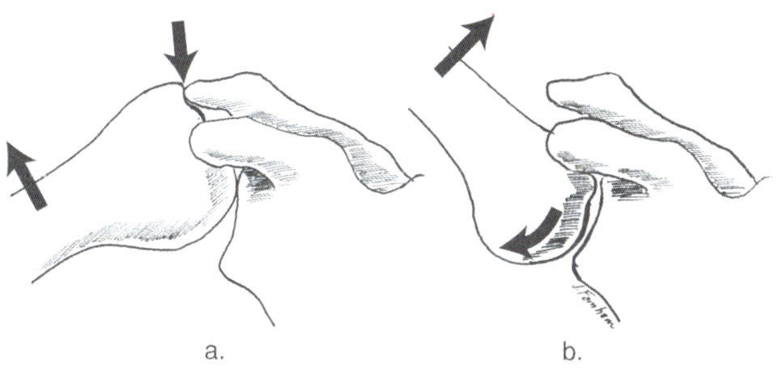

▲ **그림 7-32** ■ A. 위팔뼈 머리 관절면의 아래쪽으로의 미끄러짐이 없으면, 위팔뼈 머리는 관절오목 위로 굴러 부리봉우리 활에 접촉하여 충돌한다. B. 위팔 벌림 시 위팔뼈 머리 관절면의 아래로의 미끄러짐이 동반되면, 전체 운동범위는 충돌 없이 일어날 수 있다.

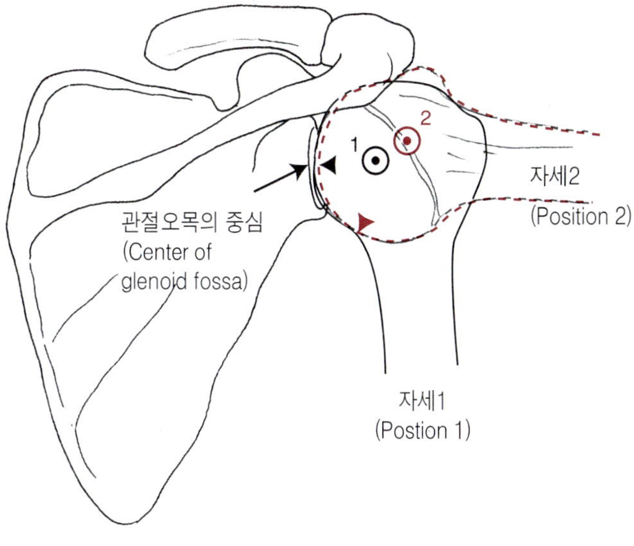

▲ **그림 7-33** ■ 위팔뼈 머리 중심의 약간 위쪽으로의 병진움직임이 머리의 관절면 아래쪽으로 미끄러짐에도 불구하고, 위팔 벌림 동안에 일어날 수 있다.

관절오목 위에서 위팔뼈 머리의 보고된 움직임들에 대

한 많은 혼란들은 뒤이어 일어나는(구르기와 미끄러짐의 복합적인 움직임 대 병진 움직임) 위팔뼈 위의 접촉점들에 있어서의 차이점들뿐만 아니라, 너무 작은 크기의 이들 움직임과 현재 이용 가능한 측정 시스템의 제한점들 때문일지도 모른다.

지속적 연구: 관절주머니의 역할

GH 관절주머니와 이것과 관련된 GH인대들은 관절오목 위에서 앞쪽, 아래쪽, 또는 뒤쪽으로의 위팔뼈 머리의 병진을 제한함으로써 GH관절에 안정성을 제공한다. 이러한 구조들의 안정화 기능은 오로지 관절주머니의 위쪽이 어느 정도 긴장 아래 있는 위팔의 움직임이 90° 이하일 때 최소가 된다. 관절주머니와 인대들 안에서 돌림근띠 힘줄들이 섞이는 것은 근수축을 통해 관절주머니와 인대들의 긴장에 적극적으로 영향을 미치도록 한다. 하지만, 위팔뼈 움직임의 끝 범위에서 관절주머니는 수동적으로 팽팽해져서 위팔뼈 머리 중심의 병진운동을 제한하기 보다는 유발시키는 것으로 알려졌다.[66] 관절주머니의 비대칭적 팽팽함으로 인한 이러한 불가피한 병진 움직임은 팽팽함으로부터 먼 방향으로 그리고 느슨한 관절주머니 조직들에서 일어난다.[66] 예를 들어, 안쪽 돌림이 증가함에 따라 뒤쪽의 관절주머니는 팽팽해지고 상대적으로 느슨한 앞쪽의 관절주머니에 의해 제한을 받지 않는 위팔뼈 머리의 중심을 앞쪽으로 병진시킨다. 그리하여, 팽팽한 뒤쪽 관절주머니는 앞에서 위팔뼈 머리의 병진을 증가시키고 봉우리밑 공간을 감소시키기 때문에 어깨 충돌에 대한 하나의 잠재적 메커니즘으로 작용한다.[54]

■ 팔을 움직이는 오목위팔관절의 정적 안정성 (Static Stabilization of the Glenohumeral Joint in the Dependent Arm)

GH 관절면들이 불일치한 상태라면, 뼈의 표면들은 단독적으로 의존적인 위치(팔이 옆에 매달려 있는)에서 관절의 접촉을 유지하지 못한다. 관절오목 위에 위팔뼈가 부착함에 따라, 중력은 아래쪽으로 뼈몸통(shaft)과 평행하게 위팔뼈에 작용한다(머리 쪽으로 작용하는 병진력). 이것은 균형을 유지하기 위해 수직인 위로의 당김을 필요로 하는 것으로 보인다. 그러한 수직적인 힘은 어깨세모근(deltoid), 가시위근(supraspinatus), 위팔두갈래근(biceps brachii)과 위팔세갈래근(triceps brachii)의 긴갈래(long head)와 같은 근육들에 의해 제공될 수 있다. Basmajian과 Bazant[25], 그리고 MacConaill과 Basmajian[40]은 어깨관절 복합체의 모든 근육들은 이완된 상태에서는 전기학상으로 안정 상태이며, 하중을 받지 않는 사지와 심지어는 사지가 심하게 아래쪽으로 당겨졌을 때도 그러하다고 보고하였다. 따라서, 관절 안정화의 메커니즘은 수동적인 것으로 보인다. 팔에 작용하는 (그리고 위팔뼈를 통하여 확장되는) 중력선(line of gravity, LoG)은 위팔뼈 위에서의 아래쪽으로 향하는 힘을 만들어낸다. 팔이 옆면에 있을 때 긴장되는 돌림근 간격 관절주머니 구조들(위 관절주머니, 위 GH인대, 그리고 부리위팔인대)에서 수동적인 긴장이 주어진다면, LoG와 돌림근 간격 관절주머니 모두의 합쳐진 당기는 힘은 팔이 옆면에 있을 때 위팔뼈 머리가 일반적으로 위치하는 관절오목의 낮은 부분으로 위팔뼈 머리를 누르는 힘의 선을 만들어낸다(그림 7-34).[41,43,44]

돌림근 간격 관절주머니 내의 수동적 긴장 이외에도, 두 개의 다른 메커니즘들이 의존적인 팔의 정적인 안정성을 제공하는데 도움을 준다. 건강한 GH관절에서 관절주머니는 음성적인 관절 내 압력(negative intra-articular

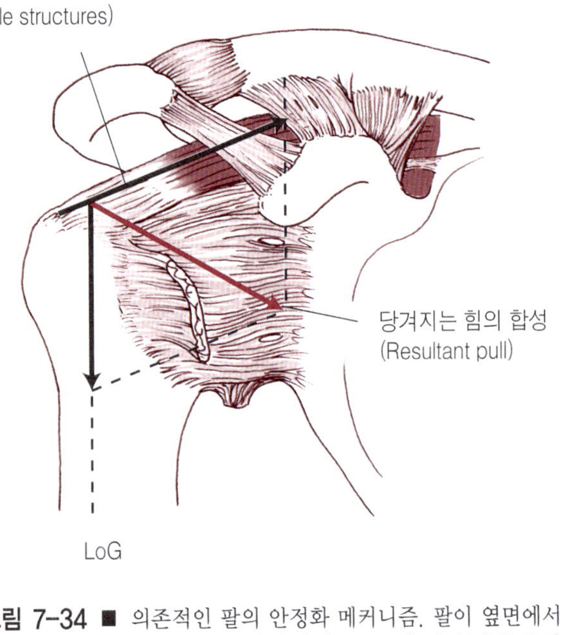

▲ **그림 7-34** ■ 의존적인 팔의 안정화 메커니즘. 팔이 옆면에서 이완되어 있을 때, 팔에 대한 중력의 아래쪽으로의 당김(팔의 중력 중심으로부터 확장된 방향선)은 돌림근 간격 관절주머니의 수동적 장력에 의해 방해를 받는다. 이 방해를 하는 힘들의 합성은 관절오목에 위팔뼈 머리를 안정화시킨다.

pressure)을 일으키는 밀폐된 형태를 가진다. 이러한 압력은 중력의 힘에 의해 발생하는 아래쪽으로의 위팔뼈 병진을 제한하는 상대적인 진공상태를 만든다.[43] 관절주머니에 구멍이 생기거나 관절오목 테두리의 찢어짐에 의해 생기는 관절 내 압력의 손실은 아래쪽으로의 위팔뼈 병진운동을 크게 증가시킨다.[67,68] 또한 관절오목 기울임의 정도도 팔이 의존적인 위치에 있을 때 GH관절의 안정성에 영향을 미치는 것으로 증명되고 있다.[45] 어깨뼈의 구조들에서 해부학적으로 혹은 어깨뼈가 위로 돌림하는 것을 통하여 관절오목이 약간 위쪽으로의 기울임을 가진다면, 오목의 기울임은 위팔뼈의 아래쪽으로의 병진에 대항하여 부분적인 뼈의 장벽(bony block)을 만들어낸다.

무거운 짐을 든 팔에서와 같이, 이용 가능한 수동적인 힘들이 정적인 안정화에 있어서 불충분하다면, 가시위근의 활동은 보충된다.[25] 가시위근 힘줄이 돌림근 간격 관절주머니에 부착된다는 것은 놀라운 일이 아니다.[48] 사실, 가시위근의 역할은 근전도검사(EMG)가 보여주는 것보다 더 중요하다. 가시위근이 팔이 옆면에 매달려있을 때 능동적이지는 않을지라도, 가시위근의 마비 또는 기능이상은 GH관절의 점진적인 아래쪽으로의 부분 어긋남을 초래한다. 완전한 가시위근의 수동적 긴장강화 없이, 돌림근 간격 관절주머니 구조들에 지속적으로 하중을 가하는 것은 이러한 구조들에 관절안정성의 손실을 가져오는 점차적인 신장(stretch)을 초래한다(민감하게 된다). 어깨밑근(subscapularis)이 하중을 받고 있는 팔에서 움직임을 보여주지는 않을지라도, 이 근육의 인정기 긴장이 그러한 구조들에 어느 정도의 지지를 제공한다. 아래쪽으로의 GH관절 부분 어긋남은 뇌졸증이나 다른 뇌 질환으로 인하여 감소된 돌림근띠 기능을 가지고 있는 환자들에게서 보편적으로 나타난다.

■ 오목위팔관절의 동적 안정성 (Dynamic Stabilization of the Glenohumeral Joint)

어깨세모근과 오목위팔의 안정성 (The Deltoid and Glenohumeral Stabilization)

GH 벌림에 있어서 어깨세모근이 주동근(가시위근과 함께)이라는 것이 일반적으로 받아들여지고 있는 사실이다. 어깨세모근의 앞부분(anterior deltoid)은 또한 GH

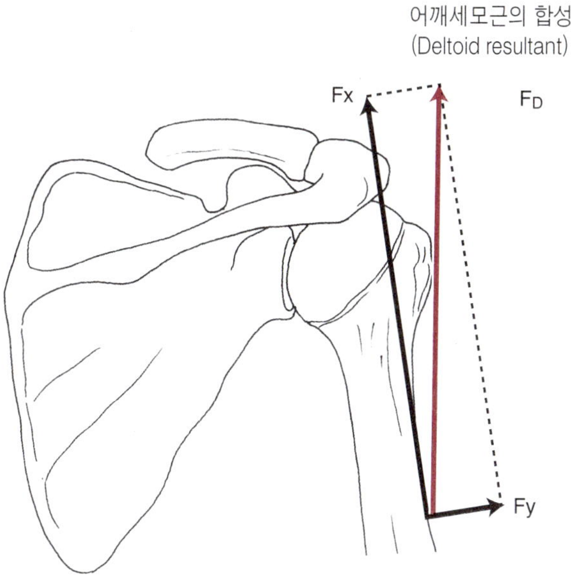

▲ **그림 7-35** ■ 어깨세모근의 모든 세 부분의 활동선은 가운데 어깨세모근의 당김선을 따른다. 어깨세모근의 분리된 수축은 위팔뼈를 돌리는 것보다는 더 위로 병진하도록 어깨세모근에 작용하기 위해 합성된 힘(F_D)은 매우 큰 병진성분(Fx)과 작은 돌림성분(Fy)으로 분해된다.

굽힘의 주동근으로 여겨지고 있다. 벌림과 굽힘 둘 다 많은 생체역학적 유사성들을 가진 올림 움직임들이다. 올림에 참여하는 어깨세모근의 부분 혹은 부분들은 역할과 기능들에 따라 다양하다.[69,70] 하지만, 벌림 시 어깨세모근의 복합적인 활동선(action line) 검사는 올림 움직임에서 GH관절의 안정화 필요성들을 강조하는데 사용될 수 있다. 그림 7-35는 팔이 옆면에 위치하고 있을 때 어깨세모근의 활동선을 보여준다. 함께 작용하는 어깨세모근의 세 부분의 활동선들은 어깨세모근 중간부의 섬유조직들과 동시에 일어난다. 근육 활동선(F_D)은 위팔뼈의 긴축과 관련하고 있는 평행성분(Fx)과 수직성분(Fy)으로 분해될 때, 직접적으로 위로 향하는 평행성분은 두 구성성분 중에서 더 크다. 즉, 어깨세모근을 수축하는 힘들의 대부분은 위팔뼈와 위팔뼈 머리가 위로 병진되게 한다: 아주 작은 힘의 부분들만이 위팔뼈에 수직으로 작용하며 위팔뼈의 돌림(벌림)에 직접적으로 기여한다.

다른 많은 관절들에서, 긴뼈(long bone)에 평행하는 힘의 구성요소가 관절의 압박에 관여하기 때문에 안정화 효과가 있다. 하지만, 위팔뼈의 관절면은 위팔뼈 몸통(shaft)과 일치를 이루지 않고 있다. 따라서, 뼈의 긴축에 평행하게 적용된 힘(Fx)은 안정효과보다는 엇갈림힘(shear force) (대략적으로 관절면과 평행하게 접촉하는)을 만들어낸다. 어깨세모근의 위로 향한 큰 힘은 만약 저항이 없다면 위팔뼈 머리가 많은 벌림이 발생하기 이전에 부리봉우리 활에 충격을 주는 것을 초래 할 것이다. 어깨세모근의 상대적으로 작은 수직성분(Fy)에 의해 발생한 돌림토크는 병진력이 균형을 이루기 전까지는 특별하게 효과적이지는 않을 것이다. 위팔뼈 머리가 부리봉우리 활쪽인 위로 이동한다면, 이 활의 아래쪽을 향하는 접촉력은 이론적으로 위팔뼈 머리의 돌림을 지속되게 하면서 어깨세모근의 F_X성분을 상쇄할 것이다. 하지만, 봉우리밑 공간에서 충돌된 구조들로부터의 통증은 많은 움직임을 방해하기 쉽다. 아래쪽으로 당겨지는 중력은 어깨세모근의 합성된 힘이 돌림이 일어나기 전에 중력의 힘을 반드시 넘어서야 하기 때문에 어깨세모근의 Fx성분을 상쇄하지는 못한다. 즉, 어깨세모근은 독립적으로 팔을 벌림(올림)시키지 못한다. 어깨세모근이 효과적으로 작용하기 위해서는 또 다른 힘 혹은 다른 힘들의 쌍(set)이 합해져서 어깨세모근과 함께 협력하여 작용하도록 해야 한다. 이것이 돌림근띠 혹은 근육힘줄띠(musculotendinous cuff)의 역할이다.

돌림근띠와 오목위팔의 안정성 (The Rotator Cuff and Glenohumeral Stabilization)

가시위근(supraspinatus), **가시아래근**(infraspinatus), **작은 원근**(teres minor) 그리고 어깨밑근(subscapularis)들은 **돌림근** 혹은 **근육힘줄띠**(또는 이니셜로 SITS 근육들)를 구성한다. 이 근육들의 띠는 각 근육의 닿는 곳(insertion)의 힘줄들이 GH 관절주머니와 혼합되어 강화되기 때문에 "띠(cuff)"의 부분으로 여겨진다. 보다 중요한 것은, 모두가 GH관절의 동적 안정성에 중요하게 기여하는 활동선들을 가진다는 것이다. 돌림근띠의 4부분의 활동선(위에 위치한 가시위근, 뒤쪽에 위치한 가시아래근과 작은 원근, 더 앞쪽에 위치하고 있는 어깨밑근)들이 그림 7-36에 나타나 있다. 가시아래근, 작은 원근 혹은 어깨밑근의 당겨지는 벡터들의 3가지 중 하나 또는 그 모두가 분해된다면(그림 7-37), 이것은 돌림성분(Fy)이 단지 뼈의 긴축으로 방향이 정해져있는 위팔뼈의 최소한의 돌림을 초래하는 것뿐만이 아니라, Fy가 관절오목 안으로 두부를 압박시킨다는 것을 보여준다. 이것이 관절의 안정화를 만들어 내는 돌림성분(병진성분이라기보다는)의 예이다. 이것은 위팔뼈의 관절면이 거의 몸통에 수직으로 위치하고 있다는 사실 때문이며, 어떻게 돌림성분이 관절축 주변에서 뼈를 더 많이 돌리게 만드는지에 대한 명확한 설명을 제공한다.

돌림근띠의 가시아래근, 작은 원근 그리고 어깨밑근들이 중요한 GH관절의 압박근들일지라도, 이들 특정 근육

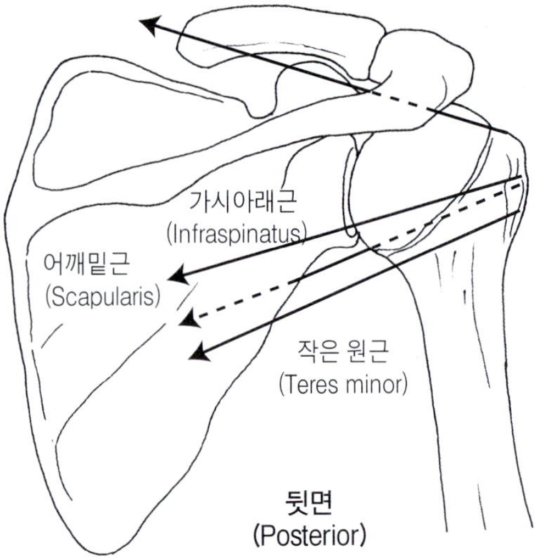

▲ **그림 7-36** ■ 돌림근띠의 네 부분의 활동선: 가시위근, 가시아래근, 작은 원근과 어깨밑근.

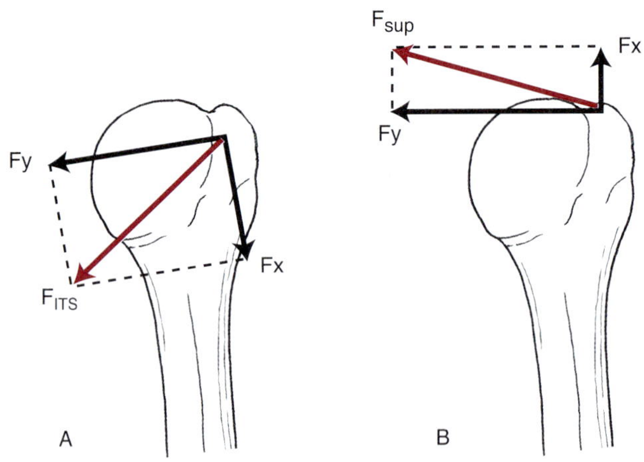

▲ **그림 7-37** ■ A. 가시아래근, 작은 원근과 어깨밑근은 단독으로 혹은 함께 비슷한 당김선을 가진다. 돌림성분(F_Y)은 돌림뿐만 아니라 압박을 하고, 병진성분(F_X)은 어깨세모근의 위쪽으로의 병진 당김을 상쇄하도록 돕는다. B. 가시위근은 위로 바로 향하는 병진성분(F_X)과 돌림성분((F_Y)을 가진다. 가시위근은 다른 돌림근띠 근육들보다 더 큰 압박력이 있으며 위팔을 단독으로 벌림시킬 수 있다.

들의 안정화 기능은 근육들의 아래쪽으로의(꼬리쪽의) 병진성 당김(Fx)에 있어 동일하게(아마도 더 많이) 중요하다. 돌림근띠의 이들 3근육들의 3가지의 음성적인(아래쪽으로의) 병진성분은 어깨세모근의 위로의 병진력을 거의 상쇄한다. Sharkey와 Marder[71]는 사체 모델들에서 가시아래근, 작은 원근, 그리고 어깨밑근 없이 하는 벌림은 위팔뼈의 위치가 상당히 위쪽으로 이동한다는 것을 밝혀냈다.

작은 원근과 가시아래근은 그들의 안정화 역할 이외에도 봉우리 아래에서 큰 결절을 비켜가도록 도움을 주는 위팔뼈의 올림과 함께 일반적으로 일어나는 가쪽 돌림을 제공함으로써 팔의 벌림에 기여한다. 작은 원근의 약한 벌림힘과 어깨밑근의 안쪽 돌림힘이 팔의 올림에서 그들의 역할과 모순되는 면을 가지는 것으로 볼 수 있으나, Otis와 동료들[72]은 팔이 벌림하는 동안 감소되는 그들의 모순되는 기능들 안에서 이들 근육들의 역할을 알아냈다. 즉, 가시아래근과 어깨밑근은 벌림토크에 더해지는데 반해, 작은 원근은 가쪽 돌림 토크에 더해진다. 안쪽 및 가쪽 돌림힘들은 또한 돌림근띠의 힘들이 감소되었을 때 증가된 앞쪽과 뒤쪽의 불일치와 함께 앞/뒤 방향으로 위팔뼈 머리의 중심을 찾도록 도와준다.[73] Saha[28]는 이러한 근육힘줄띠 근육들을 "조정자(steerers)"라고 하였다.

어깨세모근의 활동과 가시아래근, 작은 원근, 그리고 어깨밑근들의 결합된 활동은 힘의 쌍과 비슷하다. 위팔뼈 위에서 작용하는 어깨세모근과 이들 3개의 돌림근띠 근육들을 위한 거의 동등한 역방향의 힘들은 상대적으로 안정적인 돌림축 주변에서의 위팔뼈 머리의 거의 완벽한 돌림과 비슷하다.

가시위근과 오목위팔의 안정성 (The Supraspinatus and Glenohumeral Stabilization)

가시위근이 돌림근띠의 한 부분이기는 하지만, 다른 3개의 돌림근띠 근육들의 활동선들과는 달리, 가시위근의 활동선은 근육힘줄띠의 다른 근육들에게서 볼 수 있는 아래쪽으로 향하는 성분이 아닌 위로 향하는 병진성분를 가지고 있다(그림 7-37B 참조). 주어진 가시위근의 당김성분은 어깨세모근의 위로 어긋나는 힘을 상쇄하지는 못한다.[74] 하지만, 가시위근은 이것의 돌림성분이 다른 돌림근띠 근육들보다 비례적으로 더 크기 때문에 여전히 GH 관절의 효과적인 안정자이다. 가시위근이 보다 위에 위치하는 것은 근육힘줄띠 근육들의 활동선보다 GH관절축으로부터 더 먼 곳에 위치하는 활동선을 가지게 된다. 가시위근은 동시에 관절을 안정화시키면서 GH관절 벌림의 완전한 혹은 거의 완전한 가동범위를 독립적으로 만들어낼 수 있는 능력을 가진 충분히 큰 모멘트의 팔(moment arm, MA)을 가진다.[40] 중력은 근육 위로 향하는 작은 병진 움직임의 당김에 의하여 가시위근을 안정화시키는 협력자로 작용한다.

지속적 연구: 독립적인 벌림근으로서의 가시위근

가시위근은 적어도 이론적으로는, 대부분 혹은 모든 범위에서 독립적으로 팔의 벌림을 일으킬 수 있지만, 어깨세모근은 그렇지 못하다. 가시위근 수축과 중력의 합성된 힘은 본질적으로 그림 7-34에서 우리가 본 것과 동일하다. 가시위근의 활동선은 그것이 섞이는 돌림근 간격 관절주머니(그리고 안정 시에는 수동적인 긴장을 주는)와 같은 것이다. 가시위근의 단축 수축(concentric contraction)과 함께, 비율적으로 위로 바로 향하는 작은 병진력이 선적인 균형을 초래하지만, 효과적인 돌림인 아래쪽으로 바로 향하는 중력에 의해서 상쇄된다. 중력과 가시위근 힘들의 합성은 팔이 벌림되는 동안 관절면들을 완벽하게 접합되게 하고, 비정상적인 위쪽으로의 편위(displacement)를 방지하면서 위팔뼈 머리면이 아래쪽으로 미끄러지는 것에 기여한다. 가시위근은 또한 긴축 돌림을 위한 MA가 아주 작을지라도, 팔의 위치가 의존적인 안쪽 혹은 가쪽 돌림토크에도 기여한다.[75]

위팔 두갈래근의 긴갈래와 오목위팔의 안정성 (The Long Head of the Bices Brachii and Glenohumeral Stabilization)

위팔 두갈래근의 긴갈래는 관절오목위결절(supraglenoid tubercle)과 위의 관절오목 테두리(superior labrum)에 부착하여 큰 결절과 작은 결절들 시이의 두갈래근 고랑(bicipital groove)을 통과하여 위팔뼈 앞쪽의 몸통(shaft) 위를 지난다. 이것은 윤활액이 아닌 관절주머니들을 통과하여 가시위근과 어깨밑근 사이를 지나 GH관절 관절주머니로 들어간다(그림 7-38). 두갈래근 고랑 안에서, 두갈래근 힘줄은 힘줄집(tendon sheath)에 의해 둘러싸이며, 큰 결절과 작은 결절 사이를 지나는 **가로위팔인대**(transverse humeral ligament)에 의해 거기에 머문

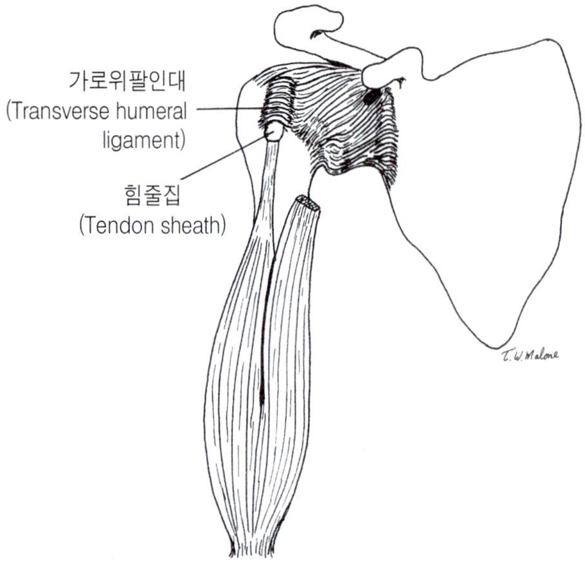

▲ **그림 7-38** ■ 위팔 두갈래근의 긴갈래는 두갈래근고랑과 가로위팔인대에 의해 형성된 섬유-뼈 터널을 통과한다. 긴갈래는 힘줄집에 의해 터널내부에서 보호된다.

다. 위팔 두갈래근의 긴갈래는, 위 관절주머니 부분에서의 위치와 돌림근 간격 관절주머니 구조와의 연결 때문에,[48] 때때로 GH관절을 강화하는 근육힘줄띠의 부분으로 여겨진다. 두갈래근은 굽힘에 작용하며 위팔뼈가 가쪽으로 돌림한다면, 벌림힘과 앞쪽의 안정화에 기여한다.[10] 팔꿈치와 어깨의 위치가 이 기능에 영향을 미칠지라도, 긴갈래는 오목 안에서 머리를 가운데에 위치하게 하고 수직적이고(위 및 아래쪽으로) 앞쪽으로의 병진을 감소시킴으로써 GH 안정화에 기여하는 것으로 보인다.[76-79] Pagnani와 그의 동료들은 긴갈래가 상대적으로 느슨한 위의 관절오목 테두리(labrum)를 조이며 위와 가운데의 GH 인대들에 증가된 긴장을 전달함으로써 효과를 보인다는 가설을 세웠다.[79] 이 개념은 위팔 두갈래근의 긴갈래 부착이 붕괴되지 않는 한 앞위쪽의 관절오목 테두리의 병변이 GH관절의 안정성에 영향을 미치지 않는다는 그들의 관찰에 따른 것이다.[80] GH 안정화에 대한 긴갈래의 전체적인 기여는 힘줄이 돌림근띠 파열과 함께 비대해진다는 관찰에 의해 지지된다.[79]

기본 개념 7-2: *동적 안정성*

GH관절에 대해 지금까지 우리가 알게 된 것은 가동범위 안의 어떠한 위치에서 동적 안정성은 (1) 주동근(prime mover) 또는 주동근들의 힘, (2) 중력의 힘, (3) 안정근(stabilizer)들의 힘, (4) 관절면의 기하학적 구조, (5) 수동적인 주머니인대성 힘(passive capsuloligamentous force)의 기능이라고 요약할 수 있다. Inman과 동료들[10]은 여기에 GH 관절내의 모든 엇갈림 힘이 이 관절면을 통과하면서 약간의 마찰을 만들어내기 때문에, 그리고 관절오목쪽으로 머리를 압박하는 모든 힘들이 반대 방향(관절 반작용 힘)에서 관절오목으로부터 동등한 힘에 의해 저지되기 때문에 적절하게 (6) 마찰의 힘과 (7) 관절의 반작용력(joint reaction force)을 더하였다. 관절 반작용력들은 단독적인 근육의 압박을 통하여 팔이 올려짐에 따라 팔무게의 9배~10배까지 도달할 수 있다.[10,34] 안쪽으로 향한 힘들이 약간 위쪽이나 아래쪽으로 향하면 엇갈림힘이 생긴다. 위팔의 올림 동안 가장 큰 엇갈림힘은 전형적으로 30°~60° 사이에서 일어난다.[34]

오목위팔관절의 동적 안정성의 대가 (Costs of Dynamic Stabilization of the Glenohumeral Joint)

모든 안정화 요소들이 완전하다면, 위팔뼈 머리는 최소한의 병진과 함께 상대적으로 안정적인 축을 중심으로 굽힘과 벌림으로 돌림한다. 하지만, 시간이 흐르면서 복합적인 동적 안정화 과정을 초래하는 일반적인 스트레스 조차도 GH관절의 퇴행성변화나 기능이상을 유발할 수 있다. 동적 안정화 요소들의 협력작용에서의 어떠한 방해(disruption)도 관절내부나 주변의 퇴행성 변화를 초래할 수 있다.

가시위근은 동적 안정화의 핵심 구조이다. 가시위근은 팔이 옆면에 있을 때 수동적으로 신장되거나 능동적으로 수축된다(하중에 근거하여); 이것은 또한 ROM 동안 위팔 올림에 참여한다. 따라서, 힘줄은 대부분의 사람들의 걷는 동안 긴장상태에 있으며, 지나친 하중과 만성적인 과다 사용(overuse)에 매우 약하다.[7] 스트레스를 받는 가시위근 힘줄의 기계적인 압박과 충돌은 봉우리밑 공간이 뼈인대성 요인들에 의해 감소되었을 때, 위팔뼈 머리 중심의 증가된 위쪽으로나 앞쪽으로의 병진 움직임이 적당하지 않은 GH 구조와 있을 때, 또는 어깨뼈가 위팔뼈가 올림하는 동안 뒤쪽으로 기울어지거나 적절하게 위쪽으로 돌림하지 않을 때, 또는 작용하고 있는 요인들이 무거운 것을 들어올리거나 팔을 머리 위로 올리는 지속적인 자세를 필요로 할 때 일어날 수 있다. 가시위근 힘줄은 근육힘줄띠 근육들 중 가장 약하다. 하지만, 과다 사용과 잠재적 충돌 문제는 또한 다른 근육들에게 있어서도 마찬가지로 적용된다. 증상이 나타나는 그리고 증상이 없는 돌림근띠의 파열들은 가시위근이 근육힘줄띠의 다른 힘줄들보다 먼저 손상을 입기 쉬운 것과 함께 70세 이상의 거의 모든 사람들에게서 찾아 볼 수 있다.[81] 돌림근띠의 힘줄염이나 파열은 전형적으로 몸통과 관련하여 위팔뼈가 60°~120° 사이로 올림할 때 통증을 유발한다. 이 범위는 **동통호**(painful arc)로 알려져 있다. 이것은 돌림근띠의 힘줄들이 부리봉우리 활 밑을 통과하는 ROM의 범위 안에 있다. 120° 이상에서, 힘줄들은 눕혀져 있는 활의 구조들을 지나면서 돌림한다.[82]

사례 적용 7-2: 가시위근 힘줄의 파열

우리는 이미 Susan Sorenson의 증상들이 일관성이 있으며, 봉우리밑 충돌과도 연관이 있을 수 있다는 것을 지적하였다. 그녀는 팔을 올릴 때 통증을 호소하였다. 치위생사로서의 그녀의 직업은 동통활의 60°~80° 사이에서 팔을 지속적으로 올리는 것을 필요로 한다. 돌림근띠와 관련 있는 어깨통증의 정도는 그러한 어깨의 위치를 필요로 하는 다른 직업군들의 기준들보다도 높다. Sorenson의 과거 유방암 치료는 어쩌면 어깨뼈의 위치를 바꿨을 수도 있으며, GH관절의 동적 안정성도 영향을 받았을 수 있다. 위팔뼈 머리의 작은 위 병진움직임조차도 특별히 봉우리밑 공간이 다른 요인들에 의해 축소된다면 위팔뼈가 올림됨에 따라 봉우리밑 윤활주머니내의 압력 하에서 발생하는 변화들에 기여할 수 있다. 증가된 봉우리밑 윤활주머니의 압력들은 팔이 올림된 위치에서 무게를 받고 이를 유지할 때 윤활주머니에서 명백하게 커진 압력과 함께 팔의 자세와 하중과 연관이 있다.[83] 증가된 봉우리밑 윤활주머니의 압력들은 팔이 올림됨에 따라 특히, 가시위근 수축과 동시에 봉우리밑 공간을 더 좁아지게 만들고, 힘줄의 영양을 책임지는 작은 혈관들이 합류되고 있는 곳인 가시위근 힘줄에 혈액 공급을 감소시킬 수 있다.[14] 그러한 혈액 공급의 제한은 나이가 들어감에 따라 사소한 외상으로부터 발생하는 가시위근 힘줄 파열의 한 원인일 수 있다.[84] 하지만, 가시위근 힘줄 파열은 단독으로 노화과정을 초래하지는 않으며, 복합적인 요인들에 의한 것으로 여겨진다.

AC 관절에서의 퇴행성 변화들은 가시위근 혹은 돌림근띠 손상으로부터 발생하는 통증으로 같은 쪽 어깨의 통증을 유발한다. AC 퇴행으로 인한 통증은 동통활을 넘어서 팔을 올리거나, 또는 AC 관절면을 압박하면서 팔이 신체를 가로질러 모음되었을 때 보다 특징적으로 찾을 수 있다.[85] 위팔 두갈래근의 긴갈래는 비슷하게 어깨의 앞위쪽에서 통증을 유발할 수 있다. 위팔 두갈래근의 긴갈래는 또한 부리봉우리 활의 충돌하는 구조들 바로 아래를 지나가기 때문에, 동일한 퇴행성변화들과 돌림근띠 힘줄들의 동일한 외상의 대상이 된다. 두갈래근이 팔의 올림이나 관절 안정화에 능동적으로 기여를 하든지 혹은 수동적이든지 간에, 두갈래근의 힘줄은 위팔뼈의 세 개의 돌림축들 주변에서의 움직임에 따라 반드시 두갈래근 고랑 안에서 그리고 가로위팔인대(transverse humeral ligament) 아래에서 미끄러져야만 한다. 두갈래근 힘줄집이 닳거나 염증을 일으킨다면, 혹은 힘줄이 비대(돌림근띠 파열에서 종종 볼 수 있는 것처럼)해진다면, 미끄러지는 활주 메커니즘은 방해를 받거나 통증을 일으킬 수 있다. 가로위팔인대에서의 파열은 잠재적으로 닳게 만들고 통증성의 사소한 외상을 일으키는 위팔뼈 돌림과 함께 두갈래근 고랑의 안과 밖에서 움직이는 긴갈래의 힘줄에 기인할 수 있다.

사례 적용 7-3: AC관절의 퇴행성 변화들

돌림근띠나 두갈래근 힘줄염 혹은 부분적인 돌림근띠의 파열 이외에 Sorenson의 어깨통증은 AC관절의 퇴행성변형과 관련이 있을 수 있다. AC관절 분리에 대한 그녀의 병력으로, 그녀는 2차적인 AC관절 변형을 가지기가 더 쉽기 때문이다.[20] 만약 그녀가 팔의 올림에 대하여 60°~120° 사이에 동통활을 가진다면, 이것은 돌림근띠 혹은 두갈래근에서의 통증이 주요한 원인일 수 있으나, 동작을 한 이후의 통증은 AC 변형이 통증의 주요 원인일 수 있다.

GH 안정화 요인들에서의 구조적인 이탈들은 돌림근띠 이외의 관절의 다른 구조들(예를 들어, 관절오목 테두리)의 손상과 GH관절의 부분 어긋남을 초래할 수도 있다. 또한 GH관절의 어긋남도 나타날 수 있는데, 사실, GH관절은 신체의 모든 관절들 중에서 가장 빈번하게 어긋남을 일으킨다. GH관절에 대한 주머니인대성 및 근육의 강화는 아래쪽이 가장 약하지만, 노출되는 힘에 따라 앞쪽으로의 어긋남이 GH관절에서 가장 흔하다. 비록 어깨밑근과 GH인대들이 앞쪽에서 관절주머니를 강화시키기는 하지만, 벌림이 되도록 힘을 주면, 가쪽으로 돌림하는 팔은 Weitbrecht 공을 지나면서 위팔뼈 머리에 힘을 가할 수 있다. GH의 부분 어긋남 혹은 어긋남의 경향은 복합적인 요인에 의한다. Saha는 가장 높은 가능성을 가진 것은 개인적인 구조적 변형들 때문이라고 하였는데, (1) 앞쪽으로의 병진에 대한 관절오목의 보다 적은 구조적 제한을 가져오는 어깨뼈 평면과 관련한 관절오목의 앞쪽으로의 기울임; (2) 위팔뼈 머리의 과도한 뒤쪽 기울임; (3) 약해진 돌림근띠 근육들의 방향 등이다.[28] 기존의 방식과는 다르게, Weiser는 어깨뼈의 안쪽 돌림이 위팔뼈 머리의 앞쪽으로의 병진을 줄여주고 앞쪽의 관절주머니에는 더 많은 긴장을 초래한다고 하였다.[86]

어깨관절 복합체의 통합 기능 (Integrated Function of the Shoulder Complex)

어깨관절 복합체는 팔에서 가장 부드럽고 가장 큰 관절운동범위를 제공할 수 있도록 통합된 방식으로 작용한다. GH관절 단지 하나로 가능한 움직임은 위팔뼈에 가능한 올림은 모든 범위[벌림(abduction)이나 굽힘(flexion)]들을 포함하지 못한다. 나머지 운동범위들은 SC와 AC의 결합들을 통해 가슴에서 어깨뼈에 의해 일어난다. 결합된 어깨위팔운동은 (1) 관절간의 운동을 분산시켜서, 한 관절에서 같은 운동범위를 시도하려 하였을 때 보여지는 안정성 손상이 낮춰지도록 해주고 관절운동범위를 증가시켜 준다; (2) 위팔뼈 머리와 관련되어 관절오목을 가장 최적의 상태가 되도록 유지시켜주고, 엇갈림힘을 감소시키면서, 관절의 일치성을 높여준다; 그리고 (3) GH관절 근육들의 활동적인 부적합성을 방지하거나 최소화시키면서 적절한 길이-장력관계를 유지하도록 근육들이 위팔뼈에 작용하도록 해준다.

어깨가슴관절과 오목위팔관절의 기여 (Scapulothoracic and Glenohumeral Contributions)

가슴 위에서의 어깨뼈는 안정위치에 있을 때보다도 50°~60° 정도 관절오목을 위쪽으로 돌림시켜서 위팔뼈의 올림(굽힘과 벌림)에 작용하고 있다.[11] 위팔뼈가 관절오목에 고정되어 있다면, 이것만으로도 위팔뼈 올림이 60°이상 올려질 수 있다. 위팔뼈는 물론, 고정되어있지 않으므로, 관절오목에서 독립적으로 움직일 수 있다. 이런 GH관절은 100°~120°의 굽힘과 90°~120°의 벌림을 담당하고 있다. 이와 같은 어깨뼈와 위팔뼈의 복합된 운동은 최대 범위 150°~180°의 올림을 가능하도록 해준다(그림 7-39).[58,87] 연구자들에 의해 보고된 운동범위의 다양함(특히, GH관절)은 개인에 따른 구조적 차이로 볼 수 있다; 다른 요인으로는 측정 중 몸통의 작용으로 위팔뼈운동이 분리되었는가를 들 수 있다. 팔을 올림하는 동안 ST움직임의 1°에 대한 GH관절의 2°의 비율을 자주 사용하고 있는데, 이 GH와 ST 움직임의 결합을 흔히 **어깨위팔리듬**(scapulohumeral rhythm)이라고 부른다. 2 대 1이라는 비율에 따라, 가슴에 관계된 90° 굽힘이나 벌림은 대략 GH 60°와 30°의 ST 움직임으로 만들어 진다. 그러나, 팔의 올림은 종종 위팔뼈의 올림뿐만 아니라, 어깨뼈와 관련지어 위팔뼈의 가쪽 돌림을 통해 이루어진다는 것을 반드시 기억하여야 한다. 어깨면에서 위팔뼈 벌림이 이루어지는 동안, 최대 가쪽 돌림은 일반적으로 90°~120°의 위팔 올림 동안 안정위치로부터 평균 43°의 가쪽 돌림이 일어나는 것으로 보고되었다.[22]

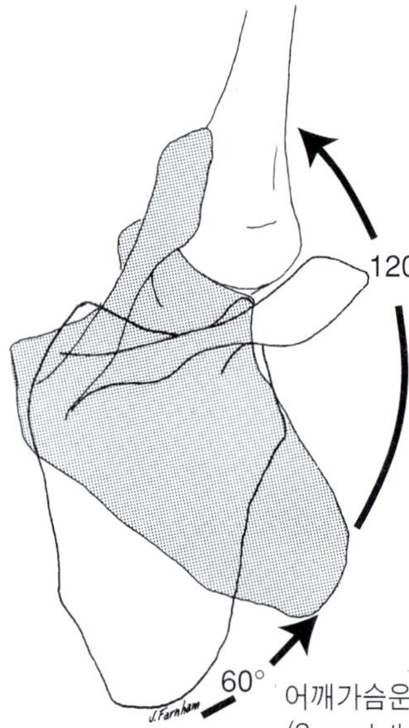

▲ **그림 7-39** ■ 총 올림범위가 180°라고 하였을 때, GH관절에서 위팔뼈의 ROM은 120°이고, 가슴부에 대한 어깨뼈의 운동범위는 60°이다-이 두 부분은 연속적으로 움직이기보다는 동시에 같이 움직인다.

팔의 올림에 있어서 GH 대 ST의 기여를 2 대 1의 비율로 보는 것은 여러 다른 관절운동범위들과 개인 간의 어깨뼈와 위팔뼈 기여의 실제적인 다양성을 지나치게 단순화한 것이라고 인식해야 할 것이다. 팔의 올림에 있어서도, 팔을 바로 수직으로 들어올리는 것과 몸통에 대해 팔을 들어올리는 것 간의 차이를 분명히 해야 할 것이다. 몸통은 팔의 운동범위를 더 확보할 수 있도록 가쪽으로 굽히거나 펼 수 있다. 하지만, 우리는 계속해서 팔의 올림에 대해서는 따로 언급하지 않는 한 *몸통과 관련지어* 언급할 것이다. 몸통이 움직임에 참여하지 *않는 한*, 수직에서의 팔의 올림 범위와 몸통과 연관된 팔의 올림은 일치한다.

기본 개념 7-3: *어깨위팔 "리듬"의 다양성*

위팔 굽힘의 시작 60°나 벌림의 시작 30° 동안에, Inman과 동료들은 GH 움직임과 관련된 어깨뼈 움직임의 크기와 종류가 일치하지 않음을 보고하였다.[10] 어깨뼈는 이 범위(세팅하는 단계)동안 위팔뼈에 대해 안정위치를 찾는 것으로 설명되었다.[10,70] 이 시작단계에서는, 팔에 힘을 가하는 것이 어깨뼈의 기여도를 높이는 행위이기는 하지만, 움직임은 주로 GH관절에서 발생한다.[62] 수많은 연구들이 이 "리듬"을 연구하여 1.25:1에서 2.69:1까지 다양한 비율을 보고하였다.[27,28,61,62,88] 이 비율은 종종 비선형적(nonlinear)이라고 보고되어, 팔의 올림에 대한 다른 ROM 부분에서는 이 비율이 변한다는 것을 지적하였다. 이러한 리듬은 개인에 따라 다르며 외부요인에 따라서도 달라진다.[88] GH 올림과 함께 어깨뼈를 동시에 위쪽으로 돌리는 것은 아주 중요한 개념이다. 하지만, "리듬"과 같은 용어는 결정적으로 어깨위팔 "리듬"이 되어 나타나지 않기 때문에, 그리고 어깨위팔 "리듬"은 병리학적으로도 제한된 것이기 때문에 그 사용이 제한적이다.

어깨뼈는 가슴에서 위쪽으로의 돌림을 통해서 뿐만 아니라, 다른 ST 움직임을 통해서도 팔을 올림하는데 작용한다. 여러 연구들 간의 많은 차이들 때문에, 다른 어깨뼈 움직임들에 대한 정확한 크기는 연구에 따라 다양하다. 그러나, 어깨뼈 움직임의 일반적인 패턴은 상대적으로 같다고 할 수 있다. 팔이 굽힘, 어깨면 벌림이나 관상면 벌림으로 올림되어 진다면, 어깨뼈는 가슴에 대해 뒤쪽으로 기울어진다.[11,22-24] 팔이 옆면으로부터 150° 위치로 올라갈 때, 이 움직임은 약 30°에 이른다.[11] 이러한 뒤쪽 기울임(posterior tipping)은 어깨뼈의 아래각(inferior angle)을 앞쪽으로 움직여서 위와 가슴주위를 돌림할 때 가슴에 접하도록 해준다. 어깨뼈의 뒤쪽 기울임은 또한 앞쪽의 봉우리를 위와 아래로 움직이는 효과도 있다. 이는 위팔뼈가 올림됨에 따라 봉우리밑 공간을 최소화시켜주는 작용을 한다.

올림하는 동안 어깨뼈는, 일반적으로, 가슴에 대해 가쪽으로 돌림한다.[11,22,24] 어깨뼈의 가쪽 돌림은 팔이 올라가는 동안 위쪽으로 어깨뼈를 돌림하여 가슴과 접하도록 어깨뼈(특히, 안쪽가장자리)를 유지하는데 있어 중요하다. 여러 연구들은 일반적으로 위팔뼈의 관상면 벌림 동안에 어깨뼈의 이런 움직임을 보고하고 있다. 그러나 위팔뼈의 어깨면 벌림 동안의 가쪽 돌림의 크기는 다소 작을 수 있다.

McClure과 동료들은 어깨면에서의 위팔뼈 벌림동안 어깨뼈의 약 25° 가쪽 돌림을 보고하였으며, 이 가쪽 돌림의 대부분은 움직임의 90° 이상에서 일어났다고 하였다.[11] 굽힘할 때, 어깨뼈는 처음에는 내밈(protract)하다가 관절오목을 앞쪽에 위치시키도록(시상면에 대해) 안쪽으로 돌림한다. 몇몇 연구들은 이 움직임의 초기에 어깨뼈에서의 약간의 안쪽 돌림을 보고하였으며 이 움직임 동안 다른 올림활동에서 일어나는 것보다도 더 적은 가쪽 돌림이 있음을 보고하였다.[11,24] 구조적인 제한 요인이나 어깨뼈를 적절하게 안정화시키는 근육들의 무력화는 앞쪽 기울임, 안쪽 돌림을 일으키고, 팔의 굽힘을 시도하면 굽힘과 함께 어깨뼈의 아래쪽 돌림이 일어난다(그림 7-40).

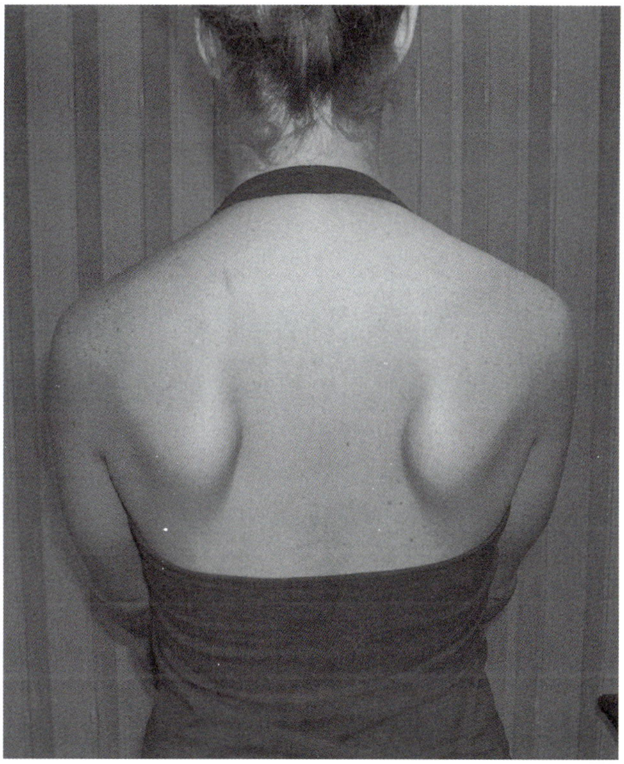

▲ **그림 7-40** ■ 구조적 제한과 어깨뼈를 적절하게 안정화시키지 못하는 근육들은 앞쪽 기울임, 안쪽 돌림, 그리고 팔의 올림 동안 어깨뼈의 아래쪽 돌림을 일으키며, 어깨뼈의 아래각과 안쪽 각을 가슴으로부터 들어올린다.

복장빗장관절과 봉우리빗장관절의 기여 (Sternoclavicular and Acromioclavicular Contributions)

ST관절이 닫힌 사슬(closed chain)의 일부분이기 때문에, 팔의 올림은 어느 면(plane)에서도 ST관절 움직임을 만드는데 SC와 AC관절의 움직임들이 필요하다. 이들 연

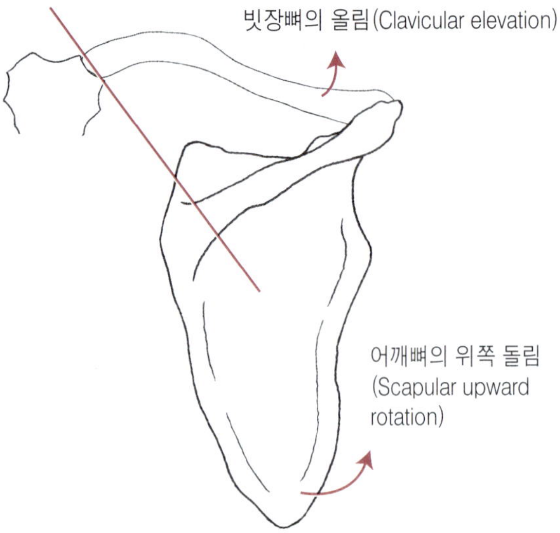

▲ **그림 7-41** ■ 팔의 올림과 함께, 어깨가슴관절 위쪽 돌림에 대한 기여는 부리빗장인대에서 어깨뼈가시의 뿌리까지 뒤쪽으로 지나는 축의 주변인 SC관절에서의 올림에서 시작된다.

결구조의 복잡성을 감안하면, 어깨뼈를 최대 ROM으로 움직여 어깨뼈의 위쪽 돌림에서 60°가 되도록 하는 SC와 AC관절의 상대적 기여에 대한 일치점은 없다.

팔이 굽힘되거나 벌림되면, 초기의 ST 위쪽 돌림은 SC관절에서 빗장뼈의 올림에 의해 일어나는 것 같다.[70] 이러한 어깨뼈의 위쪽 돌림은 부리빗장인대(costoclavicular ligament)를 지나는 A-P축 주변에서 대부분 일어나며(ST 운동), 어깨뼈가시의 뿌리(root of scapular spine)를 지나 뒤쪽으로 향한다(ST 운동) (그림 7-41). 팔의 올림이 계속되면서, 돌림의 ST 축은 AC관절을 어깨뼈 위쪽 돌림의 최종범위에 이르게 하면서 점차로 가쪽으로 이동시킨다(그림 7-42). 이와 같은 돌림축의 두드러진 이동은 ST관절운동이 SC와 AC관절의 운동이 합해져야만 일어날 수 있기 때문에 생긴다. 어깨뼈의 위쪽 돌림의 축이 어깨뼈가시의 뿌리에 가깝게 위치하였을 때, ST 운동은 주로 SC의 관절운동이다; 어깨뼈 위쪽 돌림의 축이 AC관절에 위치하였을 때는, AC관절 운동이 우세하다; 그리고 어깨뼈 위쪽 돌림의 축이 이들 관절의 중간에 위치할 경우에는, SC와 AC관절은 ST운동에 함께 기여하게 된다.

Inman과 동료들은 1944년 팔이 올림되는 동안의 ST의 위쪽 돌림에 대한 SC와 AC관절의 상대적 기여도는 AC 위쪽 돌림의 50%와 SC 올림의 약 50%가 된다고 설명하였다(50°~60°의 위쪽 돌림을 얻기 위해서는 각각 20°~30°가 필요).[10] 하지만, 최근의 3차원적 빗장뼈운동에 대한 설명은 팔을 올리는데 단지 약 10°의 빗장뼈 올림이 필요하다는 것을 보여주고 있다. 어깨뼈의 추가적인 위쪽 돌림이 AC관절에서 발생하였다면, 부리빗장인대에 의해 부과된 AC운동에 대한 제한은 극복되어야 한다. 부리빗장인대(coracolavicular ligament)의 긴장(특히 원뿔인대부분[7])은 AC관절에서 어깨뼈를 위쪽으로 돌림하도록 작용하는 근력을 동반하면서, 어깨뼈의 부리돌기(coracoid process)가 아래쪽으로 당겨지게 될 때 생긴다. 팽팽해진 원뿔인대(conoid ligament)는 빗장뼈를 뒤쪽으로 돌림하도록 하는 부리돌기를 낮추면서, 뒤아래쪽의 빗장뼈 부착부를 앞쪽과 아래로 잡아당긴다. 세로축(longitudinal axis) 주위에서 일어나는 빗장뼈의 뒤쪽돌림은 ST위쪽 돌림 운동에 부가되어 일어난다(그림 7-7 참조). 이러한 ST위쪽 돌림 운동은 S-모양의 빗장뼈 가쪽 끝이 위로 솟아오르게 하고 부리빗장인대의 긴장이 감

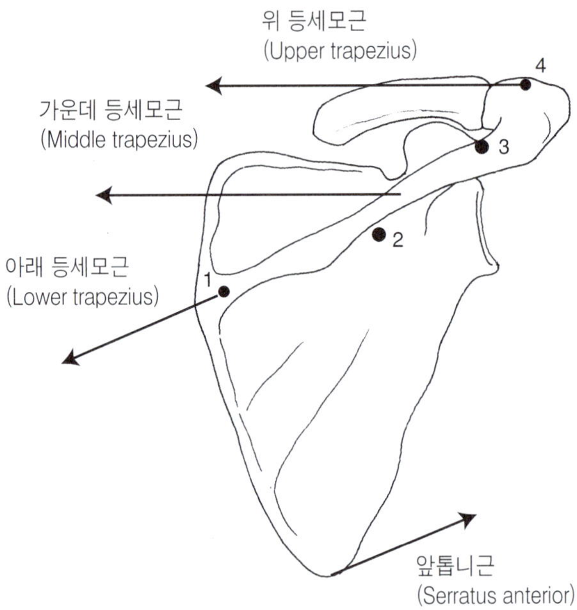

▲ **그림 7-42** ■ 팔을 올림하는 동안 어깨뼈의 운동이 시작되면, 위 등세모근, 가운데 등세모근, 그리고 앞톱니근의 운동선들은 합쳐져서 어깨뼈의 위쪽 돌림을 이끌어낸다. 어깨뼈 위쪽 돌림의 축은 어깨뼈가시의 뿌리에 가까이 위치한 처음 지점(1)에서, 가쪽으로(2와 3) 움직여 운동의 마지막에는 AC관절에 가까운 마지막 지점(4)에 도달하게 된다. 어깨뼈의 위쪽 돌림운동의 마지막에는, 위 등세모근과 아래 등세모근의 확장된 벡터의 활동선들이 4번 축에 가깝게 통과한다; 결과적으로, 이것들은 위쪽 돌림운동을 하도록 하기위해 감소된 모멘트 팔을 가지게 된다.

소됨에 따라, AC관절에서의 위쪽 돌림이 가능하도록 하기 위해 일어난다. 이러한 빗장뼈의 뒤쪽 돌림의 정도는 30° ~55°에 이른다.[7]

빗장뼈가 세로축에 대해 돌림하도록 하기 위해, SC와 AC관절 모두의 운동성(mobility)이 필요하다. 하지만, 몇몇 연구자들에 의하면, AC관절의 내부고정이 올림범위를 크게 헤치지 않는다고 하였으나, SC관절을 내부고정하면 종종 고정 요소들을 빠지게 하는 결과를 낳았다고 한다.[7] 3차원적인 빗장뼈운동을 측정할 수 있는 능력이 향상됨에 따라, ST운동에서 이들 관절들의 기여에 대한 우리의 이해는 개선되어 질 것이다.

팔이 올림(굽힘, 어깨면 벌림, 또는 관상면 벌림)하는 동안, 빗장뼈는 또한 가슴에 대해 어깨뼈의 가쪽 돌림에 기여하도록 일반적으로 20° ~25° 정도 SC관절에서 당김한다.[11] 어깨뼈가 갈비뼈 우리(rib cage)의 다른 윤곽에 조정되면서, AC관절은 전체적으로, 이전에 설명된 ST운동이 일어날 수 있도록 기여하면서 다양한 정도의 앞쪽/뒤쪽 기울임과 안쪽/가쪽 돌림이 일어나게 한다. AC운동의 정도는 어깨뼈의 안정위치에서의 변이와 갈비뼈 우리 구조 그리고 근육 동역학에 따라 달라질 뿐만 아니라, 굽힘, 어깨면 벌림, 그리고 팔의 관상면 벌림사이에서도 다를 것으로 예상된다. 운동범위가 다소 다르기는 하지만, SC와 AC관절들의 구성운동들은 이들 운동들이 시상면, 어깨면, 또는 관상면들에서 수행된다고 하더라도 비슷할 것이다. 시상면과 관상면에서의 올림에 있어 또 다른 차이점은 빗장뼈와 어깨뼈가 관절오목을 올림하는 위팔뼈 뼈몸통과 일직선이 되도록 하면서 관절오목을 앞쪽으로 향하게 하도록 하기 위해 적은 범위의 당김과 많은 안쪽 돌림 상태에서 굽힘을 시작한다는 것이다.

■ 어깨뼈의 위쪽 돌림근 (Upward Rotators of the Scapula)

SC와 AC관절이 어깨뼈의 위쪽 돌림에 기여하는 방식에 일치하는 점이 없다고 하지만, 어깨뼈의 운동이 주로 빗장뼈와 어깨뼈에 붙어 있는 **등세모근**(trapezius)과 **앞톱니근**(serratus anterior)들 간의 힘의 균형에 의해 일반적으로 발생된다는 것에 대해서는 일치된 견해를 보이고 있다(그림 7-42 참조). 등세모근의 윗부분은 빗장뼈에 부착되어 빗장뼈의 올림의 시작단계에 직접적인 역할을 하도록 위치하고 있다. 앞톱니근은 어깨뼈에 작용하여 빗장뼈와 어깨뼈 운동을 결합하도록 한다. 어깨뼈의 위쪽 돌림을 위한 움직임의 시작단계에서의 축의 위치를 기준으로 했을 때(지점 1), 앞톱니근이 훨씬 큰 MA를 가지고 있기는 하나, 가운데 등세모근 역시 이 운동에 작용한다고 할 수 있다. 등세모근의 아래부분은 위쪽 돌림 운동의 시작단계 동안 어깨뼈에서 어떠한 종류의 위쪽 돌림성 토크를 발생시키기 위한 위치에 있지 못하다.[89]

근육의 기능과 관련하여 어깨뼈의 위쪽 돌림 운동 시에는 실질적으로 돌림축이 많이 바뀌게 된다는 의미가 있다. 돌림축이 가쪽으로 AC관절쪽으로 이동하면(그림 7-42의 4번 지점), 위 등세모근과 가운데 등세모근은 ST의 위쪽 돌림 운동을 위해 점차적으로 작은 MA를 가지게 된다. 아래 등세모근은 전형적으로 위쪽 돌림근으로 설명되기는 하나, 이것의 활동선은 어깨뼈 돌림의 진행성 축들과 일렬로 또는, 그 아래에 놓여있어, 위쪽 돌림근으로서 혹은 운동의 마지막부분에는 어깨뼈의 아래쪽 돌림근으로서, 등세모근의 이 부위를 비효과적이게 한다. 앞톱니근은 ST관절의 위쪽 돌림 시 올림의 전체범위 동안 큰 MA를 유지한다.

ST관절의 위쪽 돌림에 기여하지 않는 활동선에도 불구하고, 아래 등세모근은 팔을 올림하는 동안 매우 활동적이며 가슴에서 어깨뼈를 움직이고 조절하는 힘의 균형을 유지하는데 역할을 한다.[10] 앞톱니근이 독립적으로 움직였다면, 가쪽 활동선은 실질적으로 가쪽 병진과 어깨뼈의 위쪽 돌림에 덜 효과적이게 되었을 것이다. 등세모근의 가운데 활동선은 앞톱니근의 가쪽 병진활동을 상쇄시켜주고 앞톱니근이 위쪽 돌림에서 더 효과적인 역할을 할 수 있게 해준다.

지속적 연구: 재고되는 등세모근의 기능

Johnson 등은[89] 전통적인 해부학적 근섬유 방향과는 다른 등세모근의 활동선을 제안하였다. 전형적으로, 위 등세모근은 어깨뼈에서 위 및 가운데 활동선을 보이고, 아래 등세모근은 아래쪽 및 가운데 활동선(그림 7-43)을 보인다. Johnson 등은 사체 해부를 기초로 하여, 위 등세모근섬유가 어깨뼈에 최소한으로 작용하지만 빗장뼈의 올림을 통해 그 작용이 커지게 되고, 간접적으로 가슴에서 어깨뼈를 위쪽 돌림시킨다고 주장하였다. 가운데 등세모근은 작은 MA를 가지고 어깨뼈를 위쪽 돌림시킬 수 있다. 이러한 역할은 돌림축이 올림의 마지막

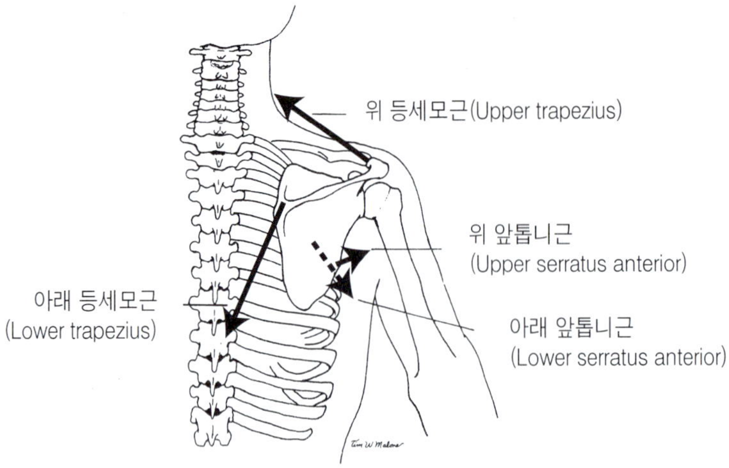

◀ **그림 7-43** ■ 전형적으로 기술된 어깨뼈의 위쪽 돌림근의 활동선.

부분에 AC관절에 접근함에 따라 감소된다(그림 7-42 참조). Johnson 등은 또한 실제 근섬유방향과 수평면 부분을 기초로, 아래 등세모근 활동선을 보다 가운데 쪽으로 그리고 덜 아래쪽으로 향하여야 한다고 주장하였다. 이에 따라, 이 근육은 이전에 논의된 것과 같이, 어깨뼈의 위쪽 돌림에 기여하는 어떠한 MA이든 최소만을 가지게 된다(그림 7-42 참조). 이러한 설명들은 Dvir과 Berme[70]의 앞톱니근을 어깨뼈의 주동근(prime mover)으로 설명하고, 등세모근을 주요 안정근으로 기술하고 있는 어깨의 기능모델과 일치한다.

ST근육들이 다른 ST운동(앞쪽/뒤쪽 기울임과 안쪽/가쪽 돌림)을 조절하는데에 대한 역할은 잘 기술되어 있지 않다. 앞톱니근은 아래각과 어깨뼈의 안쪽 가장자리가 닿는 곳(insertion)으로, 어깨뼈가 가슴에 대해 안정화되도록 하는데 주요 역할을 담당한다. 전통적으로 앞톱니근의 기능이 어깨뼈를 내밈(protration)시키는 것이라고 생각되어졌으나, 이것의 활동선은 가슴에서 어깨뼈를 가쪽으로 잡아당기면서 AC관절의 가쪽 돌림을 이끌어낼 수 있다. 실제로, 앞톱니근의 마비는 전통적으로 어깨뼈 "날개(winging)"를 유발한다. 어깨뼈의 날개는 안쪽 돌림이며, 앞톱니근의 가쪽 돌림에 대한 영향을 안정화시키지 못하여 남아 있는 나머지 근육들에 의해 발생된다. 앞톱니근은 또한 큰 MA를 가지고 어깨뼈의 뒤쪽 기울임을 이끌어낸다. 등세모근은 팔이 어떤 위치에 있든지 간에 기울임이나 안쪽/가쪽 돌림힘을 이끌어내는 능력을 가지고 있다; 하지만, 이러한 운동들에 대해 상대적으로 적은 MA을 가지고 있다.

구조적인 기능장애 (Structural Dysfunction)

팔이 올림범위를 완성하는 것은 GH, SC 그리고 AC관절이 각기 필요한 역할을 얼마나 잘 수행하는지에 달려있다. 이 운동에 참여하는 어떤 관절에서의 운동 붕괴(disruption)는 ROM의 부족을 가져온다. 기능에 대한 제한이 시작되면, 어깨위팔리듬의 개념이 바뀌어진다; 즉, GH관절범위의 감소는 ST범위의 비례적인 감소로 이어지지는 않는다. 운동의 비율은 신체가 다른 관절들에 남아있는 운동력으로 보충하려고 할 것이기 때문에 더 이상 일치하지 않는다. 반드시 예상할 수 있는 것은 아니지만, 어깨관절 복합체에서 한 관절운동을 제한하는 것은 남아있는 관절들의 과도한 운동을 발생시키고 안정성을 감소시킨다.

예제 7-1

GH관절의 감소된 운동성

GH관절에서의 운동이 통증이나 질병으로 인해 제한을 받게 된다면, 위팔뼈에 가능한 총 운동범위는 감소될 것이다. GH관절에 남아있는 운동의 범위와 상관없이 운동범위는 최대한의 ST운동에 의해 수행될 것이다. 위팔뼈의 제한은 GH관절 벌림을 약 60° 정도 제한시키고, ST운동의 60°와 결합하여 팔이 옆면에서 위로 올려지는데 있어 가능한 총 범위인 120°가 되게 한다.

예제 7-2

SC관절의 감소된 운동성

SC관절의 가설적인 유합(fusion)은 실질적으로 ST운동을 최소화시키게 한다. 빗장뼈의 올림과 돌림이 모두 SC관절을 통하여 일어나기 때문에, SC유합은 어깨뼈 위쪽 돌림의 두 기여 관절들을 제거하게 된다. 팔은 AC관절의 위쪽 돌림의 제한된 역할과 함께 GH관절에서만 올림되는데, 빗장뼈가 부리빗장인대의 팽팽한 장력을 줄이도록 뒤쪽으로 돌림할 수 없기 때문이다. 하지만, 아주 안정된 SC관절의 고정은 잘 나타나지 않는다는 것에 주목하여야 한다. 이와 같은 특별한 경우에서의 AC관절의 과도한 운동성(hypermobility)과 증가된 불안정성은 시간이 지남에 따라 증가하게 된다.

예제 7-3

봉우리빗장관절의 감소된 운동성

AC관절의 과도한 운동성과 불안정성이 더 흔하지만, 관절의 유합은 일반적으로 수술적인 고정을 통해서만 나타난다. AC, SC, 그리고 ST관절의 닫힌 사슬(closed chain)내에서 AC관절의 움직임이 제한되거나 완전히 장애를 받게 된다면, ST관절에서의 빗장뼈의 운동은 제한을 받게 된다(따라서, 가슴에서 어깨뼈의 운동 역시 제한을 받는다). 빗장뼈가 유합된 AC관절(그리고 고정된 견갑가슴관계)과 함께 뒤쪽으로 돌림하려고 한다면, 이 빗장뼈의 돌림은 어깨뼈의 아래각이 가슴을 향해 힘을 가하게 되고, 더 계속되는 운동은 제지를 받게 될 것이다. AC관절의 운동성(상대적인 앞쪽 기울임)은 빗장뼈를 뒤쪽으로 돌림시키기 위해 필요한 것으로 보인다. 팔의 굽힘 시작단계에서 정상적인 빗장뼈(그리고 어깨뼈)의 내밈은 또한 어깨뼈를 안쪽으로 돌림시켜 관절오목을 앞쪽으로 향하게 하여 가슴의 만곡에 맞추는 AC관절의 능력에 달려있다고 할 수 있다. 어깨뼈가 AC관절에서 안쪽으로 돌림할 수 없다면, 관절오목과 어깨뼈의 가쪽 가장자리(lateral border)는 가슴에 압박을 가하게 될 것이고, 내밈을 더 제한하게 될 것이다.

올림근(Muscles of Elevation)

Perry는 올림과 내림을 어깨관절 복합체 기능의 두 가지 주요기능이라고 설명하였다.[90] 올림활동들은 팔의 무게와 부하를 조절하거나 이겨내는데 필요한 근육의 활동이다. 정상적으로 팔의 올림을 완성하는 것은 SC, AC, 그리고 ST관절들의 완전성과 운동의 자유도에 달려있을 뿐만 아니라, 운동을 이끌어내고 조절하는 근육들의 적절한 힘과 기능에도 달려있다. 이러한 근육들의 활동에 대한 세심한 관찰은 병리학적 상황에서 이들 근육들의 결손에 대한 이해를 높여주는데 기여할 뿐만 아니라, 이들 근육들의 정상기능에 대한 이해도 높여줄 것이다.

어깨세모근의 기능 (Deltoid Muscle Function)

어깨세모근은 팔이 옆면에 위치하고 있을 때 안정상태의 길이(최적 길이장력)에 있다고 할 수 있다. 안정상태의 길이에 있을 때, 어깨세모근의 당기는 각도는 능동적인 수축과 함께 위팔뼈에서 위로의 병진성 당김의 가장 주된 우세한 힘과의 관계에서 생긴다(그림 7-35 참조). 가시아래근(infraspinatus), 작은 원근(teres minor), 어깨밑근(subscapularis muscles)들로부터의 적절한 협력적인 아래쪽으로의 당김과 함께, 어깨세모근의 돌림요소들은 굽힘과 벌림에 대한 효과적인 주동근들이다. 앞쪽 어깨세모근이 굽힘에 대한 주동근이라고 할 경우, 앞쪽 GH운동 15° 후에 벌림을 지원한다.[72] 어깨면상에서의 벌림 동안, 앞쪽과 가운데 어깨세모근부분들은 위팔뼈가 올림되는데 최상으로 정렬된다.[31] 뒤 어깨세모근의 활동선은 너무 작은 MA를 가지게 되어(그리고 돌림적 요소도 너무 작아서) 관상면 벌림에 효과적으로 작용하지 못한다; 이는 수평적 벌림과 같은 기능으로 주로 관절압박지 역할을 한다.[32,69]

위팔뼈가 올림됨에 따라, 어깨세모근의 병진요소는 활동선이 관절오목쪽으로 점차 이동하면서 위쪽으로의 어긋남의 영향을 감소시킨다. 동시에, 어깨세모근의 돌림요소는 팔이 수평으로 이동함에 따라, 증가하는 중력의 토크를 중화시켜야 한다. 근전도(EMG)를 이용한 분석을 보면 어깨세모근에서의 활동성은 점차적으로 증가하여, 위팔뼈 벌림의 90°에서 최고점(peak)에 이르고, 나머지 동작에서 안정화된다고 한다(Saha[28]은 120°에서 최고점에 이르렀고 180°에서 중간수준의 활동성으로 감소한다는 것을 발견하였다). 굽힘에서의 최대 활동력은 운동범위의 끝 부분에 이를 때까지 보이지 않으며 다소 적은 총 활동성을 보여준다.[10,28]

어깨세모근의 MA가 위팔뼈가 올림됨에 따라 더 커지

지만[33] 중력의 토크는 팔이 수평위에 위치하게 되면 감소하고, 어깨세모근의 높은 수준의 활동성은 계속된다. 단축된 어깨세모근은 충분히 많은 활동적인 장력을 발생시키지 못하고 수동적인 장력도 감소된다. 그 결과, 고르게 같은 힘의 출력을 유지하기 위해서는 더 많은 운동단위들을 모집하여야 한다. 어깨세모근의 다깃근(multipennate) 구조와 큰 단면구조는 상대적으로 작은 MA와 낮은 역학적 이득 그리고 다소 적은 최적의 길이-장력관계(length-tension relationship)를 보상해주는데 도움이 된다.

어깨세모근의 적절한 길이-장력관계의 유지는 동시에 일어나는 어깨뼈 운동이나 어깨뼈 안정화에 강하게 의존한다. 어깨뼈가 제한되어 위쪽으로 돌림하지 못하게 되면, 어깨세모근에서의 장력의 손실은 어깨세모근 단축의 증가와 함께 GH 벌림의 단지 90° 정도 밖에 얻을 수 없게 된다(가시위근이 도움을 줄 수 있든 그렇지 못하든 간에).[2,10] 만일 어깨뼈의 위쪽 돌림근(등세모근과 앞톱니근)들이 없다면, 활성화된 어깨세모근의 가운데와 뒤쪽섬유들(봉우리와 어깨뼈가시에서 기시하는)은 무거운 팔에 작용하지 않고 가벼운 어깨뼈에 작용한다; 즉, 위쪽 돌림근들에서 안정화 장력 없이, 가운데와 뒤 어깨세모근은 어깨뼈를 아래쪽으로 돌림시킨다(그림 7-44). 어깨뼈 운동이 제한될 때, 어깨세모근이 계속 90°의 GH운동에 작용할 수 있을지라도, 이 90°는 아래쪽으로 돌림한 어깨뼈에서 얻어진다. 등세모근과 앞톱니근에 마비가 있으면, 어깨세모근에 의해 시도된 전체 벌림은 팔을 옆면에서 위로 단지 60°~75° 정도 밖에는 올리지 못한다(그림 7-19 참조).[91]

우리가 이전에 논의했던 것과 같이, 효과적인 어깨세모근의 활동은 완전한 돌림근띠의 근육들에 의존한다는 것이다. 돌림근띠들이 완전히 교란되었을 경우, 어깨세모근의 수축은 위팔뼈가 옆에서 벌림되는 것보다는 어깨가 으쓱해지는 움직임을 낳는 결과를 부른다(어깨뼈 위쪽 돌림과 위팔뼈의 위쪽 병진). 겨드랑신경(axillary nerve)의 자극(어깨세모근과 작은 원근들만 자극)은 약 40°의 벌림을 발생시킨다.[92] 돌림근띠가 부분적으로 파열되거나 부분적으로 마비되는 것은 어깨세모근에 의해 발생되는 돌림을 약하게 한다.

가시위근의 기능 (Supraspinatus Muscle Function)

가시위근은 위팔뼈의 벌림근으로 간주된다. 그러나 어깨세모근과 마찬가지로, 이 근육도 위팔뼈 올림과 관련된 모든 면에서 작용한다. MacConaill 과 Basmajian[40]에 따르면, 이것의 역할은 전문화된 것이라고 하기보다는 정량적이라고 한다. 가시위근의 활동패턴은 어깨세모근에서 발견되는 것과 본질적으로 같은 것이다.[10] 가시위근의 MA는 운동범위를 통틀어 매우 일정하며 어깨벌림의 시작 60° 동안은 어깨세모근보다도 크다.[32] 어깨세모근이 마비되었을 경우에는, GH의 모든 운동범위가 아니라면 가시위근 혼자만으로도 팔의 대부분 기능을 수행할 수 있지만, 그 운동은 약할 것이다. 가시위근과 가시아래근을 마비시키는 어깨위신경(suprascapular nerve)의 마비는, 어깨면에서의 올림의 강도를 0°에서는 35% 정도, 150°에서는 60~80% 정도 감소시킨다.[93] 가시위근의 두

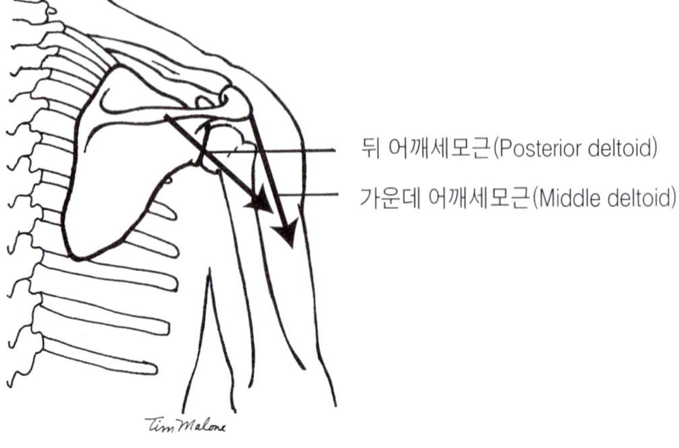

◀ **그림 7-44** ■ 등세모근 없이, 어깨뼈는 어깨뼈 위에서의 중력에 대한 영향에 저항 없이 아래쪽으로 돌림된 위치에 놓인다. 팔을 벌림시키면, 활성화된 어깨세모근의 가운데와 아래섬유들은-등세모근의 방해 없이-어깨뼈 위에서 아래쪽으로의 돌림이 증가하도록 더 가벼운 어깨뼈에 작용할 것이다.

번째 기능은 GH관절을 압박하여, 위팔뼈 머리의 "조정자"로서의 역할을 수행하고, 의존적인 팔의 안정성을 유지하는데 도움을 주는 것이다. 가시위근의 부분적이고 완전한 마비, 또는 부분적인 가시위근의 파열이 있을 경우, 벌림힘을 어느 정도 잃어버리는 것은 분명하게 드러날 것이지만, 대부분의 가시위근 기능들은 나머지 근육조직에 의해서 수행될 수 있다. 그러나 가시위근의 신경지배가 가시아래근의 것과 동일하고, 작은 원근과도 관련되어있기 때문에 가시위근의 부분적인 마비는 드물다. 대부분, 돌림근띠의 근육 파열은 가시위근에만 한정되지 않고 가시아래근이나 어깨밑근에까지 확장되어, 단지 가시위근의 마비만으로 보여지는 손실보다도 더 광범위한 손실을 가져온다.

가시아래근, 작은 원근과 어깨밑근의 기능 (Infraspintus, Teres Minor, and Subscapularis Muscle Function)

Inman과 동료들[10]은 가시아래근, 작은 원근, 그리고 어깨밑근의 통합된 작용들을 평가하였을 때, 근전도 활동성은 0°~115°의 올림 때까지 활동전위가 거의 일직선으로 증가하였다고 하였다. 활동성은 115°~180°에서는 다소 감소되었다. 굽힘 시 총 활동성은 벌림 때보다도 약간 컸다. 벌림 때, 이들 근육들의 활동성은 시작부분인 70° 올림에서 최고점(peak)에 도달했다. Steindler[2]는 이렇게 활동성의 시작 때에 최고점에 도달하는 것은 위팔뼈 머리의 아래쪽으로의 활주 필요성에 대한 반응이라고 가정하였으나, 115°에서 보이는 최고점은 이들 근육들이 위팔뼈의 가쪽 돌림을 일으키면서 활동성이 증가된 결과라고 하였다. 이전에 이미 지적하였던 것과 같이, 어깨밑근의 안쪽 돌림 기능은 벌림과 함께 감소하고,[72] 대신에, 다른 근육힘줄띠 근육들과 함께 위팔관절을 압박하고 안정화시키는 역할을 계속하면서 위팔뼈 머리를 수평으로 유지되도록 조절한다.[28]

위 및 아래 등세모근과 앞톱니근의 기능 (Upper and Lower Trapezius and Serratus Anterior Muscle Function)

위 등세모근과 위 앞톱니근들은 팔이 올림될 때 어깨뼈를 움직이는 힘의 균형을 이루는 한 부분이다. 이들 두 근육부분들은 어깨올림근(levator scapular)과 함께, 팔이음뼈(shoulder girdle)를 중력의 아래로 잡아당기는 힘으로부터 보호해주는 역할을 한다. 많은 개인들에 있어 매달려 있는 팔에서 어깨뼈의 보호는 수동적임에도 불구하고, 팔에 부하를 가하는 것은 이들 근육들에 활동성을 가지도록 해준다.[10,40] 힘들의 균형을 이루는 두 번째 부분은 아래 등세모근과 아래 앞톱니근들에 의해 이루어지는 부분이다. 위팔뼈 올림 시, 위와 아래 등세모근과 앞톱니근들의 활동성을 근전도를 이용하여 모니터하였을 때, 근전도 곡선들은 모두 비슷하였고 보완적인 것이었다. 등세모근에서의 활동성은 벌림 때 180°까지 일직선으로 증가하였고, 굽힘 시에는 기복을 나타내었다. 앞톱니근은 굽힘 시 180°까지 활동전위가 일직선으로 올라간 반면, 벌림 시에는 기복이 있었다.[10] Saha는 위와 아래 등세모근의 활동성은 최대 올림 때에는 약간 감소하였고, 운동범위가 끝나기 전에 최고점에 도달했다가 평평하게 되는 것을 발견하였다.[28] 올림(특히 벌림) 동안 가운데 등세모근 역시 활동적이며 운동범위의 시작부분에 어깨뼈의 위쪽 돌림에 관계하는 것으로 생각된다.

지속적 연구: 근전도(EMG)와 근육기능

근전도(EMG)는 단지 근육 힘 발생의 간접적인 자료로서만 해석되어야 할 것이다. 근육의 길이가 변화할 때, 근전도의 증가가 반드시 발생되는 힘이 증가하는 것을 표시하는 것이라고 볼 필요는 없으며, 그보다는, 어깨세모근의 마지막 운동범위에서의 증가된 활동성이 논리적이라고 한 것과 마찬가지로, 근육의 단축을 보상하려는 활동성의 증가일 것이라고 해야 할 것이다. 높은 활동성은 중력저항 토크가 자주 최대치를 보여주는 운동의 중간범위 가까이에서 최고점에 이르는 토크가 발생되어야 하는 필요성에도 불구하고, 근육들의 마지막 운동범위에서 보통 보인다. 이와 함께, 증가된 근육의 힘에 증가된 근전도의 활성화를 관련시키기 위해서는, 수축 속도와 수축의 종류(단축성, 신장성, 등척성)는 비교조건들에서 절대 변화하지 않아야 한다.

특정한 움직임 동안 근육의 근전도 활동성은 그 근육의 기능을 정의하지 못한다. 종종, 근육들은 일차적인 돌림토크를 발생시키기 위해서보다는 원하지 않는 다른 근육 힘의 병진요소들을 상쇄하기 위해 활동한다. 이것은 이전에 아래 등세모근 기능에서도 다루었고, 추가적으로 팔을 올림하는 동안 마름근의 기능에서도 살펴볼 것이다.

팔의 능동 벌림에서, ST운동에 대해 등세모근의 힘은 앞톱니근의 힘보다도 더 중요할 것으로 여겨진다. 등세모근이 손상되지 않고 앞톱니근이 마비되었을 때, 팔의 능동 벌림은 약해지기는 하지만, 전체 운동범위는 일어날 수 있다. 앞톱니근은 손상되지 않았지만 등세모근이 마비되었을 경우, 팔의 능동 벌림은 약해지고 운동범위도 75°로 *제한되며*, 나머지 운동범위는 GH관절에서 일어난다.[2] 이러한 벌림의 능동 운동범위는 어깨뼈의 두 위쪽 돌림근들 없이 어깨세모근에 의해서만 얻어지는 운동범위(60°~75°) 보다도 좋은 결과를 보여준다.[92] 등세모근 없이(앞톱니근과 함께 또는 앞톱니근 없이), 어깨뼈는 어깨뼈 위에서 중력에 저항하지 않게 됨에 따라 아래쪽으로 돌림한 위치에서 안정된다.

사례 적용 7-4: **등세모근의 과도한 사용**

과도하게 등세모근이 활성화되는 것은 어깨의 충돌증상들을 가지고 있는 여러 환자들에서 증명되어져 왔다.[22] 이것은 등세모근과 앞톱니근 간의 힘의 균형을 유지할 수 없는 결과를 낳을 수 있다. 이러한 결과는 팔을 들어올릴 때 어깨를 으쓱이는 종류의 움직임일 수 있으며 가슴에서 어깨뼈의 위쪽 돌림이 덜 효율적이게 할 수도 있다. 지속적으로 위 등세모근을 과도하게 사용하는 것은 이 근육에서 근육피로와 통증을 유발할 수 있다. Sorenson의 보고서에 따르면, 위 등세모근에서의 통증은 팔을 들어올리는 자세를 계속하여 위 등세모근을 과도하게 사용함으로써 발생된 통증양상과 관련지을 수 있다.

벌림 시 어깨뼈의 위쪽 돌림에서 등세모근이 더욱 중요시되는 듯하지만, 팔이 굽힘되어 어깨뼈의 위쪽 돌림을 이끌어내는 데는 앞톱니근이 더욱 중요한 것 같다. 앞톱니근이 손상받지 않고, 등세모근이 마비되었을 경우에는 어깨굽힘의 힘은 감소하지만, *운동범위는 손실되지 않는다*. 만일 앞톱니근이 마비된다면(작동하고 있는 등세모근이 있음에도 불구하고), 굽힘의 힘은 감소되고 굽힘운동범위도 130°~140° 정도로 *제한된다*. 등세모근의 어깨뼈 당김성분이 앞톱니근에 맞서지 않는다면, 등세모근은 가능한 60° 중에서 20° 이상의 어깨뼈 위쪽으로의 돌림에는 작용하지 못한다.[2]

정상적인 어깨 기능에서 앞톱니근의 역할은 많은 관점에서 매우 중요하다. 이것은 앞톱니근이 어깨뼈의 위쪽 돌림, 뒤쪽 기울임, 그리고 가쪽 돌림을 동시에 일으킬 수 있는 유일한 근육으로 어깨뼈의 이들 3가지 운동요소들은 팔을 올림하는 동안 확인된다. 앞톱니근은 또한 모든 ST근육들 중에서, 돌림의 ST 축 변동에 관계없이 가장 큰 MA를 가지고 있다. 앞톱니근은 가슴에 대한 어깨뼈의 아래각과 안쪽 가장자리의 중요한 안정자이다. 마지막으로, 앞톱니근의 활동 감소는 어깨에 충돌을 가지고 있는 환자들에서 확인되었는데,[26] 이는 정상적인 어깨 기능에 있어서 이 근육의 중요성을 나타내는 것이라 할 수 있다.

앞톱니근과 등세모근들은 어깨뼈의 위쪽 돌림을 위한 주동근들이다. 이들 두 근육들은 GH관절에서 벌림되는 동안 어깨세모근의 협력근으로 작용한다. 등세모근과 앞톱니근들은, 위쪽으로의 어깨뼈 돌림근들로, 어깨뼈에 붙어있는 가운데와 뒤 어깨세모근에 의해 어깨뼈가 원하지 않는 아래쪽 돌림 운동을 막아준다. 이러한 등세모근과 앞톱니근들은 어깨세모근과 함께 최적의 길이-장력관계를 유지하고 어깨세모근이 이것의 무거운 먼쪽 지렛대를 전체 운동범위를 통해 감당할 수 있도록 해준다. 따라서, 등세모근과 앞톱니근의 어깨뼈에 대한 역할은 어깨뼈의 움직임에 대해서는 길항근으로 GH 움직임에 대해서는 협력근으로 작용한다.

마름근의 기능(Rhomboid Muscle Function)

큰 마름근(rhomboid major)과 **작은 마름근**(rhomboid minor)들은 팔을 올림하는데 있어, 특별히 벌림에서 활동적이다. 이들 근육들은 어깨뼈를 위쪽으로 돌림시키는 근육들에 대해 안정적인 협력근으로 중요한 기능을 수행한다. 어깨뼈의 아래쪽 돌림근인 마름근들이 어깨뼈의 위쪽 돌림동안 활동을 한다면, 이들 근육들은 등세모근과 앞톱니근들에 의해 발생한 위치변화를 조절하기 위해 신장성으로 작용하여야 할 것이다. 이들 근육들이 마비되는 것은 정상적인 어깨위팔리듬을 무너뜨리게 되고 운동범위를 감소시키는 결과를 가져온다.[2] 아래 등세모근과 같이, 마름근들은 주로 앞톱니근의 가쪽 병진성분을 상쇄시키기 위한 작용을 한다.

내림근(Muscles of Depression)

내림은 어깨관절 복합체 기능의 두 가지 중요 유형 중 두 번째 것이다.[90] 내림은 몸통과 관련하여 팔의 *강력한* 아래쪽으로의 움직임을 포함하고 있다. 팔이 체중부하

(weight-bearing)나 물체를 잡는 동작(즉, 철봉을 잡는 동작)으로 인해 고정되어 있다면, 어깨 내림은 팔에 대해 몸통을 위로 움직이게 할 것이다. 내림활동들에 있어서, 어깨뼈는 위팔뼈의 움직임 동안 아래쪽으로의 돌림과 모음하려는 경향을 보이지만, 다른 부위와 비교하면 한부분의 움직임의 비율은 일치하거나 총체적이지는 않다.

넓은 등근과 가슴근의 기능 (Latissimus Dorsi and Pectoral Muscle Function)

팔이 공간 내에서 자유롭게 움직일 때, **넓은 등근**(latissimus dorsi muscle)이 위팔뼈의 모음, 폄 또는 안쪽 돌림을 발생시키게 된다. 이 근육이 어깨뼈와 위팔뼈에 함께 부착되어 있음으로 해서, 넓은 등근은 모음도 가능하고 어깨뼈와 어깨관절 복합체를 내릴 수도 있다. 손 과/또는 아래팔이 체중부하로 고정되어 있을 경우, 넓은 등근은 어깨뼈와 위팔뼈에 있는 위의 부착부를 향해 골반에 있는 아래 부착부를 잡아당긴다. 이것은 앉은 자세에서 몸을 들어올릴 수 있게 해준다. 손이 양쪽 목발의 손잡이에 무게를 싣고 있을 때, 넓은 등근의 수축은 몸통이 고정된 어깨뼈 아래에서 끌어 올려지면서 발의 무게를 감해주고, 다리가 목발 사이로 통과해 앞으로 나아가게 해준다. 몇몇 연구들은 넓은 등근이 팔의 벌림과 굽힘에서 활동적이라는 것을 발견하였다.[27,28] 이것의 활동성은 팔이 수평보다 위에 위치힐 경우, 넓은 등근이 관절의 압박을 유발시킴으로 인해 GH관절의 안정성에 기여할 수 있게 한다.

큰 가슴근(pectoralis major)의 **빗장뼈부**(clavicular portion)는 GH관절의 굽힘에서 어깨세모근을 도와줄 수 있으나, **복장뼈부**(sternal portion)와 **배쪽의 부착부**(abdominal portion)는 어깨관절 복합체의 중요한 내림근들이다. 가슴근이 GH관절에 대해 뒤쪽보다는 앞쪽에 위치하고 있음에도 불구하고, 큰 가슴근의 복장뼈부과 배쪽의 부착부의 결합된 작용은 넓은 등근의 작용과 유사하다. 손에 체중부하를 주는 활동들을 할 경우, 큰 가슴근과 넓은 등근들은 함께 위팔뼈의 앞쪽/뒤쪽 움직임과 어깨뼈의 내밈/당김을 협력하여 상쇄시키면서, 어깨관절 복합체를 내린다. 이들 근육들의 내림기능은 부리돌기에 부착되어 직접적으로 어깨뼈를 내리는 작은 가슴근(pectoralis minor)에 의해 도움을 받는다.

큰 원근과 마름근의 기능 (Teres Major and Rhomboid Muscle Function)

넓은 등근과 같이, 큰 원근(teres major)도 위팔뼈를 모음, 안쪽 돌림하고 편다. 이러한 큰 원근은 주로 저항운동에 작용하지만, 등 뒤에서의 저항 없는 폄과 모음운동 동안에도 작용한다.[94] 큰 원근의 기능은 마름근의 활동에 강하게 의존한다. 큰 원근은 어깨뼈가 이는 곳(origin)이고 위팔뼈가 닿는 곳(insertion)이다. 결과적으로, 이 근육의 몸쪽부는 멀리 있는 먼쪽부보다도 가볍다. 큰 원근의 몸쪽 어깨뼈부는 먼쪽 위팔뼈부가 폄근과 모음근으로서 효과적으로 작용하는 것을 가능하도록 하기 위해서 반드시 안정되어야 한다. 안정되지 않으면, 큰 원근은 무거운 위팔뼈를 움직이기보다는 가벼운 어깨뼈를 위쪽으로 돌리게 된다(그림 7-45). 어깨뼈의 아래쪽 돌림근으로써, 마름근은 원하지 않는 큰 원근의 위쪽으로 돌리는 힘을 상쇄시킨다. 큰 원근이 수축하면서 어깨뼈를 고정시켜, 마름근은 큰 원근이 무거운 위팔뼈를 움직일 수 있도록 한다. 마름근은 앞쪽에 위치한 작은 가슴근에 의해 위팔뼈가 펴거나 모으는 동안 어깨뼈의 안정화를 돕는다.

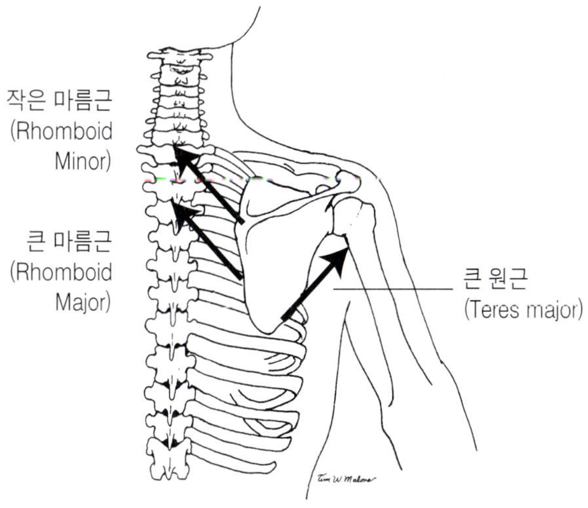

▲ **그림 7-45** ■ 큰 원근이 가벼운 어깨뼈를 위쪽으로 돌림시키기보다는 무거운 위팔뼈를 펴기 위해서, 어깨뼈를 안정화시키기 위한 마름근의 협력작용이 필요하다.

지속적 연구: 유방암과 방사선조사

유방 보존요법(유방종양절제술, lumbectomy)에 의해 치료되고 있는 유방암의 표준치료법은 전체 유방과 가슴에 2문 접선조사술(two-field tangenital radiation) 사용을 포함하고 있다.[95,96] 갈비뼈 우리(rib cage)의 윤곽 때문에 같은 쪽의 가슴근들은 일반적으로 조사지역에 포함되어 있다. 방사선조사는 잠재적으로 이차적인 근육과 연부조직의 섬유증을 유발하는데,[96,98] 조사로 유발된 섬유아세포의 증식, 아교질 침착, 그리고 섬유증을 촉진하는 노출된 조직세포들에서 혈액 속에 있는 면역단백인 시토킨(cytokine)들과 성장인자들이 분비되는 것과 관련지을 수 있다.[97] 근섬유증의 임상결과를 보면 큰가슴근과 작은가슴근들에서 신장에 대한 수동적인 저항이 증가하였다. 방사선조사를 포함하지 않고 유방암을 치료받은 환자들보다 방사선조사로 유방암을 치료받은 환자들에게서 어깨의 ROM이 감소하고 운동성을 상실하는 것이 더 높은 비율로 나타났다는 증거들이 보고 되었다.[99,100]

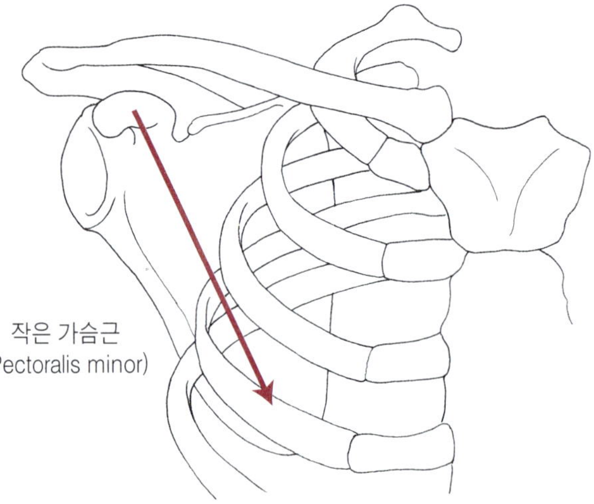

▲ **그림 7-46** ■ 작은 가슴근의 어깨뼈 부리돌기와 갈비우리에의 부착은 팔을 올림하는 동안 위쪽 돌림, 뒤쪽 기울임, 그리고 가쪽 돌림을 할 수 있는 어깨뼈의 역할을 제한할 수 있다.

사례응용 7-5: **환자 요약**

AC관절 분리에 관한 그녀의 병력과 그녀의 직업에 따른 동작 요구와 더불어, Sorenson의 유방암치료도 관련인자가 될 수 있다. 큰 가슴근은 위팔뼈의 안쪽 돌림과, 간접적으로는 빗장뼈의 내밈을 발생시킬 수 있고 작은 가슴근은 어깨뼈의 아래쪽 돌림, 안쪽 돌림, 그리고 가슴에서 앞쪽 기울임을 발생시킬 수 있다. 이러한 동작들은 정상적으로 팔을 올리는 동안 어깨뼈와 위팔뼈의 움직임에 모두 반대로 작용한다. 작은 가슴근이 부리돌기와 갈비 우리에 부착되어 있음으로 인해(그림 7-46), 방사선치료 결과 섬유적 변화들과 감소된 펴는 힘은 근육이 빗장뼈의 당김뿐만 아니라, 어깨뼈의 위쪽 돌림, 뒤쪽 기울임과 가쪽 돌림을 제한하도록 하였다. 그녀의 큰 가슴근에서의 감소된 펴는 힘은 그녀가 팔을 올리려 할 때, 위팔뼈를 가쪽으로 돌림시키는 능력을 제한할 수 있다. 이렇게 감소된 근육의 펴는 힘은 ROM을 제한할 수 있다. 미세하지만 가능성이 있는 중요한 효과는 팔을 올릴 때 돌림근띠 힘줄들과 위팔 두갈래근 긴갈래의 손상되는 위험이 증가된다는 것이다. 이러한 위험은 팔을 올림하는 동안 봉우리가 비껴가도록 하는 어깨뼈의 뒤쪽 기울임과 가쪽 돌림을 못하게 하기 때문에 결과적으로, 봉우리밑 공간이 감소하여 증가할 수 있다. 어깨뼈에서 위쪽 돌림이 감소되는 것은 또한 GH관절의 과도한 운동성을 유발하여, 위팔뼈가 부리봉우리 활에 충돌할 수 있는 가능성을 증가시킨다. 이와 더불어, 큰 가슴근이 단단해져서(tightness) 위팔뼈의 가쪽 돌림이 제한되면 큰 결절이 적절하게 봉우리를 비껴가도록 해주지 못할 것이다. 근섬유증에서 유발된 가능성 있는 이들 위험인자들과, Sorenson의 잠재적인 AC관절의 퇴행성 변화들, 그리고 그녀의 업무가 지속되는 동안 팔을 들어올려 유지하여야 하는 필요성들이 봉우리밑 충돌과 있을 수 있는 돌림근띠 파열에 대한 다요인적인 기여인자들이라고 볼 수 있다.

요약(Summary)

이 장에서, 우리는 먼쪽 팔관절 기능을 더욱 많이 이해하기 위한 기초를 어깨관절 복합체의 고도의 동적 안정성을 조사함으로써 구축하였다. 팔의 많은 먼쪽 관절들은 어깨관절 복합체의 이중적인 운동성/안정성 역할들에 의존하고 있다. 반면에 손의 기능은, 예를 들면, 어깨의 운동성과 안정성 상실과 함께 제한된 범위에서 움직일 수는 있지만, 손에서의 나머지 기능은 사용할 수 없게 된다. 다음 장에서, 우리는 어깨와 손의 중간자로서 팔꿉관절을 살펴볼 것이다.

학습 문제(Study Questions)

1. 올림/내림, 내밈/당김 그리고 축 돌림에 대한 SC의 관절 내 운동에 대하여 기술하시오.
2. SC관절에서 부리빗장인대와 빗장사이인대의 역할은 무엇인가?
3. SC관절의 관절적합성, 관절운동, 관절기능에 대한 복장빗장관절 원판의 역할에 대하여 논하시오.
4. AC관절에서 일어나는 어깨뼈 운동에 대하여 기술하시오.
5. AC관절의 기능에 부리빗장인대가 어떻게 연관되어 있는지 논하시오.
6. GH관절의 안정성과 관련하여 위팔뼈와 관절오목의 형태에 관하여 논하시오. 관절의 안정성에서 관절오목 테두리와 관절주머니가 하는 역할은 무엇인가?
7. GH 어긋남이 가장 흔히 일어나는 방향은 어디인가? 왜 그런 것인가?
8. GH, AC, SC관절에서 일어나는 퇴행성 변화에 대해 안정성과 특징을 서로 비교하여 설명하시오.
9. 부리봉우리 활의 장점과 단점은 무엇인가?
10. GH관절을 완전히 벌림시킬 때 어떠한 관절내 운동이 일어나는가? 정상범위는 얼마인가? 위팔뼈가 가쪽돌림될 수 없다면, 가능한 관절가동범위는 얼마인가?
11. 어깨의 GH 굽힘과 벌림에서 주동근은 무엇인가? 이 근육의 정상기능을 위해 필요한 협력근은 무엇이며 이유는 무엇인가?
12. 왜 가시위근은 다른 근육의 협력적 도움 없이도 어깨를 벌림시킬 수 있는가?
13. 팔이 옆면에 있을 때 GH관절의 정적 안정성은 무엇으로 유지되는가? 매달려 있는(의존적인) 팔에 과도한 하중을 받는다면 어떤 현상이 나타나는가?
14. GH관절을 굽히거나 벌림할 때 동적 안정성에 기여하는 5가지 요소를 열거하시오.
15. 올림 시 위팔뼈에서 일어날 수 있는 전체 ROM은 얼마인가? 어떻게 이러한 완전 가동범위가 이루어질 수 있는가?
16. 팔의 올림에서 빗장뼈의 형태는 어떤 역할을 하는가?
17. 팔을 올릴 때 정상적인 어깨뼈와 위팔뼈 운동을 하는데 필요한 근육들은 무엇인가?
18. 어깨가슴관절이 중립위치로 고정된 상태라면, 활동적으로 가능한 팔의 올림 운동범위는 얼마나 되는가?
19. AC관절에서 가장 흔한 외상 문제는 무엇인가? 이러한 손상을 입게 되면 어떠한 장애가 나타날 것인가?
20. 부리빗장인대의 파열로 오는 영향은 어떤 것인가?
21. GH관절이 뼈관절염으로 고정되었다면, 팔의 가능한 올림운동의 범위는 얼마나 되는가?
22. 가시위근의 단독 마비가 있다면, 어떤 기능손상이 나타날 것인가?
23. 돌림근띠의 근육들이 마비되었을 때, 팔을 벌림시키면 어떤 결과가 생길 것인가?
24. 등세모근과 앞톱니근이 마비되면, 팔을 벌림할 때 어떤 기능적 손상이 나타나는가?
25. 어깨세모근만 마비되었다고 하면, 팔을 벌림시키려할 때 무슨 일이 생길 것인가? 또 팔을 굽힘하려고 하면 무슨 일이 생길 것인가?
26. 팔의 올림에서 마름근의 역할은 무엇인가?
27. 등세모근만 마비되었을 때와 등세모근과 앞톱니근이 모두 마비되었을 때를 비교하면 벌림 시에 어떤 차이가 있을까?
28. 큰 원근이 기능을 할 때 필요한 협력근들은 무엇인가?
29. 정상 벌림에서 어깨세모근의 근전도 활동성이 왜 90°~120° 사이에서 점차로 증가하다가 이후에는 정점(plateau)을 이루는지 설명하시오.
30. 어깨관절 복합체의 어떤 관절이 시간이 지남에 따라 퇴행성변화를 가장 잘 일으킬 것 같은가? 가장 잘 일어나지 않는 관절은 어떤 관절인가?

참고문헌(References)

1. Dempster W: Mechanics of shoulder movement. Arch Phys Med Rehabil 45:49, 1965.
2. Steindler A: Kinesiology of the Human Body. Springfield, IL, Charles C Thomas, 1955.
3. Brossmann J, Stabler A, Preidler KW, et al.: Sternoclavicular joint: MR imaging—Anatomic correlation. Radiology 198:193–198, 1996.
4. Barbaix E, Lapierre M, Van Roy P, et al.: The sternoclavicular joint: Variants of the discus articularis. Clin Biomech (Bristol, Avon) 15(Suppl 1): S3-S7, 2000.
5. Williams P: Gray's Anatomy, 38th ed. New York, Churchill Livingstone, 1995.
6. Pronk G, van der Helm F, Rozendaal L: Interaction between the joints of the shoulder mechanism: The function of the costoclavicular, conoid and trapezoid ligaments. Proc Inst Mech Eng [H] 207:219–229, 1993.
7. Pratt N: Anatomy and biomechanics of the shoulder. J Hand Ther 7:65–76, 1994.
8. Sarrafian S: Gross and functional anatomy of the shoulder. Clin Orthop 173:11–18, 1983.
9. Conway A: Movements at the sternoclavicular and acromioclavicular joints. Phys Ther Rev 41: 421–432, 1961.
10. Inman B, Saunders J, Abbott L: Observations of function of the shoulder joint. J Bone Joint Surg Br 26:1, 1944.
11. McClure P: Direct 3-dimensional measurement of scapular kinematics during dynamic movements *in vivo*. J Shoulder Elbow Surg 10:269–277, 2001.
12. Fung M, Kato S, Barrance PJ, et al.: Scapular and clavicular kinematics during humeral elevation: A study with cadavers. J Shoulder Elbow Surg 10: 278–285, 2001.
13. Depalma A: Degenerative Changes in Sternoclavicular and Acromioclavicular Joints in Various Decades. Springfield, IL, Charles C Thomas, 1957.
14. Cailliet R: Shoulder Pain, 2nd ed. Philadelphia, FA Davis, 1991.
15. Sadr B, Swann M: Spontaneous dislocation of the sterno-clavicular joint. Acta Orthop Scand 50: 269–274, 1979.
16. Lee K-W, Debski RE, Chen CH, et al.: Functional evaluation of the ligaments at the acromioclavicular joint during anteroposterior and superoinferior translation. Am J Sports Med 25:858–862, 1997.
17. Debski R, Parsons IM 4th, Woo SL, et al.: Effect of capsular injury on acromioclavicular joint mechanics. J Bone Joint Surg Am 83:1344–1351, 2001.
18. Petersson C: Degeneration of the acromioclavicular joint. Acta Orthop Scand 54:434, 1983.
19. MacDonald P, Alexander, MJ, Frejuk, J, et al.: Comprehensive functional analysis of shoulders following complete acromioclavicular separation. Am J Sports Med 16:475–480, 1988.
20. Cox J: The fate of the acromioclavicular joint in athletic injuries. Am J Sports Med 9:50–53, 1981.
21. Turnbull J: Acromioclavicular joint disorders. Med Sci Sports Exerc 30:26–32, 1998.
22. Ludewig P, Cook T: Alterations in shoulder kinematics and associated muscle activity in people with symptoms of shoulder impingement. Phys Ther 80:276–291, 2000.
23. Ludewig P, Cook T, Nawoczenski D: Three-dimensional scapular orientation and muscle activity at selected positions of humeral elevation. J Orthop Sports Phys Ther 24:57–65, 1996.
24. van der Helm F, Pronk, G: Three-dimensional recording and description of motions of the shoulder mechanism. J Biomech Eng 117:27–40, 1995.
25. Basmajian J, Bazant F: Factors preventing downward dislocation of the adducted shoulder. J Bone Joint Surg Am 41:1182–1186, 1959.
26. Saha A: Dynamic stability of the glenohumeral joint. Acta Orthop Scand 42:490, 1971.
27. Poppen N, Walker P: Normal and abnormal motion of the shoulder. J Bone Joint Surg Am 58:195, 1976.
28. Saha A: Theory of Shoulder Mechanism: Descriptive and Applied. Springfield, IL, Charles C Thomas, 1961.
29. Soslowsky LJ, Flatow EL, Bigliani LU, et al.: Articular geometry of the glenohumeral joint. Clin Orthop 285:181–190, 1992.
30. Crocket H, Gross LB, Wilk KE, et al.: Osseous adaptation and range of motion at the glenohumeral joint in professional baseball pitchers. Am J Sports Med 30:20–26, 2002.
31. Reagan KM, Meister K, Horodyski MB, et al.: Humeral retroversion and its relationship to glenohumeral rotation in the shoulder of college baseball players. Am J Sports Med 30:354–360, 2002.
32. Poppen N, Walker P: Forces at the glenohumeral joint in abduction. Clin Orthop 135:165, 1978.
33. Walker P, Poppen N: Biomechanics of the shoulder joint during abduction on the plane of the scapula. Bull Hop Joint Dis 38:107, 1977.
34. Howell S, Galinat, B: The glenoid labral socket: A constrained articular surface. Clin Orthop 243:122–125, 1989.
35. Bigliani L, Kelkar R, Flatow E, et al.: Glenohumeral stability. Clin Orthop 330:13–30, 1996.
36. Moseley H, Overgaarde K: The anterior capsule mechanism in recurrent dislocation of the shoulder. Morphological and clinical studies with special references to the glenoid labrum and glenohumeral ligaments. J Bone Joint Surg Br 44:913, 1962.
37. Cooper D, Arnozcky S, O'Brien S: Anatomy, histology and vascularity of the glenoid labrum: An anatomical study. J Bone Joint Surg Am 74:46–52, 1992.
38. Beltran J, Bencardino J, Padron M, et al.: The middle glenohumeral ligament: Normal anatomy, vari-

ants and pathology. Skeletal Radiol 31:253–262, 2002.
39. Rothman R, Marvel J Jr, Heppenstall R: Anatomic considerations in the glenohumeral joint. Orthop Clin North Am 6:341, 1975.
40. MacConaill M, Basmajian J: Muscles and Movement: A Basis for Human Kinesiology. Baltimore, Williams & Wilkins, 1969.
41. Harryman DT, Sidles JA, Harris SL, et al.: The role of the rotator interval capsule in passive motion and stability of the shoulder. J Bone Joint Surg Am 74:53–66, 1992.
42. O'Brien SJ, Neves MC, Arnoczky SP, et al.: The anatomy and histology of the inferior glenohumeral ligament complex of the shoulder. Am J Sports Med 18:449–456, 1990.
43. Warner JJP, Deng X, Warren RF, et al.: Static capsuloligamentous restraints to superior-inferior translation of the glenohumeral joint. Am J Sports Med 20:675–685, 1992.
44. O'Connell PW, Nuber GW, Mileski RA, et al.: The contribution of the glenohumeral ligaments to anterior stability of the shoulder joint. Am J Sports Med 18:579–584, 1990.
45. Itoi E, Motzkin N, Morrey B, et al.: Scapular inclination and inferior stability of the shoulder. J Shoulder Elbow Surg 1:131–139, 1992.
46. Halder A, Itoi E, An KN: Anatomy and biomechanics of the shoulder. Orthop Clin North Am 31:159–176, 2000.
47. Gohlke F, et al.: The pattern of the collagen fiber bundles of the capsule of the glenohumeral joint. J Shoulder Elbow Surg 3:111–128, 1994.
48. Soslowsky L, Carpenter J, Bucchieri J, et al.: Biomechanics of the rotator cuff. Orthop Clin North Am 28:17–30, 1997.
49. Ferrari DA: Capsular ligaments of the shoulder. Am J Sports Med 18:20–24, 1990.
50. Petersson CJ, Redlund-Johnell I: The subacromial space in normal shoulder radiographs. Acta Orthop Scand 55:57–58, 1984.
51. Flatow E, Ateshian G, Soslowsky L, et al.: Computer simulation of glenohumeral and patellofemoral subluxation: Estimating pathological articular contact. Clin Orthop 306:28–33, 1994.
52. Meskers C, van der Helm FC, Rozing PM: The size of the supraspinatus outlet during elevation of the arm in the frontal and sagittal plane: A 3-D model study. Clin Biomech 17:257–266, 2002.
53. Zuckerman JD, Kummer FJ, Cuomo F, et al.: The influence of coracoacromial arch anatomy on rotator cuff tears. J Shoulder Elbow Surg 1:4–14, 1992.
54. Ludewig P, Cook T: Translations of the humerus in persons with shoulder impingement symptoms. J Orthop Sports Phys Ther 32:248–259, 2003.
55. Lukasiewicz A, McClure P, Michener L, et al.: Comparison of 3-dimensional scapular position and orientation between subjects with and without shoulder impingement. J Orthop Sports Phys Ther 29:574–583, 1999.
56. Graichen H, Bonel H, Stammberger T, et al.: Three-dimensional analysis of the width of the subacromial space in healthy subjects and patients with impingement syndrome. AJR Am J Roentgenol 172:1081–1086, 1999.
57. Norkin C, White D: Measurement of Joint Motion: A Guide to Goniometry, 2nd ed. Philadelphia, FA Davis, 1995.
58. Rundquist P, Anderson DD, Guanche CA, et al.: Shoulder kinematics in subjects with frozen shoulder. Arch Phys Med Rehabil 84:1473–1479, 2003.
59. An K-N: Three-dimensional kinematics of glenohumeral elevation. J Orthop Res 9:143–149, 1991.
60. Soslowsky L, Flatow E, Bigliani L, et al.: Quantitation of *in situ* contact areas at the glenohumeral joint: A biomechanical study. J Orthop Res 10:524–534, 1992.
61. Freedman L, Monroe R: Abduction of the arm in the scapular plane: Scapular and glenohumeral movements. J Bone Joint Surg Am 48:150, 1966.
62. Doody S, Waterland J: Shoulder movements during abduction in the scapular plane. Arch Phys Med Rehabil 51:595, 1970.
63. Graichen H, Stammberger T, Bonel H, et al.: Glenohumeral translation during active and passive elevation of the shoulder—A 3D open-MRI study. J Biomech 33:609–613, 2000.
64. Kelkar R, et al.: A stereophotogrammetric method to determine the kinematics of the glenohumeral joint. Adv Bioeng 22:143–146, 1992.
65. Harryman DT II, Sidles JA, Harris SL, et al.: Laxity of the normal glenohumeral joint: A quantitative *in-vivo* assessment. J Bone Joint Surg 1:66–76, 1990.
66. Harryman DT II, Sidles JA, Clark JM, et al.: Translation of the humeral head on the glenoid with passive glenohumeral motion. J Bone Joint Surg Am 72:1334–1343, 1990.
67. Gibb T, Sidles JA, Harryman DT II, et al.: The effect of capsular venting on glenohumeral laxity. Clin Orthop 268:120–127, 1991.
68. Habermeyer P, Schuller U, Wiedemann E: The intra-articular pressure of the shoulder: An experimental study on the role of the glenoid labrum in stabilizing the joint. Arthroscopy 8:166–172, 1992.
69. DeLuca C, Forrest W: Force analysis of individual muscles acting simultaneously on the shoulder joint during isometric abduction. J Biomech 6:385, 1973.
70. Dvir Z, Berme N: The shoulder complex in elevation of the arm: A mechanism approach. J Biomech 1:219, 1978.
71. Sharkey N, Marder R: The rotator cuff opposes superior translation of the humeral head. Am J Sports Med 23:270–275, 1995.
72. Otis J, Jiang C, Wickiewicz T, et al.: Changes in the moment arms of the rotator cuff and deltoid muscles with abduction and rotation. J Bone Joint Surg Am 76:667–676, 1994.
73. Wuelker N, Korell M, Thren K: Dynamic glenohumeral joint stability. J Shoulder Elbow Surg 7:43–52, 1998.
74. Wuelker N, Plitz W, Roetman B, et al.: Function of

the supraspinatus muscle. Acta Orthop Scand 65:442–446, 1994.
75. Ihashi K, Matsushita N, Yagi R, et al.: Rotational action of the supraspinatus muscle on the shoulder joint. J Electromyogr Kinesiol 8:337–346, 1998.
76. Itoi E, Kuechle D, Newman S, et al.: Stabilising function of the biceps in stable and unstable shoulders. J Bone Joint Surg Br 75:546–550, 1993.
77. Itoi E, Hsu HC, An KN: Biomechanical investigation of the glenohumeral joint. J Shoulder Elbow Surg 5:407–424, 1996.
78. Malicky D, Soslowsky L, Blasier R, et al.: Anterior glenohumeral stabilization factors: Progressive effects in a biomechanical model. J Orthop Res 14:22–288, 1996.
79. Pagnani M, Deng X, Warren R, et al.: Role of the long head of the biceps brachii in glenohumeral stability: A biomechanical study in cadavera. J Shoulder Elbow Surg 5:255–262, 1996.
80. Pagnani M, Deng X, Warren R, et al.: Effect of lesions of the superior portion of the glenoid labrum on glenohumeral translation. J Bone Joint Surg Am 77:1003–1010, 1995.
81. Gschwend N, Ivosevic-Radovanovic D, Patte D: Rotator cuff tear—Relationship between clinical and anatomopathological findings. Arch Orthop Trauma Surg 107:7–15, 1988.
82. Flatow EL, Soslowsky LJ, Ticker JB, et al.: Excursion of the rotator cuff under the acromion: Patterns of subacromial contact. Am J Sports Med 22:779–788, 1994.
83. Sigholm G, Styf J, Dorner L, et al.: Pressure recording in the subacromial bursa. J Orthop Res 6:123–128, 1988.
84. Ozaki J, Fujimoto S Nakagawa Y, et al.: Tears of the rotator cuff of the shoulder associated with pathological changes in the acromion. J Bone Joint Surg Am 70:1224–1230, 1988.
85. Kessel L, Watson M: The painful arc syndrome. Clinical classification as a guide to management. J Bone Joint Surg Br 59:166–172, 1977.
86. Weiser W, Lee TQ, McMaster WC, et al.: Effects of simulated scapular protraction on anterior glenohumeral stability. Am J Sports Med 27:801–805, 1999.
87. Barnes CJ, Van Steyn SJ, Fischer RA: The effects of age, sex, and shoulder dominance on range of motion of the shoulder. J Shoulder Elbow Surg 10:242–246, 2001.
88. McQuade K, Smidt G: Dynamic scapulohumeral rhythm: The effects of external resistance during elevation of the arm in the scapular plane. J Orthop Sports Phys Ther 27:125–133, 1998.
89. Johnson G, Bogduk N, Nowitzke A, et al.: Anatomy and actions of the trapezius muscle. Clin Biomech 9:44–50, 1994.
90. Perry J: Normal upper extremity kinesiology. Phys Ther 58:265, 1978.
91. Smith L, Weiss E, Lehmkuhl L: Brunnstrom's Clinical Kinesiology, 5th ed. Philadelphia, FA Davis, 1996.
92. Celli L, Balli A, de Luise G, et al.: Some new aspects of the functional anatomy of the shoulder. Ital J Orthop Traumatol 11:83–91, 1985.
93. Colachis S, Strohm B: Effects of suprascapular and axillary nerve block on muscle force in the upper extremity. Arch Phys Med Rehabil 52:22–29, 1971.
94. Basmajian J, DeLuca C: Muscles Alive, 5th ed. Baltimore, Williams & Wilkins, 1985.
95. Breast Cancer (PDQ)®: Treatment. Washington, DC, U.S. Department of Health and Human Service, National Cancer Institute, 2004. Accessed 10/11/04 at: http://cancernet.nci.nih.gov/cancertopics/pdq/treatment/breast/HealthProfessional/page7#Section_108.
96. Borger JH, Kemperman H, Smitt HS, et al.: Dose and volume effects on fibrosis after breast conservation therapy. Int J Radiat Oncol Biol Phys 30:1073–1081, 1994.
97. Basavaraju SR, Easterly CE: Pathophysiological effects of radiation on atherosclerosis development and progression, and the incidence of cardiovascular complications. Med Phys 29: 2391–2403, 2002.
98. Lefaix JL, Daburon F, Martin M, et al.: [Gamma irradiation and delayed effects: Muscular fibrosis.] Pathol Biol (Paris) 38:617–625, 1990.
99. Chetty U, Jack W, Prescott RJ, et al.: Management of the axilla in operable breast cancer treated by breast conservation: A randomized clinical trial. Edinburgh Breast Unit. Br J Surg 87:163–169, 2000.
100. Ryttov N, Holm NV, Qvist N, et al.: Influence of adjuvant irradiation on the development of late arm lymphedema and impaired shoulder mobility after mastectomy for carcinoma of the breast. Acta Oncol 27:667–670, 1988.

제 8 장

팔꿉관절 복합체 (The Elbow Complex)

서론(Introduction)

팔꿉관절 복합체(elbow joint complex)의 관절과 근육들은 손의 기능을 위해 디자인되었다. 팔꿉관절 복합체는 팔을 길게 하거나 짧게 하여 공간에서 손의 운동성을 제공한다. 이러한 기능은 팔의 길이는 일정하지만 먹고 치장하기 위해 손을 얼굴 가까이로 가져갈 수 있으며 더 멀어지게 할 수 있다. 팔꿉관절 복합체의 회전은 부가적인 손의 운동성을 제공한다. 손을 위한 운동성 제공과 관련하여, 팔꿉관절 복합체 구조는 손으로 도구를 사용하거나 연장을 사용할 때, 손의 섬세한 움직임과 강력한 동작을 할 수 있도록 안정성을 제공한다. 팔꿉관절 복합체를 통과하는 15개 근육 중 대부분이 손목관절 혹은 어깨관절에서 작용하며[1] 따라서 손목관절과 어깨관절은 손의 기능을 강화하기 위해 팔꿉관절에 의해 연결되어 있다.

팔꿉관절 복합체는 팔꿉관절 즉, 위팔자관절(humeroulnar joint)과 위팔노관절(humeroradial joint), 그리고 몸쪽노자관절(superior radioulnar joint)과 먼쪽노자관절(inferior radioulnar joint)로 되어 있다. 팔꿉관절 복합체는 경첩관절(hinge joint) 또는 변형된 경첩관절 처럼 기능하는 것으로 생각된다. 운동의 자유도가 1

도인 일축성 가동관절(uniaxial diarthrodial joint)이기 때문에 굽힘과 폄은 시상면(sagittal plane)상에서 이마축(frotal axis)을 중심으로 일어난다. 폄과 굽힘을 하는 동안 자뼈에서 약간의 축회전과 좌우측면으로의 움직임이 발생하며(side-to-side motion) 이런 움직임으로 인해 팔꿉관절이 순수한 경첩관절이라기 보다는 다른 움직임의 여지가 있는 변형된 또는 느슨한(modified or loose) 경첩관절로 고려되는 이유이다.[2] 2개의 주요인대와 5개의 근육이 팔꿉관절과 직접관련이 있다. 3개의 근육은 굽힘근으로서 관절의 앞부분을 통과한다. 다른 2개의 근육은 폄근으로 관절의 뒷부분을 통과한다.

몸쪽노자관절과 먼쪽노자관절은 연결되어 한 관절로서 기능을 한다. 따라서 2관절이 함께 작용하여 아래팔의 회전을 일으키며 운동의 자유도가 1도이다. 이 관절들은 중쇠(pivot, trochoid) 형태의 일축성 가동관절이다. 회전 즉, 뒤침(supination)과 엎침(pronation)은 가로면(horizontal plane)상에서 긴축(longitudinal axis)을 중심으로 일어난다. 6개의 인대와 4개의 근육이 이 관절과 관련 있다. 2개의 근육은 뒤침을 위해 또 2개의 근육은 엎침을 위해 작용한다. 팔꿉관절과 몸쪽노자관절은 하나의 관절주머니로 쌓여 있지만, 별개의 관절면으로 구성된다.

8-1 환자 사례(Patient Case)

제임스 데일리, 40세 목수. 오른쪽. 가쪽 아래팔의 통증을 호소하면서 내원. 그는 지난 몇 년간 같은 부위에 수없이 많은 비슷한 통증을 경험하였다고 호소하였다. 대개 하루 이틀 정도 쉬면 통증이 조금 가라앉긴 하였으나 완전히 없어지지는 않았다고 한다. 현재 통증의 양상은 과거에 경험한 것보다 더 심한 통증을 느낀다고 한다. 짧게 휴식을 취해도 통증이 줄어들지 않아서 좀 더 오랜 기간을 쉬고 있다. "단지 휴대용 동력톱을 들기만 해도 아프다"고 말하면서 망치질, 톱질, 나무스토브를 짜기 위해 얇은 나무를 자를 때 통증이 심해진다고 말한다.

우리는 그가 오른쪽 팔꿉관절을 상당히 굽힘시킨 상태에서 유지한다는 것에 주목했다. 환자의 오른쪽 가쪽위관절융기(lateral epicondyle), 손가락폄근힘줄(extensor digitorum tendon), 그리고 손목 폄근들 중 하나의 근육부위에서 압통이 있음을 촉진으로 알 수 있다. 또한 신경을 따라서도 압통이 나타나는 듯하였다. 손목 혹은 손가락을 능동적으로 펼 때 가쪽팔꿉관절 부위에 통증이 증가한다. 제임스 쥐는 힘을 측정하려 했으나 통증 때문에 완전하게 할 수 없었다.

우리가 해야 할 일은 어떤 조직에서 통증이 발생하는지 알아내는 것이다. 통증을 일으키는 조직을 확인하고 진단을 마치면 여러 가지 치료 방법들의 효과를 고려한 조사를 통해 가장 적절한 치료를 선택해야 한다.

구조: 팔꿉관절(위팔자관절과 위팔노관절) Structure: Elbow Joint (Humeroulnar and Humeroradial Articulation)

위팔뼈 관절면 (Articulating Surfaces on the Humerus)

먼쪽 위팔뼈 앞쪽의 관절면은 모래시계 모양의 **위팔뼈 도르래**(trochlear)와 동그란 모양인 **위팔뼈 작은머리**(capitulum)로 되어 있다(그림 8-1). 이러한 구조들은 안쪽과 가쪽 위팔뼈의 관절융기 사이에 위치한다. 위팔뼈 도르래(trochlear)는 **위팔노관절면**(humeroulnar articulation)의 한 부분을 형성하고, 먼쪽 위팔뼈 안쪽부분에 경사지게 놓여 있고, 위팔뼈 몸통 약간 앞쪽에 위치한다. **위팔뼈도르래 고랑**(trochlear groove)은 위팔뼈 도르래 주위를 경사지게 나선형이고, 위팔뼈 도르래를 안쪽과 가쪽으로 나눈다. 위팔뼈 도르래의 안쪽은 가쪽보다 먼쪽으로 더 튀어 나왔으며, 이로 인해 아래팔의 외반(valgus) 각을 형성한다. 위팔뼈 도르래의 바로 위쪽에는 오목한 **갈고리오목**(coronoid fossa)이 있으며 이는 팔꿉관절 굽힘의 가동범위 끝에서 갈고리돌기와 만난다. 위팔뼈 작은머리(capitulum)는 위팔노관절면의 한부분이며 먼쪽 위팔뼈의 앞쪽 가쪽에 있다. 위팔뼈 작은머리는 위팔뼈 도르래와 같이 위팔뼈 몸통의 앞부분에 놓여 있다. **위팔뼈 작은머리도르래 고랑**(capitulotrochlear groove)은 위팔뼈 작은머리를 위팔뼈 도르래와 분리시킨다(그림 8-1). 위팔뼈 작은머리 위에 움푹 들어간 부분을 **노뼈오목**(radial fossa)이라 부르며 팔꿉관절 굽힘 시 노뼈 머리부분과 맞닿는다. 먼쪽 위팔뼈 뒷부분은 움푹 들어가 **팔꿈치오목**(olecranon fossa)으로 부르며 팔꿉관절 펼 때, 가동범위 끝에서 팔꿈치머리(olecranon process)와 맞닿는다(그림 8-2).

노뼈와 자뼈의 관절면 (Articulating Surfaces on the Radius and Ulna)

자뼈와 노뼈의 관절면은 위팔뼈의 관절면과 일치한다(그림 8-3A와 B). 위팔자관절에서 자뼈의 관절면은 반원형 모양인 오목한 면으로 **도르래 패임(trochlear notch)**

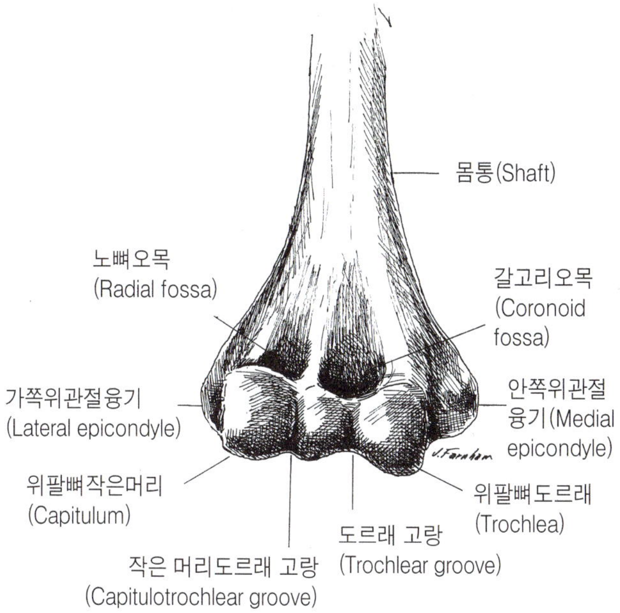

▲ **그림 8-1** ■ 오른쪽 위팔뼈 먼쪽 관절면 앞쪽.

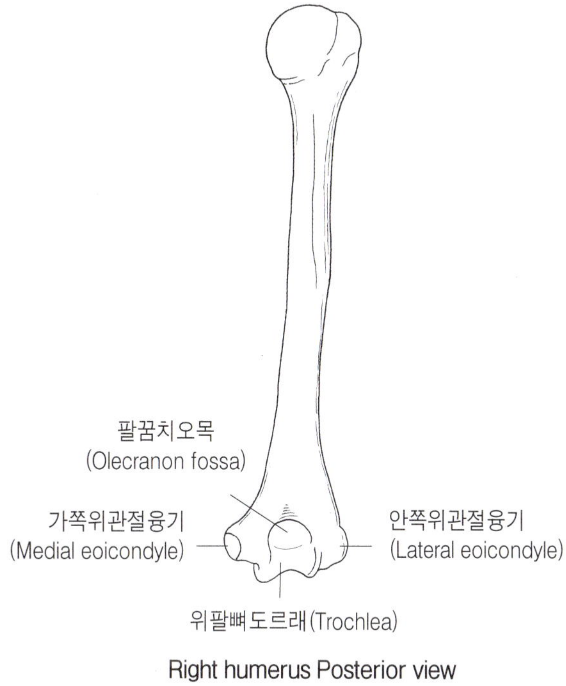

▲ **그림 8-2** ■ 먼쪽 위팔뼈 뒤쪽면의 팔꿈치머리.

이라 부른다. 패임의 위쪽은 **도르래융기(trochlear ridge)**에 의해서 똑같지 않은 머리 부분으로 나뉘며 **도르래고랑**(trochlear groove)과 맞물린다(그림 8-4A). 자뼈 갈고리오목은 패임의 먼쪽 끝부위를 형성하는 반면, 팔꿈치머리는 몸쪽 끝부분 위로 돌출된다. 위팔노관절의 노뼈쪽 관절면은 노뼈의 몸쪽끝 부분 즉, **노뼈머리**(head of radius)가 된다(그림 8-5A). 노뼈머리는 컵모양인 오목면이며 테두리로 둘러 싸여 **오목**(fovea)으로 부른다.

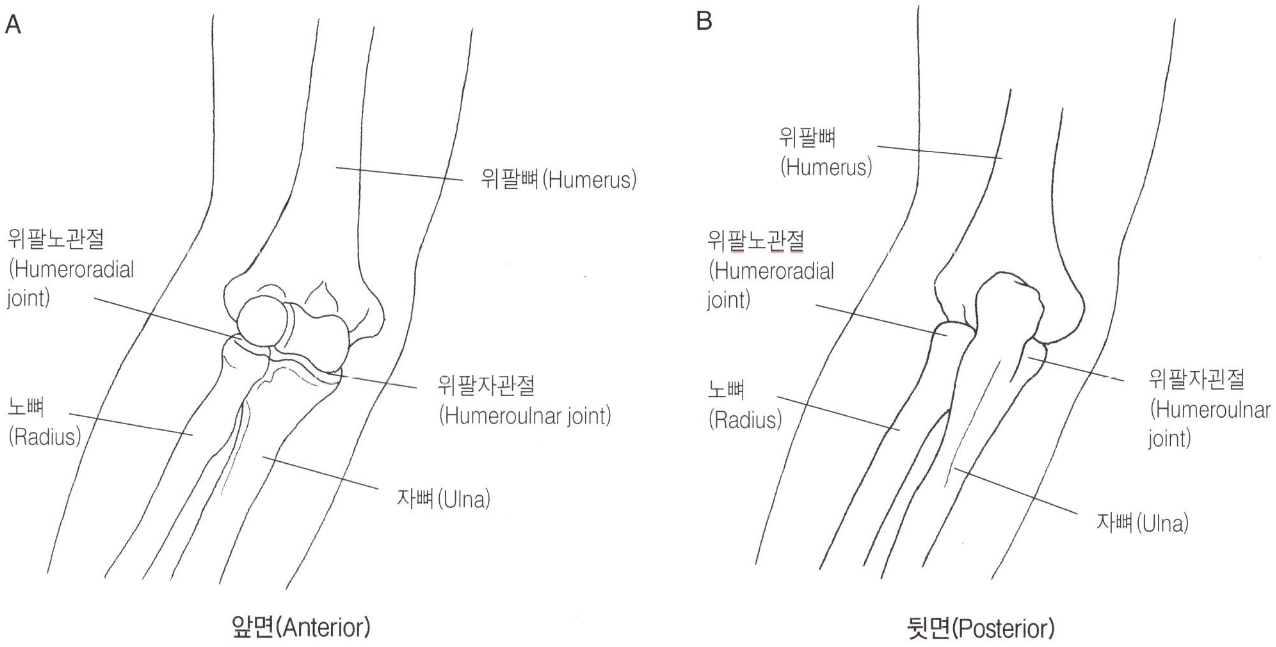

▲ **그림 8-3** ■ A. 팔꿉관절 앞쪽 B. 팔꿉관절 뒤쪽면.

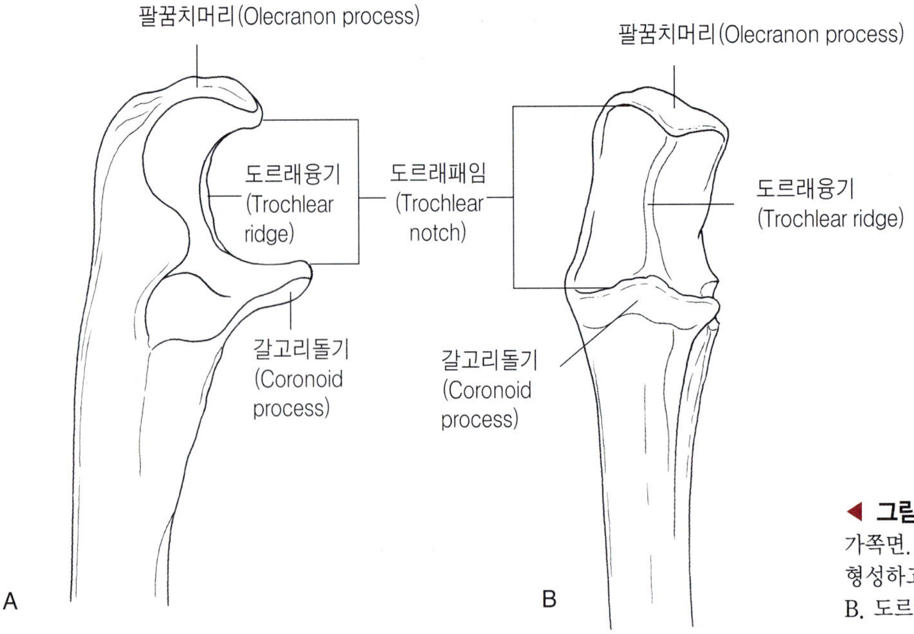

◀ **그림 8-4** ■ A. 도르래 패임과 도르래융기 가쪽면. 갈고리돌기는 도르래 패임의 먼쪽 끝을 형성하고 팔꿈치머리는 몸쪽 끝 위로 돌출된다. B. 도르래 패임과 도르래융기의 앞쪽면.

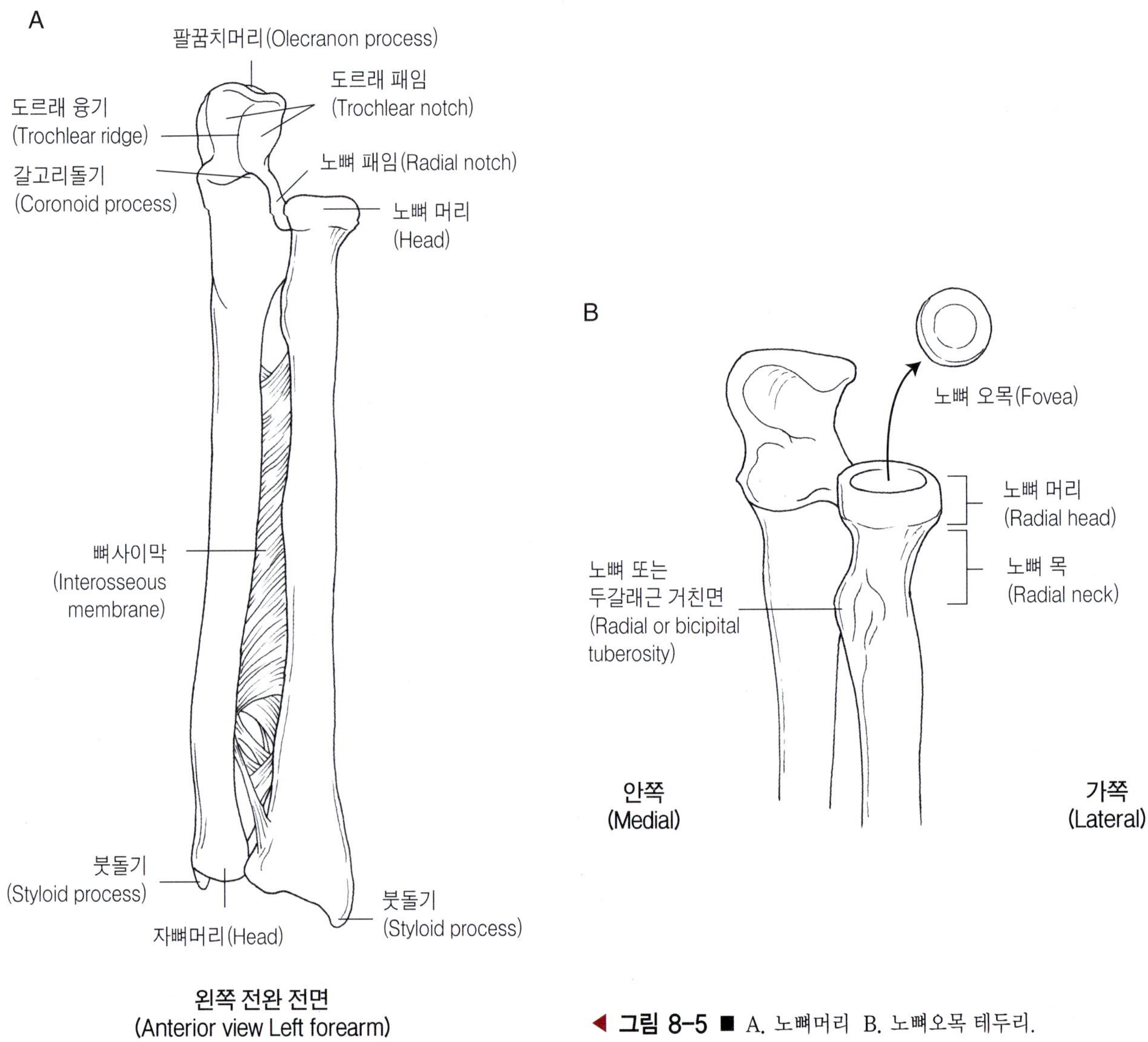

◀ **그림 8-5** ■ A. 노뼈머리 B. 노뼈오목 테두리.

노뼈머리의 볼록한 테두리는 작은머리 도르래고랑(capitulotrochlear groove)과 맞물리게 된다.

관절(Articulation)

위팔자관절에서 자뼈와 위팔뼈 사이의 관절면은 위팔뼈 도르래(trochlear) 위에서 도르래패임의 활주운동이 일차적으로 일어난다. 펼 때, 활주는 팔꿈치머리가 팔꿈치오목(olecranon fossa)에 들어갈 때까지 계속된다(그림 8-6). 굽힘 시에는, 자뼈의 도르래융기가 완전 굽힘 시 갈고리돌기가 갈고리오목의 밑바닥에 닿을 때까지 위팔뼈 도르래고랑을 따라 활주한다(그림 8-6B).[3]

위팔뼈 도르래와 도르래패임의 서로 대조되는 면이 완벽하게 일치하는 것으로 나타나지만, 사체를 토대로 한 실험에서 관절이 무거운 부하가 가해지지 않는 한 도르래의 관절면 패임의 중앙부는 접촉하지 않는다는 것을 보여준다.[4-7] 예를 들어, Eckstein과 동료들은 팔꿉관절을 30에서 120까지 굽힘할 때 저항 값으로 25 N의 부하를 주었을 때 연구된 6명의 시체 견본에서 위팔뼈 도르래와 도르래 패임 사이에서 어떠한 접촉도 일어나지 않았다(그림 8-7A). 500N(약 112 lb)의 부하를 주었을 때 가쪽으로부터 패임의 안쪽으로 접촉이 활성화되었다(그림 8-7B).

위팔노관절에서 노뼈머리와 위팔뼈 작은머리(capitulum)사이의 관절면은 노뼈머리의 얕은 오목면이 상대적으로 큰 위팔뼈 작은머리의 볼록한 면 위를 활주한다. 위팔뼈 작은 머리는 상대적으로 노뼈오목보다 약간 작다. 그래서 관절면이 약간 불일치한다. 최대한 펼 때 관절면 사이 접촉은 일어나지 않는다(그림 8-8A). 굽힘 시에 노뼈머리의 테두리가 위팔뼈 작은머리 도르래 고랑으로 이동하면서 굽힘의 범위 끝에서 노뼈오목으로 들어간다(그림 8-8B).

관절주머니(Joint Capsule)

위팔자관절, 위팔노관절, 몸쪽 노자관절은 하나의 관절주머니로 싸여 있다(그림 8-9). 앞쪽으로 관절주머니의 위 부분은 위팔뼈의 갈고리오목과 노뼈오목 바로 위쪽에 부착되고, 아래쪽으로는 자뼈의 갈고리돌기 가장자리에 부착한다. 관절주머니는 뒤쪽을 제외하고, 고리인대(annular ligament) 몸쪽 경계에 섞이고, 고리인대 아래쪽으로 깊숙이 지나가 노뼈 목의 뒤쪽/아래쪽 가장자리에 부착된다. 가쪽으로 노뼈에 부착되는 관절주머니는 가쪽곁인대(LCL)와 섞여서 부착된다.[3] 관절주머니 안쪽은 안쪽곁인대(MCL) 섬유들과 섞인다. 관절주머니 뒷부분은 위팔뼈 팔꿈치머리(olecranon fossa) 위쪽 가장자리를 따라 부착된다.

관절주머니는 꽤 크고, 느슨하며, 앞부분과 뒷부분은 약하며 팔꿉관절의 전체 움직임이 원활히 일어날 수 있도록 주름을 포함한다. 관절주머니 안쪽과 가쪽은 곁인대에 의해 보강된다. 지방패드들이 관절주머니와 활막사이 팔꿈치머리(olecranon fossa), 갈고리오목, 노뼈오목 가까이에 있다.[3]

또한 평평한 안쪽 위팔뼈 도르래표면과 고리인대 아랫부분을 연결한다. 몸쪽노뼈와 자뼈사이에 닿는(insertion) 삼각형의 활막주름(Triangular synovial fold)은 부분적으로 팔꿉관절을 2개의 관절로 나눈다. Duparc 등

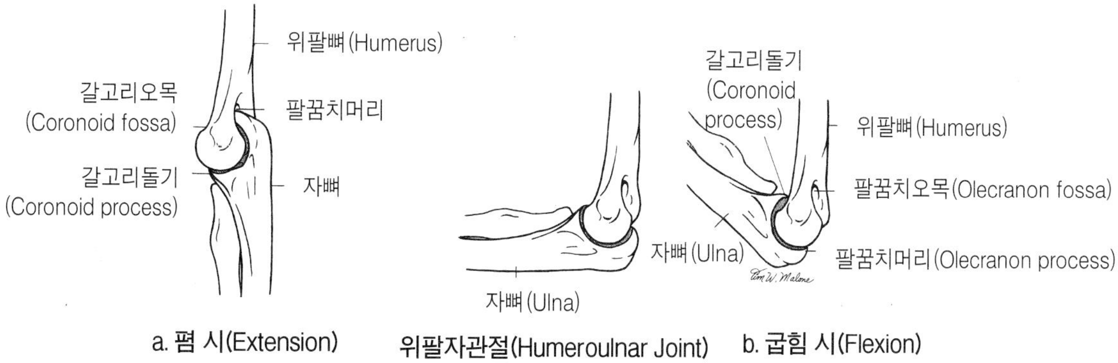

▲ **그림 8-6** ■ 위팔자관절에서 위팔뼈에 대한 자뼈운동의 도식적 표현. A. 펼 때 팔꿈치머리는 팔꿈치오목으로 들어간다. B. 굽힘 시 갈고리돌기는 갈고리오목으로 들어간다.

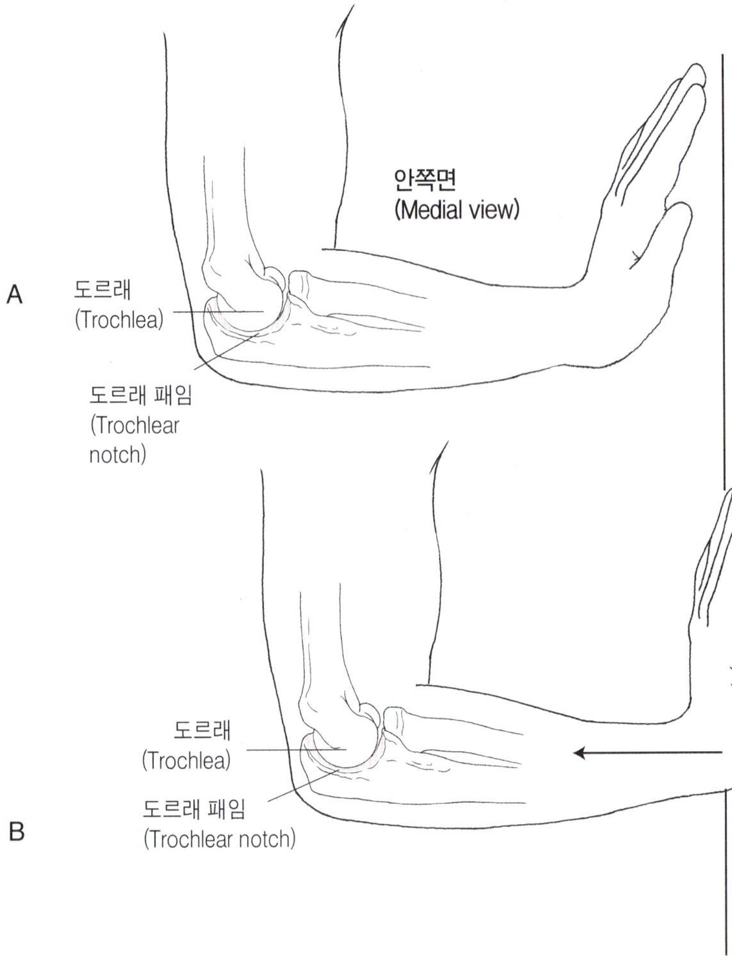

◀ **그림 8-7** ■ A. 30°-120° 굽힘에서 위팔뼈 도르래와 도르래 패임 중앙 사이에 관절면 접촉은 발생하지 않는다. 부하를 주지 않은 상태에서 도르래(trochlear)패임의 접촉은 일차적으로 가쪽면에서 발생한다.
B. 부하 적용 시 접촉지역은 가쪽면에서 중앙쪽으로 확장된다.

[10]의 50명 사체 연구에서 대부분의 관절에서 삼각형 활막주름이 관절주머니와 고리인대가 접하는 근처 몸쪽 노자관절에 위치했다는 것을 발견하였다. 활막주름은 두께가 1-4 mm, 길이가 9-51 mm, 폭이 110 mm부터, 지방패드 포함 유 · 무와 신경섬유 등에 따라 다양한 형태를 보였다.[10]

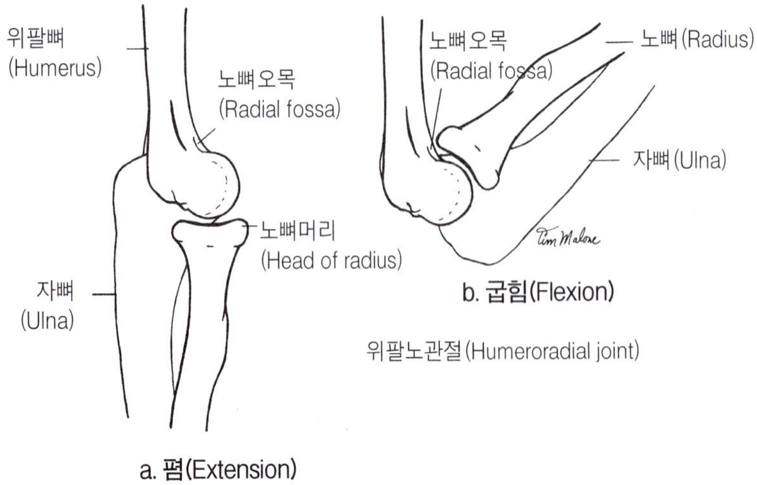

◀ **그림 8-8** ■ 위팔노관절에서 노뼈 움직임의 도식적 표현. A. 완전폄 때 위팔뼈 작은 머리와 노뼈 사이에 접촉은 없다. B. 굽힘 동안 노뼈테두리가 위팔뼈 작은머리도르래고랑으로 미끄러지고 완전 굽힘 시 위팔뼈의 노뼈오목으로 들어간다.

사례 적용 8-1: **과비대된 활막주름**

과비대된 활막주름은 가쪽위관절융기염을 일으키는 통증 요소로 알려져 왔다. 그러므로 우리 환자의 가쪽 팔꿉관절 통증이 과비대된 삼각형 활막주름에서 신경섬유의 자극에 기인할 가능성이 있다.

인대(Ligaments)

대부분 우리가 알고 있는 인대의 기능은 다양한 스트레스에 노출된 관절을 테스트하면서 알려졌다. 초기에 이러한 테스트를 하는 동안에 인대들은 정상이었다. 그러나 이후에는 관절 안정성에 영향을 주는 요소들을 결정하기 위해 부분적으로 절개를 하거나 절단하게 된다. 실험 결과를 토대로 연구가들은 어느 특정한 인대가 관절에서 어떤 역할을 하는지 판단을 내리게 된다.

인체에 있는 대부분의 경첩관절(hinge joint)에는 곁인대(collateral ligament)가 있는데 팔꿉관절도 예외는 아니다. 곁인대들은 경첩관절의 안쪽과 가쪽에 위치하여 관절의 안쪽과 가쪽 안정성과 관절면 접촉을 유지하는데 도움을 준다. 팔꿉관절과 관계된 2개의 주요 인대들은 **안쪽곁인대**(medial collateral ligament)와 **가쪽곁인대**(laterall collateral ligament)이다.

■ 안쪽(자쪽)곁인대 (Medial (Ulnar) Collateral Ligament)

안쪽곁인대(medial collateral ligament)는 팔꿉관절의 안쪽에서 외반(valgus) 스트레스에 대항하는 주된 연부조직이다. 팔꿉관절의 정상적 외반 모양은 관절 안쪽면에 높은 외반 스트레스를 일으킨다. 특히 던지기, 골프 등의 활동을 할 때이다. 안쪽곁인대는 2개 부분(앞쪽, 뒤쪽)[11-13] 또는 3부분(앞쪽, 경사, 뒤쪽)[14-17]으로 구성된다(그림 8-10A). 안쪽곁인대의 앞쪽부분은 위팔뼈 안쪽위관절융기의 안쪽가장자리와 꼭대기, 안쪽면에서부터 자뼈의 갈고리돌기까지 연결된다. 기계적수용기(골지힘줄(tendon), 루피니 종말, 파치니 코퍼슬,자유신경말단)는 위팔뼈과 자뼈부착부위 근처에서 풍부하게 분포되어 있다.[18] 안쪽곁인대 앞쪽부위는 팔꿉관절 20-120° 굽힘 범위에서 외반 스트레스의 일차적 지지자로서 역할을 한다.[19,20] Callaway와 동료들은 팔꿉관절 굽힘과 펼 때에 안쪽곁인대의 앞쪽부위 구성에서 교대적 양상으로 긴장되는 앞 · 뒤쪽 띠에 대해 기술하였다. 그들은 앞쪽부위 앞쪽 띠는 30°, 60°, 90° 굽힘에서 외반력을 일차적으로 저지하고 120° 굽힘에서 외반력을 상호 중요하게 저지한다는 것을 발견하였다.[17]

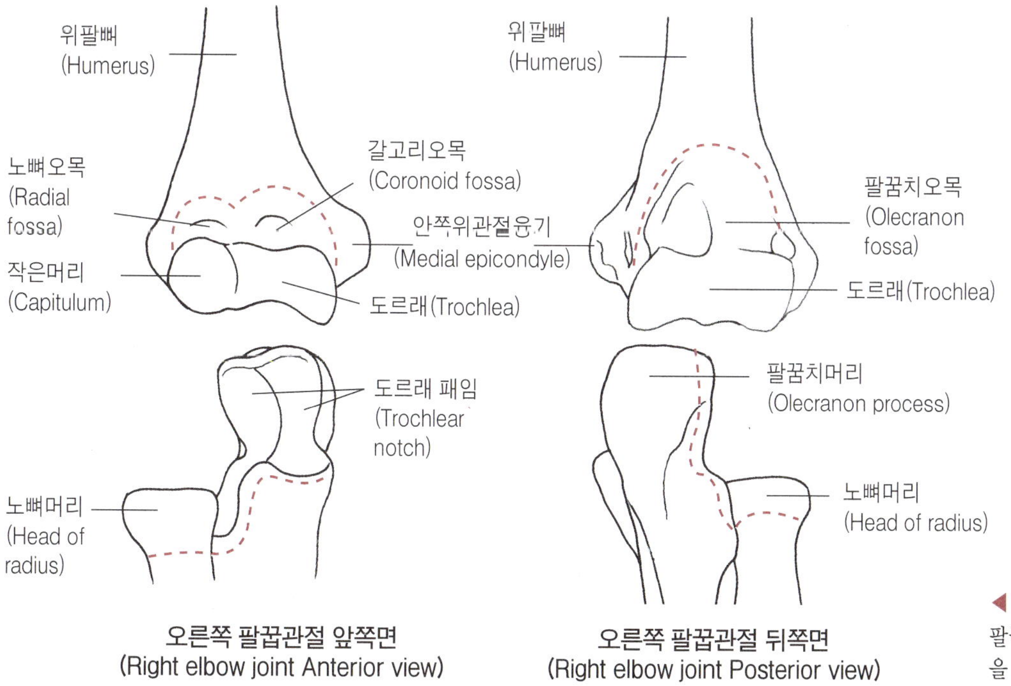

◀ **그림 8-9** ■ 붉은 점선은 팔꿉관절주머니의 앞,뒤 부착면을 보여준다.

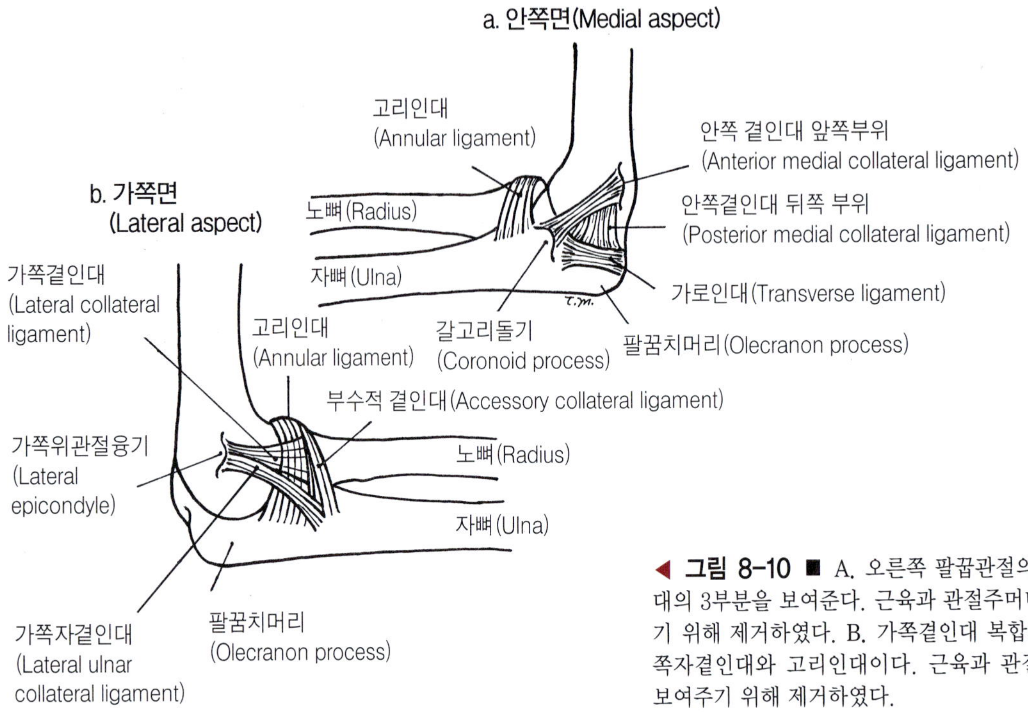

◀ **그림 8-10** ■ A. 오른쪽 팔꿉관절의 안쪽에서 안쪽(자쪽)결인대의 3부분을 보여준다. 근육과 관절주머니는 인대의 부착을 보여주기 위해 제거하였다. B. 가쪽결인대 복합체는 가쪽(노쪽)결인대, 가쪽자결인대와 고리인대이다. 근육과 관절주머니는 인대의 부착을 보여주기 위해 제거하였다.

안쪽결인대 뒤쪽부위는 앞쪽부위처럼 구별되지는 않고 때로 관절주머니 안쪽부위 섬유들과 섞인다. 안쪽결인대 뒤쪽부위 섬유들은 위팔뼈 안쪽위관절융기 뒤쪽에서부터 자뼈 갈고리돌기와 팔꿈치머리(olecranon process) 까지 걸쳐 붙어 있다. 안쪽결인대 뒤쪽부위는 팔꿉관절 폄을 제한하지만 외반(valgus) 지지를 제공하는데 앞쪽부위보다는 덜 중요한 역할을 담당한다.[19,20]

안쪽결인대의 경사(가로) 섬유들은 팔꿈치머리와 갈고리돌기 사이에 놓여있다. 이 섬유들은 외반지지를 보조하고 관절면 접촉유지를 도와준다.

기본 개념 8-1: *안쪽결인대 기능 요약*

1. 외반(valgus) 토크에 대해 팔꿉관절 지지[17-20]
2. 팔꿉관절 폄 끝 범위에서 펴는 것을 제한[11,12]
3. 굽힘운동 범위에서 움직임 유도[11]
4. 관절면 종적당김의 일부 저항 제공

■ 가쪽(노쪽)결인대 복합체(Lateral (Radial) Collateral Ligamentous Complex)

가쪽결인대(laterall collateral ligament) 복합체는 가쪽결인대, 가쪽 자뼈결인대(LUCL),[12,14,21] 그리고 고리인대(annular ligament)[22]를 포함한다(그림 8-10B). 가쪽결인대는 부채꼴모양 인대로써 위팔뼈의 가쪽위관절융기 아래에서부터 고리인대(인대는 노뼈 머리 부분을 감싸고 있다), 팔꿈치머리로 이어진다. 가쪽위관절융기에서 자뼈와 고리인대 가쪽면으로 이어지는 인대조직을 자뼈결인대라 명명한다.[12] 자뼈결인대는 벌림근, 폄근 그리고 팔꿈치 근육들(anconeus muscles)에 밀접히 위치하여 가쪽결인대 바로 뒤쪽에 놓인다.[23]

어떤 기능들은 복합체내의 개별 인대들에 영향을 받고 다른 기능들은 전제 복합체가 작용한 결과로 생각되어진다. 가쪽결인대는 위팔노관절을 강화시키고, 팔꿉관절이 어떤 위치에서 받게 되는 내반 스트레스에 대항하여 보호하며, 관절면의 종적당김 저항을 보조한다.[24] 가쪽결인대 일부섬유들은 내반 및 외반 모멘트 적용 시 굽힘 가동범위동안 긴장상태를 유지한다.[12] O' Driscoll[25]은 팔꿉관절 어긋남(dislocation) 시에 항상 손상되는 주된 구조로서 가쪽결인대를 묘사했다.

Olsen[26]과 동료들은 가쪽결인대가 스트레스 동안 내반과 뒤침(supination)의 결합된 스트레스와 강한 외반 스트레스를 일차적으로 지지를 해주는 연부조직이며 가쪽자뼈결인대와 고리인대는 이차적적으로 지지를 해주는 조직이라고 결론을 내렸다. 저자들은 가쪽자뼈결인대와 고리인대의 절개에 따라 내반과 뒤침의 자극을 주었을 때 최소 2°의 편차(Laxity) 내지 편차가 전혀 없고 외반 자극을 주었을 때 4°의 오차가 발생하는 것을 알아냈다. 그러나 가쪽결인대 절개는 내반, 뒤침 스트레스 시 최대 15.4°의 편차(Laxity)를 그리고 외반 자극을 주었을 때 23°의 편차를 일으킨다.[26]

가쪽자뼈결인대는 팔꿉관절에서 가쪽지지를 보조하고 팔꿉관절의 내반 스트레스에 대해 대항할 수 있도록 가쪽결인대를 도와주는 역할을 한다.[27] Imatani와 동료들[23]은 가쪽자결인대가 위팔뼈에서 자뼈를 고정해줌으로써 가쪽,뒤쪽의 안정성을 확보하는데 주된 지지조직은 아니나 상당부분 기여 한다고 언급하였다. 또한 고리인대에도 안정성을 제공한다. Kim과 동료들[28]은 가쪽자결인대는 정적인 상태에서 안정성을 제공하는 것이 아니라, 주변 근육들과 함께 역동적인 상태에서 안전성을 제공한다고 언급하였다.

지속적 연구 : 가쪽결인대(LCL), 가쪽자결인대(LUCL), 그리고 고리인대(annular ligament)의 역할에 따른 논쟁

Dunning과 동료들[29]은 고리인대가 정상일 때 가쪽결인대 혹은 가쪽자뼈결인대는 가쪽 · 뒤쪽 회전 불안정성을 야기시키지 않고 절단될 수 있다는 것을 알았다. 반대로 Hannouche와 Begue[30]는 가쪽결인대의 앞쪽 그리고 안쪽섬유들이 위팔뼈의 이는 부위에서 절개되었을 때 혹은 고리인대의 안쪽 섬유들이 자뼈 종지부에서 절개되었을 때, 위팔자관절의 부분탈구(subluxtion)가 발생하는 것을 발견하였다. 저자들은 가쪽 · 뒤쪽의 불안정성은 가쪽결인대와 고리인대의 앞쪽 · 안쪽 섬유들에 의해서 대부분 유지된다고 결론을 내렸다.

기본 개념 8-2 : *가쪽결인대(laterall collateral ligament) 복합체의 기능 요약*

1. 내반(varus) 토크에 대해 팔꿉관절을 안정화[21,22,24,26]
2. 내반(varus), 뒤침의 결합된 토크에 대해 안정화[21,22,26]
3. 관절면의 종적 당김 시 일부 저항을 보조하고 위팔노관절을 강화[24]
4. 노뼈머리를 안정화시킴으로써 안전하게 회전할 수 있게 한다[26]
5. 가쪽뒤쪽의 회전 안정성을 유지[22,23,27,29-31]
6. 자뼈를 위팔뼈에 고정함으로써 위팔자관절의 아탈구를 방지.
7. 완전 폄 자세에서 굽힘 시 외반(valgus)과 뒤침할 때 아래팔이 위팔뼈로부터 회전하면서 떨어지는(rotating off) 것을 방지.

사례 적용 8-2: 가쪽결인대 복합체(LCL Complex)

가쪽결인대(laterall collateral ligament) 혹은 가쪽자결인대는 과도하게 늘어나거나 약간의 미세한 외상이 초래될 수 있다. 이런 이유로 환자들이 통증을 호소하는 하나의 원인이 될 수 있다. 이 두 인대들은 관절주머니에 붙어있고 위팔뼈와 자뼈주머니 부착부위 근처에 분포하는 자유신경말단(Free nerve ending)과 기계적수용기를 가지고 있다.[18] 가쪽결인대가 단독으로 찢어지는 경우는 흔치 않다. 그러나 만성적인 결점이 있을 때는 팔꿉관절 가쪽 · 뒤쪽의 부분탈구를 야기할 수도 있다.[31] 가쪽결인대가 완전하게 파손되는 경우는 골절되면서 탈구되었을 때 가장 흔하며 갈고리돌기와 노뼈머리를 포함한 골절 시에 나타난다.[32] 제임스라는 환자가 팔꿉관절을 잠김자세를 취할 때 (Locking) 통증을 느낀다면, 치료사는 가쪽 · 뒤쪽의 불안정성을 의심해보고 적절한 도수검사를 시행해야 한다. 뿐만 아니라 스트레스가 가해진 상태에서의 X선 촬영(Strss x-ray)을 요청해야 한다.[25] 그러나 환자가 팔꿉관절을 잠김자세를 취할 때 어떠한 통증도 호소하지 않으면, 가쪽 · 뒤쪽의 불안정 시, 골절, 탈구 등을 의심할 이유가 없다. 그러므로 통증의 한 원인으로 가쪽결인대의 완전한 파열은 배제할 수 있다. 더욱이 일반적으로 가쪽결인대의 완전한 파열은 노뼈가 골절되는 낙상에 의해서 생기며 우리의 환자는 과거에 낙상을 당한 적이 없다. 어느 정도의 과도하게 펴는 것과 미세한 외상이 가쪽결인대의 일부분에 가해질 수 있고, 또한 진단을 내리기 어렵게 한다. 왜냐하면 미세한 파열이나 부분적인 섬유의 파괴는 눈에 띄는 불안정성을 야기하기 않을 수도 있기 때문이다.

근육(Muscles)

9개의 근육이 팔꿉관절 앞쪽면을 지나가지만 단지 3개의 근육(**위팔근**(brachialis), **위팔두갈래근**(biceps brachii), **부리위팔근**(brachioradialis))이 팔꿉관절에 일차적인 기능을 담당한다. **원뒤침근**(supinator teres)과 **원엎침근**(pronator teres)은 노자관절의 주된 기능을 담당한다. 나머지 4개의 근육은 (**노쪽손목굽힘근**(flexor carpi radialis), **자쪽손목굽힘근**(flexor carpi ulnaris), **얕은손가락굽힘근**(flexor digitorum superficialis), **긴손바닥근**(palmaris longus)) 위팔뼈 안쪽위관절융기에서 이어서 손목, 손, 손가락을 포함해서 여러 다른 관절에서 일차적인 기능을 담당한다. 그러나 팔꿉관절 굽힘근으로서 기능은 약하다(그림 8-11A).

팔꿉관절의 주요 굽힘근은 위팔근(brachialis), 위팔두갈래근(biceps brachii), 부리위팔근(brachioradialis)이다. 위팔근은 위팔뼈몸통 아래쪽의 앞쪽에서 이어서 자뼈거친면과 갈고리돌기 까지 두껍고 넓은 힘줄(tendon)에 의해 부착된다. 위팔두갈래근은 짧은갈래와 긴갈래에서 시작된다. 짧은 갈래는 어깨뼈의 부리돌기에서 시작하고, 긴갈래는 어깨뼈의 오목위결절 위쪽의 길고 좁은 힘줄에서 잇는다. 2개의 갈래에서 시작된 근섬유들은 위팔 위쪽 중앙부위에서 서로 합쳐져서 위팔에서 부피가 큰 근육을 형성한다. 2개의 갈래로부터 시작된 근섬유들은 노뼈의 결절 뒤쪽면 거친 지역에 강하고 납작한 힘줄로 닿는다. 위팔두갈래근의 다른 섬유들은 아래팔의 굽힘근 위에 있는 아래팔의 근막과 섞여 안쪽으로 들어가 위팔두갈래근 근막에 닿는다. 위팔노근은 위팔뼈의 가쪽위관절융기에서 잇고 노뼈의 아래쪽 끝 즉, 노뼈의 붓돌기(styloid process) 바로 위에 닿는다.

팔꿉관절의 두개의 폄근은 **위팔세갈래근**(triceps brachii)과 **팔꿈치근**(anconeus)이다. 위팔세갈래근은 긴갈래, 안쪽 갈래, 가쪽 갈래로 3개의 갈래가 있다. 긴갈래는 어깨관절과 팔꿉관절을 지난다. 긴갈래는 납작한 힘줄(tendon)에 의해 어깨뼈의 오목아래결절에서 잇고, 오목위팔관절(glenohumeral joint)의 관절주머니와 혼합된다. 안쪽 · 가쪽 갈래는 팔꿉관절만 지난다. 안쪽 갈래는 위팔뼈 뒤쪽면 전체에서 이으며 광범위한 부분을 덮고 있다. 대조적으로 가쪽갈래는 위팔뼈 뒤쪽면 좁은 융기에서 잇는다. 3개의 갈래는 공통된 힘줄을 통해 팔꿈치머리에 닿는다. 팔꿈치근(anconeus)은 위팔뼈 가쪽위관절융기에서 잇고 팔꿈치머리와 자뼈 뒤쪽면에 닿는(insertion) 작은 삼각형의 근육이다(그림 8-11).

일차적으로 팔꿈치근에 추가해서 손목과 손가락을 주로 움직이는 수많은 근육들은 손가락폄근 힘줄(tendon)을 따라 위팔뼈의 가쪽위관절융기에 붙는다. 이런 근육들로는 **긴노쪽손목폄근**(Extensor carpi radius longus), **짧은노쪽손목폄근**(Extensor carpi radialis brevis), **손가락폄근**(extensor digitorum communis), **자쪽손목폄근**(extensor carpi ulnaris), 그리고 **새끼폄근**(extensor digiti minimi)이 있다(그림 8-11B).

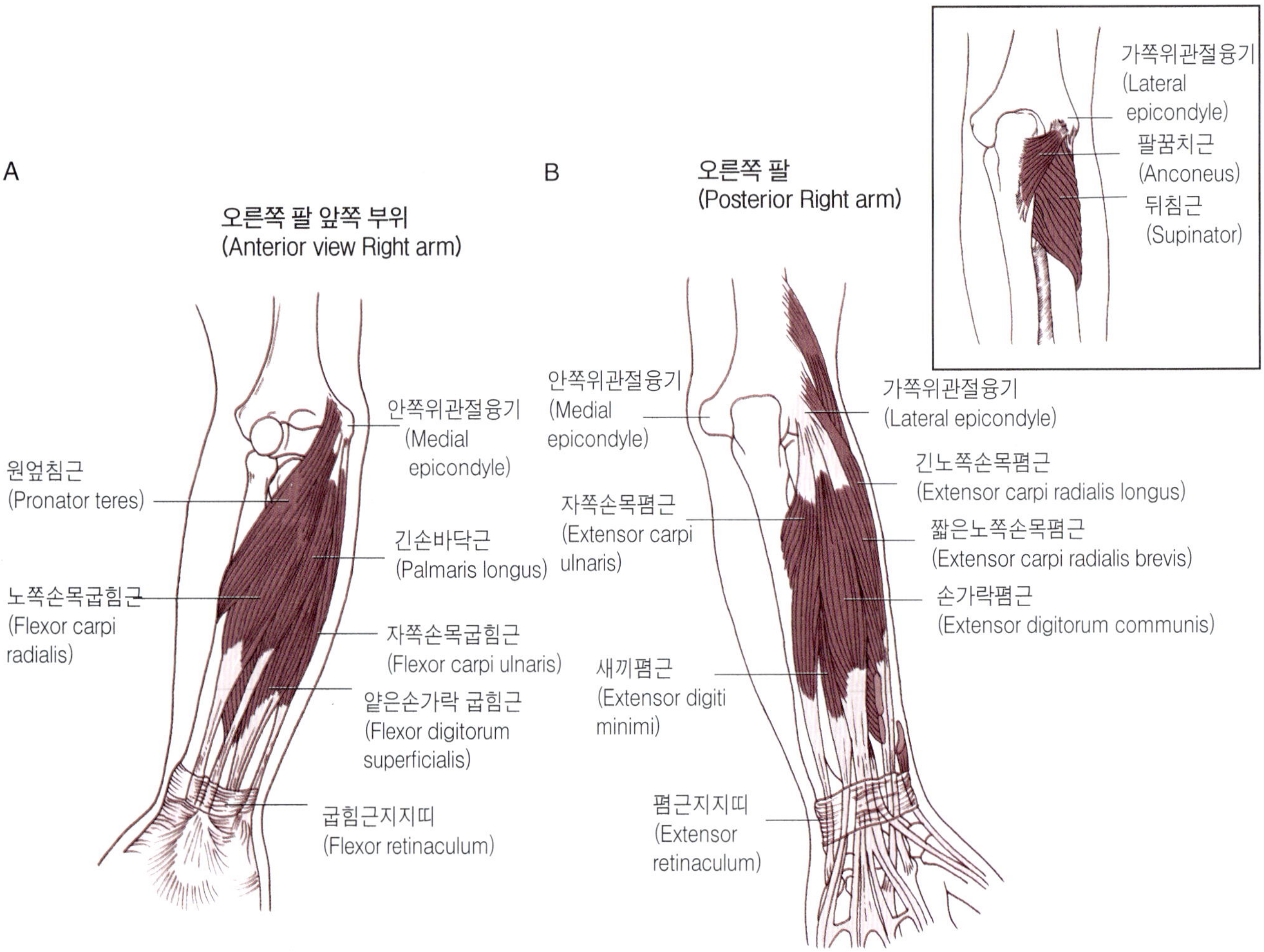

▲ **그림 8-11** ■ A. 위팔뼈 안쪽위관절융기에서 굽힘근들의 부착점, B. 위팔뼈 가쪽위관절융기에서 폄근들의 부착점.

표 8-1 테니스 엘보우; 가쪽위관절융기염이 있는 환자에서 힘줄과 근육의 변화들

Chard 등.[34]: 생검 (20명의 환자, 27-56세)	Galliani 등.[35]: 생검 (*N* = 11명의 환자, 38-54세)	Steinborn 등.[36]: 생검 (23명의 환자, 29-58세)	Ljung 등.[37]: 생검 (20명의 환자)
공통 폄근힘줄	공통 폄근힘줄 부착부위	공통 폄근힘줄	짧은노쪽손목폄근
테노사이트 소실	테노사이트 소실	지방 변성	낡은 섬유
석회화	석회화 과정	힘줄 내에 연골 형성	석유괴사
글리코사미노글리칸 침윤	콜라겐의 생화학적, 공간적 변성	섬유경화성 변성	섬유 변성
섬유연골로 변환	유리 변성, 섬유연골의 화생	섬유혈관 증식	속근 2A 섬유 비율 증가

MRI는 생체검사보다 비분별적 진단 방법이다. 그러나 더 비용이 많이 든다. Mackey와 동료들[38]은 부종, 손가락폄근힘줄(tendon)의 찢어짐, 두꺼워짐과 가쪽팔꿈치 통증을 가진 환자들의 힘줄주변의 부종을 판단하기 위해 MRI를 사용하였다. Savnik과 동료들 또한 가쪽곁인대로부터 짧은노쪽손목폄근(Extensor carpi radialis brevis) 힘줄을 분리(separation) 하기 위해서 MRI를 사용하였다.[39] 부종은 표 8-1에서 정의한 몇몇의 변화들보다도 염증의 과정을 더욱더 야기한다고 제시하고 있다.

사례 적용 8-3 : **근육과 힘줄(Muscle and Tendon)**

긴노쪽손목폄근(Extensor carpi radius longus), 짧은노쪽손목폄근(Extensor carpi radialis brevis), 자쪽손목폄근(extensor carpi ulnaris)은 쥐기, 망치질, 톱질 등의 활동을 할 때 주로 작용한다. 그러므로 환자가 작업을 하는 동안 이런 근육들이 반복적으로 당겨지는 것은 손가락폄근 힘줄이나 다른 힘줄부속물(substance) 혹은 힘줄 부착부위(entheses)에 손상이 있을 수 있다. 근육들은 또한 팽팽히 긴장(strain)될 수 있다. 그러므로 제임스의 통증은 (1) 공통 폄근육힘줄, (2) 힘줄의 부착부위(위팔뼈 가쪽위관절융기 부착부위) 혹은 (3) 근육들 중에 하나에서 야기될 수 있다. 부착부위에시의 질환은 일반적으로 테니스 엘보와 점퍼 무릎(Jumper knee)에서 보여 진다.[33] 또한 제임스는 몇 년 동안 수많은 비슷한 통증을 경험해왔기 때문에 우리는 이것이 만성적인 상태인가를 의심해보아야 한다. 그리고 만성적인 통증의 원인이 있다면 건에 영향을 주어 퇴행적인 변화가 있을지도 모른다.

우리 환자의 힘줄이나 근육에 보여질 수 있는 변화의 형태는 표 8-1에 제시한다. 가쪽위관절융기염으로 진단받은 만성적인 가쪽 팔꿉관절 통증이 있는 환자의 생체검사에서 이러한 변화들을 볼 수 있었다. 열거된 많은 변화들이 단순한 염증과정 보다는 더 심각한 퇴행적인 과정을 유발시키는 것으로 나타나고 고령자의 가시위근 힘줄(supraspinatus tendon)에서 보여지는 변화들과 비슷하다.[34]

기능: 팔꿉관절(위팔노관절과 위팔자관절) (Function: Elbow Joint) (Humeroulnar and Humeroradial Articulation)

운동의 축(Axis of Motion)

전통적인 관절에서 굽힘과 폄을 위한 축은 상대적으로 고정되어 있고, 위팔뼈 도르래(trochlear)와 위팔뼈 작은머리(capitulum)의 중앙을 지나가고 위팔뼈몸통을 긴축으로 이등분한 점을 통과한다(그림 8-12).[40,41] 그러나 몇몇 연구들은 축이 이전의 생각들처럼 고정된 것이 아니라는 것을 알아냈다.[42-44]

팔꿉관절에서의 운동축에 대한 정확한 결정은 보장구가 팔꿉관절의 움직임과 거의 비슷하게 움직이도록 제작해야하기 때문에 중요하다. 과거에 순수한 경첩관절 형태로 만들어진 팔꿉관절 보장구들은 종종 움직이는 동안 헐거워졌다(loose). 나선운동축(Screww displacement axes,SDAs)이 적절하게 보장구를 만들기(positioning) 위해 정확하게 팔꿉관절의 축을 결정하는데 사용되어졌다. 그러나 연구가들은 나선운동축(SDA)의 위치가 굽힘 움직임의 형태(능동적, 수동적) 그리고 아래팔의 위치(엎침,뒤침)에 의해서 영향을 받기 때문에 나선운동축(SDA)의 사용에 어려움을 겪어왔다. 이러한 것들은 팔꿉관절이 순수한 경첩관절이라기 보다는 약간 느슨한 경첩관절이란 것을 나타내는 것이다.[43] 순간적으로 축이 기울어지는 것에서 발견된 변화는 능동적인 굽힘을 하는 동안 다양한 근육들의 활동이 움직임의 형태에 영향을 준다는 가설을 지지하고 수동적으로 움직이는 동안 관절면 모양

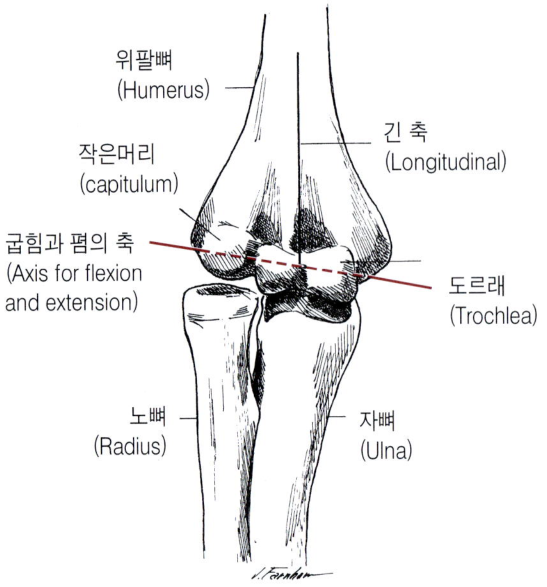

▲ **그림 8-12** ■ 굽힘과 폄을 위한 운동축. 운동축은 위팔뼈의 긴 축을 나누는 선에서 위팔뼈 도르래(trochlear)중앙의 가운데에 위치한다.

의 차이는 각각의 근육(interindividual)에서의 차이를 설명한다.[42] 축들에서 각 개인과 개인간(interindividual) 변화들은 수평면에서 보다 관상면(frontal plane)에서 더 큰 것으로 나타났다.[42]

예를 들면, Ericson과 동료들[42]은 능동적인 팔꿉관절 굽힘 시 30° 간격으로 120°까지 방사입체계측(radiostereometric) 분석기법과 X-레이를 사용하여 연구한 결과 순간적인(instantaneous) 축들의 변화는(orientation) 관상면에서는 2.1°에서 14.3°, 수평면에서는 1.6°에서 9.8°의 굽힘 각도 내에서 변화되었다. 그러나 수평면에서 평균(mean) 축의 기울기는 위팔뼈 도르래와 위팔뼈 작은머리의 중심을 경유하는 축과 거의 차이가 없었다(그림 8-13).

Bottlang과 동료들[44]은 내반-외반 느슨함이 굽힘시 0°에서 40° 사이에서 가장 크고 100°가 넘어가면 상당히 줄어들었다는 것을 발견했다. 그러나 Ericson과 동료들[42]처럼 Bottlang과 동료들[44]은 모든 순간적 회전 축들은(instantaneous rotation axes) 위팔뼈 도르래의 안쪽 관절면 근처에서 교차한다는 것을 발견했다.

■ 위팔뼈와 아래팔의 긴축 (Long Axes of Humerus and Forearm)

해부학적인 자세로 팔이 위치했을 때 위팔뼈의 긴축과 아래팔의 긴축은 팔꿉관절 안쪽으로 예각을 형성한다. 관상면에서의 각도는 위팔자관절의 관절면의 윤곽의 차이에 의해서 생긴다. 도르래의 안쪽면은 가쪽면보다 먼쪽으로 더 뻗어나가고 도르래 패임(trochlear notch)의 안쪽면이 더 먼쪽으로 이동해서 결과적으로 위팔뼈에서 자뼈가 가쪽으로 편위(deviation)되는 결과를 초래한다. 이런 정상적인 외반각을 **운반각**(Carring angle) 혹은 **내반 팔꿈**(cubitus valgus)이라고 한다(그림 8-14A). 팔꿉관절을 완전히 펼 때 운반각의 평균 각도는 약 15°이다(그림 8-14B). 평균 각도를 넘어서 운반각이 증가하는 것은 특히 한쪽방향(unilateral)으로 일어난다면 비정상적인 것으로 간주한다. 팔꿉관절의 내반각은 **외반팔꿉**(cubitus varus)이라 하고 일반적으로 비정상으로 간주한다(그림 8-14C).

정상적으로 운반각은 아래팔을 엎침(pronation)하고 팔꿉관절을 완전 폈을 때와 팔꿉관절 완전 굽힘에서 위팔뼈에 대해 아래팔이 굽힘되었을 때는 사라진다. 위팔뼈 도르래 고랑(trochlear groove)의 형태가 굽힘과 폄 동안 아래팔의 움직임을 결정한다. 위팔뼈 도르래 고랑의 가장 일반적인 형태에서, 자뼈는 폄으로부터 굽힘시 점차적으로 안쪽으로 유도하여 완전 굽힘시 아래팔은 위팔과 같은 평면상에 놓이게 된다(그림 8-15A). 폄 때에는 아래팔이 완전히 펴져 위팔뼈 축으로부터 약간 가쪽에 이를 때까지 가쪽으로 움직인다. 고랑의 방향에 의한 변화는 아래팔이 움직이는 선을 변화시키고, 팔꿉관절을 수동으로 완전히 굽혔을 때 아래팔은 안쪽(그림 8-15B[9,40] 혹은 가쪽[9]으로 가게 된다(그림 8-15C).

가동범위(Range of Motion)

팔꿉관절에서 이용할 수 있는 운동의 양을 결정하는 여러개의 요소가 있다. 이 요소들은 운동의 형태(능동, 수동), 아래팔의 위치(엎침, 뒤침), 어깨관절의 위치가 포함된다. 팔꿉관절에서 능동 굽힘범위는 수동 운동범위보다 조금 작다. 왜냐하면 그것은 위팔뼈 앞쪽에서 수축하는 굽힘근들의 부피가 둘 사이의 접근을 방해하기 때문이다. 아래팔을 뒤침한 상태에서 팔꿉관절 능동 굽힘범위는 약 135°-145°이고, 수동 굽힘범위는 150°-160°이다.[9] 아래팔의 위치도 굽힘 가동범위에 영향을 미친다. 아래팔이

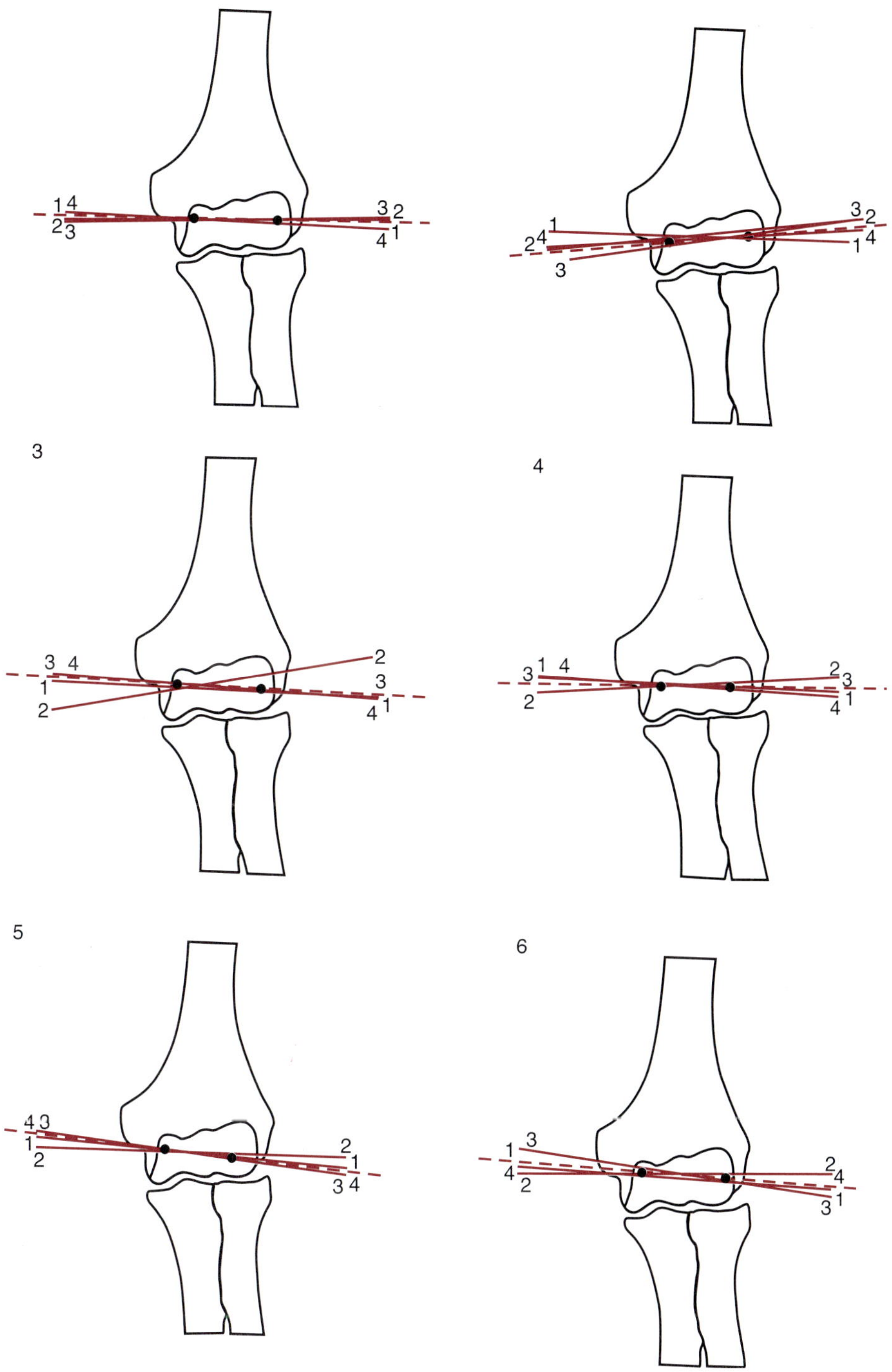

▲ 그림 8-13 ■ 굽힘과 폄동안 순간적인 축의 변위.(출처: Ericson A, Arndt A, Stark A, et al.: Variation in the position and orientation of the elbow flexion axis. J Bone Joint Surg Br 85:539, 2003.)

엎침 혹은 엎침과 뒤침의 중간 위치에 있을 때 가동범위는 아래팔이 뒤침되었을 때 보다 조금 작다. 어깨관절 위치도 팔꿉관절에서 이용할 수 있는 가동범위에 영향을 준다. 위팔두갈래근(biceps brachii)과 위팔세갈래근(triceps brachii) 같이 2관절 근육은 어깨관절과 팔꿉관절을 지나기 때문에 양쪽 관절에서 완전한 가동범위로 움직일 때 능동 또는 수동 불충분 상태가 될 수 있다.

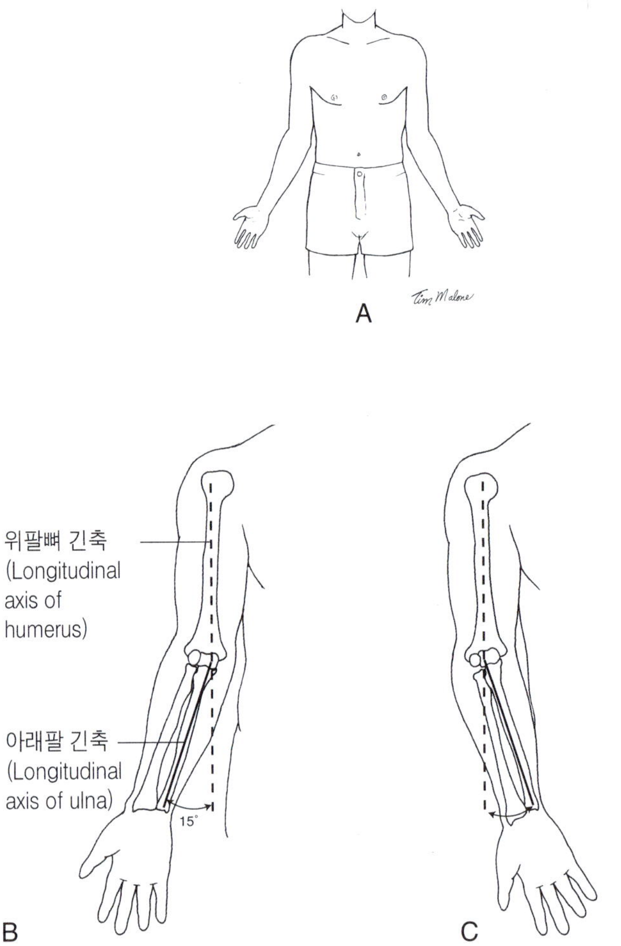

▲ **그림 8-14** ■ 팔꿉관절 운반각. A. 팔꿉관절이 해부학적 자세에서 완전펼 때 아래팔은 위팔뼈보다 약간 가쪽에 놓여 있다.
B. 위팔뼈의 긴축과 아래팔의 긴축은 운반각을 형성한다.
C. 내반 팔꿉.

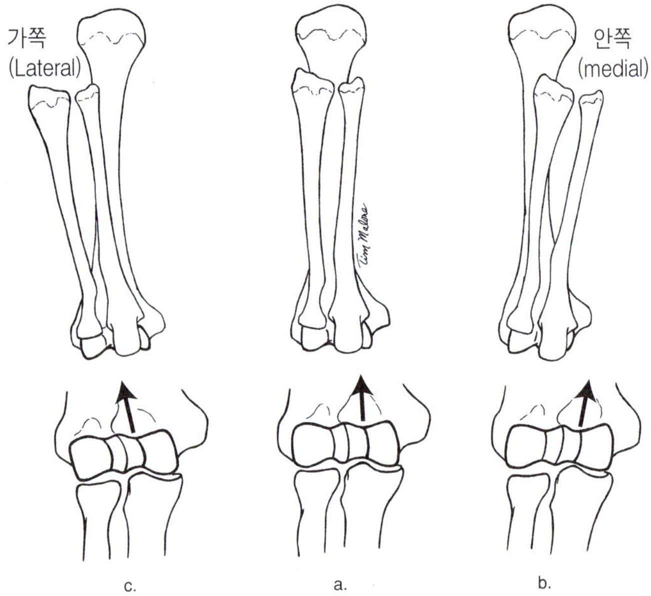

▲ **그림 8-15** ■ 수동 굽힘 시 아래팔의 위치. A. 위팔뼈 도르래 고랑의 가장 일반적인 모양으로 폄에서 굽힘시 자뼈를 점차적 으로 안쪽으로 유도하여 완전 굽힘시 아래팔이 위팔뼈와 같은 면에 놓이게 된다. B. 수동 굽힘 시 아래팔이 위팔뼈에 대해 약간 안쪽에 놓인다. C. 위팔뼈 도르래 고랑의 가장 드문 모양으로 아래팔이 약간 가쪽으로 놓인다.

기본 개념 8-3 : *팔꿉관절 가동범위에 영향을 미치는 2 관절근육(Two-Joint Muscle Effects on Elbow ROM)*

위팔세갈래근(triceps brachii)에서의 수동적인 긴장(tension)은 어깨관절이 동시에 완전 굽힘으로 움직일 때 팔꿉관절의 굽힘을 제한한다(그림 8-16). 수동적인 어깨관절의 과신장에 의한 위팔두갈래근(biceps brachii)의 긴갈래에서 생성되는 수동적인 긴장은 완전한 팔꿉관절의 펴는 것을 제한한다. 위팔두갈래근의 긴갈래에 의한 토크(torque)는 완전히 능동적인 어깨관절, 팔꿉관절 기능에서 근육이 2관절에서 모두 짧아졌을 때 감소한다(그림 8-16B). 동시에 능동적인 어깨관절의 과도한 펴짐과 완전한 팔꿉관절의 펴짐이 일어날 때, 위팔두갈래근 긴갈래의 토크(torque)는 어깨관절과 팔꿉관절 모두에서 근육이 능동적으로 짧아지려고 시도할 때 줄어든다.

관절가동범의를 제한하고 팔꿉관절 안정성을 돕는 다른 요소들은 관절면의 모양, 인대, 관절주머니이다. 팔꿉관절은 폄과 굽힘의 끝에서 고유의 관절 안정성을 가지고 있다.[20,24] 팔꿉관절의 완전 폄은 위팔자관절에서 **잠김위치**(closed-pack)가 된다. 이 위치는 팔꿈치머리가 팔꿈치오목(olecranon fossa)에 들어가 서로 부딪치게 되어 폄의 범위가 제한되며, 관절구조의 모양이 외반과 내반 안정성을 제공하는데 도움을 준다. 뼈의 구성요소와 안쪽곁인대(medial collateral ligament), 관절주머니의 앞부분은 팔꿉관절이 완전펼 때 외반 스트레스에 저항하는데 동일하게 기여한다. 뼈의 구성요소들이 완전펼 때 내반 스트레스에 저항하는 1/2을 담당하고 가쪽곁인대와 관절주머니는 나머지 반을 담당한다.[24] 폄 위치에서 관절 당김(distraction)에 대한 저항은 연부조직 구조에 의해 이루어진다. 관절주머니의 앞부분은 위팔뼈 아래쪽이 팔꿈치오목(olecranon fossa)에서 앞쪽으로 이동되는 것을 주로 방지하고, 안쪽곁인대와 가쪽곁인대는 약간의 기여만 한다.[20,24]

갈고리돌기가 갈고리오목에 그리고 노뼈머리의 테두리(rim)가 노뼈오목에 접근함으로 과도한 굽힘을 제한한다. 90° 굽힘 시 안쪽곁인대의 앞부분은 당김과 외반(valgus) 스트레스에 일차적으로 저항한다. 안쪽곁인대의 팜부분이 과도한 늘어남으로 인해 느슨해진다면, 팔꿉

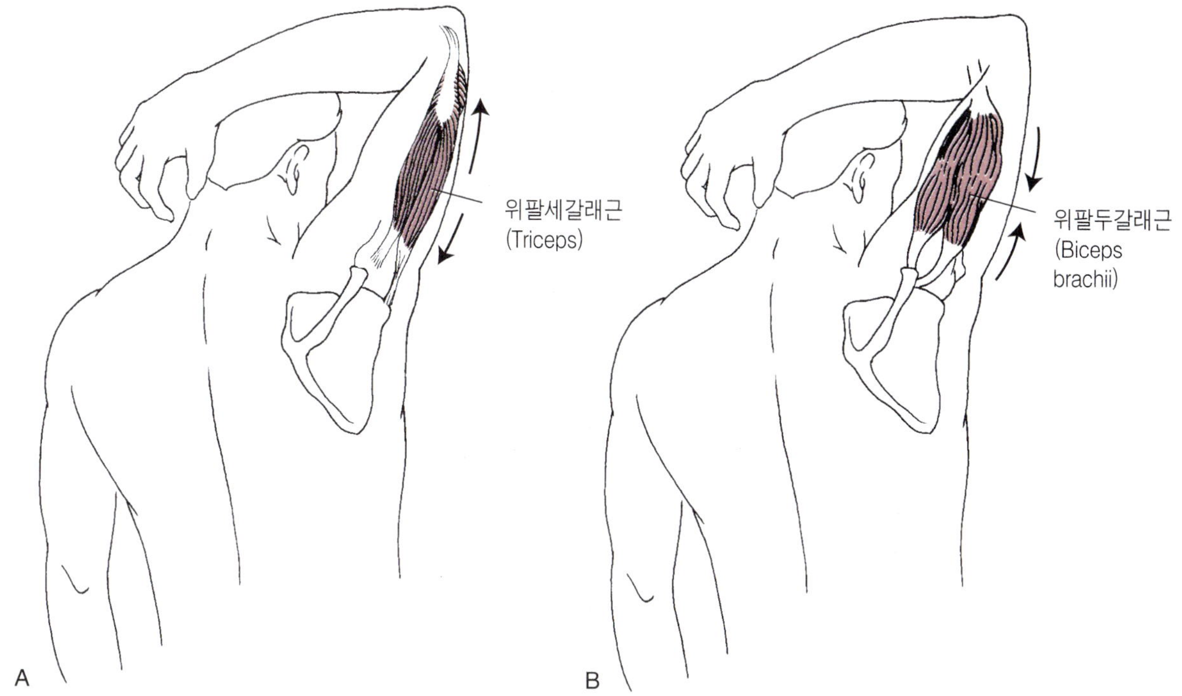

▲ **그림 8-16** ■ A. 위팔세갈래근 긴갈래의 수동장력은 팔꿉관절 굽힘을 제한한다. B. 위팔두갈래근 긴갈래의 수동장력은 팔꿉관절 폄을 제한한다.

관절을 굽혔을 때 안쪽불안정이 발생될 것이다. 또한 운반각도 증가하게 될 것이다. 팔꿉관절 굽힘 90°일 때 내반 스트레스에 대한 대부분의 저항은 관절의 뼈의 구조에 의한 것이고, 가쪽곁인대와 관절주머니에 의한 것은 매우 작다. 관절주머니의 앞부분은 내반(varus)/외반(valgus) 안정성에 약간 기여하고, 팔꿉관절 굽힘시 당김에 대해 약간 저항한다.[20,24] 팔꿉관절, 손목관절 그리고 손에 있는 굽힘근과 폄근의 공동수축(co-cntraction)은 팔로서 체중을 지탱하는 활동에서처럼 손가락과 손목관절이 강한 운동을 하는 동안 팔꿉관절에 안정성을 제공하는데 도움이 된다. 팔꿉관절은 무엇을 꽉 쥐거나 고정된 물체를 자기 쪽으로 당기는 활동에서 손목관절과 손에 작용하고, 팔꿉관절을 지나는 근육의 수축에 의해 압박된다.[45]

부종(swelling)과 통증 또한 팔꿉관절의 움직임을 제한한다. McGuigan과 Bookout은 관절가동범위에서 관절내(intra-articular) 액의 영향을 탐구하였다. 그들은 액체를 주입했을 때 1 millimeter 당 2.1°씩 굽힘의 각도가 줄어드는 것을 발견하였다.

사례 적용 8-4 : **부착부위 염증과 부종**

우리가 처음 제임스를 만났을 때 그는 팔꿉관절을 상당히 굽힌 상태를 유지했다. 인대와 힘줄의 부착부위(Enthesis)의 염증은 부종(swelling)과 동반되어 나타나며 팔꿉관절에서 통증을 느끼는 원인이 된다. 관절 내에 액체가 과도하게 많아지면, 관절주머니는 늘어나고 통증이 발생한다. 통증을 줄이기 위해서 환자는 관절주머니가 최소로 스트레칭되는 자세를 취할 것이다. 대략 팔꿉관절을 80° 굽히는 자세가 관절주머니에 최소한의 긴장을 주는 것으로 고려되고 있다.[47] 그러므로 관절내(interarticular) 부종이 있는 환자는 이 자세에서 상대적인 편안함을 느낀다.

근육작용(Muscle Action)

기본 개념 8-4: ***팔꿉관절 근 활동에 영향을 미치는 요소 요약***

팔꿉관절 근육은 다음과 같은 여러 가지 요소에 의해서 움직임에 영향을 받는다:

- 근육이 지나는 관절 수(1관절 또는 2관절)
- 생리적 가로면적
- 관절과 관계된 위치
- 팔꿉관절과 인접한 관절의 자세

■ 아래팔의 자세
■ 적용 힘의 크기
■ 근작용 형태(구심성, 원심성, 등척성, 등속성)
■ 움직임의 속도(느리게 또는 빠르게)
■ 다른관절 위치에서 모멘트 팔
■ 근섬유 형태

근육 활동에 대한 상당한 분량의 정보는 근전도(EMG)를 통해 연구된다. 이런 기술은 운동단위(motor units)의 활성화(firing)에 의해 생성되는 전기적인 활성도를 알아보는데 이용된다. 근전도(EMG)를 사용하면서 특정한 근육 수축이 일어나는 동안 어느 특정한 근육에서 운동단위의 상대적인 활성화가 일어나는 지를 결정하는 것이 가능해졌다. 게다가 주동근과 길항근의 근육활동패턴뿐만 아니라, 다른 과제들을 수행하는 동안 길항근과 주동근의 협력적인 활동을 확인할 수 있다.

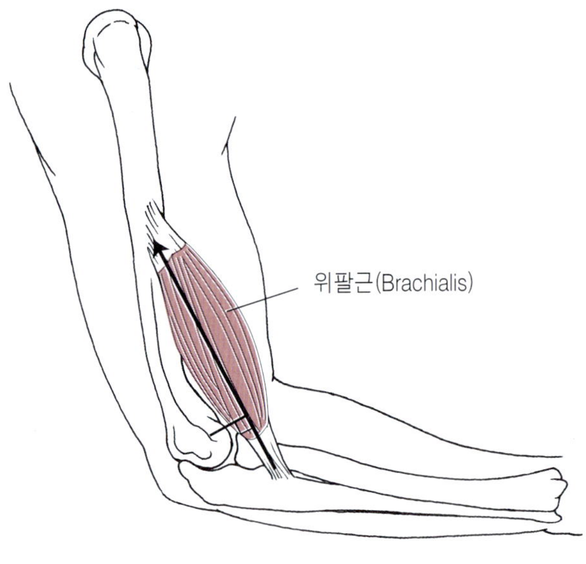

▲ **그림 8-17** ■ 팔꿉관절 100° 에서 위팔두갈래근의 모멘트 팔.

■ 굽힘근(Flexors)

팔꿉관절굽힘근(Elbow Flexors)

위팔근(brachialis)은 관절축 가까이 닿으므로 운동성을 위한 근육(mobility muscle)이라 생각된다. 위팔근은 큰 힘을 낼 수 있는 잠재력(큰 생리적 단면적)을 가지고 있고 큰 일을 할 수 있는 능력(부피)을 가지고 있다.[1] 위팔근 모멘트 팔(MA)은 팔꿉관절 100° 굽힘보다 조금 더 굽힘했을 때 최대이며[48] 따라서 팔꿉관절은 이 위치일 때 생산되는 토크가 최대이다(그림 8-17). 위팔근은 자뼈에 닿기 때문에 노뼈 회전에 의해 일어나는 아래팔의 위치변화에 대해서는 아무 영향을 받지 않는다. 1관절 근육으로 어깨관절 위치에도 영향을 받지 않는다. 근전도(EMG) 연구들에 따르면 위팔근은 아래팔의 모든 자세에서 저항이 있든 없든 팔꿉관절의 굽힘에 작용한다. 또한 운동이 빠르거나 느린 운동 시 모든 근수축 형태(등척성, 구심성, 원심성)에서도 작용을 한다. 위팔근이 모든 상황에서 작용한다는 사실은 중추신경계(CNS)가 등척성 활동을 할 때 2관절 근육보다 주로 1관절 근육들을 사용하는 사실과 관련이 있다.[50]

위팔두갈래근(biceps brachii)도 관절축 가까이에 닿기(insertion) 때문에 관절 운동성을 위한 근육으로 생각된다. 위팔두갈래근의 긴갈래는 굽힘근 중에서 가장 큰 부피를 가지고 있지만, 상대적으로 적은 생리적 단면적을 가지고 있다. 위팔두갈래근의 모멘트팔(MA)은 팔꿉관절 굽힘 80°와 100° 사이에서 최대가 되고, 최대의 토크는 이 범위에서 생산된다(그림 8-18A). 위팔두갈래근의 모멘트 팔은 팔꿉관절이 완전히 폈을 때는 조금 작고, 대부분의 근력은 관절을 압박하는 직선(관절압박)힘이다(그림 8-18B). 따라서 팔꿉관절이 완전히 폈을 때, 위팔두갈래근은 팔꿉관절이 90° 굽힘되었을 때 보다 팔꿉관절 굽힘근으로서 덜 효율적이다. 팔꿉관절 굽힘이 100°를 넘었을 때 근력의 직선성분은 팔꿉관절에서 멀어지는 방향으로 힘이 작용하고, 따라서 당김 힘으로 작용 혹은 탈구시키는 힘으로 작용한다.

어깨관절과 팔꿉관절을 지나는 위팔두갈래근의 2개의 머리는 어깨관절 위치에 영향을 받는다. 팔꿉관절 완전 굽힘이 어깨관절 완전 굽힘과 동시에 시도할 때, 특히 아래팔이 뒤침 되었을 때 능동불충분 상태가 된다. 또한 위팔두갈래근의 활동은 구심성, 등척성 수축(concentric and isometric contractions) 하는 동안 팔꿉관절의 각도에 의해서도 상당히 영향을 받는다. 그러나 등척성 혹은 등속성 수축을 하는 동안 영향을 받지 않는다. 굽힘근과 폄근의 근전도(EMG) 연구에서 위팔두갈래근은 뒤침 토크를 위해서 활성화된다.[52] Naito와 동료들의 실험에 참가한 대상자들을 느리고 빠르게 뒤침, 엎침의 동작을 번갈아서 수행하는 동안 팔꿉관절을 굽힘시킨 상태로 유지하도록 하였다. 근전도(EMG)의 활성화는 느리게 뒤침하

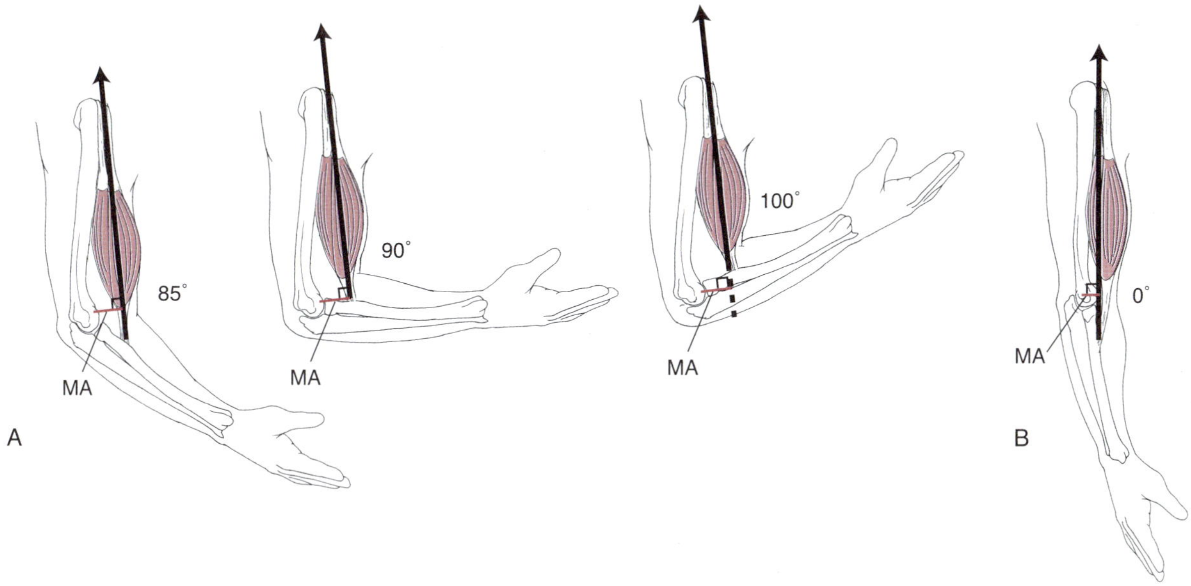

▲ **그림 8-18** ■ A. 팔꿉관절 굽힘 80°-100°에서 위팔두갈래근의 모멘트 팔. B. 완전폄 때 위팔두갈래근의 모멘트 팔.

는 동안에 위팔두갈래근에서 증가하였고 엎침하는 동안에는 감소하였다.[53]

위팔두갈래근(biceps brachii)은 아래팔을 뒤침하고 저항 없는 팔꿉관절 굽힘 동안 활성화 되고, 구심성과 원심성 수축에서 엎침과 뒤침 중간 위치에 있을 때 작용하지만 아래팔이 엎침 되었을 때는 작용하지 않는 경향이 있다. 그러나 저항의 크기가 팔 무게 이상으로 증가했을 때 아래팔의 모든 위치에서 작용한다.[51]

위팔노근은 팔꿉관절 축으로부터 멀리 떨어져서 닿(insertion)고, 근 수축 동인 근력의 대부분이 관절면을 압박하는 쪽으로 작용하기 때문에 안정성 근육이다. 위팔노근은 상대적으로 작은 생리적 단면적(PCSA, 1.2cm)을 가지고 있다. 그러나 다른 팔꿉관절 굽힘근에 비해 상대적으로 더 큰 모멘트 팔을 가졌다. 위팔노근의 최대 모멘트 팔은 팔꿉관절 굽힘 100°-120° 사이에서 발생한다. 위팔노근은 어깨관절을 지나지 않기 때문에 어깨관절의 영향을 받지는 않는다. 팔꿉관절의 위치는 수의적으로 최대 원심성 수축(eccentric contraction)을 할 때, 위팔노근의 활동에 영향을 준다. 팔꿉관절의 각도는 수의적인 구심성, 등척성, 등속성 최대 수축에 영향을 주지 않는다.[51]

위팔노근은 아래팔을 뒤침하여 천천히 원심성으로 굽힘 활동할 때 전기적인 활동이 나타나지 않는다. 또한 위팔노근은 느리고 저항이 없는 구심성 팔꿉관절 굽힘에도 전기적 활동성을 보이지 않는다.[54] 움직임의 속도가 증가되었을 때 아래팔이 엎침과 뒤침의 중간 위치에 있고, 부하가 적용된다면 적당한 활동성을 보여준다. 9명의 대상자가 아래팔을 뒤침, 엎침하는 동안 팔꿉관절을 90° 굽힘한 상태를 유지하게 한 후 측정한 근전도 실험에서 위팔노근은 빠르게 교대로 뒤침, 엎침하였을 때 높은 수준의 활성도를 보였다.[53]

원엎침근(pronator teres), 긴손바닥근(palmaris longus), 얕은손가락굽곡근(flexor digitorum superficialis), 노쪽손목굽힘근(flexor carpi radialis), 자쪽손목굽힘근(flexor carpi ulnaris)은 약하지만 팔꿉관절 굽힘근으로 작용한다.[3]

■ 폄근(Extensors)

위팔 세갈래근 전체의 효율성은 아래팔의 위치에 의해 형향을 받지 않지만 팔꿉관절의 위치 변화에 의해서는 영향을 받는데 그 이유는 위팔세갈래근(triceps brachii)이 자뼈에 붙어 있고 노뼈에는 붙어 있지 않기 때문이다. 위팔세갈래근의 긴갈래는 2관절을 통과함으로 긴갈래의 활동은 어깨관절의 위치변화에 영향을 받는다. 어깨관절이 과도하게 펴진 상태에서 팔꿉관절을 완전히 펼때에 긴갈래에서 만들어지는 토크가 감소한다. 이런 경우에 팔꿉관절, 어깨관절 근육이 동시에 짧아진다.

위팔세갈래근의 안쪽갈래와 가쪽갈래는 1관절 근육이기 때문에 어깨관절 위치에 의해 영향을 받지 않는다. 안쪽갈래는 저항이 없는 능동적으로 펼때에 활동적이다.[49] 그러나 3개의 머리 모두는 펼 시 강한 저항이 주어졌을 때 혹은 중력의 도움을 받는 위치에서 빠른 팔꿉관절 펼때 활동적이다. 위팔세갈래근의 최대 등척성 토크는 팔꿉관절이 90° 굽힘된 위치에서 발생한다.[55,56] 그러나 90°에서 발생하는 폄근 천체 토크 양은 어깨관절과 신체 위치에 따라 다양하다. 위팔세갈래근은 팔굽혀펴기(push-up)에서 지면에 신체가 내려갈 때 원심적으로 수축하여 팔꿉관절 굽힘조절에 작용한다(그림 8-19A). 위팔세갈래근은 팔굽혀 펴기와 같은 잠긴운동사슬에서 작용할 때 팔꿉관절 폄에 구심적으로 작용한다(그림 8-19B). 위팔세갈래근은 팔꿉관절 고정이 요구되는 활동 시에 작용하는데 예를 들면, 위팔두갈래근(biceps brachii)이 뒤침근으로 작용할 때 팔꿉관절 굽힘을 예방하는 협동근으로 작용한다. 팔꿉관절의 다른 폄근인 팔꿈치근(anconeus)은 팔꿉관절 폄을 보조하고, 팔꿉관절 뒤침과 엎침을 하는 동안 고정근으로 작용한다.

팔꿉관절 굽힘근과 폄근의 협동작용이 굽힘, 폄, 내반(varus), 외반(valgus)을 포함한 여러 가지 스트레스에 반응하여 등척성 수축 동안 어떻게 작용하는지 조사하여 왔다.[58] 위팔두갈래근(biceps brachii)과 위팔노근 그리고 팔꿈치근과 위팔세갈래근의 안쪽갈래 같은 일부 근육의 쌍들은 모든 스트레스에 대해 비슷한 방법으로 활성화 되었다. 그러나 팔꿉관절 복합체에서 다른 근육들의 협동적 양상은 복잡하고 스트레스의 방향, 관절각도, 근수축의 형태에 따라 다양하다. 예를 들면, 위팔두갈래근(biceps brachii)의 긴갈래는 단지 0°-45° 굽힘 범위에서 등척성 수축시 협동적으로 작용한다. 부하가 걸리지 않은 상태에서 팔꿉관절 90° 굽힘 상태를 유지하고 아래팔을 엎침, 뒤침 하는 동안 팔꿉관절 굽힘근 사이에서의 교대적인(reciprocal) 작용이 위팔두갈래근(biceps brachii)이 팔꿉관절을 더 이상 굽힘 하지 않고 뒤침을 할 수 있도록 작용한다.[53]

협동이 다양한 스트레스와 방향에 영향을 받는다는 사실에 추가해서 협동작용 역시 사용하고 있는 근수축 형태(등척성, 구심성, 원심성)에 영향을 받는 것 같이 보인다.[53] Nacazawa와 동료들은 근전도를 사용하여 위팔두갈래근(biceps brachii)과 위팔노근 활성 양상이 부하에 대해서 팔꿉관절 굽힘시 근육의 수축형태에 따라 다양하다는 것을 발견하였다.[54] 팔꿉관절 근육과, 팔꿉관절과 손목관절 기능과 관계된 근육들의 협동적 작용은 아직도 조사중이다. Dounskaia와 동료들은 팔자전거 근전도 연구에서 팔꿉관절-손목관절 협응을 위한 조절의 계층적 조직이 이러한 활동에서 작동한다고 주장하였다. 팔꿉관절 근육은 전체적인 일련의 움직임을 책임져야 하고, 손목관절 근육은 완전한 과제를 달성하는데 필요한 움직임을 교정

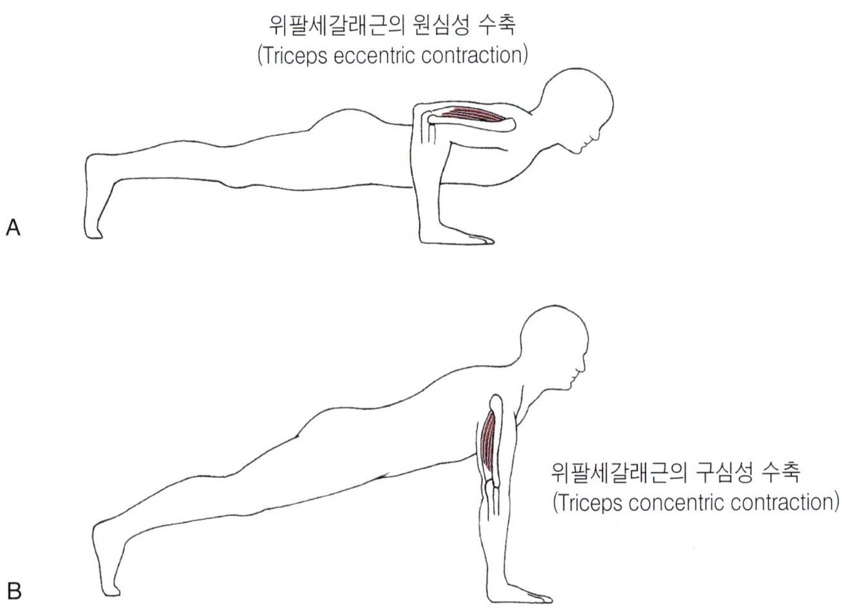

◀ **그림 8-19** ■ 팔굽혀펴기에서 위팔세갈래근의 작용. A. 위팔세갈래근은 팔굽혀펴기 내리는 동작에서 팔꿉관절 굽힘을 조절하기 위해 원심적으로 역작용을 한다. B. 위팔세갈래근은 팔굽혀 펴기 들어올리는 동작 시 팔꿉관절 펴는 것을 위해 구심적으로 역작용한다.

할 책임이 있다.[59] Zhang과 Nuber[50]는 수의적인 등척성 폄 때에 1관절만 지나는 위팔세갈래근의 안쪽갈래와 가쪽갈래가 전체적인 폄 모멘트(moment)의 70-90%를 만드는 것을 발견했다. 팔꿈치근(anconeus)은 폄 모멘트의 약 15% 기여했다. 반대로 2관절의 위팔세갈래근의 긴갈래는 훨신 덜 기여했다. 저자는 이것이 중추신경계가 임무를 완벽히 수행하기 위해 선택적으로 2관절 근육보다는 1관절 근육을 동원하는 것으로 결론을 내렸다. 다른 연구에서 Prodoehl과 동료들[60]은 근육활동의 양상이 임무를 수행하는데 필요한 힘과 이용 가능한 근육의 힘에 따라 변화했다는 것을 증명하였다.

기본 개념 8-5 : *근활동 양상 요약*

근활동 양상의 요소

1. 지나가는 관절의 수
2. 근육활동 형태(구심성, 원심성, 등척성, 등속성)
3. 움직임의 속도
4. 저항
5. 과제의 요구도
6. 스트레스의 방향
7. 다른 근육의 작용

구조 : 몸쪽 · 먼쪽 노자관절 (Structure: Superior and Inferior Articulation)

몸쪽노자관절(Superior Radioulnar Joint)

몸쪽노자관절의 관절면들은 자뼈의 **노뼈패임**(radial notch), **고리인대**(annular ligament), 위팔뼈의 위팔뼈 작은머리(capitulum), 노뼈머리가 포함된다. 노뼈패임은 자뼈의 위팔뼈 도르래패임 바로 아래 몸쪽 자뼈의 가쪽에 위치한다(그림 8-20A). 노뼈패임면은 오목하고 관절연골로 덮여있다. 고리인대라고 부르는 원형인대는 노뼈패임의 앞, 뒤 가장자리에 부착된다. 이 인대는 관절연골과 연결되어 노뼈패임의 연골내벽(cartilage lining)과 연속된다. 고리인대은 노뼈머리 가장자리를 감싸고 있으며, 관절연골을 덮고 있다(그림 8-20B). 기계적수용기는 인대를 통해 골고루 분포되어있다.[18] 위팔뼈 작은머리와 몸쪽 노뼈머리 면은 실제 팔꿉관절 일부이고, 이미 팔꿉관절에서 설명하였다.

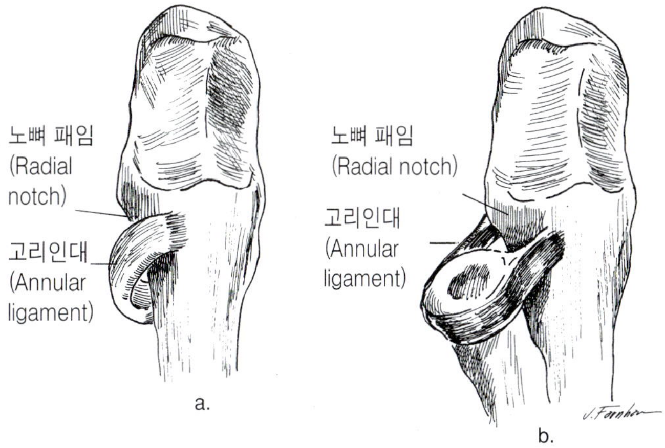

▲ **그림 8-20** ■ 고리인대. A. 고리인대의 부착점. B. 노뼈머리는 인대가 노뼈머리를 부분적으로 감싸고 있는 것을 보여주기 위해 정상 위치로부터 노뼈패임까지 멀리 당겨져 있다.

먼쪽노자관절(Inferior Radioulnar Joint)

먼쪽노자관절의 관절면에는 노뼈의 **자뼈패임**(ulnar notch), **관절디스크**, **자뼈머리**(head of ulnar)가 포함된다(그림 8-21). 노뼈의 자뼈패임은 뼈사이 가장자리(interosseous border)를 따라 노뼈 먼쪽 끝에 위치하고 있다. 노뼈의 자뼈패임 반경은 자뼈머리보다 4-7 mm 크다. 관절 디스크는 모양이 삼각형이라서 **삼각형 섬유연골**(triangular fibrocartilage)이라 부르기도 하고, 광범위한 섬유성 결합으로 인해 **삼각형 섬유연골 복합체**(triangular fibrocartilage complex)의 부분으로 명명하기도 한다.

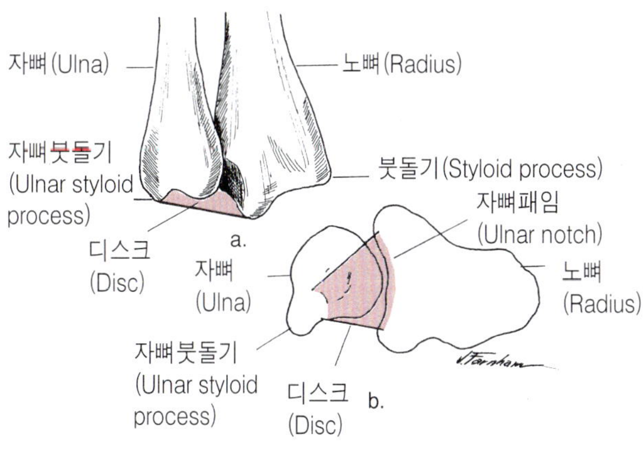

▲ **그림 8-21** ■ 왼쪽 아래팔의 먼쪽노자관절. A. 먼쪽노자관절의 앞쪽은 뒤침된 왼쪽 아래팔의 정상위치 디스크를 보여준다. B. 디스크의 아래쪽면은 디스크가 먼쪽 자뼈의 아래쪽면을 어떻게 덮고 있고, 손목관절면으로부터 어떻게 분리시키는지를 보여 준다.

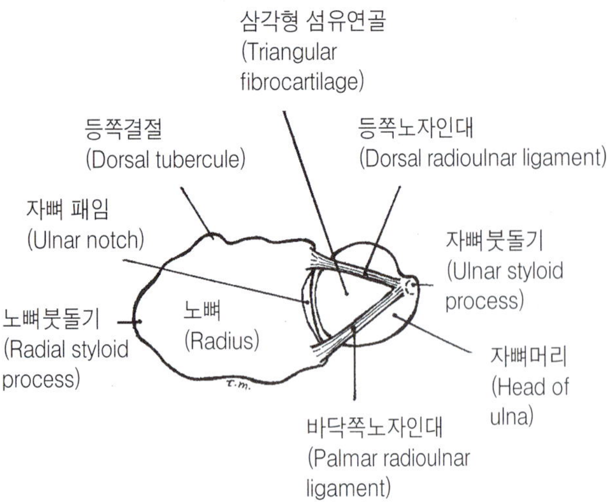

▲ **그림 8-22** ■ 이 그림은 왼쪽 노뼈와 자뼈 아래쪽면을 포함할 뿐만 아니라 먼쪽노자관절의 관절 디스크와 관절면을 보여준다. 디스크의 양쪽 가쪽노자인대도 함께 보여 준다.

디스크의 안쪽은 미세한 인대띠들이 자뼈와 관절주머니를 디스크에 결합시키는 것을 포함하는 혈관성 결합조직의 쐐기 모양에 끼워 넣도록 선반 같은 모양을 닮은 것으로 디스크를 묘사해 왔다. 관절 디스크의 기저부는 노뼈의 자뼈패임 아래쪽 가장자리에 부착한다. 관절디스크의 첨부(apex)는 2개의 부착점을 가진다. 하나는 자뼈머리 위 오목에 부착하고, 다른 하나는 자뼈의 붓돌기(styloid process) 기저부에 부착된다.[62,63] 안쪽으로 관절디스크는 붓돌기 가쪽에서 이는(origin) 가쪽곁인대와 연속된다.[63] 관절디스크의 가장자리는 두껍고,[63,64] 손등과 손바닥 노자관절주머니인대(capsular radioulnar lig)가 통합된 부분이거나 이것에 의해 형성된다(그림 8-22). 인대들은 노뼈에 단단하게 부착되어 있다: 자뼈 부착점은 때론 느슨하게 부착되어 있다. 등쪽과 바닥쪽 가장자리와 디스크 첨부의 두께는 대략 3-6 mm이다. 반대로 중앙부위는 얇아서 종종 투명해 보인다.[63] 또한 중앙지역은 구멍이 나있고, 구멍의 수도 30대에서는 7%에서 60대에서는 53.1%로 나이에 따라 증가한다.[63] Chidgey와 동료들은 12명의 사체 손목 연구에서 관절디스크가 고콜라겐이 듬성듬성하게 놓여 있지만, 탄력섬유들은 골고루 분포되었다는 것을 발견하였다. 그들은 관절디스크 주변부위는 15-20%가 무혈성(avascular)인 것에 비해 중앙부위는 80%가 무혈성이었다는 것을 발견하였다.[65] 노자인대는 혈관이 잘 발달되어있다. Ohmori와 Azuma는 관절디스크의 자뼈쪽 특히 주변부위에서 자유신경말단을 발견하였다. 그들은 디스크에서 이러한 현상은 손목 통증의 원인이 될 것이라고 제안하였다.[66]

관절디스크는 2개의 관절면 즉, 몸쪽,먼쪽 관절면을 가진다. 디스크 몸쪽관절면은 먼쪽노자관절에서 자뼈머리와 관절하고 먼쪽관절면은 손목관절(radiocarpal joint) 부분인 손목뼈와 관절한다.[3] 관절디스크 양쪽 몸쪽,먼쪽 관절면은 오목하다. 관절디스크 위쪽면은 자뼈머리의 오목한 모양을 더 깊게 수용하도록 한다. 아래쪽면은 손목뼈를 수용하도록 적응되어 있다. 양쪽 자뼈와 손목뼈, 디스크면 주변 부위는 각각의 관절주머니에서 오는 활막에 덮여있다.[63]

자뼈머리는 볼록하고 디스크 아래 관절연골로 덮여있다. 자뼈머리는 2개의 관절면 즉, 극(pole)과 자리(seat)로 각각 노뼈의 자뼈패임과 관절디스크와 관절한다. 볼록한 극은 U자형이고 디스크와 마주한다. 오목한 자리는 노뼈의 자뼈패임과 마주한다.[62]

노자관절(Radioulnar Articulation))

몸쪽노자관절과 먼쪽노자관절은 역학적으로 연결되어 있다: 그러므로 한 관절에서 운동이 발생되면 항상 다른 관절에서도 운동이 일어난다. 먼쪽 노자관절은 손목관절과 기능적으로 연결되어 있어서 부하가 손으로부터 노뼈와 자뼈로 전달될 때 먼쪽 노자관절을 통과하게 된다.[68]

아래팔의 엎침은 몸쪽노자관절에서 노뼈가 자뼈위로 가로질러서 움직여 일어난다. 엎침과 뒤침을 하는 동안 노뼈머리 가장자리는 노뼈패임과 고리인대에 의해 형성된 뼈성인대(osteoligamentous enclosure)안에서 회전한다. 동시에 노뼈머리의 관절면은 위팔뼈의 작은머리(capitulum) 위에서 회전한다. 먼쪽노자관절에서 노뼈의 자뼈패임 오목면이 자뼈머리 주위를 미끄러지고, 디스크는 첨부와 자뼈머리 아래 주위를 덮고 있는 부위가 꼬임으로 노뼈를 따라 움직인다. 관절면 접촉은 아래팔이 엎침과 뒤침 사이인 중립위치(neutral position)에서 적절하다. 최대 엎침과 뒤침에서 관절면은 최소로 접촉하고 있다.[69] 완전 뒤침에서 자뼈머리 자리는 자뼈패임 바닥쪽(palmar aspect)에 놓여 있고, 완전 엎침 시에는 자뼈패임 등쪽 입술(dorsal lip)에 대항하여 놓여있다(그림 8-23).[62,70]

인대(Ligaments)

몸쪽노자 관절과 관련된 3개의 인대들은 **고리인대**(annular ligament), 사각인대(quadrate)와 경사인대(oblique cord)이다(그림 8-24). 고리인대는 노뼈머리를 감싸고 있으며 4/5 원형이며 강한 밴드이다(그림 8-20). 인대의 안쪽면은 관절면 역할을 하며 연골로 덮여 있다. 고리인대의 몸쪽면은 관절주머니와 섬유가 섞여 있고, 가쪽면은 가쪽곁인대의 섬유에 의해 강화되어 있다. 사각인대는 자뼈의 노뼈패임 아래쪽 가장자리로부터 이어서 노뼈목에 닿는다. **사각인대**는 관절주머니의 아래쪽을 강화하고 노뼈머리가 노뼈패임에 접합 유지를 돕는다. 또한 사각인대는 엎침과 뒤침시 노뼈머리의 회전을 제한한다. **경사인대**는 자뼈의 노뼈패임 아래쪽으로부터 노뼈의 위팔두갈래근힘줄 결절(bicipital tuberosity) 바로 아래까지 부착되는 편평한 근막띠(flat fascial band)이다. 경사인대 섬유들은 뼈사이막(interosseous membrane) 섬유들과 90°를 이루고 있다.[3] 경사인대의 기능적 중요성은 명확하지 않으나 노뼈와 자뼈 분리방지를 보조한다.

등쪽(dorsal)과 바닥쪽(palmar) 노자인대와 뼈사이막은 몸쪽 · 먼쪽 관절을 지지해주고 먼쪽노자관절을 강화한다.[69] 손등과 손바닥인대는 노뼈의 자뼈패임을 등쪽과 손바닥쪽 부위에서 잇는 세로로 길게(longitudinal) 배열해 있는 콜라겐 섬유다발에 의해 형성된다. 2개의 인대는 관절디스크 가장자리를 따라 자뼈오목과 자뼈붓돌기(styloid process) 기저부로 연장된다(그림 8-23).[62] 바닥쪽 노자인대는 등쪽 노자인대보다 최소 2 mm 이상 길다. Linscheid에 따르면 등쪽인대 평균 길이는 18 mm이고 바닥쪽인대는 평균 22 mm이다.[62]

뼈사이막(interosseous membrane)은 노뼈와 자뼈 사이에 위치하며 3개의 구성요소로 된 복합구조이다: 중앙띠(central band), 얇은 막부분(thin membranous portion), 먼쪽 경사인대(그림 8-5). **중앙띠**는 강하고, 두꺼운 인대,[72,73] 혹은 힘줄 같은 구조[74]로 묘사된다. 이 섬유들은 노뼈와 자뼈를 따라서 경사지게(obliquely) 내려오는 섬유다발(bundles)로 구성된다. 중앙띠는 매우 높은 콜라겐 성분을 포함한다. 중앙띠는 탄력섬유(elastin)로 둘러 쌓인 구조로 배열되어 매우 높은 콜라겐 성분을 포함한다.[75] 콜라겐 성분은 먼쪽부위 다발보다 몸쪽부위에서 더 풍부하다. 중앙띠의 신장력(tensile strength)이 무릎힘줄(patellar tendon) 신장력과 비교되어졌을 때, 연구가들[73]은 중앙띠의 최대 신장력은 무릎힘줄 신장력의 85%에 해당한다는 것을 알았다. 중앙띠와는 대조적으로 **막부분**(membranous portion)은 중앙띠의 먼쪽부위와 몸쪽부위에 인접하여 위치하는 부드럽고 얇은 구조로 묘사된다. **등쪽경사띠**(dorsal oblique cord)는 뼈사이막

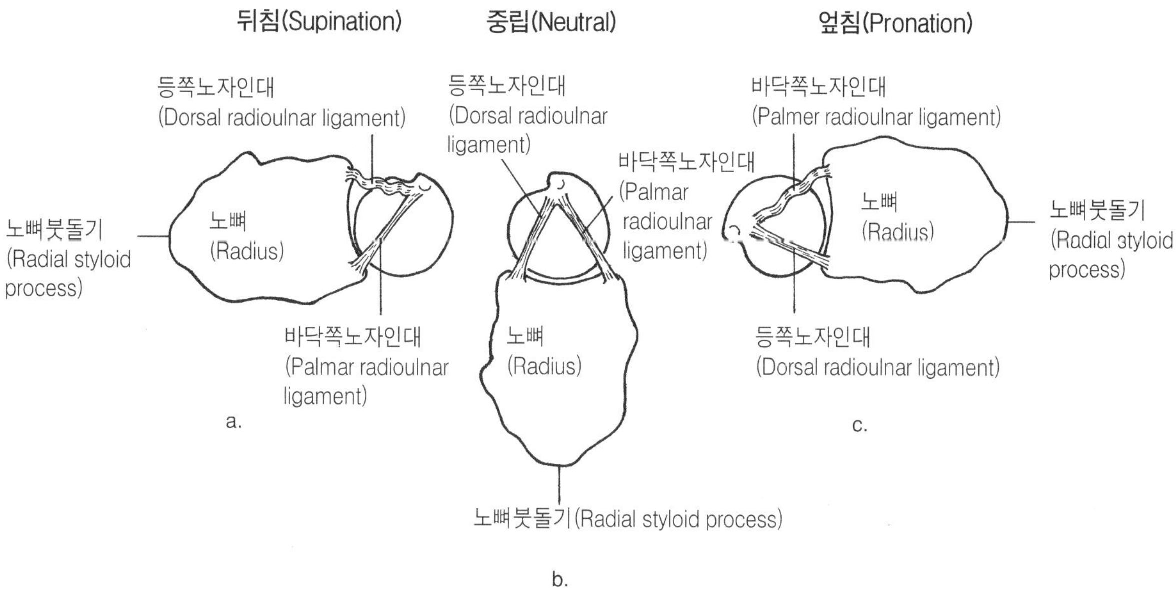

▲ **그림 8-23** ■ 먼쪽노자관절에서 관절면과 등쪽, 바닥쪽인대. A. 자뼈머리는 완전 뒤침 시 자뼈패임의 바닥쪽과 접촉하는 것을 볼 수 있다. 바닥쪽 노자인대는 팽팽해지고 손등노자인대는 느슨해진다. B. 중립위치에서 자뼈머리 관절면은 노뼈관절면과 최대로 접촉하고 있다. C. 엎침 시 자뼈머리는 자뼈패임의 등쪽입술에만 접촉하고 있다. 등쪽 노자인대는 팽팽해지고 바닥쪽 인대는 느슨해진다.

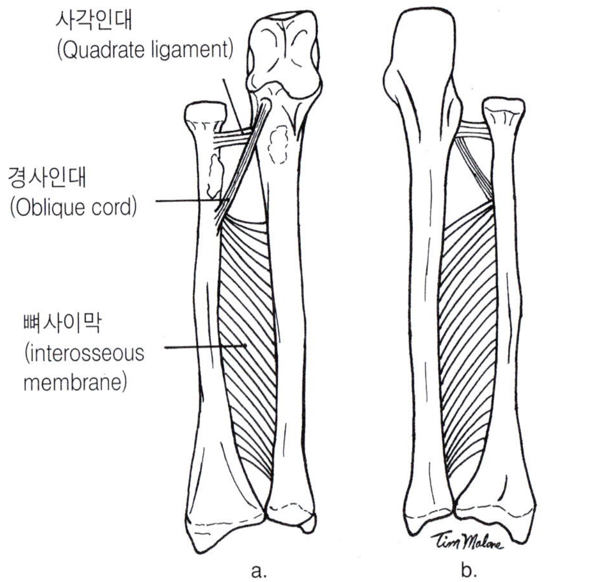

▲ **그림 8-24** ■ 몸쪽 · 먼쪽 노자관절 안정성을 제공해주는 인대성 구조물. 노뼈머리는 자뼈와 약간 분리되어 있고 고리인대는 사각인대를 보기 위해 제거되었다. A. 노뼈와 자뼈 앞쪽은 뒤침 위치의 오른쪽 아래팔을 보여준다. 사각인대는 노뼈 패임의 아래쪽 가장자리에서부터 노뼈목까지 연장되어 부착된 것을 볼 수 있다. 앞쪽경사인대는 노뼈패임 아래부터 위팔결절 바로 아래까지 길게 부착된다. B. 뒤침된 자세에서 오른쪽 노뼈와 자뼈의 뒤쪽면. 뼈사이막은 노뼈와 자뼈사이 길이의 상당부분을 통해 부착되는 것을 볼 수 있다. 뒤쪽경사인대는 이 그림에서는 볼 수 없다.

(interosseous membrane, IOM)의 한 부분으로 간주되며 뼈사이막의 부분으로 고려되지 않는 아래팔의 등쪽면에 위치한 경사띠(oblique cord)와 혼동되지 않는다. 등쪽경사띠는 자뼈의 몸쪽 1/4부분으로부터 노뼈의 중간부위까지 이어진다.[72,74] 이 섬유들은 중앙띠에 역방향으로(counter) 배열된다.

뼈사이막은 아래팔이 회전하는 동안 노뼈와 자뼈 사이에서 공간을 유지한다.[76] 그리고 Nakamura와 동료들[77]의 MRI 연구에 따르면, 중앙띠는 아래팔이 회전하는 동안 계속 팽팽한 상태를 유지한다. 이는 노뼈와 자뼈가 분리되어 따로따로 떨어지는 것을 막기 위한 것이다. 반면에 뼈사이막의 막부분은 중앙위치(neutral position)와 최대로 뒤침한 자세에서 불안정하게 변형된다. 이런 변형들은 또한 최대로 엎침하였을 때 경사띠 주변에서 발생하였다. 뼈사이막은 몸쪽 자뼈에서 먼쪽 노뼈에 일정 양의 압박부하를 전달함으로써 몸쪽노자관절을 보호한다. 뼈사이막은 압박 부하가 손에서 팔꿉관절로 전달되는 동안 아래팔의 가로적인 안정성을 유지한다(그림 8-28).[79]

중앙띠 섬유에서 최대 스트레인은 아래팔이 중앙위치(엎침과 뒤침 사이 중간)에 있을 때 발생한다. 팔꿉관절 굽힘 각도에 따라 변하는 뼈사이막내에서의 힘과 아래팔의 회전은 중앙에 위치한 아래팔의 회전 상태에서 팔꿉관절을 완전히 펼 때에 최소 8 N에서 아래팔이 뒤침 된 상태에서 팔꿉관절 굽힘 30° 시에 최대 43 N의 범위 안에 있다. 최대 힘들은 모든 팔꿉관절 각도에서 뒤침된 상태에서 발견되었다.[80] 뒤침 상태에서 각 뼈의 총부하 평균 크기는 먼쪽 노뼈에서 68%, 먼쪽 자뼈에서 32%, 몸쪽 노뼈에서 51%, 몸쪽 자뼈에서 49%였다. 뼈사이막은 몸쪽 노뼈에서 먼쪽 자뼈에 위치한 섬유들은 거쳐서 손목으로부터 몸쪽부 아래팔로 부하를 전달한다.[3,72] 중앙띠 섬유들은 완전 뒤침과 완전 엎침 상태 모두에서 이완되어진다. 뼈사이막은 몸쪽 · 먼쪽노자관절 모두에서 안정성을 제공한다.

섬유들(tract)은 뼈사이막으로 연결되고 새끼폄근(extensor digiti minimi; EDM)과 자쪽손목폄근(ECU) 힘줄둘래 사이 먼쪽노자 관절주머니에 닿는다. 심부섬유들은 직접 관절디스크(삼각섬유연골)에 닿는다. 뼈사이막 섬유는 엎침 시 긴장되고, 뒤침시 이완된다.[81] 관절 디스크 역시 아래쪽 노뼈와 자뼈를 함께 묶어서 먼쪽노자관절의 안정성을 제공한다. 삼각섬유연골로부터 전체 분리되는 먼쪽노자관절주머니는 손목 손상에 따라 반흔조직(scar tissue)이 생길 때 운동의 제한요소가 될 수 있다.[82]

근육(Muscles)

노자관절과 관계된 근육들은 **원엎침근**(pronator teres), **네모엎침근**(pronator quadratus), **위팔두갈래근**(biceps brachii), **뒤침근**(supinator)이다. 원엎침근은 2개의 갈래 즉, 위팔갈래(humeral head)와 자뼈갈래(ulnar head)이다. 위팔갈래는 위팔뼈의 안쪽위관절융기와 즉, 일반적으로 굽힘근이 잇는 부위에 부착한다. 보다 작은 자뼈갈래는 자뼈의 갈고리돌기(coronoid process) 안쪽부위에서 잇는다. 2갈래는 아래로 내려와 노뼈의 가쪽면 가장 볼록 튀어나온 부위(convexity)에 부착한다. 네모엎침근은 아래팔의 아래쪽 끝에 위치한다. 자뼈에서 2개의 갈래(얕은 갈래, 깊은 갈래)가 잇고 뼈사이막(interosseous membrane)을 가로질러 노뼈 앞쪽에 닿는다. 얕은갈래 섬유들은 가로로 노뼈에 닿고 깊은 갈래는 사선으로 노뼈에 닿는다. 위팔두갈래근(biceps brachii)은 이미 앞에서 설명하였다. 뒤침근은 짧고 넓은 근육이며 위팔뼈 가쪽위관절융기, 가쪽곁인대, 고리인대, 자뼈의 가쪽면에 잇는다. 이 근육은 뼈사이막의 뒤쪽면을 가로질러서 위팔두갈래근 결절 안쪽 아래 노뼈에 닿는다.

또다른 근육들은 뒤침, 엎침 하는 동안 작용한다. 특히 쥐기(gripping), 그리고 저항이 주어진 움직임을 하는 동안 자쪽손목굽힘근(flexor carpi ulnaris), 자쪽손목폄근(ECU), 위팔노근(brachioradialis), 짧은노쪽손목폄근(Extensor carpi radius brevis; ECRB) 등이 이에 포함된다. 또한 팔꿈치근(anconeus)도 뒤침, 엎침 시에 작용한다. 팔꿈치근은 위팔뼈 가쪽융기의 뒤쪽면에서 이어서 팔꿈치머리(olecranon)의 가쪽면과 자뼈의 뒤쪽면 몸쪽 1/4 부위에 닿는다.

사례 적용 8-5 : **노쪽손목폄근(Role of the Extensor Carpi Radialis)의 역할**

이 근육은 능동적으로 쥐기를 할 때 가쪽융기를 당기는 작용을 함으로써 통증을 유발한다. 망치질, 스크루드라이버, 사슬톱 등을 사용하는 동안에 반복적인 당기는 자극은 손가락폄근힘줄, 혹은 또 다른 폄 근육 힘줄과 뼈와의 연결부근(enthesis)에 손상을 주어 안쪽과 염증과 관절주머니 부종의 원인이 된다.

가쪽위관절융기 염증을 진단하기 위해 여러가지 테스트를 했다. 통증이 짧은노쪽손목폄근(ECRB) 힘줄으로부터 유발되는지 판단하기 위한 세 번째 테스트는 세 번째 손가락을 편 상태에서 그 손가락 끝에 저항을 준다. 이 동작이 가쪽융기에 통증을 유발한다면 가쪽융기 염증을 의미하는 것이다. 우리가 이 테스트를 하였을 때 제임스는 가쪽융기에 통증이 있었다. 그래서 가쪽융기 염증 진단을 판단하는데 3가지 테스트를 채택하였다.

기능 : 노자관절 (Function: Radioulnar Joints)

운동의 축(Axis of Motion)

엎침과 뒤침을 위한 축은 노뼈머리 중심에서 자뼈머리 중심을 연결하는 긴축이다.[9,84] 뒤침 시에는 노뼈와 자뼈가 서로 평행하게 놓여 있고, 엎침 시에는 노뼈가 자뼈를 가로지른다(그림 8-25). 엎침과 뒤침을 할 때 자뼈는 약간 움직인다. 몸쪽 자뼈의 운동은 무시해도 좋다. 먼쪽 자뼈의 운동은 노뼈보다 크지 않으며 노뼈의 운동과 반대 방

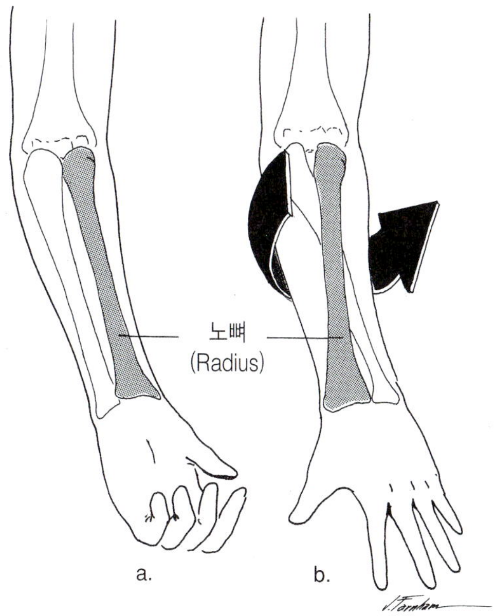

▲ **그림 8-25** ■ 뒤침과 엎침. A. 노뼈와 자뼈는 아래팔 뒤침위치에서 서로 평행하다. B. 엎침위치시 노뼈는 자뼈 위로 가로지른다. 그림은 왼쪽팔을 보여준다.

향으로 운동한다.[68] 자뼈머리는 엎침 시에 먼쪽과 등쪽으로 운동하고, 뒤침 시에는 몸쪽과 안쪽으로 움직인다. 따라서 먼쪽노자관절에서 자뼈머리는 엎침 시에는 노뼈 자뼈패임의 등쪽입술(dorsal lip)에서, 완전 뒤침 시에는 자뼈패임의 바닥쪽으로 노뼈의 자뼈패임에서 활주한다.[62]

가동범위(Rang of Motion)

노자관절의 가동범위는 150°이다.[3,67,84] 엎침과 뒤침의 가동범위는 팔꿉관절을 90° 굽힘하고 측정한다. 이 자세가 위팔뼈를 고정하고 노자관절의 회전과 어깨관절에서 일어나는 회전을 구별할 수 있다. 팔꿉관절이 펴진 위치에서 엎침의 제한은 위팔두갈래근(biceps brachii)의 수동 장력에 의해서 일어난다. 팔꿉관절의 모든 위치에서 엎침은 노뼈와 자뼈의 접촉과 등쪽 노자인대와 안쪽곁인대(medial collateral ligament) 뒤쪽면 섬유들의 장력에 의해 제한된다.[20] 뒤침은 바닥쪽 노자인대와 경사인대에 의해 제한된다. 사각인대는 엎침과 뒤침 시 노뼈머리의 회전을 제한하고, 윤상인대는 노뼈를 노뼈패임에 가깝게 접촉을 유지하여 몸쪽 노자관절의 안정성 유지를 돕는다.

근육작용(Muscle Action)

엎침 근육들은 노뼈를 당겨 노뼈몸통과 끝이 자뼈 위로 돌게 하여 엎침을 일으킨다(그림 8-26). 원엎침근은 2관절 근육으로 근육의 주 작용이 노자관절에 작용하나 팔꿉관절 굽힘 역할도 약간 가지고 있다. 원엎침근 힘의 일부는 몸쪽노자 관절 안정성을 유지하는데 기여한다. 원엎침근에서 발생되는 힘의 직선성분은 노뼈머리와 위팔뼈 작은머리(capitulum)의 접촉유지를 도와준다.

네모엎침근은 1관절 근육이며, 팔꿉관절 위치변화에 의해 영향을 받지 않는다. 네모엎침근은 저항이 있거나 없거나 간에 엎침 작용하고, 엎침의 속도가 느리거나 혹은 빨라도 작용한다. 네모엎침근의 깊은갈래 역시 저항이 있는 뒤침과 엎침시에 작용하고 먼쪽노자관절의 압박 유지를 위하여 동적지지(dynamic stabilizer) 작용을 하는 것으로 생각되어진다.[83,84]

사체를 통한 기계적인 연구에서 엎침근들은 팔꿉관절이 90°로 고정되었을 때 아래팔이 중립위치에서 가장 효율적이다.[85] 뒤침근과 엎침근이 손을 쥐지 않고 저항에 대항하는 테스트에서 아래팔의 중립위치에서 뒤침, 엎침 토크 사이에 의미 있는 차이는 없었다. 그러나 뒤침 토크는 아래팔이 엎침된 상태에서 가장 크며 엎침 토크는 아래팔이 뒤침된 위치에서 가장 크게 발생한다.[86]

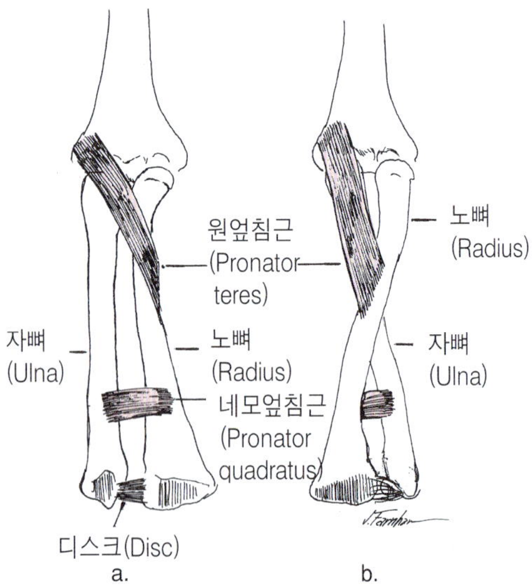

▲ 그림 8-26 ■ 아래팔의 엎침. 원엎침근과 네모엎침근은 자뼈 위로 노뼈를 당김으로 엎침을 일으킨다. 그림은 뒤침된 자세에서 왼쪽 아래팔을 보여준다(A), 엎침자세(B).

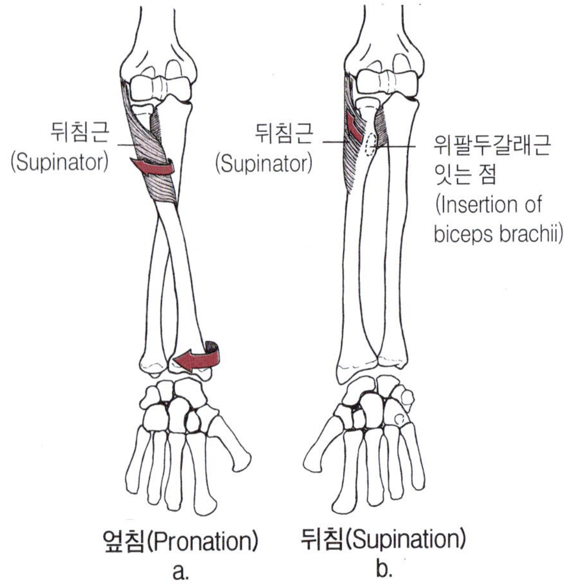

▲ 그림 8-27 ■ 오른쪽 아래팔의 뒤침. A. 엎침자세에서 뒤침근은 몸쪽노뼈 주위를 둘러싼다. 뒤침근 또는 위팔두갈래근, 뒤침근과 위팔두갈래근 둘다의 수축은 자뼈위로 노뼈를 당긴다.
B. 뒤침근과 위팔두갈래근 부착부위는 뒤침된 자세에서 보여준다.

엎침근들과 같이 뒤침근들도 자뼈 위로 노뼈몸통과 아래쪽 끝부분을 당기는 작용을 한다(그림 8-27). 뒤침근은 팔꿉관절이나 아래팔의 모든 위치에서 저항이 없는 느린 뒤침 동안 홀로 작용한다. 뒤침근은 팔꿉관절이 펴졌을 때 저항이 없는 빠른 뒤침시에 홀로 작용할 수 있다. 그러나 위팔두갈래근의 활동은 뒤침이 저항에 대해 수행되고, 팔꿉관절 90° 굽힘에서 빠른 뒤침 동안 항상 확실하게 작용한다. 아래팔이 엎침되었을 때 뒤침 토크는 증가하고 약 20°의 엎침 지점에서 최대치에 도달한다. 위팔두갈래근은 아래팔의 다른 위치보다도 엎침된 위치에서 뒤침토크의 4배 토크로 작용하는 것으로 알려져 왔다. 16 Nm의 최대 뒤침 토크 값은 아래팔이 75° 엎침되었을 때 기록되었고 아래팔의 중립위치에서의 13.1 Nm의 최대 토크 값은 팔꿉관절 45° 굽힘 상태에서 기록되었다.[52] 팔꿈치근(anconeus)은 엎침과 뒤침동안 활동적으로 작용하고 이러한 활동은 팔꿉관절 안정에 기여하는 것으로 생각된다. 등척성 조사에 따르면 엎침근보다 뒤침근이 더 강하다.[87]

안정성(Stability)

먼쪽노자관절을 지지하는 근육은 네모엎침근과[71,83,84,]

[88,89] 자쪽손목폄근 힘줄이[62,72,90] 기여한다. Linscheid에 따르면, 원엎침근의 자뼈갈래는 엎침 동안 위팔뼈머리가 자뼈를 누를 때 자뼈와 노뼈를 묶는다.[62] 네모엎침근의 깊은 갈래는 뒤침과 엎침에서 활성화된다. 깊은갈래는 먼쪽노자관절 동적지지를 제공한다.[87] 자쪽손목폄근의 활동은 근육힘줄이 뒤침 동안 뼈머리 위로 신장되었을 때, 자뼈머리 등쪽을 누르는 힘을 일으킨다. 힘줄의 장력은 엎침과 뒤침 동안 자뼈머리 위치 유지를 도와준다.[90]

짧은노쪽손목폄근(Extensor carpi radialis brevis) 또한 아래팔을 지지해준다. 이는 뒤침(26%에서 43%의 최대수의노력 : MVE)과 엎침 토크(27%에서 55%의 최대수의노력)에서 일어나는 최대수의노력에 의해서 증명되었다. 짧은노쪽손목폄근은 아래팔을 안정시킬 때와 엎침 토크(아래팔의 각에 따라) 동안 쥐기 할 때 모두 작용하는 것으로 나타났다. 그리고 뒤침 토크 시 손목 폄에 주된 근육으로 작용한다.[52]

사례 적용 8-6 : **아래팔 회전 동안 쥐기와 높은 근육 활동 사이의 관계**

가쪽융기 염증 시 손상기전을 설명할 뿐만 아니라, 환자 진단과 연관성이 있는 짧은노쪽손목폄근(Extensor carpi radialis brevis)에서 아래팔 회전 동안 쥐기와 높은 근육 활동 사이의 직접적인 관계는 O' Sullivan과 Gallway에 의해서 알려졌다. 가쪽융기 염증시 나쁜 예후는 작업 시 높은 수준으로 손을 많이 쓰는 노동자와 연관된다.

등쪽과 바닥쪽노자인내, 뼈사이막(interosseous membrane)과 섬유들, 관절디스크들은 먼쪽노자관절에 인대성 지지를 제공해준다. 등쪽 노자인대는 엎침 시에 긴장되고 바닥쪽 노자인대는 뒤침시 긴장된다[63,69,71,84,88,92](그림 8-23). Schiend[70]에 따르면 노자인대는 가로면적이 제한되고, 구조적으로 낮은 견고함이 있지만 부하 동안 자뼈에서 노뼈가 분리되는 것을 방지할 수 있고, 먼쪽 노자관절을 통해 노뼈에서 자뼈로 힘이 이동할 수 있도록 허용한다.[70] 그러나 이러한 인대가 종적 안정성을 증가시키지는 않는다. 그 이상의 당김에 저항하기 전에 노뼈와 자뼈 사이 약 5 mm의 활동을 허용한다.[62] 노자인대, 관절디스크, 네모엎침근은 자뼈패임 내에서 자뼈를 유지하고 자뼈의 부분탈구나 탈구를 방지한다. 아직까지 이러한 인대는 높은 정도의 운동성을 허용한다. 뼈사이막은 노뼈와 자뼈를 함께 묶어서 아래쪽관절 안정성을 제공한다. Skahen과 동료들에 따르면, 뼈사이막은 삼각섬유연골복합체와 협동하여 중요한 세로 안정성을 제공한다.[72,93] Markolf와 동료들은 팔꿉관절 내반, 외반, 중립위치로서 손목과 팔꿉관절에서 노자부하 분배를 연구하였다.[94] 팔꿉관절 내반 시 노뼈머리와 위팔뼈 작은머리사이(접촉이 없을 때)에는 힘이 뼈사이막을 통해 노뼈 아래쪽에서 자뼈 위쪽으로 전달되었다(그림 8-28). 팔꿉관절 외반 시(노뼈머리와 위팔뼈 작은머리 접촉)에는 힘이 노뼈를 통해 전달되었다. 아래팔이 중립위치에서는 자뼈 아래쪽 끝 평균 힘은 적용부하의 7%인 반면, 자뼈 위쪽에서의 힘은 손목관절에 작용된 부하의 평균 93%였다.[94] 뼈사이막과 관계된 섬유는 엎침 시에 긴장되고 뒤침 시 이완된다. 엎침 동안 섬유는 자뼈머리를 보호하고 관절주머니 등쪽을 강화하여 안정성을 제공해준다.[81]

관절디스크는 손목뼈에서 자뼈로 압박력을 전달하여 쿠션역할을 하고 손목뼈 자쪽 지지물로서 작용한다. 또한

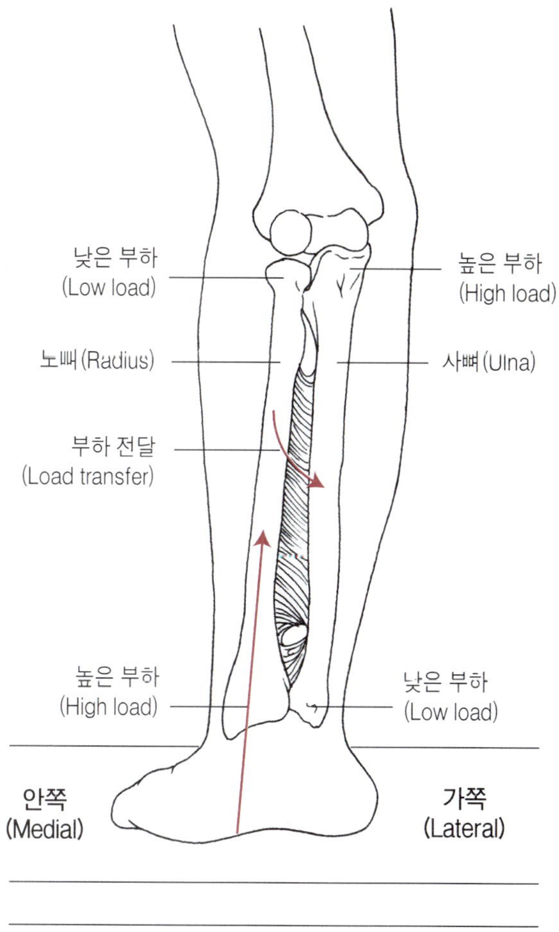

▲ **그림 8-28** ■ 노뼈에서 자뼈로 뼈사이막의 힘 전달.

디스크는 노뼈에서 자뼈로 압박력 전달을 보조한다.[78,94,95] Adams와 동료들[92]은 디스크 긴장과 아래팔자세 사이에 관계를 연구하는데 당김 힘을 사용하였다. 당김힘은 강한 쥐기를 동반한 관절면 분리 영향을 모의 실험하도록 디자인되었다.[92] 그들은 디스크에서 긴장분포가 아래팔자세에 영향을 받는다는 것을 발견하였다. 전체 디스크를 가로지르는 장력은 뒤침 시 감소하고 엎침시에 디스크 노쪽부위 장력은 증가한다. 연구자들은 관절디스크가 압박과 당김 스트레인 양쪽에 규칙적으로 지탱한다고 결론지었다.[92] Mike에 따르면, 압박력은 디스크 중앙부분을 통해 전달되고, 부하의 일부는 주변부위내에서 당김힘으로 전환된다.[63] 인대와 근육의 먼쪽노자관절 지지에 대한 요약은 표 8-2에 정리하였다.

가동성과 안정성 : 팔꿉관절 복합체 (Mobility and Stability: Elbow Complex)

기능적 활동(Functional Activities)

팔꿉관절 복합체의 근육들과 관절들은 옷 입고 벗기, 먹기, 나르기, 들어올리기 등 일상생활 거의 대부분에 작용한다. 또한 장작패기, 못질하기, 테니스하기 등과 같은 일에도 작용한다. 대부분의 일상생활동작은 팔꿉관절과 노자관절의 결합운동으로 이루어진다. Morrey와 동료들은 33명의 건강한 실험대상자를 상대로 15가지의 활동을 통해 팔꿉관절과 아래팔의 움직임을 측정하였다.[96] 팔꿉관절의 전체 굽힘이 100° 그리고 엎침과 뒤침이 100°이면 먹기, 머리빗기, 양치질하기, 옷입고 벗기와 같은 단순한 활동을 위해서는 충분하다. 요구되는 팔꿉관절의 굽힘 범위는 약 30° 굽힘으로부터 130° 굽힘이다. 50°의 엎침과 55°의 뒤침은 이와 같은 활동을 정상적으로 하는데 필요하다. 예를 들면 약 40° 엎침, 20°의 뒤침은 전화를 할 때 필요한 범위이다.[96] 따라서 팔꿉관절 복합체의 운동성은 대부분의 활동에서 정상적인 기능을 위해 필요하다. 표 8-3[97,98]에서 보여주듯 열거된 10가지 행동들 중에서 전화걸기는 굽힘 92.8°와 뒤침, 엎침 63.5°의 가장 큰 움직임을 요구한다. 칼로 자르기는 굽힘과 뒤침, 엎침의 가장 작은 움직임을 요구한다.

손과 손목의 관계 (Relation to the Hand and Wrist)

노자관절의 디자인은 손의 운동성을 높이도록 되어있다. 포유동물 종에서 자뼈는 무게를 지지하는 중요한 구조로서 치밀부동관절을 통해 손목과 직접 연결되어 있다.[84] 관절디스크에 의해 손목과 자뼈의 완전한 분리와 관절연골로 경계 지어지는 실제 가동관절 형성은 아래팔 각 위치에서 일어나는 엎침과 뒤침을 허용하는 특징이 된다. 팔꿉관절이 90° 굽힘되었을 때 엎침과 뒤침은 손을 회전하게 되어 손바닥이 아래로 혹은 위로 향하게 된다. 손의 운동성을 위해서는 특별한 안정성이 필요한데 그것은 아래팔이나 손에 기저면을 둔 근육들은 아래팔을 움직이게 함으로 손의 운동에 대한 안정성을 제공할 수 없다. 따라서 손목관절과 손을 움직이는 근육들 중 대부분은 아래팔에 기저(base)가 있는 것보다 위팔뼈 먼쪽 끝에 부착되어 있다. 손과 손목관절의 근육들이 팔꿉관절에 위치하고,

표 8-2 몸쪽 · 먼쪽 노자관절의 안정성에 기여하는 인대와 근육

관절	인대	근육
몸쪽노자관절	고리인대와 사각인대[11] 경사인대[21](뒤침제한) 뼈사이막	팔꿉관절 완전 폄 위치에서 위팔두갈래근의 수동 장력 원엎침근(노뼈머리와 작은머리의 접촉 유지를 돕는다)
먼쪽노자관절	뼈사이막[49,50] 등쪽 노자인대(엎침 제한)[39,46,56] 바닥쪽 노자인대(뒤침 제한)[39,46,56] 삼각형의 섬유연골[39,40,47,56] 관절주머니	네모엎침근[39,52,57] 팔꿈치근 자쪽손목폄근[39,48,58] 원엎침근

표 8-3 기능적 활동 동안 팔꿉관절과 아래팔 운동: 평균 각도

활동	굽힘			엎침과 뒤침			출처
	최소	최대	범위	회내 최대	회외 최대	범위	
전화 사용	42.8	135.6	92.8	40.9	22.6	63.5	Morrey[24]
	75	140	65				Packer[25]
의자에서 일어나기	20.3	94.5	74.2	33.8	−9.5*	24.3	Morrey
	15	100	85				Packer
문 열기	24.0	57.4	33.4	35.4	23.4	58.8	Morrey
신문 읽기	77.9	104.3	26.4	48.8	−7.3*	41.5	Morrey
주전자 물 따르기	35.6	58.3	22.7	42.9	21.9	64.8	Morrey
입으로 컵 가져가기	44.8	130.0	85.2	10.1	13.4	23.5	Morrey
컵으로 마시기	71.5	129.2	57.7	−3.4 †	31.2	27.8	Safaee-Rad[26]
칼로 자르기	89.2	106.7	17.5	41.9	−26.9*	15.0	Morrey
포크로 먹기	85.1	128.3	43.2	10.4	51.8	62.2	Morrey
	93.8	122.3	28.5	38.2	58.8	97.0	Safaee-Rad
숟가락으로 먹기	101.2	123.2	22.0	22.9	58.7	81.6	Safaee-Rad
	70	115	45				Packer

* 표시는 엎침을 가르킴.
† 표시는 뒤침을 가르킴.
(출처: Norkin CC, White DJ: Measurement of Joint Motion: A Guide to Goniometry, 3rd ed. Philadelphia, FA Davis, 2003.)

이 근육들이 팔꿉관절을 통과한다는 사실은 팔꿉관절 그리고 손목관절-손 복합체 사이의 구조적, 기능적으로 관계를 가깝게 한다. 해부학적으로 손과 팔꿉관절의 근육들은 팔꿉관절주머니를 강화하는데 지원하고, 팔꿉관절 복합체 안정성에 기여한다. Davidson과 동료들은 11명의 사체 연구에서 자쪽손목굽힘근(flexor carpi ulnaris)의 위팔갈래가 팔꿉관절 굽힘 90°와 120° 사이에서 안쪽곁인대(medial collateral ligament) 앞쪽부위에 직접 놓여 있는 유일한 근육이라는 것을 발견하였다. 팔꿉관절 80°에서 120° 사이에서 일어나는 던지는 동작시 가속기간 동안 팔꿉관절 안쪽이 가장 큰 외반 스트레스를 받기 때문에 자쪽손목굽힘근은 안쪽곁인대를 강화시켜주는 중요한 역할을 담당하게 된다. 근수축 동안 손목근육들이 손과 손목관절에 일차적으로 작용하지만, 팔꿉관절 근육 토크 생성에도 기여한다. 그리고 이 근육들은 팔꿉관절에서 관절면을 압박하는 가장 중요한 기능적 역할을 가지고 있다. 팔꿉관절 압박 또는 지지의 중요성은 당기는 활동동안 아래팔에 작용하는 당김 부하의 영향을 조사한 Amis와 동료들[45]의 연구에서 볼 수 있다. 그들은 당기는 활동 동안 위팔자관절에 압박력을 받게 되고, 안쪽곁인대는 무거운 하중을 받게 된다는 것을 발견하였다. Anderson과 Schultz는 팔꿉관절 90° 굽힘위치에서 당기는 동작 동안에 굽힘근은 6000 N의 힘을 일으킨다고 하였다.[100]

나이와 손상의 영향 (Effects of Age and Injury)

팔꿉관절 복합체의 근육들과 관절들도 인체의 다른 관절들과 같이 나이, 고정이나 손상의 영향을 받는다.

나이(Age)

표 8-4에서 실험을 통해 발견한 예들처럼 나이가 들면서 나타나는 근력의 감소는 근작용의 형태(구심성, 원심성), 근육군, 성별에 따른 신체 활동 수준에 의해 영향을 받는다.[102-107]

지속적 연구 : **팔꿉관절 근육 노화와 관련된 연구**

젊은 사람과 노인 사이의 중요한 차이점들은 최대 토크가 관절가동범위 중 어느 위치에서 발생하는 가이다.[103] Valour와 Ponsson은 팔꿉관절 굽힘의 최대 등척성 힘과 연속적 탄력 구성요소의 순응(compliance)은 젊은 그룹보다 노인에서 상당히 덜 했다. 그러나 길항근(antagonist) 협력 활동은 두그룹 모두에서 비슷하게 나타났다.[107] Klein과 동료들은 위팔두갈래근의 type Ⅰ 섬유 구성과 팔꿉관절 굽힘근의 수의적인 최대수축 힘은 젊은 사람보다 노인에서 다 낮았다는 것을 발견하였다. 그러나 type Ⅱ 섬유와 type Ⅰ 섬유의 비율은 젊은 사람과 노인에서 차이가 없었다.[108]

표 8-4 팔꿉관절 근육에서 노화의 영향

Frontera 등[101]	Hughes 등[202]	Lynch 등[103]	Gallagher 등[104]
12명의 남자 1번째 평가 나이, 65세 2번째 평가 나이, 77세	68명의 여자 52명의 남자 1번째 평가 나이, 47-78세 2번째 평가 나이, 56-88세	339명의 여자 364명의 남자 나이, 19-93세	60명의 남자 나이, 20-60세
12년간 천천히 그리고 빠른 속도에서 등속성 근력이 20%~30% 감소	팔꿉관절 굽힘근과 폄근 등속성 근력이 여자에서는 10년마다 2% 떨어지고, 남자에서는 10년마다 12%가 떨어짐	구심성 최대 토크에서 근육의 질(근 무게당 최대 토크)은 남자에서 28%, 여자에서 20% 감소. 원심성 최대 토크는 남자에서 25% 떨어졌으나 여자에서는 떨어짐이 미미하였다.	양측에서 측정한 능동 굽힘/폄 최대 토크, 파워, 최대 토크를 생성하는 각은 젊은 사람과 노인 사이에서 높은 차이를 보인다. 그러나 엎침와 뒤침 동작에서는 나이에 다른 차이가 없다.

손상(Injury)

손목관절의 손상은 흔히 일어나며 청소년기에 팔꿉관절 돌기부위에 염증과 스트레인이 가장 흔히 일어난다. 팔꿉관절 손상의 기전과 팔꿉관절 구조와의 연관성에 대한 이해는 관절기능을 손상시키는 요소들을 결정하는데 필요하다.

■ 압박 손상(Compression Injury)

팔꿉관절에서 세로 압박력에 대한 저항은 주로 관절내 뼈의 접촉으로 제공된다. 팔꿉관절에서 과도한 압박력은 골절을 일으킨다. 팔꿉관절이 잠김위치로 손을 짚고 넘어질 때 힘은 아래팔에서 팔꿉관절로 뼈를 통하여 관절에 전달된다(그림 8-29A). 힘이 노뼈를 통해 전달되고, 동시에 외반스트레스가 가해진다면, 노뼈머리는 위팔뼈 작은머리(capitulum)와 충돌하여 노뼈머리 골절을 일으키게 될 것이다(그림 8-29B). 만약 넘어질 때 힘이 자뼈를 통해 전달되었다면, 노뼈가 위팔뼈과 충돌하여 갈고리돌기 혹은 팔꿈치머리(olecranon process)의 골절을 일으킬 것이다. 과도한 힘을 노뼈나 자뼈에서 흡수하지 못한다면, 그 힘이 위팔뼈로 전달되어 위팔뼈관절융기 부위에 골절을 일으키게 될 것이다.

근수축은 또한 팔꿉관절에 높은 압력을 일으킨다. 예를

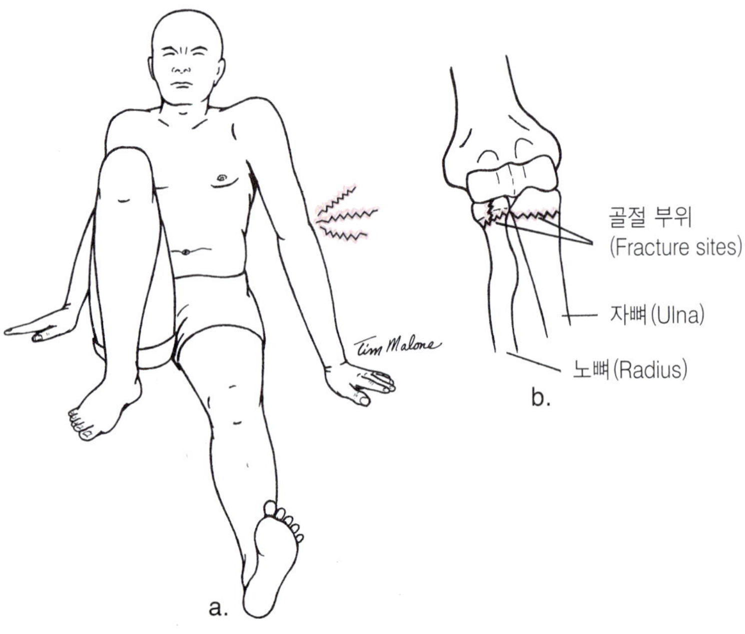

◀ **그림 8-29** ■ 팔꿉관절 잠김자세에서 손으로 넘어지는 것은 팔꿉관절에서 아래팔뼈를 통해 힘 전달이 이루어진다. A. 손에서 팔꿉관절로 힘 전달은 노뼈 또는 자뼈 또는 노뼈와 자뼈 둘 다의 골절을 일으킬 수 있다. B. 위팔뼈 작은머리와 노뼈머리의 충돌은 노뼈머리 또는 노뼈목 또는 노뼈머리와 노뼈목 둘다의 골절을 일으킬 수 있다. 갈고리돌기 또는 팔꿈치머리 또는 갈고리돌기와 팔꿈치머리 둘다의 골절은 자뼈를 통해 전달된 힘에 의해 발생한다.

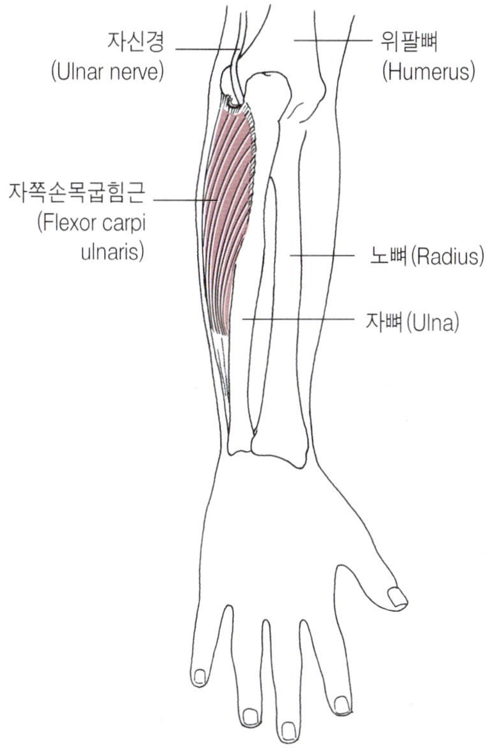

▲ **그림 8-30** ■ 자신경의 위치는 팔꿈치 터널을 통해서 지나간다. 자쪽손목굽힘근의 수축은 팔꿉관절에서 자신경의 양쪽 측면에 위치한 2개의 갈래사이에서 자신경을 압박할 수 있다.

들어, 야구의 던지는 감속, 가속 기간 동안 팔꿉관절에서 압박힘은 체중의 90%에 달한다. 신경압박, 뼈 골절, 혹은 탈구 또한 근 수축에 의해 초래된다. 반복적인 자쪽손목굽힘근(flexor carpi ulnaris)의 강력한 수축은 위팔뼈 안쪽위관절융기와 자뼈의 팔꿈치머리 사이 팔꿈치 터널(cubital tunnel)을 지나는 자신경(ulnar nerve)을 압박한다(그림 8-30).[111-113] Chen과 동료들[113]에 따르면, 자신경은 굽힘과 펴는 동안 압박뿐만 아니라, 견인과 마찰의 스트레스에 노출된다. 이런 스트레스는 팔꿈치 터널 증후군이라는 손상을 가져온다. 이는 4번째, 5번째 손가락 움직임 장해를 일으킨다. 정상적인 20명의 팔꿉관절의 견본 MRI 검사상에서 자신경은 팔꿉관절 굽힘, 폄 동안 50% 이상 변형되었다.[114]

■ 당김 손상(Distraction injury)

세로 당김힘에 의한 팔꿉관절 복합체의 저항은 근육과 인대에 의해 제공된다. 엎치고 펴진 아래팔에 가해진 상당량의 당김힘은 노뼈가 고리인대(annular ligament)로

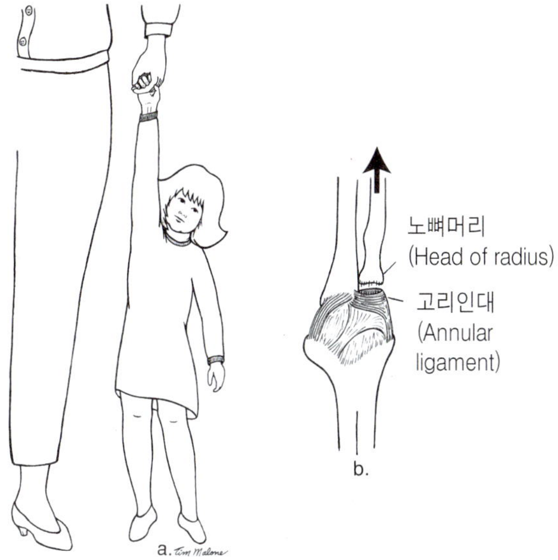

▲ **그림 8-31** ■ 보모팔꿉. A. 손을 당기는 것은 팔꿉관절에서 당김힘을 일으킨다. B. 노뼈머리가 고리인대에서 당겨져 빠져나오는 것을 볼 수 있다.

부터 아래로 당겨져 빠져나오게 할 수 있다. 이런 손상은 성인에서는[116] 거의 없고, 5세 이상의[115] 어린아이에서 흔하다. 어린 아이의 한 손 또는 양 손을 잡고 공중에 들어 올리거나, 손을 잡아당기는 것이 일반적인 원인적 기전이 되고 이러한 손상을 **보모팔꿉**(nursemaid' s elbow)이라고 한다(그림 8-31).[115]

■ 내반/외반 손상(Varus/Valgus inJury)

당김과 압박 힘은 곁인대(collateral ligament) 중 하나를 과도하게 늘어나게 하거나 찢어지게 만든다. 관절 한쪽이 비정상적인 늘어나는 스트레스를 받게 되면, 다른 쪽은 비정상적인 압박 힘을 받게 된다(그림 8-32).

예를 들면, 안쪽곁인대(MCL)는 공을 던질 때 백스윙(backswing) 혹은 뒤로 "젖히는(cock-up)" 동안 늘어나는 스트레스를 받는다(그림 8-33). 공던지기처럼 안쪽곁인대에 가해지는 스트레스가 반복된다면, 인대는 느슨해지고 관절의 안쪽면을 강화할 수 없다.[117-120] 안쪽 불안정의 결과로 정상 운반각 증가를 일으키고 위팔뼈 작은머리(capitulum)에 노뼈머리의 과도한 압박을 일으키게 된다. 관절 연골에 비정상적 압박힘이 오랜 기간 지속되면 연골에 혈액공급이 방해를 받고, 그 결과 무혈성 괴사를 일으킨다.

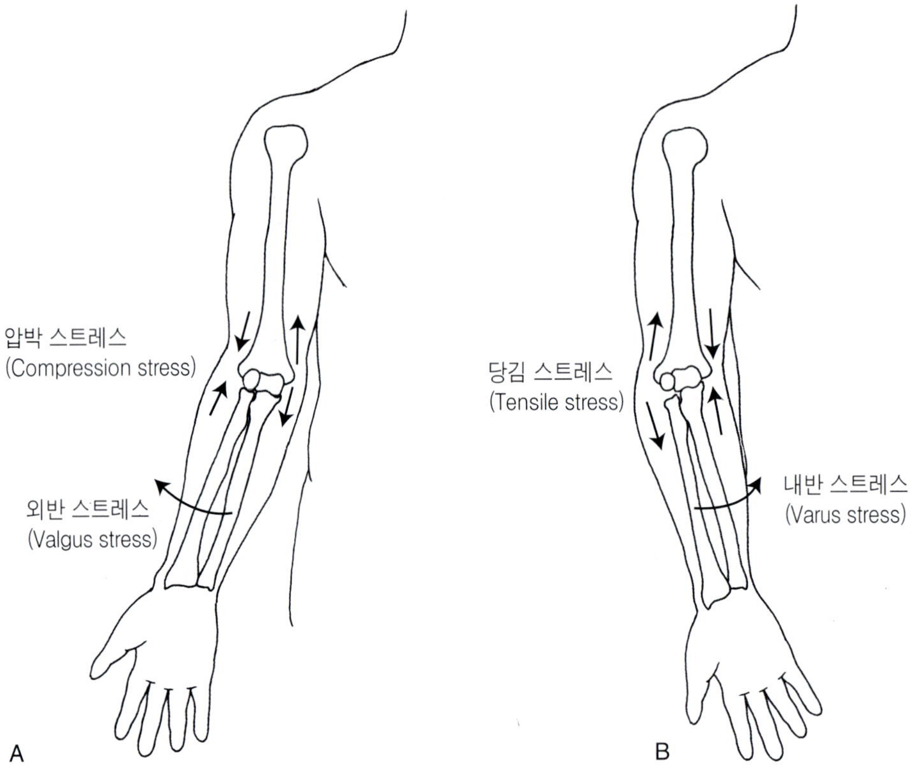

▲ **그림 8-32** ■ A. 아래팔에 외반 스트레스 적용은 팔꿉관절 가쪽면에 압박 스트레스를 일으키고 안쪽면에는 당김 스트레스를 일으킨다. B. 아래팔에 내반 스트레스 적용은 팔꿉관절 가쪽면에 당김 스트레스를 일으키고 안쪽면에는 압박 스트레스를 일으킨다.

Ellenbacher와 동료들은 40명의 손상 받지 않은 프로야구 투구 연구에서 선수의 던지는 팔에서 팔꿉관절 느슨함이 증가되었다는 것을 알아냈다. MRI 상에서 안쪽곁인대의 완전두께파열은 조사대상의 반 이상에서 발견되었다. 덧붙여 14명의 실험자 팔꿉관절에서 느슨한 팔꿉관절이 발견되었고, 연골손상은 21명의 팔꿉관절에서 보여졌다.[119]

던지기 같은 상태에서 일어나는 다른 상황은 자신경염(ulnaris neuritis), 굽힘-엎침(flexor-pronator) 근 스트레인 또는 힘줄염과 안쪽위관절융기염 등이 있다.[120] 안쪽힘줄염 혹은 안쪽위관절융기염은 원엎침근, 노쪽손목굽힘근(flexor carpi radialis)의 강력한 반복 수축에 의한 것이며, 때때로 자쪽손목굽힘근(flexor carpi ulnaris)에 의해서도 일어난다. 이 근육들은 팔꿉관절 폄, 엎침과 팔꿉관절 굽힘이 결합된 테니스 서브와 관련이 있다. 고속비디오로 분석해보면, 서브 동안 팔꿉관절 116°에서 20°까지 움직임 범위를 보여준다. 공을 가격하는 순간은 평균 35°의 굽힘을 보인다. 아래팔은 완전 가격시에 약 70° 엎침한다.[121]

전통적인 테니스 엘보우는(가쪽위관절융기염) 손목관절 폄근들의 반복된 강한 수축에 의해 일어나는데 일차적으로 짧은노쪽손목폄근(ECRB)의 수축에 의해서다.[122]

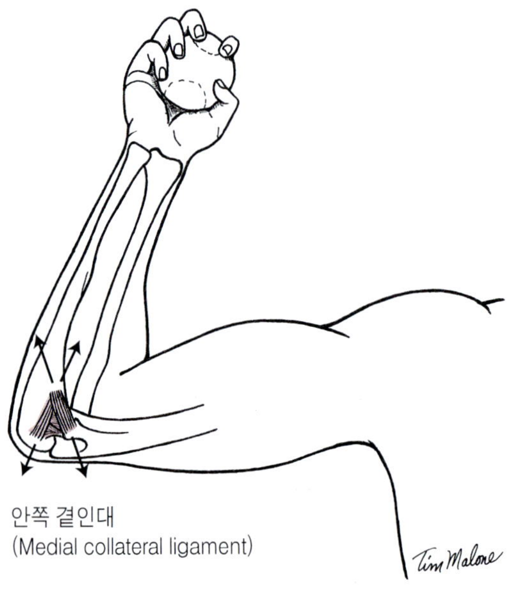

▲ **그림 8-33** ■ 던지는 동작 동안 안쪽곁인대의 신장.

Fairbank와 Corelett는 손가락폄(EDC) 근육들도 또한 포함된다고 하였다.[123] 짧은노쪽손목폄근(Extensor carpi radialis brevis)에서 기인하는 당기는 스트레스는 미세열상의 원인이 되고, 이것이 가쪽위관절융기의 염증을 일킨다.

사례 적용 8-7: **진단과 치료 선택사항**

우리는 제임스가 테니스 선수가 아니라는 것을 알지만, 제임스를 테니스엘보우 "가쪽위관절융기염"이 있다고 진단하였다. 테니스엘보우가 생기는 사람이 테니스 선수일 필요는 없다. 가쪽위관절융기에 당김 스트레스를 일으키는 반복적인 활동이 테니스 엘보우를 일으킨다.

이제 우리는 제임스를 위해 최선의 치료방법을 선택해야 하는 순간에 직면해있다. 몇가지 방법이 있는데 스플린트, 아래팔을 지지해줄 밴드와 테이핑,[123-129] 초음파,[130,131] 수기요법(manpulation), 운동요법, 가동(mobilization)[132,133] 기법 등이 그것이다. 물리치료사가 염증을 줄이기 위해 사용하는 방법으로 구강 비스테로이드 항염증제와 코티코스테로이드 주사(corticosteroid injection) 등이 있다.[134] 보툴리늄 독소 주사(Botulinum toxin injection)와 체외 충격파(extracorporeal shock-wave) 치료도 선택되어 진다.[135-137] 초음파가 위약(placebo)보다 더 효과적이며 아래팔지지 밴드가 통증 해소에 도움이 된다는 몇몇 증거들이 있다. 스테로이드 주사는 통증 해소에 효과적이지만, 환자들은 치유가 되기 전에 너무 빨리 일상생활로 돌아가는 경향이 있다. 구강항염증제도 또한 유용하다. 많은 유용한 방법들이 있지만, 다른 것보다 하나의 방법이 충분히 더 유용하다는 명백한 증거들이 더 많은 연구들이 수행되어질 필요가 있다.

요약(Summary)

팔꿉관절, 손목관절, 손의 상호관계는 팔꿉관절의 정상적인 기능을 위해서 매우 중요하다. 만약 팔꿉관절 기능이 손상된다면 손의 기능 또한 손상된다. 예를 들면, 팔꿉관절을 굽힐 수 없다면 손으로 음식을 입으로 가져갈 수 없다. 손에 분포하는 많은 중요한 혈관, 신경 구조들이 팔꿉관절과 밀접히 연관되어있기 때문에 과도한 스트레스를 막고 손상으로부터 팔꿉관절을 보호하는 것은 중요하다. 노신경(radial nerve)이 위관절융기 부위에서 손상된다면, 손목폄근, 뒤침근, 엄지 그리고 손가락폄근들은 손상될 것이다. 정중신경이 팔꿉관절 수준에서 손상된다면, 엎침근, 노쪽손목굽힘근(flexsor carpi radialis), 손가락굽힘근(finger flexor), 엄지두덩근육들(thenar muscles), 벌레근(lumbricals)들은 손상될 것이다. 다음 장에서 손 근육의 특별한 기능을 배울 것이고, 몇몇 근육들의 손상에 대한 중요성을 식별할 수 있을 것이다.

팔꿉관절, 어깨관절, 손목관절 그리고 손의 기능과 구조사이 상호관계에 관하여 본 장에서 소개하였다. 근육들은 일차적으로 손목관절과 손에서 작용하고 팔꿉관절을 통과하여 손목관절과 손의 기능을 강화하기 위해 지원하며, 어깨관절과 팔꿉관절의 가동범위와 안정성에 기여를 한다. 가끔 팔꿉관절 복합체의 보상작용은 어깨관절과 손목관절의 가동범위(ROM)가 제한되었을 때 필요하다. 팔의 근육들과 관절들을 위한 새로운 관계가 다음 장에서 손목관절과 손의 구체적인 공부를 통해 이해하게 될 것이다.

학습 문제(Study Questions)

1. 팔꿉관절 복합체 관절면의 모든 명칭과 위치를 기술하시오. 각 관절의 관절방법과 움직임의 축, 자유도를 기술하시오.
2. 서로 다른 각도에서 위팔노근의 안정적 기능을 직선성분과 회전성분을 그려서 설명하시오.
3. 팔꿉관절 능동굽힘이 수동굽힘 보다 제한되는 이유를 설명하시오.
4. 운반각과 그것이 나타나는 이유를 설명하시오.
5. 뒤침과 엎침을 제한하는 구조물들은 무엇인가?
6. 아래팔을 저항 없이 천천히 엎침한다면, 사용되는 근육은 무엇인가?
7. 오목불일치(concave incongruity)란 무엇을 의미하며 어디에서 이러한 상황을 볼 수 있는가?
8. 고리인대(annular ligament)가 안쪽곁인대(medial collateral ligament)와 구별되는 기능과 구조는?
9. 턱걸이 하는 동안 위팔두갈래근(biceps brachii)의 활동에 대해 기술하시오.
10. 테니스엘보우 손상기전은 무엇인가?
11. 가장 안정적인 팔꿉관절 자세는? 그 이유는 무엇인가?
12. 기본적 구조와 기능에 따라 위팔근(brachialis)과 위팔두갈래근(biceps brachii)을 비교하면?
13. 팔꿈치 터널증후군(cubital tunnel syndrome)에 포함되는 손상기전은 무엇인가?

참고문헌(References)

1. An KN, Hui FC, Morrey BF, et al.: Muscles across the elbow joint: A biomechanical analysis. J Biomech 14:659, 1981.
2. Morrey BF, Chao YS: Passive motion of the elbow joint. J Bone Joint Surg Am 58:501, 1976.
3. Williams PL (ed): Gray's Anatomy, 38th ed. New York, Churchill Livingstone, 1995.
4. Eckstein F, Lohe F, Muller-Gerbl M, et al.: Stress distribution in the trochlear notch. A model of bicentric load transmission through joints. J Bone Joint Surg Br 76:647, 1994.
5. Eckstein F, Lohe F, Hillebrand S, et al.: Morphomechanics of the humero-ulnar joint: I. Joint space width and contact area as a function of load and angle. Anat Rec 243:318, 1995.
6. Eckstein F, Merz B, Muller-Gerbl M, et al.: Morphomechanics of the humero-ulnar joint: II. Concave incongruity determines the distribution of load and subchondral mineralization. Anat Rec 243:327, 1995.
7. Milz S, Eckstein F, Putz R: Thickness distribution of the subchondral mineralization zone of the trochlear notch and its correlation with the cartilage thickness: An expression of functional adaptation to mechanical stress acting on the humeroulnar joint? Anat Rec 248:189, 1997.
8. Putz R, Milz S, Maier M, et al.: Functional morphology of the elbow joint. [Abstr] Orthopade 32:684, 2003.
9. Kapandji IA: The Physiology of the Joints, vol I. Edinburgh and London, E&S Livingstone, 1970.
10. Duparc F, Putz R, Michot C, et al.: The synovial fold of the humeroradial joint: Anatomical and histological features and clinical relevance in lateral epicondylalgia of the elbow. Surg Radiol Anat 24:302, 2002.
11. Fuss F: The ulnar collateral ligament of the human elbow joint. Anatomy, function and biomechanics. J Anat 175:203, 1991.
12. Regan WD, Korinek SL, Morrey BF, et al.: Biomechanical study of ligaments around the elbow joint. Clin Orthop 271:170, 1991.
13. Bowling RW, Rockar PA: The elbow complex. In Malone TR, McPoil TG, Nitz AJ (eds): Orthopedic and Sports Physical Therapy, 3rd ed, p 382. St. Louis, Mosby-Year Book, 1996.
14. Sobel J, Nirschl RP: Elbow Injuries. In Zachazewski JE, Magee DJ, Quillen WS (eds): Athletic Injuries and Rehabilitation, p 544. Philadelphia, WB Saunders, 1996.
15. Richardson JK, Iglarsh ZA: Clinical Orthopaedic Physical Therapy, p 222. Philadelphia, WB Saunders, 1994.
16. Reid DC, Kushner S. The elbow. In Donatelli R, Wooden MJ (eds): Orthopaedic Physical Therapy, 2nd ed. New York, Churchill Livingstone, 1994.
17. Callaway GH, Field LD, Deng XH, et al.: Biomechanical evaluation of the medial collateral ligament of the elbow. J Bone Joint Surg Am 79:1223, 1997.
18. Petrie S, Collins JG, Solomonow M, et al.: Mechanoreceptors in the human elbow ligaments. J Hand Surg [Am] 23:512, 1998.
19. Sojbjerg JO, Ovesen J, Nielsen S: Experimental elbow instability after transection of the medial collateral ligament. Clin Orthop 218:1860, 1987.
20. Hotchkiss RN, Weiland AJ: Valgus stability of the elbow. J Orthop Res 5:372, 1987.
21. Olsen BS, Vaesel MT, Sojbjerg JO, et al.: Lateral collateral ligament of the elbow joint: Anatomy and kinematics. J Shoulder Elbow Surg 5:103, 1996.
22. Seki A, Olsen BS, Jensen SL, et al.: Functional anatomy of the lateral collateral ligament complex of the elbow: Configuration of the Y and its role. J Shoulder Elbow Surg 11:53, 2003.
23. Imatani J, Ogura T, Morito Y, et al.: Anatomic and histologic studies of collateral ligament complex of the elbow. J Shoulder Elbow Surg 8:625, 1999.
24. Morrey BF, An KN: Articular and ligamentous contributions to the stability of the elbow joint. Am J Sports Med 11:315, 1983.
25. O'Driscoll SW: Elbow instability. Acta Orthop Belg 65:404, 1999.
26. Olsen BS, Sojbjerg JO, Dalstra M, et al.: Kinematics of the lateral ligamentous constraints of the elbow joint. J Shoulder Elbow Surg 5:333, 1996.
27. Olsen BS, Sojbjerg JO, Nielsen KK, et al.: Posterolateral elbow joint instability: The basic kinematics. J Shoulder Elbow Surg 7:19, 1998.
28. Kim PT, Isogai S, Murakami G, et al.: The lateral collateral ligament complex and related muscles act as a dynamic stabilizer as well as a static supporting structure at the elbow joint: An anatomical and experimental study. Okajimas Folia Anat Jpn 79:55, 2002.
29. Dunning CE, Zarzour ZD, Patterson SD, et al.: Ligamentous stabilizers against poterolateral rotatory instability of the elbow. J Bone Joint Surg Am 83:1823, 2001.
30. Hannouche D, Begue T: Functional anatomy of the lateral collateral ligament complex of the elbow. Surg Radiol Anat 21:187, 1999.
31. Ball CM, Galatz LM, Yamaguchi K: Elbow instability: Treatment strategies and emerging concepts. Instr Course Lect 51:53, 2002.
32. McKee MD, Schemitsch EH, Sala MJ, et al.: The pathoanatomy of lateral ligamentous disruption in complex elbow instability. J Shoulder Elbow Surg 12:391, 2003.
33. Benjamin M, Kumai T, Milz S, et al.: The skeletal attachment of tendons—Tendon "entheses." Comp Biochem Physiol A Mol Integr Physiol 133:931, 2002.
34. Chard MD, Cawston TE, Riley GP, et al.: Rotator cuff degeneration and lateral epicondylitis: A comparative histological study. Ann Rheum Dis 53:30, 1994.
35. Galliani I, Burattini S, Mariani AR, et al.: Morphofunctional changes in human tendon tissue. Eur J Histochem 46:3, 2002.

36. Steinborn M, Heuck A, Jessel C, et al.: Magnetic resonance imaging of lateral epicondylitis of the elbow with a 0.2-T dedicated system. Eur Radiol 9:1376, 1999.
37. Ljung BO, Lieber RL, Friden J: Wrist extensor muscle pathology in lateral epicondylitis. J Hand Surg Br 24:177, 1999.
38. Mackay D, Rangan A, Hide G, et al.: The objective diagnosis of early tennis elbow by magnetic resonance imaging. Occup Med (Lond) 53:309, 2003.
39. Savnik A, Jensen B, Norregaard J, et al.: Magnetic resonance imaging in the evaluation of treatment response of lateral epicondylitis of the elbow. Eur Radiol 14:964, 2004.
40. Youm Y, Dryer RF, Thambyrajah K, et al.: Biomechanical analysis of forearm pronation-supination and elbow flexion-extension. J Biomech 12:245,1979.
41. Deland JT, Garg A, Walker PS: Biomechanical basis for elbow hinge-distractor design. Clin Orthop 215:303, 1987.
42. Ericson A, Arndt A, Stark A, et al.: Variation in the position and orientation of the elbow flexion axis. J Bone Joint Surg Br 85:538, 2003.
43. Duck TR, Dunning CE, King GJ, et al.: Variability and repeatability of the flexion axis at the ulnohumeral joint. J Orthop Res 21:399, 2003.
44. Bottlang M, Madey SM, Steyers CM, et al.: Assessment of elbow joint kinematics in passive motion by electromagnetic tracking. J Orthop Res 18: 195, 2000.
45. Amis AA, Dowson D, Wright V: Elbow joint force predictions for some strenuous isometric actions. J Biomech 13:765, 1980.
46. McGuigan FX, Bookout CB: Intra-articular fluid volume and restricted motion in the elbow. J Shoulder Elbow Surg 12:462, 2003.
47. O'Driscoll SW, Morrey BF, An KN: Interarticular pressure and capacity of the elbow. Arthroscopy 6:100, 1990.
48. Murray WM, Delp SL, Bucahnan TS: Variation of muscle moment arms with elbow and forearm position. J Biomech 28:513, 1995.
49. Murray WM, Buchanan TS, Delp SL: The isometric functional capacity of muscles that cross the elbow. J Biomech 33:943, 2000.
50. Zhang LQ, Nuber GW: Moment distribution among human elbow extensor muscles during isometric and submaximal extension. J Biomech 33: 145, 2000.
51. Kasprisin JE, Grabiner MD: Joint angle-dependence of elbow flexor activation levels during isometric and isokinetic maximum voluntary contractions. Clin Biomech (Bristol, Avon) 15:743, 2000.
52. O'Sullivan LW, Gallwey TJ: Upper-limb surface electro-myography at maximum supination and pronation torques: The effect of elbow and forearm angle. J Electromyogr Kinesiol 12:275, 2002.
53. Naito A, Sun YJ, Yajima M, et al.: Electromyographic study of the flexors and extensors in a motion of forearm pronation/supination while maintaining elbow flexion in humans. Tohoku J Exp Med 186:267, 1998.
54. Nakazawa K, Kawakami Y, Fukunaga T, et al.: Differences in activation patterns in elbow flexor muscles during isometric, concentric and eccentric contractions. Eur J Applied Physiol Occup Physiol 66:214, 1993.
55. Provins KA, Salter N: Maximum torque exerted about the elbow joint. J Appl Physiol 7:393, 1955.
56. Currier DP: Maximal isometric tension of elbow extensors at varied positions. Phys Ther 52:1043, 1972.
57. Bohannon RW: Shoulder position influences elbow extension force in healthy individuals. J Orthop Sports Phys Ther 12:111, 1990.
58. Buchanan TS, Almdale DP, Lewis JL, et al.: Characteristics of synergistic relations during isometric contractions of human elbow muscles. J Neurophysiol 56:1225, 1986.
59. Dounskaia NV, Swinnen SP, Walter CB, et al.: Hierarchical control of different elbow/wrist coordination patterns. Exp Brain Res 121:239, 1998.
60. Prodoehl J, Gottlieb GL, Corocs DM: The neural control of single degree of freedom elbow movements. Effect of starting position. Exp Brain Res 153:7, 2003.
61. Mohiuddin A, Zanjua MZ: Form and function of radioulnar joint articular disc. Hand 14:61, 1982.
62. Linscheid RL: Biomechanics of the distal radioulnar joint. Clin Orthop 275:46, 1992.
63. Mikic Z: Detailed anatomy of the articular disc of the distal radioulnar joint. Clin Orthop 245:123, 1989.
64. Chiou HJ, Chang CY, Chou YH, et al.: Triangular fibrocartilage of wrist: Presentation on high resolution ultrasonography. J Ultrasound Med 17:41, 1998.
65. Chidgey LK, Dell PC, Bittar ES, et al.: Histologic anatomy of the triangular fibrocartilage. J Hand Surg [Am] 16:1084, 1991.
66. Ohmori M, Azuma H: Morphology and distribution of nerve endings in the human triangular fibrocartilage complex. J Hand Surg [Br] 23:522, 1998.
67. Palmer AK: The distal radioulnar joint. Orthop Clin North Am 15:321, 1984.
68. Palmer AK, Werner FW: Biomechanics of the distal radioulnar joint. Orthop Clin North Am 15:27, 1984.
69. Ekenstam F: Anatomy of the distal radioulnar joint. Clin Orthop 275:14, 1992.
70. Schind F, An KN, Berglund L, et al.: The distal radioulnar ligaments: A biomechanical study. J Hand Surg [Am] 16:1106, 1991.
71. Van Der Heijden ED, Hillen B: A two-dimensional kinematic analysis of the distal radioulnar joint. J Hand Surg [Br] 21:824, 1996.
72. Skahen JR 3rd, Palmer AK, Werner FW, et al.: The interosseous membrane of the forearm: Anatomy and function. J Hand Surg [Am] 22:981, 1997.
73. Pfaeffle HJ, Tomaino MM, Grewal R, et al.: Tensile

properties of the interosseous membrane of the human forearm. J Orthop Res 14:842, 1996.
74. Nakamura T, Yabe Y, Horiuchi Y: Functional anatomy of the interosseous membrane of the forearm—Dynamic changes during rotation. Hand Surg 4:67, 1999.
75. McGinley JC, Heller JE, Fertala A, et al.: Biochemical composition and histologic structure of the foream interosseous membrane. J Hand Surg [Am] 28:503, 2003.
76. McGinley JC, Kozin SH: Interosseous membrane anatomy and functional mechanics. Clin Orthop 383:108, 2001.
77. Nakamura T, Yabe Y, Horiuchi Y, et al.: Normal kinematics of the interosseous membrane during forearm pronation-supination—A three-dimensional MRI study. Hand Surg 5:1, 2000.
78. Birkbeck DP, Failla JM, Hoshaw SJ, et al.: The interosseous membrane affects load distribution in the forearm. J Hand Surg [Am] 22:975, 1997.
79. Pfaeffle HJ, Fischer KJ, Manson TT, et al.: Role of the forearm interosseous ligament: Is it more than just longitudinal load transfer? J Hand Surg [Am] 25:683, 2000.
80. DeFrate LE, Li G, Zayontz SJ, et al.: A minimally invasive method for the determination of force in the interosseous ligament. Clin Biomech (Bristol, Avon) 16:895, 2001.
81. Gabl M, Zimmermann R, Angermann P, et al.: The interosseous membrane and its influence on the distal radioulnar joint. An investigation of the distal tract. J Hand Surg [Br] 23:179, 1998.
82. Kleinman WB, Graham JJ: The distal radioulnar joint capsule: Clinical anatomy and role in post traumatic limitation of forearm rotation. J Hand Surg [Am] 23:588, 1998.
83. Johnson RK, Shrewsbury MM: The pronator quadratus in motions and in stabilization of the radius and ulna at the distal radioulnar joint. J Hand Surg [Am] 1:205, 1976.
84. Drobner WS, Hausman MR: The distal radioulnar joint. Hand Clin 8:631, 1992.
85. Haaugstvedt JR, Berger RA, Berglund LJ: A mechanical study of the moment-forces of the supinators and pronators of the forearm. Acta Orthop Scand 72:629, 2001.
86. Gordon KD, Pardo RD, Johnson JA, et al.: Electromagnetic activity and strength during maximum isometric pronation and supination efforts in healthy adults. J Orthop Res 22:208, 2004.
87. Askew LJ, An KN, Morrey BF, et al.: Isometric elbow strength in normal individuals. Clin Orthop 222:261, 1987.
88. Kihara H, Short WH, Werner FW, et al.. The stabilizing mechanisms of the distal radioulnar joint during pronation and supination. J Hand Surg [Am] 20:930, 1995.
89. Stuart PR: Pronator quadratus revisited. J Hand Surg [Am] 21:741, 1996.
90. Kauer JM: The distal radioulnar joint. Clin Orthop 275:37 1991.
91. Haahr P, Andersen, JH: Prognostic factors in lateral epicondylitis: A randomized trial with one-year follow-up in 266 new cases treated with minimal occupational intervention or the usual approach in general practice. Rheumatology (Oxford) 42:1216, 2003.
92. Adams BD, Holley KA: Strains in the articular disk of the triangular fibrocartilage complex: A biomechanical study. J Hand Surg [Am] 18:919, 1993.
93. Skahen JR 3rd, Palmer AK, Werner FW, et al.: Reconstruction of the interosseous membrane of the forearm in cadavers. J Hand Surg [Am] 22:986, 1997.
94. Markolf KL, Lamey D, Yang S, et al.: Radioulnar load-sharing in the forearm: A study in cadavera. J Bone Joint Surg Am 80:879, 1998.
95. Bade H, Koebke J, Schluter M: Morphology of the articular surfaces of the distal radio-ulnar joint. Anat Rec 246:410, 1996.
96. Morrey BF, Askew LJ, Chao EY: A biomechanical study of normal functional elbow motion. J Bone Joint Surg Am 63:872, 1981.
97. Safee-Rad R, Shwedyk E, Quanbury AO, et al.: Normal functional range of motion of upper limb joints during performance of three feeding activities. Arch Phys Med Rehabil 71:505, 1990.
98. Packer TL, Peat M, Wyss U, et al.: Examining the elbow during functional activities. Occup Ther J Res 10:323, 1990.
99. Davidson PA, Pink M, Perry J, et al.: Functional anatomy of the flexor pronator muscle group in relation to the medial collateral ligament of the elbow. Am J Sports Med 23:245, 1995.
100. Andersson GBJ, Schultz AB: Transmission of moments across the elbow joint and the lumbar spine. J Biomech 12:747, 1979.
101. Frontera WR, Hughes VA, Fielding RA, et al.: Aging of skeletal muscle: A 12-yr longitudinal study. J Appl Physiol 88:1321, 2000.
102. Hughes VA, Frontera WR, Wood M, et al.: Longitudinal muscle strength changes in older adults: Influence of muscle mass, physical activity, and health. J Gerontol A Biol Sci Med Sci 56:B209, 2001.
103. Lynch NA, Metter EJ, Lindle RS, et al.: Muscle quality. I. Age-associated differences between arm and leg muscle groups. J Appl Physiol 86:188, 1999.
104. Gallagher MA, Cuomo F, Polonsky L, et al.: Effects of age, testing speed, and arm dominance on isokinetic strength of the elbow. J Shoulder Elbow Surg 6:340, 1997.
105. Jakobi JM, Rice CL: Voluntary muscle activation varies with age and muscle group. J Appl Physiol 93:457, 2002.
106. Seghers J, Spaepen A, Delecluse C, et al.: Habitual level of physical activity and muscle fatigue of the elbow flexors muscles in older men. Eur J Appl Physiol 89:427, 2003.
107. Valour D, Pousson M: Compliance changes of the series elastic component of elbow flexor mus-

cles with age in humans. Pflurgis Arch 445:712, 2003.
108. Klein CS, Marsh GD, Petrella RJ, et al.: Muscle fiber number in the biceps brachii of young and old men. Muscle Nerve 28:62, 2003.
109. Adrim TA, Cheng TL: Overview of injuries in the young athelete. Sports Med 33:75, 2003.
110. Werner SL, Fleisig GS, Dillman CJ, et al.: Biomechanics of the elbow during baseball pitching. J Orthop Sports Phys Ther 17:274, 1993.
111. Green JR, Rayan GM: The cubital tunnel: Anatomic, histologic and mechanical study. J Shoulder Elbow Surg 8:466, 1999.
112. Degeorges R, Masquelet AC: The cubital tunnel: Anatomical study of the distal part. Surg Radiol Anat 24:169, 2002.
113. Chen FS, Rokito AS, Jobe FW: Medial elbow problems in the overhead throwing athlete. J Am Acad Orthop Surg 9:99, 2001.
114. Gelberman RH, Yamaguchi K, Hollstien SB, et al.: Changes in the interstitial pressure and cross-sectional area of the cubital tunnel and of the ulnar nerve with flexion of the elbow. An experimental study in human cadavera. J Bone Joint Surg Am 80:492, 1998.
115. Choung W, Heinrich SD: Acute annular ligament interposition into the radiocapitellar joint in children (nursemaid's elbow). J Pediatr Orthop 15:454, 1995.
116. Obert L, Huot D, Lepage D, et al.: [Isolated traumatic luxation of the radial head in adults: Report of a case and review of the literature.] Chir Main 22:216, 2003.
117. Ellenbacher TS, Mattalino AJ, Elam EA, et al.: Medial elbow joint laxity in professional baseball pitchers. A bilateral comparison using stress radiography. Am J Sports Med 26:420, 1998.
118. Ireland ML, Andrews JR: Shoulder and elbow injuries in the young athlete. Clin Sports Med 7:473, 1988.
119. Sugimoto H, Mattalino AJ, Elam EA, et al.: Throwing injury of the elbow: Assessment with gradient three-dimensional Fourier transform gradient-echo and short tau inversion recovery images. J Magn Reson Imaging 8:487, 1998.
120. Cain EL Jr, Dugas JR, Wolf RS, et al.: Elbow injuries in the throwing athlete: A current concepts review. Am J Sports Med 31:621, 2003.
121. Kibler WB: Clinical biomechanics of the elbow in tennis: Implications for evaluation and diagnosis. Med Sci Sports Exerc 26:1203, 1994.
122. Priest JD, et al.: The elbow and tennis. Part 1: An analysis of players with and without pain. Phys Sports Med 8:4, 1980.
123. Fairbank SR, Corelett RJ: The role of the extensor digitorum communis muscle in lateral epicondylitis. J Hand Surg [Br] 27:405, 2002.
124. Meyer NJ, Pennington W, Haines B, et al.: The effect of the forearm support band on forces at the origin of the extensor carpi radialis brevis: A cadaveric study and review of literature. J Hand Ther 15:179, 2002.
125. Meyer NJ, Walter F, Haines B, et al.: Modeled evidence of force reduction at the extensor carpi radialis brevis origin with the forearm support band. J Hand Surg [Am] 28:279, 2003.
126. Chan HL, Ng GY: Effect of counterforce forearm bracing on wrist extensor muscle performance. Am J Phys Med Rehabil 82:290, 2003.
127. Vicenzino B, Brooksbank J, Minto J, et al.: Initial effects of elbow taping on pain-free grip strength and pressure pain. J Orthop Sports Phys Ther 33:400, 2003.
128. Knebel PT, Avery DW, Gebhardt TL, et al.: Effects of the forearm support band on wrist extensor muscle fatigue. J Orthop Sports Phys Ther 29:677, 1999.
129. Walther M, Kirschner S, Koenig A, et al.: Biomechanical evaluation of braces used for the treatment of epicondylitis. J Shoulder Elbow Surg 11:265, 2002.
130. Smidt N, Assendelft WJ, Arola H, et al.: Effectiveness of physiotherapy for lateral epicondylitis: A systematic review. Ann Med 35:51, 2003.
131. Ekstrom RA, Holden K: Examination of and intervention for a patient with lateral elbow pain with signs of nerve entrapment. Phys Ther 82:11, 2002.
132. Vincenzino B: Lateral epicondylalgia: A musculoskeletal physiotherapy perspective. Man Ther 8:66, 2003.
133. Abbott JH, Patla CE, Jensen RH: The initial effects of elbow mobilization with movement technique on grip strength in subjects with lateral epicondylalgia. Man Ther 6:163, 2001.
134. Mellor S: Treatment of tennis elbow: The evidence. BMJ 327:330, 2003.
135. Melikyan EY, Shahin E, Miles J, et al.: Extracorporeal shock-wave treatment for tennis elbow: A randomised double-blind study. J Bone Joint Surg Br 85:852, 2003.
136. Wang CJ: An overview of shock wave therapy in musculoskeletal disorders. Chang keng Med J 26:220, 2003.
137. Keizer SB, Rutten HP, Pilot P, et al.: Botulinum toxin injection versus surgical treatment for tennis elbow: A randomized pilot study. Clin Orthop 401:125, 2002.

제 9 장

손목과 손 관절 복합체 (The Wrist and Hand Complex)

서론(Introduction)

사람의 손은 보편적 관심의 주제로 두뇌를 제외한 인체의 다른 모든 부분을 능가할 것이다. 손은 힘[1]과 지적 능력[2]의 상징이며, 의지의 근원[3]이라고 표현되어 왔다. 사회학자들은 두뇌가 문명을 설계하는 역할을 한다면, 손은 이를 직접 구성하는 역할을 담당한다고 하여 손과 두뇌의 관계를 설명하고 있다. 손은 두뇌의 통제를 받고 있지만, 뇌의 요구를 가장 잘 표현하는 최고의 도구이다. 상지는 손을 위해 존재한다고 해도 과언이 아니다. 상지의 일부 기능상실은 손상부위뿐만 아니라, 대부분의 말초 관절의 기능 감소까지 초래하게 된다. 이러한 잠재적인 기능상실을 확인하기 위해 섬세하고 복잡한 정상적 팔과 손에 대한 구체적인 연구를 시행하여야 한다.

손목관절 복합체 (The Wrist Complex)

손목관절은 일반적으로 **노손목**(radiocarpal)관절과 **손목뼈중간**(midcarpal)관절로 구성되어 있고, 이를 총괄하여 **손목관절 복합체**(wrist complex)라고 부른다(그림 9-1A와 B). 상지에서 몸쪽의 큰 관절들은 공간에서 손이 넓고 자유롭게 작용하도록 하는 역할을 한다. 어깨관절은 역동적인 기저면을 제공하고, 팔꿈치 관절은 손이 물체에 접근하거나 몸으로부터 손이 멀리 떨어질 수 있도록 한다. 아래팔(forearm)은 손이 물건에 적절하게 다가갈 수 있도록 하는 역할을 한다. 손목뼈(carpus)관절은 몸쪽의 큰 관절과는 다르게 약간의 움직임으로 공간에서 손이 적절하게 자세를 잡도록 한다. 손목복합체의 가장 중요한 역할은 여러 개의 관절을 통과하는 손 근육들의 길이-장력(length-tension)관계를 잘 조절하여 섬세한 쥐기를 가능하게 하는 것이다.[4] 손목근육은 토크(torque)를 최대화하기 보다는 섬세한 조절능력과 다른 구조와 균형을 이루도록 구성되어 있다.[5] 손의 외재근(extrinsic hand muscle)의 길이-장력 조화는 어깨, 팔꿈치, 아래팔(노자관절)의 보상작용이 어려울 때 그 진가를 발휘한다. 손목은 해부적으로나 생리적으로 매우 복잡한 구조로 이루어졌다.[6] 손목관절 복합체내에서 관절사이(interarticular)와 관절안(intraarticular)의 복잡성과 다양성은 몇 가지만으로도 많은 관심의 대상이 된다. 사람에 따라 손이나 손목의 구조와 생체역학에 대한 미묘한 차이로 인해 수 많은 다양성이 존재하며, 주어진 기능을 사용하는 방법으로 차이점을 발견할 수 있다. 그러므로 이 장에서는 구체적인 개인차보다는 정상을 기준으로 일반적인 구조와 개념을 설명할 것이며, 이 범주 내에서 정상 기능과 병리 현상이 이해되도록 할 것이다.

손목관절 복합체는 전체적으로는 이축성(biaxial)으로 관상축에서는 **폄/굽힘**, 시상축에서 **노쪽/자쪽편위**가 일어난다. 일부 연구자들은 약간의 **엎침/뒤침**이 노손목관절에서 발견된다고 주장하기도 한다.[7] 손목관절의 전체 관절 가동범위는 일반적으로 손목뼈들을 싸고 있는 인대의 유연성, 관절면의 모양, 근육의 억제(constraining)효과 같은 요인에 의해서 달라질 수 있다.[8] 손목관절의 정상가동범위는 굴곡 65-85°, 폄 60-85°, 노쪽편위 15-21°, 자쪽편위 20-45°이다.[9-12] 이 가동범위는 노손목관절과 손목뼈중간관절의 다양한 비율에 의해서 결정된다. Gilfor[13] 등은 손목관절은 단일 관절이라기 보다는 두 개의 관절로 이루어진 시스템으로 (1) 관절주머니의 틈을 줄이고, 관절면의 노출을 최소화하면서 큰 관절가동범위를 허용하고, (2) 기능적인 쥐기를 위해 극단적인 관절가동범위를 줄이며, (3) 압력에 잘 견디도록 여러 관절면이 편평하게 구성되어 있다고 기술하고 있다.

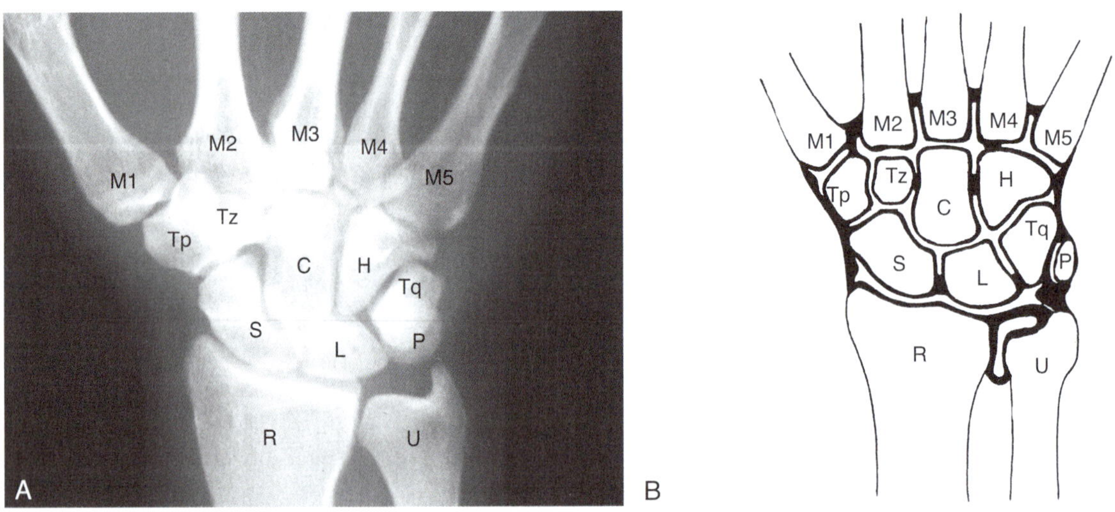

▲ **그림 9-1** ■ 방사선사진(A)과 도식화된 그림(B)으로 보여지는 손목관절 복합체. 노손목관절은 손배뼈(S), 반달뼈(L), 세모뼈(Tq)를 포함하여 노뼈와 노자디스크로 구성된다. 손목뼈중간관절은 큰마름뼈(Tz), 말머리뼈(C), 갈고리뼈(H)를 포함하여, 손배뼈, 반달뼈, 세모뼈로 구성된다.

기본 개념 9-1: *명칭*

신체의 많은 관절이 그렇듯이, 손목과 손의 명칭도 다양하다. 손목의 굽힘/폄이 손바닥굽힘/손등굽힘으로 불리우며, 노쪽/자쪽편위가 벌림/모음으로 불리워진다. 손목이나 손의 구조나 관절에서 바닥쪽(volar)과 손바닥쪽(palmar)이 상호 호환되어 사용되지만, 손의 뒤쪽에 대한 언급으로는 일관되게 손등(dorsum)을 사용한다. 안쪽/가쪽이라는 용어대신에 자쪽/노쪽이 사용된다. 손목의 움직임으로는 굽힘/폄과 노쪽/자쪽편위가 사용되며, 손가락의 관상면 움직임으로 일반적으로 벌림/모음이란 용어가 사용된다. 바닥쪽(volar)과 손바닥쪽(palmar)의 용어는 정확한 표현을 위해서 상호 호환하여 사용할 수 있다.

노손목관절 구조(Radiocarpal Joint Structure)

노손목관절의 몸쪽는 **노뼈**와 **세모섬유연골**(triangular fibrocartilage) 구조의 일부인 **노자디스크**(radioulnar disk)로, 먼쪽은 **손배뼈**(scaphoid), **반달뼈**(lunate), **세모뼈**(triquetrum)로 이루어졌다(그림 9-1A와 B 참조).

■ 노손목관절의 몸쪽와 먼쪽 분절 (Proximal and Distal Segments of the Radiocarpal Joint)

먼쪽 노뼈는 연속된 이중 오목 만곡으로 관상면에서 보면 길고 얕으며, 시상면에서 보면 짧고 날카롭다. 몸쪽 관절면은 (1) 손배뼈와 관절면을 이루는 가쪽노뼈면(lateral radial facet); (2) 반달뼈와 관절면을 이루는 안쪽노뼈면(medial radial facet); (3) 손목이 중립자세인 경우 반달뼈와 약간 닿을 수도 있으나, 세모뼈와 주로 관절면을 이루는 세모섬유연골복합체(TFCC)로 구성되어 있다. 세모섬유연골복합체(TFCC)의 구성요소인 노자디스크는 앞 장에서 논의한 것처럼 먼쪽 노자관절의 한 부분이다. 전체적으로 복합적 몸쪽 노손목관절의 접촉면은 사선이며, 손바닥과 자쪽으로 약간 경사져 있다. 먼쪽 노뼈의 평균 경사는 약 23°이다. 이 경사는 노뼈의 자뼈쪽보다 노뼈쪽이 12 mm 더 길기 때문에 생긴다(그림 9-2A).[14] 먼쪽 노뼈는 손바닥 노뼈보다 손등쪽 노뼈가 약간 더 길기 때문에 손바닥 쪽으로 11° 정도 기울어졌다(그림 9-2B 참조).[14]

세모섬유연골복합체는 먼쪽 노자관절의 일차적 안정성을 주기 위하여 노자디스크와 다양한 섬유성 부착물로 구성되어 있다(그림 9-3).[15] 세모섬유연골복합체를 구성하는 부착물이 다양하지만, Mohiuddn과 Janjua,[16]

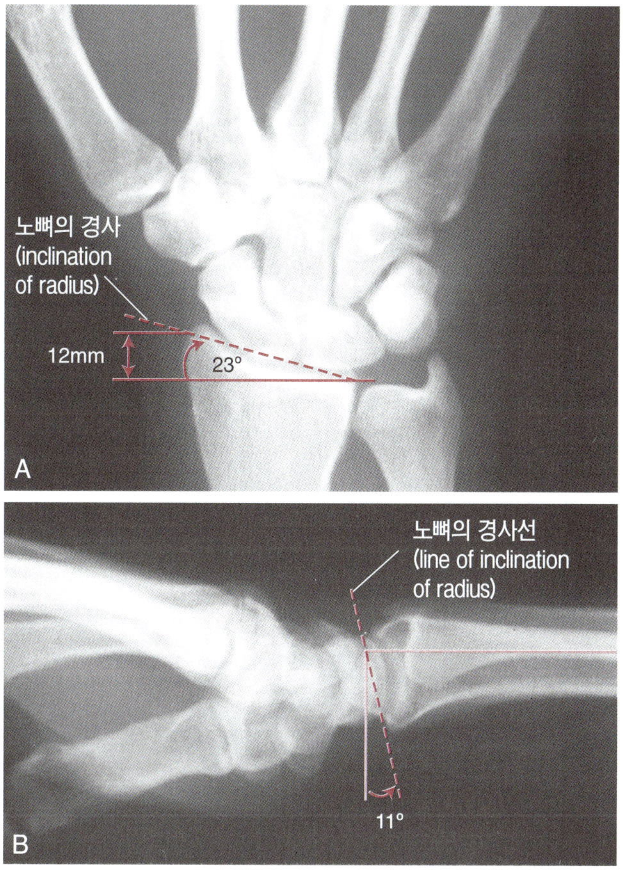

▲ **그림 9-2** ■ A. 관상면에서 노뼈의 정상 경사는 자뼈쪽보다 노뼈쪽으로 노뼈의 길이가 12 mm 더 길기 때문에 23° 경사져있다. B. 시상면에서 노뼈는 손바닥쪽으로 약 11° 경사져있다.

Benjamin 등,[17] Palmer[18]의 일치된 의견은 관절디스크는 먼쪽 노뼈의 관절연골 연속체인 섬유연골이라 하였다. 디스크는 두 개의 단단한 섬유결합조직 라미나(lamina)를 따라 안쪽으로 연결되어 있다. 위쪽 라미나(upper laminae)는 자뼈머리와 자뼈 붓돌기에 부착된 손등과 손바닥쪽 노자인대를 포함한다. 하위 라미나(lower lamina)는 **자쪽손목폄근**(extensor carpi ulnaris)의 힘줄집(sheath)으로 **세모뼈**, **갈고리뼈**, **안쪽곁인대**(ulnar collateral ligament)로 이어진 **제 5 손허리뼈**의 기저면과 연결되어 있다. **반달상동체**(meniscus homolog)로 불리는 불규칙한 결합조직은 하위 라미나의 일부이며, 손등쪽 노뼈에서 세모뼈의 정지까지 손바닥쪽과 자뼈쪽으로 가로질러 놓여있다. 이 경로를 따라 반달상동체는 자뼈 붓돌기로 정지하고, **경상돌기전 오목**(prestyloid recess)의 형성에 기여하는 섬유를 갖는다. 안쪽(자뼈) 결합조직 구조는 섬유연골보다 더 압축되어 있어있기 때문에 확장성의 섬유연골

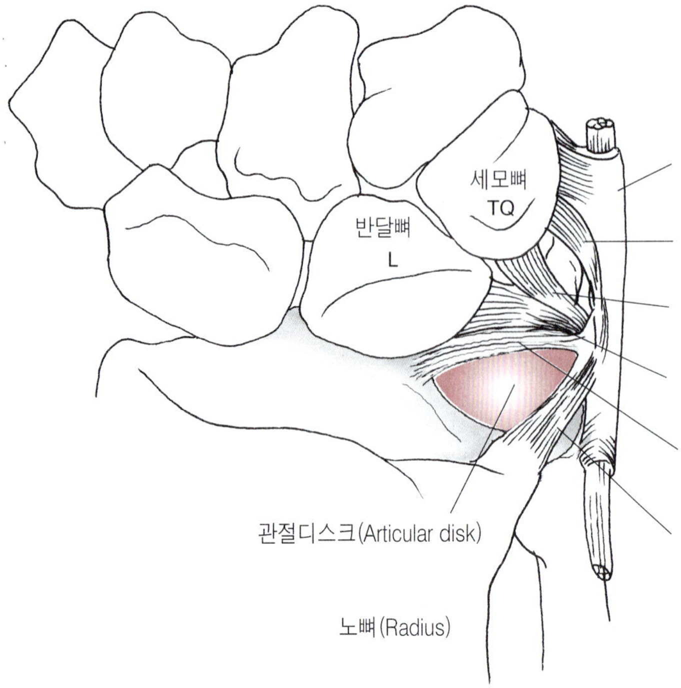

◀ **그림 9-3** ■ 다양한 섬유 부착물을 포함한 세모섬유연골복합체(TFCC)는 먼쪽노자관절을 지탱해준다.

을 대신하여 존재하며, 관절가동범위에 기여한다. 전체적으로 TFCC는 먼쪽 노자관절처럼 먼쪽 노뼈의 연장으로서 손목기능에 기여한다.

손배뼈, 반달뼈, 세모뼈는 몸쪽 손목뼈줄을 구성한다(9-1 A와 B 참조). 몸쪽 손목뼈줄은 먼쪽 노뼈과 관절한다. 이 뼈들은 두 개의 인대에 의해 상호 연결되어 있으며, 몸쪽로는 연골에 의해 덮여있다.[20] 이들이 **손배반달뼈사이인대**와 **반달세모 뼈사이인대**이다. 몸쪽 손목뼈와 인대들은 단일 이중볼록 연골관절면을 만들고, 고정되어 있는 부위와 달리 아래팔과 손 사이의 공간의 필요성에 따라 모양을 변화시킬 수 있다.[21] **콩알뼈**는 해부학적으로 몸쪽 손목뼈에 속하지만, 노손목 관절에는 참여하지 않는다. 콩알뼈는 종자뼈(sesamoid bone)의 일종으로 **자쪽 손목굽힘근**(flexor carpi ulnaris)에 붙어 있어, 이 근육의 모멘트 팔(MA)을 증가시키는 기능을 한다. 먼쪽 노손목관절면의 곡선은 몸쪽 노손목 관절면보다 시상면과 관상면으로 선명하며, 관절면이 불일치(incongruent)한다. 관절면이 불일치한 것은 몸쪽와 먼쪽 노손목관절면이 일반적으로 약 20% 정도만 유용한 면이고, 항상 접촉면이 40% 이상을 넘지 않기 때문이다.[22] 불규칙하고 각진 먼쪽 관절면은 폄보다는 굽힘 가동범위를 더 크게 하고,[23] 노손목관절의 노쪽편위 보다는 자쪽편위를 크게 한다.[20] 굽힘/폄의 최대범위는 노쪽/자쪽 편위의 최대 범위보다 크다. 손목관절은 추가적인 자유도가 거의 없어도 관절형태의 불일치와 인대들의 유연성 때문에 노손목관절과 손목뼈 중간관절에서 수동적 엎침/뒤침이 45° 이상 가능하다.[7]

노손목관절면의 경사와 만곡뿐만 아니라, 노뼈에 대한 자뼈의 길이도 기능에 영향을 미치는 요인이다.[24,25] **자뼈 음성 변이**(ulnar negative variance)는 먼쪽 끝이 노뼈와 비교해서 짧은 것을 의미하며, 먼쪽 끝이 노뼈보다 긴 것을 **자뼈 양성 변이**(ulnar positive variance)라 한다(그림 9-4).[26] 축 부하(장축 압박)가 손목에 작용할 때, 손배뼈와 반달뼈는 부하의 약 80%를 받으며, 세모섬유연골복합체는 약 20%를 받는다.[15,22,27,28] 먼쪽 노뼈의 60%는 손배뼈와 접촉하며, 40%는 반달뼈와 접촉한다.[22]

9-1 환자 사례

Gail Angeles는 팔을 편 상태에서 손을 짚고 넘어져 오른쪽 먼쪽 노뼈 골절이 일어났다. 후전방 방사선 사진에서 보여지는 것처럼 노뼈 길이의 감소를 보이며, 정상 노뼈 경사가 감소하였다(그림 9-5). 먼쪽 노뼈의 정상 손바닥쪽 경사는 측방 방사선 사진에서 뒤쪽으로 경사져 있다(그림 9-5 참조). 이러한 변화는 관절가동범위의 소실을 가져오며, 앞으로 관절 퇴행을 가져올 수 있을 것이다. 해부학적 자세(노뼈와 자뼈의 비례적 길이를 맞추는 것)에 가깝게 관절면을 복원하기 위해 핀과 나사를 이용하는 개방정복과 내적고정(ORIF)이 요구된다.

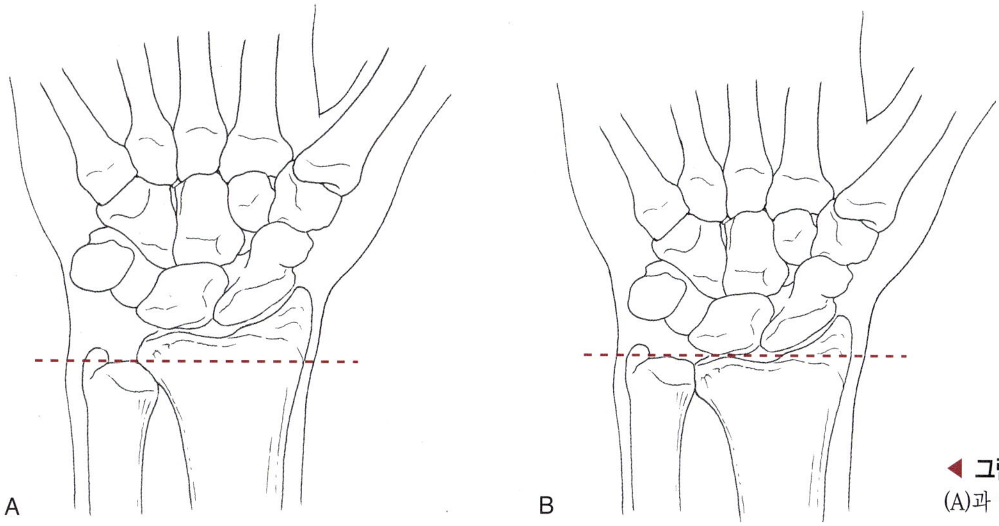

◀ **그림 9-4** ■ 자뼈 변이; 음성(A)과 양성(B).

자뼈-양성 변이를 가지므로, 먼쪽 자뼈와 세모뼈 사이의 세모섬유연골복합체(TFCC)의 잠재적 끼임이 생길 수 있다.[24] Palmar 등은 TFCC가 얇으면 양성 자뼈 변이와 관련있고, TFCC가 두꺼우면 음성 자뼈 변이와 관계가 있다고 하여 TFCC의 두께와 자뼈 변이와의 역 관계를 찾았다.[29] 상대적으로 "긴" 자뼈는 먼쪽 노뼈 골절 후에 짧아진 상태로 치유되므로 나타날 것이다(그림 9-5A 참조). 통증은 엎침과 자쪽편위 시 자뼈 구조물의 끼임 가능성이 증가하므로 운동의 끝 범위에서 일반적으로 나타난다. 수술적 접근은 손목을 자뼈쪽으로 탈부하시켜 자뼈를 단축시키는 것과 같이 관절의 높이를 맞추는 과정을 포함한다.

자뼈-양성 변이와 대조적으로, 자뼈-음성 변이(상대적으로 짧은 자뼈) 노손목관절에 잠재적 변성과 함께 노손목관절을 통한 비정상적인 힘의 전달 때문이다.[25] **반달뼈의 무혈성 괴사, Kienbock씨 질환**(Kienbock's disease)(그림 9-6)은 자뼈 음성 변이와 관련이 있다.[30,31] 선택되는 치료로는 노뼈의 단축, 선택적 손목뼈 융합, 자뼈가 길어지도록 노손목관절을 탈부하시키는 것이다.[32]

■ 노손목 관절의 관절주머니와 인대 (Radiocarpal Capsule and Ligaments)

노손목 관절은 다소 느슨한 관절주머니에 의해 둘러싸여져 있으며, 관절을 둘러싸고 있는 인대들과 관절내 인대들에 의해 지원을 받는다. 노손목 관절을 지나는 대부분의 인대들은 손목뼈중간 관절의 안정성을 높여주는 역할을 하므로 모든 인대들은 손목뼈중간 관절을 언급한 후에 함께 설명할 것이다. 이와 유사하게, 노손목 관절의 근육들은 손목뼈중간 관절에서도 기능을 발휘한다. 사실, 노손목 관절에만 작용하는 근육은 없다. 자쪽손목굽힘근(flexor carpi ulnaris, FCU)이 노손목 관절에서만 작용하는 유일한 근육이며, 이 근육은 FCU의 힘줄이 콩알뼈에서 정지하지만, 콩알뼈는 세모뼈 아래에 느슨하게 연결되어 있을 뿐이다.[33] 결과적으로 FCU에 의해 콩알뼈에 적용되는 힘은 세모뼈에 전달되는 것이 아니라, 콩알뼈 인대를 통해 갈고리뼈와 다섯 번째 손허리뼈에 전달된다. 노손목 관절에서 발생하는 움직임은 많은 수동적 인대 구조들과 먼쪽 손목뼈줄(distal carpal row)과 손허리뼈들에 붙어 있는 근육들에 의해서 가능하다. 결과적으로 노손목관절과 손목뼈중간 관절의 움직임은 함께 검사해야 한다.

손목뼈중간관절 구조(Midcarpal Joint Structure)

손목뼈중간관절은 몸쪽에 있는 손배뼈, 반달뼈 및 세모뼈와 **큰마름뼈**, **작은마름뼈**, **말머리뼈** 및 갈고리뼈로 구성되어 있는 먼쪽 손목뼈줄 사이의 관절이다(그림 9-1B). 손목뼈중간관절은 하나의 연속된 관절면의(single uninterrupted articular surface) 형태를 가지고 있지 않으므로 해부학적 단위라기보다는 기능적인 단위에 가깝다. 그러나, 이 관절은 노손목관절과 해부학적으로 분

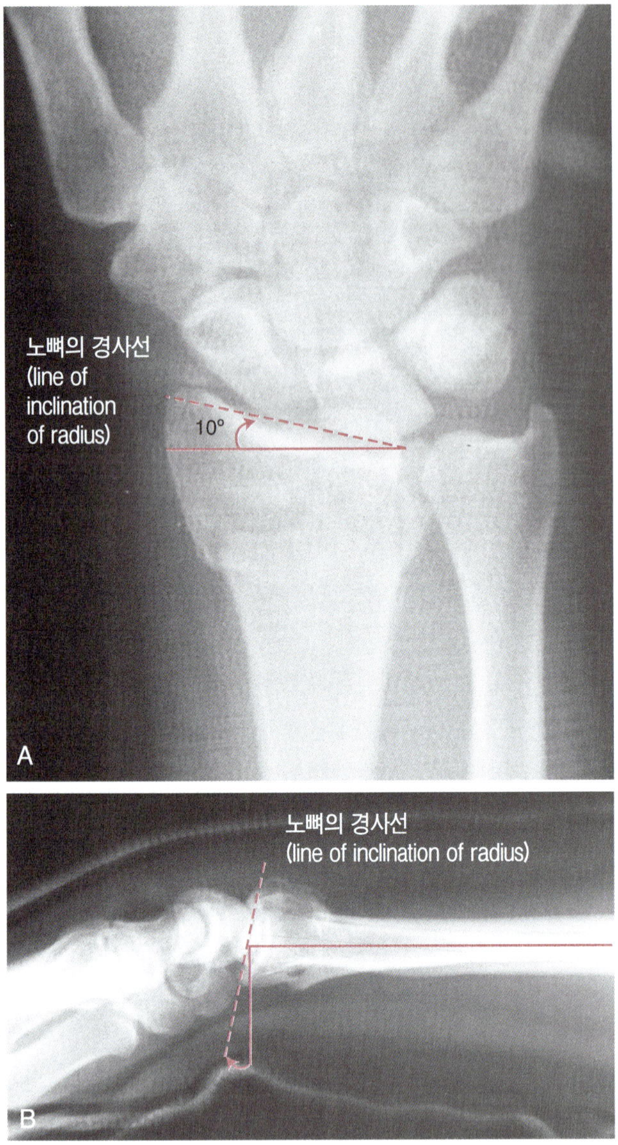

▲ 그림 9-5 ■ 팔을 편 상태로 넘어진 노뼈 골절은 먼쪽 노뼈의 경사(길이)를 감소시킨다(A). 노뼈의 상대적 단축은 자뼈 변이를 증가시킬 뿐만 아니라, 노뼈의 정상 손바닥쪽 경사를 역전시킨다(B).

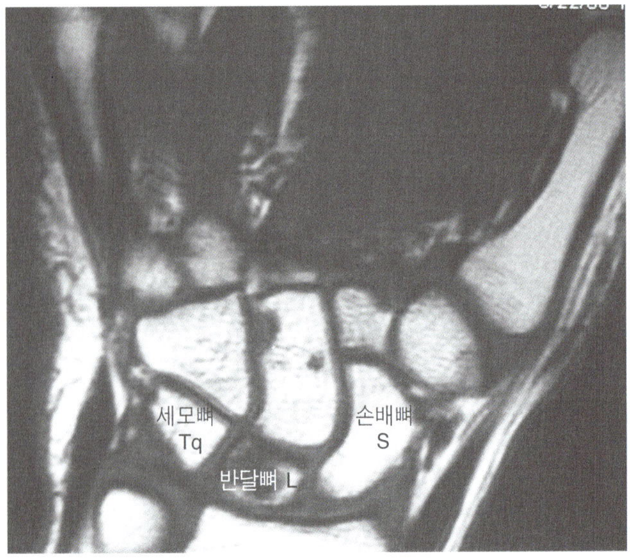

▲ 그림 9-6 ■ 자기공명 영상법(MRI)에서 보여지는 반달뼈의 무혈성 괴사는 Kienbock씨 질환으로 알려져 있으며, 자뼈 음성 변이와 관련있다.

리되며, 각각의 손목뼈관절을 연속하는 관절주머니와 윤활주머니 연결을 가지며, 몇몇은 손목손허리관절로 연결된다. 손목뼈중간관절의 관절면은 모두 상호적으로 오목-볼록한 형태로 되어 있는 복잡한 구조이다. 그러나 복잡한 관절면과 인대들의 연결은 움직임을 단순화시킨다. 기능적으로 먼쪽줄의 손목뼈(연결된 손허리뼈와 함께)는 거의 고정된 단위로 움직인다. 말머리뼈와 갈고리뼈는 가장 강하게 묶여있어 이들 사이에는 아주 작은 움직임만이 일어난다.[34-36] 먼쪽 손목뼈의 결합체는 손배뼈-큰마름뼈-작은마름뼈, 손배뼈-말머리뼈, 반달뼈-말머리뼈, 그리고 세모뼈-갈고리뼈 관절 결합을 통과하는 부하(load)를 거의 균등하게 분배한다.[22,37] 먼쪽 손목뼈줄의 뼈들은 손목관절 복합체에서 2도의 자유도를 가지며, 다양한 정도의 노쪽/자쪽편위와 굽힘/폄을 허용한다. 일반적으로 손목뼈중간 관절의 관절면에서 나타나는 이탈 움직임을 통해 굽힘에 대한 폄과 자쪽편위에 대한 노쪽편위 범위는 노손목 관절에서 보여지는 것과 반대로 허용된다.[20,23,38] 먼쪽 손목뼈 사이와 인접하는 손허리뼈 사이의 기능적 결합체는 손목관절 복합체를 이룰 뿐만 아니라, 손의 가로활과 세로활(transverse and longitudinal arches)의 기초가 되며, 뒤에서 상세히 설명할 것이다.[35]

■ 손목관절 복합체의 인대 (Ligaments of the Wrist Complex)

손목뼈관절 구조에서 보여지는 큰 개인적 차이는 아마도 손목관절 인대에서 가장 잘 나타날 수 있을 것이다. 연구자들 사이에서 언급되는 이름, 해부학적인 서술 그리고 해당 기능들에 대해서 본질적인 차이를 보이고 있다.[39-42] 여기서는 손목 인대에 대한 해부학을 설명하고, 체계화하기 위해 Taleisnik의 연구를 기초하였다.[43,44] 이것이 각 인대들의 구조와 기능에 대한 일반적인 기준이 아닐지라도, 손목뼈관절의 인대 구조가 관절의 안정성뿐만 아니라, 손목뼈들 사이의 움직임을 유도하고, 점검하는 역할을 한다는 것에 대해서는 이견이 없다.[45] 손목관절 기능을 검사해보면, 여러 요소들 중 인대들의 다양성으로 인해 나타나는 관절 움직임의 개인차를 알 수 있을 것이다. 일반적으로, 등쪽 손목인대는 얇은 것으로 기술되며, 좀 더 많은 바닥쪽 인대들은 두껍고, 강하다.[43,44]

손목관절 복합체의 인대들는 외재성 혹은 내재성으로 구성되어 있다.[39,43,44] 외재성 인대는 손목뼈를 몸쪽의 노뼈 혹은 자뼈로 연결해 주거나, 먼쪽인 손허리뼈로 연결해주는 인대들이다. 그리고 내재성 인대는 손목뼈 사이에서 연결되어 있는 인대들이며, 이것은 또한 손목뼈사이(intercarpal) 혹은 뼈사이(interosseous)인대로 알려져 있다. Nowalk와 Logan[39]은 내재성 인대가 외재성 인대보다 덜 경직되어 있고, 더 강하다는 것을 발견하였다. 이들은 내재성 인대가 윤활액 연결(synovial lining)내에 놓여 있으므로 인접하는 혈관조직을 통해 영양 공급을 받는 외재성 인대와는 달리 윤활액을 통해 영양공급을 받는다고 결론지었다. 그러므로 **외재성 인대**는 우선적으로 외부에서 주어지는 힘을 받기 때문에 상해를 입을 수 있는 가능성이 많으나 상처회복의 잠재성이 좋고, 회복이 늦은 **내재성 인대**가 치유될 수 있도록 보호하는 역할을 한다.[39]

바닥쪽 손목인대(Volar Carpal Ligaments)

손목관절 복합체의 바닥쪽면은 많은 내재성 및 외재성 인대들이 있기 때문에 연구자에 따라서 구성요소와 이름이 다양하게 불려진다 Taleisnik는 손바닥쪽 외재성 인대를 두 군으로 구분하였다: 노손목인대와 자손목인대. **바닥쪽노손목인대**(volar radiocarpal ligament)로 알려진 혼합 인대는 3개의 구별되는 **노손배말머리**(radioscaphocapitate), **긴 · 짧은노반달**(**노반달세모**, radiolunotriquetral), **노손배반달**(radioscapholunate) 인대가 가장 일반적이다(그림 9-7A).[43-45] 노손배반달인대는 손배뼈의 몸쪽 끝의 가장 중요한 안정자로 설명되며, 이 인대의 파열은 손배뼈의 불안정을 야기시킬 것이다. 그러나, 현재의 연구는 이들 구조가 관절의 지지는 미약하지만, 손배반달관절의 신경혈관의 도랑으로 작용한다고 하고 있다.[45] 가쪽곁인대는 손바닥쪽 노손목인대와 관절주머니의 확장으로써 고려될 것이다.[46] Nowalk와 Logan[39]은 외재성 인대로 노말머리인대를 설명하고 있는 반면 Blevens 등[41]은 노말머리인대를 "바닥쪽 관절주머니내 노손목인대"의 부분으로 설명하였다. 자손목인대복합체는 **세모섬유연골복합체**(관절디스크와 반달상동체를 포함), **자반달인대**, **안쪽곁인대**로 구성된다.[19,46]

두 개의 바닥쪽 내재성 인대는 손목 관절기능에서의 중요성 때문에 많은 관심을 받고 있다. 첫 번째 인대는 손배반달뼈사이인대(scapholunate interosseous ligament)이다.[47] 이 인대는 일반적으로 손배뼈와 손목관절의 안정성을 유지하는데 대단히 중요한 역할을 한다.[41,48-50] 이들 인대의 손등쪽 부위와 관련된 연구에서는 안정성의 기여가 가장 중요한 것으로 설명하고 있다.[45] 이 인대에 상해를 입게 되면 손배뼈의 불안정성이 유발되는데, 이는 가장 일반적으로 나타나는 손목관절의 문제 중의 하나이다. 그러나 내재성 인대처럼 손배반달뼈사이인대는 거의 무혈관성(avascualr)이므로 퇴행성 변화로 손상받기 쉬울 것이다.[51] 두 번째 중요한 내재성 인대는 반달세모 뼈사이인대(lunotriquetral interosseous ligaments)이다. 이 인대는 반달뼈와 세모뼈 사이의 안정성을 유지하는데 중요한 역할을 한다. 이 인대가 손상되면 대개 반달뼈의 불안정성과 다른 손목관절 병변을 초래한다.[52,53] 그러나, 이러한 불안정성 패턴은 외재성 인대의 동반된 손상없이는 발생하지 않는다. 일반적으로 손바닥쪽 손목인대들은 손목 폄시 늘어난다.[54]

등쪽 손목인대(Dorsal Carpal Ligaments)

손등쪽의 주된 손목관절 인대는 **등쪽노손목인대**(dorsal radiocarpal ligament)이다(그림 9-7B). 이 인대는 바닥쪽 노손목인대처럼 다양하게 설명되고 있으나, 공통적으로 언급하고 있는 것은 비스듬히 놓여 있다는 것이다.[43,44] 본질적으로, 이 인대는 노뼈의 먼쪽에서 세모뼈로 모이며, 반달뼈와 반달세모 뼈사이인대를 따라서 부착되어 있다.[42,55,56]

Garcia-Elias 등은 손바닥쪽과 등쪽노손목인대들의 경사로 인해 경사진 노뼈에 대해 "손목뼈융기"가 미끄러지는 것을 상쇄시킨다고 하였다. 두 번째 등쪽 인대는 세모뼈로부터 반달뼈, 손배뼈 및 큰마름뼈까지 수평으로 주행하는 등쪽손목뼈사이인대이다.[46,55] 두 손등쪽 인대들은 손목의 관절가동범위시에 손배뼈의 현저한 안정성과 노손목관절의 안정성에 기여하도록 수평적인 "V" 형태를 취하고 있다.[43,55,56] 등쪽 손목인대는 손목 굽힘 시 긴장된다.[54]

기본 개념 9-2: *인대 요약*

외재성 인대(Extrinsic Ligaments)
- 노손목(Radiocarpal)
  - 노쪽곁(Radial Collateral)
  - 손바닥쪽곁(Volar Collateral)
    - 얕은(Superficial)
    - 깊은(Deep)
      - 노손배말머리
      - 노반달(노반달세모)
      - 노손배-반달
- 자손목(Ulnocarpal)
  - 세모섬유연골복합체(Triangular fibrocartilage complex)
  - 반달상동체(Meniscus homolog)
  - 자반달(Ulnolunate)
  - 자쪽곁(Ulnar collateral)
  - 등쪽 노손목(노세모)(Dorsal radiocarpal(radiotriquetral))

내재성 인대(Intrinsic Ligaments)
- 짧은(Short)
  - 손바닥쪽(Volar)
  - 등쪽(Dorsal)
  - 뼈사이(Interosseous)
- 중간(Intermediate)
  - 반달세모(Lunotriquetral)
  - 손배반달(Scapholunate)
  - 손배큰마름(Scaphotrapezium)
- 긴(Long)
  - 바닥쪽 손목뼈사이(v-인대, 세모)
    (Volar intercarpal) (v-ligament, deltoid)
  - 등쪽 손목뼈사이(Dorsal intercarpal)

손목관절 복합체의 기능 (Function of the Wrist Complex)

■ 노손목 관절과 손목뼈중간 관절의 움직임 (Movements of the Radiocarpal and Midcarpal Joints)

노손목관절과 손목뼈중간관절에서의 움직임은 능동적인 근육과 수동적 인대의 힘 및 관절의 반작용 힘(reaction force)의 독특한 결합에 의해 이루어진다. 먼쪽 손목뼈줄에 수동적으로 주어지는 많은 힘들이 있지만, 근육의 힘은 몸쪽 손목뼈줄의 관절을 이루는 부분에 직접적으로 주어지지 않으며, 자쪽손목굽힘근이 먼쪽 손목뼈들에 콩알뼈를 통해 힘을 전달한다. 그러므로 몸쪽 손목뼈들은 근력이 실제로 적용되는 노뼈와 먼쪽 손목뼈 및 손허리뼈 사이에서 효과적으로 역학적인 연결을 이룬다. Gliford 등[13]은 몸쪽 손목뼈줄은 고정되지 않은 삼중분절연결(three-segment linkage)인 **사이분절**(intercalated segment)이라고 하였다. Ruby 등은 먼쪽 노뼈/세모섬유연골복합체와 상대적으로 비가동 먼쪽줄의 사이에서 몸쪽 손목뼈줄이 사이분절로 기능한다는 가설과 일치하는 결과를 보였다.[58] 압축력이 사이분절을 가로질러 적용되면 중간 분절은 무너지면서 위 · 아래 분절과 반대 방향으로

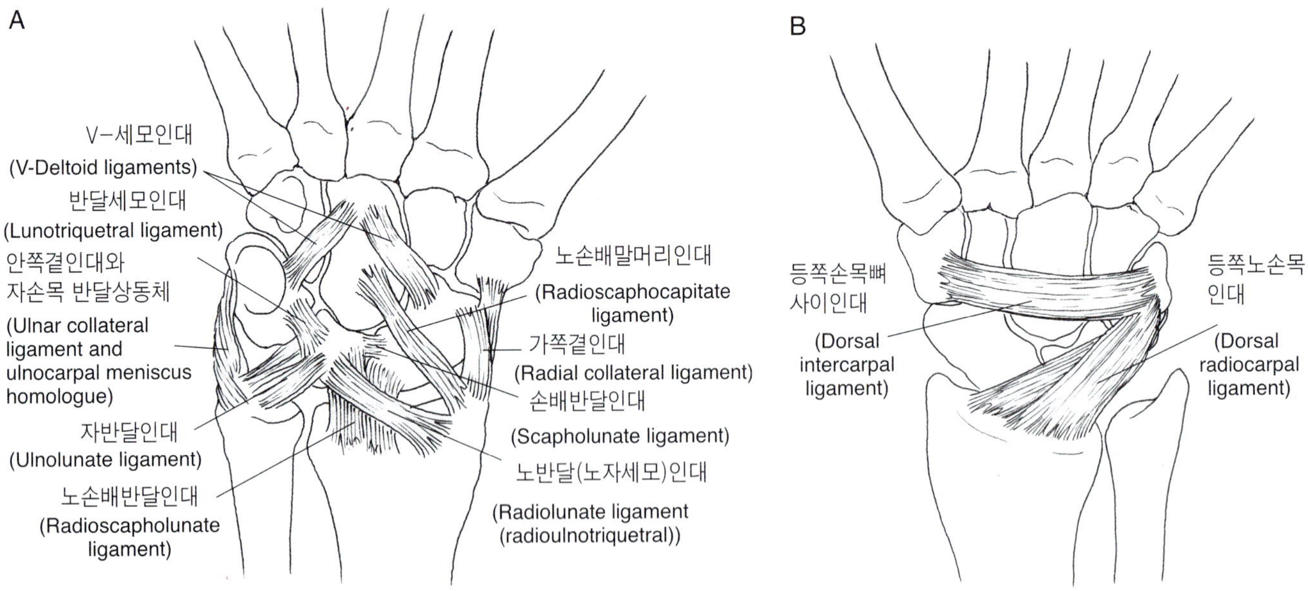

▲ **그림 9-7** ■ A. 바닥쪽 노손목인대의 세 가지 밴드인 노손배말머리, 노반달, 노손배반달 인대를 포함한 손목 복합체의 손바닥쪽 인대. 두 내재성 인대(손배반달 인대와 반달세모인대)는 손배뼈의 안정성을 유지하는 것으로 보여진다. B. 등쪽 손목 인대는 노손목 안정성을 위해 수평적 V 형태를 취한다.

움직이려는 경향이 있다. 예를 들어, 폄근의 작용으로 인해 양쪽으로 관절을 이루고 있는 이 부분이 압박되면 먼쪽 손목뼈줄은 펴지는 방향으로 움직이는 반면, 몸쪽 손목뼈줄은 불안정해지면서 굽힘 방향으로 밀리게 된다. 손목뼈중간/노손목 움직임을 정상화시키고, 몸쪽 손목뼈줄이 어긋나는 것을 방지하기 위하여 몇몇 형태의 안정화 기전이 필요하다.

Garcia-Elias[57] 등은 몸쪽 손목뼈줄의 안정화는 손목중간을 가로질러 압박력이 주어지면서 손목뼈들이 중간축으로 압박될 때 두 가지 반대되는 경향의 상호작용에 따라 달라진다는 가설을 주장하였다. 즉, 반달뼈와 세모뼈는 펴지는 반면 손배뼈는 굽혀지는 경향이 있다. 몸쪽 손목뼈줄에서의 이러한 역회전은 인대 구조(손배반달뼈사이인대와 반달세모 뼈사이인대)에 의해 제한된다. Garcia-Elias[57] 등에 따르면, 반달뼈와 세모뼈에 대한 손배뼈의 연결은 먼쪽 손목뼈들이 폄과 뒤침방향으로 움직이는 동안 몸쪽 손목뼈들이 굽힘과 엎침되어 자동적으로 어긋나도록 움직임을 유발한다. 이들은 몸쪽 손목뼈줄과 먼쪽 손목뼈줄 사이의 역회전과 이로 인해 인대들이 팽팽해지면서 손목뼈중간 관절면이 접합되어 안정성이 증가된다고 제시하였다.

Garcia-Elias 등에 의해 제안된 손목뼈 안정화 기전이 개념적인 구조로 여겨질지라도, 다른 연구자들의 견해는 세세한 부분에서 차이가 있다. 컴퓨터 모델링과 같은 최근의 기술발달로 손목뼈사이 움직임이 생각했던 것보다 더욱 복잡하고 개별적으로 이루어지고 있다는 것이 밝혀지고 있다.[59,60] 몸쪽 손목뼈인 세 뼈는 하나의 단위로 움직임이 일어나지 않지만, 세 손목뼈의 움직임은 중심부에 주어지는 축 부하(axial loading)의 강도와 방향, 노손목 굽힘/폄, 그리고 노쪽/자쪽 편위에 따라 다양해진다.[6,44,57,61,62] Short[63] 등은 손목뼈 움직임은 개개의 골인대 형태와 위치뿐만 아니라, 움직임의 방향에 따라 달라지는 것을 발견하였다. 즉, 손목뼈에서의 관계는 현 위치가 완전한 굽힘, 완전한 폄 혹은 편위에 도달되었는지에 따라 수관절이 중립위치로 될 때 달라진다.

손목관절 복합체의 실제적인 "회전의 중심"은 존재한다고 하는 논쟁은 아직 남아있다. 많은 문헌에서 종종 손목의 "쐐기돌(keystone)"로 언급되는 말머리뼈의 머리가 고정된 손목뼈활(carpal arch)의 견고한 중심이 될 뿐만 아니라, 손목의 굽힘/폄을 위한 관상축이며, 노쪽/자쪽편위의 전후축으로 작용한다고 제시하였다.[38,54] Neu 등은 두 운동면에서 손목의 운동시 말머리뼈의 운동학이 일정하지 않다고 하였으며, 손목뼈의 운동학이 개개인마다 다양하고 복잡하다는 견해를 더 지지하였다.[64]

손목관절의 굽힘/폄 (Flexion/Extension of the Wrist)

손목의 굽힘/폄 동안 손배뼈는 세 손목뼈 중에서 가장 큰 움직임을 보이며, 반달뼈는 가장 작은 움직임을 보인다.[6,36] 몇몇 연구자들은 노손목 관절의 굽힘과 폄이 각각 몸쪽 손목뼈줄의 굽힘과 폄으로 거의 배타적으로 발생한다는 것을 발견하였다.[49,63] 반면 다른 연구자들은 노손목 굽힘/폄 동안 노쪽/자쪽편위와 작은 양의 둘 혹은 세 몸쪽 손목뼈의 엎침/뒤침이 동시에 발생된다는 것을 발견하였다.[6,20,54] 손목뼈중간 굽힘/폄 동안 매우 팽팽하게 묶여있는 먼쪽 손목뼈와 손목뼈중간 관절에 붙어있는 손허리뼈의 움직임은 손의 움직임과 비례하여 먼쪽 분절의 움직임에 상응하여 단순한 굽힘과 폄 양상을 보인다.[61]

연구결과들이 다양하기 때문에 손목관절의 굽힘/폄을 위한 개념적인 구조는 잘 정리되어 있다. Conwell[65]에 의해 제안된 다음의 과정(그림 9-8A)은 다양한 분절들의 상대적인 움직임과 이들의 독립성에 대한 설명을 보여주고 있다. 그러나 개념적인 구조가 지나치게 단순화되었고, 주요 손목뼈들 사이에 발생하는 동시 상호작용은 무시되는 경향이 있다.

1. 움직임은 손목의 완전 굽힘에서 시작한다. 능동적 폄은 먼쪽 손목뼈줄에 부착된 손목관절 폄근에 의하여 먼쪽 손목뼈줄과 연결된 손허리뼈에서 시작된다. 먼쪽 손목뼈(말머리뼈, 갈고리뼈, 큰마름뼈, 작은마름뼈)는 상대적으로 고정된 몸쪽 손목뼈(손배뼈, 반달뼈, 세모뼈)에 대해 활주한다. 손목뼈중간 관절면의 형태가 복잡하긴 하지만, 먼쪽 손목뼈줄은 손의 움직임처럼 같은 방향으로 효과적으로 활주한다. 손목관절이 중립위치에 왔을 때(아래팔의 장축과 세 번째 손허리뼈의 장축이 일직선상에 있을 때) 말머리뼈와 손배뼈를 이어주는 인대는 말머리뼈와 손배뼈를 끌어당겨주어 잠김위치(closed pack position)가 된다.
2. 계속된 폄근력은 상대적으로 고정된 반달뼈와 세모

뼈에 대해 먼쪽 손목뼈줄과 손배뼈를 움직인다. 손목관절의 약 45° 과펴진 상태에서 손배반달뼈사이 인대는 손배뼈와 반달뼈를 잠김위치로 가져온다. 이것은 모든 손목뼈들을 통합시키며, 이들이 하나의 결합체로 기능하도록 만든다.

3. 손목관절 복합체의 완전한 폄(그림 9-8B 참조)은 손목뼈들의 몸쪽 관절면이 상대적으로 견고한 단위인 노뼈와 세모섬유연골복합체에 대하여 움직여지므로 일어난다. 모든 인대는 폄이 완전히 이루어짐에 따라 팽팽해지며 손목관절은 잠김상태가 된다.[66]

완전한 폄에서부터 완전한 굽힘까지 손목의 움직임은 반대 순서로 일어난다. 이 개념은 손배뼈가 손목 인대의 조정에 의해 손배뼈-말머리뼈, 손배뼈-반달뼈, 혹은 노손배뼈 움직임의 다른 시점에서 참여하게 된다. 몸쪽 손목뼈줄이 무너지는 것이 방지되며, 완전한 ROM이 가능하다. 흥미롭게도, 노뼈와 손목뼈의 관절내 접촉 형태에 대한 컴퓨터 모델링과 시신(cadaver)을 이용한 연구에서는 노손목 폄이 손등쪽으로 관절의 접촉 증가가 동반된다는 것을 보여주었다. 손을 펼 때 손의 움직임과 반대 방향으로 움직이는 볼록한 몸쪽 손목뼈 관절면은 바닥쪽으로 활주한다. 이러한 접촉 형태가 생체내에서 존재한다면, 이것은 노손목 움직임의 복잡성을 반영하는 것이며, 오목하고 볼록한 관절면 사이의 움직임에 대한 모순된 가정일 것이다.[22]

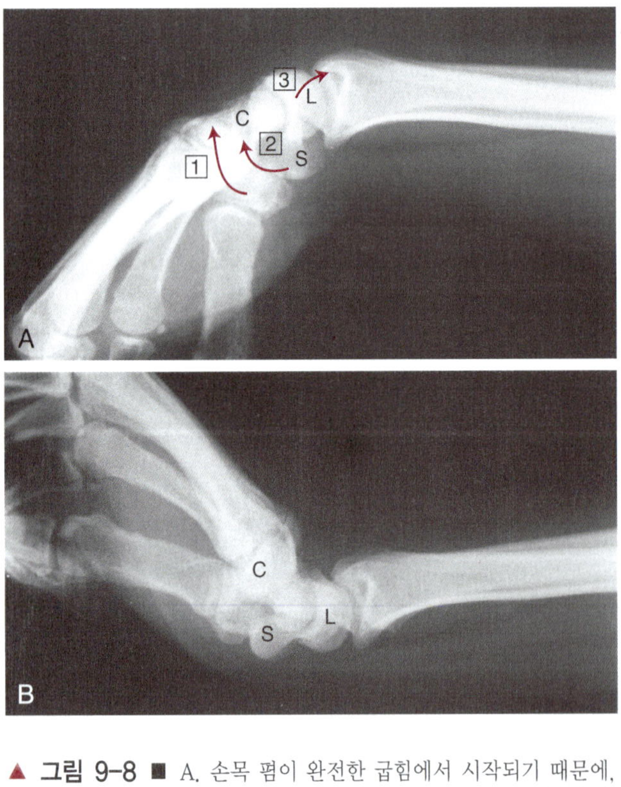

▲ 그림 9-8 ■ A. 손목 폄이 완전한 굽힘에서 시작되기 때문에, (1) 먼쪽 손목뼈줄은 몸쪽 손목뼈줄 위로 움직이고; (2) 손배뼈와 먼쪽줄은 반달뼈/세모뼈 위로 움직인다; 그리고 (3) 손목뼈는 노뼈와 세모섬유연골복합체에 대하여 하나의 단위로 움직임다. B. 완전한 손목 폄. C, 말머리뼈; L, 반달뼈; S, 손배뼈.

손목관절의 노쪽/자쪽편위 (Radial/Ulnar Deviation of the Wrist)

손목관절의 노쪽과 자쪽편위는 더욱 복잡한 것처럼 보이나 굽힘/폄보다는 그 움직임이 덜 다양한다. 몸쪽 손목뼈줄은 노쪽편위와 자쪽편위와 함께 독특한 "상반적인" 움직임을 나타낸다.[11] 노쪽편위에서 손목뼈는 노뼈에 대하여 자뼈쪽으로 활주한다(그림 9-9A). 손목뼈 움직임은 몸쪽 손목뼈와 먼쪽 손목뼈를 노뼈쪽으로 편위시킬뿐 아니라, 동시에 몸쪽 손목뼈의 굽힘과 먼쪽 손목뼈의 폄을 유발한다(수반되는 엎침/뒤침의 관찰이 연구자들 사이에서 다양함).[6,21,27,63,67]

몸쪽 손목뼈와 먼쪽 손목뼈의 반대 움직임은 자쪽편위에서 일어난다(그림 9-9B). 노쪽/자쪽편위 동안 먼쪽 손목뼈들은 몸쪽 손목뼈들과 움직임의 강도 차이는 나지만 상대적으로 고정된 결합체로 움직인다.[6,36] Garcia-Elias 등[8]은 노쪽편위 동안 손배뼈 굽힘(자쪽편위 동안 손배뼈 폄)의 강도는 인대들의 헐거움 정도와 관계가 있음을 발견하였다. 자원자들을 대상으로 한 인대의 헐거움 정도에 대한 연구에서 다른 움직임보다 손배뼈의 굽힘/폄은 영향을 많이 받으나, 노쪽/자쪽편위는 영향받는 정도가 적은 것으로 나타났다. 인대의 헐거움은 남자보다 여자에서 보다 일반적으로 나타났다. 많은 연구자들은 인대가 헐거우면, 먼쪽 손목뼈줄에 대해 손배뼈가 단단히 붙지 않게 되므로 손배뼈의 움직임 영역이 더욱 커질 것이라고 제시하였다.

완전한 노쪽편위에서 노손목 관절과 손목뼈중간 관절은 잠김위치로 된다.[38,68-70] 노쪽과 자쪽편위의 범위는 손목이 굽힘/폄의 중립위치에 있을 때 가장 크다. 손목이 펴져 잠김 위치에 있을 때 손목뼈들이 잠겨(locked) 노쪽 혹은 자쪽편위가 아주 조금 허용된다. 손목의 굽힘위치에서 관절은 이완되고 헐거워지며 뼈들은 조금씩 벌어지게 된다. 몸쪽 손목뼈줄의 움직임은 발생할 수 없으며, 최대한 펴

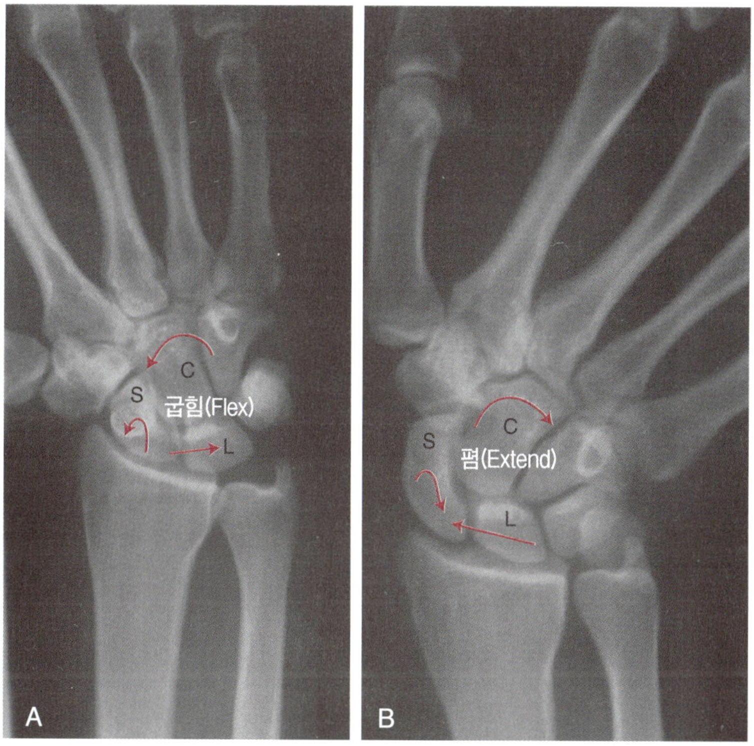

◀ **그림 9-9** ■ 손목의 노쪽편위(A)와 함께, 손배뼈의 굽힘은 자쪽편위(B) 동안 손배뼈를 폄 때 보다 더 짧게 보이도록 한다. C, 말머리뼈; L, 반달뼈; S, 손배뼈.

진 상태에서처럼, 손목이 완전히 굽혀진 자세에서는 약간의 노쪽 혹은 자쪽편위만 가능하다.[71]

지속적 연구: 기능적 운동범위

손목뼈중간관절과 노손목관절의 기능적 중복성이 일상생활동작에서 필요한 최소 ROM을 가능하게 한다. Brumfield 와 Champoux[72]는 독립성을 유지하는데 필요한 일련의 손 활동을 위해서는 10° 굽힘과 35° 폄의 기능적인 손목 움직임이 필요하다는 것을 발견하였다. Ryu 등[12]은 광범위한 손 기능을 연구한 실험을 통해서 손목의 대부분의 기능은 60° 폄, 54° 굽힘, 40° 자쪽편위 그리고 17° 노쪽편위에서 완성된다고 설명하였다. 손목의 폄과 자쪽편위는 손목 활동에서 가장 중요하다. 또한 손목 폄과 자쪽편위는 손배뼈와 반달뼈가 최대 접촉된 위치인 것으로 발견되었다.[22] 손배뼈는 몸쪽과 먼쪽 손목뼈줄사이의 연결로 작용하므로 손목의 안정성에서 주요한 역할을 수행한다. 이렇게 펴지고 자쪽으로 편위된 손목 위치는 안정적 기저를 제공하므로 먼쪽 손 기능을 최대한 발휘할 수 있다. 손목에 대한 융합을 결정하고자 할 때, 외과의는 적절한 기능적 자세를 위해 보통 약 20°의 폄과 10°의 자쪽편위를 선택한다.[54] 또한 이러한 펴진 자세가 파악 활동에서 가장 큰 힘을 발생시킬 수 있는 긴 손가락 굽힘근의 자세이기도 하다.

■ 손목관절 불안정성(Wrist Instability)

손배뼈에 붙어 있는 하나 혹은 그 이상의 인대들의 상해는 반달뼈와 손배뼈의 협응적 안정성을 감소시키거나 제거한다. 이러한 손상은 손배뼈가 자유로운 분절로 작용하게 하며, 바닥쪽으로 기울어진 노뼈에 대해 굽혀지면서 무너지려는 경향(잠재적으로 기준면에서 벗어나려는 움직임이 포함)이 나타난다. 굽혀진 손배뼈의 바닥은 노뼈에 대해 손등쪽으로 활주하며, 아탈구된다. 손배뼈의 안정성이 사라지게 되며, 반달뼈와 세모뼈는 자연적인 확장으로 자유로운 분절로 함께 작용한다. 근육의 힘은 몸쪽 손목뼈를 우회하여, 먼쪽 손목뼈에 가해져 펴진 반달뼈와 세모뼈에 대해 먼쪽 손목뼈가 굽혀지는 요인을 제공한다. 굽혀진 먼쪽 손목뼈들은 반달뼈와 세모뼈에 대해 손등쪽으로 미끄러지면서 반달뼈와 세모뼈의 펴짐을 가속화시킬 것이다. 세 분절(손배뼈, 반달뼈/세모뼈, 먼쪽 손목뼈)의 이러한 지그재그 형태는 사이분절 불안정성(intercalated segmental instability)으로 알려져 있다.[21,27] 반달뼈의 펴진 자세를 가정할 때, 이러한 상태를 **등쪽 사이분절 불안정성**(dorsal intercalated segmental instability, DISI)(그림 9-10A). 손배뼈의 아탈구는 근력으로 인한

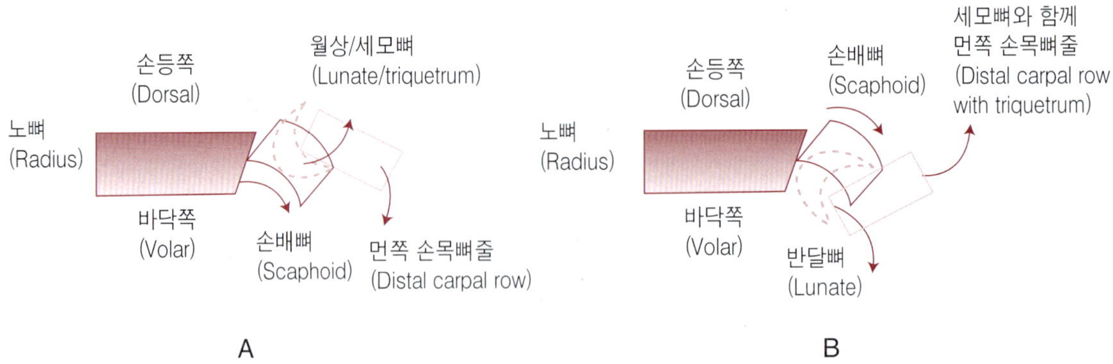

▲ **그림 9-10** ■ A. 손등쪽 사이분절 불안정성(DISI). 굽혀진 손배뼈로부터 이완된 반달뼈는 노뼈에 대해 펴진다. 말머리뼈는 반달뼈의 끝에서 반대 방향(굽힘)으로 움직인다. B. 바닥쪽 사이분절 불안정성(VISI). 반달뼈와 손배뼈는 노뼈에 대해 굽혀지며, 세모뼈는 펴진다. 먼쪽 손목뼈줄(말머리뼈가 보여짐)은 폄쪽으로 세모뼈를 따라간다.

손목관절의 압박 부하로 발생하면서 동적이거나 혹은 정적일 수도 있다.[73] 손배뼈의 아탈구로 인해 노손배관절(radioscaphoid articulation)에서 두 뼈가 접촉하면서 발생하는 압력은 접촉이 작은 영역에서 이루어지기 때문에 증가한다.[22,41] 그러므로 DISI는 노손배관절에서의 퇴행성 변화를 초래할 것이며, 다른 손목뼈중간 관절들의 이상을 유발할 것이다.[40] 인대들이 헐거워지면 말머리뼈는 펴진 반달뼈에 대해 손등쪽으로 아탈구될 것이며, 굽혀진 손배뼈와 펴진 반달뼈 사이의 공간으로 미끄러져 들어갈 것이다. 치유되지 않은 DISI로부터 점진적인 퇴행성 문제는 **손배반달 전진 붕괴**(scapholunate advanced collapse, (**SLAC wrist**))로 알려져 있다.[41,74] 진행 단계는 손상의 시간 경과에 따라 방사선 사진으로 식별할 수 있다.[74,75] DISI로 인해 노반달 관절에 대한 부하가 증가되는지 혹은 감소되는지에 대해서는 논쟁의 여지가 있을지라도, 노반달 관절은 요주상 관절보다 퇴행성 변화가 덜 발생한다는 것에 대해서는 이견이 없다.[22,33,49] 노반달 관절에서 퇴행성 변화가 덜 일어나는 것은 노반달 관절면이 둥근 형태로 되어 있으며, 관절면을 가로지르는 부하가 중심부로 잘 수용되기 때문이다.[41]

손목뼈 불안정성의 다른 일반적인 형태는 반달뼈와 세모뼈의 인대 결합이 상해로 인해 흐트러질 때 발생한다.[21,73] 반달뼈와 세모뼈는 정상적으로 편 방향으로 움직이는 경향이 있으며, 손배뼈가 굽혀지려는 경향을 상쇄하는 역할을 한다. 반달뼈가 세모뼈와 연결되어 있지 않으면 반달뼈와 손배뼈는 함께 굽혀지면서 세모뼈와 먼쪽 손목뼈들은 펴진다(그림 9-10B 참조). 이러한 자뼈쪽 반달뼈 주변 불안정성(ulnar perilunate instability)은 **바닥쪽 사이분절 불안정성**(volar intercalated segments instability, **VISI**)로 알려져 있다. 이러한 상태는 DISI만큼 흔하지 않다.

VISI와 DISI의 문제는 손목관절 기능에 대한 몸쪽 손목뼈줄 안정성의 중요성을 설명하는 것이며, 또한 먼쪽 손목뼈줄과 몸쪽 손목뼈줄의 다른 두 뼈(반달뼈와 세모뼈) 사이의 연결체로서 손배뼈의 위치 유지에 대한 중요성을 설명하고 있다.

9-2 환자 사례: 손배반달 인대 손상

소프트볼 리그에서 활동하는 Jeff O' Brien은 팔을 편 상태로 넘어져 손목의 뒤쪽에 통증과 부종이 생겼다. 일주일 후 동네 병원에서 찍은 방사선 사진에서 인대 손상을 의심할 수 있는 손배뼈와 반달뼈의 분리가 보였다(그림 9-11A). O' Brien씨는 수부 전문의에게 진찰받도록 처방되었다. 수부 외과의가 시행한 추가 방사선 촬영에서 등쪽 사이분절 불안정성(DISI)이 보여졌다(그림 9-11B 참조). Jeff는 고정기간 이후에는 다른 치료를 받지 않기로 결심했다. 문제는 시간이 흘러서 나타나기 시작했다. 5년 후, Jeff의 손목 통증은 수부 외과의가 다시 의학적 문제를 찾고자 했을 때 증가하였다. 수부 외과의는 손배반달 전진 붕괴(SLAC)라 진단하였다. 손목의 반복적인 부하(꽉 쥐거나 들어올림)는 손목관절 복합체에서 퇴행성 골성 변화를 야기하며, 손목관절 불안정성은 손배뼈와 반달뼈 사이의 공간으로 말머리뼈의 몸쪽 이동과, 노손배와 말머리-반달 관절에서 퇴행성 변화가 눈에 띄었다(그림 9-11C 참조). 부분적 손목 융합(손배말머리 관절고정술)은 기능의 소실을 최소화하기 위해 제한된 손목 운동성은 허용하지만, 안정성(통증의 원인 제거)의 향상을 위해 처방된다.

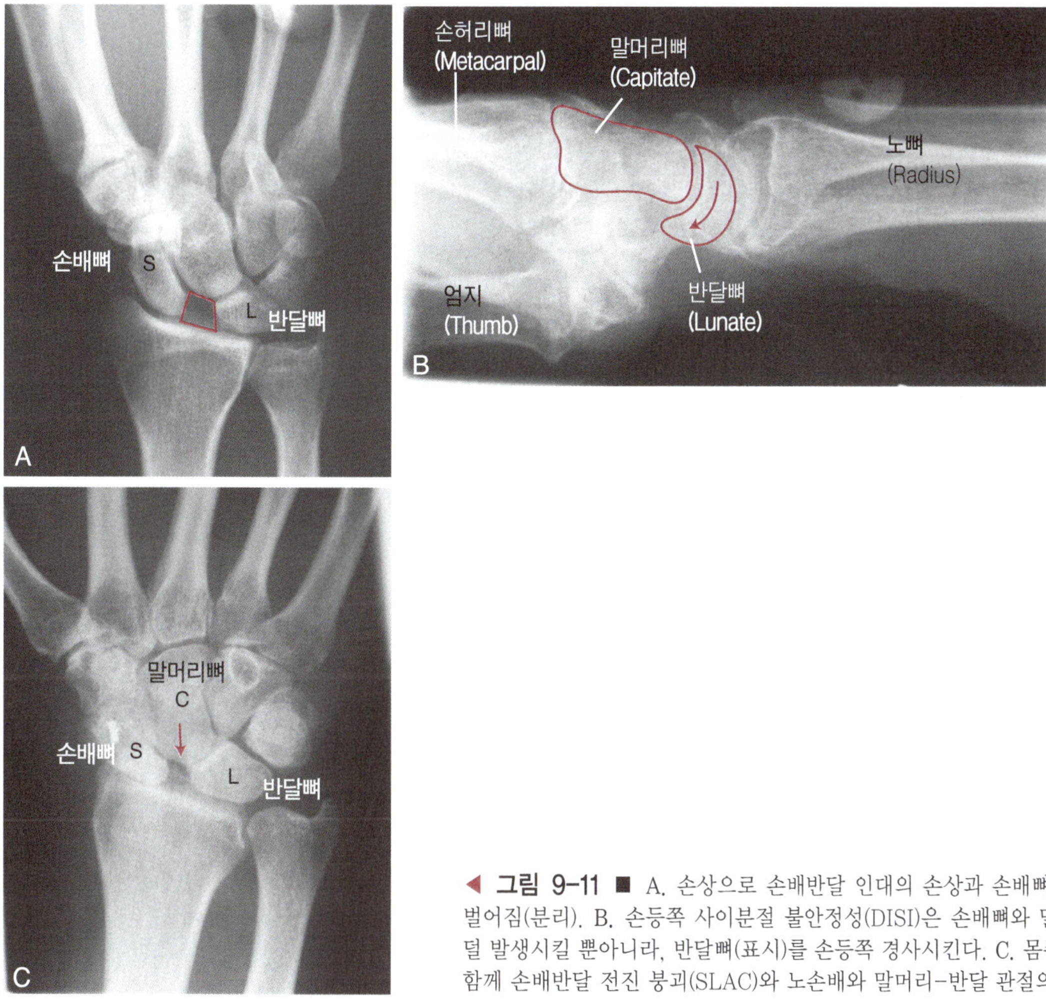

◀ **그림 9-11** ■ A. 손상으로 손배반달 인대의 손상과 손배뼈와 반달뼈가 틈이 생기게 벌어짐(분리). B. 손등쪽 사이분절 불안정성(DISI)은 손배뼈와 말머리뼈의 바닥쪽 경사를 덜 발생시킬 뿐아니라, 반달뼈(표시)를 손등쪽 경사시킨다. C. 몸쪽으로 말머리뼈의 이동과 함께 손배반달 전진 붕괴(SLAC)와 노손배와 말머리-반달 관절의 침식.

■ 손목관절 복합체의 근육 (Muscles of the Wrist Complex)

손목관절 복합체 근육들의 주된 역할은 손가락으로 가는 긴 근육들이 적절한 길이-장력 관계를 이루도록 위치적으로 적응하는 동안 손의 안정성을 높여주는 것이다.[4,54] 근육의 횡단면적과 모멘트 팔의 길이에 대한 정보는 근육의 특수한 작용, 힘, 잠재적 토크를 이해하는 것을 도와준다. 많은 연구자들은 다른 손목관절 위치에서 긴손가락굽힘근에 의해 손가락의 손가락뼈사이관절에서 발생되는 최대 힘을 연구하였다. 몇몇 연구에서 손가락뼈사이관절의 굽힘근 힘은 손목이 자쪽편위되어있을 때 가장 큰 것으로 나타났으며, 손목이 굽혀진 위치(편위 상태는 중립)에서 가장 적은 힘을 발휘하는 것으로 나타났다.[2,76] 또다른 연구는 5~7° 자쪽편위와 함께 20~25° 손목 폄이 파악력 출력을 최대화할 수 있는 적절한 범위라고 하였다.[77,78] 그러나 손목 근육들은 손가락 굽힘힘을 적정화시키도록 구성되어 있지 않다. 적정화된 손가락 굽힘근의 힘이 다른 힘들보다 크다면 손목의 굽힘근보다 폄근이 더 강할 것이다. 손목 굽힘근의 일 능력(단위 절단 면적당 힘을 발생시키는 근육의 능력)은 폄근의 일 능력의 두 배 이상이다. 노쪽편위근의 일 능력은 자쪽편위근의 일 능력보다 약간 많다.[79] 손목 근육들을 한 요소 혹은 기능을 관찰하는 것으로 모두 이해할 수는 없지만, 중력과 외부 작용에 대해 다양하게 반응하는 움직임 형태는 근전도(EMG)를 통해 평가할 수 있다. 이 장에서는 손목 근육을 설명했지만, 이들 근육의 기능은 뒷 장에서 언급할 손과 손목 근육 사이의 협동작용을 논의하여야 가장 잘 이해할 수 있다.

바닥쪽 손목관절 근육(Volar Wrist Musculature)

여섯 근육의 힘줄은 손목관절의 손바닥면을 통과하므

로 손목의 굽힘을 유발한다(그림 9-12A). 이 근육은 **긴손바닥근**(palmaris longus, **PL**), **노쪽손목굽힘근**(flexor carpi radialis, **FCR**), **자쪽손목굽힘근**(flexor carpi ulnaris, **FCU**), **얕은손가락굽힘근**(flexor digitorum superficialis, **FDS**), **깊은손가락굽힘근**(flexor digitorum profundus, **FDP**) 그리고 **긴엄지굽힘근**(flexor pollicis longus, **FPL**)이다. 이 근육들 중 처음의 세 근육이 주요 손목관절 근육들이다. 마지막 세 근육은 손가락의 굽힘근이며, 이차적으로 손목의 굽힘에 관여한다.

손목 수준에서, 바닥쪽 손목 근육 모두는 PL과 FCU를 제외하고, 정중신경과 함께 **굽힘근지대**(flexor retinaculum) 밑을 통과한다(그림 9-12B). 굽힘근지대는 긴굽힘근 힘줄의 활시위 효과를 방지하므로 적절한 길이-장력 관계를 유지하는데 기여한다. 굽힘근지대는 일반적으로 **가로손목인대**(transverse carpal ligament, **TCL**)로 더 잘 알려진 먼쪽과 함께 몸쪽이 있다.

손목에서 FCR과 FCU 힘줄의 위치는 각각 굽힘뿐만 아니라, 노쪽 편위와 자쪽 편위를 가능하게 한다. 그러나 FCR은 단독 수축으로는 손목의 노쪽 편위근으로 효과적이지 않다. 이 근육은 두 번째와 세 번째 손허리뼈의 바닥에 부착되므로 손의 장축에 일직선으로 놓여진다. PL과 함께 손목의 굽힘근으로 FCR의 기능은 부수적 편위 움직임은 적다.[10] 그러나 FCR은 노쪽편위 동안 활동적이다. FCR은 **긴노쪽손목폄근**(extensor carpi radialis longus, **ECRL**)의 노쪽 편위 힘을 증가시키거나, 긴노쪽손목폄근에 의해 형성된 펴짐을 감소시키는 역할을 한다. PL은 노쪽 혹은 자쪽 편위를 유발하지 않는 손목굽힘근이다. PL과 힘줄은 대략 14%의 사람들에서 근력의 차이 혹은 기능적인 결함이 없이 편측으로 혹은 양측으로 존재하지 않는다.[80] 다른 근육들에 대한 잔여물로 생각될 수 있기 때문에 일반적으로 PL의 힘줄은 다른 구조들의 수술적 복구(surgical reconstruction)를 위해 "희생"될 수 있을 것이다.[30]

FCU는 굽힘을 위해 FCU 모멘트 팔을 증가시키는 종자뼈인 콩알뼈에 종지한다. FCU는 간접적으로 콩알뼈인대를 통해 갈고리뼈와 다섯 번째 손허리뼈에 작용하며,[33] 효과적으로 손목관절의 굽힘과 자쪽편위를 유발한다. FCU의 힘줄은 FCR보다 노쪽/자쪽 편위의 축을 더 멀리 가로질러 주행하므로 FCR의 노쪽편위 기능보다 더욱 자쪽 편위에 효과적이다.[4] FCU는 장작을 쪼개는 것과 같은 특별한 기능과 관련되어 모든 손목 근육 중 가장 큰 장력을 발휘한다.[4]

FDS와 FDP는 손가락의 우세한 굽힘근이며, FPL은 엄지의 우세한 굽힘근이다. 효과적으로 손목의 굽힘힘을 만들기 위해 FDS와 FDP는 다관절 근육이기 때문에, 이들 근육이 여러 관절에 걸쳐 너무 과도하게 짧아지는 것을 방지하기 위해 먼쪽 관절 폄근의 협응적 안정성이 필요하다. 이 근육들이 손목과 먼쪽 관절에 모두 작용하려 한다면, 이들은 능동적으로 불충분할 것이다. FDS와 FDP는 힘줄들의 위치가 중심부에 있기 때문에 손목이 노쪽/자쪽 편위되어 있는 상태에서 다양한 활동을 보여준다. FDS는 FDP에 보다 손목 굽힘근으로 더 많이 기능하는 것처럼 보인다.[81] 이것은 FDP가 더 길고 깊게 위치하고 있으며, 더 많은 관절을 통과하므로 굽힘 움직임에 능동적으로 작용하기에 다소 불충분하기 때문일 것이다. 손목에 대한 FPL의 효과에 대해서는 상대적으로 많은 관심을 두지 않는다. 이 근육의 힘줄 위치는 먼쪽 관절들이 안정화되었을 때 손목의 굽힘과 노쪽 편위를 유발할 수 있다.

등쪽 손목관절 근육(*Dorsal Wrist Musculature*)

손목관절 복합체의 손등쪽은 9개의 힘줄들이 지나간다(그림 9-13). 9개 중 3개의 힘줄은 주된 손목관절 근육이다. 이는 긴노쪽손목폄근, **짧은노쪽손목폄근**(extensor carpi radialis brevis, **ECRB**) 그리고 자쪽손목폄근이다. 다른 6개의 근육들은 엄지와 각각의 손가락으로 가는 근육들로 손목관절에 이차적으로 작용한다. 이는 **손가락폄근**(extensor digitorum communis, **EDC**), **집게손가락폄근**(extensor indicis proprius, **EIP**), **새끼손가락폄근**(extensor digiti minimi, **EDM**), **긴엄지폄근**(extensor pollicis longus, **EPL**), **짧은엄지폄근**(extensor pollicis brevis, **EPB**), 그리고 **긴엄지벌림근**(abductor pollicis longus, **APL**)이다. 모든 9개 근육의 힘줄은 중격에 의해 6개의 터널로 나뉘어져 있는 **폄근지지띠**(extensor retinaculum) 아래를 통과한다. 힘줄이 지나가는 지대의 사이막은 등쪽손목인대에 붙어있으며, 손등의 폄근 힘줄의 안정성을 유지할 뿐 아니라, 폄근이 손목을 펴는 것을 가능하게 하며 능동수축에 따른 힘줄의 활시위 효과를 방지해 준다.[46,82]

ECRL과 ECRB는 손목 폄근 힘살의 주된 부분을 이룬

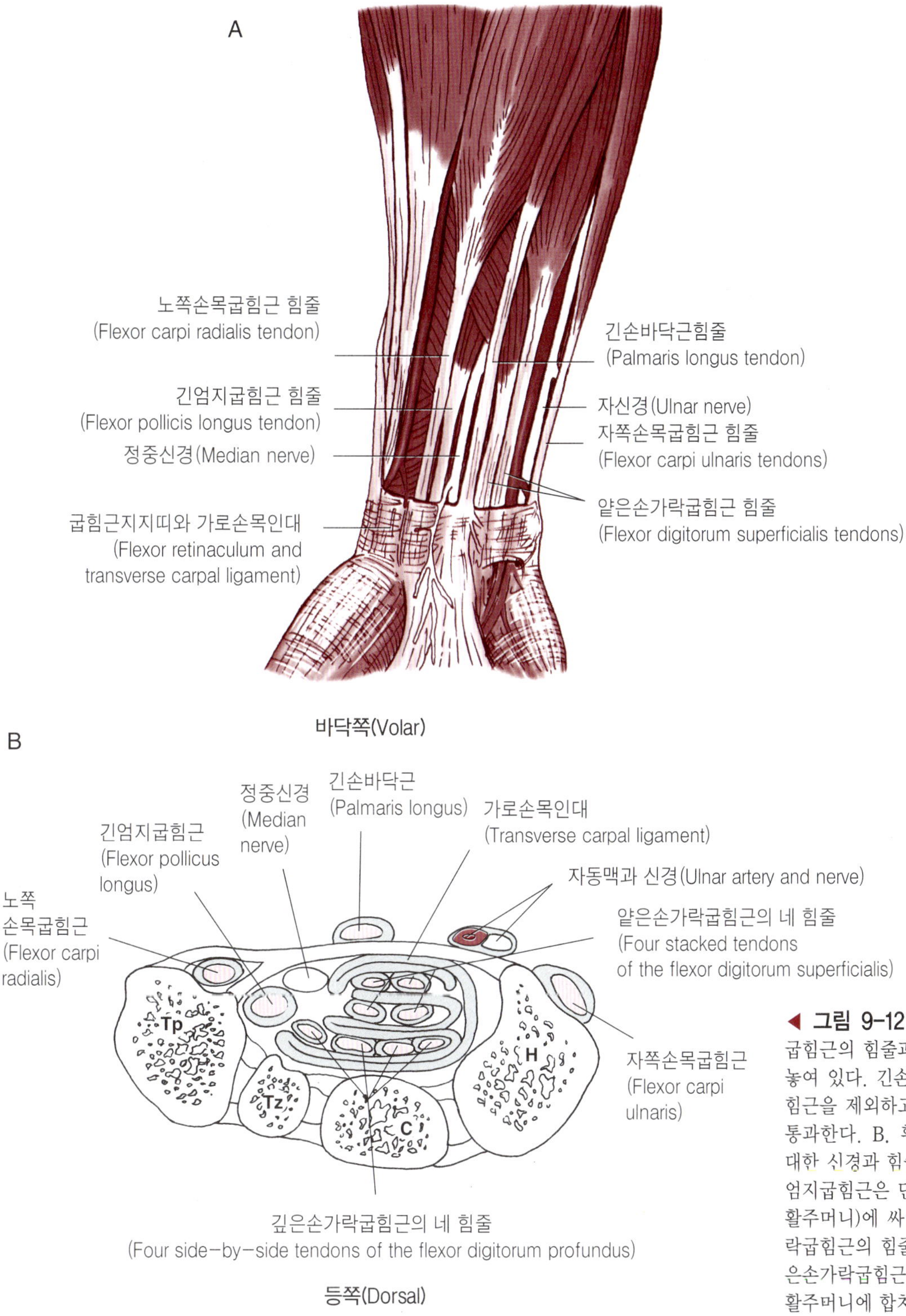

◀ **그림 9-12** ■ A. 일차적, 이차적 손목굽힘근의 힘줄과 신경은 손목의 손바닥면에 놓여 있다. 긴손바닥근, 자신경, 자쪽손목굽힘근을 제외하고 모두는 굽힘근지지띠 밑을 통과한다. B. 횡단면에서, 가로손목인대에 대한 신경과 힘줄의 관계는 더 명확하다. 긴엄지굽힘근은 단독적인 힘줄집(혹은 노쪽윤활주머니)에 싸여있지만, 네 개의 깊은손가락굽힘근의 힘줄과 더 얕은 층에 쌓여진 얕은손가락굽힘근의 네 개의 힘줄들은 자쪽윤활주머니에 합쳐져 쌓여 있다.

다.[83] ECRB는 ECRL보다 다소 작지만 손목관절 중심부에 위치하고, 세 번째 손허리뼈에 정지하고 있어 일반적으로 손목을 펼 때 더 많이 작용한다.[10,84] 한 연구에서는 ECRB가 뒤침 상태에서 수행하는 것을 제외하고 모든 쥐기-놓기(grasp-and-release)의 손 기능에서 작용한다고 하였다.[85] ECRL은 노뼈쪽 두 번째 손허리뼈에 정지하고, ECRB 보다 손목을 펴는 동안 더 작은 모멘트 팔을 갖는다.[6] ECRL은 노쪽 편위 혹은 자쪽편위에 대한 지지가 필요할 때 활동이 증가하였으며, 또한 강한 손가락 굽힘 움직임이 수행될 때 활동이 증가되었다.[66,84] ECRB는 지속

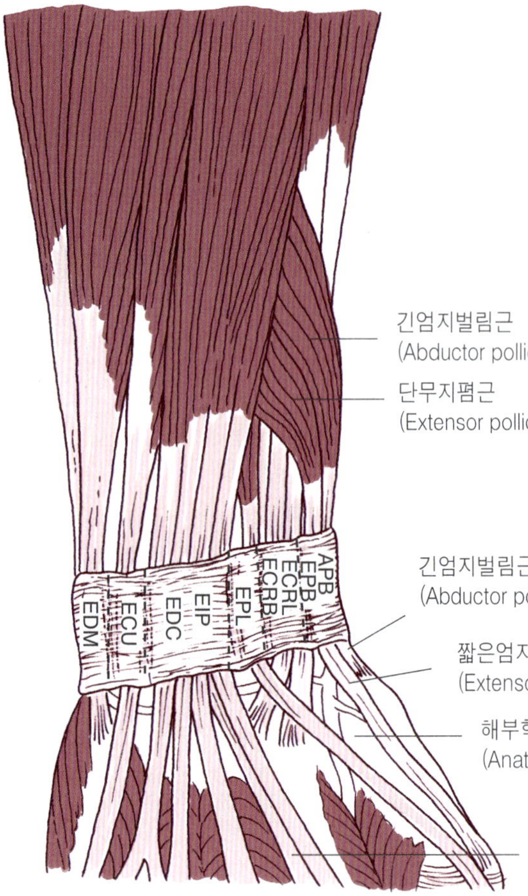

◀ **그림 9-13** ■ 손등에 위치한 폄근 힘줄들은 구획으로 나뉘어 폄근지지띠 아래를 통과한다. 노뼈쪽에서 자뼈쪽으로 긴엄지벌림근(APL)과 짧은엄지폄근(EPB)은 한 구획이다; 짧은노쪽손목폄근(ECRB)과 긴노쪽손목폄근(ECRL)은 또 하나의 구획이다; 긴엄지폄근(EPL)은 자체가 한 구획이다; 손가락폄근(EDC)의 네 힘줄은 집게손가락폄근(EIP)과 함께 하나의 구획이다. 새끼손가락폄근(EDM)은 자체가 한 구획이다; 자쪽손목폄근(ECU) 역시 자체가 한 구획이다.

적으로 작용함으로써 과사용으로 인해 상해를 입기 쉬우며, 가쪽위관절융기염(lateral epicondylitis)으로 염증이 생겨 ECRL의 작용이 감소될 때는 더욱 그러하다.[86] 문헌을 통해서 이러한 병리의 진행이 EDC와 관련이 있는지에 대해서는 의문시된다.[87,88]

ECU는 손목의 폄과 자쪽편위에 관여한다. 이 근육은 손목의 폄뿐만 아니라, 종종 굽힘에도 작용한다.[84]

Backdahl과 Carlsoo[81]는 ECU가 구조적으로 불안정한 손목 굽힘 위치에 대해 추가적인 안정성을 더해준다는 가설을 세웠다. 손목의 노뼈쪽에는 인대와 골격 구조로 인해 안정성이 잘 조절되므로 이러한 작용이 필요없다. ECU의 힘줄집은 TFCC와 연결되면서 ECU가 고정되며, 활시위와 같은 운동 효율(excursion efficiency)의 소실을 방지해준다.[19] Tang[89] 등은 자뼈의 먼쪽으로부터 TFCC를 이완시킨 후 ECU의 탈선이 30% 증가하였다고 하였다. 또한 손목 폄근으로 ECU는 아래팔의 위치에 영향받는다. 아래팔이 엎침되어 있을 때 자뼈에 대해 노뼈가 교차되어 있으면 ECU의 모멘트 팔이 감소되기 때문에 손목관절의 폄근으로의 효율성이 감소한다.[4,83,85]

EDM과 EIP는 EDC의 힘줄로 종지하므로 EDC와 같은 기능을 한다.[90] EIP와 EDM이 손목관절 부위로 뻗어 있으나, 손목관절의 폄은 주로 EDC에 의해 발생한다. EDC는 손가락의 폄근이지만, 노쪽 편위 혹은 자쪽 편위를 일으키지 않는 상태로 손목의 폄근으로도 작용한다. EDC가 기능할 때에는 ECRB의 활동이 덜 보여지기 때문에 손목펼 때 EDC와 ECRB의 상호 교대적인 협동기능이 나타난다.[84]

세 개의 외재성 무지근육은 손목을 가로지른다. APL과 EPB는 손목을 노뼈쪽으로 편위시키는 부수적인 기능을 갖는다.[80] 그러나 손목의 노쪽편위로 인해 무지에 대한 주작용으로부터 벗어나게 된다. APL과 EPB가 엄지에 작용할 때 ECU가 협력수축하면서 원하지 않는 손목의 움직임이 상쇄된다. 자쪽 편위를 유발하는 근육이 없으면, 무지의 외재근들은 손목의 노쪽 편위 변형을 유발할 것이다. 보다 중심쪽에 위치하고 있는 EPL이 손목관절에 큰 작용을 한다는 증거는 거의 없다.

이제까지 손목관절 복합체를 살펴보았다. 손목관절과 연결되는 손 복합체를 살펴보자.

손 복합체(The Hand Complex)

손은 다섯 손가락 혹은 네 손가락과 엄지손가락으로 이루어져 있다(그림 9-14). 각각의 손가락은 손목손허리관절(CMC)과 **손허리손가락관절**(MP)을 갖는다. 손가락은 몸쪽 손가락뼈사이관절(PIP)과 먼쪽 손가락뼈사이관절(DIP)을 포함한 두 개의 손가락뼈사이관절(IP)을 갖으며, 엄지손가락은 하나만을 가지고 있다. 손목뼈에 대해 먼쪽으로 19개의 뼈들과 19개의 관절이 있어 이들이 손 복합체를 형성한다. 손가락들의 관절들과 엄지손가락의 관절들이 구조적으로 유사할지라도, 기능이 매우 다르기 때문에 네 손가락의 관절과 엄지손가락의 관절은 분리해서 설명할 것이다. 그러나 네 손가락을 설명할 때 일반화 시키는 것에 대해 많은 주의가 필요하다. Ranney[91]는 각각의 손가락은 독특한 구조로 되어 있으므로 모든 손가락의 특성이 일치하지 않는다고 지적하였다.

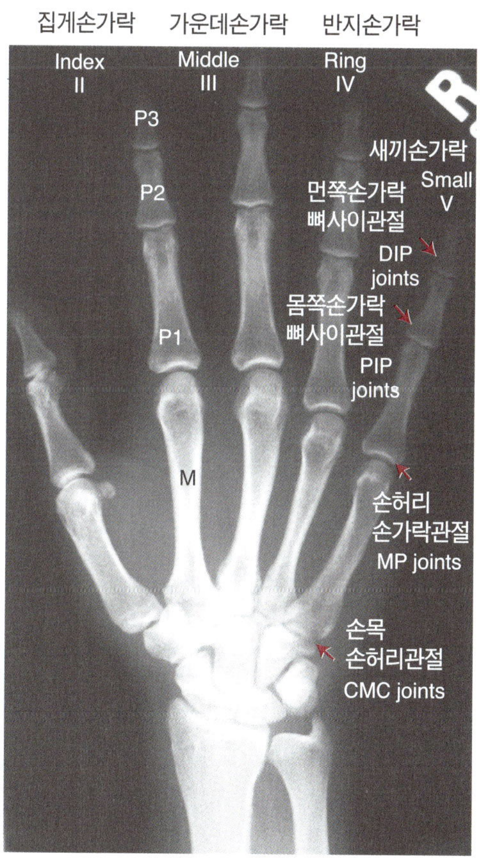

▲ **그림 9-14** ■ 엄지와 손가락의 골 해부학. DIP, distal interphalangeal; PIP, proximal interphalangeal; MP, metacarpophalangeal; CMC, carpometacarpal; M, metacarpal; PI, proximal phalanx; P2, middle phalanx; P3, distal phalanx.

손가락의 손목손허리관절 (Carpometacarpal Joints of the Fingers)

손가락의 CMC 관절은 먼쪽 손목뼈줄과 두 번째에서 다섯 번째 손허리뼈의 바닥 사이의 관절 결합으로 이루어져 있다(그림 9-1 참조). 물론 먼쪽 손목뼈줄이 손목뼈중간 관절의 일부분이다. 네 개의 손가락 손허리뼈 몸쪽은 2~5번째 손목손허리관절을 형성하며, 먼쪽 손목뼈와 관절하고 있다(그림 9-14 참조). 두 번째 손허리뼈는 주로 작은마름뼈와 관절을 이루며 이차적으로 큰마름뼈와 알머리뼈가 연결되어 있다. 세 번째 손허리뼈는 주로 알머리뼈와 관절을 이루며, 네 번째 손허리뼈는 알머리뼈, 갈고리뼈와 관절을 이룬다. 마지막 다섯 번째 손허리뼈는 갈고리뼈와 관절을 이룬다. 각각의 손허리뼈는 바닥에서 인접한 손허리뼈와 관절을 이루고 있다. 두 번째 손허리뼈는 바닥에서 세 번째 손허리뼈와는 이어져 있으나, 첫 번째 손허리뼈와는 연결되어 있지 않다. 모든 손가락의 CMC 관절들은 바닥쪽과 손등쪽에서 강한 가로인대와 보다 약한 결인대에 의해 지지된다.[92,93]

깊은가로손허리인대(deep transverse metacarpal ligament)는 바닥쪽으로 2-4번째 손가락의 머리부에 연결돼 있다. 깊은가로손허리인대는 손허리뼈의 머리부를 함께 잡아주며, CMC 관절에서 손허리뼈들이 최소한의 벌림만 허용되도록 효과적으로 유지해준다. 가로손목인대가 CMC의 안정성에 직접적으로 관계될지라도, 이것은 구조적으로 손가락들의 MP 관절의 한 부분이다. 이에 대해서는 나중에 다시 설명할 것이다. 관절 연결에 다소 차이점이 있더라도, 인대 구조는 주로 각 CMC 관절에서 가용한 전체 ROM을 조절하는 역할을 한다.

먼쪽 손목뼈들은 CMC 관절과 손 기능에 영향을 주지만 손 관절의 기능은 바닥쪽 오목(volar concavity) 혹은 작은 마름뼈, 큰마름뼈, 알머리뼈 그리고 갈고리뼈에 의해 형성된 **몸쪽 가로손목뼈활**(proximal transverse (carpal) arch)에 의해 영향 받지 않는다(그림 9-15). 손목뼈활은 손이 완전히 펴졌을 때에도 유지되며, 손목뼈들의 곡선 형태에 의해서 뿐만 아니라, 오목한 모양을 지속시키는 인대들에 의해서 만들어진다. 손목뼈활을 유지시키는 인대는 가로손목인대(transverse carpal ligament, TCL)와 수평으로 지향되어 있는 **손목뼈사이인대**(intercarpal ligaments)들이다. TCL은 안쪽으로는 콩알뼈와

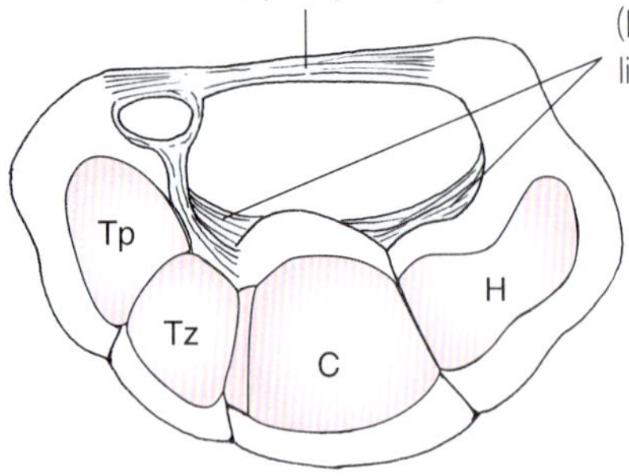

▲ **그림 9-15** ■ 몸쪽 가로활, 혹은 손목뼈활은 정중신경과 긴손가락굽힘근들이 통과하여 터널을 형성한다. 가로손목인대와 손목뼈사이인대는 이러한 오목의 유지를 돕는다; C, 말머리뼈; H, 갈고리뼈; Tp, 큰마름뼈; Tz, 작은마름뼈.

갈고리뼈의 갈고리에 붙어 있으며, 가쪽으로는 손배뼈와 큰마름뼈에 붙어 있는 굽힘근지대의 한 부분이다. 굽힘근지대의 몸쪽은 아래팔의 근육들이 놓여 있는 막(fascia)과 이어진다. 네 개의 먼쪽 손목뼈에 연결되어 있는 TCL과 손목뼈사이인대는 상대적으로 손바닥쪽 오목을 고정하여 유지시키므로 손목뼈활이 나타나도록 한다. 또한 이러한 구조들이 **손목굴**(carpal tunnel)을 형성한다. 손목굴은 정중신경과 아홉 개의 외재 손가락 굽힘근과 엄지굽힘근을 포함한다(그림 9-12B 참조). 많은 내재성 손근육들이 TCL과 먼쪽 손목뼈에 부착되어 있다. 이는 손목뼈활을 유지시키는 또 하나의 요소이다.

9-3 환자 사례 : 손목굴 증후군

Carl George는 20년 이상 컴퓨터 프로그래머로 일하고 있다. 그의 일과 대부분은 자판을 치면서 보낸다. 그는 5년 전부터 오른 손에 무감각 증세가 나타나기 시작했고, 특히 엄지, 집게손가락, 가운데손가락과 반지손가락의 노뼈쪽 반에 증세가 있었다. Carl씨를 평가하기 위해 수부 외과의는 손목굴 위의 정중신경 부위를 두드려 정중신경 지배 구역에 이상감각(저린감)을 재현(양성 Tinel 징후)시켰으며, 1분 동안 양쪽 손목을 구부린 위치에 두어 이상감각을 재현(양성 Phalen 검사)시켰다.[94] 의사는 야간 스프린트를 처방하였고, 환자에게 작업장에서 적절한 인간공학적 자세를 따르도록 교육하였다. 스프린트는 정중신경의 압박을 감소시키기 위해 밤에 중립위치로 손목을 정렬시켰다.[95,96] 여섯 달이 지난 후, Carl씨는 셔츠에 단추를 채우거나 동전을 조작하는 것과 같이 섬세한 운동 수행에 점진적으로 어려움을 호소했다. Carl씨는 신경전도검사를 받고자 신경과 전문의를 찾았

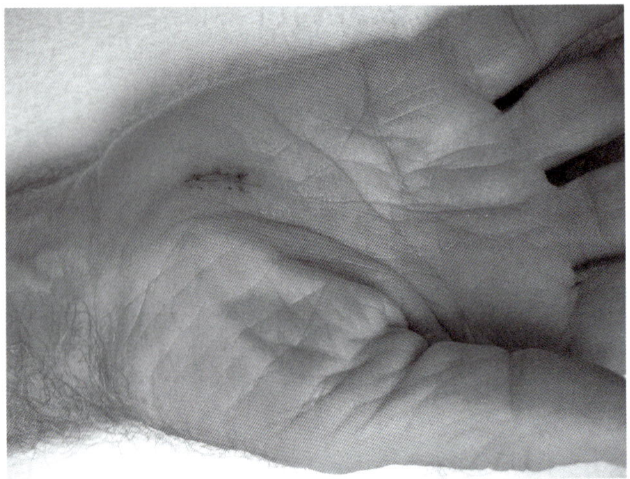

▲ **그림 9-16** ■ 장기간의 정중신경 압박은 정중신경이 지배하는 엄지두덩의 근육을 위축시키며, 엄지손가락이 모음된 상태로 위치하며, 손바닥이 평평해지므로 "원숭이 손"이라고 알려져 있다. (절개는 정중신경 압박을 완화하기 위해 가로손목인대를 수술적으로 이완시킨 것이다.)

고, 손목 수준에서 지속적 신경 압박으로 정중신경 전도속도가 유의하게 느린 것을 확인하였다. 또한 정중신경의 지배 근육인 무지(엄지)근육의 위축이 있었고, 이러한 모양의 손은 일반적으로 "원숭이 손"으로 알려져 있다(그림 9-16).

지속적 연구: 손목굴 증후군(Carpal Tunnel Syndrome)

정중신경이 손목굴에서 압박될 때, **손목굴 증후군(carpal tunnel syndrome, CTS)**으로 알려진 신경학적 증상이 나타난다. Cobb 등[97]은 TCL의 몸쪽 끝이 손목을 굽히는 동안 정중신경을 압박할 수 있는 가장 흔한 부위라고 언급하였다. 정중신경의 압박은 손목굴이 가장 좁은 갈고리뼈의 갈고리 수준에서 가장 흔할 것 같지만, 손목의 위치에 더 영향을 받는다.[97] TCL이 정중신경의 압박을 이완하기 위해 자를 때, 손목뼈활은 약간 넓어지지만, 더 강한 가로손목뼈사이 인대가 정상인 경우 바닥쪽과 등쪽의 강성(stiffness)을 유지하는 것을 연구자들이 찾아냈다.[98]

■ 손목손허리관절의 관절가동범위 (Carpometacarpal Joint Range of Motion)

두 번째부터 다섯 번째 손허리뼈의 CMC 관절의 움직임 범위는 손허리뼈 머리부에서 가장 잘 관찰할 수 있으며, 손의 노뼈쪽으로부터 자뼈쪽으로 운동성이 증가한다.[54,99] 2-4번째 CMC 관절은 1°의 자유도(굽힘/폄)를 가

진 평면 윤활관절이다. 굽힘과 폄이 허용되도록 구조되어 있을지라도, 두 번째와 세 번째 CMC 관절은 거의 움직이지 않아 "0°의 자유도"를 가진 것으로 알려진다.[38,91] 네 번째 CMC 관절은 느낄 수 있을 정도의 굽힘/폄이 나타나는 반면, 다섯 번째 CMC 관절은 굽힘/폄, 약간의 벌림/모음, 그리고 제한된 정도의 맞섬(opposition)이 허용되는 2°의 자유도를 가진 안장 관절(saddle joint)이다.[10,91,100] 움직이지 않는 두 번째와 세 번째 손허리뼈들은 움직임이 대단히 좋은 첫 번째 손허리뼈와 움직임이 허용되는 네 번째와 다섯 번째 손허리뼈들에 대한 고정적이고 안정적인 축이 된다.[34,91,101] 네 번째와 다섯 번째 손허리뼈의 움직임은 네 번째와 다섯 번째 손가락이 엄지손가락과 맞섬이 되도록 한다.

■ 손바닥활(Palmar Arches)

손가락 CMC 관절의 기능과 전 분절들은 엄지와 함께 **손바닥활체계**(palmar arch system)를 형성한다. 손목뼈에 의해 형성된 오목은 손바닥면의 몸쪽 가로활을 형성한다. 또다른 손바닥활은 손바닥을 가로질러 가로(종종 엄지와 네 번째 손가락이 포함되는 것으로 고려된다)나 세로방향(손가락들을 포함)으로 주행하므로 쉽게 찾아 볼 수 있다(그림 9-17). 고정된 두 번째와 세 번째 손허리뼈 주변의 첫 번째, 네 번째 그리고 다섯 번째 손허리뼈 머리부의 조정적인 위치(adjustable position)는 손허리뼈 수준에서 **가동성 먼쪽 가로활**(mobile distal transverse arch)을 이루며, 먼쪽 손목뼈줄에 고정된 활을 증가시킨다. **세로활**(longitudinal arch)은 몸쪽에서 먼쪽으로 손가락의 길이만큼 주행한다. 깊은가로손허리인대는 쥐기 기능 동안 유동성 활에 대한 안정성을 촉진시킨다.[102] 손바닥활은 쥐어지는 사물의 형태에 손바닥과 손가락이 적절하게 순응하도록 해준다. 이를 통해 사물의 표면과 최대한 접촉할 수 있어 안정성을 향상시킬 뿐만 아니라, 감각 피드백을 증가시킨다.

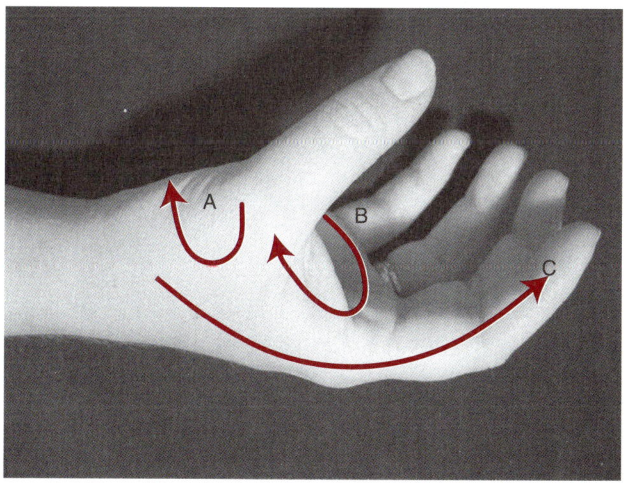

▲ **그림 9-17** ■ 손바닥활체계(palmar arch system)는 기능적 쥐기를 도와준다. 먼쪽 가로활(B)과 세로활(C)이 움직이는 동안 몸쪽 가로활(A)은 고정된다.

CMC 관절을 가로지르는 근육들은 손바닥활의 유동성 부분에 작용하면서 손바닥이 둥글게 모아지도록 한다. 손가락의 굽힘과 함께 손바닥은 오목해질 것이며, 상대적으로 손가락이 펴질 때 손바닥은 평평해 질 것이다. 다섯 번째 CMC 관절은 **새끼손가락맞섬근**(opponens digiti minimi, **ODM**)이 가로지르며, 이 근육에 의해 작용된다. 비스듬히 위치한 이 근육은 몸쪽에서는 갈고리뼈에 부착되어 있으며, 먼쪽에서는 다섯 번째 손허리뼈의 자뼈쪽에 붙어 있다. 그러므로 이 근육은 바닥쪽에 대해 다섯 번째 손허리뼈가 굽힘되어 회전되면서 적절하게 위치된다(그림 9-18). 단독으로 손가락의 CMC 관절을 통과하고 작용하는 다른 근육은 없다. 그러나 FCU의 활동과 TCL에 종지하는 내재성 손 근육들의 작용으로 인해 활은 증가한다.[9,103] 손목관절의 노뼈쪽 근육들(FCR, ECRL, 그리고 ECRB)은 해당 손허리뼈의 바닥에 종지하기 위하여 두 번째와 세 번째 CMC 관절을 통과한다. 두 번째와 세 번째 CMC의 안정성은 FCR, ECRL 및 ECRB의 효율성을 향상시키기 위한 기능적인 적응으로 볼 수 있다. 두 번째와 세 번째 CMC 관절이 움직인다면, 노쪽 굽힘근과 폄근들은 CMC 관절에 우선적으로 작용할 것이며, 길이-장력의 균형이 깨지면서 결과적으로 손목뼈중간관절과 노손목관절에 대한 효율성이 떨어질 것이다.

손가락의 손허리손가락관절 (Metacarpophalangeal joint of the Fingers)

손가락의 네 MP 관절은 몸쪽으로 손허리뼈의 볼록한 머리와 먼쪽으로 첫 번째 손가락뼈의 오목한 바닥으로 구성되어 있다(그림 9-14 참조). MP 관절은 2°의 자유도를 가지고 있다(굽힘/폄, 벌림/모음). 큰 손허리뼈 머리는 시상면에 바닥쪽으로 180°의 주된 관절면의 가지고 있

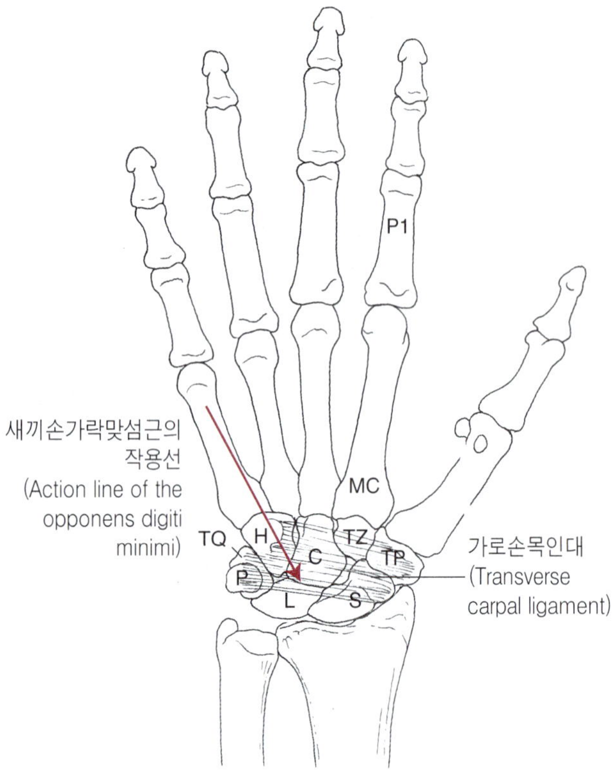

▲ **그림 9-18** ■ 새끼손가락맞섬근(ODM)은 손목손허리관절에서만 작용한다. 작용선이 지시하는 것처럼, 다섯 번째 손목손허리관절의 굽힘과 장축으로 손허리뼈의 회전에 효과적이다. 가로손목인대에 부착된 ODM은 몸쪽 손바닥활의 지지에 기여한다.

다. 이중에서 손가락뼈와 약 20° 가량 관절면을 접하고 있다. 관상면에서 시상면보다 관절이 적으며, 관절면은 더 일치되어 있다.

MP 관절은 펼 때 일반적으로 느슨해지는 관절주머니로 쌓여져 있다. 펼 때에 관절주머니가 느슨해지는 관절면의 불일치는 약간의 몸쪽 손가락뼈의 수동 축회전을 허용한다.[91] 가로손허리인대의 바닥쪽에 위치한 두 개의 곁인대는 안정성을 증가시킨다. 위에서 언급하였듯이, 불일치 관절은 안정성을 증가시키기 위해 종종 부가적 관절 구조를 가진다. MP 관절에서 이러한 기능을 가지고 있는 것이 손바닥판이다.

■ 손바닥판(Volar Plate)

MP 관절에서 **손바닥판**(손바닥판(palmar plate))은 관절의 일치성을 증가시키는 독특한 구조물이다. 이것은 제한된 과다폄에 의해 MP 관절에 안정성을 주며, 세로활(longitudinal arch)을 간접적으로 지탱해준다.[54] 손바닥판은 섬유성연골로 이루어져 있으며, 몸쪽 손가락뼈에 견고히 부착되어 있지만, 몸쪽의 손허리뼈에는 그렇지 못하다.[52] 손바닥판은 손허리뼈머리 몸쪽 관절면에 부착되며, 몸쪽으로 바닥쪽 관절주머니와 합쳐져 막형태가 된다(그림 9-19A). 손바닥판은 또한 손허리뼈머리 표층에 놓여있는 관절주머니의 손바닥쪽 섬유성연골 축적물로 보여질 수 있다.

손바닥판의 안쪽면은 효과적으로 몸쪽 손가락뼈 바닥의 관절면에 연결되어 있다. 펼 때 큰 손허리뼈 머리부와 맞닿으면서 손바닥판의 표면은 넓어진다. 손바닥판이 섬유성연골로 되어있기 때문에 MP의 과다폄으로 인한 긴장성 스트레스(tensile stresses)에 효과적으로 저항할 수 있으며, 물건을 쥐고 있을 때 손허리뼈 머리에 주어지는 압박력에 대해 바닥쪽 관절면을 보호할 수 있다.[104] 손바닥판이 손가락뼈에 유연하게 부착되어 있기 때문에 굽힘시 제한된 움직임 없이 손바닥판은 손바닥면 아래로 몸쪽을 향하여 미끄러지며, 또한 MP 관절에서 긴굽힘근 힘줄들(long flexor tendons)이 찝히는 것(pinching)을 방지해준다(그림 9-19B 참조).

각각의 몸쪽 손가락뼈에 대한 연결과 더불어, 네 개의 손바닥판과 MP 관절의 관절주머니는 깊은가로손허리인대와 섞여있으며, 얇은 층으로 상호 연결되어 있고, 앞에서 설명한 것과 같이 네 손가락의 손허리뼈머리와 묶여있다(그림 9-20). 깊은가로손허리인대의 손등쪽은 손허리뼈머리의 양측에 **시상띠**(sagittal bands)가 있으며, 각각의 손바닥판은 관절주머니와 깊은가로손허리인대를 따라 EDC 힘줄과 **폄근 팽창**(extensor expansion)에 연결된다(그림 9-21). 시상띠는 네 개의 손허리뼈머리 위에서 손바닥판 안정화를 돕는다.[20,91,102]

곁인대(The Collateral Ligaments)

MP 관절의 가쪽과 안쪽곁인대는 두 부분으로 구성된다: 끈모양의 고유곁인대(collateral ligament proper)와 보조곁인대(accessory collateral ligament)(그림 9-19 참조). Minami 등은 다양한 운동 각도에서 MP 관절의 곁인대들의 길이 변화를 정량화하였다.[105] 이들은 더 손등쪽에 위치한 고유곁인대가 0°~80°까지 MP 관절 굽힘 시 3~4mm 길지만, 손바닥쪽에 위치한 보조곁인대는 1~2mm 짧았다. 반대로 MP 관절 과도하게 펴질 때 보조곁인대가 길었으며, 고유곁인대는 느슨해졌다. 완전히

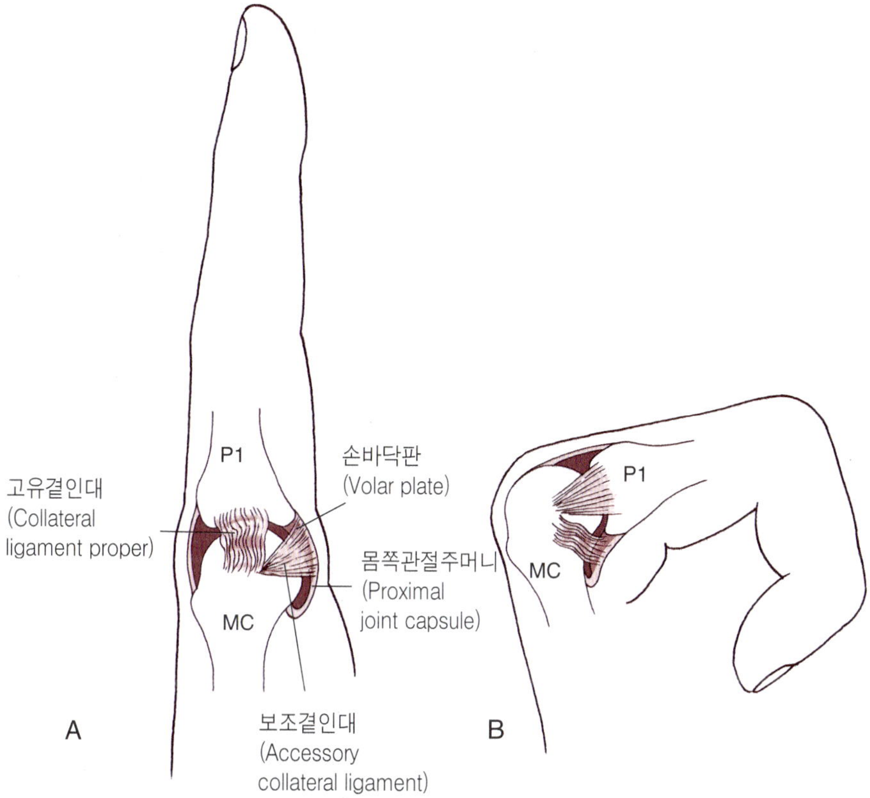

◀ **그림 9-19** ■ A. 손허리손가락관절의 손바닥판은 몸쪽 손가락뼈의 바닥에 붙는다. 이 판은 MP 관절 관절주머니와 깊은가로손허리인대와 바닥쪽으로 혼합되어 있으며, 깊이 위치한다. B. 손허리손가락관절 굽힘 시, 손바닥판의 유연한 부착으로 움직임의 방해없이 손허리뼈머리가 몸쪽으로 판을 활주하는 것을 허용한다. 고유곁인대(collateral ligament proper)는 손허리손가락관절 펼 때 느슨하지만, 보조곁인대(accessory collateral ligament)는 긴장된다. 손허리손가락관절 굽힘 시는 반대로 작용한다.

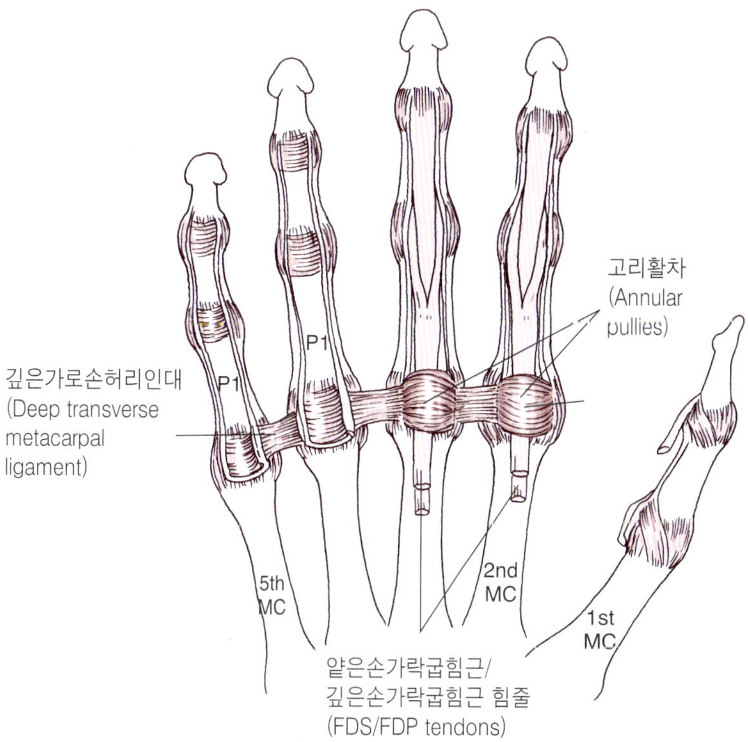

◀ **그림 9-20** ■ 깊은가로손허리인대(TML)는 손가락 손허리손가락관절의 손허리뼈머리를 가로질러 가로로 주행한다. TML 섬유는 손허리손가락관절의 관절주머니와 깊은 손바닥판과 섞여 있다. 각각의 손허리뼈머리에서 TML의 표층면은 고리인대(두 번째와 세 번째 손허리손가락관절을 보여줌)를 통과해서 TML 위로 지나가는 긴손가락굽힘근을 위해 홈이 파여 있다(네 번째와 다섯 번째 손허리손가락관절을 보여줌).

MP를 굽히면(MP 관절의 닫힌 사슬 자세) 곁인대들이 팽팽해지면서 MP 관절에서는 최소한의 벌림/모음이 허용되는 것으로 여겨졌다. Shultz 등[106]은 관절 움직임의 다양한 지점에서 곁인대 섬유들의 일부분이 팽팽해지면서 MP 관절가동범위를 통해 안정성을 제공한다고 하였다. 이들은 곁인대의 긴장(tension)보다는 손허리뼈 머리부 바닥면의 이중융기형(bicondylar shape)으로 인해 약 70° MP 관절 굽힘 시 벌림/모음에 대한 뼈차단(bony

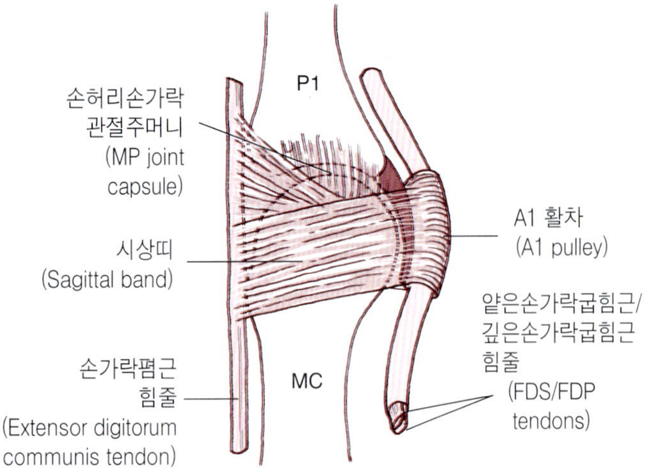

▲ **그림 9-21** ■ (관절주머니를 따라) 손바닥판, 손허리손가락관절의 곁인대, 그리고 손가락폄근(EDC) 양측의 시상띠 연결은 바닥쪽으로 네 개의 손허리뼈머리에 대한 손바닥판과 손등쪽으로 손허리손가락관절 위의 손가락폄근 힘줄을 안정화시킨다.

block)이 발생하여 움직임이 제한된다고 하였다.

Fisher[107] 등은 관절염이 일반적으로 발생하는 먼쪽손가락뼈사이관절과 작은 범위로 발생하는 몸쪽 손가락뼈사이관절과 비교하여, MP 관절에서 상대적으로 골관절염의 유병율이 작다는 것을 설명하기 위하여 손가락 절개를 연속적으로 시행하였다. 이들은 **폄근 덮개**(extensor hood)의 안쪽면, 손바닥판 그리고 곁인대들로부터 MP, DIP, PIP로 돌출되어 있는 섬유성 연골을 발견하였다. 섬유성 연골의 돌출부는 MP 관절에서 대단히 중요하다. 이는 손바닥판처럼, 큰 손허리뼈(그리고 손가락뼈)의 머리와 손가락뼈의 작은 바닥이 효율적으로 접촉할 수 있도록 바닥의 관절면을 넓혀주는 역할을 한다.

■ 관절가동범위(Range of Motion)

MP 관절에서 가용한 전체 ROM은 각 손가락에 따라 다양하다. 굽힘/폄은 노뼈쪽에서 자뼈쪽으로 갈수록 증가한다. 두 번째 손가락(index finger)은 약 90° MP 굽힘이 이루어지나 다섯 번째 손가락(little finger)은 약 110° 가량이 허용된다(그림 9-22).[54] 과다폄은 각각의 손가락들에서는 어느 정도 비슷하나, 개인에 따라 크게 차이가 난다. 수동적 과다폄 범위는 일반적인 신체의 유연성을 측정하는데 사용된다. 벌림/모음의 범위는 MP 관절을 펼 때 최대가 되며, 두 번째 손가락과 다섯 번째 손가락은 세

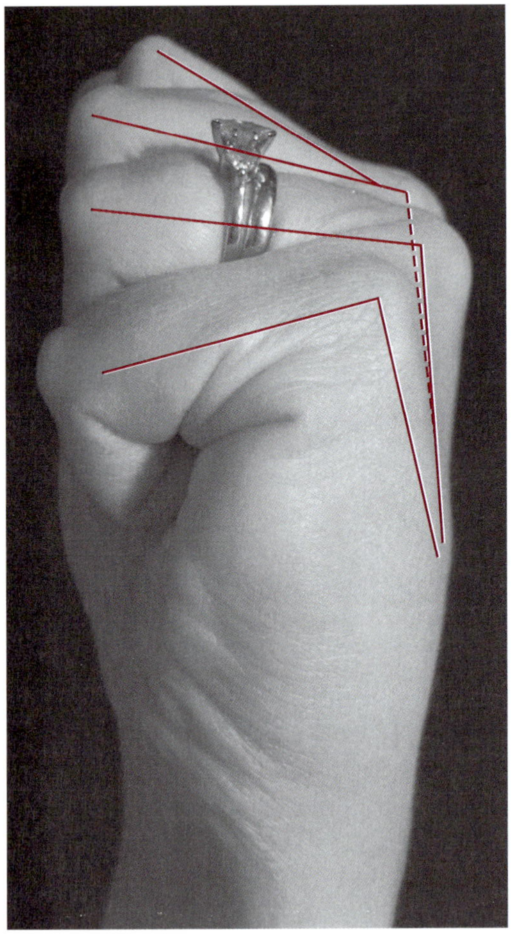

▲ **그림 9-22** ■ 손가락 손허리손가락관절의 가능한 운동범위는 다섯 번째 손허리손가락관절에서 가장 큰 범위를 가지므로, 노뼈쪽에서 자뼈쪽으로 증가한다.

번째 손가락과 네 번째 손가락에 비해 더 많은 관상면에서의 운동성을 갖는다. 이전에 언급했던 것처럼, 벌림/모음은 MP 굽힘에서 가장 제한적이다.[106] MP 관절의 수동적 회전은 가동성이 다른 크기의 사물을 쥐는 것을 가능하도록 한다는 주장을 뒷받침하기 위해 평가되었다.[108]

손가락의 손가락뼈사이관절 (Interphalangeal Joints of the Fingers)

손가락의 각 몸쪽 손가락뼈사이관절과 먼쪽 손가락뼈사이관절은 손가락뼈의 머리와 이에 대한 먼쪽 손가락뼈의 바닥으로 구성되어 있다. 각 IP 관절은 1°의 자유도(굽힘/폄), 관절주머니, 손바닥판 그리고 두 개의 곁인대를 가진 순수한 윤활경첩관절이다(그림 9-23). 각 중간손가락뼈와 먼쪽손가락뼈의 바닥은 중앙 융기와 함께 양쪽

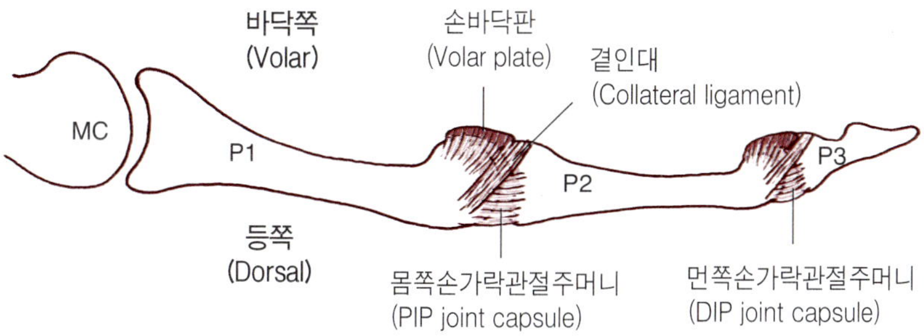

◀ **그림 9-23** ■ 손허리손가락관절과 마찬가지로 몸쪽손가락뼈사이관절(PIP)과 먼쪽손가락뼈사이관절(DIP)은 관절주머니의 바닥쪽 관절주머니 부분과 합쳐져 손바닥판을 갖는다. 그러나, PIP와 DIP 관절에서 결인대의 방향은 손허리손가락관절에 결인대의 방향과는 다르다.

이 얕게 오목한 관절면으로 이루어져 있다. 먼쪽손가락뼈는 몸쪽 손가락뼈의 활차형태(pulley-shaped) 머리와 관절을 이룬다. 관절의 구조는 MP 관절의 구조와 유사하여 먼쪽 관절면 보다 몸쪽 관절면이 더 크다.

MP 관절들과는 달리 PIP 혹은 DIP에서는 뒤쪽 관절면이 거의 없으므로 과다폄은 발생하지 않는다.[109] DIP 관절은 약간의 수동적 과다폄을 가져올 수 있으나, PIP 관절은 본질적으로 과다폄이 발생하지 않는다. 손바닥판은 각 관절의 관절주머니를 강화시켜주며, 제한된 과다폄으로 관절의 안정성에 많은 기여를 한다. IP 관절에서 손바닥판은 깊은 가로인대(deep transverse ligament)와 연결되지 않은 것을 제외하고, 구조적으로나 기능적으로 MP 관절의 손바닥판과 동일하다. Fisher[107] 등은 폄근 기전, 손바닥판 그리고 PIP와 DIP 관절 손가락뼈의 바닥에 붙어 있는 곁인대에서부터 들어오는 섬유성 연골을 발견하였다. 이는 PIP 관절에서 더욱 분명히 확인될 수 있다. IP 관절의 곁인대는 완전히 이해되지는 않았지만, MP 관절의 곁인대와 비슷한 끈(cord) 부분과 보조(accessory) 부분을 가지고 있는 것으로 설명하고 있다.[54] 안정성은 몇몇 부분의 긴장과 전체 PIP와 DIP 관절운동 동안 지탱해주는 곁인대 복합체에 의해 지지된다.[54,110,111] PIP 관절의 곁인대에 대한 상해는 스포츠 혹은 근로 현장에서 많이 발생하며, 자쪽 혹은 안쪽 곁인대보다는 노쪽 혹은 가쪽 곁인대에서 상해가 두 배 가량 많이 발생한다.[112,113]

Dzwierzynski 등[112]은 PIP 관절의 곁인대 중 두 번째 손가락의 곁인대가 가장 강하며, 반면에 다섯 번째 곁인대가 가장 약하다는 것을 발견하였다. 엄지가 두 번째 손가락의 가쪽으로 맞섬(PIP 관절에 대해 내반 스트레스가 발생됨)되는 경우가 가장 많으며, 다섯 번째 손가락과의 맞섬이 가장 적기 때문에 기능적인 상황에 맞게 곁인대의 강도가 상대적으로 결정된다.

두 번째 손가락에서 가용한 굽힘/폄의 전체 범위는 DIP 관절(80°)에서 보다 PIP 관절(100-110°)에서 더 크다. 각 손가락에서 PIP와 DIP 굽힘 범위는 자쪽으로 갈수록 증가하여 다섯 번째 PIP와 DIP 관절의 범위는 각각 135°와 90°이다. 손의 노뼈쪽에서부터 자뼈쪽으로 갈수록 굽힘/폄 범위가 증가하는 패턴은 CMC, MP 그리고 PIP 관절에서도 마찬가지이나 DIP 관절에서는 이러한 경향이 덜하다. 자뼈쪽으로 위치하고 있는 손가락에서 나타나는 추가적인 ROM이 손배뼈로 지향되어 있기 때문에 엄지와의 맞섬 움직임은 더욱 쉽게 일어날 수 있다(그림 9-24). 또한 자뼈쪽으로 움직임 범위가 더 크기 때문에 더욱 단단히 물체를 잡을 수 있다. 많은 물체들이 손가락의 ROM 형태에 맞게 네 번째와 다섯 번째 손가락에서

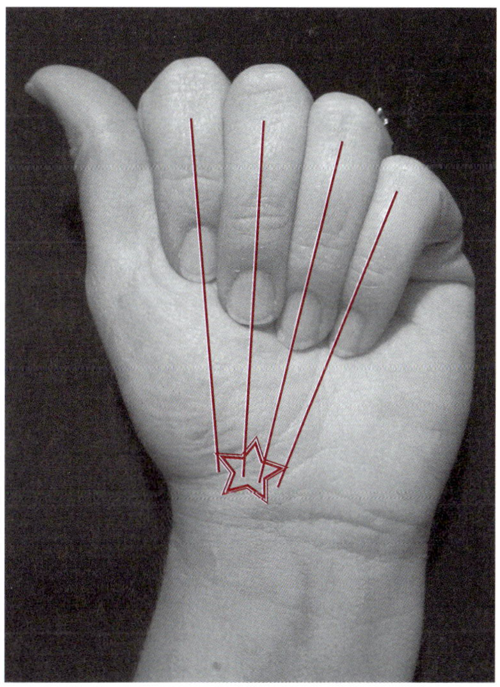

▲ **그림 9-24** ■ 손바닥으로 손가락의 굽힘 시, 엄지와 손배뼈 결절(별 모양)쪽으로 수렴된다. 이러한 경사는 노뼈쪽에서 자뼈쪽으로 MP와 PIP 관절의 증가된 굽힘 가동성 때문이다.

는 더 좁게 되어 있고, 두 번째와 세 번째 손가락 부분에서는 넓게 되어 있다.

지속적 연구: 변형방지 자세

손이 손상당하면, 맞춤-제작된 스프린트가 손상된 구조물의 고정을 위해 일반적으로 처방된다. 이러한 장비의 목적은 고정에 의해 생길 수 있는 관절의 문제를 최소화하고, 치유 과정 동안 손상된 부위를 보호하고, 지탱해주는 것이다. 손허리손가락관절의 곁인대는 펼 때 늘어지기 때문에, 스프린트에서 손허리손가락관절 폄으로 고정하는 것은 곁인대가 적응성 단축의 위험에 놓이게 된다. 곁인대의 적응성 단축은 쥐기나 기능적 사용에 손상을 받아 세로활의 붕괴가 수반되며, 손허리손가락관절의 굽힘을 제한한다. 고정 스프린트는 곁인대가 신장되도록 하기 위해 손허리손가락관절이 굽혀진 위치에 놓는 것이 적합하다; 손가락뼈사이관절은 손바닥판의 단축으로 인한 굽힘 구축의 위험을 감소시키기 위해 폄 자세로 위치시킨다. 엄지는 첫 번째 지간(web space) 구축을 방지하기 위해 손목손허리관절을 약간 벌림 상태로 둔다(그림 9-25). 손가락뼈사이관절 폄과 손허리손가락관절 굽힘을 하는 자세가 "변형-방지 자세"로 알려져 있다.[115]

손가락 외재 굽힘근(Extrinsic Finger Flexors)

손목(노손목관절) 위쪽으로(몸쪽으로) 몸쪽 부착부를 가진 손가락과 엄지의 근육("운동근"으로 언급)을 외재성 근육이라 하며, 노손목관절에서 먼쪽으로 붙어 있는 근육을 내재성 근육이라고 한다. 기능적으로 외재성 근육은 굽힘근과 폄근으로 나눈다. 내재성 근육은 한 관절을 펴는 동안 다른 관절은 굽혀지기 때문에 굽힘근이나 폄근으로 언급하지 않는다. 협조된 기능에 요구되는 모든 요소들을 논의하기에 앞서 손가락의 외재성 근육을 먼저 알아

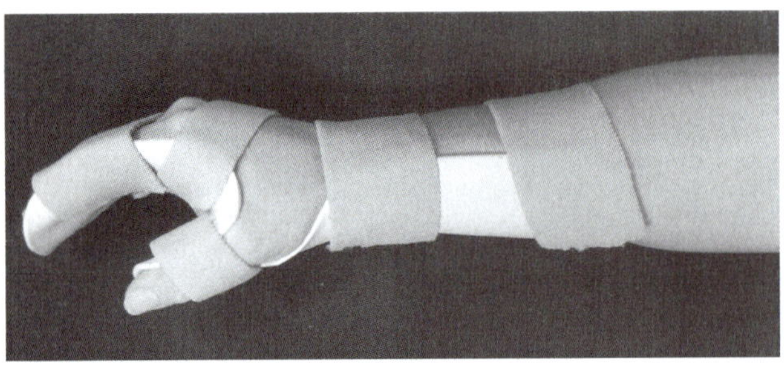

▲ **그림 9-25** ■ "변형방지" 자세의 손 스프린트는 관절 고정으로 인한 기능장애 변형의 위험을 최소화시킨다.

보고, 그 후 내재성 근육을 알아볼 것이다.

손의 외부로부터(외재성) 시작하여 손가락의 굽힘에 관여하는 근육은 두 개가 있다. 두 개의 근육은 얕은손가락굽힘근(FDS)과 깊은손가락굽힘근(FDP)이다. FDS는 일차적으로 PIP 관절을 굽히지만, MP 관절 굽힘에도 기여한다. FDP는 손허리손가락(MP) 관절과 몸쪽손가락(PIP) 관절 그리고 먼쪽마디뼈(DIP) 관절을 굽힐 수 있어서 두 근육 중에서 보다 활동적으로 작용한다.[4] 가벼운 집기(pinch)나 잡기(grasp)는 깊은손가락굽힘근 혼자만의 작용으로도 할 수 있다. 굽힘근의 힘이 더 크게 필요할 때나 손목관절 굽힘과 함께 손가락 굽힘이 요구될 때, 운동을 증진시키기 위해 FDS는 FDP와 합쳐진다.[81,90,116,117]

FDS는 FDP보다 MP 관절에 더 큰 토크를 생산할 수 있다. FDS는 더 적은 관절을 지나갈 뿐만 아니라(여러 관절을 지나게 되면 근육의 길이가 짧아지기 때문에 장력 소실이 훨씬 덜 함), MP 관절에서 FDP 보다 얕은 층에 있다. FDS가 MP 관절 굽힘/폄 축으로부터 멀기 때문에, MP 관절의 굽힘 모멘트 팔이 더 크다.[3] FDS가 훨씬 적은 관절을 지나가기 때문이라고 생각할 수 있지만, 이것이 사실은 아니다. MP 관절에서 보여지는 것과는 대조적으로, FDS 힘줄은 PIP 관절에서는 FDP 힘줄보다 깊이 놓여 있으므로, MA가 더 작다.[91] FDS와 FDP 힘줄 사이의 자세 전환은 FDS 힘줄이 FDP 힘줄보다 깊은 중간 손가락뼈의 바닥에 붙기 위해서 FDP 힘줄이 FDS 힘줄의 갈라진 틈으로 나오는 PIP 관절 몸쪽에서만 발생한다 **(Camper' chiasma)**. FDS 힘줄의 MA가 PIP 관절에서 적절하지는 않지만, PIP 관절의 균형에 중요하다. FDS 힘줄이 없을 때, FDP의 강한 집기(엄지와 손가락으로) 동작은 PIP, DIP 관절의 굽힘보다 PIP를 편 상태에서 DIP를 굽히는 것이 가능하다(그림 9-26).[118] 이러한 현상은 새끼손가락의 FDS 힘줄이 없거나 변이되어 먼쪽 마디뼈에 부착되는 경우에 정상적 손에서도 찾아 볼 수 있다.[118,119]

얕은손가락굽힘근과 깊은손가락굽힘근의 최적의 길이-장력(length-tension)의 유지는 손목관절의 위치에 영향을 받는다.[4] 사실, 손목이 굽혀져 있다면, 손가락을 능동적으로 완전히 굽히는 것은 거의 불가능하다. FDS와 FDP의 불충분한 길이-장력 관계가 이러한 영향을 설명할 수 있으며, 또한 완전한 굽힘 가동범위로 움직이지 못하는 것은 손가락 폄근에 동반되는 수동 장력으로 기인할

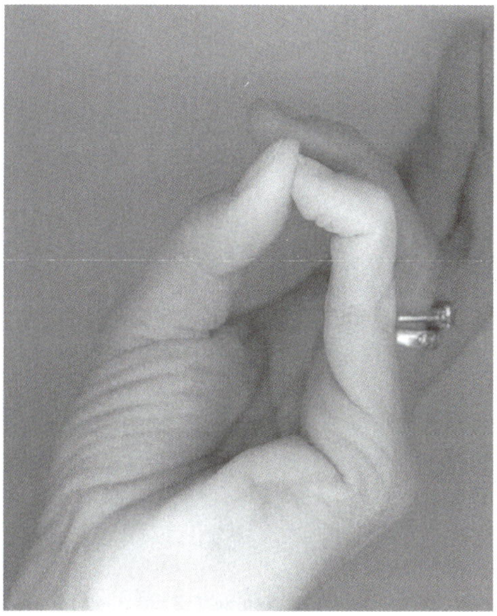

▲ **그림 9-26** ■ 얕은손가락굽힘근(FDS)이 없을 때(종종 새끼손가락에서와 같이) PIP 굽힘보다는 편 상태에서 DIP 굽힘으로 엄지와 손가락 끝으로 강하게 누를 수 있다. PIP 관절의 안정에 FDS가 참여하지 못한다면, FDP는 두 관절을 구부릴 수 없다.

수 있다. 능동 손가락 굽힘(파악활동에서 처럼) 시 반대 균형작용을 하는 손목 폄근의 힘은 보통 ECRB 혹은 EDC와 같은 능동적인 손목 폄근에 의해서 제공되어진다.

지속적 연구: **손가락 굽힘근 쥐기**

둘째 손가락과 가운데 손가락과 비교해서 넷째 손가락과 새끼손가락의 MP와 IP 관절 굽힘범위가 더 큰 것은 넷째와 다섯째 손가락의 긴 굽힘근 장력의 소실로 더 큰 범위로 짧아져야만 한다. 손가락으로 잡는 물체가 무겁거나 강한 잡기가 요구된다면 노뼈쪽보다 자뼈쪽으로 더 넓게 만들어져야 하고, 이것을 권총 쥐기(pistol grip)라고 부른다(그림 9-27A). 권총 쥐기는 넷째와 새끼손가락의 MP/IP 관절의 굽힘에 제한되며, 손목 폄근은 손가락 굽힘근의 강한 수축에 대하여 손목을 고정시킨다. 강한 쥐기가 요구되지 않는다면, 긴 손가락 굽힘근(long finger flexor)에서 장력의 소실은 문제가 되지 않는다(예로, 물잔을 쥘 때처럼); 이 때 사물은 더 큰 관절가동범위를 수용할 수 있도록 넷째와 다섯째 손가락쪽으로 가늘어진다(그림 9-27B 참고). 강하거나 부드러운 쥐기를 위해 손목은 긴 손가락 굽힘근의 효율성을 최대화하기 위해 자쪽편위 자세를 취하는 경향이 있다.[2,76]

■ 손가락 굽힘기전 (Mechanisms of Finger Flexion)

FDS와 FDP의 최적의 기능은 손목 근육의 안정화뿐 아니라, 완전한 굽힘 활주 기전에 의해서도 영향을 받는다.[120] 활주 기전은 지대(retinaculae), **윤활주머니**(bur-

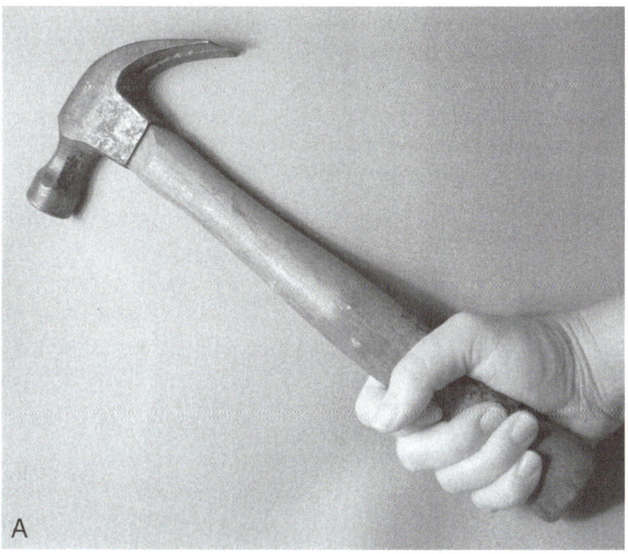

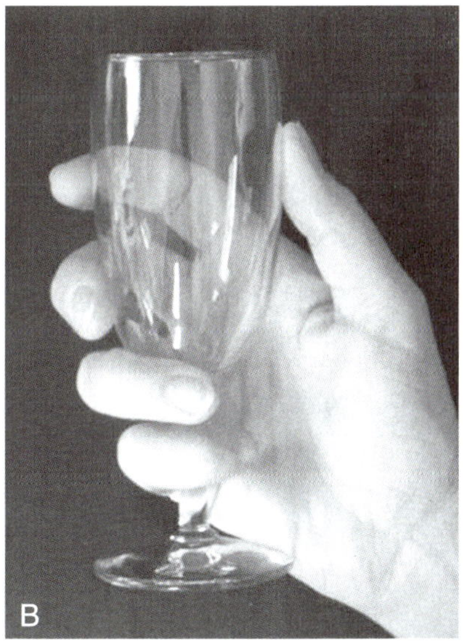

▲ **그림 9-27** ■ A. 일명 망치의 "권총 쥐기(pistol grip)"는 더 큰 가동범위를 가지는 넷째와 다섯째 손가락의 MP와 IP 관절이 사물의 모양에 의해 제한되므로, 더 강력한 힘으로 작용할 수 있다. 모양은 긴 손가락 굽힘근의 힘 생산을 증대시키기 위해 자쪽편위 자세를 취한다. B. 힘을 필요로 하지 않을 때, 사물의 모양은 긴 손가락 굽힘근이 사물 주위를 완전히 손가락으로 닫을 수 있도록 넷째와 다섯째 손가락의 더 큰 가동범위를 수용하도록 끝으로 갈수록 가늘어진다.

sae) 그리고 **먼쪽 힘줄집**(digital tendon sheaths)으로 구성된다. 섬유성 지대 구조물(몸쪽 굽힘근지대, TCL, 폄근지지띠)들은 손에서 긴 굽힘근 힘줄을 잡아주는 역할을 하고, 윤활주머니과 힘줄집은 섬유성 지대에 대한 힘줄의 움직임 동안에 마찰력을 제거하고, 움직임을 원활하게 하는 역할을 한다. 지대와 인대는 움직임을 원활하게 하는 역할을 한다. 지대는 움직임 동안에 힘줄을 잡아 주어서 힘줄이 제자리에서 벗어나는 것을 막아주고, 수축하는 근육의 효율성을 높이는 역할을 한다. 힘줄은 나이가 들어감에 따라 퇴행성 변화를 초래하는 마찰력을 방지하고, 힘줄이 당겨질 때 방해되지 않도록 잘 고정되어 있어야만 한다.

얕은손가락굽힘근과 깊은손가락굽힘근의 힘줄이 손목관절에서 교차되어 손으로 들어갈 때 먼저 몸쪽 굽힘근지대 밑을 지나서 가로손목인대 아래의 손목굴을 통과한다(그림 9-12A와 B 참조). 힘줄과 힘줄 사이에서 발생하는 마찰력과 가로손목인대(TCL) 위에 놓여 있는 힘줄의 마찰력은 노쪽윤활주머니와 그 지점에서 굽힘근의 힘줄을 싸고 있는 자쪽윤활주머니가 방지한다. 깊은손가락굽힘근, 얕은손가락굽힘근의 8개의 모든 힘줄은 **자쪽윤활주머니**(ulnar bursa)로 알려져 있는 공동 점액낭에 의해 싸여져 있다(그림 9-28A). 이 점액낭은 힘줄과 힘줄 사이의 마찰을 방지하기 위해서 구획이 나누어져 있다. 깊은손가락굽힘근, 얕은손가락굽힘근과 동반하여 손목굴을 통과하는 긴엄지굽힘근은 긴엄지굽힘근의 힘줄만을 위한 **노쪽윤활주머니**(radial bursa)에 의해서 싸여져 있다(그림 9-12A와 9-28A). 노뼈쪽과 자쪽윤활주머니는 마찰력을 최소화하기 위해서 윤활액과 비슷한 액체를 함유하고 있다. 윤활주머니와 힘줄집(tendon sheath)의 형태는 개개인에 따라 매우 다양하다. 가장 일반적으로 받아들여지고 있는 것은 자쪽윤활주머니가 새끼손가락 지절의 힘줄집과 연결되어 있다는 것이다(그림 9-28A). 그러나 Phillips[121] 등은 60명의 표본 중에서 단지 30%만이 자쪽윤활주머니와 새끼손가락 지절의 힘줄집과 연결되어 있다는 것을 발견하였다. 전형적으로 자쪽윤활주머니는 둘째, 셋째 그리고 넷째 손가락 지절의 힘줄집과는 연결되어 있지 않다. 이 손가락들에서는 자쪽윤활주머니는 몸쪽부위 손금(proximal palmar crease)의 먼쪽부위 지점에서 끝나고 중간 혹은 먼쪽부위 손금에서 지절의 힘줄집이 시작된다.[10] 노쪽윤활주머니는 긴엄지굽힘근을 싸고 있으

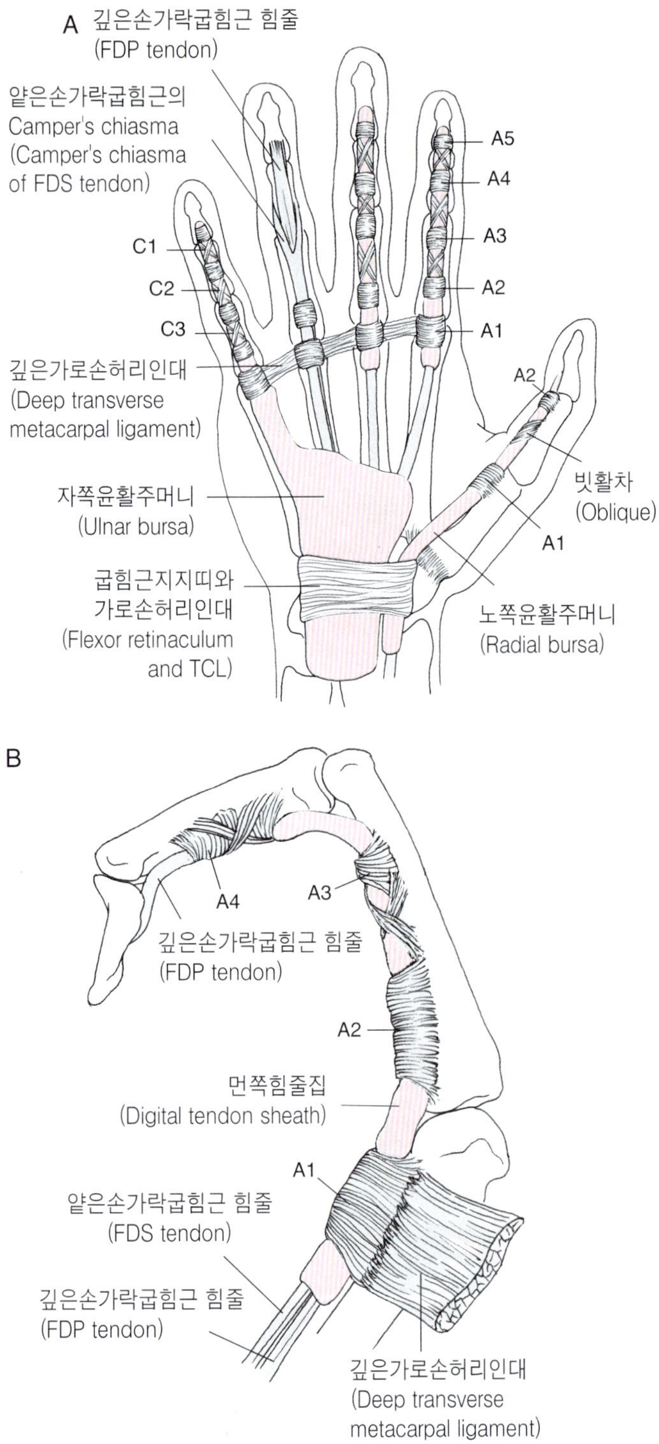

▲ **그림 9-28** ■ A. 손가락과 엄지의 굽힘근 기전은 손목에서 굽힘근지지띠와 가로손목인대(TCL), 고리활차(A1에서 A5까지), 십자인대(C1에서 C3까지)에 의해 형성된 섬유-골 터널이 포함된다. 힘줄은 노쪽윤활주머니와 자쪽윤활주머니와 손가락 힘줄집에 의해 터널 속을 보호할 수 있다. 깊은 FDP 힘줄이 먼쪽손가락뼈로 뻗어가기 위해 FDS 힘줄에서 Camper's chiasma를 통해 빠져나오는 것을 보여주고자 넷째 손가락의 활차와 힘줄집은 제거하였으며, 갈라진 FDS 힘줄은 가운데 손가락뼈의 바닥에 종지한다. B. 활차의 모양은 활차가 찝히지 않고 섬유-골 터널의 지붕을 가로지르는 힘줄과 힘줄집에 압력을 고르게 분산시키며, 손가락을 굽힐 수 있다.

며 엄지손가락 지절의 힘줄집과 연결되어 있다. 지절에서 힘줄집의 범위와 상호연결성은 힘줄집 안에서의 감염이 있을 때 전체의 힘줄집으로 번져서 매우 아픈 건초염을 유발시키므로 임상적으로 매우 밀접한 연관성이 있다. 만일 힘줄집이 자쪽 혹은 노쪽윤활주머니와 연결되어 있다면 감염은 손바닥으로 퍼질 것이다.[30,80] 각 손가락의 힘줄집은 먼쪽마디뼈의 바닥에서 정지하는 깊은손가락굽힘근의 정지보다 몸쪽에서 끝난다. 결과적으로 손가락 끝 부위에서 일반적으로 찔려서 생기는 상처나 손상은 감염이 지절의 힘줄집 안으로 번지는 것과는 다른 양상을 보인다.

각 손가락의 FDS와 FDP 힘줄은 **고리활차**(annular pulleys) 또는 **힘줄집인대**(vaginal ligaments)와 3개의 **십자인대**(cruciate ligament)로 형성된 5개의 섬유-골터널(fibro-osseous tunnels)을 통과한다.[20,122] 첫 두 개의 고리활차는 서로 인접하여 놓여 있는데, A1 활차라고 불리는 하나는 손허리뼈의 머리에, 둘째로 큰 A2 활차는 몸쪽손가락뼈의 바닥쪽에 있다. 첫 번째 활차의 바닥은 깊은가로손허리인대(deep transvers metacarpal ligament)에 의해 굽힘근 홈(groove)이 형성되어 있고, 반면에 다른 활차들은 뼈에 바로 부착된다. 세 번째 고리활차(A3)는 몸쪽손가락뼈의 가장 먼쪽에 있고, 네 번째(A4)는 중간손가락뼈의 중간에 놓여 있다. 다섯 번째(A5)는 먼쪽손가락뼈의 바닥에 있다. 뼈에 있는 활차의 바닥은 지붕보다 길고, 지붕은 약간 손바닥쪽으로 오목하다. 이러한 모양은 하나의 연속된 관을 형성하여 과도한 굽힘으로 집기를 시행할 때 활차를 보호하기 위해서다. 섬유골터널의 짧은 지붕은 손가락을 굽히는 동안 끝 범위에서 작용하기보다 모든 터널에 압력을 분산시키며, 긴장하고 있는 힘줄에 대해 압력을 최소화시킨다(그림 9-28B 참소). 세 개의 가로지르는 십자인대는 긴 굽힘근을 고정하는 역할을 한다. 하나(C1)는 A2와 A3 활차 사이에 있고, 다음 십자인대(C2)는 A3와 A4 활차 사이에, 마지막 C3는 A4와 A5 활차 사이에 있다. A4, A5 그리고 C3 구조들은 FDS가 이들 구조의 몸쪽의 중간손가락뼈에 종지하므로 유일하게 FDP 힘줄에만 있다. 고리활차와 십자인대는 수와 길이에 있어 다양한 개인차가 있다.[122] 최근에 부수적인 고리활차가 A1의 몸쪽에서 발견되는데 이것을 손바닥널힘줄(palmar aponeurosis, PA)활차라고 부르고 있다.[123] 엄지는 두 개의 고리활차와 하나의 빗활차를 포함하는 별개의 활차시스템을 가지고 있다(그림 9-28A 참조).[124]

고리활차와 십자인대에서 FDS와 FDP 힘줄의 마찰은 먼쪽 힘줄집(distal tendon sheath)에 의해서 최소화되는데, 힘줄집은 힘줄을 몸쪽 윤상인대(PA 혹은 A1)가 지나는 지점부터 대다수 먼쪽 십자인대 혹은 활차(C3 혹은 A5)가 지나는 지점까지 싸고 있다(그림 9-28B 참고). 각각의 먼쪽 힘줄집 안에 담겨진 윤활액 같은 액체는 인대를 고정하는 구조물과의 활주를 가능하게 한다. 이것은 특히 FDS 힘줄이 FDP 힘줄에 의해서 갈라졌다가 중간손가락뼈에 정지하기 위해 FDP 힘줄 *아래에서* 다시 합쳐지는 몸쪽손가락뼈 위에서는 매우 중요하다. FDP 힘줄은 결과적으로 Camper' s chiasma(그림 9-28A의 넷째 손가락을 보시오)를 통해 지나가야 한다. 일단 FDP 힘줄이 마지막 먼쪽의 고리활차에 닿으면, 힘줄집은 끝나는데, 이유는 더 이상 힘줄을 미끄럽게 할 필요가 없기 때문이다. 활주 기전을 위한 혈액공급은 윤활액의 유지와 힘줄의 영양 유지를 위해 매우 중요하다. 각 힘줄의 직접적인 혈액공급은 **힘줄끈**(vincula tendinum)을 통해 각 힘줄의 혈관을 통해서 가능하다. 이들 윤활막의 주름은 혈관을 힘줄의 중심과 두 개의 굽힘근 힘줄 정지쪽으로 이동시킨다. 또한 이 힘줄들은 힘줄집 내에 있는 윤활액을 통해 직접적인 영양공급을 받는다.[20,125] 이런 기전을 통해 부분적인 혈액공급의 장애가 발생한 경우에도 어느 정도 견딜 수 있다.[125,126]

고리활차의 기능은 굽힘근을 뼈에 밀착시켜 가능한 당김과 관절축으로부터 이탈을 최소화하는 것이다.[127,128] 이것은 힘줄의 심한 당김으로 발생할 수 있는 모멘트 팔 증대를 저하시킬 수 있으나 긴 굽힘근의 작업효율성과 힘줄의 작용 효율 모두를 증대시킨다.[118,129] 일부 고리활차와 먼쪽 힘줄집에 손상이 발생하면 FDS와 FDP의 기능상실이 많거나 구조적 기형이 발생할 수 있다. **방아쇠 손가락**(trigger finger)은 기능장애의 예라고 할 수 있는데, 힘줄에 결절이 생겨 굽힘근 힘줄에 반복적인 손상이 나타나거나 고리활차가 두꺼워져 생긴다. 이것은 손가락의 완전한 굽힘을 방해하거나 손가락을 다시 펴기 어렵게 한다. PA, A1-A5의 6개 활차 중에서 A2와 A4 활차는 FDS/FDP의 효율성을 유지하기 위해 매우 중요한 역할을 한다.[124,129,130]

기본 개념 9-3: 손허리손가락관절에서 굽힘근 활주기전

MP 관절에서 굽힘근 활주기전은 다층구조이므로 매우 복잡하다. 각 손가락 MP 관절의 깊은 부위에서 얕은 부위로 (1) 손허리뼈머리와 붙어 있는 섬유연골 손바닥판; (2) 판의 손바닥면에 섞여 있는 MP 관절 관절주머니의 섬유성 종섬유; (3) 손가락 긴굽힘근을 위해 손바닥면에 홈이 있고 섬유-골 터널의 바닥을 형성하는 깊은가로손허리인대의 섬유(관절주머니의 종섬유와 직각방향); (4) 깊은가로손허리인대의 홈에 놓여 있는 FDP 힘줄; (5) FDP 힘줄의 얕은 층에 놓여 있는 FDS 힘줄; (6) FDP와 FDS 힘줄을 싸고 있는 손가락 힘줄집; 그리고 (7) 섬유골 터널의 지붕을 형성하며, 연결된 층에서 가장 얕은 층에 위치하는 A1 고리활차가 있다.

손가락 외재 폄근(Extrinsic Finger Extensor)

손가락 외재 폄근은 EDC, EIP, EDM이 있다. 이들 근육은 아래팔에서 시작하여 손으로 들어가고, 관절을 고정시키면서 보다 효과적인 작용을 돕는 폄근지대 밑을 지난다. 이들 여섯 힘줄은 폄근 지대의 구획 안에 포함되어 있으며, 폄근 지대의 먼쪽으로 빠져나온 후 바로 끝나는 독립적 윤활주머니와 힘줄집에 의해 둘러싸여 있다(그림 9-29 참조). 대체로 MP 관절에서 각 손가락의 EDC 힘줄은 **폄근 팽대**(extensor expansion), **등쪽덮개**(dorsal hood) 혹은 **폄근 덮개**(extensor hood)로 바꿔 사용할 수 있는 넓은 건막(aponeurosis)으로 합쳐진다. EIP와 EDM은 집게손가락과 새끼손가락의 EDC 힘줄 혹은 폄근 덮개의 몸쪽에 정지한다. EDC에 부착하는 EIP와 EDM은 부가적인 근력 혹은 동작에 도움을 주기보다는 집게손가락과 새끼손가락의 독립적인 움직임이 가능하게 하는 역할을 한다.

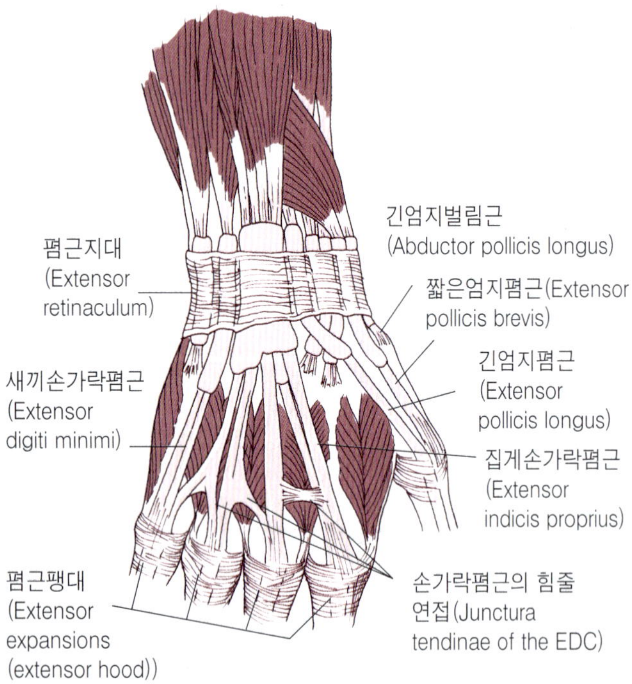

▲ **그림 9-29** ■ 손목에서 폄근지대의 여섯 손등쪽 구획, 힘줄집, MP 관절에서 폄근 팽대로 합쳐지는 손가락 폄근(EDC, EIP, EDM)을 보여주는 손의 등쪽면. EDC의 힘줄 연접(junturae tendinum)은 MP 관절의 몸쪽에 놓여 있다.

EDC, EIP, EDM의 힘줄은 손등에서 많은 다양성을 보여준다. 대부분 두 번째 손가락은 폄근 덮개를 따라 하나의 EDC 힘줄을 갖으며, 한 개의 EIP 힘줄은 EDC 힘줄의 자뼈쪽에서 덮개 안으로 종지한다.[131-133] 새끼손가락의 경우 EDM 힘줄은 폄근 덮개에 합류되며, EDC 힘줄은 30%의 사람에서 없는 경우가 있다.[134] 가운데손가락과 반지손가락는 보조적인 폄근이 없으며, 대부분 2개 혹은 3개의 EDC 힘줄들이 폄근 덮개로 합류한다.[133] 한 손가락의 EDC 힘줄은 **힘줄 연접**(junctura tendinae)에 의해서 인접한 손가락의 힘줄과 연결되기도 한다(그림 9-29 참고). 이들 섬유성 조직(흔히 손의 등쪽에 있는 폄근과 함께 관찰이 되는 조직)은 한 손가락의 능동력 폄이 인접 손가락의 수동적 폄을 일으키며, 서로 의존적인 현상을 보이는 원인으로 작용한다.[82] 일반적으로 EDC, EIP, EDM 그리고 힘줄 연접 조직은 두 번째 손가락에서 가장 독립적인 폄 작용을 하고, 다섯 번째, 세 번째, 네 번째 손가락 순으로 독립적 폄 능력이 감소한다.[91]

EDC, EIP, 그리고 EDM은 손허리손가락관절을 펴는 유일한 근육들이다. 이들 근육은 폄근 덮개와 손바닥판, EDC 힘줄 혹은 폄근 덮개와 연결된 시상띠(MP 관절의 손바닥판을 논의할 때 본 것과 같이)의 연결을 따라 MP 관절에 뻗어있다.[82] 비록 이들 근육이 몸쪽 지절에 직접 부착되어 있지 않지만, 하나 혹은 그 이상의 근육으로부터 폄근 덮개에 대한 능동장력이 MP 관절에 뻗어있다.[135] 외재성 폄근은 지속된 작용에 의해 손목 폄근이기도 하다. EIP와 EDM은 이들이 부착되는 EDC와 신경지배, 정지, 기능이 공유되므로 이 부분부터 EDC의 논의는 EIP와 EDM이 포함된 것으로 가정한다. 간략하게 하기 위해, 앞으로 매번 세 근육의 이름을 언급하지 않을 것이다.

폄근 덮개의 먼쪽에서(EIP와 EDM 힘줄이 EDC 힘줄과 결합된 후) 각 EDC 힘줄이 세 가지 띠로 나뉜다: 중간 손가락뼈의 바닥에 종지하는 **중심힘줄**(central tendon), 먼쪽 손가락뼈의 바닥에 종지하는 **끝힘줄**(termanal tendon)로 재결합되는 두 개의 **가쪽띠**(lateral bands)(그림 9-30).[82] 덮개에 대한 장력이 MP 관절을 펼 때 발생되지만, 폄근 팽대 먼쪽의 중심힘줄과 끝힘줄은 PIP와 DIP 관절을 펴기 위해 외재성 폄근 단독으로 충분히 팽팽해질 수 없다. 능동적 IP 펴짐을 발생시키기 위해, EDC는 폄근 덮개와 가쪽띠에 붙어 있는 두 개의 내재성 근육의 보조를 필요로 한다. EDC 힘줄과 MP 관절 먼쪽의 복잡한 능동적, 수동적 상호연결은 **폄근 기전**(extensor mechanism)으로 알려져 있다.

폄근 기전(Extensor Mechanism)

폄근 기전의 기초는 EIP와 EDM을 포함한 EDC 힘줄, 폄근 덮개, 중심힘줄, 끝힘줄으로 합쳐지는 가쪽띠에 의해 형성된다. 폄근 기전에 추가할 수 있는 두 가지 요인은 **세모인대**와 시상띠의 수동적 요소이다(그림 9-30 참조). 가쪽띠는 세모 혹은 **등쪽 지지띠인대**로 알려진 얇은 층의 세모띠에 의해 손등쪽으로 연결되어 있다.[82] 세모인대는 손가락의 손등쪽에서 밴드의 안정화를 돕는다. 시상띠는 손바닥판과 가로손허리인대 쪽으로 덮개의 바닥면을 연결한다. 시상띠는 손바닥판뿐만 아니라, MP 관절의 덮개로 안정화를 돕는다. 시상띠는 힘이 몸쪽 손가락뼈로 전달될 뿐 아니라, 능동적으로 MP 관절을 펼 때 폄근 기전의 활시위 효과를 방지한다.[82] 시상띠는 힘줄의 아탈구를 방지하도록 MP 관절위에서 EDC 힘줄이 중심에 놓이도록 한다.[136]

등쪽뼈사이근(dorsal interossei, DI), **바닥쪽뼈사이근**(volar interossei, VI)와 벌레근(lumbricals)은 폄근 기전의 능동적 요소이다(그림 9-31). DI와 VI는 손허리뼈의 몸쪽 양측에 붙어 있다. 먼쪽에서는 몇몇의 근섬유들이 몸쪽 손가락뼈에 깊숙히 정지하며, 몸쪽 손가락뼈 주변을 둘러싸고 있는 덮개의 일부분이 되거나 이들과 합쳐진다. 뼈사이근은 중심힘줄과 가쪽띠의 섬유들과 합쳐진다. 벌레근은 몸쪽에서 FDP 힘줄에 붙고, 먼쪽에서는 가쪽띠에 붙는다. 여기서 **빗지지띠 인대**(oblique retinacular ligaments, ORLs)가 더해지면 폄근 기전의 구조를 완성하게 된다.

폄근 기전에 기여하는 마지막 수동적 요소는 ORLs이

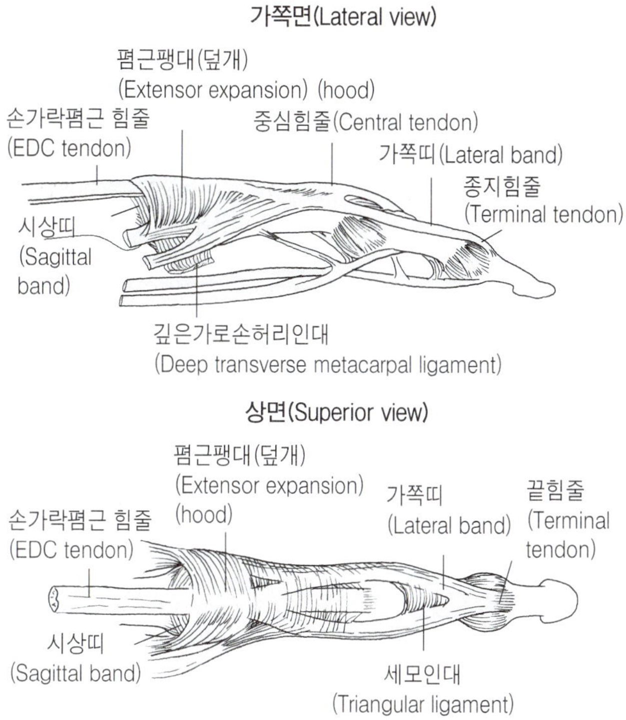

▲ **그림 9-30** ■ 폄근 기전의 형성 구조는 폄근 덮개와 시상띠와 합쳐져 있고, 중간 손가락뼈에 종지하는 중심힘줄로 나눠지기 위해 먼쪽으로 지속되며, 먼쪽 손가락뼈에 정지하는 끝힘줄로 합쳐지는 두 개의 가쪽띠를 가지는 EDC 힘줄에 있다. 두 개의 가쪽띠는 세모인대에 의해 손등쪽으로 안정화된다.

다. ORLs는 몸쪽 손가락뼈 양측과 고리활차와 십자활차의 바닥쪽에서 기시한다. ORLs은 PIP 관절에서 먼쪽의 가쪽띠에 종지하고, 폄근 기전을 완성하기 위해 가느다란 밴드가 되어 먼쪽으로 이어진다(그림 9-31 참조).[137,138] ORLs는 PIP 관절의 축 바닥쪽과 가쪽띠에 부착되어 DIP 관절의 축 손등쪽에 놓여 있다. 이제부터 폄근 기전의 기능을 각 관절에 대응되는 분절의 관계를 참고하여 능동 혹은 수동적인 요소를 고려하여 보다 자세하게 기술할 것이다.

■ 손허리손가락관절에 대한 폄근 기전의 영향 (Extensor Mechanism Influence on Metacarpophalangeal Joint Function)

EDC 힘줄은 MP 관절의 축 손등쪽으로 지나간다. 근육의 능동수축은 MP 관절의 몸쪽으로 밴드를 잡아당기고, 몸쪽 손가락뼈를 펴서 폄근 기전의 시상띠에 긴장을 유발한다. PIP와 DIP 관절을 동시에 펴기 위해, EDC는

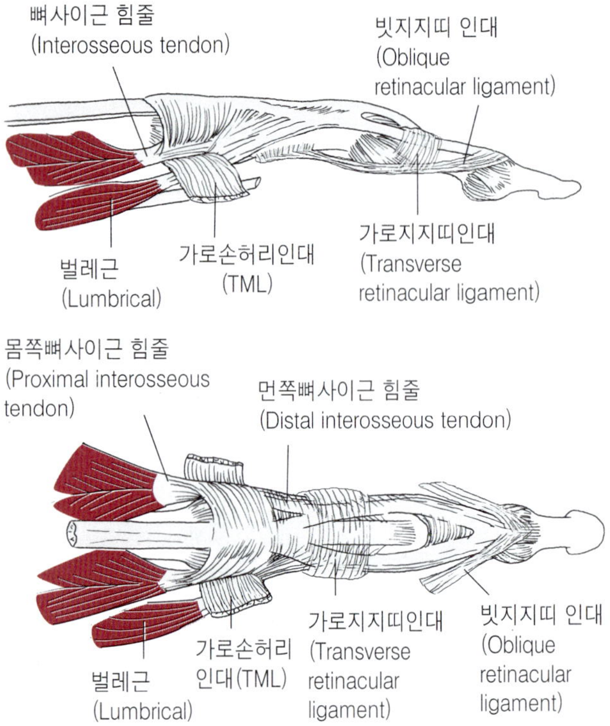

▲ **그림 9-31** ■ 뼈사이근은 가로손허리인대(TML) 손등쪽으로 지나가고, 폄근 덮개에 직접 붙거나 중심힘줄이나 가쪽띠로 더 먼쪽에 붙는 섬유를 갖는다. 벌레근은 바닥쪽으로 FDP 힘줄과 가쪽띠에 붙는다. 빗지지띠 인대(ORLs)는 가로지지띠인대의 심부에 놓여 있으며, 몸쪽에서는 고리활차에 붙고, 먼쪽에서는 가쪽띠에 붙는다.

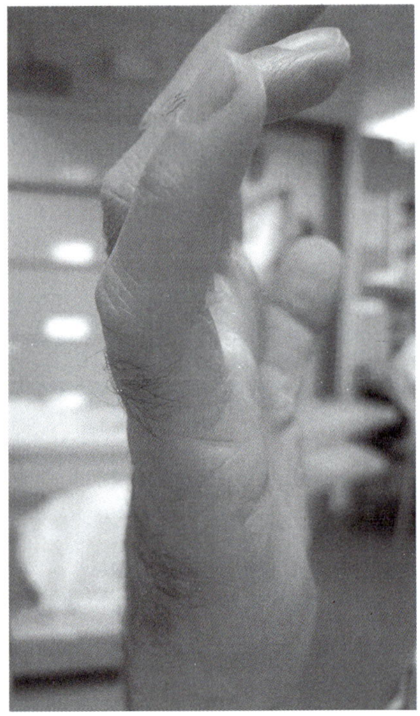

▲ **그림 9-32** ■ 자신경 손상 손(갈퀴손)의 휴식 시, 넷째와 다섯째 손가락의 MP 관절은 뼈사이근과 벌레근의 소실로 정상적 EDC의 수동적 장력에 대해 상대적인 대항이 없어지므로 과도하게 펴지게 된다; IP 관절은 MP 관절에 의해 발생되는 긴 굽힘근의 수동적 장력의 증가로 굽혀진다. 집게손가락과 가운데손가락은 벌레근과 FDP가 여전히 정상이므로 덜 영향을 받는다.

능동적 보조가 필요하다. 다른 능동 장력을 생성하는 근육들은 폄근 기전의 일부인 등쪽뼈사이근, 바닥쪽뼈사이근, 벌레근이 있다. 이들 각 근육은 MP 관절축을 바닥쪽(volar)으로 지나가면서, 관절의 굽힘장력을 생성한다. EDC, 뼈사이근, 벌레근이 모두 동시에 수축을 할 경우 MP 관절은 폄할 것이다. 이는 MP 관절의 EDC에 의해 생성된 폄 토크는 내재근에 의해 생성되는 굽힘 토크를 능가하기 때문이다. EDC의 독립 수축은 IP 굽힘과 MP 관절 과다폄을 유도한다.[139-141] MP 관절이 펴질 때, 굽힘은 FDS와 FDP의 수동장력에 의해 생성된다. 손가락들의 이러한 자세(수동적 IP 굽힘과 MP 관절 과다폄)는 **갈퀴손(clawing)** 자세로 알려져 있다. 손목 복합체의 몸쪽 손목뼈줄에서 본 것과 같이 전형적으로 지그재그 형태를 띠는 갈퀴손 자세는 압박력이 몇 개의 연결과 분절을 가로질러 발생되거나, "사이에 낀" 불안정한 분절이 있을 때 나타난다. 갈퀴손 손가락의 예로, 중간과 먼쪽 손가락뼈가 굽혀지는 동안 몸쪽 손가락뼈가 손허리뼈 아래로 과다폄되는 것이다. 정상적으로 몸쪽 손가락뼈의 "무너짐(collapse)"(과도한 폄)은 MP 관절의 축 바닥쪽으로 통과하는 벌레근이나 뼈사이근의 능동 장력을 방해한다.[142] 내재근이 약하거나 마비되었을 때(하부 자신경의 손상처럼), EDC에 맞섬되는 장력은 사라지고, 손가락은 능동적으로 MP 관절을 펼 때 뿐 아니라, 휴식 시에도 갈퀴손 자세를 나타낸다(그림 9-32). 휴식 시 갈퀴손은 정상 EDC의 수동장력이 MP 관절에 남아있는 굽힘근의 수동장력을 초과한다는 것을 설명한다. 갈퀴손 자세는 손가락 내재근(뼈사이근과 벌레근)의 부재를 나타내므로 **내재근 음성자세**(intrisic minus position)로 알려져 있다.

■ 손가락뼈사이관절에 대한 폄근 기전의 영향 (Extensor Mechanism Influence on Interphalangeal Joint Function)

PIP와 DIP 관절은 DIP 폄과 PIP 폄이 서로 의존되어 있는 것처럼 능동과 수동적 힘에 의해 두 관절이 연결되어 있다. PIP를 능동적으로 펴면 DIP도 펴게 될 것이다. 마찬가지로 능동적으로 DIP를 펴면 PIP 폄이 나타날 것이다. 이들의 상호 유기적인 관계는 폄 기전의 구조적 상관관계를 알게 되면 이해가 가능하다.

각각의 IP 관절은 중심힘줄과 가쪽띠의 폄 기전에 의해 손등쪽으로 향한다(그림 9-30 참조). EDC, 뼈사이근, 벌레근은 모두 덮개, 중심힘줄, 가쪽띠에 붙어있거나 PIP 관절의 먼쪽에 부착된다(그림 9-31 참조). 결과적으로 EDC, 뼈사이근, 벌레근은 PIP와 DIP 관절 양쪽에 약간의 폄힘을 가하여 중심힘줄, 가쪽띠, 끝힘줄에 적어도 어느 정도의 장력을 만들 수 있다. EDC 단독 수축으로 IP 관절의 효과적 폄은 어렵다. 등쪽뼈사이근과 바닥쪽뼈사이근 혹은 벌레근 단독의 능동적 수축은 이들 근육이 중심힘줄과 가쪽띠에 더 직접적으로 붙어있으므로 완전하게 PIP와 DIP 관절을 펼 수 있다. 그러나, EDC의 수축 없이 하나 혹은 그 이상의 내재근(DI, VI, 벌레근)들이 수축한다면 MP 관절축이 *바닥쪽*으로 지나가므로 MP 관절은 자동적으로 굽혀진다. 비록 내재근이 IP 관절을 펴는데 독립적으로 작용은 하여도 폄 기전에 의한 이차적인 수동장력이 이들 내재근의 작용에 적극적으로 도움을 주게 된다.

Stack[143]은 뼈사이근과 벌레근은 EDC 힘줄이 완전히 느슨해졌거나 손상을 받는다면, IP를 펴기 위해 충분한 장력을 만들기 어렵다고 주장하였다. IP 관절을 완전하게 펴기 위해서는 폄근 팽대 긴장의 *두 가지* 요인이 있다. 요인 1은 하나 혹은 그 이상의 손가락 내재근이 능동적으로 수축을 해야 한다. 요인 2는 능동적 MP 관절의 폄과 함께 EDC의 *능동적 수축*이나 내재근의 능동적 수축으로 인해 MP 관절을 굽히는 EDC의 수동적 신장일 것이다.

지속적 연구: 내재근의 결손 시 폄

자신경 손상에서처럼 내재근이 마비되었을 때, 집게손가락과 새끼손가락의 뼈사이근과 벌레근은 EDC가 IP 관절을 완전히 펼 수 있도록, 능동적 보조를 할 수 없다. EDC는 MP 관절이 외력에 의해 굽힘이 유지된다면, IP 관절을 "독립적"으로 펼 수 있다. EDC에 대한 약간의 수동적 장력으로 MP 관절이 굽혀진다면(요인 1), 부수적 긴장이 EDC의 능동적 수축을 일으킬 것이다(요인 2). 이러한 두 가지 요인(동시에 EDC의 능동적, 수동적 긴장)이 내재근 결손에서도 거의 완전히 PIP와 DIP의 폄짐을 충분히 생산할 수 있을 것이다.[140] 반굽힘자세에서 MP 관절의 외적 스프린트나 수술적 고정(그림 9-33 A)은 EDC를 신장시키기 위해 약간의 MP 관절 굽힘을 유지시키는 것이 요구된다; EDC의 능동적 MP 관절 폄 근력에 대해 적절히 저항을 준다.[144] 이것은 MP 관절의 폄 가동범위가 완전하다면, 수반되는 장력의 소실 없이 EDC를 강하게 수축시킬 수 있는 수단으로 사용될 수 있을 것으로 생각된다. 여기서 보여지는 스프린트의 배열은 집게손가락과 새끼손가락의 PIP 관절을 능동적으로 굽히는 정상적 FDS(자신경 손상의 수준에 따라 정상적 FDP) 능력에 제한이 없다면, 손을 능동적으로 펼 때 MP 관절의 폄짐을 제한한다(그림 9-33B 참조).

PIP와 DIP 관절 폄의 일정한 연관성은 ORLs의 수동장력과 관련이 있다. 빗지지띠 인대는 PIP 관절축 바닥쪽으로 지나가고 가쪽띠의 먼쪽에 붙는다(그림 9-31 참조). 가쪽띠와 끝힘줄이 DIP 굽힘에 의해서 긴장되었다면, PIP 관절은 (능동적 혹은 수동적으로) 펴지므로 긴장은 ORLs에서 증가될 것이다. 결과적으로 PIP 폄은 ORLs의 수동적 긴장을 통해 DIP 폄짐을 야기할 것이다. 이처럼 ORLs를 따라 DIP 폄에 기여하는 PIP 폄으로 ORLs의 길이는 ORLs가 가장 신장될 때인 DIP 관절이 굽힘에서 폄으로 돌아가는 처음의 반 동안(90° ~45° 로)에만 발생할 수 있다. 전반적으로 폄근 팽대 구조와 이들의 수동과 능동적인 기전이 PIP와 DIP 폄의 연계에 많은 영향을 준다.[9,10,139,141]

DIP 관절의 굽힘은 PIP와 DIP 관절의 폄짐을 연결하는 능동적, 수동적 힘의 복합적 조화에 의해 PIP 관절의 굽힘을 일으킨다. DIP 관절이 FDP에 의해 굽힘될 때, 동시에 굽힘근 힘이 FDP가 가로지르는 양쪽 관절에 적용되며, DIP와 PIP 관절 굽힘이 동시에 일어나는 것은 놀라운 일이 아니다. 그러나 먼쪽 손가락뼈에서 FDP의 능동적 힘은 PIP 관절을 제한하는 폄근의 힘이 동시에 이완되지 않는다면 PIP 굽힘을 생산하기에 충분하지 못하다. DIP가 FDP에 의해 굽힘을 시작할 때 끝힘줄과 가쪽띠는 DIP 관절의 등쪽면을 지나 펴진다. 가쪽띠의 신장은 폄근 덮개(extensor hood)를 먼쪽으로 잡아당긴다. 폄근 덮개의 먼쪽 이동은 폄근 팽대의 중심힘줄을 이완시키고, PIP 관절의 폄근 영향을 해제하여, PIP 굽힘을 촉진하는 원인으로 작용한다.

굽힘근 토크(torque)와 동시에 폄근 토크의 이완은 가쪽띠가 PIP 관절의 등쪽면에 긴장된 채로 있다면, PIP

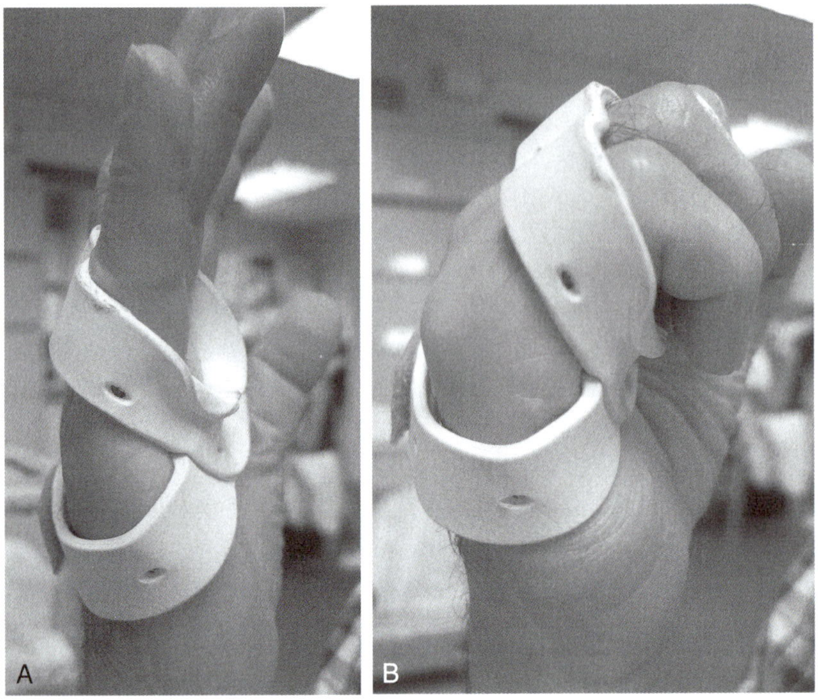

◀ **그림 9-33** ■ A. 자신경 손상으로 MP 관절 폄이 능동적 EDC 수축시에 스프린트에 의해 완전히 제한된다면, 뼈사이근과 벌레근을 사용할 수 없으므로 집게손가락과 새끼손가락의 IP 관절을 펼 수 있다. B. 스프린트는 정상적인 긴손가락굽힘근이나 굽힘근이 스프린트에 의해 최소한으로 방해받고 손가락을 굽힐 수 있는 모양으로 되어 있다.

관절을 굽히기 위해 FDP로는 불충분하다. 그러나, 밴드들은 서로 연결된 세모인대의 탄력에 의해 어느 정도 분리되는 것이 허용되며, **가로지지띠인대**(transverse retinacular ligament)의 수동장력으로 보조된다(그림 9-31 참조). 여기서 사용된 예는 FDP의 능동적 수축에 의해 시작되지만, 수동적 DIP 굽힘에서부터 수동적 PIP 굽힘까지 일련의 같은 기전을 가지고 있을 것이다.

지속적 연구: 손가락 트릭 : 몸쪽손가락뼈관절 폄과 함께 먼쪽마디뼈관절 굽힘

DIP와 PIP 굽힘의 정상적인 커플기능은 여러 연구자들에 의해 연구되어 왔다. 즉, 몇몇 사람들은 PIP가 펴져 있을 때, FDP를 이용하여 능동적으로 DIP를 굽힐 수 있다고 하였다(그림 9-34). 이 "트릭(trick)"은 빗지지띠 인대의 영향과 손가락의 PIP 관절의 과다폄으로 인한 것이다. PIP 관절이 충분히 과다폄되면, PIP 관절축의 바닥쪽에 있던 빗지지띠 인대가 PIP 관절축의 손등쪽으로 지나간다. 이 지점에서 능동적인 DIP 굽힘에 의해 발생하는 (빗지지띠 인대가 붙어 있는 종말힘줄과 가쪽띠의 신장) 빗지지띠 인대의 장력은 빗지지띠 인대가 수동적 PIP 관절 폄근으로 기능하기 때문에 PIP *폄*에 두드러질 것이다. 능동 DIP 굽힘과 PIP 폄을 말하는 트릭은 기능적으로 의미가 없으며, 개인차에 따라 다르고 PIP 관절의 과다폄이 가능한 손가락에서만 적용된다. 그러나 "트릭"은 FDP가 관절을 효과적으로 구부리기 전에 PIP 관절의 폄근 장력이 반드시 이완되어야 한다는 것을 강조한다.

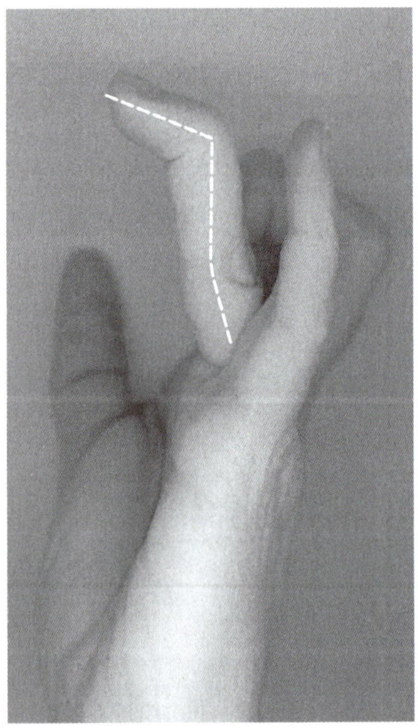

▲ **그림 9-34** ■ 몇몇 사람들은 PIP를 펼 때 DIP를 능동적으로 굽힐 수 있다. 이것은 일반적으로 손가락을 펼 때 ORLs가 PIP 관절축 손등쪽으로 이동하여, PIP 관절을 과도하게 펼 수 있는 사람에게서 가능하다. DIP 굽힘 초기에 DIP 굽힘으로 발생하는 종말힘줄과 가쪽띠의 긴장은 굽힘근보다 PIP 폄근으로부터 받는 ORLs의 긴장이다.

PIP/DIP의 쌍을 이룬 기능은 다른 PIP/DIP 관계에서도 설명이 가능하다. PIP가 FDS에 의해 능동적으로 최대한 굽히거나 외부의 힘에 의해 강제적으로 굽힘되면, DIP를 능동적으로 펼 수 없다.[54] PIP 관절이 굽힘되면, 손등쪽에 있던 중심힘줄이 스트레치 정도가 커진다. 중심힘줄에 증가된 긴장은 폄근 덮개를 (중심힘줄이 이는 곳에서부터) 먼쪽으로 잡아당긴다. 이와 같이 덮개의 먼쪽 이동은 가쪽띠의 장력을 약간 이완시킨다. 가쪽띠의 긴장은 밴드가 굽혀진 PIP 관절에서 약간 분리되기 때문에 어느 정도 이완된다. 가쪽띠의 이완은 먼쪽마디뼈의 끝힘줄을 이완시킨다. PIP가 90° 굽힘에 이르게 되면, DIP 관절의 폄장력과 빗지지띠 인대가 PIP 굽힘에 의해 이완되므로 끝힘줄의 장력상실은 완전히 제거된다.[145] PIP가 펴진 상태에서 DIP 관절은 FDP에 의해 능동적으로 굽힐 수 있지만, 먼쪽 손가락뼈는 PIP 관절이 굽혀져 있는 한 능동적으로 다시 펼 수 없다.

기본 개념 9-4 : *PIP와 DIP 관절의 짝 운동 요약*

- PIP 관절의 능동적 폄은 정상적으로 DIP 관절의 펴짐을 동반한다.
- DIP 관절의 능동 혹은 수동 굽힘은 PIP 관절의 굽힘을 동반한다.
- PIP 관절의 최대 수동 혹은 능동 굽힘은 DIP 관절이 능동적으로 펴지는 것을 방해한다.

손가락 내재근 (Intrinsic Finger Musculature)

■ 등쪽과 바닥쪽 뼈사이근 (Dorsal and Volar Interossei Muscles)

앞서 설명하였듯이, 등쪽 뼈사이근(dorsal interossei, DI)과 바닥쪽 뼈사이근(volar interossei, VI)은 손허리뼈 사이에서 시작하며, 폄근 기전의 중요한 요소이다. DI는 각 손가락에 하나씩 모두 4개이며, VI는 3~4개로 되어 있다. 많은 해부학 교과서에서 첫 번째 VI는 엄지손가락에 있다고 기술하고 있다. Mardel과 Underwood[146]는 논쟁의 근육을 VI에서 분리하여, **짧은엄지굽힘근**(flexor pollicis brevis, **FPB**)의 부분이라 하여 불일치를 보였다. 그러나 우리는 첫 번째 VI는 엄지에 있고, 동시에 VI와 DI가 손가락의 기능에 기여한다고 본다. 왜냐하면 VI와 DI는 위치와 기능이 유사하고, 전통적으로 MP의 벌림과 모음의 기능을 담당해왔기 때문이다. 최근 여러 곳의 근육 기시를 보여주는 연구뿐만 아니라, 근육의 부착부위를 구체적으로 기술함으로써 우리의 의견이 받아들여지고 있다.[147] 이제 뼈사이근이 어떻게 부착되어 있는지 MP의 굽힘근 혹은 안정성을 담당하는 근육들과 IP 폄근들의 역할에는 어떤 영향을 주는지 알아보고자 한다.

뼈사이근은 두 부분에서 폄근 팽대부위와 연결되어 있다. 몇몇 근섬유들은 몸쪽 손가락뼈와 폄근 덮개의 *몸쪽에* 붙어 있다; 몇몇 섬유는 가쪽띠와 중심힘줄에서 먼쪽에 붙어 있다(그림 9-31 참조). 이 근육의 부착지점에 대하여 개인차는 있으나 많은 연구에서 뼈사이근의 부착지점에 대한 일치된 의견을 내놓고 있다.

첫 번째 DI는 몸쪽 손가락뼈의 바닥과 폄근 덮개에 정지하며, 모든 DI 중 가장 일관된 부착부위를 가지고 있다. 가운데손가락과 반지손가락의 DI(가운데손가락은 양측에 DI를 가짐)는 몸쪽과 먼쪽 부착부(몸쪽 손가락뼈/덮개와 가쪽띠/중심힘줄)를 가진다. 새끼손가락은 DI가 없다. 새끼손가락벌림근(adductor digiti minimi, ADM)은 일종의 DI 역할을 하며, 몸쪽 부착부(몸쪽 손가락뼈/덮개)만을 가진다.[91] 세 개의 VI는 먼쪽 부착부(가쪽띠/중심힘줄)만을 가지는 것으로 일관되게 보여진다. 개념적으로, DI와 VI 부착부를 요약하여 뒤쪽에 제공하였다; 첫 번째 DI는 단지 몸쪽 부착부만을 가진다; 두 번째, 세 번째, 네 번째 DI는 몸쪽과 먼쪽 부착부를 모두 가지며, "다섯 번째 DI"(ADM)은 단지 몸쪽 부착부만을 가진다; 세 개의 VI는 먼쪽 부착부만을 가진다.

특히, DI, VI, ADM은 몸쪽 혹은 먼쪽 부착부가 있으므로, MP 관절의 모음근과 벌림근뿐만 아니라, 부착형태에 따라 몸쪽 뼈사이근(proximal interossei) 혹은 먼쪽 뼈사이근(distal interossei)이라고도 한다. 몸쪽 뼈사이근은 MP 관절에만 주로 영향을 주며, 먼쪽 뼈사이근은 IP 관절에 주된 작용을 하며, MP 관절에도 약간의 영향을 준다.

(몸쪽이나 먼쪽과는 상관없이) 모든 DI와 VI들은 가로손허리인대(transverse metacarpal ligamnet)의 *손등쪽으로* 통과하지만, MP 관절 굽힘과 폄의 관절축에 바닥쪽(volar)으로 통과한다. 따라서 모든 뼈사이근은 잠재적으로 MP 관절의 굽힘근이다. MP 관절의 굽힘을 위해 뼈사이근의 역할은 MP 관절의 위치에 따라 다양할 것이다.

손허리손가락관절 폄 시 뼈사이근의 역할(Role of the Interossei Muscles at the Metacarpophalangeal Joint in Metacarpophalangeal Joint Extension)

MP 관절이 펴졌을 때 MP 굽힘을 위한 뼈사이근의 모멘틀 팔(회전요소)은 굽힘 토크가 거의 없으므로 매우 작다. 뼈사이근의 작용선은 MP 관절을 펼 때 관상축을 거의 직접 통과하므로, 효과적인 안정근(관절 압박근)이기는 하지만, MP 관절를 펼 때 효과적인 굽힘근이지는 않는다. 뼈사이근의 빈약한 굽힘근 토크에도 불구하고, 손가락의 갈퀴손(MP 관절 과다폄)을 방지하는데 중요한 도움을 주는 것으로 나타났다.[91,139]

손의 휴식상태, 개별적인 EDC 활동 시, EDC-FDP의 결합된 작용시에는 전형적으로 EMG 활동이 보이지 않는다. 그러나 자신경의 장기간 마비로 활동을 수행 할 때, MP 관절 폄과 과다폄이 과도하게 된다.

하부 자신경 손상 시, 집게손가락과 가운데손가락은 FDS와 FDP 뿐만 아니라, 벌레근의 기능도 남아 있다. 뼈사이근의 기능상실은 일반적으로 관찰되는 것처럼 약간 굽힘자세 보다는 굽힘/폄의 중립으로 휴식하고 있는 MP 관절을 나타낸다. 자신경 손상으로 손에서 뼈사이근과 벌레근의 소실로 반지손가락과 새끼손가락은 FDS와 FDP가 정상임에도 휴식 시에 MP 관절 과다폄과 IP 굽힘 자세(갈퀴손)를 취하게 된다.[9,10, 79,139]

갈퀴손은 자신경의 손상에도 뼈사이근의 점탄성 장력이 위축으로 소실되거나 손바닥판이 신장될 때까지는 휴식 시에 나타나지 않는다. 이런 위축이 나타나면, 이완 시에도 EDC의 긴장이 유발되어 휴식 시 손가락의 MP 관절에 특정한 자세가 나타난다(그림 9-32를 보시오). 휴식 시 MP 관절에서 외재성 폄근의 수동적 긴장에 균형을 맞추는 뼈사이근의 역할은 근육에 수동적 점탄성 장력에 의해 전달되는 것으로 보인다.

지속적 연구: Watenberg 징후

자신경 손상으로 반지손가락과 새끼손가락에서 나타나는 갈퀴손과 함께 새끼손가락은 내재근의 소실로 MP 관절이 벌림 자세를 나타낼 것이다. 새끼손가락의 벌림(**Wartenberg 징후**)은 몸쪽 손가락뼈의 벌림근 결절(abductor tubercle)에 직접 연결되어 있는 EDM의 불균형한 당김 때문이다. 상당수의 사람에서 폄근 힘줄 중 하나만이 몸쪽 손가락뼈에 직접 정지한다.[131]

MP를 펼 때 뼈사이근(그리고 ADM)은 상대적으로 MP 관절의 벌림/모음을 위한 AP축에서 부터 많이 떨어지게 된다. 결과적으로, MP 관절이 펴진 위치에서 근육들이 MP 관절 굽힘을 일으키도록 동시에 작용한다면, 뼈사이근(그리고 ADM)은 근긴장도가 상실되지 않은 채로 효과적인 벌림근 혹은 모음근으로 작용한다. 몸쪽 손가락뼈/덮개의 몸쪽으로 종지하는 뼈사이근은 MP 관절 벌림근/모음근으로 더 잘 작용하는 반면, 가쪽띠/중심힘줄으로 더 멀리 종지하는 뼈사이근은 지속적인 작용으로 MP 관절에만 작용해야 하므로 이들은 MP 관절에 덜 효과적이다.

우리의 개념 체계에서, 모든 DI(MP 벌림근들)는 몸쪽의 종지를 가지며, VI(MP 모음근들)는 유일한 먼쪽 종지를 갖는다. 그러므로 MP 벌림은 MP 모음보다 더 강하다. 또한 DI 근육들은 VI 근육들보다 두 배 더 크다. 진행성 자신경 마비에서 상대적으로 VI의 효과적이지 않은 MP 모음이 가장 먼저 약화된다.

손허리손가락관절 굽힘에서 뼈사이근의 역할 (Role of the Interossei at the Metacarpophalangeal Joint in Metacarpophalangeal Joint Flexion).

MP 관절이 폄에서 굽힘될 때, 뼈사이근의 힘줄과 작용선은 MP 굽힘을 위해 모멘트 팔을 증가시키고자 MP 관절의 관상축으로부터 바닥쪽으로 이동한다. 사실상, 완전히 굽혀진 상태에서 뼈사이근의 작용선은 움직이는 분절(몸쪽 손가락뼈)에 대해 거의 수직이다(그림 9-35). 결과적으로 MP 굽힘 토크를 만드는 뼈사이근의 능력은 MP 관절이 완전한 굽힘으로 움직임에 따라 점차 증가된다.

MP 관절을 완전히 굽혔을 때, 뼈사이근의 바닥쪽 이동은 깊은가로손허리인대의 손등쪽에 뼈사이근 힘줄이 위치하므로 제한된다. 가로손허리인대가 뼈사이근의 모멘트 팔을 제한하기는 하지만, 인대는 활시위 효과의 발생으로 인한 능동 장력의 소실을 방지하고, 해부학적 활차로도 작용한다. MP 관절의 굽힘이 증가될 때, MP 관절의 곁인대도 점점 팽팽해진다.

MP 관절의 굽힘 근력의 소실을 방지하는 곁인대의 증가된 장력은 뼈사이근이 MP 관절 벌림/모음을 동시에 일으키면 발생한다. MP 관절이 완전히 굽혀지는 곁인대의 팽팽함, 손허리뼈 머리부의 모양, 그리고 완전히 단축된 뼈사이근의 능동적 불충분(active insufficiency)에 의해

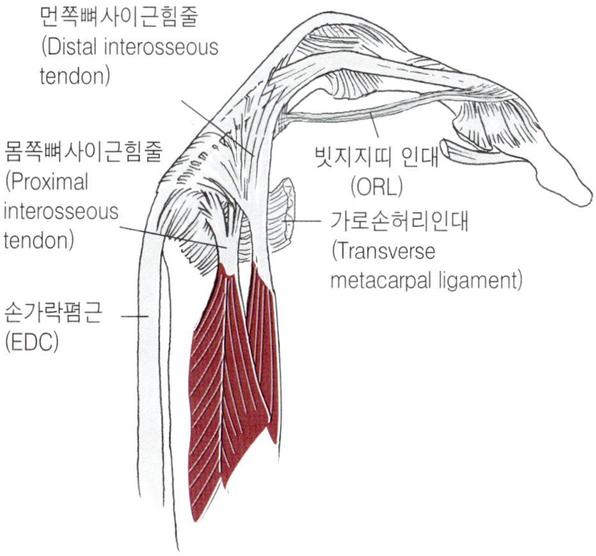

▲ **그림 9-35** ■ MP 관절을 굽힐 때, 뼈사이근(몸쪽와 먼쪽 부착점을 가짐)은 MP 관절 굽힘/펴짐을 축으로부터 바닥쪽으로 이동하여 비교적 큰 모멘트 팔과 몸쪽 손가락뼈에 거의 직각인 당김 선이 생긴다. 뼈사이근의 바닥쪽 이동은 긴장 소실을 방지하고, 해부학적 활차로 작용하는 깊은가로손허리인대에 의해 제한된다.

벌림과 모음은 완전히 제한된다. MP 관절 굽힘 토크를 만들기 위해 뼈사이근의 이들 기전이 결합된 순 효과는 강한 집기나 쥐기가 필요할 때 쥐기에 기여하도록 강한 MP 관절 굽힘근을 만든다.[117,149,150]

손가락뼈사이관절 폄에서 뼈사이근 역할
(Role of the Interossei at the Interphalangeal Joint in Interphalangeal Joint Extension).

IP 관절을 펴게 만드는 뼈사이근의 능력은 이들의 부착부에 의해 영향을 받는다. 효과적으로 IP 펴짐을 일으키기 위한 폄근 기전으로 충분한 긴장을 만들기 위해서는 근육이 중심힘줄과 가쪽띠에 부착되어야만 한다. 뼈사이근은 첫 번째와 네 번째 손가락에 두 개의 "바깥쪽" 벌림근을 제외하고 모두 먼쪽에 부착부를 갖는다(첫 번째 DI와 ADM).

MP 관절이 펴져 있을 때 먼쪽 뼈사이근의 작용선은 MP 굽힘을 만드는데 비효율적(나쁜 모멘트 팔 때문에)이나 먼쪽 뼈사이근이 중심힘줄과 가쪽띠에 직접적으로 부착되므로 IP 관절을 펼 수 있다. 먼쪽 뼈사이근에 의해 발생하는 IP 폄은 지속적인 작용에 의해 발생하는 것이므로 MP 관절 벌림/모음 작용보다 더 강하다. MP 관절이 굽혀졌을 때, 뼈사이근의 힘줄은 MP 관절에서 바닥쪽으로 이동하지만, 깊은가로손허리인대에 의해 바닥쪽으로의 이탈은 제한된다고 이미 언급하였다. 가로손허리인대는 뼈사이근 힘줄이 바닥쪽으로 이동하여 느슨해지는 것을 방지하고, 먼쪽 힘줄에 대한 활차의 역할을 수행한다. 깊은가로손허리인대의 해부학적 활차의 영향은 IP 폄이 MP 관절 폄보다 MP 관절 굽힘에 더 효과적으로 나타나므로 먼쪽 뼈사이근의 기능을 증가시킬 것이다.

집게손가락과 새끼손가락은 각각 먼쪽 종지와 함께 하나의 뼈사이근(각각 두 번째 VI와 네 번째 VI)을 갖는다. 가운데손가락과 반지손가락은 각각 두 개의 먼쪽 힘줄(가운데손가락의 두 번째와 세 번째 DI, 그리고 반지손가락의 네 번째 VI와 DI)을 갖는다. 그러므로 집게손가락과 새끼손가락은 먼쪽 뼈사이근이 없으므로 가운데손가락과 반지손가락에 비해 IP 폄이 더 약하다.[148]

MP 굽힘과 IP 폄 자세를 취하거나 유지하려 할 때, 뼈사이근의 몸쪽 및 먼쪽 정지는 MP 굽힘 토크를 생성한다. 몸쪽 구성요소는 효과적인 MP 굽힘근이며, 먼쪽 구성요소는 MP 굽힘근과 IP 폄근으로써 최대의 효과를 나타낸다. 뼈사이근의 가장 일관된 작용은 몸쪽과 먼쪽 뼈사이근이 적절한 생역학적 이점을 갖는 자세인 MP 관절이 굽힘되고, 동시에 IP 관절이 펴되어 있을 때 발생한다.[139,151]

■ 벌레근(Lumbrical Muscles)

벌레근은 다른 근육의 힘줄에 기시 및 종지하는 유일한 근육이다. 각 근육은 바닥쪽의 FDP 힘줄에서 시작하여 가로손허리인대의 바닥쪽을 통과 후 노뼈쪽에 폄근 기전인 가쪽띠에 붙는다(그림 9-31 참조).[152] 뼈사이근처럼 벌레근은 바닥쪽으로 MP 관절과 손등쪽으로 IP 관절을 가로지른다. 벌레근이 가쪽띠에 비해 더욱 먼쪽에 종지하고, 깊은 힘줄에서 기시하며, 수축 범위가 크기 때문에 이 두 근육군에서 기능적인 차이가 나타난다.

먼쪽 뼈사이근의 부착부 먼쪽에 폄근 기전의 가쪽띠에 정지하는 벌레근은 MP 관절의 자세와 상관없이 효과적인 IP 폄근으로 작용한다.[139,153] 깊은가로손허리인대는 바닥쪽에 위치한 벌레근이 손등쪽으로 이동하는 것과 MP와 IP 관절을 펴므로 생기는 긴장의 소실을 방지한다.

벌레근이 수축하면 벌레근의 먼쪽 부착부(가쪽띠) 뿐

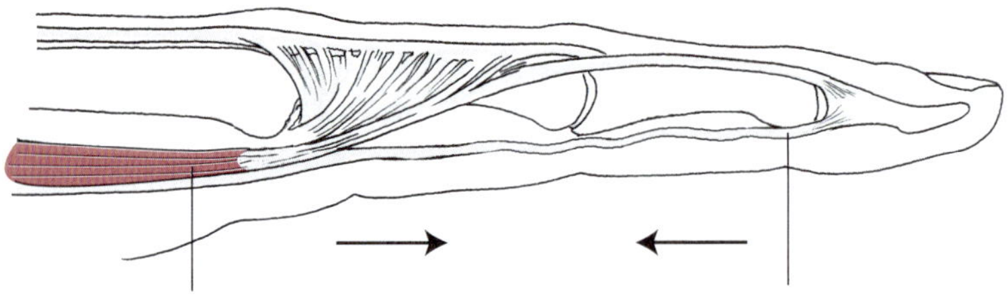

◀ **그림 9-36** ■ 벌레근은 몸쪽으로 FDP 힘줄에 붙으며, 먼쪽으로 폄근 팽대의 가쪽띠에 붙어 있다. 벌레근의 수축은 FDP 힘줄을 먼쪽으로 당기며, IP 펴짐을 방해할 수 있는 수동적 굽힘근 장력을 이완하므로 가쪽띠를 긴장시켜, PIP/DIP 관절을 편다.

만 아니라, 몸쪽 부착부(FDP의 힘줄들)가 당겨진다. 벌레근의 몸쪽에 부착되어 있는 부위가 다소 유동적인 힘줄이기 때문에 벌레근이 수축하면 IP 폄을 위하여 가쪽띠가 몸쪽으로 당겨질 뿐만 아니라, 바닥쪽에서 먼쪽으로 FDP 힘줄이 당겨질 것이다. FDP 힘줄이 먼쪽으로 이동하며 MP와 IP 관절에 작용하지 않는 FDP를 통해 주어지는 대부분의 수동적 굽힘힘이 사라질 것이다(그림 9-36). Ranney와 Wells[142]는 벌레근 내의 장력이 FDP 힘줄의 장력과 같아질 때까지 IP 관절 펴짐을 시작할 수 없다는 것을 확인하였다. 이와 같은 환경이 주어지면, 벌레근은 IP 펴짐을 위한 주동근과 협력근으로 여겨질 수 있을 것이다. 가쪽띠에 대한 벌레근의 장력은 IP 관절을 펴는 반면 동시에 FDP 힘줄의 길항적 장력을 이완시킨다. 또한 뼈사이근의 먼쪽 정지는 IP 관절을 펼 수 있다. 그러나 뼈사이근은 벌레근의 소실 시에 IP 펴짐을 위해 FDP 힘줄의 수동적 저항을 이완시키는 능력이 벌레근과 같지 못하므로, IP 폄근으로서 효과적이지 못하다.

폄근 기전과 함께 내재근 상호연결의 복잡성은 뼈사이근들의 상호연관성 뿐만 아니라, FDP와 IP 펴짐을 일으키기 위한 폄근 팽대에 상호의존적인 벌레근에 의해 두드러진다. 능동적인 IP 폄은 능동적 벌레근이 수동적 FDP 힘줄의 장력을 효과적으로 이완하므로 촉진되지만, 벌레근은 또한 FDP 힘줄에 의존적이다; FDP 힘줄의 장력은 벌레근의 기능에 중요하다.

비활성화된 FDP 힘줄에 수동적 장력이 나타나지 않는다면(FDP 힘줄이 잘렸다면), 능동적 벌레근 수축이 IP 폄근으로 능동적으로 불충분하거나 비효과적이 되어 FDP 힘줄을 먼쪽으로 당길 것이다. 마찬가지로, EDC 힘줄과 폄근 팽대에서 능동적 혹은 수동적 장력은 두 번째 장력 전에 요구되며, 능동적인 벌레근은 IP 관절을 완전히 펴는데 효과적일 수 있다. 또한 벌레근은 손을 쥘 때 간접적으로 FDP의 작용을 보조한다. FDP가 수축할 때, 벌레근은 FDP 힘줄이 몸쪽으로 움직이는 것과 같이 수동적으로 움직일 것이다.[143] 손을 쥐는 동안 가쪽 띠에서 벌레근의 수동적 당김은 IP 관절 굽힘 전에 MP 관절을 굽히도록 FDP를 보조하며, 내재근 음성손을 발생시키므로 쥐는 동안 손바닥에 손가락 끝이 닿는 문제를 피할 수 있다.[149]

MP 관절 굽힘근으로 벌레근의 역할은 비교적 아주 적다. 벌레근은 뼈사이근에 비해 바닥쪽에 놓여 있기 때문에 뼈사이근보다 MP 굽힘을 위한 모멘트 팔이 더 크다. 그러나 기능적으로 벌레근의 작용 요소는 뼈사이근보다 더 약하다.[139,148,149,153,155] 이러한 상대적인 약화는 뼈사이근에 비해 벌레근의 단면적이 작기 때문이다. 그러나 이것은 또한 FDP 힘줄에 대해 벌레근이 유동적으로 부착되어 있기 때문이기도 하다. 벌레근의 수축은 해당 FDP 힘줄이 먼쪽으로 움직이도록 하며, 이에 따라 벌레근도 함께 움직이게 된다. FDP 힘줄과 벌레근이 먼쪽으로 이동하며 MP 관절을 굽히는데 기여하는 비활동적 FDP의 수동적 장력이 이완되며, MP 관절에서 벌레근의 능동적 힘을 최소화시키는 효과가 나타난다. 벌레근이 MP 굽힘에 크게 기여하지는 않지만, MP 굽힘이 IP 폄근으로 벌레근 역할을 약하게 하지는 않는다. 벌레근의 현저히 큰 수축범위는 MP와 IP 관절 모두를 단축시킬 때 능동불충분을 방지하는 것으로 보여 진다.

기본 개념 9-5 : *내재근(intrinsic muscle) 요약*

뼈사이근의 복합적 기능을 요약하면 표 9-1과 같다. 벌레근의 기능은 뼈사이근보다 더 간단하다. 벌레근은 MP 관절의 위치에 관계없이 작용하는 IP 관절의 강력한 폄근이다. 그리고 이 근육은 MP

표 9-1 뼈사이근 작용의 요약

근육	부착위치	작용: 손허리손가락관절 폄	작용: 손허리손가락관절 굽힘
		첫째 손가락	
DI	몸쪽만	MP 벌림	MP 굽힘
VI	먼쪽만	IP 폄과 MP 모음*	IP 폄과 MP 굽힘*
		둘째 손가락	
DI	몸쪽와 먼쪽	MP 벌림과 IP 폄	MP 굽힘과 IP 폄
DI	몸쪽와 먼쪽	MP 벌림과 IP 폄	MP 굽힘과 IP 폄
		셋째 손가락	
DI	몸쪽와 먼쪽	MP 벌림과 IP 폄	MP 굽힘과 IP 폄
VI	먼쪽만	IP 폄과 MP 벌림*	IP 폄과 MP 굽힘*
		넷째 손가락	
DI	몸쪽만	MP 벌림	MP 굽힘
VI	먼쪽만	IP 폄과 MP 모음*	IP 폄과 MP 굽힘*

* 지속적 작용에 의해 간접적으로 발생
DI, 등쪽뼈사이근(dorsal interossei); IP, 손가락뼈사이관절(interphalageal); MP, 손허리손가락관절(metacarpophalangeal); VI, 바닥쪽뼈사이근(volar interossei).

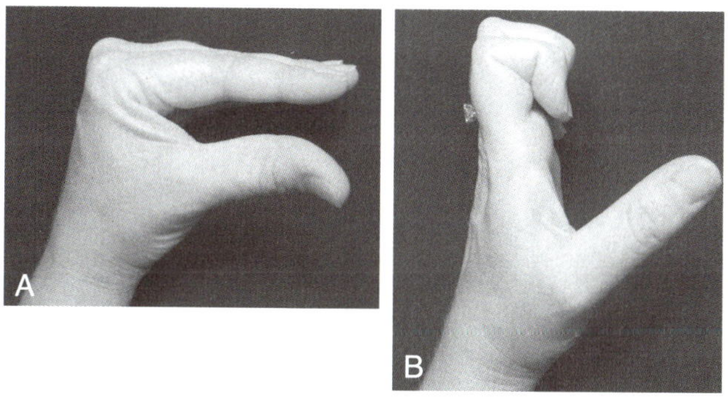

▲ **그림 9-37** ■ A. 어떠한 외재성 손가락 굽힘근과 폄근 없이 벌레근과 뼈사이근의 작용은 손의 "내재근 양성(intrinsic plus)" 자세를 만든다. B. 어떠한 내재성 근육의 작용없이 외재성 손가락 굽힘근과 폄근이 작용은 "내재근 음성(intrinsic minus)" 자세를 만든다.

관절 위치에 상관없이 비교적 약한 MP 관절 굽힘근이다. IP 관절을 펴게 하는 벌레근의 능력은 폄근 기전과 FDP 힘줄에서의 정상적 장력에 의존하는 것으로 보인다. 벌레근과 뼈사이근이 어떠한 외재성 손 근육의 작용없이 함께 수축할 때, MP 굽힘과 IP 펴짐을 나타내며, 이것을 손의 **내재근 양성 자세(intrinsic plus position)**라고 한다(그림 9-37A). 외재 손가락 굽힘근과 폄근이 어떠한 동시적 내재근의 작용없이 활성화될 때, 손은 내재근 음성 자세(intrinsic minus position)를 취할 것이다(그림 9-37B 참조).

엄지의 구조(Structure of the Thumb)

■ 엄지의 손목손허리관절 (Carpometacarpal Joint of the Thumb)

엄지의 CMC 관절(혹은 큰마름손허리(trapeziometacarpal, TM))은 큰마름뼈와 첫 번째 손허리뼈 바닥 사이의 관절 결합이다. 다른 손가락의 CMC 관절과는 달리 첫 번째 CMC 관절은 2도의 자유도(굽힘/폄 그리고 벌림/모음)를 가진 안장 관절(saddle joint)이다(그림 9-38). 또한 관절은 약간의 축성 회전을 허용하며, 이것은 다른 움직임들과 함께 발생한다. 이 관절에서는 일반적으로 **맞섬**(opposition)이라고 하는 휘돌림(circumduction) 움직임이 있다. 맞섬은 엄지 끝부분이 다른 손가락의 끝부분과 서로 맞닿는 것이다.

첫 번째 손목손허리관절의 구조 (First Carpometacarpal Joint Structure)

Zancolli 등[156]은 첫 번째 CMC 관절면이 전통적으로 설명되는 안장형태일 뿐만 아니라, 앞쪽노뼈결절(anterior radial tubercle) 주변에서 보여지는 둥근모양 부분

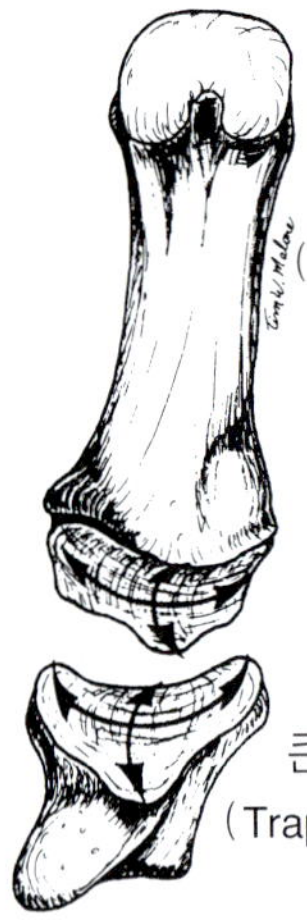

▲ **그림 9-38** ■ 큰마름뼈의 안장모양 부분은 시상면(벌림/모음)에서 오목하고, 관상면(굽힘/폄)에서 볼록하다. 앞노쪽결절 몸쪽에서 볼 수 있는 구형부는 모든 방향에서 볼록하다. 첫 번째 손허리뼈 관절의 바닥은 큰마름뼈의 모양과 상호적이다.

(spherical portion)으로 이뤄져 있다고 하였다. 큰마름뼈의 안장형태 부분은 시상면에서 오목(벌림/모음)하며, 관상면에서 볼록(굽힘/폄)하다. 둥근모양 부분은 모든 방향에서 볼록하다. 첫 번째 손허리뼈의 바닥은 큰마름뼈와 상호적인 형태(reciprocal shape)를 취한다(그림 9-38 참조). 굽힘/폄과 벌림/모음은 안장 형태에서 발생되는 반면 맞섬을 동반하는 축성 회전은 둥근면(spherical surface)에서 발생한다.[156]

관절의 굽힘/폄은 다소 비스듬한 전후 축을 중심으로 발생하며, 반면에 벌림/모음은 사선의 관상축 주위에서 일어난다. 이와 같이 첫 번째 CMC 관절은 굽힘/폄이 보통 관상축 주위에서 발생하고, 벌림/모음은 전후 축을 중심으로 발생하는 다른 대부분의 관절과는 반대이다. CMC 관절 운동의 변화는 엄지의 손바닥면을 안쪽으로 효과적으로 회전하는 큰마름뼈의 방향 때문에 발생한다. 결과적으로, 굽힘/폄은 손바닥과 거의 평행하게 이루어지며, 벌림/모음은 손바닥과 거의 수직으로 발생한다. Cooney 등[157]은 첫 번째 CMC의 관절가동범위를 측정하였는데, 굽힘/폄은 평균 53° 이며, 벌림/모음은 42° 그리고 회전은 17° 라고 하였다.

CMC 관절의 관절주머니는 비교적 느슨하지만, 노뼈, 자뼈, 바닥쪽 그리고 손등쪽 인대들에 의해 강화되어 있다. 또한 첫 번째와 두 번째 손허리뼈의 바닥을 묶어주는 **손허리뼈사이인대**(intermetacarpal ligament)가 있어 첫 번째 손허리뼈 바닥이 노뼈쪽과 손등쪽으로 변위되는 것을 방지해 준다.[156,158] **등노쪽과 앞쪽빗인대**(dorsoradial and anterior oblique ligaments)는 CMC 관절의 중요한 안정근으로 언급된다.[159,160] 몇몇 연구자들이 맞섬 동안 손허리뼈에서 보여지는 축성 회전이 관절면의 불일치(incongruence)와 인대들의 느슨함 때문에 발생한다고 주장하지만,[10,161] Zancolli[156] 등은 둥근면의 일치(congruence)와 주변의 인대들에서 주어지는 장력의 결과 때문이라는 이론을 제시하였다. 그러나 이것은 약간의 불일치가 관절에 존재해야만 한다는 것처럼 보일 것이다. 나이듦에 따라 발생하는 관절염같은 변화는 첫 번째 CMC에서 일반적으로 나타나며, 이는 불일치한 관절면에서 발생하는 쥐기와 잡기에 의해 관절에 많은 부하가 전해져 연골이 얇아지게 할 것이다.[162] Ateshian[163] 등은 노인 집단에서 큰마름뼈의 형태를 연구한 결과 남자보다는 여자에서 더욱 불일치하다는 것을 알아냈으며, 큰마름뼈와 손허리뼈의 상호적인 맞춤에 성별의 차이가 있다고 결론지었다. 이는 여성에서 CMC 관절의 골관절염 유병률이 높다는 것과 일치하였으나, 이것을 통해 큰마름뼈의 불일치가 퇴행성 변화의 원인이라는 것은 설명하지 못하였다. 첫 번째 CMC 관절은 중립자세에서 가능한 최대 움직임인 벌림과 모음 끝에서 닫힌 위치(closed pack)가 된다.[100]

첫 번째 손목손허리관절의 기능
(First Carpometacarpal Joint Function)

첫 번째 CMC 관절의 운동범위와 방향이 독특하여 엄지의 맞섬 움직임이 발생한다. 맞섬은 순서적으로 첫 번째 손허리뼈의 벌림, 굽힘 및 모음이며, 동시에 회전도 발생한다. 이러한 움직임은 손허리뼈의 방향을 변화시켜 엄지를 손바닥 바깥으로 오게하며, 다른 손가락과 닿도록 위치시킨다. 엄지의 CMC 관절과 맞섬 움직임의 기능적인 중요성은 엄지가 다른 손가락과 접촉하면서 거의 모든 **파악**(prehension) (잡기와 민첩한 활동)을 가능하게 해준다는 것을 생각해보면 충분히 알 수 있다. 첫 번째 CMC 관절이 폄과 모음으로 고정되었다면, 맞섬은 일어날 수 없다. 맞섬의 중요성은 시간이 지남에 따라 첫 번째 CMC 관절의 고정적인 움직임이 큰마름손배관절(trapezioscaphoid joint)의 적용으로 이어지며, 안장 형태가 더욱 발달하면서 약간 감소된 맞섬을 회복할 수 있는 것에서 알 수 있다.[103] 이러한 관절기능의 놀라운 변화는 변화가 필요할 때 본질적 기능을 대신할 수 있는 신체적 능력의 좋은 예이다.

9-4 환자사례 : 손목손허리관절 골관절염

Marilyn Ferrier는 엄지에 점진적인 통증을 호소한 후 주치의에 의해 수부 외과의에게 의뢰되었다. 쑤시고, 누르면 통증이 있는 증상은 열쇠를 돌리거나 병을 따거나, 글을 쓰는 활동 시 심해졌다. 큰마름뼈 방향으로 첫 번째 손허리뼈를 장축 압박시키면 CMC 골관절염을 나타내는 통증과 염발음이 발생하였다(양성 **Grind 검사**). 손허리뼈의 골관절염으로 변화와 아탈구가 방사선 사진에서 나타났다(그림 9-39). 맞춤 엄지 스프린트가 제작되었으며, 큰 손잡이가 있는 펜과 주방기구를 이용하여 과도한 힘과 반복적이거나 지속적으로 집는 것을 피하게 하였으며, 일반적인 관절 보호원칙을 교육하였다.

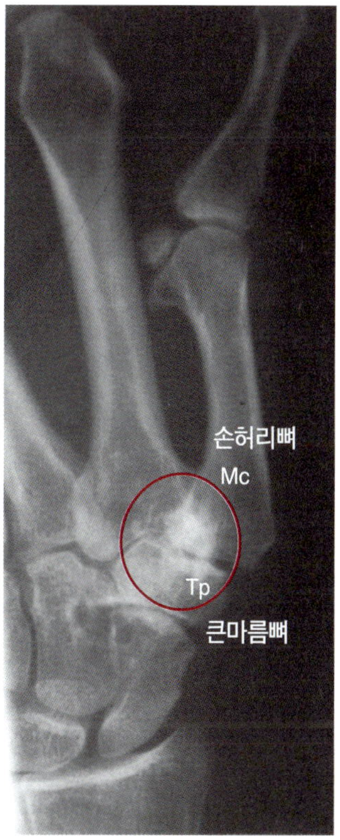

▲ **그림 9-39** ■ 큰마름뼈와 첫 번째 손허리뼈 관절(첫 번째 CMC 관절) 사이의 퇴행성 변화는 맞섬시 통증을 야기한다.

■ 엄지의 손허리손가락관절과 손가락뼈사이관절 (Metacarpophalangeal and Interphalangeal Joints of th Thumb)

엄지의 MP 관절은 첫 번째 손허리뼈와 몸쪽 손가락뼈의 바닥 사이의 관절이다. 이 관절은 2° 자유도(굽힘/폄과 벌림/모음)를 가진 타원관절(condylar joint)로 간주된다.[91] 수동적 회전 정도는 매우 작다.[103] 손허리뼈머리는 손등쪽과 가쪽에 연골로 덮여있지 않으며, 중심고랑(central groove)이 있는 것을 제외하고 몸쪽 손가락뼈의 바닥과 거의 유사하다. 관절주머니, 강화된 손바닥판, 곁인대는 다른 MP 관절의 것들과 유사하다. 첫번째 MP 관절의 주된 기능은 엄지의 맞섬을 위한 추가적인 굽힘범위를 제공하고, 엄지를 물체의 윤곽에 맞게 쥘 수 있도록 하는 것이나. MP 관설들 사이의 구소석인 유사함에도 불구하고, 첫 번째 MP 관절의 움직임은 보다 더 제한된다. 각 개인마다 가용한 범위가 다를지라도, 첫 번째 MP 관절은 거의 다른 손가락에서 가용한 굽힘의 반 이상은 가능하지 않으며 과폄은 거의 없다. 벌림/모음과 회전은 대단히 제한된다. 움직임에 대한 이러한 제한은 아마도 엄지와 다른 손가락의 MP 관절들 사이의 주된 구조적 차이에 의해 나타나는 것 같다. 첫 번째 MP 관절은 두 개의 종자뼈(sesamoid bone)에 의해 손바닥면에 외재관절주머니로 강화된다(그림 9-40). 종자뼈는 곁인대로부터 오는 섬유와 종자뼈사이인대에 의해 위치를 유지한다. Goldberg와 Nathan[164]은 종자뼈가 자신이 포함되어 있는 힘줄에 대한 마찰과 압박을 초래한다고 하였다. 이들은 첫 번째 MP 관절의 종자뼈가 약 12세가 될 때까지 나타나지 않으며, 몇몇 연구에서 종자뼈가 다섯 번째 MP 관절의 70%, 그리고 두 번째 MP 관절의 50% 이상에서 발견된다는 기록을 근거로 제시하였다.

엄지의 IP 관절은 몸쪽 손가락뼈머리와 먼쪽 손가락뼈 바닥의 관절이다. 이것은 구조적, 기능적으로 다른 손가락의 IP 관절과 거의 같다.

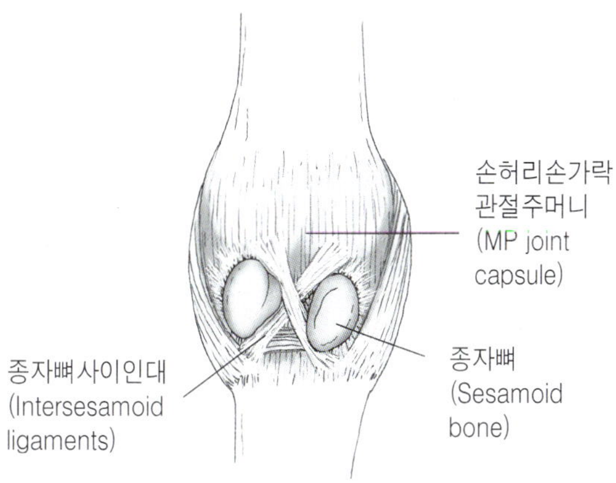

▲ **그림 9-40** ■ 엄지의 MP 관절은 종자뼈사이 인대에 의해 관절주머니의 손바닥면을 보호한다.

엄지의 근육(Thumb Musculature)

엄지의 근육은 깃대(flagpole)의 안정성을 유지하기 위해 모든 방향에서 잡아당겨 주는 케이블로 생각하면 된다. 관절체(articulated shaft)를 형성하는 손허리뼈 관절, 몸쪽 및 먼쪽 손가락뼈는 큰마름뼈 위에 놓여 있다. 깃대처럼 근육으로부터의 장력은 안정성을 위하여 모든 방향에서 제공되어야 한다. 안정성이 관절구조(적어도 CMC 관절에서) 보다는 근육들로부터 더 많이 주어지기 때문에 엄지에 붙어 있는 대부분의 근육은 엄지가 움직이는 동안 작용한다. 또한 정상적인 사람들 사이에서도 다양한 개인차가 존재한다.[165] 결과적으로 엄지의 근 기능(그리고 손 기능)에 대한 연구는 근 기능보다 과제를 수행할 때 예상되는 근육활동에 대해 더 집중한다. 외재성과 내재성 엄지 근육의 역할은 이 장의 마지막에 언급할 손의 파악에서 일반화(개념적 틀)하여 설명할 것이다.

■ 엄지의 외재근(Extrinsic Thumb Muscles)

네 개의 외재성 엄지 근육이 있다: FPL, EPB, EPL, APL. FPL은 바닥쪽에 위치한다(그림 9-12 참조). FPL은 먼쪽 손가락뼈에 종지하며, FDP와 관계가 있다. 손목에서 FPL 힘줄은 손가락 힘줄집으로 연속되며, 노뼈 윤활주머니에 의해 둘러싸여 있다(그림 9-28A 참조). FPL은 다른 근육과 다르게 독립적으로 기능하며, 엄지 IP 관절의 굽힘만을 수행하는 독특한 근육이다.[5] 힘줄들은 종자뼈들 사이에 놓여 있어서 약간의 보호를 받는 것으로 보여진다.

세 개의 엄지의 외재성 근육은 등노쪽에 위치한다. EPB와 APL은 정지부를 향해 노뼈쪽에서 손목을 가로지르며, 첫 번째 등쪽 구획을 통해 주행하는 등쪽 아래팔의 공통 경로를 따른다(그림 9-29 참조). APL은 손허리뼈의 바닥에 정지하는 반면, EPB는 몸쪽 손가락뼈의 바닥에 정지한다. 두 근육은 CMC 관절을 벌린다. EPB는 MP 관절을 또한 편다. APL과 EPB는 또한 약간의 손목 노쪽편위를 일으킨다.

EPL은 APL과 EPB과 같이 아래팔에서 기시하지만, 해부학적 활차로서 등노쪽(**Lister's**) 결절을 이용하여 엄지쪽으로 방향전환하기 전에는 등쪽 중심선에 가깝게 손목을 지난다. 몸쪽 손가락뼈 수준에서 EPL의 힘줄은 **짧은엄지벌림근**(APB), 첫 번째 VI 근육 및 **무지모음근**(AdP)의 팽대부와 합쳐진다.[20] 엄지에서는 폄근 팽대가 풍부하지 않지만, 폄근의 장력과 긴 폄근 힘줄의 안정화에 기여하는 MP 벌림근과 모음근의 균형을 잘 유지한다. EPL 힘줄에 붙어 더 바닥쪽에 위치한 APB와 AdP는 중립위치에서 IP 관절을 펼 수 있으나, 개인에 따라 과다폄으로 운동하지 못하는 사람도 있다.[82] EPL은 IP 관절을 과도하게 펼 수 있을 뿐만 아니라, MP 관절에서 EPB를 따라 폄근 힘으로 작용할 수도 있다. 또한 EPL은 엄지의 CMC 관절을 펴고, 벌릴 수 있다. 다른 손가락과는 다르게 엄지에서는 각 관절에 폄근 힘줄이 나눠져 있다. APL은 손허리뼈의 바닥에, EPB는 몸쪽 손가락뼈의 바닥에, 그리고 EPL은 먼쪽 손가락뼈의 바닥에 부착되어 있다.

손의 다른 외재성 근육처럼 손목관절의 위치는 엄지 외재성 근육의 적절한 길이-장력 관계를 결정하는 중요한 요소이다.[4] FPL은 손목이 굽혀졌을 때, IP 굽힘근으로 효율이 떨어진다. EPL은 손목관절, CMC 및 MP가 동시에 펴져 있을 때, IP 관절을 완전하게 펼 수 없다. APL과 EPB 수축 시 근육의 작용으로 손목관절의 노쪽편위가 발생하는 것을 막기 위하여 자쪽편위근의 협력 수축이 필요하다. 이와 같이 엄지의 관절에 대해 장력을 발생시키는 근육의 능력에 영향을 미친다.

■ 엄지의 내재근(Intrinsic Thumb Muscles)

손목뼈와 굽힘근지지띠(TCL)로부터 다섯 **엄지두덩(thenar)근** 혹은 내재성 근육들이 기시한다. 근육들은 주로 손목뼈와 굽힘근 지대로부터 기시한다. **엄지맞섬근**(opponence pollicis, OP)은 첫 번째 손허리뼈에 대해 먼쪽에 붙어 있는 유일한 엄지의 내재성 근육이다. 이 근육의 작용선은 손허리뼈의 장축에 대해서 거의 수직이며, 손허리뼈의 가쪽면에서 작용한다. 그러므로 OP는 벌림, 굽힘, 회전되어 있는 자세로 손허리뼈를 위치시키는데 대단히 효과적으로 작용한다. APB, FPB, AdP와 첫 번째 VI는 모두 몸쪽 손가락뼈에 종지한다. FPB는 종지부에 두 개의 머리가 있다. FPB의 큰 가쪽머리는 APB와 같이 먼쪽으로 붙어 있으며, 약간의 벌림근 힘으로 작용한다. FPB는 MP 관절 굽힘의 모멘트 팔을 증진시키기 위해 MP 관절에서 종자뼈를 가로지른다. FPB의 안쪽머리는 AdP의 먼쪽으로 부착되어 있으며, 엄지의 벌림을 돕는다. 첫 번째 VI 근육은 첫 번째 손허리뼈에서 시작하여 자뼈쪽의 종자뼈에 붙어 있으며, 계속하여 몸쪽 손가락뼈에 붙는다.

일반적으로 엄지두덩 근육으로 포함시키지 않는 첫 번째 DI는 집게손가락의 MP 관절 굽힘과 IP 폄에 기여하며, 엄지 기능에도 영향을 준다. 첫 번째 DI는 첫 번째, 두 번째 손허리뼈와 손허리뼈 바닥을 연결시켜주는 손목뼈사이인대에서 시작하는 깃근육(bipennate muscle)이다. Brand와 Hollister[149]는 근육 작용으로 인해 두 번째 손가락의 몸쪽손가락뼈 바닥의 첫 번째 DI 정지를 향하여 먼쪽으로 첫 번째 손허리뼈를 당겨주기 때문에 이 근육이 CMC 관절에 대한 압박근(compressor)이라기 보다는 견인근(distractor)이라고 제안하였다(그림 9-41). 이들은 또한 첫 번째 DI의 엄지쪽 부착부가 엄지를 움직이는 능력이 거의 없으나, 측면 잡기(lateral pinch)와 강력한 쥐기에서 굽힘근/모음근이 CMC 관절을 통과하면서 만드는 압박과 등쪽/노뼈쪽으로 지향된 힘을 상쇄시키는데 중요하다고 하였다. 이러한 힘을 실험실에서 인위적으로 첫 번째 DI를 장력이 없는 상태로 만든다면 CMC는 아탈구된다.[149] Belanger와 Noel[166]은 첫 번째 DI가 엄지의 모음을 도울 수 있다고 하였다.

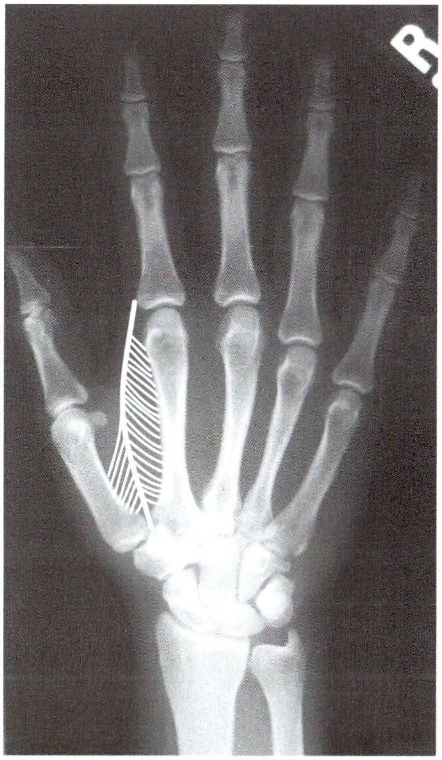

▲ **그림 9-41** ■ Brand와 Hollister는 첫 번째 DI가 첫 번째 CMC 관절을 가로질러 발생하는 강한 압박력을 상쇄시키는 첫 번째 CMC 관절의 견인근이라고 제시하였다.

엄지의 근육들은 위치와 상관없이 대부분의 쥐기 활동에 작용한다. OP는 관계 정도가 다양하지만, APB와 FPB와 가장 빈번히 작용한다. 엄지가 한 손가락과 접촉하기 위하여 천천히 접근하고 있을 때 OP가 가장 많이 작용하며, APB는 FPB보다 많이 작용한다. 두 번째 혹은 세 번째 손가락에 대해 맞섬 움직임이 수행될 때, FPB는 OP보다 더 많이 작용한다. 그러나 네 번째와 다섯 번째 손가락과 맞서면 이러한 관계가 변화되면서 네 번째 손가락과의 맞섬에서는 OP의 작용이 증가되고, 다섯 번째 손가락과의 맞섬에서는 FPB의 작용이 증가되어 OP와 똑같이 작용하게 된다.[66] 자뼈쪽으로 맞섬을 증가시키면, 근 작용의 균형이 변화되어 벌림과 손허리뼈의 회전에 대한 필요성이 높아지게 된다. 추가적으로 맞섬 시 압박력을 증가시켜면 AdP의 작용이 나타난다. AdP는 맞섬된 손가락에 대해 엄지의 안정성을 높이는 근육이다. 두 번째와 세 번째 손가락에 대한 견고한 맞섬에서 AdP는 APB의 최소 작용만을 요구한다. 더욱이 자뼈쪽으로 위치시키면 벌림에 대한 요구가 증가되면서 벌림근과 모음근이 동시에 작용하게 된다.[66] 사물을 쥘 때 엄지 외재성 근육은 부분적으로 MP와 IP 관절을 위치시키도록 돕기 위하여 작용하는 것으로 나타났다. 그러나 외재성 근육의 주된 기능은 엄지를 바닥쪽 위치에서부터 편 상태로 복귀시키는 것이다. 근본적으로 쥐고 있던 물체를 놓도록 엄지를 이완하는 것이 외재성 근육들의 역할이지만, OP와 APB의 작용에 대해서는 더 많은 설명이 필요하다.[66] 이러한 근육들은 엄지를 벌림 상태로 유지하고, 손허리뼈의 회전을 유지하도록 도울 것이며, 엄지가 맞섬으로 돌아온 다음 움직임이 촉진될 것이다.

관절구조와 손목관절 복합체, 손가락 및 엄지의 근육들을 지금까지 각각 검사해 왔다. 특정 근육 작용에 대한 몇몇의 예는 근육의 잠재적 기능을 명백히 하는데 도움이 되었을 것이다. 그러나 손목관절과 손 기능에 대한 요약은 목적있는 손 활동의 평가를 통해 가장 잘 설명될 수 있을 것이다. 전체 상지가 손 움직임을 중심으로 작용하기 때문에 쥐기 활동에서 손목관절과 손의 전반적인 것을 관찰해야 상지에 대한 설명을 완전히 할 수 있다.

파악(Prehension)

손의 잡기 활동은 손에 있는 두 표면 사이에 물체를 쥐거나 유지하는 것을 포함한다; 엄지가 대부분 참여하지만 모든 잡기 활동들에 참여하는 것은 아니다. 다양한 크기와 모양의 사물을 잡는 방법은 개인마다 차이가 있을 수 있고 다양하다. 결과적으로, 쥐기의 일반적 형태를 만들거나 유지하기 위해 필요한 협응된 근 기능의 일반적 쥐기에 대한 광범위한 분류 체계가 발전하기는 하였지만, 기능적 패턴에 관한 명칭 역시 다양하다.[167]

파악은 **강한 잡기**(손 전체로 잡기)(그림 9-42A) 혹은 **정교한 조작**(엄지와 손가락 잡기)(그림 9-42B 참조)으로 분류할 수 있다.[168] 이 두 분류는 특징적인 잡기의 하부분류를 가지고 있다. 강한 잡기는 일반적으로 모든 손가락 관절들을 굽히는 강한 작용이다. 엄지가 사용되면 손가락과 손바닥 사이에 물체를 안정적으로 잡아주는 역할을 한다. 이와 대조적으로 정교한 조작은 손가락들 혹은 손가락과 엄지 사이에 물체를 기술적으로 조작하고 위치시키는 것이다.[169] 손바닥은 이에 포함되지 않는다. Landsmeer[170]는 강한 잡기와 정교한 조작은 역동적이고 정적인 단계에 따라 구별할 수 있다고 하였다. 강한 잡기는 (1) 손을 펴서, (2) 손가락을 위치시키고, (3) 사물에 손가락을 가져가고, (4) 그리고 실제적으로 쥐기를 수행하는 정적 단계의 순서대로 일어난다. 이것은 정교한 조작과 반대이다. 정교한 조작은 처음 세 단계는 순서적으로 일어나지만, 정지 단계는 전혀 포함되지 않는다. 강한 잡기에서 사물은 더 몸쪽 관절에 의해 빈 공간으로 움직여져 쥐어진다; 정교한 조작에서 손가락들과 엄지는 손안에서 조작하려는 의도를 가지고 물체를 잡는다.

각 잡는 형태별로 근 기능을 평가할 때, 손 근육들의 협력 작용은 모든 내재성과 외재성 근육들의 기능을 살피면 된다.[150,171,172] 과제는 근육이 작용하지 않거나 근육 사이의 균형이 변화될 때 이와 관련된 요소에 대한 정보를 제공한다. 또한 근전도 연구 후 기록된 근육 활동은 해당 연구에서 수행된 활동들을 명백히 입증할 수 있는 강한 증거가 된다. 심지어 잡기의 유사한 형태를 사용한 연구에서 물체의 크기, 잡기의 강도, 타이밍 그리고 대상자들에 대한 잡기 교육정도와 같은 변수들은 근활동에서 실제적인 변화를 야기할 수 있다. 그러나 일반적인 근 활성패턴 형태 같은 연구는 손 기능을 이해할 수 있는 범위내에서 개념을 발달시키는데 유용하다.

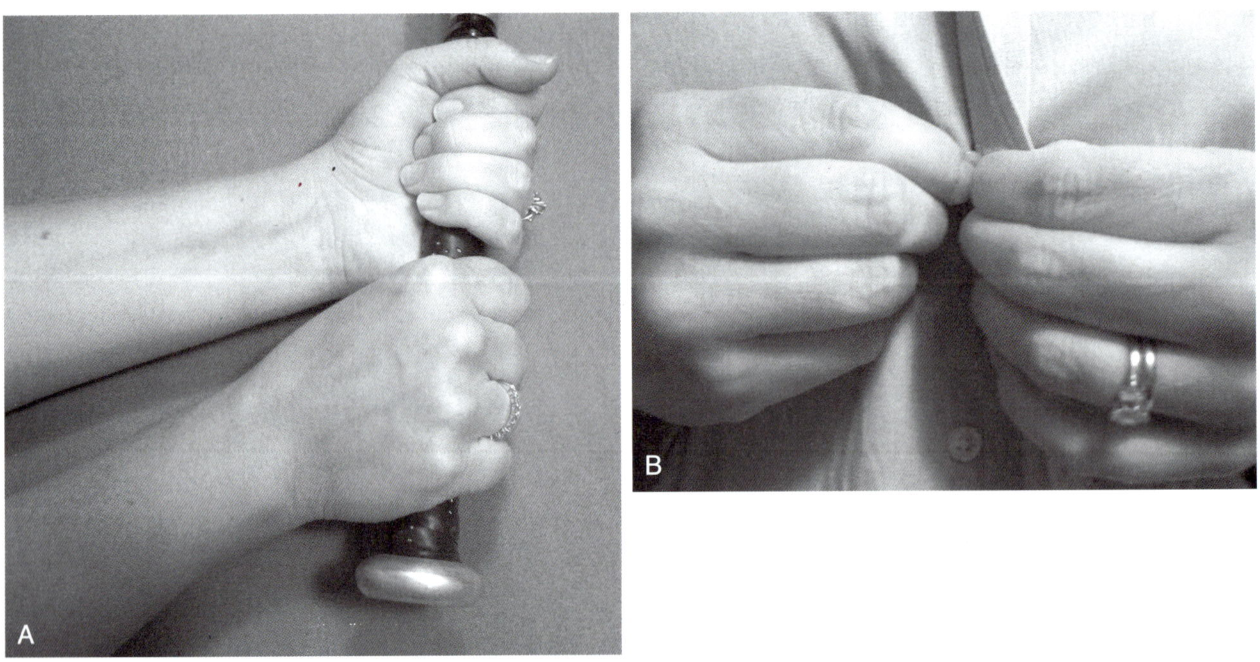

▲ **그림 9-42** ■ 파악은 일반적으로 (A) 빈 공간으로 움직여서 손바닥 전체를 이용하여 잡는 강한 쥐기와 (B) 엄지와 손가락으로 사물을 율동적으로 조작하는 정교한 조작으로 구성된다.

강한 잡기(Power Grip)

강한 잡기에서 손가락은 물체를 손바닥에 잡아서 고정시키는 역할을 한다. 손가락은 물체의 크기, 모양 및 무게에 따라 지속적으로 굽힘 위치를 조정하여야 한다. 손바닥은 손바닥활(palmar arches)이 물건을 싸고 둥글게 만드는 것처럼 물체의 윤곽에 맞게 잘 적응한다. 엄지는 모음으로 물체를 꽉 조여 손바닥-손가락에 대한 추가적인 표면을 제공하거나, 잡기에 참여하지 않을 수도 있다. 엄지가 포함될 때 엄지는 일반적으로 물체가 손바닥에 단단히 밀착되도록 모음된다. 이것은 정교한 조작에서 엄지가 더욱 벌어지는 경향과는 대조적이다.[173] Long 등[116]이 연구한 강한 잡기의 네 가지 형태는 강한 잡기에서 보여지는 유사점과 차이점에 대한 예이다. 여기에는 원통 모양 잡기(cylindrical grip), 공모양 잡기(spherical grip), 고리모양 잡기(hook grip), 측면 잡기(lateral prehension)가 있다.

■ 원통모양 잡기(Cylindrical Grip)

원통모양 잡기(그림 9-43A)는 물체를 잡고 유지하기 위하여 대부분 외재 굽힘근을 사용한다. 손가락에서의 기능은 대부분 FDP에 의해 수행되며, 특히 역동적으로 쥐는 움직임에서 더욱 그렇다. 정지단계에서 더욱 강한 힘으로 잡아야 할 때, FDS가 보조 역할을 수행한다. 전통적으로 강한 잡기가 외재성 근육의 작용으로 생각되어져 왔지만, 최근의 연구에서는 뼈사이근(내재근)의 작용을 상당히 고려하고 있다. 뼈사이근은 MP의 굽힘근과 벌림근/모음근으로 일차적으로 기능한다고 여겨진다. 그러나, 강한 잡기에서 손허리뼈 굽힘에 대한 뼈사이근 토크 생산의 크기는 외재성 굽힘근의 토크와 거의 동등하다.[150,155,169] MP와 IP 관절이 원통모양 잡기 동안에 굽혀지기 때문에 MP 관절 굽힘은 몸쪽(등쪽) 뼈사이근이 몸쪽 손가락뼈와 덮개에 부착부를 가지므로 IP 폄에 대한 작용이 크지 않기 때문에 가장 많이 작용한다. 뼈사이근은 또한 손가락의 먼쪽 손가락뼈를 MP 굽힘과 함께 자쪽편위시킬 수 있다. MP 굽힘과 자쪽편위(두 번째 손가락에 대한 모음, 그리고 세 번째, 네 번째 및 다섯 번째 손가락의 벌림)(그림 9-43B)가 함께 일어나면, 손가락들이 엄지쪽으로 움직이지만 또한 MP 관절과 MP의 긴 굽힘근에 대한 자뼈의 아탈구 힘이 생성되는 경향이 있다. 아탈구되는 힘은 가쪽곁인대와 긴 힘줄들을 제위치에 붙잡아 주고, 고리인대와 폄근 기전에 바닥쪽 구조로 연결된 시상띠에 의해 상쇄된다. EDC에서 능동 혹은 수동 장력은 강한 잡기 동안 전체적인 관절 안정성을 강화시키고, 관절 압박을 증가시킬 뿐만 아니라, 억제 기전을 안정시킬 수 있다.[169] 벌레근의 위치가 강한 잡기에서 MP 관절에 대한 굽힘을 유발할 수 있다고 해도 잡기의 강도에 관계없이 근전도 활동이 나타나지 않는 것으로 볼 때, 벌레근은 IP 폄근으로써의 역할을 수행하는 것이다.[116]

원통모양 잡기에서 엄지의 위치는 손가락 중에서 가장 다양하다. 대개 엄지는 물체를 둘러싸며, 그 후 단단히 잡기위하여 굽히고 모은다. FPL과 엄지두덩 근육들이 모두 활성화된다. 엄지두덩 근육의 활동은 첫 번째 지간(web space)의 넓이, 요구되는 CMC의 회전, 그리고 증가된 압박 혹은 저항에 따라 다양할 것이다. 정교한 조작과 강한 잡기가 구별되는 특징은 강한 잡기 동안 AdP의 활성이 크다는 것이다. EPL은 MP 안정근으로 혹은 모음근으로 다양하게 작용한다.

새끼두덩의 근육들은 대개 원통모양 잡기에 작용한다. ADM은 다섯 번째 MP 관절을 굽힘과 벌림(자쪽편위) 시키는 몸쪽 뼈사이근으로 기능한다. ODM과 새끼손가락 굽힘근(flexor digiti minimi, FDM)은 더욱 다양하게 작용하며 종종 첫 번째 손허리뼈의 벌림과 회전의 양에 대해 직접적인 비율로 활성화된다. 사실 OP의 작용이 증가되면 자동적으로 ODM과 FDM의 활동이 증가된다.

원통모양 잡기는 전형적으로 굽힘/폄의 중립 위치와 약간 자쪽 편위되어 있는 위치에서 수행된다. 또한 자쪽 편위는 앞팔의 장축을 지나는 선에 엄지를 두는 것이며(그림 9-43 참조); 이러한 정렬은 문의 손잡이를 돌릴 때처럼 아래팔의 엎침/뒤침에 의해 돌려질 수 있도록 손에 물체를 더 잘 잡을 수 있는 위치이다.[173] 손목관절의 자쪽편위는 긴 손가락 굽힘근의 힘을 최적화시키는 위치이다. 가장 작은 굽힘힘이 손목관절의 굽힘 시에 발생된다.[2] 물체가 무거울수록 손목관절은 더욱 자뼈쪽으로 편위되는 경향이 있다. 더욱이 손목관절에서 FCU가 강하게 수축하면 굽힘근지지띠(TCL)에 대한 장력이 증가할 것이다. 이것은 인대로부터 기시하는 활동적인 새끼두덩 근육들을 위해 더욱 안정된 바닥을 제공하기 위함이다. 손목관절의 위치에 관계없이 각 손가락에 할당된 전체 IP 굽힘근 힘의 비율은 상대적으로 일정하다. 네 번째와 다섯 번째 손가락은 두 번째와 세 번째 손가락의 굽힘근 힘의 70%만을 발생시킨다.[2] 네 번째와 다섯 번째 손가락은 더 약한 것처럼 보이나 운동성이 더욱 높아 안정적이며, 강한 두 번째와 세 번째 손가락을 보조한다. 잡기에서 네 번째와 다섯 번째 손가락의 기여도는 노뼈쪽보다 자뼈쪽이 더 넓은 물체(권총 잡기 형태)를 잡을 때 손가락의 관절들이 완전히 굽혀지면서(장력이 동시에 소실되면서) 더욱 높아질 것이다.

■ 공모양 잡기(Spherical Grip)

공모양 잡기(그림 9-44A)는 대부분 원통모양 잡기와 비슷하다. 손가락과 엄지의 외재성 굽힘근과 엄지두덩의 근육들이 작용 형태와 다양성에서 유사하다. 공모양 잡기는 물체를 둘러싸고 있는 손가락의 펴짐이 더 큰 것으로 구별할 수 있다. 이것은 다른 형태의 강한 잡기에서 보여지는 것보다 더 많은 뼈사이근의 작용이 발생한다.[116] MP 관절은 같은 방향으로(즉, 자뼈쪽으로) 편위되는 것이 아니라 벌어지는 경향을 갖는다. 손가락뼈들은 원통모양 잡기에서처럼 서로 평행하게 위치되어 있지 않다. MP 관절 벌림근은 관절을 안정화시키기 위해 반굽힘(semiflexion)의 풀린 위치(loose-packed position)에서 모음근과 함께 작용하여야 한다. 모든 형태의 강한 잡기에서처럼 굽힘근이 손가락에 우선적으로 작용하지만, 폄근도 중요한 역할을 수행한다. 폄근은 굽힘근에 대한 힘의 균형을 맞추는 것 뿐만 아니라, 손이 부드럽게 벌어져 물체를 내려놓을 수 있도록 하는데 대단히 중요하다. 물체에 접근하고, 물체를 놓기 위하여 손을 벌리는 것은 주로 벌레근, EDC 그리고 엄지의 외재성 근육과 같은 폄근의 기능이다.

■ 고리모양 잡기(Hook Grip)

고리모양 잡기(그림 9-44B 참조)는 실제로 파악의 특별한 형태이다. 이것은 정교한 조작보다는 강한 잡기의 특성을 더 많이 가지고 있기 때문에 강한 잡기에 포함된다. 이것은 주로 손가락의 기능이다. 손바닥이 포함되지

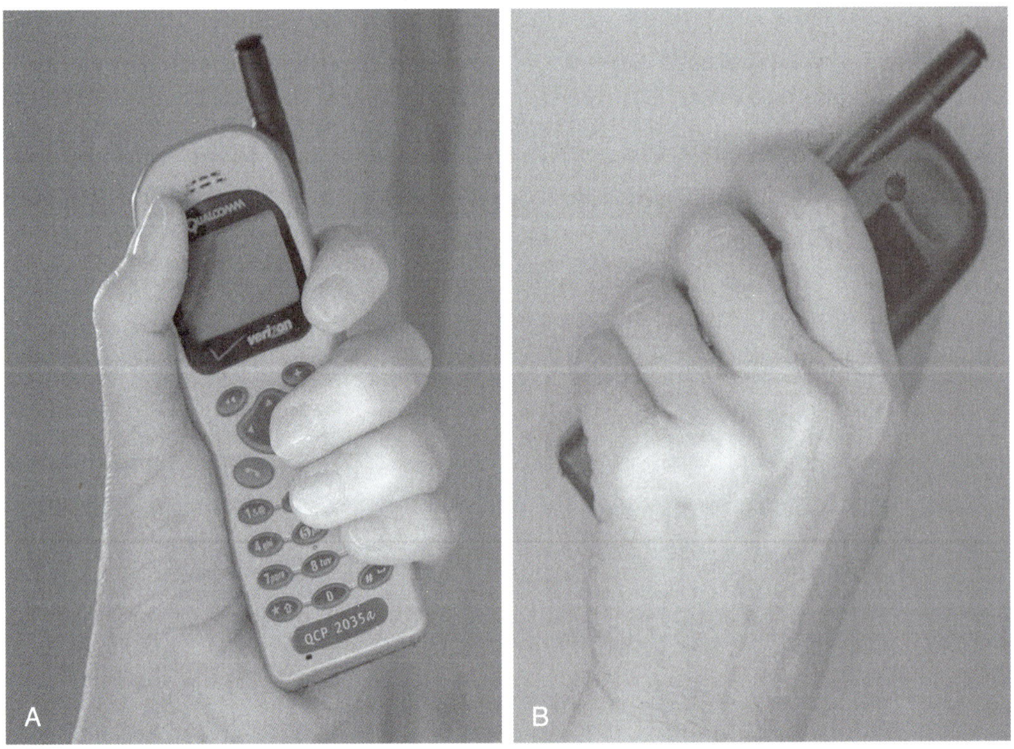

▲ **그림 9-43** ■ A. 원통모양 잡기는 엄지쪽으로 손가락을 위치시킨다. 이것은 뼈사이근을 사용하여 MP 관절 자쪽편위를 수행할 수 있다(B).

만, 엄지는 포함되지 않는다. 고리모양 잡기는 가방 혹은 책을 옆으로 들고 다니거나 버스 혹은 지하철의 손잡이를 오랫 동안 잡을 때 사용된다. 주로 작용하는 근육은 FDP와 FDS이다. 주어지는 부하는 어느 한 근육에서 완전히 담당할 수 있으며, 또는 두 근육에서 조화롭게 담당할 수도 있다. 이것은 손가락뼈에 대한 부하의 위치에 따라 달라진다. 부하가 먼쪽으로 전달되어 DIP 굽힘에 영향을 미치게 되면 FDP가 작용하여야 한다. 부하가 손가락의 중간 손가락뼈에 전달된다면, FDS의 작용만으로 충분하다. 몇몇 뼈사이근의 활동이 근전도상에 나타나지만, 이 근육이 작용하는 것에 대해서는 충분히 설명하지 못하고 있다. 이 근육의 작용이 모든 손가락에서 분명하지 않지만, 이 근육이 MP 관절이 갈퀴손이 되는 것을 방지해준다.[116] 고리모양 잡기에서 엄지는 외재성 근육의 작용으로 중간 정도의 폄을 유지한다.

■ 측면잡기(Lateral Prehension)

측면잡기(그림 9-44C 참조)는 다소 독특한 형태의 잡기이다. 접촉은 두 인접한 손가락 사이에서 발생한다. 인접하는 MP 관절이 동시에 벌림과 모음을 하기 때문에 MP와 IP 관절은 대개 편 상태를 유지한다. 이것은 폄근이 자세 유지의 한 부분으로 역할을 담당하는 유일한 형태의 잡기이며, EDC와 벌레근이 MP와 IP 관절을 펴기 위해 작용한다. 그리고, MP 관절 벌림과 모음은 뼈사이근에 의해 수행된다. 측면 잡기는 물체를 정적 상태로 잡은 후 상지의 몸쪽 관절을 주로 사용하여 움직이기 때문에 강한 잡기의 한 형태로 여기에 포함시켰다. 비록 "강력한" 잡기의 형태는 아니지만, 물체를 조작하기 위하여 측면 잡기를 시행하지는 않는다. 이것은 일반적으로 담배를 끼고 있는 형태를 생각해보면 쉽게 알 수 있다.

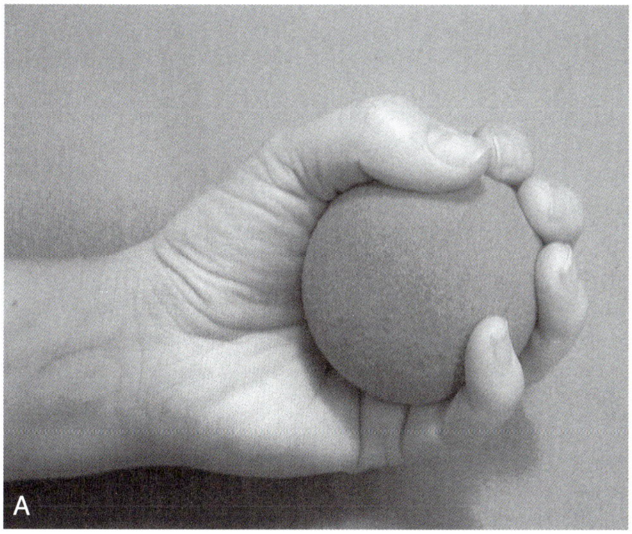
A

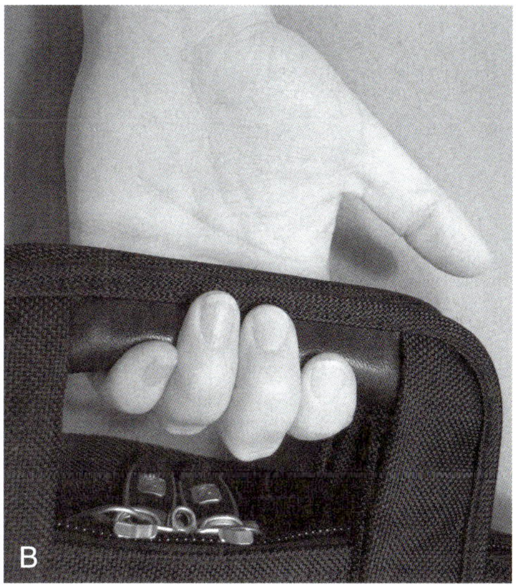
B

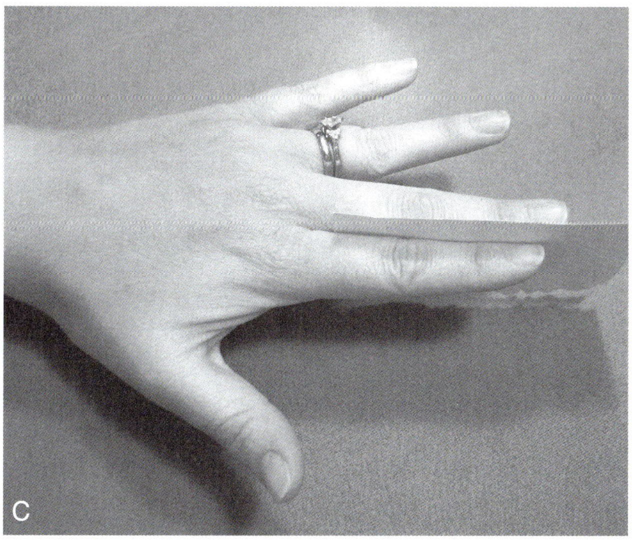
C

◀ **그림 9-44** ■ A. 공모양 잡기. B. 고리모양 잡기. C. 측면잡기.

정교한 조작(Precision Handling)

정교한 조작시 자세와 요구되는 근육은 강한 잡기보다 더 다양하고, 많은 미세 운동 조절(fine motor control)이 필요하며, 정상적인 감각이 있어야만 한다. 엄지는 "두 손가락 집기(two jaw chuck)"에서 한 "손가락(jaw)"으로 작용한다; 엄지는 일반적으로 손바닥에 대해서 벌림과 회전한다. 두 번째이며, 맞서는 "손가락(jaw)"은 먼쪽 손끝, 손가락 패드와 측면을 사용한다. 두 손가락이 엄지와 맞설 때 이것을 세 손가락 집기(three-jaw chuck)라고 한다. 정교한 조작에는 세 가지 형태가 있다. 이는 **손끝 잡기**(tip-to-tip prehension), **손가락 패드 잡기**(pad-to-pad prehension) 그리고 **손가락 패드와 측면잡기**(pad-to-side prehension)이다. 각각의 잡기 형태는 정적이기 보다는 역동적인 기능을 수행하는 경향이 있다.

■ 손가락패드 잡기(Pad-to-Pad Prehension)

손가락 패드 잡기는 엄지의 패드와 손가락 패드의 맞섬을 말한다(그림 9-45A). 이것은 손가락 감각기관이 가장 많이 집중되어 있는 각 손가락의 먼쪽마디뼈 패드에서 이루어진다. 정교한 조작의 80%는 이 형태로 수행된다.[1] 두 손가락 집기(two-jaw chuck)에서는 대개 집게손가락이 사용되며, 세 손가락 집기에서는 가운데손가락이 추가된다. 손가락의 MP와 PIP 관절은 부분적으로 굽혀지며, 굽힘 정도는 잡혀진 물체의 크기에 따라 달라진다. DIP 관절이 펴질 때, FDS는 FDP의 도움없이 단독으로 기능을 수행할 수 있다. 부분적인 DIP 굽힘이 손가락 패드 잡기 과제에 의해 요구될 때, FDP가 작용하여야 한다. 뼈사이근은 물체를 조작하는데 필요한 MP 굽힘근의 힘을 추가하고, MP 벌림 혹은 모음을 제공하기 위하여 작용한다. 역동적인 조작에서 VI와 DI 근육은 강한 잡기에서 보여지는 협력적인 동시수축 보다는 다소 상호적으로 작용하는 경향이 있다. 정적이지만 단단한 손가락 패드 잡기에서는 뼈사이근의 동시수축이 나타날 것이다.[116]

손가락 패드 잡기에서 엄지는 CMC 굽힘, 벌림 및 회전(맞섬)이 나타난다. 첫 번째 MP와 IP 관절은 부분적으로 굽혀진 상태에서 완전히 펴진 상태가 된다. 엄지두덩 근육의 조절은 OP, FPB 및 APB에 의해 주어지며, 이 근육들은 정중신경의 지배를 받는다. AdP 활성(자신경)은 잡기의 압박력이 증가됨에 따라 함께 증가된다. 자신경 마비에서, DI와 첫 번째 VI 기능이 소실될 뿐 아니라, AdP의 기능 소실은 엄지를 불안정하게 하고 쥐기 활동의 정확성에 영향을 미친다.

손가락 DIP 관절과 엄지 IP 관절의 미세한 각도 조정을 통해 손가락 패드의 접촉 지점을 조절한다. 손가락 DIP와 엄지 IP를 완전히 편 상태에서 접촉은 먼쪽마디뼈의 몸쪽에서 발생한다(그림 9-45A). 손가락 DIP와 엄지 IP 관절의 굽힘이 증가함에 따라 접촉은 손톱을 향하여 먼쪽으로 이동할 것이다. 필요할 때, 먼쪽 손가락뼈의 굽힘은 손가락의 FDP와 엄지의 FPL에 의해 일어날 것이다. 손가락에서 DIP 굽힘은 PIP 관절의 굽힘과 비례하여 일어난다.

강한 잡기에서 보여지는 것처럼 폄근은 필요할 때 잡을 수 있도록 손을 펴서 물체를 놓고, 그리고 안정화를 위하여 사용된다. 엄지에서 EPL은 접촉이 가볍게 몸쪽 패드에서 이루어질 때 IP 관절을 편 상태로 유지하는데 사용된다. 또한 협력적인 손목의 작용이 FDS와 FDP에 의해 발생되는 힘의 균형을 맞추기 위하여 생겨야 한다. 손목은 전형적으로 노쪽/자쪽편위의 중립위치와 약간 편 상태에 놓여 있다.[171]

■ 손끝 잡기(Tip-to-Tip Prehension)

손끝 잡기에서 보여지는 근육의 작용이 손가락 패드 잡기에서의 근육 작용과 거의 동일하여도 여기에는 중요한 차이가 있다(그림 9-45B 참조).[114] 손끝 잡기에서 손가락과 엄지의 IP 관절은 거의 완전한 굽힘을 만들 수 있도록 가용한 힘과 범위를 가지고 있어야 한다. 또한 손가락의 MP 관절은 엄지쪽으로 손끝을 마주볼 수 있도록 자쪽 편위(손끝은 노뼈쪽으로)되어야 한다. 첫 번째 손가락에서 자쪽편위는 MP 모음으로 발생한다. 다른 손가락에서는 MP 벌림이 자쪽편위를 발생시킨다. 손가락이든 엄지든 먼쪽마디뼈를 위한 굽힘 범위가 적절하지 않거나, IP 굽힘과 MP 자쪽편위를 위한 능동적인 힘을 제공받을 수 없다면, 효과적인 손끝 잡기는 수행될 수 없다. 이것은 잡기의 가장 정확한 형태로 가장 쉽게 흐트러질 수 있다. 손끝 잡기는 손가락과 엄지에서 필요한 근육의 작용이 손가락 패드 잡기와 모두 같다. 그러나 부가하여 손끝 잡기에서는 FDP, FPL 및 뼈사이근의 작용이 필수적이지만, 손가

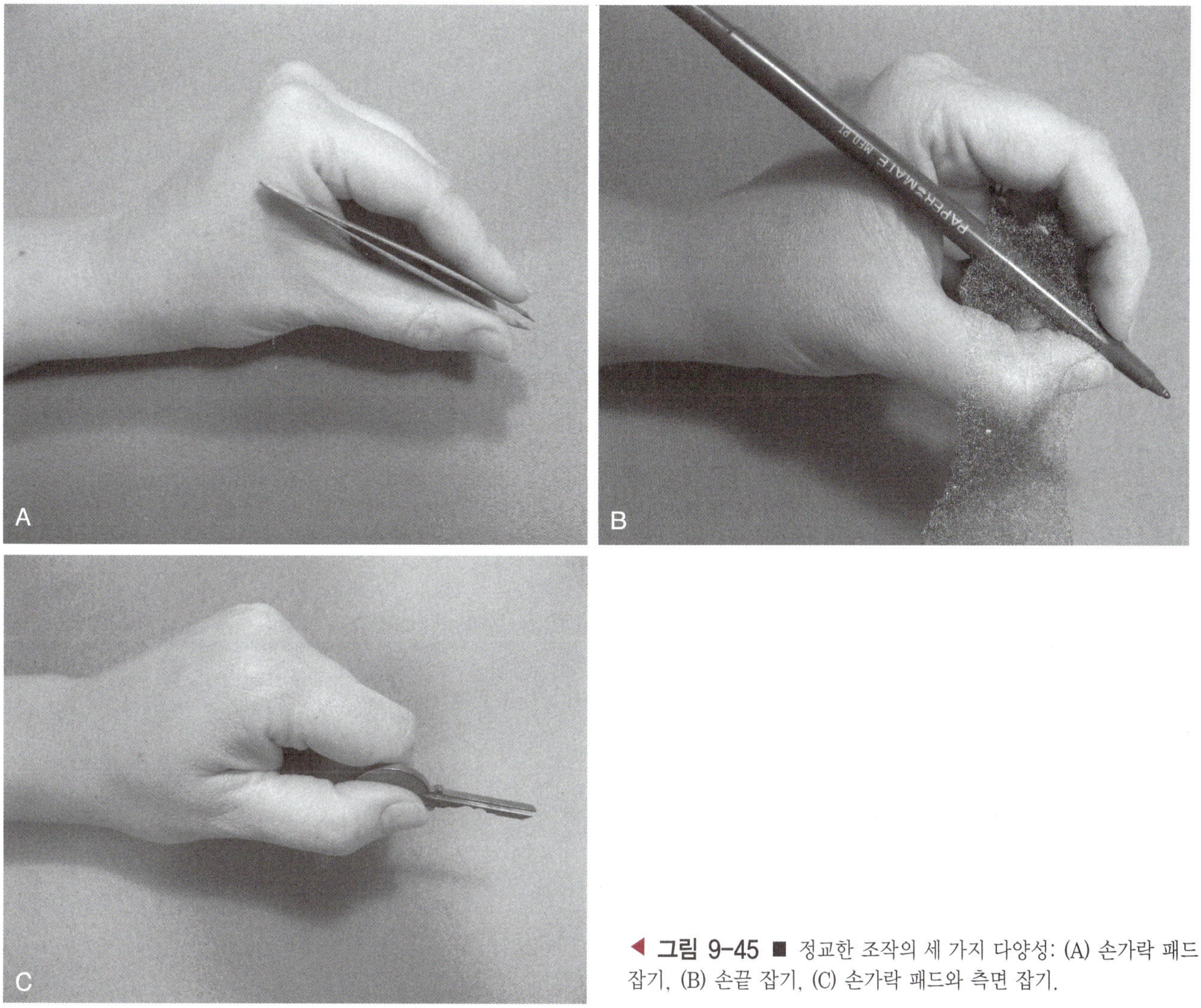

◀ 그림 9-45 ■ 정교한 조작의 세 가지 다양성: (A) 손가락 패드 잡기, (B) 손끝 잡기, (C) 손가락 패드와 측면 잡기.

락 패드 잡기에서는 그렇지 않다.

■ 손가락패드와 측면 잡기 (Pad-to-Side Prehension)

손가락 패드와 측면잡기는 열쇠를 엄지의 패드와 두 번째 손가락의 측면으로 잡아야 하기 때문에 **열쇠 잡기**(key grip)로도 알려져 있다(그림 9-45C 참조). 손가락 패드와 측면 잡기는 엄지를 더 많이 모으고, 덜 회전한다는 면에서 다른 형태의 정교한 조작과는 차이가 있다. 손끝 잡기와 비교해서 FPB의 활동 수준은 증가되고, OP의 작용은 감소한다. 또한 AdP의 작용은 손끝 잡기 혹은 손가락 패드 잡기에서 보여진 것보다 증가된다.[13] 엄지의 먼쪽마디뼈에서 약간의 굽힘이 필요하다. 손가락 패드 잡기를 통해 열쇠를 돌리는 동작을 수행하면 손목관절은 다시 굽힘/폄의 중립 위치로 되어야 하고, 아래팔의 축에 열쇠를 위치시키기 위하여 약간의 자쪽편위가 필요하지만 엎침 혹은 뒤침이 이루어질 수 있어 열쇠를 돌릴 수 있게 된다.

손가락 패드와 측면 잡기는 정교한 조작의 형태 중에서 가장 섬세하지 않은 형태이다. 이것은 실제로 대부분 손 근육들에 마비가 있는 사람들도 수행할 수도 있다. C7 척수손상으로 손 근육들이 마비가 되었다면 능동적인 손 관절의 폄근들(이 근육들이 마비되지 않았다고 가정했을 때)은 손가락패드와 측면잡기를 만들어 낼 수 있다. 손목의 폄은 힘줄이 손목 폄으로 신장된 것처럼 외재성 손가락 굽힘근 힘줄(FDS와 FDP)에서 발생되는 수동 장력으로 손가락과 엄지의 MP와 IP 관절을 굽히는데 필요한 힘을 만든다. 손목을 굽히기 위해 중력을 이용하여 손목 폄근을 이완하면 쥔 것을 놓을 수 있다. 손목이 굽혀졌을 때, FDS와 FDP의 힘줄은 느슨해지며, EDC(EIP, EDM을 포함하여)와 EPL의 힘줄은 늘어난다. 구부러진 손목에서 긴 손가락 폄근의 수동 작력은 MP와 IP 관절을 부분적으로 펴기에 충분하다. 손가락을 쥐기 위하여 능동적 손목펴짐을 이용하고, 손을 펴기 위해 수동적 손목 굽힘을 이용하는 것을 **힘줄고정**(tenodesis)이라고 한다. 같은 힘줄고정 작용이 외재성 굽힘근에 적절한 장력의 균형이 주어진다면 원통모양 잡기도 가능할 것이다. 굽힘근은 손목 굽힘 상태에서 물체를 둘러쌀 수 있도록 손가락을 충분히 "펴야" 하고, 반면에 손목관절이 펴질 때 물체를 잡기에 충분하도록 팽팽해야 한다. 적어도 하나의 손목 폄근의 능동적 조절이 힘줄고정(tenodesis)을 기능적으로 사용하기 위해서 손가락이나 엄지 근육의 어떠한 능동적 조절없이 최소한 요구된다. 힘줄고정은 수동불충분을 설명하였던 3장에 자세히 언급하고 있다. 힘줄고정은 정상적인 손에서 근육의 균형에 의해 조절되지만, 정상인 손에서도 보여질 수 있으며, 발견된다.

손목과 손의 기능적 자세 (Functional Position of the Wrist and Hand)

검사한 전체 부분들 중에서 단독적으로 중요한 어떤 한 관절 혹은 기능을 구분하여 설명하는 것이 어렵기는 하지만, 잡기(grasp)는 우선적으로 고려하여야 할 것이다. 물체가 손바닥에 주어지지 않는다면, 그리고 중간 정도의 손가락 굽힘과 엄지 맞섬이 계속적으로 물체와의 접촉을 허용하지 않는다면 손이 조작기관 혹은 감각기관으로 기능할 수 없다는 것은 의심할 여지가 없다. 손가락이 능동적인 근육의 굽힘 힘이거나 수동적인 힘줄의 굽힘 힘이건 간에 일단 적용되면 손목은 중간정도의 폄과 자쪽편위 상태에서 안정화되어야 한다. 손목과 손의 기능적인 위치에 대해 설명하기 위해서는 최적의 기능이 잘 나타날 수 있는 위치를 고려하여야 한다. 손이 고정되므로 자세는 기능적이지 못하게 된다. 고정된 자세가 장애를 결정한다.

기능적인 위치는 (1) 손목관절 복합체가 약간 폄(20°)되어 있고, 약간 자쪽편위(10°)되어 있으며, (2) 손가락은 MP 관절 굽힘(45°)과 PIP 관절 굽힘(30°)되어 있으며, DIP 관절에서도 약간 굽혀져 있는 상태이다(그림 9-46).[1] 손목 자세는 손을 쥐는 것이 최소한의 힘으로 가능하도록 손가락 굽힘근의 힘을 최적화시킨다. 또한 이 자세는 모든 손목 근육들이 동일한 장력 하에서 있게 되는 위치이다. 기능적 자세는 손가락 관절의 자세를 통해서 자세를 조절하는 뇌와 상호작용하여 장애받은 손에 최적의 기회를 제공한다.

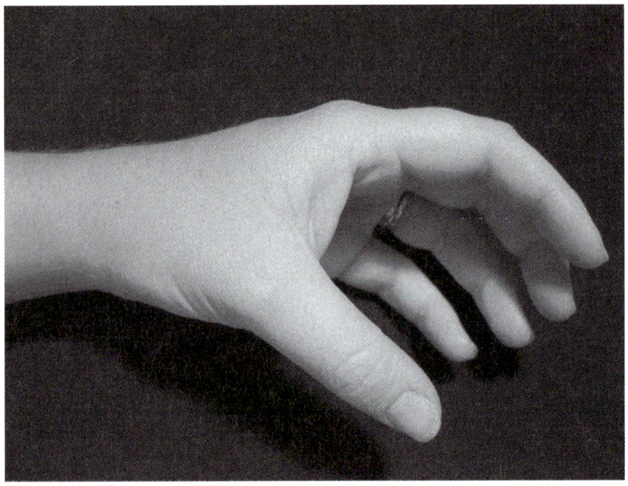

▲ **그림 9-46** ■ 손의 기능적 자세: 손가락과 엄지의 MP와 IP 관절의 중등도 굽힘과 손목 폄과 자쪽편위.

요약(Summary)

손목과 손의 복합체를 구성하는 많은 관절들이 있음에도 불구하고, 이러한 관절들의 뼈와 인대 요소들은 근육-힘줄 구조들보다 잠재적인 문제가 적게 발생한다. 손목과 손의 운동조절 및 감각 피드백은 일차운동 및 감각피질 중 하지의 전체보다도 더 많은 영역(topographical space)을 차지하고 있다. 하지의 관절을 평가하기에 앞서 상지의 해당 관절과의 유사성을 미리 알아두면 더욱 좋다. 그러나 하지의 일차적인 체중지지 기능은 손목 및 손에서처럼 복잡하지 않으며, 손에서의 기능적인 수행에 영향을 줄 수 있는 근 조절의 균형에서처럼 섬세함이 요구되지 않는다.

감사의 글(Acknowledgment)

본 장을 개정하는데 많은 도움을 주신 Richard Bernstein 박사님께 깊은 감사를 드립니다.

학습 문제(Study Questions)

1. 손목관절을 이루는 뼈의 이름을 기술하라. 그리고 이들 뼈와 기능적인 관절을 이루는 관절면을 설명하시오.
2. 손목관절에서 세모섬유연골복합체의 요소들과 역할을 설명하시오.
3. 손목관절에서 정상적으로 이루어지는 전체 ROM은 얼마인가? 노손목관절과 손목손허리관절 사이의 움직임은 어떻게 이루어지는가?
4. 손목의 완전한 굽힘에서 완전한 폄까지 발생하는 손목뼈 움직임의 고정을 손배뼈를 중심으로 설명하시오.
5. 손목자세에서 손배반달과 반달세모 안정근이 느슨해지면 어떤 효과가 일어나는가?
6. 손목의 펴짐을 가능하게 하는 각 근육에 대하여 기술하시오.
7. 가로손목인대의 손목에서의 역할 및 기능, 위치에 대하여 기술하시오.
8. 손가락의CMC 관절의 기능은 무엇인가? 네 손가락의 CMC 관절간의 ROM의 다양성에 대하여 기술하시오.
9. CMC 관절에서 가로손허리인대의 기능은 무엇인가? MP 관절에서는 어떤 역할을 하는가?
10. 손바닥섬유연골판(volar fibrocartilage plates)의 위치와 기능을 설명하시오.
11. 가장 손상을 잘 받는 MP 관절 자세와 그 이유를 설명하시오.
12. IP와 MP 관절구조를 비교하여 설명하시오. 두 관절의 유사점과 차이점을 기술하시오.
13. 길이장력의 손상과 마찰이 없이 손가락을 손바닥으로 부드럽게 구부리도록 하는 관절 움직임, 근육, 기전을 기술하시오.
14. 권총잡기(pistol-grip) 자세와 관련된 MP ROM과 네 손가락의 근육기능을 기술하시오.
15. 언제 FDS가 손가락의 일차 굽힘근으로 작용하는가? 언제 FDS가 지지자로 작용하는가?
16. 어떤 근육들이 정상 손에서 구부리기에 적극적으로 참여하는가? 내재근(intrinsic muscle)의 역할은 무엇인가?
17. 적절한 손가락 굽힘힘을 위해 어떤 손목자세가 필요한가? 어떤 손목자세가 잡기기능에 효율적인가?
18. 손가락에는 어떤 고리활차와 십자인대가 있는가? 그리고 그 위치와 기능을 설명하시오.
19. 손의 윤활주머니에 대하여 기술하시오. 그리고 그 기능과 연관되어 있는 힘줄집에 대하여 기술하시오.
20. 폄 기전의 수동적 및 능동적 구성요소에 대하여 기술하시오.
21. PIP와 PDP 관절의 폄에 기여하는 EDC, EIP, EDM의 기능은 무엇인가?
22. 뼈사이근의 위치와 몸쪽 및 먼쪽 부착부에 대하여 기술하시오. 이 두 구소물의 MP와 IP 관설에 어떤 기능을 하는지 설명하시오.
23. 폄근 기전을 위한 벌레근의 위치를 설명하시오 그리고 어떻게 IP 폄에 기여하는지와 MP 관절에서의 역할을 기술하시오.
24. 왜 DIP 굽힘 시 동시에 PIP 굽힘이 동반되는가?
25. PIP가 완진히 굽혀졌을 때, 왜 DIP를 펼 수 없는지 이유를 기술하시오.
26. 왜 EDC 단독 수축시에 PIP와 DIP 관절의 굽힘이 나타나는가? 이 자세를 무엇이라고 부르는가?
27. 어떻게 MP 관절에서 외재 굽힘근과 폄근이 안정성을 얻는지 기술하시오.
28. 왜 2,5번째 손가락의 폄은 약한가?
29. 진행성 자신경 손상시 왜 MP 벌림보다 모음이 약해지는가?
30. MP 관절에서 뼈사이근과 벌레근 중 어떤 것이 강한 굽힘근인가?
31. 다른 손가락과 비교하여 엄지의 MP 관절의 구조를 비교하시오.
32. 엄지의 맞섬(opposition)을 위해 요구되는 근육과 관절기능을 기술하시오.
33. 손목과 손을 펴는데 일차적으로 작용하는 근육은 무엇인가?
34. 일반적으로 강한 쥐기와 정교한 잡기의 차이점은 무엇인가? 이들 두 가지 형태에는 어떤 패턴들이 있는가?
35. 원통모양 잡기는 일반적으로 외재근 작용으로 생각되는데 왜 그런지 기술하시오.

36. 공모양 잡기는 원통모양 잡기와 어떤 차이가 있는가?
37. 내재근만 사용하는 잡기에는 어떤 것이 있는가?
38. 엄지가 관여하지 않는 잡기 형태는 무엇인가?
39. 정교한 잡기에서 뼈사이근의 역할은 무엇인가?
40. 손끝잡기(tip-to-tip) 중 손가락 패드잡기와 달리 필요한 것은 무엇인가?
41. 손목폄이 가능하다고 가정할 때 손의 근육이 정상적이지 않은 사람이 할 수 있는 잡기 형태는 무엇인가?
42. 손목과 손의 기능적 자세는 무엇인가? 왜 이것이 적절한 자세인가?
43. 왜 자신경 손상은 "갈퀴손(claw hand)"이라고 하는가? 이 증상의 원인은 무엇인가?

참고문헌(References)

1. Harty M: The hand of man. Phys Ther 51:777, 1974.
2. Hazelton F, Smidt GL, Flatt AE, et al.: The influence of wrist position on the force produced by the finger flexors. J Biomech 8:301, 1975.
3. Simpson D: The functioning hand, the human advantage. J R Coll Surg Edinb 21:329, 1976.
4. Brand P, Hollister A: Clinical Mechanics of the Hand, 3rd ed. St. Louis, Mosby-Year Book, 1999.
5. Lieber R, Friden J: Musculoskeletal balance of the human wrist elucidated using intraoperative laser diffraction. J Electromyogr Kinesiol 8:93–100, 1998.
6. Kobayashi M, Berger R, Linscheid R, et al.: Intercarpal kinematics during wrist motion. Hand Clin 13:143–149, 1997.
7. Ritt M, Stuart P, Berglund L, et al.: Rotational stability of the carpus relative to the forearm. J Hand Surg [Am] 20:305–311, 1995.
8. Garcia-Elias M, Ribe M, Rodriguez J, et al.: Influence of joint laxity on scaphoid kinematics. J Hand Surg [Br] 20:379–382, 1995.
9. Cailliet R: Hand Pain and Impairment, 4th ed. Philadelphia, FA Davis, 1994.
10. Kapandji I: The Physiology of the Joints, 5th ed. Edinburgh, Churchill Livingstone, 1982.
11. Berger R: Anatomy and kinesiology of the wrist. In Mackin E, Callahan AD, Skirven T, et al. (eds): Rehabilitation of the Hand and Upper Extremity, 5th ed. St. Louis, Mosby-Year Book, 2002.
12. Ryu J, Cooney W, Askey L, et al.: Functional ranges of motion of the wrist joint. J Hand Surg [Am] 16:409–419, 1991.
13. Gilford V, Bolton RH, Lambrinudi C: The mechanism of the wrist joint. Guy's Hosp Rep 92:52, 1943.
14. Szabo RM, Weber SC: Comminuted intraarticular fractures of the distal radius. Clin Orthop 230: 39–48, 1988.
15. Palmer AK, Werner FW: Biomechanics of the distal radioulnar joint. Clin Orthop 187:26–35, 1984.
16. Mohiuddin A, Janjua M: Form and function of the radioulnar disc. Hand 14:61, 1982.
17. Benjamin M, Evans E, Pemberton D: Histological studies on the triangular fibrocartilage complex of the wrist. J Anat 172:59–67, 1990.
18. Palmer AK: The distal radioulnar joint. Anatomy, biomechanics, and triangular fibrocartilage complex abnormalities. Hand Clin 3:31–40, 1987.
19. Jaffe R, Chidgey LK, LaStayo PC: The distal radioulnar joint: Anatomy and management of disorders. J Hand Ther 9:129–138, 1996.
20. Williams P: Gray's Anatomy, 38th ed. New York, Churchill Livingstone, 1995.
21. Taleisnik J: Current concepts review: Carpal instability. J Bone Joint Surg Am 70:1262–1268, 1988.
22. Patterson R, Viegas S: Biomechanics of the wrist. J Hand Ther 8:97–105, 1995.
23. Viegas S, Patterson R: Load mechanics of the wrist. Hand Clin 13:109–128, 1997.
24. Taleisnik J: Pain on the ulnar side of the wrist. Hand Clin 3:51–68, 1987.
25. Drobner WS, Hausman MR: The distal radioulnar joint. Hand Clin 8:631–644, 1992.
26. Palmer AK, Glisson RR, Werner FW: Ulnar variance determination. J Hand Surg [Am] 7:376–79, 1982.
27. Linscheid RL: Kinematic considerations of the wrist. Clin Orthop 202:27–39, 1986.
28. Schuind F, Cooney W, Linscheid R, et al.: Force and pressure transmission through the normal wrist. A theoretical two-dimensional study in the posteroanterior plane. J Biomech 28:587–601, 1995.
29. Palmer A, Glisson RR, Werner FW: Relationship between ulnar variance and triangular fibrocartilage complex thickness. J Hand Surg [Am] 9: 681–682, 1984.
30. Green D, Hotchkiss RN, Pederson WC: Operative Hand Surgery, 4th ed. New York, Churchill Livingstone, 1999.
31. Bonzar M, Firrell JC, Hainer M, et al.: Kienbock disease and negative ulnar variance. J Bone Joint Surg Am 80:1154–1157, 1998.
32. Allan CH, Joshi A, Lichtman DM: Kienbock's disease: Diagnosis and treatment. J Am Acad Orthop Surg 9:128–136, 2001.
33. Pevny T, Rayan G, Egle D: Ligamentous and tendinous support of the pisiform, anatomy and biomechanical study. J Hand Surg [Am] 20:299–304, 1995.
34. Ritt M, Berger R, Kauer J: The gross and histologic anatomy of the ligaments of the capitohamate joint. J Hand Surg [Am] 21:1022–1028, 1996.
35. Ritt M, Berger R, Bishop A, et al.: The capitoha-

mate ligaments. J Hand Surg [Br] 21:451–454, 1996.
36. Li G, Ryu J, Rowen B, et al.: Carpal kinematics of lunotriquetral dissociations. Biomed Sci Instrum 27:273–281, 1991.
37. Viegas S, Patterson R, Todd P, et al.: Load mechanics of the midcarpal joint. J Hand Surg [Am] 18:14, 1993.
38. Youm Y, McMurthy RY, Flatt AE, et al.: Kinematics of the wrist. I. An experimental study of radial-ulnar deviation and flexion-extension. J Bone Joint Surg Am 60:423, 1978.
39. Nowalk M, Logan S: Distinguishing biomechanical properties of intrinsic and extrinsic human wrist ligaments. J Biomech Eng 113:85–93, 1991.
40. Mayfield J: Wrist ligamentous anatomy and pathogenesis of carpal instability. Orthop Clin North Am 15:209–216, 1984.
41. Blevens A, Light T, Jablonsky W, et al.: Radiocarpal articular contact characteristics with scaphoid instability. J Hand Surg [Am] 14:781–790, 1989.
42. Mayfield J, Johnson RP, Kilcoyne RF: The ligaments of the human wrist and their functional significance. Anat Rec 186:417, 1976.
43. Taleisnik J: The ligaments of the wrist. J Hand Surg [Am] 1:110–118, 1976.
44. Taleisnik J: The Wrist. New York, Churchill Livingstone, 1985.
45. Berger RA, Kauer JM, Landsmeer JM: Radioscapholunate ligament: A gross anatomic and histologic study of fetal and adult wrists. J Hand Surg [Am] 16:350–355, 1991.
46. Mizuseki T, Ikuta Y: The dorsal carpal ligaments: Their anatomy and function. J Hand Surg [Br] 14:91–98, 1989.
47. Boabighi A, Kuhlmann J, Kenesi C: The distal ligamentous complex of the scaphoid and the scapholunate ligament. An anatomic, histological and biomechanical study. J Hand Surg [Br] 18: 65–69, 1993.
48. Kauer J: The interdependence of the carpal articulation chains. Acta Anat (Basel) 88:481–501, 1976.
49. Short W, Werner F, Fortino M, et al.: A dynamic biomechanical study of scapholunate ligament sectioning. J Hand Surg [Am] 20:986–999, 1995.
50. Short WH, Werner FW, Green JK, et al.: Biomechanical evaluation of ligamentous stabilizers of the scaphoid and lunate. J Hand Surg [Am] 27:991–1002, 2002.
51. Berger R: The gross and histologic anatomy of the scapholunate interosseous ligament. J Hand Surg [Am] 21:170–178, 1996.
52. Shin AY, Battaglia MJ, Bishop AT: Lunotriquetral instability: Diagnosis and treatment. J Am Acad Orthop Surg 8:170–179, 2000.
53. Viegas SF, Patterson RM, Peterson PD, et al.: Ulnar-sided perilunate instability: An anatomic and biomechanic study. J Hand Surg [Am] 15: 268–278, 1990.
54. Tubiana R, Thomine J, Mackin E: Examination of the Hand and Wrist, 2nd ed. St. Louis, CV Mosby, 1996.
55. Viegas S, Yamaguchi S, Boyd N, et al.: The dorsal ligaments of the wrist: Anatomy, mechanical properties, and function. J Hand Surg [Am] 24: 456–468, 1999.
56. Viegas SF: The dorsal ligaments of the wrist. Hand Clin 17:65–75, 2001.
57. Garcia-Elias M: Kinetic analysis of carpal stability during grip. Hand Clin 13:151–158, 1997.
58. Ruby LK, Cooney WP 3rd, An KN, et al.: Relative motion of selected carpal bones: A kinematic analysis of the normal wrist. J Hand Surg [Am] 13:1–10, 1988.
59. Moojen TM, Snel JG, Ritt MJ, et al.: Three-dimensional carpal kinematics *in vivo.* Clin Biomech (Bristol, Avon) 17:506–514, 2002.
60. Crisco JJ, Wolfe SW, Neu CP, et al.: Advances in the *in vivo* measurement of normal and abnormal carpal kinematics. Orthop Clin North Am 32: 219–231, 2001.
61. Savelberg H, Otten J, Kooloos J, et al.: Carpal bone kinematics and ligament lengthening studied for the full range of joint movement. J Biomech 26: 1389–1402, 1993.
62. Kobayahsi M, Garcia-Elias M, Nagy L, et al.: Axial loading induces rotation of the proximal carpal row bones around unique screw-displacement axes. J Biomech 30:1165–1167, 1997.
63. Short W, Werner F, Fortino M, et al.: Analysis of the kinematics of the scaphoid and lunate in the intact wrist joint. Hand Clin 13:93–108, 1997.
64. Neu CP, Crisco JJ, Wolfe SW: *In vivo* kinematic behavior of the radio-capitate joint during wrist flexion-extension and radio-ulnar deviation. J Biomech 34:1429–1438, 2001.
65. Conwell H: Injuries to the Wrist. Summit, NJ, CIBA Pharmaceutical, 1970.
66. MacConaill M, Basmajian J: Muscles and Movement: A Basis for Human Kinesiology. Baltimore, Williams & Wilkins, 1969.
67. Kauer J: The mechanism of the carpal joint. Clin Orthop 202:16–26, 1986.
68. Wright R: A detailed study of movement of the wrist joint. J Anat 70:137, 1935.
69. Sarrafian S, Melamed J, Goshgarian F: Study of wrist motion in flexion and extension. Clin Orthop 126:153, 1977.
70. Fisk G: Carpal instability and the fractured scaphoid. Ann R Coll Surg Engl 46:63–76, 1970.
71. MacConaill M: The mechanical anatomy of the carpus and its bearing on some surgical problems. J Anat 75:166, 1941.
72. Brumfield RH, Champoux JA: A biomechanical study of normal functional wrist motion. Clin Orthop 187:23, 1984.
73. Cooney W, Linscheid R, Dobyns J: The Wrist: Diagnosis and operative treatment. St. Louis, Mosby-Year Book, 1998.
74. Watson HK, Ballet FL: The SLAC wrist: Scapholunate advanced collapse pattern of degenerative arthritis. J Hand Surg [Am] 9:358–365, 1984.
75. Stabler A, Heuck A, Reiser M: Imaging of the hand: Degeneration, impingement and overuse. Eur J

Radiol 25:118–128, 1997.
76. Lamoreaux L, Hoffer M: The effect of wrist deviation on grip and pinch strength. Clin Orthop 314:152–155, 1995.
77. Li ZM: The influence of wrist position on individual finger forces during forceful grip. J Hand Surg [Am] 27:886–896, 2002.
78. O'Driscoll S, Horii E, Ness R, et al.: The relationship between wrist position, grasp size, and grip strength. J Hand Surg [Am] 17:169–177, 1992.
79. Steindler A: Kinesiology of the Human Body. Springfield, IL, Charles C Thomas, 1955.
80. Moore K, Dalley AI: Clinically Oriented Anatomy, 4th ed. Philadelphia, Lippincott Williams & Wilkins, 1999.
81. Backdahl M, Carlsoo S: Distribution of activity in muscles acting on the wrist (an electromyographic study). Acta Morphol Neerl Scand 4:136, 1961.
82. Rosenthal E: Extensor tendons: Anatomy and management. In Mackin E, Callahan AD, Skirven T, et al. (eds): Rehabilitation of the Hand and Upper Extremity, 5th ed. St. Louis, Mosby-Year Book, 2002.
83. Ketchum L, Brand PW, Thompson D, et al.: The determination of moments for extension of the wrist generated by muscles of the forearm. J Hand Surg [Am] 3:205–210, 1978.
84. Radonjic F, Long C: Kinesiology of the wrist. Am J Phys Med 50:57, 1971.
85. Perry J: Normal upper extremity kinesiology. Phys Ther 58:265, 1978.
86. Ljung BO, Lieber RL, Friden J: Wrist extensor muscle pathology in lateral epicondylitis. J Hand Surg [Br] 24:177–183, 1999.
87. Fairbank SR, Corelett RJ: The role of the extensor digitorum communis muscle in lateral epicondylitis. J Hand Surg [Br] 27:405–409, 2002.
88. Greenbaum B, Itamura J, Vangsness CT, et al.: Extensor carpi radialis brevis. An anatomical analysis of its origin. J Bone Joint Surg Br 81:926–929, 1999.
89. Tang J, Ryu J, Kish V: The triangular fibrocartilage complex: An important component of the pulley for the ulnar wrist flexor. J Hand Surg [Am] 23:986–991, 1998.
90. Boivin J, Wadsworth GE, Landsmeer JM, et al.: Electromyographic kinesiology of the hand: Muscles driving the index finger. Arch Phys Med Rehabil 50:17–26, 1969.
91. Ranney D: The hand as a concept: Digital differences and their importance. Clin Anat 8:281–287, 1995.
92. Nakamura K, Patterson RM, Viegas SF: The ligament and skeletal anatomy of the second through fifth carpometacarpal joints and adjacent structures. J Hand Surg [Am] 26:1016–1029, 2001.
93. Dzwierzynski WW, Matloub HS, Yan JG, et al.: Anatomy of the intermetacarpal ligaments of the carpometacarpal joints of the fingers. J Hand Surg [Am] 22:931–934, 1997.
94. Hayes E, Carney K, Wolf J, et al.: Carpal tunnel syndrome. In Mackin E, Callahan AD, Skirven T, et al. (eds): Rehabilitation of the Hand and Upper Extremity, 5th ed. St. Louis, Mosby-Year Book, 2002.
95. Kruger V, Kraft GH, Deitz JC, et al.: Carpal tunnel syndrome: Objective measures and splint use. Arch Phys Med Rehabil 72:517–520, 1991.
96. Walker WC, Metzler M, Cifu DX, et al.: Neutral wrist splinting in carpal tunnel syndrome: A comparison of night-only versus full-time wear instructions. Arch Phys Med Rehabil 81:424–429, 2000.
97. Cobb T, Dalley B, Posteraro R, et al.: Anatomy of the flexor retinaculum. J Hand Surg [Am] 18:91–99, 1993.
98. Garcia-Elias M, An K, Cooney W, et al.: Stability of the transverse carpal arch: An experimental study. J Hand Surg [Am] 14:277–282, 1989.
99. El-Shennawy M, Nakamura K, Patterson RM, et al.: Three-dimensional kinematic analysis of the second through fifth carpometacarpal joints. J Hand Surg [Am] 26:1030–1035, 2001.
100. Batmanabane M, Malathi S: Movements at the carpometacarpal and metacarpophalangeal joints of the hand and their effect on the dimensions of the articular ends of the metacarpal bones. Anat Rec 213:102–110, 1985.
101. Joseph R, Linscheid RL, Dobyns JH, et al.: Chronic sprains of the carpometacarpal joints. J Hand Surg [Am] 6:172–180, 1981.
102. Al-Qattan M, Robertson G: An anatomical study of the deep transverse metacarpal ligament. J Anat 12:443–446, 1993.
103. Kaplan E: The participation of the metacarpophalangeal joint of the thumb in the act of opposition. Bull Hosp Joint Dis 27:39, 1966.
104. Benjamin M, Ralphs J, Shibu M, et al.: Capsular tissues of the proximal interphalangeal joint: Normal composition and effects of Dupuytren's disease and rheumatoid arthritis. J Hand Surg [Br] 18:370–376, 1993.
105. Minami A, An KN, Cooney WP 3rd, et al.: Ligamentous structures of the metacarpophalangeal joint: A quantitative anatomic study. J Orthop Res 1:361–368, 1984.
106. Shultz R, Storace A, Krishnamurthy S: Metacarpophalangeal joint motion and the role of the collateral ligaments. Int Orthop 11:149–155, 1987.
107. Fisher D, Elliott S, Cooke TD, et al.: Descriptive anatomy of fibrocartilaginous menisci in the finger joints of the hand. J Orthop Res 3:484–491, 1985.
108. Krishnan J, Chipchase L: Passive axial rotation of the metacarpophalangeal joint. J Hand Surg [Br] 22:270–273, 1997.
109. Bowers WH, Wolf JW Jr, Nehil JL, et al.: The proximal interphalangeal joint volar plate. I. An anatomical and biomechanical study. J Hand Surg [Am] 5:79–88, 1980.
110. Minamikwa Y, Horii E, Amadio P, et al.: Stability and constraint of the proximal interphalangeal joint. J Hand Surg [Am] 18:198–204, 1993.
111. Rhee R, Reading G, Wray R: A biomechanical

study of the collateral ligaments of the proximal interphalangeal joint. J Hand Surg [Am] 17: 157–163, 1992.
112. Dzwierzynski W, Pintar F, Matloub H, et al.: Biomechanics of the intact and surgically repaired proximal interphalangeal joint collateral ligaments. J Hand Surg [Am] 21:679–683, 1996.
113. Campbell P, Wilson R: Management of joint injuries and intraarticular fractures. In Mackin E, Callahan AD, Skirven T, et al. (eds): Rehabilitation of the Hand and Upper Extremity, 5th ed. St. Louis, Mosby-Year Book, 2002.
114. Mallon WJ, Brown HR, Nunley JA: Digital ranges of motion: Normal values in young adults. J Hand Surg [Am] 16:882–887, 1991.
115. Jacobs M, Austin N: Splinting the Hand and Upper Extremity: Principles and Process. Baltimore, Lippincott Williams & Wilkins, 2002.
116. Long C 2nd, Conrad PW, Hall EA, et al.: Intrinsic-extrinsic muscle control of the hand in power grip and precision handling. An electromyographic study. J Bone Joint Surg Am 52:853–867, 1970.
117. Brook N, Mizrahi J, Shoham M, et al.: A biomechanical model of index finger dynamics. Med Eng Phys 17:54–63, 1993.
118. Hamman J, Sli A, Phillips C, et al.: A biomechanical study of the flexor digitorum superficialis: Effects of digital pulley excision and loss of the flexor digitorum profundus. J Hand Surg [Am] 22:328–335, 1997.
119. Baker D, Gaul JS Jr, Williams VK, et al.: The little finger superficialis—Clinical investigation of its anatomic and functional shortcomings. J Hand Surg [Am] 6:374–378, 1981.
120. Idler RS: Anatomy and biomechanics of the digital flexor tendons. Hand Clin 1:3–11, 1985.
121. Phillips C, Falender R, Mass D: The flexor synovial sheath anatomy of the little finger: A macroscopic study. J Hand Surg [Am] 20:636–641, 1995.
122. Lin G, Amadio P, An K, et al.: Functional anatomy of the human digital flexor pulley system. J Hand Surg [Am] 14:949–956, 1989.
123. Phillips C, Mass D: Mechanical analysis of the palmar aponeurosis pulley in human cadavers. J Hand Surg [Am] 21:240–244, 1996.
124. Doyle JR, Blythe WF: Anatomy of the flexor tendon sheath and pulleys of the thumb. J Hand Surg [Am] 2:149–151, 1977.
125. Manske P, Lesker P: Diffusion as a nutrient pathway to the flexor tendon. In Hunter J, Schneider LH, Mackin E (eds): Tendon Surgery in the Hand. St. Louis, CV Mosby, 1987.
126. Hunter J, Mackin E, Callahan A: Rehabilitation of the Hand: Surgery and Therapy, 4th ed. St. Louis, CV Mosby, 1995.
127. Mester S, Schmidt B, Derczy K, et al.: Biomechanics of the human flexor tendon sheath investigated by tenography. J Hand Surg [Br] 20: 500–504, 1995.
128. Doyle JR: Palmar and digital flexor tendon pulleys. Clin Orthop 383:84–96, 2001.
129. Rispler D, Greenwald D, Shumway S, et al.: Efficiency of the flexor tendon pulley system in human cadaver hands. J Hand Surg [Am] 21:444–450, 1996.
130. Manske P, Lesker P: Palmar aponeurosis pulley. J Hand Surg [Am] 8:259–263, 1983.
131. Gonzalez M, Weinzweig N, Kay T, et al.: Anatomy of the extensor tendons to the index finger. J Hand Surg [Am] 21:988–991, 1996.
132. von Schroeder H, Botte M: Anatomy of the extensor tendons of the fingers: Variations and multiplicity. J Hand Surg [Am] 20:27–34, 1995.
133. El-Badawi M, Butt M, Al-Zuhair A, et al.: Extensor tendons of the fingers: Arrangement and variations—II. Clin Anat 8:391–398, 1995.
134. Gonzalez M, Gray T, Ortinau E, et al.: The extensor tendons to the little finger: An anatomic study. J Hand Surg [Am] 20:844–847, 1995.
135. Van Sint Jan S, Rooze M, Van Audekerke J, et al.: The insertion of the extensor digitorum tendon on the proximal phalanx. J Hand Surg [Am] 21: 69–76, 1996.
136. Young CM, Rayan GM: The sagittal band: Anatomic and biomechanical study. J Hand Surg [Am] 25:1107–1113, 2000.
137. El-Gammal T, Steyers C, Blair W, et al.: Anatomy of the oblique retinacular ligament of the index finger. J Hand Surg [Am] 18:717–721, 1993.
138. Salisbury C: The interosseous muscles of the hand. J Anat 71:395, 1936.
139. Long C: Intrinsic-extrinsic muscle control of the fingers. J Bone Joint Surg Am 50:973, 1968.
140. von Schroeder H, Botte M: The functional significance of the long extensors and juncturae tendinum in finger extension. J Hand Surg [Am] 18: 641–647, 1993.
141. Brand P: Paralytic claw hand. J Bone Joint Surg Br 40:618, 1958.
142. Ranney D, Wells R: Lumbrical muscle function as revealed by a new and physiological approach. Anat Rec 222:110–114, 1988.
143. Stack H: Muscle function in the fingers. J Bone Joint Surg Br 44:899, 1962.
144. Bell-Krotoski J: Preoperative and postoperative management of tendon transfers after median- and ulnar-nerve injury. In Mackin E, Callahan AD, Skirven T, et al. (eds): Rehabilitation of the Hand and Upper Extremity, 5th ed. St. Louis, Mosby-Year Book, 2002.
145. Landsmeer J: The anatomy of the dorsal aponeurosis of the human fingers and its functional significance. Anat Rec 104:31, 1949.
146. Mardel S, Underwood M: Adductor pollicis. The missing interosseous. Surg Radiol Anat 13:49–52, 1991.
147. Eladoumikdachi F, Valkov PL, Thomas J, et al.: Anatomy of the intrinsic hand muscles revisited: Part I. Interossei. Plast Reconstr Surg 110: 1211–1224, 2002.
148. Eyler D, Markee J: The anatomy and function of the intrinsic musculature of the fingers. J Bone Joint Surg Am 36:1, 1954.
149. Brand P, Hollister A: Clinical Mechanics of the

Hand, 2nd ed. St. Louis, CV Mosby Year Book, 1993.
150. Kozin S, Porter S, Clark P, et al.: The contribution of the intrinsic muscles to grip and pinch strength. J Hand Surg [Am] 24:64–72, 1999.
151. Close J, Kidd C: The functions of the muscles of the thumb, the index and the long fingers. J Bone Joint Surg Am 51:1601, 1969.
152. Eladoumikdachi F, Valkov PL, Thomas J, et al.: Anatomy of the intrinsic hand muscles revisited: Part II. Lumbricals. Plast Reconstr Surg 110: 1225–1231, 2002.
153. Backhouse K, Catton W: An experimental study of the functions of the lumbrical muscles in the human hand. J Anat 88:133, 1954.
154. Leijnse H, Kalker J: A two-dimensional kinematic model of the lumbrical in the human finger. J Biomech 28:237–249, 1995.
155. Ketchum L, Thompson D, Pocock G, et al.: A clinical study of the forces generated by the intrinsic muscles of the index finger and extrinsic flexor and extensor muscles of the hand. J Hand Surg [Am] 3:571–578, 1978.
156. Zancolli E, Ziadenberg C, Zancolli E: Biomechanics of the trapeziometacarpal joint. Clin Orthop 220:14–26, 1987.
157. Cooney WP 3rd, Lucca MJ, Chao EY, et al.: The kinesiology of the thumb trapeziometacarpal joint. J Bone Joint Surg Am 63:1371–1381, 1981.
158. Pagalidis T, Kuczynski K, Lamb DW: Ligamentous stability of the base of the thumb. Hand 13:29–35, 1981.
159. Bettinger PC, Linscheid RL, Berger RA, et al.: An anatomic study of the stabilizing ligaments of the trapezium and trapeziometacarpal joint. J Hand Surg [Am] 24:786–798, 1999.
160. Bettinger PC, Berger RA: Functional ligamentous anatomy of the trapezium and trapeziometacarpal joint (gross and arthroscopic). Hand Clin 17:151–168, 2001.
161. Kauer J: Functional anatomy of the carpometacarpal joint of the thumb. Clin Orthop 220:7–13, 1987.
162. Koff MF, Ugwonali OF, Strauch RJ, et al.: Sequential wear patterns of the articular cartilage of the thumb carpometacarpal joint in osteoarthritis. J Hand Surg [Am] 28:597–604, 2003.
163. Ateshian G, Rosenwasser M, Mow V: Curvature characteristics and congruence of the thumb carpometacarpal joint: Differences between female and male joints. J Biomech 25:591–607, 1992.
164. Goldberg I, Nathan H: Anatomy and pathology of the sesamoid bones. Int Orthop 11:141–147, 1987.
165. Johanson M, Skinner S, Lamoreux L: Phasic relationships of the intrinsic and extrinsic thumb musculature. Clin Orthop 322:120–130, 1996.
166. Belanger A, Noel G: Force-generating capacity of thumb adductor muscles in the parallel and perpendicular plane of adduction. J Orthop Sports Phys Ther 21:139–146, 1995.
167. Casanova J, Grunert B: Adult prehension: Patterns and nomenclature for pinches. J Hand Ther 2: 231–243, 1989.
168. Melvin J: Rheumatic Disease in the Adult and Child, 3rd ed. Philadelphia, FA Davis, 1989.
169. Chao E, Opgrande JD, Axmeare FE: Three-dimensional force analysis of the finger joints in selected isometric hand functions. J Biomech 9:387, 1976.
170. Landsmeer J: Power grip and precision handling. Ann Rheum Dis 22:164, 1962.
171. Kamper D, George Hornby T, Rymer WZ: Extrinsic flexor muscles generate concurrent flexion of all three finger joints. J Biomech 35:1581–1589, 2002.
172. Milner TE, Dhaliwal SS: Activation of intrinsic and extrinsic finger muscles in relation to the fingertip force vector. Exp Brain Res 146:197–204, 2002.
173. Bejjani F, Landsmeer J: Biomechanics of the hand. In Nordin M, Frankel V (eds): Basic Biomechanics of the Musculoskeletal System, 2nd ed. Philadelphia, Lea & Febiger, 1989.

단원 4

엉덩관절(Hip Joint)

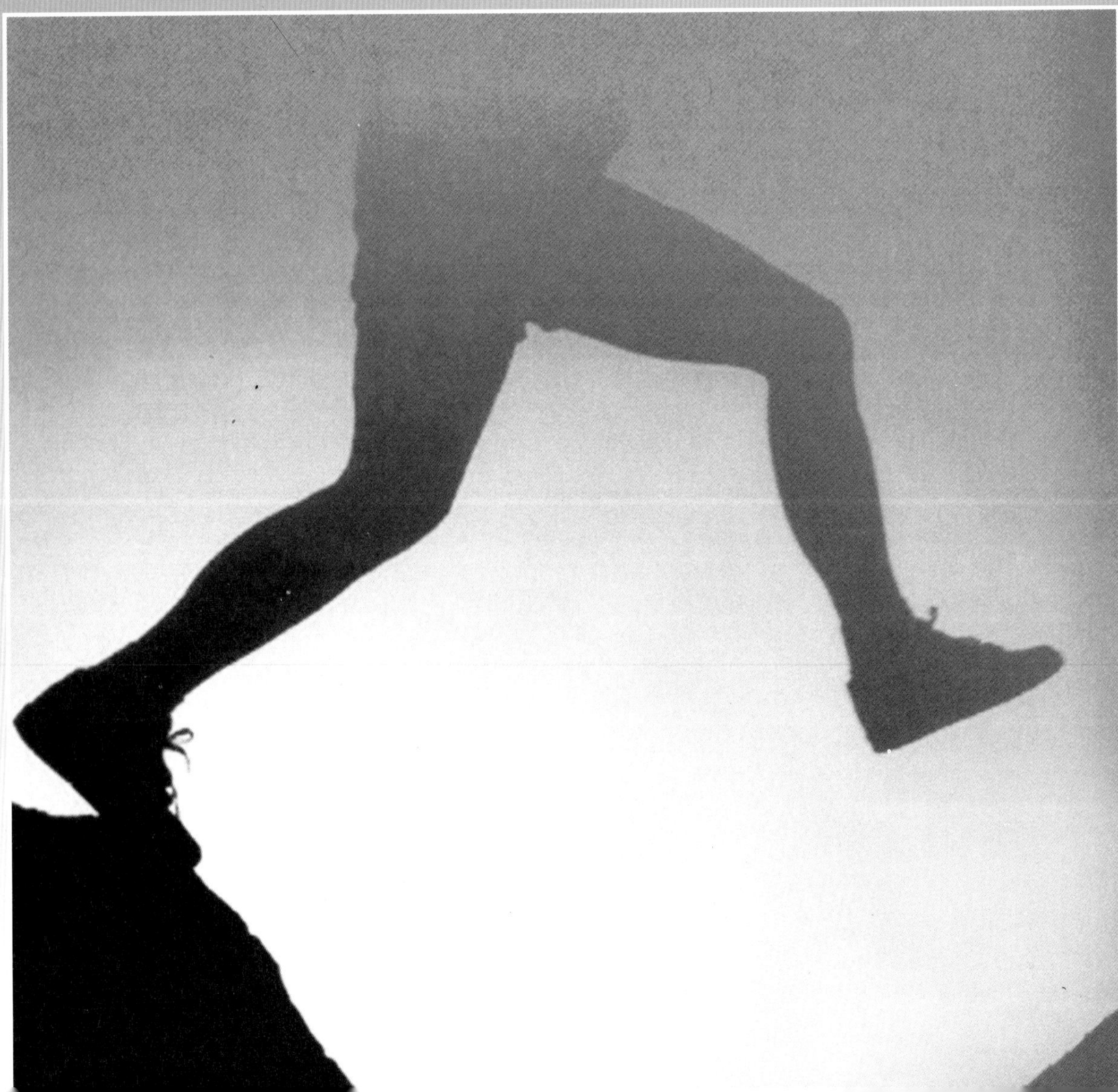

제 10 장

엉덩관절 복합체 (The Hip Complex)

서론(Introduction)

엉덩관절(hip joint or **coxofemoral joint**)은 골반의 볼기뼈절구와 넙다리뼈머리로 이루어진 관절이다(그림 10-1). 가동성 구상관절로 3도의 자유도가 있어서 시상면에서 굽힘/폄, 관상면에서 벌림/모음, 횡단면에서 안쪽돌림/가쪽돌림이 일어난다. 엉덩관절복합체와 어깨관절복합체를 비교하는 것은 각 관절이 기능적, 구조적 역할이 매우 광범위하여 기능적인 관련성에 관한 비교보다는 일반적인 관심에 불과하다. 어깨관절 복합체의 역할은 안정된 기초위에서 손이 넓은 범위의 운동을 할 수 있도록 한다. 그러나 엉덩관절의 주요기능은 정적 기립자세나 계단오르기, 달리기 걷기와 같이 역동적인 자세에서의 머리, 상지 그리고 몸통의 무게를 지탱하는 것이다. 하지의 다른 관절과 마찬가지로 엉덩관절은 체중을 지지하는 것이 주요기능이다. 엉덩관절의 구조와 기능은 개방사슬(open chain)에서 발을 움직이도록 고안되었지만 하지에 체중이 부과된 상태에서는 발의 움직임에 영향을

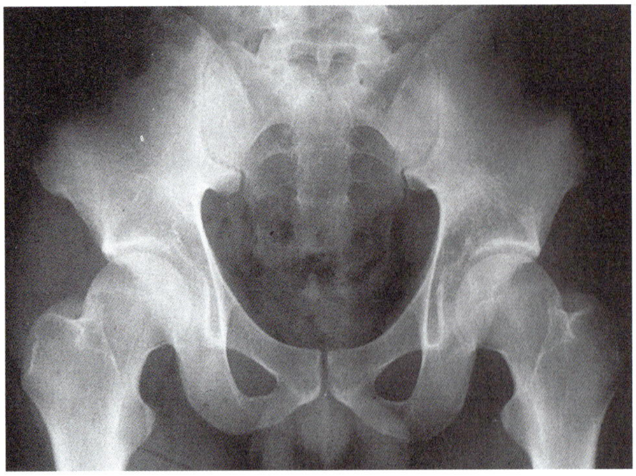

▲ **그림 10-1** ■ 엉덩관절은 골반의 볼기뼈절구와 넙적뼈머리로 구성되어 있다.

받도록 되었다. 이 장의 뒷부분에서 보겠지만, 엉덩관절(hip joint) 체중 부하 상태에서 폐쇄사슬반응(closed chain response)은 엉덩관절과 하지 그리고 척추관절사이의 상호작용을 이해하는데 기초가 된다.

10-1 환자 사례

중학교 교사 생활을 40년간 하다 은퇴한 78세된 할머니인 글로리아 마틴씨는 1주일에 3일 증손녀를 돌보는데 최근 몇 년간 자택 2층 계단을 오를 때마다 왼쪽 엉덩의 통증이 심해지는 것을 느낀곤 하였다. 글로리아는 왼쪽 엉덩관절 통증이 어린시절 과테말라에 살 때부터 있었으며 그녀가 8살 때 가족이 미국으로 이주하였다고 하였다. 그녀는 십대시절에 의사가 왼쪽 엉덩의 통증은 나이를 먹을수록 아플 것이라고 한 의사의 말을 기억하고 있었다. 새로운 방사선과 자기공명영상(MRI)결과는 왼쪽 엉덩에서 넙다리뼈의 전방경사와 외반고(a valgus anteverted femur) 그리고 얕은 볼기뼈절구를 보여주는 즉, 엉덩관절의 이형성을 동반한 골관절염이었다. 글로리아는 왼쪽 엉덩관절의 사타구니쪽의 통증을 주로 호소하였으며, 임상적 검사에서 왼쪽보다 오른쪽에서 발가락의 비대칭적 외향을 나타내는 보행을 하였다. 왼쪽 한발딛기에서 상체가 왼쪽으로 기울어짐을 보였으며 왼쪽 다리가 오른쪽에 비해 1인치 짧았다. 왼쪽관절의 수동굽힘과 안쪽돌림을 실시하면 통증을 호소하였고, 바로 누운 자세에서 엉덩관절의 안쪽돌림이 가쪽돌림보다 많이 되었으며 오른쪽에서는 안쪽돌림과 가쪽돌림의 차이가 없었다.

엉덩관절의 구조 (Structure of the Hip Joint)

근위 관절면(Proximal Articular Surface)

골반의 가쪽에 위치하며 엉덩관절의 오목한 컵모양을 **볼기뼈절구**(acetabulum)라 부른다. 골반을 형성하는 뼈는 엉덩뼈, 궁둥뼈, 두덩뼈이며 각각의 뼈들이 절구를 이루고 있다(그림 10-2A). 볼기뼈절구는 두덩뼈 1/5, 궁둥뼈 2/5, 엉덩뼈 2/5로 구성되어 있으며 골반의 골화는 20~25세까지 발생하며 각 분리된 분절의 부분을 방사선사진으로 볼 수 있다[1](그림 10-2B).

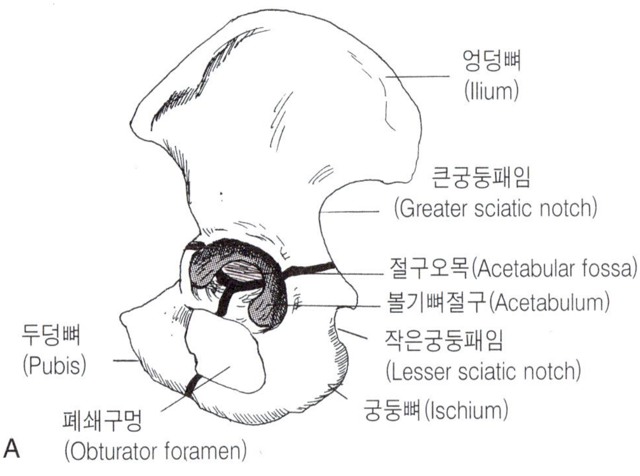

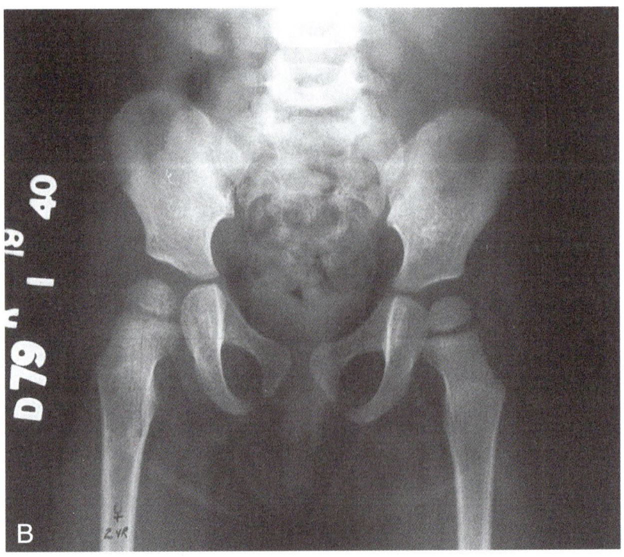

▲ **그림 10-2** ■ A. 볼기뼈절구는 골반의 세 뼈로 구성되어 있으며 상부만이 말발굽모양으로 연골화되어 있다. B. 정상 2세 유아의 방사선사진 모양에서는 절구의 결합보다는 연골결합이 뚜렷이 보인다.

볼기뼈절구는 반원처럼 보이지만, 상부가장자리만 실제로 원형의 형태이며,[2] 절구의 원형 형태는 나이가 들수록 전체적으로 감소한다.[3] 실제로 절구 주위의 말발굽 모양(반달면, Lunate)만 초자연골로 덮혀 있고 넙다리뼈머리와 관절을 이룬다(그림 10-2A). 절구의 하부는 연골이 덮혀 있지 않고, **절구 절흔**(acetabular notch)이라고 하며 위로 **횡절구인대**(transverse acetabular ligament)가 지나가고 있다. 횡인대 아래로 **절구오목**(acetabular fossa)로 불리는 가장 깊은 중앙부로 향하는 혈관이 통과하고 있다. 절구오목은 비연골성이며 넙다리뼈머리와 접촉되지 않고(그림 10-3), 활막으로 덮혀 있는 섬유탄력성 지방(fibroelastic fat)으로 차있다.

■ 볼기뼈절구의 중심테두리 각도 (Center Edge Angle of the Acetabulum)

절구는 골반의 가쪽에 있으며 방향은 약간 아래쪽과 앞쪽으로 향하고 있다. 절구의 아래쪽으로 기울어진 정도는 절구의 가쪽가장자리와 넙다리뼈머리 중심에서 이루어진 선과 넙다리뼈머리에서의 수직선과 이루어진 각도로 평가할 수 있으며 이 각도를 **중심테두리각** 또는 **위버그각**이라고 하고(그림 10-3), 절구의 하방경사 양이다. 컴퓨터 단층촬영을 하여 조사한 Anda[4] 등은 성인의 중심테두리각은 남자가 평균 38° 여자는 35°(남녀 모두 22°-42° 범위)임을 밝혔고, 다른 연구자들도 방사선 촬영을 사용하여 중심테두리각도가 남녀가 비슷한 것으로 조사하였다.[5,6] 여자의 골반이 좀 더 수직적이고 직경이 증가되어 있기 때문에 남녀의 중심테두리 각도가 같다는 것은 좀 놀라운 사실이다.[7] 어린이때부터 골격의 성숙이 이루어지는 시기에 중심테두리 각도가 증가하는 것은 명백하다.[8] 어린이는 넙다리뼈머리가 덮힌 부분이 적으며 어른과 비교하여 안정성이 감소된 상태이다. Genda 등은 방사선촬영을 실시하여 볼기뼈절구의 중심테두리각도와 관절의 접촉면은 높은 상관관계(r = 0.678)가 있음을 밝혀냈다.[6]

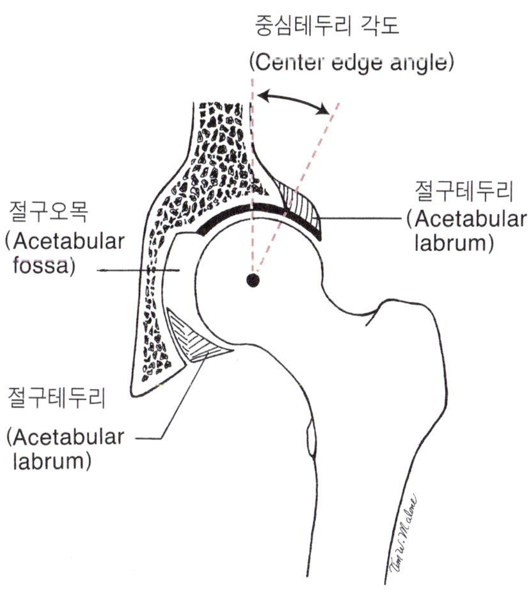

▲ **그림 10-3** ■ 절구의 중심테두리 각은 넙다리뼈머리 중심에서의 수직선과 넙다리뼈 머리 중심과 절구 가쪽 끝부분을 연결하는 선 사이에 의해 형성되며, 절구테두리는 절구를 깊게 한다.

■ 절구 앞쪽번짐(Acetabular Anteversion)

절구는 하방과 전방으로 향해 있으며, 전방으로 향하는 정도를 **절구 앞쪽번짐각**(angle of acetabular anteversion)이라 한다. Adna[4] 등은 남자가 평균 18.5° 여자는 평균 21.5°로 밝혔으며 Kapandji[9]의 경우는 좀 더 커서 30°~40°로 발표하였다. 절구 앞쪽번짐각 각도의 병리학적 증가는 관절의 안정성을 감소시키고, 넙다리뼈머리가 전방탈구될 경향이 증가한다.

■ 절구 테두리(Acetabular Labrum)

엉덩관절의 안정성을 위해 관절 부속 구조가 있는 것은 놀랄일은 아니다. 볼기뼈절구 주위 전체에 쐐기모양의 관절연골이 붙어있는 것을 절구테두리(acetabular labrum)라 부른다(그림 10-3). 절구테두리는 절구 가장자리에 석회화된 연골로 모양이 이루어져 있으며[10] 절구의 오목함을 증가시켜 넙다리뼈머리가 절구에 더 잘 접촉이 되도록 한다. 그러나 절구테두리를 제거한다고 하여도 절구에서 역학적 변화는 발생하지 않는 것으로 보고 되었으며[11] 조직학적 검사에서는 절구테두리 표면 1/3에서는 인접 관절주머니로 부터의 잘 발달된 혈관과 자유신경말단(free nerve ending)과 감각수용체(sensory receptor)가 존재하고 있는 것으로 나타났다[12]. 이 같은 결과로 볼 때 절구테두리는 압력의 지지(load-bearing)가 아니라, 위치감각(proprioception)과 통증감각(pain sensitivity)을 감지하여 절구주위를 보호하는 것으로 볼 수 있다. Ferguson 등은 관절구순이 없을 때보다 있을 때는 관절

내 공간의 정수압이 큰 것으로 보아 절구테두리와 넙다리뼈머리가 잘 접촉된다면 관절윤활이 증가된다고 보고하였다.[13]

절구횡인대는 절구테두리의 일부분이지만, 절구테두리와 다르게 연골세포를 포함하고 있지 않으며,[7] 넙다리뼈머리에 이르는 혈관을 보호하는 역할을 하고 압력을 지지하는 구조는 아니라는 실험결과도 있다.[11] Konrath[11] 등은 횡인대는 절구 전하방과 후하방사이의 긴장밴드라고 주장하는 다른 가설을 지지하였지만, 이 자료를 확증할 수는 없었다.

지속적 연구: 노화된 엉덩관절에서의 절구테두리

엉덩관절통증과 절구 가장자리에서의 퇴행성변화의 시작점으로 알려진 절구테두리 손상이 증가하고 있다.[10,14-18] 61세~98세 사이의 사체 해부나 검시에서 96%의 절구테두리의 손상을 보였고, 그 중 74%는 사분원의 전상방 손상을 보였는데,[10] 이 결과는 자기공명영상을 촬영하여 조사한 모양형성부전 엉덩관절 혹은 무증상 엉덩관절통증 그리고 엉덩관절 골절후 수술한 사람을 대상으로 조사한 결과와 거의 비슷하다.[14,17,19] 장기간 동안의 넙다리뼈의 절구가장자리의 충돌과 갑작스런 비틀림은 절구테두리의 미세손상이나 찢어짐을 발생시킬 수 있다. 절구테두리 손상이 항상 지속적인 엉덩관절통증이나 기계적인 장애를 동반하지는 않지만 점진적으로 절구연골 결손이나 골관절염을 일으킬 수 있다.[14-16]

사례 적용 10-1: 절구테두리 손상

글로리아 씨의 왼쪽 엉덩관절 사타구니통증은 엉덩관절의 수동적 굽힘과 안쪽돌림 시에 더 심해지며 증상과 그녀의 나이로 보아 전상방 절구테두리 손상과 엉덩관절의 퇴행성변화가 동반된 것으로 보여진다.[17,20] 넙다리뼈머리의 관절구순에 충돌이 원인임에도 불구하고, 초등학교 2학년 교사로서 40년의 교직생활을 작은 의자나 마루바닥에 쭈구리고 앉은 과굽힘자세에 의한 기계적자극이 원인 가설로 추정된다. 또한 엉덩관절 형성장애의 병력과 일치한다.

원위 관절면(Distal Articular Surface)

넙다리뼈머리는 표면이 초자연골로 덮여 있으며 실제 반구의 크기보다 약간 더 크며, 체형에 따라 다르지만 구의 2/3 크기만 하다.[9] 넙다리뼈머리는 볼기뼈절구처럼 표면이 불규칙하지 않고 원형이라 생각된다.[3] 넙다리뼈머리의 곡면의 반지름은 골반의 크기를 비교했을 때 여자가 남자보다 작다.[5,6] 넙다리뼈머리의 내측 중앙에 작고 거칠은 구멍이 있는데 이것을 **작은오목**(fovea) 혹은 **머리작은오목**(fovea capitis)라고 부른다(그림 10-4). 작은오목은 관절연골로 덮여있지 않으며 넙다리뼈머리인대가 부착되고 있다.

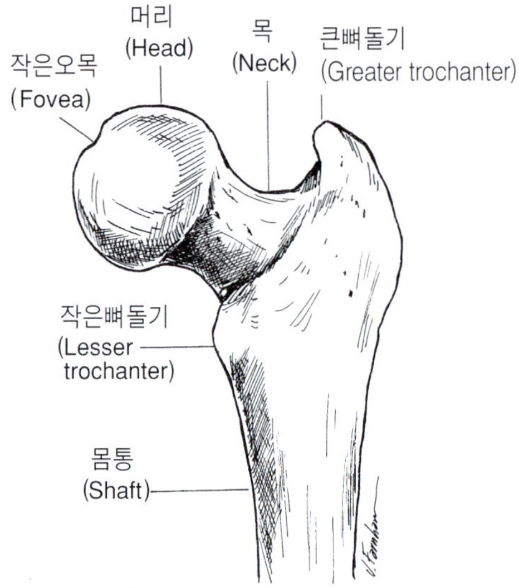

▲ **그림 10-4** ■ 오른쪽 넙다리뼈의 머리, 목, 뼈돌기, 몸통을 보여주고 있다.

넙다리뼈머리는 목으로 연결되고 목은 큰뼈돌기와 작은뼈돌기 사이의 넙다리뼈몸통과 연결된다. 목이 상완골경보다 더 돌출되었고 길이는 약 5 cm 정도이다.[7] 넙다리뼈목은 각이 형성되어 있어 넙다리뼈머리가 내측, 상측, 전면측을 향하고 있다. 넙다리뼈머리와 넙다리뼈목의 각도가 인구에서 많이 일치함에도 불구하고, 개인차이가 있고 같은 사람이라도 양측 각도의 차이가 있다.

■ 넙다리뼈 각도(Angulation of the Femur)

넙다리뼈몸통에 대한 넙다리뼈머리와 넙다리뼈목에 의한 두 개의 각이 있다. **경사각**(angle of inclination)은 관상면에서 넙다리뼈목의 축과 넙다리뼈몸통가 이루는 각이며, 넙다리뼈의 **비틀림각**(angle of torsion)은 횡단면에서 넙다리뼈머리와 넙다리뼈목의 축과 넙다리뼈 위관절융기 축 사이의 각이다. 이 두각의 근원과 변화성은 하지의 발생학적 발달에서 이해될 수 있다. 태아발달의 초기단계에서 상지와 하지의 지아(limb bud)가 몸통으로부터 벌림의 형태로 가쪽으로 돌출된다. 임신 7-8주가 되는 동안 먼저 관절이 형성되기 전에, 모음이 시작된다. 임신 8주 말에 "태아의 위치"가 결정되고 상지와 하지의 위치도 달라지게 된다. 상지는 약간 가쪽으로 비틀어져서(torsion) 복측면(ventral)이 전면을 향할 수 있으며 하지는 복측면이 안쪽돌림되어 있어 복측면이 후방으로 향하고 있다.[7] 하지의 움직임 결과는 기능을 이해하는데 매우 중요하다. 무릎관절의 굽힘은 주관절의 굽힘방향과 반대이며 지체의 폄근이 후면에 위치한 것보다 전면에 위치하고 있다. 넙다리뼈머리와 목은 지체의 원래 팔다리싹(limb bud)의 위치를 유지하고 있으며 넙다리뼈몸통가 내측으로 기울어지는데, 즉, 넙다리뼈과 넙다리뼈목에 대해서 내측으로 비틀어진다. 넙다리뼈 원위부의 내측기울어짐과 안쪽돌림은 발생학적 성장에 좌우된다. 넙다리뼈각의 발달은 생후와 유아기에도 계속된다.

넙다리뼈목의 경사각(Angle of Inclination of The Femur)

넙다리뼈 경사각의 기울기(넙다리뼈목의 축과 넙다리뼈몸통이 이루는 각)는 정상성인이 115°~140°로 평균 126°이다[1,21](그림 10-5). 경사각은 개인차와 성별간의 차가 다양하며 여자는 골반의 폭이 넓기 때문에 각도가 남자보다 조금 작다.[7] 정상각도는 큰뼈돌기에서 넙다리뼈머리 중심으로 이루어진 선이다.[22] 유아기나 아동기일 때는 각도가 크다가 (그림 10-2B) 연령이 높아질수록 작아져서 노인에서 약 120°이다.[23,24] 병적으로 넙다리뼈몸통와 넙다리뼈목 사이 내측각이 증가하는 것을 **외반고**(coxa valga)(그림 10-6A) 또 병적으로 감소하는 것을 **내반고**(coxa vara) (그림 10-6B)라고 한다.

넙다리뼈의 비틀림각(Angle of Torsion of The Femur)

넙다리뼈의 비틀림각은 넙다리뼈를 위에서 아래로 내려다 볼 때 쉽게 발견할 수 있다. 넙다리뼈머리와 넙다리뼈목을 지나는 축과 넙다리뼈 위관절융기를 지나는 축이 만나면서 각을 만드는데 이것은 태아 때 발생한 것으로 넙다리뼈 위관절융기가 안쪽돌림한 각이다. 그러나 넙다리뼈 위관절융기의 안쪽돌림비틀림으로 보는 것 보다는 넙다리뼈머리와 넙다리뼈목이 전면으로 비틀린 것으로 보는 것이 명백하다(그림 10-7). 원위로부터 근위로 반대로 본다면, 넙다리뼈 위관절융기 축이 관상면으로 정상적으로 정렬되어(무릎관절 축) 무릎관절 굽힘과 폄이 시상면으로 될 수 있게 하기 때문에 넙다리뼈의 비틀림은 넙다리뼈 위관절융기가 안쪽돌림 비틀림한 것이라기보다, 넙다리뼈머리와 넙다리뼈목이 상대적으로 가쪽돌림 비틀림된 것으로 볼 수도 있다. 비틀림각은 나이가 들어감에 따라 감소하는데 신생아일 때 비틀림각은 약 40°이고, 생후 첫 2년 동안 실제적으로 감소된다.[25] Svenningsen 등[8]은 정상이나 비틀림 각이 큰 경우에도 성장이 멈출 때까

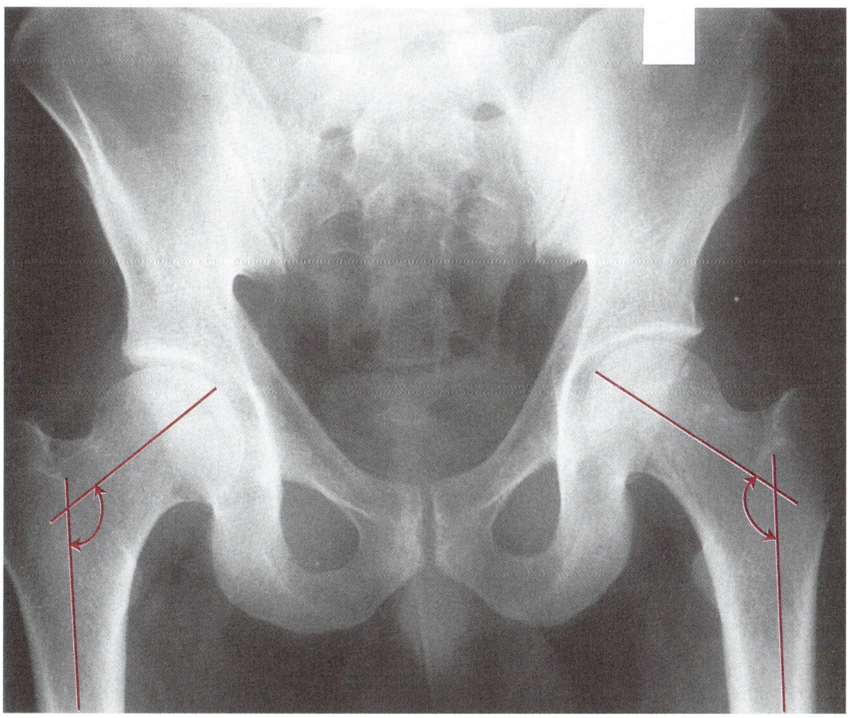

◀ **그림 10-5** ■ 넙다리뼈 몸통축과 넙다리뼈머리와 골경 사이 각도의 축이 형성하는 각도를 **경사각**이라고 한다. 정상 성인은 130° 미만이며 몇 도의 편차는 있다.

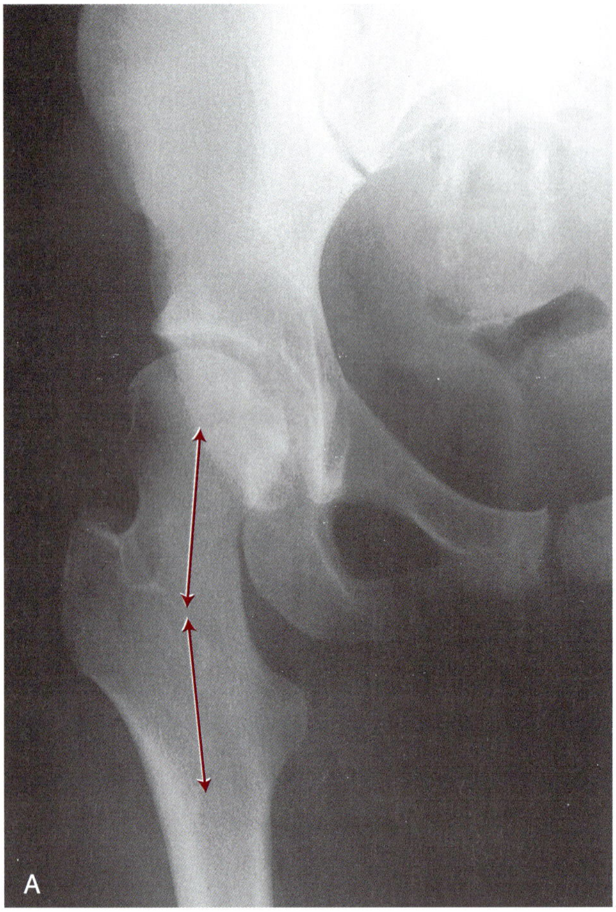

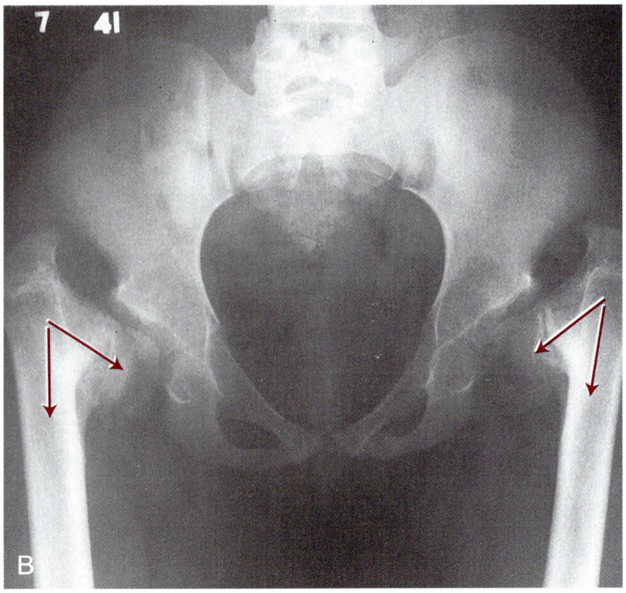

◀ **그림 10-6** ■ 엉덩관절 형성장애가 있는 두 젊은 성인의 비정상 경사각. A. 경사각의 비정상적 증가를 외반고라 한다. B. 경사각의 비정상적 감소를 내반고라 한다.

지 매년 1.5° 씩 감소됨을 보고하였으며, 성인에서 정상 비틀림각은 10° ~20° 정도로 여겨진다.[7,9,26] Noble[21] 등은 엉덩관절손상이 없는 18세~82세 연령의 54명의 여성을 대상으로 컴퓨터단층촬영을 통한 삼차원분석을 실시하였는데 평균전방 비틀림이 35.6°(±13.7°)로 보통의 추정치보다 더 큰 변위를 나타내었다.

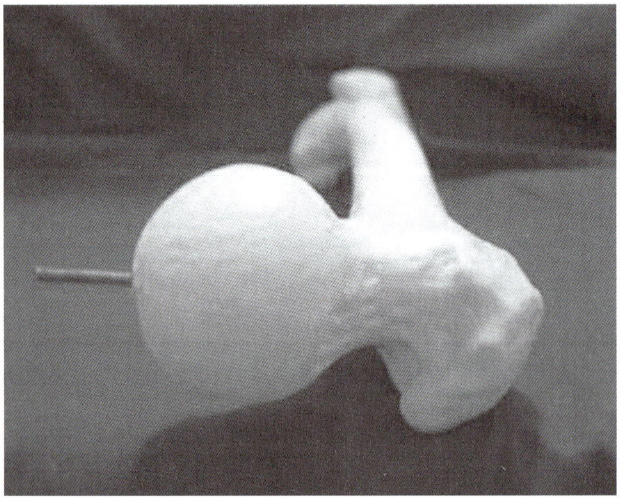

▲ **그림 10-7** ■ 넙다리뼈 관절돌기 뒷부분 평행한 선과 넙다리뼈머리와 넙다리뼈목을 통한 선은 정상적으로 정상 성인에서 평균 15° 에서 20° 의 각을 이룬다. 넙다리뼈머리와 머리는 넙다리뼈관절돌기에 비해서 앞쪽으로 비틀려져 있다.

병적으로 비틀림각이 증가한 것을 **넙다리뼈 앞쪽번짐**(anteversion)(그림 10-8A 그리고 10-8B)이라 부르고 병적으로 비틀림각이 감소한 것을 **뒤쪽번짐**(retroversion)(그림 10-8C)이라고 한다. Heller 등은 넙다리뼈 앞쪽번짐 30° 모형의 결과를 조사하였고, 뇌성마비 장애아동의 넙다리뼈 앞쪽번짐이 60° 이상 임을 밝혀냈다.[27] Noble 등은 수술을 받지 않은 진행성엉덩관절 형성장애(developmental hip dysplasia) 여자 환자 154명을 조사하여 넙다리뼈 앞쪽번짐이 평균 42.3°(±16°)라고 발표하였다.[21] 정상적 혹은 비정상의 넙다리뼈 경사각과 비틀림은 ***넙다리뼈의 특성일 뿐***(properties of the femur alone)이나(그림 10-8), 비정상적인 넙다리뼈의 각 엉덩관절의 보상적인 변화를 일으켜 실질적으로 엉덩관절의 안정성, 체중부하 그리고 근역학을 변화시킨다.

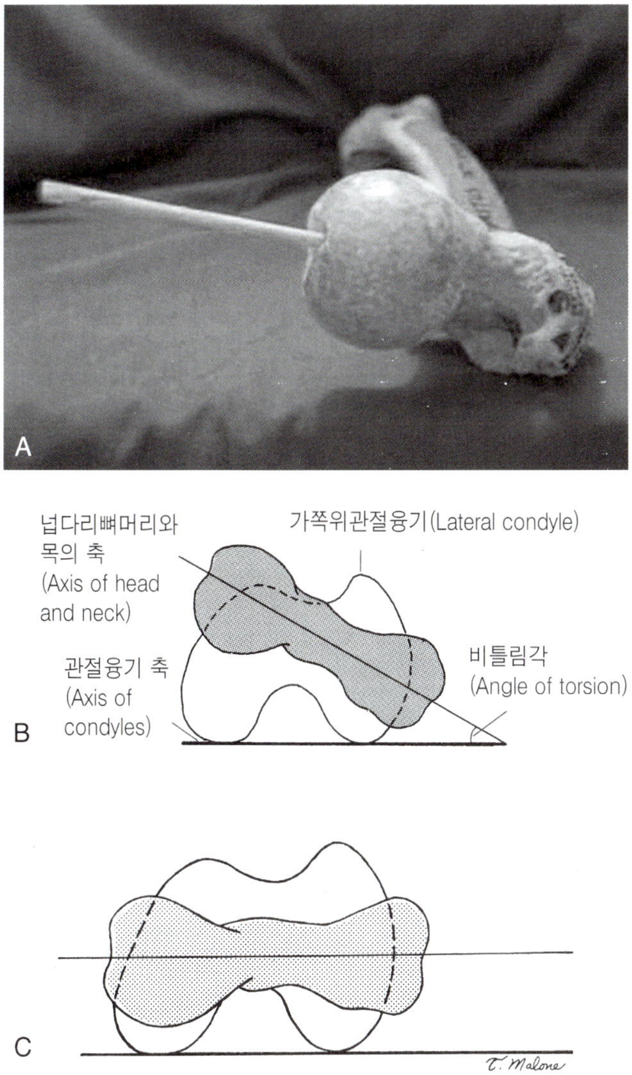

▲ **그림 10-8** ■ 오른쪽 넙다리뼈의 비정상적 비틀림 각도 A. B. 비정상적 앞쪽 비틀림 각도의 증가를 **앞쪽번짐**. C. 비정상적 비틀림 각도의 감소는 **뒤쪽 번짐**.

즉, 넙다리뼈 앞쪽번짐과 외반고가 같이 나타날 수도 있고 또 각각 독립적으로 나타날 수도 있다. 이런 구조적 변화는 엉덩관절의 근위와 원위부에 영향을 미쳐 엉덩관절, 무릎관절, 발목관절에 영향을 미칠 수 있다. 엉덩관절 기능에서 넙다리뼈의 비정상 각의 영향도 본 장 말미, 엉덩관절의 병리에서 논의하게 될 것이다.

관절면 일치도(Articular Congruence)

엉덩관절은 일반적으로 일치성 관절로 여겨지나, 넙다리뼈머리가 볼기뼈절구보다 큰 것이 사실이며 중립위 혹은 선자세에서 넙다리뼈머리의 전면과 상면이 약간 노출되어 있다(그림 10-9A). 넙다리뼈머리가 상방향으로 각이 져 있고 볼기뼈절구가 하방으로 향해 관절면이 잘 맞는 것 같지만, 실제로는 그렇지 못하고 볼기뼈절구가 넙다리뼈머리를 충분히 덮지 못한다. 넙다리뼈머리의 앞쪽번짐과 볼기뼈절구의 전방으로 향하는 위치때문에 넙다리뼈머리의 전면이 노출된다. 넙다리뼈 앞쪽번짐(femoral anteversion), 외반고(coxa valga), 얕은 볼기뼈절구(shallow acetabulum) 등은 중립 또는 선자세에서 넙다리뼈머리의 노출과 관절의 안정성에 영향을 미친다. 넙다리뼈머리와 볼기뼈절구사이는 엉덩관절의 비체중지지상태에서 굽힘(flexion), 벌림, 약간의 가쪽돌림[9]이 결합될 때 가장 잘 접촉이 많이 된다(그림 10-9B). 이 자세는 엉덩관절이 네발기기 자세일 때의 위치이며 일명 개구리다리자세(frog-leg position)로 알려져 있고, Kapandji[9]는 이 자세를 실질적인 엉덩관절의 생리학적 자세(true physiologic position)라고 했다.

Konrath[11] 등은 그들의 연구결과와 문헌을 토대로 엉덩관절은 큰넙다리뼈머리로 인하여 비체중지지 상태에서는 불일치 관절로서 실질적 기능을 수행하며 체중지지상태에서는 볼기뼈절구의 탄력적 변화로 인하여 볼기뼈절구 전면/상면/후면과 넙다리뼈머리의 접촉이 증가한다고 하였다.[11] 부가적인 관절 접촉과 접합은 체중을 지지하지 않는 절구오목(acetabular fossa)과 비연골에 의해서 만들어진다. 또 관절의 안정성에 영향을 미치는 요인은 절구오목의 진공상태 기압이며 Wingstrand[15] 등은 엉덩관절 굽힘상태에서는 관절주머니나 인대보다 기압(atmospheric pressure)이 더 영향을 미친다고 하였으며 실제로

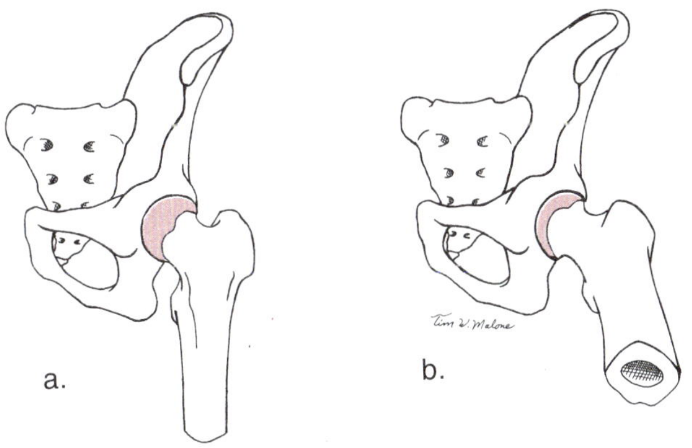

▲ **그림 10-9** ■ A. 중립적 엉덩관절 위치에서 넙다리뼈머리 관절연골의 전면과 상면이 노출되어 있다. B. 볼기뼈절구와 넙다리뼈머리 관절면의 최대접촉은 넙다리뼈가 굽힘, 벌림, 약간 가쪽돌림되었을 때 발생된다.

마취상태에서 관절주머니를 제거한 환자의 넙다리뼈머리와 볼기뼈절구는 접촉을 유지하고 있음을 보고하였고, 이러한 관절내의 기압은 엉덩관절이 탈구되면 파괴된다.[9]

사례 적용 10-2: **이형성엉덩관절의 관절접촉**

글로리아씨의 엉덩관절의 넙다리뼈 앞쪽번짐, 외반고 그리고 얕은 볼기뼈절구(감소된 중심테두리각)는 정상적인 체중지지상태에서 넙다리뼈머리 관절면의 노출과 관절면 접합과 안정성의 감소가 증가될 수 있다. 글로리아씨의 엉덩관절 형성장애가 유아기에 진단이 되었다면, Frejka pillow나 Pavlik harness 같은 보조기를 사용하여 넙다리뼈머리와 볼기뼈절구사이의 접합을 증가시키고 기형을 감소시키기 위하여 개구리 다리 위치를 유지했어야 했다(그림 10-10).[29] 엉덩관절의 굽힘, 벌림 그리고 돌림의 혼합 동작은 선천성 엉덩관절탈구나 Legg-calve-Perthes 질병같은 질환에 엉덩관절의 안정성을 증가하기 위하여 흔히 사용하는 자세이다.[30] 중심테두리각 감소 한 가지만 보더라도, 보행주기 동안 체중지지의 변화가 발생하며[31] 엉덩관절에서의 퇴행성질환을 발생시킨다. 성인 골관절염 환자의 25%가 진행성엉덩관절 형성장애의 결과와 연결되어 있다.[1]

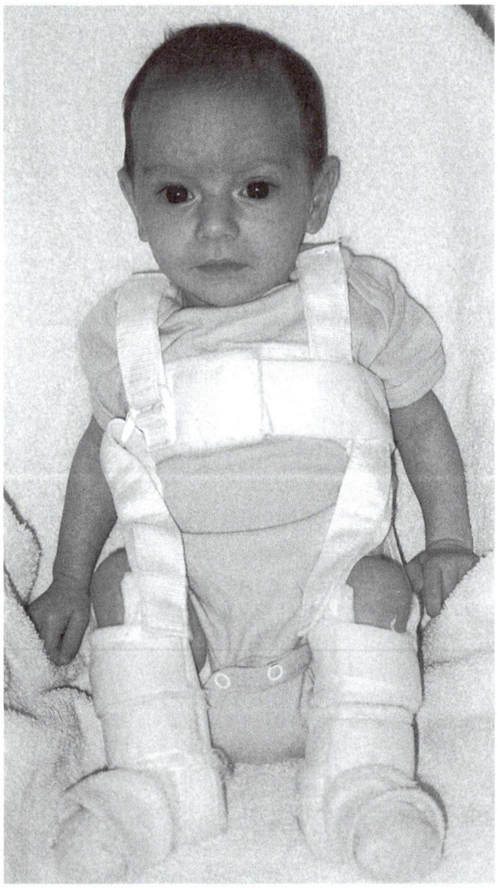

▲ **그림 10-10** ■ 유아는 자세교정 보장구에 의해 굽힘, 벌림, 가쪽 돌림이 쉽게 유지될 수 있다.

엉덩관절의 관절주머니와 인대들 (Hip Joint Capsule and Ligaments)

■ 엉덩관절 관절주머니(Hip Joint Capsule)

엉덩관절의 관절주머니는 강력하고 매우 밀집된 조직으로 관절주머니가 약한 어깨관절과는 다르게 실질적으로 엉덩관절 안정성에 기여를 한다. 관절주머니는 관절구순의 윗부분을 감싸고 있으며 옷소매처럼 넙다리뼈머리와 넙다리뼈목을 덮고 있고, 대퇴경저에 부착된다.[7,32] 따라서 넙다리뼈목은 관절주머니 속에 있게 되고 큰뼈돌기와 작은뼈돌기는 관절주머니 밖에 있다. 관절주머니는 두 종류의 섬유를 가지고 있는데, 하나는 횡적으로 된 섬유(longitudinal fibers)로서 표면에 있으며, 다른 것은 원통의 섬유(circular fiber)로서 심부쪽에 있다.[7,32] 이 원형의 섬유는 넙다리뼈목을 둘러싸는 칼라처럼 되어 있고, 이것을 원상대(zona orbicularis)이라고 부른다. 관절주머니 자체는 스트레스가 두드러지게 일어나는 전상부는 두껍게 되어 있고,[7] 반면에 후하부는 상대적으로 얇다.[32] 앞쪽으로 관절주머니 안에 지대섬유(Retinacular fiber)가 있어 넙다리뼈목으로부터 넙다리뼈머리쪽으로 연결되어 있다.[7] 지대섬유는 넙다리뼈머리와 골경에 영양을 공급하는 혈관을 운반하고 있고,[1] 넙다리뼈머리는 넙다리뼈내 회선동맥(medial femoral circumflex artery), 넙다리뼈외 회선동맥(lateral femoral circumflex artery) 그리고 폐쇄동맥(obturator artery)으로부터 혈액공급을 받는다.

다른 관절과 마찬가지로 엉덩관절에도 20개의 점액낭이 있지만, 그중 중요한 점액낭은 3개로 여겨진다.[15,33,34] 점액낭은 관절주머니 자체보다는 엉덩관절 근육에 연결되어 있기 때문에 근육을 설명할 때 서술하기로 하겠다.

■ 엉덩관절 인대(Hip Joint Ligament)

넙다리뼈머리 인대(ligament of head of femur) 혹은 원형대(ligamentum teres)는 관절 연골내에 있으나 활액외부 부속관절구조이고, 삼각형모양으로 절구패임의 가장자리와 연결되어 있다. 절구횡인대와(Transverse acetabular ligament)와 **넙다리뼈머리와**(Fovea of the femur)에 연결되어 있으며(그림 10-11), 활액막이 소매처럼 넙다리뼈머리인대를 감싼다. 넙다리뼈머리 인대 조

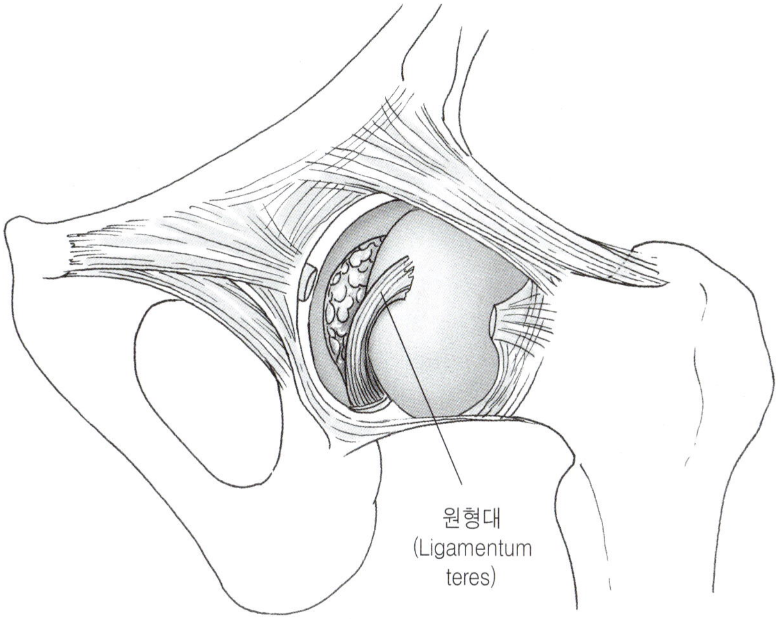

◀ **그림 10-11** ■ 우측 엉덩관절의 넙다리뼈머리오목에서 시작되는 넙다리뼈머리 인대를 보여준다.

직의 특성은 다른 인대와 비슷하고[35] 절반정도의 굽힘과 벌림에 긴장한다.[7] 그러나 관절의 안정성에 영향을 미치지는 않는다.[36] 게다가 이 인대는 폐쇄동맥(obturator artery)으로 나온 동맥 안쪽에 감싸고 있어 넙다리뼈머리에 혈액을 전달하게 하는 작용과 신경을 전달하는 작용을 한다.

지속적 연구: 넙다리뼈머리에의 혈액공급

혈액공급은 특히 아동기에 매우 중요한데 아동기에는 지대동맥(retinacular vessel)이 연골성 골단(Cartilaginous epiphysis)에 미치지 못하고 손상받기도 쉬운데 Crock[37] 등은 넙다리뼈머리 인대 안에 있는 동맥에 의해 뼈가 성숙되고, 골단선이 닫힐 때까지 혈액을 공급받는다고 하였다. 그럼에도 불구하고, Tan과 Wong[38]은 그들이 조사한 표본의 10%에서 넙다리뼈머리 인대가 없음을 발견하였고, 노인에 있어서는 흔히 이 인대가 경화되어 있다고 하였다.[1] 노인에 있어서 넙다리뼈목 골절같은 문제에 의해 지대 동맥이 손상받으면 인대동맥의 충분한 역할을 할 수 없어 넙다리뼈머리 괴사가 발생될 수 있다.[38] 넙다리뼈머리에 이차혈액공급이 없으면, 넙다리뼈목 외상의 발생 시 넙다리뼈머리 무혈성 궤사의 위험이 증가할 수 있다.

많은 연구자들이 엉덩관절의 관절주머니를 세분화 하고 다양한 이름을 붙였지만, 앞부분 두 개의 인대, 뒷부분은 하나의 인대에 의해 강화되어 있고,[9,36] 엉덩관절의 기능을 이해하기 위해서는 다음의 3가지 구분으로 충분하다고 생각된다. 두 개의 앞쪽의 인대는 **엉덩넙다리인대**(iliofemoral ligament) 그리고 **두덩넙다리인대**(pubofemoral ligament)라고 부르며 엉덩넙다리인대는 Y자를 뒤집은 것 같아서(그림 10-12) 비글로우의 **Y인대**(Y

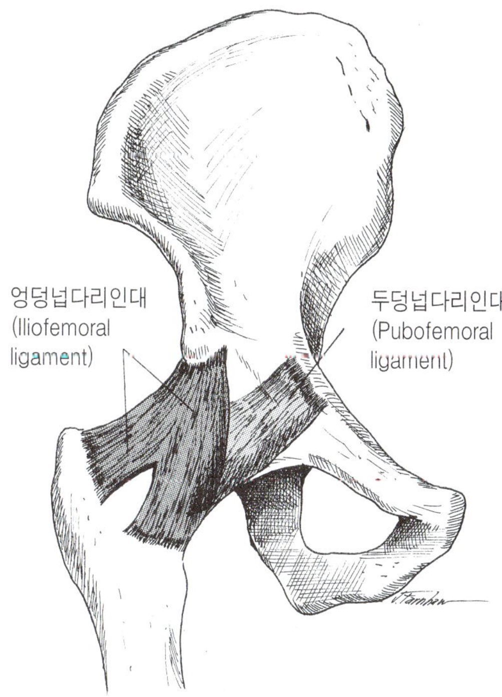

▲ **그림 10-12** ■ 오른쪽 엉덩관절 앞면의 엉덩넙다리인대와 두덩넙다리인대를 보여준다.

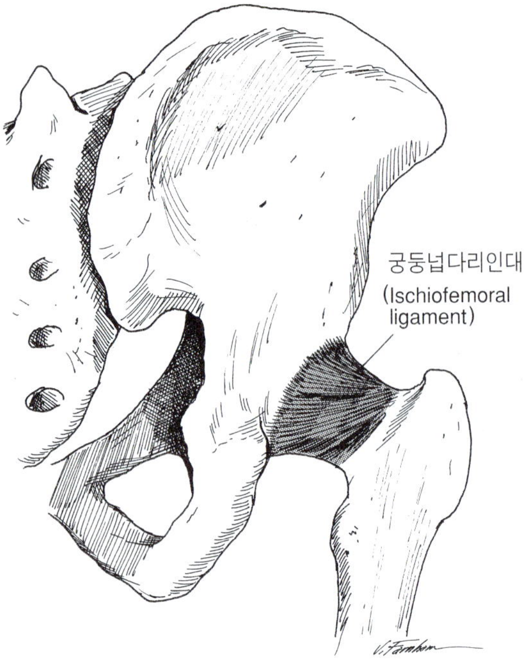

▲ **그림 10-13** ■ 오른쪽 엉덩관절 후면의 궁둥넙다리인대.

ligament of Bigelow)라고도 불린다. 인대의 꼭대기는 엉덩뼈가시의 전하방에 부착되고, Y자의 양두팔은 넙다리뼈의 전자간선에 부착한다. 엉덩넙다리인대의 윗 부분이 엉덩관절인대에서 가장 강하고 두꺼운 부위이다.[9] 두덩넙다리인대(그림 10-12)는 두덩뼈가지의 전면에서 시작하여 전자간와의 전면을 지나간다. 엉덩넙다리인대와 두덩넙다리인대는 어깨관절의 견갑상완인대처럼 관절주머니 앞쪽에 Z자를 형성하여 부착된다. **궁둥넙다리인대**(ischiofemoral ligament)는 볼기뼈절구 가장자리의 후면과 절구테두리에 부착된다(그림 10-13). 이 인대의 일부 섬유들은 넙다리뼈목을 나선형으로 감싸고 있으며 원상대 섬유(Zona orbicularis)와 혼합된다. 나머지 섬유들은 수평으로 정렬되어 큰뼈돌기의 내측면에 부착한다.

다른 관절의 인대처럼 엉덩관절의 인대의 역할에 대한 많은 다양한 의견이 많으며, Fuss와 Bacher[36]는 엉덩관절인대에 대한 많은 다양한 의견을 요약 및 정리를 하였고, 엉덩관절의 움직임은 최소한 엉덩관절 인대 한 부분에 의해 제약을 받는것은 확실하다.[36] 엉덩관절의 관절주머니와 인대는 매우 강하며 강력한 견인력에도 불구하고 안정을 유지하고 견인이 발생하지 않도록 하며 앞쪽의 인대가 궁둥넙다리인대보다 더 튼튼한 것으로 보고되었으며[39] 엉덩관절의 폄이나 과폄 시에 팽팽해진다. 엉덩관절은 어깨관절과는 다르게 외상성 탈구가 쉽게 발생하지 않으며 엉덩관절 이형성(dysplastic hip)증에서 탈구가 발생되었을 때도 관절주머니와 인대가 매우 강하여 체중을 부가할 수 있도록 한다. 넙다리뼈머리에 의한 관절주머니에 가해지는 스트레스는 넙다리뼈머리를 미끄럽게 하는 연골세포를 가진 관절주머니로 저항할 수 있다.[40]

정상적인 환경에서 관절주머니와 인대는 체중의 2/3를 지지할 수 있다. 양하지로 서 있을 때 엉덩관절은 약간 폄 상태 혹은 중립자세(neutral position)로 되어 있으며 이때는 관절주머니와 인대가 약간의 긴장상태로 되어 있고[9] 중력선이 엉덩관절축 뒤쪽에 위치하여 중력 폄모멘트(gravitional extension moment)가 생기게 된다. 그러나 이러한 엉덩관절의 중력 폄력은 관절주머니인대 복합체(capsuloligamentous structure)에 의해 조절된다. 인체의 중력선이 엉덩관절축 뒤쪽에 위치하여도 엉덩관절에 걸쳐있는 근육의 능동적/수동적 수축이 없어도 관절주머니 인대복합체의 긴장에만 의해도 체중을 지지할 수 있다.

■ 관절주머니 인대의 장력 (Capsuloligamentous Tension)

약간의 벌림과 안쪽돌림을 동반한 폄자세는 엉덩관절에서 잠김위치(close-packed position)이다.[7] 그러나 이 잠김위치가 안정된 자세이기는 하지만, 관절면이 최대로 접촉되는 자세는 아니다. 엉덩관절은 잠김위치가 최대 관절접촉위치(엉덩관절 굽힘, 벌림, 가쪽돌림)가 아닌 흔치 않은 관절이다. 관절이 최대한 접촉되지도 않고 또 잠김위치도 되지 않으면 외상성 탈구가 되기 쉽다. 엉덩관절의 굽힘과 모음은 탈구되기 쉬운 자세이다(의자에 앉아서 다리를 교차해서 앉은 자세). 이 자세에서 넙다리뼈를 엉덩관절로 미는 강한 힘이 가해지면, 넙다리뼈머리가 볼기뼈절구에서 빠지기 쉽다(자동차사고에서 무릎이 앞부분에 충돌할 때).[9,30]

엉덩관절의 관절주머니 인대의 긴장은 엉덩관절이 중간범위의 굽힘, 약간의 벌림 그리고 중간의 돌림일 때 가장 적은데 이 위치에서는 정상 관절내압(intra articular pressure)이 최소화되고, 비정상적 활액을 함유할 수 있는 활액낭의 용량이 최대로 커진다.[28] 이 자세는 엉덩관절 관절주머니 인대의 통증이 있을 때나 활액이 많이 분비되어 관절주머니의 압력이 증가하였을 때 취할 수 있는 자세이다. 엉덩관절의 활액낭염이나 넙다리뼈골절로 인한 혈관 손상으로 관절의 출혈이 발생하였을 때 관절주머니의 활액분비가 많아질 수 있다. Wingstrand[28] 등은 관절내압을 감소시키는 것은 관절의 통증을 줄이고 넙다리뼈머리에 혈액을 공급하는 관절내 혈관압박을 예방할 수 있다고 하였다.

엉덩관절 체중부하의 구조적 지지체계 (Structural Adaptations to Weight-Bearing)

넙다리뼈와 골반의 내측구조(internal architecture)는 넙다리뼈와 골반사이에 발생하는 기계적 압력(stress)이나 변형(strain)에 적응되도록 되어 있다. 뼈의 골소주는 그림 10-14에서 보는 바와 같이 엉덩관절의 다른 구조적 요소와 같이 잘 배열되어 있다.

제 4장에서 체중을 지지(weight-bearing)하는 선은 척주를 통과해서 엉치뼈 곶(promontory)을 지나 엉치엉덩관절까지 전달되는 것을 보았다. 골반과 넙다리뼈에서의

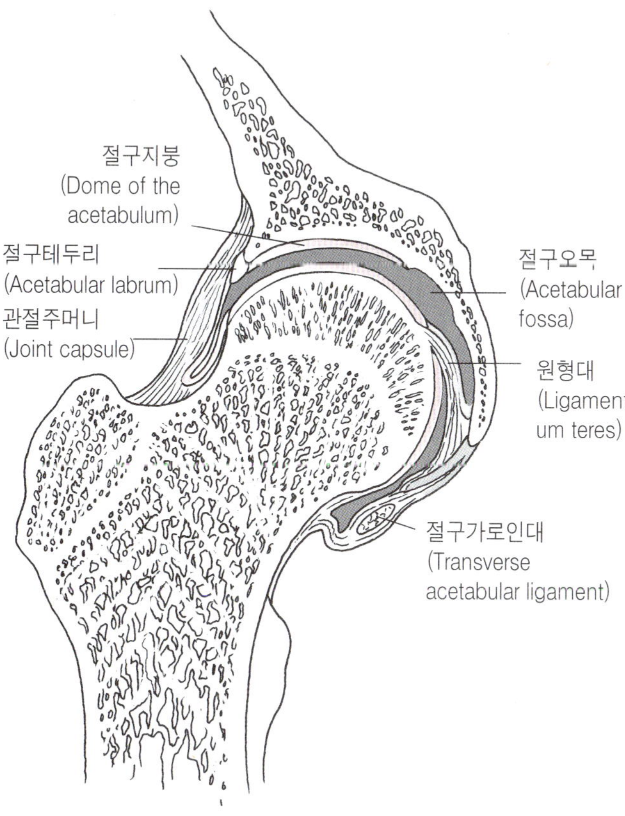

▲ **그림 10-14** ■ 넙다리뼈 골소주는 해면질에서 압력의 방향으로 구성되어 있으며 횡단면에서 볼 수 있다.

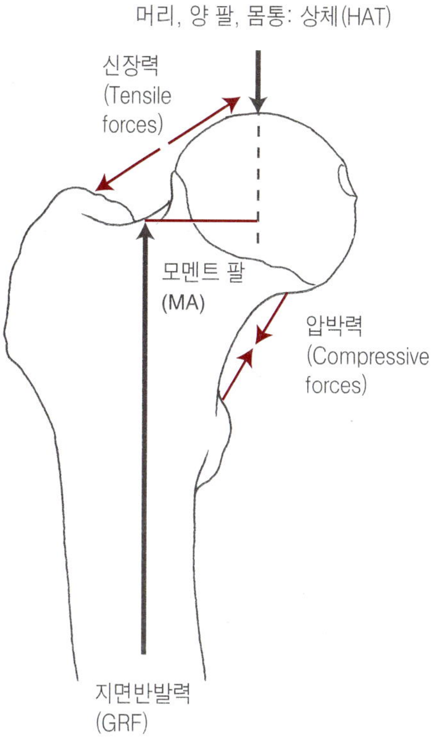

▲ **그림 10-15** ■ 상체의 체중지지선은 넙다리뼈 머리 중심부에 위치하고, 지면반발력은 넙다리뼈 몸통으로 올라와서 넙다리뼈의 구부림 모멘트를 유발하는데 모멘트 팔의 길이와 목 경사 각도에 좌우된다. 구부림 모멘트는 넙다리뼈 목 위부분에서는 신장력 목 아랫부분에서는 압박력으로 작용한다.

체중지지 선은 골소주의 배열로 나타난다.[7] 기립자세에서 체중지지 활동은 상체(중력: gravitational force)가 골반을 통과하여 넙다리뼈머리에 전달되며 반면에 지면반발력(ground reaction force)도 넙다리뼈몸통에 전달된다. 이 두 힘은 서로 반대수직으로 평행하며 넙다리뼈머리에 가해지는 체중과 넙다리뼈몸통에 가해지는 지면반발력 사이에 또 같은 거리의 모멘트 팔(MA)을 가진 짝힘이다. 이 힘은 넙다리뼈목에 대하여 굽힘력을 발생시킨다[41](그림 10-15). 굽힘압력은 넙다리뼈목 상부에 신장력을 발생시키며(tensil force), 하부에는 압박력을 발생시킨다. 이러한 짝힘에 의하여 발생하는 다양한 압력을 예방하고 지지하는 골반섬유주(pelvic trabecular)는 골반의 볼기뼈절구를 지나는 안쪽 섬유주계(medial trabecular system)와 가쪽 섬유주계(lateral trabecular system)의 두 개의 주된 시스템과 세 개의 보조 **골소주계**가 있다(그림 10-16).

안쪽 섬유주계는 상부넙다리뼈몸통의 내측 피질골로부

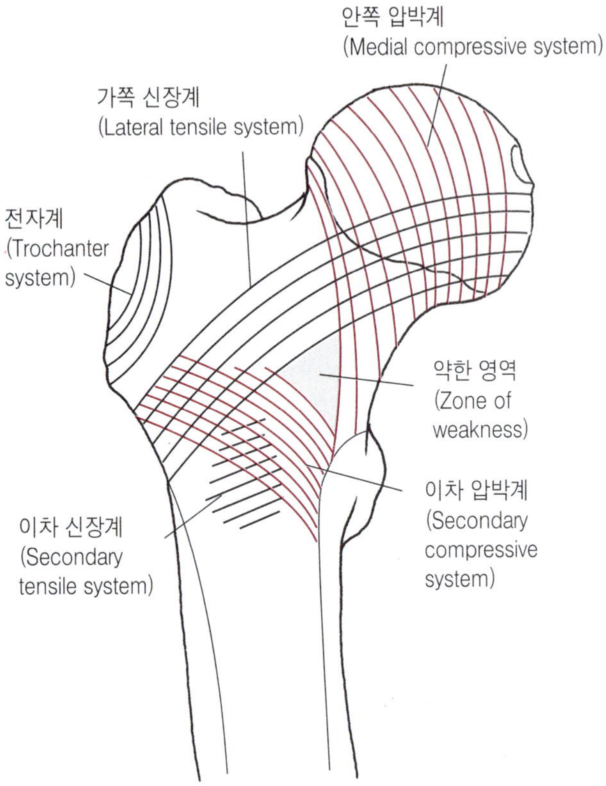

▲ **그림 10-16** ■ 두 주요 섬유주계(안쪽 섬유주계, 가쪽 신장계)가 주로 힘의 전달을 담당한다. 부가적인 압박선은 이차 압박계와 신전계 그리고 전자계이다.

터 시작되어 넙다리뼈머리의 상부면의 피질골로 방사하며 엉덩관절에 수직적인 체중부하를 지지할 수 있도록 되어 있다.[9] 넙다리뼈의 가쪽 섬유주계는 넙다리뼈몸통 상부의 가쪽피질골로부터 시작되어 안쪽 섬유주계를 가로지르고 난후, 넙다리뼈머리의 하면의 피질골에 정지한다. 가쪽 섬유주계는 경사방향으로 되어 있고 상체(HAT)에 의해 넙다리뼈머리에 가해지는 전단력과 넙다리뼈몸통에 가해지는 압력에 의해 발생되는 지면반력에 견딜 수 있도록 되어 있다.[9] 두 개의 보조골소주계중 하나는 압박력과 다른 하나는 신연력으로 작용한다.[42] 또 다른 하나는 큰뼈돌기 쪽에 위치해 있다.[9,42] 이와 같이 골반과 넙다리뼈에는 골소주가 다양하게 얽혀 있어 압력이나 변형에 저항할 수 있도록 되어 있으며 넙다리뼈목부분 쪽에 골소주가 없거나 약한 부분이 있는데 이곳을 **약한 영역**(Zone of weakness)이라고 하며 잠재적으로 손상을 받기 쉽다. 넙다리뼈목의 약한 영역은 특히 굽힘력이 지나가는 부분이며 가해지는 힘이 과하거나, 조직이 정상적으로 저항 할 수 없을 때 골절이 일어날 수 있다.

지속적 연구 : 넙다리뼈목의 압박(Femoral Neck Stress)

해면골에서 약한 부위(zone of weakness)가 많은 압력을 받아 엉덩관절 골절부위로 여겨짐에도 불구하고 Crabtree[43] 등은 엉덩관절 골절을 가진 환자나 사체 등을 검사한 결과, 넙다리뼈목에서 피질골이 넙다리뼈근위부에서 최소 50%의 압력을 지지한다고 발표하였다. 그들은 골절에서 감소된 해면질보다 피질골의 조절이 더 큰 요소라고 하였다. 엉덩관절골절의 세분화된 기술은 이번 장에서 다시 한번 논의하겠다.

볼기뼈절구의 주요 체중부하부위(primary weight-bearing surface) 혹은 **지붕부위(dome** of the acetabulum)는 볼기뼈절구 초승달 모양의 윗부분에 위치하고 있다[44,45](그림 10-14). 정상의 엉덩관절에서 지붕부위는 넙다리뼈머리 돌림축 바로 위에 위치해 있다.[45] Genda[6] 등은 방사선촬영을 실시하여 한발 기립자세에서는 지붕근처에 많은 압력이 가해지는 것을 발표하였으며 중심테두리각과 많은 상관관계가 있음을 보고하였고, 접촉지점이 여성이 남성보다 작았으나 최고 접촉력(peak contact force)은 여성이 더 높은 것으로 보고하였다. 넙다리뼈머리에서 주요체중 지지 부위는 상부이며[44] 지붕부분이 볼기뼈절구에서 퇴행성 관절질환이 가장 많이 발생되는 부분이지만,[44] 넙다리뼈머리에서는 머리오목 주위(fovea) 혹은 골두연골 가장자리에서 흔히 발생한다.

Athanasiou[24] 등은 볼기뼈절구의 주요체중지지 부분과 넙다리뼈머리의 주요체중지지 부분의 재료의 특징과 변형, 두께 등을 조사하여 차이점을 보고하였고, 볼기뼈절구 지붕(dome of the acetabulum)에 불일치한 압력이 지속적으로 가해져 연골의 영양을 유지하는 활액에 변화가 생겨 퇴행성 관절질환이 생긴다고 하였다.[44] 그러나 넙다리뼈머리는 기립자세나 앉은 자세 등에서 정확한 압력이 가해져 오히려 영양공급이 더 잘되는 것으로 보고하였다. 무혈성 관절연골(avascular articular cartilage)은 *압박(compression)*과 *이완(release)*을 통한 조직에 영양을 공급하는 요인에 영향을 받으며 너무나 많은 압박이나 적은 압박도 관절연골구조에 영향을 미치는 것을 알아야 한다.

엉덩관절의 연골면과 넙다리뼈머리 그리고 넙다리뼈목에는 상체의 압력(HAT)과 지면반발력(GRE)이 작용한다. 넙다리뼈몸통는 수직으로 되어있지 않고 사람마다 다르지만 각도가 형성되어 있다. 경사진 넙다리뼈몸통에 수

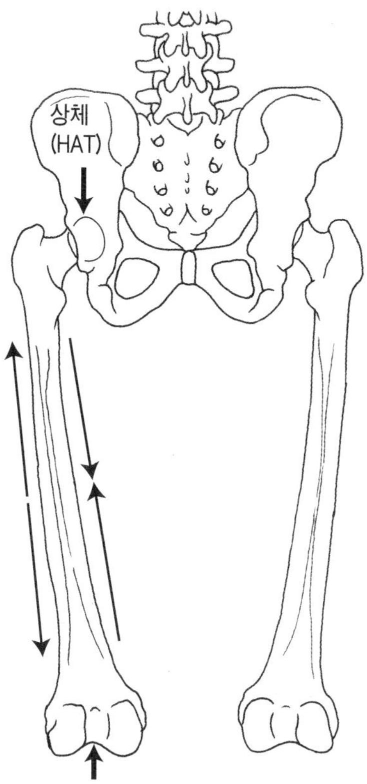

▲ 그림 10-17 ■ 넙다리뼈머리 돌림축 중앙으로부터 체중지지선은 내측압박력과 가쪽신장력을 일으켜 넙다리뼈몸통에 굽힘력을 일으킨다.

직압력은 골간체에 굽힘압력을 가하게 된다.[9,46] 넙다리뼈몸통 내측 피질골은 몸통이 내측으로 굽힘하는 내측 압축력에 대해 저항하도록 되어 있고, 가쪽 피질골은 넙다리뼈몸통 가쪽이 신장(tensile)굽힘하는 것에 대해 저항하도록 되어 있다(그림 10-17).

엉덩관절의 기능 (Function of the Hip Joint)

볼기뼈절구에 대한 넙다리뼈의 움직임 (Motion of the Femur on the Acetabulum)

엉덩관절의 운동들은 볼기뼈절구의 오목한 컵안에서 볼록한 넙다리뼈머리 면이 움직이는 것으로 쉽게 알 수 있으며 자유도가 3으로: 굽힘/폄, 벌림/모음, 안쪽돌림/가쪽돌림이 발생한다. 넙다리뼈머리는 넙다리뼈가 운동하는 반대방향으로 볼기뼈절구내에서 활주(glide)하며 굽힘과 폄은 넙다리뼈머리와 넙다리뼈목 사이를 지나는 관상축을 중심으로 넙다리뼈머리의 거의 순수한 축회전(spin)이 발생된다. 굽힘은 넙다리뼈머리가 후방으로 돌림을 하고 폄은 전방으로 돌림한다. 그러나 다른 위치로부터 일어나는 굽힘과 폄은 결합되는 운동에 따라 관절면에서 돌림(spinning)과 활주(gliding)가 함께 발생한다. 벌림과 모음 운동 그리고 안쪽돌림, 가쪽돌림 운동들은 돌림과 활주가 일어나며 넙다리뼈의 원위부가 움직이는 반대방향으로의 움직임이 관절면에서 일어난다. 체중이 부가된 상태에서 골반의 움직임에 의해 엉덩관절의 움직임이 발생되는데 골반과 볼기뼈절구의 오목면(concave acetabulum)이 같은 방향으로 움직이다.

관절 가동범위는 운동을 능동적 혹은 수동적으로 하느냐, 두 관절 근육에 수동장력의 작용여부에 따라 영향을 받는다. 엉덩관절의 관절가동범위는 독특하며[47] 엉덩관절의 굽힘운동범위는 무릎관절을 폄한 상태에서는 90°, 굽힘상태에서는 **무릎굽힘근**의 수동장력이 이완되어 굽힘운동범위는 120°이다. 엉덩관절 폄 운동범위는 10°-30°이며, 엉덩관절을 폄할 때 무릎관절을 굽힘한 후 폄하면 두관절 근육인 **넙다리곧은근**의 수동장력(passive tension)에 의해 움직임이 제한을 받는다. 벌림은 45°-50°, 모음은 20°-30°이며, 벌림은 두관절근육인 두덩정강근에 의해 제한을 받으며, 모음은 **넙다리근막긴장근**과 연결된 **정강띠**에 의해서 제한을 받는다. 엉덩관절의 안쪽돌림과 가쪽돌림은 보통 엉덩관절을 90° 굽힘하여 측정하며, 42°-50°이다. 넙다리뼈 앞쪽번짐(femoral anteversion)은 정상보다 넙다리뼈머리가 앞쪽으로 비틀어져 있기 때문에 가쪽돌림 범위가 감소되며 안쪽돌림범위가 증가된다.[8] 넙다리뼈머리가 앞쪽으로 정상보다 많이 비틀어져 있으면(그림 10-18), 넙다리뼈의 가쪽돌림시 넙다리뼈머리가 튀어나와 탈구와 관절주머니 인대와 관절전면의 근육의 제한에 부딪히게 된다. 엉덩관절의 돌림은 볼기뼈절구 전방경사, 이완된 관절주머니뿐만 아니라 넙다리뼈 뒤쪽번짐에 의해서도 영향을 받는다.[26]

정상적으로 평지를 보행할 때 요구되는 엉덩관절 운동범위는 굽힘 30°, 과다폄 10°, 모음과 벌림 5°, 안쪽돌림과 가쪽돌림 5°이다.[27,28] 지면이 고르지 못하거나, 계단을 오르내릴 때는 평지에 걷는 것보다 관절가동범위가 증가할 것이며, 의자에 앉는 활동이나 다리를 교차하고 앉을

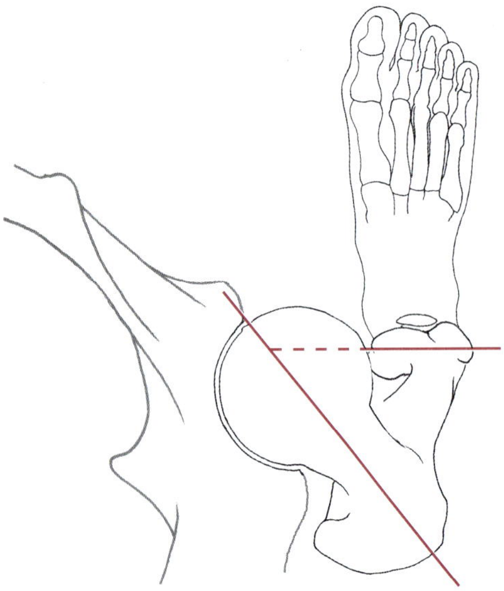

▲ **그림 10-18** ■ 넙다리뼈 관절융기를 바닥과 평행하게 한 상태로 바로 누운 자세에서는 넙다리뼈 머리가 앞쪽 노출된다. 가쪽돌림은 제한될 수 있으나 안쪽돌림은 비교적 많이 할 수 있다.

때도 가동범위는 달라질 것이다.

사례 적용 10-3: **이형성엉덩관절의 관절가동범위**

글로리아의 수동관절가동범위 검사와 보행을 조사해 본 결과, 그녀의 왼쪽 넙다리뼈 앞쪽번짐이 되어 있었다. 검사침대 위에 바로 누운 자세에서 그녀의 엉덩관절은 가쪽돌림보다 안쪽돌림되어 있었다(엉덩관절굽힘을 동반한 안쪽돌림이 통증에 의해 제한되어 있음에도 불구하고). 그녀의 경우는 낮은 볼기뼈절구로 인하여 엉덩관절 가쪽돌림을 실시하면 탈구되는 경향이 증가하였다. 그녀의 왼쪽발은 오른쪽발보다 발가락이 가쪽으로 향해 있었다. 체중지지상태에서 엉덩관절은 넙다리뼈 앞쪽번짐과 더불어 안쪽돌림되어 있었다(그림 10-19). 이 자세는 아마 체중지지 상태에서 관절면 일치도를 최대화하기 위해서 또는 전방관절주머니의 고유감각수용기의 폄을 최소화하기 위해서라고 생각된다. 관절면 일치도를 증가시키기 위한 보상으로 넙다리뼈 관절융기가 안쪽돌림되어 있다. 넙다리뼈의 비틀림 기형은 슬개골이나, 넙다리뼈 관절융기의 위치로 알 수 있으며 병리학적으로는 넙다리뼈내측비틀림이라고 언급된다.[49] 글로리아의 발은 보여지는 것보다 더 발가락이 안으로 되어 있으며 넙다리뼈 앞쪽번짐(내측넙다리뼈비틀림)을 가진 많은 다른 사람처럼 극단적인 정강뼈의 가쪽비틀림을 보여주었다.

넙다리뼈를 중심으로한 골반의 움직임 (Motion of the Pelvis on the Femur)

엉덩관절이 체중지지상태에서 엉덩관절의 움직임은 고

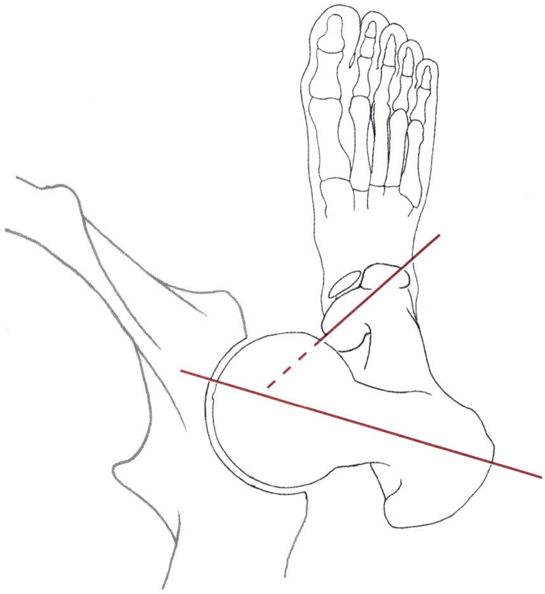

▲ **그림 10-19** ■ 기립자세에서 넙다리뼈 앞쪽 번짐은 볼기뼈절구에서 안쪽 돌림이 유발되며 넙다리뼈와 안쪽돌림이 발생된다. 기립자세에서 평가할 때 넙다리뼈 비틀림기형은 넙다리뼈내 돌림비틀림이 유발된다. 가쪽 정강뼈 비틀림이 동반되면, 발가락 내측 움직임이 최소화된다.

정된 넙다리뼈위의 골반이 움직이는 것이다. 모든 관절에서 관절표면에서의 움직임은 원위분절이 움직이거나 근위 분절이 움직이는 것인데 서로 반대 방향으로 움직이는 것을 볼 수 있다. 예를 들면, 주관절의 굽힘은 원위 전완부가 상방향으로 회선(rotation)하는 것으로 볼 수 있으며 반대로 근위 상완골이 하방향으로 회선(rotation) 한다고 볼 수도 있다. 엉덩관절에서는 골반이 수평방향이고 골반의 형태 때문에 움직임이 더욱더 복잡하며, 골반의 운동을 위해 새로운 용어가 만들어지게 되었다. 골반운동들은 엉덩관절 위나 아래에서 어떻게 운동하느냐에 따라 관찰자가 보는 시각에서 이름지어졌으며, 어떤 분절이 움직이든 *엉덩관절에서* 가능한 관절가동범위와 관절면 운동은 *변하지 않는다.*

■ 골반의 앞쪽 경사와 뒤쪽 경사 (Anterior and Posterior Pelvic Tilt)

골반의 전방경사와 후방경사는 관상축을 중심으로 하여 시상면에서 일어나는 운동이다. 정상적으로 정렬된 골반은 골반 앞위엉덩가시와 뒤위엉덩가시이 수평선상에 있으며 두덩뼈결합이 수직선으로 되어 있다[50](그림 10-

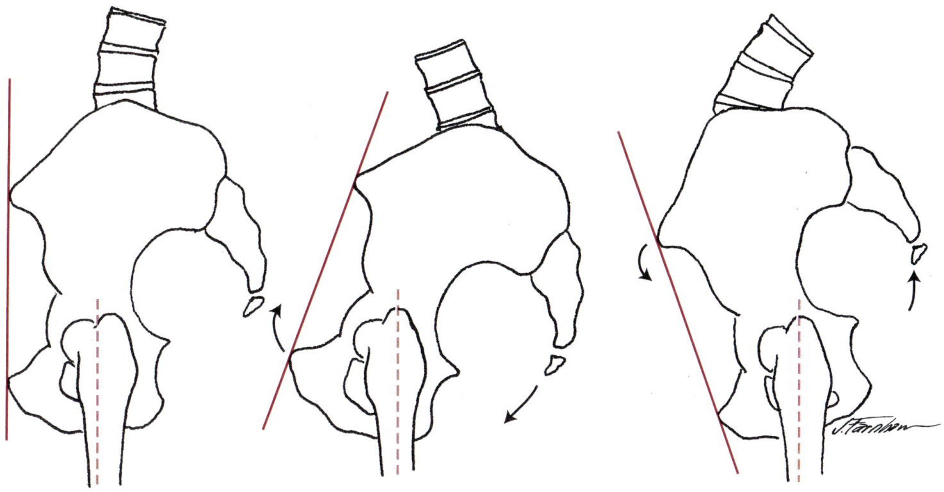

▲ **그림 10-20** ■ 시상면에서 골반경사는 엉덩관절의 굽힘과 신전이 발생된다. A. 기립자세에서 골반의 정상위치를 보여준다. B. 골반의 후방경사는 두덩뼈결합을 상방으로 허리뼈를 약간 굽힘시킨다. 엉덩관절은 신전된다. C. 전방경사에서 두덩뼈결합은 하방으로 허리뼈는 과폄되고, 엉덩관절은 굽힘된다.

20A). 넙다리뼈가 고정된 상태에서 골반의 후방경사와 전방경사는 각각 엉덩관절의 폄과 굽힘운동이 된다. 골반의 후방경사로 일어나는 엉덩관절의 폄은 두덩뼈결합이 상방향으로 올라가며, 넙다리뼈가 골반 후방으로 움직이는 것이 아니고, 골반의 후면이 넙다리뼈쪽으로 접근되는 것이다(그림 10-20B). 골반의 전방경사로 일어나는 엉덩관절의 굽힘은 앞위엉덩가시가 전방과 하방으로 움직이게 되고 두덩뼈결합이 하방향으로 내려가며, 넙다리뼈가 두덩뼈결합을 향해 움직이는 것이 아니고, 골반이 넙다리뼈쪽으로 접근되는 것이다(그림 10-20C). 전방경사와 후방경사는 양쪽 엉덩관절에서 동시에 일어날 수 있으며, 한쪽 다리만 짚고 서 있을 때는 한쪽 관절축에서도 일어날 수 있다.

기본 개념 10-1: *전/후방 경사 대 비틀림*

엉치엉덩관절의 기능부전을 평가하고 치료하려는 치료자는 시상면에서 골반 양쪽사이의 비대칭을 조사하려고 하는데 골반의 비대칭에 대한 많은 용어가 있다. 불균형이 전후방 비틀림으로 언급되어지거나 좀 더 혼란스럽게 전후방경사로 언급되어질 때 용어의 혼란이 많아 질 수 있다. 엉치엉덩관절에서 기능부전을 언급되어질 때 골반의 전후방 비틀림이나 전후방경사의 용어가 사용되는데 본 장에서는 고정된 넙다리뼈에서 골반의 움직임으로 **전/후방 경사**(anterior/posterior tilt)용어를 사용할 것이다.

■ 골반 측방경사(Lateral Pelvic Tilt)

골반의 측방경사는 시상축을 중심으로 관상면에서의 운동이다. 정상적으로 정렬된 골반에서 양쪽 앞위엉덩가시는 수평을 이루며 만약 수평이 이루어지지 않았다면, 골반은 가쪽으로 경사되어진 것이다. 골반의 측방경사는 한쪽발 혹은 양쪽발로 기립하였을 때 발생할 수 있다. 먼지 한쪽발로 서 있을 때, 골반의 측방경사는 한쪽 관절이 차축관절(pivot point) 혹은 축(axis)으로 역할을 하여 반대편 골반이 올라가거나(hip hiking) 내려간다(pelvic drop). 사람이 왼쪽다리로 서 있고 오른쪽 골반이 올라가면, 왼쪽 엉덩관절은 벌림(그림 10-21A)된다. 이때 양쪽 앞위엉덩가시를 연결한 선과 넙다리뼈중심선이 이루는 각도는 증가하며 몸의 중심으로부터 왼쪽 넙다리뼈가 벌림되는 상태이다. 사람이 왼쪽다리로 서 있고 오른쪽 골반이 내려간다면, 양쪽 앞위엉덩가시와 넙다리뼈 중심을 연결한 선의 각도가 감소하여 왼쪽 넙다리뼈가 모음된 상태가 된다(그림 10-21B).

한쪽 다리로 지지하고 섰을 때 체중을 지지하지 않는 쪽 엉덩관절은 열린운동사슬이나 골반의 움직임에 하지가 따라서 움직인다.

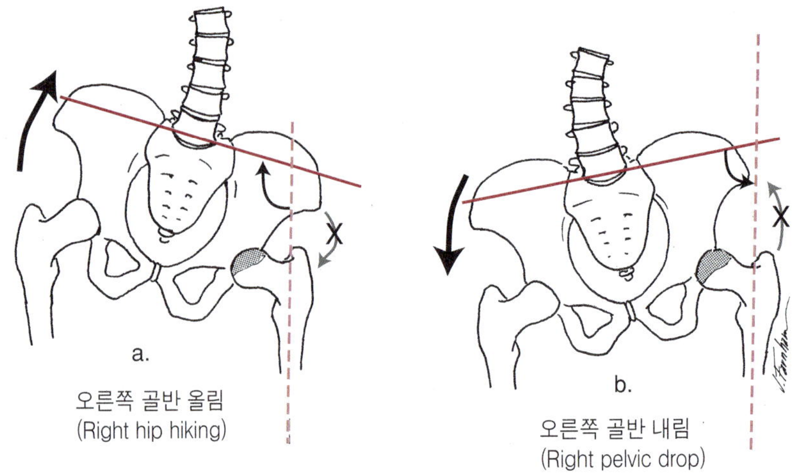

▲ **그림 10-21** ■ 왼쪽 주위로 골반의 측방경사는 엉덩관절 치켜 올림이나 골반 떨어짐으로써 일어날 수 있다. A. 왼쪽 엉덩관절 중심으로 오른 엉덩관절의 거상은 왼쪽 엉덩관절의 벌림을 발생시킨다. B. 왼쪽 엉덩관절의 중심으로 골반하강은 모음을 발생시킨다. 체중을 지자하고 있는 쪽의 골반의 움직임을 거론하는 것은 부적절한 것이다.

기본 개념 10-2: *골반올림과 골반내림*

한쪽 다리로 지지하고 골반을 올리고 내릴 때, 조사자는 지지쪽의 골반에 관심을 갖고 반대쪽 골반에는 관심을 갖지 않을 수 있다. 우리가 항상 기억해야 할 것은 관절축으로부터 멀리 떨어져 있는 골반쪽에 관심을 기울여야 하는 것이다. 골반의 측방경사는 지지하고 있는 하지의 반대골반의 움직임을 말하는 것이다. 한쪽 다리로 체중을 지지하고 섰을 때의 엉덩관절은 돌림축(axis of rotation)이 되고, 반대쪽 골반이 움직이게 된다. 한 여성이 오른쪽 다리로 체중을 지지하고 골반을 올렸다면, 오른쪽 다리가 축(axis)이기 때문에 왼쪽골반의 움직임에 의해 정해지게 되는 것이다.

골반의 측방경사(Lateral Shift of the Pelvis)

골반의 측방경사는 양쪽 다리로 체중을 지지하고 섰을 때 골반이 한쪽으로 기울어진 상태에서도 발생할 수 있다. 양쪽발이 체중을 지지하고 있는 자세에서 한쪽 엉덩관절과 무릎관절이 굽힘된다면 반대쪽에 체중이 많이 실리게 되고, 골반의 측방경사가 발생하게 된다. 골반의 측방경사는 한쪽골반이 기울어진 것이다. 양쪽 기립자세에서 엉덩관절이 오른쪽에 체중이 실리고 왼쪽으로 기울어져 있다면, 오른쪽은 모음되고 왼쪽은 벌림될 것이다(그림 10-22).

■ 골반의 전후방돌림 (Anterior and Posterior Pelvic Rotation)

골반의 돌림은 수직축(vertical axis)을 중심으로 횡단면(transverse plane)에서 일어나는 운동이며, 수직축을 중심으로 골반이 돌림하는 것이다. 가장 일반적인 것은

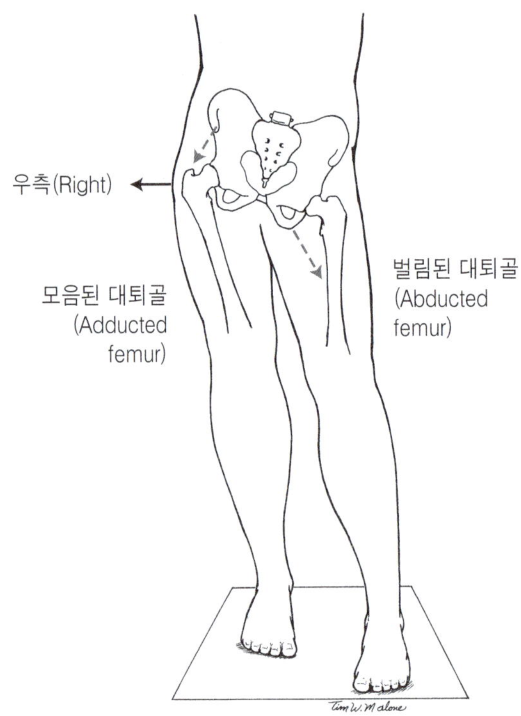

▲ **그림 10-22** ■ 체중이 오른쪽으로 실리고 골반이 왼쪽으로 경사된다면 오른쪽 엉덩관절은 모음되고, 왼쪽은 벌림되는 것이다. 정상위치가 되려면, 오른쪽 벌림근과 왼쪽 모음근이 작용하게 된다.

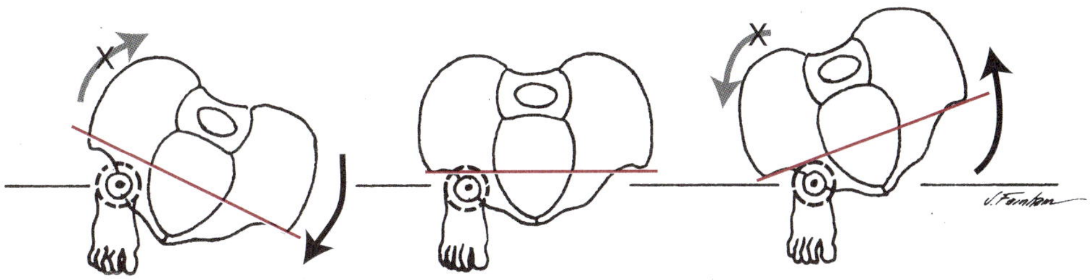

▲ **그림 10-23** ■ 횡단면에서 골반돌림을 상면에서 바라본 모습. A. 오른쪽 엉덩관절 주위로 골반의 전방돌림은 오른쪽 엉덩관절의 안쪽돌림을 일으킨다. B. 골반과 오른쪽 엉덩관절의 중립자세. C. 오른쪽 엉덩관절 주위로 골반의 후방돌림은 오른쪽 엉덩관절의 가쪽돌림을 일으킨다.

지지하는 다리의 엉덩관절을 축으로 하여 일어나는 운동을 말하며, 골반의 전방 돌림은 돌림하는 *반대쪽의 골반이 지지되고* 앞으로 나아가면서 일어나는 운동이다. 이 골반의 운동은 지지하고 있는 엉덩관절에서 안쪽돌림을 일으킨 것이다(그림 10-23A). 한 다리로 체중을 지지한 상태에서 골반과 몸통을 가능한 돌림시키면, 지지하는 다리에서는 안쪽돌림된 느낌을 받을 수 있다. 한쪽 다리로 지지한 상태에서 반대쪽 다리를 뒤로 움직인다면, 골반의 후방돌림(Backward rotation)이 발생될 수 있다(그림 10-23C). 골반의 후방돌림은 지지하고 있는 엉덩관절의 가쪽돌림을 유발한다.

양다리로 지지한 상태에서 골반 경사가 발생한 것처럼 골반의 돌림도 발생될 수 있다. 양발이 고정된 상태에서 골반 중심의 수직축을 중심으로 돌림은 오른쪽 골반의 전방돌림(forward rotation), 왼쪽골반의 후방돌림(backward rotation)등으로 설명될 수 있다.

기본 개념 10-3: *골반 돌림과 엉덩관절 돌림*

전방과 후방돌림을 언급할 때, 우리는 돌림축 반대쪽 골반의 움직임을 설명하는 것이다. 그림 10-23을 볼 때, 우리는 화살표의 움직임을 따라 가야 한다. 한다리로 지지하고 기립하였을 때 골반의 전방돌림이나 후방돌림은 지지하고 있는 쪽을 의미하는 것은 아니다.

한발을 축으로 고정하고 반대쪽 골반이 전방이나 후방 돌림했을 때, 고정된 쪽 엉덩관절의 돌림방향을 금방 결정하기는 어렵다. 그러나 학생 스스로가 움직임을 실시해 보면 잘 알 수 있다. 한쪽 발을 고정하고 반대쪽 골반과 몸통을 전방돌림시키면, 고정된 엉덩관절에서 안쪽돌림을 느낄 수 있을 것이다. 반대로 동작을 취하면, 고정된 엉덩관절에서 가쪽돌림을 느낄 것이다.

지속적 연구: **보행에서의 골반 돌림**

정상보행에서 체중을 지지하고 있는 반대쪽 다리는 유각기가 되며 골반의 전방돌림이 발생한다.[51] 이런 현상은 양다리와 골반에서 전방돌림과 후방돌림이 교대로 나타난다(그림 10-24). 입각기의 체중을 지지하고 있는 골반은 후방돌림, 유각기의 골반은 전방돌림이 발생한다.[52] 보행 시에 발생되는 이 용어가 골반과 엉덩관절에서 잘못 설명될 수 있다.

넙다리뼈, 골반 및 허리의 협응 운동 (Coordinated Motions of the Femur, Pelvis, and Lumbar Spine)

넙다리뼈를 고정하고 골반을 움직일 때, 두 가지의 운동결과가 나올 수 있다. 골반의 움직임에 머리와 몸통이 따라오는 움직임이나 골반이 움직이는데도 불구하고, 머리가 계속 수직위치를 유지하는 경우이며 이것은 각각 개방운동사슬반응과 폐쇄운동사슬반응이다. 이 두 가지는 원위, 근위분절에서 아주 다른 결과가 일어나며 각각을 조사해야 한다.

■ 넙다리골반운동(Pelviformal Motion)

넙다리뼈, 골반과 척추부가 협응하여 운동하면 한 분절이 움직일 때 보다 몸통에서의 관절 가동범위는 더욱더 커지며 엉덩관절은 개방사슬이 되고, **넙다리골반 운동**(Pelviformal motion)이라고 한다. 이것은 견괄절에서 손

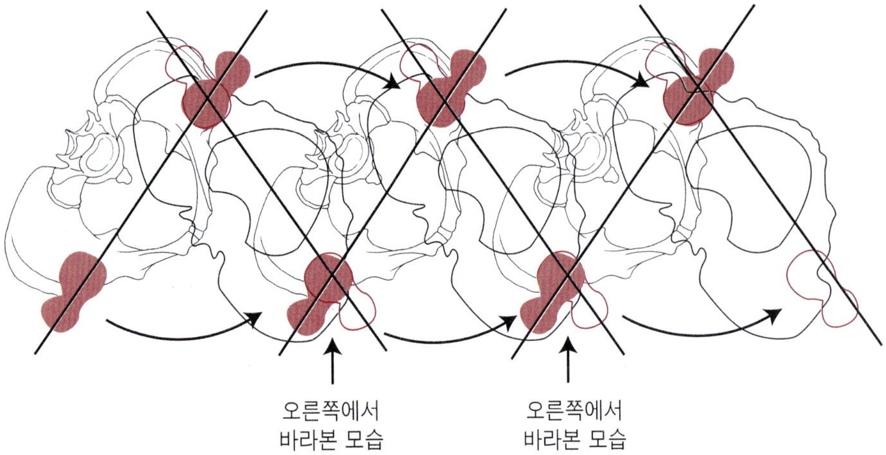

◀ **그림 10-24** ■ 본 그림은 보행 중 오른쪽, 왼쪽 엉덩관절을 중심으로 골반의 돌림을 보여준 그림이다. 오른쪽 엉덩관절을 축으로 골반의 전방돌림과 후방돌림을 관찰하기 바란다.

의 가동운동 범위를 증가시키는 넙다리골반운동과 같은 것이다. 넙다리골반운동에서 사슬의 말단은 두부 또는 발이다.

예제 10-1

공간에서 머리와 팔의 움직임

엉덩관절 굽힘(골반의 전방경사) 만으로는 양손을 바닥에 닿게 하기가 쉽지 않다. 무릎관절을 폄시키면, 엉덩관절 90° 정도까지만 굽힘(물론 무릎굽힘근의 유연성 여부에 달려 있지만) 될 수 있다. 허리뼈의 추가적인 굽힘이 전체 가동범위를 가능하게 하는 것이다(그림 10-25). 무릎굽힘근과 몸통폄근이 충분히 늘어난다면, 엉덩관절굽힘과 몸통굽힘의 혼합은 양손을 충분히 바닥에 닿게 한다. 엉덩관절과 몸통에서 엉덩관절과 허리뼈의 움직임이 양손과 두부의 관절가동범위를 얻기위한 열린사슬 반응의 한 예이다. [*Side-bar:* 이 사례는 바닥에 떨어진 물체를 줍는 방법이 *아니다!*] 개방 사슬반응(각 관절이 독립적으로 움직일 수 있는 능력)은 기저면 안에 중력선을 유지하기 위하여 좀 제한적이다(크게 발목에서).

예제 10-2

공간에서 하지의 움직임

사람이 오른쪽을 밑으로 누운 측와위 자세에서 엉덩관절을 최대 벌림한다면 90° 정도 할 수 있다(그림 10-26). 이 범위는 순수한 엉덩관절의 가동범위 45°와 골반의 가쪽경사, 허리뼈의 가쪽 굽힘이 포함되어진 것이다. 허리뼈의 왼쪽으로의 측방굽힘과 하지 벌림은 열린운동사슬이고, 또 허리뼈와 등뼈는 체중과 지면 접촉면에 의해 제한받는다.

넙다리골반 움직임은 두 분절 사이에 계속적인 관계가 함축되어 있기 때문에 **넙다리골반 리듬(pelvifemoral "rhythm,")**으로 언급되며 활동의 종류나 개인별 차이가 있다. Bohannon 등은 골반돌림이 수동하지 거상 시 전체 가동범위의 30%~46%를 차지한다고 하였으며[53] 기립자세에서 무릎관절 굽힘상태에서 최대 엉덩관절 굽힘하는 동안에는 골반이 전체 가동범위의 8%~32%를 차지하며 발목에 4.53 kg의 무게를 달았을 때는 매우 개

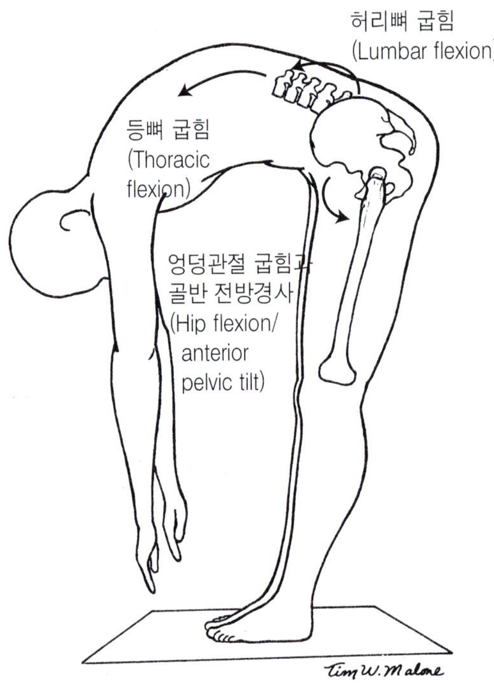

▲ **그림 10-25** ■ 허리뼈골반리듬은 엉덩관절 굽힘, 골반의 전방경사, 허리뼈 굽힘 그리고 머리와 양 상지의 굽힘에 의해 증가될 수 있다. 이 조합이 양팔을 바닥에 최대한 닫도록 한다.

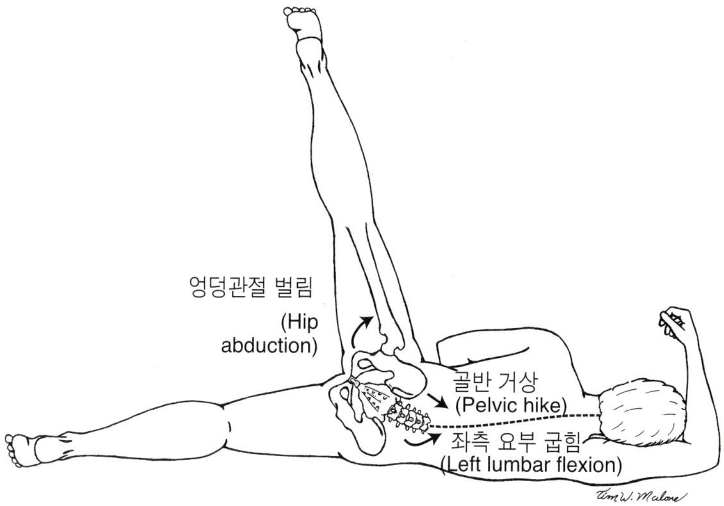

◀ **그림 10-26** ■ 넙다리골반 움직임은 엉덩관절 벌림, 골반 가쪽경사, 허리뼈 가쪽굽힘과 혼합되어 발이 움직일 수 있는 범위를 증가시킨다.

인차가 큰 것으로 보고하였다(9%~53%).[54] 엉덩관절, 골반 그리고 허리뼈의 움직임의 연결은 요통환자의 기능부전의 심한 정도를 평가하는 능동적 하지 거상 시 발생하는 통증의 기본 요소가 된다.[55,56]

■ 엉덩관절의 폐쇄사슬 기능 (Closed-Chain Hip Joint Function)

양하지가 체중을 지지하고 있을 때는 오른쪽과 왼쪽하지 관절은 폐쇄사슬이며 오른발 위로는 골반을 통하여 밑으로는 왼발사이의 모든 분절을 사슬로 정의한다. 양 사슬의 말단(여기서는 양 발)이 고정되어 있고, 한 관절에서의 움직임이 하나 혹은 그 이상의 분절의 움직임과 연결되어 있는 것이 참폐쇄 사슬(A true closed chain)이다. 사람이 한쪽이나 두쪽 하지로 체중을 지지하고 있을 때 하지는 폐쇄사슬로 여겨지는데 "체중지지(weight bearing)" 용어나 "폐쇄사슬(closed chain)" 용어를 교환해서 사용하는 것은 부적절하다고 생각된다.[57] 예제 10-1은 양 하지가 체중을 지지하고 있는데 열린 사슬이라고 한다. 결론적으로 체중지지와 폐쇄사슬은 같은 뜻은 아니다. 기립자세의 폐쇄사슬에서 하지 관절이 어떻게 기능할까?

기립자세의 폐쇄사슬에서 엉덩관절의 사슬말단은 반드시 고정되어 있어야 한다. 사실 양 발은 체중지지에 의해 고정되어 있다. 두부도 기능적으로는 "고정"되어 있다. 두부는 공간에서 자유롭게 움직일 수 있지만, 기립 활동 시에는 똑바로 수직으로 유지되어 있다. 항상 머리를 똑바르게 유지하는 것은 출생부터[58] 일생 동안 긴장성 미로반사(tonic labyrinthine reflex), 시각기립반사(optical righting reflex)에 의한 것이다. 두부는 천추(sacrum)위에 *잘 고정되어 있지만,* 고정된 구조물보다는 기능적인 구조물이다. 두부(연결사슬의 말단)가 기립자세로 기저면(연결사슬의 또 다른 말단) 위에 수직으로 되어 있을 때, 두부와 체중을 지지하는 부위와는 폐쇄사슬이 된다. 왜냐하면 한 관절의 움직임은 인접 다른 관절의 움직임을 유발하기 때문이다. 그래서 엉덩관절의 움직임은 단독으로 움직일 수 없고, 인접 위 아래관절의 움직임을 동반한다. 중간 관절의 보상반응이 머리가 기저면위에 있도록 하며 신체가 불안정 해지지 않는다. 이러한 폐쇄사슬반응은 머리가 고정되어 있지 않기 때문에 수의적으로 연이어 발생되어 질 수 있다.

예제 10-3

폐쇄사슬 엉덩관절 기능

폐쇄사슬과 개방사슬의 예는 엉덩관절굽힘근이 긴장(tight)되어 있고 엉덩관절이 굽힘되어 있을 때 볼 수 있다. 엉덩관절 굽힘의 고정된 자세에서 개방사슬 반응(그림 10-27A)과 폐쇄사슬 반응 (그림 10-27B)이 보여지고 있다. 엉덩관절이 분리되는 개방사슬반응은 두부와 몸통이 앞으로 이동하며 지지하고 있는 발 앞으로 중력선이 위치한다. 기립에서의 엉덩관절 굽힘은 엉덩관절만 분리할 수 있는 것이 아니라, 기저면 안에 중력선을 위치를 유지하고 두부를 기립으로 유지하기

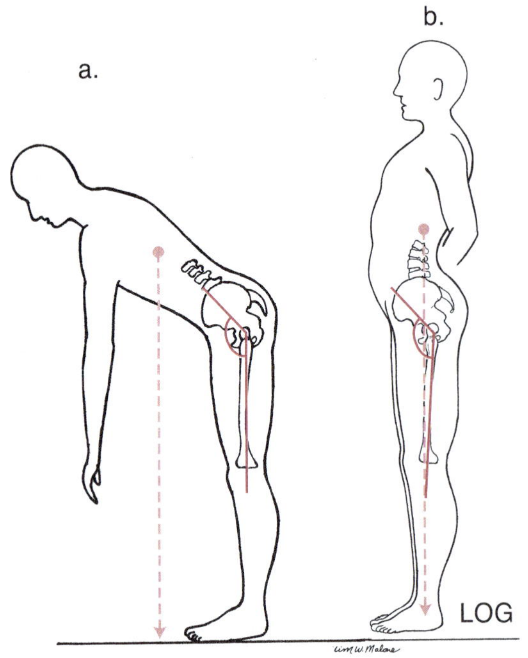

▲ **그림 10-27** ■ A. 엉덩관절 굽힘근의 긴장으로 몸통이 전방으로 기울어지고 중력선이 기전면을 벗어나는 반응이 개방사슬반응이다. B. 폐쇄사슬반응은 엉덩관절 굽힘근이 긴장하지만, 허리뼈의 신전으로 인하여 머리가 천추 위에 위치하고, 중력선이 기저면 위에 유지시키는 반응이다.

위하여 척추의 보상움직임이 동반된다 (허리뼈폄 혹은 허리뼈전만). 기능적 폐쇄사슬에서 엉덩관절의 움직임은 두부를 천골에 위치하기 위하여 요부*폄*이 동반된다(그림 10-27B). 개방사슬에서는 엉덩관절 움직임은 공간에서의 두부의 가동범위를 넓게 하기위하여 *요부굽힘*이 동반된다(그림 10-25).

사례 적용 10-4: **엉덩관절과 하지길이의 불일치**

진행성 엉덩관절 형성 장애를 가진 하지의 골격 단축은 흔하지 않다. 글로리아가 양발에 체중을 균등히 하고 섰을 때, 그녀의 왼쪽 다리가 1 인치 짧기 때문에 골반이 왼쪽으로 경사지게 내려가 있다. 중력선을 지지하고 있는 양 하지의 가운데로 위치하기 위하여 글로리아는 척추를 오른쪽으로 굽힐 것이다. 우리가 예제 10-2에서 본 것처럼 글로리아의 목표는 가동범위를 더 얻는 것이 아니라, 두부를 수직으로 유지하는 것이기 때문에 허리뼈에서는 반대동작이 나오는 것이다. 비대칭 하지환자의 척추의 반대움직임은 요통을 유발할 수 있다. 재미있는 것은 글로리아의 이형성 엉덩관절 하지의 기립자세에서 왼쪽 하지의 벌림은 압력을 감소시킬 수 있다. 엉덩관절의 벌림위치는 관절의 접촉면적을 넓게 할 수 있으며 많이 접촉되는 지점에 압력을 분산시켜 엉덩관절의 최고 압력을 분산시킬 수 있다.

골반의 정상 혹은 비정상의 경우 대부분 두부를 수직으로 유지하기 위하여 보상적 척추움직임이 발생한다. 인접관절에서 보상적 움직임이 꼭 필요한 것은 아니지만, 허리뼈의 움직임이 첫 번째 방어선이 된다. 표 10-1은 기능적폐쇄 사슬에서 골반과 엉덩관절 움직임에 동반되는 허리뼈의 보상적 움직임을 정리하였다.

엉덩관절의 근육 (Hip Joint Muscularture)

엉덩관절 근육에 대한 연구는 많이 있으며, 대부분은 지금까지 다른 관절에서 근육생리의 원리를 확인한 것처럼 엉덩관절 근육의 작용은 수축범위가 중간일 때 또는 약간 신장(적정 길이-장력)일 때 최대의 일을 한다. 두 관절 근육은 두관절에서 동시에 수축하지 않을 때 강한 힘을 생산할 수 있다. 그리고 장력발생(tension generation)은 원심성 수축, 등척성 수축, 구심성 수축 순으로 발생한다. 엉덩관절의 근육들은 체중을 지지하는 동안 중요한 역할을 많이 하는데 하지의 체중을 지지하는 것이 아니며 머리, 몸통, 상지(체중의 2/3)를 지지한다. 엉덩관절은 부착지점이나 길이 등이 독특하며 이런 근육의 특성이 결합하여 관절가동범위를 크게하고 또 엉덩관절의 위치에 따라 근육의 기능이 많은 영향을 받는다. 예를 들면, 모음근들은 엉덩관절 중립위에서는 굽힘근으로 작용하며, 엉덩관절이 이미 굽힘되어 있을 때는 엉덩관절 폄근으로 작용한다.[59] Delp[60] 등은 컴퓨터 작업을 통해 엉덩관절 안쪽돌림근은 엉덩관절굽힘이 증가될 때 회선력이 증가하고, 폄 시에는 감소하는 것을 밝혀냈으며 또한 **궁둥구멍근 (piriformis)**은 엉덩관절 90°에서는 안쪽돌림근으로 엉덩관절 0°에서는 가쪽돌림근으로 작용한다고 발표 하였다. 이와 같이 근육의 반대작용 기능들은 어깨관절에서는 몇 개 있으나 (예를 들면, 쇄골에 부착된 대흉근의 기능) 엉덩관절에서는 흔히 볼 수 있다. 결론적으로 많은 연구에서 상반된 다양한 의견과 성별간의 차이에 대한 다른 결과가 발표되었다.[61] 엉덩관절에서 근육의 기능은 한쪽다리로 서기자세(single-limb support), 보행, 자세 등에서 조사하는 것이 가장 좋은 방법이다. 다음에서 계속적으로 근육들의 기능에 대해 간략하게 검토하겠지만, 좀 더 세부적인 연구가 필요하다고 생각되며 다음 계속되는 장에서 더 구체적으로 분석하려고 한다. 비록 전통적으로 원위 넙다리뼈분절을 움직이는 각 근육에 대해 많은 연구

표 10-1 오른쪽 하지에 체중을 지지하고 똑바로 선 자세 동안 골반과 엉덩관절 그리고 허리뼈의 관계

골반의 움직임	동반되는 엉덩관절의 움직임	허리뼈의 보상움직임
골반 전방경사	엉덩관절 굽힘	허리뼈 폄
골반 후방경사	엉덩관절 폄	허리뼈 굽힘
골반 측방경사(골반 하강)	우측엉덩관절 모음	우측 굽힘
골반 측방경사(골반 거상)	우측엉덩관절 벌림	좌측 굽힘
전방돌림	우측엉덩관절 안쪽돌림	좌측으로 돌림
후방돌림	우측엉덩관절 가쪽돌림	우측으로 돌림

를 하였지만, 근위부의 골반의 움직임을 유발하여 엉덩관절의 움직임을 시키는 근육에 대해서도 많은 관심이 필요하다.

■ 굽힘근(Flexors)

엉덩관절 굽힘근들의 일차적인 기능은 가동성 근육으로 작용하며 체중을 지지하지 않은 상태에서 보행활동이나 스포츠 활동시 하지를 앞으로 움직이는 것이다. 굽힘근의 이차적 기능은 엉덩관절축의 뒷부분으로 내려오는 강한 폄력에 저항하는 힘이다. 엉덩관절의 앞쪽면을 지나가는 근육이 아홉 개가 있는데 엉덩관절 굽힘근 중 주요 근육은 **허리엉덩근**(iliopsoas), **넙다리곧은근**(rectus femoris), **넙다리근막긴장근**(tensor fasciae lata), **넙다리빗근**(sartorius)이다. 허리엉덩근이 굽힘근 중 가장 중요한 근육이며, 이 근육은 **엉덩근**(iliacus)과 **허리근**(psoas)으로 구성되며 공통건에 의해 넙다리뼈에 부착하고 있다. 따라서 허리엉덩근의 기시지점은 엉덩뼈오목(iliac fossa)과 허리뼈횡돌기, 추간판 등에서 기시하며, 두덩뼈(symphysis)를 지나 샅고랑인대(inguinal ligament) 밑을 통과한다. 허리근은 추체의 앞쪽에 부착되어 허리뼈를 앞쪽으로 잡아당기고, 엉덩근은 엉덩뼈오목에 부착되어 골반을 전방경사시키는데 작용한다. 폐쇄사슬 기능에서는 머리가 폄되면, 보상작용으로 허리엉덩근작용에 의해 허리뼈하부의 굽힘과 골반위 전방경사가 되는 허리뼈전만이 발생된다. 의자에 앉은 상태에서 엉덩관절을 굽힘시킬 때는 허리엉덩근이 엉덩관절 굽힘기능에 매우 중요하며 Smith[62] 등은 앉은 상태에서는 90° 이상의 굽힘은 다른 엉덩관절 근육이 능동적 불충분(active insufficient) 상태이기 때문에 허리엉덩근이 약화가 있으면 할 수 없다고 하였다. Basmajian과 Deluca[59]는 엉덩관절 굽힘의 다양한 각도에서 허리엉덩근의 여러 가지 상반된 기능에 대한 많은 연구를 실시하였다. 안쪽돌림과 가쪽돌림을 위한 허리엉덩근의 모멘트 팔(moment arm)은 매우 작고 기능적 연관성은 없다.[59,60]

넙다리곧은근은 앞아래엉덩가시(anterior inferior iliac spine)에서 기시하고, 경골조면에 공동건으로서 정지하는 대퇴사두군에서 엉덩관절과 무릎관절을 지나는 유일한 근육으로 엉덩관절을 굽힘하고 무릎관절을 폄시킨다. 두관절 근육으로서 엉덩관절이 굽힘하는 동안 무릎관절의 위치가 엉덩관절에서 힘을 발생시키는 능력에 영향을 미친다. 엉덩관절 굽힘과 무릎관절 폄을 동시에 하면 이 근육은 상당히 짧아지고, 능동적 불충분(active insufficiency)이 된다. 그러므로 넙다리곧은근은 무릎관절이 굽힘되어 있을 때 엉덩관절 굽힘에 최대로 기여할 수 있다.

넙다리빗근은 가죽끈 같은 근육이며 앞위엉덩가시(anterior superior iliac spine)에서 기시하며 이 근은 넙다리뼈의 앞면을 가로질러서 정강뼈의 내측상과에 부착된다. 넙다리빗근은 엉덩관절의 굽힘근과 벌림근, 가쪽돌림근의 역할을 할 뿐만 아니라, 무릎관절의 굽힘근과 안쪽돌림근으로 작용한다. Wheatley와 Jahnke[63]는 넙다리빗근이 비록, 두관절 근육이지만 무릎관절 굽힘범위가 증가되어도 근육의 길이 변화가 별로 없기 때문에 무릎관절의 위치에 의해 영향을 받지 않는다고 하였다. 또 넙다리빗근은 계단오르기와 같은 엉덩관절과 무릎관절이 동시에 수축하는 경우에 매우 중요한 역할을 하나, 엉덩관절에서 중요성에 대해서는 작은 가로지름으로 인하여 많은 이견이 있다.[7]

넙다리근막긴장근은 넙다리빗근보다 좀 더 가쪽에서 기시하는데 장골릉의 전가쪽에서 기시한다. 이 근육은 정강띠가 되어 부착되기 전 다리의 1/4 길이 이다. 정강띠(iliotibial band)는 근위부로는 근막의 두꺼운 부위로 장골릉가쪽과 대퇴근막에 그리고 원위부로는 경골외과에 정지한다. 넙다리근막긴장근은 엉덩관절에서 넙다리뼈를 굽힘, 벌림, 안쪽돌림시키며,[59] 벌림력 크기는 엉덩관절 굽힘과 동시에 작용할 때 영향을 받는다.[64] 넙다리근막긴장근의 가장 중요한 역할은 정강띠에서 장력(tension)을 유지하는 것이며 정강띠는 체중이 넙다리뼈에 부과되어(weight-bearing force) 인장스트레스가 넙다리뼈에 작용될 때 이것을 경감시키는 것을 보조한다.[25,64] 뼈는 인장스트레스보다 압축스트레스에 더 효율적으로 저항하기 때문에 인장압력의 감소는 뼈의 유지에 매우 중요하다.[46] 기능적으로 넙다리근막긴장근과 정강띠는 구분을 없애도 되는 것으로 정강띠가 제거되었거나 근막이식에 사용되었어도 엉덩관절 혹은 무릎관절 활동에 아무런 변화도 없다.[64] 정강띠에서의 극단적인 장력은 엉덩관절 폄 때 모음관절가동범위를 감소시키도록 한다. Gojdosik[65] 등은 정강띠의 손상이 없는 남자와 여자를 대상으로 정강띠의 긴장성 검사인 Ober tsst를 실시하여 엉덩관절과 무릎관절이 폄(extension)되어 있을 때 남자는 9°, 여자는 4°의 수동적 모음이 발생하는 것을 발견하였다. 무릎관절을 굽힘하였을 때에는 엉덩관절 벌림이 남자 4°, 여자 6° 인 것으로 보아 무릎관절을 굽힘하였을 때 엉덩관절가쪽구조에서의 큰장력이 있음을 의미한다.[65]

Ober test는 엉덩관절 폄에 의해 앞쪽위치에서 큰뼈돌기, 뒤쪽위치에서 큰뼈돌기의 정강띠를 움직인다고 가정할 수 있으며 기능적 활동 동안 정강띠는 **스냅핑엉덩이증후군**(snapping hip syndrome)이나 **큰뼈돌기활액낭**(trochanteric bursa) 염증에 많이 관련되어 왔다.[15]

엉덩관절 굽힘근들 중 이차적인 근은 **두덩근**(pectineus), **긴모음근**(adductor longus), **큰모음근**(adductor magnus), **두덩정강근**(gracilis)인데 이 근육들은 주로 모음근의 역할을 많이 하기 때문에 다음 절에서 논의하겠다. 이 각 근육은 엉덩관절 굽힘각도에 따라 굽힘근으로의 작용이 다르다. Kapandji[9]는 이들 근육이 엉덩관절 굽힘 40°~50° 사이에서 굽힘에 기여한다고 하였다. 넙다리뼈가 이 근육들의 기시점보다 위쪽에 있기 때문에 엉덩관절의 폄근이 될 수 있다. 두덩정강근은 두관절 근육이며 이것은 무릎관절이 폄되었을 때 엉덩관절굽힘근으로 작용할 수 있으나, 무릎관절이 굽힘되었을 때는 굽힘근으로 작용할 수 없다.[63]

■ 모음근들(Adductors)

엉덩관절 모음근들은 일반적으로 두덩근(pectineus), 단**모음근**(**adductor** brevis), 긴모음근(adductor longus), 큰모음근(adductor magnus), 두덩정강근(gracilis)이다. 두덩근은 허리엉덩근의 내측에 위치하며 작은 근육이다. 다른 모음근들도 넙다리뼈의 전내측에 정지한다. 긴모음근, 짧은모음근, 큰모음근은 두덩뼈몸통와 하부가지에 함께 기시하여 넙다리뼈조선에 정지한다. 두덩정강근은 유일한 두 관절 모음근이며 두덩뼈결합과 두덩뼈아치에서 기시하고 정강뼈의 골간내측면에 정지한다.

엉덩관절의 기능에서 모음근들의 기여에 대해서는 수년동안 많은 다양한 의견이 논의되어 왔으며, 논의의 이유 중의 하나는 많은 뇌성마비 장애인들이 취하고 있는 굽힘, 모음, 안쪽돌림자세 정도가 모음 경직에 기여하는 정도이다. Arnold와 Delp[26]는 (극단적인 엉덩관절안쪽돌림, 기형적넙다리뼈 모델을 가지고 있는 뇌성마비장애인을 대상으로한 운동학적 자료를 사용하여) 기립자세의 정상엉덩관절에서 짧은모음근, 긴모음근, 두덩근 그리고 후방큰모음근은 안쪽돌림을 위하여 아주 작은 모멘트 팔(MA)을 가지고 있으며 반면에 두덩정강근과 전방큰모음근은 가쪽돌림을 위한 작은 모멘트 팔(MA)을 가지고 있다고 발표하였다. 과도한 넙다리뼈 앞쪽번짐에서는 짧은모음근, 두덩근 그리고 중간 큰모음근은 안쪽돌림근에서 가쪽돌림근으로 근육의 당김 선이 바뀌진다. 넙다리뼈 앞쪽번짐이나 엉덩관절 안쪽돌림과 무릎관절굽힘의 혼합시에 모멘트 팔(MA)의 변화를 조사한 후, 연구자들은 모음근들은 보행주기동안 안쪽돌림된 엉덩관절위치에 강한 영향을 갖고 있지는 않다고 발표하였다.[26]

Basmajian과 Deluca[59]는 Janda와 Stará[65a]가 발견한 모음근들의 기능은 모음근으로 주로 작용하는 것이 아니고, 보행 중 반사반응을 한다는 이론에 대한 많은 연구를 지지하였다. 우리가 앞에서 본 바와 같이 양쪽발로 기립자세에서 골반이 균형을 이루려면, 양쪽 모음근과 벌림근이 협력을 해야 한다. 엉덩관절 모음근의 역할이 다른 엉덩관절 근육보다 불명확하지만, 모음근의 중요성이 과소평가되서는 않된다. 모음근은 하지 근육부피의 22.5%를 차지하며, 굽힘근 18.4%, 벌림근 14.9%이고,[66] 최대 등척성 토오크가 벌림근들의 최대 등척성 토오크보다 크다.[67]

■ 폄근(Extensors)

한 관절(one-joint) 근육인 **큰볼기근**과 두 관절 근육인 무릎굽힘근이 엉덩관절의 중요 폄근들이다. 이 근육들은 중간볼기근의 후섬유, 큰모음근의 상부섬유, 궁둥구멍근(piriformis)의 도움을 받는다. 큰볼기근은 크고 네모꼴이며 천골(posterior sacrum), 배측천장인대(dorsal sacroiliac lgament), 엉치결절인대(sacrotuberous ligament) 그리고, 엉덩뼈(ilium)의 작은 부분에서 기시한다. 큰볼기근은 상부섬유(superior fiber)가 엉치엉덩관절을 가로질러 정강띠에 정지하고, 하부섬유(inferior fiber)들은 둔근조면에 정지한다. 대둔군은 하지에서 가장 큰 근육으로 하지 전체근육의 12.8%를 차지하며[66] 하지 무게이상의 큰 힘에 저항하는 강한 폄근이다. 큰볼기근의 모멘트 팔(moment arm)은 무릎굽힘근이나 큰모음근보다 상당히 길고, 엉덩관절의 위치가 중립위일 때 최대이다.[61] 길이 장력 관계(length-tension relation-ship)에서 볼 때 엉덩관절 굽힘 70°일 때 가장 강한 폄력(peak extensor moment)이 나타난다.[68] 큰볼기근도 넙다리뼈의 가쪽돌림근이지만 엉덩관절 굽힘이 증가하면, 가쪽돌림근의 모멘트 팔(MA)이 감소한다.[60]

세 개의 두관절 폄근들은 **긴머리넙다리두갈래근(long head of the biceps femoris)**, **반힘줄모양근(semitendinosus)**, **반막모양근(semimembranous)**이며, 이 근육들을 무릎굽힘근이라 하며, 모두 궁둥뼈 거친면에서 기시한다. 넙다리두갈래근은 넙다리뼈 후면에 있으며, 종아리뼈머리와 가쪽 경골와의 가쪽면에 정지하고 다른 두 개의 근육은 정강뼈의 내측면에 정지한다. 이 네 개의 근육은 저항이 있거나 혹은 없이도 엉덩관절을 펴하고 무릎관절을 굽힘한다. 무릎굽힘근의 엉덩관절 폄모멘트 팔(moment arm)은 엉덩관절굽힘 35°에서 증가되고 그 후에는 감소된다. 대둔군의 모멘트팔은 중립자세에서 최대이고 굽힘이 될수록 작아진다. 엉덩관절 굽힘, 폄의 모든 각도에서 무릎굽힘근의 모멘트팔이 큰볼기근의 모멘트팔(moment arm)보다 작다.[61]

무릎굽힘근은 두관절의 근육으로 엉덩관절 폄 시 무릎관절 각도의 변화에 따라 영향을 많이 받는다. Chleboun 등은 초음파를 이용하여 긴머리넙다리두갈래근의 모멘트팔이 무릎관절 굽힘보다 엉덩관절 폄 시 더 길며 무릎관절의 위치보다 엉덩관절의 위치가 수축능력에 더 많은 영향을 미친다고 발표하였다.[69] 많은 연구자들의 연구에도 불구하고, 긴머리넙다리두갈래근, 내측무릎굽힘근(반막모양근, 반힘줄모양근)만이 비슷한 기여를 한다. 무릎관절이 90° 이상 굽힘되면 능동적 불충분(active insufficiency)작용으로 인하여 엉덩관절 폄근의 역할이 제한을 받을 수 있다. 엉덩관절 폄력은 무릎이 펴된 상태에서 엉덩관절 폄근으로 작용한다면 30% 증가한다.[68] 넙다리두갈래근 긴머리에서 적절한 길이 장력의 관계는 엉덩관절 굽힘 90°, 무릎관절 굽힘 90°이고,[69] 내측 무릎굽힘근도 비슷한 유형이다. 내측무릎굽힘근은 엉덩관절 중립의 위치에서는 안쪽돌림에 대한 작은 모멘트팔을 가지고 있으며 엉덩관절 굽힘 혹은 무릎관절 굽힘에서는 가쪽돌림으로 변화한다. 넙다리두갈래근은 엉덩관절의 가쪽돌림에 관여한다.[59]

■ 벌림근(Abductors)

엉덩관절의 주요 벌림근은 **중간볼기근**(gluteus medius)과 **작은볼기근**(gluteus minimus)이며, 큰볼기근의 상부섬유와 넙다리빗근은 엉덩관절 벌림 시 강한 저항을 받을 때 보조한다. 대퇴근막 장근은 엉덩관절굽힘과 동시에 벌림할 때 많은 역할을 하며 중간볼기근은 큰볼기근보다 심층부에 있으며, 엉덩뼈날개의 가쪽면에서 기시하여 큰뼈돌기에 정지한다. 중간볼기근은 전, 중, 후부분을 가지고 있으며 엉덩관절이 운동하는 동안 각각 기능을 한다.[70] 어깨관절에 있는 어깨세모근과 비슷하며 중간볼기근의 전섬유(anterior fibers)는 엉덩관절 굽힘에 작용하고, 후섬유(posterior fibers)는 폄시키는 기능이 있으며, 중립위치(nectural hip)에서는 중간볼기근의 후방섬유는 가쪽돌림, 중간과 전방섬유는 안쪽돌림의 기능을 하며,[60] 엉덩관절 위치에 상관없이 전체적으로는 벌림의 기능을 한다.

작은볼기근은 중간볼기근보다 더 심부에 있으며 엉덩뼈의 가쪽면과 대좌골절흔의 가장자리에서 기시하며, 큰뼈돌기에 정지한다. 작은볼기근은 엉덩관절벌림과 굽힘에 관여하며 엉덩관절의 위치에 따라 돌림근의 역할을 한다. 또 엉덩관절 굽힘 시에는 안쪽 돌림근의 기능을 한다.[71] 작은볼기근은 정지부위가 관절주머니 안으로 들어가 통과하여 큰뼈돌기에 부착된다. 이 구조는 엉덩관절 벌림 시 관절주머니를 오므려 들게 하여 끼임을 방지하거나[72] 관절주머니를 위축시켜 볼기뼈절구에서 넙다리뼈머리를 안정시키는 작은볼기근의 역할에 추가로 보조될 수 있다.[71]

작은볼기근과 중간볼기근은 함께 작용을 하여 넙다리뼈를 벌림시키거나, 한쪽 하지로 서 있을 때 중력에 대항하여 골반을 안정시키는 역할을 한다. 중간볼기근과 작은볼기근은 한쪽 하지로 기립할 때 딛고 있는 하지를 중심으로 중력성모음 토오크가 발생을 되는 것을 상쇄시키며 벌림근들은 중립위치(neutral) 혹은 약간의 엉덩관절모음 위치에서 효율적으로 작용되도록 디자인 되어있다.[73,74] 엉덩관절 중립위치에서 벌림근 등척성 토오크는 엉덩관절 벌림 25°(벌림근이 단축된 상태)위치에서 보다 엉덩관절 중립위치에서 82% 크다.[67]

지속적 연구: 큰뼈돌기 점액낭

큰뼈돌기는 노인과 운동선수들에게 가쪽엉덩관절 통증증후군 (lateral hip pain syndrome)으로 진단을 자주 받는 중요한 관심부위가 되고 있다.[15,30,33,34] 내측관절면(intra-articular)과 가쪽관절면(extra-articular) 두 부위가 가능한 병리학적 부위임에도 불구하고, 큰뼈돌기 주위의 점액낭도 많은 관련이 있다. Pfirrmann 등[33]은 자기공명영상, 정액낭도표(bursography), 방사선촬영, 사체 그리고 무증상 자원봉사자를 통하여 큰뼈돌기를 연구하여 큰뼈돌기는 네 관절면(facet)으로 이루어져 있다고 발표하였다. 작은볼기근은 전면에 부착되어 있으며 작은볼기근하부 점액낭은 건 아래 위치해 있다; 중간볼기근은 상후부와 가쪽관절면에 부착되어 있으며 중간볼기근하부 점액낭은 가쪽관절면 건아래에 위치해 있다; 큰큰뼈돌기 점액낭은 후부관절을 덮고 있으며 건부착부가 고정되어 있지 않다(그림 10-28). 큰뼈돌기 점액낭은 정강띠와 큰뼈돌기 사이 그리고 후부관절면과 큰볼기근사이의 마찰을 방지한다.

사례 적용 10-5: 가쪽 엉덩관절 통증

글로리아는 촉진을 하면 가쪽 엉덩관절의 통증을 호소하였다. 그녀의 통증에 대한 다른 설명이 있지만, 큰뼈돌기통증 증후군은 중년과 노년기 여성에게는 흔하다(여성 대 남성이 4:1).[15,34] 큰뼈돌기 점액낭염과 벌림근건부분(중간볼기근과 작은볼기근)은 흔히 동시에 존재하며 어깨관절에서 점액낭염과 회선건개근과 비슷하다.[15,33,34] 기립자세에서 벌림근의 역할과 관절벌림근 이형성증의 가능한 영향을 계속 조사해본 결과 글로리아씨의 벌림근과 동반된 점액낭이 과사용손상과 퇴행성변화의 위험이 있는 것 같다.

■ 가쪽돌림근(Lateral Rotators)

여섯 개의 짧은 근육들인 **속폐쇄근**(obturator internus), **바깥폐쇄근**(obturator externus), **위쌍둥이근**(gemellus superior), **아래쌍둥이근**(gemellus inferior), **넙다리네모근**(quadratus femoris), **궁둥구멍근**(piriformis)은 주요기능이 가쪽돌림근이다. 엉덩관절 운동에서 운동축 후면으로 지나가는 중간볼기근과 작은볼기근의 후부섬유, 큰볼기근의 상부섬유도 가쪽돌림근의 역할

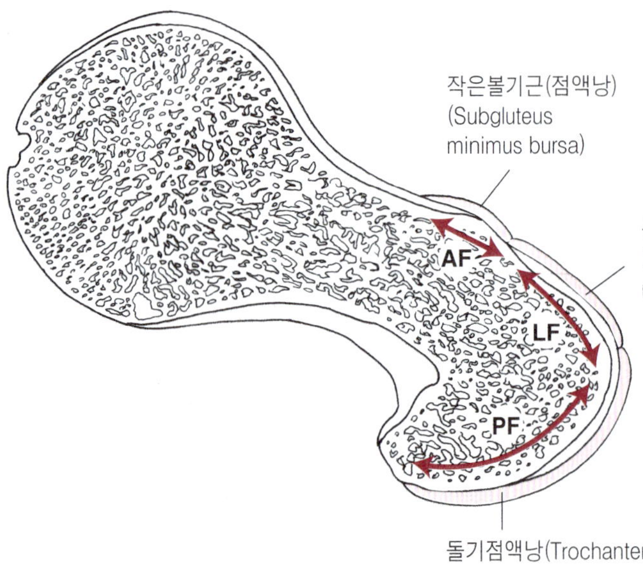

◀ **그림 10-28** ■ 큰뼈돌기는 네 관절면으로 이루어져 있는데 그들 중 세 관절면은 전방관절면, 가쪽관절면, 후방관절면이다. 또한 세 점액낭을 볼 수 있다.
(출처: Pfirrmann C, Chung C, Theumann B, et al.: Greater trochanter of the hip: Attachment of the abductor mechanism and a complex of three bursae-MR imaging and MR bursography in cadavers and MR imaging in asymptomatic volunteers. Radiology 221:469-477,2001.)

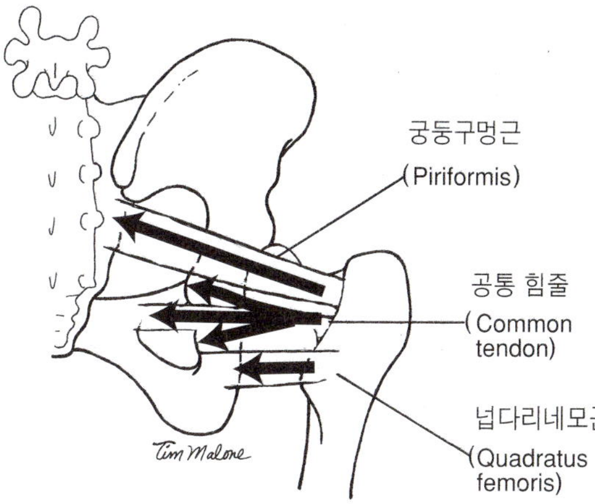

◀ **그림 10-29** ■ 엉덩관절의 가쪽돌림근은 넙다리뼈몸통에 거의 수직으로 넙다리뼈머리와 대퇴골경에 평행하게 놓여있는 작용선이며, 공통 힘줄은 상쌍좌근, 하쌍좌근, 내폐근의 정지점이며 이 그림에서 바깥폐쇄근은 나와있지 않다.

을 수행한다.[60] 일차적인 가쪽돌림근들은 각각 큰뼈돌기에 혹은 큰뼈돌기 주위에 정지한다(그림 10-29). 속폐쇄근은 폐쇄막과 그에 인접한 궁둥뼈와 엉덩뼈 부분에서 일어나며 이 근섬유는 작은 궁둥패임의 뒷면을 통과한 후 궁둥뼈 몸통 둘레를 크게 꺾어 감돈다. 그리고 넙다리뼈 돌기의 안쪽면에 닿는다. 위 아래 쌍둥이근은 속폐쇄근의 먼쪽 경계 위와 아래에 붙은 작은 근육들로 속폐쇄근의 작용을 강화시킨다.

바깥 폐쇄근은 폐쇄막 바깥면에서 일어나 넙다리뼈 속의 뒷면으로 지난 후, 큰뼈돌기 안쪽면의 우묵한 곳에 닿는다. 이것의 위치는 넙다리를 가쪽으로 돌리기에 매우 적합하다. 넙다리네모근은 궁둥뼈 가쪽에서 시작하여 큰 넙다리뼈돌기의 뒷면에 닿는다. 이것의 작용은 넙다리나 골반에서나 궁둥구멍근과 동일하다. 궁둥구멍근은 엉치뼈 앞면에서 일어나 큰궁둥패임 아래로 지나서 큰넙다리뼈 돌기의 상단에 닿는다. 궁둥구멍근과 큰볼기근은 엉치엉덩관절은 지나는 유일한 두 근육이며 인체에서 가장 큰 궁둥신경은 궁둥구멍근의 아래부분을 통과하여 엉덩이로 늘어간다.

엉덩관절 가쪽돌림근은 넙다리뼈 목부분에 수직으로 위치하고 있어 회선근의 역할을 효과적으로 수행할 수 있다(그림 10-29). 그러나 엉덩관절 가쪽돌림근은 근전도 검사의 제한으로 자세한 기능을 조사할 수 없다. 어깨관절의 어깨관절에서 회선근과 마찬가지로 엉덩관절의 가쪽돌림 근육군은 넙다리뼈목과 골두에 대해 나란히 지나가기 때문에 넙다리뼈머리를 효과적으로 관절면에 부착시키는 압축근의 역할을 수행한다. Delp[60] 등은 둔부근과 마찬가지로 속폐쇄근은 엉덩관절 굽힘이 증가되면 가쪽돌림에 대한 모멘트팔이 감소한다고 하였다. 궁둥구멍근은 엉덩관절이 0°일 때 가쪽돌림에 대한 모멘트팔이 가장 크나 엉덩관절 굽힘이 90°이 이르면, 모멘트팔이 절반으로 줄어들며 안쪽돌림근으로 변화한다고 하였다. 바깥폐쇄근과 넙다리네모근은 엉덩관절 굽힘이 증가하여도 가쪽돌림에 대한 모멘트 팔이 감소하지 않는 유일한 가쪽돌림근이다.[60]

이론적으로 한관절 근육인 가쪽 돌림근은 체중부하(weight bearing)나 비체중부하 시(nonweightbearing) 아주 이상적인 장력성 고정근(tonic stabilizers)역할을 하며, 굽힘이 증가함에 따라 가쪽돌림 능력은 감소하는 경우도 있지만, 근육의 작용선이 관절가동범위에서 큰 압박(넙다리뼈목과 평행)으로 작용한다.

■ 안쪽돌림근(Medial Rotators)

엉덩관절에서 일차적으로 안쪽돌림을 기능하는 근육들은 없다. 그러나 엉덩관절 운동범위의 어떤 지점에서 엉덩관절 축의 앞쪽에서 당기는 근육들이 안쪽돌림 기능을 발휘하며, 중간볼기근의 전부섬유와 넙다리근막긴장근이 안쪽돌림근의 역할을 수행한다. 비록 논쟁의 여지가 남았지만, 체중이 가해질 때 두덩정강근을 제외하고 모음근들이 안쪽돌림근으로 참여한다.[59,62] 엉덩관절 모음근을 조사해보면, 엉덩관절근육이 엉덩관절의 위치변화에 따라 기능이 변할 수 있다. 많은 엉덩관절 근육 중에 엉덩관절 굽힘이 증가하면, 가쪽돌림 토오크는 감소하며 안쪽돌림 토오크는 증가하는데[26,60] 즉, 엉덩관절이 펴된 상태보다 굽힘된 상태에서 안쪽돌림 토오크가 3배 증가한다.[62]

Delp[60] 등은 그들의 모델이 제한적이지만 많은 뇌성마비 장애아동에게서 보여지는 구부러진 보행(crouched gait)에 동반되는 엉덩관절 안쪽돌림은 모음경직에 의해서보다는 엉덩관절굽힘이 원인이라고 발표하였다.

기립자세에서의 엉덩관절력과 근 기능 (Hip Joint Forces and Muscle Function in Stance)

양다리로 서기(Bilateral Stance)

양다리로 서 있을 때 양쪽 엉덩관절은 중립위이거나, 약간 과다폄되어 있으며 양 하지에 체중이 균등하게 배분되며, 중심선(LOG)은 엉덩관절 축(axis) 후면을 통과하여 엉덩관절에서 폄모멘트가 발생하고, 넙다리뼈머리에 대해 골반이 뒤쪽번짐시키게 된다. 그러나 이 중력성 폄모멘트(gravitational extension moment)는 이완된 기립자세(relaxed standing)에서는 허리엉덩근이 수축이 적지만 인대와 관절주머니의 수동장력에 의해 억제되어 자세가 유지된다.[59]

양다리로 서 있을 때 관상면에서는 엉덩관절 위쪽에 있는 체중이 엉치엉덩관절을 통해 골반의 골소주계에 의해 양쪽 넙다리뼈머리로 전달된다. 머리, 몸통, 상지(상체)의 무게는 양분되어 양쪽대퇴 골두로 가게 되며, 정상 체중분포에 의하면 무게는 체중의 2/3가 된다.[75] 그림 10-30에서 보는 바와 같이 각 엉덩관절 축은 상체(HAT)의 중심선으로부터 거리는 똑같다(DR = DL). 각 넙다리뼈머리에 주어지는 체중은 똑같기 때문에, 각 엉덩관절에서 생기는 중력토오크의 크기는 동일하며(WR × DR = WL × DL), 이 두 토오크는 방향이 서로 반대이다. 즉, 오른쪽 엉덩관절을 중심으로 주위에 작용하는 체중은 골반을 왼쪽 하방으로 내려가게 하고(오른쪽 모음 모멘트), 왼쪽 엉덩관절을 중심으로 주위에 작용하는 체중은 골반을 오른쪽 하방(왼쪽 모음 모멘트)으로 내려가게 한다. 따라서 방향이 서로 다른 두 중력 토오크는 서로서로 크기가 같아 균형을 이루게 하여 근육의 작용없이 골반평형을 이루게 한다. 기립자세에서 시상 혹은 횡단면을 유지하기 위해서는 근력이 필요치 않으며 체중의 절반 정도가 지지된다(혹은 양쪽 엉덩관절에 상체의 1/3).

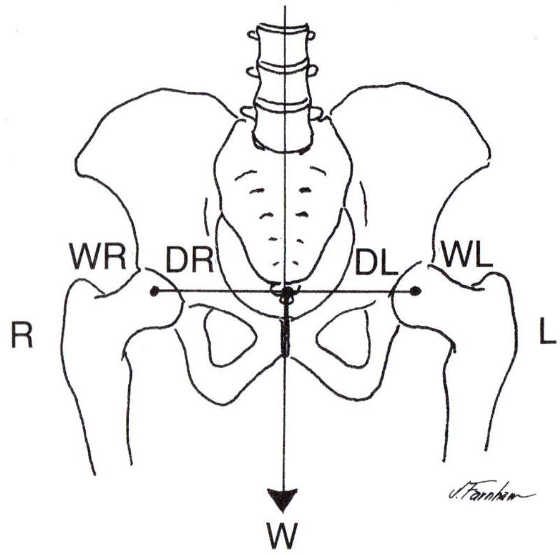

▲ **그림 10-30** ■ 양발로 똑바로 선 자세에서 골반의 전면. 오른쪽 엉덩관절 축에서 신체 중력 중심까지의 거리와 오른쪽에서 작용하는 체중의 곱은 왼쪽 엉덩관절에서 작용하는 체중과 왼쪽 엉덩관절에서 중력 중심까지 거리를 곱한 값과 같다. (WR×DR = WL×DL).

예제 10-4

양쪽 기립자세에서 엉덩관절 압박력 계산

어떤 사람 체중이 825N(~185 lb)이라면 상체(두부, 몸통, 상지)는 550N(~124 lb)이다. 550N의 절반정도가 양 엉덩관절에 분산된다. 우리는 엉덩관절 근육의 부가적인 압박력이 없다고 보기 때문에 양쪽 엉덩관절의 압박력은 각 225N(~50 lb)이다. 즉, 양측 기립자세에서 각 엉덩관절에 가해지는 압박력은 체중의 1/3이다.

양측 기립자세에서 체중의 1/3이 양 엉덩관절에 실리는 것은 매우 합리적이다(예제 10-4). Bergmann와 Colleagues[76] 등은 여러 실험에서 엉덩관절의 압력을 측정하는 기구를 사용하여 양하지로 서 있을때는 한쪽에 1/3의 체중이 아니라, 80%~100%의 체중이 실린다고 보고하였다. 그러나 측정기구의 신뢰성에 대한 의문으로 충분하게 설명되지는 않는다. 그들이 대상자의 몸통이 대칭적으로 분배되었을 때 부가된 체중의 절반 이상이 부가된다. 의지엉덩관절을 가진 사람이 기립하였을 때의 기전은 정상엉덩관절 압박력과 다르며 이러한 발견에 대하여 Bergmann 등은 의문을 가졌다. 이전의 연구보다 관절압박력에 대하여 허리엉덩근의 활동을 고려하였다. 관절주머니인대의 장력도 고려가 되었다.

양 하지로 기립하였을 때, 골반이 대칭적이지 못하면

균형을 유지하기 위하여 관상면 근육(frontal plane muscle)활동이 요구되며, 그림 10-22에서 보면 골반과 체중이 오른쪽으로 실리면 오른쪽 엉덩관절이 모음되고 왼쪽 엉덩관절이 벌림되는데 이것을 중립위로 되돌리기 위해서는, 오른쪽 엉덩관절 벌림근과 왼쪽 엉덩관절 모음근의 능동적 수축이 요구된다. 양 다리로 서 있을 때, 반대측의 벌림근과 모음근은 관상면에서 골반운동을 할 때는 협력근으로 작용한다. 벌림근들은 일반적으로 엉덩관절 안전성에 대한 역할을 하고 모음근은 중력이나 지면반발력(ground reaction force)에 의해 작용된다. 한쪽하지 기립자세에서는 모음근이 안정성에 관여하지 못하며, 전적으로 엉덩관절 벌림근에 의해 이루어진다.

한쪽 하지 서기(Unilateral Stance)

그림 10-31에서는 왼쪽 다리는 지면에서부터 떨어지고 전 체중이 오른쪽에 옮겨졌다. 왼쪽이 담당하는 모든 무게가 완전히 오른쪽이 담당하게 되어, 상체의 무게와 왼쪽 다리무게 즉, 전체 체중의 1/6이 더해진다.[77] 따라서, 오른쪽 엉덩관절에 작용하는 체중 압력의 크기는:

$$\text{오른쪽 엉덩관절에 실리는 압박력}_{\text{체중}} = [2/3 \times \text{체중}] + [1/6 \times \text{체중}]$$

$$\text{오른쪽 엉덩관절 압박력}_{\text{체중}} = 5/6 \times \text{체중}$$

예제 10-4에서 체중이 825 N이라면 상체(두부, 몸통, 양 상지 : HAT) 무게는 550 N이다.

한쪽 하지의 무게는 체중의 1/6인 137.5 N이다. 그러므로 한다리로 서면, 체중만의 압력은 687.5 N이 된다.[6] 그러나 문제는 단순히 주어지는 무게뿐만 아니라, 중력에 의해 작용되는 엉덩관절 축에서 일어나는 토오크 때문에 복잡해진다.

양측 기립자세에서 편측 기립자세는 엉덩관절에 가해지는 압박력(compression)이 증가하지만 문제는 좀 복잡하다. 엉덩관절은 체중에 의해 압력과 엉덩관절주위의 토오크 압력이 부가된다. 상체에 가해지는 중력과 체중을 부과하지 않은 하지는 모음 토오크(adduction torque)를 일으킬 것이다. 즉, 중력은 골반을 왼쪽으로 내리려 하며 오른쪽 벌림근의 반대토크(countertorque)가 발생한다. 그 결과 오른쪽 엉덩관절에 가해지는 관절압박력 혹은 관절반작용력(joint reaction force)은 체중과 벌림근의 압박력의 혼합이다.

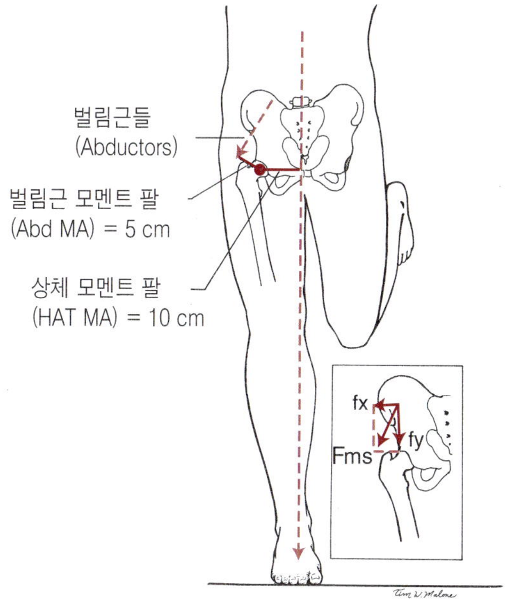

▲ **그림 10-31** ■ 오른쪽 다리만 딛고 선 자세에서 상체(머리, 양팔, 몸통)의 무게는 엉덩관절로부터 10cm 거리에서 작용한다. 왼쪽 들고 있는 다리의 무게를 고려하지 않았기 때문에 10cm인 모멘트 팔은 중력선의 위치에서 낮게 평가되었다. 엉덩이 벌림근의 모멘트 팔은 대략 5cm이다. **삽입.** 골반에 작용하는 모음근(F_{ms})은 절구를 넙다리뼈머리 중심으로 잡아당기는 (F_X) 힘과 골반을 넙다리뼈머리 위로 잡아당기는 힘으로 나눌 수 있으며 엉덩뼈를 넙다리뼈 쪽으로 잡아당겨 엉덩관절의 벌림토크를 발생시킨다.

실제의 거리는 다양하지만, 엉덩관절 축으로부터 중심선(LOG)의 거리를 10 cm(0.1 m 혹은 4 인치)로 가정한다. 실제 중심선(LOG)은 들고 있는 하지의 중력이 왼쪽으로 작용시키기 때문에 약간 클 수 있다. 그러나 단순하게 약간의 크기는 무시하고 중심선으로부터 오른쪽 엉덩관절 축까지 거리는 10 cm로 계산하며, 따라서 오른쪽 엉덩관절축에서 일어나는 중력성 모음토오크는 다음과 같이 계산한다.

예제 10-5

한쪽 발 기립자세에서 엉덩관절 압박력 계산

간단히 비체중지지 하지의 HATLL의 모멘트 팔 증가의 가능성은 무시되어지나 우리의 토크 계산은 실제적 중력 토크보다 과소평가되어 있다. 단순한 가설적 예를 들어 중력 모음토크는 아래와 같다:

$$\text{HATLL 토오크}_{\text{모음}} : 687.5\ \text{N} \times 0.1\ \text{m}$$
$$= 68.75\ \text{Nm}$$

한쪽 다리로 선자세를 유지하기 위해서는 반대쪽 골반이 내려가는 것을 막을 수 있는 반대토오크(countertorque) 즉 벌림 모멘트가 필요하다. 만약 몸통이 골반과 함께 급강하 된다면, 지지되지 않은 쪽으로 넘어질 것이다. 반대방향 토오크(countertorque)는 엉덩관절 벌림근(중간볼기근, 작은볼기근, 장경근막 인대)들의 작용으로 생산되는데, 벌림근의 기능은 5 cm(0.05 m 혹은 2 인치)의 모멘트 팔(moment arm)을 통해 중력에 의해 발생되는 모음토오크(68.75 Nm)와 동등한 힘을 발생시킨다. 우리는 다음과 같은 공식으로 계산할 수 있다.

$$\text{토크}_{\text{벌림}} : 68.75\ \text{Nm} = F_{ms} \times 0.05\ \text{m}$$
$$F_{ms} = 68.75\ \text{Nm} \div 0.05\ \text{m} = 1375\ \text{N}$$

지지되지 않은 하지쪽으로 골반이 급강하하지 않도록 하기 위한 벌림근의 힘은 1375 N이어야 한다. 모든 근력의 전달은 볼기뼈절구를 통과하게 되어 1375 N의 근력에다 687.5 N의 체중을 합쳐서 지지되는 엉덩관절에 전달된다. 따라서 엉덩관절 압축력 혹은 관절반응력 등을 합한 엉덩관절 압박력은 다음과 같다.

1375 N 벌림근의 관절압축력
+687.5 N 체중(HATLL) 압축력

2062.5 N 전체 관절압박력

예제 10-5에서의 2062.5 N의 관절반응력(joint reaction force)은 엉덩관절 벌림근의 당기는 각도를 알게되면 정확히 계산할 수 있다. 벌림근들의 작용선은 수직으로부터 평균 10°~30°이며(±2 표준편차)[6], 대략 당기는 작용선의 각도가 수직으로부터 30°라면(그림 10-31 삽입) 전체 벌림력의 2/3 이상인 917 N 이상이 넙다리뼈머리에서 골반을 수직으로 세우는 힘으로 작용하고, 1/3인 454 N이상이 골반을 가쪽으로 잡아당기는 힘으로 작용할 것으로 평가할 수 있다. 수직하방으로 작용하는 917 N은 체중 687.5 N과 같은 방향이며, 결과적으로 약 1605 N이 넙다리뼈머리와 볼기뼈절구 주요 체중지지 부위에 작용하게 된다.[6] 엉덩관절에 작용하는 전체 2062.5 N 중 나머지 454 N은 볼기뼈절구 주위를 통하여 분산된다.[11] 볼기뼈 절구와 넙다리뼈머리와는 비관절면이므로 비체중지지된다는 것을 기억해야 한다.

엉덩관절 스트레스에 관련된 힘을 단순화하는데 가설적인 숫자를 사용하였다. 엉덩관절에 작용하는 총압축력 혹은 관절반응력은 일반적으로 한쪽 다리로 서 있을 때, 체중의 2.5배~3배이다.[68,75,78] 여러 연구에 의하면 보행중 입각기 시작시는 체중의 4배, 입각기 끝날 시는 7배,[79] 계단오르기에서는 체중의 7배[80]로 계산되었다. 비록 체중감량으로 인해 엉덩관절의 관절반응력(hip joint reaction)은 줄일 수 있겠지만, 관절 압축력은 대부분 엉덩관절 벌림근에 의해 발생된다. 엉덩관절 벌림력의 크기는 근육이 당기는 각, 넙다리뼈머리의 경사각, 넙다리뼈의 비틀린각에 의해 영향을 받는다.[6] 생리학적, 역학적 요소로 인하여 엉덩관절 벌림근의 과도한 사용으로 증가된 힘의 생산은 결과적으로 관절 연골에 대해 정상적인 압박과 이완을 시키지 못해 점점 더 관절의 퇴화를 촉진시킨다.[27,31,81]

Krebs[82] 등은 보행 시 한다리 딛고 서기에서 (장기간 엉덩관절인공삽입물을 사용한 사람을 대상으로 한 실험에서) 중간볼기근의 근전도상 활동, 엉덩관절모음근 토오크, 볼기뼈절구 최대접촉압력을 조사하였다. 중력과 지면반발력보다는 예비근육 활동이 포함된 이전의 토오크와 지면반발력이 엉덩관절 접촉력의 주요한 요소이다. 또 비교적 늦은 보행(1분에 60보)은 수직지면반발력, 토오크, 관절가동범위가 감소되나 엉덩관절 접촉압력은 증가한다. 그들은 느린보행은 느린속도에 맞는 증가된 근육활동을 엉덩관절외력의 감소로 상쇄시킨다.[82] 게다가 엉덩관절 벌림근, 다른 엉덩관절근육에 의해 생기는 힘을 증가시키도록 하는 생리적, 생화학요소는 비정상적 관절압박에 의한 관절 퇴행을 시킨다.

한쪽 하지 서기에서 근작용력의 감소 (Reduction of Muscle Force in Unilateral Stance)

엉덩관절이 골관절염성 변화가 있어서 체중부하시 통증을 일으키면, 통증을 피하기 위해 관절 반응력을 줄여야 할 것이다. 편측하지로 기립하였을 때 체중의 3배 정도가 실리니까 체중을 1N(~4.5 lb) 줄인다면, 관절반응력은 3 N (13.5 lb) 혹은 좀더 감소될 것이다. 통증이 있는 엉덩관절에서 압축력을 더 많이 감소시키기 위해서 체중감소를 많이 실시하나 엉덩관절의 벌림력을 감소시켜

관절을 압축하는 힘의 양을 감소시키는 것이 더 필요하다. 체중의 변화가 없더라도 벌림근의 기능에 의한 압축력이 적어진다면, 관절에 가해지는 압박력은 적어질 것이다. 벌림근의 약화나 벌림근에 생역학적 효율성을 감소시키는 넙다리뼈의 구조적 변화가 발생되었을 때는 벌림근의 역할을 줄여야 한다. 실제적으로 엉덩관절 벌림근(중간볼기근, 작은볼기근)의 마비는 엉덩관절의 가장 심각한 장애이다. 엉덩관절 벌림근의 약화는 보행에 가장 심각한 영향을 미치며, 벌림근이 정상인 상태에서 근육군이 마비가 되면, 보행 시 혹은 달릴 때도 상대적으로 큰 문제가 되지 않는다.

엉덩관절 압축력을 감소시키는 방법에 대한 여러 연구가 있다. 압축력을 감소시키는 어떤 방법은 과도의 에너지 소모가 되거나, 구조적 스트레스를 만들 수 있으며, 에너지 소모를 최소화하기 위해 보조기를 사용하는 방법도 있다.

■ 보상적인 몸통 가쪽 기울임 (Compensatory Lateral Lean of the Trunk)

골반에서 중력성 토오크는 작용하는 체중과 엉덩관절로부터 중력선(LOG)까지의 거리이다. 중력 토오크를 줄이는 것이 필요하고 체중을 감소시킬 수 없다면, 엉덩관절축으로부터 중력선까지의 거리 모멘트 팔(Moment arm)을 줄이거나 최소화해야 한다. 이것을 *위해서는 통증이나 약증이 있는 쪽으로* 몸통을 기울여야 한다. *통증이 있는 쪽으로* 몸통을 측면으로 기울이는 것은 중심선이 엉덩관절 중심으로 이동하고 회선팔을 감소시키는 것이다. 통증이 있는 쪽으로 몸통을 기울여도 체중으로 인한 관절 압축력은 증가하지 않으며, 중력성 모음토오크(gravitational adductional torque)를 결과적으로 상쇄토오크(countertorque)를 위한 벌림근 수축력이 감소하게 된다. 이론적으로 몸통을 통증이 있는 관절쪽으로 완전히 기울여 중력선을 관절축으로 *이동시켜* 제로 토오크를 만들거나, 아예 완전히 *반대쪽으로* 체중을 이동시키는 것이 가능하나, 이것은 과도한 움직임과 에너지 소모가 굉장히 높아져 그 결과로 허리뼈에 문제를 일으킨다. 효율적인 에너지와 구조적 스트레스가 적고 엉덩관절 벌림력을 극적으로 감소시키는 좋은 보상방법을 만들 수 있다.

예제 10-6
몸통가쪽 기울임했을 때 엉덩관절 압박력 계산

체중을 825 N으로 하고 오른쪽으로 상체를 기우려 중력선을 엉덩관절 축으로부터 2.5 cm(0.025 m) 이내로 한다면(그림 10-32) 중력성 모음 토오크는 아래와 같다.

$$\text{HATLL 토크}_{\text{모음}} = [5/6\ (825\ \text{N})] \times 0.25\ \text{m}$$
$$\text{HATLL 토크}_{\text{내전}} = 17.2\ \text{Nm}$$

체중에 의해 17.2 Nm의 모음 토오크가 체중에 의해 발생된다면, 벌림력은 다음과 같다:

$$\text{토크}_{\text{벌림}} : 17.2\ \text{Nm} = F_{ms} \times 0.05\ \text{m}$$
$$F_{ms} : 17.2\ \text{Nm} \div 0.05\ \text{m} = 343.75\ \text{N}$$

단지 344 N(~77 lb)의 벌림력이 필요하다면, 전체의 압박력은 다음과 같이 계산할 수 있다:

343.75 N 벌림근의 관절압축력
+ 687.5 N 체중(HATLL) 압축력
1031.25 N 전체 관절압박력

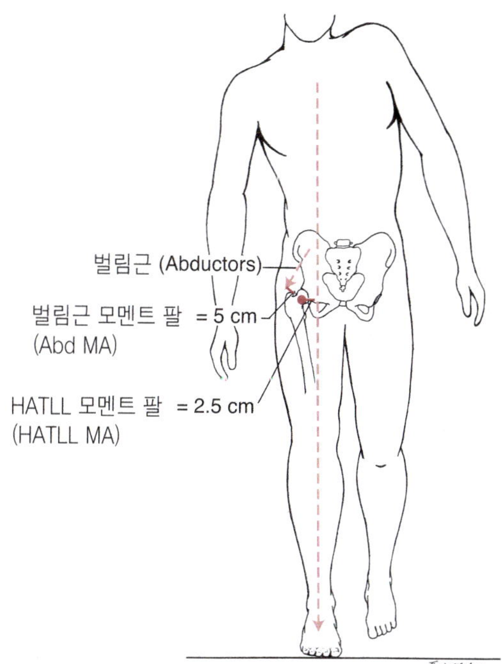

▲ **그림 10-32** ■ 몸통이 지지한 다리쪽 가쪽으로 기울일 때, 상체의 모멘트 팔은 지속적으로 감소하는 반면에(10cm에서 2.5cm) 벌림근 모멘트 팔의 길이 (5cm)는 변함이 없다. 엉덩관절 벌림력의 상쇄 토오크의 감소가 발생된다.

1031.25 N의 관절반응력은 한쪽 다리로 섰을 때, 주어지는 2062.5 N의 절반이다(예제 10-6). 이 정도 양의 감소는 골관절염 변화가 있는 엉덩관절에서 느끼는 통증을 느끼는 환자나 벌림근의 약화가 있는 사람한테 통증을 감소시키기에는 충분하다. 통증을 보상하기 위해 몸통을 기울이는 것은 본능적이고 엉덩관절 장애인에서 쉽게 발견할 수 있다.

지속적 연구 : 병리학적 보행

보행 중 몸통을 가쪽으로 기울이는 것을 볼 수 있는데 이것은 엉덩관절 벌림근 약화 때문이며, **중간볼기근 보행**(gluteus medius gait)이라 하며, 엉덩관절 통증 때문에 이것을 보상하기 위한 몸통측면 기울임 보행은 **통증성 보행**(antalgic gait)이라고 한다. 예를 들면, 중간볼기근 보행을 하는 사람의 골반을 고정하기 위해 필요한 벌림근력이 344 N이 필요한데 엉덩관절 벌림근이 완전히 마비되었거나 매우 약할 수도 있다. 그런 경우 상체를 통증부위로 기울이고 골반이 반대측으로 내려가는데, 보행 중에 몸통을 환측으로 기울이고 골반이 반대쪽으로 하강하여 보행의 이상을 발생하는 것을 **트렌델렌버그 보행**(Trendelenberg gait)이라고 하며 지지 발 안에 중력선이 있기에 충분하도록 되어야 한다.

근육의 약증 혹은 통증 때문이든 보행 중 몸통을 가쪽으로 기울이는 것은 정상적으로 한쪽 발로 서는 것보다 더 많은 에너지 소모가 있고, 그것이 계속되면 허리뼈를 변화시키는 스트레스를 받게 된다. 그러므로 엉덩관절에 통증 혹은 약증이 있으면, 지팡이나 다른 보장구를 사용해야 한다.

■ 지팡이의 동측 사용 (Use of a Cane Ipsilaterally)

엉덩관절 *통증 혹은 약증이 있는 쪽* 손에 지팡이를 짚는 것은 하지로 가는 체중의 양을 줄일 수 있다. 지팡이를 짚음으로 상체의 체중이 천골과 엉덩관절에 도달하기 전에 팔을 통해 지팡이로 전달된다. Inman[68] 등은 사람이 지팡이를 사용할 때 체중의 15%를 담당한다고 가정하였고, 지팡이로 가는 체중은 엉덩관절에 전달되지도 않고 모음토오크(adduction torque)로도 작용하지 않는다고 하였다.

예제 10-7

지팡이의 동측 사용 시 엉덩관절 압박력 계산

체중 825 N의 사람이 지팡이를 사용할 때 체중의 15%를 지지하므로 123.75(825 N×0.15)이 지팡이에 가해지는 압력이다. 상체의 모음 토오크는 563.75 N(687.5 N−123.75 N)으로 감소한다. 중력선의 모멘트팔이 10 cm 혹은 0.10 m라면, 중력토오크는 56.38 Nm(563.75 N×0.10 m) 로 감소한다. 중력성 모음 토오크 56.38 Nm은 엉덩관절 축으로부터 5 cm(0.05 m)거리에서 작용하는 벌림근의 지지를 받는데 1127.6 N(56.38 Nm÷0.05 m)의 압박을 받는다. 지팡이를 동축에 사용하였을 때 관절압박력은 다음과 같다:

1127.N 벌림근 관절압박력
+ 563.75N 체중(HATLL−지팡이) 압박력
―――――――――――――――――
1691.35N 전체 관절압박력

지팡이를 사용했을 때 엉덩관절 압축력 1691.35 N은 정상적으로 한쪽다리로 섰을 때 2062.5 N 압축력보다 줄어든 것이지만, 몸통을 가쪽으로 기울일 때, 1031.25 N보다는 여전히 크다. 비록 지팡이를 같은쪽으로 사용한 것은 에너지 소모와 구조적인 스트레스를 감소시키는데 이점이 있지만, 몸통을 가쪽으로 기울임보다는 효과적이지 못하다. *지팡이를 반대편으로 옮겨 사용하면 실제적으로 달라져 더 좋은 결과를 얻을 수 있다.*

■ 지팡이의 반대측 사용 (Use of a Cane Contralaterally)

지팡이를 *통증 혹은 약증이 있는 반대편에서* 사용할 때 상체 체중의 감소는 같은 쪽에서 사용할 때와 똑같이 체중의 약 15%가 감소되며 지팡이는 반대편에 있음으로 엉덩관절축과 같은 쪽에 있을 때보다 훨씬 멀어졌다(그림 10-33). 즉, 중력토오크에 대해 상쇄토오크를 제공하여 벌림근의 역할에 보조를 하게 된다.[83] 우리는 이제 통증 혹은 근력이 약한 쪽 반대에 지팡이를 놓았을 때의 고전적인 계산방법을 해볼 것이며 잘못된 점을 지적할 것이다.

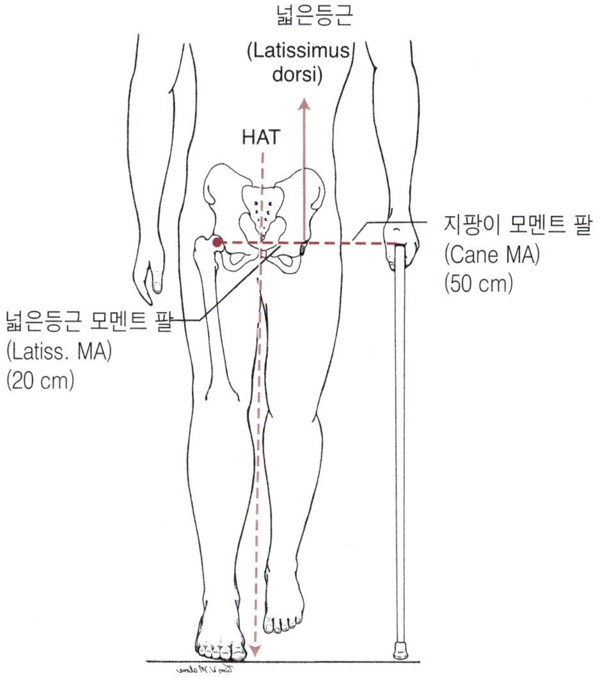

▲ **그림 10-33** ■ 지팡이를 통증있는 엉덩관절의 반대손에 잡을 때 왼쪽 엉덩관절을 통해 지나가는 체중은 감소하고, 오른쪽 넓은등근의 작용은 상체의 상쇄토오크를 제공하고, 왼쪽 엉덩관절 벌림근의 수축력을 감소시켜 준다. 지팡이 모멘트 팔은 50cm로 평가되고 넓은등근 모멘트 팔은 20cm로 평가된다.

예제 10-8

지팡이의 반대측 사용 시 고전적인 엉덩관절 압박력 계산

825 N의 체중의 환자는 상체가 687.5 N이며, 지팡이로 123.75 N(W×0.15)의 압력이 가해진다. 결론적으로 563.75 N이 압력이 오른쪽 엉덩관절에 가해지며 중력성 모음 토오크는 다음과 같다:

HATLL 토크$_{내선}$: 563.75 N × 0.10 m = 56.38 Nm.

왼쪽 지팡이에 가해지는 압력 123.75 N은 오른쪽 엉덩관절 축으로부터 왼손까지의 거리 모멘트팔인 50 cm(0.5m)에 작용하여 벌림토오크는 다음과 같다.

지팡이 토크$_{벌림}$: 123.75 N×0.5 m = 61.88 Nm.

위의 예에서 지팡이로 인한 토오크(61.88 Nm)는 중력에 의해 발생되는 토오크(56.38 Nm)를 약간 초과한다. 이제 중력성 모음 토오크(gravitation adduction torque)와 지팡이에 의해 발생되는 상쇄토오크를 생각해 보자. 지팡이가 중력성 모음 토오크를 상쇄한다면, 벌림근의 수축이 필요없게 된다. 그러므로 지팡이를 반대쪽으로 지지하면 엉덩관절에 가해지는 압박력은 아래와 같이 계산할 수 있다:

0 N 벌림근에 의한 압박력
+ 563.75 N 체중(HATLL-cane) 압박력

563.75 N 전체 관절 압박력

그림 10-8에서 지팡이를 환측의 반대편에 사용했을때 벌림근에 의한 근육압축력을 제외한 엉덩관절반작용력은 체중인 563.75 N이며, 물론 가쪽으로 기댔을 때의 전체 엉덩관절 압박력 1031.25 N, 또 한쪽으로 기립했을 때 2062.5 N의 수치보다는 많이 좋아진 수치이다. 그러나 지팡이에 대한 생체역학적 기능이 과대평가되어 있다. Krebs 등[82]은 (넙다리뼈머리 보조기를 착용한 환자를 대상으로 조사) 지팡이를 사용한 보행 시 최고압력이 28%-40%의 감소가 되는 것을 보고하였다. 즉, 고정적인 연구에서의 75%의 감소는 아니었다. Krebs 등은 중간볼기근 근전도검사에서 45%의 감소를 발견하였다.[82] 고전적 연구와 실험싱에서의 연구 모델링 데이터는 지팡이에 의한 상쇄토오크를 어떻게 계산하느냐에 달려있다.

지팡이의 반대측 사용 시 엉덩관절 압박력 계산: 가설 (Hip Joint Compression with Contralateral Cane Use: A Hypothesis)

제 1 장에서 본 바와 같이 물체의 균형은 물체에 가해지는 힘에 의해 영향을 받는다. 지팡이의 역할은 우리가 인체의 힘이 어떻게 지팡이를 통하여 골반으로 전해지는지를 자세히 설명하지 않으면 지팡이의 역할을 충분히 이해할 수 없다. 우리는 지팡이를 통해 전달되는 힘이 넓은등근의 수축력에 의해 골반에 도착하는 것을 제안한다.

넓은등근이 상완부와 견갑골에 부착[7]되어 상완부의 하강근 역할[59]을 할 때 "목발보행근육(crutch walking muscle)"[62,64]이라고 하며, 목발보행을 할 때 넓은등근이 어깨를 하강시켜 지팡이를 아래로 누르는 것은 매우 논리적이다. 넓은등근은 후 장골릉에서 시작함으로 지팡이를 짚을 때 지팡이 짚은 쪽의 장골릉을 그림 10-31과 같이 골반을 들어올리게 한다. 따라서 골반을 들어오르게 됨으로써 지지하고 있는 엉덩관절 주위에는 벌림 토오크가 형성된다.

지팡이에 의한 벌림 토오크는 중력성 모음 토오크를 상쇄할 수 있다. 넓은등근의 수축력은 지팡이에 의해 누르는 123.75 N와 같다. 골반 위의 넓은등근이 당기는 모멘트팔(MA)을 측정하기란 쉬운 것이 아니지만, 넓은등근은 후 장골릉과 척추 기립근에 부착되어 있다.[7] 볼기뼈절구로부터 당기는 선을 긋고 대략 계측하여 보자. 볼기뼈절구로부터 중력선이 10 cm로 계산하였기 때문에 넓은등근의 당기는 모멘트팔은 엉덩관절 축으로부터 20 cm 혹은 0.2 m이다(그림 10-31). 이제 지팡이를 환측 반대편에 지지 하였을 때 넓은등근의 작용을 포함하여 관절에 가해지는 압축력을 계산해 보자.

예제 10-9

지팡이의 반대측 사용 시 가설적 엉덩관절 압박력 계산

825N의 체중의 환자는 상체가 687.5 N이며, 지팡이로 123.75 N(W×0.15)의 압력이 가해진다. 결론적으로 563.75 N이 압력이 오른쪽 엉덩관절에 가해지며 중력성 모음 토오크는 56.38 N(563.75 N × 0.10 m)이며, 넓은등근 수축에 의한 상쇄토오크는 다음과 같다:

$$\text{왼쪽 넓은등근 토크}_{\text{벌림}}: 123.75\ \text{N} \times 0.20\ \text{m} = 24.75\text{Nm}.$$

오른쪽 엉덩관절의 중력성 모음토오크가 56.38 Nm이고 왼쪽 넓은등근에 의해 생긴 벌림토오크가 24.75 Nm라면, 아직 31.63 Nm의 모음성 토오크가 남아 있는 것이므로 오른쪽 엉덩관절 벌림근 수축이 필요하다. 벌림근 수축력은 다음과 같이 계산할 수 있다. 엉덩관절 벌림근 작용 모멘트가 5cm (0.05 m)이므로

$$\text{토크}_{\text{벌림}}: 31.63\ \text{Nm} = F_{ms} \times 0.05\ \text{m}$$

$$F_{ms}: 31.63 \div 0.05 = 632.6\ \text{N}$$

전체의 관절압박력은 다음과 같다:

632.6 N 벌림근에 의한 압박력
\+ 563.75 N 체중(HATLL-cane) 압박력

1196.35 N 전체 관절 압박력

전체의 압축력 계산은 예제 10-9에서 본 바와 같이 체중에 의한 압축력과 넓은등근 수축에 의한 압축력을 제외한 벌림근의 압축력을 더해서 계산할 수 있다. 벌림근과 달리 주목해야 하는 것은 엉덩관절 압축력 계산에서 넓은등근이 엉덩관절을 통과하지 않음으로 넓은등근에 의해 생산되는 압축력은 포함할 수 없다.

관절 압박력(1196.35 N)의 계산은 한쪽다리만 딛고 있었을 때의 관절 압박력 2062.5 N보다 약 42%의 감소가 있으며, Krebs[82] 등은 통증이 있는 쪽 반대편의 지팡이 사용은 40%의 압력을 감소시킬 수 있다고 하였으며, 중간볼기근의 활동은 45% 감소시킬 수 있다고 하였다.

■ 물건 운반에 대한 조절 (Adjustment of a Carried Load)

엉덩관절 통증이나 혹은 약증이 있는 사람이 손이나 몸체에 짐을 운반하면, 벌림근의 수축력이나 엉덩관절의 압축력이 증가하게 된다. 증가된 외부의 힘은 체중을 증가시켜 한쪽발로 기립시 엉덩관절에 작용하는 무게가 증가할 것이다. 증가된 체중은 중력성 모음을 증가시키며, 따라서 벌림근의 반대 토오크도 증가할 것이다. 무거운 물건을 운반해야 하는 경우는 통증이나 약증이 있는 부위의 중력성 모음 토오크의 증가를 피해야 한다. 무거운 짐을 들고 옮긴다면, 비대칭적 외력이 인체의 무게중심점을 통증부위쪽으로 옮기게 될 것이다. 통증부위 쪽으로 무게중심점의 이동은 모멘트팔의 길이를 줄일 것이다. *외력이 크지 않다면,* 중력성 모멘트의 길이만 줄여도 중력성 모음 토오크를 많이 줄일 수 있다. 중력성 모음 토오크가 준다면 벌림근의 역할도 감소하고, 엉덩관절에 가해지는 압축력도 줄게 된다. 무거운 물건을 통증이나 약증이 있는 반대쪽으로 든다면, 체중을 증가시키고 중력성 모음을 증가시킨다.

Neumann과 Cook[82]은 여러 가지 다양한 무게의 짐을 옮길 때 중간볼기근의 근전도(EMG) 상 활동을 측정하였다. 그들은 오른쪽 한발로 기립한 상태에서 체중의 10%의 짐을 동측으로 주어졌을 때, 중력성 모멘트팔의 감소만으로 부가된 체중이 상쇄되는 것을 보고하였다. 오른쪽에 체중의 20%를 증가하여도 오른쪽 벌림근의 역할이 체중을 싣기 전과 통계학적으로 비슷하였다. 체중에 외적인 무게를 증가시켜도 중력선까지의 모멘트팔(MA)를 감소시키면 중력성 모음 토오크는 변함이 없다. 오른발로 기립 시 무게를 왼쪽에 들고 있으면, 오른쪽 벌림근의 활동이 증가한다. 상체무게의 증가나 엉덩관절으로부터 중력선(LoG)이 멀어지면, 중력성 모음 토오크의 증가에 따른 엉덩관절 벌림근의 역할이 증가한다.

Neumann과 Cook[85]은 물체의 운반에 따른 중간볼기근의 활동을 조사하였고 Bergmann 등[76]은 몇 사람을 대상으로 한 실험을 통하여 넙다리뼈머리 보호장구의 반작용 압력에 대한 연구를 실시하였다. 연구결과 오른발로 기립하고 체중의 25%를 손에 들고 있더라도, 엉덩관절 압축력의 약간의 감소를 볼 수 있었다. 그러나 상체를 엉덩관절축으로부터 멀리 기우는 것은 피해야 한다고 하였다.

사례 적용 10-6: **엉덩관절 통증을 감소시키기 위한 전략**

글로리아는 왼쪽관절에 골관절염 변화를 가지고 있는데 통증의 원인으로 충분할 정도이다. 게다가 보행 시 왼쪽관절의 통증과 왼쪽으로의 상체 기울임은 중간볼기근, 작은볼기근 건의 퇴행성변화와 큰뼈돌기점액낭염에 변화를 유발할 수 있다. 글로리아의 왼쪽엉덩관절의 작용을 감소하기 위한 상체의 기울임은 의심할 여지가 없다. 상체의 환측의 기울임은 더 많은 손상이나 염증의 최소화 그리고 엉덩관절 압박의 감소를 시킬 수 있다. 지팡이를 오른손에 딛는 것이 타당하다. 환측으로의 상체의 기울임은 환측 벌림근 압력 감소가 있지만, 에너지의 소비와 척추의 무리를 고려해야 한다. 글로리아가 증손녀와 함께 쇼핑을 할 때는 항상 외쪽에 안는다. 물건을 나를 때 적당한 무게(체중의 25% 미만)를 엉덩관절 통증부위나 벌림근 약화부위에 드는 것은 엉덩관절통증이나 중간볼기근 보행에 바람직하다. 환측에 물건을 드는 것은 피해야 한다.

엉덩관절의 병리(Hip Joint Pathology)

엉덩관절의 기능부전(dysfunction)을 이해하기 위해서는 기본 원리를 분명히 알고 있어야 한다. 엉덩관절은 활동범위가 넓고 능동적 수동적인 힘이 관절을 통과하게 되어 찢어지거나 닳게 되는 많은 요인을 가지고 있다. 넙다리뼈나 볼기뼈절구의 생역학상의 작은 변화는 정상 수준 이상의 수동적인 힘을 증가시키거나 역동적인 관절 고정근들의 약증을 증가시킬 수 있다. 본절에서는 가장 일반적으로 일어나는 문제들과 기전에 대해 논의하려고 한다.

관절증(Arthrosis)

엉덩관절에서 통증을 일으키는 가장 일반적인 원인은 관절연골의 퇴화와 이어서 일어나는 관절면조직의 변화 때문이다.[78] **엉덩관절증**으로 알려진 **골관절염**, **퇴행성관절염**은 발병률이 55세 이상에서 10%-15%이며, 남성과 여성 발병률은 같다.[86] 외상 혹은 넙다리뼈의 앞쪽번짐처럼 구조상의 부정정렬이 복합적으로 일어날 수 있으며,[27,87] 50%의 경우가 특발성이다.[5] 이것은 엉덩관절증 절반은 병리학적인 증거가 없다는 것이다. 이것은 탄생에서부터 지금까지 미묘한 변화, 노화에 의한 조직의 변화, 오랜기간 동안 엉덩관절에 주어진 체중으로 인한 기계적 스트레스[15-17] 혹은 여러 요인들의 상호작용 때문으로 생각된다. 엉덩관절 특발성 관절증을 일으키는 가장 밀접한 요인은 나이의 증가와 체중/신장비율의 증가이다.[88] Lane 등은 노인들에게 달리기와 골관절염 변화 사이에는 관계가 없다고 발표하였다.[89]

엉덩관절에서 관절연골 퇴화의 기전은 정확히 알려져 있지 않다. 생역학적 문제가 분명하지 않을 때 퇴행성변화는 극단적이거나 부적절한 힘이 가해지면 발생하며, 스포츠나 오락활동처럼 활동이 증가하는 것과 엉덩관절증과는 상관이 없음을 설명할 수 있다.[89,90]

체중의 반을 초과하는 힘을 지지하려면 넙다리뼈머리가 볼기뼈절구 안에 완전히 밀착이 되야 하며,[3] 많은 연구에서 Bullough[3] 등은 여러 가지 다른 연구를 기초로 하여 매일의 일상생활중 다양한 활동을 하는 동안에 한쪽발에 전체 체중이 옮겨지는 시간은 5%~25%을 넘지 않는다고 하였다. 낮은 압력(Lower load)과 빈번하지 않은 높은 관절압축력은 무혈관 연골의 영양공급과 배출을 유지하는데 부적절하다. 관절의 퇴화원인으로서 부적절한 압력에 대한 이론은 주요 체중지지 부분보다 넙다리뼈머리 주위와 넙다리뼈머리와에서 더 많이 퇴행성변화가 발생한다고 한다.[3,44] 넙다리뼈머리 주위는 단지 넙다리뼈머리 상부 압축력의 1/3의 힘을 받으며,[75] 반면에 넙다리뼈머리 상부는 기립자세 및 앉은자세 활동시 볼기뼈절구 뒷면쪽의 압력을 받는다.[44] 넙다리뼈머리와 주위는 볼기뼈절구절흔(acetabular notch)에 의해 비체중지지부위가 되며 압력을 자주 받지는 않는다. Wingstrand[28] 등은 활액염이나 외상에 의해 관절내 활액이 많아지면, 관절의 일치도와 공기압(atmospheric pressure)에 의한 고정효과가 감소하여 연골에 미세손상과 압력이 가해질 수 있다고 하였다.

골절(Fracture)

엉덩관절에 주어지는 체중부하가 관절연골을 점점 악화시키지만, 골격자체도 엉덩관절에 작용되는 힘에 충분히 견뎌내야 한다. 엉덩관절의 체중부하구조를 다룬 절에서 언급한 바와 같이 한쪽 기립 시나 양쪽 기립 시 수직으로 작용하는 힘은 볼기뼈절구의 상면을 통해 아래로 내려가고, 넙다리뼈몸통에 지면반력이 작용하여 넙다리뼈목을 구부리는 굽힘력이 생긴다(그림 10-15). 정상적인 골소주계들은 굽힘력을 저항할 능력이 있지만, 비정상적으로 그 힘의 크기가 증가하든가 혹은 뼈가 약화되면 골절을 유발시킬 수 있다. 골절이 일어나는 부위는 골소주 분포가 얇은 부분이고 약한부분(zone of weakness)이라고 불리운다(그림 10-16).

어린이와 청년의 넙다리뼈목 골절은 큰 하중이 주어져도 잘 발생하지 않는다. 그러나 미국에서 일어나는 넙다리뼈목 골절률은 인구 100,000명 당 98명으로, 평균 연령은 70대이다. 엉덩관절 골절을 일으키는 비율은 흑인성인보다 백인 성인이 높다.[58] 골절률이 여자가 더 높은 것은 그들이 장수하는 것과 관련이 있다. 중년그룹에서는 실제적인 외상에 의한 것이기 때문에 남자가 여자보다 골절이 더 많다.[91]

노령인구중에서 엉덩관절 골절의 경우에 87%가 기립자세나 의자에서, 혹은 침대로부터 떨어진 경우이다. 엉덩관절 골절에 대한 조사에서 골절은 독립적으로 일어나는 것이 아니며, 전적인 것은 아니지만 골의 밀도가 엷어져서 일어날 것이다.[86] 골 밀도는 50세가 지나면 매년 2%씩 감소되고, 골소주도 나이가 들어감에 따라 감소하고 없어진다.[92] Cummings와 Nevitt[92]는 연령으로 인하여 엉덩관절 골절이 증가하는 것은 골 밀도 감소 하나뿐이 아니고, 노령의 특징인 느린 보행이 골절을 일으키는 중요한 역할을 한다고 보고하였고, 또 느린 보행은 반동(momentum)을 적게 하여 신체를 앞으로 넘어지게 하지 않고 뒤로 넘어지게 하여 젊었을 때처럼 근육과 지방이 패드 역할을 할 수 없기 때문에 골절이 일어난다고 하였다.

엉덩관절 골절은 수술이나 보존적 치료를 위해 고액의 건강관리비를 계속적으로 지출해야 하므로 계속적인 관심이 필요하며 낙상과 관련된 골절은 높은 사망률과 심각한 건강문제 그리고 삶의 질을 떨어뜨린다. 1999년 미국에서 엉덩관절 골절로 대략 338,000명이 입원을 하였다.[93] 통증이나 골절의 불유합은 뼈의 구조적 배열의 이상을 일으켜 관절의 불안정이나 연골이 점점 더 파괴된다. 대부분의 사람들은 넙다리뼈머리의 인대를 통해서 혈액공급을 받지만, 연령이 증가하면 넙다리뼈머리인대를 통한 혈액공급이 감소되거나 없어져서 회선동맥으로부터 문합에 의존한다. 이와같은 회선동맥의 혈액 공급이 넙다리뼈목 골절에 의해 방해를 받게되면, 넙다리뼈머리는 무혈성괴사가 되므로 넙다리뼈머리를 제거하고 인공구조물로 대체하게 된다. 넙다리뼈목 골절은 사망률이 20% 정도로 높다.[91]

넙다리뼈의 뼈이상 (Bony Abnormalities of the Femur)

넙다리뼈의 골격구조에서 비틀림각 혹은 경사각이 변경되었을 때 관절에 작용하는 힘의 크기와 방향이 변화되어 관절증, 넙다리뼈목 골절 혹은 근약증을 증가시키는 등 병리적인 상태를 유발시킨다. 정상적인 경사각과 비틀림각은 스트레스와 근력에 대한 적절한 균형을 유지하게 한다. 그러나 경사각과 비틀림각의 변화는 어떤기능에는 도움이 될 수도 있지만, 다른 관련된 기관의 기능에는 항상 부작용이 동반되게 된다.

■ 외반고/내반고(Coxa Valga/Coxa Vara)

경사각에서 외반고(그림 10-6A)는 정상 성인의 125° 보다 각이 더 크다. 이 각의 증가는 수직 체중 이동선을 넙다리뼈몸통에 더 가깝게 하고, 넙다리뼈목을 지나가는 전단력이나 굽힘력 감소를 초래하며, 이러한 변화는 가쪽섬유주계의 밀도의 감소를 초래한다.[45] 그리고 넙다리뼈머리와 큰뼈돌기 사이의 거리 감소는 엉덩관절 벌림근들의 모멘트 팔을 감소시킨다. 벌림근 모멘트팔이 감소하면 한다리로 기립하였을 때 벌림근의 수축력이 증가하여 엉덩관절에 대한 압축력이 증가하게 된다. 따라서 근수축력의 증가 요구는 엉덩관절내의 전체 관절반응력을 증가시키거나 혹은 벌림근이 이 역할을 수행하지 못하여 기능적 문제가 초래될 수 있다. 벌림근이 정상이라고 할지라도 생역학적인 효율성을 위해 벌림근의 약함을 일차적으로 보상하는 작용이 일어날 것이다. 외반고는 넙다리뼈머리가 볼기뼈절구의 상부와 중앙을 접촉하는 면의 범위를 감소시키고, 넙다리뼈머리의 상부 노출을 증가시키므로 엉덩관절의 안정성 감소와 엉덩관절 탈구를 일으키기 쉽게 된다.[9,23,46]

내반고는 각도가 크게 감소되지 않았다면 엉덩관절 안정성에 이점이 있다고 생각된다. 즉, 넙다리뼈몸통와 넙다리뼈목 사이의 각이 감소하기 때문에 넙다리뼈머리가 볼기뼈절구에 더 깊게 들어가게 되어 관절면 일치도가 분명히 더 좋아지고, 따라서 넙다리뼈머리가 상부로 노출되는 것이 감소된다. 큰뼈돌기와 넙다리뼈머리 사이의 거리가 증가하며 엉덩관절 벌림근 모멘트팔의 길이도 증가한다.[22] 증가된 모멘트팔은 한쪽 다리로 섰을 때 중력 모멘트에 대항하는 벌림근들의 근력생산의 양을 감소시키고, 그 결과로 관절 반응력을 축소시킨다. 그러나 내반고는 넙다리뼈머리와 넙다리뼈목 주위에 발생하는 굽힘모멘트(bending moment) 를 증가시키는 불이익이 있다. 인장력(tensile stress)의 증가는 넙다리뼈 가쪽 섬유주계의 밀도를 증가시킨다.[45] 넙다리뼈목을 따라 증가된 전단력은 넙다리뼈목 골절을 더욱 더 잘 일어나도록 할 것이다.[23,46]

내반고는 넙다리뼈머리가 골단연골 위로 미끌어지는 사춘기에 많이 발생한다. 아동기에는 골단이 수평적이다.[7] 결론적으로 부가된 체중이 넙다리뼈머리를 골단판으로 압축한다. 사춘기에서 골의 성장은 골단판이 좀더 경사지게 된다. 골단판이 경사짐은 성장기 중에 발생하는 속성 성장으로 인한 골단판의 약함 때문에 전단력에 더 쉽게 손상을 받을 수 있다.[91] 체중력은 넙다리뼈머리를 하방으로 미끄러지게 하여 넙다리뼈머리 골단분리증이 된다. 엉덩관절 골절로 인한 생역학적인 변화와 혈액공급의 장애는 이차적인 퇴행성 변화가 일어나기 전에 회복되어야 한다.

■ 앞쪽번짐/뒤쪽번짐(Anteversion/Retroversion)

비틀림각의 변화도 엉덩관절의 역학과 기능에 영향을 미친다. 넙다리뼈머리의 앞쪽번짐은 넙다리뼈관절면의 앞부분을 노출시키기 때문에 엉덩관절의 안정성을 감소시키며 벌림근 작용선이 뒤로 위치하기 때문에 벌림근의 모멘트팔의 길이를 감소시킨다.[87] 외반고는 부가적인 벌림근 수축으로 관절증(arthrosis) 혹은 기능적으로 약한 관절이 되게 할 수 있으며 에너지소모가 많은 보행을 야기한다. 넙다리뼈 앞쪽번짐의 결과는 무릎관절의 기능에 영향을 미친다. 넙다리뼈머리의 앞쪽번짐은 전방낭인대(capsuloligament) 구조의 미는 힘과 전방근육의 미는 힘으로 넙다리뼈머리를 볼기뼈절구 안쪽으로 밀어넣어서 넙다리뼈의 안쪽돌림을 유발한다. 넙다리뼈의 안쪽돌림이 진행되어 볼기뼈절구에서 일치도가 증가하지만, 무릎관절 축으로 보았을 때 넙다리뼈 관절융기(femur condyle)가 안쪽돌림되어 무릎관절의 굽힘과 폄을 변화시켜 발가락이 안쪽으로 휘는 토우 인(toe-in gait)이 나타난다. 무릎관절축의 비정상적인 위치와 토우 인 보행(toed-in gait)은 넙다리뼈내비틀림(medial femoral torsion)이라고 한다. 넙다리뼈내측 비틀림과 넙다리뼈 앞쪽번짐은 넙다리뼈의 같은 비정상적인 조건이며, 엉덩관절의 역학의 변화와 무릎관절의 변화를 동반한다. 넙다리뼈 뒤쪽번짐은 넙다리뼈 앞쪽번짐과 반대이며 넙다리뼈 앞쪽번짐 시 문제의 반대를 유발한다.

사례 적용 10-7: **엉덩관절 형성장애**

글로리아 엉덩관절문제의 원인을 다루는 것은 매우 가치가 있다. 글로리아의 연령자체도 문제이지만 외반고와 넙다리뼈 앞쪽번짐은 많은 원인 중의 하나이다. 외반고와 넙다리뼈 앞쪽번짐은 관절의 접촉을 감소시키며, 부분 접촉압력의 증가, 볼기뼈절구 안의 넙다리뼈머리가 비전형적으로 위치해 있게 된다. 벌림근의 기계적 단점이 벌림근의 계속적인 과사용과 퇴행성 변화를 유발시켜 중간볼기근 보행이나 통증성 보행을 유발시킨다. 엉덩관절형성 장애와 어린 학생들과의 마루바닥 생활은 절구테두리 앞쪽 충돌을 유발하여 절구테두리와 연골손상을 발생시킨다. 그녀의 경우와 같은 많은 엉덩관절 환자들은 엉덩관절의 기능과 통증을 회복시키기 위해서는 엉덩관절 전치환술이 권해질 것이다.

요약(Summary)

정상 엉덩관절은 관절 주변에서 작용하는 힘에 잘 견디도록 고안되었고 골소주계, 연골덮힘, 근육들 그리고 인대들의 도움을 받게 되어 있다. 엉덩관절에 작용하는 힘의 크기와 방향 변화는 비정상적인 스트레스를 만들어 관절구조 손상과 퇴행성 변화를 일으킬 수 있다. 퇴행성 변화는 차례차례로 기능적인 변화를 일으키는데 기립 시 체중의 지지능력, 이동활동 그리고 다른 일상생활동작 시 엉덩관절의 지지능력에 영향을 미치며, 근위와 원위관절이 변화를 야기시킨다. 결론적으로 독자들은 엉덩관절에서 일어나는 기능장애와 또 이런 기능장애로 인한 하지와 척추에서의 모든 변화를 이해하여야 한다. 다음 장부터는 관절의 복잡한 기능장애뿐만 아니라, 원위와 근위관절과 관련된 기능장애에 초점을 맞추겠다.

학습 문제(Study Questions)

1. 체중지지상태(Weight-bearing)동안의 넙다리뼈목, 넙다리뼈 몸통의 어느쪽 부분에 압박력이 가해지는가? 또 이런 압력에 어떻게 반응하는가?
2. 넙다리뼈머리의 주요체중지지 부분(primary weight-bearing area)은 어디인가? 넙다리뼈머리와 볼기뼈절구에서 가장 퇴행성변화가 발생되는 부분은 어디인가?
3. 지팡이를 엉덩관절통증부위나 근력이 약한 부위의 반대편에 두는 이유를 설명하시오.
4. 엉덩관절 경사의 다양한 각도가 엉덩관절 벌림근의 모멘트팔에 어떻게 영향을 주는가? 즉, 엉덩관절에서 정상 경사각, 내반고, 외반고 각도가 어떻게 영향을 주는가. 그림으로 벌림근 힘의 작용선(action line)과 모멘트팔을 포함시켜 설명하시오.
5. 왼쪽 엉덩관절 벌림근이 마비되었을 때, 왼쪽으로만 서 있을 때, 골반에서 일어나는 현상과 이 상태에서 평형을 유지하는 방법을 설명하시오.
6. 오른쪽 다리로만 기립하고 있고 골반을 치켜올렸을 때, 오른쪽 엉덩관절과 왼쪽 엉덩관절의 움직임과 허리뼈의 움직임을 설명하시오.
7. 엉덩관절에서 잠김위치(close-packed)와 관절의 최대 접촉위치에 대해 설명하시오.
8. 체중이 200 파운드인 사람이 모멘트팔이 4인치, 벌림근 모멘트팔이 2인치 상태에서 오른쪽 다리로만 기립하였을 때 관절압축력을 계산하시오.
9. 엉덩관절이 개방사슬(open chain)과 폐쇄사슬(closed chain)로 참여되는 움직임을 서술하시오.
10. 엉덩관절 탈구를 유발하는 골반이나 넙다리뼈의 비정상은 무엇인가?
11. 굽힘, 폄, 가쪽돌림, 안쪽돌림, 벌림, 모음에서 과도한 동작을 제한하는 엉덩관절 구조물은 무엇인가?
12. 무릎관절의 위치에 영향을 받는 엉덩관절의 근육은 어떤 근육인가? 엉덩관절근육에 영향을 미치지 않을 무릎관절의 위치는 무엇인가?
13. 왼발을 축으로 기립한 상태에서 골반이 전방돌림하면, 왼쪽 엉덩관절에서는 어떤 움직임이 발생되나?
14. 오른쪽 엉덩관절에 통증이 있다면, 오른쪽으로 서 있는 동안 오른쪽 엉덩관절에 힘을 감소하기 위해 몸통을 어느 쪽으로 기울이나?
15. 엉덩관절에 통증이 있다면, 어느 위치가 통증을 유발하는가 이유를 설명하시오.
16. 넙다리뼈목부분 골절이 발생 요인을 기술하시오.
17. 넙다리뼈머리의 혈액공급기전을 설명하고 혈액공급을 방해하는 문제는 무엇인지 설명하시오.
18. 넙다리뼈 앞쪽번짐(femoral antversion)과 넙다리뼈 내측비틀림(medial femoral torsion)의 관계를 설명하시오.
19. 엉덩관절모음근과 엉덩관절벌림근이 협력근으로 작용하는 상황을 설명하시오.
20. 왜 관골절흔(acetabular notch)이 비연골인가? 엉덩관절기능에 어떤 영향을 미치나?
21. 한쪽 엉덩관절에 통증이 있는 여자가 가방을 어느 쪽에 매야 하는가? 또 이유는 무엇인가?

참고문헌(References)

1. Moore K, Dalley AI: Clinically Oriented Anatomy, 4th ed. Philadelphia, Lippincott Williams & Wilkins, 1999.
2. Brinckmann P, Frobin W, Hierholzer E: Stress on the articular surface of the hip joint in healthy adults and persons with idiopathic osteoarthrosis of the hip joint. Biomechanics 14:149–156, 1981.
3. Bullough P, Goodfellow J, O'Connor J: The relationship between degenerative changes and load-bearing in the human hip. J Bone Joint Surg Br 55:746–758, 1973.
4. Anda S, Svenningsen S, Dale LG, et al.: The acetabular sector angle of the adult hip determined by computed tomography. Acta Radiol Diagn (Stockh)

27:443–447, 1986.
5. Brinckmann P, Hoefert H, Jongen HT: Sex differences in the skeletal geometry of the human pelvis and hip joint. Biomechanics 1:427–430, 1981.
6. Genda E, Iwasaki N, Li G, et al.: Normal hip joint contact pressure distribution in single-leg standing—Effect of gender and anatomic parameters. J Biomech 34:895–905, 2001.
7. Williams P: Gray's Anatomy, 38th ed. New York, Churchill Livingstone, 1999.
8. Svenningsen S, Apalset K, Terjesen T, et al.: Regression of femoral anteversion. A prospective study of intoeing children. Acta Orthop Scand 60:170–173, 1989.
9. Kapandji I: The Physiology of the Joints, 5th ed. Baltimore, Williams & Wilkins, 1987.
10. Seldes RM, Tan V, Hunt J, et al.: Anatomy, histologic features, and vascularity of the adult acetabular labrum. Clin Orthop 382:232–240, 2001.
11. Konrath G, Hamel A, Olson S, et al.: The role of the acetabular labrum and the transverse acetabular ligament in load transmission of the hip. J Bone Joint Surg Am 80:1781–1788, 1998.
12. Petersen W, Petersen F, Tillmann B: Structure and vascularization of the acetabular labrum with regard to the pathogenesis and healing of labral lesions. Arch Orthop Trauma Surg 123:283–288, 2003.
13. Ferguson SJ, Bryant JT, Ganz R, et al.: An *in vitro* investigation of the acetabular labral seal in hip joint mechanics. J Biomech 36:171–178, 2003.
14. Leunig M, Beck M, Woo A, et al.: Acetabular rim degeneration: A constant finding in the aged hip. Clin Orthop 413:201–207, 2003.
15. Bencardino J, Palmer W: Imaging of hip disorders in athletes. Radiol Clin North Am 40:267–287, 2002.
16. McCarthy JC: The diagnosis and treatment of labral and chondral injuries. Instr Course Lect 53: 573–577, 2004.
17. Notzli H, Wyss T, Stoecklin C, et al.: The contour of the femoral head-neck junction as a predictor for the risk of anterior impingement. J Bone Joint Surg Br 84:556–560, 2002.
18. Ito K, Minka Mn, Leunig M, et al.: Femoroacetabular impingement and the cam-effect. A MRI-based quantitative anatomical study of the femoral head-neck offset. J Bone Joint Surg Br 83: 171–176, 2001.
19. Leunig M, Podeszwa D, Beck M, et al.: Magnetic resonance arthrography of labral disorders in hips with dysplasia and impingement. Clin Orthop 418: 74–80, 2004.
20. Narvani AA, Tsiridis E, Kendall S, et al.: A preliminary report on prevalence of acetabular labrum tears in sports patients with groin pain. Knee Surg Sports Traumatol Arthrosc 11:403–408, 2003.
21. Noble PC, Kamaric E, Sugano N, et al.: Three-dimensional shape of the dysplastic femur: Implications for THR. Clin Orthop 417:27–40, 2003.
22. Iglic A, Antolic V, Srakar F, et al.: Biomechanical study of various greater trochanter positions. Arch Orthop Trauma Surg 114:76–78, 1995.
23. Singleton M, LeVeau B: Stability and stress. A review. Phys Ther 55:9, 1975.
24. Rosse C: The Musculoskeletal System in Health and Disease. Hagerstown, MD, Harper & Row, 1980.
25. Radin E: Biomechanics of the human hip. Clin Orthop 152:28–34, 1980.
26. Arnold A, Delp S: Rotational moment arms of the medial hamstrings and adductors vary with femoral geometry and limb position: Implications for the treatment of internally rotated gait. J Biomech 34:437–447, 2001.
27. Heller M, Bergmann G, Deuretzbacher G, et al.: Influence of femoral anteversion on proximal femoral loading: Measurement and simulation in four patients. Clin Biomech (Bristol, Avon) 16:644–649, 2001.
28. Wingstrand H, Wingstrand A, Krantz P: Intracapsular and atmospheric pressure in the dynamics and stability of the hip. Acta Orthop Scand 61:231–235, 1990.
29. O'Sullivan S, Schmitz T: Physical Rehabilitation: Assessment and Treatment, 4th ed. Philadelphia, FA Davis, 2000.
30. D'Ambrosia R: Musculoskeletal Disorders: Regional Examination and Differential Diagnosis, 2nd ed. Philadelphia, JB Lippincott, 1986.
31. Mavcic B, Pompe B, Antolic V, et al.: Mathematical estimation of stress distribution in normal and dysplatic human hips. J Orthop Res 20:1025–1030, 2002.
32. Stewart K, Edmonds-Wilson R, Brand R, et al.: Spatial distribution of hip capsule structural and material properties. J Biomech 35:1491–1498, 2002.
33. Pfirrmann C, Chung C, Theumann B, et al.: Greater trochanter of the hip: Attachment of the abductor mechanism and a complex of three bursae—MR imaging and MR bursography in cadavers and MR imaging in asymptomatic volunteers. Radiology 221:469–477, 2001.
34. Bird P, Oakley S, Shnier R, et al.: Prospective evaluation of magnetic resonance imaging and physical examination findings in patients with greater trochanteric pain syndrome. Arthritis Rheum 44: 2138–2145, 2001.
35. Chen H-H, Li A-Y, Li K-C, et al.: Adaptations of ligamentum teres in ischemic necrosis of the human femoral head. Clin Orthop 328:268–275, 1996.
36. Fuss F, Bacher A: New aspects of the morphology and function of the human hip joint ligaments. Am J Anat 192:1–13, 1991.
37. Crock H: An atlas of the arterial supply of the head and neck of the femur in man. Clin Orthop 152:17–27, 1980.
38. Tan C, Wong W: Absence of the ligament of the head of femur in the human hip joint. Singapore Med J 31:360–363, 1990.
39. Hewitt JD, Glisson RR, Guilak F, et al.: The mechanical properties of the human hip capsule ligaments. J Arthroplasty 17:82–89, 2002.
40. Yutani Y, Yano Y, Ohashi H, et al.: Cartilaginous differentiation in the joint capsule. J Bone Miner

Metab 17:7–10, 1999.
41. Kummer B: Is the Pauwels' theory of hip biomechanics still valid? A critical analysis, based on modern methods. Ann Anat 175:203–210, 1993.
42. Greenspan A: Orthopedic Radiology: A Practical Approach. 2nd ed. New York, Raven Press, 1992.
43. Crabtree N, Loveridge N, Parker M, et al.: Intracapsular hip fracture and the region-specific loss of cortical bone: Analysis by peripheral quantitative computed tomography. J Bone Miner Res 16:1318–1328, 2001.
44. Athanasiou K, Agarwal A, Dzida F: Comparative study of the intrinsic mechanical properties of the human acetabular and femoral head cartilage. J Orthop Res 12:340–349, 1994.
45. Bombelli R, Santore RF, Poss R: Mechanics of the normal and osteoarthritic hip: A new perspective. Clin Orthop 182:69–78, 1984.
46. Radin E (ed): Practical Biomechanics for the Orthopedic Surgeon. New York, John Wiley & Sons, 1979.
47. Norkin C, White D: Measurement of Joint Motion: A Guide to Goniometry, 3rd ed. Philadelphia, FA Davis, 2003.
48. Nonaka H, Mita K, Watakabe M, et al.: Age-related changes in the interactive mobility of the hip and knee joints: A geometrical analysis. Gait Posture 15:236–243, 2002.
49. Valmassy R: Clinical Biomechanics of the Lower Extremities. St. Louis, CV Mosby, 1996.
50. Kendall F, McCreary E, Provance P: Muscles: Testing and Function, 4th ed. Baltimore, Williams & Wilkins, 1993.
51. Perry J: Gait Analysis: Normal and Pathological Function. Thorofare, NJ, Slack, 1992.
52. Observational Gait Analysis Handbook. Downey, CA, Rancho Los Amigos Hospital, 2002.
53. Bohannon R, Gajdosik R, LeVeau B: Contribution of pelvic and lower limb motion to increases in the angle of passive straight leg raising test. Phys Ther 65:474–476, 1985.
54. Murray R, Bohannon R, Tiberio D, et al.: Pelvifemoral rhythm during unilateral hip flexion in standing. Clin Biomech (Bristol, Avon) 17:147–151, 2002.
55. Mens J, Vleeming A, Snijders C, et al.: Validity of the active straight leg raise test for measuring disease severity in patients with posterior pelvic pain after pregnancy. Spine 27:196–200, 2002.
56. Hahne A, Keating J, Wilson S: Do within-session changes in pain intensity and range of motion predict between-session changes in patients with low back pain? Aust J Physiother 50:17–23, 2004.
57. Schmidt G: Current open and closed kinetic chain concepts—Clarifying or confusing? J Orthop Sports Phys Ther 20:235, 1994.
58. Gowitzke B, Milner M: Scientific Bases of Human Movement, 3rd ed. Baltimore, Williams & Wilkins, 1988.
59. Basmajian J, DeLuca C: Muscles Alive, 5th ed. Baltimore, Williams & Wilkins, 1985.
60. Delp S, Hess W, Hungerford D, et al.: Variation of rotation moment arms with hip flexion. J Biomech 32:493–501, 1999.
61. Nemeth G, Ohlsen H: *In vivo* moment arm lengths for hip extensor muscles at different angles of hip flexion. J Biomech 18:129–140, 1985.
62. Smith L, Weiss E, Lehmkuhl L: Brunnstrom's Clinical Kinesiology, 5th ed. Philadelphia, FA Davis, 1996.
63. Wheatley M, Jahnke W: Electromyographic study of the superficial thigh and hip muscles in normal individuals. Arch Phys Med 32:508, 1951.
64. Kaplan E: The iliotibial tract. J Bone Joint Surg Am 40:825–832, 1958.
65. Gajdosik R, Sandler M, Marr H: Influence of knee positions and gender on the Ober test for length of the iliotibial band. Clin Biomech (Bristol, Avon) 18:77–79, 2003.
65a. Janda V, Stará V: The role of the thigh adductors in movement patterns of the hip and knee joint. Courrier (Centre Internat de l'Énfance), 15:1–3.
66. Ito J: Morphological analysis of the human lower extremity based on the relative muscle weight. Okajimas Folia Anat Jpn 73:247–252, 1996.
67. Murray M, Sepic S: Maximum isometric torque of hip abductor and adductor muscles. Phys Ther 48:2, 1968.
68. Inman V, Ralston HJ, Todd F: Human Walking. Baltimore, Williams & Wilkins, 1981.
69. Chleboun G, France A, Crill M, et al.: *In vivo* measurement of fascicle length and pennation angle of the human biceps femoris muscle. Cells Tissues Organs 169:401–409, 2001.
70. Soderburg G, Dostal W: Electromyographic study of three parts of the gluteus medius muscle during functional activities. Phys Ther 58:6, 1978.
71. Beck M, Sledge J, Gautier E, et al.: The anatomy and function of the gluteus minimus muscle. J Bone Joint Surg Br 82:358–363, 2000.
72. Walters J, Solomons M, Davies J: Gluteus minimus; observations on its insertion. J Anat 198(Pt 2):239–242, 2001.
73. Jensen R, Smidt GL, Johnston RC: A technique for obtaining measurements of force generated by hip muscles. Arch Phys Med 52:207, 1971.
74. Olson V, Smidt GL, Johnston RC: The maximum torque generated by the eccentric, isometric and concentric contractions of the hip abductor muscles. Phys Ther 52:2, 1972.
75. Nordin M, Frankel V: Basic Biomechanics of the Skeletal System, 2nd ed. Philadelphia, Lea & Febiger, 1989.
76. Bergmann G, Graichen F, Rohlmann A, et al.: Hip joint forces during load carrying. Clin Orthop 335:190–201, 1997.
77. LeVeau B: Williams and Lissner's Biomechanics of Human Motion, 3rd ed. Philadelphia, WB Saunders, 1992.
78. Cailliet R: Soft Tissue Pain and Disability, 3rd ed. Philadelphia, FA Davis, 1996.
79. Paul J, McGrouther D: Forces transmitted at the

hip and knee joint of normal and disabled persons during a range of activities. Acta Orthop Belg (Suppl) 41:78–88, 1975.
80. Crowninshield RD, Johnston RC, Andrews JG, et al.: A biomechanical investigation of the human hip. J Biomech 11:75, 1976.
81. Kummer F, Shah S, Iyer S, et al.: The effect of acetabular cup orientations on limiting hip rotation. J Arthoplasty 14:509–513, 1999.
82. Krebs D, Robbins C, Lavine L, et al.: Hip biomechanics during gait. J Orthop Sports Phys Ther 28:51–59, 1998.
83. Blount W: Don't throw away the cane. J Bone Joint Surg Am 18:3, 1956.
84. Schenkman M, DeCartaya V: Kinesiology of the shoulder complex. J Orthop Sports Phys Ther 8: 438–450, 1987.
85. Neumann D, Cook T: Effect of load and carrying position on the electromyographic activity of the gluteus medius muscle during walking. Phys Ther 65:305–311, 1985.
86. Kelsey J: The epidemiology of diseases of the hip: A review of the literature. Int J Epidemiol 6:269–280, 1977.
87. Clark J, Haynor D: Anatomy of the abductor muscles of the hip as studied by computed tomography. J Bone Joint Surg Am 69:1021–1031, 1987.
88. Pogrund H, Bloom R, Mogle P: Normal width of the adult hip joint: The relationship to age, sex and obesity. Skel Radiol 10:10–12, 1983.
89. Lane N, Hochberg M, Pressman A, et al.: Recreational physical activity and the risk of osteoarthritis of the hip in elderly women. J Rheumatol 26:849–854, 1999.
90. Panush R, Brown D: Exercise and arthritis. Sports Med 4:54–64, 1987.
91. Lewinnek G, Kelsey J, White AA 3rd, et al.: The significance and a comparative analysis of the epidemiology of hip fractures. Clin Orthop 152:35–43, 1980.
92. Cummings S, Nevitt M: A hypothesis: The causes of hip fracture. J Gerontol Med Sci 44:M107-M111, 1989.
93. Falls and hip fractures among older adults. National Center for Injury Prevention and Control. Atlanta, Centers for Disease Control and Prevention, 2004. Accessed 11/7/04 at http://www.cdc.gov/ncipc/factsheets/falls.htm

제 11 장

무릎관절 (The Knee)

서론(Introduction)

무릎관절 복합체는 인체의 관절중에서 가장 빈번하게 손상이 일어나는 관절중 하나이다. 인대부착이 많고 수많은 근육이 관절을 교차해 지나가므로 관절의 복잡성을 예견할 수 있게 한다. 이런 해부학적 복잡성은 관절의 운동성과 안정성 역할 사이에서 정교하게 상호작용을 하게 하는데 필요하다. 엉덩관절과 발목관절을 연결하는 역할을 하는 무릎관절은 정적 기립자세를 하는 동안 신체의 체중을 지지한다. 동적으로도 무릎관절 복합체는 일상적이거나 어려운 활동 등 다양한 동작을 하는 동안 신체를 움직이거나 지지하는 책임이 있다. 무릎관절은 주된 가동성의 역할뿐만 아니라, 주된 안정성의 역할을 만족시켜야만 한다는 사실은 무릎관절의 구조와 기능에 반영되어 있다. 무릎관절 복합체는 하나의 관절주머니 안에 두 개의 구분되는 관절면으로 구성되어 있다: 하나는 정강넙다리뼈관절이고, 하나는 무릎뼈넙다리관절이다. 정강넙다리뼈관절은 넙다리 먼쪽과 정강뼈 몸쪽 사이의 관절이다. 무릎뼈넙다리관절은 무릎뼈의 뒷면과 넙다리가 이루는 관절이다. 무릎뼈가 정강넙다리뼈 기전에 도움이 되지만, 무릎뼈넙다리관절의 기계적 특성이나 문제는 정강넙다리뼈관절과는 충분한 근거에 의해 성질이 다르다는 것을 주의해야 한다. 윗부분의 정강종아리관절은 무릎관절 복합체에 포함되지 않는다. 왜냐하면 무릎관절주머니에 포함되기보다는 오히려 기능적으로 발목관절과 연관성이 있기 때문이다. 이러한 내용은 12장에 논의될 것이다.

11-1 환자 사례

43세의 여성 환자인 티나 몬젤리는 당신의 클리닉에 활동 증가에 따른 무릎관절의 통증의 문제를 갖고 방문했다. 티나의 주요 문제는 테니스를 하는 동안 무릎관절 주변의 통증과 계단을 오르고 내릴 때 통증이 심하다는 것이다. 통증은 정강넙다리뼈 관절의 안쪽과 무릎뼈의 앞면 주위에서 있었고, 무릎뼈 뒤와 가쪽에 있다고 그녀는 설명했다. 그녀는 지금 급커브 방향 전환과 테니스 그리고 불편감 없이는 1 마일 이상을 걸을 수 없다. 티나가 24세 때 ACL과 MCL, 안쪽 반달연골이 찢어졌었다. 그 결과, 무릎힘줄의 자가이식과 함께 ACL의 수술적인 안정화와 부분적인 안쪽 반월상 연골 절제술을 경험했다. 방사선 소견상 체중부하 시 티나의 다리에서는 내반슬이 보였고, 안쪽 정강넙다리뼈 구분(Compartment)과 무릎뼈넙다리에서 중간 정도로 관절공간이 좁아져 있었다. 임상적 테스트에서 외반 스트레스 테스트 시 느슨함이 증가했고, 정강넙다리뼈관절의 운동범위는 완전했고, 무릎뼈의 미끄럼 운동은 감소했으며 넙다리네갈래근의 근력도 감소했다. 당신의 생각에 그녀의 무릎에서 비전형적인 기능에 도움이 되고 그녀의 통증에 도움이 되는 구조적인 이상은 무었인가?

정강넙다리뼈관절의 구조 (Structure of the Tibiofemoral Joint)

정강넙다리뼈관절 또는 무릎관절은 돌림 움직임을 하는 3자유도를 갖는 이중(double)의 관절융기위관절이다. 굽힘과 폄은 넙다리 말단부 위관절융기를 통해서 관상축을 중심으로 시상면상에서 일어난다.[1] 안/가쪽 돌림은 안쪽 정강관절융기의 가쪽면을 통해 세로축을 중심으로 가로면상에서 일어난다.[2] 벌림과 모음은 복배축을 중심으로 관상면상에서 일어난다. 이중의 관절융기위관절인 무릎관절은 안쪽 · 가쪽 관절면에 의해 정의되고, 또한 무릎관절의 **안 · 가쪽 구분**과도 관련이 있다. 관절면 또는 관절면과 다른 구조물에 대한 신중한 검토는 무릎관절과 관절의 기능 또는 운동성에 대한 이해를 도울 수 있을 것이다.

넙다리뼈(Femur)

먼쪽 넙적다리에 있는 안쪽 · 가쪽 관절융기는 무릎관절의 몸쪽 관절면을 형성한다. 넙다리뼈의 몸통은 수직이 아니라 약간 기울임을 이루고 있기 때문에 넙다리뼈관절융기는 넙다리뼈머리 바로 아래 놓여져 있지 않고, 조금 안쪽에 놓여져 있다(그림 11-1A). 넙다리뼈몸통이 비스듬히 놓여져 있으며 가쪽관절융기는 안쪽관절융기보다 더 수직선상에 놓여져 있다. 그러므로 안쪽관절융기는 말단부분에서 좀 더 확장되어 있고, 넙다리뼈몸통의 각이

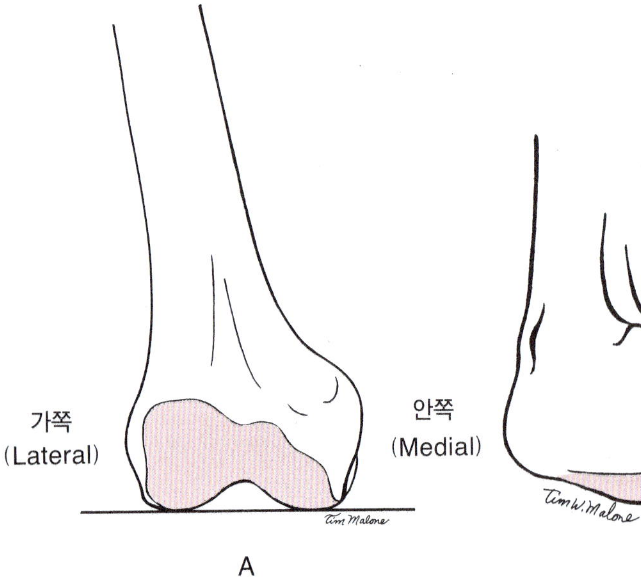

◀ **그림 11-1** ■ A. 넙다리의 골간은 경사져 있기 때문에 가쪽넙다리뼈관절융기는 안쪽넙다리뼈관절융기의 골간보다 좀 더 수직이다. 안쪽관절융기는 좀 더 현저히 두드러졌는데 이는 골간이 경사가 졌음에도 불구하고 넙다리말단부가 수평하기 때문이다. B. 넙다리뼈관절융기의 앞뒤 볼록한 모양은 일정하게 둥근형이 아니고 뒤쪽이 좀 더 두드러진다.

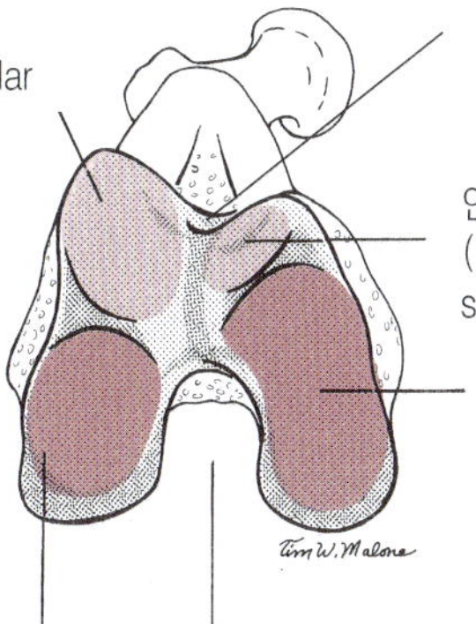

▲ **그림 11-2** ■ 무릎뼈의 면(밝은 색)은 관절융기를 사선으로 진행하는 두 개의 약한 고랑에 의해서 넙다리의 정강뼈관절면(어두운 색)과 분리된다. 안쪽 넙다리뼈관절융기는 가쪽 넙다리뼈관절융기보다 좀 더 길다: 무릎뼈와 관절하는 외측순은 내측순보다 크다.

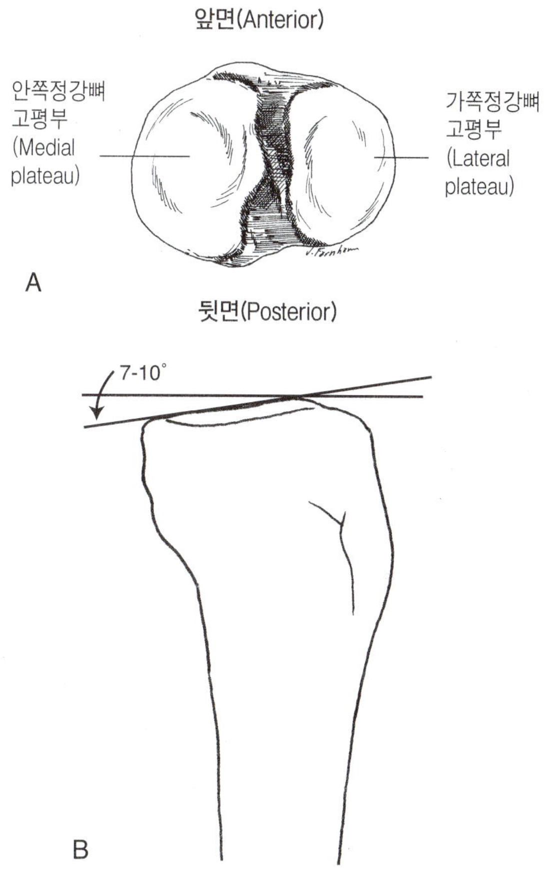

▲ **그림 11-3** ■ A. 정강뼈를 위에서 내려다 보았을 때 안쪽과 가쪽의 정강관절융기 사이의 크기와 모양의 차이를 보여준다. B. 정강뼈의 뒤쪽부분은 돌출되었고 뒤쪽으로 7°-10° 정도 경사져 있다.

있음에도 불구하고 넙다리뼈의 먼쪽 말단은 본질적으로 수평을 유지한다.

관상면상에서 관절융기는 볼록한 형태고 뒷면에 있는 커브의 작은 반지름을 가지고 있다(그림 11-1B). 넙다리뼈 말단부는 관상면상에서 아주 작은 커브를 가지고 있지만, 안쪽/가쪽 관절융기 둘다 관상면상에서 하나하나가 약간의 볼록함을 나타낸다. 넙다리뼈 가쪽 관절융기는 넙다리뼈 안쪽 관절융기와의 관계에서 앞면으로 변위된다.[4] 더우기 가쪽 관절융기의 관절면은 안쪽 관절융기의 관절면보다 짧다.[3] 넙다리뼈를 아래 방향에서 관찰했을 때(그림 11-2) 가쪽 관절융기가 한눈에 더 길게 보일 것이다. 그러나 무릎뼈넙다리관절면이 제외되었을 때, 가쪽 정강뼈면은 안쪽 관절융기 전에서 중단된다. 두 관절과는 그 사이에 있는 **패임** 또는 와에 의해 분리되어 있다. 그러나 앞면은 비대칭이고, 얕으며 말안장형의 형태인데 이를 **무릎뼈 고랑**(groove) 또는 **면**(surface)이라 하는데 초기 굽힘 시 무릎뼈가 채우게 된다.

정강뼈(Tibia)

비대칭적인 안쪽/가쪽 정강관절융기 또는 고평부(plateaus)는 무릎관절의 먼쪽 관절면을 구성한다(그림 11-3A). 안쪽 정강뼈 고평부는 앞뒤 방향에서 볼 때 가쪽 고평부보다 길다.[3,5] 그렇지만 가쪽 정강뼈 관절면의 연골은 안쪽면의 관절연골보다 두껍다.[5] 몸쪽 정강뼈는 몸체에 비해 넓으며 그 결과 몸통 뒤로 돌출되어 있다(그림 11-3B). 이러한 뒤로의 돌출은 정강뼈 고평부가 뒤쪽으로 대략 7°~10° 정도[3,4] 경사지게 한다. 두 정강뼈 고평부는 **관절융기사이결절**이라 불리우는 뼈돌기에 의해 분리되어 있다(그림 11-4). 이 결절은 무릎관절이 펌하는 동안 넙다리뼈의 관절융기사이패임에 박히게 된다. 이 정강뼈 고평부는 현저하게 편평하고 앞,뒤 가장자리에서 약간 볼록하다.[2] 이는 정강뼈 고평부의 뼈구조가 볼록한 넙다리뼈관절융기하고 잘 맞지 않는다는 것을 암시한다. 결국 이러한 뼈의 안정성 부족 때문에 관절구조물(**반달연골**)은 관절의 일치성을 증진시키기 위해 꼭 필요하다.

정강넙다리뼈 정렬과 체중부하력 (Tibiofemoral Alignment and Weight-Bearing Forces)

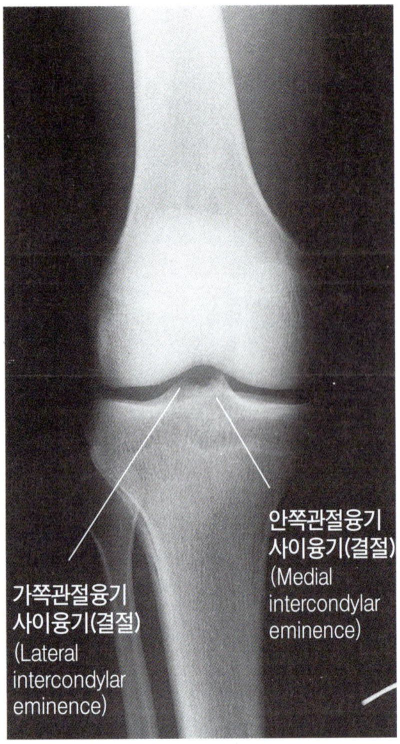

▲ **그림 11-4** ■ 오른쪽 무릎의 방사선 사진에서 무릎을 폈을 때 넙다리의 관절융기사이패임에 정강뼈의 안가쪽 융기가 박히는 것을 보여준다.

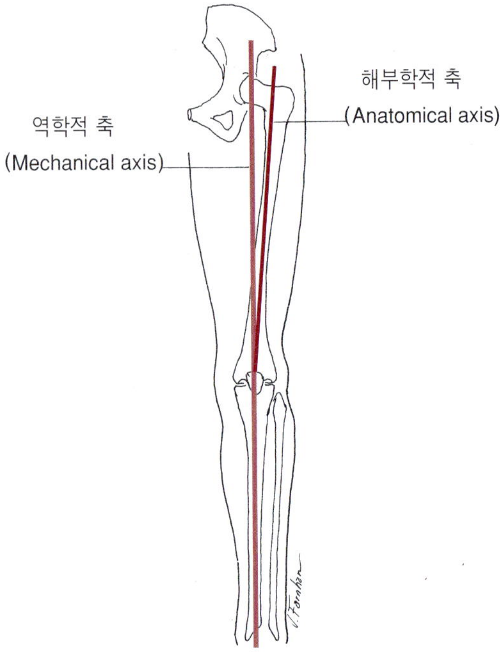

▲ **그림 11-5** ■ 정상 생리적 밖굽이각에서 넙다리와 정강뼈의 해부학적 축은 대략 185° 이다. 다리의 역학적 축(체중부하선)은 엉덩관절, 무릎관절, 발목관절을 지나간다. 역학적 축이 축보다 더 수직에 가깝게 있기 때문에 체중부하력은 무릎관절의 안쪽,가쪽 위관절융기 사이를 똑같이 나누게 된다.

우리가 알고 있다시피 넙다리뼈의 **해부학적(장) 축**은 비스듬하며 몸쪽에서 먼쪽 끝쪽까지 안쪽으로 향해 있다. 정강뼈의 해부학적 축은 거의 수직선상에 있다. 넙다리뼈와 정강뼈의 정상적인 세로축은 안쪽으로 무릎관절의 180°~185° 사이에서 각을 이룬다. 넙다리뼈가 수직에서 5° 정도 벗어난 각이 형성되는 것은 생리적인(정상적인) 밖굽이각이다(그림 11-5). 안쪽의 정강넙다리뼈각이 185° 보다 크다면, 이것은 비정상적인 **외반슬**(knock knee)이라고 본다. 안쪽의 정강넙다리뼈각이 175°이거나 그 보다 작을 때, 이를 **내반슬**(bow legs)이라 부른다. 이 상태는 신연 스트레스가 가쪽에 증가할 때 안쪽관절융기 위에 압박 스트레스가 증가하는 것이다.

정강넙다리뼈 정렬의 측정은 넙다리뼈머리의 중심부터 목말뼈머리의 중심까지 연결되는 선을 따라 측정한다(그림 11-5). 이 선을 다리의 **역학적인 축** 또는 **체중부하선**이라 하고 무릎이 정상적인 위치에 있다면 그 선은 관절의 관절융기사이결절 사이를 통과하게 된다.[6] 체중부하선은 다리를 위로 움직일 때에 지면반발력을 단순화할 수 있다. 그러므로 두 발로 지지하고 서 있는 상태에서 무릎관절 위의 체중부하 스트레스는 안쪽 · 가쪽 관절융기(또는 안쪽 · 가쪽 구분) 사이에서 동등하게 분포한다.[6] 그렇지만 한발로 지지하고 섰을 때, 동적인 힘은 관절에 적용되고 구분에 부하는 교대로 적용된다. 한발로 서 있는 경우에(보행 시 입각기 동안) 체중부하선은 무릎을 가로질러 안쪽으로 이동하여 질량체의 중심아래 작은 지지면으로 들어온다(그림 11-6A). 이것은 안쪽 구분 위의 압박력의 증가로 이동된다(그림 11-6B) 비정상적인 구분으로의 부하는 관상면상에서의 정렬 불량에 의해서 또한 유발된다(외반슬 또는 내반슬). 예로, 외반슬은 가쪽 구분 위로 체중부하선이 이동하고, 안쪽 구조물의 장력이 증가하는 동안 가쪽의 압박력은 증가한다(그림 11-7A). 내반슬의 경우에는 체중부하선은 안쪽으로 이동하고, 장력 스트레스는 가쪽에서 증가하는 동안 안쪽 관절융기 위의 압박력은 증가하게 된다(그림 11-7B). 외반슬과 내반슬의 문제가 있다는 것은 안쪽 · 가쪽 관절연골에 지속적인 과부하를 일으키고, 각각 연골의 손상을 가져오게 될 것이고 관상면의 느슨함을 진전시키게 된다. 실례에서 내반슬은 안쪽 관절주머니 인대의 부착부위는 안쪽 구분의 관절 연골의

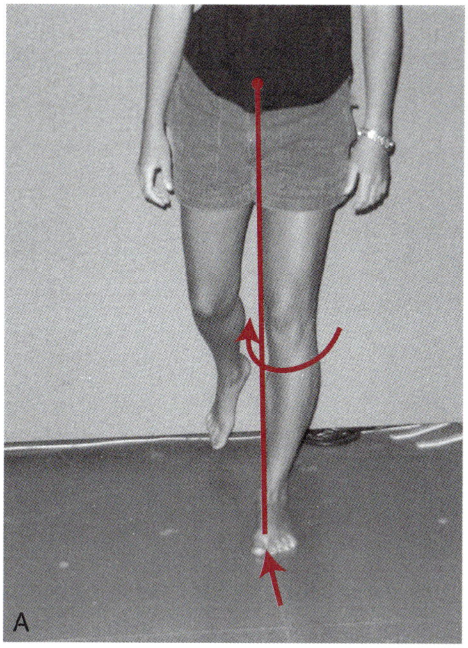

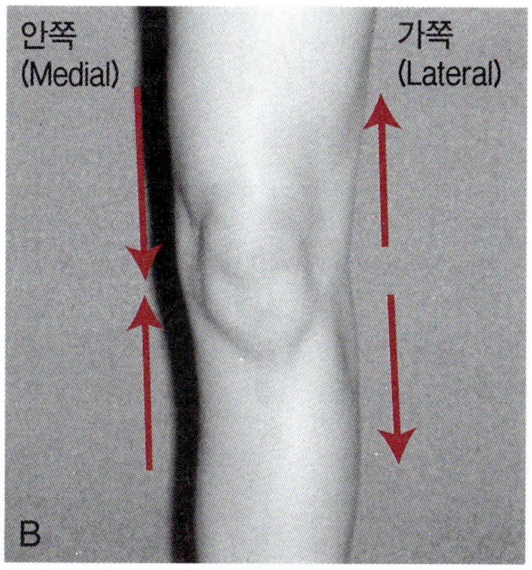

◀ **그림 11-6** ■ A. 보행과 같이 동적인 활동을 하는 동안 무릎관절 중심부에서 안쪽으로 이동한 힘의 선. B. 이것은 안쪽에서의 압박 스트레스를 증가시키고 가쪽에서는 신연 스트레스를 증가시킨다.

침식을 통해서 점진적으로 가까워지는 만큼 과도한 안쪽 관절의 느슨함이 따를 것이고, 안쪽 구분 무릎 골관절염의 진행에 기여할 것이다.

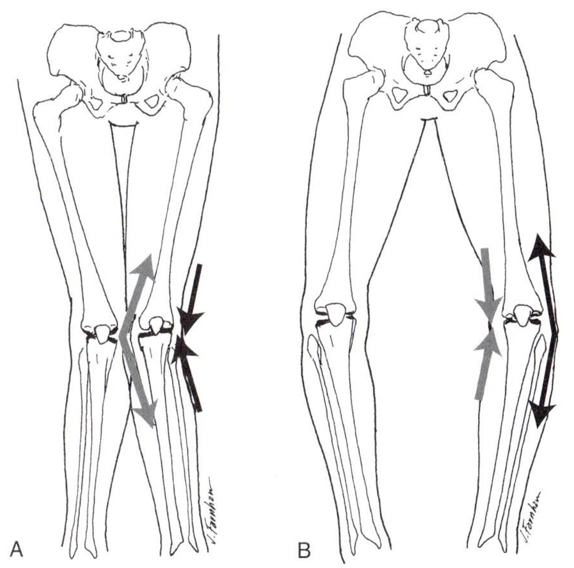

▲ **그림 11-7** ■ A. 외반슬 또는 잠김무릎은 정상 정강넙다리뼈 각의 증가의 결과이다. 왼쪽 정강넙다리뼈관절의 가쪽면의 화살표는 압박력을 의미하며 안쪽면의 화살표는 신연력을 의미한다. B. 내반슬 또는 안짱다리는 정상 정강넙다리뼈 각의 결과이다. 왼쪽 정강넙다리뼈관절의 가쪽면의 화살표는 신연력을 의미하며 안쪽면의 화살표는 압박력을 의미한다.

지속적 연구 : **정렬불량의 효과와 교정**

관상면 상에서의 심한 정렬불량과 골관절염이 존재하는 경우, 어떤 정형외과적인 수술은 무릎의 재정렬을 위해서 시행하는데 이를 엉덩정강뼈 골절술(high tibial osteotomy)이라 한다. 이것은 손상으로 인한 통증이 있는 정강넙다리뼈 구분에 압박력을 줄이기 위해 다리의 재정렬을 하기 위한 기능적인 절차이다. 이 경우 내반슬이나 외반슬이 현저한 때에 시행하는데 외과적 수술은 좀 더 중립위치로 다리를 재정렬하기 위해 정강뼈에서(때때로 넙다리뼈에서) 외과적인 골절을 일으킨다. 그 밖에도 정렬불량인 상태에서 구분에 부하를 감소시키기 위한 방법은 안쪽 · 가쪽 발뒤꿈치쐐기나 무릎관절 보조기를 착용시킬 수 있다.

반달연골(Menisci)

정강넙다리뼈의 일치성은 안쪽 · 가쪽 반달연골에 의해 증진되고 이것은 넙다리뼈관절융기가 부착될수 있도록 오목한 부분을 만들어 준다(그림 11-8). 더욱이 관절 일치성의 강화로 인해 체중부하력을 설명하는데 중요한 역할을 하고 정강뼈과 넙다리뼈 사이에서 마찰을 감소시키고 충격도 흡수한다.[8,9] 반달연골은 반원형의 섬유연골디스크이다. 안쪽반달연골은 C자 형태이고, 가쪽반달연골은 링의 4/5 정도이다.[8] 정강넙다리뼈관절 사이에 놓여진 반달연골은 정강관절융기의 꼭데기에 위치하고 있고, 정

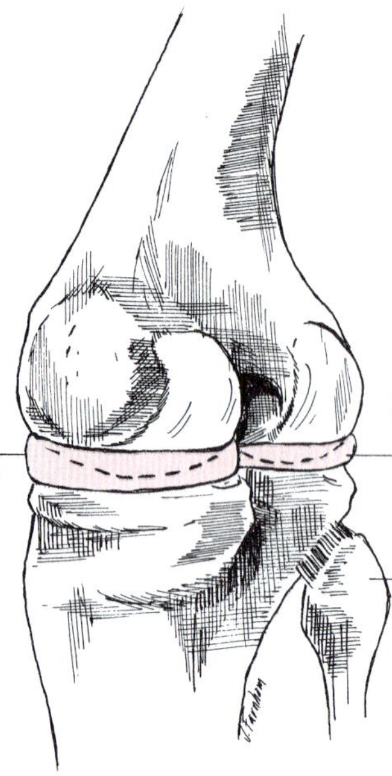

▲ **그림 11-8** ■ 오른쪽 정강넙다리뼈관절의 뒤안쪽면은 반달연골이 넙다리뼈와 정강뼈사이에 단단하게 끼워져 있음을 보여준다. 점선은 반달연골의 쐐기모양 형태를 보여주고 반달연골이 넙다리뼈 관절융기에 적합하도록 정강뼈관절면을 깊게 만들어 모양을 일치시킴을 볼 수 있다.

강뼈 고평부 관절면의 1/2에서 2/3를 덮고 있다(그림 11-9).[9] 두 개의 반달연골은 관절융기사이결절을 향해 벌어져 있으며 가장자리는 두껍고 가운데는 얇다. 가쪽반달연골은 안쪽 반달연골보다 작게 가쪽정강뼈면을 덮는다.[10] 결과적으로 관절면이 크게 노출되고 안쪽관절융기는 매일의 일상적인 활동을 하는 동안 안쪽 관절융기를 통해 들어오는 비정상적인 압박력에 대해 굉장히 민감하다. 무릎에 압박력이 보행이나 계단을 오르는 동안 한두 번이 있거나[11,12] 달리는 동안 3-4번이 있더라도,[13] 이렇게 부과되는 부하의 50%~70%는 반달연골이 담당하는 것으로 추정된다.[8] 그렇지만 이 부하는 관상면상의 정렬불량에 의해 영향을 받는다. 예로, 내반슬의 각이 커질수록 안쪽 반달연골의 압박은 커진다.

■ 반달연골 부착(Meniscal Attachments)

반달연골의 두 끝은 정강뼈의 관절융기사이결절에 부착되어 있고, 이를 **앞 · 뒤뿔**이라고 부르며 정강뼈의 아래쪽에 단단히 붙어있다.[8] 반달연골은 그 주변에 많은 연결되는 부착물을 가지고 있으며 이런 부착물은 두 반달연골에 모두 있거나, 각각 서로 다른 부착물을 갖기도 한다. 안쪽 반달연골은 큰 인대와 연결되어 있고 관절주머니가 억제되어 있어 가쪽 반달연골보다 큰 신장에 대해 변위가 제한된다. 안쪽 반달연골의 가동성의 부족은 결국 손상 발생률을 높이는데 기여한다.[10,14]

앞면에서 보면 반달연골은 **가로인대**에 의해 연결되어 있다. 양쪽 반달연골은 또한 직 · 간접적으로 무릎뼈를 경유하는 **무릎반달인대**에 의해 부착되어 있으며 이것들은 앞쪽의 관절주머니를 두껍게 만든다.[15] 말초부위에서 반달연골은 **관상인대**에 의해 정강관절융기와 연결되어 있는데 이는 무릎관절주머니의 섬유와 결합되어 있다. 이런

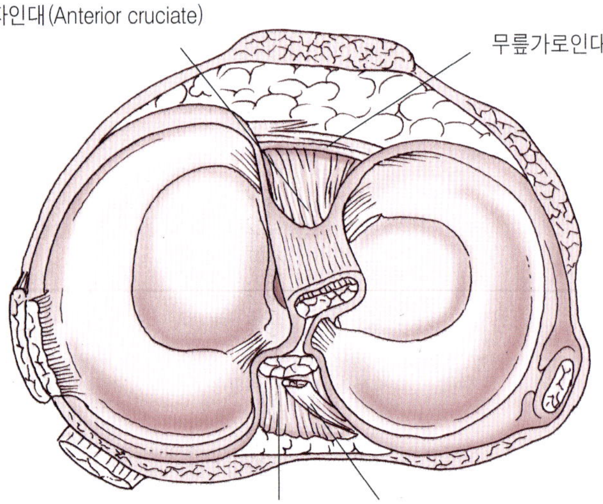

◀ **그림 11-9** ■ 반달연골의 구조. 위에서 보았을 때 안쪽 · 가쪽 반달연골의 크기와 모양은 차이가 있다. 안쪽 반달연골은 C-자 형태이고 반면에 가쪽 반달연골은 링 또는 원과 같은 형태이다. 정강뼈 고평부에 ACL과 PCL의 부착부위를 볼 수 있다.

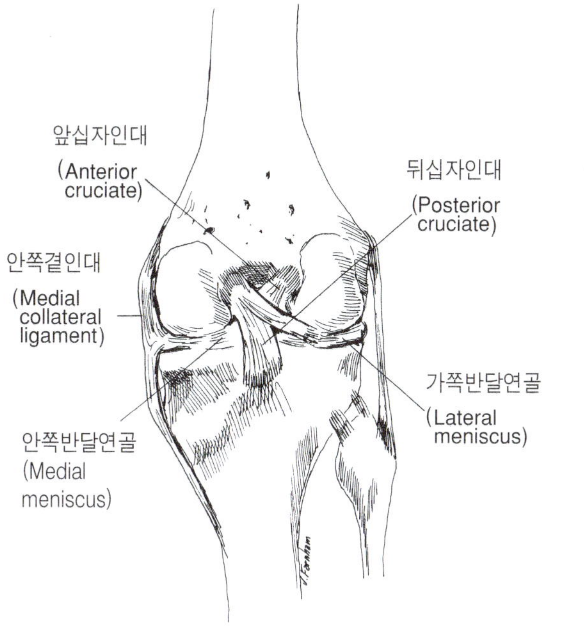

▲ **그림 11-10** ■ 반달연골의 부착. 안쪽 반달연골은 안쪽곁인대, 앞십자인대와 뒤십자인대에 부착되어 있는 것을 보여주고 가쪽반달연골은 뒤십자인대에 부착되어 있는 것을 보여주고 있다.

관계는 그림 11-9에서 볼 수 있다. 안쪽 반달연골은 가쪽반달연골보다 움직임이 감소되어 있는데 그것은 넙다리뼈에서 정강뼈로 먼쪽으로 확장된 관절주머니의 안쪽 비후부분을 통해 관절주머니에 좀 더 견고히 부착되어 있다. 관절주머니의 비후는 **안쪽곁인대**(MCL) 심부와 관련이 있고, 더욱이 안쪽반달연골의 움직임과 관련이 있다.[10] 안쪽 반달연골의 앞,뒤뿔은 **앞십자인대**(ACL)와 **뒤십자인대**(PCL)가 부착되어 있다. 안쪽 반달연골은 관절주머니를 통해서 **반막모양근**에 연결된다.[16] 뒷면에서 가쪽반달연골은 뒤십자인대와 연결되어 있고, 안쪽 넙다리뼈관절융기를 통과해 **반달넙다리인대**와 연결되어 있다.[9,17,18] 어떤 종류의 인대 부착은 그림 11-10에서 볼 수 있다. 반막모양근 힘줄은 안쪽곁인대와 부착되어 있고, **오금근** 힘줄은 가쪽곁인대에 부착되어 있다.[9,19] 오금근의 부착은 가쪽반달연골의 움직임을 조절하거나 제한을 돕는다.[20]

■ 반달연골의 역할(Role of the Menisci)

반달연골의 강한 부착은 정강넙다리뼈관절이 압박되는 동안 반달연골이 밀리는 것을 예방하고, 반달연골과 넙다리뼈 사이에 접촉부위를 넓게 한다. 넙다리뼈관절융기가 편평한 정강뼈의 고평부에 직접 놓여졌다면, 골 표면 사이에 작은 접촉만이 있었을 것이다. 반달연골이 추가로 있었기 때문에 정강넙다리뼈관절에서 접촉은 증가되고 그러므로 관절 스트레스는 관절 연골면 위에서 감소된다(그림 11-11).[8] 반달연골이 제거된 후에는 정강넙다리뼈관절의 접촉부위가 감소되고 더욱이 관절 스트레스도 증가한다. 특히나 반달연골의 제거로 넙다리뼈 위에 관절연골 스트레스는 두배 가까이 되며 정강뼈 고평부에는 6배~7배 가량이 더 늘어나게 된다.[21] 관절 스트레스의 증가는 정강넙다리뼈관절내에서 퇴행적인 변화에도 기여하게 된다. 이런 이유로 토탈 반월연골 절제술은 반달연골이 찢어진 후에 드물게 시행한다. 그 대신에 주의할 것은 손상된 조직의 제거시 또는 회복을 위해 가능한한 반달연골을 보호할 수 있는 만큼해야 한다.[22]

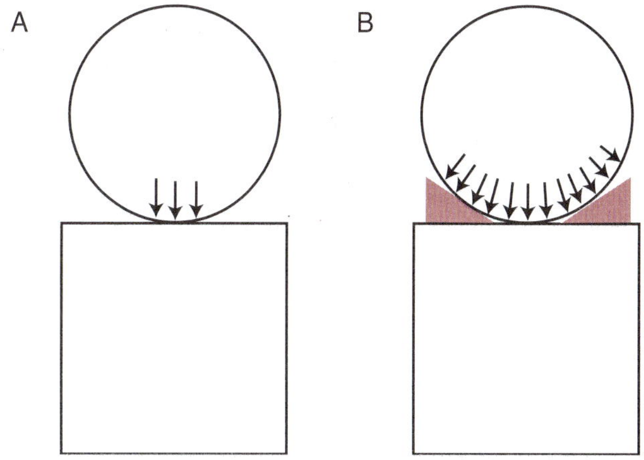

▲ **그림 11-11** ■ A. 편평한 블록(정강뼈 고평부) 위에 둥근 블록(넙다리뼈관절융기)이 얹혀있다면, 스트레스(면적당 힘)는 접촉이 제한되므로 높다. B. 거기에 부드러운 쐐기(반달연골)가 있다면, 접촉부위는 증가하게 되고 블록(뼈 표면) 사이의 스트레스는 감소한다.

사례 적용 11-1 : **정렬(Alignment)**

티나는 방사선 소견에 따르면 내반슬을 보여주고 있다. 관상면상에서의 정렬 불량의 존재는 안쪽 정강넙다리뼈관절을 통한 압박력의 크기 증가와 관절 연골 안쪽 구분의 파괴 증가를 가져온다. 내반슬의 동반은 안쪽 구분을 통한 보다 큰 힘을 초래하고, 그녀의 초기 수술에서 안쪽 반달연골의 부분적인 제거는 좀 더 해로움을 초래한다. 티나의 안쪽 반달연골의 부분적인 제거는 안쪽 정강넙다리뼈 구분 안에서 접촉부위를 줄인다. 그러므로 힘은 작은 면적을 통해 집중되고, 높은 관절의 스트레스가 야기되고 관절내에서 퇴행적인 관절연골의 변화가 잠재적으로 증가한다. 이것은 그녀의 방사선 소견상에서 관절내 공간은 좁아지고, 적어도 그녀의 안쪽 통증을 설명할 수 있다.

■ 반달연골의 영양공급과 신경지배 (Meniscal Nutrition and Innervation)

반달연골의 손상부위와 환자의 나이는 손상 후 가능한 선택에 영향을 미치는데 이는 반달연골의 치유능력에 영향을 주기 때문이다. 생후 1년 동안 반달연골은 혈관화 현상이 일어나고, 체중부하 이전에는 단지 바깥부분의 25%~33%만이 관절주머니와 윤활주머니로부터의 모세혈관에 의해 혈관화가 된다.[23] 50세 이후가 되면 오로지 반달연골의 표면만이 혈관화가 된다. 그러므로 말초부위는 혈관화를 통해 영양공급을 받지만, 중앙부위는 윤활액의 확산에 의지해야만 한다.[14] 영양공급을 지지하기 위한 윤활액확산의 과정은 근수축이나 체중부하에 의한 간헐적인 부하가 요구된다.[23] 그 결과 오랜시간 동안 고정해 있거나 비체중부하 상태가 되면, 반달연골은 영양공급을 거의 받지 못한다. 반달연골 중심 부분의 무혈관화는 손상 후 잠정적인 상처치유를 감소시킨다.[24] 성인의 경우, 단지 반달연골의 혈관화된 표면만이 찢어지는 손상에 대해 염증에 견딜 수 있고 회복되며 재형성되어질 수 있다.

반달연골의 각과 반달연골 표피의 혈관화된 부분에는 자유신경종말(통각수용기)과 3개의 다른 기계적 수용기들(루피니 몸통, 파시니안 몸통 그리고 골지힘줄기관)이 잘 부착되어 있다.[23,25,26] 반달연골에 통각수용기의 존재는 반달연골의 파열 후 환자가 통증을 느낄 수 있다는 것을 설명한다.[26] 고유감각기의 결손은 반달연골안에 기계적 수용기 손상의 결과로 반달연골 손상후에 발생할 가능성이 있을 수 있다.

관절주머니(Joint Capsule)

무릎관절이 제대로 일치하지 않으면 반달연골이 있을지라도, 무릎관절의 안정성은 관절주변의 구조물들에게 크게 의존한다. 안정성과 가동성 사이의 정교한 균형은 무릎관절이 완전폄에서 점점 굽힘이 증가하여 굽힘될 때는 변화한다. 골 일치성과 전체인대의 팽팽함은 완전폄에서 최대이다. 이것이 무릎관절의 잠김위치(Close-packed position)이다. 무릎관절의 굽힘상태에서 주변의 수동적 구조물들이 느슨해지면 앞,뒤 변위와 넙다리뼈 아래 정강뼈의 돌림이 일어나게 된다.[27]

정강넙다리뼈관절과 무릎뼈넙다리관절을 에워싸고 있는 관절주머니는 크고 느슨하게 부착되어 있다. 주로 안쪽 윤활막과 외부 또는 표면 섬유층으로 이루어져 있는 관절주머니는 섬유층보다 더 복잡하다. 일반적으로 관절주머니의 바깥층 또는 섬유층은 넙다리의 아랫부분과 정강뼈의 윗부분에 단단히 부착되어 있다[28]. 뒷면에서 관절주머니는 넙다리뼈관절융기 뒤쪽 가장자리의 몸쪽과 관절융기사이패임(intercondylar notch)과 뒤쪽 정강관절융기의 먼쪽에 부착되어 있다[29]. 앞으로는 무릎뼈, 위로는 넙다리네갈래근힘줄, 아래로는 **무릎인대**와 같은 것들이 관절주머니의 앞부분을 이룬다. 관절주머니의 앞 그리고 앞가쪽은 **안쪽** 그리고 **가쪽 무릎 지지띠** 또는 **폄근 지지띠**에 의해 분리된다. 관절주머니는 주머니의 인대에 의해 안쪽 · 가쪽과 뒤쪽이 강화된다.

무릎관절주머니와 그것과 관련된 인대는 과도한 관절 운동제한에 결정적이다(관절의 통합성 유지와 정상기능 유지에 있어서) 근육이 명확하게 안정성 부여에 중요한 역할을 하지만, 그것은 그러한 활동성 있는 근력 하나로만 관절주머니와 인대의 수동적 억제 기전의 도움 없이는 무릎관절에 안정성을 부여하기는 어렵다. 그렇지만 관절주머니의 역할은 단순한 수동적 구조물이다. 관절주머니는 파시니안 그리고 루피니 몸통만큼이나 통각수용기(nociceptors)에 의해 강하게 지배된다. 이러한 기계적 수용기들은 근육의 반응을 전달해서 반사를 일으킴으로써 무릎관절의 안정성에 기여한다. 더욱이 관절주머니는 관절공간 안에 윤활제인 윤활액을 보존하기 위한 책임이 있다[28].

■ 관절주머니의 윤활막층 (Synovial Layer of the Joint Capsule)

윤활막은 무릎관절주머니의 안쪽을 형성한다.[31,32] 윤활막 조직의 역할은 윤활작용을 위한 윤활액의 분비와 흡수 그리고 반달연골과 같은 무혈관 구조물에 영양공급이다. 관절주머니의 윤활막 안쪽은 아주 복잡하고 가장 광범위한 것 중에 하나이고 신체에서 필연적으로 필요하다(그림 11-12). 뒷면에서 볼 때 윤활막은 섬유관절주머니의 안쪽벽으로부터 이탈되고, 넙다리뼈관절융기 사이의 앞쪽으로 함입된다. 윤활막의 함입은 ACL, PCL의 가장자리와 앞쪽면에서 단단히 들러붙고,[32-34] 그러므로 ACL과 PCL 둘다 섬유낭 안에 포함되어 있으나(안쪽 주머

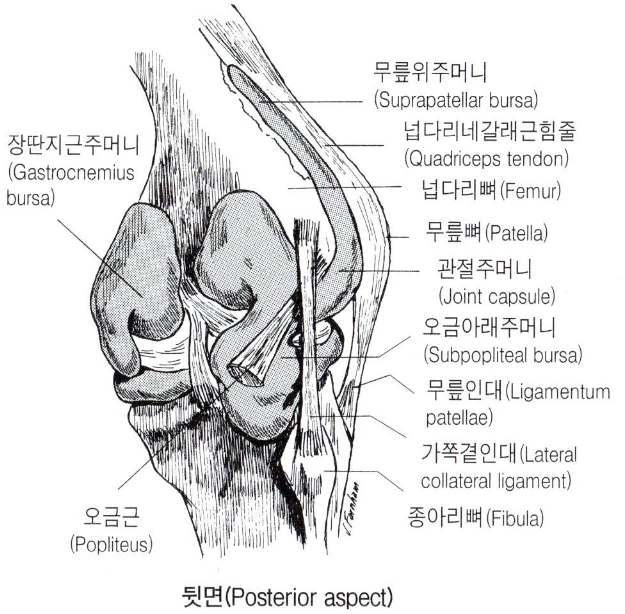

▲ **그림 11-12** ■ 무릎관절 복합체의 뒤가쪽면의 그림. 무릎관절의 관절주머니와 점액낭을 보여준다.

니:intracapsular) 윤활집의 바깥쪽에 놓여져 있다(바깥쪽 윤활막: extrasynovial).[32-34] 뒤가쪽면에서 윤활막내층은 오금근과 가쪽넙다리뼈관절융기 사이를 깊이 파고 들고 반면에 뒤안쪽의 그것은 반막모양근과 **장딴지근**의 안쪽 갈래, 넙다리뼈안쪽 관절융기 사이에 함입되어 있다. 윤활막의 복잡한 주름은 윤활막 안쪽이 아닌 섬유낭 안에 앞,뒤 십자인대를 포함하는 결과를 만들어냈다.[35] 앞,뒤 무릎위 지방 체는 **넙다리네갈래근힘줄** 뒤의 먼쪽 넙다리뼈끝 앞면에 놓여져 있다. 무릎밑지방체(Hoffa' s)는 무릎힘줄 아래 깊은 곳에 놓여져 있다(그림 11-9).[35]

무릎 주름(Patellar Plicae)

무릎관절 윤활막의 형성은 조기 태아 발달 단계에서 발생된다.[36] 처음에 윤활막은 분리된 관절공간 안에서 안쪽 · 가쪽 관절표면으로 분리된다. 임신 12주째까지 윤활막중격은 결과적으로는 하나의 관절공간 안으로 어느 정도 흡수된다. 그러나 뒷면의 윤활액함입은 관절과의 구획을 형성한다[32]. 윤활막중격이 미발달된 상태일 때 그것은 완전히 재흡수되지 않으며 어른이 되어서도 잔존한다. 그것들은 윤활액조직의 주름으로 존재하며 주름 또는 **무릎주름**이라 알려져 있다.[36, 37] 무릎주름의 위치를 찾아보면 4개가 있는데 주름은 크기, 모양, 겹에 따라 다양하게 존재하며 결과적으로 주름에 대한 설명은 저자들에 따라 다르다. 가장 흔한 주름의 위치는 아랫주름(infrapatellar plica), 윗주름(suprapatellar plica) 그리고 안쪽주름(mediopatellar plica)[37]이다(그림 11-13). 가쪽주름은 찾아볼 수 있기는 하나, 상대적으로 드물다.[36] 윤활막주름은 보통 느슨하고 유연하고 탄력있는 섬유성 조직으로 되어있다. 이것은 무릎관절의 펌 굽힘 시에 앞뒤로 쉽게 통과될 수 있다.[36] 그러나 때때로 주름이 자극이 되어 염증이 일어나기도 한다. 결과적으로 통증과 삼출 그리고 관절의 구조와 기능면에서 변화를 가져온다. 이를 **주름신드롬**이라 한다.[36]

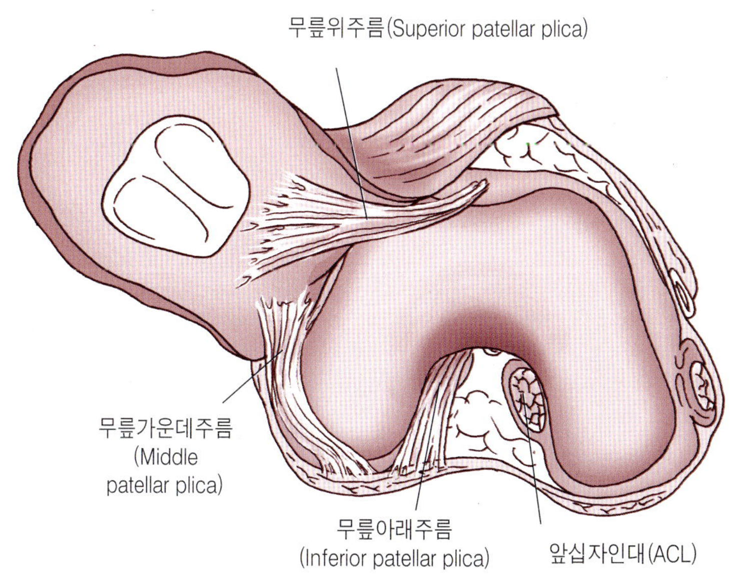

◀ **그림 11-13** ■ 무릎관절은 아래주름, 윗주름 또는 안쪽 슬개 주름 또는 이 모든 것들을 모두 포함한다. 이러한 주름은 관절주머니의 윤활막층의 주머니이고, 반복적인 외상을 통해 자극된다.

지속적 연구 : 무릎 주름

무릎주름의 가장 일반적인 위치는 그림 11-13에서 볼 수 있다. 아랫주름은 **무릎아래주름**(ligamentum mucosum)으로 알려져 있으며 이것은 앞십자인대 앞의 무릎뼈 아래에 위치한다. 또한 아랫주름은 관절융기사이결절의 앞부분부터 무릎밑지방체(of Hoffa)까지 부착되어 있다.[35,36,38] 윗주름은 무릎관절의 윗부분과 무릎위주머니 사이에 위치한다. 그것은 넙다리뼈 몸통끝의 앞면에 있는 윤활막주머니로부터 무릎뼈 위에 있는 넙다리네갈래근 힘줄의 뒷면까지 연결되어 있다. 윗주름은 무릎뼈 위에 위치하고 있음에도 불구하고 넙다리뼈와 무릎뼈 사이에서 작용한다. 안쪽 주름은 윗주름 또는 아랫주름(무릎에서 50~65%로 찾아 볼 수 있다) 보다 좀 덜 발견되지만(무릎에서 오로지 25~30%) 임상적으로는 좀 더 중요하다. 안쪽 주름은 폄근지지띠의 작은 주머니의 안쪽 벽으로부터 발생되며 무릎뼈의 안쪽 가장자리부터 무릎밑지방체와 아랫주름의 윤활액까지 평행하게 놓여져 있다.[36] 주름신드롬은 보통 대부분 무릎아래주름에서 발생하지 않고 안쪽 주름이나 윗주름에서 발생된다.[36,39] 윤활막의 자극으로부터 발생되는 통증은 파시니안 몸통과 자유신경종말의 풍부한 공급에 의한 덕분이다.

■ 관절주머니의 섬유층 (Fibrous Layer of the Joint Capsule)

무릎관절의 윤활막내층 표면은 섬유성 관절주머니의 상태로서 관절을 수동적으로 지지한다. 섬유관절주머니는 그 위치에 따라 2~3개의 층으로 구성된다. 더욱이 부조화스러운 무릎관절에서 구조적 지지는 관절속인대와 관절주머니바깥인대와 마찬가지로 두꺼운 주머니(또는 낭인대)에 의해 제공된다.

무릎관절주머니의 앞면부분은 폄근지지띠라고 불리운다. 근막층은 먼쪽의 넙다리네갈래근과 그 아래까지 확장된다. 이 층의 심부 즉, **안쪽 · 가쪽 지지띠**(retinacula)은 가로 · 세로의 섬유밴드로 구성되는데 이는 무릎뼈의 주변 구조물과 연결된다(그림 11-14). 안쪽에서 가장 두껍고 임상적으로 안쪽 지지띠 안에 있는 가장 중요한 밴드는 **안쪽 무릎뼈넙다리 인대**(MPFL)이다.[40,41] 그 섬유는 수평한 방식으로 시작되고, **안쪽넓은근**의 먼쪽 섬유와 혼합되어 넙다리뼈의 모음근 결절(adductor tubercle)로부터 앞면으로 진행하다가 무릎뼈의 위 · 안쪽 가장자리에

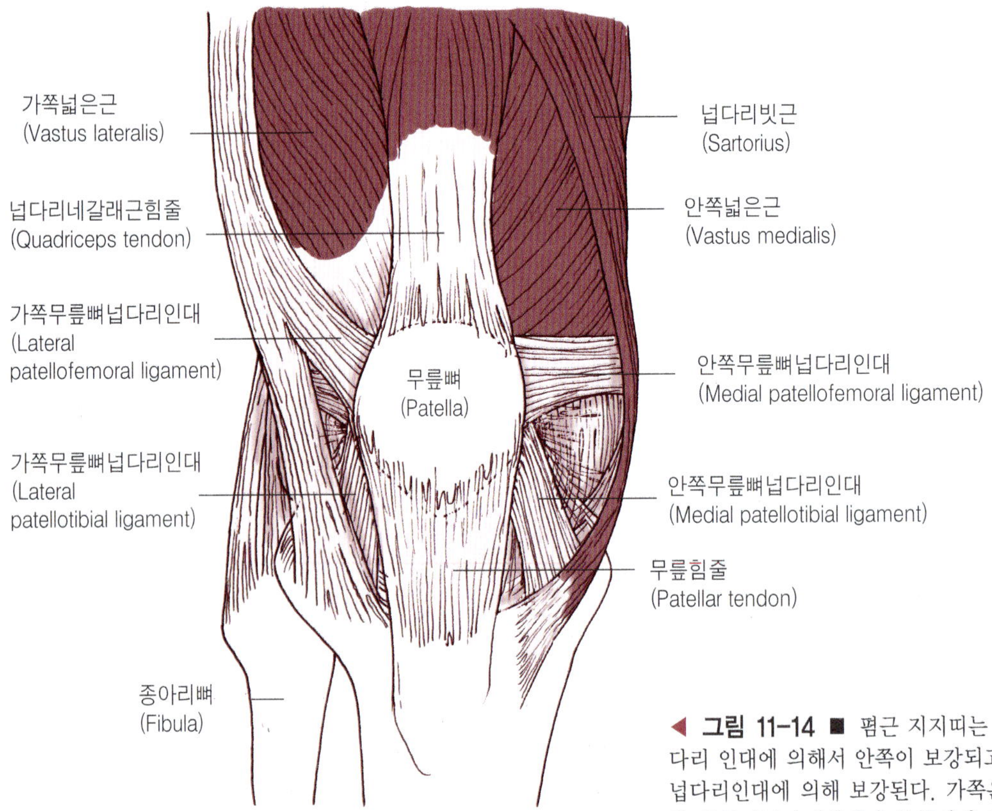

◀ **그림 11-14** ■ 폄근 지지띠는 가로로 진행하는 안쪽 무릎뼈넙다리 인대에 의해서 안쪽이 보강되고, 종으로 진행하는 안쪽 무릎뼈넙다리인대에 의해 보강된다. 가쪽은 가쪽 무릎뼈넙다리 인대와 가쪽 무릎뼈넙다리인대가 무릎뼈가 안쪽으로 과도하게 미끄러질 수 있는 것을 잡아준다.

서 부착된다.[40,42] 가로지르는 가쪽지지띠는 **가쪽 무릎뼈넙다리인대**라 부르는데 무릎뼈의 가쪽 가장자리에서 **엉덩정강근막띠**(IT)로부터 시작된다.[19,30] 지지띠밴드의 나머지는 사선으로 진행하는 **안쪽 무릎반달인대**를 포함하고 세로로 위치한 **안 · 바깥 무릎뼈넙다리인대**를 포함한다[19,30,41](그림 11-14).

무릎관절주머니의 안쪽부분은 MCL의 표면과 심부로 만들어졌다. 무릎관절의 안쪽면 위에서 관절주머니의 가장 표면층은 근막층인데 앞면에서 안쪽넓은근과 뒤쪽에서 **넙다리빗근**을 덮고 있다.[43] 관절주머니의 가쪽은 엉덩정강근막띠 표면부와 그것의 두꺼운 **다발모양**(fascialata)으로 구성된다[19]. 주머니는 **십자인대**[44,45]에 의해 뒤가쪽이 보강되고 **뒤쪽빗인대**(POL)에 의해 뒤안쪽이 강화된다.[43]

인대(Ligaments)

무릎관절 인대의 다양한 기능은 많은 관심을 받아 왔는데, 이를 통해 무릎관절의 안정성과 손상으로 무릎관절의 기능이 손실되는 정도에, 무릎관절 인대가 중요한 역할을 하고 있음을 알 수 있다. 어떠한 무릎관절 움직임도 뼈의 구조로 인해 제한되는 경우가 거의 없다는 사실을 생각해 볼 때, 무릎관절 인대는 다음과 같은 사항에 대한 저항 및 통제의 기능을 담당하게 된다:

1. 과도한 무릎관절 폄
2. 무릎에서 내반슬 및 외반슬 압력(의도적으로 정강뼈를 모음시키거나 벌림시키는 것)
3. 넙다리뼈 아래에서 정강뼈가 앞쪽 또는 뒤쪽으로 변위되는 것
4. 넙다리뼈 아래에서 정강뼈가 안쪽 또는 가쪽으로 돌림하는 것
5. 정강뼈의 **'돌림적 고정'**(rotatory stabilization). 즉, 정강뼈가 앞뒤로 변위됨과 동시에 돌림하는 것

기본 개념 11-1 : *체중부하-비체중부하 / 열린사슬-닫힌사슬*

인대를 기술하는 것이라 할지라도, 정강뼈의 동작에 의해 정의된다. 그것은 또한 정강뼈가 고정(체중부하 상태)되는 동안 넙다리뼈에서 발생되는 것이 가능하다. 체중부하 동작은(폐쇄-사슬의 운동이라 불리운다) 고정된 정강뼈 위에 움직이는 넙다리뼈의 동작을 포함한다. 반대로 비체중부하 동작은(종종 개방-사슬 운동이라 한다) 고정된 넙다리뼈에서 움직이는 정강뼈의 활동을 포함한다. 앞장에서 얘기했듯이 정직한 폐쇄-사슬에서 체중부하 동작은 머리나 몸체의 자세는 공간에서 고정되고, 기저면(Bos) 안에 중력선(LoG) 놓여질 때 오로지 효과적이다. 따라서 우리는 동작을 얘기할 때 체중부하 비체중부하라는 것 보다는 폐쇄-사슬, 또는 개방-사슬이라고 하는 편이 낫다는 것을 참고로 한다. 체중부하 그리고 비체중부하 동작의 차이는 중요한데 그 이유는 넙다리뼈와 정강뼈의 변위와 돌림은 반대이기 때문이다. 예를 들어, 넙다리뼈 위에서 정강뼈의 앞쪽이동(비체중부하시)는 정강뼈 위에서 넙다리뼈의 뒤쪽이동(체중부하시)와 같다.

무릎관절의 인대 기능에 대한 대부분의 책이 혼동스럽고 모순된 정보를 나타낸다. 이런 혼동이 나타나는 이유는 언급되고 있는 용어가 정강뼈에 대한 것인지 넙다리뼈에 대한 것인지 혼동되기 때문이다. 그러나 더 큰 이유는 무릎관절 인대의 기능이 너무나 복잡하고 다양하며, 또한 실험 조건이 일치하지 않기 때문이다. 무릎관절의 위치에 따라, 압력이 주어지는 방법에 따라 그리고 능동적 또는 수동적 구조물 중 어떤 것들이 손상되지 않은 상태로 보존되어 있는지에 따라 인대의 기능이 변할 수 있다는 것은 명백하다.

■ 안쪽곁인대(Medial Collateral Ligament, MCL)

MCL은 윤활주머니에 의해서 분리되어 얕은 층 부분과 깊은 층 부분으로 나눌 수 있다. MCL의 얕은 층 부분은 몸쪽으로는 넙다리뼈의 안쪽위관절융기에서 기시하며, 먼쪽으로 내려가 거위발(pes anserinus)보다 아래에 있는 정강뼈 몸쪽의 안쪽 면에서 정지한다(그림 11-15).

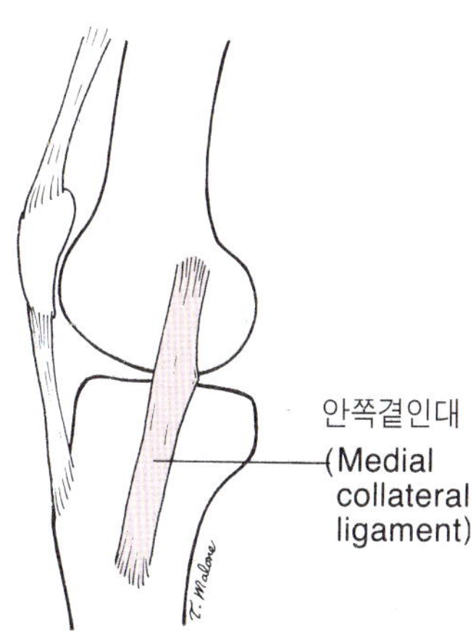

▲ **그림 11-15** ■ 안쪽곁인대의 윗부분은 넙다리의 안쪽관절융기에서 정강관절융기의 앞안쪽까지 아랫방향으로 진행한다.

MCL의 깊은 층 부분은 관절주머니와 연결되어 있으며, 넙다리뼈의 안쪽관절융기의 아래쪽 면에서 시작하여 안쪽 정강뼈 고평부의 몸쪽 면에서 정지한다. MCL의 깊은 층 부분은 이동 경로를 따라 안쪽 반달연골의 안쪽 경계면에 굳게 고정되어 있다(그림 11-10).[43,46]

MCL, 특히 얕은 층부분은, 무릎관절에서 과도한 벌림(외반슬)과 바깥돌림 압력에 대해 주요한 억제 구조물로 작용한다.[46,47] 무릎관절은 완전히 폄한 상태에서 외반슬 압력에 가장 잘 저항할 수 있는데, 그 이유는 MCL이 그 위치에서 팽팽한 상태를 유지하기 때문이다. 관절의 굽힘이 증가되면서, MCL은 더 느슨해지고 관절의 공간이 더 커지게 된다(안쪽으로 간격이 생김).[47] 관절이 굽힘할 때, 관절에 간격이 형성되었음에도 불구하고, MCL은 외반슬 압력을 저항하는데 더 중요한 역할을 담당한다. Grood와 연구자들은 완전히 폄에 가까운 상태에서 MCL이 외반슬 압력에 대한 저항력의 57%를 담당하나, 무릎관절이 25° 굽힘한 상태에서는 MCL이 부하의 78%를 담당하는 것을 측정하였다. 이러한 차이는 완전폄 상태에서는 뼈가 서로 일치하는 정도가 더 커지고 다른 연부조직(예: 뒤안쪽 관절주머니, ACL)이 관여하기 때문인데, 이런 연부조직은 완전 폄 상태에서 더 효과적으로 외반슬 압력에 저항하는데 도움을 줄 수 있다. 또한 정강뼈가 앞으로 변위되는 것에 대해 일차적 억제 구조물이 없는 상태에서, MCL은 넙다리뼈에서 정강뼈가 앞으로 변위되는 것을 저지하는데 보조적 역할을 수행한다. MCL은 혈액 공급이 풍부하기 때문에 찢어지거나 손상을 받았을 때 회복되는 능력이 있다. 그러므로 MCL만이 손상되었을 때에는 대부분 수술로 고정하는 것이 필요하지 않으나, 스스로 회복되도록 방치하면 재형성 과정이 일년이 걸릴 수도 있다.[50]

가쪽곁인대(Lateral Collateral Ligament, LCL)

LCL은 정강넙다리뼈관절의 측면에 위치하고 있으며, 몸쪽으로는 넙다리뼈의 가쪽관절융기에서 시작하여 먼쪽으로 내려가 종아리뼈머리까지 이동하는데(그림 11-16), 이 위치에서 LCL은 **넙다리두갈래근**의 힘줄과 결합하여 하나의 힘줄을 형성한다.[919,51] MCL과는 다르게, LCL은 관절주머니가 두꺼워진 것이 아니며, 전체 경로의 대부분이 관절주머니와 떨어져 있기 때문에 바깥관절주머니 인

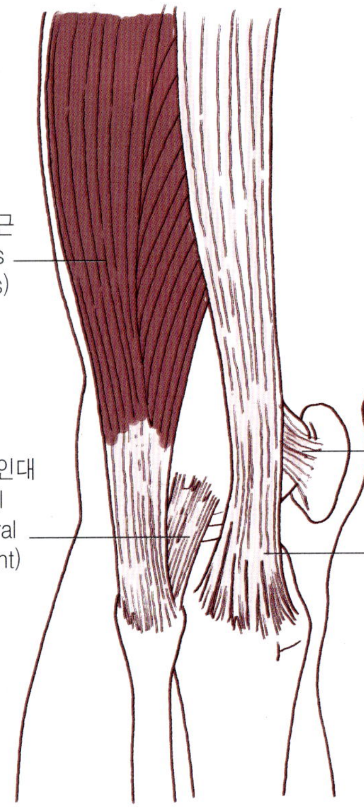

▲ **그림 11-16** ■ LCL은 넙다리두갈래근과 종아리뼈머리 부착부위에서 합쳐지고, 엉덩정강근막띠는 또한 정강뼈의 앞가쪽에서 부착된다.

대(extracapsular ligament)로 취급된다. LCL은 일차적으로 내반슬 압력을 억제하는 역할을 담당하고, MCL과 같이 완전 폄 상태에서 가장 효과적으로 내반슬 동작을 억제한다.[47,48] Grood와 연구자들은[48] 무릎관절이 5° 굽힘한 상태에서 LCL은 내반슬 압력에 대한 저항력의 55%를 담당한다고 보고했다. 이 저항력은 무릎관절이 25° 굽힘하면 69%로 증가된다. LCL의 주요한 기능이 내반슬 압력에 저항하는 것이지만, 그 방향적 특성(orientation)으로 인해 LCL은 정강뼈가 가쪽으로 과도하게 돌림하는 것을 제한할 수 있다.

앞십자인대(Anterior Cruciate Ligament, ACL)

운동선수나 활동적인 일반인에게 있어서 ACL이 손상되는 비율이 상대적으로 높기 때문에 ACL은 인체의 인대 중에서 가장 많이 연구되는 인대 중 하나가 되었다. ACL은 앞정강뼈가시(anterior tibial spine)에 부착되어(그림 11-9), 위쪽 및 뒤쪽으로 뻗은 후 넙다리뼈의 가쪽

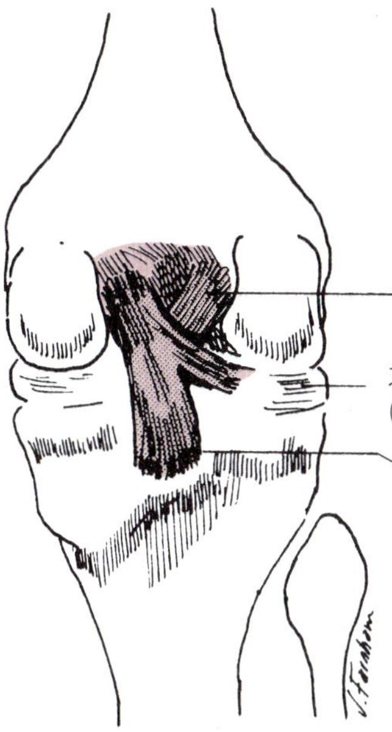

▲ **그림 11-17** ■ 무릎관절을 뒤에서 보았을 때 각각 ACL과 PCL의 부착을 볼 수 있다.

관절융기의 뒤안쪽 면에 부착된다(그림 11-17).[33] ACL은 정강뼈에서부터 넙다리뼈까지 뒤쪽으로, 가쪽으로, 그리고 위쪽으로 주행한다.[33] 추가적으로, ACL은 몸쪽으로 주행하면서 안쪽으로 꼬여진다. 또한, ACL은 각각을 서로 감싸는 두개의 분리된 밴드(band)로 생각할 수도 있다. 이 두 밴드는 **앞안쪽 밴드**(anteromedial band, **AMB**)와 **뒤가쪽 밴드**(posterolateral band, **PLB**)로 구성되고, 이들은 각각 정강뼈에서 시작된 위치에 따라 이름지어진다.[33] ACL로 가는 주요한 혈액 공급은 일차적으로 중간 무릎동맥(middle genicular artery)에 의해 이루어진다.[33]

ACL은 넙다리뼈 면에서 정강뼈가 앞으로 이동(전방전단)되는 것에 대한 일차적 억제 구조물로 작용한다.[34] 그러나, 이 역할은 무릎관절 굽힘의 각도에 따라 AMB 혹은 PLB 중 어느 하나만이 담당한다. 무릎관절이 완전히 폄되면 PLB가 팽팽해지고, 무릎관절 골곡이 증가하면서 PLB는 느슨해지고 AMB가 팽팽해는데, 이것은 그림 11-18의 자료로 설명되었다.[33,52] 두 밴드 간에 이러한 장력의 변화로 인해, ACL의 어느 부분은 항상 긴장을 유지할 수 있다. 손상되지 않은 관절에 있어, 정강뼈가 앞으로 변위되도록 하는 힘이 주어질 때, 대략 30° 굽힘 상태[53]에서 최대의 이탈(excursion)이 발생하는데, 이 상태에서는 ACL의 어떤 밴드도 장력을 유지하지 못하기 때문이다. ACL은 또한 무릎관절의 젖힘에 저항하는 역할을 한다.[54] 본래 완전 폄 상태에서는 앞쪽 이동이 발생하는 일이 없는데, 이 때에는 무릎관절의 많은 수동적 지지 구조물(ACL의 PLB를 포함하여)이 팽팽한 상태이기 때문이다.

전방 전단력에 대한 일차적 억제 구조물의 기능에 더하여, ACL은 무릎관절에서 내반슬 또는 외반슬 동작(모음 및 벌림이 각각 돌림과 함께 발생하는 것)에 대한 이차적 억제구조물로서 작용할 수 있다.[54-57] 외반슬 부하가 주어짐과 동시에 무릎관절 굽힘이 증가하면, ACL의 두 밴드의 길이는 늘어나게 된다. MCL의 손상 후에, 외반슬 회

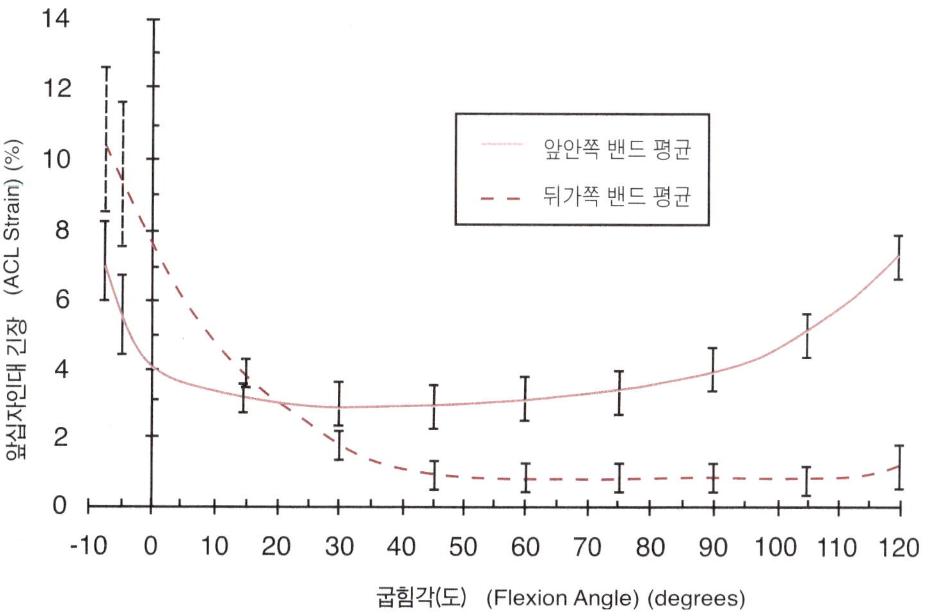

◀ **그림 11-18** ■ ACL의 안쪽·가쪽 밴드 폄 때 느슨해지고 뒤가쪽 밴드는 굽힘 시에 느슨해진다. ACL의 어떤 부분은 동작 시 시종일관 적절히 긴장을 유지한다.

전력(moment)은 굴곡 범위동안 내내 ACL의 긴장을 증가시킨다. ACL이 정강뼈의 안쪽 돌림을 제한하는데 중요한 역할을 하는 것은 아니지만, 넙다리뼈에서 정강뼈가 안쪽 돌림을 하면 ACL의 AMB에 긴장이 증가하게 되고, 이 긴장력은 10°~15° 사이에서 최대가 된다.[57-59] 이것은 주로 ACL의 방향성(orientation) 때문에 발생하며, ACL의 방향이 PCL 주위에서 안쪽으로 굽어지므로, 안쪽 돌림 시 긴장력이 증가하게 된다.

지속적 연구: 연합된 운동이 ACL에 끼치는 영향

Markolf와 연구자들은[58] ACL을 긴장시키는 각각의 조건이 합쳐지면 더 큰 긴장도를 유발시킨다는 것을 발견하였다. 연구자들은 외반슬 압력이 안쪽 돌림과 합쳐지면 ACL의 긴장도가 커지는 것과 마찬가지로, 내반슬 또는 외반슬 압력이 전단력과 합쳐지면 동일한 결과가 나타나는 것을 측정하였다. 무릎관절 굽힘 범위가 −5°~10°일 때, 안쪽 돌림과 앞쪽 이동이 합쳐지면 독립된 앞쪽 변위력을 2개 합친 것보다 더 큰 장력이 ACL에 발생되었다. 정강뼈의 바깥돌림과 앞쪽 이동이 합쳐지면 10° 이상의 모든 굽힘 범위에서 ACL의 장력을 감소시켰다.

체중을 지지하고 무릎관절이 약간 굽힘한 상태로, 정강뼈가 어느 방향으로든 돌림하게 되면, ACL의 부하 패턴 중 돌림적 부하의 영향에 관계없이 ACL의 손상이 가장 빈번하게 발생하게 된다. 굽힘과 안쪽돌림 시에는 ACL이 PCL 주위에서 굽어지기 때문에 그 장력이 증가하게 되고, 굽힘과 바깥돌림시에는 ACL이 넙다리뼈의 가쪽관절융기에서 신장되기 때문에 그 장력이 증가하게 된다.[60]

무릎관절 주위의 근육은 ACL의 장력을 유발시키거나 감소시키는 작용을 한다. 정강넙다리뼈관절이 완전 폄한 상태에서, 넙다리네갈래근의 수축하면 정강뼈에 전방 전단력을 발생시키고, 따라서 ACL에는 긴장이 증가한다.[57,61,62] Fleming과 연구자들은 장딴지근도 유사하게 정강뼈를 앞으로 변위시키고 ACL을 긴장시킬 가능성이 있음을 보고했는데, 이는 장딴지근 몸쪽의 힘줄이 정강뼈의 뒤쪽을 감싸고 있어,[63] 능동 수축 또는 수동 신장을 통해서 이 근육이 긴장하게 되면 정강뼈를 앞으로 밀어내기 때문이다. 뒤넙다리근(hamstring)은 무릎관절이 굽힘하는 동안 정강뼈에 후방 전단력을 발생시키는데,[64,65] 굽힘

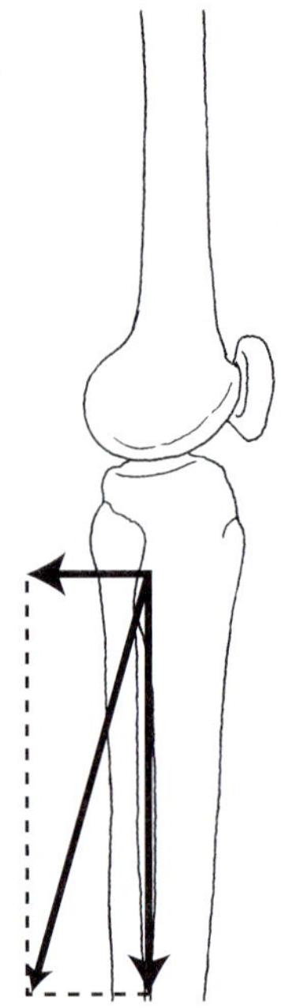

▲ **그림 11-19** ■ 체중부하 시 정강뼈에서 가자미근의 수축은 무릎에서 정강뼈의 뒤쪽으로 체중부하를 바꿔 놓는다.

각도가 커질수록 더 효과적으로 작용한다.[66] 그러므로, 뒤넙다리근은 ACL이 정강뼈의 전방 전단력에 대항하는 작용에 도움이 된다. 발이 지면에 부착된 상태에서, 가자미근도 정강뼈가 뒤로 변위되도록 작용하므로, ACL을 도와 정강뼈가 앞쪽 이동되는 것을 억제하는데 도움이 된다(그림 11-19).[67]

각각의 근육이 ACL의 부하를 증가 또는 감소시키는 점을 생각할 때, 무릎관절을 통과하는 여러 근육이 동시에 수축하면 ACL의 긴장력에 영향을 끼치게 되는 것은 놀라운 사실이 아니다. 예를 들어, 뒤넙다리근과 넙다리네갈래근이 동시에 수축하면, 넙다리네갈래근의 앞쪽 이동 효과를 뒤넙다리근이 차단하게 되어 ACL에 긴장을 감소시킨다. 반대로, 장딴지근과 넙다리네갈래근이 동시에 수축하면 둘 중 한개의 근육이 일으키는 것보다 더 큰 긴장력이 ACL에서 발생되는데,[63] 이 때 뒤넙다리근도 함께 수축하면 장딴지근에 의한 앞쪽 이동 효과를 완화시키게 될 것이다.[63] 근육의 공동 수축이 무릎관절의 인대에 가해지는 긴장을 감소시키나 이것은 희생이 따른다. 즉, 공동 수축은 정강뼈의 전방 전단력을 감소시키지만, 관절에서의 압축 부하를 증가시키게 된다.[64]

사례 적용 11-2: **ACL 손상과 정강뼈의 변위**

티나가 겪은 ACL 째짐(tear)은 넙다리뼈에서 정강뼈가 과도하게 앞으로 변위되는 결과를 가져왔다. 환자들은 자주 주저않는(giving way) 경험을 하게 되는데, 여기에는 체중을 지지하고 있을 때 무릎관절이 굽혀지거나 변위되거나, 미끄러지는 경우가 포함되며, 이것은 무릎관절에 부하가 걸릴 때 정강뼈가 앞으로 변위되는 것과 같은 현상이다[68-69]. 이러한 각각의 불안정한 상태에서는 정강넙다리뼈관절에 큰 전단력이 발생하기 때문에 더 큰 손상이 일어날 가능성이 있다. 이렇게 주저앉는 현상을 막기 위해서 일반적으로는 수술로 관절을 고정하는 것이 추천된다. 그러나 티나는 수술을 미루기로 하고, 능동적 근육수축을 통해 정강뼈의 과도한 앞쪽 이동을 막아보도록 권유받았다. 그녀에게 운동 프로그램이 제공되고, 프로그램에는 무릎관절의 전체 ROM에서 뒤넙다리근을 위주로 한 운동이 포함되었으며, 무릎관절을 60° 이상 굽힘한 상태에서 실시하는 넙다리네갈래근 운동도 포함되었다. Beynnon과 Fleming은 다양한 운동에서 발생되는 ACL의 긴장도를 측정하였는데(그림 11-20), 이들에 의하면, 이러한 운동 프로그램은 ACL의 긴장을 최소화시킨다.[70]

■ 뒤십자인대(Posterior Cruciate Ligament, PCL)

PCL은 먼쪽으로 정강뼈의 뒤정강뼈가시(posterior tibial spine)에 부착하여(그림 11-9) 위쪽 및 다소 앞쪽으로 주행하여 넙다리뼈의 안쪽관절융기의 가쪽면에 부착된다(그림 11-17). ACL과 같이, PCL도 안쪽관절주머니(intracapsular) 및 바깥쪽 윤활막(extrasynovial) 구조물이다.[34] PCL은 ACL보다 길이가 더 짧고, 기울기도 더 작은 구조이며, ACL의 가로면적은 더 커서 PCL의 120% ~150% 정도의 크기이다.[71] PCL은 정강뼈의 부착점에 이르는 동안 뒤관절주머니 및 골막과 섞이게 된다.[72] PCL도 ACL과 같이 AMB와 PLB로 나누어지며, 이들은 모두 정강뼈의 시작점을 따라 이름지어진다.[71] 무릎관절이 완전 폄상태에 가까워지면 둘 중 더 크고 강한 AMB가 느슨해지고, 반면 PLB는 팽팽해진다. 80° ~90° 굽힘 상태에서 AMB는 최대로 팽팽해지며, PLB는 느슨해진다.[73]

PCL은 넙다리뼈 아래에서 정강뼈가 뒤쪽 이동(후방 전단)되는 것에 대한 일차적 억제 구조물로 작용한다.[74] 무릎관절이 완전히 폄하면, PCL은 정강뼈의 뒤로 직접 적용되는 부하의 93%를 흡수한다. 완전 폄 상태에서는 PCL이 이러한 큰 부하를 견딜 수 있기 때문에 뒤쪽 이동은 거의 일어나지 않게 된다.[75] 완전 폄 상태일 때에 외력에 보다 잘 저항하는 ACL과는 다르게, PCL은 굽힘된 상태에서 움직임을 보다 잘 제어하는 능력이 있다.[54] 그러나 정강뼈의 뒤쪽 이동이 가장 큰 각도는 75° ~90° 굽힘 상태이며, 이는 무릎관절의 굽힘이 커지면 뒤쪽이동에 대한 이차적 억제 구조물이 무력해지기 때문이다. 그러므로 PCL이 절단되면 무릎관절 굽힘의 모든 각도에서 뒤쪽 이동이 증가하게 된다.[76] ACL과 같이, PCL도 무릎관절에서 내반슬과 외반슬 압력은 억제하고,[75] 정강뼈의 돌림에 대해선 억제하거나 유발시키는 작용을 한다. PCL의 방향성으로 인해 후방 전단력이 정강뼈에 가해지면, 바깥 돌림을 동시에 일으키게 된다. PCL은 90°에서 정강뼈의 안쪽 돌림을 억제하지만, 완전 폄 상태에서는 그 억제력이 떨어진다.[54] PCL은 바깥돌림에 대해서는 억제력이 좋지 않다.[54]

PCL이 없는 상태에선 정강뼈의 뒤쪽 이동에 대항해 능동적으로 관절을 고정시키기 위해 근육이 동원되어야 한다. 오금근(popliteus)은 PCL과 함께 정강뼈의 뒤로 가해지는 힘에 저항하는 역할을 담당하므로, PCL이 없을 때 무릎관절의 안정성에 기여할 수 있다.[77] 반대로, PCL의 부재시 뒤넙다리근이 독립적으로 수축하게 되면 무릎관절의 안정성을 떨어뜨리게 되는데, 이것은 무릎관절이 굽힘되었을 때 뒤넙다리근은 정강뼈에 후방 전단력을 제공하기 때문이다. 40°보다 더 큰 각도로 무릎관절이 수축하면, 장딴지근은 PCL의 긴장을 유발하게 되며, 반면에 20° ~60°사이에서 넙다리네갈래근이 수축하면 PCL의 긴장을 감소시키게 된다.[62]

■ 뒤관절주머니의 인대 (Ligaments of the Posterior Capsule)

몇 개의 구조물이 무릎관절 뒤관절주머니의 모서리를 보강하게 된다(그림 11-21). 관절주머니의 뒤 · 안쪽 모서리는 반막모양근(semimembranosus) 즉, 오금빗인대(oblique popliteal ligament)라고 불리는 반막모양근의 힘줄 확장부위 그리고 더 강하고 얇은 층에 위치한 POL(posterior oblique muscle, 뒤쪽빗근) 등에 의해서 보강된다[78]. 관절주머니의 뒤가쪽 모서리는 활인대(arcuate ligament), LCL 그리고 오금근 및 오금근의 힘줄 등에 의해서 보강된다. 활인대는 70%의 사람에게서 발견되며 Y-모양으로 관절주머니가 두꺼워진 것이다[45](이러한 인대의 부착점은 표 11-1에서 찾아볼 수 있다). POL과 궁형

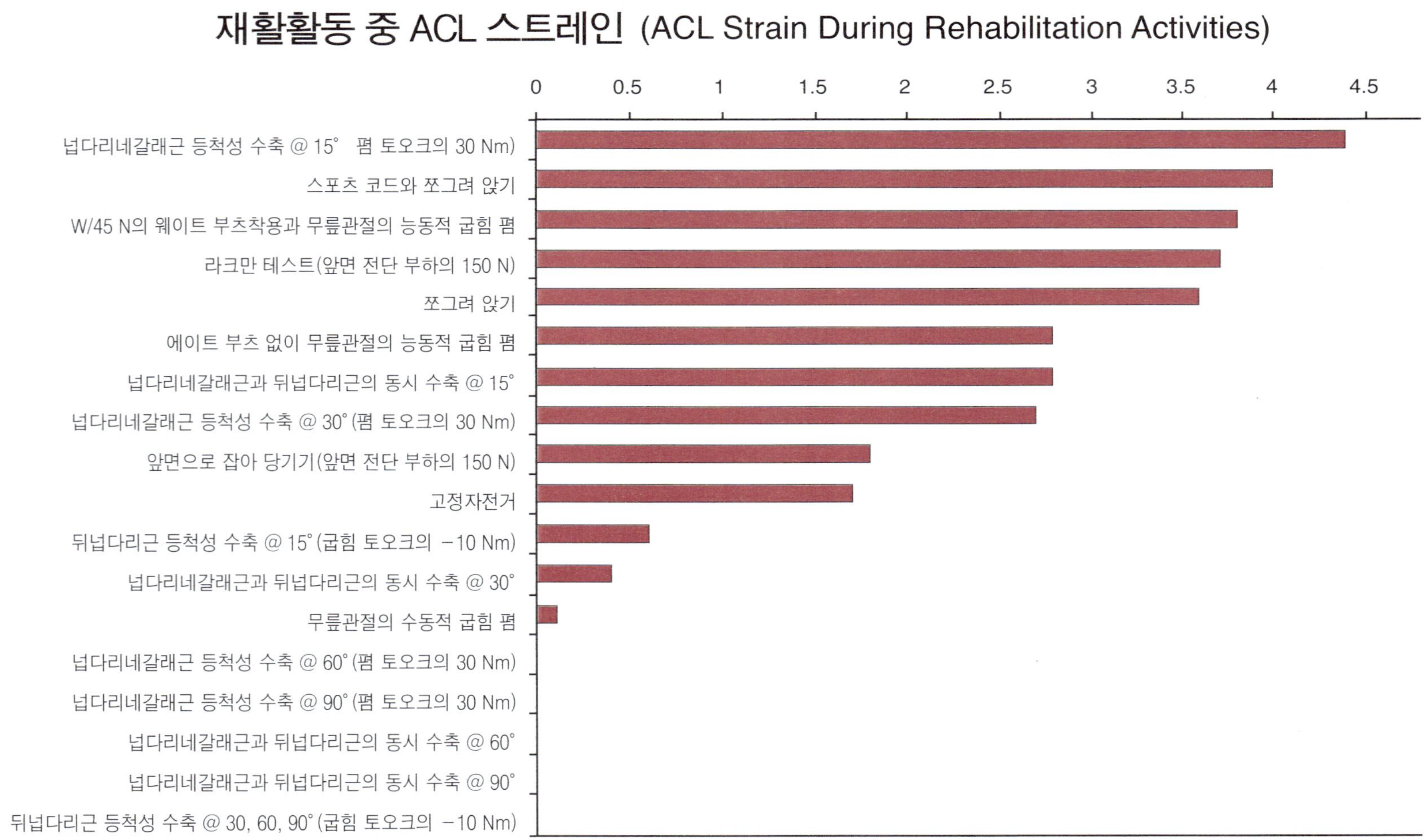

▲ **그림 11-20** ■ 다양한 활동들은 ACL손상 또는 재건후에 관절의 기능과 근력증진을 위해 일상적으로 처방한다. 이 그래프는 다양한 활동들을 하는 동안 ACL에 주어지는 스트레인의 정도를 알려주기 위한 것이다. 그렇지만 ACL의 손상이나 손상 후 이식에서 심한 스트레인에 대해 일반적으로 명백하지 않다.

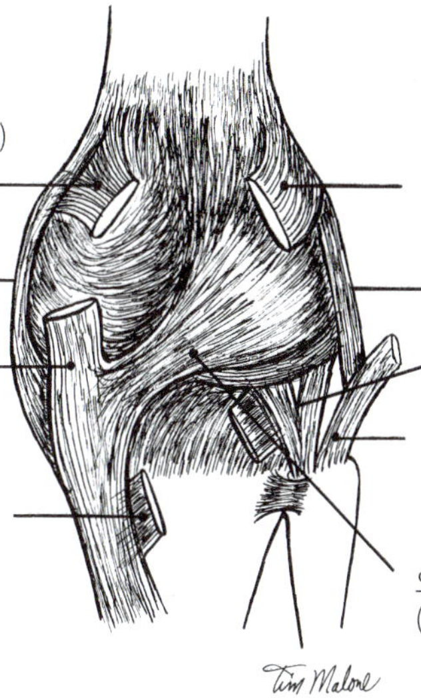

◀ **그림 11-21** ■ 무릎관절의 뒷면을 보면 사슬와 인대에 의해 뒷면의 관절주머니가 보강되는 것을 볼 수 있다. 또한 안쪽 · 가쪽곁인대는 뒤쪽 근조직(반막모양근, 넙다리두갈래근, 장딴지근 안쪽갈래, 외측갈래, 오금근)에 의해 보강된다. 뒤쪽빗근(POL)은 표면에 다른 안쪽 관절 구조물이 놓여있어 볼 수 없다.

인대는 모두 완전 폄에서 팽팽해지며 무릎관절의 젖힘을 억제하는데 도움을 준다. POL과 활인대는 또한 외반슬 및 내반슬 압력을 각각 억제한다[79]. 가쪽 가지의 방향성(orientation)으로 인해 활인대는 정강뼈가 가쪽으로 돌림할 때에 긴장하게 된다.[80,81]

지속적 연구: 반달넙다리 인대

사람마다 무릎관절에서 반달넙다리 인대가 나타나는 비율이 다른데, 이 인대는 두 개로 구성된다. 이 인대는 뼈와 뼈를 연결하는 것이 아니라, 뼈와 반달연골을 연결하기 때문에 사실상 인대라고 볼 수는 없다. 이 인대가 존재할 경우, 두 개 모두 가쪽 반달연골의 뒤쪽 뿔에서 기시하여 안쪽 넙다리뼈관절융기의 가쪽면에 정지한다. 이 중 정강뼈의 PCL의 앞에서 안쪽 넙다리뼈관절융기에 정지하는 것을 Humphry 인대라고 하고, PCL의 뒤에서 안쪽 넙다리뼈관절융기에 정지하는 것을 Wrisberg 인대라고 한다.[8,17,18] Gupte와 연구자들은 91%의 사람에게서 이 인대 중 적어도 하나는 나타나고, 30% 정도의 사람들에게서는 두개 모두 나타난다고 보고했다. 뒤반달넙다리인대는 앞반달넙다리인대보다 나타나는 빈도가 크다.[18] 반달넙다리인대의 가로면은 PCL의 14% 정도이며, PCL을 도와 넙다리뼈에서 정강뼈가 뒤쪽 이동되는 것을 억제한다.[17] 이 인대는 오금근을 도와 정강뼈의 바깥돌림을 억제하기도 한다.

표 11-1 무릎관절의 뒷면 관절주머니의 인대

인대	몸쪽 부착부	먼쪽 부착부	기능
오금빗인대 [43]	관절주머니 뒷부분의 중심부	뒷면 안쪽 정강관절융기	몸쪽에서 먼쪽, 가쪽에서 안쪽 대각선으로 비스듬히 기울어져 무릎관절주머니의 뒤안쪽을 강화
뒤쪽빗인대 [79]	모음근 결절, MCL의 몸쪽 가까이에서 시작	뒤안쪽 정강뼈, 뒤 주머니와 안쪽 반달연골의 뒤안쪽면	몸쪽에서 먼쪽, 안쪽에서 가쪽 대각선으로 비스듬히 기울어져 무릎관절주머니의 뒤안쪽을 보강
십자인대:가쪽가지 [29,44,45,80,81]	오금근의 힘줄과 뒤 주머니	종아리뼈머리의 뒷부분	몸쪽에서 먼쪽, 안쪽에서 가쪽 대각선으로 비스듬히 기울어져 무릎관절주머니의 뒤가쪽을 보강
십자인대:안쪽가지 [29,44]		관절의 안쪽면 위의 오금빗인대에 부착	

엉덩정강근막띠(Iliotibial Band, ITB)

ITB(IT 인대 혹은 IT 트랙)은 몸쪽으로는 넙다리근막긴장근, 큰 볼기근 및 중간 볼기근을 감싸는 근막에서 형성된다. ITB는 먼쪽으로 계속 이어져 가쪽 근간 종격(intermuscular septum)에 부착되고 정강뼈의 앞가쪽인 Gerdy 결절(Gerdy' s tubercle)에서 정지하며, 무릎관절의 앞가쪽 면을 보강한다(그림 11-16).[51,80] ITB에 근육이 부착되어 있지만, ITB는 본질적으로 무릎관절에서 수동적 구조물로 작용한다. 즉, ITB에 부착된 넙다리근막긴장근(tensor fascia lata, TFL)이나 큰볼기근이 몸쪽으로 수축을 한다 해도, ITB가 먼쪽으로 수직적 운동이 일어나는 양은 극히 적다. ITB는 무릎관절이 펴되면 무릎관절 축의 앞으로 이동하고, 무릎관절이 굽힘하면 넙다리뼈 가쪽관절융기(condyle)의 뒤쪽으로 이동한다(그림 11-22).[80,81] 그러므로 ITB는 엉덩관절 및 무릎관절의 위치에 관계없이 항상 긴장된 상태를 유지한다. ITB는 섬유질에 의해 넙다리두갈래근과 **가쪽넓은근**에 연결되어 넙다리뼈의 가쪽관절융기 뒤쪽에서 하나의 줄(sling)을 형성하는데, 이것은 ACL을 도와서 무릎관절이 거의 완전 펴될 때 넙다리뼈의 뒤쪽 이동(정강뼈의 앞쪽 이동)을 억제하게 된다.[51,82] 무릎관절이 굽힘된 상태에서, ITB, LCL 및 오금근의 힘줄은 서로 교차하게 되는데 이 셋의 연합작용은 관절 가쪽에서의 안정성을 증가시키며,[80] ACL을 도와서 정강뼈가 앞쪽 이동되는 것을 효과적으로 억제한다(그림 11-22). ITB 가쪽에 위치하고 있지만, ITB가 관절 공간의 가쪽 개방(opening)에 대해 저항하는 능력은 미미하다.[48] ITB는 또한 가쪽지지띠(retinaculum)의 가쪽 무릎뼈넙다리 인대(lateral patellofemoral ligament)를 통해서 무릎뼈에도 부착한다. ITB는 무릎뼈의 가쪽면에 부착되어 있기 때문에, 무릎 · 넙다리뼈의 기능에도 영향을 미칠 수 있다.

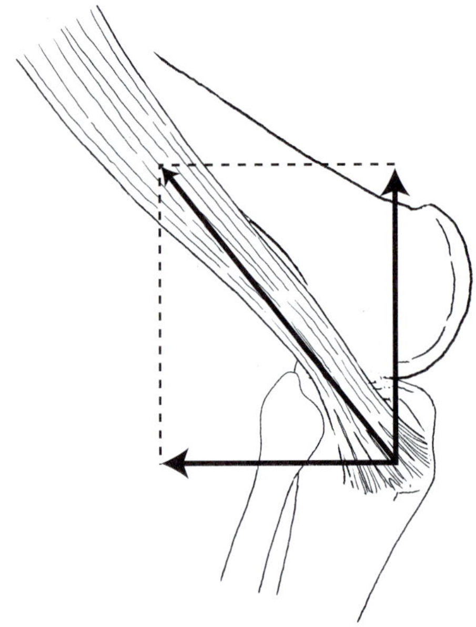

▲ **그림 11-22** ■ 엉덩정강근막띠는 무릎관절의 가쪽을 지지한다. 무릎관절 굽힘에서 엉덩정강근막띠는 뒤쪽으로 끌리는 경향이 있고, 점점 더 그것은 넙다리아래 정강뼈의 과도한 전방이동을 제한할 수 있다.

윤활주머니(Bursae)

정강넙다리뼈관절을 가로지르는 광범위한 인대와 근육의 배열은 골 구조의 큰 운동범위와 연합되어 근육, 인대 및 골 구조물에 상당한 마찰력을 발생시킬 가능성이 있다. 그러나, 많은 윤활주머니는 이러한 퇴행성 작용을 방지하거나 제한한다. 세 개의 윤활주머니 즉, 무릎위주머니(suprapatellar bursa), 오금아래주머니(subpopliteal bursa) 및 장딴지근주머니(gastrocnemius bursa)은 각각 분리된 것이 아니라, 관절주머니의 윤활막이 함입된 구조이거나 작은 통로를 통해 관절주머니의 윤활막과 교통하는 구조를 하고 있다(그림 11-12). 앞쪽에 있는 무릎위주머니는 넙다리네갈래근 힘줄과 넙다리뼈의 앞부분 사이에 위치하고 무릎뼈의 위쪽에 위치한다. 뒤쪽에 있는 오금아래주머니는 오금근의 힘줄과 넙다리뼈 가쪽관절융기 사이에 위치하고, 장딴지근주머니은 장딴지근 안쪽갈래의 힘줄과 넙다리뼈 안쪽관절융기(condyle) 사이에 위치한다. 장딴지근주머니은 반막모양근의 힘줄 아래로 이어져 넙다리뼈 안쪽관절융기로부터 반막모양근을 보호한다.

세 개의 윤활주머니가 관절주머니의 윤활막 부위와 연결되어 있기 때문에, 무릎관절이 굽힘 및 펌하는 동안 윤활작용을 하는 윤활액은 함요부(recess)에서 함요부로 이동할 수 있다. 무릎관절이 펌할 때, 뒤쪽의 관절주머니와 인대는 팽팽해지고, 장딴지근주머니과 오금아래주머니는 압박된다. 이 때 윤활액은 앞쪽으로 이동한다(그림 11-23A).[83] 무릎관절이 굽힘할 때는 앞쪽의 무릎위주머니는 압박되고, 윤활액은 뒤쪽으로 이동한다(그림 11-23B). 무릎관절이 절반정도 굽힘한 상태에서 윤활액에 가해지

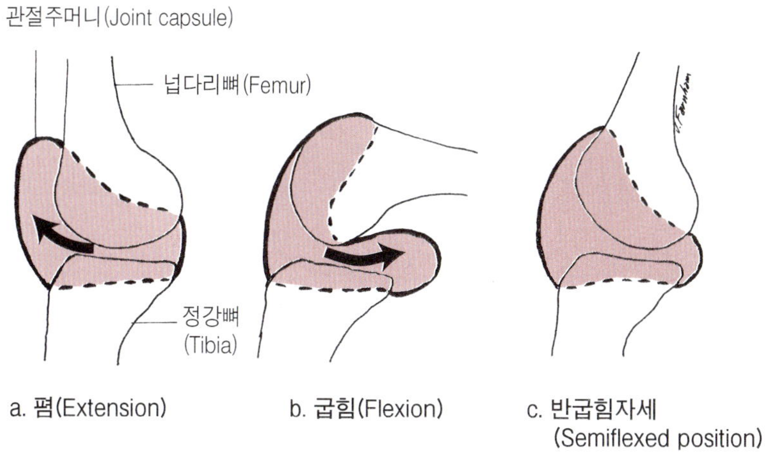

◀ **그림 11-23** ■ A. 윤활액은 폄하는 동안 앞으로 밀린다. B. 굽힘 시 윤활액은 뒤로 밀린다. C. 반굽힘 자세에서 관절주머니는 최소한의 긴장상태이다. 그러므로 이 자세는 관절에 종창이 있을 때 가장 편한 자세이다.

는 압력은 최소가 된다(그림 11-23C). 임상에서 손상이나 질병으로 인해 관절 강(cavity) 안의 윤활액이 과도하게 늘어난 상태(**관절 삼출 joint effusion**이라 칭함)가 됐을 때, 무릎관절이 절반 굽힘한 자세를 취하면 관절주머니 내의 긴장도를 줄이고 불편한 것을 최소화할 수 있다.

관절주머니와 교통하는 윤활주머니 이외에도 무릎관절과 관련된 몇몇 다른 윤활주머니가 있다(그림 11-24). 피부와 무릎뼈의 앞면 사이에 위치한 무릎앞주머니(prepatellar bursa)는 굽힘 및 폄하는 동안 피부가 무릎뼈 위에서 자유롭게 움직일 수 있도록 한다. 무릎아래주머니(infrapatellar bursa)은 무릎뼈의 아래쪽에 있으며, 무릎힘줄과 그 위쪽의 피부 사이에 위치한다. 무릎 앞쪽에 직접 외상을 입었거나 무릎꿇기 자세를 오래 취하면, 무릎앞주머니과 무릎아래주머니 모두에 염증이 생길 수 있다. 무릎힘줄과 정강뼈거친면 사이에 위치한 깊은무릎밑주머니(deep infrapatellar bursa)은 무릎힘줄과 정강뼈거친면 사이의 마찰을 줄이는 작용을 한다[84]. 이 윤활주머니는 **무릎밑지방체**(infrapatellar(Hoffa' s) fat pad)[84]에 의해서, 윤활액으로 차 있는 관절공간과 분리된다. 그밖에 무릎관절의 여러 인대와 관련된 몇몇 작은 윤활주머니도 있다. 일반적으로 LCL과 넙다리두갈래근의 힘줄 사이에는 윤활주머니가 있다.[85] 관절의 안쪽에 있는 MCL의 얕은 층부분의 아래쪽과 위쪽에서 모두 작은 윤활주머니가 발견되는데, 이것은 각각 MCL의 얕은 층부분을 MCL의 깊은 층 부분으로부터 그리고 **반힘줄모양근** 및 **두덩정강근**(gracilis)의 힘줄로부터 보호한다.[43]

정강넙다리뼈관절 기능 (Tibiofemoral Joint Function)

관절 운동학(Joint Kinematics)

안쪽/바깥 돌림과 내반슬/외반슬(모음/벌림) 동작이 적게 발생하기도 하지만, 정강넙다리뼈관절의 주요한 각운동(또는 돌림 운동)은 굽힘/폄이다. 이러한 동작은 여러 축을 따라 일어나며 그 축이 변화하지만, 축변화에 대한 설명이 불가능한 것은 아니다(definable). 각운동에 더하여, 정강뼈의 안쪽 및 가쪽 고평부(platueau)에서 정강뼈가 앞뒤 방향으로 변위(displacement)되는 동작도 흔히 일어난다. 내반슬 및 외반슬 힘에 의해 적은 규모의 안쪽 · 가쪽 변위가 일어나기도 한다. 정상적인 무릎관절에서 앞 · 뒤 및 안쪽 · 가쪽 변위가 적게 일어나는 것은 관절면이 불일치하고 인대의 탄성이 서로 다르기 때문이다. 이러한 변위가 바람직하지 않게 보일 수도 있지만, 정상적인 관절 운동에 있어서 필요한 요소이다. 그러나, 과도한 변위 운동은 비정상적으로 인식되어야 하며, 일반적으로 인대의 부전이 있음을 나타낸다. 여기서는 골운동학과 관절운동학을 포함하여 정상적인 무릎관절 운동에 초점을 맞출 것이다.

■ 굽힘/폄(Flexion/Extension)

정강넙다리뼈관절의 굽힘과 폄의 축은 양쪽 넙다리뼈 위관절융기(epicondyle)를 통과하는 수평선으로 간단히

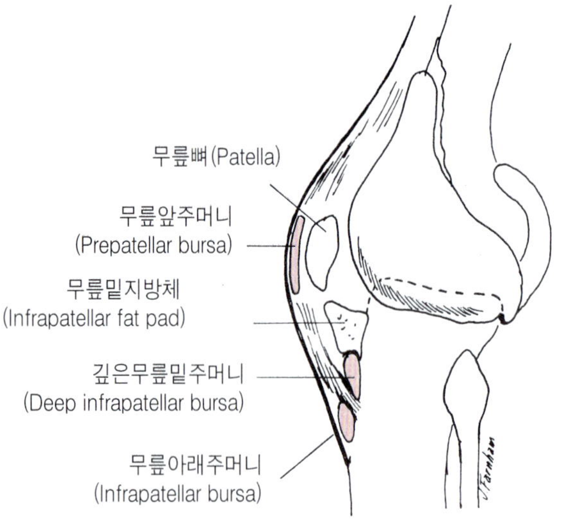

▲ **그림 11-24** ■ 무릎앞주머니, 깊은 무릎밑주머니, 무릎아래주머니는 무릎관절공간으로부터 분리되어 있다.

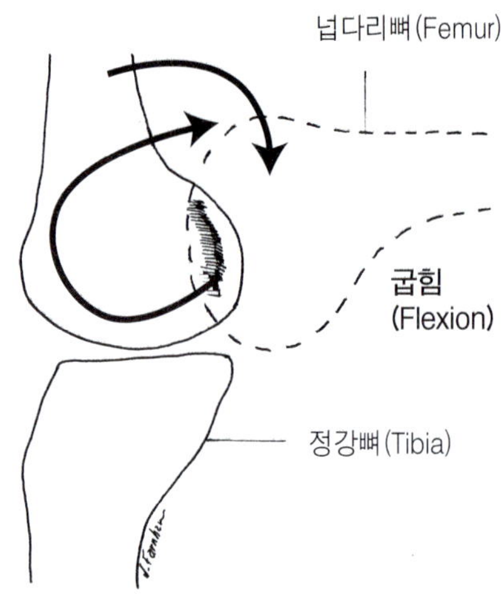

▲ **그림 11-25** ■ 고정된 정강뼈에서 넙다리뼈위관절융기의 순수한 구르기는 정강뼈 위에서 넙다리가 벗어나는 것을 보여준다.

나타낼 수 있다.[1] 위관절융기를 통과하는 이 축은 굽힘과 폄의 운동축을 정확히 측정한 결과이지만, 이 축은 정확히 고정된 것이 아니라, ROM을 따라 이동하는 것임을 알아야 한다. 축의 이러한 이동이 일어나는 것은 관절면이 불일치하기 때문이다.

넙다리뼈의 관절면은 크고, 정강관절융기(condyle)는 상대적으로 작기 때문에, 고정된 정강뼈 위에서 넙다리뼈가 굽힘하면 잠재적 문제점이 발생하게 된다. 넙다리뼈관절융기가 정강뼈 고평부 위에서 뒤쪽으로 구르게 되면, 넙다리뼈는 정강뼈의 바깥으로 떨어지게 되고, 굽힘 운동은 제한될 것이다(그림 11-25). 굽힘이 계속될 때 넙다리뼈관절융기가 정강뼈 고평부를 떠나지 않고 계속 구르기 위해서는, 구르는 것과 동시에 앞으로 미끄러져야 한다(그림 11-26A). 그러므로 굽힘의 초기단계(0°~25°)에서는 일차적으로 정강뼈 면에서 넙다리뼈관절융기가 구르게 되고, 이를 통해 넙다리뼈관절융기와 정강관절융기가 뒤쪽에서 서로 접촉하게 된다. 굽힘이 더 진행되면, 넙다리뼈관절융기의 구르기(rolling)는 동시에 전방 미끄러짐(gliding)을 동반하게 되는데, 25° 굽힘 이후에는 넙다리뼈관절융기가 직선상으로 변위되지 못하므로 이 동작은 정강뼈 뒤쪽에서 넙다리뼈가 순수하게 돌림(spin)하는 동작을 일으키게 된다. 무릎관절이 굽힘 상태로부터 펴게 되면 이러한 동작이 역으로 일어난다. 정강넙다리뼈관절의 폄은 최초에 정강뼈 고평부에서 넙다리뼈관절융기가 앞으로 구르면서 시작되고, 이로써 넙다리뼈관절융기는 정강뼈 고평부 위에서 변위되어 중립 위치로 되돌아오게 된다. 초기의 전방 구르기 이후에, 넙다리뼈관절융기는 뒤로 미끄러져 넙다리뼈가 폄을 계속할 수 있도록 하는데, 이 동작은 정강뼈 고평부 위에서 넙다리뼈관절융기가 순수한 돌림 동작을 일으키는 것이다(그림 11-26B). 골운동학과 관절운동학의 이러한 설명은 모두 정강뼈가 고정되고 넙다리뼈가 움직이는 상황(예: 쪼그려 앉기 자세)을 나타낸다. 물론, 넙다리뼈가 고정되고 정강뼈가 움직이는 것도 가능하다(예: 앉은 상태에서 무릎의 폄 또는 보행의 유각기). 이런 경우 움직임에 다소 차이가 난다. 넙다리뼈가 고정된 상태에서 정강뼈가 굽힘하면, 상대적으로 고정된 넙다리뼈관절융기에서 정강뼈가 뒤쪽으로 구르기와 미끄러짐 동작을 동시에 하게 된다. 넙다리뼈가 고정된 상태에서 정강뼈가 폄하면, 고정된 넙다리뼈에서 정강뼈 고평부가 앞쪽으로 구르기와 미끄러짐 동작을 함께 일으킨다.

굽힘/폄에서 십자인대와 반달연골의 작용 (Role of the Cruciate Ligaments and Menisci in Flexion/Extension)

정강넙다리뼈관절의 굽힘 및 폄과 관련된 관절운동학은 십자인대를 포함시켜 설명되어진다. 십자인대를 항상 길이가 일정하고 굳은 구조물(rigid segment)이라고 가정한다면,[86] 무릎관절 굽힘 동안 넙다리뼈의 뒤 구르기는 "굳은" ACL을 더 긴장되게 만들 것이다(혹은, 말이 머리

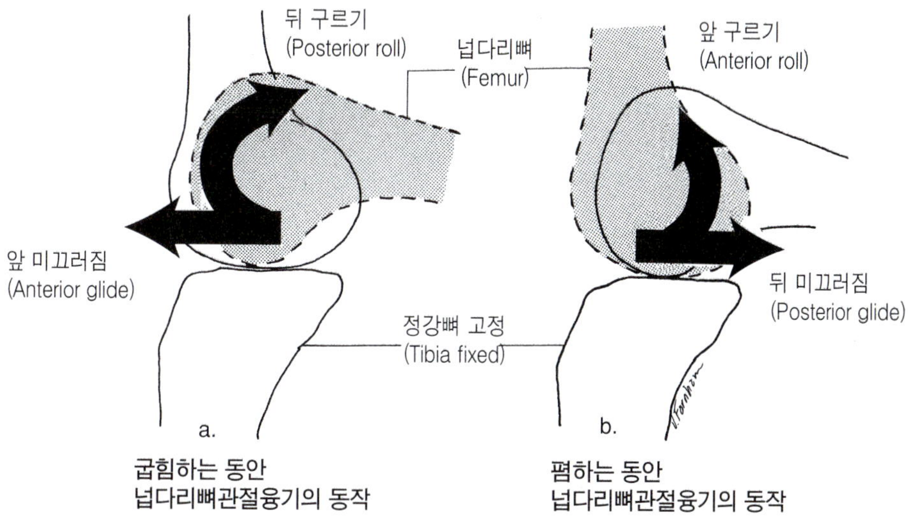

▲ **그림 11-26** ■ A. 고정된 정강뼈에서 넙다리뼈관절융기의 구르기와 미끄러짐. 넙다리뼈관절융기는 뒤로 구르고 동시에 앞으로 미끄러진다. B. 펴는 동안 넙다리뼈관절융기의 동작. 넙다리뼈관절융기는 앞으로 구르고 동시에 뒤로 미끄러진다.

를 숙이지 못하게 하는 제어용 고삐처럼 작용하도록 할 것이다). 계속해서 넙다리뼈가 구르게 되면, 팽팽히 긴장된 ACL은 넙다리뼈관절융기가 앞으로 변위되도록 하는 힘을 발생시킬 것이다(그림 11-27A). 무릎관절이 폄할 때, 넙다리뼈관절융기는 정강뼈 고평부에서 앞으로 구르게 되는데, 이 동작은 "굳은" PCL이 넙다리뼈의 앞쪽 이동을 억제하고 넙다리뼈관절융기가 뒤로 변위되게 하는 힘을 발생시키는 시점까지 일어나게 된다(그림 11-27B).

굽힘 운동 시에 넙다리뼈의 앞 미끄러짐 동작은 반달연골의 형태에 의해 더 촉진되어 진다. 반달연골 뒤쪽이 쐐기(wedge)모양으로 형성되어져 무릎관절 굽힘 시 넙다리뼈관절융기가 반달연골의 경사면의 위쪽으로 구르도록 힘을 발생시킨다. 넙다리뼈가 반달연골의 경사면에 위치함으로써 굽힘 운동 시 넙다리뼈가 앞으로 미끄러지도록 하며, 반달연골 위에서 넙다리뼈 동작의 반작용으로 반달연골은 정강뼈 고평부에서 변형되면서 뒤쪽으로 움직이게 된다(그림 11-28).[87] 반달연골이 뒤로 변형을 일으키는 이유는 반달연골뿔에 굳게 부착되어 있어 반달연골 전체가 움직이는 것이 제한되기 때문이다.[87] 넙다리뼈관절융기가 상대적으로 편평한 정강뼈 고평부 위에서 움직이는 동안, 반달연골의 후방 변형을 통해 둥근 넙다리뼈관절융기는 계속 반달연골에 접촉한 상태를 유지할 수 있다. 무릎관절이 완전 굽힘으로부터 폄으로 되돌아가면, 반달연골의 뒤쪽 모서리도 본래의 중립 위치로 되돌아간다. 폄이 계속되면, 반달연골의 앞쪽 모서리는 넙다리뼈관절융기의 움직임과 더불어 앞으로 변형된다.

반달연골의 이러한 움직임(또는 변형)은 정강넙다리뼈관절의 굽힘과 폄에서 중요한 요소이다. 마찰력을 감소시키고, 상대적으로 작은 정강뼈 고평부에 가해진 넙다리뼈관절융기의 힘을 흡수하는 것이 필요하다는 것을 생각할

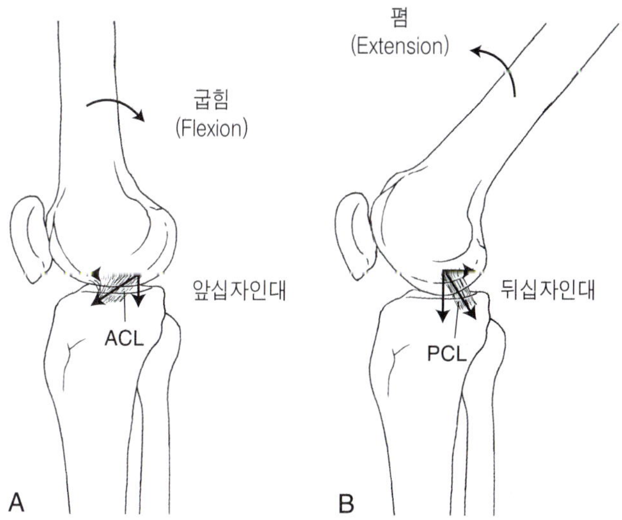

▲ **그림 11-27** ■ A. 넙다리 굽힘 시 넙다리뼈관절융기의 뒤쪽으로 구르기는 넙다리에 붙은 ACL에 부과된 전방 변위력의 결과 ACL은 단단하게 긴장상태가 된다. B. 넙다리 폄 시 넙다리뼈관절융기의 앞쪽으로 구르기는 넙다리에 붙은 PCL에 부과된 후방 변위력의 결과 PCL은 단단하게 긴장상태가 된다.

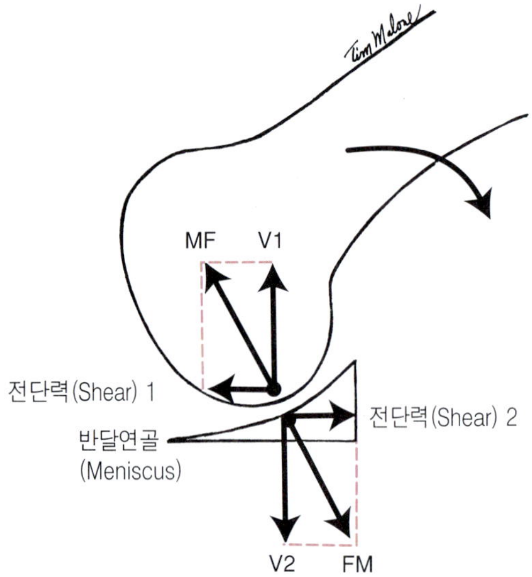

▲ **그림 11-28** ■ 쐐기 모양의 반달연골과 넙다리의 사선 접촉은 넙다리뼈관절융기가 **반달연골에 작용하는**(MF) 힘과 반달연골이 **넙다리뼈관절융기에 작용하는**(FM) 힘을 일으킨다. 이것은 수직요소와 전단요소로 해결된다. 전단력 I은 굽힘 동안 앞 미끄럼 운동에서 넙다리를 돕고, 전단력 II는 무릎관절 굽힘을 일으키는 반달연골의 후방 이동을 돕는다.

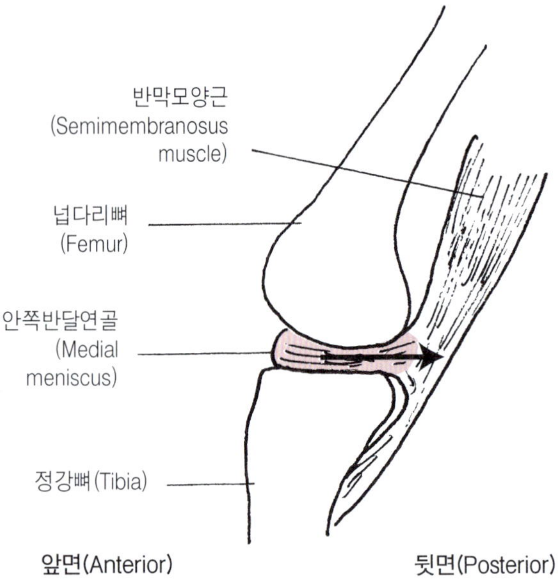

▲ **그림 11-29** ■ 반막모양근과 그 근육이 안쪽 반달연골에 부착되는 것을 보여준다. 정지점에서 화살표는 굽히는 동안 안쪽 반달연골에서 근육이 당겨지는 방향을 표현하고 있다.

때, 반달연골은 이러한 기능을 수행하기 위해 항상 넙다리뼈관절융기의 아래에 머물러 있어야 한다. 반달연골의 후방 변형은 근육의 작용으로 인해 도움을 받아 적절한 반달연골 운동을 형성하게 된다. 예를 들어, 무릎관절 굽힘시에 반막모양근은 안쪽 반달연골을 뒤쪽으로 끌어당기는 작용을 하며[16](그림 11-29), 반면에 오금근은 가쪽 반달연골의 변형을 돕는다.[20]

사례 적용 11-3: **반달연골 교착(Meniscal Entrapment)**

반달연골이 적절한 방향으로 변형되지 못하면, 관절 운동에 제한이 오거나 반달연골이 손상될 수 있다. 넙다리뼈가 굽힘 시에 문자그대로 쐐기모양의 반달연골을 굴러 올라가면(넙다리뼈가 앞으로 미끄러지거나 반달연골이 뒤로 변형되는 것 없이), 반달연골의 두께는 뒤쪽으로 갈수록 두꺼워지고 넙다리뼈가 반달연골 뒤쪽 모서리 밖으로 굴러 나갈 위험이 있기 때문에 굽힘은 제한될 수밖에 없다. 다른 한편으로, 반달연골(특별히 운동성이 저하된 반달연골)에 가해진 부하는 반달연골이 찢어지게 할 수 있다. 유사한 원리로 폄을 할 때 반달연골이 앞으로 변형되지 못하면, 두꺼운 앞쪽 모서리는 넙다리뼈와 정강뼈 사이에서 쐐기처럼 작용하게 되고, 따라서 폄의 마지막 단계에서 두 뼈가 가까워질 때 폄을 제한하게 된다. 티나의 안쪽 반달연골 손상의 경우, 반달연골에 가해진 추가적인 부하로 인해 손상이 왔을 수도 있지만, 반달연골과 넙다리뼈관절융기 사이에 적절한 움직임이 이루어지지 못해 안쪽 반달연골이 손상됐을 가능성이 있다.

굽힘/폄 운동범위 (Flexion/Extension Range of Motion)

무릎관절 굽힘의 수동운동 범위는 일반적으로 130° ~140° 정도로 여겨진다.[88] 쪼그려 앉기와 같은 활동 중에는 무릎관절 굽힘이 160°까지 이를 수 있는데, 이 때에는 엉덩관절과 무릎관절이 함께 굽힘하며 체중이 무릎관절에 추가적으로 가해진다. 평지에서 정상적 보행을 할 때에는 대략 60°~70° 정도의 무릎관절 굽힘이 필요하고, 계단을 오를 때에는 80°, 의자에 앉고 일어서는 동작에는 90° 또는 그 이상의 무릎관절 굽힘이 필요하다.[88] 무릎관절의 폄(혹은 젖힘)은 5°까지는 정상 범위로 여겨진다. 과도한 무릎관절의 젖힘(즉, 젖힘이 5°이상일 때)을 **젖힌 무릎**(genu recurvatum)이라 부른다.

무릎관절에서 작용하는 많은 근육은 무릎관절뿐만 아니라, 엉덩관절 또는 발목관절까지 통과하는 두관절근육(two joint muscle)이다. 그러므로 엉덩관절의 위치는 무릎관절의 ROM에 영향을 미칠 수 있다. 무릎관절 굽힘과 동시에 엉덩관절이 젖힘되면 **넙다리곧은근**의 수동적 불충분성으로 인해 무릎관절 굽힘은 120° 또는 그 이하로 제한된다. 다리가 체중을 지지하고 있을 때, 발목관절 등 다른 관절에서 ROM이 제한되면, 무릎관절에서도 굽힘 또는 폄이 제한될 수 있다.

예제 11-1

스키부츠를 신으면 발목은 보통 발등굽힘 상태로 유지되어, 발이 지면에 닿은 상황에서 무릎관절이 완전히 펴되는 것을 제한한다(그림 11-30A). 따라서 무릎을 구부린 상태로 걷거나 뒤꿈치로 걸어야만 한다. 발목/발 복합체가 발등굽힘한 상태로 고정되는 기형이 있을 때, 위와 똑같은 문제점이 생겨난다. 그리고 발등굽힘이 제한되면, 이와 정반대의 상황이 발생된다. 발뒤꿈치가 들리면서 지면에서 떨어지는 경우를 제외하고, 발목이 발등굽힘에 제한이 있으면(예: 발바닥쪽굽힘근이 강직된 경우) 무릎관절의 굽힘 범위가 제한된다. 발목이 발바닥쪽굽힘인 채로 고정된 기형의 경우, 체중지지 상태에서 정강뼈를 앞으로 가져가지 못하기 때문에 무릎관절에서 젖힘기형(젖힌무릎)이 나타난다(그림 11-30B). 발이 지면에 닿은 상태로 발목관절과 무릎관절 간에 이루어지는 운동 원리는, 원치 않는 무릎관절 운동을 억제하거나 조절하기 위해 발목관절 운동을 의도적으로 바꾸는 경우(예: 뒤꿈치를 높이거나 발목-발 보조기를 착용하는 경우)에 유용하게 이용된다.

■ 안쪽/바깥돌림(Medial/ Lateral Rotation)

무릎관절의 안쪽 및 바깥돌림은 **각운동**(angular motion)으로 넙다리뼈에서 정강뼈의 움직임(또는 상대적 움직임)을 따라 명명된다. 무릎관절의 이러한 **축돌림**은 정강뼈의 안쪽 관절융기사이 결절(intercondylar tubercle)을 통과하거나 이에 가까운 세로축에서 일어난다.[2,90] 결과적으로, 돌림 방향에 상관없이 안쪽관절융기는 축돌림 중심으로 작용하는 반면, 가쪽관절융기는 훨씬 더 큰 호를 그리면서 운동하게 된다(그림 11-31). 넙다리뼈에서 정강뼈가 바깥돌림을 할 때, 정강뼈의 안쪽관절융기는 상대적으로 고정된 넙다리뼈의 안쪽관절융기에서 약간 앞쪽으로 움직이는 반면, 정강뼈의 가쪽관절융기는 넙다리뼈의 가쪽관절융기에서 뒤쪽으로 더 큰 거리를 움직이게 된다. 정강뼈가 안쪽 돌림을 할 때, 안쪽관절융기는 약간 뒤쪽으로 움직이나, 가쪽관절융기는 더 큰 호를 그리며 앞쪽으로 움직인다. 안쪽 및 바깥돌림이 일어날 때, 무릎관절의 반달연골은 이에 상응하는 넙다리뼈관절융기의 움직이는 방향에 따라 변형을 일으키며, 굽힘 및 폄에서와 같이 넙다리뼈관절융기와의 관계를 유지하며 작용한다. 예를 들어, 정강뼈가 안쪽돌림(넙다리뼈는 정강뼈 면에서 바깥돌림)할 때, 안쪽 반달연골은 정강관절융기(condyle)에서 앞쪽으로 변형되어 앞쪽으로 이동하는 안

A

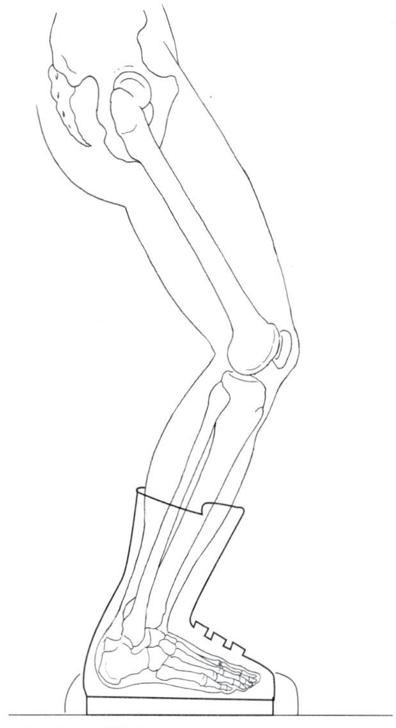

B

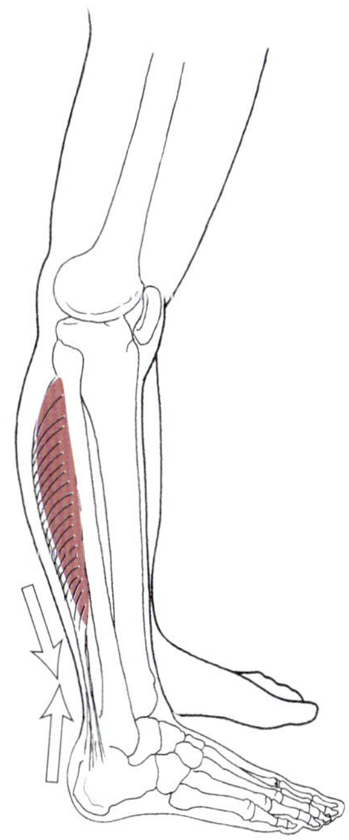

▲ **그림 11-30** ■ A. 스키부츠 때문에 발목이 발등굽힘이 된채로 고정되면, 무릎은 발의 앞쪽을 땅에서 들어올리지 않는 한 완전 폄을 할 수 없다. B. 발목이나 발에 발바닥쪽 굽힘의 기형이 있으면 발이 지면에서 편평해질 때 무릎은 젖힘이 된다.

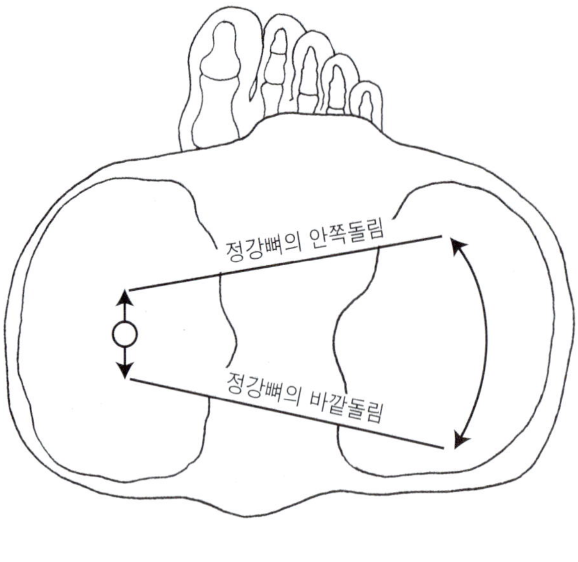

▲ **그림 11-31** ■ 정강뼈의 안쪽돌림, 바깥돌림 시에 두 방향을 보았을 때 안쪽정강관절융기보다 가쪽 정강관절융기의 동작이 더 크다. 안쪽 · 바깥 돌림시 장축은 안쪽 정강뼈 고평부위에 위치하게 된다.

쪽 넙다리뼈관절융기의 하면에 위치하게 되고, 가쪽 반달연골은 뒤쪽으로 움직여 뒤쪽으로 이동하는 가쪽 넙다리뼈관절융기의 하면에 위치하게 된다. 이런 방식으로, 더 견고하고 굳게 부착된 구조물이 작용하는 것처럼, 반달연골은 계속해서 넙다리뼈의 움직임을 제한하지 않으면서 마찰을 감소시키고 힘을 분배시킨다.

축돌림이 일어나기 위해서는 관절면이 불일치하고 인대구조물이 느슨해야 한다. 그러므로 무릎관절 돌림 범위는 무릎관절 굽힘/폄의 상태에 의존하게 된다. 무릎관절이 완전 폄하면, 인대는 팽팽해지고, 정강뼈 결절은 넙다리뼈의 관절융기사이 패임(intercondylar notch)에 위치하게 되며, 반달연골은 관절면 사이에 꼭 끼인 상태로 놓이게 된다. 결과적으로 축돌림은 거의 불가능하다. 무릎관절이 90° 정도로 굽힘하면, 관절주머니와 인대가 더 느슨해지고, 정강뼈 결절은 더 이상 관절융기사이 결절 안에 있지 않고, 정강뼈 및 넙다리뼈의 과(condyle)가 서로 자유롭게 움직일 수 있게 된다. 축돌림이 최대로 일어날 수 있는 것은 무릎관절이 90°로 굽힘했을 때이다. 무릎관절이 완전 폄 및 완전 굽힘 상태로 가까워질수록 축돌림의 크기는 감소한다. 90° 굽힘 상태에서, 안쪽/바깥 돌림의 전체 범위는 대략 35° 정도이며, 바깥돌림(0~20°)이 안쪽 돌림(0~15°)보다 운동범위가 약간 더 크다.

■ 외반슬(벌림)/내반슬(모음) (Valgus(Abduction) / Varus(Adduction))

무릎관절에서 관상면(frontal plane) 운동은 아주 미미하지만 일어나고 있으며, 정강넙다리뼈관절의 정상적 기능에 필요하다. 관상면의 ROM은 일반적으로 완전 폄 상태에서는 8° 정도이고, 무릎관절이 20° 굽힘하면 13° 정도 일어난다.[27,92] 과도한 관상면 운동은 인대에 결손이 있음을 나타낸다. 무릎관절을 통과하는 근육이 상당한 외반슬 및 내반슬 돌림력을 발생시키거나 억제할 수 있다는 증거가 있다.[93,94] 인대가 느슨한 상태에서, 과도한 내반슬/외반슬 운동이 일어나거나 이러한 과도한 움직임을 억제하기 위해 근육의 활동이 증가하면, 관절 주위에 최고점 압력(peak stress)이 더 커지게 된다.[7]

■ 짝운동 (Coupled Motions)

불행하게도 일반적인 정강넙다리뼈관절의 운동은 우리가 지금까지 설명한 것처럼 일직선상에서만 일어나지는 않는다. 사실상, 골(bony) 지렛대와 관련된 운동축이 사선으로 향해 있기 때문에 관절간 운동은 두 평면에서 발생할 수 있다. 실제로 굽힘/폄의 축은 넙다리뼈와 정강뼈의 골간(shaft)에 수직하지 않다.[95] 그러므로 굽힘 및 폄은 순전한 시상면 운동이 아니고,관상면 요소를 포함하게 되고, 이를 "짝운동"(coupled motions)이라 부른다(이것은 척주에서 가쪽 굽힘과 돌림운동이 함께 일어나는 것과 유사하다). 이미 언급했듯이, 넙다리뼈의 안쪽관절융기는 가쪽관절융기보다 약간 먼쪽(distal)에 위치하기 때문에 무릎관절 폄 상태에서는 생리학적 밖굽이각이 형성된다. 이것은 팔꿉관절에서 나타나는 생리학적 밖굽이각과 유사하다. 무릎관절 굽힘은 약간 비스듬한 축에서 일어나기 때문에, 정강뼈는 폄에서 넙다리뼈보다 약간 가쪽에 있다가 완전 굽힘 상태에서는 넙다리뼈보다 약간 안쪽에 위치하게 된다; 즉, 팔꿉관절이 굽힘할 때 손이 인체 중간선에 가까워지는 것처럼, 무릎관절이 굽힘하면 발이 신체의 중간선에 근접하게 된다. 그러므로 무릎관절 굽힘은 내반슬 동작과 함께 일어나고, 무릎관절 폄은 외반슬 동작과 함께 일어난다.

무릎관절의 자동적 또는 잠김 기전(Automatic or Locking Mechanism of the Knee)

무릎관절 폄의 마지막 단계에서는 필수적으로 정강뼈의 바깥돌림이 동반되는데 이것은 자발적인 것도 아니고, 근력에 의해 일어나는 것도 아니다. 이러한 동반된 움직임(폄과 함께 바깥돌림이 일어남)은 **자동 돌림** 또는 **말단 돌림**(automatic or terminal rotation)이라고 불린다. 무릎관절의 안쪽 관절면이 가쪽 관절면보다 더 길다(관절면이 더 크다)는 것은 이미 언급되었다(그림 11-3). 결론적으로 무릎관절 폄의 마지막 30° 범위(30° ~0°)에서, 정강뼈 가쪽 고평부/넙다리뼈관절융기 사이의 가쪽 관절면은 짧아서 긴 안쪽 관절면보다 구르기 · 미끄러짐 동작이 먼저 끝난다. 폄 동작이 일어날 때(정강뼈가 체중지지를 하지 않는 동작을 참조해 보면), 정강뼈 고평부의 가쪽에서는 동작이 끝난 후에도, 긴 안쪽 고평부에서는 앞쪽으로 구르고 미끄러지는 동작이 계속해서 일어난다. 이러한 정강뼈 안쪽관절융기의 계속된 움직임으로 인해 넙다리뼈에서 정강뼈의 바깥돌림이 발생하게 되며, 이 운동은 폄의 마지막 5° 범위에서 분명하게 나타난다. 무릎관절이 완전 폄에 가까워지면 무릎관절 인대의 장력이 증가하게 되는데, 이것 또한 무릎관절을 잠김 위치(locked position)로 이끌면서 강제적 돌림 운동을 일으키는데 기여한다. 정강뼈 결절은 관절융기사이 패임에 위치하고, 반달연골은 정강관절융기와 넙다리뼈관절융기 사이에 꼭 끼인 상태가 되고, 인대는 팽팽해진다. 결론적으로 자동 돌림은 무릎관절의 **잠김 기전** 또는 **스크류 홈 기전**(locking or screw home mechanism)이 된다. 무릎관절이 완전 폄에서 굽힘을 시작하기 위해서는 먼저 잠김 상태가 풀려야 한다; 즉, 가쪽으로 돌림된 정강뼈는 단순히 굽힘하는 것이 아니라, 굽힘이 시작됨과 동시에 안쪽으로 돌림되어야 한다. 굽힘하려는 힘은 자동적으로 정강뼈의 안쪽 돌림을 유발시키는데, 그 이유는 안쪽면이 더 길어서 짧은 가쪽면보다 먼저 움직이기 때문이다. 어떤 외측 구조물이 풀림 또는 넙다리뼈의 역돌림을 억제한다면, 정강뼈 또는 넙다리뼈는 강제적으로 굽힘 상태에 머물게 되고, 이로 인해 관절면, 인대 및 반달연골이 손상될 수 있다. 이러한 무릎관절의 자동 돌림 또는 잠김 운동은 무릎관절이 체중을 지지할 때나 지지하지 않을 때 모든 상황에서 일어난다. 체중을 지지할 때, 폄의 마지막 30° 범위에서, 자유롭게 움직이는 넙다리뼈가 상대적으로 고정된 정강뼈 위에서 안쪽으로 돌림한다. 결과적으로 풀림 운동은 굽힘이 진행되기 이전에 정강뼈에서 넙다리뼈가 바깥돌림하면서 일어난다.

자동 돌림을 제외하고, 무릎관절의 운동은 대부분 관절을 지나는 근육에 의해서 유발된다. 우리는 여기서 각각의 근육의 역할을 살펴봄으로써 정강넙다리뼈관절을 검토해 보고, 특히 근육이 무릎관절 운동을 유발시키거나 억제하는 기능에 대해 강조하고자 한다. 그리고 나서 무릎관절의 수동 구조물과 근육이 연합되어 복잡한 무릎관절을 안정시키는 작용에 대해서도 재검토할 것이다.

근육(Muscles)

일반적으로 무릎관절을 지나는 근육은 굽힘근이거나 폄근으로 생각하기 쉬운데, 이것은 굽힘과 폄이 정강넙다리뼈관절에서 일어나는 일차적 운동이기 때문이다. 무릎관절을 굽힘 또는 폄시키는 각 근육은 관상면과 가로면 운동도 일으킬 수 있는 모멘트 팔(moment arm, MA)을 가지며, 일반적으로 가로면 운동을 일으키는 MA는 작은 편이다. 그러므로 각 근육이 굽힘근이나 폄근으로 분류되기는 하지만, 관상면과 가로면 운동을 조절하는 근육의 역할에 대해서도 논의되어야 할 것이다.

■ 무릎관절 굽힘근 그룹(Knee Flexor Group)

무릎관절을 굽힘시키는 7개의 근육이 있다. 반막모양근, 반힘줄모양근, 넙다리두갈래근(긴갈래와 짧은갈래), 넙다리빗근, 두덩정강근, 오금근 그리고 장딴지근이다. **장딴지빗근**은 8번째 무릎관절 굽힘근으로 생각할 수도 있지만, 보통 이 근육이 없는 경우가 많다. 넙다리두갈래근의 짧은갈래와 오금근을 제외하고는 무릎관절의 모든 굽힘근이 두개 관절을 지나는 근육이다. 두관절근육이 무릎관절에서 효과적으로 힘을 발생시키는 능력은 그 근육이 지나는 다른 관절의 상대적 위치에 영향을 받는다. 5개의 근육(오금근, 두덩정강근, 넙다리빗근, 반막모양근, 반힘줄모양근)은 고정된 넙다리뼈에서 정강뼈를 안쪽으로 돌림시킬 수 있는 반면, 넙다리두갈래근은 정강뼈를 바깥돌림시킬 수 있는 모멘트 팔(MA)을 가진다.[96] 가쪽근육(넙다리두갈래근, 장딴지근의 외측갈래, 오금근)은 무릎관절에서 외반슬 모멘트를 유발시킬 수 있는 반면,

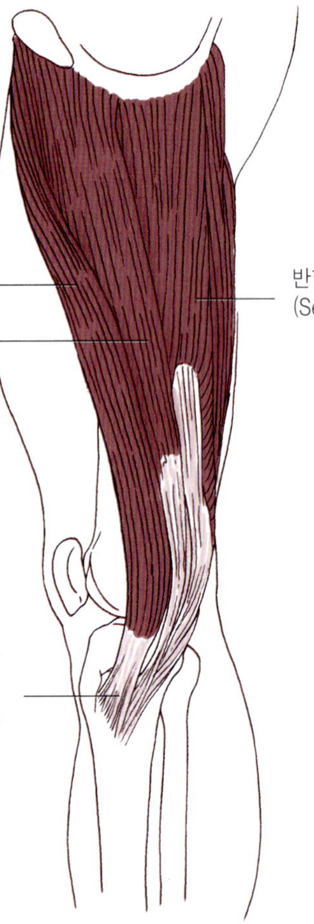

▲ **그림 11-32** ■ 반힘줄모양근, 넙다리빗근, 두덩정강근은 정강뼈의 앞안쪽에 부착되어 공통의 힘줄(거위족)을 형성한다.

관절의 안쪽에 있는 근육(반막모양근, 반힘줄모양근, 장딴지근의 안쪽갈래, 넙다리빗근, 두덩정강근)은 내반슬 모멘트를 유발시킨다.[93]

반힘줄모양근, 반막모양근 및 넙다리두갈래근의 긴갈래와 짧은갈래는 합쳐서 뒤넙다리근이라고 불린다. 넙다리뼈의 뒷면에서 기시하는 넙다리두갈래근의 짧은갈래를 제외하고, 이들 근육은 모두 몸쪽에서 골반의 궁둥뼈거친면에서 기시한다. 반힘줄모양근은 먼쪽에서 넙다리빗근 및 두덩정강근과 함께 공통 힘줄을 형성하여 정강뼈의 앞안쪽면에 정지한다. 이 공통 힘줄을 그 생긴 모양에 따라 "거위족"(pes anserinus)이라고 부른다(거위족은 거위의 발을 의미한다)(그림 11-32). 반막모양근은 정강뼈의 뒤안쪽에 정지한다(이미 언급했듯이, 반막모양근의 일부는 안쪽 반달연골에 부착되어 무릎관절이 굽힘할 때 안쪽 반달연골의 후방 변형을 촉진한다[16]). 넙다리두갈래근의 긴 · 짧은갈래는 모두 먼쪽에서 종아리뼈머리에 정지하는데, 정강뼈 가쪽관절융기는 약간의 간격이 형성된다. 그러므로 넙다리두갈래근의 짧은갈래는 엉덩관절을 지나지 않고 무릎관절에만 관여하게 된다. 뒤넙다리근의 나머지 근육은 모두 엉덩관절(엉덩관절에서는 폄근)과 무릎관절(무릎관절에서는 굽힘근)을 지난다; 따라서, 이들 근육이 무릎관절에서 얼마나 효율적으로 힘을 발휘하는지는 엉덩관절의 각도에 따라 영향을 받게 된다. 엉덩관절이 굽힘함으로써 뒤넙다리근이 엉덩관절에서 연장되면, 무릎관절의 위치에 관계없이 무릎관절에서 뒤넙다리근은 더 큰 힘을 발휘할 수 있다.[97] 두 관절을 지나는 뒤넙다리근이, 엉덩관절은 펴고 무릎관절은 90° 이상으로 굽힌 상태에서 수축하고자 하면, 엉덩관절과 무릎관절 모두에서 단축되어야만 힘을 발휘할 수 있다. 무릎관절의 굽힘이 증가하면 뒤넙다리근의 힘은 약화되는데, 이것은 뒤넙다리근이 최대 단축 한계에 가까워질 뿐 아니라,[97] 수동적 불충분성이 발생하는 넙다리곧은근의 증가된 장력을 극복해야 하기 때문이다. 체중을 지지하지 않는 동작에서 뒤넙다리근은 정강뼈에 후방 전단력을 발생시키는데, 무릎관절 굽힘이 증가되면[98] 이 전단력도 증가되고 75°~90° 굽힘 범위에서 최대가 된다. 후방 전단력 또는 후방 변위력(translational force)은 ACL의 긴장도는 감소시키고, PCL의 긴장도는 증가시킨다.

장딴지근의 쌍갈래는 넙다리뼈의 안쪽 · 가쪽관절융기의 뒷면에서 기시하여, 먼쪽는 발꿈치힘줄(아킬레스힘줄)에 정지한다. 작고 없는 경우도 많은 장딴지빗근을 제외하고는 장딴지근은 무릎관절과 발목관절을 통과하는 유일한 근육이다. 뒤넙다리근이 엉덩관절에서 작용하는 경우처럼, 장딴지근이 무릎관절 굽힘근으로서 작용하는 힘이 빠르게 약화되는 것도, 발목관절에서 발바닥쪽굽힘이 함께 일어나 장력이 약해질 때 발생된다. 장딴지근은 발목관절에서 발바닥쪽굽힘 돌림력을 크게 발생시키나, 무릎관절 굽힘에 기여하는 정도는 상대적으로 적으며, 무릎관절이 완전 폄 상태일 때에 가장 큰 굽힘 돌림력을 유발시킨다.[99] 무릎관절이 굽힘한 상태에서는, 장딴지근이 무릎관절 굽힘 돌림력을 발생시키는 능력이 현저히 감소한다.[99] 그러나 보행 시에 장딴지근은 넙다리네갈래근[63]과 공동으로 작용하여 무릎관절의 강직도(stiffness)를 증가시킬 수 있다.[67] 그러므로 장딴지근은 무릎관절에서 운동성 근육이라기 보다는 운동 중인 관절에 안정성을 제공하는 작용(dynamic stabilizer)을 한다고 볼 수 있다.

넙다리빗근은 위앞엉덩뼈가시의 앞쪽에서 기시하여 넙다리뼈를 가로질러 정강뼈 골간의 앞안쪽면에 정지한다(거위발 공통 힘줄의 일부임). 넙다리빗근의 먼쪽 부착점이 변동되는 것은 드문 경우가 아니며 이것은 기능적인 이유와 관련된다. 넙다리빗근이 전형적인 위치보다 앞쪽에 부착되면, 무릎관절 축의 앞쪽에 정지하게 되어 무릎관절 굽힘근이 아닌 무릎관절 폄근으로서 작용하게 된다. 그러나 일반적으로 넙다리빗근은 정강뼈의 굽힘근 및 안쪽 돌림근으로서 작용한다. 무릎관절에서의 기능도 있지만, 넙다리빗근의 작용은 무릎관절보다는 엉덩관절에서 흔히 나타난다. 보행 시에 넙다리빗근은 일반적으로 유각기에만 작용한다.[100]

두덩정강근은 두덩결합에서 기시하고 먼쪽으로 가서 거위발 공통힘줄에 정지한다. 두덩정강근은 일차적으로 엉덩관절 굽힘근 및 모음근으로서 작용하고, 무릎관절 굽힘과 약간의 정강뼈 안쪽 돌림을 일으키는 기능도 담당한다. 거위발의 세 근육은 하나의 근육군으로, 외반슬 압력에 저항하고 무릎관절의 앞안쪽면에 운동 중의 안정성을 제공하는 데 효과적으로 작용한다.

오금근은 상대적으로 작은 단일-관절 근육이며, 넙다리뼈 가쪽관절융기의 뒤가쪽에서 기시하여[45] 아래쪽 및 안쪽으로 주행하여 정강뼈 몸쪽의 뒤안쪽면에 정지한다.[101] 오금근의 주요 기능은 넙다리뼈에서 정강뼈의 안쪽돌림을 일으키는 것이다.[96] 정강뼈의 안쪽돌림이 발생하기 위해서는 먼저 무릎관절이 잠김이 풀려야 하는데, 이 풀림 기능을 오금근이 담당한다. 그러나, 무릎관절 풀림 운동은 자동 돌림의 일부이며, 부분적으로는 비스듬한 관절축과 관절면의 해부학적 형태로 인해 발생한다는 것을 유의해야 한다. 무릎관절 굽힘의 초기에 일어나는 강제적(obligatory) 안쪽 돌림은, 오금근이 마비된 상태에서도 일어나는 동반 운동이다. 그러나 가쪽 반달연골에[9] 부착되어 있는 오금근은 능동적인 무릎관절 굽힘 시에 반달연골을 변형시키는 작용을 한다. 반막모양근과 오금근은 정강뼈 고평부에서 각각 반달연골에 부착되고, 반달연골을 뒤로 이동하고 변형되도록 기여함과 동시에, 무릎관절에서 굽힘 토오크를 발생시킨다. 수동 굽힘 운동에서도 반달연골은 정강관절융기에서 뒤쪽으로 움직인다. 그러나 반막모양근과 오금근이 능동 보조 운동을 하면, 무릎관절 굽힘의 전 범위에서 정강넙다리뼈관절면의 일치도가 최대화된다. 이것은 반달연골이 넙다리뼈관절융기 밑에 머물러 있어 반달연골이 교착되는 것을 최소화하기 때문인데, 반달연골 교착은 무릎관절 굽힘을 제한하고 반달연골 손상율을 높인다. 가자미근과 큰볼기근은 무릎관절을 지나지 않지만, 체중지지 동작 중에 이들이 무릎관절에 어떤 작용을 하는지 언급하는 것은 필요하다. 가자미근은 몸쪽에서 정강뼈와 종아리뼈의 몸쪽 뒷면에 부착되고 먼쪽에서 발꿈치힘줄에 부착된다. 체중을 지지하면서 발이 지면에 고착된 상태에서, 가자미근이 수축하면 정강뼈를 뒤쪽으로 당겨서 무릎관절이 펴되도록 도움을 준다(그림 11-33). 이미 언급했듯이, 체중지지 상태에서 가자미근의 후방 견인 기능은 뒤넙다리근에 의해 정강뼈가 앞으로 과도하게 변위되는 것을 억제하는데 도움을 준다.[67] 큰볼기근도 가자미근처럼 체중지지 자세에서 무릎관절이 펴하는 것을 보조한다. 큰볼기근의 큰 근조직이 엉덩관절 폄근으로 작용하는 것은 잘 알려져 있다. 발은 지면에 고착되고 무릎은 굽힌 자세에서 큰볼기근이 수축하면, 아래쪽에 있는 관절에도 영향을 주게 되는데, 무릎관절은 펴시키고 발목관절은 발바닥쪽굽힘시킨다(그림 11-33). 그

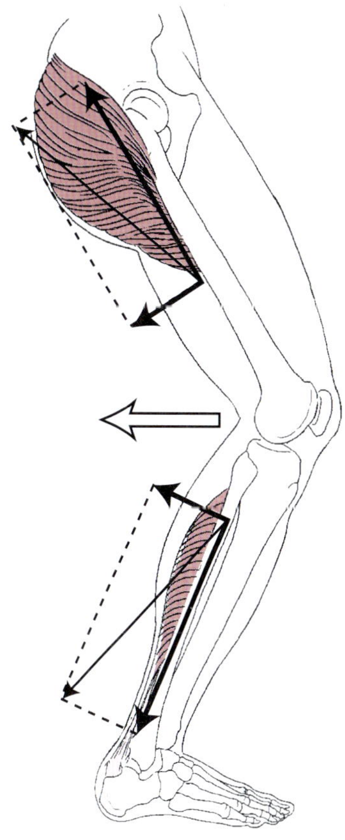

▲ **그림 11-33** ■ 큰볼기근과 가자미근은 체중부하시 무릎동작에 영향을 준다. 비록 두 근육이 무릎관절을 지나치지 않지만, 이 근육들은 무릎관절의 폄을 돕는다.

러나 큰볼기근은 넙다리뼈에 후방 전단력을 발생시키고 (상대적으로 정강뼈에는 전방 전단력을 발생) 그 결과 다른 근육의 공동 수축을 상쇄시키지 않고도 ACL의 긴장을 증가시킨다.

■ 무릎관절 폄근 그룹(Knee Extensor Group)

무릎관절의 4개의 폄근을 합쳐서 넙다리네갈래근이라고 부른다. 넙다리네갈래근 중 두 관절을 지나는 부분은 넙다리곧은근 뿐인데, 이 근육은 아래앞엉덩뼈가시에서 기시하여 엉덩관절과 무릎관절을 통과한다. **중간넓은근**, 가쪽넓은근, 안쪽넓은근은 모두 넙다리뼈에서 기시하여 넙다리곧은근과 합쳐져서 하나의 공통 힘줄을 형성하는데, 이를 넙다리네갈래근힘줄이라 부른다. 넙다리네갈래근힘줄은 무릎뼈의 몸쪽에 정지하고 무릎뼈를 지나 먼쪽으로 계속되는데 이를 무릎힘줄 또는 **무릎인대**라고 부른다. 무릎힘줄은 무릎뼈의 최고점에서 시작되어 정강뼈거친면의 몸쪽에 정지한다. 안쪽넓은근과 가쪽넓은근도 관절주머니의 지지띠 섬유를 통해서 무릎뼈의 안쪽 · 가쪽면에 부착된다(그림 11-14).

넙다리네갈래근의 네 근육은 함께 무릎관절을 폄시킨다. 1968년에 Lieb와 Perry는[102] 넙다리네갈래근의 각 근육의 견인 방향을 측정하였다. 가쪽넓은근의 견인방향은 넙다리뼈 장축의 가쪽으로 12°~15°로 측정되었고, 먼쪽 섬유의 각도가 가장 컸다. 중간넓은근의 견인방향은 넙다리뼈의 골간과 평행하기 때문에, 이 근육이 가장 순수한 무릎관절 폄근이 된다. 안쪽넓은근의 견인각도는 이 근육의 어느 부위를 측정하느냐에 따라 달라진다. 상부 섬유는 넙다리뼈몸통의 안쪽으로 15°~18° 정도이며, 먼쪽 섬유는 안쪽으로 50°~55° 정도이다.[102,103] Powers와 연구자들은 좀더 현대적 기술을 사용하여 가쪽넓은근의 총 견인력이 가쪽으로 35°이고, 안쪽넓은근의 총 견인력은 안쪽으로 40°라고 보고했다(그림 11-34A).[104] 안쪽넓은근의 상부와 하부섬유의 견인각이 현저하게 차이가 나기 때문에 보통 상부섬유는 안쪽넓은긴근(vastus medialis longus, VML)이라 부르고, 하부섬유는 안쪽넓은빗근(vastus medialis oblique, VMO)라고 부른다. 안쪽 넓은근 먼쪽의 경사도는 무릎뼈넙다리 통증을 가진 많은 환자들에 관심의 초점이 되어왔고, 임상의료인 및 연구자들은 무릎뼈를 안쪽으로 당기는 VMO의 기능을 최대화시키고자 많은 시도를 해왔다. 그러나 VMO와 VML의 섬유가 서로 다른 방향성을 갖지만, 같은 근육의 일부라는 것을 유의해야 한다.[103,105] Lieb와 Perry는[102] 넙다리네갈래근을 구성하는 네 근육의 총 견인 방향이 넙다리뼈 장축을 기준으로 가쪽으로 7°~10° 정도이고, 앞으로 3°~5° 정도라는 것을 발견했다. 그러나 Powers 등은 다중면(multiplane) 분석을 사용해서, 상대적으로 큰 가쪽넓은근과 안쪽넓은근은 부착지점을 뒤쪽에 두고 있어 무릎관절이 폄한 상태에서 평균 55° 정도 순전히 뒤쪽으로 작용하는 압박력을 발생시킨다는 것을 보고했다(그림 11-34B). 이러한 압박력은 모든 ROM에서 나타나지만, 완전 폄에서는 최소화되고 무릎관절 굽힘이 지속되면 증가한다.

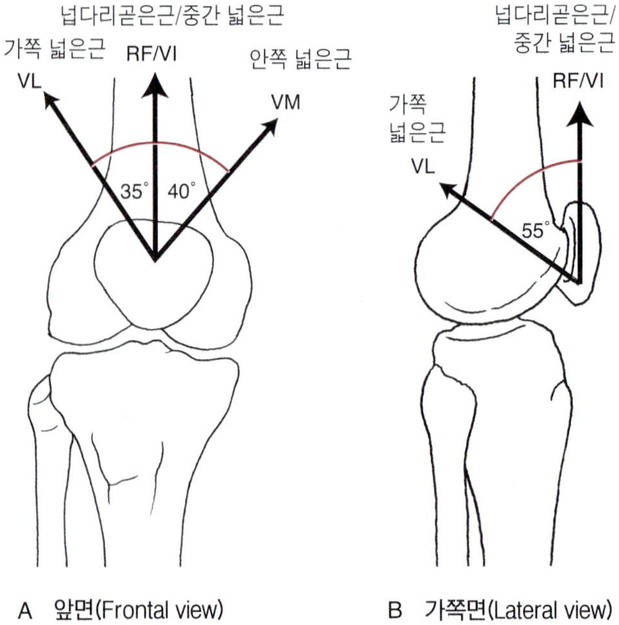

▲ **그림 11-34** ■ A. Powers 등의 자료에서 넙다리네갈래근의 4개 구성요소의 방향을 보여준다. B. 가쪽 넓은근과 안쪽 넓은근의 뒤쪽으로의 벡터방향은 완전폄에서 정강뼈조차 무릎뼈에 대항하는 순수한 압박의 결과로 작용한다.

무릎뼈가 넙다리네갈래근 기능에 미치는 영향 (Patellar Influence on Quadriceps Muscle Fuction)

넙다리네갈래근의 기능은 무릎뼈에 의해 크게 영향을 받는다(역으로, 무릎뼈는 넙다리네갈래근에 의해 크게 영향을 받는다). 역학적 효율의 측면에서 보면, 무릎뼈는 넙다리네갈래근의 모멘트 팔(MA)을 더 길게 만드는데, 이것은 무릎관절의 운동축으로부터 넙다리네갈래근힘줄과 무릎힘줄의 길이를 늘림으로써 이루어진다. 해부학적 활차로 작용하는 무릎뼈는 넙다리네갈래근의 작용선(action line)을 관절 중심으로부터 멀리 떨어지도록 굴절시켜, 근긴장성각도를 증가시키고 폄 모멘트를 발생시키는 넙다리네갈래근의 능률을 증가시킨다. 그러나 무릎뼈는 단순히 활차로만 작용하는 것은 아닌데, 그 이유는 단순 활차는 활차 양쪽에서 장력이 동일하지만, 무릎뼈의 경우는 다르기 때문이다. 즉, 무릎뼈의 하면에 있는 무릎힘줄의 장력이 무릎뼈의 상면에 있는 넙다리네갈래근힘줄의 장력보다 작다.[106]

무릎관절이 굽힘하고 폄할 때, 넙다리네갈래근이 정강뼈를 당기는 각도는 무릎관절의 기하학적 특징과 무릎뼈의 특성으로 결정된다. 초기 굽힘에서, 무릎뼈는 일차적으로 넙다리네갈래근의 근긴장성각도를 증가시키는 기능을 한다. 그러나 무릎관절의 완전 굽힘 상태에서 무릎뼈는 넙다리뼈의 관절융기사이패임의 안쪽에 굳게 고착되고, 그럼으로써 활차로서 작용하는 무릎뼈의 기능을 효과적으로 제거된다. 그럼에도 불구하고, 넙다리네갈래근은 상당히 긴 MA를 유지하는데, 그 이유는 첫째로 넙다리뼈관절융기의 둥근 외형이 근육의 작용선을 굴절시키고, 둘째로 회전축이 뒤로 이동되어 넙다리뼈관절융기에서 형성되기 때문이다. 결론적으로, 무릎뼈는 넙다리네갈래근의 MA에 기여하지 않는다 하더라도, 넙다리네갈래근은 무릎관절의 완전 굽힘 상태에서 상당한 회전력을 발생시킬 수 있다. 완전 굽힘에서 무릎관절이 폄되는 동안, 넙다리네갈래근의 MA는 길어지는데, 이는 무릎뼈가 관절융기사이패임을 떠나 둥근 넙다리뼈관절융기의 위쪽으로 이동하기 때문이다. 무릎관절이 약 50° 정도 굽힘하면 넙다리뼈관절융기는 무릎뼈를 밀어내어 회전축에서 무릎뼈가 떨어지도록 한다. 변화하는 MA가 넙다리네갈래근의 회전력 발생에 미치는 영향은 ROM을 통하여 무릎관절 폄 길이를 측정하면 분명히 나타난다. 최대 회전력은 무릎관절이 대략 40°~60° 정도 굽혔을 때 나타나는데, 이때가 넙다리네갈래근의 MA 및 길이-장력 관계가 최대화되는 지점이다.[107] 마지막으로, 폄이 계속되면 MA는 다시 감소한다.[108]

무릎뼈가 넙다리네갈래근의 MA에 미치는 영향은 무릎관절 폄의 마지막 단계에서 감소되나, 이 때 무릎뼈에 의해 관절 회전력이 약간 증가한다는 것은 중요하다. 근육장력이 마지막 단계에 가까와지면서, 넙다리네갈래근은 단축된 상태가 되어서 능동적으로 장력을 발생시키는 능력은 감소된다. 넙다리네갈래근이 능동적으로 장력 발생시키는 것이 어렵다는 것은 곧, 무릎관절 폄의 마지막 15° 범위에서 MA의 상대적 크기가 회전력 발생에 중요하다는 의미이다. 이 범위에서, 능동적 장력 발생과 MA의 길이가 감소된 것을 만회하기 위해 넙다리네갈래근은 운동단위의 동원율을 증가시켜야만 한다.

지속적 연구: 넙다리네갈래근 지체(Quadriceps Lag)

넙다리네갈래근이 상당히 약화되었거나 손상으로 인해 무릎뼈가 제거될 경우(**무릎뼈절제술, patellectomy**)에, 넙다리네갈래근은 체중지지 하지 않는 무릎관절에서 마지막 15°의 폄이 이루어질 수 있을 만큼의 모멘트를 만들어내지 못하게 된다. 이것은 임상에서 "넙다리네갈래근 지체 quad lag" 또는 "폄 지체 extension lag"를 나타내는 환자에게서 볼 수 있다. 예를 들어, 환자는 SLR(straight leg raise)을 수행하는 동안 무릎관절을 완전히 폄한 상태를 유지하는데 어려움을 겪을 수 있다(그림 11-35). 정강넙다리뼈관절의 굽힘 정도가 커지면, 무릎뼈 제거나 넙다리네갈래근 약화로 넙다리네갈래근이 폄 회전력을 유발시키는 능력이 제한되는 것이 훨씬 줄어들게 되는데, 이것은 넙다리뼈관절융기가 활차로 작용하여 넙다리네갈래근을 늘려주므로 단축되었던 상태보다는 훨씬 더 큰 장력이 생기기 때문이다. 체중지지 상태에서는 환자에게 "넙다리네갈래근 지체"가 나타나지 않는데, 이것은 발이 지면에 고정되면 가자미근과 큰볼기근이 넙다리네갈래근을 도와 무릎관절이 폄하는 것을 보조하기 때문이다.

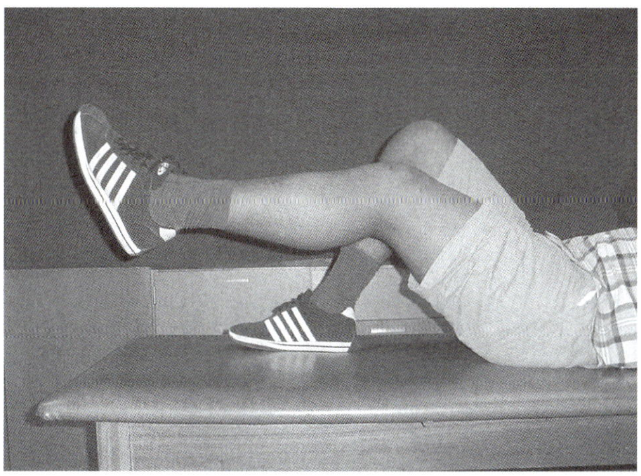

▲ **그림 11-35** ■ 심한 넙다리네갈래근의 약화는 똑바로 다리를 들어올리는 동안 넙다리네갈래근의 지체(Quadriceps lag)를 가져온다. 완전폄에 가까워오면 무릎뼈는 약간만 MA가 증가하고, 이미 약해진 넙다리네갈래근의 길이-장력 관계는 감소된다. 그것은 완전한 가동범위에서 충분한 토오크를 일으킬 수 없게 한다.

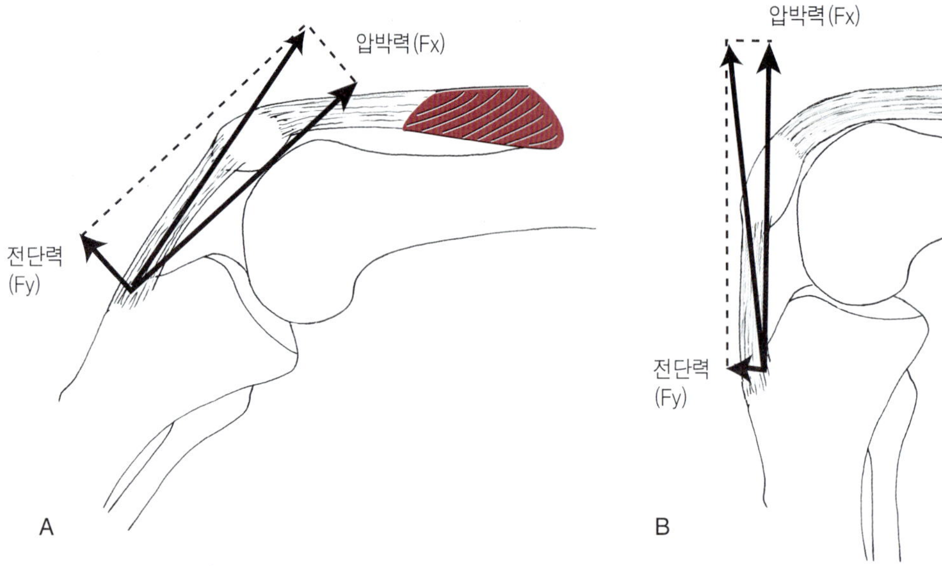

▲ **그림 11-36** ■ A. 무릎이 완전폄에서 힘있게 넙다리네갈래근이 수축하면 정강뼈의 전방이동 유발이 가능하다. B. 무릎이 60° 이상 크게 굽힘되면, 전방이동은 발생되지 않는다.

무릎뼈가 넙다리네갈래근의 근긴장성 각을 증가시키는 기능은 이 근육의 회전력 발생을 향상시키는 이점이 있지만, 불리한 점도 있다. 넙다리네갈래근의 MA 증가는 이 근육이 정강뼈를 당기는 돌림적 요소(Fy)도 역시 증가시키게 된다. Fy 요소는 폄 회전력을 발생시킴과 동시에, 넙다리뼈에서 정강뼈가 앞으로 전단되도록 힘을 가한다(그림 11-36A). 이 전방 전단력은 능동 또는 수동적 힘을 통해 억제되어야 하는데, 능동적으로 정강뼈의 후방 전단을 유발시키든지 수동적으로 넙다리네갈래근의 전방 전단력을 저항하든지 해야 한다. ACL은 넙다리네갈래근에 의해 가해지는 전방 전단력을 가장 현저하게 억제하는 구조물이다. 넙다리네갈래근의 견인각이 증가 또는 감소하면, 이와 동시에 ACL에 가해지는 외력도 증가 또는 감소한다. ACL에 두 개 밴드(band)에서의 긴장도는 보통 무릎관절이 완전 폄되면 증가한다. ACL과 같은 수동적 안정구조물이 없다면, 거의 완전 폄 상태에서 넙다리네갈래근이 수축하면, 정강뼈에 상당한 전방 전단이 발생할 가능성이 있는데(상대적으로 작은 크기의 Fy요소에 의해서도 발생함), 환자는 이것을 "주저 앉기"(giving way)라고 표현할 수도 있다. 무릎관절 굽힘이 60°를 넘어가면, 넙다리네갈래근의 Fy요소가 최대치로부터 감소함으로써, 넙다리네갈래근의 수축으로 발생하는 ACL의 긴장도 역시 상당히 줄어든다(그림 11-36B).

사례 적용 11-4: **ACL의 결손이 근육에 끼치는 영향**

티나의 ACL이 재형성되고 있지만, 당분간은 ACL의 도움 없이 지내야만 한다. 이 기간 동안 그녀는 정강뼈에서 과도한 앞쪽 이동이 생기지 않도록 해야 하는데, 앞쪽 이동은 강력한 넙다리네갈래근의 수축에 의해 발생할 수도 있고, 뒤넙다리근, 장딴지근 및 가자미근 등의 지면반발력으로 발생할 수도 있다. 이러한 근육들은 정강뼈의 움직임을 제한하는데 도움이 되며, 큰볼기근과 함께 작용하여 무릎관절을 경직시켜 움직임을 최소화시킬 수도 있다. 그러나 이러한 것이 무릎관절의 안정성을 유지하는데 도움이 되기도 하지만, 해로운 결과를 가져올 수도 있다. 대부분의 근육의 힘은 회전력 및 전단력(Fy)보다는 관절 압박력(Fx)을 더 크게 발생시키기 때문에, 무릎관절을 지나는 근육이 대규모로 공동 수축하면 정강넙다리뼈관절에 압박력을 증가시킨다. 추가적으로, 관절 안정성을 능동적으로 유지하고자 근육이 지나치게 사용되면 건염이 생길 수도 있다. 체중지지 자세로 찍은 티나의 X선 사진을 보면, 정강넙다리뼈관절 안쪽에 관절공간의 좁아짐이 나타나는데, 이것은 ACL의 도움없이 보낸 4개월간 발생한 지나친 전단력과 압박력으로 인해(다른 요소와 더불어) 발생한 것일 수도 있다.

체중을 지지하는 활동을 할 때, 넙다리네갈래근이 무릎관절을 폄한 상태에서 작용하면 많은 다른 요소의 영향을 받는다. 가자미근과 큰볼기근은 무릎관절의 폄을 보조할 수 있다. 직립 자세를 취하면 넙다리네갈래근의 작용이 최소화되는데, 이것은 중력선이 무릎관절의 굽힘/폄 축의 바로 앞을 지나기 때문에, 중력에 의해 폄 회전력이 발생되어 무릎관절이 폄을 유지할 수 있기 때문이다. 뒤쪽에

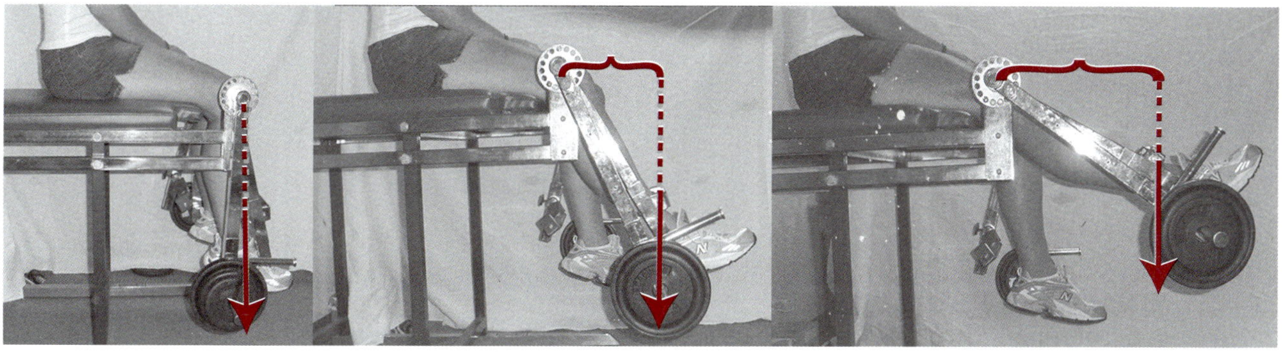

▲ **그림 11-37** ■ 체중부하를 하지 않고 운동을 하는 동안 넙다리네갈래근은 무릎관절이 완전폄에 가까워지면 저항의 MA 증가를 이기고 더 큰 토오크를 초래한다.

있는 관절주머니, 인대, 수동적 근육 등은 중력 모멘트를 상쇄하고 젖힘을 막아 줌으로써 평형을 유지하도록 한다. 쪼그려 앉기 또는 무릎을 완전히 펼 수 없는 경우(굽힘된 상태에서 수축하는 것과 같이)처럼 무릎관절을 어느 정도 굽힘한 상태로 체중을 지지하는 자세에서는, 중력선이 무릎관절 축의 뒤쪽을 통과한다. 이 때 중력 모멘트는 무릎관절 굽힘을 유발하며, 중력모멘트에 대해 평형을 유지하고 무릎관절의 균형을 맞추기 위해 넙다리두갈래근의 작용이 필요해 진다. 넙다리네갈래근은 체중을 지지하고 중력에 저항하는 기능을 담당하기 때문에, 뒤넙다리근 보다 2배 정도 강하다. 엉덩관절에서 중력에 의해 굽힘 모멘트가 발생했을 때 뒤넙다리근도 체중을 지지하는 유사한 기능을 하지만, 이 경우에 뒤넙다리근은 큰 큰볼기근에 의해 보조를 받는다. 반면에 넙다리두갈래근은 일차적으로 무릎관절 폄근으로 작용한다.

분명히 어떤 운동을 하는지 또 어떤 조건에서 운동이 일어나는지에 따라 넙다리네갈래근의 기능은 달라진다. 체중지지없이 무릎관절을 펌하는 동작에서, 저항의 MA (즉, 다리의 무게와 외부저항을 더한 크기)는 무릎관절이 90°로 굽힘했을 때 최소가 되고, 무릎관절 폄이 진행되면 증가한다(그림 11-37). 그러므로 무릎관절이 완전 폄에 가까울수록 넙다리네갈래근의 힘이 더 요구된다. 체중을 지지한 상태에서는 반대가 된다. 서서 무릎을 쪼그릴 때, 저항의 MA(즉, 과부하된 체중)는 무릎관절이 폄하면 최소가 되고, 무릎관절이 굽힘할수록 증가된다(그림 11-38). 그러므로 스쿼트(squat)와 같은 체중지지 동작을 할 때는 무릎관절 굽힘이 증가할수록 넙다리네갈래근의 힘이 더 요구된다.[109]

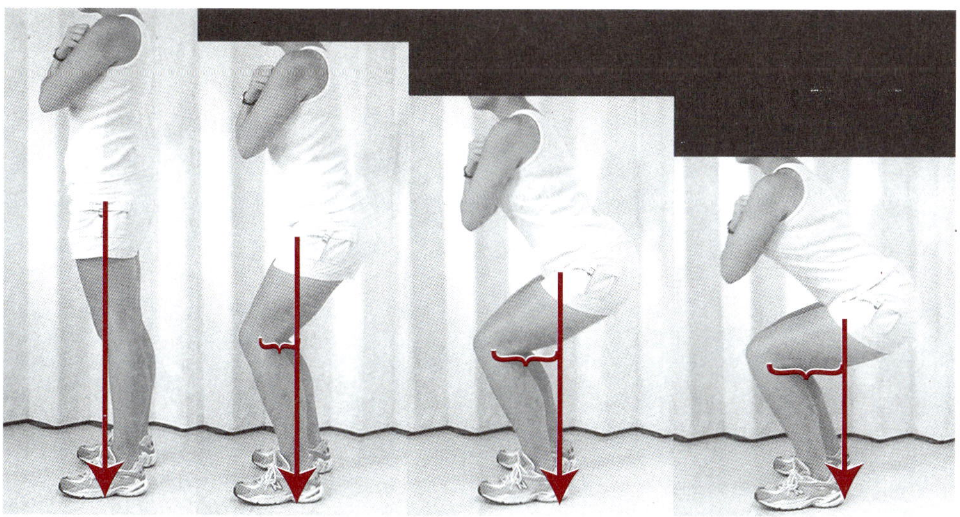

◀ **그림 11-38** ■ 체중부하 운동 시에 넙다리네갈래근은 더 많은 토오크를 초래하는데 무릎관절이 굽힘되면 무릎관절에 체중이 추가되어 MA가 증가되기 때문이다.

지속적 연구: **체중지지 및 비체중지지에서의 넙다리네갈래근 강화운동**

Wilk와 동료들은[110], 넙다리네갈래근을 강화시키기 위해 운동할 때 무릎관절에서 발생하는 전후방 전단력, 압박력 및 폄근 모멘트를 체중을 지지하고 있는 경우와 체중지지 없이 하는 경우로 나누어 측정하였다. 이에 의하면, 쪼그려 앉기나 다리밀기(leg press)처럼 체중을 지지하고 넙다리네갈래근 운동을 하면 전 ROM에 걸쳐 정강뼈의 후방 전단력이 발생하고, 무릎관절이 83°~105° 굽힌한 상태에서 최대가 되었다.[110,111] 후방 전단력으로 인해 PCL은 아마도 긴장되었을 것이다. ROM의 어떤 범위에서도 전방 전단력은 나타나지 않았다. 이와 반대로, 체중을 지지하지 않고 무릎관절 폄 운동을 하게 되면 전방 전단력이 발생했는데, 이 때 넙다리네갈래근은 40°~10°까지 능동적으로 무릎관절을 폄시켰으며, 최대 전단력은 20°~10°에서 측정되었다. 이 때 발생되는 전방전단력에 저항하는 주요소는 ACL이라고 추정할 수 있다. 후방 전단력은 체중지지 없이 운동하는 동안에도 발생하지만 이것은 굽힘각도가 60°~101°에서만 나타났다. ACL 또는 PCL이 손상된 후에, 자주 체중지지 운동이 처방되는데, 이것은 이 운동이 비체중지지 운동보다 부하가 적고, 더 기능적 운동이고, 더 안전하다는 조건하에서 이루어진다. 몇몇 체중지지 운동을 하면 PCL에 부하를 가하게 되는데, 만약 PCL이 손상되었다면 이러한 운동은 치료 과정에 오히려 해가 될 수 있다는 것을 위의 연구가 보여주고 있다.

무릎관절의 안정장치(Stabilizers of the Knee)

이 장이 시작된 이래로 우리는 정강넙다리뼈관절의 안정성에 기여하는 수동적(관절주머니 · 인대) 및 능동적(근육) 힘에 대하여 살펴보았다. 그러나 안정화 기능에 있어서 어떤 구조물이 일차적 기능을 담당하는지 알아내는 것은 매우 어려우며 과도한 단순화 작업(oversimplification)이 요구된다. 적절한 무릎관절의 안정성을 위해 근육과 관절주머니 · 인대 구조물이 기여하는 정도는 무릎관절의 위치뿐 아니라 주변 관절의 위치에 따라 달라지고, 적용되는 힘의 크기와 방향, 이차적 억제구조물의 유용성에 따라서도 달라진다. 또한 각 개인의 차이점(한 개인의 양 무릎관절 간의 차이뿐만 아니라)으로 인해, 임상의료인이나 연구자들의 관찰 결과는 다양하게 나타난다. 지나치게 단순화시키기는 했지만, 표 11-2는 여러 구조물이 무릎관절에서 일어나는 앞뒤쪽 이동, 무릎관절 젖힘, 내반슬/외반슬 벌림, 안쪽/바깥돌림 등의 동작에서 안정화에 어느 정도 기여하는지를 요약하였다.

표 11-2는 단일 평면에서의 동작과 관련된 안정성에 대해 나타낸 것이다. 실제로는, 더 복잡한 동작이 가능하다. 그러므로 안정성은 자주 연합된(coupled) 안정성 또는 돌림적 안정성(단일 평면의 동작이 합쳐진 것)으로 표현된다(표 11-3). 예를 들어, 뒤가쪽 모서리(즉, 뒤가쪽 관절주머니, 오금근, 십자인대)에 손상을 받으면 관절의 뒤쪽이 불안정해지고 정강뼈가 과도하게 가쪽으로 돌림하게 된다. 이를 일컬어 **뒤가쪽 불안정성**(posterolateral instability)이라고 부른다. 대조적으로, POL, 안쪽 뒤넙다리근, MCL, 뒤안쪽 관절주머니 등이 손상을 받으면 **뒤안쪽 불안정성**(posteromedial instability)이 야기된다. 폄근 지지띠는 넙다리네갈래근의 섬유로 구성되는데, 관절주머니의 섬유와 합쳐져서 운동 중에 무릎관절의 앞안쪽 및 앞가쪽을 지지한다.

무릎뼈넙다리관절 (Patellofemoral Joint)

넙다리네갈래근, 관절면을 논의할 때 삼각형모양의 무릎뼈는 몸에서 가장 큰 종자골이라는 것은 설명되었다. 무릎뼈는 첨부가 아래로 향한 역삼각형이다. 무릎뼈 뒷면은 관절연골로 덮여 있고 세로융기에 의해 분리된다(그림 11-39). 이 융기는 무릎뼈의 중앙에 위치하여 안쪽/가쪽의 무릎관절면을 같은 크기로 분리한다. 양쪽 안쪽/가쪽 관절면은 좌/우, 상/하로 약간 볼록하고 평편하다. 또한 대부분의 무릎뼈는 안쪽 가장자리를 향한 두 번째 세로융기를 갖고, 이 융기는 말단부의 안쪽 가장자리에서 안쪽 관절을 분리시키며, 무릎뼈에서 오드관절(odd facet)로 알려져 있다(그림 11-39).[112] 폄된 무릎관절에서 무릎뼈의 뒷면은 먼쪽 넙다리 앞면의 넙다리뼈고랑(혹은 무릎뼈 표면)에 위치한다(그림 11-40). 넙다리뼈고랑는 무릎뼈 뒷면의 가장자리에 해당하는 구(groove)를 갖고 있고 안쪽 · 가쪽 관절로 분리시킨다. 넙다리뼈고랑의 가쪽관절은 안쪽관절보다 약간 더 볼록하고, 안쪽면 보다 더 높게 순이 발달되어 있다(그림 11-2). 무릎뼈는 무릎힘줄에 의해 정강뼈거친면과 연결되어 있다. 관절면의 정해진 모양과 무릎뼈는 무릎뼈의 넙다리뼈 대응부위(counter part)

표 11-2 무릎관절 안정근의 요점 정리

	구조		기능
앞,뒤/젖힘 안정근	앞십자인대 장경밴드 뒤넙다리근 가자미근(체중부하 상태) 큰볼기근(체중부하 상태)		정강뼈의 앞(넙다리의 뒤)이동 제한
	뒤십자인대 반달넙다리 인대 [17] 넙다리네갈래근 오금근 장딴지근의 안쪽 갈래, 가쪽 갈래 [64]		정강뼈의 뒤(넙다리의 앞)이동 제한
내반슬/외반슬 안정근	안쪽곁인대 앞십자인대 뒤십자인대 활인대 뒤쪽빗인대 넙다리빗근 두덩정강근 반힘줄모양근 반막모양근 장딴지근 안쪽갈래	거위족 (넙다리빗근, 두덩정강근, 반힘줄모양근)	정강뼈의 바깥 굽음 제한
	가쪽곁인대 엉덩정강근막띠 앞십자인대 뒤십자인대 활인대 뒤쪽빗인대 넙다리두갈래근 장딴지근 외측갈래		정강뼈의 안쪽 들림 제한
안쪽 돌림/바깥쪽 돌림 안정근	앞십자인대 뒤십자인대 뒤안쪽 관절주머니 [80] 반달넙다리인대 넙다리두갈래근		정강뼈의 안쪽 돌림 제한
	뒤가쪽 관절주머니 [80] 안쪽곁인대 가쪽곁인대 오금근 넙다리빗근 두덩정강근 반힘줄모양근 반막모양근	거위족 (넙다리빗근, 두덩정강근, 반힘줄모양근)	정강뼈의 바깥돌림 제한

※양쪽 근육과 관절주머니 인대 구조물의 기여하는 정도는 양 무릎의 자세와 인접하는 관절, 적용되는 힘의 크기와 방향, 이차적인 억제의 유용성에 의존한다. 아주 뛰어난 연구자중에 한 사람이 일정한 테스트 조건하에서 발견했다(A-P, 앞뒤).

보다 관절면이 더 적다. 무릎뼈넙다리관절은 몸에서 가장 일치도가 낮은 관절중 하나이다. 무릎뼈 본래의 기능은 넙다리네갈래근을 위한 해부학적 활차로서 활동한다. 또한 넙다리뼈관절융기의 접촉에서 마찰을 감소시키는 것

표 11-3 돌림 안정성의 구성요소

	안쪽	가쪽
앞	앞안쪽 안정성*	앞가쪽 안정성†
	안쪽 곁인대 뒤쪽빗인대 뒤안쪽 관절주머니 앞십자인대	앞십자인대 가쪽 곁인대 뒤가쪽 관절주머니 궁형복합체/ 오금근 장경밴드
뒤	뒤안쪽 안정성	뒤가쪽 안정성
	뒤십자인대 뒤쪽 빗인대 안쪽 곁인대 반막모양근 뒤안쪽 관절주머니 앞십자인대	뒤십자인대 궁형복합체/ 오금근 가쪽곁인대 넙다리두갈래근 뒤가쪽 관절주머니

* 정강뼈의 전방이동, 외반슬 또는 바깥돌림과 같은 하나 또는 그 이상에 대해 저항 능력이 있는 능동적, 수동적 안정근을 표시한다.
† 정강뼈의 전방이동, 내반슬, 또는 안쪽돌림과 같은 하나 또는 그 이상에 대해 저항 능력이 있는 능동적, 수동적 안정근을 표시한다.

은 넙다리네갈래근힘줄 보다는 오히려 유리연골로 덮힌 무릎뼈의 뒷면이다. 무릎관절 운동의 제한없이 무릎뼈 기능을 수행하기 위한 무릎뼈의 능력은 무릎뼈의 가동성에 달려있다. 무릎뼈넙다리관절의 일치도가 낮기 때문에 무릎뼈는 정적, 동적 구조물에 의해 안정성을 유지한다. 무릎뼈의 정상운동을 이해하기 위해서는 기묘한 모양의 무

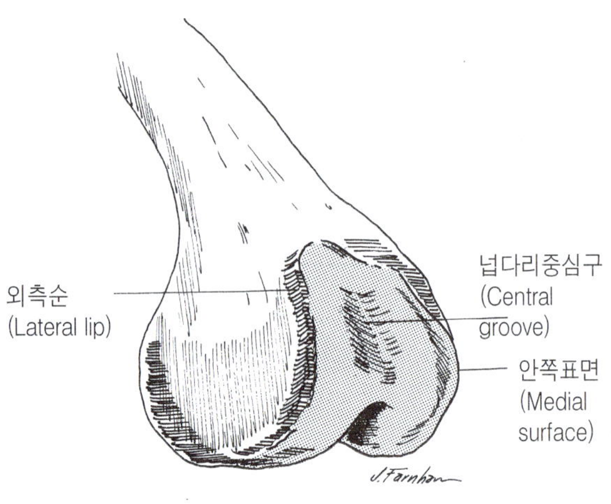

▲ **그림 11-40** ■ 넙다리뼈고랑위의 관절표면. 관절표면의 가쪽에 잘 발달된 외측순을 주시하라.

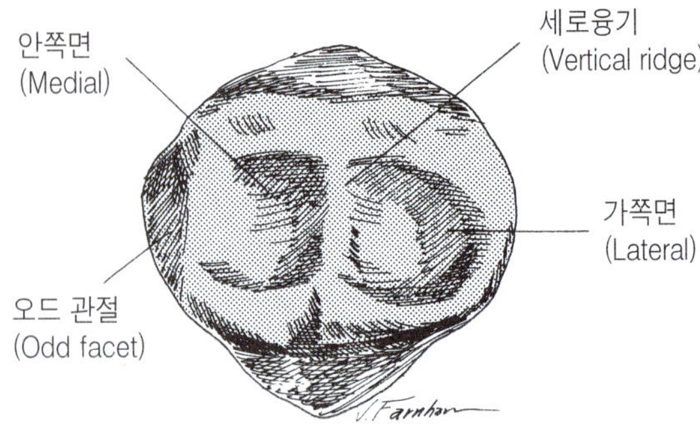

▲ **그림 11-39** ■ 무릎뼈 뒷면의 관절표면.

릎뼈와 무릎뼈의 울퉁불퉁한 관절면을 주의깊게 검사해야 하고, 무릎관절 운동과 운동시 굉장한 힘을 수반하는 무릎뼈와 무릎뼈넙다리관절면에서 느끼기 쉽다. 검사의 목적은 비교적 간단한 기능으로 보이는 무릎뼈의 움직임에 의해 일어나는 많은 잠재되어 있는 문제들을 이해하기 위해서다. 무릎뼈넙다리관절의 기능에 영향을 미치는 구조와 힘에 대한 이해는 무릎뼈넙다리관절에서 발견된 일반적인 임상적 문제점을 즉시 이해하고 이끌어 낸다.

무릎뼈넙다리관절면과 관절면 일치도 (Patellofemoral Articular Surfaces and Joint Congruence)

무릎관절의 완전 폄 상태에서 무릎뼈는 넙다리뼈고랑 위에 놓여 있다. 왜냐하면 무릎뼈는 관절융기사이고랑에 아직 들어가지 않았기 때문이다. 이 위치에서 관절면 일치도는 극미하다. 이때가 무릎뼈의 불안정성이 클 가능성이 있다고 제안한다.무릎뼈의 안정성은 넙다리뼈고랑(femoral sulcus)에서 무릎뼈의 수직체위에 의해 영향을 받는다. 넙다리뼈고랑의 상면은 하면보다 발달이 덜 되었기 때문이다. 무릎뼈의 수직체위는 무릎힘줄의 길이와도 관련이 있다. 보통 힘줄의 길이와 무릎뼈 길이의 비는 거의 1:1이고 Insall-Salvati 지표에서 언급되었다.[113] 현저하게 긴 힘줄은 넙다리뼈고랑위에 무릎뼈가 비정상적으로 높게 위치하게 만드는데 이를 **고위 무릎뼈**(patella alta)라 하며 무릎뼈의 불안정성의 위험을 증가시킨다. 고위 무릎뼈와 넙다리뼈고랑 외측순의 높이와의 상호작용도 또한 무릎뼈의 불안정성 요인일 수 있다. 이 상황에서 외측순은 반드시 발달이 불충분한 것은 아니다. 그러

나 무릎뼈 몸쪽에서 가쪽벽 높은 곳까지 무릎뼈의 높은 위치는 안정성을 적게 하고 부분탈구를 더 쉽게 하게 된다. 고위 무릎뼈의 환자에서 정강넙다리뼈관절은 관절융기사이고랑에 맞물리게 하기 충분하도록 무릎뼈를 아래쪽으로 이동시키기 전에 더 많은 굽힘을 해야만 한다. 무릎뼈의 움직임 범위 안에서 무릎관절의 관절가동 범위를 더 많이 하게 하는 것은 비교적 불안정하다.

주위진 무릎뼈의 부조화는 무릎뼈와 넙다리뼈 간의 접촉 시 무릎관절의 관절가동범위 동안 변화한다(그림 11-41). 무릎관절 폄 시 넙다리뼈고랑의 무릎뼈가 위치해 있을 때, 무릎뼈의 아래극만 넙다리뼈와 접촉하고 있다. 무릎관절의 굽힘을 시작할 때 무릎뼈는 넙다리뼈 아래로 미끄러지고 접촉부위 면적이 점점 증가한다. 이런 식으로 무릎뼈와 넙다리뼈 간의 일관된 접촉은 무릎관절의 10°~20°까지 굽힘에서 무릎뼈 양쪽 안쪽 · 가쪽 관절의 아래가장 자리를 따라 일어난다. 정강넙다리뼈관절의 굽힘이 진행됨에 따라 접촉부위가 증가하고 무릎뼈의 접촉부위가 하방에서 상방으로 이동한다.[114] 접촉부위가 무릎뼈의 뒷면을 따라 위로 이동할 때 안쪽 · 가쪽 관절을 덮고 바깥쪽으로 넓어진다. 무릎관절의 90° 굽힘 시 무릎뼈의 모든 부분은 오드관절을 제외하고 약간 접촉되는 것을 확인할 수 있다. 90°를 지나 계속 굽힘이 진행될 때의 접촉부위는 점점 적어짐에 따라 한번 더 하방으로 이동하기 시작하고, 오드관절은 처음으로 안쪽 넙다리뼈관절융기와 함께 접촉을 한다. 완전한 굽힘 시 무릎뼈는 넙다리뼈 관절융기사이고랑에 들어가 박혀 있으며 접촉은 가쪽관절과 오드관절이 하고, 안쪽관절은 완전히 접촉에서 벗어난다.[115,116]

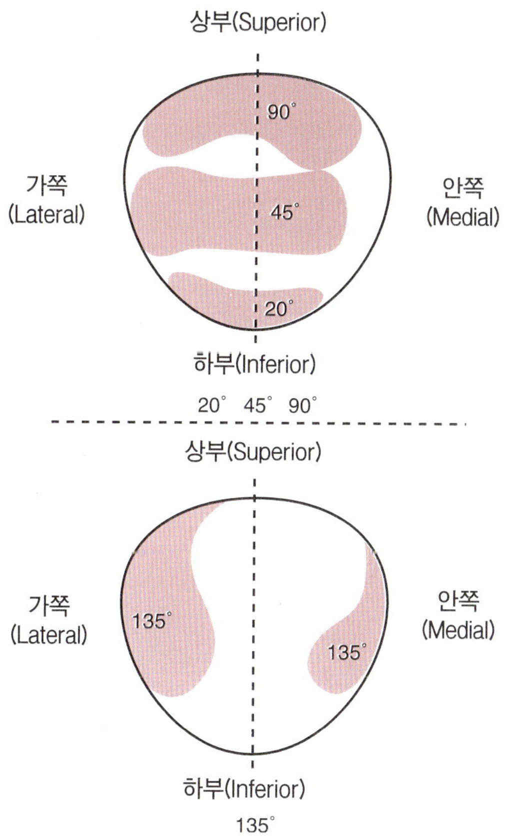

▲ **그림 11-41** ■ 거의 완전한 폄 시 무릎뼈 아래극만 넙다리뼈와 접촉한다. 굽힘이 계속됨에 따라 접촉부위는 무릎뼈를 따라 상방으로 이동하고 그 후 가쪽으로 이동한다. 완전굽힘에 의해 오로지 가쪽관절과 오드관절만이 넙다리뼈와 접촉한다.

무릎뼈의 운동(Motions of the Patella)

무릎뼈와 넙다리뼈 간 접촉은 무릎관절의 운동에 따라 변하고, 무릎뼈는 동시에 넙다리뼈와 위에서 병진하고 돌림한다. 이러한 운동들은 무릎뼈의 넙다리뼈와 정강뼈 양쪽의 관계를 좌우한다. 따라서 운동의 특징은 아주 복잡한 것처럼 보인다. 넙다리뼈는 고정되고 정강뼈가 굽힘될 때 무릎뼈(무릎힘줄에 의해 정강뼈거친면에 고정된다)는 넙다리뼈관절융기 아래로 잡아당겨지고, 완전한 무릎관절 굽힘 시 무릎뼈의 뾰족한 첨부가 후부에 위치한다. 이러한 시상면에서의 무릎뼈 돌림은 넙다리뼈의 관절융기사이고랑 아래로 무릎뼈가 이동하는 경우(지나간 자국 track)를 **무릎뼈 굽힘**이라 부른다. 무릎관절 폄은 넙다리뼈고랑 안에서 무릎뼈를 원래의 위치로 되돌리며 정상의 관절가동범위 끝에서 무릎뼈의 뾰족한 첨부가 아래쪽으로 향한다. 이러한 무릎뼈의 운동을 **무릎뼈 폄**이라 부른다.

무릎뼈의 굽힘 폄 위에 또 무릎뼈의 돌림은 장축(또는 세로축에 가깝게) 주변에 대해 일어나고 전후방축에 대해 무릎뼈 기울임이 일어난다. 장축에 대해 일어나는 돌림은 **안쪽 무릎뼈 기울임**, **가쪽 무릎뼈 기울임**라고 부르며 무릎뼈 앞면이 움직이는 방향에 따라 이름 지어 졌다(그림 11-42). 축 돌림이 일어나는 동안 넙다리뼈의 아래에서 정강뼈의 안쪽 돌림을 할 때 무릎뼈는 넙다리뼈의 바깥돌림이 일어나는 동안은 관절융기사이고랑에 남아 있어야 한다. 이것은 넙다리뼈의 힘에 의한 운동과 관련이 있고 무릎뼈의 면이 좀 더 가쪽으로 향하는 것을 바깥돌림이라 한다. 무릎뼈 기울임은 또한 넙다리뼈관절융기의 비대칭

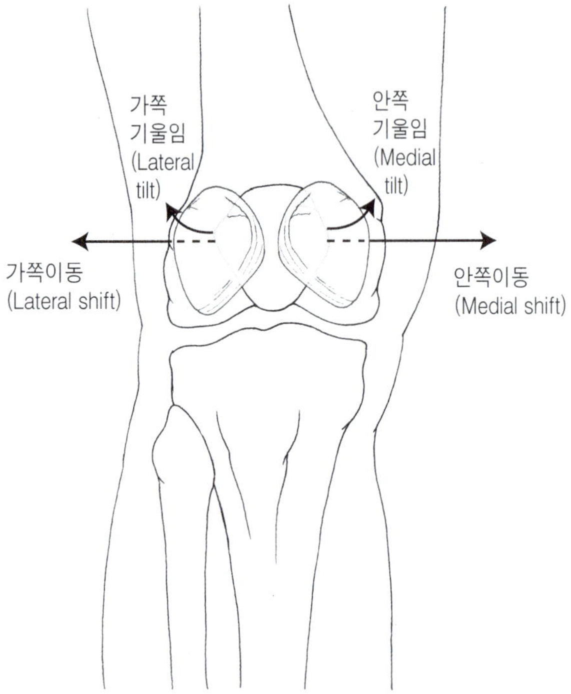

▲ **그림 11-42** ■ 무릎뼈의 운동은 넙다리뼈와 관련이 있다. 안쪽/가쪽 이동은 무릎뼈의 움직임 방향에 기초하여 이름 지었다. 안쪽/가쪽 기울임은 무릎뼈의 움직임 시 앞면이 향하는 방향으로 이름 지었다.

적인 특징대로 어느 정도 유도된다. 예를 들면, 무릎관절 굽힘을 더 크게 하는 동안 가쪽 넙다리뼈관절융기의 힘에 의해 좀 더 앞쪽으로 밀려나오고, 무릎뼈의 면은 안쪽으로 경사진다.

앞 · 뒤축(무릎뼈의 **안 · 바깥돌림**이라 부름)에 대한 무릎뼈의 돌림은 무릎뼈 기울임 같고 넙다리뼈에서와 같이 넙다리뼈관절융기 사이에 무릎뼈가 자리 잡고 남아 있게 하는 것이 필수적이고 정강뼈 위에 축돌림의 영향을 받는다. 무릎뼈의 하면(inferior aspect, "Tied" 묶다)은 무릎힘줄에 의해 정강뼈에 묶여 있기 때문에 무릎뼈의 하연은 계속적으로 넙다리뼈의 움직이는 동안 정강뼈거친면 쪽으로 향하고 있다(그림 11-43).[120] 따라서 무릎관절을 약간 굽힘하여 넙다리뼈가 고정된 상태에서 정강뼈의 안쪽돌림을 할 때 무릎뼈의 아래극은 안쪽으로 향할 것이다. 이를 무릎뼈의 안쪽돌림이라 부른다. 무릎뼈의 바깥돌림에서 무릎뼈의 아래극은 정강뼈 가쪽으로 돌림되는 것을 따라 이동한다. 무릎관절의 굽힘이 20°~90°까지 일 때,[118] 무릎뼈 바깥돌림은 대략 5° 정도이고, 넙다리뼈관절융기의 부조화 형태를 나타낸다.

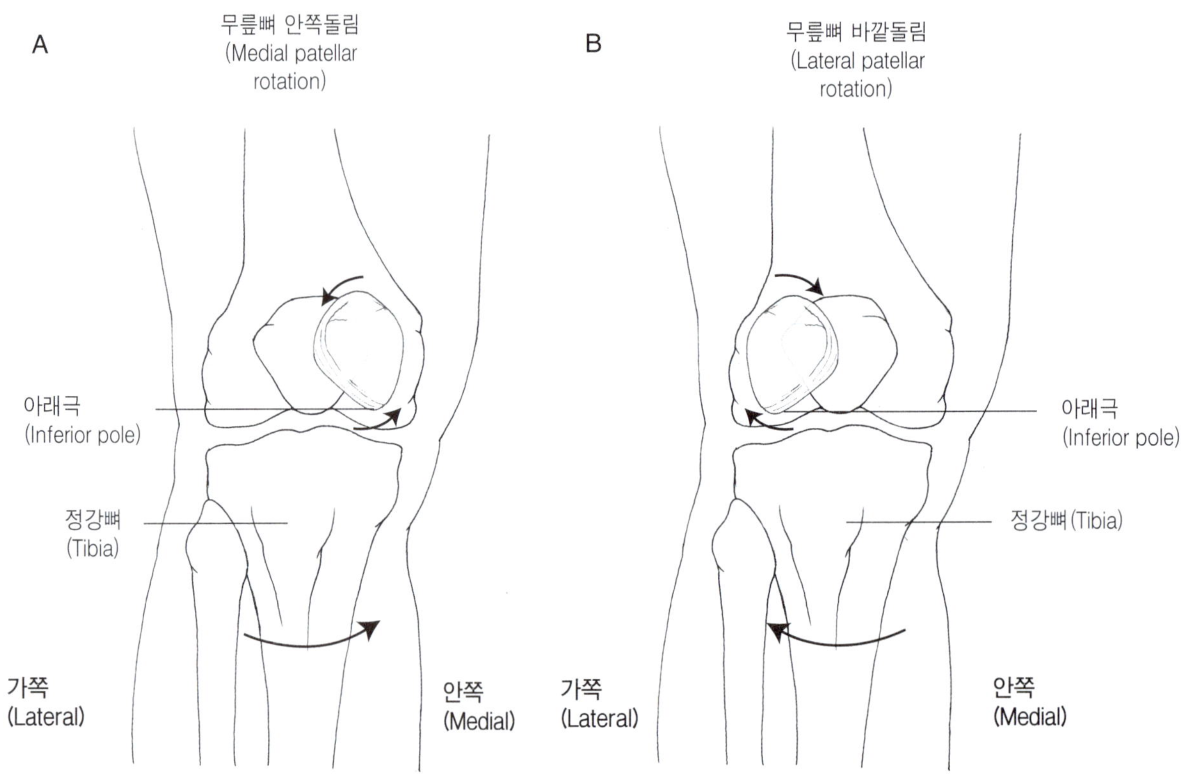

▲ **그림 11-43** ■ A. 무릎뼈의 아래극은 정강뼈의 안쪽돌림 동안 정강뼈거친면을 따라 간다. B. 무릎뼈의 바깥돌림, 무릎뼈의 아래극은 정강뼈의 바깥돌림 동안 정강뼈거친면을 따라간다.

무릎뼈는 비록 연부조직의 안정장치로 견고하게 붙어 있지만, 병진운동의 영향을 받고 정강넙다리뼈관절의 관절가동범위에 달려 있다. 무릎뼈는 무릎관절 굽힘 폄 시 각각 위로 아래로 이동한다. 능동 폄 동안 무릎뼈는 상방으로 미끄럼 운동한다. 미끄럼 운동이 제한되었다면 넙다리네갈래근의 기능은 손상당한 것이고, 수동 무릎관절 폄은 못할 수 있다. 능동 정강넙다리뼈관절의 굽힘 동안 무릎뼈는 하방으로 미끄럼 운동한다. 제한된 하방미끄럼 운동은 무릎관절 굽힘도 제한한다. 상하 미끄럼 운동은 동시에 무릎뼈의 안쪽 · 가쪽 병진운동을 수반하여 일으키고, 이를 무릎뼈 이동(patella shift)이라 언급된다[118](그림 11-42). 무릎뼈는 일반적으로 무릎관절 완전 폄 시 넙다리뼈고랑에 약간 가쪽으로 위치해 있다. 무릎관절 굽힘을 시작할 때 안쪽으로 무릎뼈 이동이 일어나고, 더 큰 가쪽 넙다리뼈관절융기를 밀어내고, 무릎관절을 열어 정강뼈를 안쪽으로 돌림한다. 무릎관절 굽힘이 30°를 지나면 무릎뼈는 약간 가쪽으로 이동할 수 있으며 아주 안정되게 남아 있을 수 있는데 이미 넙다리뼈관절융기 안쪽에서 단단하게 관계하기 때문이다(그림 11-44). 따라서 무릎뼈 이동은 완전폄에서 굽힘까지 무릎이 움직일 때 일어난다. 무릎뼈의 미끄럼 운동, 기울임, 돌림, 이동의 기능부전은

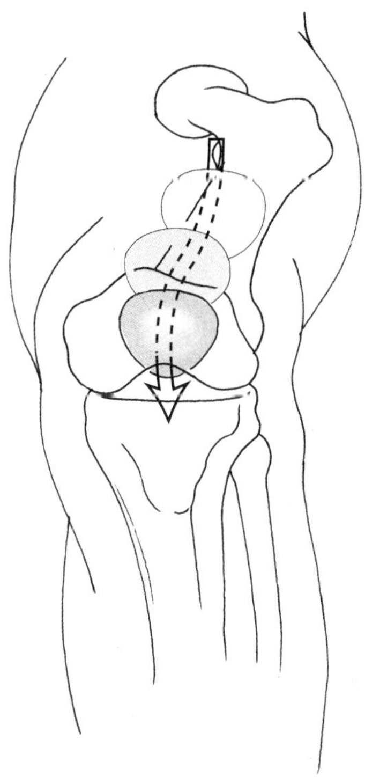

▲ **그림 11-44** ■ 무릎뼈 안쪽이동은 초기굽힘 동안과 그 후 그곳에 남아 있으며 깊은 굽힘 시에는 약간 가쪽으로 이동한다.

무릎뼈넙다리관절의 불안정성, 무릎뼈넙다리관절면의 침식(erosion)으로 인한 통증 등으로 무릎관절 가동범위의 제한을 초래한다. 따라서 무릎뼈의 수동 가동성은 넙다리뼈에 관하여 무릎뼈의 과가동성 또는 저가동성의 존재를 결정하기위해 임상적으로 자주 평가하였다.

무릎뼈넙다리관절의 스트레스 (Patellofemoral Joint Stress)

무릎뼈넙다리관절은 일반적인 일상생활동작 동안 매우 높은 스트레스를 받을 수 있다.[106,121] 관절스트레스(단위면적당 힘)는 큰 관절 힘의 결합 또는 작은 접촉부위에 의해 영향을 받을 수 있고 정강넙다리뼈관절의 일상의 굽힘 폄 동안 모두 존재한다. 무릎뼈넙다리관절의 반응력은 넙다리네갈래근 힘과 무릎관절 굽힘 각에 의해 영향을 받는다. 무릎관절 굽힘 폄시 무릎뼈는 넙다리네갈래근힘줄에 의해 상방으로 당겨지고, 동시에 무릎힘줄에 의해 하방으로 당겨진다. 이러한 결합력은 여러 각도의 무릎관절 굽힘에서 넙다리뼈 위의 무릎뼈의 압박력을 뒤로 생기게 하여 당긴다. 무릎관절 완전폄에서 무릎뼈위의 넙다리네갈래근의 뒤로의 압박력은 오로지 넙다리뼈 후방에서 기시하는 안쪽넓은근, 가쪽넓은근으로 인해 최소로 한다.[104] 무릎뼈가 무릎관절 굽힘 시 넙다리와 접촉부위가 적음에도 불구하고, 가쪽넓은근 안쪽넓은근의 뒤로 미는 힘 최소한의 벡터는 완전폄에서 낮은 관절스트레스를 유지한다. 이것은 무릎뼈넙다리관절의 문제를 야기시키거나 통증을 악화시키는 일 없이 넙다리네갈래근의 근력을 증진시키는 방법으로 다리의 직거상 운동을 이용하는 근본적인 이유이다.

무릎관절 완전폄에서 굽힘으로 진행함에 따라 넙다리네갈래근힘줄과 무릎힘줄사이의 당기는 각은 감소하고 관절에 더 큰 압박력을 만들어 낸다(그림 11-45). 증가된 압박력은 능동적이든 수동적이든 근육에 의해 야기된다. 넙다리네갈래근이 활동하지 않는다면, 탄력적인 장력은 증가된 무릎관절 굽힘과 함께 증가한다. 넙다리네갈래근이 능동적이라면 능동장력과 수동장력 둘 다 관절압박력 증가에 기여할 것이다. 물론 압박력은 무릎뼈넙다리관절을 가로지르는 관절 반응력을 야기한다. 관절 반응력의 총량은 무릎관절 굽힘각에 의한 것 뿐만 아니라, 넙다리네갈래근의 능동 혹은 수동적 당김의 크기에 의해 영향을

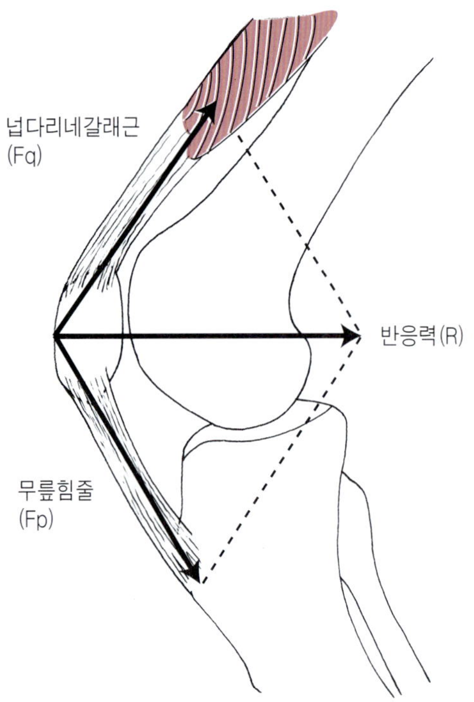

▲ **그림 11-45** ■ 무릎뼈넙다리관절의 반응력은 부분적으로 무릎관절 굽힘각도에 의해 설명되어진다. 무릎관절이 더 많이 굽힘됨에 따라 무릎뼈넙다리관절의 압박력은 증가한다.

받는다. 압박력은 0°~90°까지의 무릎관절 굽힘시 넙다리네갈래근증가에 의해 발생하지만, 무릎뼈의 접촉부위도 역시 증가한다.[104] 접촉부위증가와 증가된 압박력의 기능은 거의 90°까지 무릎뼈넙다리관절 스트레스를 최소로 한다. 90°를 넘어 계속해서 무릎관절 굽힘 시 접촉부위는 다시 한번 작아지고, 오로지 가쪽관절과 오드 관절만이 넙다리뼈관절융기와 접촉을 할 때 무릎뼈넙다리관절의 스트레스는 증가한다.

무릎뼈넙다리관절의 반응력은 일상생활동작을 하는 동안 매우 높아질 수 있다. 보행의 입각 동안 무릎관절 굽힘의 최고일 때는 대략 20°일 때이고, 무릎뼈넙다리관절의 압박력은 대략 체중의 25%~50%이다.[121] 뛰는 동안 더 많은 무릎관절 굽힘과 더 많은 넙다리네갈래근의 활동이 함께 하고, 무릎뼈넙다리관절의 압박력은 체중의 5배~6배 사이에 도달하도록 평가하여졌다.[122] 넙다리네갈래근의 활동을 크게 요구하면 강한 무릎관절 굽힘 운동이 일어나고, 더 나아가 압박력을 증가시킬 수 있다. 다른 다리관절에서 반응력은 비록 같은 크기 일지라도, 관절면의 일치도가 좋다. 관절면이 일치도가 좋다는 것은 압박력 더 넓게 분포시킬 수 있음을 말한다. 정상적인 무릎뼈넙다리관절에서 안쪽관절은 압박력과 정면으로 맞대응한다. 몇몇의 기전은 특히 안쪽관절에서와 일반적인 상태에서 무릎뼈 위의 무릎뼈넙다리관절의 압박력은 최소화 하거나 없애는 것을 도와준다. 완전 폄에서 무릎뼈에 작용하는 압박력은 적기 때문에 그것을 보상하는 기전이 필요없다. 무릎관절 굽힘이 진행될 때 무릎뼈 접촉부위의 점진적인 증가와 증가된 압박력은 퍼져나간다. 30°~70°까지 굽힘에서 접촉력의 크기는 중심융기 가까이에 안쪽관절의 두꺼운 연골에서 더 높다. 안쪽관절 연골은 인체에서 가장 두꺼운 초자 연골 중에 하나다. 두꺼운 관절연골은 무릎뼈의 안쪽관절을 가로 질러 많은 압박력을 전달하여 잘 견딜 수 있게 한다. 이렇게 같은 관절가동범위 내에서 무릎뼈는 활차로서 가장 효과적이고, 넙다리네갈래근의 모멘트 팔이 최대가 된다. 큰 모멘트 팔은 적은 넙다리네갈래근의 힘으로 같은 토오크를 만들어 내기위해 필요하고 무릎뼈넙다리관절의 압박력은 최소가 된다. 굽힘이 진행될 때 모멘트 팔은 감소하고, 넙다리네갈래근에 의한 힘 생산의 증가가 요구된다. 90°의 굽힘을 넘어서는 무릎뼈만 넙다리뼈관절융기에 접촉하는 구조물이 아니다. 굽힘범위에서 넙다리네갈래근힘줄은 넙다리뼈관절융기에 접촉하고 무릎뼈 위의 압박력은 흩어지게 한다.[123]

무릎뼈의 수직위치는 또한 중대하게 무릎뼈넙다리관절의 스트레스에 영향을 미칠 수 있다.[123] Singerman과 동료들은 고위무릎뼈에 직면하여 넙다리네갈래근 힘줄과 넙다리뼈관절융기 사이에 접촉이 시작되는 것이 지연된다고 설명하였다. 굽힘이 증가될 때 무릎뼈넙다리관절의 압박력도 계속해서 상승될 것이다. 고위무릎뼈는 현저히 달라서 무릎뼈는 정상보다 아래에 위치하고 있다. 무릎뼈가 더 하방으로 위치하고 있다면, **patella baja**(얕은)라 불리고 짧아진 무릎힘줄에 위한 것일지도 모른다. patella baja와 넙다리네갈래근힘줄과 넙다리뼈관절융기 사이에서 접촉은 초기범위에서 일어나고, 무릎뼈넙다리관절의 접촉력의 크기는 감소한다.[123-125]

관상면에서 무릎뼈넙다리관절의 안정성 (Frontal Plane Patellofemoral Joint Stability)

무릎뼈넙다리관절은 증가된 무릎뼈넙다리관절의 스트레스(굽힘에서)로 생기는 퇴행성 변화뿐 아니라, 무릎관절 완전 폄 시 관상면에서 불안정성이 잠재되어 있는 유

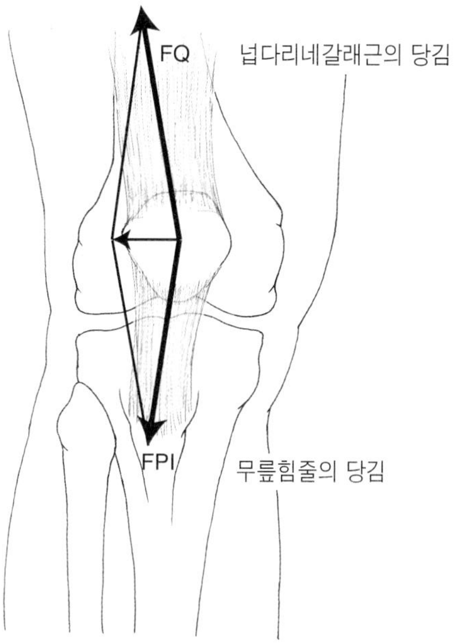

▲ **그림 11-46** ■ 넙다리뼈의 장축과 정강뼈의 장축간의 사선(생리학적 외반슬)은 넙다리네갈래근(F_Q)의 당김과 무릎힘줄(F_{PI})의 당김은 각자 약간의 각을 이루고, 무릎뼈에 약간의 가쪽 힘을 만들어 낸다.

일한 관절이다. 이러한 여러면의 문제는 무릎뼈의 관상면상에서 운동조절을 이해하는 것이 특히 중요하다. 폄된 무릎관절에서 불안정성은 문제가 될 수 있다. 왜냐면 넙다리뼈고랑 상부의 얕은 면 위에 무릎뼈가 위치하고 있기 때문이다. 더 적은 뼈의 안정성과 더 적은 무릎뼈넙다리관절의 압박력은 넙다리네갈래근에 의한다. 왜냐면 생리학적인 외반슬은 정강뼈와 넙다리뼈사이에서 정상적으로 존재하므로 넙다리네갈래근과 무릎힘줄의 활동선은 일치하지 않는다. 이 결과로 무릎뼈는 두 방향의 힘(FQ와 FPI)에 의해 가쪽으로 당겨지는 경향이 있다(그림 11-46). 무릎뼈가 가쪽으로 당겨지는 결과로 연부조직은 안정장치로 적당한 뼈의 안정성이 없는 안쪽 · 가쪽 안정성의 책임을 더 많이 맡아야 하는 것을 알 수 있다. 무릎관절 굽힘하자마자 무릎뼈가 넙다리뼈관절융기 아래로, 넙다리뼈고랑 안으로 미끄러지기 시작하고(약 20° 정도 굽힘에서) 안쪽 · 가쪽 안정성은 넙다리뼈고랑의 뼈의 안정성에 의해 증가된다. 하지만 넙다리뼈관절융기에 대항하여 무릎뼈에 동시에 생기는 증가된 압박력은 다른 문제를 야기할 수 있다. 무릎뼈는 불안정한 위험한 상태이거나 증가된 안쪽 · 가쪽 압박력이든지 위치(position), 가동성(mobility), 관상면에서 무릎뼈의 조절은 최대로 관계한다. 이러한 요인들은 무릎뼈의 수평 · 수직 안정근(stabilizer)의 장력(tension)을 결정한다.

무릎뼈의 수직안정근은 무릎힘줄의 아래쪽과 넙다리네갈래근힘줄의 위쪽으로 이루어져 있다. 무릎뼈넙다리인대도 폄지지띠(extensor retinaculum)의 일부이고, 관절주머니(capsule)을 보강해 주는 수직 안정근이다[19,30,41](그림 11-14). 수직 안정근은 증가된 무릎뼈넙다리 압축으로 굽힘된 무릎관절에서 무릎뼈의 안쪽 · 가쪽 안정성을 제공할 수 있다(그림 11-45 참고). 무릎관절 폄에서 압박은 최소이나 무릎뼈는 상대적으로 불안전한 상태로 된다. 폄이 심할 때를 젖힌무릎이라 하고 넙다리네갈래근과 무릎힘줄은 당겨지는 것 같으나, 사실은 넙다리뼈고랑에서부터 무릎뼈를 신연(distract)하여 무릎뼈의 불안정성은 더 악화 된다.

수평안정근은 폄지지띠의 표면부분으로 이루어졌다. 폄근지지띠는 안쪽 넓은근 · 가쪽 넓은근이 증가된 근육의 안정화를 위해 무릎뼈와 직접 연결한다. 게다가 수동안정근은 결절안쪽의 모음근을 무릎뼈에 안쪽 · 가쪽 무릎뼈넙다리인대로 단단하게 부착되어 있고, 엉덩정강근막띠는 가쪽에 부착되어 있다.[19,30] 정상의 무릎뼈 추적(patella tracking)에 도움을 주는 안쪽 무릎뼈넙다리인대의 역할을 이해하지 않으면 안 된다. 안쪽지지띠의 가장 두꺼운 부분인 안쪽 무릎뼈넙다리인대는 단독으로 무릎뼈의 가쪽 수평이동에 대해서 60%의 수동제지력(passive restraining force)을 제공한다.[41] 수동 안정근은 때때로 넙다리뼈고랑의 큰 외측순보다 높이 있다(그림 11-2 참고). 금경사진 가쪽관절은 과도한 바깥무릎뼈 이동에서 부축벽처럼 지지한다. 따라서 넙다리뼈고랑의 외측순이 충분한 높이라면, 큰 가쪽힘이라도 무릎뼈의 부분탈구 · 탈구를 예방할 수 있다. 활차 이형성의 경우에 비교적 적은 가쪽힘 일지라도, 무릎뼈의 부분탈구나 탈구의 원인이 될 수 있다. 수평적 · 수직적 구조물은 무릎뼈추적에 영향을 미칠 뿐만 아니라, 넙다리뼈고랑 내에서 무릎뼈의 안쪽 · 가쪽 자세에도 영향을 주고 무릎뼈는 관절융기사이고랑안으로, 넙다리뼈관절융기의 아래로 미끌어진다. 무릎뼈의 수동적 가동성과 안쪽 · 가쪽 자세는 주변구조물의 수동적 · 동적 당김에 의해 크게 좌우된다. 이것은 과가동성이 있으면 무릎뼈의 부분탈구나 탈구를 유발하고, 저가동성은 무릎뼈넙다리관절에 스트레스가 더 많이 생긴다. 무릎뼈의 수동적 가동성은 무릎관절을 완전히 폄할 때와 근육이 이완되었을 때 최대가 된다. 수동적 긴장에서 평형 실조나 동적구조물의 당김선의 변화는 무릎뼈의 위치가 대체로 영향을 준다.

이것은 무릎관절 폄할 때와 비교적 얕은 넙다리뼈고랑 위에 무릎뼈가 위치할 때 현저하게 볼 수 있다. 그렇지만 정상적인 힘은 무릎관절의 굽힘 시 관절융기사이고랑안에서 좀 더 안정된 위치로 무릎뼈의 편위에 영향을 준다. 이미 알아낸 것들은 능동 또는 신장된 넙다리네갈래근의 장력은 무릎뼈와 넙다리뼈사이에서 무릎뼈넙다리관절의 안정성을 증가시키는 압박을 일으키는 것을 돕는다는 것이다. 무릎뼈 위의 힘은 넙다리네갈래근의 네 부분의 당김의 결과와 무릎힘줄의 당김에 의해 결정되어진다. 넙다리네갈래근의 각 부분은 관상면에서 가동성과 안정성에 어느 정도 기여한다. 앞의 설명에서 가쪽넓은근의 당김은 정상적으로 넙다리뼈의 장축에서 가쪽으로 35°를 이루고 있는 반면, 안쪽넓은근(가쪽넓은근) 몸쪽(안쪽넓은긴근)의 당겨짐은 안쪽으로 대략 15°~18° 정도 각이 지고, 먼쪽인 안쪽넓은빗근은 안쪽으로 50°~55° 정도로 당겨진다(그림 11-34 참고). 안쪽넓은근과 가쪽넓은근 때문에 넙다리네갈래근힘줄의 당김뿐만 아니라, 지지띠연결을 통해 무릎뼈의 당김에도 영향을 미치고 보조기능은 부족하다. 안쪽 넓은근의 상대적인 약화는 대체로 무릎뼈의 가쪽 힘을 결과적으로 증가시킬 수 있다. 넙다리네갈래근의 각각의 부분은 각각 개별적으로 당겨지는데 생체내에서 측정하기가 불가능하다, 근육 힘의 측정은 할 수 없다 하더라도, 학자들은 논쟁을 지지한다. 즉, 가쪽넓은근과 안쪽넓은근(안쪽 넓은긴근, 안쪽 넓은빗근)의 두 부분의 근육의 활동은 무릎뼈넙다리관절의 통증이 있는 환자는 선택적으로 바꿀 수 없다.[126-128] 해부학적 변화는 무릎뼈의 불균형적인 당김에 기여할지도 모른다. 일반적으로 안쪽 넓은빗근은 무릎뼈의 위안쪽면의 1/3~1/2 정도 안쪽면으로 내려와 부착된다. 무릎뼈의 정렬불량의 사례에서 안쪽 넓은빗근의 부착위치는 무릎뼈 안쪽면의 1/4 정도보다 적게 위치하므로 안쪽넓은근은 무릎뼈의 가쪽 동작을 효율적으로 막아낼 수 없다.[106] 넙다리네갈래근의 개개의 구성은 반드시 통증의 영향을 받는 것이 아니라 하더라도, 넙다리네갈래근은 전체적으로 볼 때 손상으로 인한 급성관절의 삼출로 인한 억제효과로 영향 받기 쉬워 보인다.[129] 이러한 억제는 넙다리네갈래근의 압박역할을 최소화하고, 저혈압, 위축의 결과로 올 수 있고 따라서 무릎뼈의 당김의 결과로 변한다.

사례 적용 11-5: **Quadriceps Inhibition**

티나는 ACL 재건술을 받았고 무릎힘줄의 중심에서 세 번째 이식을 받았다. 폄근 기전의 파괴는 넙다리네갈래근을 어떻게 사용하고 무릎관절 폄근 약화를 야기하여 영향을 미칠 수 있는지 알아야 한다. 넙다리네갈래근 각각의 수축은 무릎힘줄 위의 당김에 의하고, 활동은 통증을 피하기 위해 적게 움직일 것이다. 그 결과로 넙다리네갈래근의 위축, 약화가 된다. 넙다리네갈래근의 약화는 티나에게 무릎뼈 주변의 기능장애와 통증을 확실히 야기하는 것으로 나타난다. 왜냐하면 넙다리네갈래근은 점점 약해져서 이제는 무릎뼈의 동적인 조절을 적당히 제공할 수 없다. 안쪽넓은근의 먼쪽(안쪽 넓은빗근)는 무릎뼈의 관상면에서 운동조절을 부분적으로 한다. 안쪽 넓은 빗근의 약화를 포함한 넙다리네갈래근의 약화는 무릎뼈 넙다리관절의 힘을 가쪽으로 증가시킬 수 있고 역할을 감소시킨다. 무릎뼈의 약한 조절은 안쪽 · 가쪽 미끄럼 운동을 제한하고 무릎뼈의 저가동성을 일으키게 할 수 있다.

지속적 연구 : **선택적인 안쪽넓은빗근의 근력강화**

치료사들은 무릎뼈의 안쪽 미끄럼 운동을 감소시키는 안쪽넓은빗근의 약화를 추측해야 한다. 따라서 많은 저자들은 안쪽넓은빗근의 근력강화를 지배하기 위한 운동을 고안하기를 시도한다. 그것은 때때로 부정확하게 추측하면 안쪽넓은빗근은 선택적으로 근력강화를 시키기 위해 안쪽 넓은근의 특별한 구성을 하므로 선택적으로 동원할 수 있는 것으로 여겨진다. 안쪽 넓은근의 두 부분은 넙다리네갈래근의 다른 구성과 같이 넙다리신경이 지배하고, 선택적인 빠른 동원을 하는 것은 어렵다. 활성화의 결손이 존재하면, 생체자기제어 또는 신경근계의 전기자극과 같은 기술로 안쪽넓은빗근의 차별적인 동원의 지지증거가 없을 경우, 안쪽 넓은근의 부분인 안쪽넓은빗근의 근력강화는 활성화가 제대로 안되면 생체자기제어 또는 신경근계의 전기자극과 같은 기술로 넙다리네갈래근 전체의 근력강화를 통해서 성취해야만 한다. 이렇게 하여 넙다리네갈래근 특히 안쪽넓은빗근을 보장할 수 있다는 것은 근육의 비대를 증진시키키 위해 충분히 과부하를 해야 한다.

■ 무릎뼈넙다리관절 안정성의 불균형 (Asymmetry of Patellofemoral Stabilization)

무릎힘줄의 당김에 의해 생기는 넙다리네갈래근의 위치는 관상면에서 무릎뼈의 순수한 힘의 정보를 제공한다. 무릎힘줄과 넙다리네갈래근의 당김에 의한 순수한 효과는 임상적으로 Q각(Q-angle)이라 불리는 측정을 이용해 평가할 수 있다. Q각은 위앞엉덩뼈가시(ASIS)과 무릎뼈

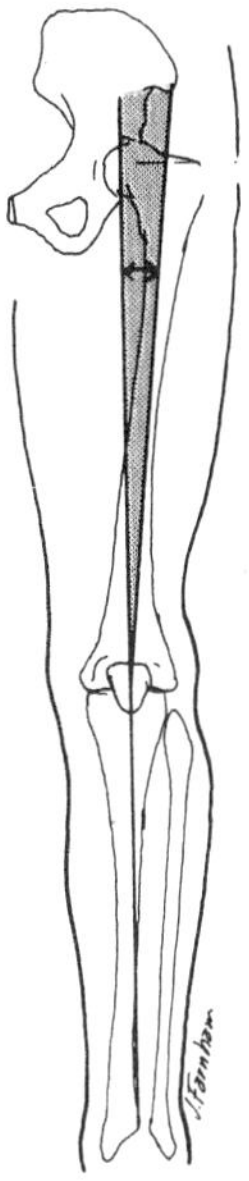

▲ **그림 11-47** ■ Q각은 무릎뼈의 중심점에서 위앞엉덩뼈가시까지 연결한 선과 무릎뼈의 중심점에서 정강뼈거친면을 연결한 선간의 각이다.

의 중심을 연결한 선과 정강뼈거친면과 무릎뼈 중심을 연결한 선이 형성하는 각이다(그림 11-47). 무릎관절의 완전폄이나 약간의 굽힘시 무릎관절에서 Q각이 10°~15°의 각은 정상이다.[130] Q각이 증가된 정렬의 변화는 무릎뼈의 가쪽 힘을 증가시킨다. 이 같은 가쪽 힘의 증가는 넙다리뼈고랑의 외측순 위 무릎뼈의 가쪽 압박을 증가시킬 수 있기 때문에 해로울 수 있다. 크고 충분한 가쪽 힘은 폄된 무릎관절에서 넙다리네갈래근이 활성화될 때 무릎뼈가 넙다리뼈고랑를 이탈하는 실제로 부분탈구 · 탈구를 일으킬 수 있다. Q각은 주로 무릎관절의 완전폄상태에서 측정하는데 그 이유는 무릎뼈의 가쪽 힘이 무릎관절 굽힘 시에 더 많은 문제가 될지도 모르기 때문이다. 무릎관절 굽힘 시 무릎뼈는 관절융기사이패임 안에 위치하고, 무릎뼈의 매우 큰 가쪽 힘 일지라도 탈구를 유발하지 않는다. 더구나 Q각은 넙다리에 관하여 무릎관절 굽힘과 함께 정강뼈의 안쪽 돌림이 될 때 감소할 것이다.[131]

어떤 사람들은 여자는 남자보다 약간 더 큰 Q각을 갖는데 이는 골반이 넓고, 넙다리앞경사(femoral anteversion)의 증가, 무릎관절의 밖굽이각과 같은 사실들이 기여한다고 한다. 그렇지만 Q각은 성에 따라 차이가 있다는 것은 여전히 논쟁의 여지가 있다.[130,132] Q각이 20° 보다 과도하게 크다면 보통 어떤 구조상의 정렬불량(malalignment)의 지표인 것이고, 외관상 Q각이 정상이더라도 신체적인 문제가 없다는 것과 필연적으로 일치하지는 않는다. 큰 Q각은 무릎뼈의 가쪽 힘을 과도하게 만들어 내고 무릎뼈의 병리적변화를 야기할 소지가 있다. Q각을 이용한 하나의 문제는 무릎뼈의 가쪽 당김을 측정할 때, 위앞엉덩뼈가시과 무릎뼈 중심간의 선은 단지 넙다리네갈래근의 당김선을 평가할 수 있게 하고, 환자의 검사에서 반드시 실제의 당기는 선의 반영을 할 필요는 없다. 안쪽넓은근과 가쪽넓은근간에 상당한 불균형이 존재하는 환자에서 Q각은 무릎뼈의 가쪽 힘을 평가하는데 부정확할 수 있다. 왜냐면 넙다리네갈래근의 실제의 당기는 선은 더 이상 평가선이 아니기 때문이다. 더구나 불균형의 힘은 무릎뼈를 넙다리뼈고랑에 비정상적으로 가쪽에 위치해 있게 하고, 무릎뼈 중심선에서 ASIS와 정강뼈거친면까지 있는 선이 더 커지므로 Q각은 더 적게 생길 것이다.

이런 몇몇의 기형은 가쪽 힘을 증가시킬 수 있다. 불균형은 가쪽넓은근과 안쪽넓은근 간에 잠재적으로 있지만 초기에 불균형을 생체내에서 측정할 수 없다. 단단해진 엉덩정강근막띠는 또한 무릎뼈의 가동성을 제한하고, 무릎관절 굽힘 동안 안쪽으로 이동하는 능력도 제한하며 무릎뼈 가쪽관절의 안쪽에 스트레스를 증가시킬 수 있다.[81] 엉덩정강근막띠는 무릎관절 굽힘 시 뒤로 이동하므로 무릎뼈의 가쪽 당김은 더 크게 발휘되며 이결과로 무릎관절의 굽힘증가는 점진적으로 무릎뼈의 가쪽기울임을 유발한다.[81] 증가된 무릎뼈 가쪽기울임은 가쪽관절에 부하가 더 많고 관절 스트레스도 증가한다. 관상면에서 외반슬의 편위는 넙다리뼈의 기울임이 증가한다(그림 11-7A 참고). 부수적으로 넙다리네갈래근의 당김의 선도 경사진다. 반대로 넙다리뼈의 기울임이 적게 나타나면 내반슬이고(그림 11-7B 참고), 넙다리네갈래근의 가쪽당김이 감소할 것이다. 가로면에서 넙다리뼈가 안쪽으로 편위된 비틀림(넙다리뼈의 외반)은 일반적으로 넙다리뼈관절융기가 안쪽으로 돌아서 생기고(안쪽돌림), 넙다리뼈관절융기와 무릎뼈는 안쪽으로 이동하고, 무릎뼈 위의 넙다리네갈래근 당김의 경사가 증가하므로 Q각도 증가한다. 넙다리뼈의 안쪽비틀림은 청소년과 성인에서 정강뼈의 가쪽비틀림과 가끔 관련이 있기도 하고, 무관하게 나타나기도 한다. 정강뼈의 가쪽비틀림에서 정강뼈거친면은 무릎뼈보다 더 가쪽으로 있고, 무릎힘줄의 경사가 증가함에 따라 Q각은 증가한다. 넙다리뼈의 안쪽비틀림과 정강뼈의 가쪽비틀림은 공존하고, Q각은 실제로 증가시킬 것이고,

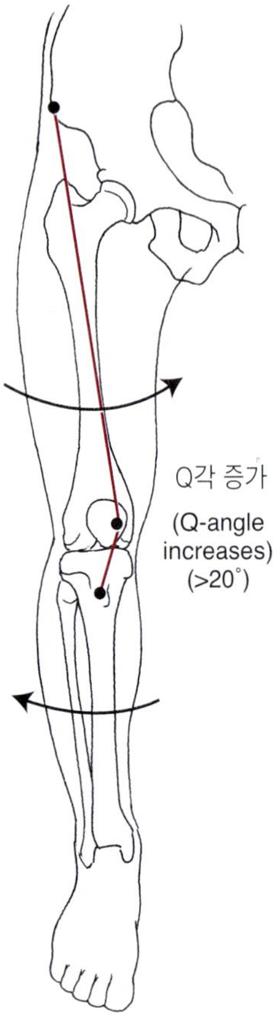

▲ **그림 11-48** ■ 넙다리뼈의 안쪽 비틀림은 증가하고(넙다리뼈 전경), 정강뼈의 가쪽으로 비틀림한 결과 무릎뼈의 가쪽 힘은 증가하고, Q각도 커진다.

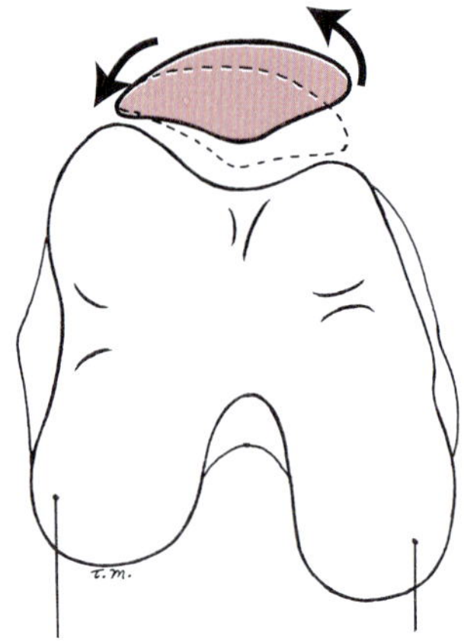

▲ **그림 11-49** ■ 안쪽 신전지지띠의 느슨함 또는 가쪽 지지띠의 단축으로 인해 넙다리뼈고랑 위에서 무릎뼈는 가쪽으로 기울어진 위치를 유지한다(넙다리뼈의 먼쪽 끝).

무릎뼈의 가쪽 힘에 의한 것이다(그림 11-48). 12장에서 보면 과도한 또는 장기간 발의 엎침도 다리의 과도한 장기간 돌림의 원인이 될 수 있고, 무릎뼈를 안쪽으로 움직이고 Q각도 증가하고, 무릎뼈의 가쪽 힘도 증진되는 것이 어느 정도 넙다리뼈의 안쪽비틀림과 비슷하다. 각각 이런 상항은 무릎뼈의 가쪽에서 과도한 압력이나 가쪽으로 부분탈구 · 탈구의 소지가 있을 수 있다.

정렬과 넙다리네갈래근 구성요소의 균형 외에 힘도 무릎뼈의 위치에 영향을 미칠 수 있다. 안쪽지지띠가 이완되었거나 과도한 장력이 있거나 둘 중 하나이고, 가쪽지지띠의 적합한 단축은 넙다리뼈고랑안에서 무릎뼈의 가쪽기울임에 관여할 수 있다(그림 11-49). 게다가 단단해진 엉덩정강근막띠는 가쪽무릎뼈넙다리 인대에 의하여 무릎뼈를 가쪽으로 과도하게 당긴다. 그러한 안쪽 능동 안정근의 약화는 물론 수동 안정근의 결손도 가쪽 압박력을 증가시킨다. 일반적으로 알려지지 않은 수동적 구조물의 변화가 첫 번째인지 동적 안정근의 비정상적인 것이 두 번째 인지 일반적으로 알려지지 않았다.

체중부하 시 비체중부하 시 운동과 무릎뼈넙다리관절의 통증 (Weight-Bearing versus Non-Weight - Bearing Exercise with Patellofemoral Pain)

체중부하 시 비체중부하 시의 두 운동은 자주 무릎뼈넙다리관절의 통증이 있는 환자를 위해 처방을 내린다. 각 운동의 방법은 무릎뼈넙다리관절의 관절 가동범위 내에서 무릎관절의 자세를 다르게 하는 것에 영향을 준다. 통증이 있는 환자에게 효과적인 넙다리네갈래근 근력강화 운동은 통증이 없는 관절가동범위내에서 실행하여야 한다. 이는 체중부하와 비체중부하의 두 운동이 어떻게 무릎뼈넙다리관절을 가로지르는 힘과 접촉부위에 영향을 미치는지 이해하는데 필요하다. 앞의 설명에서 비체중부하시 폄은 무릎관절 폄의 위치에 있는 것과 같고, 넙다리네갈래근은 폄 진행과정에서 더 많이 일해야 한다(무릎관절 굽힘각도는 감소, 넙다리네갈래근의 힘은 증가) (그림 11-37 참고). 폄에서 넙다리네갈래근의 증가된 일은 증가된 저항의 모멘트 팔을 보충하는 것이 필요하다. 그러나 더 큰 압박력은 증가된 넙다리네갈래근의 수축에 의해

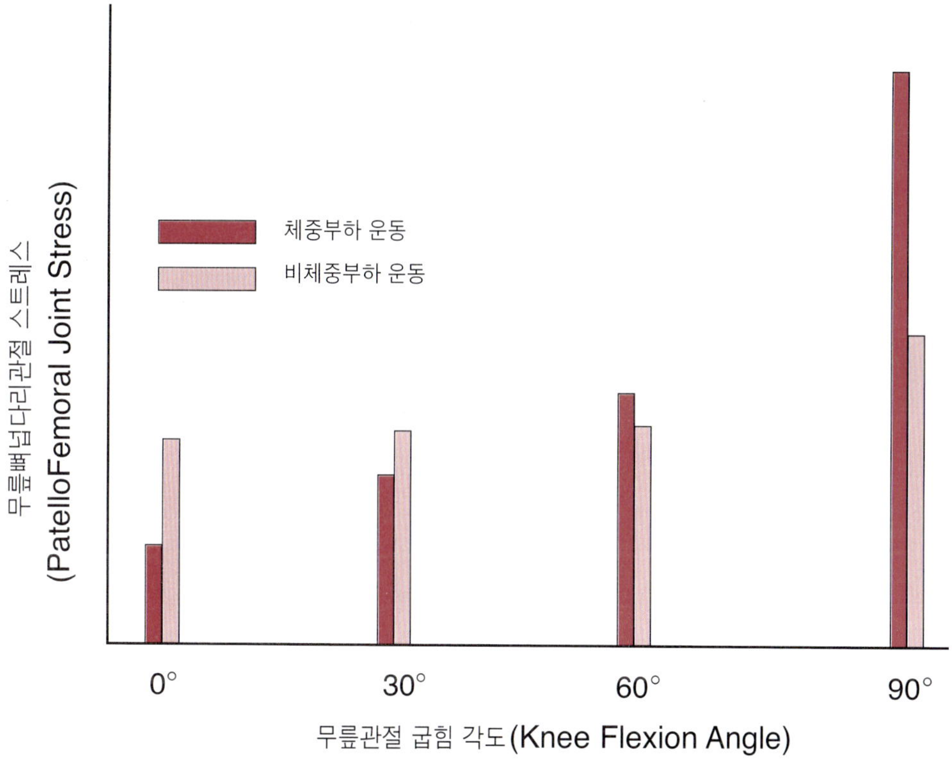

▲ **그림 11-50** ■ 무릎뼈넙다리관절의 스트레스는 무릎관절 폄 시 무릎이 닫힌 체중부하운동보다 비체중부하운동시 더 크다. 체중부하 운동 시무릎뼈넙다리관절의 스트레스는 50° 가까이의 굽힘시에는 높아진다.(출처: Cohen ZA, Roglic H, Grelsamer RP, et al: Patellofemoral stresses during open and closed kinetic chain exercises. An analysis using computer simulation. am J sports Med 29:483-484,2001.)

생성되고, 무릎뼈넙다리관절의 통증이 있는 개개인은 안 좋을 수 있고 특히, 퇴화(degeneration)는 무릎뼈의 하면에 생기어 무릎관절 폄 시 넙다리뼈와 접촉한다. 반대로 체중부하 운동은 저항인 모멘트 팔(MA)의 증가 시 더 큰 무릎관절의 굽힘과 더 많은 넙다리네갈래근의 활동을 요구한다(예, 쪼그려 앉기) (그림 11-38 참고). 체중부하운동을 하는 동안 더 크게 무릎관절이 굽힘하게 될 것이고, 무릎뼈넙다리관절의 양쪽 가로지르는 압박력도 증가할 것이다, 왜냐면 넙다리네갈래근의 힘의 요구가 증가되고, 무릎뼈넙다리관절의 압력도 증가되어 나타나기 때문이고, 수동 무릎관절 굽힘에서는 증가되지 않는다. 많은 무릎뼈넙다리관절의 통증을 악화시킬 것이다. 무릎뼈넙다리관절에 통증이 있는 사람들에게 운동의 추천은 무릎관절 굽힘각도와 체중부하 · 비체중부하 운동 시 무릎뼈넙다리관절의 스트레스 변화에 근거를 두어야한다(그림 11-50). 무릎뼈넙다리관절의 통증 시 체중부하 폄 운동 동안 심한 굽힘을 피하고, 비체중부하 폄운동 동안 마지막 30의 폄을 피하도록 권고하였다.[133]

지속적 연구 : 체중부하운동과 비체중부하 운동

체중부하 운동의 사용은 비체중부하 운동보다 완화제로서 "더욱 기능적"으로 가끔 장려하였다.[133] 그러나 비체중 부하 지세로 하루 동인 많은 활동을 수행하였다. 비록 사실이지라도, 다른 근육은 다른 관절을 조절하기 위해 체중부하 상황에서 무리한 일을 하면 이것은 언제나 근력 강화를 위한 최고의 전략은 아니다. 비체중부하 운동의 사용은 목표로 정한 근육을 단독으로 시키고, 일반적으로는 근력강화를 더 효과적으로 만든다.[5,134,13] 안정성에 관해서는(예로, 무릎뼈넙다리관절의 스트레스, 앞십자인대 좌상) 무릎관절 ROM 동안 환자의 안정성에 어떤 도움을 주어 관절 스트레스와 조직 좌상의 변화가 어떻게 일어나는지 이해하여야 한다. 예를 들어, 넙다리네갈래근 근력 강화 운동 동안 비체중 부하 운동은 무릎관절 완전폄에서 큰 앞쪽 전단력을 만들어내고, 굽힘이 증가됨에 따라 감소한다. 반대로 체중부하 폄 운동 동안 무릎뼈넙다리관절의 스트레스는 완전 폄에서는 적고 굽힘이 증가하면 증가하는데 반하여 전단력은 비체중 부하 운동의 ROM 동안 완전 폄에서 커지고 굽힘이 증가됨에 따라 감소하는 것과 같다.

손상과 질병의 영향 (Effects of Injury and Disease)

무릎관절 복합제도 인체의 다른 관절들과 같이 손상 질병, 발달 손상 등을 받기 쉽다. 그러나 몇몇 인자들은 독특하게 무릎관절에서만 볼 수 있다. 어깨관절, 팔꿉관절, 손목관절과 달리 무릎관절은 체중지지를 해야 하고, 운동성도 동시에 제공해야하는 관절이기 때문이다. 엉덩관절이나 발목관절도 비슷하게 체중지지를 해야 하지만, 무릎관절은 엉덩관절이나 발목관절보다도 더 구조적으로 복잡하다. 그리고 무릎관절은 인체에서 가장 긴 두개의 지렛대를 연결하는 관절이며 엉덩관절과 발목관절 보다도 더 노출된 위치에 놓여져 있다.

정강넙다리뼈관절 손상 (Tibiofemoral Joint Injury)

무릎관절의 적용된 굉장한 힘은 잠재적인 많은 손상, 퇴행성 손상을 일으킬 수 있다. 남녀의 구분 없이 모든 연령 그룹에 있어서 스포츠에 대한 관심과 참여는 무릎관절 복합체에 손상의 위험도를 증가시킨다. 스포츠 즉, 뛰기, 허리 틀기, 절단, 반복된 자전거 타기 등 무릎관절 복합체에 손상을 일으킬 수 있다. 무릎관절 복합체 손상은 반달연골, 인대, 뼈 또는 근육힘줄 구조물 등이 관련된다.

반달연골 손상은 무릎관절이 굽힘된 상태에 고정된 정강뼈 위에서 갑자기 넙다리가 돌림하면서 가장 보편적으로 일어난다. 굽힘된 무릎관절에서 축 돌림하는 점은 안쪽 반달연골이다. 안쪽 반달연골은 강하게 부착되어 있어서 갑자기 주워지는 하중에 쉽게 찢어진다. 인대의 손상들은 정상 관절가동 범위를 넘기는(보통 병진운동 가동범위) 힘이 작용될 때 일어난다. 과도한 힘은 인대의 찢어짐을 유발하고 적은 힘에 의한 인대 손상은 노화나 질병, 고정, 스테로이드 또는 불충분한 혈액순환 등에 의해 발생되는 인대 파열과 유사하다. 부하의 사이클(짧고 긴장된 기간이거나 긴 기간)은 섬유 신축성과 강직에 영향을 받는다. 인대의 약화는 문제가 있는 상태에서 해결되어 정상적인 긴장 상태를 갖는데 10개월 혹은 그 이상이 소요된다. 인대손상 후나 회복 후 새로운 또는 손상된 조직은 회복시키는 조직을 통하여 과도한 스트레스를 최소화 하여 보호해야만 한다. 그러나 조직 스트레스의 결손은 또한 유해하다. 왜냐하면 새로운 조직은 비부하 상태 하에서 강하게 되지 않고 적응되지 않는다. 인대 회복 또는 재건술의 재활은 너무 많은 스트레스와 너무 적은 스트레스 간의 균형에 있다. 정강넙다리뼈관절의 뼈와 연골 구조물은 직접적인 큰 힘에 의해 손상되는데 예로, 비틀 때, 떨어질 때, 비정상적인 인대와 근육의 힘에 의한 과도한 힘들이다. 무릎관절 골관절염은 주로 나이 든 사람 특히 여자에서 흔히 볼 수 있었다. 관절연골의 침식진행은 이전의 외상으로 인한 관절손상, 비만, 나쁜 정렬, 불안정성, 넙다리네갈래근의 약화에 의해 시작될 수 있고 이 명칭은 골관절염 진행이 기여자가 아닌가 많은 의심을 하는 사람도 있다. 정강뼈 고평부 골절은 큰 크기의 힘이 관절에 주어질 때 발생할 수 있다. 무릎관절의 불안정성은 빈번히 앞십자인대의 손상을 야기시키는 데 관절가동증가를 제한하더라도 관절연골, 반달연골 그리고 다른 인대에서의 점진적인 변화에 따라 발생한다. 인대의 과도한 불안정성이 존재하면 과도한 전단력을 자주 발생시킬 수 있으므로 관절의 비정상적인 힘을 유도한다. 과도한 느슨함은 재발로 인한 증상발현을 피하기 위해 조절해야만 한다. 왜냐하면 무릎관절은 뼈의 일치도가 낮아서 근육은 인대결손의 정강넙다리뼈관절 움직임을 모두 올바르게 하기위해 더 많은 조절을 해야 하기 때문이다. 그러나 근육의 공동수축이 증가하면, 관절의 압박력은 크게 야기시키고 관절연골 퇴화에 기여한다. 느슨한 관절에서 동적인 안정성 제공의 개선된 방법은 근 수축을 분리하여 유발시키는 것이 필요하고, 강직된 관절의 넓은 범위의 공동수축은 필요하지 않다. 무릎관절에서 많은 윤활주머니와 힘줄들은 손상의 표적이 된다. 이러한 구조물의 손상원인은 직접적인 타격 또는 지속적인 압박력과 인장스트레스들이다. 대부분의 윤활주머니염은 무딘 외상 후에 발생하든가 반복된 낮은 단계의 압박 후에 생길 수 있고 조직에 염증을 일으킬 수 있다. 대부분의 무릎앞주머니, 표면 무릎아래주머니(하녀슬로 알려져 있다), 거위 족근 바로 밑에 윤활주머니는 모두 손상받기 쉬운 곳에 위치해 있다. 건염은 힘줄의 조직에 반복적인 낮은 단계의 스트레스로부터 발생된다. 근육의 과로에 의해 생길 수 있고 다양한 인대손상의 반응에서 발생할 수 있다. 무릎관절에서 기능부전과 통증의 다른 잠재적인 원인은 무릎뼈 주름주름에 있다. 전형적인 증상은 오랫동안 앉아 있거나 계단 오르기, 저항폄운동을 하는 동안 통증을 수반한다. 굽힘 시 안쪽 무릎뼈 주름주름은 안쪽 넙다리뼈관절융기 위로 단단히 잡아 당겨지고 무릎뼈를 아래로 누른다. 밴드가 긴장된 결과 주름주름자체에 염증이 원인 일 수 있다.

주름주름에 염증이 생기면 섬유증이 되고, 그것은 이차적으로 넙다리뼈관절융기 주변의 윤활막염과 과상연골의 악화 문제를 발생시킨다. 주름주름 위쪽의 두꺼워짐이나 염증은 무릎뼈의 안쪽관절의 윗부분을 서서히 손상시킨다.

무릎뼈넙다리관절 손상 (Patellofemoral Joint Injury)

우리는 무릎관절에서 무릎뼈넙다리 기능부전이 생기기 쉽다는 것을 포함한 몇 가지 문제의 기전에 대해 토론해야 한다고 제안한다. 어떤 하나의 문제에 대해 단독적이든 복합적이든 무릎뼈의 가쪽관절위의 과도한 압박력, 가쪽 부분탈구, 가쪽탈구를 유발한다. 무릎뼈넙다리관절의 과도한 압박력이든 부분탈구, 탈구이든 간에 무릎관절 통증과 수동적 무릎관절 굽힘유지 (오랫동안 앉아 있을 때)를 할 때 잘 견디지 못하는 것과도 관련이 있다. 이러한 증상은 넙다리네갈래근 사용의 감소로 인한 결과이고, 위축이 되고 그 후 무릎뼈 조절이 더욱 악화 된다. 근기능이 저하될 때, 무릎뼈넙다리관절의 기능장애의 진행 경과일지도 모르고 불편함을 최소화하는 동안 일련의 조절된 상태 하에 근기능의 역전은 넙다리네갈래근의 비대를 야기시키기 위해서 필요하다. 무릎뼈 압박이 증가된 경우, 단단해진 엉덩정강근막띠, 커진 Q각 (예, 외반슬 또는 정강뼈의 가쪽비틀림 시 넙다리뼈의 전경), 안쪽넓은근의 약화, 무릎뼈의 저가동성 등이 관련이 있다.

무릎뼈 과가동성에서 느슨한 안쪽 구조물과 짧은 가쪽넙다리뼈관절융기는 무릎뼈의 가쪽 부분탈구 · 탈구의 요인을 증가시킨다. 바깥무릎뼈의 부분탈구 · 탈구 후에 안쪽지지띠는 신장되어 무릎뼈를 진행방향에서 벗어나게 하고, 넙다리뼈고랑나 넙다리뼈관절융기의 외측순을 넘어 미끄러진다. 무릎뼈가 관절융기사이패임안으로 돌아오는 것은 안쪽 무릎뼈에 영향을 미친다(때때로 골연골의 골절 유발). 많은 다른 병리학적 소견은 무릎뼈넙다리관절 주변에서 일어날 수 있고, 가쪽무릎뼈넙다리 인대의 통증, 안쪽 무릎뼈 주름주름의 염증, 넙다리네갈래근힘줄 위쪽의 통증, 무릎힘줄 아래의 통증 등을 포함한다. 무릎뼈넙다리관절의 통증은 청소년들에서 가장 자주 관찰되고, 자연적으로 해결 될 수 있다.

더욱이 무릎뼈 부분탈구는 더 젊은 환자들에게서 더 자주 발생하고, 무릎뼈의 과도한 가쪽힘에 저항하기위해 가쪽넙다리뼈관절융기와 무릎뼈의 발달을 줄일 수 있다. 바깥무릎관절에서 보여지는 연골의 변화는 무릎뼈넙다리관절의 기능장애의 진단 시에 고려 되어져야되고, 이것을 무릎뼈 연골연화증(연골의 변화)이라 정했다. 연골의 변화는 무릎에 자각증상이 없고 안쪽 무릎관절에서 증상의 큰 변화 없이 종종 볼 수 있거나, 연골이 점진적으로 악화되는 것들은 무릎뼈넙다리관절통 또는 무릎뼈넙다리통증을 포함해 좀더 일반적인 진단방법으로 사용된다. 관절연골 외에 폄손상에서 좀더 일반적인 용어 사용을 제안한다. 연골은 비신경조직이므로 통증의 원인일 수 없다.[136] 대신에 환자는 무릎뼈넙다리관절의 통증과 준연골, 윤활막, 인대, 근힘줄 구조물의 손상으로 불편함을 경험할 수 있다.

사례 적용 11-6 : **사례 요점 정리**

티나의 초기 손상(ACL, MCL, 반월연골이 찢어졌다)은 지금까지 관찰된 문제점들의 발달이 가능하다고 생각되었다. 티나는 4개월을 수동적 정강넙다리뼈관절 안정근의 몇몇은 없어도 노력하였다. 그시간 동안 더 큰 근육의 조절은 무릎관절을 동적으로 안정시키는 것이 필요했다. 그러나 과도한 근육의 활동은 관절을 가로지르는 압박력을 증가시킨다. 안쪽 반월연골의 찢어짐으로 오는 결과로서 더 큰 압박력은 안쪽 부분 내에서 더 작은 표면부위로 집중시키게 된다. 증가된 관절 스트레스는 부위면적 당 증가된 힘과 티나의 안쪽 관절 연골부위의 서서히 진행되는 침식으로 가능하다고 생각되었다. 이것은 내반슬의 발달에 의지한다. 방사선사진으로 체중부하 시 관절공간이 좁게 관찰되는 것은 골관절염의 안쪽부위를 나타내는 지표이다. 그러나 그녀의 안쪽관절의 통증은 다른 경우에서 기인할 수 있다. 예를 들면, 티나의 안쪽근육은 과도한 느슨함을 조절하기 위해 과로할 수 있고, 그로 인해 건염이 올 수 있다. 또한 가능한 것은 티나는 안쪽 반월연골에 더 많은 손상을 이미 받았고, 안쪽관절에 통증을 야기한다.

그녀의 ACL 재건술 후에 불안정함을 무릎힘줄 주변에서 느꼈고 넙다리네갈래근의 불용성 위축이 된다. 근육의 위축 시 무릎뼈 추적(tracking)의 조절이 더 적게 될 것이다. 가쪽 넙다리뼈와 부딪쳐 생기는 가쪽 무릎뼈 관절의 반복되는 압박은 점차적으로 가쪽 관절위의 무릎뼈넙다리관절의 퇴행성 변화를 야기시킨다. 가쪽 무릎뼈넙다리관절의 공간이 좁아진 것은 방사선사진에서 관찰하였고, 오래 서 있는 것에 영향을 받는 것 같고 잠재적. 구조적인 이상뿐만 아니라, 넙다리네갈래근의 약화도 가져온다. 단단해진 엉덩정강근막띠는 과도한 Q각을 이루고 과도한 또는 장기간의 발의 엎침, 엉덩관절의 안쪽돌림, 무릎뼈 baja를 유발하고, 티나의 과도한 무릎뼈넙다리관절의 가쪽 압박도 조금은 야기한다. 무릎뼈넙다리관절통의 원인을 결정하기 위해 조사해야만 한다. 정강넙다리뼈관절과 무릎뼈넙다리관절의 관련된 기능과 구조물의 완전한 이해는 적절한 진단과 치료를 고려할 수 있다.

요약(Summary)

주어진 범주에서 발생 가능한 문제는 무릎관절에서 발생될 수 있고, 이를 철저히 규명하기 위한 토론은 이 교재의 범주 밖이다. 그렇지만 정상구조와 기능에 대한 지식을 통해 특별한 손상으로 관절위에 직접적인 충격 그리고 건측구조물에 대한 이차적 효과에 대해 예측하고 이해할 수 있다. 무릎관절 복합체를 병진하는 다양한 힘은 중력(체중부하 힘), 근육, 인대, 다른 수동적 연부조직 구조물들로부터 발생한다. 무릎관절의 어떤 해부학적인 변화도 대체로 이 힘에 영향을 미치고, 무릎관절 기능에 극적인 나쁜 영향을 줄 수 있다. 정강넙다리관절, 무릎뼈넙다리관절의 손상은 크고 빠른 부하, 반복적인 작은 부하의 축적으로 올 수 있다. 손상의 일차적, 이차적인 결과를 이해하는 것은 무릎관절 장애의 질병발생률을 위한 완전한 평가를 하기 위해 중요하다.

학습 문제(Study Questions)

1. 정강넙다리뼈관절의 일치도를 설명하라. 어느 요인이 안정성을 증진시키고 감소시키는가?
2. 무릎관절의 반월 연골을 기능, 모양, 부착을 포함해서 설명하시오.
3. 완전 폄에서 굽힘으로 넙다리뼈의 움직임 시 정강뼈에 대해 넙다리뼈의 관절내 운동을 설명하시오.
4. 무릎관절의 자동축 기전을 구조물과 구조물의 반응을 포함해서 설명하시오.
5. 무릎관절의 운동 동안 반월연골에 무슨 일이 일어나는가? 반월연골의 부착이 운동에 어떻게 기여하는가?
6. 무릎관절주머니를 정리하시오. 관절주머니의 한부분은 어느 것이고, 이것은 관절주머니로부터 일반적으로 분리되는가?
7. 무릎관절의 앞뒤 안정성에 기여하는 관절인대는 무엇인가?
8. 무릎관절의 안쪽 · 가쪽 안정성에 기여하는 관절인대는 무엇인가?
9. 무릎관절의 역동적인 안정성이란 무엇인가? 그리고 안정성에 기여하는 면은 무엇인가?
10. 무릎관절에서 최대의 축돌림은 언제 일어나는가? 능동적인 안쪽 돌림과 바깥쪽 돌림을 일으키는 근육은?
11. 무릎관절의 주름(plica)이란 무엇이며, 무릎관절의 기능장애란 무엇인가?
12. 관절면의 수와 형태를 포함해서 무릎뼈넙다리관절을 설명하시오.
13. 무릎관절에서 무릎뼈에 도움이 되는 기능이나 혹은 기능들은 무엇인가?
14. 정상적인 동작에서 넙다리와 관련된 무릎뼈의 움직임은 어떤가? 만약에 무릎뼈의 넙다리 위에서 미끄럼 운동을 하지 않는다면 기능에 어떤 영향을 미치는가?
15. 완전폄 휴식자세에서 넙다리와 무릎뼈의 접촉을 설명하시오. 무릎뼈의 굽힘자세에서의 접촉을 설명하시오.
16. 무릎관절의 가동범위 각 지점에서 해부학적 활차로서 동등한 효과는 무엇인가? 가장 효과적인 점과 효과가 떨어지는 점은?
17. 무릎뼈의 관절면이 어떤 잘못된 상태에서 과도한 변성을 갖는가? 이런 변화를 일으키는 잘못된 정렬과 상태를 설명하시오.
18. 무릎관절의 Q-각이란? 어떻게 측정하며 무릎뼈넙다리 문제와 무슨 관련이 있는가?
19. 무릎뼈넙다리관절에서 어떤 변화로 젖힌무릎 상태가 되는가?
20. 계단오르기는 일반적으로 왜 무릎관절에 통증을 일으키는가? 무릎뼈넙다리관절 압박과 관련해 설명하시오.

참고문헌(References)

1. Churchill DL, Incavo SJ, Johnson CC, et al.: The transepicondylar axis approximates the optimal flexion axis of the knee. Clin Orthop 356: 111–118, 1998.
2. Iwaki H, Pinskerova V, Freeman MA: Tibiofemoral movement 1: The shapes and relative movements of the femur and tibia in the unloaded cadaver knee. J Bone Joint Surg Br 82:1189–1195, 2000.
3. Martelli S, Pinskerova V: The shapes of the tibial and femoral articular surfaces in relation to tibiofemoral movement. J Bone Joint Surg Br 84:607–613, 2002.
4. Siu D, Rudan J, Wevers HW, et al.: Femoral articular shape and geometry. A three-dimensional computerized analysis of the knee. J Arthroplasty 11: 166–173, 1996.
5. Cicuttini FM, Wluka AE, Wang Y, et al.: Compartment differences in knee cartilage volume in healthy adults. J Rheumatol 29:554–556, 2002.
6. Johnson F, Leitl S, Waugh W: The distribution of load across the knee. A comparison of static and dynamic measurements. J Bone Joint Surg Br 62: 346–349, 1980.
7. Andriacchi TP: Dynamics of knee malalignment. Orthop Clin North Am 25:395–403, 1994.
8. Messner K, Gao J: The menisci of the knee joint. Anatomical and functional characteristics, and a rationale for clinical treatment. J Anat 193(Pt 2): 161–178, 1998.
9. Rath E, Richmond JC: The menisci: Basic science and advances in treatment. Br J Sports Med 34:252–257, 2000.
10. Greis PE, Bardana DD, Holmstrom MC, et al.: Meniscal injury: I. Basic science and evaluation. J Am Acad Orthop Surg 10:168–176, 2002.
11. Robon MJ, Perell KL, Fang M, et al.: The relationship between ankle plantar flexor muscle moments and knee compressive forces in subjects with and without pain. Clin Biomech (Bristol, Avon) 15: 522–227, 2000.
12. Riener R, Rabuffetti M, Frigo C: Stair ascent and descent at different inclinations. Gait Posture 15:32–44, 2002.
13. Kuitunen S, Komi PV, Kyrolainen H. Knee and ankle joint stiffness in sprint running. Med Sci Sports Exerc 34:166–173, 2002.
14. McCarty EC, Marx RG, DeHaven KE: Meniscus repair: Considerations in treatment and update of clinical results. Clin Orthop 402:122–134, 2002.
15. Tuxoe JI, Teir M, Winge S, et al.: The medial patellofemoral ligament: A dissection study. Knee Surg Sports Traumatol Arthrosc 10:138–140, 2002.
16. Beltran J, Matityahu A, Hwang K, et al.: The distal semimembranosus complex: Normal MR anatomy, variants, biomechanics and pathology. Skeletal Radiol 32:435–445, 2003.
17. Kusayama T, Harner CD, Carlin GJ, et al.: Anatomical and biomechanical characteristics of human meniscofemoral ligaments. Knee Surg Sports Traumatol Arthrosc 2:234–237, 1994.
18. Gupte CM, Bull AM, Thomas RD, et al.: A review of the function and biomechanics of the meniscofemoral ligaments. Arthroscopy 19:161–171, 2003.
19. Fulkerson JP, Gossling HR: Anatomy of the knee joint lateral retinaculum. Clin Orthop 153: 183–188, 1980.
20. Simonian PT, Sussmann PS, Wickiewicz TL, et al.: Popliteomeniscal fasciculi and the unstable lateral meniscus: Clinical correlation and magnetic resonance diagnosis. Arthroscopy 13:590–596, 1997.
21. Radin EL, de Lamotte F, Maquet P: Role of the menisci in the distribution of stress in the knee. Clin Orthop 185:290–294, 1984.
22. Ihn JC, Kim SJ, Park IH: *In vitro* study of contact area and pressure distribution in the human knee after partial and total meniscectomy. Int Orthop 17:214–218, 1993.
23. Gray JC: Neural and vascular anatomy of the menisci of the human knee. J Orthop Sports Phys Ther 29:23–30, 1999.
24. Hauger O, Frank LR, Boutin RD, et al.: Characterization of the "red zone" of knee meniscus: MR imaging and histologic correlation. Radiology 217: 193–200, 2000.
25. Zimny ML, Albright DJ, Dabezies E: Mechanoreceptors in the human medial meniscus. Acta Anat (Basel) 133:35–40, 1988.
26. Mine T, Kimura M, Sakka A, et al.: Innervation of nociceptors in the menisci of the knee joint: An immunohistochemical study. Arch Orthop Trauma Surg 120:201–204, 2000.
27. Markolf KL, Graff-Radford A, Amstutz HC: *In vivo* knee stability. A quantitative assessment using an instrumented clinical testing apparatus. J Bone Joint Surg Am 60:664–674, 1978.
28. Ralphs JR, Benjamin M: The joint capsule: Structure, composition, ageing and disease. J Anat 184(Pt 3):503–509, 1994.
29. Terry GC, LaPrade RF: The posterolateral aspect of the knee. Anatomy and surgical approach. Am J Sports Med 24:732–739, 1996.
30. Starok M, Lenchik L, Trudell D, et al.: Normal patellar retinaculum: MR and sonographic imaging with cadaveric correlation. AJR Am J Roentgenol 168:1493–1499, 1997.
31. Berumen-Nafarrate E, Leal-Berumen I, Luevano E, et al.: Synovial tissue and synovial fluid. J Knee Surg 15:46–48, 2002.
32. Lee SH, Petersilge CA, Trudell DJ, et al.: Extrasynovial spaces of the cruciate ligaments: Anatomy, MR imaging, and diagnostic implications. AJR Am J Roentgenol 166:1433–1437, 1996.
33. Dodds JA, Arnoczky SP: Anatomy of the anterior cruciate ligament: A blueprint for repair and reconstruction. Arthroscopy 10:132–139, 1994.
34. Petersen W, Tillmann B: Structure and vascularization of the cruciate ligaments of the human knee joint. Anat Embryol (Berl) 200:325–334, 1999.

35. Jacobson JA, Lenchik L, Ruhoy MK, et al.: MR imaging of the infrapatellar fat pad of Hoffa. Radiographics 17:675–691, 1997.
36. Dupont JY: Synovial plicae of the knee. Controversies and review. Clin Sports Med 16:87–122, 1997.
37. Garcia-Valtuille R, Abascal F, Cerezal L, et al.: Anatomy and MR imaging appearances of synovial plicae of the knee. Radiographics 22:775–784, 2002.
38. Kosarek FJ, Helms CA: The MR appearance of the infrapatellar plica. AJR Am J Roentgenol 172: 481–484, 1999.
39. Biedert RM, Sanchis-Alfonso V: Sources of anterior knee pain. Clin Sports Med 21:335–347, vii, 2002.
40. Feller JA, Feagin JA Jr, Garrett WE Jr: The medial patellofemoral ligament revisited: An anatomical study. Knee Surg Sports Traumatol Arthrosc 1: 184–186, 1993.
41. Desio SM, Burks RT, Bachus KN: Soft tissue restraints to lateral patellar translation in the human knee. Am J Sports Med 26:59–65, 1998.
42. Nomura E, Horiuchi Y, Inoue M: Correlation of MR imaging findings and open exploration of medial patellofemoral ligament injuries in acute patellar dislocations. Knee 9:139–143, 2002.
43. De Maeseneer M, Van Roy F, Lenchik L, et al.: Three layers of the medial capsular and supporting structures of the knee: MR imaging–anatomic correlation. Radiographics 20(Spec No):S83-S89, 2000.
44. Sekiya JK, Jacobson JA, Wojtys EM: Sonographic imaging of the posterolateral structures of the knee: Findings in human cadavers. Arthroscopy 18: 872–881, 2002.
45. Kim YC, Chung IH, Yoo WK, et al.: Anatomy and magnetic resonance imaging of the posterolateral structures of the knee. Clin Anat 10:397–404, 1997.
46. Warren LA, Marshall JL, Girgis F: The prime static stabilizer of the medial side of the knee. J Bone Joint Surg Am 56:665–674, 1974.
47. Harfe DT, Chuinard CR, Espinoza LM, et al.: Elongation patterns of the collateral ligaments of the human knee. Clin Biomech (Bristol, Avon) 13:163–175, 1998.
48. Grood ES, Noyes FR, Butler DL, et al.: Ligamentous and capsular restraints preventing straight medial and lateral laxity in intact human cadaver knees. J Bone Joint Surg Am 63:1257–1269, 1981.
49. Kanamori A, Sakane M, Zeminski J, et al.: *In-situ* force in the medial and lateral structures of intact and ACL-deficient knees. J Orthop Sci 5:567–571, 2000.
50. Frank CB, Hart DA, Shrive NG: Molecular biology and biomechanics of normal and healing ligaments—A review. Osteoarthritis Cartilage 7: 130–140, 1999.
51. Recondo JA, Salvador E, Villanua JA, et al.: Lateral stabilizing structures of the knee: Functional anatomy and injuries assessed with MR imaging. Radiographics 20(Spec No):S91-S102, 2000.
52. Bach JM, Hull ML, Patterson HA: Direct measurement of strain in the posterolateral bundle of the anterior cruciate ligament. J Biomech 30:281–283, 1997.
53. Torzilli PA, Greenberg RL, Insall J: An *in vivo* biomechanical evaluation of anterior-posterior motion of the knee. Roentgenographic measurement technique, stress machine, and stable population. J Bone Joint Surg Am 63:960–968, 1981.
54. Wascher DC, Markolf KL, Shapiro MS, et al.: Direct *in vitro* measurement of forces in the cruciate ligaments. Part I: The effect of multiplane loading in the intact knee. J Bone Joint Surg Am 75:377–386, 1993.
55. Inoue M, McGurk-Burleson E, Hollis JM, et al.: Treatment of the medial collateral ligament injury. I: The importance of anterior cruciate ligament on the varus-valgus knee laxity. Am J Sports Med 15:15–21, 1987.
56. Shapiro MS, Markolf KL, Finerman GA, et al.: The effect of section of the medial collateral ligament on force generated in the anterior cruciate ligament. J Bone Joint Surg Am 73:248–256, 1991.
57. Arms SW, Pope MH, Johnson RJ, et al.: The biomechanics of anterior cruciate ligament rehabilitation and reconstruction. Am J Sports Med 12:8–18, 1984.
58. Markolf KL, Burchfield DM, Shapiro MM, et al.: Combined knee loading states that generate high anterior cruciate ligament forces. J Orthop Res 13:930–935, 1995.
59. Markolf KL, Gorek JF, Kabo JM, et al.: Direct measurement of resultant forces in the anterior cruciate ligament. An *in vitro* study performed with a new experimental technique. J Bone Joint Surg Am 72:557–567, 1990.
60. Feagin JA Jr, Lambert KL: Mechanism of injury and pathology of anterior cruciate ligament injuries. Orthop Clin North Am 16:41–45, 1985.
61. Hirokawa S, Solomonow M, Lu Y, et al.: Anterior-posterior and rotational displacement of the tibia elicited by quadriceps contraction. Am J Sports Med 20:299–306, 1992.
62. Durselen L, Claes L, Kiefer H: The influence of muscle forces and external loads on cruciate ligament strain. Am J Sports Med 23:129–136, 1995.
63. Fleming BC, Renstrom PA, Ohlen G, et al.: The gastrocnemius muscle is an antagonist of the anterior cruciate ligament. J Orthop Res 19:1178–1184, 2001.
64. MacWilliams BA, Wilson DR, DesJardins JD, et al.: Hamstrings cocontraction reduces internal rotation, anterior translation, and anterior cruciate ligament load in weight-bearing flexion. J Orthop Res 17:817–822, 1999.
65. O'Connor JJ: Can muscle co-contraction protect knee ligaments after injury or repair? J Bone Joint Surg Br 75:41–48, 1993.
66. Pandy MG, Shelburne KB: Dependence of cruciate-ligament loading on muscle forces and external load. J Biomech 30:1015–1024, 1997.
67. Elias JJ, Faust AF, Chu YH, et al.: The soleus muscle

acts as an agonist for the anterior cruciate ligament: An *in vitro* experimental study. Am J Sports Med 31:241–246, 2003.
68. Fleming BC, Renstrom PA, Beynnon BD, et al.: The effect of weightbearing and external loading on anterior cruciate ligament strain. J Biomech 34:163–170, 2001.
69. Torzilli PA, Deng X, Warren RF: The effect of joint-compressive load and quadriceps muscle force on knee motion in the intact and anterior cruciate ligament–sectioned knee. Am J Sports Med 22: 105–112, 1994.
70. Beynnon BD, Fleming BC: Anterior cruciate ligament strain *in-vivo:* A review of previous work. J Biomech 31:519–525, 1998.
71. Harner CD, Xerogeanes JW, Livesay GA, et al.: The human posterior cruciate ligament complex: An interdisciplinary study. Ligament morphology and biomechanical evaluation. Am J Sports Med 23: 736–745, 1995.
72. Saddler SC, Noyes FR, Grood ES, et al.: Posterior cruciate ligament anatomy and length-tension behavior of PCL surface fibers. Am J Knee Surg 9:194–199, 1996.
73. Kurosawa H, Yamakoshi K, Yasuda K, et al.: Simultaneous measurement of changes in length of the cruciate ligaments during knee motion. Clin Orthop 265:233–240, 1991.
74. Ritchie JR, Bergfeld JA, Kambic H, et al.: Isolated sectioning of the medial and posteromedial capsular ligaments in the posterior cruciate ligament–deficient knee. Influence on posterior tibial translation. Am J Sports Med 26:389–394, 1998.
75. Piziali RL, Seering WP, Nagel DA, et al.: The function of the primary ligaments of the knee in anterior-posterior and medial-lateral motions. J Biomech 13:777–784, 1980.
76. Li G, Gill TJ, DeFrate LE, et al.: Biomechanical consequences of PCL deficiency in the knee under simulated muscle loads—An *in vitro* experimental study. J Orthop Res 20:887–892, 2002.
77. Harner CD, Hoher J, Vogrin TM, et al.: The effects of a popliteus muscle load on *in situ* forces in the posterior cruciate ligament and on knee kinematics. A human cadaveric study. Am J Sports Med 26:669–673, 1998.
78. Loredo R, Hodler J, Pedowitz R, et al.: Posteromedial corner of the knee: MR imaging with gross anatomic correlation. Skeletal Radiol 28:305–311, 1999.
79. Aronowitz ER, Parker RD, Gatt CJ: Arthroscopic identification of the popliteofibular ligament. Arthroscopy 17:932–939, 2001.
80. Muhle C, Ahn JM, Yeh L, et al.: Iliotibial band friction syndrome: MR imaging findings in 16 patients and MR arthrographic study of six cadaveric knees. Radiology 212:103–110, 1999.
81. Puniello MS: Iliotibial band tightness and medial patellar glide in patients with patellofemoral dysfunction. J Orthop Sports Phys Ther 17:144–148, 1993.
82. Terry GC, Hughston JC, Norwood LA: The anatomy of the iliopatellar band and iliotibial tract. Am J Sports Med 14:39–45, 1986.
83. Rauschning W: Anatomy and function of the communication between knee joint and popliteal bursae. Ann Rheum Dis 39:354–358, 1980.
84. LaPrade RF: The anatomy of the deep infrapatellar bursa of the knee. Am J Sports Med 26:129–132, 1998.
85. LaPrade RF, Hamilton CD: The fibular collateral ligament–biceps femoris bursa. An anatomic study. Am J Sports Med 25:439–443, 1997.
86. Fuss FK: Anatomy of the cruciate ligaments and their function in extension and flexion of the human knee joint. Am J Anat 184:165–176, 1989.
87. Thompson WO, Thaete FL, Fu FH, et al.: Tibial meniscal dynamics using three-dimensional reconstruction of magnetic resonance images. Am J Sports Med 19:210–215, 1991; discussion, 19:215–216, 1991
88. Rowe PJ, Myles CM, Walker C, et al.: Knee joint kinematics in gait and other functional activities measured using flexible electrogoniometry: How much knee motion is sufficient for normal daily life? Gait Posture 12:143–155, 2000.
89. Loudon JK, Goist HL, Loudon KL: Genu recurvatum syndrome. J Orthop Sports Phys Ther 27:361–367, 1998.
90. Bull AM, Amis AA: Knee joint motion: Description and measurement. Proc Inst Mech Eng [H] 212: 357–372, 1998.
91. Almquist PO, Arnbjornsson A, Zatterstrom R, et al.: Evaluation of an external device measuring knee joint rotation: An *in vivo* study with simultaneous Roentgen stereometric analysis. J Orthop Res 20:427–432, 2002.
92. Markolf KL, Bargar WL, Shoemaker SC, et al.: The role of joint load in knee stability. J Bone Joint Surg Am 63:570–585, 1981.
93. Zhang LQ, Xu D, Wang G, et al.: Muscle strength in knee varus and valgus. Med Sci Sports Exerc 33:1194–1199, 2001.
94. Buchanan TS, Lloyd DG: Muscle activation at the human knee during isometric flexion-extension and varus-valgus loads. J Orthop Res 15:11–17, 1997.
95. Piazza SJ, Cavanagh PR: Measurement of the screw-home motion of the knee is sensitive to errors in axis alignment. J Biomech 33:1029–1034, 2000.
96. Buford WL Jr, Ivey FM Jr, Nakamura T, et al.: Internal/external rotation MAs of muscles at the knee: MAs for the normal knee and the ACL-deficient knee. Knee 8:293–303, 2001.
97. Mohamed O, Perry J, Hislop H: Relationship between wire EMG activity, muscle length, and torque of the hamstrings. Clin Biomech (Bristol, Avon) 17:569–579, 2002.
98. Shelburne KB, Pandy MG: A musculoskeletal model of the knee for evaluating ligament forces during isometric contractions. J Biomech 30: 163–176, 1997.

99. Li L, Landin D, Grodesky J, et al.: The function of gastrocnemius as a knee flexor at selected knee and ankle angles. J Electromyogr Kinesiol 12: 385–390, 2002.
100. Johnson CE, Basmajian JV, Dasher W: Electromyography of sartorius muscle. Anat Rec 173: 127–130, 1972.
101. Ullrich K, Krudwig WK, Witzel U: Posterolateral aspect and stability of the knee joint. I. Anatomy and function of the popliteus muscle-tendon unit: An anatomical and biomechanical study. Knee Surg Sports Traumatol Arthrosc 10:86–90, 2002.
102. Lieb FJ, Perry J: Quadriceps function. An anatomical and mechanical study using amputated limbs. J Bone Joint Surg Am 50:1535–1548, 1968.
103. Hubbard JK, Sampson HW, Elledge JR: Prevalence and morphology of the vastus medialis oblique muscle in human cadavers. Anat Rec 249: 135–142, 1997.
104. Powers CM, Lilley JC, Lee TQ: The effects of axial and multi-plane loading of the extensor mechanism on the patellofemoral joint. Clin Biomech (Bristol, Avon) 13:616–624, 1998.
105. Glenn LL, Samojla BG: A critical reexamination of the morphology, neurovasculature, and fiber architecture of knee extensor muscles in animal models and humans. Biol Res Nurs 4:128–141, 2002.
106. Grelsamer RP, Weinstein CH: Applied biomechanics of the patella. Clin Orthop 389:9–14, 2001.
107. Murray MP, Gardner GM, Mollinger LA, et al.: Strength of isometric and isokinetic contractions: Knee muscles of men aged 20 to 86. Phys Ther 60:412–419, 1980.
108. Kellis E, Baltzopoulos V: *In vivo* determination of the patella tendon and hamstrings MAs in adult males using videofluoroscopy during submaximal knee extension and flexion. Clin Biomech (Bristol, Avon) 14:118–124, 1999.
109. Escamilla RF, Fleisig GS, Zheng N, et al.: Biomechanics of the knee during closed kinetic chain and open kinetic chain exercises. Med Sci Sports Exerc 30:556–569, 1998.
110. Wilk KE, Escamilla RF, Fleisig GS, et al.: A comparison of tibiofemoral joint forces and electromyographic activity during open and closed kinetic chain exercises. Am J Sports Med 24:518–527, 1996.
111. Stuart MJ, Meglan DA, Lutz GE, et al.: Comparison of intersegmental tibiofemoral joint forces and muscle activity during various closed kinetic chain exercises. Am J Sports Med 24:792–799, 1996.
112. Kwak SD, Colman WW, Ateshian GA, et al.: Anatomy of the human patellofemoral joint articular cartilage: Surface curvature analysis. J Orthop Res 15:468–472, 1997.
113. Schlenzka D, Schwesinger G: The height of the patella: An anatomical study. Eur J Radiol 11:19–21, 1990.
114. Komistek RD, Dennis DA, Mabe JA, et al.: An *in vivo* determination of patellofemoral contact positions. Clin Biomech (Bristol, Avon) 15:29–36, 2000.
115. Goodfellow J, Hungerford DS, Zindel M: Patello-femoral joint mechanics and pathology. 1. Functional anatomy of the patello-femoral joint. J Bone Joint Surg Br 58:287–290, 1976.
116. Nakagawa S, Kadoya Y, Kobayashi A, et al.: Kinematics of the patella in deep flexion. Analysis with magnetic resonance imaging. J Bone Joint Surg Am 85:1238–1242, 2003.
117. Lin F, Makhsous M, Chang AH, et al.: *In vivo* and noninvasive six degrees of freedom patellar tracking during voluntary knee movement. Clin Biomech (Bristol, Avon) 18:401–409, 2003.
118. Mizuno Y, Kumagai M, Mattessich SM, et al.: Q-angle influences tibiofemoral and patellofemoral kinematics. J Orthop Res 19:834–840, 2001.
119. Moro-oka T, Matsuda S, Miura H, et al.: Patellar tracking and patellofemoral geometry in deep knee flexion. Clin Orthop 394:161–8, 2002.
120. Hefzy MS, Jackson WT, Saddemi SR, et al.: Effects of tibial rotations on patellar tracking and patello-femoral contact areas. J Biomed Eng 14:329–343, 1992.
121. Heino Brechter J, Powers CM: Patellofemoral stress during walking in persons with and without patellofemoral pain. Med Sci Sports Exerc 34:1582–1593, 2002.
122. Flynn TW, Soutas-Little RW: Patellofemoral joint compressive forces in forward and backward running. J Orthop Sports Phys Ther 21:277–282, 1995.
123. Singerman R, Davy DT, Goldberg VM: Effects of patella alta and patella infera on patellofemoral contact forces. J Biomech 27:1059–1065, 1994.
124. Meyer SA, Brown TD, Pedersen DR, et al.: Retropatellar contact stress in simulated patella infera. Am J Knee Surg 10:129–138, 1997.
125. Hirokawa S: Three-dimensional mathematical model analysis of the patellofemoral joint. J Biomech 24:659–671, 1991.
126. Powers CM: Patellar kinematics, part I: The influence of vastus muscle activity in subjects with and without patellofemoral pain. Phys Ther 80: 956–964, 2000.
127. Karst GM, Willett GM: Onset timing of electromyographic activity in the vastus medialis oblique and vastus lateralis muscles in subjects with and without patellofemoral pain syndrome. Phys Ther 75:813–823, 1995.
128. Sheehy P, Burdett RG, Irrgang JJ, et al.: An electromyographic study of vastus medialis oblique and vastus lateralis activity while ascending and descending steps. J Orthop Sports Phys Ther 27: 423–429, 1998.
129. Spencer JD, Hayes KC, Alexander IJ: Knee joint effusion and quadriceps reflex inhibition in man. Arch Phys Med Rehabil 65:171–177, 1984.
130. Livingston LA, Mandigo JL: Bilateral within-

subject Q angle asymmetry in young adult females and males. Biomed Sci Instrum 33:112–117, 1997.
131. Hvid I: The stability of the human patello-femoral joint. Eng Med 12:55–59, 1983.
132. Horton MG, Hall TL: Quadriceps femoris muscle angle: Normal values and relationships with gender and selected skeletal measures. Phys Ther 69:897–901, 1989.
133. Fitzgerald GK: Open versus closed kinetic chain exercise: Issues in rehabilitation after anterior cruciate ligament reconstructive surgery. Phys Ther 77:1747–1754, 1997.
134. Snyder-Mackler L, Delitto A, Bailey SL, et al.: Strength of the quadriceps femoris muscle and functional recovery after reconstruction of the anterior cruciate ligament. A prospective, randomized clinical trial of electrical stimulation. J Bone Joint Surg Am 77:1166–1173, 1995.
135. Mikkelsen C, Werner S, Eriksson E: Closed kinetic chain alone compared to combined open and closed kinetic chain exercises for quadriceps strengthening after anterior cruciate ligament reconstruction with respect to return to sports: A prospective matched follow-up study. Knee Surg Sports Traumatol Arthrosc 8:337–342, 2000.
136. Dye SF, Vaupel GL, Dye CC: Conscious neurosensory mapping of the internal structures of the human knee without intraarticular anesthesia. Am J Sports Med 26:773–777, 1998.

제 12 장

발목관절과 발 복합체 (The Ankle and Foot Complex)

서론(Introduction)

발목과 발의 결합은 구조적으로 상지의 손목과 손의 결합과 비슷하나 체중을 부하하는 일차적인 역할을 최적화하기 위해 여러 가지 구별되는 차이점들이 있다. 발을 보완하는 구조물들은 안정성과 가동성을 최대화하는 다양한 표면과 활동을 통해 발생하는 과중한 체중부하로부터 나타나는 스트레스를 지탱하고 있다. 발목과 발의 복합체(complex)는 안정성을 위해 다음과 같은 역할을 해야 한다. (1) 과도한 근육의 활동과 에너지 소모가 없이 다양한 자세 변화를 유지하기 위한 지지면(BOS)을 제공한다. (2) 보행 중에 효율적인 발끝 밀기(push off)를 위해 강한 지렛대(rigid lever) 역할을 한다. 안정성이 요구되는 반면에 다음과 같은 운동성도 요구된다. (1) 다리의 몸쪽 관절에 의해 일어나는 돌림을 줄여야 한다. (2) 유연성을 유지하여 보행 중 체중이동 시 충격을 흡수한다.

(3) 발이 놓일 다양한 면에 대해 발이 확실히 놓일 수 있어야 한다.[1] 발목과 발의 복합체는 위와 같은 요구를 충족하기 위해 28개의 뼈와 25개의 관절로 이루어져 있다. 이 관절들은 몸쪽 정강종아리관절, 먼쪽 정강종아리관절, 발목관절(talocrural), 목말발꿈치관절(talocalcaneal), 목말발배관절(talonavicular), 발꿈치입방관절(calcaneocuboid), 5개의 발목발허리관절(tarsometatarsal joint), 5개의 발허리발가락관절(metatarsophalangeal joint), 9개의 발가락뼈사이관절(interphalengeal joint)들이다.

발목과 발의 복합체를 더 이해하기 위해서 발의 뼈들을 3개의 기능적 분절로 나눈다. 이것들은 **발뒷부(hindfoot)**는 목말뼈와 발꿈치뼈로 이루어지고, **발중간부(midfoot)**는 발배뼈(navicular), 입방뼈(cuboid), 3개의 쐐기뼈(cuneiform)로 이루어지며, **발앞부(forefoot)**은 발허리뼈와 지골들로 이루어진다(그림 12-1). 이와 같은

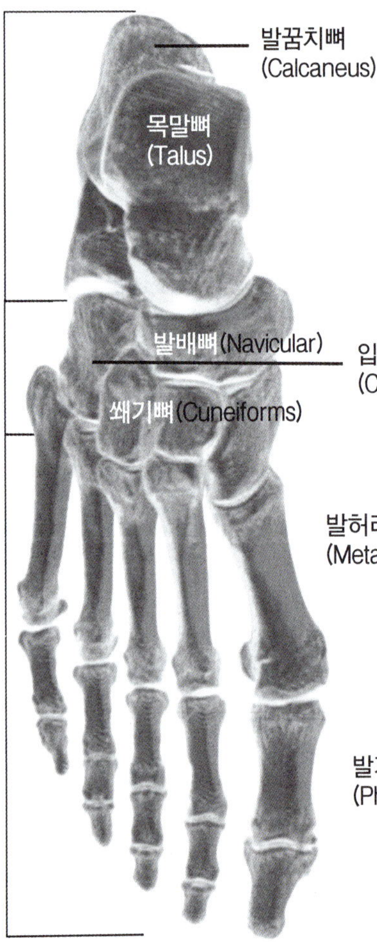

▲ 그림 12-1 ■ 발의 기능적 분절과 뼈들.

용어들은 발목과 발의 기능과 기형(deformity)을 기술할 때 흔히 사용되고, 정상 발목과 발의 기능을 이해하는데도 유용하다.

자주 일어나는 발목과 발의 많은 문제들은 발의 복잡한 구조와 모든 체중부하 활동 때문에 나타난다. 비정상적인 구조는 관절사이의 움직임을 바꾸고, 발과 발목 조직에 과도한 스트레스를 유발하여 손상을 일으키게 된다.[2]

12-1 환자 사례(Patient Case)

Arnold Benson은 오른쪽 무릎과 발의 통증을 겪고 있는 63세 노인이다. 약간 과체중인 Benson씨는 3주 전에 그의 담당의사의 권유로 보행 프로그램(walking program)을 시작하게 되었다. 약 1주 후 그의 보고서에서 그는 아침에 일어날 때 가장 심하게 오른쪽 발뒤꿈치에 통증이 있다고 하였다. 이런 통증은 몇 발짝(steps) 걷고 나면 조금 좋아지기는 하나, 2블럭 이상 걷게 되면 또 다시 무릎뼈 주위에 통증이 증가한다고 하였다. 좌식생활(주로 앉아서 하는 일)을 함에도 불구하고, Benson씨는 일을 마칠 즈음에 종종 발에 심한 통증이 있고, 오랫동안 앉아 있으면 무릎에 심한 통증(hurt)이 있다고 한다. 또한 가끔씩 그의 오른쪽 발이 "활액낭염(bunion)"으로 불에 타는 듯하고 엄지발가락 부분에 심한 통증이 있다고 하였다. 그는 어릴 때부터 심한 평발이었다고 한다.

Benson씨는 엉덩이가 안쪽 돌림된 자세로 일어서게 되는데 이로 인해 양쪽 무릎이 안쪽으로 위치하게 된다. 그는 뒤에서 볼 때 발활(foot arch)이 낮고 발꿈치뼈가 바깥굽이(valgus) 상태가 되어 있다(특히, 왼쪽보다 오른쪽이 더 심함). 발을 아래로 내딛거나 발바닥쪽 굽힘과 안쪽 번짐을 할 때 오른쪽 안 복사뼈쪽 부분에 심한 통증을 느끼기 시작한다. 끝으로 Benson씨는 앉은 상태에서 무릎을 폄시키고 그의 발가락을 발등쪽 굽힘시킬 때 무릎 뒷부분과 종아리(calf) 안으로 강한 당김 현상(pulling behind)을 느끼는데 왼쪽보다 오른쪽에서 더 불편함을 호소하였다.

움직임의 정의(Definitions of Motions)

독특한 용어들이 발과 발목의 움직임을 설명하기 위해 사용되어진다. 같은 용어들이 발목과 발의 관절 대부분에서 사용되고, 처음 이것들을 묘사하기에 유용하다. 다른 관절 복합체에서 본 것처럼 기본적인 면에 관절 축이 있다; 관절축은 비스듬선(obligue line)이고 동작의 세 면을 가로질러 일어난다. 축이 경사진 것과 동작과 기능에 대한 관계(implication)는 각 관절에서 자세히 설명할 것이

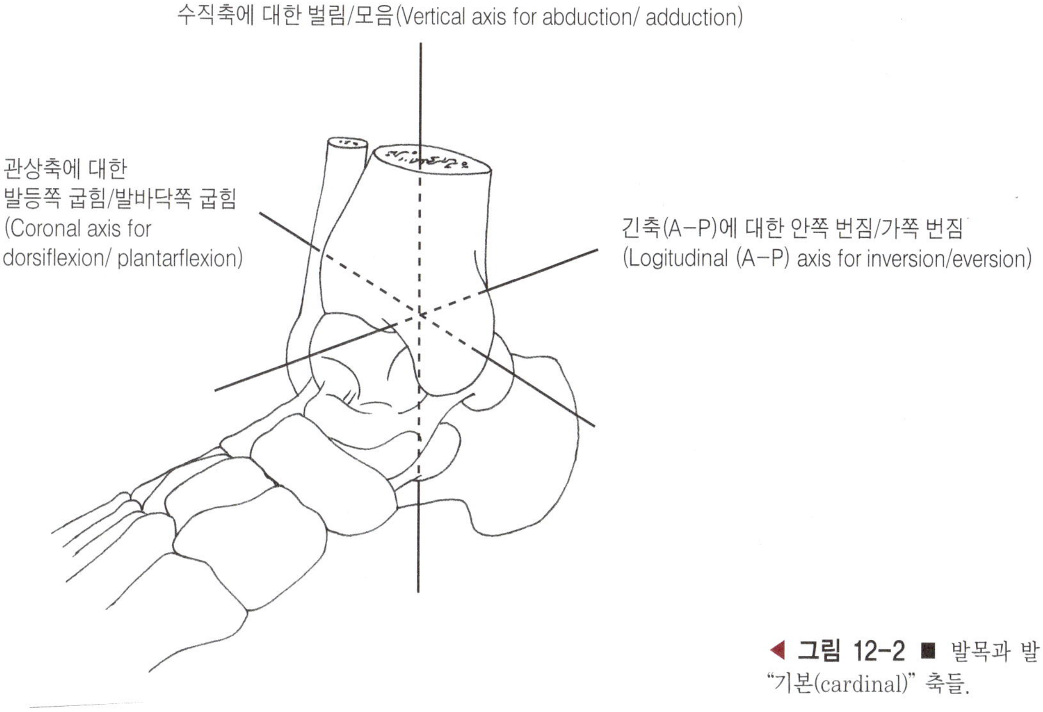

◀ **그림 12-2** ■ 발목과 발 복합체의 움직임을 위한 "기본(cardinal)" 축들.

다.

기본적인 면과 축에서 발목과 발 복합체의 세 가지 동작은 **발등쪽 굽힘**(**dorsiflexion**)/**발바닥쪽 굽힘**(**plantar flexion**), **안쪽번짐**(**inversion**)/**가쪽번짐**(**eversion**) 그리고 **벌림**(**abduction**)/**모음**(**adduction**)이다(그림 12-2). 발등쪽 굽힘과 발바닥쪽 굽힘은 관상축(coronal axis)을 둘러싼 시상면(sagittal plane)에서 거의 발생한다. 발등쪽 굽힘은 종아리와 발등 사이의 각이 감소하는 반면에, 발바닥쪽 굽힘은 증가한다. 같은 축에서 발가락의 동작은 폄(발가락을 위로 들어올리는)이 되고, 반대 동작은 굽힘(발가락을 아래로 내리는)이 된다. 안쪽 번짐과 가쪽 번짐은 발의 길이 방향의 세로축을 둘러싼 관상면(frontal plane)에서 거의 일어난다. 안쪽 번짐은 분절 발바닥면이 정중선(midline)으로 올 때 발생하고, 가쪽 번짐은 이와 반대이다. 벌림과 모음은 수직축을 둘러싼 가로축(transverse axis)에서 일어난다. 돌림은 분절의 먼쪽이 발의 정중선으로부터 멀어질 때이며 모음은 이와 반대이다.

발에서 **엎침/뒤침**은 발등쪽 굽힘/발바닥쪽 굽힘, 안쪽 번짐/가쪽 번짐 그리고 벌림/모음의 "기본 동작(cardinal motion)"이 일어나는 각 축에서 발생하는 움직이다. 결과적으로 엎침과 뒤침은 기본 동작의 구성요소들이 "복합된 동작(composite motion)"을 묘사하기 위해 사용된 용어이다. 엎침은 발등쪽 굽힘, 가쪽 번짐, 벌림이 복합되어진 결과로 나타나는 동작이고, 뒤침은 발바닥쪽 굽힘, 안쪽 번짐, 모음이 복합되어진 결과로 나타나는 동작이다. 엎침/뒤침을 만들어내기 위한 복합된 구성 동작의 비례는 엎침/뒤침 관절축의 각도에 따라 다양하고 의존적이다.

바깥굽이(valgus)과 **안굽이**(varus)는 몇 가지 면에서 발목과 발 복합체의 사용을 설명하기 위한 용어이다. 다른 장에서 다른 관절을 논의할 때 사용되는 정의는 같을 것이다. 즉, 바깥굽이(valgus)는 두 뼈 사이에서 내측각의 감소(또는 중앙선으로부터 먼쪽 분절이 멀어지는 움직임)를 나타내고 안굽이는 이와 반대이다. 그러나, 바깥굽이와 안굽이는 발목과 발 복합체에서 *고정된 변형(fixed deformities)*을 언급할 때 사용되기도 하지만 다른 정상적인 동작을 설명할 때도 사용된다. 일반적인 예로 발꿈치뼈 바깥굽이(calcaneovalgus)은 두 개의 기준선(reference line) 사이의 안쪽 각의 증가를, 발꿈치뼈 안굽이(calcaneovarus)는 감소를 나타내는 종아리의 뒤정중선과 관련된 뒤발꿈치뼈의 체중부하 자세나 고정된 자세를 설명하기 위해서이다(그림 12-3). 여기에서는 발목과 발의 구조와 기능을 설명하기 위한 이러한 용어들을 가지고 그 사용과 전후 문맥(context)을 규정지을 것이다.

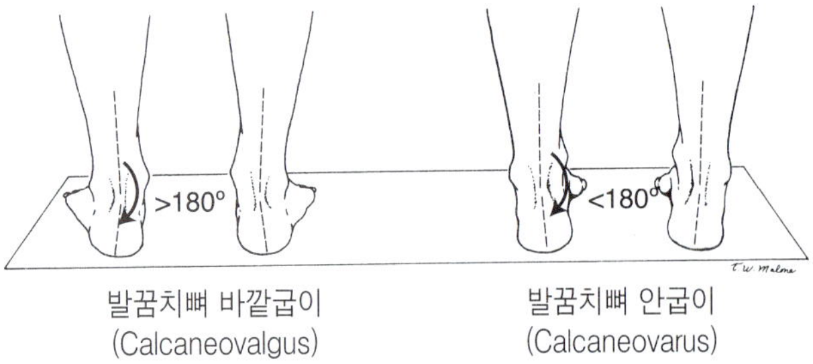

▲ **그림 12-3** ■ 바깥굽이(또는 발꿈치바깥굽이)는 발꿈치뼈와 뒷다리(뒤각) 사이의 안쪽 각이 증가하는 것을 나타낸다. 안굽이(또는 발꿈치안굽이)는 발꿈치뼈와 뒷다리 사이의 안쪽 각이 감소함을 나타난다.

기본 개념 12-1: ***발목관절/발 용어(Ankle/Foot Terminology)***

다른 관절에서 본 것처럼 관절 또는 분절 주위의 움직임을 묘사하기 위해 사용된 용어는 연구자들마다 일치하지 않을 경우가 종종 있다. 특히 발목과 발 복합체의 경우 더욱 그렇다. 왜냐하면 다리의 앞면과 발의 윗부분이 발생학적으로(embryologically) 등쪽면(dorsal surface)이기 때문에 발등쪽 굽힘은 폄으로, 발바닥쪽 굽힘은 굽힘으로 불린다. 굽힘/폄 용어가 발가락을 위해 공통적으로 사용되지만, 발목에서도 똑같이 적용된다. 어떤 자료는 엎침/뒤침의 "복합(composite)"된 동작과 안쪽번짐/가쪽번짐의 결합된(coupled) 동작을 반대로 설명하기도 한다; 즉, 안쪽번짐/가쪽번짐은 복합된(composite) 동작으로 언급하고 엎침/뒤침은 결합된(coupled) 동작으로 언급한다. 관절과 그 관절의 움직임을 묘사해 왔듯이 이러한 용어의 차이점은 초창기처럼 사실상 큰 문제가 되지 않는다.

발목관절(Ankle Joint)

발목관절이라는 용어는 특히 **발목관절**(talocrural joint)을 뜻하며 목말뼈와 먼쪽 정강뼈면(tibiotalar surface), 목말뼈와 종아리뼈면(tibiofibular surface) 사이의 관절을 말한다(그림 12-4). 발목관절은 관절주머니와 인대로 연결된 윤활막 경첩 관절이다. 발등쪽 굽힘과 발바닥쪽 굽힘(dorsiflexion/plantar flexion)을 할 수 있는 경사진 축을 가지고 자유도가 1이다.

발목관절의 구조(Ankle Joint Structure)

■ 몸쪽 관절면 (Proximal Articular Surfaces)

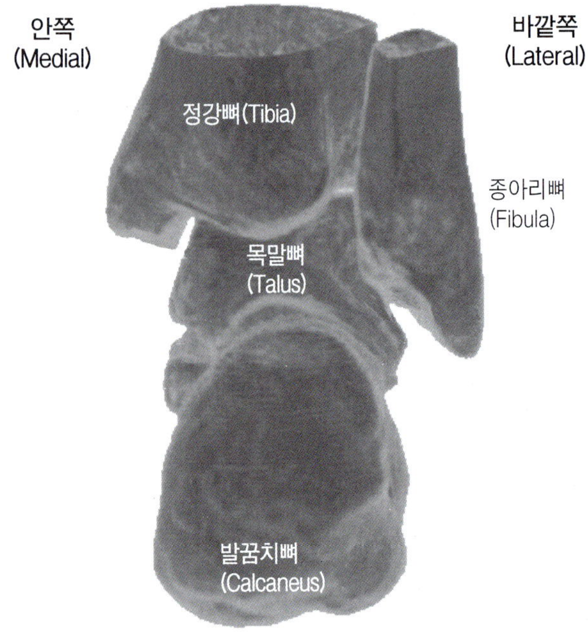

▲ **그림 12-4** ■ 몸쪽 정강뼈와 종아리뼈(격자)와 먼쪽 목말뼈에 의해 형성된 발목관절.

발목관절의 몸쪽 분절은 몸쪽 정강뼈와 먼쪽 정강뼈와 종아리뼈의 복사(malleoli)들로 구성되는 오목한 면으로 형성되어 있다. 이 세면은 오목 면을 형성하지만, 종아리뼈 측으로 더 넓게 관절 면을 만들고 있으며(그림 12-4), 뒤쪽으로는 정강뼈가 넓게 관절하고 있다. 먼쪽 정강뼈면과 양쪽 복사를 **격자(mortise)**이라 한다. 격자의 흔한 예는 렌치(wrench)의 꽉 물고 있는 부분을 말할 수 있다. 양쪽이 모두 고정되어 나사의 크기가 한가지에만 맞도록 된 형태와 볼트의 크기에 따라 맞출 수 있는 렌치가 있다. 고정된 상태보다는 크기를 조절할 수 있는 렌치와 같은 장부이음 발목관절은 운동성과 안정성이 결합될 때 더욱 더 복잡하다. **몸쪽과 먼쪽 정강종아리관절**의 제한과 활용에 의해 발목 이음의 조절의 변화가 일어난다.

몸쪽, 먼쪽 정강종아리관절(그림 12-5)은 해부학적으로 발목관절로부터 구별되나 기능적인 면으로 많은 관련을 갖고 있다. 몸쪽, 먼쪽 노자관절과는 달리 정강종아리관절은 전혀 자유도가 없으며 노자관절은 고정했을 때 수관절 기능에 큰 장애가 없으나, 정강종아리관절을 고정(fusion)하면 격자(mortise) 내에서 움직이기 위해 목말뼈의 활동을 제한함으로써 정상 발목관절 기능에 장애가 발생한다.

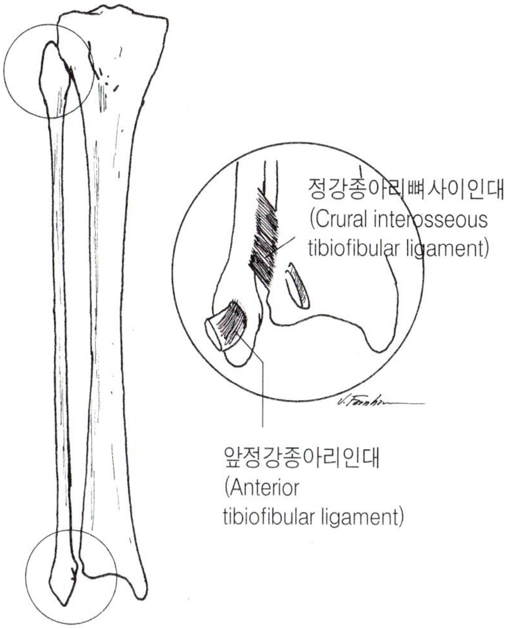

▲ **그림 12-5** ■ 몸쪽과 먼쪽 정강종아리관절.

몸쪽 정강종아리관절(Proximal Tibiofibular Joint)

몸쪽 정강종아리관절은 정강뼈의 뒤바깥쪽면과 종아리뼈머리가 평면 활액 관절을 이룬다. 관절면은 아주 편평하지만, 개인차는 다양하다. 종아리뼈면은 볼록하고 정강뼈면은 오목하다. 관절면의 경사는 거의 수직으로부터 수평방향으로 매우 다양하게 이루어져있다.[4,5] 각 몸쪽 정강종아리관절은 관절주머니로 둘러싸여 있으며 **앞쪽과 뒤쪽 정강종아리인대**에 의해 강화되어져 있으며, 해부학적으로 무릎관절과 분리되어 있다.[4] 몸쪽 정강종아리관절의 운동은 다양하나 매우 작으며 종아리뼈의 위 · 아래로 활주와 돌림운동이 있다.[5,6] 몸쪽 정강종아리관절의 운동은 발목관절의 움직임이 논의될 때 알 수 있을 것이다.

먼쪽 정강종아리관절(Distal Tibiofibular Joint)

먼쪽 정강종아리관절은 정강뼈의 오목 면과 종아리뼈면이 섬유성으로 결합되어 있고, 정강뼈와 종아리뼈는 실제적으로 함께 결합되어 있지 않으며 섬유지방(fibroadipose) 조직으로 분리되어 있다. 관절주머니는 없으나 몇 개의 인대가 있다. 몸쪽과 먼쪽 관절이 연결되어 있는 관계(정강뼈, 종아리뼈, 정강종아리뼈 관절은 치밀하게 묶여져 있다)로 정강뼈와 종아리뼈 사이에 있는 모든 인대들은 양쪽 관절에 안정성을 더해준다.

먼쪽 정강종아리관절의 인대들의 역할은 격자(mortise) 자체를 안정시키는 기능을 우선적으로 한다. 먼쪽 정강종아리관절을 지원하는 인대들은 **앞쪽과 뒤쪽 정강종아리인대(anterior and posterior tibiofibular ligaments)**와 **뼈사이막(interosseous membrane)**이며 뼈사이막 양쪽 정강종아리관절(tibiofibular articulation)들을 지원한다.[7] 먼쪽 정강종아리관절은 아주 강한 관절결합으로 이루어져 있다. 격자에서 목말뼈(talus)를 움직이려는 강력한 스트레스(예, 발의 측면으로 낙상 시)는 맨 먼저 발목관절 곁인대(ankle collateral)가 열상을 일으키며, 이 스트레스가 계속되면 정강종아리인대가 열상되기 전에 이 인대가 붙은 몸쪽 종아리뼈의 골절이 발생할 수 있다.[8]

발목관절(talocrural joint)의 기능은 정강종아리 격자(tibiofibular mortise)의 안전성에 의해 영향을 받는다. 즉, 격자의 한쪽을 유지할 수 없거나 먼쪽관절의 분절이 분리된다면, 정강뼈와 종아리뼈는 이음을 유지할 수 없다. 렌치의 양쪽에 각각 힘이 작용되어야 하는데, 힘이 작용되는 분절을 분리시킨다면, 볼트는 꽉 잡는 기능을 할 수 없다. 반대로, 격자(mortise)에 약간의 운동이 이 두 부분에 꼭 있어야 하고, 발목관절이 하나의 융합된 활(fused arch)으로 작용하는 것이 나을 것이다. 종아리뼈는 격자(mortise)의 운동기능을 위해 작용하는 것으로 보인다. 사실 종아리뼈는 전체 하중의 10% 이상을 지지하지 않는데 대부분 정강뼈를 통해서 이루어진다.[9,10] 종아리뼈의 이렇게 작은 무게 체중지지가 되어지며, 몸쪽 정강종아리관절의 유리연골의 영양공급은 관절운동에 좌우된다. 즉, 몸쪽 정강종아리관절은 유동적(mobile)이다; 몸쪽 정강종아리관절이 유동적이라면, 먼쪽 정강종아리관절 또한 유동적이어야 하는데, 그 이유는 두 관절이 기계적으로 연결되어져 있기 때문이다.

■ 먼쪽 관절면(Distal Articular Surface)

발목관절의 먼쪽관절은 목말뼈로 이루어져 있다(그림 12-6). 목말뼈는 세 개의 관절면을 가지고 있는데 바깥쪽에 큰 관절면이 있고, 안쪽에 작은 관절면 그리고 도르래 혹은 위쪽 관절면(trochlear or superior articular surface)이 있다. 큰 오목 **도르래면(trochlear surface)**은

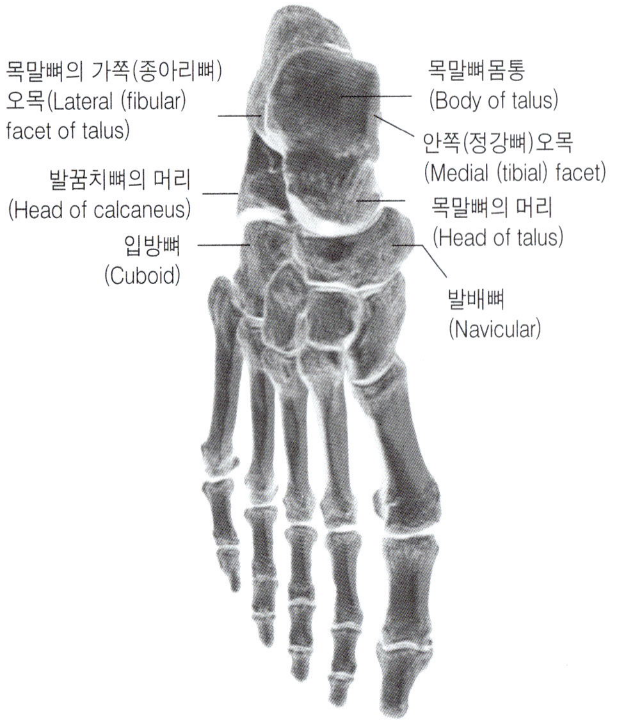

▲ **그림 12-6** ■ 도르래면, 안쪽(정강뼈)오목(facet), 가쪽(종아리뼈)오목과 같이 목말뼈몸통은 발목관절의 면쪽을 형성한다.

목말뼈의 머리와 목부위(neck)로 약간 각도가 형성되는데 그것이 지나가도록 중앙에 고랑(groove)가 있다. 목말뼈의 몸통은 앞부분이 뒷부분보다 넓으며, 쐐기 모양을 하고 있다. 쐐기의 각도는 개인차가 있어서, 전혀 없는 사람도 있고, 일부는 25% 정도로 앞뒤 부분의 넓이도 줄어든 사람들도 있다.[11] 도르래(trochlea)를 덮고 있는 관절연골은 바깥쪽의 큰 관절와와 안쪽에 작은 관절오목으로 덮고 있다.

발목관절의 구조적 완성은 몇 개의 중요한 인대에 의해서 관절의 가동범위 전체를 유지하게 된다.

■ 관절주머니와 인대 (Capsule and Ligaments)

발목관절주머니는 아주 얇으며 앞쪽과 뒤쪽이 특히 약하다. 따라서, 발목관절의 안정성은 인대에 의해 달려있다. 몸쪽과 먼쪽 정강종아리관절을 지지하는 인대(정강종아리뼈사이인대〔crural tibiofibular interosseous ligament〕, 앞 · 뒤 정강종아리인대〔anterior and posterior tibiofibular ligament〕 그리고 정강종아리뼈사이막〔tibiofibular interosseous membrane〕)은 격자(mortise)의 안정성에 중요하고 따라서 발목관절의 안정성을 유지한다. 격자(mortise)와 목말뼈의 접촉유지와 일치하게 하여 관절의 안/바깥쪽 안정성을 유지하는 다른 두 개의 중요한 인대로는 **안쪽 곁인대(medial collateral ligament, MCL)**와 **가쪽 곁인대(lateral collateral ligaments, LCL)**이다. 이 두 개의 인대는 서로 교차하는 **목말뼈밑**(또는 **목말발꿈치)관절**을 지지하는데 중요한 역할을 한다. 그러므로, 발목관절에서 곁인대의 기능은 목말뼈밑관절에서의 기능과 구분하기 어렵다. 발목의 **폄근(extensor)**과 **종아리뼈지지띠(peroneal retinaculae)**는 발목관절의 안정성에 또한 중요하게 기여한다.

안쪽 곁인대(MCL)는 흔히 **세모인대(deltoid ligament)**라고 부르며 이것은 이름 자체와 같이 부채모양(fan shaped)의 인대이다. 이것은 얕은 섬유(superficial fiber)와 깊은 섬유(deep fiber)로 되어 있고, 정강관절융기면(tibialmalleolus border)에서 시작되어 발배뼈 앞쪽, 목말뼈와 발꿈치뼈의 먼쪽과 뒤쪽에 정지한다(그림 12-7). 세모인대는 인체에서 가장 강력하다. 바깥굽이힘(valgus force)이 발목관절의 안쪽에 작용하면 세모인대가 찢어지기 전에 골절이나 안쪽 복사의 변위(avulse)가 먼저 일어난다. 이 인대는 안쪽에 신연 스트레스를 조절할 뿐 아니라, 강한 관절가동범위에 대해 운동, 특히 발꿈치뼈의 가쪽번짐(eversion)을 점검하는 기능도 있다.

바깥쪽 곁인대(LCL)는 세 개의 각각 독립된 인대로 구성되는데, **앞 · 뒤 목말종아리인대(anterior and posterior talofibular)**와 **발꿈치종아리인대(calcaneofibular)**이다(그림 12-8). 앞 · 뒤쪽 인대들은 완전히 수평적(horizontal)인데 반해 더 긴 발꿈치종아리인대는 거의 수직적(vertical)이다.[7] 바깥쪽 곁인대(LCL)는 발목관절이 바깥쪽으로 신연되는 안굽이 스트레스(varus stress)를 조절하는 것을 돕고, 극단적인 관절 가동범위 운동 특히 발꿈치뼈의 안쪽 번짐 강도를 점검하는 역할을 한다. 일반적으로 바깥쪽 곁인대의 구조물은 안쪽 곁인대의 것보다 약하고 손상을 받기 쉽다. 결과적으로, 발목의 안정성에 있어 바깥쪽 곁인대(LCL)에 관련된 구조물들은 약간씩 다른 결론을 보이므로 광범위하게 연구되어지고 있다.

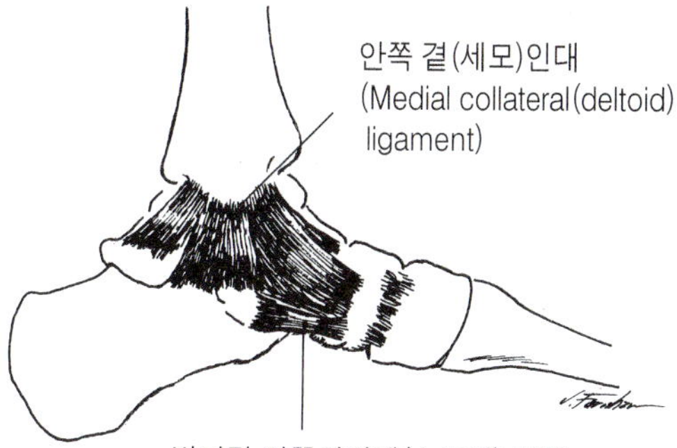

▲ **그림 12-7** ■ 뒤쪽 발목관절/발 복합체의 안쪽 인대.

기본 개념 12-2: ***바깥쪽 곁인대에 적용된 스트레스를 조사하는 연구 요약***

1. 격자(mortise)에서 목말뼈의 움직임을 점검하는 바깥쪽 곁인대의 능력은 발목관절의 위치에 달려 있다.[12-16]
2. 앞쪽 목말종아리인대(anterior talofibular ligament)는 가장 약한 인대이며 바깥쪽 곁인대 중에 가장 쉽게 찢어진다. 이 인대는 농구선수가 다른 사람의 발 위로 착지할 때와 같은 족관절의 발바닥쪽 굽힘과 안굽이 위치에서 가장 쉽게 스트레스를 받게 된다. 앞쪽 목말종아리인대의 파열은 앞바깥쪽 돌림의 불안정(anteriorolateral rotatory instability)을 초래한다.[7,15,17,18]
3. 뒤쪽 목말종아리인대(posterior talofibular ligament)는 바깥쪽 곁인대 중 가장 강한 인대이며 개별적으로 찢어지는 일은 드물다.[17,18]
4. 임상적 인대 스트레스 검사와 인대 파열 정도 사이에는 관련성이 적다.[10]

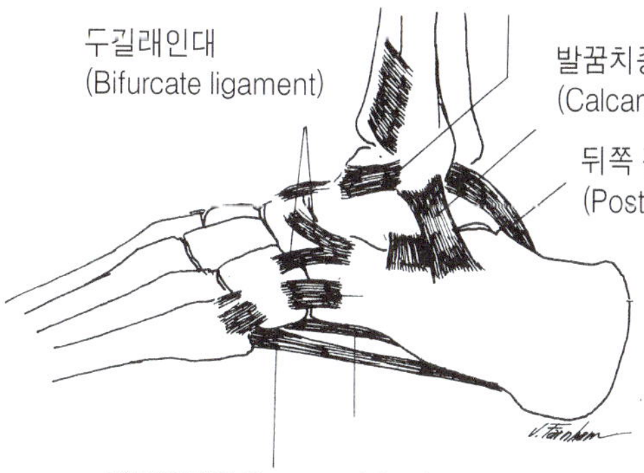

▲ **그림 12-8** ■ 뒤쪽 발목관절/발 복합체의 가쪽 인대.

아래폄근지지띠(inferior extensor retinaculum, 그림 12-9) 또한 발목관절의 안정성에 기여한다.[20] 발꿈치종아리인대에 평행하고 가까이 놓여있는 두 개의 부가적인 구조물이 인대를 강화한다. 두 개의 구조물은 **위종아리뼈지지띠**(superior peroneal retinaculum, 그림 12-9 참고) 하부 밴드와 훨씬 다양한 **바깥쪽 목말발꿈치인대**(lateral talocalcaneal ligament)가 있다.[12,20,21] 발목의 바깥쪽 인대와 지지띠(retinaculae) 또한 목말뼈밑관절의 안정성에 기여하며 후에 다시 논의될 것이다.

발목관절은 전통적으로 목말뼈(talus)와 격자(mortise) 사이에서 발등쪽 굽힘과 발바닥쪽 굽힘을 하며, 자유도가 1°의 단일 축으로 간주되어 왔다. 발목관절에서 발등쪽 굽힘은 격자에서 목말뼈몸통이 뒤쪽으로 움직이는 동안 등쪽(dorsally)으로 (또는 위로) 목말뼈머리(그림 12-6)의 움직임을 나타낸다. 발바닥쪽 굽힘은 목말뼈머리와 목말뼈몸통의 반대방향으로의 움직임을 말한다. 그러나 많은 연구자들은 실험연구(in vitro)와 생체연구(in vivo)에서 모두 발목관절은 목말뼈(talus)가 격자(mortise) 내에서 수직축으로 해서 가로면(transverse plane)에 **목말뼈 돌림**(talar rotation) 또는 **목말뼈 벌림/모음(abduction/adduction)** 그리고 앞-뒤 축(A-P axis)으로 해서 관상면(frontal plane)에서(**목말뼈 경사〔talar tilt〕** 또는 **목말뼈 안쪽번짐/가쪽번짐〔inversion/eversion〕**) 일어난다고 하였다.[17,22,23] 이런 운동들은 발목관절을 위한 즉각적인 돌림축(instantaneous axis) 혹은 운동의 결과로 일어난다. 등쪽 굽힘의 발바닥쪽 굽힘의 움직임을 비교하면 꽤 작은데 가로면에서 7° 안쪽 돌림(medial rotation) 그리고 10° 바깥쪽 돌림(lateral rotation)이며, 앞 · 뒤 축에서 목말뼈경사(talar tilt)는 평균 5° 또는 그보다 작다.[17,23~25]

발목관절의 움직임 동안 관절축의 가쪽 운동(excursion)에 관해 몇 가지의 논쟁이 있지만, 여러 연구자들의 연구를 종합해보면 기본적인 발목 움직임인 발등쪽 굽힘과 발바닥쪽 굽힘은 3면 모두에서 발이 움직일 수 있는 경사축(oblique axis) 주위에서 일어난다.

■ 축(Axis)

발목관절의 중립 위치에서는 관절축이 바깥쪽 복사(fibular malleolus), 목말뼈몸통(the body of talus), 정

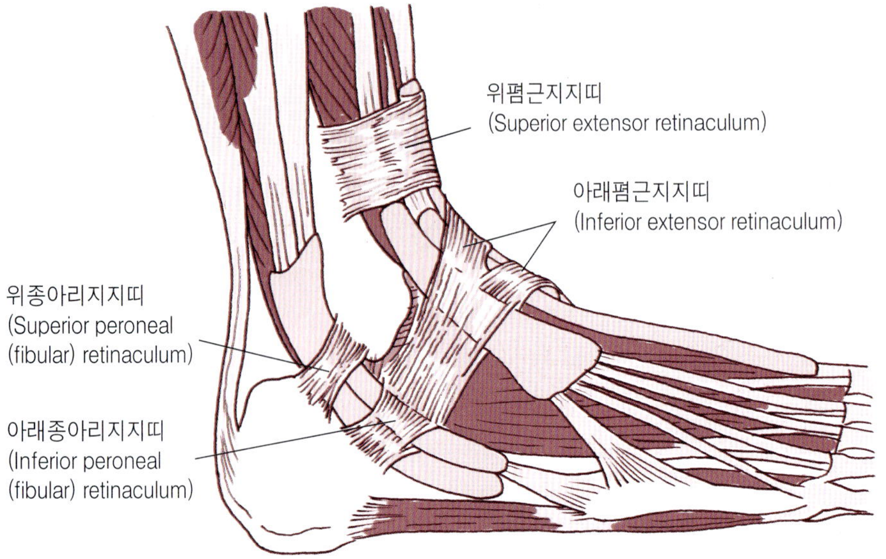

◀ **그림 12-9** ■ 위와 아래 폄근지지띠(extensor retinacula); 위와 아래 종아리뼈지지띠(peroneal retinacula).

강뼈와 바로 아래를 통과한다.[26] 목말뼈 위의 바깥쪽 복사(fibular malleolus)와 종아리뼈오목(fibular facet)는 안쪽 복사와 정강뼈오목보다 더 먼쪽이고(그림 12-10A) 뒤쪽에(그림 12-10B) 놓이게 된다. 바깥쪽 복사가 더 뒤쪽에 놓이는 것은 몸쪽 고평부(proximal plateus) 자체가 먼쪽 정강뼈보다 비틀어져 있거나, 정상적인 비틀림(torsion)이 있기 때문이다. 이 비틀림은 **정강뼈 비틀림**[27](**tibial torsion** 또는 정강뼈와 종아리뼈가 가로면에서 돌림이 있기 때문에 **정강종아리 비틀림(tibiofibular torsion)**)[28]으로 불리며 정상적으로 선 자세에서 발가락이 바깥쪽으로 돌아가는 형태(toe-out position)가 된다. 정강뼈에서 비틀림은 비록 반대방향으로 비틀어져 있으나 넙다리뼈몸통(femur shaft)에서 비틀어져 있는 것과 비슷하다. 관상면(비틀림)과 관련된 발목관절축의 자세에 대한 연구결과는 매우 다양하며 적게는 6° ±7°[29] 에서 많게는 32° ±7°[30]까지 나타난다. 몇 개의 연구결과를 토대로 축각(axis angle)의 평균값은 23° ±9°[29,31,32]이다.

바깥쪽 복사(종아리뼈 복사)가 더 낮은 위치에 있기 때문에 발목 축은 바깥쪽으로 10° ±4°[29]와 18° ±4° 정도로 기울어져 있는데, 평균값은 14° ±4°[5,33]이다. 그러나 개개인의 차이가 크고 평균값에서 30° 정도의 변화 폭을 나타낸다.[34] Stiehl은 경첩(hinge) 모델을 사용해서 하나의 고정된 축 주위에서 어떻게 옆으로 축이 더 먼쪽 그리고 뒤쪽으로 경사진 것이 세 가지 면에서 일어나는 운동(triplanar motion)을 만드는지 보여 주었다.[34] 그는 보편화된 경사진 발목관절에서 발등쪽 굽힘(dorsiflexion)은 발을 위로 올릴 뿐 아니라, 동시에 약간 바깥쪽으로도 움직이고 중앙선으로부터 바깥으로 발의 세로축 돌림이 있다고 하였다. 반대로 똑같은 기울어진 축에서 발바닥쪽 굽힘(plantar flexion)은 발을 안으로 모으고 또 중앙선으로부터 안쪽으로 발의 세로축 돌림이 있다고 하였다. 발이 체중부하 할 경우, 발 위의 정강뼈와 종아리뼈가 움직일 때 똑 같은 형태의 운동이 일어난다. 체중부하되는 발목의 발등쪽 굽힘(dorsiflexion)의 경우 다리(정강뼈와 종아리뼈)는 가로면에서 안쪽으로 돌림할 뿐만 아니라, 발에서 안쪽으로 향해 움직일 것이다. 체중부하되는 발목의 발바닥쪽 굽힘(plantar flexion)의 경우 반대로 움직인다.

지속적 연구: 정강뼈[정강종아리뼈] 비틀림[Tibial [Tibiofibular] Torsion]

정강뼈의 비틀림은 정강종아리뼈 단위(tibialfibular unit)의 위와 아래의 끝단 사이에서의 비틀림(torsion) 또는 비틀림(twisting)으로 정의된다. 바깥쪽 정강뼈의 비틀림은 생후 1년 6개월~8세 사이에 증가한다. Valmassy와 Stanton[27]은 바깥쪽 정강뼈의 비틀림은 생후 18개월 때 5.5°(±1.2°)에서 6세에는 11.2°(±2.7°)까지 증가했다고 보고하였다. 성인의 경우 측정법과 정강뼈 비틀림의 평균값이 훨씬 다양하다.[35] Seber 등은 손상없는 남자들을 대상으로 정강뼈 비틀림을 측정하기 위해 컴퓨터 단층촬영(computed tomography)을 이용하였고, 약 30°(range, 16°~50°)의 정강종아리 비틀림 평균값을 얻었다.[28] 정강뼈 비틀림이 증가함으로써 발목관절의 축 또한 가로면에서 좀 더 바깥쪽으로 옮겨진다. 발목관절 축이 바깥쪽으로 이동된 것은 발과 다리의 정렬에도 큰 변화를 가져온다.

발목관절의 기능(Ankle Joint Function)

발목관절에서의 기본적인 운동은 발등쪽 굽힘과 발바닥쪽 굽힘이다. 정상적인 발목관절 운동범위는 10°~20° 발등쪽 굽힘, 20°~50° 발바닥쪽 굽힘이다.[6,17,24,36,37] 발목 운동의 크기(magnitude)에서 가장 큰 변화를 가져오는 이유는 측정기술의 차이, 대상자 특성, 발등쪽 굽힘 또는 발바닥쪽 굽힘 측정에 관여하는 관절 때문이다. 운동 측정 시 발목관절의 범위가 발의 다른 관절(목말뼈밑관절 또는 가로목말발배관절)을 포함하면, 관절가동범위가 더 클 것이다. 정강뼈와 목말뼈에 한정된 운동은 관절가동범위를 더 낮출 것이다(10° 발등쪽 굽힘과 20° 발바닥쪽 굽힘[37]). 종종 발등쪽 굽힘의 10°는 편위나 손상없이 이동하기 위해 필요한 최소의 값으로 여겨진다.[38]

발목관절의 발등쪽 굽힘/발바닥쪽 굽힘 동안 목말뼈몸통의 모양은 관절의 안정성을 촉진한다. 목말뼈의 도르래면(위쪽)은 뒤쪽보다 앞쪽으로 좀 더 넓게 되어 있다(그림 12-10B). 발이 체중부하할 때 발등쪽 굽힘은 목말뼈 위의 정강뼈 돌림에 의해 일어난다. 정강뼈는 목말뼈 위에서 돌림으로써 오목한 정강종아리 분절은 목말뼈의 도르래면을 향해 미끄러진다. 그러므로 격자(mortise) 안으로 목말뼈의 넓은 앞쪽 부분인 "쐐기(wedge)"는 정강뼈와 종아리뼈가 뻗어나감으로써 형성되고, 발목관절의 안정성을 강화한다. 걸을 때 체중의 450% 압축력을 받지만 발등쪽 굽힘 시 발목관절에서 강화된 안정성으로 인해 외상성 퇴행성 관절염을 발생시키지 않고 견뎌낸다.[39,40] 발목 운동 시 목말뼈 위의 종아리뼈의 미끄러짐은 돌릴 때 순간적인 중심 이동을 가능하게 하고, 관절면과 교차하여 접촉하는 부분을 바꾸어 준다. 발목관절에서 약간의 부조화를 가진 격자(mortise)와 목말뼈 사이의 운동은 정상체중분포와 연골 영양 그리고 발목관절의 윤활에 필수적이다.[41] 발목관절의 풀림 위치(loosepacked position)는 상대적으로 목말뼈의 좁은 전면체가 격자와 접촉할 때 발바닥쪽 굽힘에서 나타난다. 발목은 발바닥쪽 굽힘 시 덜 안정적이다: 발등쪽 굽힘보다 발바닥쪽 굽힘 시 발목의 염좌 발생률이 훨씬 높다. 발목관절의 바깥쪽/안쪽 관절면의 크기와 방향(orientation)의 불균형으로 발등쪽 굽힘

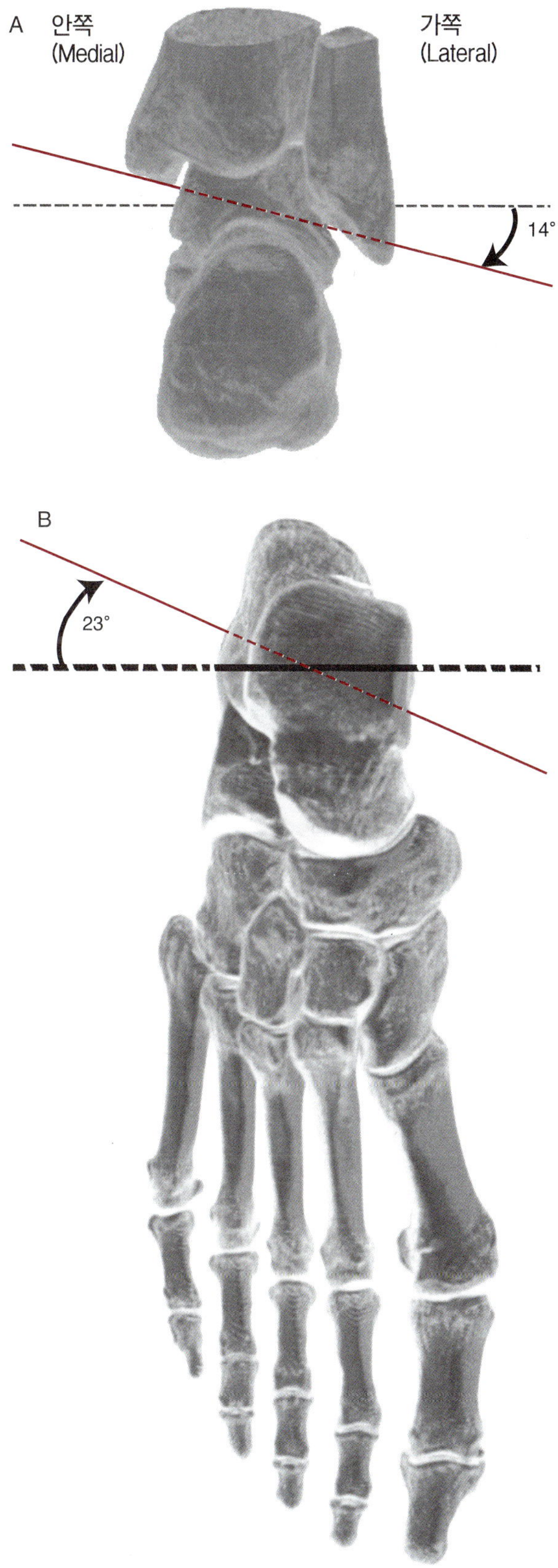

▲ **그림 12-10** ■ 발목관절 축. A. 목말뼈몸통 주위의 격자(mortise)와 가로면으로부터 발목 축의 평균 14° 경사를 뒤에서 본 사진. B. 관상면으로부터 평균 23° 돌림된 발목 축을 위에서 본 사진.

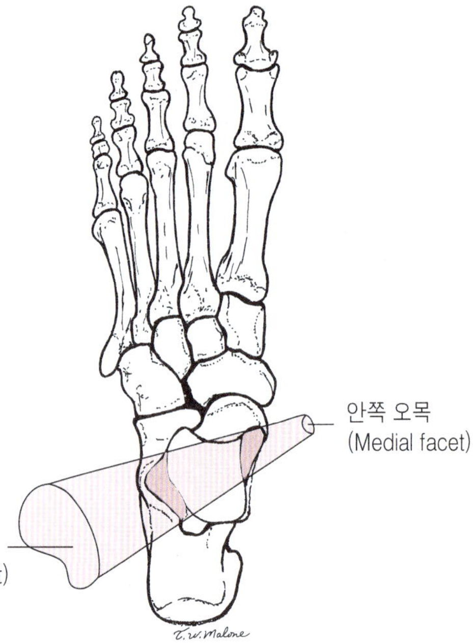

▲ **그림 12-11** ■ 목말뼈의 3가지 관절면들(도르래, 작은 안쪽 오목, 큰 가쪽 오목)은 양쪽 끝을 자른 원뿔꼴 모양의 면(원뿔꼴의 바깥쪽면이 큼)으로 묘사할 수 있다.

시 발목의 격자가 나타나는 변화를 가져온다.

발목관절의 바깥오목의 안쪽오목의 크기와 방향의 비대칭은 발등쪽 굽힘 동안 발목 격자를 변화시킨다. 바깥쪽(종아리뼈) 작은 관절면은 안쪽(정강뼈) 작은 관절면보다 크고 바깥쪽면은 약간 안쪽 작은 관절면쪽으로 기울어져 있다(그림 12-10). Inman과 Mann[32]은 목말뼈의 몸통은 원뿔꼴이 옆쪽으로 그리고 그 아래 부분이 바깥쪽으로 놓여있다고 하였다. 이 원뿔꼴의 모양은 양쪽이 각기 다른 각도로 잘려나간 것 같이 예측할 수 있다[28](그림 12-11). 오목(facet)의 크기와 방향의 불균형은 목말뼈의 더 큰 바깥쪽면에서 움직이는 먼쪽 종아리뼈가 발등쪽 굽힘 동안 종아리뼈와 정강뼈가 함께 움직일 때 안쪽 복사보다 더 큰 이동(약간 다른 면에서)이 나타나게 한다. 안쪽 복사보다 종아리뼈와에 대한 움직임이 더 크기 때문에 종아리뼈의 위/아래 움직임과 안쪽/바깥쪽 돌림이 커지고, 몸쪽/먼쪽 정강종아리관절 모두에서 종아리뼈의 가동성을 요구하는 결과를 가져온다. Johnson이 연구 논문들을 재검토한 결과 이와 같은 움직임은 작지만, 개개인 그리고 어떻게 몸의 무게가 실리느냐에 따라 차이가 있다고 하였다.[42] 이 개인적인 차이는 몸쪽 정강종아리관절면의 위치에 관련이 있을 수 있는데 더 수직으로 놓인 관절면의 운동이 더 많을 경우 또는 정강종아리관절 인대의 탄력성 같은 것이다. 이런 개인적인 차이는 정강종아리관절 고정 수술 시 발등쪽 굽힘과 발바닥쪽 굽힘의 차이에 영향을 미친다.[42] 그러나 효과적인 정강종아리관절에서의 종아리뼈 가동성은 정상적인 발목관절 움직임의 일부분이다. 또한 알아야하는 것은 몸쪽 정강종아리관절 움직임이 먼쪽 정강종아리관절에서의 종아리뼈 움직임보다 더 많은 이동을 가지고 온다. 이와 같은 현상은 몸쪽 관절은 활액이 들어 있고 먼쪽 관절은 이동성이 부족한 인대결합 관절이기 때문이다.

지속적 연구: **정강종아리관절과 발목관절의 연결(Tibiofibular and Ankle Joint Linkage)**

종아리뼈의 가동성은 발등쪽 굽힘 동안 발목 격자 안으로 완전하게 뒤쪽으로 돌림되기 위해 몸쪽/먼쪽 정강종아리관절에서 요구된다. 발목 손상과 지속적인 고정 후 정강종아리관절에서의 움직임 회복은 완전한 발등쪽 굽힘 회복을 돕는다. 종아리뼈(또는 격자)의 기능 제한은 불분명한데 이것은 몇몇 연구에서 보고한 바에 따르면 격자의 고정은 발등쪽 굽힘 범위에 영향을 미치지 않기 때문이라고 하였다.[43]

발등쪽 굽힘과 발바닥쪽 굽힘의 움직임은 연부조직의 제한에 의해 근본적으로 제한된다. **종아리세갈래근(gastrocnemius**와 **soleus muscles)**에서 능동적 또는 수동적 장력은 발등쪽 굽힘 시 일차적인 제한을 일으킨다. 무릎을 굽힘시켰을 때보다 폄시킨 상태에서 발등쪽 굽힘하였을 경우 전형적인 제한이 나타나는데(환자를 진단해 본 결과), 그 이유는 무릎을 펼 때 종아리근(gastrocnemius muscle)이 두 관절을 지나 펴지기 때문이다.[44] **앞정강근(tibialis anterior)**, **긴엄지폄근(extensor hallucis longus)**, **긴발가락폄근(extensor digitorum longus)**의 장력은 일차적으로 발바닥쪽 굽힘을 점검한다. 발등쪽 굽힘과 발바닥쪽 굽힘을 점검할 때 발목관절에 있는 인대들이 보조를 하지만 더 중요한 인대의 기능은 안쪽/바깥쪽으로 움직임, 혹은 목말뼈 위에서 격자(mortise)의 돌림을 최소화하는 것이다.[44] 인대들은 발목관절의 양쪽을 지나는 근에 의해 기능적 보조를 받는다. **뒤정강근(tibialis posterior)**, **긴엄지굽힘근(flexor hallucis longus)**, **긴발가락굽힘근(flexor digitorum longus)**은 발목관절의 안쪽 관절면을 보호하고, 반면에

긴종아리근(peroneus longus), **짧은 종아리근(peroneus brevis)**은 바깥쪽면을 보호한다. 잠재적인 발목관절 운동의 뼈 검사에서는 과운동성(체조선수나 무용선수 가운데 보여짐)이나 다른 제한 시스템의 하나 또는 그 이상의 문제 발견할 수 없었다. 발목관절을 지나는 근육들의 더 완전한 기능분석은 이후에 다루게 될 것이며 발목관절을 지나는 모든 근육들은 적어도 2개, 일반적으로 3개 혹은 그 이상이 발목관절과 발을 통과한다.

목말뼈밑관절(The Subtalar Joint)

목말뼈밑관절(talocalcaneal 또는 subtalar joint)은 목말뼈 위쪽과 발꿈치뼈 아래쪽에 놓여서 그 사이에 세 가지의 분리된 관절면으로 형성되어 있다. 이것들이 단일 축 주위로 함께 3면을 제공하는 세 가지 면에서 운동(triplanar movement)이 일어난다. 체중이 부하된 목말뼈밑관절의 기능은 체중이 부하되었을 때, 지지면에 발이 접촉을 유지하는 동안 체중에 의해서 발생되어지는 돌림힘을 약화하는데 중요한 역할을 한다.

목말뼈밑관절의 구조(Subtalar Joint Structure)

목말뼈밑관절에서 관절면(surfaces)들은 매우 다양하지만 목말뼈와 발꿈치뼈 사이에 있는 세 개의 관절 중 뒤쪽관절(posterior articulation)이 가장 크다. 뒤쪽관절(posterior articulation)은 목말뼈체의 아래면에 있는 오목 관절면과 발꿈치뼈 몸통의 윗면에 있는 볼록면에 대해 형성된다. 작은 앞 · 중간 목말발꿈치관절(anterior and middle talocalcaneous articulation)들은 목말뼈목(talus neck)과 아래쪽 몸통(inferior body)에 있는 두 개의 볼록 관절면과 발꿈치뼈 위에 있는 두 개의 오목면에 의해 형성된다(그림 12-12). 앞 · 가운데 관절들은 뒤쪽오목(posterior facet)을 형성하는 것과 반대로 관절내 접촉면(intra-articular configuration)을 갖게 된다. 뒷관절과 앞 · 가운데 관절 사이에 즉, 목말뼈(talus)의 아래쪽(inferior)와 발꿈치뼈(calcaneous)의 위쪽(superior)에 이랑(sulcus) 또는 오목한 고랑들(concave grooves)이 있어서 터널(tunnel)이 형성된다. 이 깔대기꼴 터널(funnel-shaped tunnel)은 일명 **발목뼈공동(tarsal canal)**이라고 부르는 이 터널은 발을 가로질러 경사지게 형성되어 있다. 이 터널의 **커다란 끝(sinus tarsi)**이 종아리뼈와 아래 뒤쪽에 놓여있고(그림 12-13), 작은 끝이 안쪽 복사(tibial malleolus) 아래 뒤쪽과 발꿈치뼈에서 뼈가 튀어나온, 즉 **목말받침돌기(sustentaculum tali)**(그림 12-12)라고 불리는 것의 위쪽에 놓인다. 발목뼈공동(tarsal canal)과 인대는 뒤쪽관절(posterior articulation)과 앞 · 가운데 관절 사이를 두 개로 완전히 구분되게 지나간다.[45] 뒤쪽 관절(posterior articulation)은 관절주머니를 갖고 있고 앞 · 가운데 관절은 **목말발배관절(talonavicular joint)**과 함께 관절주머니를 공유하고 있다.

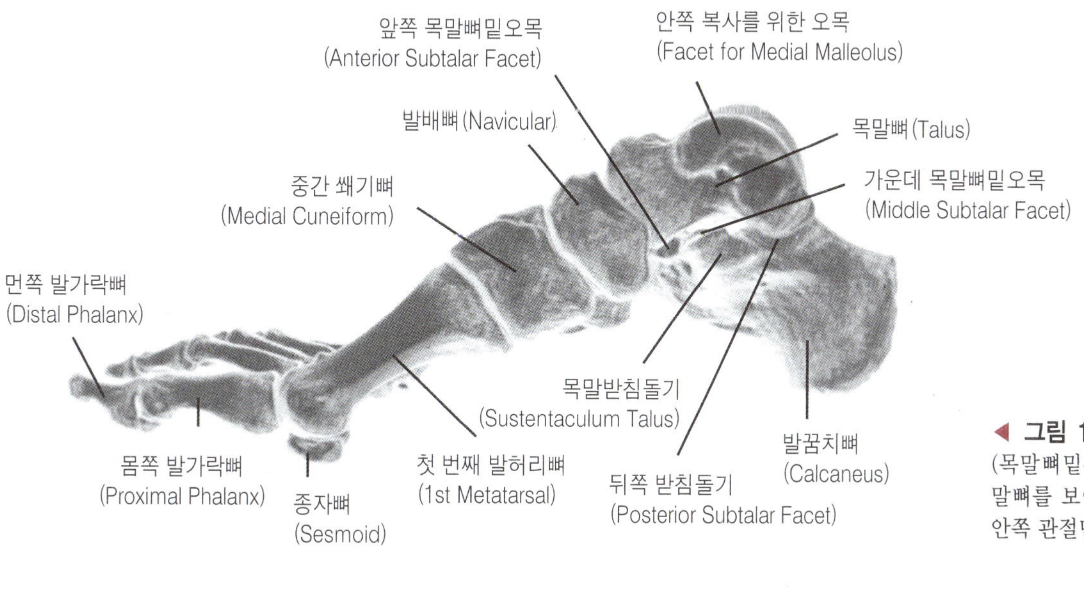

◀ **그림 12-12** ■ 발꿈치뼈(목말뼈밑관절) 위에 놓인 목말뼈를 보여주는 것으로 발의 안쪽 관절면 사진.

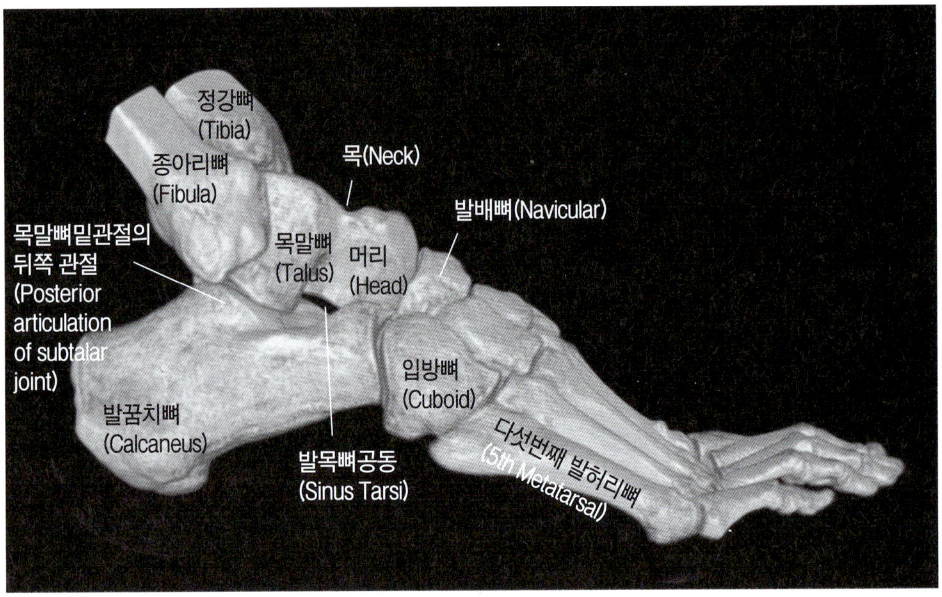

◀ **그림 12-13** ■ 발꿈치뼈(목말뼈밑관절) 위에 놓인 목말뼈를 보여주는 것으로 발의 바깥쪽면 사진. 발목뼈공동(sinus tarsi)은 족근관(tarsal canal)의 가쪽 개구부(opening)이다.

Wang과 동료 연구자들[40]은 목말뼈밑관절면이 다른 발목관절면 보다는 작을지라도, 유사한 상황에서는 비슷한 비율의 접촉이 있다고 하였다. 그들은 뒤쪽 오목(posterior facet)에 75%의 힘이 목말뼈밑관절로부터 부하를 받는다고 하였다. 또한 접촉면이 큰 뒤쪽 오목(posterior facet)에 가해지는 압력은 앞 · 가운데 관절과 유사하다고 하였다. 골절과 같은 과도한 스트레스에 의한 손상이 일어나지 않는 한 목말뼈밑관절은 발목관절과 같이 퇴행성 변화가 잘 일어나지 않는다.

■ 인대들(Ligaments)

목말뼈밑관절(subtalar joint)은 탈구가 잘 일어나지 않는 안정된 관절이다. 이 관절은 발목관절을 지지하는 인대로부터 지지를 받을 뿐 아니라,[13] 목말뼈밑관절(subtalar joint) 만을 지나는 인대로부터도 지지를 받고 있다. Harper[46]는 목말뼈밑관절(subtalar joint)의 바깥쪽을 지지하는 많은 구조들을 기술하였다. 이러한 구조들로는 표면에서 심부까지, **발꿈치종아리뼈 인대(calcaneofibular ligament)**, 바깥쪽 목말발꿈치인대(lateral talocalcaneal ligament, 다양하게 존재한다[21]), 목인대(cervical ligament), **뼈사이말목뼈세로인대(intersseous talocalcaneal ligament)**이다. 목인대(cervical ligament)(그림 12-14)는 가장 강한 목말발꿈치 구조(talocalcaneal structure)이다.[20,46] 이 인대는 발목뼈공동(sinus tarsi) 앞쪽으로 지나가서 목말뼈목(talus neck)으로 이어지고 다시 발꿈치뼈목(calcaneous neck)으로 이어진다. 뼈사이말목뼈세로인대(intersseous talocalcaneal ligament)는 조금 더 발목뼈공동(tarsal canal) 안쪽으로 기울어져 있고(그림 12-14), 이것을 앞 · 뒤쪽 밴드(anterior and posterior band)를 가지고 있다고 앞에서 설명하였다.[6] Harper[46]는 또 발목뼈공동(tarsal canal) 표면과 안에서 목말뼈밑관절(subtalar joint)을 지지하는 아래 폄근지지

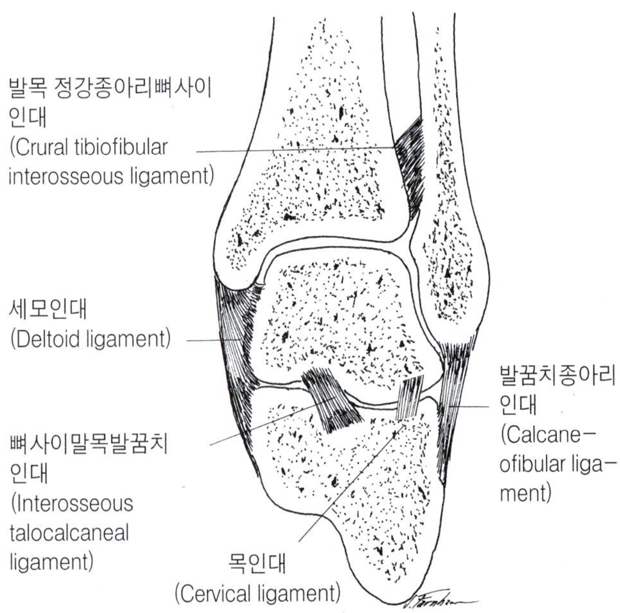

▲ **그림 12-14** ■ 목말뼈밑관절의 인대들(뒤쪽 단면 그림).

띠(extensor retinaculum)의 복잡한 연결을 설명하였다. 목인대와 뼈사이인대들(cervical and interosseous ligaments)이 목말발꿈치 안전성(talocalcaneal stability)을 유지하는 것은 확실하지만, 곁인대들(collateral ligaments)의 도움 또한 과소평가하면 안 될 것이다.[12,21,47]

목말뼈밑관절의 기능 (Subtalar Joint Function)

목말뼈밑관절은 세개의 관절로 구성되었지만, 볼록-오목(convex-concave)이 서로 교차되어 있어서 관절의 잠재적인 운동성은 제한된다. 목말뼈가 뒤쪽 오목(posterior facet) 위에서 움직이면 목말뼈의 관절면은 뼈가 움직이는 방향과 같은 방향으로 미끄러진다—오목면이 안정한 볼록면 위에서 움직임. 그러나 중간관절과 앞쪽관절에서 목말뼈의 관절면은 뼈의 움직임 방향과 반대 방향으로 미끄러진다—볼록면이 안정한 오목면 위에서 움직임. 발꿈치뼈 위에서 목말뼈의 움직임은 복합적인 비틀림 또는 나사같은 움직임(screwlike motion)이 되는 운동으로 관절면이 동시에 적응하고(accomodate) 관절면들을 지나는 반대되는 움직임이 있는 한 계속되어진다. 그 결과로 목말뼈의 세 가지면에서 운동(triplanar motion)은 하나의 기울어진 축(oblique axis)에서 일어나며 이 축에서 일어나는 운동은 뒤침/엎침(supination/pronation)이다.

■ 목말뼈밑 축(The Subtalar Axis)

목말뼈밑관절의 뒤침/엎침(supination/pronation) 축을 연구한 보고서는 많으며 다양하다고 하였고, 심지어 손상이 없는 건강인에게서도 그렇다고 하였다. Manter[48]는 (1) 축이 가로면(transverse plane)으로부터 42°가 위쪽과 앞쪽(upward and anterior, 개인차 범위 29° ~47°) (그림 12-15A)으로 경사졌고, (2) 시상면(sagittal plane)에서 16°가 안쪽(medially)으로 경사졌음을 보고하였다(개인차 범위 8° ~24°)(그림 12-15B). 분명하게 이 기울어진 축에서 일어나는 운동은 세 가지 면을 지난다. 뒤침/엎침(supination/pronation)는, 발목관절의 세 가지 면에서 운동(triplaner motion)과 같이, 하나의 기울어진 경첩관절(hinge joint)에서 나타난다.[49,50] 엎침/뒤침의 세 가지 면에서 운동(triplanar motions)이 세 가지(기본적인, cardinal) 구성 동작에 의해 나타나지만, 목말뼈밑의 구성동작은 독립적으로 일어날 수 없다. 항상 같이 일어나는 이 결합동작(coupled motions)은 발꿈치뼈(calcaneous)(또는 목말뼈)가 목말뼈밑관절의 세 관절면을 가로질러 비틀리는 것이다.

목말뼈밑관절의 뒤침/엎침을 이해하기 위해서는 목말뼈밑 축이 그림 12-2에서 보여주는 기본적인 축과 어떻게 다른 지를 고려해야 한다. 목말뼈밑 축이 수직(vertical)이면, 운동은 모음/벌림이고; 세로축(longitudinal axis)에서 일어나는 움직임은 안쪽번짐/가쪽번짐(inversion/eversion)이고; 목말뼈밑 축이 관상축(coronal)이라면, 일어나는 운동은 발바닥쪽 굽힘/발등쪽 굽힘(plantar flexion/dorsiflexion)이다. 현실적으로는 목말뼈밑 축이 세로축(longitudinal)과 수직축(vertical)의 중간 지점에 놓여져 있다. 그러므로 세로축(longitudinal axis)에서 일어나는 엎침/뒤침(pronation/supination)는 안쪽번짐/가쪽 번짐(inversion/eversion)과 모음/벌림(abduction/adduction) 구성동작의 크기와 서로 같다. 목말뼈밑 축은 약간 관상축(coronal)으로 기울어져 있기 때문에(16° 이하), 발등쪽 굽힘/발바닥쪽 굽힘(dorsiflexion/plantar flexion)의 구성동작이 적게 일어난다. 목말뼈밑관절에서 뒤침 혹은 엎침 구성동작이 개인차의 다양한 목말뼈밑 축에 크게 의존할 것이다. 예로, 목말뼈밑관절이 30°(평균 42° 보다 낮음)가 위방향(upwardly)으로 경사져 있다면, 그 축이 세로축에 더 가까워지므로 안쪽 번짐/가쪽 번짐이 모음/벌림보다 훨씬 크게 일어날 것이다. 다음은 어떻게 목말뼈밑관절의 구성동작(component motion)이 비체중부하와 체중부하자세에서 엎침/뒤침의 복합동작을 성립하기 위해 항상 같이 일어나는지 검사에 대한 내용을 설명할 것이다.

■ 비체중부하 시 목말뼈밑관절 운동 (Non-Weight-Bearing Subtalar Joint Motion)

비체중부하 뒤침과 엎침에서 목말뼈밑 운동은 부동 목말뼈와 종아리 위의 먼쪽분절(발꿈치뼈)의 움직임으로 설명되는데, 발꿈치뼈 위의 기준점은 앞쪽으로 위치한 골두이다(그림 12-6). 비체중하 뒤침(supination)은 벌림(adduction), 안쪽 번짐(inversion), 발바닥쪽 굽힘(plantar flexion)이 결합된 발꿈치뼈의 움직임으로 구성

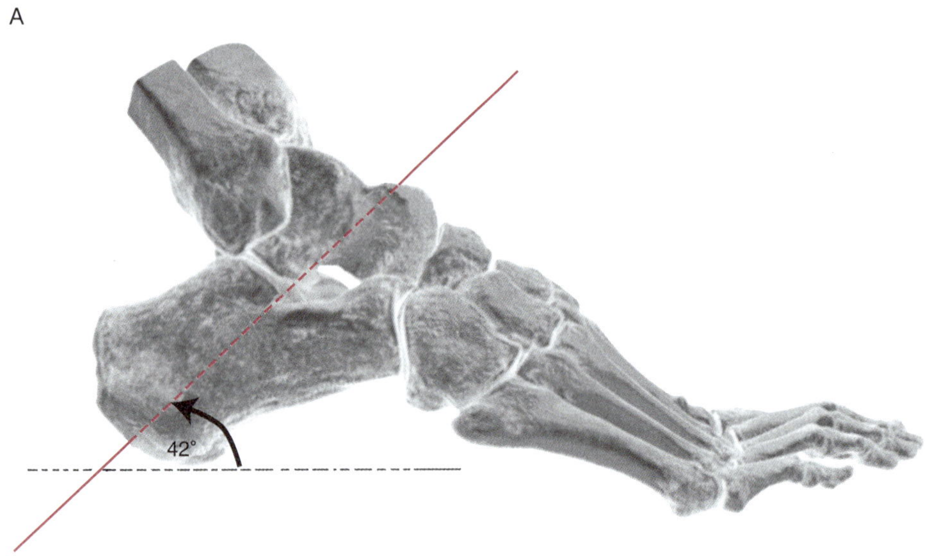

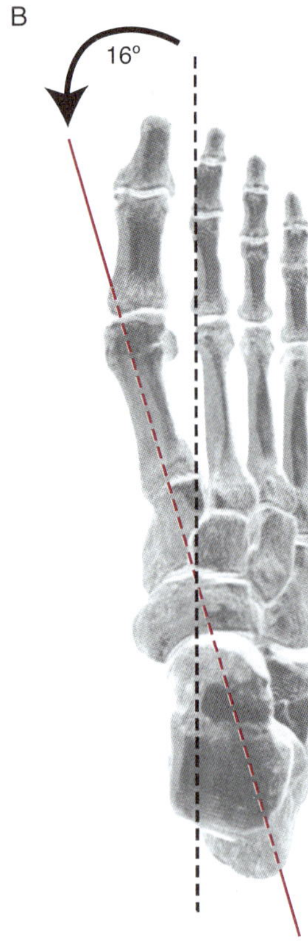

▲ **그림 12-15** ■ 목말뼈밑관절의 축은 가로면으로부터 약 42°가 기울어져 있고(A), 앞 · 뒤축으로부터 안쪽으로 약 16°가 기울어져 있다(B).

된다; 비체중부하 발꿈치뼈의 엎침(pronation)은 모음(abduction), 가쪽 번짐(eversion), 발등쪽 굽힘(dorsiflexion)이 결합된 움직임으로 구성된다(표 12-1). 엎침/뒤침 시 발꿈치뼈의 움직임에서 가장 쉽게 관찰되는 것은 바깥굽이과 안굽이이다. 발꿈치뼈의 이러한 동작은 대상자를 엎드린 자세에서 다리를 구부리는 움직임 시에 뒤쪽 발꿈치뼈에서 종종 관찰된다. 바깥굽이(그림 12-16A)는 발꿈치뼈가 바깥으로 굽은(valgus) 것이다. 안굽이(그림 12-16B)는 발꿈치뼈가 안쪽으로 굽은(varus) 것이다. 엎침/뒤침의 가쪽 번짐과 안쪽 번짐 구성요소는 마치 독

표 12-1 짝 목말뼈밑 운동의 요약: 목말뼈밑 엎침/뒤침의 짝 움직임

	비체중부하	체중부하
뒤침	발꿈치뼈 안쪽 번짐 (또는 안굽이) 발꿈치뼈 모음 발꿈치뼈 발바닥쪽 굽힘	발꿈치뼈 안쪽 번짐 (또는 안굽이) 목말뼈 벌림 (바깥쪽 돌림) 목말뼈 발등쪽 굽힘 정강종아리 바깥쪽 돌림
엎침	발꿈치뼈 가쪽 번짐 (또는 바깥굽이) 발꿈치뼈 벌림 발꿈치뼈 발등쪽 굽힘	발꿈치뼈 가쪽 번짐 (또는 바깥굽이) 목말뼈 모음(안쪽돌림) 목말뼈 발바닥쪽 굽힘 정강종아리 안쪽돌림

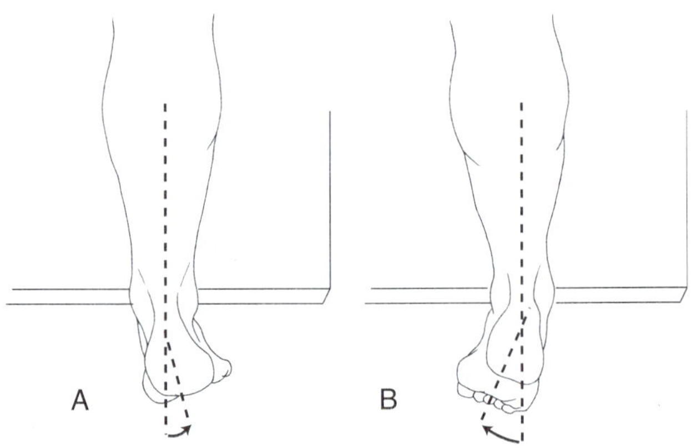

▲ **그림 12-16** ■ 오른쪽 목말뼈밑관절에서 비체중부하 시 운동. A. 목말뼈밑관절의 엎침은 발꿈치뼈를 가쪽 번짐(바깥굽이 움직임)시켰을 때 관찰되고, 이때 발꿈치뼈의 발등쪽 굽힘과 벌림이 짝 움직임이 동시에 발생해야 한다. B. 목말뼈밑관절의 뒤침은 발꿈치뼈를 안쪽 번짐(안굽이 움직임)시켰을 때 관찰되고, 이때 발꿈치뼈의 발바닥쪽 굽힘과 모음이 짝 움직임이 동시에 발생해야 한다.

립적으로 일어나는 것처럼 나타난다. 그러나 발꿈치뼈의 모음과 발등쪽 굽힘이 결합된 움직임 요소는 외번이 동시에 동반되고, 발꿈치뼈의 벌림과 발바닥쪽 굽힘의 움직임 요소는 안쪽 번짐이 일제히 동반되어 나타난다.

기본 개념 12-3: *용어 재고찰*

목말뼈밑관절의 복합된 일축성 운동을 설명하기 위해서 엎침/뒤침와 가쪽 번짐/안쪽 번짐 용어의 상호적 사용은 역설적이지만, (contradictory) 용어상 "불일치(disagreement)"는 처음 나타낸 것인 만큼 모순적(discrepant)이지는 않다. 합성용어인 "엎침(pronation)"이 목말뼈밑 운동을 설명하는데 사용될 때 "가쪽 번짐(eversion)"의 결합된 발꿈치뼈의 구성(the coupled calcaneal component to eversion)은 항상 운동의 한 부분이다. 결론적으로 그 용어의 근거의 틀(frame of reference)에 관계없이 "엎침"과 "가쪽 번짐"은 변함없이 연결되어져 있다. 뒤침과 안쪽 번짐도 동일하다. 보편적인 정의로 받아들여진다면, 다루기 수월할 것이다. 그러나 뒤침/엎침과 안쪽 번짐/가쪽 번짐 사이의 관계를 이해하는 독자는 저자에 의해 명백하게 제공되지 않는 정의를 추론하게 될 것이다.

■ 체중부하 시 목말뼈밑관절 운동 (Weight-Bearing Subtalar Joint Motion)

체중부하 시 발꿈치뼈는 땅에 닿고 일반적으로 세로축(안쪽 번짐/가쪽 번짐) 주위에서 움직임이 자유롭지만, 위에서 부과된 체중(superimposed body weight) 때문에 관상축(발바닥쪽 굽힘/발등쪽 굽힘)과 수직축(벌림/모음) 주위에서의 움직임에는 제한이 있다. 결과적으로 안쪽 번짐/가쪽 번짐(inversion/eversion)에 관여하는 결합동작(coupled motion)은 발꿈치뼈를 배제하고 이루어질 수 없다. 체중부하 시 발꿈치뼈는 목말뼈밑관절의 안쪽 번짐/가쪽 번짐에 계속 기여하고, 목말뼈밑관절의 다른 두 개의 결합동작(벌림/모음, 발등쪽 굽힘/발바닥쪽 굽힘)은 상대적으로 고정된 목말뼈 위에서 발꿈치뼈의 움직임에 의한 것(목말뼈머리는 기준으로서 사용되어진다) 보다 고정된 발꿈치뼈 위에서 목말뼈의 움직임에 의해 더 많이 만들어진다. 주어진 축 주위 관절에서 운동은 그 관절의 몸쪽 분절이 움직였거나, 먼쪽 분절이 움직였든 관계없이 변화가 없다. 그러나 몸쪽 분절이 먼쪽 분절로 이동할 때 몸쪽 분절의 운동은 먼쪽 분절에서 일어나는 운동과는 반대이다. 체중부하 시 목말뼈밑관절 운동은 분절 사이에서 일어나는 같은 운동일지라도, 목말뼈에 의한 짝움직임(coupled motion)의 방향은 발꿈치뼈와 반대이다.

체중부하 시 뒤침에서 발꿈치뼈는 안쪽 번짐의 구성동작(component motion)에 관여한다. 그러나 발꿈치뼈는 체중부하 시 벌림과 발바닥쪽 굽힘을 할 수 없어서 목말뼈밑 엎침의 짝동작은 목말뼈머리의 모음과 발등쪽 굽힘에 의해 유지한다. 그러므로 체중부하 시 목말뼈의 엎침은 발꿈치뼈의 안쪽 번짐(또는 안굽이 움직임)으로 관찰이 가능하고(표 12-1), 반면에 목말뼈머리의 발등쪽 굽힘과 내번은 안쪽 세로활의 볼록함(convexity)과 발등쪽의 바깥쪽 발중간부의 거상이 나타낸다. 목말뼈밑관절의 뒤침은 정상적인 발의 운동이지만, 이 자세에서 고정된 발은 종종 "뒤침발" 또는 **휜발(cavus foot)**이 나타난다.

체중부하 시 목말뼈밑관절 엎침(subtalar pronation)은 발꿈치뼈의 가쪽번짐(eversion)과 목말뼈머리의 발바닥쪽 굽힘(plantar flexion)과 모음(adduction)의 결합된 구성동작이다(표 12-1). 선 자세에서 발꿈치뼈는 가쪽 번짐(또는 valgus)이 나타나는 반면, 목말뼈의 벌림과 발바닥쪽 굽힘은 안쪽 세로활이 낮아지고 발바닥(plantar) 안쪽 발중간부에서는 융기 또는 볼록함이 나타난다. 목말뼈밑관절의 엎침은 정상적인 발의 운동이지만 이 자세에서 고정된 반은 종종 "회내족" 또는 **평발(per planus)** 또는 **편평족(flat foot)**이 나타난다.

가장 중요한 발의 기능은 체중부하 시 일어난다. 발이 체중부하 시에 뼈머리가 상대적으로 발의 제자리에 있게 되면, 다리관절에 효과적으로 닫힌 사슬(closed chain)을 형성한다. 결과적으로 목말뼈밑관절의 운동학(kinematics)과 역동학(kinetics)은 몸쪽(proximal)과 먼쪽(distal) 관절에 영향을 주고 받게 된다. 닫힌 사슬(closed chain) 목말뼈밑 기능의 중요성은 다리 또는 종아리 돌림(leg rotation)의 상호 의존성에서 볼 수 있다.

체중부하 시 목말뼈밑관절 운동과 종아리에 미치는 영향 (Weight-Bearing Subtalar Joint Motion and Its Effect on the Leg)

체중부하 시 목말뼈밑관절의 뒤침/엎침(supination/pronation) 동안, 목말뼈머리의 발등쪽 굽힘/발바닥쪽굽힘과 모음/벌림은 목말뼈몸통의 움직임이 요구된다. 물론 목말뼈몸통은 노출된 격자(mortise) 내에 있게 된다. 목말뼈머리이 발등쪽 굽힘은 목말뼈몸통이 격자 내에서 뒤로 미끄러지는 것이 필요한 반면(그림 12-17A), 목말뼈머리의 발바닥쪽 굽힘은 목말뼈몸통이 격자 내에서 앞으로 미끄러지는 것이 필요하다. 정강뼈는 발목관절이 자유롭게 운동할 수 있는 한, 목말뼈의 발등쪽 굽힘/발바닥쪽 굽힘(dorsiflexion/plantar flexion)에 의해 영향을 받지 않는다. 그러나 발목관절은 종아리에 영향을 주지 않고는 목말뼈 벌림/모음의 짝 움직임을 할 수 없다.

체중부하 시, 목말뼈밑관절이 뒤침 상태로 목말뼈머리가 벌림할 때 목말뼈몸통은 가로면에서 바깥쪽 돌림되어야 한다(그림 12-17B). 체중부하 시, 목말뼈밑관절이 엎침상태에서 목말뼈머리가 모음할 때는 목말뼈몸통은 가로면에서 안쪽 돌림되어야 한다. 목말뼈몸통은 격자(mortise) 내에서의 돌림은 몇 도의 운동 밖에는 되지 않기 때문에 목말뼈몸통의 돌림은 목말뼈가 격자와 같이 움직이는 체중부하 상태에서 발생할 수 있다. 체중부하 시 목말뼈밑관절의 뒤침은 짝움직임으로서 목말뼈 벌림으로 격자(종아리뼈와 정강뼈)를 바깥쪽으로 이동시키고, 종아리의 바깥쪽돌림을 유도한다. 이 결과로 격자(mortise)를 만드는 정강뼈와 종아리뼈를 같이 끌어옴으로써 종아리에 바깥쪽 돌림을 가지고 온다. 체중부하 시 목말뼈밑관절의 엎침은 목말뼈의 모음을 일으키고, 목말뼈의 모음은 정강뼈와 종아리뼈에 안쪽 돌림(medial rotation)을 가지고 온다.

목말뼈의 구성동작인 벌림과 모음은 체중부하 시 목말뼈밑관절 운동과 분절들(segment)과 그 위의 관절에 직접적인 영향을 미친다. 체중부하 시 엎침으로 목말뼈밑관절이 유지되는 경우(예. 평발)는 종아리에 안쪽돌림하는 힘이 가해지고 이것이 무릎관절과 엉덩관절에 영향을 미친다. 목말뼈밑 엎침과 뒤침 만으로 체중부하하는 다리에 마치 돌림힘을 부과하여 목말뼈밑관절에서 다리 돌림에 영향을 미치게 된다. 체중부하된 발에 가쪽 돌림힘(lateral rotatory force)이 작용할 때 지지된 오른쪽 발을 오른쪽으로 돌릴 때 종아리의 가쪽 운동(lateral motion)은 격자(mortise)와 목말뼈를 바깥쪽으로 움직이게 한다. 목말뼈몸통의 바깥쪽돌림(목말뼈머리의 모음)은 목말뼈밑관절의 엎침을 만드는 목말뼈의 발등쪽 굽힘과 발꿈치뼈 안쪽 번짐의 짝 움직임 없이는 발생할 수 없다. 체중지지된 종아리에 안쪽 돌림힘(medial rotatory force)이 주어질 때는 격자(mortise)를 돌림으로 목말뼈는 안쪽으로 돌림되고, 목말뼈밑관절에서는 엎침이 일어나고, 목말뼈의 발바닥쪽 굽힘과 발꿈치뼈의 가쪽 번짐이 결합된 구성동

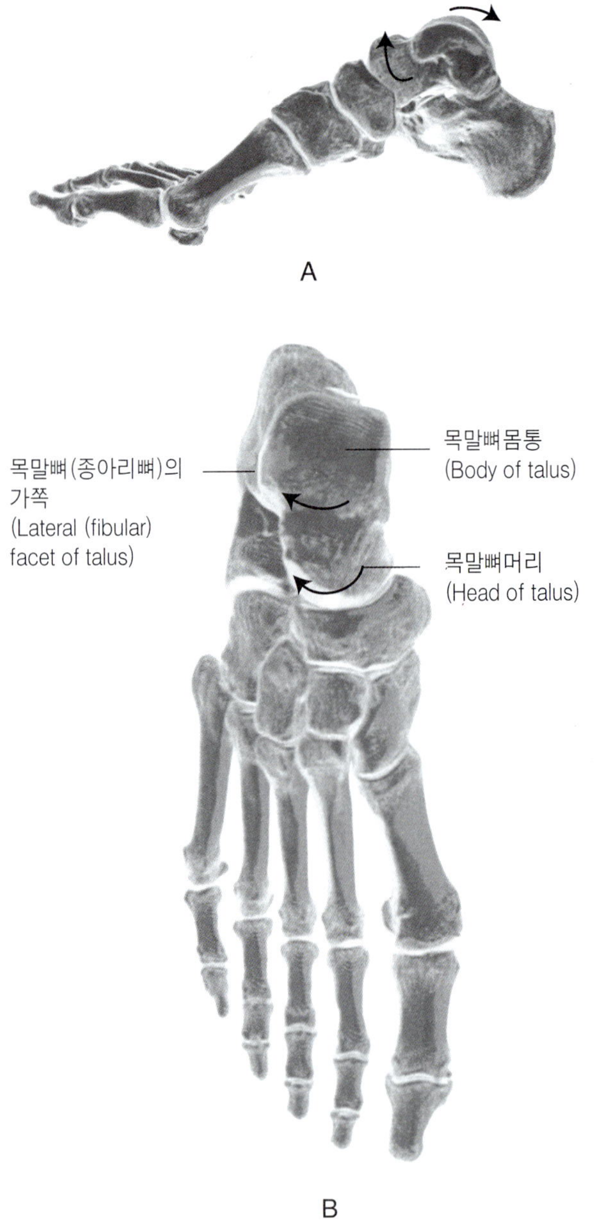

▲ **그림 12-17** ■ A. 체중부하 동안 목말뼈밑 뒤침 시 목말뼈머리의 발바닥쪽 굽힘은 경비 이음내에서 뒤쪽으로 목말뼈몸통을 활주시킨다. B. 체중부하 동안 목말뼈밑 뒤침 시 목말뼈머리의 벌림은 목말뼈몸통을 가쪽으로 돌림시킨다.

작이 일어난다. 종아리와 목말뼈의 상호의존성은 Inman과 Mann[32]에 의해 역학적으로 모서리를 이은 경첩관절(mitered hinge)과 같이 목말뼈밑관절이 적용하는 것으로 설명하였다. 이 모서리를 이은 경첩관절(그림 12-18)의 개념은 경사진 목말뼈밑 축을 통해 종아리와 발의 상호의존성 개념 정리를 시각적으로 잘 나타내고 있다.

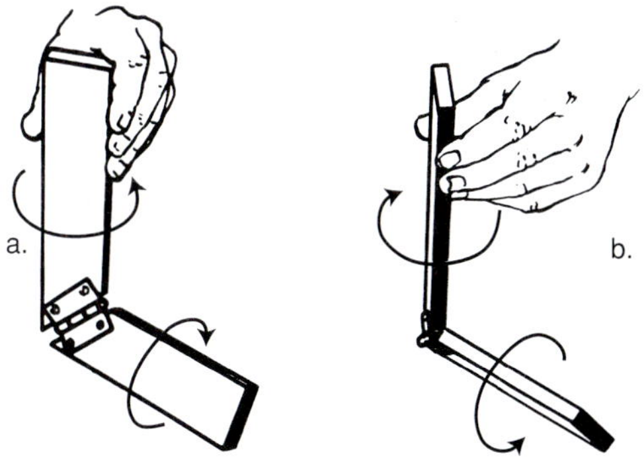

▲ **그림 12-18** ■ 목말뼈밑관절은 종아리와 발 사이에 모서리를 이은 경첩관절(mitered hinge)로서 시각화될 수 있다. A. 체중부하된 종아리의 안쪽돌림은 먼쪽에 위치한 목말뼈밑관절을 뒤침시킨다. B. 체중부하된 종아리의 바깥쪽돌림은 먼쪽에 위치한 목말뼈밑관절을 엎침시킨다.

사례 적용 12-1: **엉덩관절 돌림과 목말뼈밑관절 위치**

Benson씨처럼 체중부하 시 한 발이 엎침으로 고정되어 있다면, 안쪽 돌림의 힘이 다리에 지속적으로 가해질 것이다. 이 힘은 체중부하 시 무릎관절에 돌림 스트레스를 줄 것이며 이것은 엉덩관절에 안쪽 돌림을 가지고 올 것이다. 분명한 목말뼈밑 엎침은 오른쪽 다리가 안쪽 돌림되는 원인인지 안쪽 돌림의 결과인지 결정짓기는 어렵지만, 엉덩관절에서의 안쪽 돌림은 두 무릎이 안쪽을 향하게 할 것이며 이 결과로 Q-각도가 증가하게 된다. 그리고 Benson씨가 보고한 것처럼 무릎넙다리의 통증을 잠재적으로 야기시킨다.[51]

■ 목말뼈밑 운동범위와 목말뼈밑 중립(Range of Subtalar Motion and Subtalar Neutral)

목말뼈밑관절의 뒤침과 엎침의 운동범위는 동작이 삼면형(triplaner nature)이고, 목말뼈밑관절축이 경사져 있어 매우 다양하기 때문에 객관적으로 결정하기가 어렵다. 목말뼈밑관절 움직임의 발꿈치뼈 안쪽 번짐/가쪽 번짐(안굽이/바깥굽이)은 뒤쪽 발꿈치뼈와 종아리 뒤쪽 중앙선을 기준점과 중립위치(0°)로 사용하여 두 뒤쪽선의 일치성(coincide)으로 체중부하 시와 비체중부하 시의 연관성을 쉽게 측정할 수 있다(그림 12-16). 손상이 없는 조건 하에 발꿈치뼈의 가쪽번짐(eversion) 또는 바깥굽이(valgus)는 5°~10°, 안쪽번짐(inversion) 또는 안굽이(varus)는 20°~30°로 합계는 25°~40° 로 보고되고 있다.[21,52,53] 발꿈치뼈의 안쪽 번짐/가쪽 번짐(inversion/eversion) 범위는 목말뼈밑의 뒤침/엎침의 범위(range)와 같지 않으나, 그 범위는 직접적으로 비례적이어야 한다.

Manter[48]에 의해 설명된 목말뼈밑 축 기울기의 다양함은 목말뼈밑 운동의 짝 구성요소(coupled components)의 범위에 직접적으로 영향을 미친다. 축이 42° 보다 적게 기울어져 있다면(그림 12-15A), 목말뼈밑 축은 세로축에 좀 더 근접할 수 있을 것이며, 목말뼈밑 움직임의 한 부분인 발꿈치뼈의 안쪽 번짐/가쪽 번짐의 비율은 증가할 것이고 반면, 발꿈치뼈(또는 목말뼈)의 짝 모음/벌림의 비율은 감소할 것이다. 왜냐하면 목말뼈밑 축의 기울기의 변화는 체중부하에서 발과 종아리의 위치에 영향을 미칠 것이기 때문이다. 따라서 각 개인의 목말뼈밑 축이 어떻게 평균(표준) 축과 다른 지를 결정해 주는 것이 필요하다. 이것은 개인의 **목말뼈밑관절 중립 자세**가 안굽이(varus) 시에는 감소하고(그림 12-3), 바깥굽이(valus)에서는 증가하는 것과 관련된 안쪽 각의 증가를 가지는 뒤쪽 발꿈치뼈와 종아리 일치성의 중간선 지점에서 편향된다는 추정 하에, 목말뼈밑관절의 중립 자세를 정의하기 위한 시도를 하였다.

목말뼈밑 중립자세는 개념의 정확성이나 측정방법에 대해 관심을 보이는 다양한 조사자들에 의해 다르게 정의되어졌다. Root와 동료들[52]은 목말뼈밑 중립자세는 발꿈치뼈가 안굽이를 바깥굽이보다 2배로 더 많은 각도로 움직인다고 하였다. Baily와 그 동료들[54]은 방사선 결과를 통해 목말뼈밑의 중립 위치를 증명하려고 하였으며, 연구대상자들의 평균이 유사하였으나, 최대 뒤침 범위의 3분의 2 정도는 일치하지 않았다. Elveru와 그 동료들[55]은 목말뼈밑관절의 엎침과 뒤침 동안 목말뼈의 안쪽머리와 목부위를 촉진하여 목말뼈밑 중립은 목말뼈가 손가락 사이에서 평행한 지점이라고 하였다. 이 기술은 주관적으로 측정자간 신뢰도는 낮았으나[56] 검사자 간의 표준화된 방법과 실행으로 개선될 수 있다. Astrom과 Arvidson[53]는 Elveru와 그 동료들[55]의 방법을 사용해서 목말뼈밑의 중립을 목말뼈 몸체(body of talus)를 촉진하는 방식으로 발에 이상이 없는 사람 121명을 대상으로 찾으려고 하였고, 촉진으로 목말뼈밑의 중립 위치는 발꿈치뼈 평균 위치가 2°의 발꿈치뼈의 바깥굽이(calcaneal valgus) 상태(종아리의 중앙선과 연관이 있음)라는 것을 찾아냈다.[57] Astrom과 Arvidson이 Root와 그 동료들의 방법을 사용했을 때에 목말뼈밑의 중립 위치는 1°의 발꿈치뼈의 안굽이(calcaneal varus)였다. McPoli과 Cornwell[58]은 목말뼈 머리(head of talus) 부분을 촉진하는 방법으로 목말뼈밑의 중립 위치를 알아보았는데 평균 1.5°의 발꿈치뼈의 안굽이(calcaneal varus) 상태였다.

Cornwall과 McPoli는[59] "목말뼈밑 중립"이라는 용어의 정의와 적용면에서 약간 반대로 사용되어진다. Cornwall과 McPoli는 발에 대한 병력이 없는 18~41세의 153명을 대상으로 걷게 하였을 때 발꿈치뼈의 움직임을 설명하였다. 그들은 발꿈치 닿기 시 정강뼈와 연관되어 3.0°(±2.7°)로 안쪽 번짐되어지고, 입각기 55%에서 안쪽 번짐된 상태에서 2.2°(±2.4°)가 가쪽 번짐된다. 가쪽 번짐한 후 움직임은 역전되고 발이 땅에서 떨어지기 바로 전에 내번 최고값인 5.5°(±3.2°)가 된다.[59] 이런 발견들은 중간입각기 동안 목말뼈밑관절 중립자세가 된다는 개념에 이의를 제기했던 이전 연구와 일치한다.[58] 그들은 발뒷부(rear foot)의 중립 자세는 목말뼈밑관절의 중립자세에서 촉진보다 보행 주기 시 발꿈치뼈의 이완자세에 더 잘 나타난다고 하였다. 양발로 편안하게 선 자세에서 발꿈치뼈의 이완자세(resting position)는 중립적인 목말뼈밑관절은 이완 상태에서 평균 3.5° 발꿈치뼈의 바깥굽이(calcaneal valgus)가 나타난다. 그들의 조사 기록은 Astrom과 Arvidson의 결과를 즉, 정상적인 체중부하 때 발은 그 전의 생각보다 더 엎침하고 촉진으로 목말뼈밑의 중립 위치에 의존하는 것은 목말뼈밑의 엎침으로 더 많이 잘못 진단할 수 있다는 것을 지지한다.[53]

목말뼈밑 운동구성 중 발꿈치뼈의 안쪽 번짐/가쪽 번짐은 측정방법의 유효성 때문에 많은 관심을 받았다. 체중부하 시 일어나는 목말뼈밑의 운동구성인 목말뼈의 발등쪽 굽힘/발바닥쪽굽힘은 고정되어 있을 때 방사선으로 찍어서 나타나는 것으로 측정할 수 있다. 목말뼈의 벌림/모음은 방사선 검사로 쉽게 측정하기 힘들다. 목말뼈의 벌림/모음 정도의 각도 측정은 체중부하 시 목말뼈의 벌림/모음을 동반한 목말뼈의 돌림을 측정하는 것으로 평가해왔다. 한 연구에서[60] 보행 입각기 때, 약 10°의 목말뼈의 돌림을 측정했다. 다른 연구에서는 가로면에서 약 10° 움직이는 동안 발꿈치뼈에 대한 정강뼈가 4°(±4°) 안쪽돌림과 6°(±5°) 바깥쪽돌림된다고 측정하였다.[59] 이 10°는 보행 중 체중부하 시 목말뼈의 벌림/모음을 가장 잘 측정한 것이라는 것을 보여 주는 것이다(모든 목말뼈 벌림/모음이 필요하지 않지만 목말뼈밑관절에서는 활용할 만 하다).

기본 개념 12-4: *목말뼈밑관절 중립 요약(Subtalar Joint Neutral Summary)*

족병학자(podiatrist)인 Morton Root는 목말뼈밑관절 중립자세에 초점을 둔 발과 발목의 문제점들에 접근하기 위한 이론적 중재에 대한 설명으로 잘 알려져 있다.[52,61] 그 접근의 기본 전제는 목말뼈밑관절이 중간 입각기 동안 중립 자세로 있어야 한다는 것이다. 몇 가지 형태의 발 기형들에 대한 중재적 접근은 "발의 균형"을 위한 보조 기구의 사용을 포함한다. 그러나, 보행이나 다른 기능적 활동 시 목말뼈밑관절은 중간 입각기 동안 중립 자세에 접근할 수 없다는 것[58]과 측정의 실현 불가능성과 같은 많은 문제점들이 발견되었다.[61,62] 비록 목말뼈밑관절 자세가 발의 구조와 기능으로 이해할 수 있으나 구조적 편위(예, 넙다리뼈나 정강뼈의 돌림), 신발(footwear), 달리는 지면(running surface) 그리고 활동 수준(양과 변화)과 같은 외적 요소들과 비만이나 질병과 같은 생리학적 요소들 등의 다른 상호작용 요소들과 함께 고려되어져야 한다.[2,62]

목말뼈밑관절이 비체중부하 시 목말뼈밑관절과 종아리의 격자(mortise)는 독립적이고 영향을 주지 않는다. 발이 체중부하 시 목말뼈밑관절의 주요 기능은 보행하거나 다른 체중부하 활동 시 다리에서 일어나는 가로면 돌림힘을 흡수하는 것이다. 이러한 돌림은 격자내 목말뼈를 돌림시킴으로써 발목관절을 찢어 버리거나 땅 위의 발을 다른 방법으로 돌림하게 만든다. 뒤침 시 인대-힘줄은 목말뼈밑관절 표면을 미끌어지게 되고, 그 결과 관절 표면은 잠기게 된다(닫힌 사슬). 반대로 체중부하 시 엎침을 만들어내는 목말뼈의 모음과 발바닥쪽 굽힘은 목말뼈에 인접한 뼈들을 벌어지게 하여 일부 발목뼈사이에 가동성을 허용한다. 그러나, 목말뼈밑 관절에서 가동성이나 안정성에 관여하는 인대의 역할은 다소 상반된다. 목인대와 뼈사이 목말발꿈치인대는 엎침이나 뒤침 시 다양하게 적용한다.[11,21,37,41,45,63,64] Sarrafian은[21] 인대의 위치는 양쪽 자세에서 단단함을 유지하기 위해 목말뼈밑 축을 따라 있게 된다고 하였다. 이 전제에 따라 축이나 인대의 위치에서 각각의 이동은 다른 연구자들의 모순된 발견들을 설명할 수 있다.

목말뼈밑관절은 몸쪽에서는 발목관절과, 먼쪽에서는 가로발목뼈관절 사이에 있다. 목말뼈밑관절에서의 운동이 체중부하 시 종아리와 발목관절의 움직임과 어떤 관련성이 있는지 이미 논의하였다. 지금 우리는 목말뼈와 발배뼈 사이 그리고 발꿈치뼈와 입방뼈 사이에서의 움직임에 중점을 둘 것이다. 이러한 관절들은 다양한 저자들에 따라 다르게 묶여지지만, 이번 장에서는 발중간부의 운동을 설명하는 중요한 기능적 단위로써 **가로발목뼈관절**에 초점을 둘 것이다. 또한 목말뼈밑관절이 가로발목뼈관절의 움직임에 어떻게 영향을 미치는지 볼 것이다.

가로발목뼈관절 (Transverse Tarsal Joint)

발목뼈중간(midtarsal) 또는 Chopart 관절[31]이라고도 불리는 가로발목뼈관절(transverse tarsal, midtarsal joint)은 목말발배관절(talonavicular joint)과 **발꿈치입방관절(calcaneocuboid joint)**이 결합되어 형성된다(그림 12-19). 목말발배관절과 발꿈치입방관절은 함께 S형의 관절선을 만들고, 이 선을 기준으로 발앞부와 발중간부으로부터 발뒷부를 구분한다. 입방뼈(cuboid)는 발배뼈(navicular)와 마찬가지로 발에 체중이 부하될 때 고정된다. 따라서, 가로발목뼈관절 운동은 상대적으로 고정된 발배입방뼈(naviculocuboid)에 대한 목말뼈와 발꿈치뼈의 운동이다.[31,65] 그러나 복합 가로발목뼈관절(compound transverse tarsal joint)의 운동은 상대적으로 간단한 관절선의 움직임보다 더욱 복잡하며, 목말뼈밑관절의 움직임에 대응하여 우선적으로 발생한다.

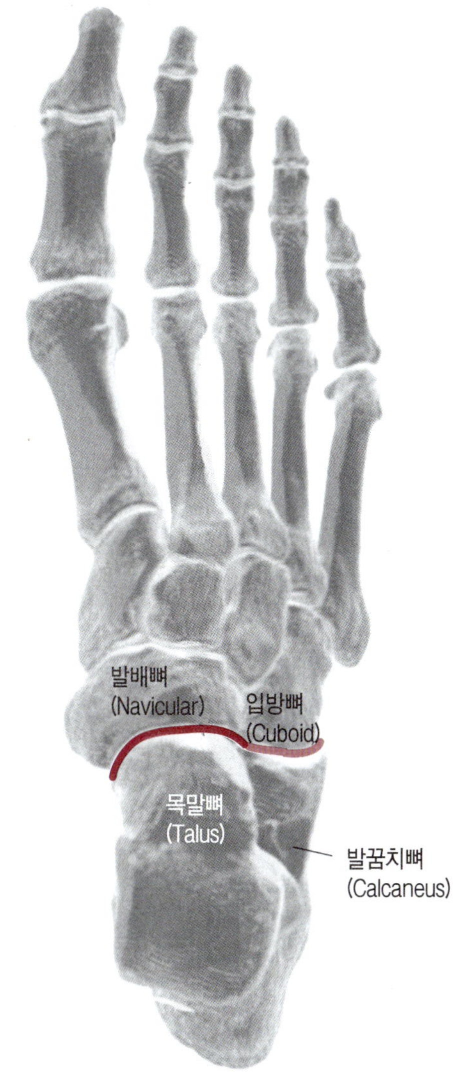

▲ **그림 12-19** ■ 발의 가로 절단에서 보여지는 가로발목뼈관절선으로 알려진 복합관절 형태의 목말발배관절과 발꿈치입방관절.

가로발목뼈관절 구조 (Transverse Tarsal Joint Structure)

■ 목말발배관절(Talonavicular Joint)

목말발배관절의 몸쪽은 목말뼈머리의 앞쪽 부위와 발배뼈의 뒤에 오목면에 의해서 관절의 먼쪽을 형성한다. 목말뼈머리는 목말뼈밑관절의 전방부(anterior part)인 발꿈치뼈의 앞쪽 면(anterior)과 안쪽 면(medial) 아래와 관절한다고 이미 앞에서 논의하였다. 한 개의 관절주머니는 목말발굽발배관절패임과 목말뼈밑관절의 앞쪽 관절면과 안쪽 관절면을 감싼다. 이 관절주머니 아래쪽은 목말뼈머리 아래에 발꿈치뼈와 발배뼈 사이의 틈(gap)을 돌림하는 **발바닥쪽발꿈치입방인대(plantar calcaneonavicular〔spring〕 ligament)**로 형성되어 있다. 관절주머니는 안쪽에는 세모인대(deltoid ligament), 바깥쪽에는 **두갈래인대(bifurcate ligament)**에 의해 보강되어진다.

이러한 구조적 관계로 보여지듯이, 목말뼈머리의 큰 볼록함은 "구(ball)"를 형성하여 발배뼈의 오목면에 "소켓(socket)"처럼 꼭 끼워지며, 아래쪽은 앞쪽과 안쪽 발꿈치 관절면과 발바닥쪽발꿈치입방인대(plantar calcaneonavicular〔spring〕 ligament)에 의해서, 안쪽은 세모인대(deltoid ligament)에 의해, 바깥쪽은 두갈래인대(bifurcate ligament)에 의해 형성된다(그림 12-20).

발바닥쪽발꿈치입방인대(spring ligament, plantar calcaneonavicular ligament) (그림 12-7과 그림 12-20)는 발꿈치뼈의 목발받침돌기(sustentaculum tali)로부터 삼각모양의 인대성결합조직으로 시작하여 아래쪽 발배뼈(inferior navicular)에 정지한다. 이 발바닥쪽 발

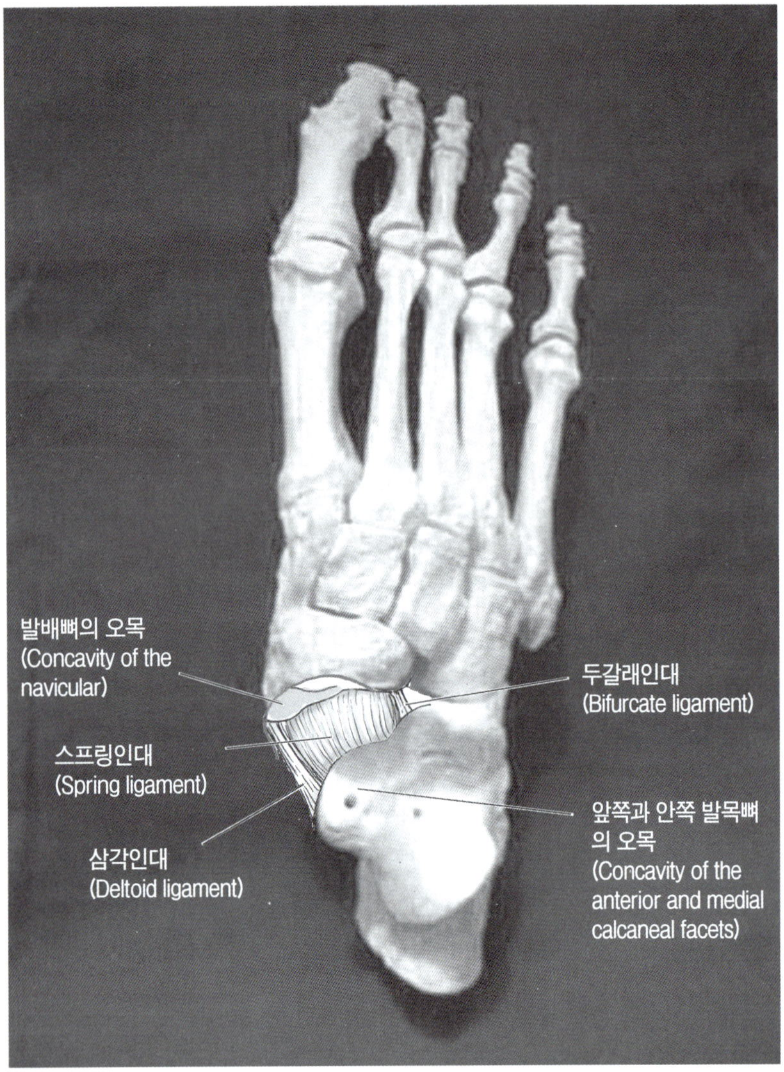

◀ **그림 12-20** ■ 목말뼈의 제거 시 위에서 본 것으로 발배뼈의 앞쪽면, 세모인대의 안쪽, 두갈래인대 가쪽의 안쪽밴드, 스프링인대(발바닥쪽발꿈치입방인대)의 아래쪽에서 오목(socket) 형을 보여준다.

꿈치입방인대는 발목관절 세모인대의 안쪽으로 이어지고 두갈래인대의 바깥쪽으로 연결된다. David와 동료 연구자들은[66] 발바닥쪽 발꿈치입방인대(spring ligament)는 두 부분으로 나누어지며, 이 두 부분 모두 목말뼈(talar) "절구(acetabulum)"를 만들고 있다. 저자에 의하면 발바닥쪽발꿈치입방인대의 좀 더 안쪽 분절은 발꿈치뼈와 입방뼈를 함께 유지하기보다 인대에 목말뼈머리를 놓이게 하여 삼각형 모양의 무혈성 관절패임에 목말뼈머리를 안쪽과 발바닥 관절에 견고하게 현수(sling)하게 하기 위한 것이다. 좀 더 바깥쪽으로 위치한 발바닥쪽 발꿈치입방인대의 분절은 단지 인장력(tensile stresses)에 저항하기 위한 것이다.[57] 또한 목말뼈머리과 목말발배관절을 지지하는 중요한 역할을 하는 발바닥쪽 발꿈치입방인대는 안쪽 발활 지지에도 중요하다. 그러나 연구자들은 발바닥쪽 발꿈치입방인대는 탄력성이 매우 적거나 없다고 하였다.[66,67]

목말발배 관절면(talonavicular facets)과 앞쪽에 위치한 목말발꿈치 관절면(talocalcaneal facets)이 관절주머니를 나눈다고 이미 언급했었다. 목말뼈밑관절의 커다란 뒤 관절면은 관절주머니 내에 포함되어 있고 인대와 관(canal)에 의해 목말발배관절을 포함하고 있는 관절주머니로부터 물리적으로 나누어진다. 그러나 목말발배관절과 목말뼈밑관절은 체중부하하는 발에서 연결되어 있다. 체중부하 시 발등쪽 굽힘/발바닥쪽 굽힘과 목말뼈밑 뒤침/엎침 시 발꿈치뼈 위의 목말뼈의 벌림/모음은 비교적 고정된 발배뼈 위에서 목말뼈머리의 동시적인 움직임이 되어야 한다. 그러므로, 체중부하 시 목말발배관절과 목말뼈밑관절 모두 해부학적, 기능적으로 관련되어져 있다.

기본 개념 12-5: *목말뼈 연결(Talar Linkages)*

목말뼈의 해부학적, 기능적 연결(linkage)로 인해 목말뼈밑관절과 목말발배관절이 목말발굽발배관절이라는 복합된 용어로 사용된다.[37] 그러나 이런 복합 용어도 불완전하다고 논의되고 있다. 체중부하 시에 목말뼈는 세 관절 사이에서 구상지지(ball bearing)로 활동한다: (1) 위로는 격자(발목관절), (2) 아래는 발꿈치뼈(목말뼈밑관절), 그리고 (3) 앞으로는 발배뼈(목말발배관절). 체중부하 시 뒤침/엎침에서 발꿈치뼈와 발배뼈 위에서 뿐만 아니라, 목말뼈몸통이 바깥쪽 돌림과 안쪽 돌림으로써 격자(mortise)의 위치에도 영향을 준다.

목말발배관절의 인대들은 스프링인대(발바닥쪽발꿈치입방인대)와 두갈래인대의 구성을 돕는 인대들을 포함한다. 목말발배관절(talonavicular articulation)은 **등쪽 목발발배인대(dorsal talonavicular ligament)**에 의해 지지되고 안쪽 곁인대(MCL)와 바깥쪽 곁인대(LCL), 하신근 지대 구조와 목인대와 뼈사이 목말발꿈치인대(cervical and interosseous talocalcaneal ligament)를 포함하는 목말뼈밑 관절의 인대로부터 지지된다. 부가적으로 가로목말발배관절과 기능적으로 연결된 목말발배관절을 형성하는 인접한 발꿈치입방관절을 강화하는 인대로부터 지지를 받는다.

■ 발꿈치입방관절(Calcaneocuboid Joint)

발꿈치입방관절의 몸쪽에는 앞발꿈치뼈, 먼쪽에는 뒤입방뼈가 결합하여 형성된다(그림 12-19). 발꿈치뼈와 입방뼈의 양쪽 관절면은 복잡하여 전체 면을 가로지르면서 교대로 관절면 옆과 옆 그리고 위와 아래로 오목/볼록(concave/convex)하다. 이 교대적인 면은 발꿈치입방관절의 운동(calcaneocuboid joint motion)을 절구관절(ball and socket) 형태인 목말발배관절 운동보다 더 운동을 제한하게 한다. 목말발배관절처럼 발꿈치입방관절은 목말뼈밑관절에 체중부하하여 연결되어 있다. 체중부하는 목말뼈밑 뒤침/엎침에서 발꿈치뼈의 안쪽/가쪽 번짐은 상대적으로 고정된 입방뼈를 동시에 움직이게 한다. 체중부하 활동 시 목말뼈밑관절에서 발꿈치뼈가 움직임에 따라 비틀림을 일으키는 안장모양(saddle shaped) 관절면과 반대되는 관절내 움직임(intra-articular demands)으로 충돌하게 된다.

발꿈치입방관절은 몇 개의 중요한 인대에 의해 강화된 자체 관절주머니를 갖는다. 이 관절주머니는 바깥쪽이 두갈래인대의 바깥쪽 띠(**종입방인대, calcaneocuboid ligament**로 알려진)로; 등쪽은 **등쪽 발꿈치입방인대(dorsal calcaneocuboid ligament)**로, 위쪽은 **발바닥쪽 발굽입방골인대(plantar calcaneocuboid ligament, short plantar ligament)**와 **긴바닥인대(long planter ligament)**로 보강되어 있다. 긴바닥인대는 하방으로 발꿈치뼈와 입방뼈 그리고 먼쪽으로 2, 3, 4 번 발허리뼈 바닥과 연결되어 있음으로 가장 중요한 인대이다. 또한 긴바닥인대는 가로발목뼈관절을 위한 중요한 기여는 가로발목뼈관절의 안정성과 가쪽 가로활을 지지하는데 관여하는 것이다. 발저부에 있는 외재근(extrinsic muscle) 또한 관절의 안쪽과 바깥쪽 아래를 통과함으로써 가로발목뼈관절을 지지하는데 중요한 역할을 한다.

■ 가로발목뼈관절 축들 (Transeveral Tarsal Joint Axes)

가로발목뼈관절의 움직임은 다양한 분절과 축을 갖고 있기 때문에 발목관절과 목말뼈밑관절의 움직임보다 더욱 복잡하다. 여러 가지 다른 방법으로 분석되어 왔으며, 보통 기능적으로 두 개의 독립된 축으로 분류했다. Markers의 관절의 움직임에 대한 연구에서 쉽게 위치되어질 수는 없었다. 왜냐하면 Elftman이 말한 "[가로발목뼈 관절]에서의 발목관절(talocrural)과 목말뼈밑관절에서의 움직임보다 좀 더 복잡하다" 움직임을 연구하는데 많은 어려움들이 있기 때문이다.[31]

목말발배관절과 발꿈치입방관절이 좀 더 독립적인 움직임을 하지만, 기능적, 뼈, 인대 결합 때문에 일반적으로 한 관절에서의 움직임은 최소한 몇 개의 다른 움직임을 동반한다. 계속적으로 Elftman,[31] Mantar,[48] 그리고 Hicks[33]의 고전적 업적(classic works)에 의존하고 있는데, 상대적으로 발배입방관절(naviculocuboid)을 고정한 운동은 세로축(longitudinal axis)과 경사축(oblique axis)에서 일어난다고 하였다. 세로축은 수평에 가깝고, 가로면에서 15° 상향 방향(upward)(그림 12-21A)과 시상면으로부터 9° 안쪽 앞쪽(medially anteriorly)으로(그림 12-21B) 약간 경사졌다.[48] 운동은 삼면운동으로 이 축에서 일어나고, 발배뼈와 입방뼈 분절 위에서 움직이는 목말뼈와 발꿈치뼈 분절 둘 다 동시에 포함하고 있는 목

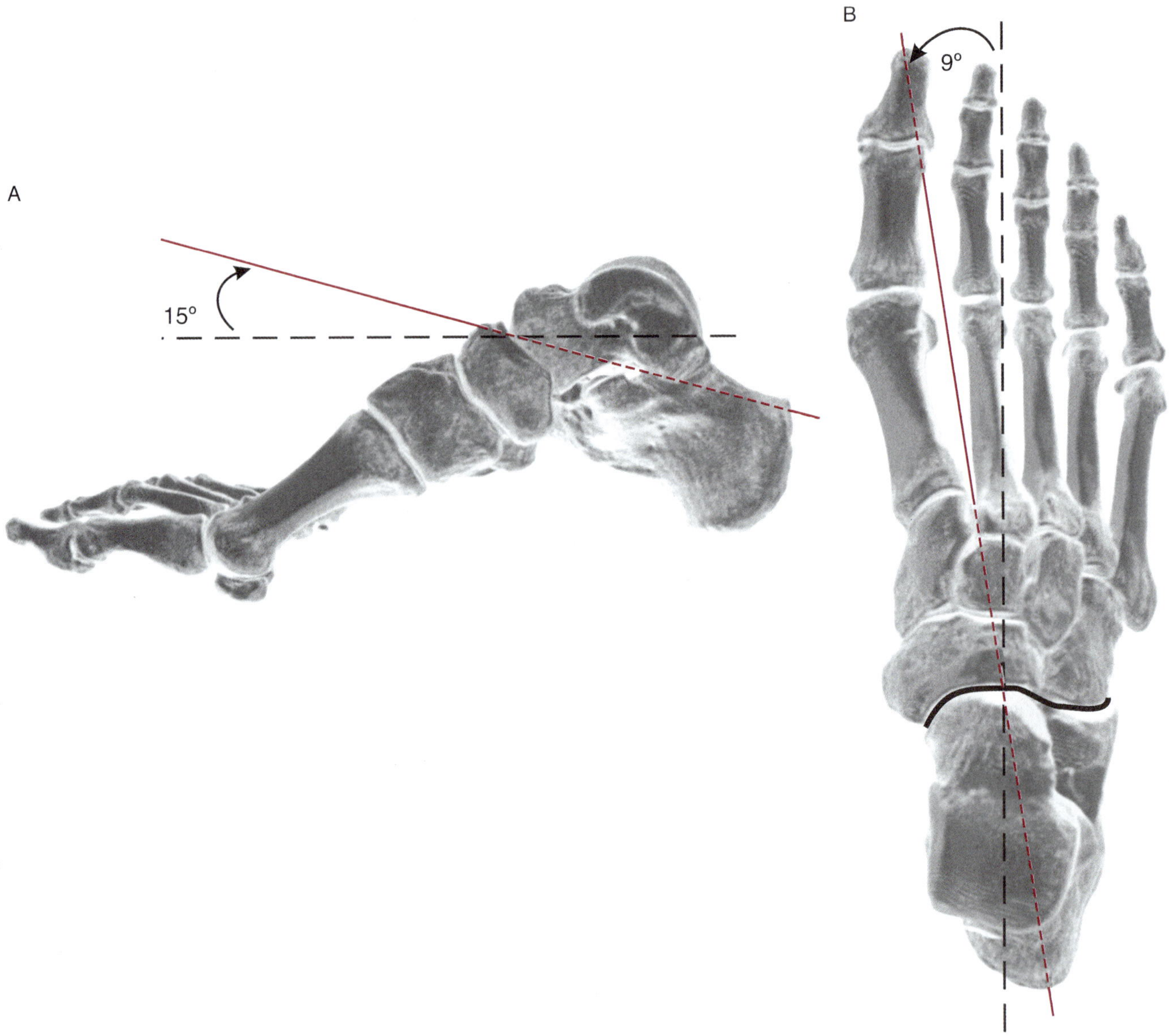

▲ 그림 12-21 ■ 가로발목뼈관절의 세로축은 (A) 가로면으로부터 위로 15° 기울어졌고 (B) 시상면으로부터 안쪽으로 9° 기울어졌다.

말뼈밑관절에서와 같이 뒤침/엎침가 나타난다. 목말뼈밑 관절의 축과는 다르게 가로발목뼈관절의 세로축은 실제로 앞-뒤쪽 축(A-P axis)과 가까우며 따라서, 압굽이/바깥굽이의 가로발목뼈관절의 구성동작이 두드러지게 나타난다.

가로발목뼈관절의 경사축은 시상면에서 거의 57° 안쪽 방향(그림 12-22A)과 가로면보다 52°(그림 12-22B) 위에 위치해 있다.[48] 이 삼면축은 또한 발배뼈와 입방뼈 위에서 함께 움직이는 목말뼈와 발꿈치뼈 분절의 구성운동으로 뒤침/엎침이 제공된다. 그러나 발등쪽 굽힘/발바닥쪽 굽힘과 벌림/모음 구성운동은 안쪽 번짐/가쪽 번짐 움직임이 두드러지게 나타난다. 세로축과 경사축에 대한 움직임은 분리하고 양을 측정하기가 어렵다. 세로축과 경사축이 함께 하는 뒤침/엎침 범위의 한계는 목말뼈밑 관절의 가능한 가동범위의 1/3에서 1/2이다.[33]

가로발목뼈관절 기능 (Transverse Tarsal Joint Function)

가로발목뼈관절에 대한 세로축과 경사축은 목말뼈밑관

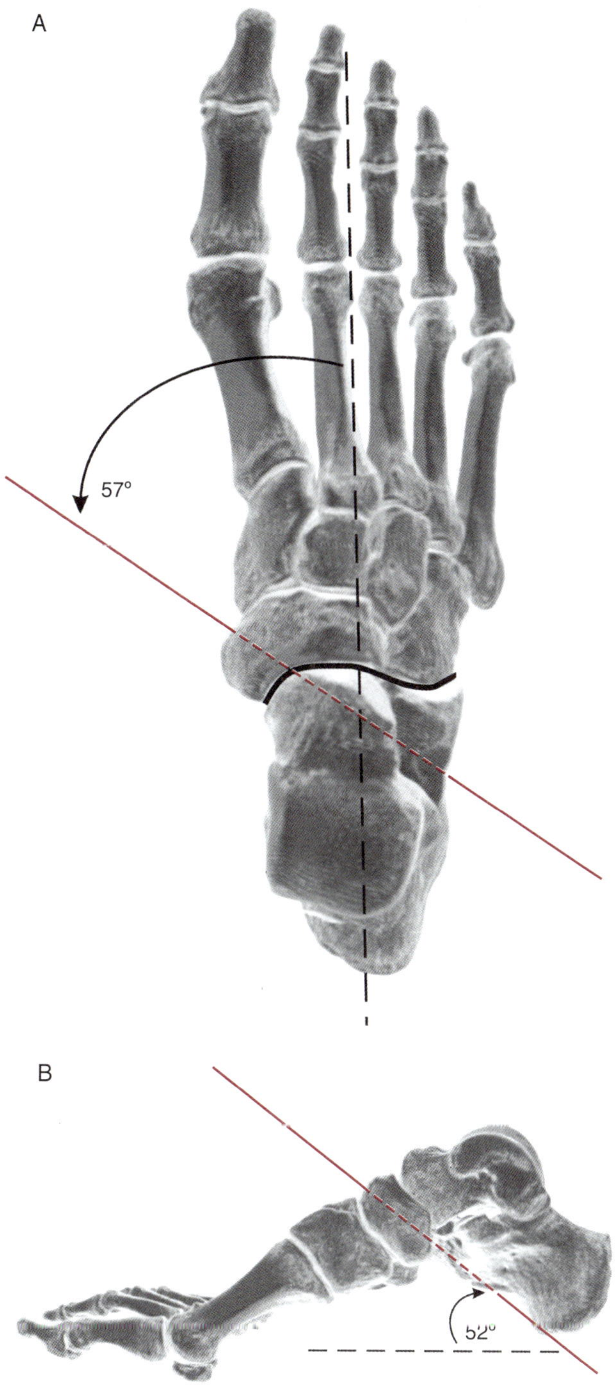

▲ **그림 12-22** ■ 가로발목뼈관절의 경사축은 (A) 시상면으로부터 57° 기울어졌고 (B) 가로면으로부터 위로 52° 기울어졌다.

절에 대한 것과 유사한 기능을 한다. 이미 언급한 것처럼 목말뼈밑관절과 가로발목뼈관절은 기계학적으로 연결되어 있다. 체중부하 시 목말뼈밑 운동은 목말발배관절도 움직임을 유발하는 목말뼈의 벌림/모음과 발등쪽 굽힘/발바닥쪽 굽힘과 발꿈치입방관절에서의 안쪽 번짐/가쪽 번짐을 포함한다. 그러므로, 체중부하 목말뼈밑 운동에서 전체 가로발목뼈관절을 포함해야 한다. 목말뼈밑관절이 뒤침할 때 가로발목뼈관절과 연결된 목말발배관절과 발꿈치입방관절도 뒤침하기 시작한다. 목말뼈밑관절을 완전한 운동범위로 뒤침되고 잠김위치(supinated and lock)가 되면, 가로발목뼈관절도 완전히 뒤침되고 잠김 위치(locked position)가 된다. 목말뼈밑관절이 엎침되고 열림위치(pronated and loose packed position)가 되면, 가로발목뼈관절은 가동과 열림위치(mobile/loose packed)가 된다.

가로발목뼈관절은 뒷면 발(posterior foot)과 발앞부(forefoot) 사이를 연결짓게 됨으로 (1) 목말뼈밑관질의 뒤침/엎침를 더욱 크게 하고 (2) 발뒷부위치(hindfoot position)를 위해 보상작용을 한다는 것은 발앞부가 바닥에 펼쳐져 편평해져 있는 동안(상대적으로 불가동) 발뒷부(목말뼈와 발꿈치뼈)는 안쪽 번짐 혹은 가쪽 번짐한다. 가로발목뼈관절의 첫째 기능(엎침/뒤침의 범위 추가)은 체중부하 시 혹은 비체중부하 시에서 운동할 수 있다. 두 번째 기능은 면밀한 분석이 요구된다.

■ 체중부하 시 발뒷부 엎침과 가로발목뼈관절 움직임 (Weight-Bearing Hindfoot Pronation and Transverse Tarsal Joint Motion)

체중부하 위치(weight bearing position)에서 정강뼈를 안쪽돌림(예를 들어, 누군가가 고정된 발위에 중심점(pivot)을 둔다면 발생하는 것처럼)하면 목말뼈밑관절은 엎침된다. 이 엎침되는 힘을 계속해서 가하면, 발의 바깥부분은 지면으로부터 떨어지는 경향이 있고 안정성을 위한 기저면이 좁아져서 똑같지 않은 체중부하를 가져오고 다관절에 스트레스를 부하하게 된다. 발뒷부가 지면에서 편평하게 유지되면, 이와 같이 불필요한 목말뼈밑관절 엎침의 효과 피하게 된다. 이것은 가로발목뼈관절이 가동적(mobile)이면 발생하고 발뒷부 엎침을 효과적으로 "흡수"할 수 있다(발앞부에 움직임의 통과없이 움직이기 위한 발뒷부 움직임 허용). 목말뼈와 발꿈치뼈가 발배입방단위(navicularcuboid unit)를 필수적으로 고정하고 움직이는 것이 결과적으로 발앞부는 가로발목뼈관절에 대

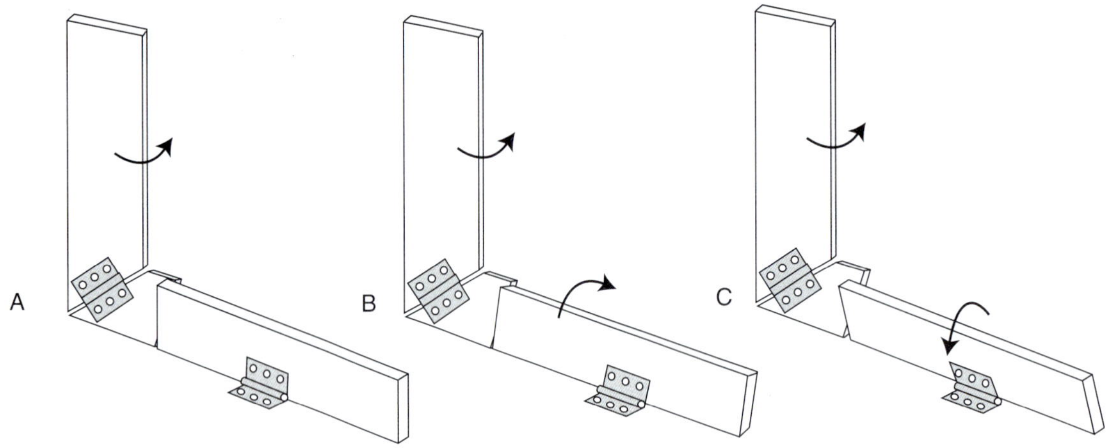

▲ **그림 12-23** ■ 다리의 안쪽돌림을 통해 목말뼈밑관절에서 발생하는 엎침을 가지는 횡족근 관절은 (A) 발앞부 분절 중에서 상대적으로 고정된 위치를 유지하기 위해 약간 뒤침, (B) 정상적으로 서 있는 자세에서 발생함으로써 약간 엎침; 또는 (C) 편평하지 않은 지형(uneven terrain) 위에서 발앞부 분절의 적절한 체중부하를 유지하기 위해서 맞추어서 뒤침하기 위해 자유롭다.

해 뒤침하는 것이다. 가로발목뼈관절이 발앞부에 정상적인 체중부하를 유지하는 것은 다리에 의한 돌림을 발뒷부(목말뼈밑관절)가 흡수하기 때문이다. Inman과 Mann[32]의 기계적 모델(그림 12-23A)은 다리에 부하된 안쪽 돌림힘이 고정된 자세에서 발앞부를 유지하기 위해 어떻게 "목말뼈밑관절" 경사축과 "가로발목뼈관절"을 지나 작용하는지를 나타낸다. 고정된 "발앞부"는 "발뒷부" 분절과 반대 방향에서 효과적으로 움직인다고 설명하였다.

Inman과 Mann의 모델은 체중부하하는 발뒷부(목말뼈밑관절)가 엎침되었을 때 가로발목뼈관절이 뒤침함을 보여준다(발뒷부의 정반대 방향으로 움직임). 그러나 목말뼈밑와 가로발목뼈관절 모두 열린 위치(loose-packed)이기 때문에 가로발목뼈관절은 엎침이나 뒤침(지형의 요구에 의존)은 비교적 자유롭게 움직인다. 지면에 양발로 똑바로 서 있는 자세에서 두 관절은 약간 엎침하는데(그림 12-23B), 이것은 체중을 흡수하기 위해서이다. 엎침의 결과 다리에 약간의 안쪽돌림력이 생기게 된다. 한쪽 다리로 지지하고 걸을 때 목말뼈밑관절은 엎침되는 반면 가로발목뼈관절은 발앞부에서 적절한 체중부하를 유지하기 위해서 거의 동일하게 뒤침 방향으로 움직일 것이다. 울퉁불퉁한 지면(uneven terrain)을 걷는 동안 발뒷부는 엎침되는 사이 발앞부는 지면의 상태에 따라 엎침이나 뒤침으로 움직일 수 있다. 예를 들어, 보행 시 안쪽 발앞부 아래에 흔들림(rock)이 있다면, 발앞부가 적당히 지면에 지지됨을 유지하기 위해 가로발목뼈관절이 더 큰 뒤침을 하는 힘이 요구될 것이며 부가적인 뒤침 범위가 가능할 것이다(그림 12-23C). 가로발목뼈관절에서는 그 범위가 없다면, 그 흔들리는(rock) 힘은 발뒷부를 뒤침시킬 것이다. 발바닥이 경사진 면에 접촉하여 엎침되어 있다면 그것을 유지하기 위해 엎침이 요구될 것이다(LCL 손상 유도). 그러므로, 엎침은 목말뼈밑관절과 가로발목뼈관절 모두에서 요구된다. 목말뼈밑관절이 같은 각도의 엎침을 이루는 한 목말뼈밑관절과 가로발목뼈관절은 발이 지면에 접착 유지하는데 필요하고, 변화를 보상하기 위해(관절가동범위의 제한이 있는 범위 내에서) 상대적으로 운동성이 있고 자유롭게 된다.

■ 체중부하 시 발뒷부 뒤침과 가로발목뼈관절 움직임 (Weight-Bearing Hindfoot Supination and Transverse Tarsal Joint Motion)

Inman과 Mann[32]의 기계적 모델에서 보여준 것처럼 다리의 바깥쪽 돌림힘은 적절한 체중부하를 유지하기 위해 가로발목뼈관절의 상대적 엎침(발앞부 분절의 반대 움직임)을 가진 목말뼈밑관절에서 목말뼈밑 뒤침을 만들 것이다(그림 12-24A). 그러나, 목말뼈밑관절의 뒤침은 가로발목뼈관절이 뒤침을 시작하기 전에 단지 특정한 지점

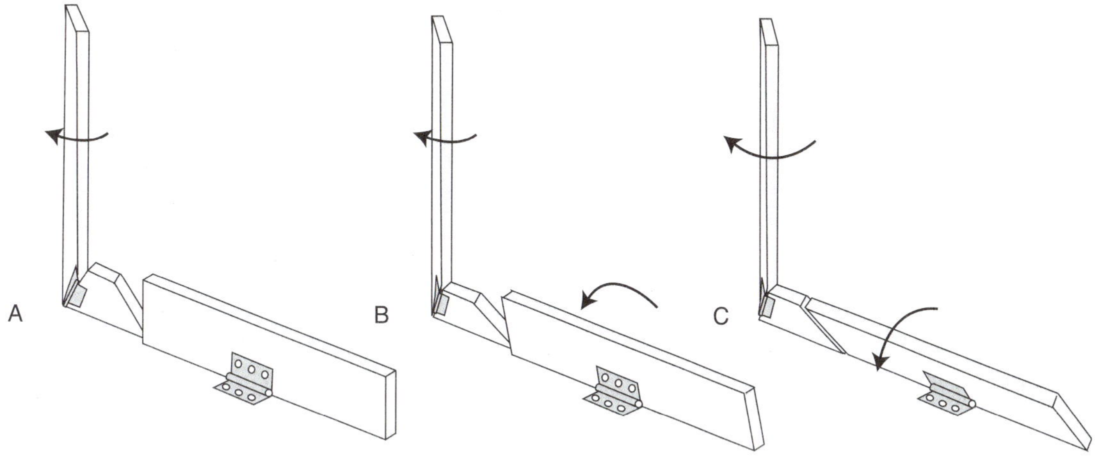

▲ **그림 12-24** ■ 다리의 가쪽 돌림을 통해 목말뼈밑관절에서 발생하는 뒤침을 가지는 가로발목뼈 관절은 발앞부 분절 중에서 상대적으로 고정된 위치를 유지하여 엎침하기 위해 제한된 능력을 가진다 (A); 다리의 바깥쪽돌림과 목말뼈밑 뒤침의 더 큰 범위를 가지는 뒤침을 시작할 것이다 (B); 또는 완전히 뒤침된 목말뼈밑관절과 위에서 부하된(superimposed) 다리의 최대 바깥쪽돌림을 따라 완전히 뒤침할 것이다.

에서 일어날 수 있다. 목말뼈밑관절의 뼈와 인대의 구조는 목말뼈와 발꿈치뼈가 매우 가깝게 붙은 형태(닫힌 위치가 증가하게 됨)이고, 발배뼈와 입방뼈 또한 목말뼈와 발꿈치뼈를 향해 있다; 즉, 가로발목뼈관절 가동성은 목말뼈밑관절이 완전한 뒤침으로 움직일 때 제한이 증가된다. 목말뼈밑관절에서 뒤침이 증가할 때(지형에 의해서 또는 종아리의 증가된 바깥쪽 돌림힘에 의해서) 가로발목뼈관절은 부수적인 돌림을 흡수할 수 없으나, 뒤침을 향해 움직이기 시작한다(그림 12-24B).

정강뼈가 체중부하하는 발위에 최대 바깥쪽으로 돌릴 때와 같이 목말뼈밑관절이 완전한 뒤침을 할 때 목말뼈밑관절뿐만 아니라, 가로발목뼈관절도 잠기게 된다(그림 12-24C). 완전히 뒤침된 목말뼈밑관절과 가로발목뼈관절은 발 발앞부의 가쪽연으로 체중이동할 것이다. 다른 보상적 메카니즘이 없거나, 그 지형(terrain)의 요구가 발의 능력을 초과할 때 발의 전체 안쪽연이 들려지게 된다. 들려진 발과 발목의 바깥쪽 근육이 활동하지 않게 되면 바깥쪽 인대의 뒤침 염좌가 발생할 것이다. 목말뼈밑관절과 가로발목뼈관절이 잠겨지고 지면이 편편하지 못하거나, 체중이 옮겨진 다리에서 돌림힘을 흡수하지 못했을 때는 그 힘이 발목관절에 주어지고 발목관절 구조에 손상을 일으킨다. 높은 궁을 가진 발(휜발)의 목말뼈밑관절은 제한된 엎침으로 뒤침된 자세가 된다. 이 자세는 가로발목뼈관절의 능력을 제한한다. 그러므로, 휜발은 경직되고 충격으로 인한 손상을 받기 쉬운데 특히 발의 바깥쪽면이 손상받기 쉽다.

사례 적용 12-2: **편평족(Flat Feet)**

관찰과 보고서에 따르면 Benson씨는 "평발"이다. 평발(pes planus or pes valgus)기형에서 전형적으로 발은 체중부하 시 목말뼈밑관절에서 과도한 엎침을 한다. 정상적인 양측성 입각기(bilateral stance)에서 보여지는 약간의 엎침은 목말뼈밑관절과 가로발목뼈관절에서 증가한다. 발뒷부의 과도한 엎침을 흡수하기 위해서 반대로 가로발목뼈 관절을 보는 것보다 발배뼈가 발바닥쪽 굽힘과 벌림된 발목뼈머리의 압력에 의해 내려앉으며, 이것은 안쪽돌출(medial bulge)을 가진 낮은 안쪽 활을 만든다.[52,69] 발은 매우 유연하여 과도하게 엎침하면 발바닥쪽 굽힘근이 약화되고 발을 떼는(push-off) 능력을 감소시킨다.[70] 심각한 만성 평발인 사람은 종종 발을 떼는 것이 부적절하다. 목말뼈밑관절이 엎침된 것은 Benson씨의 발이 안쪽돌림된 무릎과 관련이 있다고 이미 언급하었다. 이것이 보행 시에 과도한 엎침과 정강뼈의 돌림에는 깊은 관계가 없을지라도, 보조기구를 사용함으로써 발과 발목에 지나친 엎침을 감소시켜서 입각기 초반 정강뼈 돌림과 무릎넙다리 부위의 통증을 줄일 수 있다.

평발의 가장 기본적인 형태는 **유연한 평발(flexible flat foot)**이라는 용어를 사용하는데 이것은 발이 비체중부하 시 발바닥활이 다시 나타난다는 것을 뜻한다. Benson씨의 평발이 양측으로 나타나는 것으로 보아 더 빨리 확인할 수 있다. 치료는 양말과 같은 발 착용물(footwear)이나 보조 장치를 사용하여 과도한 엎침을 제한하는데 초점을 둔다. 엎침이 감소되면, Benson씨의 오른쪽 무릎 통증을 일으키는 과도한 스트레스가 감소하거나 사라질 것이다.

발목발허리관절 (Tarsometatarsal Joints)

발목발허리관절 구조 (Tarsometatarsal Joint Structure)

발목발허리관절은 먼쪽 발목뼈의 뒷면과 발허리뼈바닥의 앞면과 만나는 평면활액관절(plane synovial joint)을 형성한다(그림 12-25). 첫 번째 발목발허리관절은 첫 발허리뼈바닥과 안쪽 쐐기뼈와 관절을 이루며 자체 관절주머니를 가지고 있다. 두 번째 발목발허리관절은 발허리뼈바닥과 가운데 쐐기뼈와 양 옆에 있는 안쪽과 바깥쪽 쐐기뼈(medial and lateral cuneiform)에 의해 만들어진 격자에 의해 관절을 만들고 있다. 이 관절은 다른 발목발허리관절보다 뒷면으로 물러나 있어서 더욱더 강력하고 운동이 더 제한되어 있다. 세 번째 발목발허리관절은 세 번째 발허리뼈와 바깥쪽 쐐기뼈로 이루어지며 두 번째 관절의 낭을 공유하고 있다. 발허리뼈 사이에는 작은 평면관절(plane articulation)이 있으며 운동을 할 수 있다. 각각의 발목발허리관절은 여러 개의 발등쪽(dorsal), 발바닥(plantar) 인대 그리고 뼈사이인대(interosseous ligament)에 의해 강화되어 있다. 더 추가되는 것은, 발목발허리관절의 안전성 즉, 발목뼈머리(head of metatarsal)가 안 벌어지게 하는 것은 손에서도 찾아볼 수 있는 **깊은 발목발허리관절인대(deep transverse metartasal ligament)**가 도움이 된다. 깊은 가로발허리인대가 **손목손허리관절(carpometacarpal, CMC)**의 안쪽 안정성에 기여하는 것처럼 이 인대는 발허리뼈머리의 탈구와 과도한 움직임을 막음으로써 발목발허리관절 안쪽의 안정성에 기여한다.

축들(Axes)

각각의 발목발허리관절이 비록 완전히 독립된 축 운동은 아니나 독특한 운동을 가지고 있는 것으로 간주된다. Hicks[33]는 다섯 선(five ray)으로 나누어 축들을 실험하였다. 각 **선**(ray)은 발허리뼈와 연접한 쐐기뼈(cunneiform)에 의해 제1선에서 제3선까지 기능적 단위(function unit)가 형성되는 것으로 정의된다. 쐐기뼈는 발목발허리관절 선의 움직임 단위들의 일부를 포함시켰기 때문에 쐐

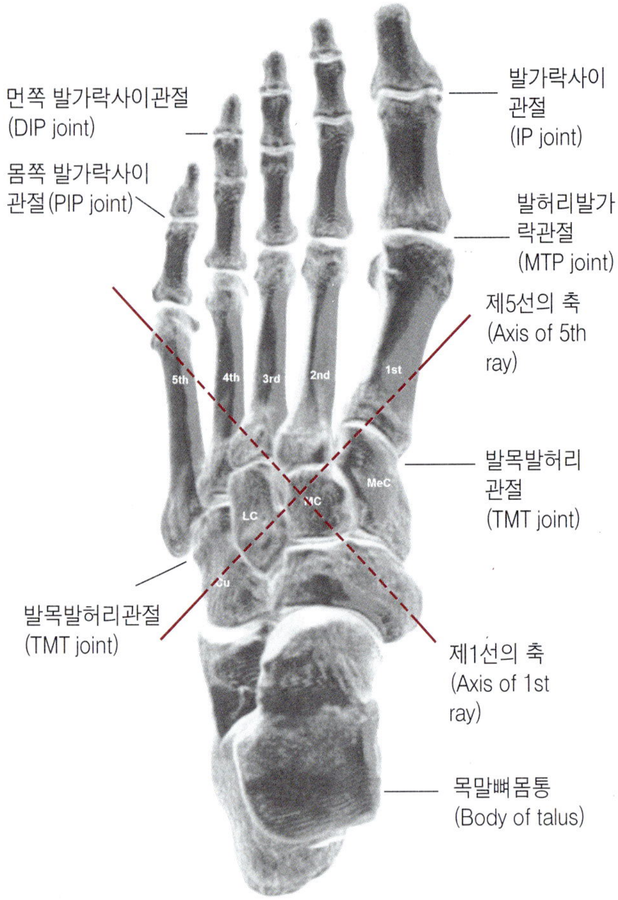

▲ 그림 12-25 ■ 발의 발목발허리관절, 발허리발가락관절, 발가락뼈사이관절, 첫 번째부터 다섯째 발목발허리관절의 축들을 보여줌.

기발허리뼈관절(cuneometatarsal joint)의 운동은 고려하지 않은 작은 운동의 일부로 포함시켰다. 그러나 쐐기발배운동(cuneonavicular motion)은 발목발허리관절 운동의 일부로 포함했다. 이런 발허리뼈는 입방뼈와 관절하기 때문에 제4, 5선은 자체만으로 형성되었다.

Hicks에 의하면[33] 발목발허리관절에서의 대부분의 운동은 제1선과 제5선에서 일어난다. 제1선과 제5선의 축은 그림 12-25에서 보여주고 있다. 그러므로, 각각의 축은 경사지고 삼면이다. 발목발허리관절 중 첫 번째는 가장 큰 관절가동범위를 가진다. 제1선이 발등쪽 굽힘(dorsiflexion, extension)일 때 안쪽 번짐(inversion)과 모음(adduction)을 동반하고 발바닥쪽 굽힘(plantarflexion, flexion)일 때 가쪽 번짐(eversion)과 벌림(abduction)을 동반한다. 벌림/모음의 구성운동은 정상적으로 아주 적다. 제 5 선의 운동 축은 더 많이 제한되어

있고 구성동작도 반대로 일어난다. 즉, 발등쪽 굽힘(dosiflexion)은 가쪽번짐(eversion)과 벌림(abduction) 그리고 발바닥쪽 굽힘(plantarflexion)은 안쪽 번짐(inversion)과 모음(adduction)을 동반한다.

제 3 선은 관상축(coronal axis)과 거의 일치한다. 그러므로 중점으로 일어나는 운동은 발등쪽 굽힘/발바닥쪽 굽힘이다. Hicks[33]는 제 2, 4 선을 위한 축을 설정하지 않았으나 제 1 선과 제 5 선에 연관지어서 생각할 수 있다. 즉, 제 2 선의 운동을 일으키는 축은 제 1 축처럼 경사지지 않았으나 조금 경사진 축에서 운동을 일으킨다. 제4선은 축주위로 작게 움직이나 제 5 추축처럼 기울어지지 않았다. 제 2 선은 제 5 선의 운동성보다 적다.

발목발허리관절 기능 (Tarsometatarsal Joint Function)

발목발허리관절의 운동들은 손에서의 손목손허리관절의 운동들처럼 상호 연관되어 있다. 발목발허리관절들도 발을 편평하게 그리고 발바닥을 오목(hallowing)하게 할 수 있으며 손에서 손목손허리관절이 할 수 있는 것과 같다. 그러나, 손과는 반대로 발목발허리관절의 가장 큰 관련성(relevance)은 체중부하 시 나타난다. 체중부하에서 가로발목뼈관절의 기능을 증대시키기 위한 발목발허리관절의 기능은 체중부하면과 관련된 발허리뼈와 발가락뼈의 위치를 조절하는 것이다. 가로발목뼈관절의 움직임이 발뒷부(hindfoot) 위치를 보상하기에 적절하다면, 발목발허리관절의 움직임은 필요하지 않다. 그러나, 발뒷부(hindfoot) 위치가 가능한 관절가동범위 내의 끝지점에 있거나, 가로발목뼈관절이 완전히 보상하지 못할 때에는 발목발허리관절이 발앞부(forefoot)를 조정하기 위해 돌림한다.[52]

■ 뒤침 비틀림(Supination Twist)

체중부하 시 발뒷부가 보상적으로 엎치게 되었을 때(pronate) 가로발목뼈관절은 일반적으로 발앞부를 반대 돌림시켜 뒤침되고, 발은 지면에 계속해서 닿아 있게 된다. 가로발목뼈관절의 뒤침 범위가 발뒷부 엎침(pronating hindfoot)를 흡수할 만큼 충분하지 않는다면(또는 만약 가로발목뼈관절이 이 기능을 충분히 수행하는데 제한

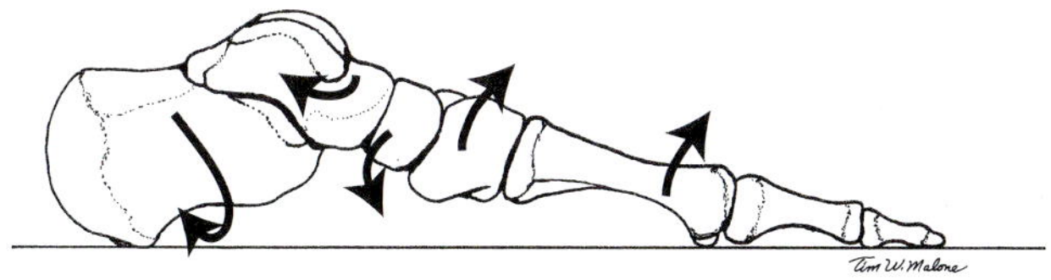

▲ **그림 12-26** ■ 목말뼈밑관절의 극도로 엎침하는 것은 목말뼈머리의 모음과 발바닥쪽 굽힘, 발꿈치뼈의 바깥굽이, 발배뼈가 목말뼈에 의해 아래로 힘이 가해진 결과의 가로발목뼈관절의 엎침에 의해서 얻어진다. 발앞부가 지면에 지탱하고 있다면, 목말발꿈치뼈관절은 뒤침 비틀림에 반작용으로 작용해야 한다.

이 있다면), 안쪽 발앞부(medial forefoot) 지면으로 압력을 가하게 되고 가쪽이 들리게 될 것이다. 따라서 제 4, 5 선은 발을 지면에 접촉한 상태로 유지하기 위해 발바닥쪽 굽힘될 것이며 제 1, 2 선은 발목발허리관절을 *발등쪽 굽힘*시킬 것이다. 제 1, 2 선의 발등쪽 굽힘 제 4, 5 선의 *발바닥쪽 굽힘*은 *내반*과 함께 일어난다. 결론적으로 전체적인 발 앞쪽 제 2선에 있는 가상 축을 중심으로 안쪽 번짐 돌림(inversion rotation)된다. 이 돌림을 발목발허리관절들의 **뒤침 비틀림(supination twist)**이라고 한다.[33]

발앞부의 뒤침 비틀림을 예를 들면, 그림 12-26에서 보는 바와 같이 발 분절들의 반응은 발바닥활의 부적절한 지지나 종아리의 강한 안쪽 돌림힘에 의한 목말뼈밑관절을 지나는 강한 엎침 회전우력(토크)(pronation torque)이 일어난다. 발꿈치뼈는 바깥굽이되고, 목말뼈는 발등쪽 굽힘과 모음한다. 엎침이 충분할 때 적당히 뒤침하는 가로발목뼈관절의 기능을 제한하는 발배뼈는 목말뼈머리와 같이 아래로 밀려진다. 제 1 선과 제 2 선은 발등쪽 굽힘과 안굽이되지만, 반면에 제 4 선과 제 5 선은 발바닥쪽 굽힘과 내반될 것이다. 이것은 발앞부를 적절히 조절하기 위하여 발목발허리관절의 뒤침(안굽이)비틀림을 유발한다. 5개의 발목발허리관절은 어느 정도 독립적이기 때문에, 뒤침 비틀림에서 발앞부의 정렬은 일정하지 않고 발과 지면의 상태에 따라 요구되는 체중부하에 따라 달라질 수 있다.

■ 엎침 비틀림(Pronation Twist)

발뒷부와 가로발목뼈관절이 뒤침에서 잠기게 되면 발앞부 위치(forefoot position) 조절은 완전히 발목발허리관절들이 한다. 발뒷부가 뒤침되면 발앞부의 안쪽은 들리고 바깥쪽은 지면을 누르게 된다. 제 4, 5 선이 지면반발

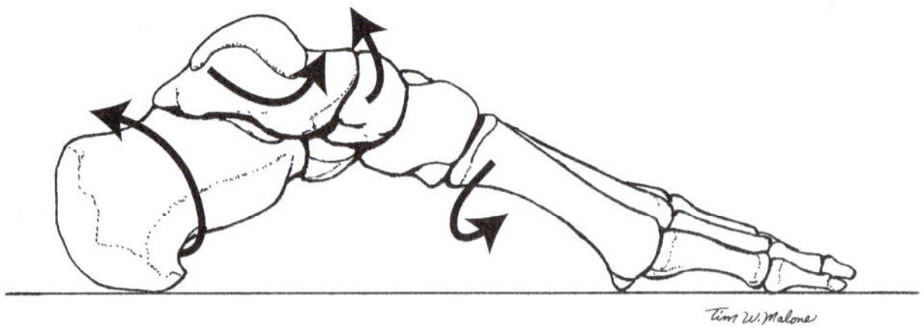

▲ **그림 12-27** ■ 목말뼈밑관절의 극도로 뒤침하는 것은 목말뼈머리의 벌림과 발등쪽 굽힘, 발꿈치뼈의 안굽이, 가로발목뼈관절의 강력한 뒤침에 의해서 얻어진다. 발앞부가 지면에 지탱하고 있다면, 목말발뒤꿈치관절은 엎침 비틀림에 반작용으로 작용해야 한다.

력으로 발등쪽 굽힘되는 동안 제 1, 2 선은 지면에 접지하기 위해 *발바닥쪽 굽힘*될 것이다. 제 4, 5 선이 *발등쪽 굽힘*되고 제 1, 2선이 *발바닥쪽 굽힘*되어 *바깥굽이*를 동반하게 됨으로 발앞부는 전체적으로 **엎침 비틀림(pronation twist)** 된다.[33]

뒤침 비틀림와 같이 엎침 비틀림 때도 발의 정렬은 다양하다. 비록 가운데 발뒷부(moderate hindfoot)의 뒤침에 대해 적절한 반대돌림(counter rotation)으로 엎침 비틀림가 되더라도, 강력한 뒤침에 대한 발앞부의 안전성 유지에는 부적절하다. 그림 12-27에서 보는 바와 같이 목말뼈밑 엎침은 목말뼈의 발등쪽 굽힘과 벌림을 동반한 발꿈치뼈의 압굽이를 가져온다. 발배뼈와 입방뼈가 발뒷부 움직임을 따를 만큼 충분히 엎침할 수 있는 능력이 있다면, 가로발목뼈관절은 엎침할 어떤 능력이 거의 없을 것이다. 제 1 선과 제 2 선은 발바닥쪽 굽힘과 바깥굽이되고, 반면에 제 4 선과 제 5 선은 발등쪽 굽힘과 바깥굽이가 나타날 것이다. 이것은 발앞부를 적절히 조절하는 발목발허리관절의 엎침(바깥굽이) 비틀림을 유발한다.

발목발허리관절들에서 엎침 비틀림와 뒤침 비틀림는 가로발목뼈 관절의 기능이 부족할 때만 일어난다. 즉, 가로발목뼈관절이 반대돌림(counter rotation)을 할 수 없거나, 발뒷부 위치를 보상할 수 있는 만큼의 충분한 관절 가동범위가 없을 때 일어난다.

사례 적용 12-3: **발앞부 안굽이(Forefoot Varus)**

발뒷부의 과도한 엎침은 **발앞부 안굽이**(forefoot varus) 변형과 관련 있다. 체중부하에서 발뒷부 엎침 시 발앞부는 발허리뼈머리를 가로질러 적당하게 체중을 분산시키기 위해 발목발허리관절에서 뒤침해야 한다. 적응한 조직 변화로 인해 발목발허리관절 뒤침이 유지된다면, 그 변형이 바로 **"발앞부 안굽이"**(고정된 뒤침 비틀림과 유사)이 된다. Benson씨의 발이 만성적으로 엎침된 발이라면 발앞부에서 변화를 찾는 것이 현명할 것이다. 발앞부 엎침은 발뒷부의 목말뼈밑 중립자세(전형적으로 비체중부하 자세에서) 즉 관상면에서 발앞부 자세를 평가할 때 확인할 수 있다. 목말뼈밑관절(발꿈치뼈)을 손으로 중립자세(그림 12-28)를 유지할 때 발앞부가 관상면에 관련하여 역전된다면 발앞부 안굽이 기형을 고려할 수 있다. 엎침된 발에서 목말뼈밑 중립을 확인하는데 문제가 있다면 발앞부 안굽이를 의심할 수 있고,[53,57,76] 시각적으로 단순하게 나타나건 안 나타나건 간에 잘 규명할 수 있다.

발허리발가락관절 (Metatarsophalangeal Joints)

5개의 **발허리발가락관절(metatarsophalangeal, MTP joint)**들은 융기관절(condyloid joint)로 자유도가 2° 이다: 폄/굽힘(extension/flexion), 또는 발등쪽 굽힘/발바닥쪽굽힘(dorsiflexion/plantar flexion), 벌림/모음(abduction/adduction). 발이 땅을 움켜지는 것 같은 일(graslike activity)과 같이 드문 경우에 두 자유도 모두가 발허리발가락관절(MTP)에 유용하게 쓰이며, 가장 많이 기능적으로 일어나는 운동은 발등쪽 굽힘/발바닥쪽굽힘

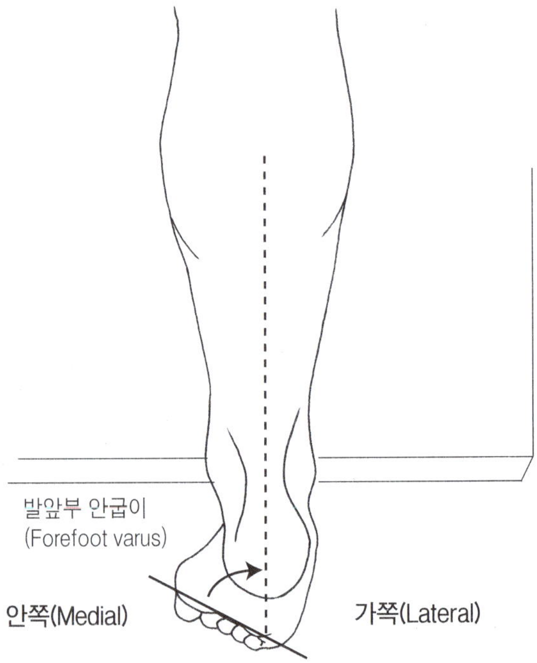

▲ **그림 12-28** ■ 발앞부 안굽이 변형은 목말뼈밑 중립자세에서 발꿈치뼈의 비체중부하 상태로 손으로 고정한 상태에서(고정시키는 손은 보여지지 않음) 규명되고, 발꿈치뼈를 반으로 자른 선으로부터 관상면에서 발앞부가 편위되었는지를 결정할 수 있다.

이다. 보행의 말기 입각기 동안 체중을 발로 옮길 때는 발허리발가락관절(MTP)에서 발가락들이 폄되고, 반면 발가락의 내재/외재 굽힘근들의 활동에 의해 체중을 지지하게 될 때는 발목뼈머리와 발가락이 균형을 유지하게 도움을 준다.

발허리발가락관절 구조 (MTP Joint Structure)

발허리발가락관절들은 몸쪽의 볼록한 발목뼈머리와 먼쪽로는 몸쪽 발가락뼈바닥으로 형성된다(그림 12-25).

지속적 연구: 발허리 길이(Metatarsal Length)

다섯 개의 발허리뼈의 길이는 매우 다양하며, 대부분의 사람이 두 번째 발허리뼈가 가장 길며 그 다음이 첫 번째 발허리뼈이고, 그 다음 3, 4, 5 번 순으로 길이가 길다. 대략 25%가 1, 2 발허리뼈의 길이가 같고(그림 12-25), 16%의 사람이 1번이 2번 발허리뼈 길이보다 길다.[77] 발허리뼈 길이에 따라서 과도한 스트레스를 받는 발허리발가락관절들과 발가락에서 특정한 형태의 문제를 일으킨다.

예외는 있으나, 발에서 발허리발가락관절(MTP)들은 손의 손허리손가락관절(MCP)와 같고 구조적으로 매우 흡사하다. 발허리발가락(MTP)의 폄범위는 굽힘한 범위를 넘어 폄이 되지만, 손허리손가락관절(MCP)에서는 그렇지 않다. 입각기 때 모든 발목뼈머리에는 체중이 부하된다. 결론적으로 발목뼈머리가 발바닥면(plantar aspect)에서 관절연골은 체중부하면을 분명히 유지해야 한다. 이것으로 가능한 발허리발가락(MTP) 굽힘범위가 제한된다. 제 1 발가락(**엄지, hallux**)에서부터 제 5 발가락까지 동일면상에서 움직인다.

제 1 발허리발가락관절(MTP)은 제 1 발목뼈머리 바닥면에 있으며 두 개의 종자뼈(sesamoid bone)가 있다(그림 12-29). 손허리손가락관절(MCP)의 발바닥쪽 면에 있는 종자뼈는 서로 유사하다. 제 1 발허리발가락(MTP) 관절이 중립 위치일 때 종자뼈사이융기(intersesamoid ridge)에 의해 두 개의 고랑(groove)으로 분리되어 있다. 인대와 결합한 종자뼈는 삼각체(triangular mass)를 만들어 고랑(groove) 내에서 안정화된다.[78] 종자뼈들은 **짧은 엄지굽힘근(flexor hallucis brevis muscle)**을 위한 해부학적 활차(pully)로 작용하고, 발바닥면(plantar surface)에 부착된 종자뼈사이인대(intersesamoid ligament)와 종자뼈로 형성된 터널을 **긴 엄지굽힘근**(flexor hallucis longus muscle)의 힘줄이 통과하는데 체중부하시 손상을 예방한다. 손에서와는 달리 발의 종자뼈는 상대적으로 넓게 체중부하를 하며, 제 1 발허리뼈머리가 큰 사변형모양(large quadrilaterally shaped)으로 되어있다.[79,80] 발가락 폄은 10° 보다 크며, 종자뼈들이 더 이상 고랑(groove) 내에 있지 않고 불안정하게 된다. 종자뼈들의 만성적인 바깥쪽불안정은 발허리발가락관절(MTP)의 기형을 초래한다.[79]

지속적 연구: 종자뼈염(Sesamoiditis)

종자뼈와 종자뼈들을 지지하는 구조물은 과도한 부하로 인해 외상을 당할 수 있고, 그 결과 통증과 **종자뼈염**이 생긴다. 지속적인 달리기, 점프, 기계체조를 하는 운동선수들은 첫 번째 발허리뼈머리에 두드러지게 나타나고 국소적 통증을 유발한다.[81,82] 보존적 치료는 활동의 수정, 신발, 보장도구에 의해 지속적으로 스트레스를 받는 부분을 보호하는데 초점을 둔다. 골절이 있거나 증상이 나아지지 않는다면, 부분적으로 또는 모든 종자뼈에 수술적 치료가 필요하다.[81,82]

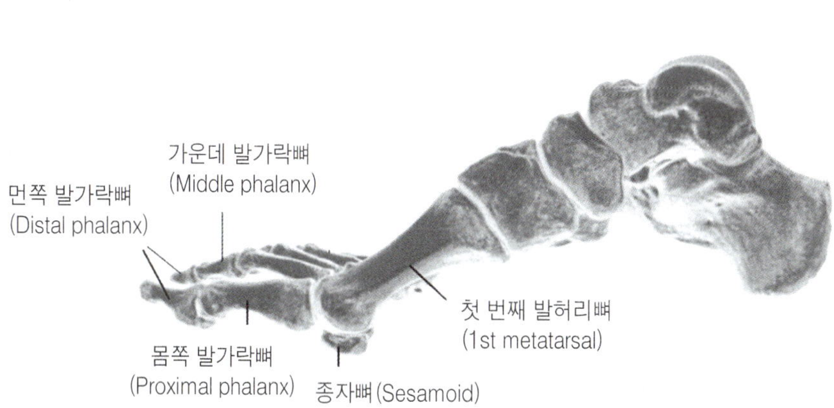

◀ **그림 12-29** ■ 방사선 사진에서 두 개의 종자뼈가 첫 번째 발허리뼈머리 위에 얹혀져 있는 것을 쉽게 확인할 수 있다.

발허리발가락관절은 관절주머니, **발바닥쪽 평판(plantar plate)**, **발바닥쪽 받침(plantar pad)** 그리고 깊은 가로발목뼈관절(deep transverse metatarsal ligament)로 안전성이 유지되고 있다. 발바닥쪽 평판은 구조적으로 손에 있는 발바닥쪽 판(volar plate)과 비슷하다. 네 개의 작은 발가락에 붙어 있는 이런 섬유 구조들은 몸쪽 발가락뼈 바닥으로 연결되고 몸쪽 관절주머니들을 엮는다. 네 개의 작은 발가락 평면은 깊은 가로발목뼈관절와 **발바닥 널힘줄(plantar aponeurosis)**으로 연결된다. 곁인대는 손허리손가락관절(MCP)과 마찬가지로 두 가지 요소로 되어 있다: 발가락과 발허리뼈와 같은 방향으로 가는 발가락 부분이 있고, 부수적인 부분으로 발허리뼈머리에서 발바닥 평판 쪽으로 비스듬한 방향으로 가는 것이 있다.[83] 발바닥 평판은 체중이 가해졌을 때 닿는 표면인 발허리뼈머리 부분을 보호하고 가쪽 인대와 같이 발허리발가락관절의 안전성을 도와준다.[84] Deland와 연구진들[83]은 평판과 곁인대는 발허리뼈머리 옆에 붙어 "실제의 연한 세포조직 상자(substantial soft tissue box)"를 만들고 발허리발가락관절을 지지한다. 이들은 긴발가락굽힘근이 홈 안으로 그리고 평판 안으로 지나고 힘줄의 위치를 유지하도록 돕는다고 하였다. 발허리발가락관절에서 종자뼈 그리고 첫 발가락의 두꺼운 발바닥 섬유막은 다른 발가락에서 발바닥 평판으로 바뀌는 것을 발견하였다.[78]

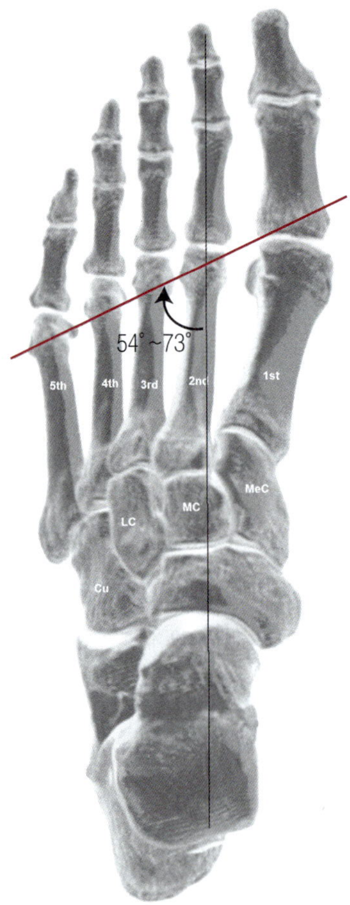

▲ **그림 12-30** ■ 발허리뼈 중단은 제 2~5 발허리뼈머리 위를 지나는 비스듬선 축 주변으로 발허리발가락관절에서 발생하고, 발의 가로축의 각도는 개인마다 54°~73°의 범위에서 다양하게 넓은 범위이다.

발허리발가락관절 기능 (Metatarsophalangeal Joint Function)

발허리발가락관절은 자유도가 2°이나 벌림/모음보다 굽힘/폄이 훨씬 중요한 운동이며, 폄은 굽힘보다 더 많이 된다. 발허리발가락관절(MTP) 운동이 체중부하에서나 비체중부하에서나 다양하게 나타날 수 있으나, 발허리발가락관절은 보행할 때나 발가락을 들어올릴 때 발허리발가락관절 폄(발허리뼈 중단[**metatarsal break**])에 의해 발가락을 돌림하기 위해 체중부하하는 발에 일차적으로 작용한다.

■ 발허리발가락관절의 폄과 발허리뼈 중단 (Melatarsophalangeal Extension and the Metatarsal Break)

발허리뼈의 중단은 뒤꿈치를 들어 올리는 것처럼 발허리발가락(MTP)관절에서 발생하는 "중단(break)" 또는 경첩(hinge)에서 유래되었으며 발목뼈머리와 발가락은 체중부하를 유지한다. 발허리뼈 중단은 제 2~5 발허리뼈머리 위를 지나는 단일 비스듬선 축 주변으로 발허리발가락관절의 폄 시에 발생한다(그림 12-30). 축의 경사도는 제 2~5 중주골의 길이가 점점 짧아짐에 의해 생겨나고, 개인의 차이도 다양하다. 발허리뼈 중단의 범위는 발의 긴축과 대하여 54°~73°이다.[1] 발허리발가락관절의 폄범위는 발목뼈머리의 상대적 길이와 움직임이 체중부하에서 일어나는지 또는 비체중부하에서 일어나는지에 따라 다양할 것이다. 한 연구에서 제 1 발허리발가락관절은 평균 82°의 폄과 17°의 굽힘,[85] 보행 시에는 평균 42° 펴졌다고 보고하였다.[86] 제 1 발허리발가락관절의 관절가동범위는 발목발허리관절에서 발등쪽 굽힘/발바닥쪽 굽힘에 영향을 미치게 되는데 이것은 연령이 증가하면, 더욱 제한된다.[85] 제 1 발허리발가락관절에서 제한된 폄 관절가동범위는 발허리뼈 중단을 방해할 것이며, 이것이 **엄지발가락 굳음(hallux rigidus)**이다.

체중부하 시 발뒤꿈치를 들어올리기 위해서는 발바닥쪽 굽힘근(plantar flexor musculature)들의 능동적인 수축이 있어야 한다. 발바닥쪽 굽힘곡근의 대부분이 목말뼈밑관절과 가로발목뼈관절의 뒤침(supination)에 작용한다. 발뒷부와 중족의 관절들이 충분히 뒤침되고, 잠기게 되어 발허리뼈를 통해 발꿈치뼈에서 발이 강한 지렛대가 되었을 때 발바닥쪽 굽힘군들에 의해서 발뒤꿈치가 올라가게 된다. 그 전까지는 근육군들이 체중을 들어올릴 수 없다. 강한 지렛대는 발허리발가락관절의 축 주변에서 ("중단〔break〕") 돌림할 것이다. 발허리발가락관절이 폄하는 동안에 발목뼈머리는 체중지지에 의해 지면에 안정시키기 위해 뒤쪽과 발바닥 방향(plantar direction)으로 미끄러진다(glide). 발목뼈머리들과 발가락들이 지지기저면이 되고 인체의 중력선(LoG)은 이 바닥면 내에 놓이고 경사진 발허리발가락관절의 관절축은 관상축과 일치하게 되어 각 발가락들 위에 체중을 고르게 분배하게 된다. 만약 체중이 발의 장축을 따라 통과하고 발허리발가락관절의 축에서 발이 올라가면 체중의 많은 양이 제 1, 2 발목뼈머리에 놓이게 된다. 이 두 발가락은 또한 불균등하게 큰 폄근 범위를 필요로 한다. 따라서, 발허리뼈 중단(metartasal break)의 경사도가 체중을 가쪽으로 옮겨지게 되고 첫째와 둘째 발가락에 가중된 체중을 최소화한다.

지속적 연구: 망치발가락 기형(Hammer Toe Deformity)

이완(휴식)자세에서 발허리발가락관절에 과도한 폄이 있는 것을 망치발 기형이라 한다. 발에 문제가 없는 평균 56세(±11)의 건강한 사람 20명을 대상으로 한 집단에서 휴식 시 발허리발가락관절 각도는 제 1 발허리발가락관절은 11°(±5°), 제 2~5 발허리발가락관절은 23°~42°로 나타났다.[87] 일반적으로 발허리발가락관절각은 당뇨와 말초신경장애 환자에서 더 크다(그림 12-31). 그

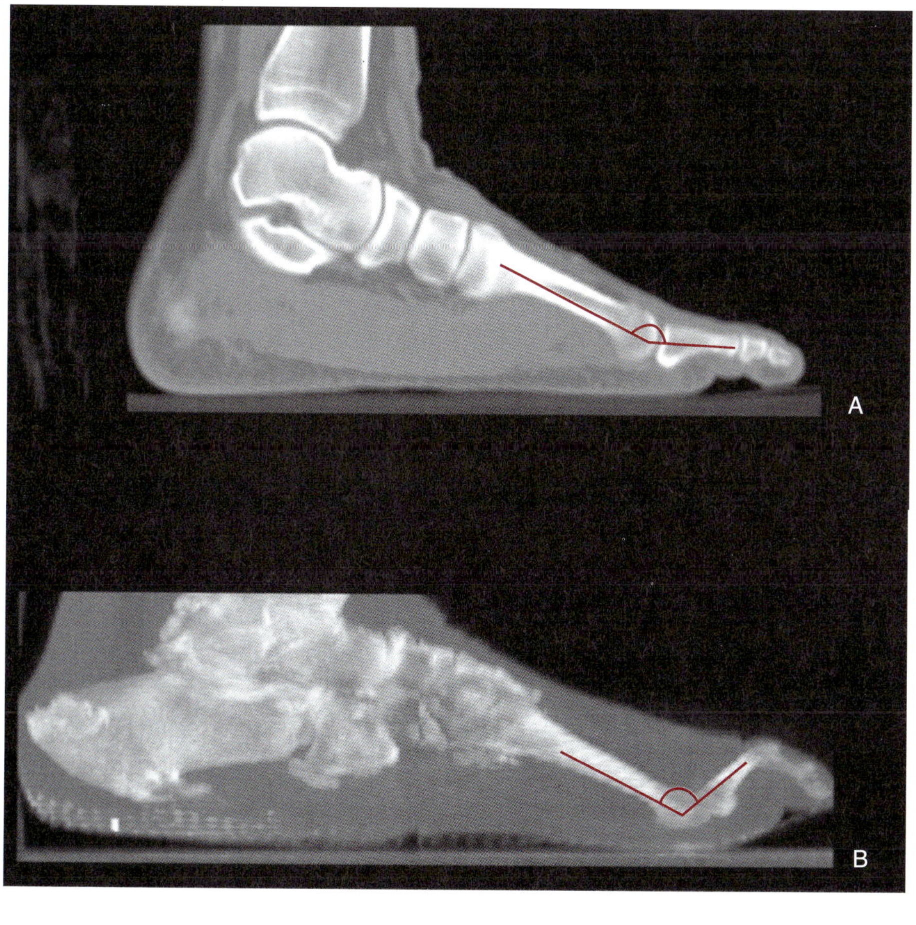

◀ **그림 12-31** ■ 건강한 사람의 발의 방사선 그림 (A)과 당뇨와 말초신경장애 환자의 발 그림 (B). 당뇨성 발은 망치발가락 기형(Hammer Toe Deformity)을 보여준다(발허리발가락관절의 과다 폄과 발가락뼈사이관절의 굽힘).

이유는 발허리발가락관절의 안정성에 관여하는 내재 발 근육의 약화 때문이다.[88] 아마도 체중부하 시 발가락이 적절하게 참여할 수 없기 때문에 망치발 기형은 통증이나 욕창(skin breakdown)을 일으킬 수 있는 발목뼈머리 아래 압력을 증가시키게 된다.[87]

■ 발허리발가락 굽힘, 벌림, 모음 (Metatarsophalangeal Flexion, Abduction, and Adduction)

발허리발가락관절의 굽힘은 중립으로부터 제한된 범위에서만 일어나지만, 경사진 곳에서 있을 때보다 체중부하 시 상대적으로 적게 일어난다. 대부분의 발허리발가락관절의 굽힘은 폄에서 중립위로 돌아올 때 일어난다. 그러나, 발가락 굽힘근은 아주 중요하며 발허리발가락관절의 굽힘 관절가동범위와는 기능적으로 관계가 적다는 것을 구분해야만 한다. 발허리발가락관절의 벌림과 모음은 발허리뼈가 엎침 또는 뒤침 비틀림이 생길 때 발가락에 가해지는 힘을 흡수하는데 도움이 된다. 제 1 발가락은 정상적으로 발허리뼈가 약 15°~19° 모음되어 있다.[79,87] 첫 발허리발가락관절의 정상적인 바깥굽이각(valgus angulation)의 증가는 **엄지발가락 바깥굽이증(hallux valgus)**이라 하고, 발목발허리관절(TMT)에서 제 1 발허리뼈의 바깥굽이각의 증가는 **발허리뼈 안굽이(metatarsus varus)**이라 한다(그림 12-32).

사례 적용 12-4: 엄지발가락 바깥굽이증(Hallux Valgus)

Benson씨는 엄지발가락 주위에 간헐적 통증이 있고 가끔씩 건막류(bunion)도 있다고 하였다. 검사에 의하면 그는 명백한 엄지발가락 바깥굽이증이다. 이것은 제 1 발허리발가락관절의 관절가동범위 감소와 이 관절을 가로지르는 발가락 굽힘힘줄의 바깥쪽 아탈구,[80] 무지에서의 체중부하 감소 그리고 발목뼈머리의 체중부하 증가를 나타낸다.[87] 이러한 구조적 변화는 통증과 보행의 어려움을 야기한다. 엎침된 발을 가진 사람들은 보행 시 바깥굽이(모음된 발허리발가락관절)자세로 발가락을 밀 때 엄지발가락 위에 정상적인 모음근 모멘트보다 더 큰 모멘트를 가지고 발을 떼게 된다. 제 1 발허리발가락관절의 안쪽 또는 바깥쪽에서의 국소적 부종과 통증은 주머니염(bursa)과 관련 있으며 일명, 건막류(bunion)라 불린다. Benson씨처럼 평발과 지나친 엎침 발을 가진 사람은 X-ray 상에서 불안정성과 지나친 가동성을 보이게 된다.[89] 엄지발가락 바깥굽이증은 엎침된 발만이 특이한 것이 아니고 다양한 발 기형과도 관련된다.

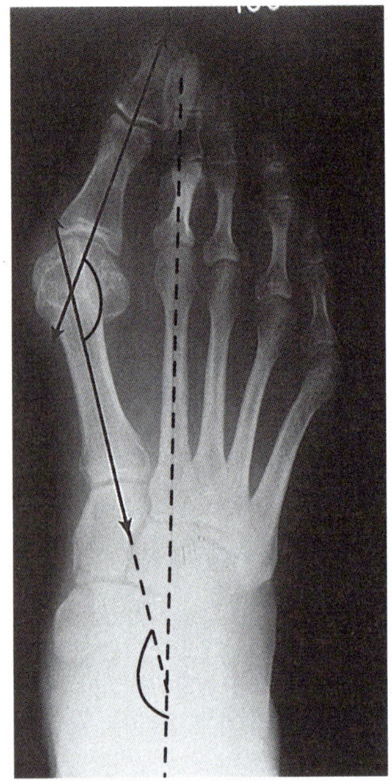

▲ **그림 12-32** ■ 제 1 발허리발가락관절의 엄지발가락바깥굽이증(hallux valgus)과 제 1 발목발허리관절(TMT)의 발허리뼈 안굽이(metatarsus varus)를 방사선 그림으로 보여준다. 제 1 발허리발가락머리의 과도한 뼈 성장은 비정렬로부터 비정상 압박에 기인한다.

지속적 연구: 안굽이/바깥굽이 용어(Varus/Valgus Terminology)

안굽이와 바깥굽이는 각각 안쪽 각의 감소나 증가를 설명하기 위해 계속해서 사용된다. 그러나 기준선(reference line)과 각의 위치가 변화한다. 발뒷부에서의 안굽이/바깥굽이는 발꿈치뼈의 안쪽/가쪽 번짐(inversion/eversion)과 동일하거나(그림 12-16) 과도한 엎침이나 뒤침 시 목말뼈밑관절이 고정된 자세를 유지한다(그림 12-3). 이 두 경우에 기준선은 뒤쪽 종아리이고, 발꿈치뼈를 등분하는 선이다. 지금 발꿈치뼈와 발(또는 발허리뼈의 모음)의 세로축 사이에서 안쪽 각의 감소처럼 확인된 기형으로 중족 안굽이를 설명하였다. 엄지발가락 바깥굽이증은 발허리뼈와 몸쪽 발가락뼈의 세로축 사이 안쪽 각이 증가(몸쪽 발가락뼈의 모음)하는 기형이다(그림 12-32). 우리는 또한 중립의 목말뼈밑관절과 관련된 발앞부의 뒤침 비틀림으로써 발앞부 안굽이를 정의하였다. 이 예시에서 안쪽 각은 발목뼈머리들을 연결한 선과 목말뼈밑관절을 이등분하는 선에 의해 형성된다(그림 12-28). 불행하게도 용어에 대한 논쟁이 있다.

정상적인 발이 편위된 것을 평가하는 사람들에게서 "발앞부 안굽이(forefoot varus)"는 뒤침된 발앞부를 뜻하지만 발에서 마비성 또는 선천성 기형을 평가하는 사람들에게서는 발허리뼈와 발가락 모두에서의 발허리뼈 안굽이를 뜻한다. 편위의 면은 두 가지 방법으로 사용된다. 용어가 표준화되기까지 이 용어를 사용할 때 그 뜻에 관해 독자들이 이해할 수 있도록 실마리를 제공하여야 할 것이다.

발가락뼈사이관절 (Interphalangeal Joints)

발가락의 **발가락뼈사이관절**(IP)들은 굽힘/폄(flexion/extension)을 할 수 있는 자유도가 1° 인 윤활성 경첩관절(synovial hinge joint)이다. 엄지발가락은 유일하게 두 개의 발가락뼈를 연결하여 한 개의 발가락뼈사이관절을 가지고 나머지 네 개의 작은 발가락은 세 개의 발가락뼈를 연결하여 두 개의 발가락뼈사이관절(몸쪽과 먼쪽 발가락뼈사이관절)을 가진다(그림 12-29 참고). 각 발가락뼈들은 손 발가락뼈의 구조와 비교하여 길이는 짧지만 거의 비슷하다. 따라서 발가락의 발가락뼈사이관절의 구조를 이해하기 위해서 손가락 발가락뼈사이관절의 구조가 9장에서 자세히 설명되어있다.

발가락의 기능은 보행에 있어서 반대측 발로 체중을 옮길 때 부드럽게 하고 보행이나 서 있을 때도 필요하면 지면을 눌러 안정성 유지를 돕는다. 발가락의 길이는 다양하며 엄지발가락이 발가락 중 가장 길다(조사에 의하면 69%). 두 번째 발가락이 가장 긴 경우는 22%이고 9%는 엄지발가락과 두 번째 발가락의 길이가 같았다.[77] 각각의 형태로 인해 발의 다른 문제점들을 미리 예상할 수 있다.[77]

발바닥활들 (Plantar Arches)

앞에서 발의 관절들의 기능을 조사하였고 연결된 각 관절들의 영향에 대해 논의하였을지라도, 결합된 기능은 발의 발바닥활의 움직임 구조를 조사하여 잘 알 수 있다. 발에는 전형적으로 세 가지의 활이 있다: 안쪽과 가쪽 세로활(longitudinal arch)과 하나의 가로활(transverse arch)이며 안쪽 세로활이 가장 크다. 각각의 발바닥활들이 마치 분리된 것처럼 생각할 수 있으나 발바닥활은 서로 완전히 통합되어져 있어 발의 동적인 기능을 강화시킨다. Gould와 동료연구자들[90]은 생후 11~14개월 된 모든 아이들의 발바닥활은 편평하다고 보고하였다. 연령이 5세가 되면서 거의 대부분의 어린이들은 성인의 발바닥활으로 발달되었다.

발바닥활들의 구조(Structure of Arches)

세로활(longitudinal arches)은 발꿈치뼈의 뒤, 발목뼈머리 앞에 있다. 이 발바닥활은 발 안쪽과 가쪽으로 있으나, 안쪽 발바닥활이 높으며 일반적으로 발바닥활은 이 부분을 기준점으로 사용한다. 가쪽 발바닥활(그림 12-33A)은 안쪽 발바닥활(그림 12-33B)보다 낮다. 목말뼈는 발의 아치형 꼭대기부분을 차지하고 발바닥활의 "종석(key-stone)"이 된다. 몸에서 발뒤꿈치나 발앞부까지 체중이 옮겨질 때 목말뼈를 지나야만 한다.

세로활처럼 가로활은 연결되는 구조이다. 이것은 발목발허리 관절(TMT)의 높이의 발허리뼈에서 시각적으로 잘 구분할 수 있다. 앞쪽 발목뼈(그림 12-34A)에서 중간쐐기뼈(middle cuneiform)은 발바닥활의 종석을 이룬다. 가로활은 먼쪽 발허리뼈로 갈수록 만곡이 줄어드나(그림 12-34B) 시각적으로 잘 구분된다. 둘째 발허리뼈는 격자(mortise)에서 시작하여 이 발바닥활의 가장 높은 부위이다. 발목뼈머리의 높이에서 가로활은 체중부하 시 체중이 전달되는 지면에 발목뼈머리들이 완전히 평행하게(펴지게) 된다.

뼈들의 형태와 정렬은 발바닥활(plantar arch)의 안정성(stability)을 위해 부분적으로 작용한다. 그림 12-34A에서처럼 쐐기모양의 발허리뼈는 가로활의 안정성에 기여한다. 발꿈치뼈와 제 1 발허리뼈의 경사는 특히 서 있을 때 안쪽 세로활의 안정성에 기여한다(그림 12-33B). 발꿈치뼈의 구조가 원래부터 발바닥활에 어떤 안정성을 제공할지라도, 인대와 근육의 부가적인 지지가 없다면 발바닥활은 무너지게 된다.

세 개의 발바닥활들은 분절된 둥근천장(vault)이나 상호 작용하여 연결되어 있는 하나의 세트로 생각될 수 있기 때문에, 시스템에서 한 점의 지지는 전체 시스템을 통해 지지하게 된다. 발바닥쪽 발굽입방골인대(spring ligament), 뼈사이말목뼈세로인대, 바닥인대는 판을 수동적으로 지지하는 중요한 역할을 한다(그림 12-35).[91,92] 스프

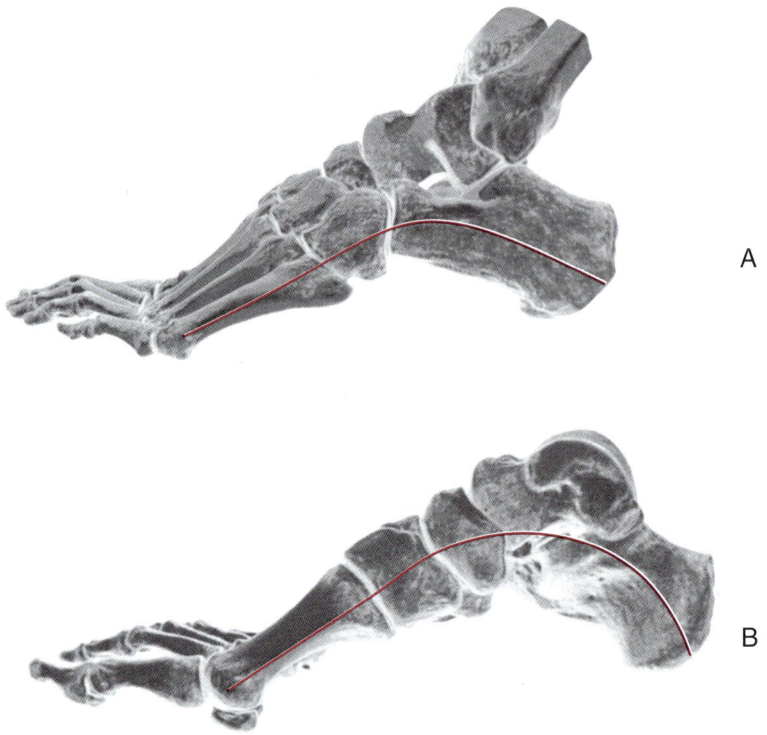

◀ **그림 12-33** ■ 세로활(longitudinal arch)은 (A) 발의 가쪽이 (B) 발의 안쪽과 비교하여 낮다.

링인대의 "관절(articular)"(위 안쪽 부분) 부위는 부분적인 목말뼈머리와 세로활의 종석(keystone)을 직접적으로 지지한다. 이처럼 목인대(cervical ligament)는 세로활의 후부를 부분적으로 지지하는 중요한 역할을 한다. 사체(cadavers)를 이용한 연구에 따르면 좀 더 가쪽에 있는 긴/짧은 바닥인대(그림 12-35)의 지지가 스프링인대와 목인대의 지지보다 덜 영향을 미치는 것으로 나타났다.[91]

발바닥활들의 기능(Function of the Arches)

발의 구조는 활을 만들고 손의 활 구조와 흡사하지만 작용하는 목적은 아주 다르다. 손의 활은 쥐거나 손 조작을 위한 구조로 두드러지지만, 체중부하 기능에도 역시 보조를 한다. 반대로 발은 잡기를 위한 활동을 하는 것은 매우 드물다. 발의 발바닥활(plantar arches)들은 발이

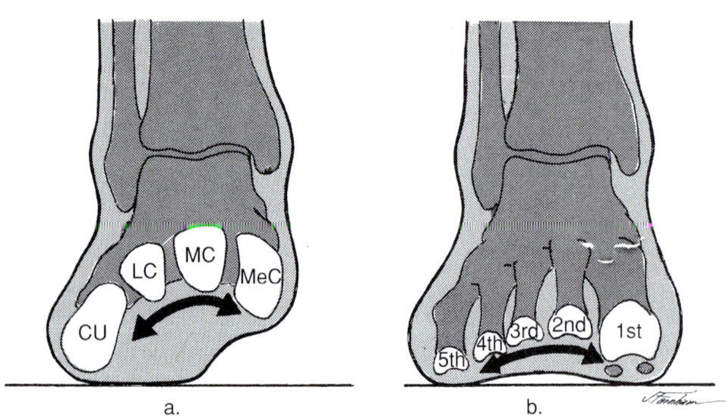

▲ **그림 12-34** ■ 가로활(transverse arch). A. 앞쪽 발목뼈의 높이에서 본 것. B. 발허리뼈의 중간높이에서 본 것. CU, 입방뼈; LC, 가쪽 쐐기뼈; MC, 중간 쐐기뼈; MeC, 안쪽 쐐기뼈.

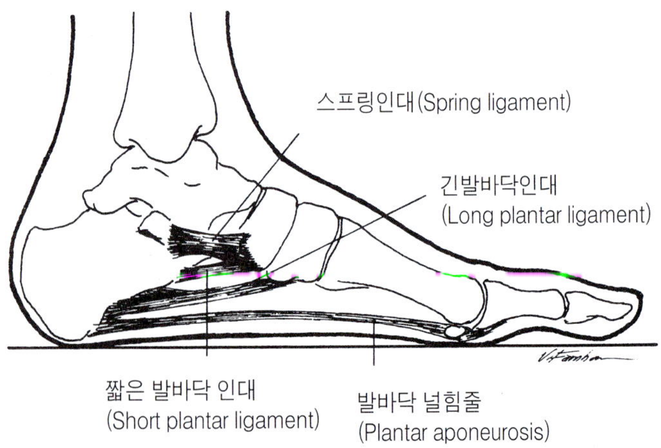

▲ **그림 12-35** ■ 안쪽 세로활은 발바닥 널힘줄을 포함한 인대들의 지지와 연관된다. 더욱 가쪽에 위치한 짧은 발바닥인대는 안쪽에서는 보여지지 않으나 발을 투사해서 볼 때에 보여진다.

체중부하 시 가동성과 안정성 기능을 하도록 되어 있다. 운동성을 수행하기 위해서 발바닥활은 유연해야 한다. 즉 (1) 체중부하 힘의 충격의 감소 (2) 부과되는 돌림의 감소 (3) 지면에 대한 적응을 위한 변화 등을 발이 수용할 수 있어야 한다. 체중부하 시 안정성은 발바닥활 구조가 고정되었을 때 수행될 수 있다. 즉, (1) 적절한 체중부하를 위해 균등하게 체중분배를 함과 (2) 견고한 지렛대에 대해서 유연한 발로 변화하는 것을 허용해야 한다. 체중부하된 발의 가동성과 안정성의 기능은 발바닥 널힘줄의 역할과 서로 다른 활동 시 발에서의 체중 분배를 살펴봄으로써 확인될 수 있다.

■ 발바닥 널힘줄(Plantar Aponeurosis)

다른 수동적 구조물들이 발바닥활을 지지하는데 공헌할 지라도, **발바닥 널힘줄(족저건막, plantar fascia)**의 역할이 특히 중요하다. 발바닥 널힘줄은 발바닥의 길이 방향과 같게 놓여 있으며 널힘줄(fascia)이 두껍고 치밀한 조직이다. 이것은 발꿈치뼈의 후면에서 시작하여 발바닥평판(plantar plate) 그리고 또 평판(plate)을 통과하여 각 발가락의 몸쪽발가락뼈(proximal phalanx)에 부착된다(그림 12-35).[75,83] 보행입각기 시작에서 끝까지 방사선 형광투시법으로 발바닥밑힘줄의 변형과 신장을 생체실험으로 조사한 결과, 9%~12%로 발바닥 힘줄의 긴장도(tension)가 증가하였다.[93] 이러한 이유로, 발바닥활을 지지하고 있는 발바닥 널힘줄의 기능은 트러스(truss) 위의 묶인 봉(tie-rod)의 기능과 비교되어진다.[67] 트러스(truss)와 묶인 봉(tie-rod)은 삼각형을 형성하는데(그림 12-36): 트러스 중 2 개의 버팀목은 삼각형 옆면을 형성하고 묶인 봉(tie-rod)은 아랫면을 형성한다. 목말뼈와 발꿈치뼈는 후면을 담당하고 발꿈치뼈와 발허리뼈는 앞면을 지지한다. 묶인 봉처럼 발바닥 널힘줄은 체중이 삼각구도 위를 부하할 때 앞과 뒤를 같이 유지하게 된다. 이 구조는 체중부하하는 발에 있어 효과적인데 그 이유는 뼈대(strut)가 압력(compression force)을 가하지만, 발바닥 널힘줄(aponeurosis, tie-rod)은 장력(tension force)을 가하기 때문이다. 뼈에 손상을 야기시킬 수 있는 굽힘 모멘트(bending moment)는 최소화 된다. 발허리발가락관절의 섬유연골성 발바닥평판은 발목뼈머리에 체중부하하는 압력에 저항할 뿐만 아니라, 인장 스트레스(tensile stress)에도 저항한다.[83] 그러므로, 생물학적 구조는 부하를 최대로 견딜 수 있고 손상 위험을 최소화하도록 되어 있다.

발바닥활을 지지하는 발바닥 널힘줄은 발허리발가락관절(MTP)과 관계 있다. 발가락들이 발허리발가락관절(MTP)에서 (수동 혹은 능동, 체중부하 시 혹은 비체중부하 시)펼 때 발바닥 널힘줄은 당겨져서 발허리뼈와 관련하여 몸쪽 발가락뼈가 발등쪽으로 미끄러지게(dorsally glide)하여 조임(tight)을 증가시킨다. 발허리뼈머리의 끝이 위로 올라가면 발바닥 널힘줄이 당겨져서 도르래 역할을 하게 된다(그림 12-37). 발바닥 널힘줄이 발허리발가락(MTP)관절을 신장시킬 때, 발뒤꿈치와 발허리발가락(MTP)관절은 발의 뒤침과 발바닥활을 증가시키기 위해 묶인 봉(tie-rod)이 짧아지는 것과 같이 서로를 끌어당긴다. 이 현상은 체중부하하는 발허리발가락(MTP)관절 주위의 발을 돌림시키고 발뒤꿈치를 올림으로써 발바닥활

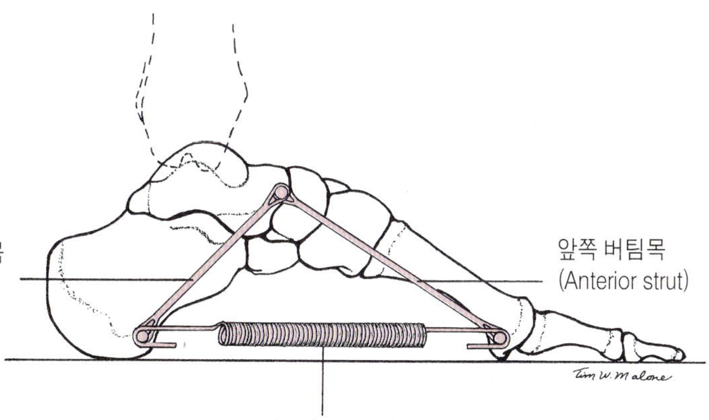

◀ **그림 12-36** ■ 발은 트러스(truss)과 묶인 봉(tie-rod)으로 기능을 설명할 수 있고, 발꿈치뼈와 목말뼈는 뒤쪽 버팀목(strut)으로, 발목뼈와 발허리뼈는 앞쪽 버팀목(strut)으로, 그리고 발바닥 널힘줄은 긴장된 묶인 봉(tie-rod)이다. 체중부하를 하고 있는 발은 버팀목을 누르고 묶인 봉에서 추가적인 장력을 만들어 낼 것이다.

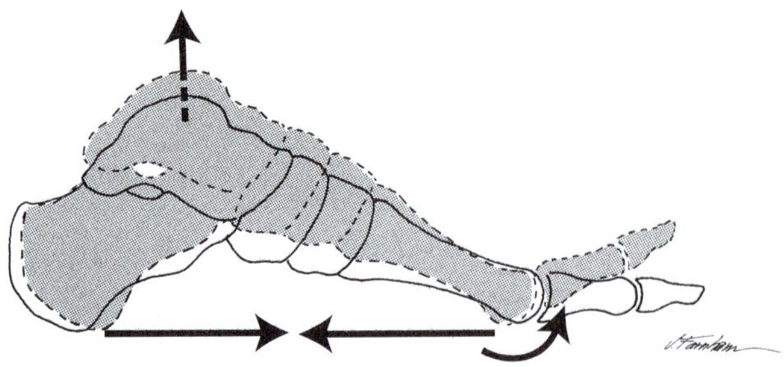

▲ **그림 12-37** ■ 발가락이 펴된 상태에서 발바닥활의 가쪽 번짐은 발목뼈머리 주변으로 발바닥 널힘줄을 모으며, 널힘줄의 양 끝이 각각 서로를 향하고 있음을 그리고 있다.

을 지지하는 발바닥 널힘줄의 역할을 더욱 증가시키게 된다(발허리뼈 정지 동안).

삼각형이 편평해지는 동안(즉, 목말뼈밑와 가로발목뼈관절이 엎침될 때) 발허리발가락관절이 능동 또는 수동적으로 폄된다면 부하된 발에서 발바닥 널힘줄(tie-rod)의 장력이 나타나게 된다. 발허리발가락관절(MTP)의 폄범위는 제한되어질 것이다. 상대적으로, 버팀목(뼈)이 활동함으로써 삼각구도의 높이를 증가시키면 발바닥 널힘줄(tri-rod)에 부하를 덜 줄 수 있다. 예를 들어, 정강뼈가 가쪽 돌림힘을 받기 쉬울 때 발뒷부는 뒤침, 뒤쪽 버팀목(strut)은 더욱더 경사지게 될 것이고, 안쪽 세로활의 높이는 증가하며 발바닥 널힘줄(tri-rod)은 상대적으로 부하가 덜 받게 될 것이다. 발바닥 널힘줄에서 장력의 감소는 발허리발가락관절(MTP)의 폄 범위를 증가시킬 수 있게 될 것이다.

발바닥 널힘줄 위의 발허리발가락관절(MTP)의 도르래 효과를 통해 발허리뼈가 정지(break)되는 동안 뒤꿈치를 올림으로써 발바닥 널힘줄이 세로활을 증가시키는데(발의 뒤침) 기여하는 발뒷부 관절과 상호 의존적으로 움직이게 된다. 그러므로 효과적인 발바닥 들기(push-off)를 위해 발을 단단한 지렛대(lever)로 바꾸는데 기여한다. 발허리발가락관절(MTP)에 스트레스를 주거나 발을 앞으로 움직이기 위한 중력 중심선(LoG)을 허락하는 과도한 폄을 막기 위해 꽉 조여진 발바닥 널힘줄이 발허리발가락관절(MTP)에서 수동적인 굽힘 힘을 증가시킨다. 마지막으로, 긴장된 발바닥 널힘줄의 수동적인 굽힘 힘은 제한된 지지면(BOS) 위에 체중부하를 지지하기 위해 지면에 발가락을 누름으로써 능동적 발가락 굽힘근을 돕는다.

기본 개념 12-6: 묶인 막대와 트러스의 관계 요약

- 발허리발가락(MTP)관절의 폄에 의해 나타나는 발바닥 널힘줄의 장력은 세로활(발을 뒤침시키는)을 증가시키기 위해 발뒷부와 발앞부에 함께 나타난다.
- 발꿈치뼈에 안쪽 번짐 힘이나 종아리의 가쪽 돌림을 통해 체중부하하는 발의 뒤침은 발바닥 널힘줄(tie-rod)에서 긴장을 낮추고 버팀목(strut) 사이의 각(삼각구도의 꼭지점)을 줄일 것이다
- 체중부하 시 삼각구도의 편평한 정도는 발바닥 널힘줄에서 장력을 증가시키고 발허리발가락(MTP)관절의 폄을 제한할 것이다.

사례 적용 12-5: **발바닥 널힘줄염(Plantar Fasciitis)**

Benson씨는 아침에 침대에서 처음 일어났을 때 발꿈치에 가장 심한 통증이 있다고 말했다. 몇 발짝을 딛은 후 통증은 감소하지만 계속 걸으면 다시 통증은 증가한다. 이것은 **발바닥 널힘줄염**(Plantar Fasciitis - 발바닥 널힘줄의 염증)의 전형적인 징후이다. 이 통증은 발바닥 널힘줄이 기시하는 안쪽 발꿈치뼈 결절에 국소화되지만, 발가락 먼쪽으로 통증이 뻗어갈 수 있다. 발가락은 근막위에 부가적인 힘줄이 있기 때문에 발가락을 폄시키면 통증이 또한 증가하게 된다. Benson씨의 뒤침된 발은 발바닥 널힘줄에 과도한 스트레스를 주고 있다.[94] 과도한 엎침을 조절하기 위해 발바닥활 지지는 이런 기본적인 문제를 개선하는데 효과적이라는 것을 보여준다.[94]

■ 체중분배(Weight Distribution)

발의 발바닥활은 고정되어 있는 것이 아니라 유연하기 때문에 체중분배는 발의 발바닥활 모양과 순간적으로 주어지는 모멘트에 대한 중력 중심선(LoG)의 위치 등의 많은 요소에 의존한다. 계속적으로 체중은 목말뼈에 주어지게 됨으로 다리로 내려가는 모든 체중은 목말뼈가 받게 된다. 양발로 서 있을 때는 각각의 목말뼈가 체중의 50%씩 받게 되며 한발로 체중부하 시에는 100% 체중을 받게 된다. 정적 한발서기 혹은 두발서기(static unilateral or bilateral stance)에서 50%의 체중은 목말뼈를 통해서 후목말뼈밑관절(posterior subtalar articulation)을 지나 발꿈치뼈에 전달되고, 50%나 그 이하는 목말발배관절(talonavicular joint)과 발꿈치입방관절(calcaneocuboid joint)을 지나 발앞부로 간다. 발의 뼈에 전달된 체중분포의 양상은 잔기둥(trabeculae)에 나타난 것과 같다(그림 12-38). 목말뼈머리가 안쪽으로 치우쳐 놓여있기 때문에 발꿈치입방관절(calcaneocuboid)로 전달되는 체중보다 두 배의 체중이 목말발배관절을 통과한다. 세로활을 지지

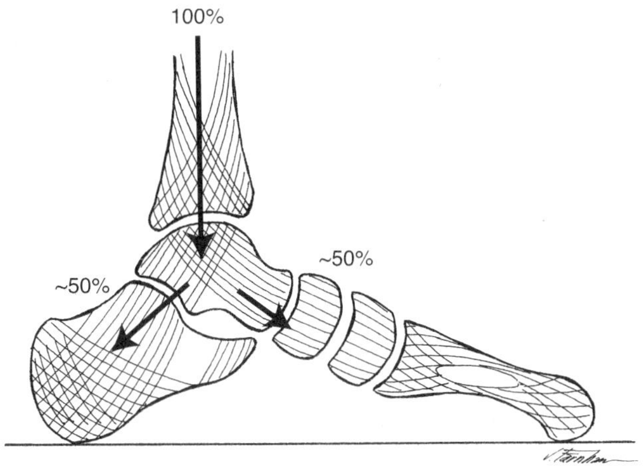

▲ **그림 12-38** ■ 발의 안쪽에 있는 뼈의 잔기둥을 보여주며, 힘의 100% 이동이 목말뼈로 되며, 이를 나누면 50%는 발꿈치뼈의 뒤를 지나며 나머지 50%는 목말발배관절과 발꿈치입방관절을 통해 앞으로 발앞쪽을 지난다.

하면서 가쪽에 위치한 긴, 짧은 발바닥인대의 역할은 안쪽에 위치한 목말발배관절과 비교하여 발꿈치입방관절을 통해 체중부하 압력을 감소시키는데 기여한다.[95]

정적 선 자세(static standing)에서 발바닥면의 체중분배는 매우 다양하여 수많은 구조적, 자세적 요소들에 영향을 받는다. 발의 이종(heterogeneous) 표본 중에서 뒤꿈치 아래의 최고점(peak)(139 kPa)은 발앞부 아래 최고점(peak)(53 kPa)의 압력보다 평균적으로 2.6배 정도 높다. 또한 가만히 서 있는(quiet standing) 동안 체중분배 분석에서 뒤꿈치는 60%, 발중간부는 8%, 발앞부는 28%의 체중부하를 하는 것으로 나타났다 발가락은 최소한의 체중부하를 받는다.

발바닥밑 압박은 서 있을 때보다 보행 시 더 많은 부하를 받게 되는데 발앞부만이 지면에 닿아 있고, 몸은 앞으로 행하여 가속화되는 시점인 입각기 80% 정도의 발바닥 늘기를 할 때, 발목뼈머리 아래에서 전형적으로 가장 많은 부하를 받는다.[97] 과도한 발바닥밑 압박은 통증과 손상을 유발할 수 있는데 건강한 사람이거나 당뇨병 환자 그리고 말초신경장애환자의 경우 욕창이 생길 수 있다. 망치발기형, 연부조직의 두께, 엄지발가락바깥굽이증, 발의 형태(foot type), 보행속도와 같이 구조적, 기능적 요소들은 당뇨병 환자와 손상없는 환자들에게 있어서 보행 시 발앞쪽 발바닥 압박을 알 수 있는 중요한 예견인자가 된다.[87,98] 일반적으로 망치발기형에서 나타나는 발허리발가락(MTP)관절의 증가된 폄은 발목뼈머리 아래 압력을 증가시키고 발가락 위의 압력은 감소시킨다. 제 1 발목뼈머리하의 압력은 발바닥활 높이가 증가하면서(발꿈치뼈 또는 제 1 종족골의 경사에 의해) 또한 증가된다.[98] 발앞쪽과 뒤꿈치아래 연부조직은 쿠션처럼 작용하므로 연부조직의 두께가 감소함에 따라 압력은 증가한다.[87,98]

보행 시 발뒤축접지기(heelstrike) 동안 뒷꿈치에 최대의 스트레스가 주어지고, 이 때 전형적으로 체중의 85%~130%가 주어진다. 달릴 때는 체중이 220%로 증가한 힘이 발뒤꿈치에 작용할 것이다.[99] 발꿈치뼈에 가해지는 많은 양의 체중은 발꿈치뼈의 발바닥면에 있는 발뒤꿈치 패드(heel pad)에 의해 부분적으로 흡수된다. 발뒤꿈치 패드는 피부아래 발꿈치뼈에 부착되어 있는 섬유성 격막(fibrous septa)에 의해 방이 만들어진 그 안에 지방세포가 차있는 형태로 구성되어 있다. 발뒤꿈치의 쿠션작용의 영향은 연령이 증가하고 교원섬유, 탄성조직(elastic tissue), 물 등의 감소로 줄어들고, 이와 같은 변화는 40세 이후에 대부분 나타난다.[11,100]

발바닥활들에 대한 근육의 기여 (Muscular Contribution to the Arches)

정상적인 *정적 발*에서 발바닥활을 지지하기 위해서 근육 활동은 거의 나타나지 않는다.[101] 발의 작은 내재 근육들(예, 발 내부에 시작하고 정지하는 근육들)은 안정적인(quiet) 입각기 시 주기적으로 수축하는데 아마도 발을 지지하는 많은 인대들에 부하를 덜 받게 하기 위해 짧은 휴식시간을 제공하기 위해서 일 것이다. 그러나 보행 시 세로축과 가로축으로 기시된 근육들은 능동적인 활동을 하여 발바닥활을 지지하게 된다. 보행하는 동안 뒤쪽에서 안쪽 복사뼈를 지나 발의 발바닥쪽에 정지하는 외재 근육들(뒤정강근, 긴발가락굽힘근, 긴엄지발가락굽힘근)이 안쪽 세로활에 제공됨으로써 주요한 근육지지를 담당하게 된다.[102] 긴종아리근은 중요한 가쪽 안정성을 제공하는데 긴종아리근의 힘줄이 가쪽 복사뼈 뒤를 지나고, 제 5 발허리뼈의 바닥 뒤의 가쪽 입방뼈를 따라 활주하며, 제 1 발허리뼈 저부에 정지하기 위해 가로활의 전체 길이를 통과하기 때문이다.[92,102]

안쪽, 가쪽 근육들은 보행 시 전체 입각기 동안 활을 지지하기 위해 역동적인 슬링(sling)을 제공하고 울퉁불퉁한 표면에 대한 적응을 강화시킨다.

발목관절과 발의 근육들 (Muscles of the Ankle and Foot)

이 장에서 논의된 것처럼 근육활동은 발의 다관절에서 동적인 안정성과 움직임의 통합을 위해서 중요하다. 발목관절 또는 발에는 한 관절을 지나가고 한 관절만을 위한 근육이 없으며, 모든 근육은 적어도 두 관절이나 복합관절 근육들이다. 근육의 기능은 근육의 구조뿐만 아니라 근육을 가로지르는 각 관절 축과 관련되어 근육이 어디를 지나느냐에 달려있다. 발목관절 축과 목말뼈밑관절 축에 관련된 발목과 발 근육들의 위치는 그림 12-39에서 보여주고 있다. 이 그림에서처럼 발목관절 앞쪽을 지나는 모

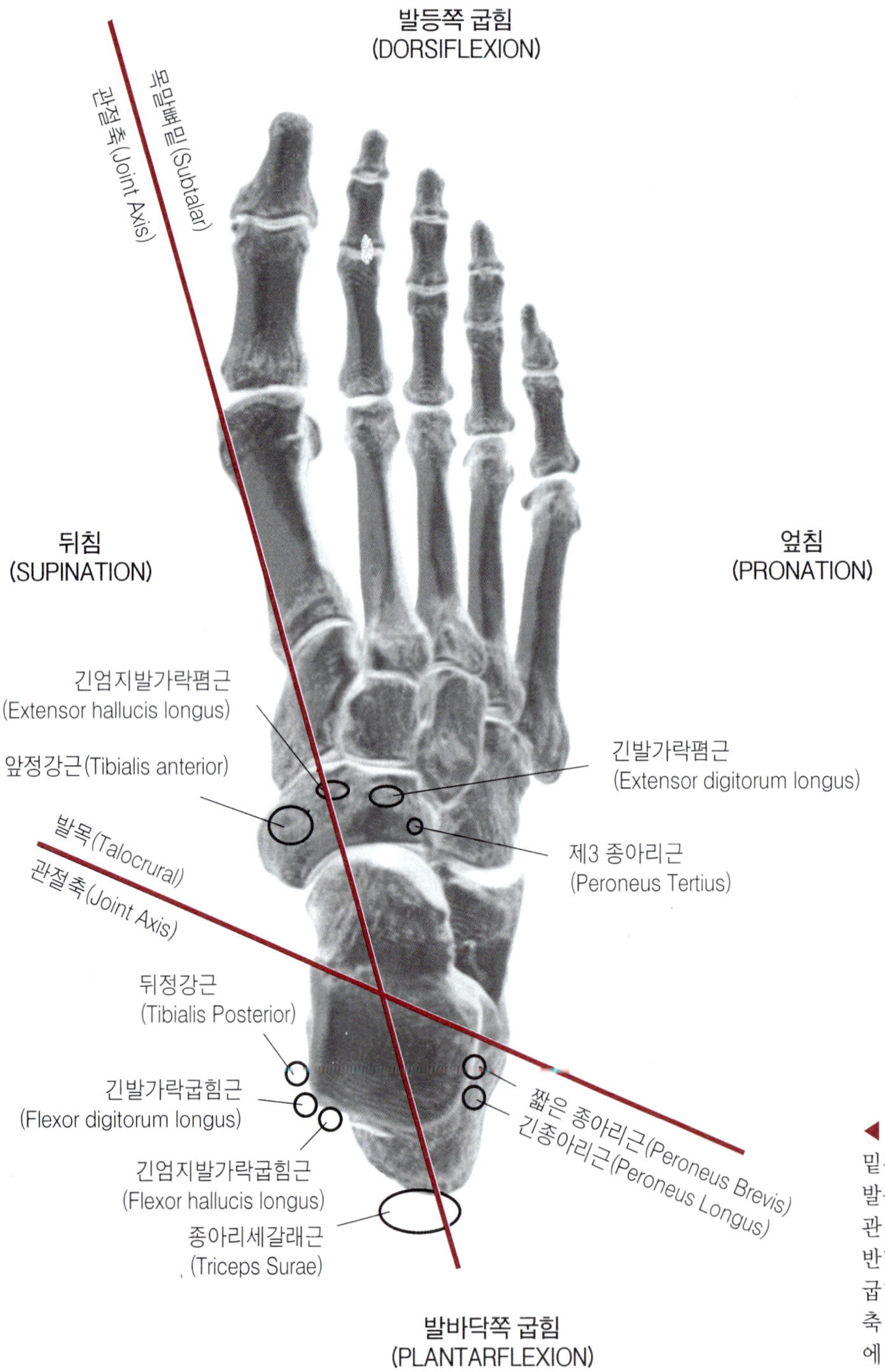

◀ **그림 12-39** ▪ 발목(거퇴)과 목말뼈밑관절 축에 관련된 근육 이는 곳 위치. 발목관절 축 앞쪽에 이는 근육들은 발목관절에서 발등쪽 굽힘 토크를 일으키는 반면, 축 뒤쪽에 이는 근육들은 발바닥쪽 굽힘 토크를 만들 것이다. 목말뼈밑관절 축 안쪽에 이는 근육은 뒤침 토크를, 가쪽에 이는 근육은 엎침 토크를 만들 것이다.

든 근육들은 등쪽 굽힘 토크나 모멘트를 일으킬 것이고, 반면 축 뒤쪽을 지나는 근육들은 발바닥쪽 굽힘 모멘트를 유발시킬 것이다. 목말뼈밑 축의 안쪽을 지나는 근육들은 목말뼈밑관절에서 뒤침 모멘트를, 반면 가쪽을 지나는 근육들은 엎침 모멘트를 만들 것이다. 물론 근육은 발목관절과 목말뼈밑관절 모멘트를 둘 다 동시에 만들 수 있다. 예를 들어, 앞정강근은 발목축 앞면과 목말뼈밑관절 안쪽을 지나므로 발목에서 발등쪽 굽힘 모멘트와 목말뼈밑관절에서 엎침 모멘트를 동시에 만들어낸다. 축에 관련지어 근육의 위치를 이해하는 것은 근육의 기능을 이해하는데 중요하다.

13,14장에서 설명된 근육들의 포괄적인 설명을 토대로 이 장에서는 근육 기능에 대해 간략하게 요약하여 나타낸다. 외재 발목과 발 근육들은 발목 몸쪽에 기시하고 발위에 정지한다. 내재 발 근육은 발 내(발목을 가로지르지 않고)에서 시작하고 발에 정지한다. 외적 근육들은 종아리의 세 구획으로 나누어진다: 뒤쪽, 바깥쪽, 앞쪽 구획.

외재근(Extrinsic Musculature)

■ 뒤쪽 구획 근육들 (Posterior Compartment Muscles)

발뒷부 구획 근육들은 모두 발목관절 축 뒤를 지나므로 발바닥쪽 굽힘근이다. 이 근육들은 종아리근, 가자미근, 뒤정강근, 긴발가락굽힘근 그리고 긴엄지발가락굽힘근이 이에 속한다. 종아리근은 넙다리뼈의 양쪽 관절융기(condyle)에서 시작하여 아킬레스힘줄(Achilles tendon)으로 들어가 발꿈치뼈의 뒷면에 정지한다. 가자미근(soles)은 종아리근 아래 깊게 있으며 정강뼈와 종아리뼈에서 시작하여 종아리근과 함께 발꿈치뼈에 정지한다. 종아리근이 가지는 두 개의 이는 곳과 가자미근의 닿는 곳을 합하여 이것을 종아리세갈래근(triceps surae)이라고 부르며 발목관절의 발바닥쪽굽힘근으로 주로 작용한다. 종아리세갈래근의 최대 부피는 토크(r^2 =.69)를 생성하는 능력과 강한 연관성이 있다.[103] 아킬레스힘줄은 발목관절의 축과 상대적으로 멀리 떨어져 있어 발꿈치뼈에 수직으로 부착한다(그림 12-39). 이 효과적인 부착은 발바닥쪽굽힘을 위한 모멘트 팔(moment arm)을 더 크게 한다. 아킬레스힘줄은 목말뼈밑관절의 안쪽을 또한 지난다. 뒤

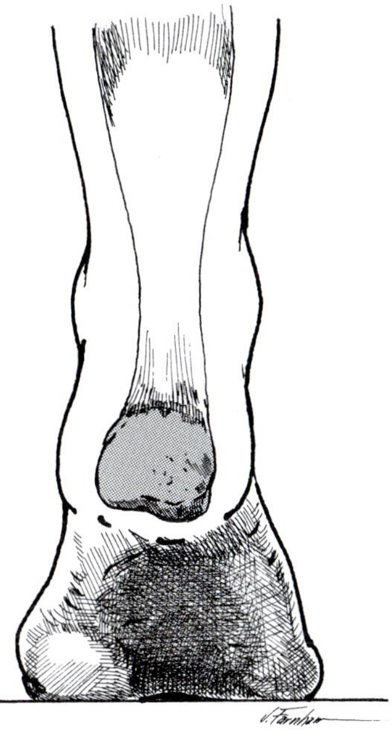

▲ **그림 12-40** ■ 고정된 발에서 종아리세갈래근의 작용은 발목 발바닥쪽 굽힘, 목말발꿈치관절 뒤침, 세로활의 위로 올림을 일으킬 것이다.

침을 위한 운동 팔이 작지만, 종아리세갈래근의 큰 가로면은 목말뼈밑관절에서 강한 뒤침을 만들며,[4,5,64,100,104] 목말뼈밑 축의 위치가 제각기 다양함이 뒤침하기 위한 근육의 능력에 영향을 줄 수 있었다.[105] 체중부하 시 종아리근과 가자미근의 활동은 목말뼈밑관절의 뒤침 방향으로 강한 지렛대를 만들고, 가로발목뼈관절이 간접적으로 뒤침이 되도록 작용한다. 계속적으로 발바닥쪽 굽힘시키는 힘은 발뒤꿈치를 끌어올리고, 발바닥활을 위로 올리게 된다(발허리발가락관절이 펴됨에 따라 발바닥 널힘줄에서 증가된 장력으로 잠재적으로 보조한다). 종아리세갈래근에 의한 발바닥활의 위로 올림은 체중부하 시 능동적으로 발바닥쪽 굽힘하는 발에서 뒤꿈치가 지면에서 떨어질 때 쉽게 관찰할 수 있다(그림 12-40).

발이 입각기에서 부하된 후 목말뼈밑관절을 뒤침하는 동안 가자미근과 종아리근이 함께 원심적으로 발목의 발등쪽 굽힘을 조절한다. 이러한 근육들은 발바닥 들기(push-off)를 위해 단단한 지렛대 역할로 뒤침 토크를 제공하고, 지면 반발력(ground reaction force)이 발목뼈머리와 발가락에 움직임으로써 발목의 발바닥쪽굽힘과 발꿈치를 드는 동작을 통해 발바닥쪽굽힘 토크를 지속적으로 제공하게 된다.

지속적 연구: 종아리근과 가자미근의 짧아짐(Shortening of the Gastrocnemius and Soleus Muscles)

종아리근과 가자미근은 발목관절 뒤를 지나가기 때문에 근육길이가 제한되고, 한정된 발등쪽 굽힘 가동범위를 가진다. 게다가 종아리근은 무릎관절도 지나가기 때문에 종아리근 단축은 무릎 폄 시 발등쪽 굽힘의 가동범위를 더욱더 제한하게 된다. Benson씨는 무릎을 폄시키고 동시에 발목을 발등쪽 굽힘시켜서 앉았을 때 무릎 뒤에서 당겨지는 감각을 호소한 것을 근거로 해서 단축된 종아리근 때문에 발등쪽 굽힘의 가동범위가 제한된 것을 알 수 있다. 팽팽한(tight) 넙다리뒤근육은 무릎 뒤를 당기는 감각을 야기시키고, 엉덩관절을 폄시킴으로써 짧아진 종아리근과 구별할 수 있다(종아리근이 아닌 넙다리뒤근육의 장력 경감). 종아리세갈래근의 단축은 목말뼈밑관절에서 과도한 엎침과 발중간부와 발뒷부의 통증을 유발하기 때문에 발등쪽 굽힘의 가동범위를 제한하게 된다.[38]

발목관절의 다른 발바닥쪽 굽힘근은 장딴지빗근(plantaris), 뒤정강근, 긴엄지발가락굽힘근, 긴발가락굽힘근, 긴종아리근과 짧은 종아리근이 있다. 상기한 근육들은 각각 발목관절측 후면으로 통과하지만 발바닥쪽 굽힘을 위한 모멘트 팔이 너무 짧아 발목관절이 발바닥쪽 굽힘하는 힘 전체의 5%만 참여한다.[63] 장딴지빗근은 기능이 매우 약해서 고려하지 않는다.

뒤정강근의 힘줄은 발배뼈와 발바닥안쪽발바닥활에 부착하기 위해 안쪽 복사뼈 뒤, 목말뼈밑관절의 안쪽을 지난다(그림 12-39). 뒤정강근은 종아리세갈래근 다음으로 가장 큰 외재 발바닥근이며 목말뼈밑관절과 가로발목뼈관절 엎침을 위해 상대적으로 가장 큰 모멘트 팔을 가진다.[105] 뒤정강근은 발바닥활을 지지하는 동력의 지원자이고 보행 시 발의 엎침을 조절하고 되돌리는 중요한 역할을 한다.[64,92,105] 발이 보행 입각기 시 부하될 때 뒤정강근은 목말뼈밑과 가로발바닥근의 엎침 조절을 위해 원심성으로 수축한다. 뒤정강근은 발이 뒤침과 발바닥쪽 굽힘 방향으로 움직임일 때 지속적으로 구심성 수축을 한다. 발바닥안쪽세로활을 따라 기시하기 때문에 뒤정강근의 기능장애는 후천적인 평발을 가져올 수 있다는 큰 문제가 있다.[92]

긴엄지발가락굽힘근과 긴발가락굽힘근은 보행 시 안쪽 세로활(medial longitudinal arch)을 탄력성있게 하고 아치 지지를 돕기 위해서 뒤정강근의 뒷면과 안쪽 복사뼈를 지난다. 힘줄들이 목말뼈밑관절 안쪽을 지나기 때문에 외부의 발가락 굽힘근은 목말뼈밑관절의 뒤침을 돕는다. 이러한 근육들은 먼쪽 발가락뼈에 부착하여 굽힘한다. 긴발가락굽힘근의 힘줄은 네 개의 발가락의 먼쪽 발가락뼈를 가르고 지나가기 전에 안쪽 복사뼈 주위를 통과한다. 힘줄의 당기는 선은 비스듬선이고, 다른 보조없이 발가락을 동시에 굽힘시키고 발의 안쪽 면(aspect)을 향해 편위된다. **발바닥네모근(quadratus plantae)**은 긴발가락굽힘근힘줄의 발바닥면과 가쪽연에 닿는 하부 발꿈치뼈의 각 가쪽으로부터 나타나는 내재 근육이다.[3] 이 내재 근육과 긴발가락굽힘근은 최소의 편위로 발가락을 굽힘시키는 견인의 합력선(resultant line of pull)으로 동시적 힘(concurrent force)을 형성한다.

발가락이 사실상 굽힘할 때 거의 필요하지 않지만, 발가락 굽힘근은 중력중심선(LoG)이 발허리뼈머리와 발가락을 따라 움직일 때 균형을 유지하는 중요한 역할한다. 발가락 굽힘근은 중력중심선(LoG)이 발에서 너무 멀리 지나가지 않도록 막기 위해 입각기 마지막에 발허리발가락(MTP)의 폄(발허리뼈 중단)을 원심적으로 조절함으로써 보행 시 발바닥 널힘줄의 수동적인 역할을 능동적으로 강화시킨다. 좀 더 정적인 활동에서 발가락은 자세가 기울어졌을 때 지지하기 위해 길어지고, 물건을 줍거나 지면에 닿기 위해 기울일 때와 같은 활동 시에는 발가락 굽힘근이 발허리발가락(MTP)의 폄을 저항하고, 바닥에 힘차게 누르기에 충분하게 강해진다.

엄지발가락의 발가락관절(IP) 굽힘은 긴엄지발가락굽힘근이 발가락을 지면에 대해 밀게 된다(그림 12-41A). 다른 4개의 발가락의 먼쪽과 몸쪽 발가락관절의 굽힘은 긴발가락굽힘근의 작용으로 일어나는데, 그것은 발가락에서 몸쪽발가락뼈가 내재 근조직에 의해 고정되지 않아서 갈고리 모양으로 잡을 수 있게 되는 것과 같은 형태로 일어난다(그림 12-41B). 발에서 뼈사이근의 활동으로 발허리발가락관절(MTP)을 고정할 수 있고 과다한 폄을 예방할 수 있다. 뼈사이근의 약화를 일으키는 병변(말초신경 병변과 같이)은 발허리발가락관절(MTP)의 탈안정화, 망치발가락기(발허리발가락관절의 과다 폄), 그리고 발목뼈머리하의 과도한 스트레스를 가져온다.[88] 이러한 심한 스트레스는 발목뼈머리 아래의 통증(예, **발허리뼈통, metatarsalgia**)을 유발하거나, 보호 감각이 부족한 사람들에게는 욕창(skin breakdown)을 일으킨다(예. 말초신경 병변).

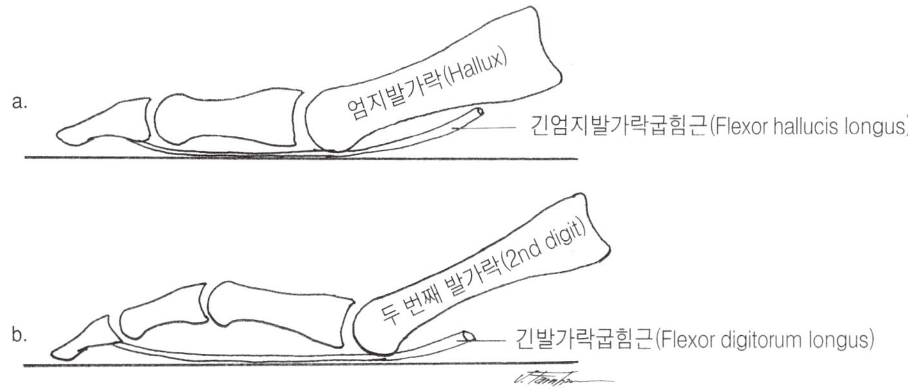

◀ **그림 12-41** ■ A. 지면에 대항해서 누르는 엄지발가락의 먼쪽 발가락을 야기하는 긴엄지발가락굽힘근의 작용. B. 지면을 움켜쥐게 하는 4개의 작은 발가락을 야기하는 긴발가락굽힘근의 작용.

■ 가쪽 구획 근육들 (Lateral Compartment Muscles)

긴종아리근과 짧은 종아리근은 목말뼈밑관절의 가쪽을 지나고 특징적인 모멘트 팔로 인해 발의 초기 엎침을 할 때 작용한다.[105] 이들의 힘줄은 발목축에 가깝지만, 뒤쪽면을 지나기 때문에 약한 발바닥쪽굽힘근이다. 긴종아리근의 힘줄은 발목뼈를 가로지르고 입방뼈 밑을 지나가게 됨으로써 가쪽 복사뼈 주위를 지나고 안쪽 쐐기뼈와 제 1 발허리뼈 바닥쪽에 부착한다(그림 12-42). 보행 시 후반 입각기 동안 근육의 수축은 발의 가쪽에서 안쪽으로 체중의 이동을 강화시키고 지면 반발력은 발뒷부가 증가된 뒤침 방향으로 움직이는 동안 발목발허리관절(TMT)의 엎침 비틀림을 능동적으로 촉진시키도록 발등쪽 굽힘을 시도함으로써 제 1 열을 안정화시킨다.[102] 활을 가로지르는 경로(path) 때문에 긴종아리근의 힘줄은 가로활과 가쪽 세로활의 지지를 담당한다.[104]

가쪽 복사뼈에서 각 종아리뼈힘줄의 안정성은 발목관절의 위쪽과 아래쪽(superior and inferior)에 있는 종아리뼈지지띠(peroneal retinacula)의 통합성(integrity)에 의존한다(그림 12-9 참고). 발 가쪽 염좌(sprain)는 목말뼈밑관절 그리고 발 가쪽을 지지하는 종아리뼈지지띠에 영향을 줄 수가 있다. 위지지띠(superior retinaculum)의 이완(laxity)은 긴종아리근의 불완전 탈구를 유발하고 짧은 종아리근이 가쪽복사뼈로부터 걸림 없이 튀어 나오게 한다.[12]

■ 앞쪽 구획 근육들 (Anterior Compartment Muscles)

종아리의 전부 구획의 근육은 앞정강근, 긴엄지발가락폄근, 긴발가락폄근, 제 3 종아리근(peroneus tertius)이다. 이 근육은 모두 폄근 지지띠 아래를 지나고(그림 12-9 참고) 발목관절 축 전면에 부착한다(그림 12-39 참고); 이 근육들은 발목관절의 강력한 등쪽 굽힘근이다. 또한 앞정강근은 목말뼈밑 축 안쪽 관절면을 지나고 목말뼈밑관절과 가로발목뼈관절의 주요한 뒤침근이다. 긴엄

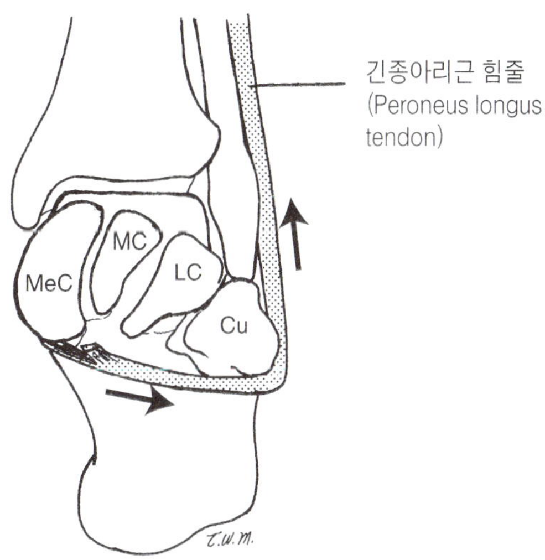

▲ **그림 12-42** ■ 발 밑을 가로로 지나 첫 번째 발허리뼈의 바닥에 정지하는 긴종아리근의 힘줄. 근육의 능동적 수축은 가로활과 발의 제 1 열을 지지할 수 있다.

지발가락폄근의 힘줄은 목말뼈밑관절축 근처에 부착하고 약한 뒤침근이다. 앞정강근과 긴엄지폄근은 보행 중 발뒤꿈치가 지면에 접지할 때, 발뒷부에 강한 엎침 힘이 작용하는 때에 뒤침근으로 작용한다. 앞정강근은 또한 입각기 초기 발뒷부에 강한 엎침 힘을 조절한다.[102] 앞정강근과 긴엄지발가락폄근은 발을 지면에서 떼고 발등쪽 굽힘하며 중력의 발바닥쪽 굽힘 토크에 대항하여 발을 들어 유지하도록 한다. 긴엄지발가락폄근은 또한 엄지발가락의 발허리발가락관절의 폄 시(또는 굽힘을 방지하면서) 발이 끌리는 것을 막는다.

긴발가락폄근과 제 3 종아리근의 힘줄들은 폄지지띠(extensor retinaculum) 아래를 지나고 발목관절 축 앞쪽 면과 목말뼈밑관절 축 가쪽에 부착한다; 결과적으로 이 근육들은 발목의 발등쪽 굽힘과 발뒷부의 엎침을 담당한다. 긴발가락폄근은 나머지 발가락의 발허리발가락관절을 펴고, 발이 지면에서 떨어질 때 발가락을 들어올리기 위해는 긴엄지폄근이 담당한다. 발허리발가락관절과 손가락관절에서 긴발가락폄근의 구조와 기능은 손의 손가락폄근과 같다.

전체적으로 발에서 뒤침을 일으키는 힘이 엎침을 일으키는 힘보다 강하다. 이 현상은 체중부하 시 강한 엎침 토크를 일으키는 목말뼈밑관절 안쪽에 중력중심선(LoG)이 떨어지기 때문이다. 유사하게, 발바닥쪽 굽힘근은 발등쪽 굽힘근보다도 더 강한데 그 이유는 체중부하 시 중력중심선(LoG)이 발목관절 축 안쪽에 대부분 지나가기 때문이다.

내재근(Intrinsic Musculature)

발 내재근의 가장 중요한 기능은 (1) 발의 안정화 (2) 보행 동안 가로활과 세로활의 동적인 지지이다. 엄지발가락에 있는 내재근은 직접, 간접으로 종자뼈(seasamoid bone)에 부착하고 체중부하 뼈(weight bearing bone)의 안정에 기여한다.[78] 발가락들의 폄근 메카니즘은 기본적으로 손가락 폄근과 같다. 긴발가락폄근과 짧은 발가락폄근은 발허리발가락의 폄근이다. **벌레근**(lumbricals), **등쪽/바닥쪽 뼈사이근**(dorsal and plantar interossei)의 활동은 발허리발가락관절을 안정화시키고 발가락뼈사이관절의 폄을 일으키거나, 유지시키는 것이다. 발허리발가락관절의 안정화는 보행 시 체중부하를 유지하고 발목뼈머리에 부하를 감소하기 위해 발가락을 사용하게 한다. 입각기 후반에 발과 몸이 발의 앞부분에 구르는(roll-over) 것처럼 작은 내재적 굽힘근은 발가락 폄을 조절하기 위해 편심성 수축을 한다.[106] 또한, 많은 내재근은 뒤쪽 버팀목(posterior strut, 발꿈치뼈) 위에서 시작하고 세로활의 앞쪽 버팀목(anterioir strut, 발허리뼈) 위에 부착하여 발바닥 널힘줄의 묶인 봉(tie-rod)의 기능을 능동적으로 증대시키기 위해 보조한다. 서 있을 때 주기적인 수축과 보행 입각기시 지속적인 수축은 가로활을 지지하는 수동적 결합조직 구조에 스트레스를 줄이기 위해 동적으로 돕는 것이다.

사례 적용 12-6: **통증이 있는 평발(Achy, Flat Feet)**

평발을 가진 Benson씨는 하루를 마감할 즘에 발의 통증을 호소한다. 통증의 원인은 여러 가지가 있으나 주요인은 내재 근육이 정상인에 비하여 없어진 활(arch)을 보상하기 위해 더 많이 더 오래 일을 해야 하기 때문이다. 부분적으로 높아진 발바닥활을 가진 발은 뼈의 정렬과 인대의 수동적 지지로 보상을 받으나(뼈 정렬, 인대) 평발은 내재 근육의 능동적 수축에 더 의존하게 된다. 과사용, 치료 그리고 밤에 나타나는 "통증 느낌(achy feeling)"은 염증적 반응이다.

발의 내재근의 특별한 기능은 손의 근육과 발의 근육을 비교함으로써 쉽게 이해할 수 있다. 대부분의 사람들에서 있어서 발의 근육은 손의 근육처럼 사용할 수 없으며, 비슷한 기능을 위한 잠재성도 엄지와 발가락뼈의 길이에 의해서 제한을 받게 된다. 표 12-2에는 발의 내재근 기능을 정리한 것이다.

정상구조와 기능으로부터 편위 (Deviation from Normal Structure and Function)

발과 발목관절은 복합적으로 서로 연관되어 있어서 난 일관절이나 구조에서 기능장애나 비정상성은 거의 발생하지 않는다. 한 곳에 중립으로부터 편위가 생기면, 몸쪽과 먼쪽의 양쪽 모두에 영향을 끼칠 것이다. 수많은 선천적 또는 후천적인 발/발목의 문제들을 이 장에서 하나하나 기술할 수는 없다. 관절의 몸쪽에서 먼쪽으로 문제가 야기되는 발/발목의 주요한 "도미노 현상(domino effect)"

표 12-2 발의 내재근들

근육	기능	손에서의 동류어
짧은 발가락 폄근	발허리발가락관절(MIP)을 폄	없음
엄지발가락 벌림근	엄지발가락의 발허리발가락 관절을 굽히고 벌림	엄지손가락 벌림근
짧은 발가락 굽힘근	4개의 작은 발가락의 몸쪽 발가락 관절을 굽힘	표면 손가락 굽힘근
새끼 벌림근	작은 발가락을 굽히고 벌림	새끼 벌림금
발바닥 네모근	작은 발가락을 굽히고 벌림	없음.
벌레(모양)근	발허리발가락 관절을 굽히고, 네 개의 작은 발가락의 발가락뼈사이 관절을 폄	벌레(모양)근
짧은 엄지발가락 굽힘근	엄지발가락의 발허리발가락관절을 굽힘	짧은 엄지 손가락 굽힘근
엄지발가락 모음근	경사머리 : 엄지발가락의 MTP를 굽히고 벌림 가로머리 : 발허리뼈 머리를 가로로 모음	엄지손가락 모음근
새끼 굽힘근	작은 발가락의 MTP를 굽힘	새끼 굽힘근
발바닥쪽뼈사이근	3~5번째 발가락의 MTP 모음	손바닥뼈사이근
등쪽뼈사이근	두번째 발가락의 MTP 관절 벌림 세번째, 네번째 발가락 MTP 관절 벌림 4개의 작은 발가락의 IP 관절 폄	등쪽 뼈사이근

*표면 손가락 굽힘근은 외재근인 반면, 짧은 발가락 굽힘근은 내재근이다. IP, 손가락뼈사이(interphalangeal), MTP, 발허리발가락(metatarsophalangeal); PIP, 몸쪽 손가락뼈사이(proximal interphalangeal).

에 관해 언급하려 한다.

예제 12-1

뒤침발(Supinated Foot, Pes Cavus)

뒤침발에서 (1) 발꿈치뼈가 눈에 띄게 안굽이 되었고, (2) 안쪽 가로활 높이가 확연히 높아졌으며, (3) 가쪽 발등쪽 부푼 현상이 발가락뼈 벌림과 발등쪽 굽힘과 관련된 목말발배관절(talonavicular joint)에 나타난다.[52,69] 뒤침발에서 목말뼈밑관절과 가로발목뼈관절은 뒤침으로 잠기게 되고 충격흡수를 할 수 없게 되거나, 고르지 않은 지면에 발이 적응하는 것을 못하게 된다. 발뒷부의 뒤침은 종아리에서 가쪽 돌림 스트레스를 부가하게 되는 것과 연관이 있다. 발뒷부에서 부가적인 다리의 돌림을 흡수하지 못하면 발목관절의 구조에 영향을 미치게 되고, 특히 가쪽 곁인대에 영향을 미친다. 몇 가지 증거는 안쪽 번짐(inverted)되거나, 안굽이(varus)되며 발꿈치뼈가 발목 염좌를 일으키기 쉬운 위치에 놓인 것으로 알 수 있다.[68] 왜냐하면 가로발목뼈관절은 목말뼈밑관절과 서로 얽혀있게 때문에 발목발허리관절(TMT)만이 엎침 비틀림을 일으켜 지면 위에 발앞부를 유지하는데 책임을 맡게 된다. 유지된 엎침 비틀림이 적응된 조직 변화를 가져온다면, **발앞부 바깥굽이(forefoot valgus)**라고 알려진 변형을 만들 것이다.[52,76] 엎침 비틀림을 동반하는 첫 번째 선(ray)의 과도한 엎침과 발바닥쪽 굽힘은 첫 번째 발허리발가락관절에서 바깥굽이 스트레스를 일으키고 엄지발가락 바깥굽이증을 가져오게 된다. 결국, 엄지발가락 바깥굽이증(hallux valgus)은 첫 번째 발가락의 굽힘근의 견인선(line of pull)을 변화시키고 입각기 마지막 단계에서 발을 떼는(push-off) 힘에 영향을 주게 된다.[77]

사례 적용 12-7: **사례 요약(Case Summary)**

Benson씨가 겪고 있는 뒤꿈치 통증은 발바닥 널힘줄(또는 건막)의 염증으로부터 나타나는 것이 대부분이라고 이미 언급했다. 그의 엎침된 발은 보행 시 발바닥 널힘줄에 과도한 스트레스를 가하게 되는데 특히, 입각기 마지막에 발허리뼈 정지(metatarsal break)가 발바닥 널힘줄을 꽉 잡아당길 때 나타난다. 그의 보행 프로그램은 손상 둔턱값(threshold)를 넘는 조직에 스트레스가 가해져 손상받기 쉬운 구조에 추가적인 스트레스가 가해진다.[2] 그가 발가락을 발바닥쪽 굽힘하고 안굽이할 때 증가하는 안쪽 복사뼈 뒤쪽 통증은 앞정강근 힘줄의 염증 때문이다. 뒤정강근은 보행 시 과도한 엎침을 조절한다. 발바닥쪽 굽힘시킬 때 무릎과 장딴지 뒤쪽 당김(pulling behind)은 발등쪽 굽힘상태로 폄된 종아리세갈래근(triceps surae)의 짧아짐 때문이다. 단축된 종아리세갈래근은 과도한 엎침과 발바닥 널힘줄에 스트레스를 유발한다.[94] 한 연구에서 종아리근의 고립된 구축(폄된 무릎상태 시 발등쪽

굽힘 제한)은 발앞부와 발허리뼈의 통증과 병리학적으로 중요한 요소라고 하였다.[38]

Benson씨의 엎침된 발은 목말뼈가 안쪽 돌림된 것만큼 많이 무릎뼈가 안쪽으로 위치하였기 때문이다. Benson씨가 호소하는 오른쪽 무릎 통증은 Q-각도의 증가와 관련된 무릎넙다리 스트레스와 일치한다. Benson씨의 검사에서 보면 비대칭적인 발의 엎침이 오른쪽 무릎에 좀 더 큰 압박력을 가하게 된다(왼쪽보다 오른쪽).

Benson씨의 치료는 보행 시 과도한 엎침을 제한함으로써 발바닥 널힘줄과 뒤정강근에 스트레스를 감소시키는 것이다.[2,62] 종아리세갈래근의 신장, 좋은 뒤축 월형(good heel counter) 사용,[74] 발바닥활 지지물 착용(wearing a good arch support),[94] 보조 장비 사용[61,62,73]은 발바닥 널힘줄의 스트레스와 엎침을 줄이는데 도움이 된다. 보행 시 과도한 엎침과 정강뼈 돌림 사이에 밀접한 관계는 없지만[71] 보조 장비를 사용함으로써 발과 발목에 엎침을 줄이는 것은 초기 입각기 동안 정강뼈의 돌림을 줄이고,[72] 무릎넙다리 부분의 통증을 감소시키는 것으로 여겨진다.[73]

요약(Summary)

발과 발목은 입각기 초기에 유연하고 수용가능하게 하고, 입각기 후반에 상대적으로 단단하게 발을 만드는 복잡한 관절과 구조물들로 구성된다. 상호관련의 복잡성은 정상적인 기능을 파괴하거나 발목과 발 복합체를 구성하는 능동적 그리고 수동적인 조직의 제한을 초래하기 쉽다. 다양한 발의 유형이나 정렬과 다리 손상 사이의 관계를 조사한 논문은 거의 없다.[2,68,69,107,108] 주어진 조직의 건강이나 손상을 유발하는 많은 요소들이 많은 것을 생각하면 이것은 놀랄 일이 아니다.[2] 그러나, 이 장의 중요한 요점은 얼마나 다양한 구조물들과 구조적 편위가 근접한 구조물들과 조직에 스트레스와 움직임에 영향을 줄 수 있는가에 있다. 집단 연구가 기능장애(dysfuction)에 있어서 주어진 구조적 문제의 명백한 영향을 최소화할 것이지만, 그 문제가 개인의 경우에서 통증이나 기능장애의 주요 원인이거나 한 요소로서 제외되어서는 안 된다. 부적절한 스트레스를 발생하는 정렬과 힘의 운동학적 영향은 개인의 전체적인 환경, 건강 상태와 활동 수준, 활동 목표에 달려있다.[2]

학습 문제(Study Questions)

1. 발목관절을 구성하는 몸쪽와 먼쪽 관절면을 설명하시오. 관절 분류는?
2. 몸쪽, 먼쪽, 아래 정강종아리관절을 분류하고 기능을 설명하시오.
3. 정강종아리관절을 지지하는 인대를 설명하시오.
4. 발목관절을 지지하는 인대의 이름과 기능에 대해 설명하시오.
5. 왜 발목관절의 움직임이 세면(triplanar)으로 여겨지는가?
6. 등쪽 굽힘/발바닥쪽 굽힘 동안 종아리뼈의 움직임은 왜 발생하는가?
7. 발목관절의 움직임을 제지하는 주요 요인은 무엇인가?
8. 발목관절을 가로지르는 근육 중 단일 관절 근육은?
9. 관절 배열을 포함하여 목말뼈밑관절의 세 관절면을 설명하시오.
10. 목말뼈밑관절을 지지하는 인대는 무엇인가?
11. 목말뼈밑 동작을 위한 축을 설명하라. 축 주위로 일어나는 운동은 무엇이며, 이 동작을 어떻게 정의할 수 있나 설명하시오.
12. 발에 체중부하될 때, 목말뼈밑관절의 발꿈치뼈(먼쪽 부분)은 모든 방향으로의 움직임이 자유롭지 못하다. 체중부하 상태에서 목말뼈밑 안굽이와 바깥굽이 동안 일어나는 운동을 설명하시오.
13. 목말뼈밑관절의 닫힘 자세는? 정강뼈의 어떠한 동작이 목말뼈밑관절을 잠기게 하는가?
14. 관절면, 축, 가능한 동작과 관련하여 목말뼈밑관절과 목말발꿈치관절 사이의 관계를 설명하시오.

15. 가로발목관절의 관절면을 설명하시오.
16. 목말뼈밑관절과 연관하여 가로발목관절의 일반적인 기능은 무엇인가?
17. 발목발허리관절 선(rays)은 무엇인가? 각 선의 축과 그 축 주위로 일어나는 운동을 설명하시오.
18. 목말발꿈치관절과 가로발목관절을 연관하여 발목발허리관절의 기능은 무엇인가?
19. 목말뼈밑관절의 내반과 연관하여 발목발허리관절의 엎침 비틀림은 어떤 것인가?
20. 발의 골인대 활을 지지하는 인대는 무엇인가?
21. 한쪽 발로 선 자세에서 발목관절에서 발목뼈머리까지의 체중분포를 설명하시오.
22. 발허리발가락관절의 폄이 어떻게 발의 안정성에 기여하는가?
23. 손에 있는 손허리손가락관절(MCP)과 발에 있는 발허리발가락관절(MTP)을 비교하시오.
24. 발허리뼈 중단(브레이크)란 무엇인가? 중단(브레이크) 기능이 발생이 될 때 발에서 어떤 현상이 발생하는가?
25. 종아리세갈래근이 지나는 각 관절의 기능은 무엇인가?
26. 목말뼈밑관절과 가로발목관절의 비체중부하 자세는 무엇인가?
27. 발목관절에서 발바닥쪽 굽힘에 영향을 주는 종아리세갈래근 외에 다른 근육은 무엇인가? 각 근육의 주요 기능은 무엇인가?
28. 발의 발바닥활을 지지하는데 기여하는 근육은?
29. 발바닥네모근(quadratus plantae)의 기능은? 손에서의 유사물은 무엇인가?
30. 손과 발 사이의 유사물 그리고, 손과 발의 외재근과 내재근의 기능을 설명하시오.
31. 만약 어떤 사람이 편평족을 가졌다면, 이것을 유발할 수 있는 원인 2가지를 설명하시오.
32. 편평족의 적어도 세 가지 가능한 효과를 설명하시오.
33. 과도하게 뒤침 또는 엎침된 발을 규명하기 위한 세 가지 주요한 증상을 설명하시오.

참고문헌(References)

1. Morris J: Biomechanics of the foot and ankle. Clin Orthop 122:10, 1977.
2. Mueller M, Maluf K: Tissue adaptation to physical stress: A proposed "physical stress theory" to guide physical therapist practice, education, and research. Phys Ther 2:383–403, 2002.
3. Williams P: Gray's Anatomy, 38th ed. New York, Churchill Livingstone, 1999.
4. Eichenblat M, Nathan H: The proximal tibio fibular joint. An anatomical study with clinical and pathological considerations. Int Orthop 7:31–39, 1983.
5. Barnett C, Napier J: The axis of rotation at the ankle joint in man: Its influence upon the form of the talus and mobility of the fibula. J Anat 86:1, 1952.
6. Kapandji I: The Physiology of the Joints, 5th ed. Baltimore, Williams & Wilkins, 1987.
7. Masciocchi C, Barile A: Magnetic resonance imaging of the hindfoot with surgical correlations. Skeletal Radiol 31:131–142, 2002.
8. Rasmussen O, Tovborg-Jensen I, Boe S: Distal tibiofibular ligaments. Acta Orthop Scand 53: 681–686, 1982.
9. Takebe K, Nakagawa A, Minami H, et al.: Role of the fibula in weight-bearing. Clin Orthop 184: 289–292, 1984.
10. Segal D, Pick RY, Klein HA, et al.: The role of the lateral malleolus as a stabilizing factor of the ankle joint: Preliminary report. Foot Ankle 2:25 29, 1981.
11. Nuber G: Biomechanics of the foot and ankle during gait. Clin Sports Med 7:1–12, 1988.
12. Geppert M, Sobel M, Bohne W: Lateral ankle instability as a cause of superior peroneal retinacular laxity: An anatomic and biomechanical study of cadaveric feet. Foot Ankle 14:330–334, 1993.
13. Kjaersgaard Anderson P, Wethelund J, Nielsen S: Lateral talocalcaneal instability following section of the calcaneofibular ligament: A kinesiologic study. Foot Ankle 7:355–361, 1987.
14. Johnson E, Markolf K: The contribution of the anterior talofibular ligament to ankle laxity. J Bone Joint Surg Am 44:81–88, 1983.
15. Rasmussen O, Kromann-Andersen C: Experimental ankle injuries. Acta Orthop Scand 54:356–362, 1983.
16. Bahr R, Pena F, Shine J, et al.: Ligament force and joint motion in the intact ankle: A cadaveric study. Knee Surg Sports Traumatol Arthrosc 6:115–121, 1998.
17. Rasmussen O, Tovborg-Jensen I: Mobility of the ankle joint: Recording of rotatory movements in

the talocrural joint *in vitro* with and without the lateral collateral ligaments of the ankle. Acta Orthop Scand 53:155–160, 1982.
18. Rasmussen O, Tovberg-Jensen I, Hedeboe J: An analysis of the function of the posterior talofibular ligament. Int Orthop 7:41–48, 1983.
19. Fujii T, Luo ZP, Kitaoka HB, et al.: The manual stress test may not be sufficient to differentiate ankle ligament injuries. Clin Biomech (Bristol, Avon) 15:619–623, 2000.
20. Stephens M, Sammarco G: The stabilizing role of the lateral ligament complex around the ankle and subtalar joints. Foot Ankle 13:130–136, 1992.
21. Sarrafian S: Biomechanics of the subtalar joint. Clin Orthop 290:17–26, 1993.
22. Siegler S, Chen, J, Schneck, CD: The three dimensional kinematics and flexibility characteristics of the human ankle and sutalar joints—Part I. Biomech Eng 110:364–373, 1988.
23. Lundberg A, Svensson O, Bylund C, et al.: Kinematics of the ankle/foot complex—Part 3: Influence of leg rotation. Foot Ankle 9:304–309, 1989.
24. Lundberg A: Kinematics of the ankle/foot complex: Plantarflexion and dorsiflexion. Foot Ankle 9: 194–200, 1989.
25. Lundberg A, Svensson OK, Bylund C, et al.: Kinematics of the ankle/foot complex—Part 2: Pronation and supination. Foot Ankle 9:248–253, 1989.
26. Lundberg A, Svensson OK, Nemeth G, et al.: The axis of rotation of the ankle joint. J Bone Joint Surg Br 71:194–199, 1989.
27. Valmassy R, Stanton B: Tibial torsion. Normal values in children. J Am Podiatr Med Assoc 79:432–435, 1989.
28. Seber S, Hazer B, Kose N, et al.: Rotational profile of the lower extremity and foot progression angle: Computerized tomographic examination of 50 male adults. Arch Orthop Trauma Surg 120: 255–258, 2000.
29. Isman R, Inman V: Anthropometric studies of the human foot and ankle. Bull Prosthet Res 10/11: 97–129, 1969.
30. Elftman H: The orientation of the joints of the lower extremity. Bull Hosp Joint Dis 6:139–143, 1945.
31. Elftman H: The transverse tarsal joint and its control. Clin Orthop 16:41–45, 1960.
32. Inman V, Mann R: Biomechanics of the foot and ankle. In Mann R (ed): DuVries Surgery of the Foot, 4th ed. St. Louis, CV Mosby, 1978.
33. Hicks J: Mechanics of the foot I: The joints. J Anat 87:345, 1953.
34. Stiehl J: Biomechanics of the ankle joint. In Stiehl J (ed): Inman's Joints of the Ankle, 2nd ed. Baltimore, Willliams & Wilkins, 1991.
35. Milner CE, Soames RW: A comparison of four *in vivo* methods of measuring tibial torsion. J Anat 193(Pt 1):139–144, 1998.
36. Sammarcho W, Burstein AH, Frankel VH: Biomechanics of the ankle: A kinematic study. Orthop Clin North Am 4:76, 1973.
37. Williams P: Gray's Anatomy, 38th ed. New York, Churchill Livingstone, 1995.
38. DiGiovanni CW, Kuo R, Tejwani N, et al.: Isolated gastrocnemius tightness. J Bone Joint Surg Am 84:962–970, 2002.
39. Stauffer R, Chao EYS, Brewster RC: Force and motion analysis of normal, diseased and prosthetic ankle joints. Clin Orthop 127:189, 1977.
40. Wang C, Cheng C, Chen S, et al.: Contact areas and pressure distributions in the subtatar joint. J Biomech 28:269–279, 1995.
41. Greenwald A, Matejczyk M: Pathomechanics of the human ankle joint. Bull Hosp Joint Dis 38:105, 1977.
42. Johnson J: Shape of the trochlea and mobility of the lateral malleolus. In Stiehl J (ed): Inman's Joints of the Ankle, 2nd ed. Baltimore, Williams & Wilkins, 1991.
43. Tornetta P 3rd, Spoo JE, Reynolds FA, et al.: Overtightening of the ankle syndesmosis: Is it really possible? J Bone Joint Surg Am 83:489–492, 2001.
44. Hornsby T, Nicholson GG, Gossman MR, et al.: Effect of inherent muscle length on isometric plantar flexion torque in healthy women. Phys Ther 67:1191–1197, 1987.
45. Viladot A, Lorenzo JC, Salazar J, et al.: The subtalar joint: Embryology and morphology. Foot Ankle 5:54–66, 1984.
46. Harper MC: The lateral ligamentous support of the subtalar joint. Foot Ankle 11:354–358, 1991.
47. Martin L, Wayne J, Monahan T, et al.: Elongation behavior of the calcaneofibular and cervical ligaments during inversion loads applied in an open kinetic chain. Foot Ankle Int 19:232–239, 1998.
48. Manter J: Movements of the subtalar and transverse tarsal joints. Anat Rec 80:397, 1941.
49. Sangeorzan B: Biomechanics of the subtalar joint. In Stiehl J (ed): Inman's Joints of the Ankle, 2nd ed. Baltimore, Williams & Wilkins, 1991.
50. Scott S, Winter D: Talocrural and talocalcaneal joint kinematics and kinetics during the stance phase of walking. J Biomech 24:743–752, 1991.
51. Fulkerson JP: Diagnosis and treatment of patients with patellofemoral pain. Am J Sports Med 30: 447–456, 2002.
52. Root M, Orien WP, Weed JH: Normal and Abnormal Function of the Foot: Clinical Biomechanics, vol II. Los Angeles, Clinical Biomechanics Corp., 1977.
53. Åstrom M, Arvidson T: Alignment and joint motion in the normal foot. J Orthop Sports Phys Ther 22:216–222, 1995.

ment of the child's arch. Foot Ankle 9:241–245, 1989.
91. Thordarson D, Schmotzer H, Chon J, et al.: Dynamic support of the human longitudinal arch. Clin Orthop 316:165–172, 1995.
92. Kitaoka H, Ahn T, Luo Z, et al.: Stability of the arch of the foot. Foot Ankle Int 1:644–648, 1997.
93. Gefen A: The *in vivo* elastic properties of the plan-

tar fascia during the contact phase of walking. Foot Ankle Int 24:238–244, 2003.
94. Pfeffer G, Bacchetti P, Deland J, et al.: Comparison of custom and prefabricated orthoses in the initial treatment of proximal plantar fasciitis. Foot Ankle Int 20:214–221, 1999.
95. Sarrafian S: Functional characteristics of the foot and plantar aponeurosis under tibiotalar loading. Foot Ankle 8:4–18, 1987.
96. Cavanagh PR, Rodgers MM, Iiboshi A: Pressure distribution under symptom-free feet during barefoot standing. Foot Ankle 7:262–276, 1987.
97. Kelly VE, Mueller MJ, Sinacore DR: Timing of peak plantar pressure during the stance phase of walking. A study of patients with diabetes mellitus and transmetatarsal amputation. J Am Podiatr Med Assoc 90:18–23, 2000.
98. Morag E, Cavanagh PR: Structural and functional predictors of regional peak pressures under the foot during walking. J Biomech 32:359–370, 1999.
99. Cavanagh PR, Lafortune MA: Ground reaction forces in distance running. J Biomech 13:397–406, 1980.
100. Perry J: Anatomy and biomechanics of the hind foot. Clin Orthop 177:7–15, 1983.
101. MacConaill M, Basmajian J: Muscles and Movement: A Basis for Human Kinesiology. Baltimore, Williams & Wilkins, 1969.
102. Hunt AE, Smith RM, Torode M: Extrinsic muscle activity, foot motion and ankle joint moments during the stance phase of walking. Foot Ankle Int 22:31–41, 2001.
103. Gadeberg P, Andersen H, Jakobsen J: Volume of ankle dorsiflexors and plantar flexors determined with stereological techniques. J Appl Physiol 86:1670–1675, 1999.
104. Czerniecki J: Foot and ankle biomechanics in walking and running. Am J Phys Med Rehabil 67:246–252, 1988.
105. Klein P, Mattys S, Rooze M: Moment arm length variations of selected muscles acting on talocrural and subtalar joints during movement: An *in vitro* study. J Biomech 29:21–30, 1996.
106. Kalin P, Hirsch B: The origins and function of the interosseous muscles of the foot. J Anat 152:83–91, 1987.
107. Powers C, Marfucci R, Hampton S: Rearfoot posture in subjects with patellofemoral pain. J Orthop Sports Phys Ther 22:155–160, 1995.
108. Wen DY, Puffer JC, Schmalzried TP: Lower extremity alignment and risk of overuse injuries in runners. Med Sci Sports Exerc 29:1291–1298, 1997.

단원 5

통합 기능(Integrated Function)

제 13 장
자세(Posture)

제 14 장
보행(Gait)

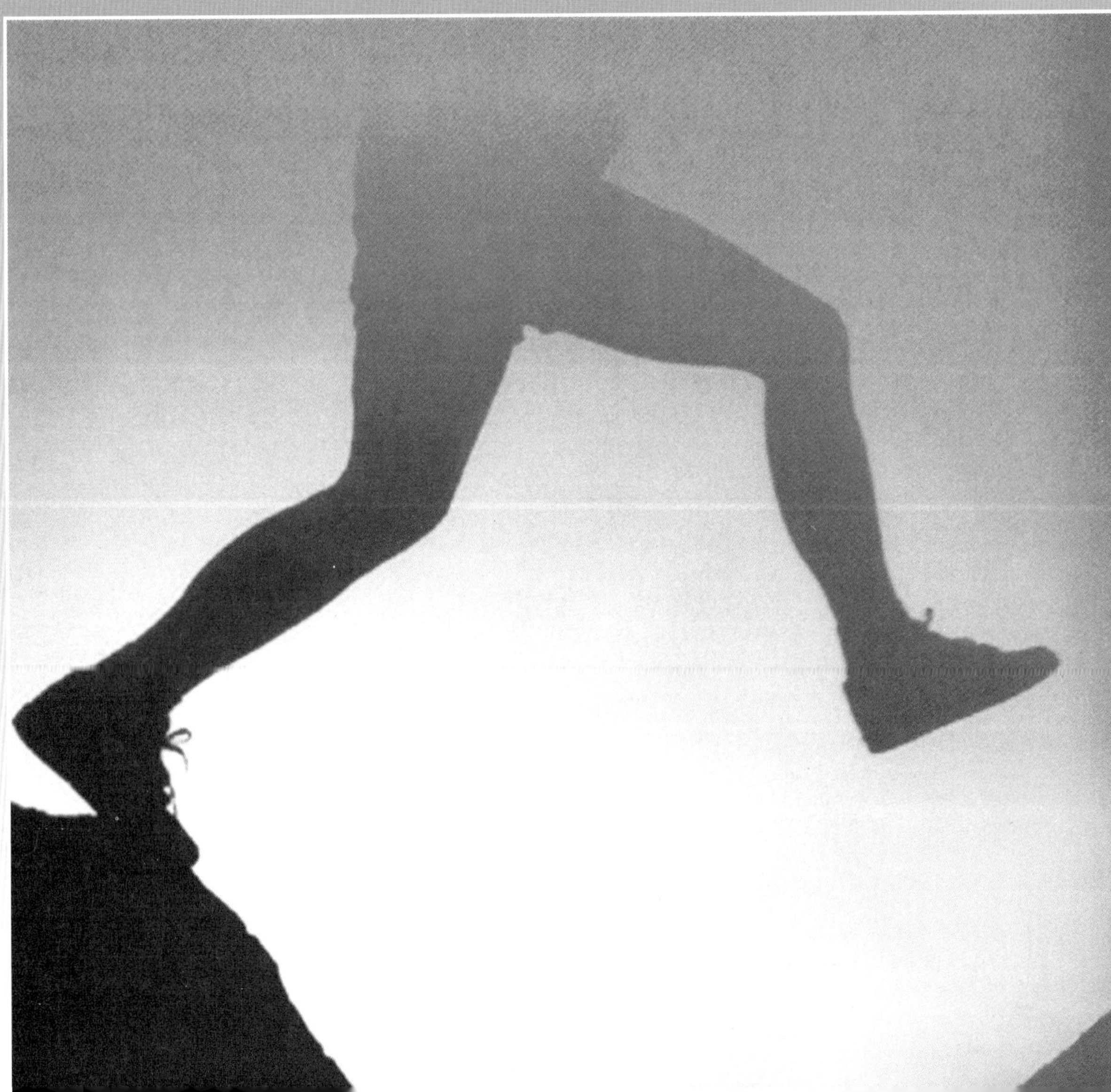

제 13 장

자세 (Posture)

서론(Introduction)

이번 장에서는 신체의 다양한 구조물들이 특별한 자세를 유지할 수 있게 통합된 기능의 방법을 알아보는 것이다. 그래서 우리는 올바른 서기 자세에서 정적 균형과 동적 균형을 유지하는 방법으로 인체 각 관절과 근육의 기능을 알아야 한다. 우리는 서기, 앉기, 누운자세에서 외력과 내력을 알아야 하고, 이 힘들이 환자의 다양한 자세에서 미치는 영향을 알아야 한다. 또 이번 장에서는 앉은 자세나 누운 자세에서의 문제점뿐만 아니라, 서기 자세에서 신체를 유지시키는 하지의 내력이나 정상적 자세조절 능력이 없는 환자의 기능을 대해 논의할 것이다.

13-1 환자 사례

올해 19세 아이스하키 선수인 데이브 누겐은 시합 도중 두명의 상대선수와 충돌하여 엉켜서 쓰러졌다. 이 사고로 데이브는 등뼈 9번, 10번골절과 완전 척수손상이 되었다. 그는 하부배근과 하부척추기립근의 기능을 가지게 되었고, 하지고관절을 포함한 하지는 기능이 없었다.

우리가 데이브를 처음 만났을 때는 수술로 골절은 회복이 된 상태로 적극적 재활프로그램을 시작하고 있었다.

이 시점에서 데이브의 목표는 보행을 포함한 독립적 생활이었다. 그는 다리가 재기능을 하지 않는 것은 인정하고, 목발을 사용한 보행을 결심하였다.

그는 젊고 좋은 신체조건을 가지고 있으므로 다양한 스포츠활동을 통한 훈련이 재활과정에 도움이 많이 될 것이다.

정적인 자세와 동적인 자세 (Static and Dynamic Postures)

자세는 정적 혹은 동적이다. 인체와 그 분절들이 정적 자세일 때는 일정한 체위로 계속 유지하고 정열되어 있다. 정적자세는 예를 들면, 서 있는 자세, 누워있는 자세, 앉아있는 자세 등이다. 동적인 자세는 신체 혹은 그 분절들이 움직이고 있는 상태 즉, 달리기, 걷기, 점프하기, 던지기, 들어올리기 등이다. 정적자세의 이해는 역동적인 자세를 이해하는데 기초가 되므로 본 장에서는 정적인 자세를 강조 할 것이다. 보행과 달리기와 같은 동적인 자세는 제 14 장에서 자세히 다루게 된다.

특정한 자세에 대한 연구는 인체분절의 동역학(kinetics)과 운동학분석(kinematics analyses)이 포함된다. 인간과 많은 생물체들은 많은 다양한 자세를 유지할 수 있지만, 인간은 두 다리로 설 수 있는 것이 특별한 점이다. 선 자세는 상지를 사용하여 크고 작은 목적운동을 할 수 있으며, 선 자세를 유지하기 위하여 상지에 목발, 지팡이 또는 다른 보조장구를 사용할 수 있다.

사례 적용 13-1: **재활과정 예측**

데이브는 치료초기에 틸트테이블에서 선 자세를 취할 수 있었으며 평행봉에서 상지를 이용하여 선 자세를 취할 수 있을 것이다. 선 자세가 보행에 큰 문제는 아니지만, 그는 휠체어에서 선 자세 취하는 방법과 보행하기 전에 선 자세를 유지하는 방법을 배워야 한다. 후에 그는 평행봉에서 걸을 수 있으며 결국에는 목발을 사용할 수 있게 될 것이다. 현재 하지마비상태에서 목발을 이용하여 장시간 또는 장거리를 보행하는 것은 높은 에너지가 소모되므로 현실적인 목표는 아니다.

양쪽 다리로 선다는 것은 상지를 자유롭게 사용할 수도 있지만, 네발로 서는 자세와 비교하면 단점도 있다. 양발로 서면 심장이 하는 일을 증가시키고, 척추, 골반, 하지에 주어지는 압력이 증가되며, 안정성이 감소된다. 네발로 섰을 때, 체중은 상지와 하지 사이에 분포된다. 인간이 똑바로 섰을 때 기저면(base of support)은 발뒤꿈치와 발가락 사이에 형성되며 네발로 섰을 때 기저면보다 훨씬 작다(그림 13-1).[1] 인간의 중력중심점은 인체분절의 중심이고 이번 장에서는 체절중심(Center of Mass: CoM)이라고 언급한다. 인체의 체절중심점은 고정되어 있지 않으며 앉은 자세, 무릎 앉은 자세, 물건을 옮길 때 등 자세의 변화에 따라 변한다.[1] 석고붕대를 하지에 했을 때 체절중심점은 하지쪽으로 낮아지고, 석고붕대쪽으로 이동한다. 앉은 자세에서는 체절중심점이 겨드랑이 윗부분에 위치한다.[2] 선 자세에서 어린아이들은 체절중심이 등뼈 12번에 위치해 있다. 어린이로서 완전 성숙 전에는 체절중심점이 중간시상면에서 어른의 중심점인 제2천추부분 중심점의 아랫부분에 위치한다. 성인은 체절중심점이 기저면으로부터 떨어져 있다. 선 자세에서는 좁은 기저면과 높은 체절중심점으로 인하여 자세가 불안정하지만, 작은 수준의 근육활동만으로 안정이 유지되고 있다. 관절주머니의 수동적 장력, 근육, 인대들이 중력을 상쇄할 정도의 저항력을 제공한다.

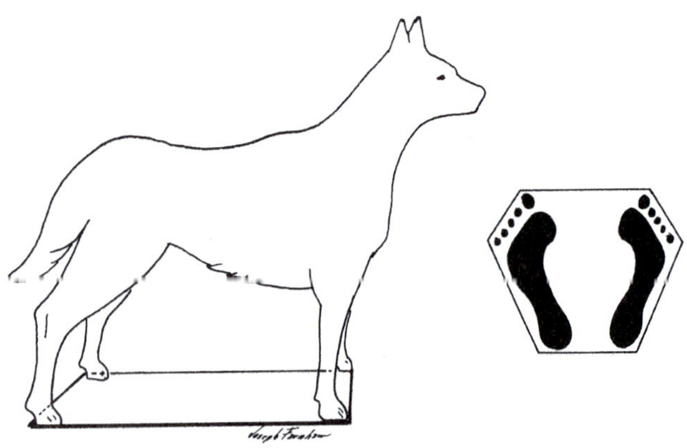

▲ **그림 13-1** ■ 네발자세와 두발자세 사이에 기저면 비교. 넓은 기저면과 낮은 중력중심의 개에 비해 좁은 기저면과 높은 중력중심점을 가진 인간.

자세조절(Postural Control)

안정된 선 자세를 유지하기 위해서 최소한의 근육활동만이 작용함에도 불구하고, 자세유지는 매우 복잡하고 인체의 운동조절 시스템의 한 부분이다. 비록 본 장의 초점이 인체기능의 운동조절 측면에는 맞추어져 있지 않지만 자세조절의 특성을 간략하게 논의함으로써 독자들의 자세에 대한 이해력을 높이려고 한다.

자세조절은 정적이거나 역동적이거나 간에 인체의 구조적 평형을 방해하는 힘에 대한 반응으로 인체와 그 분절들을 유지하는 인간의 능력이다. Horak[3] 등에 의하면 선 자세에서 균형을 유지할 수 있는 능력은 **중추신경계**(CNS)가 감각기나 근육계 그리고 수동적 생역학 요소로 부터의 정보가 학습되어 배운 기술이다. 중추신경계는 다양한 구조로 부터의 정보를 해석하고 과거 경험에 기초한 반응과 목표반응을 선택한다. **반작용**(reactive response)[3] 혹은 **보상반응**(compensatory response)[4]은 외력이 인체의 중심점을 이동시키려할 때 나타나는 반응이다. **선행작용 반응**[3](proactive response) 혹은 **예견작용 반응**(anticpatory response)[4]은 공을 잡으려고 팔을 뻗을 때나 신발끈을 묶으려고 상체를 구부릴 때와 같이 내부적으로 균형이 변할 때 발생되는 반응이다.

자세조절의 목표와 기본요소 (Major Goals and Basic Elements of Control)

선 자세에서 자세조절의 주요 목표는 공간에서 인체를 조절하는 것으로 기저면 위에 중심점을 유지하며 고개를 수직으로 유지하는 것이다. DiFabio와 Emasithi[5]에 따르면, 수직으로 고개를 유지하는 것이 자세조절의 주요목표라고 하였으며 자세조절은 중추신경계, 시각계, 전정계, 그리고 근골격계의 통합에 의지되고, 부가적으로 체위의 조절 혹은 유지는 발바닥뿐 아니라, 관절주위나 내부의 감각기로부터의 정보에 의존하게 된다. 중추신경계는 불안정을 감지해야 하고, 인체의 균형을 유지하기 위한 결과를 반응시켜야 한다. 근골격계에 포함된 관절들은 특정한 목적 운동에 대해 적절한 가동범위가 있어야 하고, 근육들은 적절한 속도와 힘을 가지고 반응할 수 있어야 한다.

■ 소실되거나 수정된 정보의 유입과 출력 (Absent or Altered Inputs and Outputs)

외계로부터 들어오는 정보투입이 변화되었거나 없을 때, 자세조절체계가 불완전하여 자세변위가 있게 된다. 즉, 우주를 유영하는 동안 무중력 상태나 하지의 감각이 감소되었을 때 정보의 입력에 변화가 발생된다.

예제 13-1

미항공 우주탐사국은 1985년 6월 우주조종사들을 대상으로 지구로 귀환후 선 자세를 비행전과 비교하였는데 목뼈, 엉덩관절, 무릎관절이 구부러져 있음을 발견하였다.[6] 또 다른 우주조종사들은 중력이 감소된 상태에서 전정기관의 변화로 인한 관절 조화운동의 변화를 보였다. 관찰된 자세의 변화는 감각, 관절면, 고유수용기의 정보가 변경되어 입력된 탓이라고 생각된다.[6,7]

수정전 정보가 투입된 예로서는 "발에 쥐가 난 상태(fallen asleep)"에서 선 자세를 시도하고 유지하려 할 때 발생된다. 쥐가 난 발이 바닥에 접촉하는 면이 상실되고 발이나 발목관절에 대한 정보의 입력이 변화가 있기 때문에 기립의 시도는 넘어질 수 있다.

또 다른 예는 손상으로 인한 정보유입이 방해될 때인데, 발목관절 염좌로 인한 발과 발목관절의 운동감각(kinesthetic sense) 장애는 균형 혹은 안정성 상실의 원인이 된다.[8] Forkin[9] 등은 발목관절 염좌가 있는 운동선수를 1개월~12개월 관찰한 후 손상되지 않은 발목관절에 비해 수동관절가동범위를 알아차리는 능력이 감소하였음을 발견하였고, 또 다른 연구는 발목관절 염좌후 만성 기능적 불안정성이 있는 남녀집단을 발견하였다.[10]

게다가 입력정보의 변화는 중추신경계로부터의 근육반응의 이상을 일으켜 선 자세를 유지하는 능력의 변화를 일으킨다. 예를 들어, 말초신경손상을 받아 근육이 마비가 온 사람은 반응할 수 있다. 근육의 불사용으로 근위축이 있는 노인은 중력에 저항하는 근수축을 할 수가 없다. 주동근과 길항근이 동시에 수축하는 근신경계 손상환자는 반응의 효율성이 감소한다.

사례 적용 13-2: **정보의 유입과 출력소실**

데이브는 정상자세조절을 하기 위한 정보의 입력과 출력이 상실되었다. 선 자세를 조절하기 위한 발바닥부터 발목관절, 무릎관절, 엉덩관절에 있는 감각수용기의 조절을 받을 수 없다. 또 하지마비이기 때문에 중추신경계로부터의 전기적 신호에 반응할 수 없다. 결론적으로 데이브의 선 자세를 조절하기 위해서는 자세조절의 다른 기전을 조사해야 한다. 그의 전정기간과 시각은 정상이며 몸체와 상지의 고유지각수용기의 정보는 정상이고, 정보의 입력과 출력을 할 수 있다.

■ 근육 협력작용(Muscle Synergies)

이 장에서는 정적인 자세가 매우 중요한데 우리는 서기 자세의 유지는 동적 조절 기전의 결과인데 정적인 동작으로 잘못 이해할 수 있다. 자세조절을 연구한 사람들은 어떤 특별한 작업(any particular task)은 근육들의 다양한 조화가 촉진되어 작업을 수행하게 된다고 하였고, 감각신경으로부터 입수된 정보를 분석하여 중추신경계에서 올바른 근육의 조화를 선택한다. Dietz[11]는 하지 폄근의 골지수용체로 부터의 정보입력이 발의 위치에 대한 인체중심점의 조절에 기여한다고 하였다. 개인의 과거 경험과 근수축의 습관이 또한 반응에 영향을 미친다. Allum[12] 등은 반응을 시작하는데 하지에서의 정보보다 엉덩관절이나 몸통에서의 고유수용체감각이 더 중요하다고 하였다. 이 연구자들에 의하면, 근육자극은 일차적으로 엉덩관절, 몸통의 고유수용체에 의해 근거하며 이차적으로는 전정기관, 모든 신체분절의 고유수용체에 의한 정보에 의해 자극을 받는다고 하였다.

근전도(EMG)를 사용한 근육활동 패턴의 모니터링, 근 최대(peak)토오크의 결정, 힘의 생산(power output)을 똑바로 선 자세에서의 흔들림시에 자세반사 연구에 적용하였다. **흔들림**(perturbation)은 균형된 자세에서 인체 균형을 갑자기 흔드는 것으로 감각에 의한 것과 기계적 자극에 의한 것이 있다.[3] **감각적자극에 의한 흔들림**(sensory perturbation)은 갑작스럽게 눈을 가렸을 때 시각정보의 변화에 의한 흔들림이며 **기계적 흔들림**은 기저면에서의 체절중심점의 변화이다. 이 이동은 신체분절의 변화나 신체의 변화에 의한다.[12] 심지어 호흡만으로도 체절중심점(CoM)이 옮겨 질 수 있다. 선 자세에서 가슴우리의 호흡운동에 의한 움직임은 몸통과 하지운동에 의해 상쇄될 수 있다. 근전도 검사에 의하면 몸통과 엉덩관절의 근육활동은 가슴우리의 움직임을 상쇄할 수 있다.[13]

기계적 흔들림의 한 방법은 사람을 움직이는 바닥판에 세우는 것이다. 이 바닥판은 전후 좌우로 움직일 수 있다. 어떤 바닥판은 경사지게도 할 수 있으며 속도도 다양하게 할 수 있다. 바닥판의 움직임이나 밀리거나 당겨져서 흔들리는 것에 의해 나타나는 자세반응은 반작용(reactive) 혹은 보상반응(compensatory responses)이고, 불수의적 반작용(involuntary reactions)이라고 할 수 있다. 이런 자세반응은 협력(synergies)[3] 혹은 전략(strategies)[4]이라고 표현할 수 있고, 본 교과서에서는 상호 변동적으로 사용하고 있다. 이 협력(synergies)은 흔들림 시 개인의 처음자세와 흔들리는 힘의 속도, 크기, 위치, 지지면의 방향 등을 포함한 다양한 요소에 따라 매우 세부적이고 다양하게 발생한다.

고정면 협력(Fixed-Support Synergies)

Horak[3] 등은 선 자세에서의 흔들림 시 발생하는 근육 활동형태를 조사하였다. **고정면 협력**(fixed-support synergies)은 기저면이 고정된 상태에서 흔들릴 때 균형을 유지 혹은 회복하기 위한 근육활동 형태이다. 안정은 발이 기저면에 고정되어 있는 상태에서 신체일부분의 작용으로 얻어진다. 고정면 협력의 예는 발목관절 협력(ankle synergy)과 엉덩관절 협력(hip synergy)이 있다.

발목관절 협력(ankle synergy)은 플랫폼이 앞뒤로 움직임에 따라 신체의 전면이나 후면에서 원위-근위패턴으로 근육활동이 시작되는 것으로 구성되어 있다. 바닥판이 앞으로 이동하면 중력선은 뒤로 이동하게 된다(그림 13-2A). 이때 중력선을 기저면안에 위치시키기 위하여 발목관절의 발목굽힘근(dorsiflexor), 엉덩관절의 굽힘근, 배근, 목 굽힘근의 수축 활동(bursts of muscle activity)이 일어나며, 앞정강이근(tibialis anterior)도 안정을 유지하기 위하여 정강이뼈를 앞쪽으로 잡아당겨서 신체가 앞으로 유지하게 되어 중력선이 기저면 안에 위치하게 한다(그림 13-2B). 바닥판이 후방으로 이동하게 되면 중력선이 앞으로 이동하게 되어 중력선을 기저면안에 위치하게 하기 위하여 근육이 수축하게 된다(그림 13-3A). 발목관절 발바닥굽힘근(plantarflexor)과 엉덩관절 폄근, 몸통폄근, 목 폄근의 수축활동이 중력선을 기저면 내로 돌아오도록 한다(그림 13-3B).

엉덩관절 협력(hip synergy)은 근위-원위 수축패턴으로 발목관절과 반대이다.[14] Maki와 Mcllroy[4]는 고정면 엉덩관절 협력은 **지지전략의 변화; 발내딛기** 혹은 **쥐기협력**(change-in-support strategies; stepping or grasping synergies)이 여의치 않을 때 많이 사용된다고 하였다.

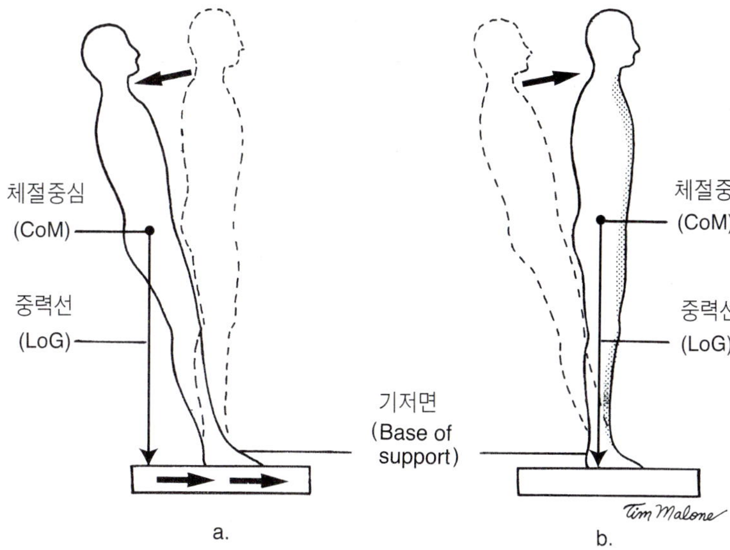

◀ **그림 13-2** ■ 바닥판의 전방움직임에 의한 선 자세의 균형유지. A. 바닥판의 전방움직임은 신체를 후방으로 움직이게 하고 체절중심점을 지지기저면의 후방으로 이동시킨다. B. 발목관절 전략(배측 굽힘근, 엉덩관절 굽힘근, 배근, 목굽힘근의 작용)이 체절중심점을 지지기저면 안으로 가져오게 하고 안정성을 재확립한다.

기본 개념 13-1: ***고정면 전략의 요약***

발목관절 전략	
흔들림	
고정면의 전방움직임 (신체의 후방움직임)	고정면의 후방움직임* (신체의 전방움직임)
원위부근육에서 근위부근육의 반응	
앞정강근	장딴지근
넙다리네갈래근	무릎굽힘근
배근(목 굽힘근)[5]	척추주위근(목폄근)[5]
엉덩관절 전략	
흔들림	
고정면의 전방움직임 (신체의 후방움직임)	고정면의 후방움직임* (신체의 전방움직임)
근위부근육에서 원위부근육의 반응	
배근	척추주위근
넙다리네갈래근	무릎굽힘근
앞정강근	장딴지근

* 흔들림판의 후방움직임 속도증가는 발목관절과 엉덩관절의 혼합전략을 유도한다.[14]

변화된 지지전략(Change-in-Support Strategies)

변화된 지지전략은 바닥판의 움직임에 의한 반응으로 발 **내딛기**(전, 후, 좌, 우), **잡기**(손으로 안전봉 혹은 고정물체 쥐기)가 포함된다. 발내딛기나 잡기는 신체의 기저면을 넓게하여 체절중심점이 기저면 안에 위치하게 하므로 고정면 전략과는 다르다(그림 13-4).[15,16] 전에는 발목관절이나 엉덩관절전략이 부족할 때 마지막으로 사용하는 방법으로 여겨졌으나[15,17] Maki와 Mcllory는 변화된 지지전략이 젊은층이나 노년층에서 신체가 흔들릴 때 흔히 사용하는 방법이라고 하였으며[3] 게다가 흔들림이 클 때 안정을 유지할 수 있는 유일한 전략이라고 하였다.[4] 젊은층과 노년층의 발내딛기 전략을 비교한 것을 보면, 젊은층은 한 발만 내딛는 경향이 있으며 노년층은 여러 발을 내딛는 경향이 있다.[4,18] 그러나 젊은 층과 노년층에서 변화된 지지전략에 대한 속도의 차이는 없었다. Luchies[19] 등은 노인의 발움직임이 젊은 사람만큼 빠른 것을 발견하였다. 그러나 Wojcik 등은 균형을 잡기위해 사용되는 내딛는 다리는 관절토오크의 양은 연령과 성별에 차이가 있음을 보고하였다.[20] Van Wegen 등은 정적인 선 자세에서의 노인 압력중심점(center of pressure)위치는 젊은 사람보다 기저면 가장자리에 위한다고 보고하였으며[21] 그러므로 흔들림에 대한 반사반응이 시간이 덜 걸린다고 하였다.

데이브는 하지의 움직임으로 흔들림을 조절할 수 없으므로 흔들림에 대처하기 위해서는 선택적 전략의 개발과 갑작스런 흔들림을 피해야 한다.

머리 고정전략(Head-Stabilizing Strategies)

최근에 DiFabio와 Emasithi[5]에 의해 두가지 머리 고정전략이 발표되었다. 머리 고정전략은 내부적으로 발생되는 힘의 시작에 앞서 발생되기 때문에 선행활동 전략은 이전의 반작용 전략과는 다르다. 머리 전략은 보행같은

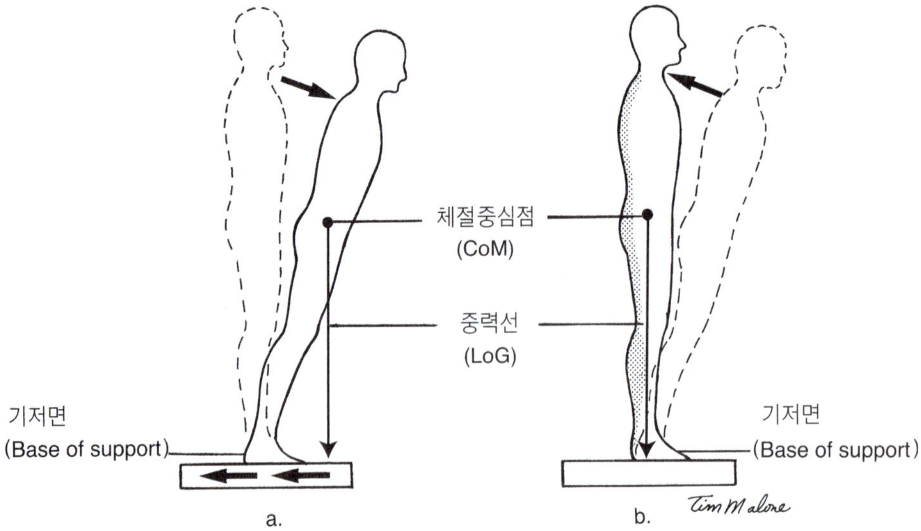

◀ **그림 13-3** ■ 바닥판 후방움직임에 의한 선 자세의 균형유지. A. 바닥판의 후방움직임은 신체를 전방으로 움직이게 하고, 체절중심점을 지지기저면의 전방으로 이동시킨다. B. 발목관절전략사용(발바닥굽힘근, 엉덩관절 폄근, 등배 목 폄근의 작용)은 체절중심점을 지지기저면 안으로 가져오게 하고, 안정성을 재확립한다.

신체의 움직임동안에 고개를 똑바로 유지하는 전략이며 이전의 전략은 정적인 균형상태로 균형을 유지하기 위한 전략이다. 머리를 수직으로 유지하는 두 전략은 다음의 두 전략이 있는데: **공간에서의 머리 고정**(head stabilization in space: HSS) 그리고 **몸통위에서의 머리 고정**(head stabilization on trunk: HST)[5] 이다. 공간에서의 머리고정은 인체중심점의 변동에 따른 머리 위치 조절이다. 머리 위치의 예견조정은 몸통의 움직임과는 별개이며 몸통위에서 머리 고정은 머리와 몸통이 하나의 단위로 움직이는 것이다.

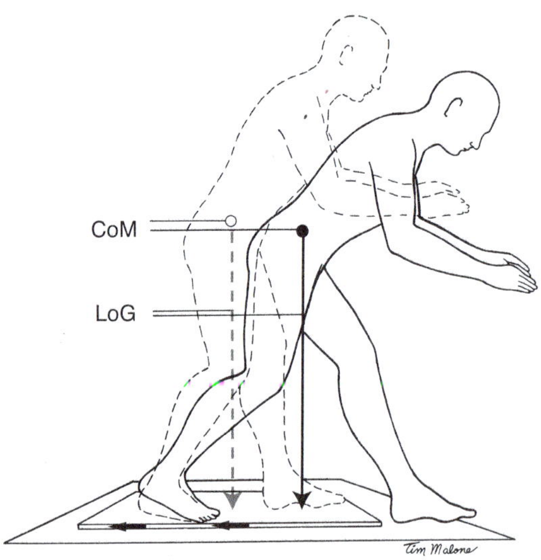

▲ **그림 13-4** ■ 바닥판 후방 움직임 시 나타나는 선 자세의 균형유지. 바닥판 후방움직임 시 사람은 균형을 유지하기 위하여 한 발을 내딛는다. 한 발을 내딛는 것은 새로운 기저면에 체절 중심을 옮기는 것이다.

지속적 연구 : **자세조절 특성의 최근 정보**

과거의 근육전략은 흔들림에 대한 자동반응으로 여겨졌었는데 최근의 연구에서는 최소한의 집중이 아니라, 의미있는 많은 양의 집중(특히 감각조합면에서)이 필요한 것으로 밝혀지고 있다.[22-24] 집중의 정도는 자세작업의 복잡성(선 자세에서 양발을 붙이고 몸통을 뒤로 굽힘하는 동작같은) 개인의 연령, 균형능력, 이차작업의 종류에 따라 달라진다.[23,24,26] 자세시도는 젊은이나 노인 둘 다에서 작업수행 시 반응시간에 영향을 미치며 어떤 상황 아래서는 노인이 자세 흔들림이 증가하는 것을 보인다.[23,25]

운동학적 그리고 동역학적 자세 (Kinetics and Kinematics of Posture)

선 자세에서의 흔들림 시 균형을 유지하기 위하여 근육이 수축한다. 다음은 어떻게 정적자세가 유지되는지 이해하기 위하여 인체와 인체 분절 영향을 미치는 외력과 내력을 알아 보겠다. **외적인 힘**은 **관성**, **중력**, **지면반발력** 등이라고 생각한다. **내적인 힘**은 근육활동과 인대, 건, 관절주머니의 수동적 장력 그리고 다른 연부조직에 의해 생산된다. 제 1 장에서 내린 평형의 정의에 의하면 외적인 힘과 내적인 힘이 균형을 이루고, 신체와 그리고 분절에 작용하는 모든 힘의 합이 "0"이 될 때 신체는 평형을 이루게 된다. 신체는 최소의 에너지소비와 신체중심점을 기저면 안에 위치시키고 시선을 올바르게 응시할 수 있게 머리를 위치시키는 선 자세를 유지하려고 한다.

관성과 중력(Inertia and Gravitational Forces)

일반적으로 관성은 자세의 흔들림(postural sway)을 제외하고는 정적인 자세일 때는 너무 작아서 혹은 전혀 가속이 일어나지 않음으로 무시한다. 선 자세에서는 **자세 흔들림**(postural sway) 혹은 **스웨이 엔벨로프**(sway envelope)라고 불리는 일정한 흔들림이 발생된다.[16] 정상적인 사람이 두발 사이를 4인치 벌리고 섰을 때, 자세 흔들림의 범위는 시상면에서 12° 관상면에서 16°만큼 된다. 이 흔들림에 관성이 작용할 수 있으나, 정적자세에서 힘을 분석할 때는 일반적으로 고려하지 않는다.[27] Aramaki 등은 엉덩관절과 발목관절 주위의 각속도, 각이동, 가속에 대해 조사하였다.[28] 관성은 걷기, 달리기, 조깅과 같은 모든 역동적인 자세의 움직임의 방향을 변화시키거나 가속화를 위한 필요한 힘의 분석에서는 마땅히 고려되어야 한다.[29]

지면반발력(Ground Reaction Forces)

신체가 지면에 닿아 있을 때 지면은 신체를 밀며 이 힘을 **지면반발력**(GRF)이라고 하며 벡터는 **지면반발력 벡터**(GRFV)로 표현한다. 지면반발력은 지면과의 상호관계로 발생되는 인체에 작용하게 되는 힘이며 수직방향의 힘, 두 개의 수평방향의 힘으로 구성된다. 두 개의 수평방향 힘 중 하나는 지표면에서 내-외측 방향이고, 다른 하나는 전-후측 방향이다. 이 힘의 합력 혹은 지면반력벡타(composite or resulant reaction force vector)는 정적인 선 자세에서 중력의 방향과 반대방향으로 그 크기는 똑같다. 지면 반력벡터는 발에 작용하는 힘의 크기와 방향을 나타낸다. 지면반력벡터의 작용점은 인체의 압력중심(center of pressure)이며 한쪽 발로 섰을 때는 발 내에 있으며, 두발로 섰을 때는 두발 사이에 놓이게 된다. 어떤 사람이 물구나무서기를 했다면, 압력중심은 양손 사이에 있다. 압력중심이 지면과 닫는 지점의 넓은 면에 작용함에도 불구하고, 중심점과 마찬가지로 압력중심은 이론적으로 힘이 작용하는 점이다. 압력중심의 경로는 사람이 반력측정판(force plate system)위에 기립한 상태에서 압력중심이동을 정기적으로 측정하여 스웨이엔벨로프 정도를 알 수 있다(그림 13-5). 지면반력벡터와 중력선은 똑바로 섰을 때 일치활동선이 직선을 만든다.

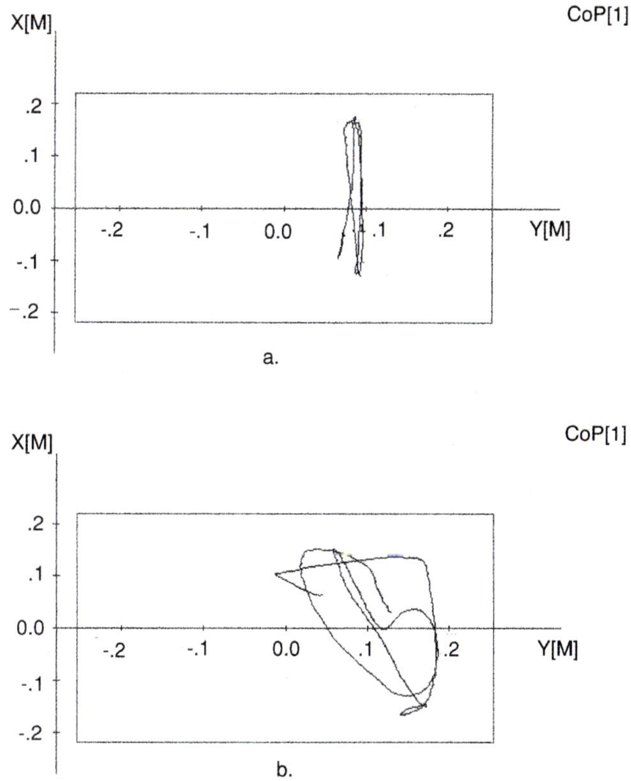

▲ **그림 13-5** ■ 선 자세에서 압력중심의 경로. A. 반력측정판 위에서 압력중심을 측정하여 기록. 직사각형 반력측정판의 테두리를 나타낸다. 이 기록은 약 30초간 서 있을 동안 정상 전·후 스웨이 엔벨로프이다. B. 조정되지 않은 자세 흔들림을 보여준다.

중력이 사람에 작용하는 중력선은 사람이 지면에 작용하는 힘과 같은 정도 그리고 같은 방향이다. 지면반발력은 지면에서 사람에게 작용하는 힘이다. 정적인 자세에서 불균형 시 우리는 중력선과 지면반발력이 같은 크기와 반대 방향이 되기를 바란다. 역동적인 다양한 자세에서는 지지하는 면에서 중력선과 지면반력 벡터와 일치하지 않는다. 중력선과 압력중심점의 거리는 사람이 넘어지지 않고 자세를 유지할 수 있는 모멘트의 크기를 나타낸다.

지면반력과 압력중심 그리고 근활동을 얻기 위한 기술은 비용이 많이 들고 인체기능 평균평가로 사용할 수 없다. 따라서 다음 절에서 그림과 참고점을 사용하여 조합된 중력선과 지면반력 벡터를 사용하여 간단한 자세 평가방법을 설명하였다.

조합활동선(Coincident Action Lines)

이상적인 직립자세에서 인체의 분절들은 완전히 정렬

되어 있어 인체분절에 작용하는 토오크와 스트레스가 최소화 되어 최소한의 에너지 소비로 유지될 수 있다. 올바른 직립자세에서 지면반력벡터와 중력선의 조합활동선이 인체분절의 기준으로 적용된다(그림 13-6). 우리는 앞으로 중력선을 사용하겠다. 중력선의 위치는 압력중심이 자세 흔들림 때문에 움직이는 것과 같이 계속적으로 변한다. 중력선의 계속적인 움직임 때문에 관절 주위에 작용하는 모멘트는 계속적으로 변화한다. 관절 안과 주위, 그리고 발바닥에 있는 수용기들이 이런 변화를 인지하고 이 정보를 중추신경계로 전달한다. 중추신경계는 입력된 정보를 분석하고 자세의 안정을 유지하기 위해 적절한 반응을 한다.

사례 적용 13-3 : **무릎관절과 발목관절 수용기로부터의 수용기**

데이브는 무릎관절과 발목관절주위에 관절 수용기가 있어 손상부위아래에는 정보가 전달되지만, 등뼈 10번 손상으로 손상부위 윗부분으로는 정보가 전달될 수 없다. 정상적 조건이라면, 중추신경계가 자세유지를 위한 입력되는 정보를 분석하고 적절한 출력이 제공되어야 한다.

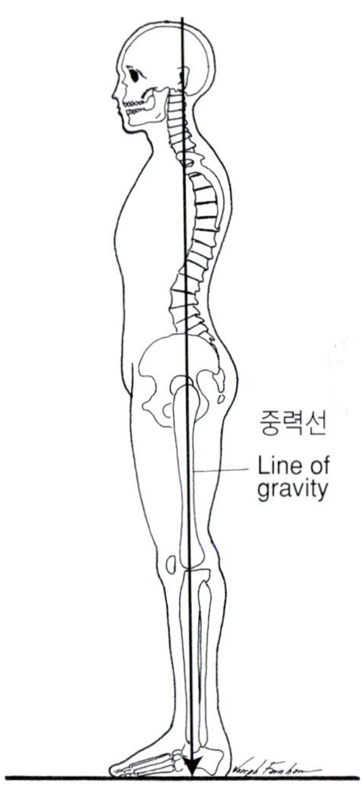

▲ **그림 13-6** ■ 최적의 직립자세에서 지면반발력 벡터와 중력선에 의해 형성된 작용선의 위치.

시상면(Sagittal Plane)

시상면에서 인체분절들에 작용하는 **외력**의 영향은 인체분절들의 운동축에 관련된 중력선의 위치에 의해 결정된다. 중력선이 관절축을 직접적으로 통과할 때는 관절주위에는 **외력**중력 토오크가 발생되지 않는다. 그러나 중력선이 관절축으로부터 떨어져 통과할 때는 중력 토오크가 생성된다. 이 때 내력 모멘트(근육의 등척성 수축)에 의한 균형 조절이 되지 않으면 몸통의 회전이 발생된다. 이 토오크는 인체 분절에서 일어나는 운동의 원인이 되고, 관절축에 작용하는 중력토오크가 평형이 아닐 때는 평형시키는 반대 토오크로서 반대 작용을 한다. 중력 모멘트 힘의 **크기**는 중력선과 관절축과의 거리가 증가함에 의해서 증가한다. 중력 모멘트 힘의 **방향**은 작용하는 관절축에 대한 중력선의 위치에 따라 결정된다. 중력선이 관절축의 *앞쪽*에 있다면, 그 관절에 의해 지지되고 있는 인체의 근위분절이 앞쪽으로 움직이게 된다. 중력선이 관절축의 *뒤쪽*에 있다면, 근위 분절의 운동은 뒤쪽으로 일어난다. 자세분석에서 중력 모멘트는 근위관절분절 운동을 시상면 상에서 만들게 되는데 이것을 *굽힘* 혹은 *폄모멘트*라고 한다.

예제 13-2

중력선이 발목관절회전 중심축 앞으로 통과하면, 중력토오크는 근위분절인 정강이뼈를 앞쪽으로 회전시킬 것이다(그림 13-7). 발이 고정된 상태에서 정강이뼈의 전방으로 움직임은 발목관절에서 배굴을 일으키게 된다. 따라서 그 모멘트의 힘을 **뒤굽힘모멘트**(dorsiflexion moment)라고 한다. 균형을 유지하려면 **발바닥굽힘모멘트**(plantarflexion moment)가 필요하다

예제 13-3

중력선이 무릎관절회전축 중심 앞쪽으로 통과한다면, 중력토오크는 근위분절인 넙다리뼈를 앞쪽으로 회전시킬 것이다(그림 13-8). 대퇴의 앞쪽 움직임은 무릎관절을 펴시킬 것이고, 이때의 모멘트를 **폄모멘트**라고 한다. 이때 폄모멘트와 균형을 이루기 위해서는 **굽힘모멘트**가 필요하다.

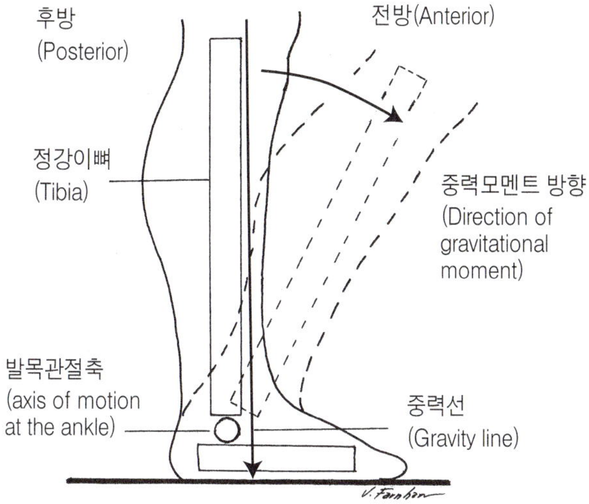

▲ **그림 13-7** ■ 발목관절 축에서 중력선의 전방위치는 발목굽힘 모멘트를 일으킨다. 화살표는 발목굽힘 모멘트의 방향을 의미하고 점선은 발목굽힘 모멘트에 대한 저항이 없다면, 정강이뼈가 움직이는 방향이다.

사례 적용 13-4: **틸트 테이블 기립**

손상 후 데이브는 선 자세를 위하여 틸트테이블을 사용할 것이다. 틸트테이블에서의 기립은 데이브의 뼈와 관절 좋은 자극이 될 것이고, 기립위치에 익숙하게 될 것이다. 테이블에서 데이브의 다리와 몸통을 묶어 넘어지는 것을 방지하는 균형을 취하게 된다.

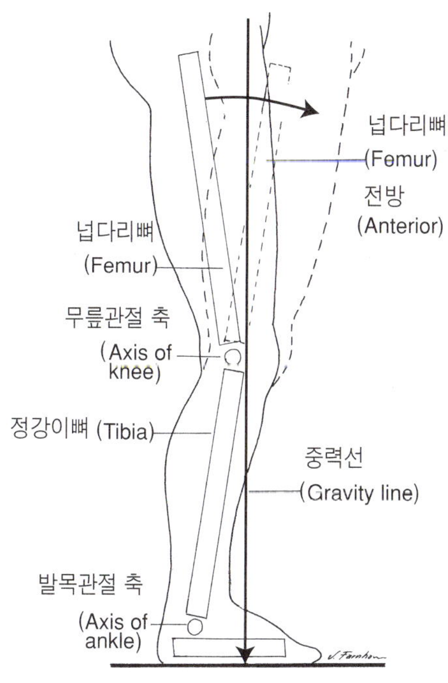

▲ **그림 13-8** ■ 무릎관절 축에서 중력선의 전방위치는 폄 모멘트를 일으킨다. 화살표는 폄 모멘트의 방향을 의미하고 점선은 중력모멘트가 반대저항이 없다면 대퇴를 움직이는 방향이다.

올바른 자세(Optimal Posture)

중력은 항상 인체에 작용하기 때문에 이상적인 자세는 인체의 분절들이 수직으로 정렬되고, 중력선이 모든 관절들의 축을 통과해야 한다. 정상적인 신체구조는 이상적인 자세를 거의 취할 수가 없으나, 이상적인 자세에 근접하는 자세는 취할 수 있다. 정상적인 최적의 직립자세에서 중력선은 대부분의 관절축 중심 가까이 지나가게 되고, 축중심을 통과하지는 않는다. 따라서 정상적인 최적의 직립자세에서 중력토오크는 작고, 수동인대의 장력과 수동근육장력 그리고 최소의 근육활동에 의해 생산되는 균형토오크에 의해 평형이 된다.

정상적인 최적의 직립자세에서 인체분절들은 수직정렬 내에 있거나 혹은 수직정렬 가까이 있으며, 체중에 의한 압축력들은 관절들의 체중부하면 위에 골고루 분산되어 있고, 인대와 근육에 작용하는 과도한 장력이 없다. 이상적인 자세로부터 변위가 발생되면(deviation), 이것을 보상하기 위하여 보상작용이 발생된다. 이러한 자세의 변위가 일상생활에서 습관적으로 발생하면 잘못된 자세를 인식하지 못하므로 계속적인 구조적 변화가 발생된다.

선 자세 분석 (Analysis of Standing Posture)

자세의 숙련된 관찰분석은 인체분절들에서 중력선의 위치 확인이 포함되고 있다. 수직여부를 확인하는 먹줄 혹은 추를 **매단끈**(plumb line)은 중력선을 표시하는데 사용된다. 인체분절은 중력선을 중심으로 양측으로 대칭이어야 한다. 자세평가자는 자신들의 관찰기술에 의해 정상자세 정렬로부터 벗어난 관절과 분절을 찾아낼 수 있어야 된다. 더 정교한 분석은 방사선사진술, 사진술, 근전도 검사를 사용한다. 그러나 숙련된 관찰분석은 다른 기계, 기구를 사용하지 않고 먹줄하나 만으로도 많은 양의 정보를 산출할 수 있다.

기본 개념 13-2: ***체절의 전방, 후방 중력성 모멘트의 효과***

중력선이 머리, 척추 혹은 하지관절의 앞부분으로 통과한다면, 중력성모멘트는 체절을 앞부분으로 작용하게 된다. 반대로 중력선이 뒷부분으로 통과한다면, 체절을 후방으로 작용하게 한다.

시상면 정렬과 분석 (Sagittal Plane Alignment and Analysis)

발목관절(Ankle)

최적의 직립자세에서 발목관절은 중립위치이거나, 발목굽힘(dorsiflexion)과 발바닥굽힘(plantarflexion)의 중간위치이다. 중력선은 외측과(lateral malleolus)의 앞쪽으로 지나가므로 발목관절의 전방에 위치하여[30,31] 발목관절 앞쪽을 통과하므로 **발목굽힘 모멘트**가 발생된다. 중립위치에서는 발목굽힘모멘트를 상쇄하는 인대의 작용이 없으므로 정강이뼈의 전방이동을 막는 **발바닥굽힘근 모멘트**의 작용이 필요하다. 가자미근의 반대활동으로 정강이뼈를 후방으로 당기고, 발목굽힘모멘트의 반대역할을 한다(그림 13-9). 가자미근 수축력이 중력모멘트보다 작으면, 정강이뼈가 발목굽힘을 유도하고 가자미근은 신장수축을 하게 된다.

가자미근[32,33]과 장딴지근[33]은 근전도 검사 시 정상인이 직립자세로 서 있을 때, 중력에 의한 발목굽힘모멘트에 저항하는 토오크로 이 근육이 매우 적게나마 계속적으로 작용되는 것으로 보고되고 있다. 근전도 검사에서 직립하고 있는 동안에 앞정강이근, 비골근, 정강이뼈 뒷근육 같은 발목관절근육이 간헐적으로 작용하는 것으로 나타났으며[34] 이들 근육은 발목관절에서 다른 발바닥굽힘근보다 많은 역할을 한다. 그리고 이 근육들은 발목관절 주위에서 중력모멘트에 대항하는 작용보다도 자세흔들림을 하는 동안에 횡적안정을 제공하는 역할을 한다.

무릎관절(Knee)

무릎관절이 완전히 편 상태에서 중력선은 무릎관절 중심선의 전면과 무릎뼈 후면을 통과한다(그림 13-8과 13-9 참조). 즉, 중력선이 무릎관절축의 전면을 통과한다. 중력선이 무릎관절 축보다 앞쪽에 위치하므로 **폄모멘트**가 생기며,[35] 관절후면의 관절주머니과 인대의 수동장력에 의한 **굽힘모멘트**는 균형을 유지하고 과폄을 예방하는 데 충분하다. 최적으로 똑바로 선 자세(optimal erect posture)에서 무릎관절 폄 유지를 위한 근활동은 전혀 없거나, 조금 있는 것으로 나타났으며 아주 적은 무릎굽힘근의 작용이 확인되었다. 가자미근의 활동은 발목관절에 작용하여 정강이뼈를 후방으로 당겨서 중력 폄모멘트를 증대시킨다. 반대로 장딴지근(gastrocnemius)은 무릎관절을 가로질러 후면에 위치하므로 중력성 폄에 반대되는 역할을 한다.

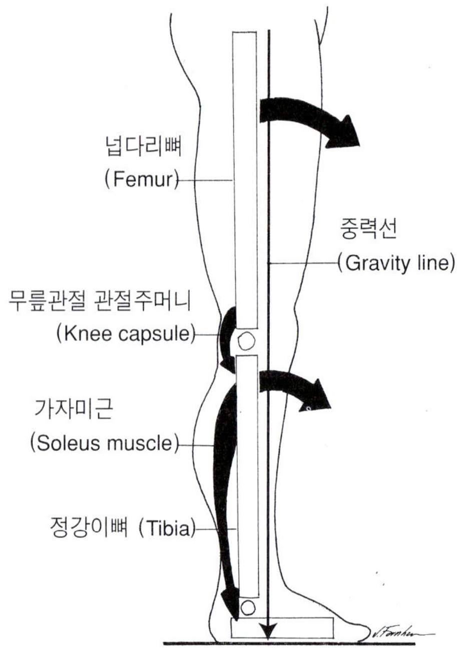

▲ **그림 13-9** ■ 무릎관절 주위에 작용하는 폄모멘트는 후관절주머니에서 수동긴장에 의해 만들어진 반대모멘트에 의해 균형이 유지된다. 발목관절에서 발목굽힘 모멘트는 가자미근의 작용에 의해 균형이 유지된다.

사례 적용 13-5 : **선 자세에서 근육활동 없이 외적중력성 모멘트에 저항하는 방법**

데이브가 틸트테이블의 선 자세에서 평행봉의 선 자세로 옮겨질 때, 하지에 작용하는 외적 중력성 모멘트에 저항하는 힘이 필요하다. 그는 발목에 작용하는 외적 발목굽힘모멘트에 저항할 수 있는 근육의 수축이 없다. 또 선 자세를 유지해주는 틸트테이블의 끈도 없다. 그래서 내적인 발바닥굽힘근을 대체할 저항력을 발견해야 한다. 발목관절보조기와 평행봉에서의 자세유지를 위한 미는 동작 혹은 목발 등이 필요한 저항력으로 작용할 수 있다.

신체에 적용하는 모든 보조기는 움직임에 저항하거나 신체를 보호할 수 있다.[36] 보조기는 한쪽 힘은 한 방향으로 작용하고 두 쪽힘은 반대 두 방향으로 작용하는 3점 작용압력 시스템이다. 데이브에게 적용되는 무릎 발목 발 보조기(knee-ankle-foot orthoses)는 하부척추손상자(등뼈 9-12번)에게는 충분하다. 이 보조기는 표준이중 수직 금속이고, 두 개의 밴드와 발바닥판 그

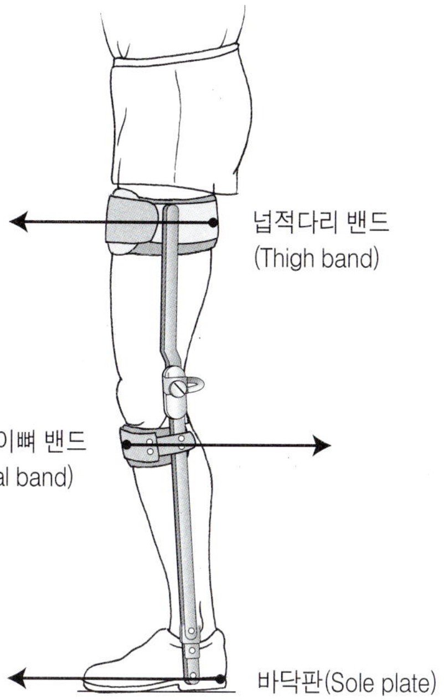

▲ **그림 13-10** ■ 무릎-발목-발 보조기(KAFO). 무릎-발목-발 보조기는 바닥판이 발에 붙어 있고, 넙적다리 뒷쪽 밴드가 앞 방향으로 힘을 주고, 무릎 아래 정강이뼈 밴드는 뒤쪽 방향으로 힘을 가한다.

리고 무릎관절 굽힘패드로 이루어져 있다(그림 13-10). 선 자세에서는 무릎관절과 발목관절을 잠글 수 있고, 앉은 자세에서는 풀 수가 있다.

데이브가 기립하였을 때는 중력성 발목굽힘 모멘트에 저항하는 무릎관절 패드의 후방 외력의 힘이 작용된다. 무릎관절의 패드와 잠김은 설사 중력선이 후방으로 작용한다 하더라도 무릎관절의 폄을 유지시킬 수 있다. 금속 수직바는 체중을 지지할 수 있다. 다리 뒷부분 패드의 앞쪽으로의 힘의 작용과 발바닥판은 무릎관절의 과다한 과폄을 막을 수 있다.

■ 엉덩관절과 골반(Hip and Pelvis)

Kendall과 McCreary[38]는 최적의 자세(optimal posture)는 엉덩관절이 중립위치에 있고, 골반은 전방 혹은 후방으로 경사지지 않고 수평이어야 하며(그림 13-11A), 두덩뼈와 골반의 위앞엉덩뼈가시(ASIS)의 연결선은 수직이고, 위앞엉덩뼈가시와 위뒤엉덩뼈가시는 수평이어야 한다고 하였다.[38] 이와같은 최적의 자세(optimal position)에서는 중력선이 엉덩관절 축의 약간 후방을 통과하여 큰뼈돌기를 지나간다.[30,31,35,39] 중력선이 관절축보다 뒤쪽에 위치하므로 엉덩관절에서 폄모멘트를 일으키고, 원위분절인 골반이 넙다리뼈머리에서 후방으로 회전하게 한다[40](그림 13-11B). 근전도 연구에서 서있는 동안에 엉덩허리근의 활동이 보고되었으며,[41] 엉덩허리근의 굽힘모멘트는 엉덩관절에서의 폄모멘트에 대한 균형을 취하게 한다. 이완된 선 자세 혹은 우묵한 등(sway back)처럼 엉덩관절에서 균형을 잡는 근육활동이 없이 중력폄모멘트가 작용하면, 엉덩관절 과폄은 최종적으로 엉덩넙다리인대, 두덩넙다리인대, 궁둥넙다리인대의 수동장력에 의해 억제가 된다. 우묵한 등 선 자세에서는 올바른 자세보다 중력선이 엉덩관절 축 뒷부분으로 내려간다(그림 13-13). 그러므로 우묵한 등(sway back)선 자세에서는 엉덩관절 근육활동의 작용이 필요치 않으나, 엉덩관절 앞부분 인대들의 장력(tension stress)의 증가되며 이 자세가 습관화가 된다면, 앞쪽 인대의 길이가 늘어나게 된다. 우묵한 등이 습관화가 된다면, 엉덩관절 폄근을 포함한 둔부근이 사용되지 않아 근위축이 발생될 수 있다.[42] 이완된 선 자세나 우묵한 등 자세는 신체의 모든 관절에서의 중력토오크의 크기가 증가될 수 있다.

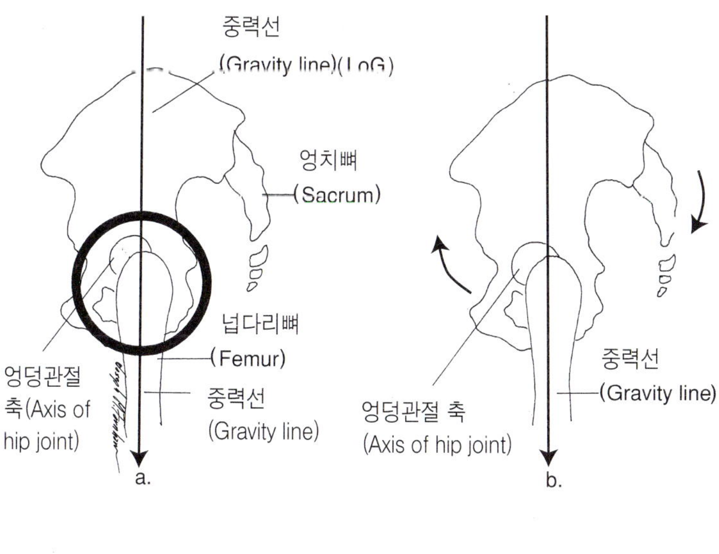

◀ **그림 13-11** ■ 엉덩관절 축에서의 중력선. A. 중력선은 큰뼈돌기를 지나 엉덩관절 축의 후면으로 지나간다. B. 중력선의 후방 위치는 엉덩관절에서 폄모멘트를 일으키고, 넙다리뼈 머리에서 골반을 후방회전시키려 한다. 화살표는 중력모멘트의 방향을 나타낸다.

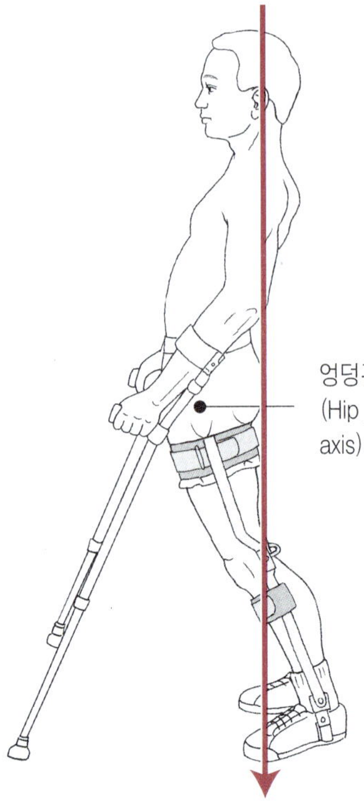

▲ **그림 13-12** ■ 우묵등 자세에서는 중력선이 엉덩관절 뒤로 지나가기 때문에 엉덩관절 폄근의 활동이 필요하지 않으며 골반이 후방경사되고 엉덩관절이 과폄된다.

사례 적용 13-6 : **우묵한 등자세(Swayback Posture)**[38,42]

우묵한 등자세는 엉덩관절 앞부분인대에 압력이 가해지기 때문에 좋지 않은 자세이지만, 데이브는 중력선을 엉덩관절 뒷분분과 무릎관절과 발목관절 앞부분에 위치하기 위하여 우묵한 등자세를 취한다. 이 자세에서는 엉덩관절 폄근의 작용이 필요없거나 엉덩관절 폄을 유지하기 위한 보조기가 필요없다. 무릎-발목-발 보조기(KAFOs)는 엉덩관절 폄 상태에서 체중을 발위에 실어서 균형을 유지하도록 한다(그림 13-12 참조).

■ 허리엉치관절과 엉치엉덩관절 (Lumbosacral and Sacroiliac Joints)

허리뼈 5번 바닥부분과 엉치뼈의 윗부분으로 이루어진 요천각은 6° 와 30°사이로 다양하며 평균 약 30°이다.[43,44] 엉치뼈의 전방경사는 요천각을 증가시키고, 결과적으로 허리엉치관절에서 전단스트레스를 증가시키므로 선 자세에서 허리앞굽음증을 증가시킨다(그림 13-13A).

지속적 연구 : **엉치뼈의 기울기와 허리앞굽음증 사이의 관계에 대한 다양한 의견**

그러나 엉치뼈의 기울기와 허리앞굽음증의 관계는 다양한 많은 의견이 있다. Youdas[45] 등은 90명의 남성과 여성을 대상으로 연구한 결과 허리앞굽음증과 엉치뼈의 기울기는 단지 약간의 연관이 있음만을 보고하였으나 Korovessis[46,47] 등은 선 자세에서 방사선촬영을 한 결과 엉치뼈의 기울기는 등뼈뒤굽음증과 허리앞굽음증과 밀접한 관계가 있음을 발표하였다.[46]

올바른 선 자세에서는 중력선이 5번째 허리뼈몸통를 통과하고 요천각관절의 회전축에 밀접하게 가까이 지나간다.[35] 중력은 허리뼈 5번과 천추 1번에서 폄모멘트를 발생시키는데 뒤세로인대에 의해서 균형이 유지된다. 엉치뼈가 최적의 위치(optimal position)에 있을 때 중력선은 엉치엉덩관절의 약간 앞을 통과한다. 중력모멘트는 엉치뼈의 전면상부분이 전면하방으로 회전하고, 후면부분이 상후방으로 회전한다(그림 13-13B). 엉치가시인대(sacrospinous ligament)와 엉치결절인대(sacrotuberous ligament)의 장력은 중력성토오크에 대한 균형유지

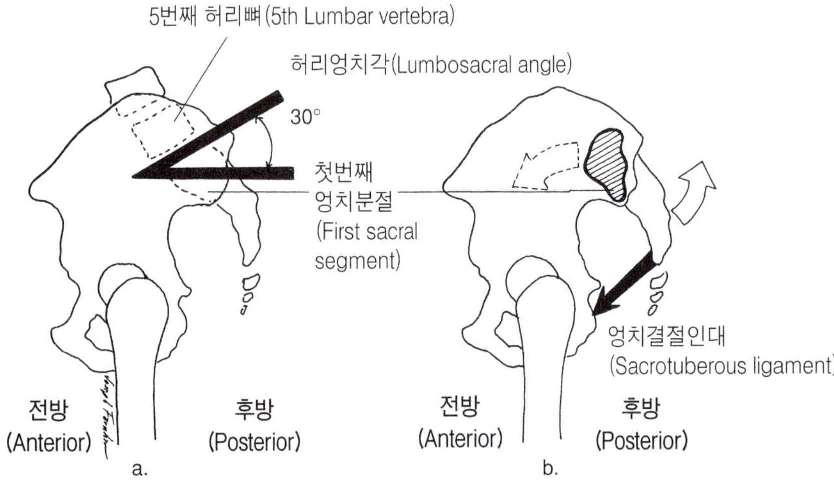

◀ **그림 13-13** ■ A. 적절한 직립자세에서 허리뼈 각은 약 30°이다. B. 중력모멘트는 엉치뼈의 윗부분을 전방으로 회전시키고 엉치뼈의 아래부분은 후방으로 이동되는데 엉치결절인대에 의해 장골의 뒷부분이 후방이동되는 것을 막는다.

표 13-1 선 자세의 시상면에서 척추곡선 변이들

	Hardacker 등[48]	Lord 등[49]	Jackson과 McManus 등[50]*	Jackson 등[51]†	Jackson과 Hales 등[52]‡	Gelb 등[53]
	20–70세 100명 평균(표준편차)	21–83세 109명 평균(표준편차)	20–65세 100명 평균(SEM)	26–75세 20명 평균(표준편차)	20–63세 75명 평균(표준편차)	40–70세 100명 평균(표준편차)
목뼈	−40 (10)					
등뼈	49 (11)		42(9)	43(9)	46(11)	
허리뼈	−60 (12)	−49 (15)	−61 (12)	−62 (13)	−63 (12)	−64 (10)

*가동범위 : 등뼈곡선 22° 에서 66° 그리고 허리뼈곡선−88° 에서 −31°
†가동범위 : 등뼈곡선 23° 에서 61° 그리고 허리뼈곡선−81° 에서 −38°
‡가동범위 : 등뼈곡선 22° 에서 75° 그리고 허리뼈곡선−90° 에서 −35°

(counterbalance)와 엉치뼈의 하부가 후면으로 이동하는 것을 막아준다. 엉치뼈의 상부는 엉치엉덩뼈인대(sacroiliac ligament)에 의해 전방으로 이동하는 것을 막아준다.[43]

■ 척주(The Vertebral Column)

표 13-1에서 보는 바와 같이 개인차가 많으나 평균은 각 연구에서 거의 일치한다. 척주 곡선은 제 4 장에서 언급하였으며 평균이나 정상곡선에 거의 일치하였다. 중력선 매단끈의 올바른 위치는 몸통의 중간을 통과한다(그림 13-14).

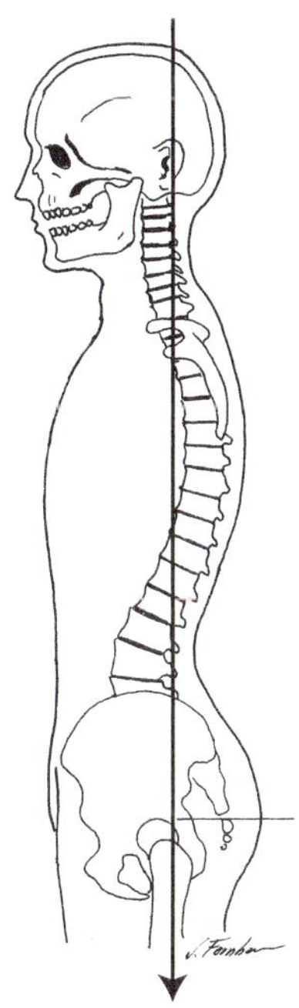

▲ **그림 13-14** ■ 몸통에서 중력선의 위치.

지속적 연구 : 제5번 허리뼈 위에 중력선 위치에 대한 다양한 의견

제 5 번 허리뼈 위쪽의 중력선 위치에 대해서는 논쟁이 있으며, Cailliet[54]은 중력선이 제 1 번 등뼈와 12번 등뼈의 중간부분과 제 2 번 목뼈의 치아돌기를 통과한다고 보고하였다. DuvalBeaupre[39] 등은 17명의 성인 척주를 방사선촬영하여 등뼈 8번과 10번에서는 중력선이 앞쪽에 위치한다고 하였다. Bogduk[43]는 중력선은 제 4허리뼈의 앞면을 통과한다고 하였다. 이런 상황 하에서 굽힘 모멘트는 가슴우리를 당겨서 구부리게 하며 상부허리뼈 곡선을 증가시킨다. 그러므로 신체의 균형을 유지하기 위해서는 척주기립근의 활동이 필요하다.

Cailliet이 보고한 신체구조에 따르면 중력선은 목뼈와 허리뼈 회전 축 후방을 통과하고, 등뼈의-앞쪽 그리고 제 5 번 허리뼈를 통과한다. 이런 상황에서 중력모멘트는 허리뼈, 등뼈, 목뼈의 자연적인 굽힘을 증가시킨다. 게다가 Cailliet에 의하면[54] 최대 중력토오크는 5번 목뼈, 8번 등뼈, 3번 허리뼈에서 발생하는데 그 이유는 중력선에서 가장 멀리 떨어져 있기 때문이다. 표 13-2에서 보는 것처럼 등뼈와 허리뼈곡선의 정점 개인차이가 있으나 평균은 비슷한 것으로 나타났다. 표에서 Cailliet의 정점은 범위 안에 있다.

Kendall과 McCreary 에 따르면[38] 최적의 자세에서 중력선은 허리뼈몸통, 목뼈몸통 그리고 등뼈의 앞부분을 통과 한다고 하였다. 이와 같은 상황에서 척주구조를 지지하는 조직에 대한 스트레스는 중력선이 척주로부터 가장 멀리 떨어진 흉부에서 가장 크다고 할 수 있다. 허리뼈와 목뼈에 작용하는 스트레스는 중력선이 허리뼈와 목뼈의 관절 축에 가깝게 통과함으로 비교적 작다.

Cailliet나 Kendall의 가설에 대한 논쟁이 많지만, 근전도연구에서는 정상적으로 서 있는 동안에 가장긴근

표 13-2 선 자세에서 시상면 등뼈와 허리뼈곡선 정점의 범위

저자	Vendantam 등[55]		Jackson 과 McManus[50]	Gelb 등[53]	
연구 대상	10-18세 88명		20-65세 100명	40-70세 플러스 100명	
	평균	범위	평균	평균	범위
등뼈 정점	T6	T3-T9	T7-78	T7	T5 disk-T10 disk
허리뼈 정점	L4	L2-L5		L4	L2-L5

(longissimus dorsi), 돌림근(rotators), 목폄근(neck extensor muscle)들의 간헐적인 전기적 활동이 있음을 알게 되었다.[56] 이와 같은 증거는 인대만으로는 척추의 관절축 주위에서 작용하는 중력모멘트를 대항하는 충분한 힘을 제공할 수 없음을 암시하고 있다. 최소의 근육활동이 발생되는 허리부에서 앞세로인대의 장력과 몸통굽힘근의 수동장력으로 중력성 폄모멘트와 균형을 유지하는데 충분하다.

■ 머리(Head)

머리에서 중력선은 외측청각길에서 관상봉합 후방을 통과하고 치아돌기를 통과한다. 중력선은 머리의 굽힘과 폄을 위한 회전 횡축(transverse axis) 앞쪽을 지나가고 굽힘모멘트를 생산한다(그림 13-15). 중력모멘트는 머리를 전방으로 경사시키는 경향이 있으나, 목덜미인대(ligamentum nuchae), 덮개막(Tectorial membrane), 돌기사이관절주머니(zygapophyseal joint capsule) 등의 장력과 목폄근의 활동에 의해 억제된다.[54] 자세평가를 시도할 때 수직선(plumb line)은 중력선은 필히 귓불(lobe of the ear)을 통과해야 하고, 머리는 제 2 천추 신체중심점 바로 위에 위치하여야 한다.[54,57]

지속적 연구 : 선 자세에서 목뼈배열

20세~70세 사이의 남녀 100명의 척추를 방사선촬영해본 결과 수직선은 치아돌기로부터 제 7목뼈로 내려가며 제 7목뼈 중간으로부터 앞쪽 16.8 mm 내에 위치한다. 목뼈 1번과 2번(−31.9 ; 표준편차 = 7.0)이 가장 전만이 크며 목뼈의 나머지 부분은 전만이 거의 없었다. 평균적으로 후두에서 목뼈1번 분절은 허리뼈뒤굽음증이고, 5°의 분절후만이거나 전체에서 39%는 조금 더 큰 것으로 나타났지만 전체후만은 보이지 않았다(후두에서 제 7목뼈). 이 연구에서는 목뼈앞굽음증이 증가하면서 흉추 후만이 증가하는 것으로 나타났다.[48]

다양한 참고점을 사용한 연구에서 Visscher 등은 54명의 남녀 선 자세에서 전만곡선, 고전만(high lordosis)과 저후만(low kyphosis)을 가진 직선경추모양[58]의 두가지 형태의 경추모양을 증명하였다.[58]

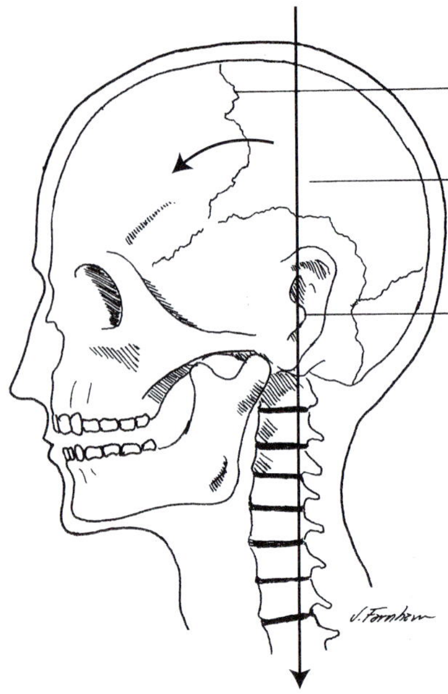

▲ **그림 13-15** ■ 머리의 굽힘과 폄을 위한 횡축에서의 중력선의 위치는 굽힘 모멘트를 일으킨다.

■ 시상면 상에서 체절의 정렬 (Alignment of Body Segments in the Sagittal Plane)

표 13-3은 시상면에서 인체 각 체절을 지나가는 중력선의 위치를 나타냈다. 그러나 정상적인 선 자세에서 일어나는 흔들림운동(swaying motion)은 각 관절축에서 중력선의 위치를 변화시킬 것이고, 압력중심(center of pressure)도 움직일 것이다. 예를 들면, 인체가 전방으로 흔들림 하는 동안 중력선은 엉덩관절축에서 후방에 위치하였던 것이 엉덩관절 축 앞쪽으로 이동하게 될 것이다. 압력중심도 발가락쪽을 향해 앞쪽으로 움직일 것이다. 중력선의 위치 변화에 의해 발생된 굽힘모멘트는 엉덩이폄근의 활동에 의해 중력선과 압력중심이 후방으로 움직이

표 13-3 선 자세에서 시상면 정상 배열

관절	중력선	중력 모멘트	수동 저항력	능동 저항력
환추-후두 관절	전면 굽힘, 폄 회전축의 전면	굽힘	목덜미인대 그리고 날개인대; 덮개막, 고리중쇠뼈 그리고 후방 고리뒤통수막	큰뒷다리곧은근, 작은뒷다리곧은근, 머리반가시근, 목반가시근,두판상근, 경판상근, 아랫머리빗근, 위머리빗근
목뼈	후방	폄	앞세로인대, 전방섬유륜섬유 돌기사이관절주머니	앞목갈비근, 긴머리근
등뼈	전방	굽힘	뒤세로인대, 가시끝인대, 가시사이인대	황인대, 등가장긴근, 흉장늑근, 등가시근, 흉박극근
허리뼈	후방	폄	앞세로인대, 허리엉덩이인대, 섬유륜전방섬유, 돌기사이관절주머니	배곧은근, 안쪽빗근, 바깥빗근
엉치엉덩관절	전방	끄덕임 (nutation)	엉치결절인대, 엉치가시인대, 허리엉덩이인대, 전방엉치엉덩뼈인대	배가로근
엉덩관절	후방	폄	엉덩넙다리인대	엉덩허리근
무릎관절	전방	폄	후방관절주머니	무릎굽힘근, 장딴지근
발목관절	전방	발목굽힘		가자미근, 장딴지근

게 된다. 한편으로 엉덩이폄근의 활동보다는 가자미근의 활동이 폭발적으로 일어나서 몸통을 후방으로 이동시키고 중력선을 엉덩관절축 후방으로 이동시킨다. 흔들림운동에 대한 반응으로 각 체절사이에서 연관된 움직임과 각 하지에서의 독립된 움직임이 발생할 수 있다.[57]

신체가 앞으로 넘어질 때 더 크고 강력한 중심이동이 발생된다. 굽힘모멘트가 목, 머리; 목뼈, 등뼈, 허리부; 엉덩관절과 발목관절에서 일어난다. 이 모멘트에 대한 평형을 취하기 위해 목, 등, 엉덩관절 폄근들과 족지굴근(ankle plantarflexor)이 수축한다. 관성과 굽힘모멘트에 대해 균형을 유지하기 위해 중추신경계가 근육의 패턴을 결정한다. 게다가 척추곡선과 정점에서의 변화는 외적중력모멘트와 균형을 맞추기 위한 내적상쇄 모멘트의 정도를 변화시킨다.

시상면에서 최적의 자세로부터의 변위 (Deviation from Optimal Alignment in the Sagittal Plane)

모든 자세의 주요 목적은 조직에 가해지는 스트레스와 에너지소모를 최소화하는 것이다. 자세의 변화 혹은 인체분절의 정렬의 변화는 인접된 다른 분절들의 변화를 유발한다. 정상적인 인체정렬의 변화는 스트레스를 증가시키거나, 인체구조의 단위면적 당 가해지는 힘이 증가한다.[58] 스트레스가 오랜기간 동안 계속 유지되면, 인체구조는 변화된다. 비정상적인 자세가 계속되고 근육의 길이가 짧아진 위치로 계속 유지되면, 근육은 섬유분절을 상실하게 되므로, 완전한 관절 가동범위가 일어나지 않는다. 근육이 길어진 상태로 유지되었을 때, 근섬유분절이 첨가되므로 길이-장력의 변화가 일어난다. 짧아진 인대들은 정상 관절가동범위를 제한할 것이며, 짧아진 인대를 신장시키면 관절을 보호하는 장력이 상실된다. 관절면에 오랫동안 체중이 부하되는 스트레스는 연골을 변형시키고 연골의 영양을 방해하여 관절면이 조기 퇴행성 변화를 일으키게 된다. 인체의 하나 혹은 두 개의 분절이 정상위치에서 벗어나면 다른 분절들의 변화를 초래하고, 선 자세를 유지하는데 필요한 에너지 양도 증가한다. 자세에서 기능을 개선시키거나 정상화 하려는 시도를 **보상자세**(compensatory postures)[59]라고 하며 자세 평가자들은 자세의 변위, 변위의 원인, 보상자세, 뼈, 인대, 근육변위의 결과에 대해서 알아야 한다.

발과 발가락(Foot and Toes)

갈퀴 발가락(Claw Toes)

갈퀴발가락은 중족지골의 과다폄과 원위지절, 근위지절의 굽힘이 동반된 발가락의 기형이다.[60-62] 때때로 근위지절이 뒤쪽으로 아탈구(subluxated)될 수도 있으며(그림 13-16A),[60] 각질이 굽힘된 지절의 뒤쪽에 형성될 수 있다. 각질은 구부러진 발가락의 등쪽에 신발과 마찰되는 부분에 생긴다. 이러한 기형이 있으면 선 자세에서 기저면의 감소로 자세흔들림이 증가하고 안정성이 감소한다.

원인은 다음과 같다. 신발, 요족(cavus-type foot), 근육의 불균형, 내재근의 불기능, 근신경학적 질환, 연령과 관계된 변화 등이다.

Valmassey[61]는 갈퀴발가락은 모든 발가락에 영향을 미치는 반면에 망치발가락은 단지 한 두 발가락에만 영향을 미치는것만 제외하고는 같은 조건이라고 하였다.

망치발가락(Hammer Toes)

망치 발가락은 발허리발가락관절과 원위지절간 관절이 과폄되고 근위지절간 관절이 굽힘되는 기형이다(그림 13-16B). 각질(Callosities)이 신발에 의한 압력이나 비정상 체중부하 때문에 발가락 끝에 체중이 주어짐에 의해서 지절간관절의 상면에서도 발견된다.[61,62] 굽힘근이 발허리발가락관절위에서 폄되고, 지절간 관절에서 짧아진다. 폄근은 발허리발가락관절 위에서 짧아지고 지절간 관절 위에서 편다. 긴엄지폄근이나 짧은엄지폄근 그리고 충양근(lumbracales)이 약화가 오고 내 · 외 무지 굽힘근이 저항하지 않으면, 근위발가락뼈사이관절과 원위발가락뼈사이관절이 구부러져서 망치발가락이 유발된다.

무릎관절(Knee)

굽힘된 무릎관절 자세(Flexed Knee Posture)

무릎관절을 굽힘한 자세에서 중력선은 무릎관절 축 후방을 통과하며 무릎관절에서 굽힘모멘트를 유발시키나 선 자세를 유지하려는 대퇴사두근의 활동에 의해 균형이 잡히게 된다. 선 자세에서 무릎관절의 평형을 유지하기 위해 요구되는 대퇴사두근력은 편 상태 0°로부터 무릎관절 15° 굽힘 시 최대 수의적 수축의 22%이며, 무릎관절 15°-30° 굽힘 시 사두박근의 수축량의 급격한 증가가 발생한다. 무릎관절의 30° 굽힘 시 사두박근 최대 수의적 수축의 51%가 발생된다.[63] 굽힘한 자세를 유지하기 위해 필요한 근활동은 증가하고, 정강이넙다리뼈관절과 슬개대퇴관절에는 정상적인 압축 스트레스보다 더 많은 스트레스가 작용한다.

무릎관절을 굽힘한 선 자세에서는 연속적으로 발목관절과 엉덩관절이 관련된다. 선 자세에서 무릎관절굽힘은 엉덩관절굽힘과 발목관절 발목굽힘(dorsiflexion)이 발생하고 중력선의 위치가 변화가 발생된다. 엉덩관절에서 중력선이 엉덩관절축의 앞쪽에 위치된다. 엉덩관절주위에서 발생하는 중력선은 무릎관절이 굽힘되었기 때문에 엉덩관절 축 앞을 통과하게 된다. 엉덩관절의 폄근들은 엉덩관절 주위에 일어나는 굽힘 모멘트에 대해 균형이 필요하게 되고, 발목관절에서는 증가된 뒤굽힘모멘트에 대해 가자미근의 활동이 증가될 것이다(그림 13-17). 부가적인 근활동은 엉덩관절과 발목관절에 작용하는 정상적인 압축스트레스보다 더 큰 압축스트레스가 가해진다. 게다가 사두박근, 가자미근, 장딴지근 수축의 더 많은 수축과 엉덩관절 폄근의 활동은 자세유지를 위한 에너지가 더 필

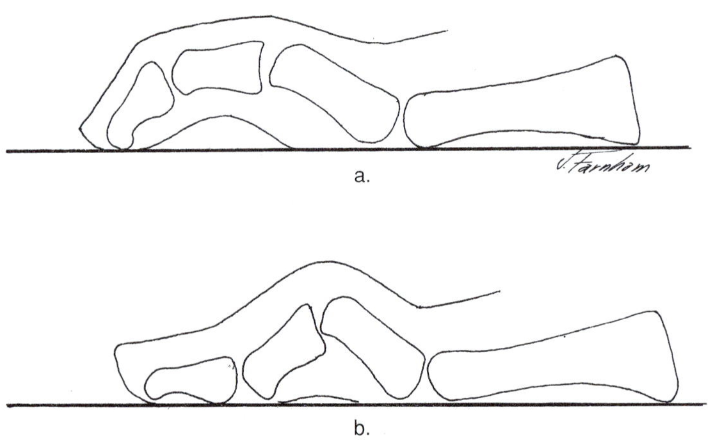

◀ **그림 13-16** ■ 발가락과 망치발가락. A. 갈퀴발가락은 발허리발가락관절의 과다폄과 발가락뼈사이관절의 굽힘이 나타난다. B. 망치발가락은 발허리발가락관절과 원위발가락뼈사이관절의 과다폄과 근위발가락뼈사이관절의 굽힘을 나타낸다.

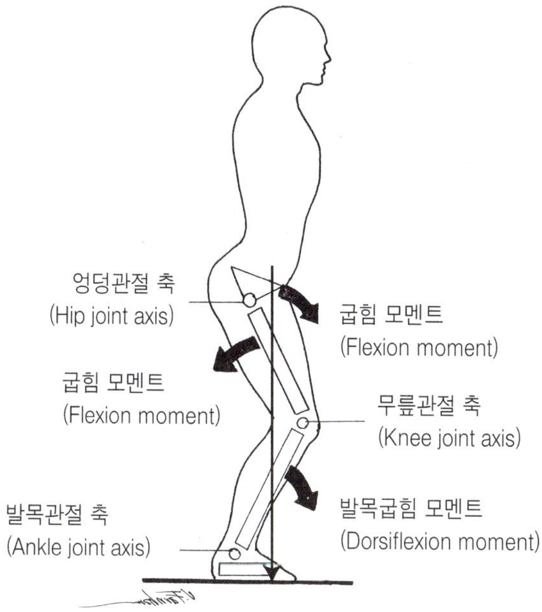

▲ **그림 13-17** ■ 굽힘된 무릎관절 자세에서 중력 모멘트는 엉덩관절과 무릎관절에서 굽힘 모멘트로 작용하고 발목관절에서는 발목굽힘 모멘트로 작용한다.

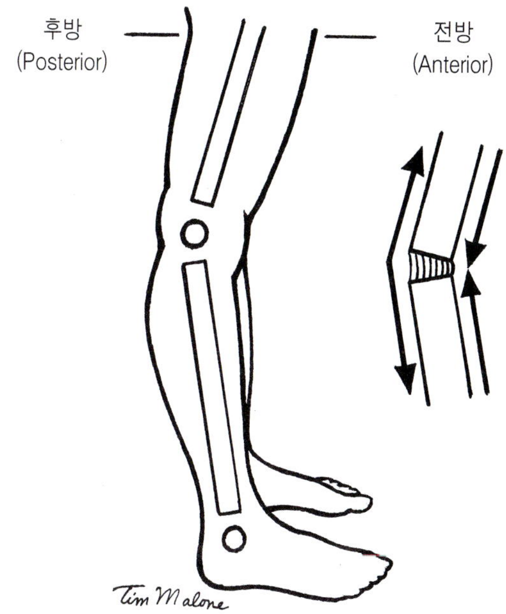

▲ **그림 13-18** ■ 무릎관절 과다폄 자세에서 무릎관절의 앞부분은 비정상적인 압축력과 뒷부분은 비정상적인 인장력이 가해진다. 발목관절 발목굽힘의 움직임 제한을 주목하라.

요하게 된다. 그러나 이런 에너지 소비 가설은 근육이나 관절구조에서 강직(stiffness)이 있을 때는 근육의 수축활동이 감소하므로 과대평가된 것이다.

사례 적용 13-7: **선 자세에서 앉는 자세**

데이브는 엉덩이폄근의 마비로 인하여 엉덩관절굽힘 모멘트를 상쇄할 수 없기 때문에 중력선이 엉덩관절 앞분분을 넘어가지 말아야 한다는 것을 유념해야 한다. 그가 앉을 때, 등이 휠체어나 의자의 팔걸이 위의 등받이에 다다랐나를 확인하면서 몸통굽힘 시 굽힘모멘트를 조절해야 한다. 그리고 하부몸통을 조절할 수 있는 팔의 근력이 매우 중요하다.

무릎관절 과다폄자세
(Hyperextended Knee Posture; Genu Recurvatum)

무릎관절 과폄(그림 13-18)은 중력선이 무릎관절 축의 앞쪽에 위치하게 된다. 이러한 중력선의 위치는 중력성 폄모멘트를 증가시키게 되고, 과다폄과 후부관절주머니에 신장압력이 가해지게 되어 후부관절주머니에 긴장스트레스가 가해지게 된다. 대퇴골과와 정강이뼈 윗면의 앞쪽에는 과도한 압력이 가해지게 되고, 연골에서 퇴행성 변화가 발생하게 된다. 근육에서의 길이-장력변화가 발생하여 무릎관절에서의 적절한 가동성과 안정성에 대한 역할을 할 수 없다.

무릎관절 과다폄은 발목관절의 발목굽힘 제한이나 고정된 발목관절의 발바닥굽힘(plantar flexion)인 **첨족(equinus)** 의해서 발생하며 또한 아동기나 유소년기에 엉덩관절과 무릎관절을 과다 폄하는 습관으로 인하여 발생될 수 있다.

사례 적용 13-8: **무릎관절 과다폄**

데이브가 우묵등자세로 서 있을 때, 무릎-발목-발 보조기(KAFOs)의 넓적다리부분과 종아리부분의 패드는 무릎관절 과다폄을 막아준다. 그러나 우리는 항상 데이브는 무릎관절의 통증이나 위치를 알 수 없기 때문에 항상 무릎관절의 과도한 폄을 막아야 한다.

■ 골반(Pelvis)

골반의 과도한 전방경사(Excessive Anterior Pelvic Tilt)

골반이 전방경사되면 하부허리뼈는 전방으로 밀려지며 상부허리뼈는 머리를 엉치뼈위에 유지하기 위하여 허리앞굽음증을 증가시킨다. 따라서 중력선이 최적의 관절축으로부터 더 멀리 떨어지게 되어 폄모멘트가 증가하게 된다. 등뼈의 후방곡선(posterior convexity)이 증가하여 허리앞굽음증과 균형을 맞추고, 고개를 엉치뼈위에 유지

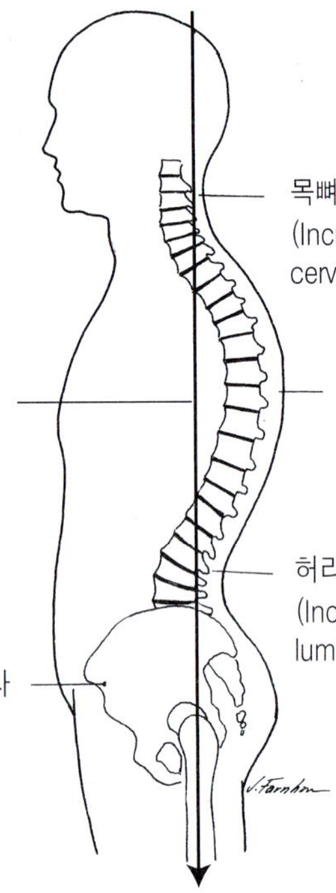

▲ **그림 13-19** ■ 과도한 골반 전방 경사는 요부의 전방곡선이 증가하며, 증가된 요부 곡선을 보상하기 위해, 흉부의 후방곡선과 목의 전방곡선이 증가한다.

하기 위해 후만(Kyphotic)이 된다. 비슷하게 고개를 엉치뼈위에 위치하기 위하여 목뼈전방 곡선이 증가한다(그림 13-19). 표 13-4는 과도한 전방경사로 인해 발생하는 변화를 정리하였다.

허리뼈디스크들은 정상적인 선 자세에서 전방장력(anterior tension)과 후방압축(posterior compression)을 받는다. 정상적으로 선 자세에서 수핵의 확산은 디스크의 후방과 비교하여 전방부에서 더 많이 일어난다.[64] 선 자세에서는 허리뼈의 전만이 증가하면 허리부의 후섬유륜에 압축력이 증가하고, 척추사이원반 후부의 영양에 영향을 미친다. 또한 관절돌기(zygapophyseal joint)에 극단적인 압축력이 가해진다.[65]

■ 척주(Vertebral Column)

허리뼈앞굽음증과 후만(Lordosis and Kyphosis)

허리뼈앞굽음증은 목뼈나 허리뼈에서 비정상적인 전방곡선이 발생한 현상을 말하며 척추 후만은 등뼈와 천추에서 비정상적인 후방곡선을 말한다.[66] 때때로 정상적 후방곡선의 비정상적 증가로 인한 비정상적 상태를 후만이라고 부르기도 한다.[66,67] 이런 상황은 그림 13-19에서 보이는 것처럼 허리앞굽음증의 보상작용으로 허리뼈뒤굽음증이 발생하거나 나쁜 자세습관이나 골다공증으로 발생될 수 있다. Dowagers hump는 종종 폐경기 골다공증이 있는 여성에게 흔히 발견되는 척추 후만의 상태이다.[60] 등뼈에서 추체의 앞면은 골다공증으로 인해 납작하게 될 수도 있다. 등뼈에서 추체앞면의 납작해짐은 전방굽힘을 유발

표 13-4 신체 구조물에 과도한 전방경사로 인해 발생하는 변화들

변위	압박	벌어짐	신장	단축
과도한 전방경사	허리뼈몸통 후부 L5-S1 허리뼈사이원반 전방 압력 증가	허리엉치 각 증가 L5-S1 전단력 증가로 인한 전방 미끌어짐 증가	배근	엉덩허리근, 요부폄근
과도한 허리앞굽음증	허리뼈몸통 후부와 소관절면 척추사이원반 전방 압력 증가 척추사이구멍의 협소	전방 섬유륜	앞세로인대	뒤세로인대 극돌기간 인대 황색인대 허리뼈폄근
과도한 등뼈뒤굽음증	등뼈 전방 척추사이원반 후방 압력증가	소관절면 관절주머니 후부 섬유륜	등 폄근 후부인대 견갑 근육	앞세로인대 배근 상부 어깨관절대 전방근육
과도한 목뼈앞굽음증	목뼈몸통 후부와 소관절면 척추사이원반 전방 압력 증가 척추사이구멍의 협소	전방섬유륜	앞세로인대	후부인대

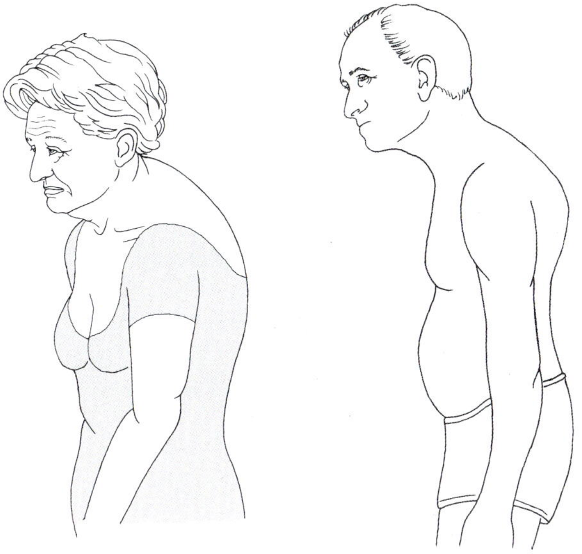

A 미망인 굽은 등 (Dowager's hump)

B 척주 후만 (Gibbus)

▲ 그림 13-20 ■ A. 미망인 굽은 등. B. 척주 후만기형.

하여 등뼈의 후방만곡을 유발하며 점점 추체의 앞면의 압박을 증가시킨다(그림 13-20A). 중력선이 등뼈로부터 가장 멀어지고 중력성모멘트가 증가한다. 추체와 섬유륜 앞부분의 압박의 증가와 섬유륜후부와 돌기관절(apyphyseal joint)의 폄(tensil)이 발생된다.

결핵이나 강직성척추염 같은 질환에서 등뼈의 후방만곡이 발생될 수 있다. **척주후만**(Gibbus) 혹은 **후만변형**(humpback deformity)은 결핵의 결과로 발생될 수 있고 척추골절을 발생시킬 수 있다(그림 13-20B). 척주후만기형(Gibbus or hump)은 등뼈상부에 후방각이 생겨 쉽게 알 수 있다.

■ 머리(Head)

머리의 전방 자세(Forward Head Posture)

머리의 전방자세는 머리가 전방으로 위치하여 정상적 목뼈 전방 만곡곡선이 증가하여 정상의 자세보다 중력선의 위치가 많이 멀어져 있는 것이다. 계속적인 전방 곡선 자세는 후방 돌기관절(Zygapophyscal joint)과 척추사이원반후부에 압박이 증가되고, 척추사이구멍(intervertebral foramina)이 좁아지게 된다. 목폄근은 머리가 계속적으로 전방에 위치하고 있으므로 등척성 수축을 유지하고 있어 점점 허혈성이 되어 간다. 후부의 돌기관절주머니이 짧아지고 척추사이구멍이 좁아져서 신경을 압박하게 된다. 게다가 머리의 계속적인 전방위치로 인하여 측두하악관절의 기능장애가 발생하게 된다. 머리전방자세는 어깨뼈의 내회전을 유발하며 등뼈뒤굽음증이 진행되고 가슴우리이 감소되어 폐활량이 감소하게 된다(표 13-5). 데이브는 대부분의 시간을 앉은 자세에서의 이완이나 일을 하기 때문에 머리와 목의 위치를 알아야 한다.

표 13-5 머리 전방자세

변위	구조 요인	변위에 따른 결과
머리 전방	중력선의 전방위치는 굽힘모멘트를 증가시켜 머리를 지지하는 근육에 허혈성 긴장을 유발한다. 설골상근육(suprahyoid muscle)의 폄은 하악골을 후방으로 당겨지게 한다.	근육의 허혈성 통증, 피로, 수핵의 돌출을 유발한다. 하악골 후인위치는 후방원판패드의 압박과 자극을 주어 염증과 통증을 일으킨다. 관절가동범위의 감소
목뼈앞굽음증 증가	척추사이구멍이 좁아지고 신경을 압박한다. 관절돌기간 관절 압박과 체중지지가 증가한다. 후부 섬유륜의 압박증가 후부인대의 적응성 단축 전부인대의 적응성 신장 목뼈 가장먼지점 추체의 후부 압박 증가	척수나 말초신경손상으로 인한 마비발생 연골손상으로 인한 관절의 변화; 관절 가동범위의 감소와 더블어 관절주머니 유착형성과 조절성 단축 콜라겐변화와 디스크초기 퇴행성변화; 추간관절의 관절가동범위 감소 목뼈굽힘 가동범위 감소 목뼈폄 가동범위 감소와 전부안정성 감소 골극 형성
어깨뼈의 내회전	상부후부 등근육의 조절성 신장 전부 어깨관절근육의 조절성 단축	허리뼈뒤굽음증 증가와 높이의 감소 폐활량과 어깨관절 그리고 팔의 관절 가동범위 감소

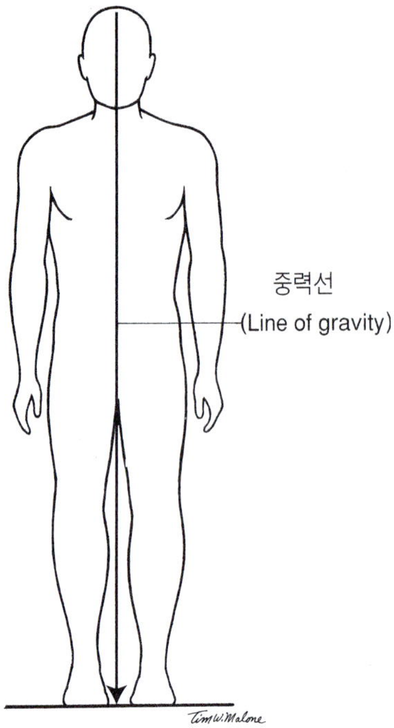

▲ **그림 13-21** ■ 신체 전면의 적절한 자세에서 중력선은 두 개의 대칭적인 부분으로 나눈다.

관상면에서 최적의 정렬과 분석 (Frontal Plane Optimal Alignment and Analysis)

선 자세에서 중력선은 신체좌우대칭의 가운데에 위치한다(그림 13-21). 머리는 경사나 회전이 없고 똑바로 위치하고 있다. 중력선은 얼굴도 좌우로 이분한다. 눈, 쇄골, 어깨가 평행하다(지면에 평행하다). 뒷면에서 보면 어깨뼈가 양쪽 하각이 평행하고 중력선으로부터 같은 위치이다. 양쪽 허리각도(waist angle)와 볼기접힘부위(gluteal fold)가 평행하며 위앞엉덩뼈가시(ASIS)와 위뒤엉덩뼈가시(PSIS)는 평행하고 중력선으로부터 같은 거리이다. 엉덩관절, 무릎관절, 발목관절축이 중력선으로부터 같은 거리이며 척추몸통뼈(vertrbral bodies)를 이분한다. 자세의 배열이 적절할 때는 내-외측(medial-lateral stability) 안정성을 유지하기 위한 근육의 수축활동이 거의 없다. 신체의 한쪽에 중력토오크가 작용되면, 다른 한쪽에 균형을 유지하기 위한 토오크가 작용된다(표 13-6 그리고 표 13-7).

관상면에서 최적의 정렬에서의 변위 (Deviations from Optimal Alignment in the Frontal Plane)

자세의 불균형으로 인한 인체분절의 비대칭은 올바른 근육의 수축과 인대의 균형작용을 방해한다. **외반슬(genu valgum; knock knee)** 같은 대칭성자세변위는 인체분절의 적절한 수직배열을 방해하여 비정상적인 압축력과 폄력을 작용하게 한다. 중력토오크의 증가는 근육의 활동 증가와 인대에 스트레스를 가한다.

표 13-6 선 자세에서 관상면에서의 정렬: 전면

신체분절	중력선의 위치	관찰
머리	전두, 코, 턱의 가운데를 통과한다.	코와 귀가 대칭적인지 비교한다.
목/어깨		어깨에서 목까지의 각도가 대칭인지 비교한다. 빗장뼈의 대칭인지 비교한다.
흉부	칼돌기 가운데를 통과한다.	양측의 갈비뼈가 대칭인지 비교한다.
복부/엉덩관절	배꼽을 통과한다.	양측 허리 각도가 대칭인지 알아본다.
엉덩관절/골반	중력선이 양측 위앞엉덩뼈가시까지 같은 거리로 지나간다. 두덩뼈를 지나간다.	양측 위앞엉덩뼈가시의 높이를 비교한다.
무릎관절	무릎관절의 내측상과와 같은 거리로	무릎뼈가 대칭적이고 전면을 바라보는지 확인한다.
발목/발	안쪽복사에서 같은 거리로 지나간다.	안쪽복사가 대칭적이고 두 발이 평행한지를 관찰한다. 발가락이 겹치지 않고 한 쪽으로 기울어져 있는지를 확인한다.

표 13-7 선 자세에서 관상면에서의 정렬: 후면

신체분절	중력선의 위치	관찰
머리	머리의 중간 부분을 통과한다.	머리가 외측으로 기울지 않고, 어깨와 목 사이의 각도가 같은지 확인한다.
팔		팔이 자연스럽게 내려오고, 손바닥이 몸을 향하는지 확인한다.
어깨/척주	척주를 똑바로 통과하고 몸을 양쪽으로 이분한다.	어깨뼈가 중력선으로부터 같은 위치에 있고 성인은 약 4인치 거리에 있다.
엉덩관절/골반	둔부열(gluteal cleft) 통과하고 양측 위뒤엉덩뼈가시는 같은 위치에 있다.	위뒤엉덩뼈가시의 높이를 비교한다. 볼기접힘 부위의 높이를 비교한다.
무릎관절	무릎관절의 내측부위로부터 같은	무릎관절의 높이를 비교한다.
발목/발	안쪽복사에서 같은 거리로 지나간다.	발뒤꿈치힘줄이 수직이고, 과의 높이와 대칭을 확인한다.

■ 발과 발가락(Foot and Toes)

편평족(Pes Planus) (Flat Foot)

선 자세에서 전-후 측면에서 평가할 때 발은 세심한 평가가 필요하다. 정상적으로 수직선(Plumb line)은 과(malleoli)로부터 똑같은 거리에 놓아야 하며, 과(malleoli)들은 크기가 같고 서로 반대방향에 있어야 된다. 한 과가 다른 것보다 더 튀어나왔거나 높이가 낮고 발꿈치뼈의 외번(eversion)이 발생하면 **편평족**(pes planus or flat foot)이라고 한다. 걷기 시작한 어린이는 발꿈치뼈의 외번이 5°-10°이나 7세가 되면, 발꿈치뼈의 외번이 없어진다.[61]

편평족은 발의 궁(arch)이 없거나 줄어든 상태로서 경직되었거나 연한 상태이다. 경직된 편평족(rigid flat foot)은 구조적 기형으로서 유전적이다. 경직된 편평족에서 내측 장족궁(medial longitudinal arch)은 비체중부하, 발가락 서기, 정상체중 부하 시에 없어진다. 유연한 편평족(flexible flat foot)은 궁이 정상적인 체중부하 상태에서는 감소하지만 비체중지지상태나 발가락 선 자세(toe standing)에서는 정상이다.

경직이나 유연 편평족에서는 목말뼈머리가 전방, 내측, 하면으로 위치한다. 목발뼈의 변위는 발배뼈의 침하와 발바닥 발꿈치발배인대(Plantar calcaneonavicular ligament)의 긴장 그리고 정강이뼈 뒷근육(tibialis posterior muscle)의 신장을 일으킨다(그림 13-22). 편평족의 정도는 첫 번째 벌허리머리뼈에 대한 발배뼈의 위치에 의해 평가할 수 있다. 정상적으로 발배뼈에 Feiss선이 횡단한다(그림 13-23). 발배뼈가 침하되었다면, 발배뼈는

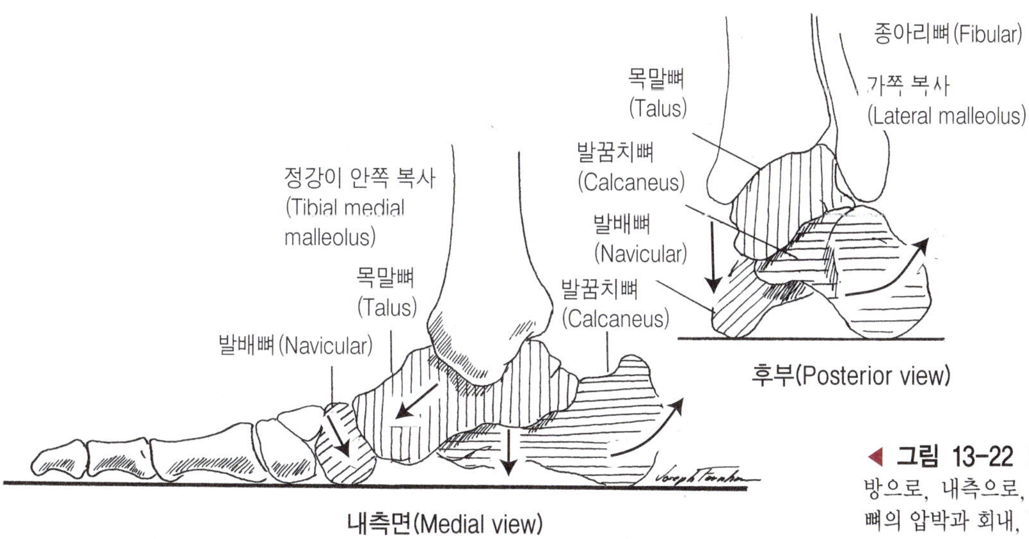

◀ **그림 13-22** ■ 편평족에서 목발뼈가 전방으로, 내측으로, 하방으로 변위하고 발꿈치뼈의 압박과 회내, 발배뼈의 압박이 발생한다.

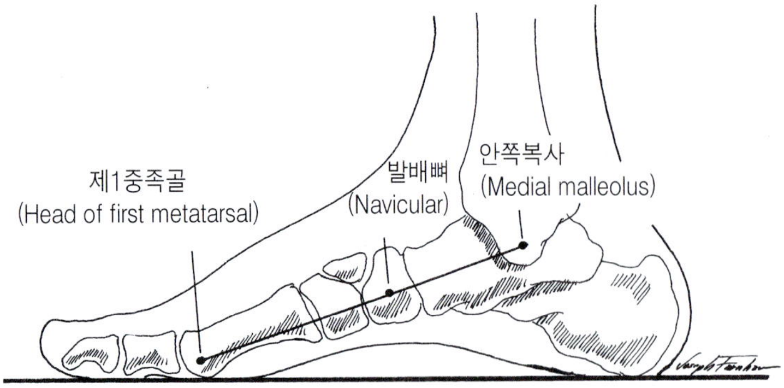

◀ **그림 13-23** ■ 정상 발에서, 안쪽복사, 발배뼈 결절, 첫 번째 종족골두는 Feiss 선이라 부르는 일직선에 놓여 있다.

Feiss선 아래에 놓이게 되고, 편평족이 심하면 발배뼈가 바닥에 닿게 된다. 회내된 편평족(pronated flat foot)은 과움직임이 발생하여 기립 시에 뼈인대아치(osteoligamentous arch)의 지지를 위하여 근육의 수축이 필요하게 된다. 그리고 제 2번에서 제 4번 발허리머리뼈에 체중이 증가되어 가골이 형성되며 특히, 제 2 발허리머리뼈에 많이 형성된다. 강직형태의 편평족은 보행 중 회외(supinated position)을 할 수 없기 때문에 발끝밀기(push-off)가 잘 되지 않으며 발끝밀기의 강력한 지렛대의 역할만 할 수 있다. 선 자세에서 회내체중지지(Weight-bearing pronation)는 정강이뼈의 내회전을 유발하고 무릎관절기능에 영향을 미친다.

데이브는 양쪽 발 발배뼈가 내려앉아 있었다. 이러한 상태가 그에게 문제가 되리라고 생각하는가? 이 문제가 해결될 수 있다고 생각하는가?

요족(*Pes Cavus*)

발의 내측종궁(medial longitudinal arch)이 평발처럼 낮아지는 대신에 높아지는 경우가 있으며 이 높아진 상태를 **요족**(pes cavus)이라고 한다(그림 13-24). 요족은 편평족보다는 발의 안정성이 높지만, 체중이 발의 외측면에 집중되어 외측인대와 긴종아리근이 신장된다. 따라서, 보행시 목말뼈아래 관절(subtalar joint)과 가로발목뼈관절(transverse tarsal joint)에 부하가 집중되거나 잠긴회외위치(locked supinated position)가 되어 발을 지면에 잘 적응할 수가 없다.

■ 무릎관절(Knees)

외반슬(Genu valgum)은 2~6세 사이에 발생하는 하지의 비정상적인 정렬을 말하며[69] 6~7세 사이에는 생리학적 외반슬이 감소하며 아동기(young adult)에는 각도가 감소하여 약 5°~7°가 된다. 외반슬에서 하지의 역학적 축은 외측으로 이동한다. 8세가 넘어서 외반슬의 각도가 30°를 초과하고 유지된다면, 구조적 변형이 발생될 수 있다. 무릎관절 주위에 토오크가 증가하면서 무릎관절의 내측구조들은 인장스트레스(tensile) 혹은 신연스트레스(distraction)를 받게 되고, 대퇴의 외측은 압축스트레스(compressive)를 받는다(그림 13-25A). 무릎뼈가 외측으로 위치할 수도 있으므로 아탈구될 수도 있다.

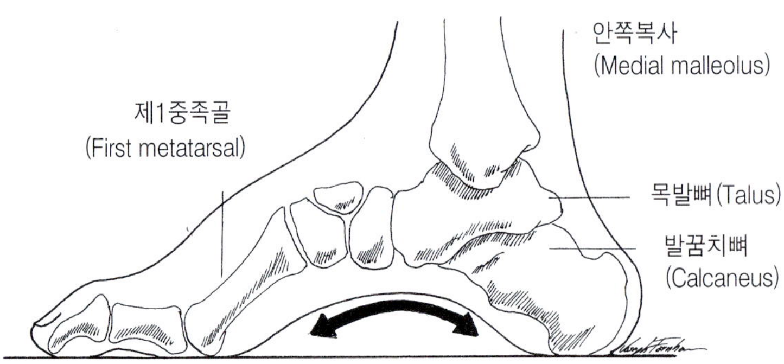

◀ **그림 13-24** ■ 요족(pes cavus).

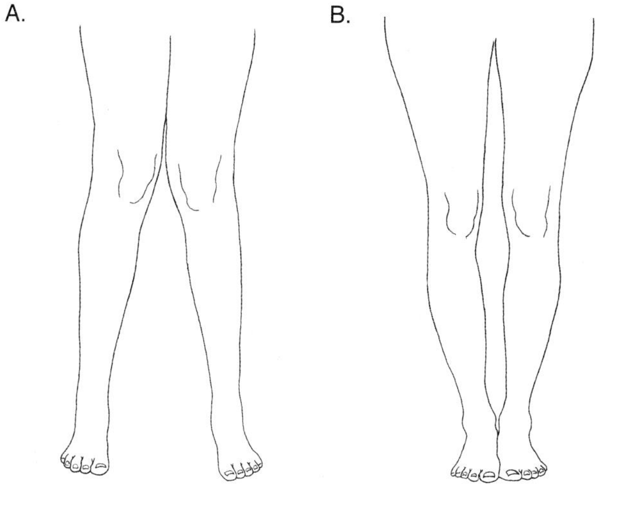

▲ **그림 13-25** ■ A. 외반슬("X자형 무릎: knock knee")은 무릎관절 내측은 신장 스트레스하고, 외측은 압박 스트레스를 받는다. B. 내반슬(안장다리)은 무릎관절 내측은 압박스트레스이고 외측은 신장스트레스를 받는다.

무릎관절 외반슬에서 발에 작용하는 중력토오크는 내측종궁에 스트레스가 동반되어 발이 회내되는 경향이 있으며 비정상적인 체중부하가 발꿈치뼈의 후내측면에서 일어난다. 그리고 동반되는 변화가 편평발(flat foot), 정강이뼈의 외측비틀림(lateral tibial torsion), 무릎뼈 외측탈구, 허리뼈의 반대회전(contrallateral rotation)이 발생한다.[60]

내반슬(Genu varum;bow legs)은 두발을 나란히 붙였을 때 두 무릎이 벌어진 상태로서 과(malleoli)가 바닥에 닿게 된다(그림 13-25B). 분만 시나 3-4세 유아일 때는 약간의 각도는 정상이다.[62,70] 생리학적 내반슬은 대칭적이고 넙다리뼈와 정강이뼈를 포함한다. 압축력의 증가로 인하여 넙다리뼈와 정강이뼈의 내측오목부위에서의 피질골부위 두꺼움이 나타나고[70] 무릎뼈이 내측으로 이동한다. 내반슬의 원인은 비타민 D 결손, 골연화증, 구루병, 골단선골절 등이다.

사시(Squinting) 혹은 **대면 무릎뼈**(cross-eyed patella; in facing patella)은 무릎뼈가 경사 혹은 회전된 상태이며 무릎뼈의 상부가 내측을 향하고 하부가 외측을 향하는 모양이다(그림 13-26A). 이런 현상은 한쪽 혹은 양쪽 무릎에서 나타날 수 있으며 내측 대퇴비틀림(medial femoral torsion)[61] 혹은 정강이뼈의 내회전으로 발생될 수 있다.[60] 그리고 Q 각도가 증가할 수 있고 무릎뼈의 움직임이 영향을 받는다. **메뚜기 눈 무릎뼈**(Grasshpper eyes patella)는 무릎뼈가 상외측(upward and outward)으로 향하고 위치는 높게 그리고 외측에 위치한다(그림 13-26B). 비정상적으로 긴 무릎뼈인대(patella ligament)가 원인으로 무릎뼈가 정상위치보다 높게 위치하고 있다(**캐나다 무릎뼈**; patella alta). 무릎뼈 내회전의 원인은 넙다리뼈의 후외전(retroversion) 혹은 정강이뼈의 외측 비틀림이 원인이다. 메뚜기 눈 무릎뼈는 무릎뼈의 비정상적인 움직임을 유발하고 무릎뼈의 안정성을 저해한다.

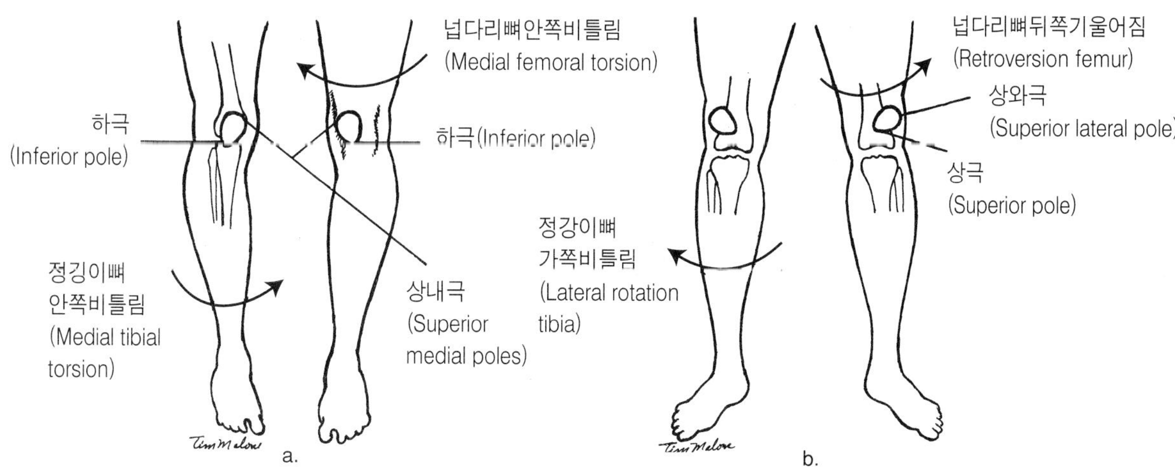

▲ **그림 13-26** ■ A. 사시 혹은 대면 무릎뼈는 무릎뼈의 상내측이 내측을 향하고 아래쪽이 외측을 향한다. B. 메뚜기 눈 무릎뼈는 무릎뼈의 위치가 높고 외측에 위치하며 외측과 위를 향한다.

■ 척주(Vertebral Column)

측만증(*Scoliosis*)

전-후 측면에서 자세를 평가할 때 특별한 관심을 가져야 되는 인체 분절은 척주이다. 척주는 후면에서 관찰했을 때 수직으로 정열되어 있고, 중력선에 의해 양분되어 있으며 대칭적이다. 중력선은 뒷통수뼈의 정중선과 추골의 극돌기를 통과하여 둔근열(gluteal cleft)을 직접적으로 통과한다. 최적의 바른자세에서 인대나 근육같은 척추 구조물들은 척주를 스트레스나 에너지의 소비가 거의 없이 수직정열을 할 수 있게 한다. 하나 또는 그 이상의 지지 구조들이 적절한 지지를 하지 못하면 척주는 측면으로 굽게 된다. 제 2목뼈 아래에서는 가쪽굽힘과 회전(rotation)이 동반되는 움직임이기 때문에 가쪽굽힘은 척주의 회전을 동반한다.

척추골이 하나 이상 연속적으로 중력선으로부터 일관되게 외측편위가 발생되어 척주의 외측편위가 있는 것을 **척주측만증**(scoliosis)이라고 한다(그림 13-27). 측만증은 두종류로 분류할 수 있는데 **기능적 측만증**(functional curves)과 **구조적 측만증**(structure curves)이다. 기능적 측만증은 비구조적 측만증이라 불리우며 원인을 교정하면 곡선이 정상이 될 수 있으며 이와 같은 곡선은 다리의 길이가 같지 않거나, 근경련과 같은 불균형의 결과로서 생긴 것이다. 구조적 측만증은 이름 그대로 뼈와 연부조직에서의 구조적 변화가 발생한 것이다.

측만증은 관상면에서 외측곡선으로 규명되지만 기형은 횡단면(척추몸통뼈의 회전), 시상면(척추 굽힘)에서도 발생될 수 있다. 측만증은 **유아**(0-3세), **유소년**(4-10세), **청년기**(adolescent)등과 같이 발병시 나이로도 분류할 수 있다.[70] 청년기 특발성 척추층만증(**AIS**)은 측만증의 대부분을 차지하며,[71,72] 전세계적으로 학동기 아동의 4%를 차지한다.[72] 특발성 측만증에서의 특발성은 원인을 알 수 없는 것을 말한다. 측만증에서 곡선의 명칭은 볼록부위에 따라 붙여진다. 목뼈에서 왼쪽으로 볼록방향 곡선이 있다면 왼쪽경추 측만증이라고 정의한다. 척주의 여러부위에서 측만증이 발생하면, 상위분절 이름을 먼저 부르며, 그림 13-28에 나타난 구조적 곡선은 우흉부, 좌요부측만증(right thoracic, left lumbar scoliosis)이라고 부른다. 같은 크기의 두개의 측만증은 이중 대 측만증(A double major curve)이라고 부른다. 606명의 청년기 특발선 척주측만증을 조사한 결과 51%의 곡선이 등뼈에서 발생하였으며 제 2등뼈와 제 11, 12사이 디스크 사이간이 가장 첨점(apex)이었다.[73]

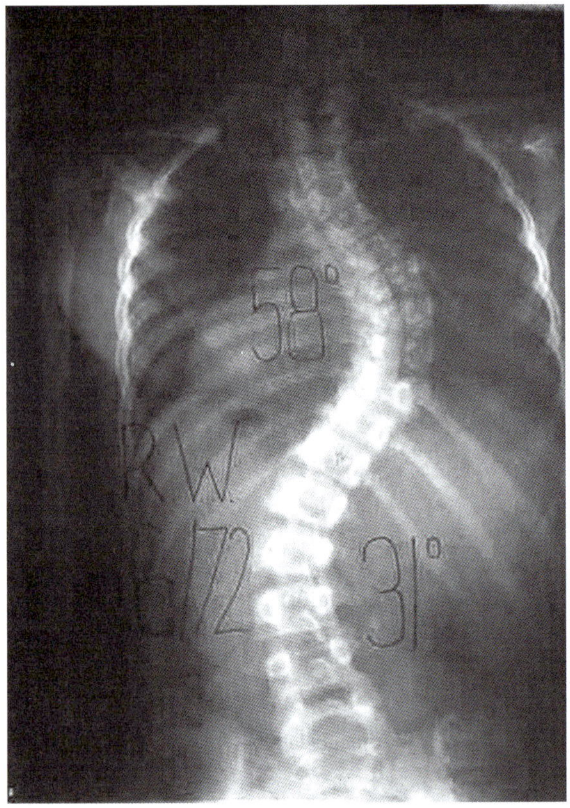

▲ **그림 13-27** ■ 척추의 외측 곡선이 등뼈에서는 오른쪽으로 볼록하고 허리뼈에서는 왼쪽으로 볼록하다. 척추몸통뼈의 회전과 가슴우리의 비대칭을 주목하라.

연구자들은 청년기 특발성측만증이 전정계의 기능장애,[74] 근방추 조절의 장애,[75] 선천적 결체조직의 손상,[76] 피질하 뇌간의 비정상,[77-80] 발달 불안정,[81,82] 멜리토닌 생성의 비정상, 성장호르몬 분비[83] 등이 원인이라고 가정하고 있다. 게다가 최근의 연구에서는 Chan 등은 유전적 문제를 발견하였다.[72] Lidstrom[84] 등은 나이가 10세-14세인 100명의 어린이들의 연구에서 부모가 척추측만 환자인 어린이 35명과 대조군 65명을 조사한 결과 자세흔들림(posture sway)이 다른 것을 발견하였는데, 전정계에 유전적인 요소가 혼합된 가능성을 발견한 것이다. Nault[80] 등은 측만증이 없는 28명의 소녀와 측만증이 있는 43명 소녀의 비교시 기립시 안정성이 감소한 것을 발견하였다. 압력중심점과(Cop)과 체절중심점(Com)을 조사한 결과 비측만증보다는 측만증집단에서 흔들림이 큰 것으로 나타났다. 그러나 이 연구[85]에서 청년기 특발성 측만증에 대한 한가지 원인에 대한 명백한 지점에 대한 증거는 없다. Ahn[83] 등의 연구에서 원인이 다 요소(multifactorial)라고 발표하였다. 위에서 밝혀진 것처럼 특발성 척주측만증은 한 가지 요소로 발생되는 것은 아니다. 원인에 대한 많은 모호함이 있지만, 인체구조에 대한 비균형적 토오크도 많은 영향을 미친다. 특발성 측만증은 척주몸통뼈, 횡돌기와 극돌기, 척추사이원반, 인대 그리고 근육의 변화가 포함된다. 척주몸통뼈의 비정상적성장과 발달은 척추몸통뼈를 **쐐기모양**(wedging)으로 만든다. 압박되는 부위(오목)는 볼록부위보다 성장이 억제되거나 늦어진다.

다음은 특발성 척주측만증의 진행단계를 보여주는 것으로 첫단계는 연구자들이 지지구조가 무기력화된 원인을 확인할 수 없었기 때문에 알 수가 없으나, 근육이나 인대의 지지구조 문제보다는 척추골의 비정상적인 성장을 야기하는 발달기능장애로부터 시작되는 것으로 추측할 수 있다.

예제 13-4

청년기 특발성척추 측만증의 진행 순서(그림 13-28)

1. 근육이나 인대와 같은 인체 지지구조의 결손에 의한 지지구조의 무기력.
2. 가쪽굽힘 모멘트.
3. 척추회전을 동반한 편위.
4. 척추곡선의 오목이 있는 부위의 추체의 압축.
5. 척추커브의 오목이 있는 부위의 추체성장 억제.
6. 척추가 쐐기 모양으로 변화.
7. 머리가 천추와 일직선상에 놓이지 않는다.
8. 보상곡선이 생김.
9. 척추 오목이 있는 쪽 몸통 근육이 짧아짐.
10. 척추볼록이 있는 쪽 근육, 인대, 관절주머니의 신장.

위에 열거된 구조적 변화는 적절한 시간에 치료나 처치가 없으면 심한 기형을 초래할 수 있고, 외형적으로 흉할 뿐만 아니라 다른 내장기관 기능과 호흡을 방해하게 된다. 미국의 청년기 연령의 약 10%가 어느 정도의 측만증이 있는 것으로 추산되며 이 중 25%는 보조기 혹은 수술적인 조치 등의 계속적인 관찰이 필요한 척추곡선을 갖고 있다. 아직 척추가 미성숙된 청년기 동안 곡선이 25°-40°가 발견되면 곡선이 계속적으로 진행될 위험이 있는 상태이다.[70] Roach에 따르면,[86] 이런 경우 보조기를 사용한다

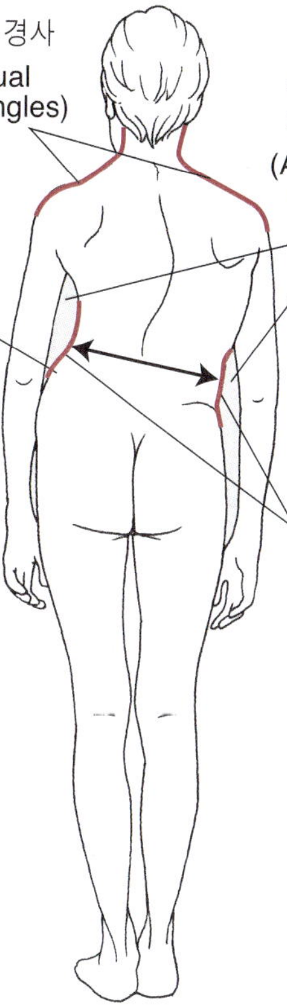

▲ **그림 13-28** ■ 척주의 외측곡선이 등뼈에서는 오른쪽으로 볼록하고 허리뼈에서는 왼쪽으로 볼록하다.

면 70-80%의 성공적인 예방을 할 수 있다고 하였으며, 40°가 넘는 곡선은 진행을 막기위하여 수술적요법이 필요하다고 하였다. 곡선이 초기에 발견되면 곡선의 증가를 예방하거나 교정에 필요한 측정이 실시되어야 한다.[87] 그러나 어떤 곡선은 수술후에도 진행되기도 한다.[88]

미국 Utah주에서 1988년에 연구된 육안 검사를 3,000명의 여대생(19-21세)에게 실시한 것을 34개 주와 5개 외국을 대상으로 실시하여 12%가 이전에 발견되지 않은 척주의 외측편위를 갖고 있는 것을 발견하였다.[89] 따라서 청년기 특발성 척추 측만증은 치료되지 않으면, 심각한 기형을 유발할 수 있으므로 학교에서 실시하는 검진 프로그램이 매우 중요하다. 그럼에도 불구하고 1986년도 미국 내 보고에 의하면, 단지 20개 주에서만 척추 측만증 평가 프로그램을 갖고 있는 것으로 보고되었으며 발견방법(screening test)은 매우 간단하여 많은 측정자들은 비교적 쉽게 척추측만을 발견할 수 있다. 척주측만증에서 추체변위(deviation)는 인체구조의 비대칭을 유발하기 때문에 간단한 검사로 발견할 수 있다. 전형적인 검진 프

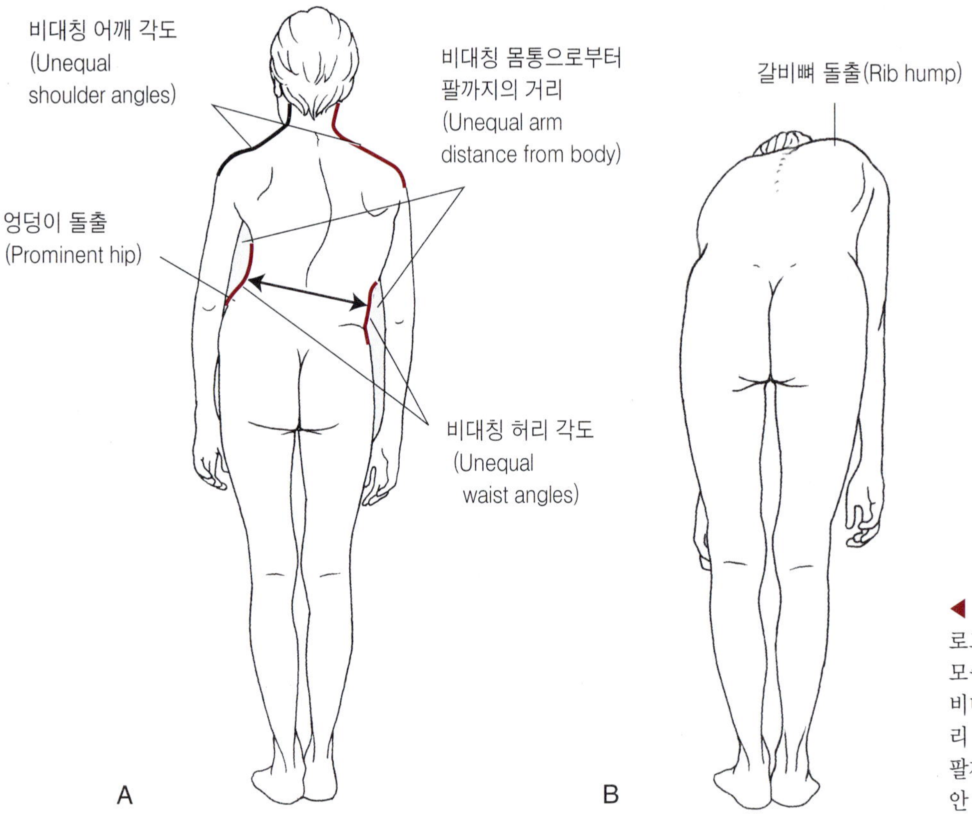

◀ **그림 13-29** ■ 측만증 검사프로그램에 사용되는 몸통에서의 변화 모습. A. 비대칭성 어깨 높이 혹은 비대칭성 어깨뼈 높이, 비대칭성 허리 높이 그리고 비대칭성 몸통부터 팔까지의 거리. B. 몸통 전방굽힘 동안 갈비 돌출.

로그램(Typical screening programs)은 아래와 같다: 비균형 허리선; 비대칭 어깨나 어깨뼈 높이 (그림 13-29A); 갈비뼈의 돌출(rib hump); 외측 척추곡선(그림 13-29B)이다. 미국 정형외과 학회의 측만증에 대한 환자의 안내서에서는 부모들은 아이가 8살 때부터 척추의 대칭성을 검사해야 한다고 권고 하였다.[90] 미국 물리치료사 협회 안내 책자는 9세부터 14세까지는 가정에서 자녀들의 척추대칭성 검사를 매 6개월마다 실시해야 한다고 권장하고 있다.[91]

앉은 자세 분석 (Analysis of Sitting Postures)

앉은 자세에서 목적은 선 자세에서의 목적과 같다: 신체의 안정된 정렬을 유지하여 인체구조에 최소한의 압력과 에너지를 소모하도록 하는 것이다. 우리는 선 자세 분석에서 척추나 사지관절축에서 멀리 떨어진 중력선은 모멘트로 작용하는 것을 보았다. 관절 축으로부터 중력선이 멀리 떨어질수록 더 큰 모멘트가 발생되며 균형과 안정된 자세를 유지하기 위하여 더 많은 근육의 활동과 인대와 관절주머니의 수동장력이 요구되게 된다. 근육활동의 증가는 더 많은 에너지가 소비되게 되고, 신체구조에 압력이 가해지게 된다. 우리의 환자 데이브는 휠체어에서 앉은 자세로 많은 시간을 보내게 되므로 그에게 필요한 휠체어 형태 및 장시간 앉은 자세의 결과를 고려해야 한다.

선 자세보다 앉은 자세가 더 복잡하다. 선 자세와 같이 중력성모멘트를 고려해야 할 뿐만 아니라, 휠체어에 앉았을때 신체의 다양한 부위와 휠체어의 다양한 부위에서 발생하는 접촉압력을 고려해야 한다. 또 휠체어에 의해 제공되는 다양한 지지변화에 발생되는 신체의 변화도 고려해야 한다.

예제 13-5

허리부 지지의 사용은 없는 것에 비해 척추의 압력감소와 정상적 허리앞굽음증 유지에 많은 도움을 줄 수 있다.

많은 형태의 앉은 자세가 있는데 사람이 기대는 것 없이 똑바로 앉은 자세를 **능동 기립 앉은 자세**(active erect sitting posture)라고 표현한다. 능동 기립 앉은 자세는 **이완된 기립 앉은 자세**(relaxed erect), **구부러진 앉은 자세**(slumped), **구부리고 기댄 자세**(slouched sitting)와 비교해서 **근육활동**(muscle activity), **디스크압력**(interdiskal pressure), **앉은 바닥 압력**(seat interface pressure) 등을 고려해야 한다. 게다가 우리는 이러한 압력이 데이브에게 미치는 영향을 조사해야 한다.

근육활동(Muscle Activity)

능동 기립 앉은 자세에서는 중력선이 머리와 척추의 관절축에 가까이 지나간다(그림 13-30A 그리고 B). 구부러진 앉은 자세에서는 능동 기립 앉은 자세나 이완된 앉은 자세에 비해서 중력선이 목뼈, 등뼈, 허리뼈의 앞부분으로 지나간다(그림 13-30C). 이것으로 볼 때 우리는 구부러진 앉은 자세가 다른 앉은 자세에 비해서 많은 근육의 활동이 필요한 것을 알 수 있다. 또 반대로 연구자들은 능동기립앉은 자세를 유지하기 위해서는 몸통의 많은 근육과 근육의 활동량이 많이 필요한 것을 발견하였다. O'Sullivan[93] 등은 능동 기립 앉은 자세와 구부린 앉은 자세에서 허리뼈 표면 뭇갈래근, 등뼈세움근, 안쪽빗근에 근전도 검사를 실시하여 능동 기립 앉은 자세가 구부린 앉은 자세보다 많은 근육활동이 있는 것을 발견하였다.

굽힘이완 현상(flexion relaxation phenomenon)은 왜 구부린 앉은 자세가 능동 기립 앉은 자세보다 근육활동이 작은지를 설명할 수 있다. 굽힘이완 현상은 앉은 자세나 선 자세에서 몸통이 굽힘하는 동안 평근의 근전도상 전기적 침묵으로 표현하는 갑작스러운 근육활동의 중지를 말한다. Callaghen과 Dunk은 구부러진 앉은 자세와 이완된 앉은 자세 22명 중 21명에서 흉추척추 기립근(등가장긴근, 요장늑근)에서 굽힘이완현상을 보고하였으며 능동기립이완자세에서는 발생하지 않는 것으로 보고하였다. 요부 척추기립근에서도 양자세에서는 똑같았다. 연구자들은 이완된 기립앉은 자세와 구부린 이완자세에서 수동조직이 역할(load)을 하는 것으로 보고하였으며 그것이 흉추척추 기립근이 활동을 중지하는 이유라고 하였다.[94]

능동 기립 앉은 자세에서의 근 활동은 다른 두 자세보다 크다. 이완된 기립 앉은 자세에서 중력선은 능동 기립 앉은 자세보다 조금 앞에 위치하고 있다. 구부리고 기댄 자세(Slouched sitting)에서 중력선은 척추나 엉덩관절

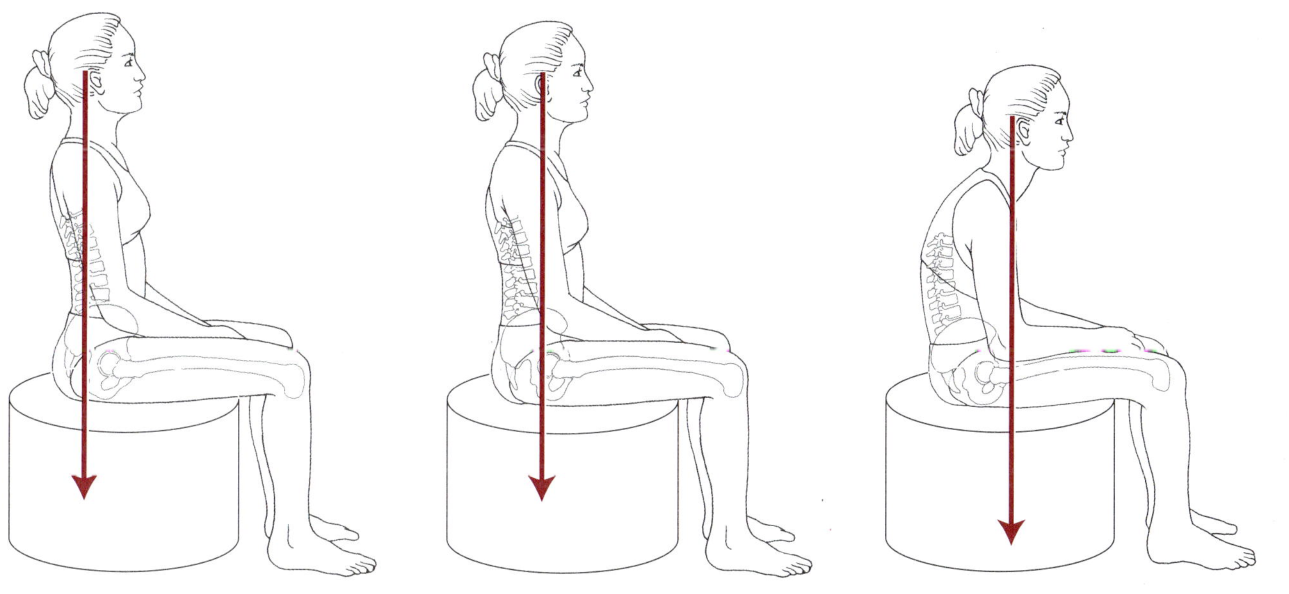

A 능동 기립 앉은 자세 (Active erect sitting)

B 이완된 기립 앉은 자세 (Relaxed erect sitting)

C 구부러진 앉은 자세 (Slumped sitting)

▲ **그림 13-30** ■ A. 능동 기립 앉은 자세에서는 중력선이 머리, 목, 몸통의 회전축 가까이 지나간다. B. 이완된 기립 앉은 자세에서도 중력선이 회전축 가까이 지나간다. C. 구부러진 앉은 자세에서는 중력선이 머리, 목, 몸통 회전축으로부터 비교적 멀리 지나간다.

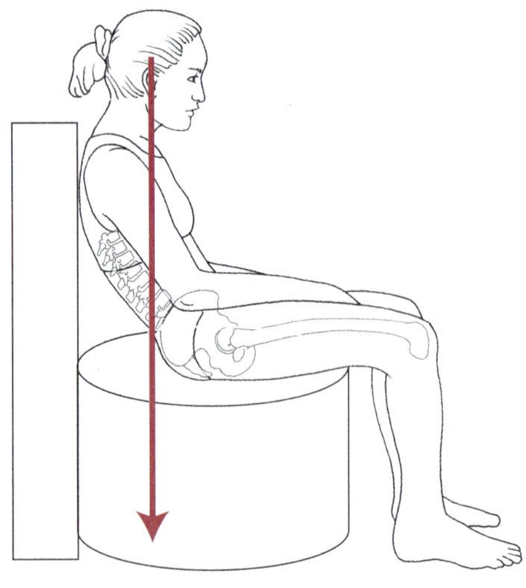

구부리고 기댄 자세(Slouched sitting)

▲ **그림 13-31** ■ 구부리고 기댄 자세에서는 중력선이 머리, 목, 몸통의 회전축으로부터 멀리 지나가나 의자 등받이가 근육의 지지력을 지지해준다.

뒤에 위치하나 체중은 의자 등받이에 지지되기 때문에 능동선 자세에 비해서 근육의 활동이 덜 요구된다(그림13-31).[95]

사례 적용 13-9: **앉은 자세와 이동을 위한 몸통 근육 강화**

데이브의 몸통 근육은 마비는 아니나 수술과 장시간 침상 안정으로 매우 약해져 있다. 그래서 우리의 치료 목표는 몸통 근육을 강화시켜 일상생활동작에서 이동과 앉은 자세의 안정성을 높이는 데 있다 (제3등뼈 이하 손상 환자는 광배근과 하부승모근육을 사용할 수 있어 앉은 자세의 안전성에 도움을 받을 수 있으나 데이브는 앉은 자세에서 이 근육의 도움의 필요없는 상태이다).

■ 앉은 자세와 선 자세에서 근육활동의 비교 (Muscle Activity in Sitting versus Standing Postures)

특별한 자세를 유지하기 위한 근육의 활동은 척추사이원반압력과 에너지소비에 영향을 미친다. 근육활동의 증가는 척추사이원반압력을 증가시키고, 근육활동의 감소는 척추사이원반압력을 감소시킨다. Callaghan과 McGill[97]는 선 자세보다 능동기립 앉은 자세 동안 상부,하부 척추기립근의 근육활동이 올라가는 것을 보고하였다. 근육활동에서의 이러한 증가는 앉은 자세와 선 자세사이에 관찰되는 허리앞굽음증의 정도의 차이에 기여한다. 앉은 자세는 골반의 후방경사를 발생시켜 선 자세보다 허리뼈의 전만을 감소시킨다.[92] 109명 환자의 방사선촬영 연구에서 평균허리뼈곡선(허리뼈1번에서 천추1번)은 능동선 자세에서 15° 미만이고, 같은 대상의 선 자세에서는 평균곡선이 49° 이었다.[49] 허리앞굽음증 척추에서보다 굽힘 혹은 뒤굽음증 척추에서 요추관절축의 정점체에서 중력선이 더 멀리 떨어져 있다. 그러므로 선 자세보다 능동기립 앉은 자세를 유지하기 위한 근육의 활동이 더 필요한 것이다. 그럼에도 불구하고, 뒤굽음증이 될수록 선 자세와 능동 앉은 선 자세에서 근육활동 증가에 대한 책임을 질 수 있는가에 대한 의문이 증가한다.

지속적 연구 : **선 자세와 앉은 자세에서의 허리앞굽음증 시 근육활동**

30명을 대상으로 선 자세에서의 허리앞굽음증곡(lordotic lumbar curve)을 능동 앉은 선 자세에서 재현했을 때, 폄근의 근전도 활동수준은 선 자세보다 앉은 자세에서 더 높았다.[98] 이 연구 결과는 앉은 자세에서 허리앞굽음증의 감소가 근육활동의 감소를 책임지는 것은 아니라는 것을 밝힌 것이다.

바닥이 딱딱한 의자에서 부드러운 의자로 옮겨 앉는 것은 안쪽 · 바깥빗근육의 활동을 감소시킬 수 있으며,[99] 테이블에 한손을 올리거나 두손을 올렸을 때, 승모근이나 척추기립근의 작용이 달라질 수 있다. 이와 같이 기립 앉은 자세나 선 자세에서의 근육의 활동은 다양한 많은 것을 고려해야 한다.

척추사이원반 압력과 척추 압박력 (Interdiskal Pressure and Compressive Loads on the Spine)

직접적 척추사이원반내 압력 측정은 한개 혹은 그 이상의 척추사이원반에 감지기나 전도기를 삽입하여 알 수 있다.[101-104] 간접적인 방법은 근육활동에 대한 근전도 측정으로부터 얻어지는 정보에 근거한 압박력의 계산과 척추위축(spinal shrinkage: creep)측정에 의하여 알 수 있다.[98,99]

능동 기립 앉은 자세는 몸통폄근(척추기립근)과 굽힘근(배근)의 동시수축을 유발하여 구부린 앉은 자세보다 허리뼈4번과 5번사이의 척추사이원반에 높은 압력이 가해진다. 능동 선 자세에서 척추사이원반내 압력을 직접 측정하는 잘 알려진 방법의 하나를 허리뼈4번과 5번사이

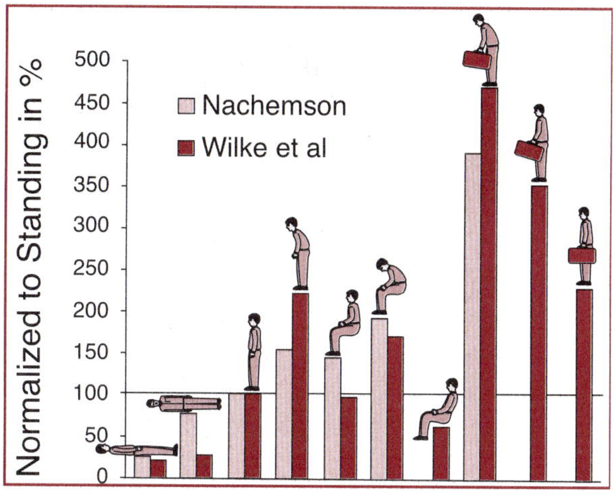

▲ **그림 13-32** ■ 다양한 앉은 자세와 선 자세에서 척추사이원반 압력의 비교.(출처: Wilke H-J, Neef P, Caimi M, et al.: New in vivo measurements of pressures in the intervertebral disc in daily life. Spine 24:755, 1999. Reprinted with permission from Lippincott Williams & Wilkins.)

의 척추사이원반내 압력을 선 자세와 능동 앉은 선 자세 비교 시 40%의 압력이 증가한다고 보고한 Nachemson[101]에 이해 실시된 다양한 자세, 선 자세와 비교하였다. 그러나 좀더 발전된 감지기술을 사용한 어떤 연구에서는[102-104] 능동선 자세의 척추사이원반내 압력은 선 자세에 비해서 압력이 똑같거나[103] 조금 높은 것[102]으로 보고하였다(그림 13-32).

지속적 연구 : 기립과 앉은 자세에서의 척추사이원반 압력비교

각종 연구결과를 해석하는데 있어서 가장 문제점의 하나는 연구자들이 능동 선 자세나 이완된 선 자세를 언급했는지 여부를 결정하는 것이 항상 가능한 것은 아니다. 예외없이 부가적인 연구가 Nachemson's 연구 결과를 부정하거나 확인하는 다양한 연구가 계속 나온다.

어떤 연구는 이완된 앉은 자세나 기댄 앉은 자세에서의 척추사이원반내 압력이 선 자세에 비해서 낮다는 것에 동의하며[102,103] Wilk 등은 이완된 기립 앉은 자세에서 허리뼈 4번과 5번내의 척추사이원반내 압력은 0.46 MPa이고, 이완된 선 자세는 0.50 MPa라고 보고하였다.[102] 능동선 자세를 취하기 위해서 등을 폄시키면 척추사이원반 압력이 대략 10%, 0.55 MPa가 증가한다.[102] Rohlmann 등은 내부척추고정기구의 굽힘모멘트는 이완된 선 자세보다 이완된 기립 앉은 자세가 평균 13% 낮다[103](그림 13-33).

앉은 자세와 선 자세에서 척추위축의 측정결과의 비교는 압력이 선 자세보다는 앉은 자세가 작다는 결과를 지지한다. Leivseth와 Drerup[106]는 앉은 자세에서 척추위축(1.73 mm)은 선 자세에서 척추위축(4.16 mm)보다 작다고 하였다. 이완된 앉은 자세 2시간과 기립된 자세 2시간에 척추위축의 변화 비교는 이완된 앉은 자세에서는 허리뼈의 신장을 회복할 수 있다. 선 자세에서 작업은 허리뼈원반 1개 당 0.8 mm의 높이가 감소하며 앉은 자세에서의 작업은 0.3 mm씩 감소한다.[106] 척추위축에 대한 또 다른 연구에서 Dieen 등[105]은 고정된 등받이가 있는 의자보다 활동성 의자에 앉아 2시간을 보냈을 때 더 많은 신장의 회복을 발견하였다고 보고하였다. 활동성의자가 고정성의자보다 더 바람직하지만, 척추의 높이(신장) 에 영향을 미치는 것은 수행하는 일이 의자의 형태보다 더 중요하다.

연부조직기형이 전체 신장상실의 측정이나 목뼈 위축에 기여하는지를 연구한 논문은 거의 없다. 연부조직이 전체 앉은 키에 미치는 영향을 조사한 연구에서 몇몇 연구자들이 압력이 가해지면 엉치뼈아래의 근육과 지방의 변화가 5분에는 28%, 10분에는 30% 기여하는 것을 발견하였다. 연부조직의 변화는 항상 전체신장의 상실에 약간 기여하나 압력의 초기단계에는 신장의 상실이 척추에서 발생하며 반면에 압력 말기에는 신장의 상실이 연부조직과 목뼈에서 발생한다.[107] 머리/목위치가 중립자세, 20° 굽힘자세, 40° 굽힘자세의 앉은 자세에서 텔레비전 시청

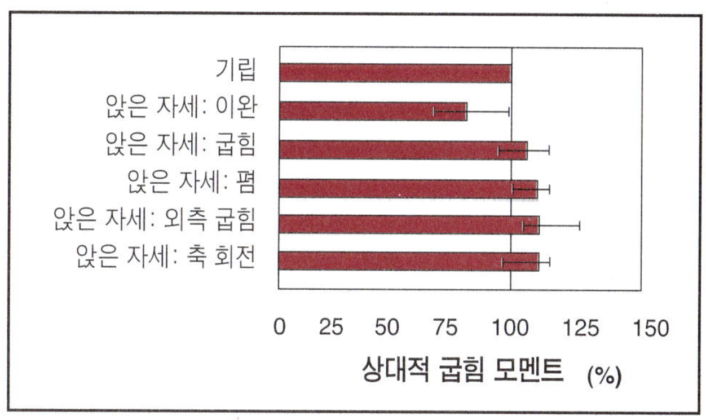

▲ **그림 13-33** ■ 다양한 앉은 자세에서 내부 고정장치를 한 10명 환자의 평균 상대적 굽힘 모멘트의 비교. 이완된 앉은 자세에서 굽힘 모멘트가 선 자세보다 작았고, 폄된 앉은 자세가 선 자세보다 더 컸다.(출처: Rohlmann a, Graichen f, Bergmann G: Loads on an internal spinal fixation device during physical therapy. Phys Ther 82:49, 2002. reprinted with permission from the American Physical Therapy Association.)

한 시간 후 목뼈 위축을 조사한 연구에서 머리 중립위치는 척추위축에 영향이 없었으며 반대로 40° 굽힘자세에서는 한 시간 이내에 대부분의 목뼈 위축(대략 1mm)이 발생하였다.[108]

여러 문헌을 조사한 후 Harrison[92] 등은 가장 낮은 허리뼈의 척추사이원반내 압력과 가장 낮은 근전도는 등받이 기울기가 110°-130°로 요부지지대가 등받이로부터 5 cm 앞으로 튀어나왔으며 좌석의 후방기울기가 5°일 때인 것을 발견하였다. 팔 지지대의 사용은 더 많은 감소를 유발할 수 있다.[92]

좌석접촉압력 (Seat Interface Pressures)

압력은 단위 면적당 가해지는 힘이고, 파스칼(Pa 혹은 N/m^2 [pounds per square]이 측정하였다. 신체와 좌석 사이에 가해지는 접촉면에 의해 발생하는 압력과 좌석을 **좌석접촉압력**(Seat Interface Pressures)이라고 한다. 감지기가 포함되어 있는 매트를 좌석에 사용한 압력표시(mapping) 기술은 평균과 최대 좌석접촉압력을 측정할 수 있다(그림 13-34A와 B). **평균좌석접촉압력**(Average seat interface pressure)은 평균압력이고 **최대좌석접촉압력**(Maximun seat interface pressures)은 가장 높은 수치이다.[109]

신체장애를 가진 장애인(척수수막류나 하반신마비)들은 장애를 가지고 있는 사람에 비해 좌석접촉압력이 매우 높다는 연구가 있으며[110,111] 척추나 골반기형과 좌골윗부분의 연부조직위축으로 인한 비대칭적좌골의 압력분포 때문에 척수마비환자의 최대좌석접촉압력이 건강한 사람에 비하여 높다. 다양한 체질량지수(BMIs: body mass indices)를 가진 75명의 노인집단의 최고점 좌석접촉압력을 조사한 Kernozek 등은 좌골위에 최소한의 연부조직을 가진 날씬한 노인(가장 낮은 체질량지수를 가진 노인)이 최대좌석접촉압력을 보인다고 하였다.[112] 접촉면적이 넓고 압력이 넓게 분포하는 체질량이 큰 노인보다 집중적 압력과 작은 접촉면적을 가진 노인이 최대좌석접촉압력을 보인다. 이러한 사실은 좌석접촉압력은 좋은 피하지방압력의 지표이며 좌석접촉압력의 감소가 중요하다는 사실을 보여주는 것이다.[113] 의자에서의 위치, 자세변화, 방석의 종류가 좌석접촉압력의 감소를 위해 고려되어야 한다.[114]

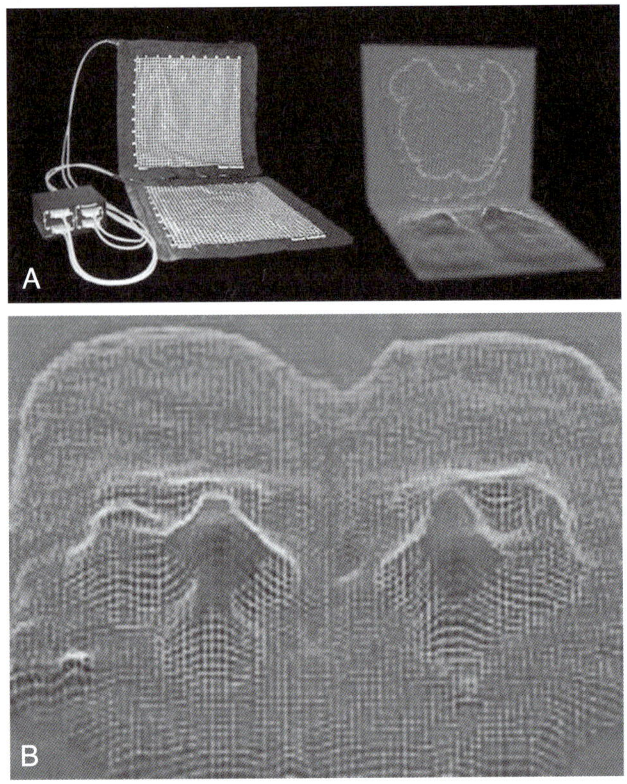

▲ **그림 13-34** ■ A. 촉각좌석감지기를 사용한 좌석압력표시기. B. 가장 높은 압력의 분포를 보여주는 삼차원 영상. (Courtesy of Sensor Products, Inc., 188 Rt. 10, Suite 307, East Hanover, NJ 07936.)

사례 적용 13-10: **좌석접촉압력 감소의 필요성**

많은 시간을 휠체어에서 보내는 데이브에게는 좌석접촉압력을 최소화하는 것이 매우 중요하다. 좌석접촉압력의 감소는 전단력과 계속적인 압력으로 발생되는 욕창의 위험을 감소시킬수 있으며, 연부조직이 의자와 뼈돌출부 사이에서 장시간 동안 압력을 받고 외부압력이 모세혈관압력보다 높으면, 허혈이 발생하여 세포와 조직의 궤사가 발생하게 된다. 전단력 또한 혈액순환을 방해하여 조직의 궤사를 일으킨다. 데이브는 하반신마비로 인해 엉덩이폄근육 부피의 상실로 매우 위험이 높다.

■ 자세변화의 효과 (Effects of Changes in Body Posture)

데이브 같이 장시간 휠체어에서 시간을 보내는 환자에게서 몸통의 전방굽힘이나 옆굽힘 같은 자세의 변화는 좌석접촉압력을 감소시키는데 많은 도움이 될 수 있다.[111] Vaisbuch[10] 등은 다양한자세(중립자세, 기댄 자세, 기울인자세, 전방기울인 자세, 옆굽힘자세)에서 15명의 정상아와 15명의 척수수막류아동을 대상으로 최대좌석접촉압력을 비교하였는데 중립자세와 앞으로 기울인 자세에서 척수수막류아동이 정상아동에 비해서 매우 높은 것을 발견하였다. 장애아동집단은 중립위치보다 전방,옆굽힘 위치에서 최대좌석접촉압력이 낮은 것을 보였다. Hobson[111]은 10명의 정상인과 12명의 척수손상환자를 대상으로 좌석접촉압력과 전단력을 비교하였다. 척수손상을 가진 환자들은 최대좌석접촉압력을 가졌으며 휠체어에서 8개의 위치변화에 따라 정상집단에서의 압력보다 6%에서 46% 높았다. 최대좌석 접촉압력은 중립자세에서 몸통이 전방굽힘 50° 되었을 때 9% 감소하였으며 몸통이 옆굽힘 15° 되었을 때 체중이 지지하지 않는 쪽이 30%에서 40% 감소하였다(그림 13-35).

사례 적용 13-11: **압력을 감소시키는 활동**

데이브에게는 압력을 감소시키는 활동이 매우 중요하다. 데이브는 활동을 하는 동안 압력을 감소시키면서 균형을 유지할 수 있어야 하며 또 휠체어에서 상체를 들 수 있을 정도의 상지근력도 있어야 한다. 데이브는 이런 활동이 왜 필요한지 알아야 되며 그래야만 휠체어에서 계속적으로 열심히 하는 동기부여가 될 수 있다.

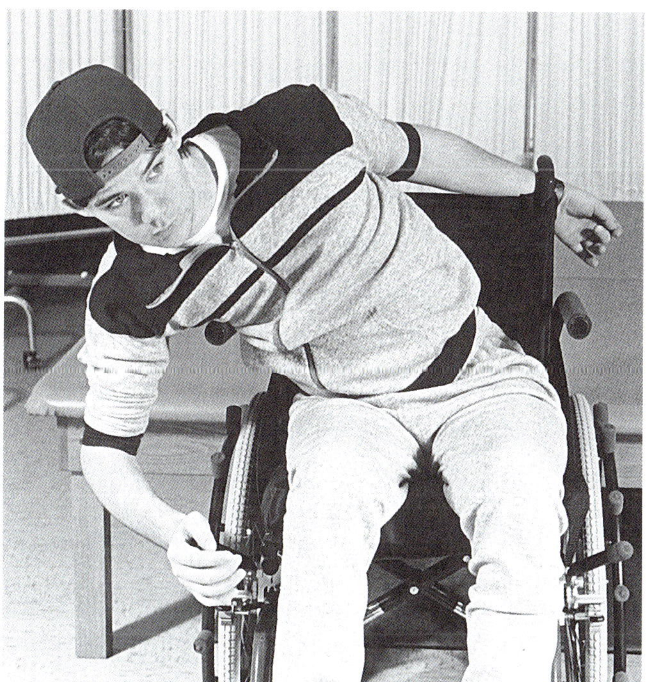

▲ **그림 13-35** ■ 환자는 한쪽으로 기댐으로써 접촉압력을 감소시킬 수 있으며 매 2~3분마다 권장해야 한다.

■ 의자위치 변화 효과 (Effect of Alterations in the Position of the Chair)

의자 발판과 좌석기울기, 그리고 의자등받이의 각도 변화는 좌석접촉압력을 감소시키는 또 다른 좋은 방법이다.

지속적 연구 : **좌석접촉압력을 감소시키는 위치**

등받이 각도를 0°~30° 뒤로 기울이면 평균좌석 접촉 압력이 감소되는 것을 알 수 있다(그러나 최대 좌석접촉압력은 아니다). 환자의 발을 나무 발판에 올려놓고 엉덩관절, 무릎관절, 발목관절 각도를 90°로 유지하면 평균좌석 접촉압력은 증가한다.[109] 또 다른 연구에서 최대 좌석 접촉압력은 등받이 0°에서 두발을 지지대에 뻗치고 있는 것보다는 마루바닥에 닫고 있을 때가 유의하게 낮아지는 것을 발견하였다.[115] Hobson[111]은 등받이 기울기가 120°가 되면 중립등받이 기울기에 비해 압력이 12%감소하는 것을 발견하였다. 전신기울기 20°는 좌석접촉압력을 11%감소시킨다.

다양한 재질과 깊이의 방석이 좌석접촉 압력을 감소시키는데 사용된다. 방석의 재질은 인조 재료, 공기, 물, 다양한 종류의 겔이 사용된다. 방석두께가 8 cm이면 좌골결절아래 최대피하지방압력을 감소시키는데 매우 유용하나, 8 cm 이상은 좌석접촉압력을 감소시키는데 도움이되지 못한다.[113]

데이브의 휠체어에 필요한 방석을 선틱하는 것은 매우 중요하며 다양한 재질을 고르는것이 필요하다. 이상적으로 우리는 그의 좌석을 주문 받아서 만들기 위해서는 좌석접촉압력을 그릴 수 있어야 한다.

누운 자세분석 (Analysis of Lying Postures)

척추사이원반내 압력(Interdiskal Pressures)

일반적으로 척추사이원반내 압력은 앉은 자세나 선 자세보다 누운 자세가 낮다. Wilk[104] 등은 45세의 건강한 사람을 대상으로 24시간 이상 허리뼈 4번과 5번 사이에 비퇴행성 수핵에 감지기를 삽입하여 척추사이원반 압력을 검사하였다. 앙와위 자세에서 척추사이원반압력(0.10

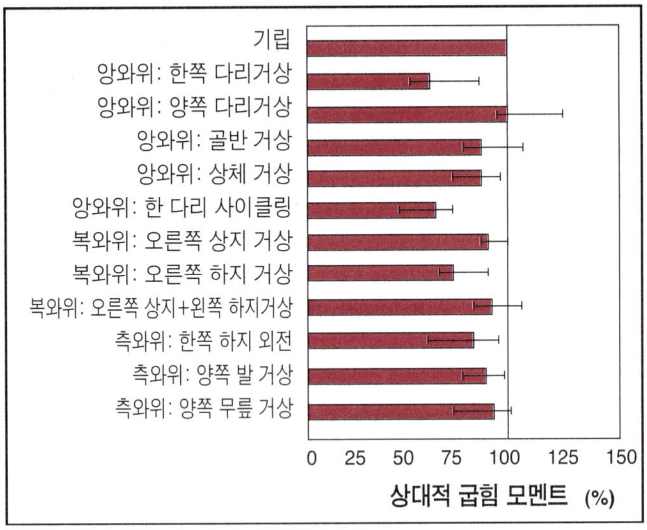

▲ **그림 13-36** ■ 앙와위, 복와위, 측와위 자세에서 신체의 각 부위를 움직일 때 발생되는 굽힘 모멘트. 굽힘 모멘트를 선 자세에서 비교하여라.

MPa)은 복와위(0.11 MPa)나 측와위 자세(0.12 MPa)보다 작았다. 또 이 모든 누워있는 자세에서의 척추사이원반압력은 앉은 자세나 선 자세보다 작았다. 양쪽 팔꿈치로 지지하고 등을 펴시킨 상태에서 복와위자세는 측정된 복와위 자세에서 척추사이원반내 압력이 제일 크고(0.25 MPa) 기댄 앉은 자세보다 단지 조금 작았다(0.27 MPa). Rohlmann 등은 척추고정보조기를 착용하고 있는 10명의 환자를 대상으로 굽힘모멘트 연구를 하였다. 앙와위나 복와위에서 팔이나 다리를 펴시키고 들어올리는 것과 같은 누운 자세에서의 움직임은 선 자세의 구부리는 모멘트(bending moment) 이상의 구부리는 모멘트를 발생시키지 않는다(그림 13-36). 그러나 환자가 앙와위 자세에서 두발을 펴시킨다면(extended leg), 최고 구부리는 모멘트는 선 자세의 모멘트를 초과한다.[101]

표면접촉압력(Surface Interface Pressures)

표면접촉압력을 감소시키기 위해서는 표면접촉압력을 모세혈관폐쇄 압력 이하로 감소시켜야 한다(12 mmHg). 그렇지 않으면 혈류순환이 압박되어 조직의 궤사가 발생된다. 또한 일정한 압력이 접촉 모든 부위에 골고루 배정되어야 특정부위에 압력이 증가하는 것을 막을 수 있다. 예를 들어, 방석의 재질이 포말, 공기, 가스, 물, 겔 같은 것도 접촉압력을 줄일 수 있다. 모터나 펌프에 의해 팽창이나 수축시키는 움직이는 바닥면도 압력을 감소시킬 수 있다.[116]

사례 적용 13-12: **욕창을 발생시키는 압력의 위험**

누워 있는 자세는 욕창을 발생시키기 때문에 많은 관심을 같는 것이 필요하다. 데이브는 하지근육의 위축으로 연부조직의 뼈 돌출부위에 보호작용이 없기 때문에 피부 궤사가 발생할 위험이 높다. 앙와위 자세에서는 뒷금치, 머리, 척추돌기부분 그리고 엉치뼈부분에 발생률이 높고 측와위 자세에서는 과(malleoli), 넙다리뼈머리와 종아리뼈에서 높다.

나이, 임신, 직업, 여가 선용이 자세에 미치는 영향 (Effect of Age, Pregnancy, Occupation, and Recreation on Posture)

나이(Age)

■ 유아와 어린이(Infant and Children)

유아의 자세조절은 생후 1년 동안에 점차적으로 머리 가누기부터 앉은 자세의 유지조절, 선 자세조절로 발달한다. 어린이가 어떤 자세 내에서 움직일 수 있기 전에 중력에 대한 자세의 안정성 혹은 자세를 고정하고 유지하는 능력이 완성되어야 한다. 어린이는 관절주위에 있는 주동근과 길항근의 수축과 협력을 통하여 자세유지를 배우게 되고 앉은 자세에서 선 자세로, 선 자세에서 앉은 자세와 같은 한자세에서 다른 자세로 다양하게 움직일 수 있게 된다. 일단 자세의 안정성이 확보되면, 조절된 운동과 기술를 배우게 된다. 조절된 운동은 자세 내에서 움직이는 능력을 말하는 것으로 즉, 선 자세에서 좌우로 체중 옮기기를 말하며 기술은 걷기, 달리기, 뛰기와 같은 역동적인 자세활동을 말한다.[117]

Woollaott의 연구에 따르면[118] 어린이가 7-10세가 되면, 바닥판 이동(platform pertur-bation)시 자세조절 반응이 변화가 많지 않고, 근육활동의 패턴과 반응의 타이밍이 성인과 비슷하다고 하였다. 7세 이전의 어린이의 반응은 성인이나 나이든 아이들보다 근활성을 위한 반응시간은 더 느리고 주동근과 길항근의 공동활성(coactiva-

표 13-8 선 자세의 시상면에서 척추곡선의 편차

	Widhe[121]*		Vendantam 등[55]†	Gelb 등[53]	Hammerberg and Wood[123]	
	5-6 세 n = 90 평균 [표준편차]	15-16 세 n = 90 평균 [표준편차]	10-18 세 n = 88 평균 [표준편차]	40-49 세 n = 27 평균 [표준편차]	70-85 세 n = 50 평균	각도
등뼈	29 (9)	35 (8)	38 (10)		52	29-79
허리뼈	-31 (8)	-38 (7)	-64 (10)	-68 (11)	-57	-96 ~ -20

* 등뼈 2번, 3번, 12번 사이의 극돌기에서 등뼈 곡선을 측정하였다. 허리뼈곡선은 등뼈 11번과 12번 천추1번과 2번 사이에서 측정하였다. 90개의 주제들을 다양한 연령에서 측정하였다.
† Vendantam 등. 등뼈곡선은 등뼈 3번과 12번 허리뼈 곡선은 등뼈 12번과 천추 1번 사이에서 측정하였다.

tion)은 더 크다.[118] Newell[119] 등은 3세부터 92세까지의 중심점(COP)의 움직임을 조사하였다. 20대는 중심점의 이동이 많지 않았고, 나이가 어릴수록 또는 많을수록 중심점 이동이 많았다. 20대의 젊은 청소년 집단은 중심점(COP)의 움직임이 최소였고, 가장 어린집단과 나이가 많은 집단은 중심점의 움직임이 매우 컸다.

유아기나 아동기의 선 자세는 성년기 선 자세와 좀 다르나 10~11세에 이르면 자세배열이 성인과 비슷해진다.[120] 7~8세의 어린이의 좋지 않은 자세 배열은 성인의 좋지 않은 자세배열과 비슷하기 때문에 금방 발견할 수 있으며, 예를 들어, 나쁜 자세는 머리의 전방위치, 허리뼈 뒤굽음증, 허리뼈앞굽음증, 무릎관절의 과폄 등을 포함한다.[120]

등뼈와 허리뼈곡선을 연령별, 성별로 조사한 다음의 두 연구에서 Widhe[121]는 10년 간 90명의 스위스 소년, 소녀를 대상으로 처음에 5세~6세 사이를 조사하였고 다음에 15세~16세 사이를 조사하였다. 처음과 두 번째 사이에 등뼈뒤굽음증과 허리앞굽음증이 6° 증가하였다(표 13-8). 능뼈에서 시상면 가동성이 27° 감소하였다.(굽힘 9°, 폄18°). 허리뼈굽힘은 9° 폄은 5° 감소하였다. 두 번째 연구에서는 847명의 핀란드 소년, 소녀를 조사하였는데 10.8세부터 13.8세까지 매년 조사하였다. 연구의 시작점과 매년 검사시 소년들은 소녀보다 정상 등뼈뒤굽음증은 컸고 정상 허리앞굽음증은 작었다.[122] 연령이 증가할수록 평균 등뼈뒤굽음증은 증가하였고, 평균 허리앞굽음증은 감소하였다. 다양한 측정값에도 불구하고 양쪽 모두 등뼈뒤굽음증은 20°~40° 사이이고, 전만은 20°~50° 사이이다.[122]

■ 노년기(Elderly)

노인의 자세배열은 젊은 사람보다 구부러진 자세를 보인다. 그럼에도 불구하고, 70대나 80대에서 사람에 따라 올바른 자세를 취하는 사람도 있다. 구부러진 자세는 우울한 생활자세 혹은 연령과 혼합된 생활자세 등에 의해서 발생될 수 있다. Hardacker 등은 연령이 증가하면서 목뼈앞굽음증이 증가하는 것을 발견하였다[48](그림 13-37). Hammerberg와 Wood[123]는 70세~85세 노인 50명을 대상으로 촬영을 한 연구에서 29°~79°의 범위이며 평균 52°의 등뼈뒤굽음증과 제 7목뼈의 전방위치를 발견하였다. 중력선은 제 1천추 후상부에서 전방으로 40 mm 앞쪽으로 지나간다. Gelb 등은 100명의 중년과 노년기 지원자를 대상으로 한 연구에서 연령이 증가할수록 허리앞굽음증의 상실과 중력선이 더 앞쪽으로 이동하며 등뼈와 등허리뼈에서 후만이 증가한다. 등뼈뒤굽음증의 평균값이 34°이고 허리앞굽음증이 64°임에도 불구하고, 젊은 인구군의 정상적범위에 들어간다. 등뼈나 등허리뼈연결부에서는 연령과 후만증은 관련성이 없는 것으로 밝혀졌다. 단지 근위부분에서 허리앞굽음증의 상실이 연령과 높은 상관성이 있는 것으로 밝혀졌다.[53] 일부노인에게서 관찰되는 굽힘자세는 아마도 노화과정과 관련된 여러 요인들이 영향인 것으로 볼 수 있다(그림 13-38). 골다공증같은 질환도 노인에 자세에 영향을 미칠수 있다. 골다공증은 척추몸통뼈를 약하게 하며 골절을 유발할 수 있다. 약한 척추몸통뼈의 앞쪽이 무너지면서 등뼈의 후방곡선이 증가한다. 척주후만증에서 몸통의 뒷근육은 늘어나고 앞근육은 줄어들게 된다. Teramoto[124] 등은 20세~90세까

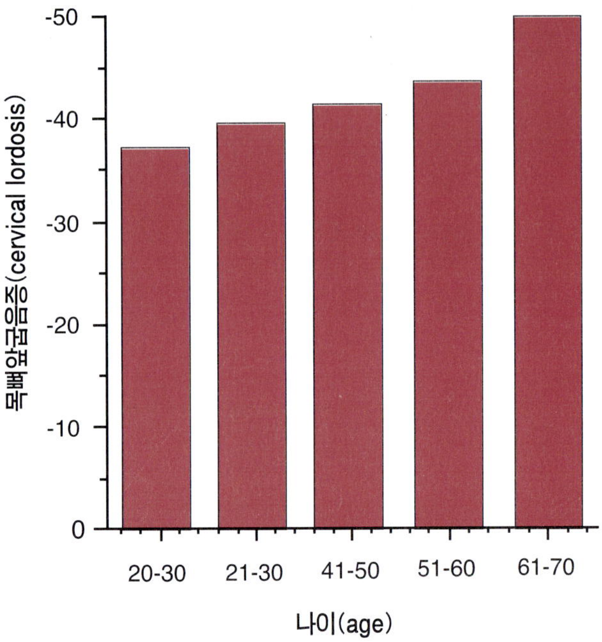

▲ **그림 13-37** ■ 100명의 자원봉사자를 대상으로 한 연구에서 목뼈앞굽음증은 나이가 증가함에 따라 증가한다.(출처: Hardacker JW, shuford RF, capicotto PN, et al.: Radiographic standing cervical segmental alignment in adult volunteers without neck symptoms. Spine 22:1477, 1997. Reprinted with permissin form Lippincott Williams & Wilkins.)

지를 대상으로 척주 후만증의 결과를 조사하였는데 노인에 있어서 폐활량과 최대흡입량이 감소하는 것을 발견하였다.

무릎관절, 엉덩관절, 발목관절, 몸통이 근육의 짧아짐과 무용성위축으로 인해 움직임에 제한이 생긴다. 게다가 노인은 젊은이보다 자발적 자세반응의 변화가 더 오래걸리며 기저면이 더 넓어진다. 바닥판의 이동에서 노년기(61-78세)와 청장년기(19-38세)의 자세반응을 비교했을 때 시간과 크기(amplitude)가 다르고, 노년기에서 주동근과 길항근의 공동활동이 더 크다. Inverson[125] 등은 기관에 수용되어 있지 않은 남자 60~90세를 대상으로 한쪽다리로 서는 균형자세를 포함한 두 가지 형태의 연구에서 연령이 증가함에 따라서 균형을 유지하는 시간과 토오크 생산이 매우 감소되었음을 보고하였고, 또 다른 연구에서 토오크 생산은 균형을 유지하는 시간을 예측하는 의미가 있음을 알게되었다. 즉, 더 큰 토오크의 생산은 균형유지 시간의 예비지표, 토오크가 클수록 균형유지 시간이 길어짐을 알았다. 이 연구자들은 주당 5-6회 운동하는 사람들이 그 보다 적게 운동하는 사람들보다 토오크 생산이 큰 것도 알게 되었다. 이와 같은 결과는 높은 수준의 활동과 운동은 보행과 같은 일상생활활동에 필요한 한 다리로 균형잡기를 수행하는데 많은 효과가 있음을 보여준다.[125]

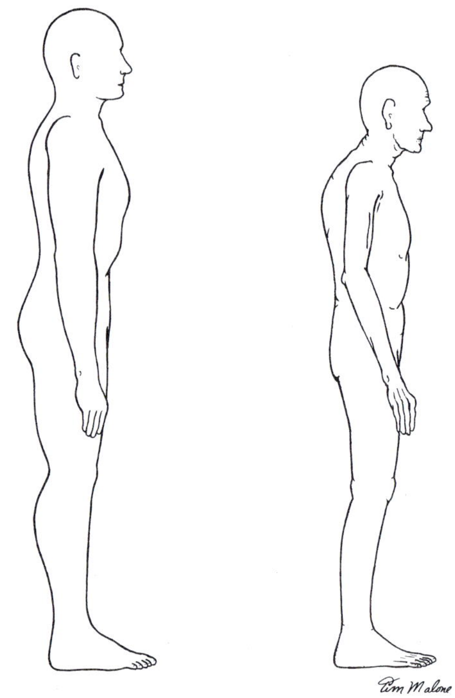

▲ **그림 13-38** ■ 노화에 따른 자세의 변화.

사례 적용 13-13: **골다공증 위험**

데이브는 양하지의 마비로 인한 체중지지 상실로 인하여 골다공증이 문제가 될 수 있다. 데이브가 척수손상환자를 대상으로 한 새로운 재활프로그램인 보행기(treadmill walking)를 이용한 보행을 실시한다면, 골다공증은 문제가 안 될 수도 있다. 데이브은 그의 하지에서 등근육강화를 얻을 수 있으며 최소의 보조로 보행을 할 수 있다.[126,127] 노화로 인한 콜라겐, 엘레스틴, 프로테오글리칸, 수분함량의 상실은 피부두께의 감소를 발생시킨다. 그러므로 데이브는 피부에서의 위험도 때문에 연령이 높아질수록 피부에 각별히 신경을 써야 한다.

임신(Pregnancy)

정상적인 임신은 체중의 증가, 가슴과 복부의 체중비율 증가, 인대와 결체조직의 연화 등이 동반되어 중력점의 변화가 발생된다. 척주의 허리뼈부위와 목뼈의 전만이 증가하고, 어깨관절대의 내뻗음(protraction), 무릎관절의 과다폄이 나타난다. Franklin과 Conner-Kerr[128]은 12명의 임산부를 대상으로 첫 3개월 간 보통여성의 자세와 비교하였는데 허리뼈 각, 고개위치, 골반의 전방경사의 변화를 발견하였다. 허리뼈 각은 평균 5.9°, 골반의 전방경사는 4° 증가하였고, 고개가 점점 뒤로 가는 것을 발견하였다.[128] 이런 변화는 기저면안에 중력점을 위치시키기 위하여 발생한다. 골반, 엉치엉덩관절, 두덩뼈에서의 인대와 결체조직의 연화, 복부에서의 변화는 인체를 보호하기 위하여 자세 변화를 유발시킨다.[129] 임신기간 동안 많은 여성들이 요통을 호소하였으며 Franklin과 Conner-Kerr 연구에서는 모든 임신한 여성이 요통을 호소하였다고 보고하였다.[128]

지속적 연구 : **앉은 자세와 선 자세에서 임신의 효과**

Gilleard[130] 등은 9명의 임산부를 대상으로 임신기간과 분만후 8주에 앉은 자세와 선 자세에서 방사선촬영을 한 경우 임신이 상체에 미치는 영향을 발견하지 못했다. 일부대상자가 임신이 진행 동안 앉은 자세에서 등허리뼈곡선이 편평해지는 것이 관찰되었다. 목뼈나 등뼈에서 분만후집단과 대조군 사이에서 차이가 없었으나, 분만 후 집단에서 대조군에 비해 등허리뼈굽힘이 조금 더 있었다.

직업과 여가선용 (Occupation and Recreation)

일할 때와 여가활동을 할 때 정적자세와 역동적인 자세는 관절구조와 기능에 영향을 줄 수 있다. 관절과 관절지지구조의 손상은 기능손실과 생산력의 감소, 결근, 실직 그리고 영원한 장애를 동반할 수 있다. 일할 때와 여가 활동에서 자세로 인한 독특한 손상을 일으킬 수 있음을 인지해야 하고 독특한 손상은 산업 혹은 직업의학, 예술연기 의학 또는 예술의학, 스포츠 의학 전문가 같은 특별히 훈련된 전문가에 의해 관리되어야 한다.

특정한 직업과 여가활동은 각각 독특한 자세와 그에 따른 손상이 있다. 벽돌 쌓는 사람, 외과의사, 목수, 현금출납원들의 일은 하루 중 대부분을 서서 일을 하며, 반면에 비서, 타이피스트, 컴퓨터 프로그래머, 회계원, 접수계원들은 하루 중 상당한 시간을 앉아서 일을 한다. 악기를 연주하거나, 무용, 연기 등의 활동은 비대칭적인 자세이며, 조깅, 걷기 등은 쉽게 손상을 일으킬 수 있는 활동적인 자세이다.

다양한 앉은 자세에서의 허리부 척추사이원반 압력에 대한 영향들이 분석되어졌다.[131] 의자차에 앉은 자세와 엄선된 작업활동에서 앉은 자세와 선자세에서 척주에 영향을 미치는 골반의 전후경사와 측방경사 그리 몸통근육에 대한 연구가 조사 연구되었다.[132] 많은 연구에서 요통의 문제는 오랫동안 등을 굽힌 정적인 자세 혹은 앉은 자세 그리고 반복해서 무거운 것을 들어올림으로 발생되는 역학적인 스트레스의 결과임으로 예방할 수 있다고 보고하였다.

직업적 그리고 여가활동으로 인한 손상의 대부분은 "과사용손상(overuse injuries)" 범주에 속하게 된다. 이와 같은 손상은 조직의 생리적 한계를 초과해서 일어나는 반복 스트레스에 의한 것이다. 근육, 인대, 건들은 반복적인 인장력에 특히 손상되기 쉽고, 뼈와 연골은 과도한 압축력에 손상받기 쉽다. 뉴욕에서 직업연주자를 대상으로 한 무작위 표본연구에서 바이올린, 피아노, 첼로, 베이스 연주가들은 자주 요부와 목에 문제가 있는 것으로 나타났다.[133] 485명의 연주자를 대상으로 한 연구에서 64%가 통증이 심한 과사용증후군이 있음이 보고되었으며, 문제의 대부분은 근육과 건의 결합부위, 뼈, 관절, 점액낭, 근육이 관련되어 있었다. 현악기 연주자들은 머리와 목의 비정상적 자세 유지로 인해 어깨와 목문제를 경험하였으며, 플루우트 연주자들은 연주하거나 연습하는 긴시간 동안 어깨를 외측으로 회전해야 함으로 어깨 문제를 가지고 있었다.[134] 가슴우리출구증후군, 팔꿉관절에서 요골신경장애, 수근관 증후군 같은 말초신경손상이 연주와 관련된 흔하게 발생하는 질환이다.[135,136]

사례 적용 : 13-14: **과사용 위험**

데이브는 한상 휠체어에 앉아 자료입력 같은 반복적인 작업을 하므로 같은 형태의 팔의 과사용 손상이 발생할 수 있다. 그가 손으로 바퀴를 돌리는 휠체어를 사용한다면, 어깨관절, 팔꿉관절, 손목관절 과사용 손상이 발생될 수 있다. 그가 목발을 사용한다면, 어깨관절과 손목관절과사용 손상이 발생될 수 있다.

직업적 그리고 여가활동에서는 비정상적인 특정자세와 과도한 스트레스를 해결할 수 있는 구체적인 생역학적인 분석이 필요하며, 때때로 분석은 사람의 자세 뿐만 아니라, 의자, 테이블의 높이 혹은 들어올리고 옮겨야 하는 물체의 무게, 악기의 형태와 중량 등이 포함된다. 치료는 주위 환경의 수정, 악기 혹은 도구의 조절, 자세의 수정이 복합되어 실시되어야 한다.

사례 적용 13-15 : **정적인 자세에서 동적인 자세로의 진행**

우리는 정적인 자세에서의 데이브의 문제를 직면해왔다. 그는 이제 정적인 앉은 자세와 선 자세에서 보행을 시작하게 된다. 그는 전에 운동선수였기 때문에 휠체어 농구나, 휠체어 마라톤 같은 활동에 참여하기를 원한다. 척추손상치료가 극적으로 잘된다면 데이브는 휠체어에 한정할 필요는 없다. 치료가 잘되면 충분한 근력 회복이 되어 보조기 없이 걸을 수 있을 것이며 우리는 데이브가 새로운 재활프로그램으로부터 많은 이득을 얻기를 희망한다.

요약(Summary)

이번 장은 선 자세에서 정상자세 배열의 특징과 자세조절 기본요소를 소개하였으며, 또한 우리는 환자 데이브에게 누운 자세와 앉은 자세에서 영향을 미치는 외력과 내력에 대해 알아보았다. 이번 장과 전 장은 정적인 선 자세분석에 필요한 동역학과 운동학에 관한 정보를 제공하였다. 이런 정보를 접한 사람은 인체구조에 손상을 입힐 수 있는 비정상적인 자세에 대해 알 수 있어야 한다. 이번 장에서 얻어진 지식은 역동적인 보행을 분석하는 데 기초가 될 것이다.

학습 문제(Study Questions)

1. 스웨이 엔벨로프란?
2. 정적 선 자세에서 무릎관절 폄을 유지하기 위해 대퇴사두근 작용이 필요한가를 설명하시오.
3. 정적 선 자세에서 골반을 유지하기 위한 배근의 작용이 필요한가를 설명하시오.
4. 선 자세에서 엉치결절인대의 기능은 무엇인가?
5. 선 자세에서 가장 스트레스를 받는 척주 부분은 어느 부분인가?
6. 선 자세에서 요부의 골단관절(apophyseal joint), 흉부의 골단관절주머니, 5번허리뼈와 1번천추의 섬유륜, 흉부에서 앞세로인대, 엉치엉덩관절에 가해지는 스트레스의 형태를 규명하시오.
7. 선 자세에서 단축된 무릎굽힘근이 골반, 허리엉치각, 엉덩관절, 무릎관절, 척주의 요부의 배열에 미치는 영향은 무엇인가?
8. 척주의 전형적인 특발성 외측 곡선을 설명하시오.
9. 기저면에서 갑작스런 전방 동작의 결과로서 모든 신체 분절에서 작용하는 모멘트를 설명하시오. 중심점에 중력선을 가져가기 위해 필요한 근 활동을 서술하시오.
10. 측만증 검진 프로그램에 공통적으로 사용되는 신체 분절의 변화를 설명하시오.
11. 망치 발가락과 갈퀴 발가락을 비교하시오.
12. 선 자세에서의 흔들림 반응을 1세~6세 어린이의 반응과 노년층의 반응을 비교하시오.
13. 굽힘된 허리뼈자세와 편 자세에서 척추사이원반의 영양과 인대와 관절 구조의 스트레스를 비교하시오.
14. 선 자세에서 지면반발벽(GRFV), 중력선 그리고 중력점의 관계를 설명하시오.
15. 무지외반증의 진행을 설명하시오.
16. 고개전방위치에 따른 돌기관절(zygapophy-seal joint), 관절주머니, 척추사이원반, 척추인대, 근육의 변화를 설명하시오.
17. 두개의 주요척추곡선을 가진 젊은 사람에서 가능한 신체구조 영향을 설명하시오(오른쪽 등뼈, 왼쪽 허리뼈).
18. 신체위치 변화가 좌석접촉압력에 미치는 영향을 설명하시오.
19. 선 자세와, 기립 앉은 자세, 구부린 자세, 이완된 앉은 자세에서의 척추사이원반내 압력을 비교하시오.
20. 누운 자세와 앉은 자세에서의 척추사이원반 압력을 비교하시오.

참고문헌(References)

1. Panjabi MM, White AA: Biomechanics in the Musculosketal System. Philadelphia, Churchill Livingstone, 2001.
2. Nordin M, Frankel VH: Basic Biomechanics of the Musculoskeletal System, 3rd ed. Philadelphia, Lippincott Williams & Wilkins, 2001.
3. Horak FB, Henry SM, Shumway-Cook A: Postural perturbations: New insights for treatment of balance disorders. Phys Ther 77:517, 1997.
4. Maki BE, McIlroy WE: The role of limb movements in maintaining upright stance: The "change- in-support strategy." Phys Ther 77:489, 1997.
5. DiFabio RP, Emasithi A: Aging and the mechanisms underlying head and postural control during voluntary motion. Phys Ther 77:458, 1997.
6. Clement G, Lestienne F: Adaptive modifications of postural attitude in conditions of weightlessness. Exp Brain Res 72:381,1988.
7. Speers RA, Paloski WH, Kuo AD: Multivariate changes in coordination of postural control following spaceflight. J Biomech 31:883, 1998.
8. Garn SN, Newton RA: Kinesthetic awareness in subjects with multiple ankle sprains. Phys Ther 68: 1667, 1988.
9. Forkin DM, Koczur C, Battle R, et al.: Evaluation of kinesthetic defects indicative of balance control in gymnasts with unilateral chronic ankle sprains. J Orthop Sports Phys Ther 23:245, 1996.
10. Bernier JN, Perrin DH: Effect of coordination training on proprioception of the functionally unstable ankle. J Orthop Sports Phys Ther 27:264, 1998.
11. Dietz V: Evidence for a load receptor contribution to the control of posture and locomotion. Neurosci Biobehav Rev 22:495, 1998.
12. Allum JH, Bloem BR, Carpenter MG, et al.: Proprioceptive control of posture: A review of new concepts. Gait Posture 8:214, 1998.
13. Hodges PW, Gurfinkel VS, Brumagne S, et al.: Coexistence of stability and mobility in postural control: Evidence from postural compensation for respiration. Exp Brain Res 144:293, 2002.
14. Runge CF, Shupert CL, Horak FB, et al.: Ankle and hip postural strategies defined by joint torques. Gait Posture 10:161, 1999.
15. Horak FB: Measurement of movement patterns to study postural coordination. Proceedings of the 10th Annual Eugene Michels Research Forum, American Physical Therapy Association Section on Research, New Orleans, LA, 1990.
16. Nashner LM: Sensory, neuromuscular, and biomechanical contributions to human balance. Proceedings of the 10th Annual Eugene Michels Research Forum, American Physical Therapy Research Association Section on Research, New Orleans, LA, 1990.
17. Keshner, EA: Reflex, voluntary and mechanical processes in postural stabilization. Proceedings of the Proceedings of the 10th Annual Eugene Michels Research Forum, American Physical Therapy Research Association Section on Research, New Orleans, LA, 1990.
18. Luchies CW, Alexander NB, Schultz AB, et al.: Stepping responses of young and old adults to postural disturbances: Kinematics. J Am Geriatr Soc 42:506, 1994.
19. Luchies CW, Wallace D, Pazdur R, et al.: Effects of age on balance assessment using voluntary and involuntary step tasks. J Gerontol A Biol Med Sci 54:M140, 1999.
20. Wojcik LA, Thelen DG, Schultz AB, et al.: Age and gender differences in peak lower extremity joint torques and ranges of motion used during single-step balance recovery from a forward fall. J Biomech 34:67, 2001.
21. Van Wegen EEH, van Emmerik REA, Riccio GE: Postural orientation: Age-related changes in variability and time-to-boundary. Hum Mov Sci 21:61, 2002.
22. Hunter MC, Hoffman MA: Postural control: Visual and cognitive manipulations. Gait Posture 13:41, 2001.
23. Rankin JK, Woollacott MH, Shumway-Cook A, et al.: Cognitive influence on postural stability: A neuromuscular analysis in young and older adults. J Gerontol 55:M112, 2000.
24. Melzer I, Benjuya N, Kaplanski J: Age-related changes in postural control: Effect of cognitive tasks. Gerontology 47:189, 2001.
25. Redfern MS, Jennings JR, Martin C, et al.: Attention influences sensory integration for postural control in older adults. Gait Posture 14:211, 2001.
26. Woollacott M, Shumway-Cook A : Attention and the control of posture and gait: A review of an emerging area of research. Gait Posture 16:1, 2002.
27. Schenkman M: Interrelationship of neurological and mechanical factors in balance control. Proceedings of the Proceedings of the 10th Annual Eugene Michels Research Forum, American Physical Therapy Research Association Section on Research, New Orleans, LA, 1990.
28. Aramaki Y, Nozaki D, Masani K, et al.: Reciprocal angular acceleration of the ankle and hip joints during quiet standing in humans. Exp Brain Res 136:463, 2001.
29. Rogers M: Dynamic biomechanics of normal foor and ankle during walking and running. Phys Ther 68:1822, 1988.
30. Cailliet R: Soft Tissue Pain and Disability, 3rd ed. Philadelphia, FA Davis, 1996.
31. Danis CG, Krebs DE, Gill-Body KM, et al.: Relationship between standing posture and stability. Phys Ther 78:502, 1998.
32. Carlsoo S: The static muscle load in different work positions: An electromyographic study. Ergonomics 4:193, 1961.
33. Soames RW, Atha J: The role of antigravity muscles during quiet standing in man. Appl Phys 47: 159, 1981.

34. Gray ER: The role of the leg muscles in variations of the arches in normal and flat feet. Phys Ther 49:1084, 1969.
35. Kagaya H, Sharma M, Kobetic R, et al.: Ankle, knee, and hip moments during standing with and without joint contractures: Simulation study for functional electrical stimulation. Am J Phys Med Rehabil 77:49, 1998.
36. Edelstein JE, Bruckner J: Orthotics: A Comprehensive Clinical Approach. Thorofare, NJ, Slack, Inc., 2002.
37. Schmitz TJ: Traumatic spinal cord injury. In O'Sullivan SB, Schmitz TJ (eds): Physical Rehabilitation: Assessment and Treatment, 4th ed. Philadelphia, FA Davis, 2001.
38. Kendall F, McCreary EK: Muscles: Testing and Function, 4th ed. Baltimore, Williams & Wilkins, 1983.
39. Duval-Beaupere G, Schmidt C, Cosson P: A barycentremetric study of the sagittal shape of spine and pelvis: The conditions required for an economic standing position. Ann Biomed Eng 20:451, 1992.
40. Don Tigny RL: Dysfunction of the sacroiliac joint and its treatment. J Orthop Sports Phys Ther 1:1,1979.
41. Basmajian JV: Muscles Alive, 4th ed. Baltimore, Williams & Wilkins, 1978.
42. Sahrmann SA: Diagnosis and Treatment of Movement Impairment Syndromes. St. Louis, CV Mosby, 2002.
43. Bogduk N: Clinical Anatomy of the Lumbar Spine and Sacrum, 3rd ed. New York, Churchill Livingstone, 1997.
44. Cailliet R: Low Back Pain Syndrome, 5th ed. Philadelphia, FA Davis, 1995.
45. Youdas JW, Garrett TR, Harmsen S, et al.: Lumbar lordosis and pelvic inclination of asymptomatic adults. Phys Ther 76:1066, 1996.
46. Korovessis PG, Stamatakis MV, Baikousis AG: Reciprocal angulation of vertebral bodies in the sagittal plane in an asymptomatic Greek population. Spine 23:700, 1998.
47. Korovessis P, Stamatakis M, Baikousis A: Segmental roentgenographic analysis of vertebral inclination on sagittal plane in asymptomatic versus chronic low back pain patients. J Spinal Disord 12:131, 1999.
48. Hardacker JW, Shuford RF, Capicotto PN, et al.: Radiographic standing cervical segmental alignment in adult volunteers without neck symptoms. Spine 22:1472, 1997.
49. Lord MJ, Small JM, Dinsay JM, et al.: Lumbar lordosis: Effects of sitting and standing. Spine 22:2571, 1997.
50. Jackson RP, McManus AC : Radiographic analysis of sagittal plane alignment and balance in standing volunteers and patients with low back pain matched for age, sex and size. Spine 19:1611, 1994.
51. Jackson RP, Kanemura T, Kawakami N, et al.: Lumbopelvic lordosis and pelvic balance on repeated standing lateral radiographs of adult volunteers and untreated patients with constant low back pain. Spine 25:575, 2000.
52. Jackson RP, Hales C: Congruent spinopelvic alignment on standing lateral radiographs of adult volunteers. Spine 25:2808, 2000.
53. Gelb DE, Lenke LG, Bridwell KH, et al.: An analysis of sagittal spinal alignment in 100 asymptomatic middle and older aged volunteers. Spine 20:1351, 1995.
54. Cailliet R: Neck and Arm Pain, 3rd ed. Philadelphia, FA Davis, 1991.
55. Vendantam R, Lenke LG, Keeney JA, et al.: Comparison of standing sagittal spinal alignment in asymptomatic adolescents and adults. Spine 23:211, 1998.
56. Morris JM, et al.: An electromyographic study of intrinsic muscles of the back in man. J Anat 96: 509,1962.
57. Mizrabi J: Biomechanics of unperturbed standing balance. In Dvir Z (ed): Clinical Biomechanics. Philadelphia, Churchill Livingstone, 2000.
58. Visscher CM, de Boer W, Naeije M: The relationship between posture and curvature of the cervical spine. J Manipulative Physiol Ther 21:388, 1998.
59. Riegger-Krugh C, Keysor JJ: Skeletal malalignments of the lower quarter: Correlated and compensatory motions and postures. Phys Ther 23:164, 1996.
60. Magee DJ: Orthopedic Physical Assessment, 4th ed. Philadelphia, WB Saunders, 2002.
61. Valmassy RL: Clinical Biomechanics of the Lower Extremities. St. Louis, CV Mosby, 1996.
62. Myerson MS, Shereff MJ: The pathological anatomy of claw and hammer toes. J Bone Joint Surg Am 71:45, 1989.
63. Perry J, Antonelli D, Ford W: Analysis of knee-joint forces during flexed-knee stance. J Bone Joint Surg Am 57:961, 1975.
64. Adams MA, Hutton WC: The effect of posture on the diffusion into lumbar intervertebral discs. J Anat 147:121, 1986.
65. Adams MA, Hutton WC: The effect of posture on the lumbar spine. J Bone Joint Surg Br 47:625, 1985.
66. Williams PL (ed): Gray's Anatomy, 38th ed. New York, Churchill Livingstone, 1995.
67. Taber's Cyclopedic Medical Dictionary, 17th ed. Philadelphia, FA Davis, 1993.
68. Mosby's Pocket Dictionary of Medicine, Nursing and Allied Health. St. Louis, CV Mosby, 1990.
69. Cailliet R: Knee Pain and Disability, 3rd ed. Philadelphia, FA Davis, 1992.
70. Jeong GK, Errico TJ: Adolescent idiopathic scoliosis. Medscape Orthop Sports Med 6(1), 2002.
71. Edgar M: A new clarification of adolescent idiopathic scoliosis. Lancet 27:270, 2002.
72. Chan V, Fong GC, Luk KD, et al.: A genetic locus for adolescent idiopathic scoliosis linked to chromosome 19p13.3. Am J Hum Genet 71:401, 2002.
73. Lenke LG, Betz RR, Clements D, et al.: Curve prevalence of a new classification of operative adolescent idiopathic scoliosis: Does classification correlate with treatment? Spine 27:604, 2002.

74. Jensen GM, Wilson KB: Horizontal postrotatory nystagmus response in female subjects with adolescent idiopathic scoliosis. Phys Ther 59: 10,1979.
75. Yekutiel M, Robin GC, Yarom R: Proprioceptive function in children with adolescent scoliosis. Spine 6:560, 1981.
76. Miller NH, Mims B, Child A, et al.: Genetic analysis of structural elastic fiber and collagen genes in familial adolescent idiopathic scoliosis. J Orthop Res 14:994, 1996.
77. Dretakis EK, Paraskevaidis CH, Zarkadoulas V, et al.: Electroencephalographic study of schoolchildren with adolescent idiopathic scoliosis. Spine 13:143, 1988.
78. Geissele AE, Kransdorf MJ, Geyer CA, et al.: Magnetic resonance imaging of the brain stem in adolescent idiopathic scoliosis. Spine 16:761, 1991.
79. Machida M, Dubousset J, Imamura Y, et al.: Pathogenesis of idiopathic scoliosis: SEP's in chicken with experimentally induced scoliosis and in patients with idiopathic scoliosis. J Pediatr Orthop 14:329, 1994.
80. Nault M-L, Allard P, Hinse S, et al.: Relations between standing stability and body posture parameters in adolescent idiopatic scoliosis. Spine 27: 1911, 2002.
81. Goldberg CJ, Dowling FE, Fogarty EE, et al.: Adolescent idiopathic scoliosis as developmental instability. Genetica 96:247, 1995.
82. Goldberg CJ, Fogarty EE, Moore DP, et al.: Scoliosis and developmental theory: Adolescent idiopathic scoliosis. Spine 22:2228, 1997.
83. Ahn UM, Ahn NU, Nallamshetty L, et al.: The etiology of adolescent idiopathic scoliosis. Am J Orthop 31:387, 2002.
84. Lidstrom J, Friberg S, Lindstrom L, et al.: Postural control in siblings of scoliosis patients and scoliosis patients. Spine 13:1070, 1988.
85. Murray DW, Bulstrode CJ: The development of adolescent idiopathic scoliosis. Eur Spine J 5:251, 1996.
86. Roach JW: Adolescent idiopathic scoliosis. Orthop Clin North Am 30:353, 1999.
87. Winter RB, Moe JH: A plea for routine school examination of children for spinal deformity. Minn Med 57:419, 1974.
88. Delorme S, Labelle H, Aubin C-E: The crankshaft phenomenon: Is Cobb angle progression a good indicator in adolescent idiopathic scoliosis? Spine 27:E145, 2002.
89. Francis RS: Scoliosis screening of 3,000 college-aged women: The Utah study. Phase 2. Phys Ther 68:1513,1988.
90. AAOS Online Service Patient Education Brochures: Scoliosis. Available at http://orthoinfo. aaos.org/.
91. American Physical Therapy Association: APTA Scoliosis Brochure. Available at www.apta.org/ptandbody/showcontent.cfm?content.
92. Harrison DD, Harrison SO, Croft AC, et al.: Sitting biomechanics part Review of the literature. J Manipulative Physiol Ther 22:594, 1999.
93. O'Sullivan PB, Grahamslaw KM, Kendell M, et al.: The effect of different standing and sitting postures on trunk muscle activity in a pain-free population. Spine 27:1238, 2002.
94. Callaghan JP, Dunk NM : Examination of the flexion relaxation phenomenon in erector spinae muscles during short duration slumped sitting. Clin Biomech 17:353, 2002.
95. Andersson GBJ, Ortengren R, Schultz A: Analysis and measurement of the loads on the lumbar spine during work at a table. J Biomech 13: 513,1980.
96. Seelen HA, Vuurman EF: Compensatory muscle activity for sitting posture during upper extremity task performance in paraplegic persons. Scand J Rehabil 23:89, 1991.
97. Callaghan JP, McGill SM: Low back joint loading and kinematics during standing and unsupported sitting. Ergonomics 44:280, 2001.
98. Betz U, Bodem F, Hopf C, et al.: [Function of back extensor muscles in upright standing position and during sitting with identical back posture—An electromyography study.] Z Orthop Ihre Grenzgeb 139:147, 2001.
99. Snijders CJ, Bakker MP, Vleeming A, et al.: Oblique abdominal muscle activity in standing and sitting on hard and soft seats. Clin Biomech (Bristol, Avon) 10:73, 1995.
100. Aaras A, Fostervold KI, Ro O, et al.: Postural load during VDU work: A comparison between various work postures. Ergonomics 40:1255, 1997.
101. Nachemson AL: Disc pressure measurements. Spine 6:93, 1981.
102. Wilke H-J, Neef P, Hinz B, et al.: Intradiscal pressures together with anthropometric data—A data set for the validation of models. Clin Biomech (Bristol, Avon) 16(Suppl 1):S111, 2001.
103. Rohlmann A, Graichen F, Bergmann G: Loads on an internal spinal fixation device during physical therapy. Phys Ther 82:44, 2002.
104. Wilke H-J, Neef P, Caimi M, et al.: New *in vivo* measurements of pressures in the intervertebral disc in daily life. Spine 24:755, 1999.
105. van Dieen JH, de Looze MP, Hermans V: Effects of dynamic office chairs on trunk kinematics, trunk extensor EMG and spinal shrinkage. Ergonomics 44:739, 2001.
106. Leivseth G, Drerup B : Spinal shrinkage during work in a sitting posture compared to work in a standing posture. Clin Biomech 12:409, 1997.
107. Kanlayanaphotporn R, Trott P, Williams M, et al.: Contribution of soft tissue deformation below the sacrum to the measurement of total height loss in sitting. Ergonomics 44:685, 2000.
108. Bonney RA, Corlett EN: Head posture and loading of the spine. Appl Ergon 33:415, 2002.
109. Stinson MD, Poter-Armstrong A, Eakin P: Seat-interface pressure: A pilot study of the relationship to gender, body mass index and seating position. Arch Phys Med Rehabil 84:405, 2003.
110. Vaisbuch N, Meyer S, Weiss PL: Effect of seated posture on interface pressure in children who are

able-bodied and who have myelomeningocele. Disabil Rehabil 22:749, 2000.
111. Hobson DA: Comparative effects of posture on pressure and shear at the body-seat interface. J Rehabil Res Develop 29:21, 1992.
112. Kernozek TW, Wilder PA, Amundson A, et al.: The effects of body mass index on peak-interface pressure of institutionalized elderly. Arch Phys Med Rehabil 83:868, 2002.
113. Regan R : Seat-interface pressures on various thicknesses of foam wheelchair cushions: A finite modeling approach. Arch Phys Med Rehabil 83: 872, 2002.
114. Defloor T, Grypdonck MH: Sitting posture and prevention of pressure ulcers. Appl Nurs Res 12:136, 1999.
115. Goosens RHM, Snijders CJ: Design criteria for the reduction of shear forces in beds and seats. J Biomech 28:225, 1994.
116. Gutierrez A: Pressure lessons. Rehab Manag 15: 44, 2002.
117. O'Sullivan SB: Motor control assessment. In O'Sullivan SB, Schmitz TJ (eds): Physical Rehabilitation: Assessment and Treatment, 4th ed. Philadelphia, FA Davis, 2001.
118. Woollacott M: Postural control mechanisms in the young and old. Proceedings of the American Physical Therapy Association (APTA) Forum, APTA, Alexandria, VA, 1990.
119. Newell KM, Slobounov SM, Slobounova ES, et al.: Short-term non-stationarity and the development of postural control. Gait Posture 6:56, 1997.
120. Connolly B: Postural applications in the child and adult. In Kraus S (ed): Clinics in Physical Therapy, Vol 11. New York, Churchill Livingstone, 1988.
121. Widhe T: Spine: Posture, mobility and pain. A longitudinal study from childhood to adolesence. Eur Spine J 10:118, 2001.
122. Nissinen M : Spinal posture during pubertal growth. Acta Paediatr 84:308, 1995.
123. Hammerberg EM, Wood KB: Sagittal profile of the elderly. J Spinal Disord Tech 16:44, 2003.
124. Teramoto S, Suzuki M, Matsuse T, et al.: [Influence of kyphosis on the age-related decline in pulmonary function.] Nippon Ronen Igakkai Zasshi 35:23, 1998.
125. Iverson BD, Gossman MR, Shaddeau SA, et al.: Balance performance, force production, and activity levels in noninstitutionalized men 60 to 90 years of age. Phys Ther 70:348, 1990.
126. Field-Fote EC: Spinal cord control of movement: Implications for locomotor rehabilitation following spinal cord injury. Phys Ther 80:477, 2000.
127. Behrman AL, Harkema SJ: Locomotor training after human spinal cord injury: A series of case studies. Phys Ther 80:688, 2000.
128. Franklin ME, Conner-Kerr T: An analysis of posture and back pain in the first and third trimesters of pregnancy. J Orthop Sports Phys Ther 28:133, 1998.
129. Gleeson PB, Pauls JA: Obstetrical physical therapy: Review of literature. Phys Ther 68:1699,1988.
130. Gilleard WL, Crosbie J, Smith R: Static trunk posture in sitting and standing during pregnancy and early postpartum. Arch Phys Med Rehabil 83: 1739, 2002.
131. Andersson GBJ, Ortengren R, Schultz A: Analysis and measurement of the loads on the lumbar spine during work at a table. J Biomech 13:513, 1979.
132. Borello-France DF, Burdett RG, Gee ZL: Modification of sitting posture of patients with hemiplegia using seat boards and backboards. Phys Ther 68:67, 1988.
133. Brody JE: For artists and musicians creativity can mean illness and injury. New York Times, October 17, 1989.
134. Lockwood AH: Medical problems of performing artists. N Engl J Med 320:221, 1989.
135. Lederman RJ: Neuromuscular and musculoskeletal problems in instrumental musicians. Muscle Nerve 27:549, 2003.
136. Joubrel I, Robineau S, Petrilli S, et al.: [Musculoskeletal disorders in instrumental muscians: Epidemiological study.] Ann Readapt Med Phys 44:72, 2001.

제 14 장

보행
(Gait)

서론(Introduction)

인간이 이동하는데 있어(locomotion, ambulation, gait), 몸 전체로서 움직임을 만들어 내는 것과 직립자세를 유지하는 것의 통합된 방식에서 어떻게 각각의 관절과 근육이 기능하는 지를 독자들이 발견할 수 있는 기회를 갖게 될 것이다. 정상적인 이동의 운동학(kinematics)과 역동학(kinetics)에 대한 지식은 비정상적인 보행을 분석하고, 규명하기 교정하고, 위한 기초가 된다.

보행(gait) 혹은 인간이 이동하는 것은 인체 분절들의 협응된 회전운동(rotatory movement) 의해 이루어지는 병진적 진행(translatory progression)이라 할 수 있다.[1] 양 다리의 교대 움직임은 머리(head), 팔(arm), 몸통(trunk)(HAT)을 앞으로 전진시키고 지지하기 위해 필수적인 것이다.[2] HAT는 전체 체중의 75%인데, 머리와 팔을 합하면 체중의 약 25%이고 몸통만은 약 50%가 된다.[3] 걷기(walking)는 인간의 움직임 중에 가장 포괄적인 연구가 되어졌고, 기술의 다양성과 이에 발맞춘 학문적 예견의 변화들은 복잡성과 때때로 문헌적 격론을 낳았다. 그럼에도 불구하고, 보행을 설명할 움직임에 대한 생체역학적 요구는 세부내용의 이해에 혼란이 없다면(발생하지 않는다면) 논리적이고, 쉽게 이해되어지고 있다. 이 장의 목적은 정상보행과 비정상 보행의 분석을 위한 토대를 마련하여 보행에 대한 이해를 제공하는 것이다.

일반적인 특징(General Features)

초기 보행분석 시 측정자들은 영사필름(cinematographic film)을 사용했었다. 20년 전까지, 보행을 세밀하게 분석하기 위하여 표식 구성을 손으로 일일이 조절하여 분석틀을 만들고(frame by frame hand-digitizing of markers) 신체 표식부위(body landmarker)에 부착하는 과정이 요구되었다. 이러한 자료는 역동적 정보를 단순화하여 힘판(force platform)으로부터 발생되는 발-지면력(foot-floor force)의 압력중심(CoP)에 대한 지식과 연결되어진다. 이것은 분절 역학과 연결되어지는 **역동적 접근(inverse dynamic approach)**으로 언급되어졌다. 전자각도기(eletrogoniometer)는 관절에 부착하여 관절의 움직임을 나타내는데 주로 사용하였으며, 지금까지 사용되어지고 있다.[4] 마찬가지로, 근전도(EMG)는 수십 년간 사용되어져 왔고, 힘의 값들을 간단한 신호들로 바꾸어 예측이 가능하지만, 유용한 방법으로 만족스럽게 이용되어지지 않는다. 지난 20년간 많은 양의 자료를 수집하고 처리할 수 있는 운동 분석에서 기술적 진보를 보였다. 과학이 발달함에 따라 지식의 활용을 현재의 적용을 훨씬 능가할 것이다. 현대의 보행 연구실(그림 14-1)은 작은 표식을 부착해서 관절중심과 질량중심과 함께 모델의 각 분절마디의 연속성이 구체적으로 제공되는 몇가지의 운동분석시스템들을 갖추고 있다. 하나 또는 여러 개의 힘판(force platform)은 동시적으로 발-지면력(foot-floor force)을 제공한다. 근전도(EMG)시스템은 표면 또는 삽입 전극으로부터 동시적 정보를 제공한다. 운동분석과 근전도(EMG)를 이용하여 임상적 보행분석에 대한 평가를 훌륭하고 흥미롭게 보고한 연구로 Sutherland의 논문을 들 수 있다.[5,6]

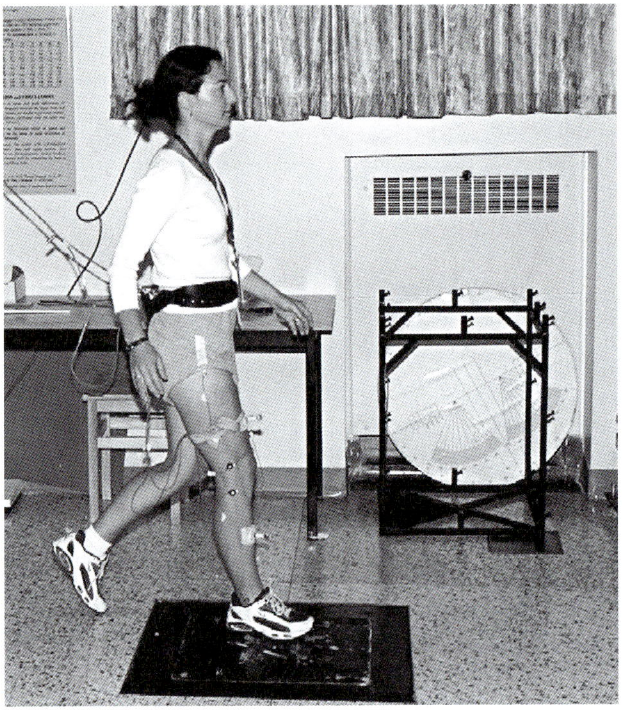

▲ 그림 14-1 ■ 현대의 보행 연구실.

보행을 이해하기 위해서는 먼저 기본적 목적을 확인해야 한다. Winter[7]는 보행을 위한 작업을 다음 5가지로 구분하였다:

1. HAT의 지지 유지: 즉, 다리의 붕괴(collapse) 예방
2. 똑바로 선 자세와 몸의 균형 유지
3. 발을 지면에서 안전하게 떼고 부드럽게 뒷꿈치와 발가락을 내려놓기를 달성하기 위한 발의 움직임 궤도(trajectory)의 조절
4. 현재 앞으로 나가는 속도를 유지하거나 속도를 증가시키기 위한 역학적 에너지의 발생
5. 충격흡수와 안전성을 위한, 또는 앞으로 나가는 속도의 감소를 위한 역학적 에너지의 흡수

캘리포니아에 있는 Rancho Los Amigos National Rehabilitation Center의 전문가들은 보행을 크게 세 가지로 구분하여 정의하였다: (1) 체중수용(weight acceptance, WA) (2) 한쪽 다리지지(single-limb support) (3) 유각기 다리 전진(swing limb advancement).[8] 비록 용어는 다르지만, 이러한 개념은 Winter의 첫 세 가지 개

념과 일치한다. 그러나 신체의 움직임은 에너지가 근육의 동심성 수축에 의해 발생한다. 일정한 속도의 정상보행은 보행주기에서 2가지 중요한 시점 때 3가지의 근육 군으로부터 에너지가 필요하다. 마찬가지로, 에너지가 편심성 수축을 통해 각 단계별로 제거되지 않는다면, 보행속도는 계속해서 증가할 것이다.

14-1 환자 사례

Marlene Brown은 15년 전에 뇌졸중이 발생한 63세 여성으로 우측 팔과 다리의 편마비 상태이다. 그녀는 10일간 재활훈련을 하고 있으며, 비록 0.2 m/s의 이동속도이나 보행에 있어 좋은 진전을 보이고 있다. 그녀는 다리의 몇 개의 근육군에 약증이 있으며, 몸쪽보다 좀 더 침범이 심한 먼쪽 근육들인 발목 발바닥쪽 굽힘근, 발등쪽 굽힘근, 무릎관절 폄근과 엉덩관절 굽힘근에서 현저히 나타났다. 특히 보행 중 유각기 동안 바닥에서 발을 정확히 떼는 것이 가장 어렵다. 그녀는 안정성을 위해 비환측 손에 넓은 지지면을 갖는(4점 지팡이) 지팡이를 사용하고 있다. 보행 중 가장 어려운 점이 무엇이며, 재활을 통해 어떤 변화를 시도할 수 있을까?

보행 시작(Gait Initiation)

보행 시작이란, 움직임을 개시하는 순간에서 보행주기의 시작까지 연속해서 일어나는 연속양상 활동(stereotyped activity)을 말한다. 보행 시작은 똑바로 선 자세에서 앞정강근(tibialis anterior)과 가쪽 넓은근(vastus lateralis)을 활동시키는 동시에 장딴지근(gastrocnemius)을 억제하는 것부터 행해진다. 양쪽 앞정강근의 동심성 수축(concentric contraction)은 시상 회전력(sagittal torque)을 유발하여(정강뼈를 앞으로 당김) 몸통을 발목으로부터 앞쪽으로 움직이게 한다. 초기에는 압력 중심(center of pressure, CoP)이 유각하는 발(swing foot)(첫 걸음을 내딛으려는 발)의 뒤쪽과 가쪽으로 이동하거나,[9] 지지하고 있는 다리의 뒤쪽과 안쪽으로 이동한다고 설명되었다.[10] 유각기 엉덩관절부의 벌림(abduction)은 앞정강근과 가쪽 넓은근의 수축과 거의 동시에 일어나며 이것은 다리쪽으로 몸통을 추진하는 관상 회전력(coronal torque)을 생성한다. Elble과 연구자들에 의하면,[9] 지지하는 다리의 엉덩관절부와 무릎관절부가 작은 각도의 굽힘(3~10°)이 되고, 압력 중심(CoP)이 지지하고 있는 다리의 앞쪽과 안쪽으로 이동한다고 하였다. 보행 시작(gait initiation)의 종료는 딛는 다리(stepping) 또는 유각하는 다리가 지면으로부터 들려졌을 때 또는 지면에 발뒤꿈치접지(heel strike)를 했을 때이다. 전체적인 보행 시작의 기간은 약 0.64초이다.[8] 건강한 사람의 경우, 보행을 왼발 또는 오른발로 시작하든지 이 양상에는 변화가 없다.

사례 적용 14-1: 보행의 시작 시 불안정성 피하기

Brown 여사와 같은 편마비 환자들은 환측 다리로 보행을 시작하는 것과 비환측 다리로 보행을 시작하는 것에는 상당한 차이가 있다. 환측 다리로 보행을 시작할 때의 시간은 건강한 사람과 실제적으로 같지만, 편마비 환자가 비환측 다리로 보행 시작을 할 때의 보행 양상은 일정하지 않고 안정성에 심각한 위협을 받는다.

운동학(Kinematics)

보행주기의 단계(Phases of the Gait Cycle)

보행은 일어나는 상황을 설명하고, 이해하고, 분석할 수 있도록 여러 부분으로 나누어진다. **보행주기(gait cycle)** 동안 같은 다리에 연속적인 두 단계를 거치는데, 일반적으로 지면을 지지하는 다리의 초기접촉(initial contact, 일명 heel contact, heel strike)으로 시작한다. 하나의 보행주기(gait cycle) 동안 두 가지 주요 단계를 통해 각 다리가 움직이는데; **입각기(stance phase)**는 발이 지면과 접촉할 때로 보행주기의 60%이며,[11] **유각기(swing phase)**는 발이 지면에 접촉하지 않을 때이며 보행주기의 40%이다(그림 14-2).[11,12] 2회의 **동시입각기(double support phase)**이 있는데, 한번은 초기접촉 시에, 다른 한번은 발가락 떼기(toe-off) 시, 지면에서 발이 떨어지는 사이에서 일어난다. 정상 보행속도에서 동시입각기(double-support phase)는 보행 시에 전체 주기의 약 22%이고 각 동시입각기는 보행주기에서 11%씩 차지한다.[13] 신체는 거의 보행의 80% 동안 한 다리에 의해서 지지된다. 각 동시입각기는 약 10% 정도가 사용된다. 각 동시입각기의 10% 정도는 2개의 동시입각기의 각각에 할당되어진다.

두 개의 주요 단계를 세부단계로 나누기 위한 공통적인 용어는 그림 14-3과 그림 14-4에서 보여주고 있다. 하나

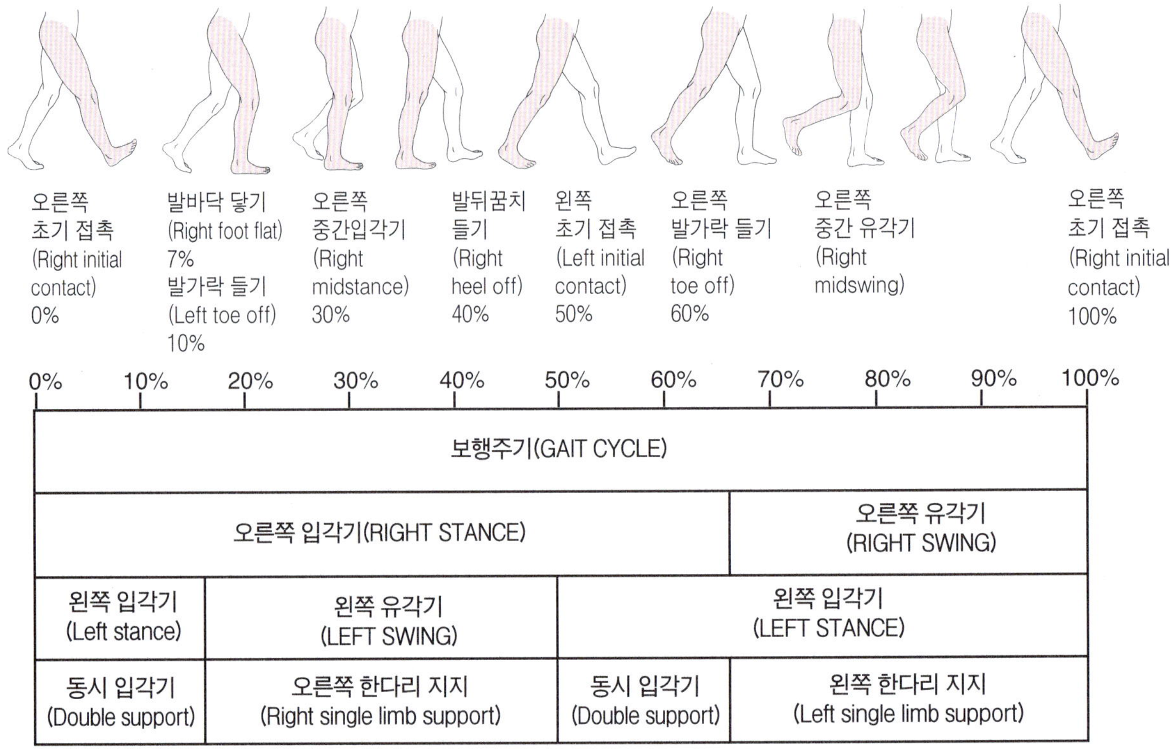

▲ **그림 14-2** ■ 보행 주기는 기준 다리(오른쪽)의 초기접촉과 같은 다리의 연속적인 접촉 사이의 기간을 측정한다. 이 그림은 보행의 주요한 요소들(events)을 보여준다: 각 다리의 입각기와 유각기, 한발과 두발지지 기간. 정상 보행 속도에서 보행주기는 입각기 60%, 유각기 40%로 구성된다. 보행 속도가 증가 또는 감소되면 각 단계의 백분율은 바뀌게 된다.

는 전통적으로 사용되는 용어(traditional, T)이고, 다른 하나는 Rancho Los Amigos (RLA)에서 사용되어지는 것이다. 두 용어 모두 "상황(event)"은 정의된 세부단계로 시작과 끝을 표시하는 것으로 정의한다.

그림 14-3은 **초기접촉(initial contact)** (T와 RLA) 또는 **발뒤꿈치 닿기(heel contact)** 또는 **발뒤꿈치 접지(heel strike)** (T), 그리고 **발가락 들기(toe-off)** (RLA와 T)는 주요 단계에서 상황에 따라 정해진 것을 알 수 있다. 두 규칙(convention)에서 상황(event)과 단계(phase)를 정확하게 하기 위해 보행주기를 백분위로 나눈다. 정상 보행의 수치는 그림들에 나타나 있다.

■ 입각기의 일들(Events in Stance Phase)

1. *발뒤꿈치 접촉(heel contact)* 또는 *발뒤꿈치 접지(heel strike)*(T)는 앞으로 나간 다리의 발뒤꿈치가 지면에 닿는 순간을 말한다(그림 14-5). 접지(strike)는 수평속도가 약 0.4 m/s로 수직으로는 단지 0.05 m/s인 감소하는 것으로 실제로 잘못된 명칭이다.[14] *초기 접촉*(T & RLA)은 앞으로 나간 다리의 발이 지면에 닿는 순간을 말한다.[8] 정상보행에서 발뒤꿈치가 지면에 닿는 시점이다. 비정상보행에서는 발뒤꿈치가 먼저 닿기 보다 발바닥 전체 또는 발가락이 먼저 닿을 수 있다. 초기접촉이라는 용어는 이러한 경우에 사용된다.
2. *발바닥 닿기(foot flat)* (T)는 보행주기에서 대략 7%에서 발뒤꿈치접지 후 곧바로 일어난다(그림 14-6). 발이 지면에 편평할 때 입각기 동안 처음에 일어난다.
3. *중간 입각(mid stance)* (T)은 체중이 완전히 지지하는 다리로 옮겨간 상태로(그림 14-7), 약 보행주기의 약 30%이다.
4. *발뒤꿈치 들기(heel off)* (T)는 체중이 옮겨진 발에서 발뒤꿈치가 떨어지는 시점으로(그림 14-8), 약 보행주기의 40%이다.
5. *발가락 들기(toe off)* (T & RLA)는 발가락이 지면으로부터 떨어지는 시점으로(그림 14-9), 보행주기의 60%이다.

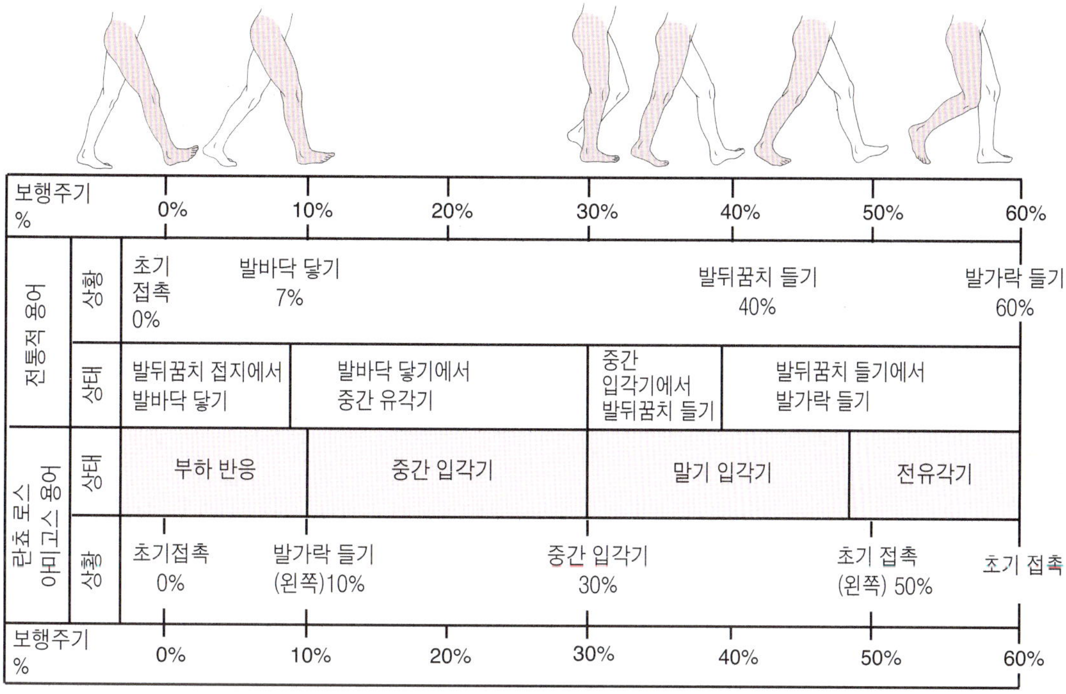

▲ **그림 14-3** ■ 전통적 용어와 Rancho Los Amigos 용어를 비교한 오른쪽 다리 보행의 입각기. 세부단계의 범위를 정하는 활동들이 각 용어로 나타나 있고 전체 보행주기의 백분율을 표기한다. FF, foot flat; HO, heel-off; IC, initial contact; IC (L), initial contact of left limb; MS, midstance.

■ 입각기 세부단계(Subphases of Stance Phase)

1. *발뒤꿈치 접지(heel strike phase)* (T)는 초기접촉으로 시작하고, 발바닥 닿기로 끝나며 보행주기에서 작은 비율을 차지한다(그림 14-3).
2. *부하반응(loading response)* (RLA) 또는 WA는 초기접촉에서 시작하고, 동시입각기의 끝지점에서 반대쪽 다리가 지면에서 들려질 때 끝나며,[8] 보행주기에서 11%를 차지한다(그림 14-3).
3. *중간입각기(midstance phase)* (T)는 보행주기의 7% 때 발바닥 닿기로 시작하고, 보행주기의 40% 때 발뒤꿈치 들기로 끝난다. 중간입각기(RLA) 단계는 보행주기의 약 11% 때 지면에서 반대쪽 다리가 들려질 때이며 보행주기의 약 30% 때 몸이 다리로 유지될 때 끝나며 전통적(T) 중간입각기 단계보다는 훨씬 더 작은 입각기 단계 부분이다.

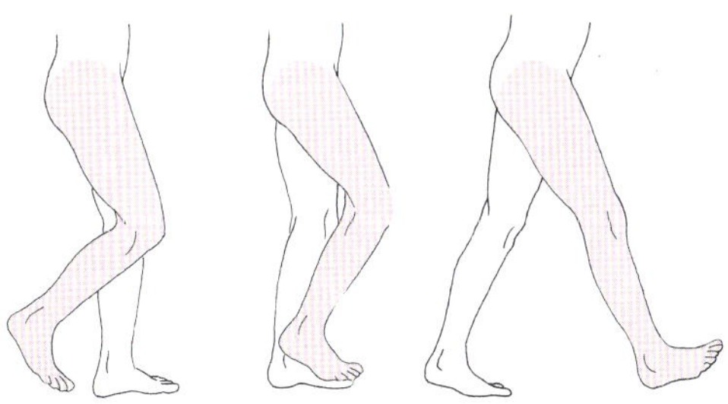

전통적 용어	초기유각 60-75%	중간유각 75-85%	말기유각 85-100%
RLA 용어	초기유각 60-73%	중간유각 73-87%	말기유각 87-100%

◀ **그림 14-4** ■ 전통적 용어와 Rancho Los Amigos 용어를 비교한 오른쪽 다리 보행의 입각기. 차이점이 거의 없다.

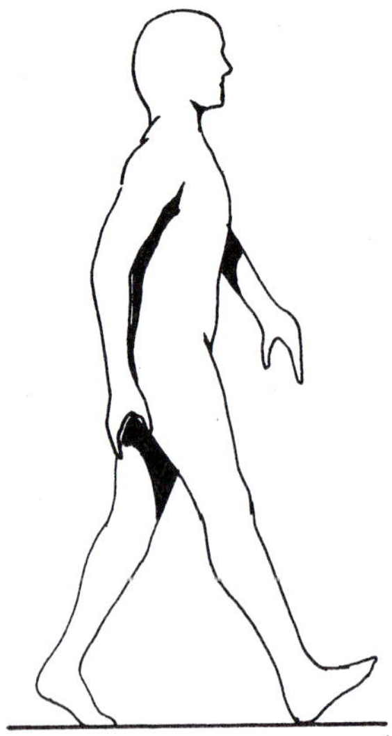

오른쪽 발뒤꿈치 닿기
(Right heel strike)

▲ **그림 14-5** ■ 초기접촉은 지면을 지지하는 기준 다리(오른쪽) 접촉의 한 부분에서 순간적으로 나타난다. 발뒤꿈치가 맨 먼저 닿게 되면, 발뒤꿈치 접촉(heel contact) 또는 발뒤꿈치 접지(heel strike)로 언급될 수 있다.

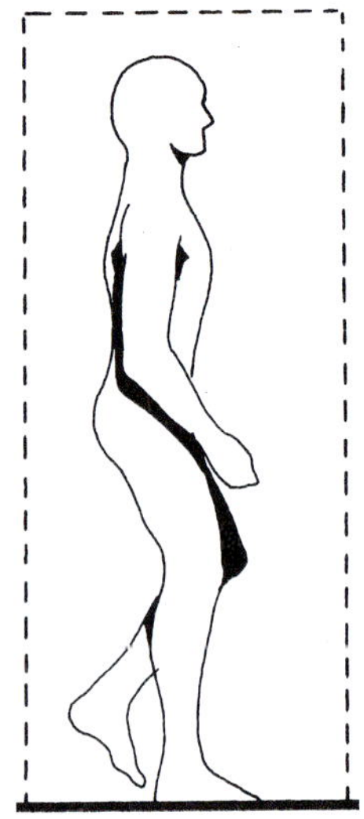

중간입각기(Midstance)

▲ **그림 14-7** ■ 중간입각기(midstance)는 체중이 지지하는 다리를 직접적으로 지나칠 때이다.

4. *종말 단계(terminal stance)* (RLA)는 보행주기의 약 30%때 몸통이 다리로 유지될 때 시작하고, 보행주기의 약 50%때 반대쪽 다리의 초기접촉 전에 끝난다.
5. *발바닥밀기 단계(push-off phase)* (T)는 보행주기의 약 40% 때 발뒤꿈치 들기(heel-off)로 시작하고, 보행주기의 약 60% 때 발가락 들기(toe-off)로 끝난다.
6. *전유각기(preswing)* (RLA)는 입각기의 마지막 10%이고, 반대쪽 발바닥의 초기접촉으로 시작하며(보행주기의 50%) 발가락 들기로 끝난다(60%).

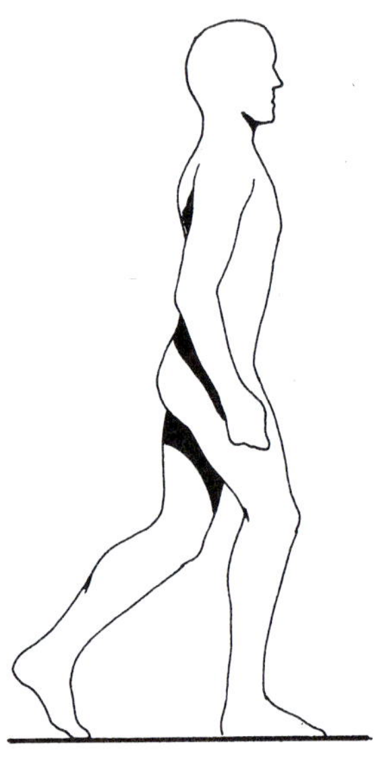

발바닥 닿기(Foot flat)

▲ **그림 14-6** ■ 발바닥 닿기(foot flat)는 초기접촉 이후에 즉시 일어나며 발이 지면 위에 편평하게 있을 때를 말한다.

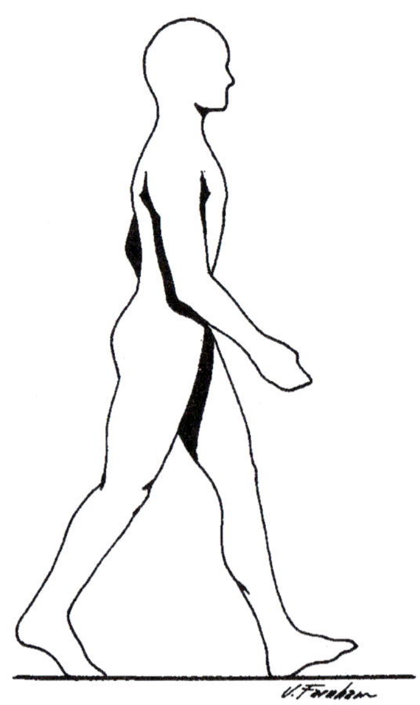

발뒤꿈치 들기(Heel off)

▲ **그림 14-8** ■ 발뒤꿈치 들기(heel off)는 오른쪽 다리의 뒤꿈치가 지지면에서 떨어졌을 때이다.

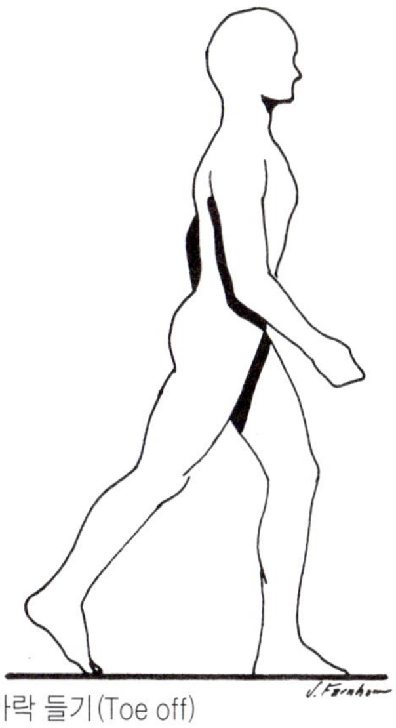

발가락 들기(Toe off)

▲ **그림 14-9** ■ 발가락 들기(toe off)는 오른쪽 다리의 발가락만 이 지면에 닿아 있는 시점이다.

■ 유각기(Swing Phase)

1. *가속기(acceleration)* 또는 *초기유각기(early swing phase)*는 발가락이 지면을 떠나서 중간 유각기까지 계속되거나, 유각하는 다리가 체중 중심선(directly under the body)까지 움직이는 시점까지이다(그림 14-3).
2. *초기유각기(initial swing)* (RLA)는 지면에서 발가락이 떨어질 때 시작되어 유각하는 다리의 무릎관절이 최대로 굽힐할 때까지 일어난다.
3. *중간 유각기(midswing)* (T)는 대략 다리가 몸통 아래로 직접 지나갈 때 또는 가속기가 끝나고 감속기가 시작될 때 일어난다. 중간유각기(RLA)는 무릎관절이 최대로 굽히는 시점에서 시작하여 정강뼈가 수직 위치가 될 때까지 이다.
4. *감속기(deceleration)* 또는 *말기유각기(late swing phase)*는 다리가 발뒤꿈치접지를 위한 준비에서 감속할 때이며 중간유각기 후에 일어난다. 말기유각기(terminal swing)(RLA)는 정강뼈가 수직인 위치에서 초기접촉 전까지 포함된다.

환자의 서면보고를 포함해서 가장 주요 목적은 초기, 중기, 말기 입각기 단계 또는 초기, 중기, 말기 유각기가 일어나는 일들을 언급하는 것으로 이 장에서 다룰 것이다. 세부적인 서술이나 양적 분석을 위해 더 구체적인 상황과 단계가 필요하지만 가장 중요한 것은 학생들이 전체적인 그림을 습득하고 많은 용어가 포함되어 있는 보행의 주요 상황을 이해하는 것이다.

기본 개념 14-1: *시간과 거리 보행변수들의 정상값*

정상 보행에 대한 시간과 거리의 평균과 표준편차(SD) 또는 평균 수치의 범위는 Fonloy와 Cody[15]의 과거 연구로부터 구분되는데, 보행의 정상값은 Ranchos Los Amigos National Rehabilitation Center의 연구자들[8], Kadaba와 동료들[16], Oberg와 동료들[17]에 의해서 1,100명의 보행자들을 측정하여 얻어졌다(표 14-1).

표 14-1 시간과 거리 변수들에 대한 정상값

특성	남성: 평균(표준편차)	여성: 평균(표준편차)	출처
보행속도	1.37 (0.22)	1.23 (0.22)	Finley and Cody[15]
초당미터(m/sec)	1.37 (0.17)	1.32 (0.16)	RLA[8]
	평균의 범위, 1.22-1.32	평균의 범위, 1.10-1.29	Oberg 등[17]
	1.34 (0.22)	1.27 (0.16)	Kadaba 등[16]
보장	1.48 (0.18)	1.27 (0.19)	Finley and Cody[15]
미터(m)	1.48 (0.15)	1.32 (0.13)	RLA[8]
	평균의 범위, 1.23-130	평균의 범위, 1.07-1.19	Oberg 등[17]
	1.41 (0.14)	1.30 (0.10)	Kadaba 등[16]
보폭수	110 (10)	116 (12)	Finley and Cody[15]
분당 보	111 (7.6)	121 (8.5)	RLA[8]
	평균의 범위, 117-121	평균의 범위, 122-130	Oberg 등[17]
	112 (9)	115 (9)	Kadaba 등[16]

보행 용어(Gait Terminology)

시간과 거리는 움직임의 두 가지 기본적 요소이며, 보행에서 변화를 측정하는 기본 요소이다. **시간적 변수(temporal variable)**는 입각시간(stance time), 한쪽 다리와 양다리 지지 시간(single-limb and double-support time), 유각 시간(swing time), 활보 시간(stride time)과 보시간(step time), 보폭수(cadence), 속도(speed)이다. **거리적 변수들(distance variables)**은 활보길이(stride length), 보장(step length), 보행지지면(width of walking base), 발가락 외측각(degree of toe out)이다. 이들 변화들은 30년에 걸친 연구로부터 나온 것이며, 한 개인의 보행을 결정하는데 필수적인 양적 정보를 제공하며, 보행처방에 반드시 포함되어야 한다.[8,15-18] 각각의 변수들은 연령, 성별, 키, 골격의 크기와 형태, 인체 분절의 크기, 관절의 유동성, 근력, 옷의 형태, 보행습관, 심리적 상태, 신발의 종류(foot gear) 등에 영향을 받는다. 그러나 본 교재에서는 위에서 언급한 요소들을 모두 고려하지는 않았다.

입각 시간(stance time)은 보행주기에서 한쪽 다리의 입각기 동안 시간의 양이다.

한쪽 다리 지지 시간(single support time)은 보행주기 중에서 한쪽 다리에 체중이 부하되고 있는 시간의 양이다.

양다리 지지 시간(double support time)은 한 보행주기 내에서 양발이 지면에 닿아 있는 시간의 양이다. 나이든 사람과 균형 장애를 가진 사람들의 양다리 지지 시간은 증가할 것이다. 양다리 지지 시간의 비율을 감소시키면 보행속도를 증가시켜야 한다.

활보장(stride length)은 보행 중 같은 쪽 발에 의해 두 번 계속되는 일의 직선거리를 말한다.[11] 일반적으로 활보장(stride length)은 한쪽발의 발뒤꿈치접지 지점에서 같은 발이 다시 발뒤꿈치접지를 하는 지점까지의 직선거리를 말한다(그림 14-10). 활보장은 보행의 한 주기이며 한 보행주기의 모든 것이다. 활보장은 발가락 들기에서 다음 발가락 들기까지 측정할 수 있으나, 일반적으로 발뒤꿈치접지에서 같은 발의 다음 발뒤꿈치접지까지의 거리를 측정한다. 활보장에는 오른쪽 보(step), 왼쪽 보(step) 즉, 두 보가 포함된다. 그러나 활보장(stride)은 단일 보(single step)의 두 배가 될 수 없으며, 그것은 오른쪽 보와 왼쪽 보가 똑같지 않기 때문이다. 활보장(stride length)의 변수들은 다리길이, 키, 연령, 성별, 다른 변수들의 영향을 받기 때문에 개인차가 매우 크다. 활보장은 보장 나누기 다리길이(leg length) 또는 보장 나누기 신장으로 표준화될 수 있다. 활보장은 나이가 증가하면 일반적으로 줄어들며,[12,13,19] 보행속도를 높이면 증가한다.[20] 활보장은 보행의 한 주기이다.

활보 기간(stride duration)은 한 활보(one stride) 동안의 소요되는 시간의 양이다. 즉, 활보 기간(stride duration)과 보행주기 기간(gait cycle duration)은 동의어이다. 한 활보는 약 1초가 걸린다.[21] 활보 기간에서 느린, 정상, 빠른 걸음 동안의 복잡한 변동들(complex fluctuations)은 초기 활보 변화에 영향을 주는 것이 통계학적인 상관관계가 있다고 밝혀졌다. 이러한 변동들은 정상 보행의 특성이다.[22]

보장(step length)은 서로 다른 다리의 양발 간의 직선거리이며 한쪽 발의 발뒤꿈치 닿는 점과 다른 발의 발뒤꿈치 닿는 점과의 거리가 측정된다(그림 14-10). 오른

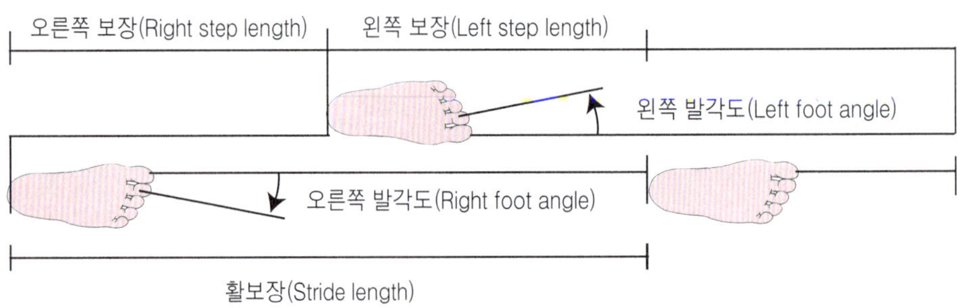

▲ **그림 14-10** ■ 활보장, 보장, 보폭이 발의 위치에 따라서 보여진다. 발뒤꿈치의 중앙점은 보폭(step width)을 측정하는 기준점이 된다.

쪽 보와 왼쪽 보의 길이를 비교하는 것은 보행의 대칭성의 지수를 나타내는 것이다. 보의 길이가 같으면 같을수록 보행이 대칭성을 이룬다. 보장의 변화는 보장과 보율(step rate)의 비율이 약 0.006 m/step이거나 각자 선호하는 걸음 속도로 걸을 때 최소화된다.[23]

보기간(step duration)은 단일보(single step)를 하는 동안에 소요되는 시간의 양이다. 보통 1초에 1보(step)가 일어난다. 무릎관절에 통증이 있거나 약증이 있으면 보기간이 감소할 것이며, 건강한 쪽의 보기간은 증가할 것이다.

보폭수(cadence)는 단위 시간 내의 보의 수이며, 주로 초 당 혹은 분당 보의 수로 측정하지만 후자가 더 공통적으로 쓰인다.

보폭수(cadence) = 보의 수(number of step)/시간(time)

보장이 짧으면 어떤 주어진 속도에서 보폭수는 증가할 것이다.[20] Lamoreaux는 사람이 1분에 80보~120보의 걸음을 걷는다면 보폭수와 보장의 관계는 선형적 관계(linear relationship)가 있다고 하였다.[11] 어떤 사람이 보폭수를 증가시켜 걷는다면, 양다리 지지 시간은 감소할 것이다. 걷는 보폭수(cadence)가 1분당 180보에 접근하면 양다리 지지 시간은 없어지고 달리는 것과 같아진다. 보(step)의 횟수는 성인 남자일 때 분당 110보가 일반적이며, 여자는 분당 116보이다.[3] 때때로 일부 연구자들은 정확히 스텝 보폭수(step cadence)의 1/2인 활보 보폭수의 값을 말하기도 한다.

보행속력(walking velocity)은 신체의 직선 앞쪽 움직임의 비율이며, 초당 몇 센티미터, 분당 몇 미터, 시간당 몇 마일로 측정한다. 과학적 문헌들은 초당 거리를 선호한다. 속도라는 용어는 특정한 방향성을 내포하지만, 빈번히 포함되는 것은 아니며, 더 정확한 용어로는 방향을 고려하지 않는 **보행속도(walking speed)**가 사용되어야 한다. 보행분석 도구에서 보행속도는 특정방향으로의 분절의 속도로서 사용된다:

보행속도(m/s) = 보행거리(m)/시간(s)

같은 속도에서 여자는 남자보다 한발짝(보)이 더 짧고 더 빠른 경향이 있다.[20] 분당 120보 속도까지의 증가는 보폭수(cadence)와 활보장의 증가를 유발하나 120보가 넘어가면 보폭수의 증가만을 가지고 온다.

보통 보행의 속도는 느리다(slow), 자유롭다(free), 빠르다(fast)로 나타낸다. 보행의 **자유속도**는 보행자의 정상 보행속도를 나타내며; **느리고 빠른 속도**는 길의 변화에 대하여 정상인이 선호하는 것보다 느리거나 빠른 속도를 말한다. 보행속도를 증가시키는데는 여러 가지 변수가 있다. 어떤 사람은 보행속도를 빨리하기 위해 활보장을 증가시키고 보폭수(cadence)를 줄인다. 또 다른 사람은 보행의 속도를 증가시키기 위해 활보장을 줄이고 보폭수를 증가시킨다.

보폭(step width) 또는 기저면 폭(width of the base of support)은 양발의 발뒤꿈치의 중심(mid point) 사이의 직선거리이다(그림 14-10). 보폭은 나이든 사람이나 어린이들에서 볼 수 있는 좌우 안정성(side-to-side stability)을 증가시키는 것이 요구될 때 증가된다. 어린이의 중력중심(COG)은 성인보다 높고 안정성을 위해 더 넓은 바닥면이 필요하다. 정상적인 사람들의 바닥면 폭(width of the base of support)의 범위는 3.5인치이고, 1~5인치의 범위 내에서 변화한다.

발가락 벌림각(degree of toe out)은 발이 위치한 각도(angle of foot placement, FP)를 말하며, 진행방향의 직선과 발뒤꿈치의 중심과 둘째 발가락을 이은 직선과의 각도를 측정하다. 정상 남자에게서 자유로운 보행속도일 때 약 7° 정도 진행 방향으로부터 벗어난다(그림 14-10).[12] 정상 남자에게서 보행속도가 증가하면 발가락 벌림의 각도가 감소된다.[12]

힘 발생(power generation)은 근육이 짧아질 때(동심성 수축 시) 일어난다. 힘 발생은 양(positive)의 일을 하고 신체의 전체 에너지를 부가시킨다. 힘은 시간을 통해 발생하는 일과 에너지 값이다. 보행을 행하는 근육군의 힘은 역동적으로 움직이는 동안 산정할 수 있다. 관절을 가로질러 발생된 힘이나 흡수된 힘은 순수 안쪽 모멘트(net internal moment)와 관절을 통한 순수 각속도(net angular velocity)의 결과이다.[24] 같은 방향(예로, 굽힘근의 굽힘, 폄근의 폄)인 경우, 양의 일은 에너지 발생에 의해 수행되어진다. 힘의 발생과 흡수의 가장 중요한 단계는 관절(H = 엉덩이, K = 무릎, A = 발목)과 면(S = 시상면, F = 관상면, T = 가로면)에 의해 고안되어진다.[25]

힘 흡수(power absorption)는 근육이 늘어나는 편심성 수축 시 일어난다. 힘 흡수는 음(negative)의 일을 행하고 몸의 에너지를 감소시킨다. 관절의 움직임과 모멘트가 반대방향이라면, 음의 일은 에너지 흡수가 수행되어지는 것이다.

사례 적용 14-2: **시간과 거리 보행변수들의 영향**

Brown 여사는 0.2 m/sec의 속도와 25보/분 보폭수로 걷는다. 동시입각기 시간이 양쪽 보의 정상값보다 상당히 길다. 환측에서 입각기는 보행주기의 60% 이상이었으나 입각기에 비환측에 더 높은 비율로 지지하였다. 그녀의 왼쪽(비환측) 보장(step length)은 환측보다는 짧지만, 활보장(stride length)은 같았다. 왜 그럴까? 직선으로 걷는 사람이 활보장은 같아야 하나 보장은 다를 수 있다는 것을 이해한다면, 당신은 보와 보장의 개념을 이해할 수 있을 것이다.

관절 움직임(Joint Motion)

보행을 묘사하는 또 다른 방법은 다리와 관절각들이 공간 내에서 어떤 궤도(trajectory)로 움직이는가를 측정하는 것이다. 초기 장비는 회전속도사진술(stroboscopic photography)이 사용되었고, 그 후 영화촬영술(cinematography), 전자각도계(electrogoniometers), 최근에는 컴퓨터(computer)를 이용한 동작분석시스템(computerized motion analysis system)과 같은 첨단 장비가 정상보행 혹은 이상보행에서의 관절각과 다리의 움직임 궤도에 대한 폭넓은 정보를 제공하기 위해 사용되었다.[5,6,26-28] 가장 가치있는 분석은 관절각도를 그래프로 나타내는 것으로, 종종 입체적으로 나타내는 것이 있다.

정교함이 떨어지고, 객관성이 낮으며 첨단장비를 사용하지 않고 시행하는 보행분석인 관찰적 보행분석(observational gait analysis) 방법이 사용되었으며 즉, 관찰자가 특정한 각도 혹은 운동이 정상인지 아닌지를 주관적으로 결정한다. 대개 관찰적인 보행분석은 가설의 방향을 설정하거나 치료목표를 설정할 때 사용된다. 시각적으로 관찰하여 분석하는 방법의 약점은 사람이 걷는 동안에 정상보다 특정한 관절각도가 얼마나 벗어나는지, 보행 중 특정 분절을 분리해 내는 훈련과 연습이 필요하다는 것이다. 천천히 재생하여 보는 비디오 관찰법은 이에 비해 크게 향상된 방법이다. 시각적으로 보행분석 하는 방법은 보행자가 어떤 부담감을 갖지 않게 되고 첨단 장비사용에 비하여 비용이 저렴하여 임상에서 많이 사용하고 있다. 잘 훈련된 관찰자는 이와 같은 시각적인 관찰자로서 많은 정보를 얻을 수 있다. 관찰적 보행분석의 다른 단점은 비록 최근에 신뢰도가 만족한 상태에서 일부 변수와 상태를 규명했음에도 불구하고 낮은 신뢰도를 가진다는 것이다.[29]

■ 시상면에서의 관절각도들 (Sagittal Plane Joint Angles)

정상보행에 필요한 관절가동범위와 각 주요 관절에서 최대 굽힘과 폄 발생 시점은 그림 14-11과 그림 14-12에서와 같이 관절 각도를 측정함으로써 결정할 수 있다. 주요 선(굵은 선) 주위의 표준편차선(점선)은 사람마다 다양성이 존재한다는 것을 의미하며, 범위내 67%의 대상자들의 수치이다. 보행에 대한 연구결과는 나이, 성별, 보행속도, 분석방법에 따라 다양하다. 여기에 제시된 자료는 3차원 분석에서 나타난 결과이다.[24] 간단히 말해서, 그림에서 나타난 평균수치는 5° 단위로 책정된 것으로 고정된 것이 아니라 (~) 표시는 "대략 얼마" 정도로 사용한 것이다. 해부학적 위치에서 엉덩관절, 무릎관절, 발목관절은 대략 0°이다. 엉덩관절 굽힘, 무릎관절 굽힘, 발목 등쪽 굽힘은 양(positive)의 수치로 기록되고, 폄과 발바닥쪽 굽힘은 음(negative)의 수치로 기록된다.

그림 14-11에서 엉덩관절의 처음 형태는 보행주기의 0%인 초기접촉 때 최대로 약 +20° 이상 굽히고 발뒤꿈치 들기(heel-off)와 발가락 들기(toe-off) 사이인 보행주기의 50%때 최대 약 -20° 이상으로 편다. 초기접촉 때 무릎관절은 0°이고, 보행주기의 40% 때 발뒤꿈치 들기(heel-off) 전까지 다시 0°이다. 유각기 동안 엉덩관절은 보행주기의 70% 때 최대 약 +60° 이상의 굽힌다(보행주기의 10%에서, 약 15° 이상의 작은 무릎관절 굽힘이 기록된다). 발목은 보행주기의 약 40% 일 때 대략 발뒤꿈치 들기에서 약 +7° 이상의 최대 발등쪽 굽힘이 일어나고 발가락 들기(60%) 때에 발바닥쪽 굽힘(-25°)이 일어난다.

기본 개념 14-2: ***정상 보행을 위한 엉덩관절, 무릎관절, 발목관절의 관절가동범위***

정상적인 보행을 하려면 엉덩관절에서 약 20° 폄에서 20° 굽힘, 무릎관절은 0°(완전 폄)에서 60° 굽힘, 발목관절은 25° 발바닥쪽 굽힘에서 7° 발등쪽 굽힘 범위가 필요하다. 이러한 관절 범위가 원활하

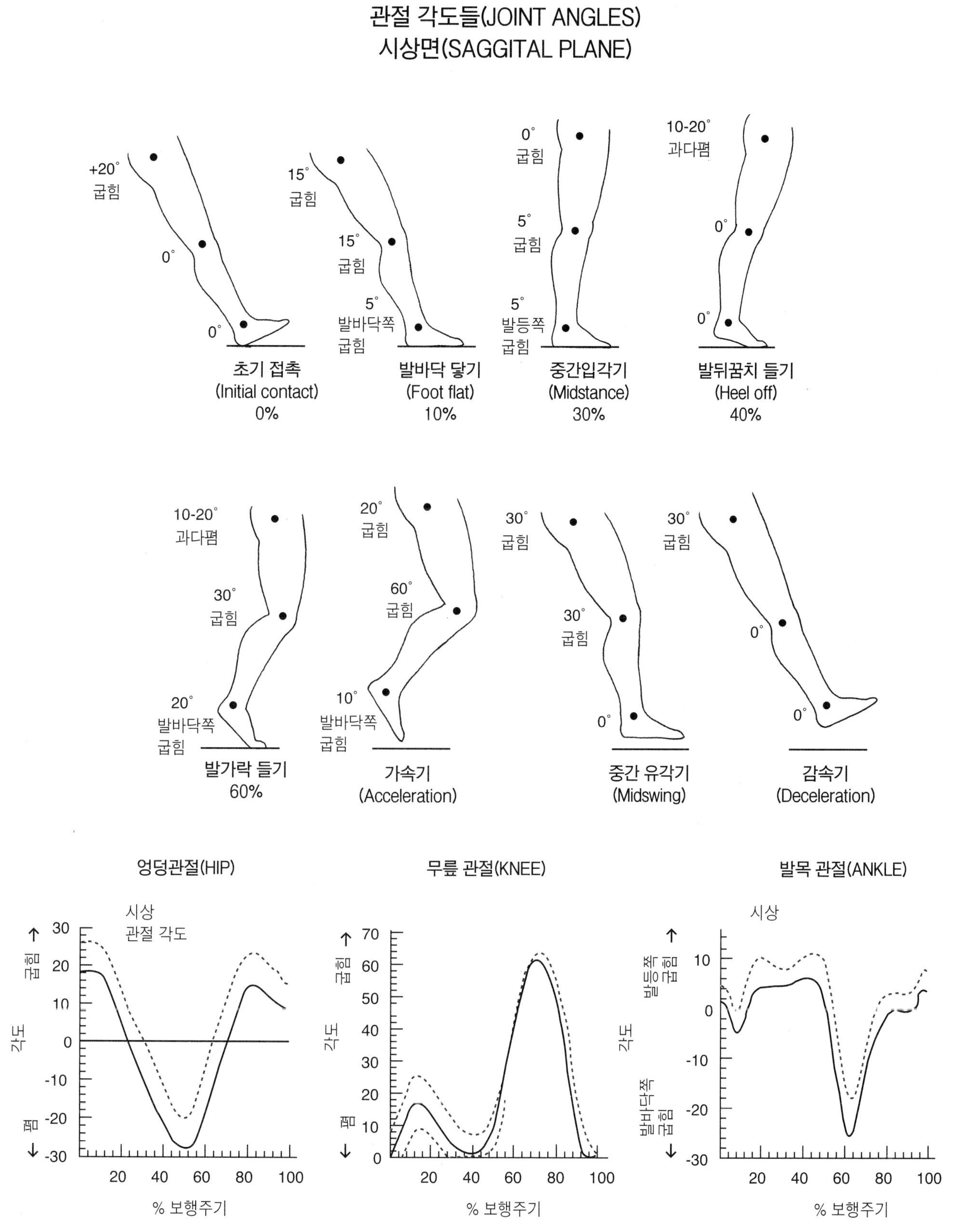

▲ **그림 14-11** ■ 시상면에서 엉덩관절, 무릎관절, 발목관절의 각도들. 위의 도표에서 점선은 표준편차, 실선은 평균값을 나타낸다. (관절각 도표는 Winter Da, Eng JJ, Isshac Mg:A review of kinetic parameters in human walking. In Craik RI., Otis CA [eds]: Gait Analysis: Theory and Application. pp 263-265. St. Louis. Mosby-Year Book, 1994, with permission from Elsevier에 의해 다시 그려진 것이다.)

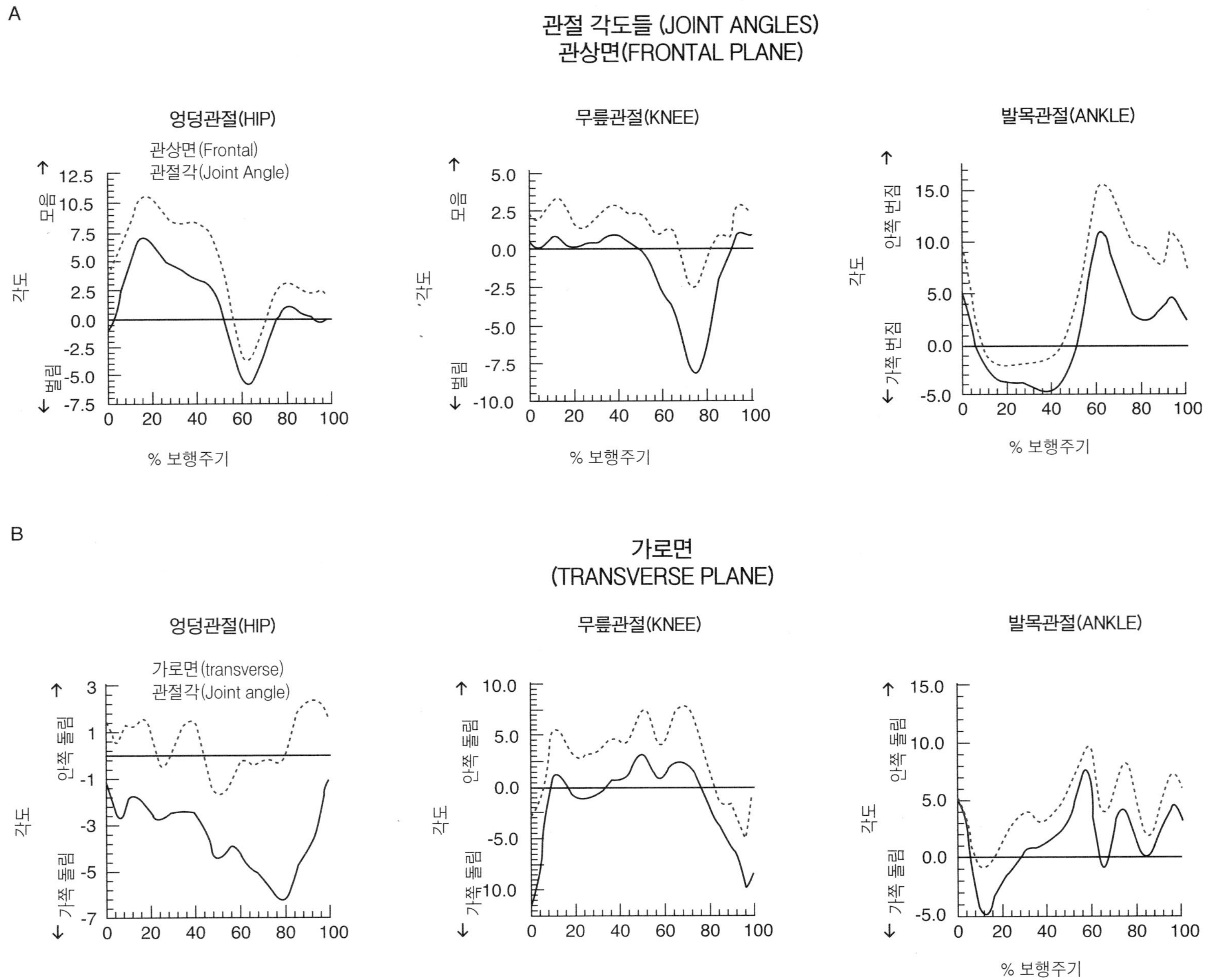

▲ **그림 14-12** ■ A. 관상면에서 엉덩관절, 무릎관절, 발목관절의 각도들. B. 가로면에서 엉덩관절, 무릎관절, 발목관절의 각도들 (관상면, 가로면에 대한 관절각 도표는 Winter Da, Eng JJ, Isshac Mg:A review of kinetic parameters in human walking. In Craik RI., Otis CA [eds]: Gait Analysis: Theory and Application. pp 263-265. St. Louis. Mosby-Year Book, 1994, with permission from Elsevier에 의해 다시 그려진 것이다.)

지 않게 되면 보행 양상이 정상과 비교하여 상당한 편위를 나타낼 것이다.

■ 관상면에서의 관절각도들 (Frontal Plane Joint Angles)

입각기의 처음 20% 동안 골반 또는 반대측이 약 5° 정도 하방으로 경사질 때 엉덩관절의 모음이 나타난다(그림 14-12A). 엉덩관절 벌림 시 약 5°까지 순조롭게 벌림이 되고, 발가락 들기 때 정점에 이른 후 그 다음에 초기접촉 때 중립으로 돌아온다. 무릎관절은 중간유각기 때 약 7°에서 벌림 시의 정점을 제외하면 거의 중립이고, 그 다음에는 중립으로 돌아온다.[28] 그림으로부터 초기 입각기 때 발목의 약 5° 정도의 안쪽번짐(inversion)에서 5° 정도의 가쪽번짐(eversion)까지 움직이고, 발바닥 밀기 단계(push-off) 동안 약 15° 정도 안쪽 번짐된다.

■ 가로면에서의 관절각도들 (Transverse Plane Joint Angles)

엉덩관절, 무릎관절, 발목관절은 측면에서 볼 때 매우 다양하게 보인다. 실험 연구에 따르면, 엉덩관절은 일반적으로 유각기까지 가쪽 돌림이 되고 그 후 초기접촉 전에 거의 중립으로 안쪽 돌림을 한다(그림 14-12B). 무릎관절은 대부분의 보행주기 동안 중립이나 발바닥 닿기까지의 말기 입각기시 가쪽 돌림을 한다. 발목은 보행주기의 약 40%로부터 초기접촉까지 세 번의 급격한 반대돌림이 일어나고, 발바닥 닿기 때 최대 가쪽 돌림의 지점에 도달한다.

사례 적용 14-3: **관절각 양상들의 영향**

비디오 테이프에 녹화된 관절각 검사에서 Brown은 초기 유각기에서 무릎관절 굽힘이 없고, 중간입각기에서 무릎을 완전히 펴는 경향이 있었다. 그녀는 최소의 발목 발등쪽 굽힘 능력을 가지고 있고, 이러한 결과로 환측 다리로 지면을 정확히 내딛기 어렵게 되었는데, 이것은 유각기 동안 무릎을 구부릴 수 없기 때문이다. 대신에, 그녀는 환측 발을 내딛기 위해 골반을 들게 되었고 환측 엉덩관절은 중립선을 지나지 못하였다. Brown의 관절각은 입각기와 유각기에서 정상과 다르게 나타났다.

Saunders의 보행의 결정요소 (Saunders' s "Determinants" of Gait)

보행에서 "결정요소"를 사용하는 것은 1953년 Saunders와 동료연구자들에 의해서 처음 소개되었다.[30] "결정요소"는 골반, 엉덩관절, 무릎관절, 발목관절이 최소한으로 몸의 질량중심(center of mass)의 움직임을 유지하는데 도움을 주는 것을 반영하는 것으로 여겨진다. 몸의 질량중심에 대한 수직편위(vertical excursion)와 가쪽편위(lateral excursion)의 감소는 에너지 소비를 줄이고 보행을 효과적이게 한다. 보행의 결정요소는 여섯 가지인데, 가로면에서 약 8°의 골반돌림(pelvic rotation)으로 무게중심이 통과하는 호를 편평하게 하고; 관상면에서 가쪽골반경사(lateral pelvic tilt)는 유각하는 다리에서 골반의 떨어짐을 막는데, 다리를 높이 들어 떨어짐을 예방하며; 입각기에 무릎관절 굽힘(knee flexion)은 무게중심을 올려주어 몸통을 완전히 펴며; 발, 무릎관절, 발목관절 상호작용(foot, knee, ankle interaction)은 질량중심의 이동을 최소화하고; 무릎관절의 생리학적 바깥굽이(physiologic valgus)는 관상면에서 질량중심의 측방 움직임을 경감시킨다. 아직까지 보행을 서술하는데 있어서 유용할 수 있으나, 생체역학적 분석 상으로는 Saunders의 관점에서 보는 보행의 원칙으로 보행의 구성요소들을 지지하기에는 적절하지 않다(아래의 심화 학습을 참조).

지속적 연구: Saunders의 보행의 "결정요소" 이론의 문제점들

Saunders[30]의 고전적 "결정요소(determinants)" 이론을 기초로 한 전제는 오류가 있다: 인체의 에너지 소모는 질량 중심의 이동으로써 반영된다. 사지를 반대 방향으로 움직이면 사지를 가속시키고 감속시킬 때 에너지가 소모되는 것은 사실이나, 서로서로 상쇄되기 쉽고 에너지 소모도 일어나지 않는다. 또한, 이 장에서 논의된 위치에너지와 운동에너지의 보존은 고려되지 않았다. 20년 이전[31]과 최근 저자들은[32] HAT 분절의 에너지 보유가 정상 보행에서 매우 높고, 다리 움직임이 에너지 상태를 조절한다고 하였다. 다른 연구 또한 HAT의 운동에서 "결정요소"의 영향을 의문시 한다.[33,34] 요약하면, Saunders의 보행의 "결정요소" 이론은 아마도 유보되어야 할 것 같다.

역동학(Kinetics)

지면반발력 (Ground Reaction Force)

사람이 걸을 때, 힘은 발에서 지면으로 지면에서 발로 가해진다. 힘의 크기는 동일하나 방향은 반대이다. 지면반발력(ground reaction force; GRFs)이라 불리는 발에 가해지는 힘에 대해 많은 관심이 있다. 지면반발력은 수직축, 앞/뒤 축, 안쪽/가쪽 축을 따라 표현되어지는 힘과 함께 데카르트 좌표 시스템(cartesian coordinate system)을 사용함으로써 나타낸다.[3] 각 방향에서의 힘의 구성요소의 벡터 합은 지면반발력의 하나의 표현이고 (GRFV: 지면반발력 벡터), 초기접촉으로부터 발가락 들기까지의 전형적인 패턴을 가진다. 수직방향에서, 크기가 처음에는 작고 중간입각기에는 낮은 수치이나 초기입각기, 말기입각기에는 체중보다 더 크게 수치가 증가한다. 이러한 변동은 한걸음을 걸을 동안 몸의 수직 가속기와 감속기를 나타낸 것이다. 앞뒤 방향에서의 지면반발력은 초기접촉을 만드는 발에 반발하여 뒤로 작용하고 발이 미끄러져 앞으로 나가는 것을 방지한다. 이때의 지면반발력은 체중의 약 20%에 해당하는 최대 크기에 도달한다. 중간유각기 때 힘은 중립이지만, 입각기의 뒤쪽 1/2 시에는 발의 반대편 앞쪽으로 직접 작용하는 벡터는 발바닥 밀기(push off)를 가능하게 한다. 안쪽 · 가쪽 힘의 크기는 작지만 개인차에 따라 다양하다. 특히, 시상면에서 보행을 이해하는데 있어 지면반발력의 유용성은 이 장의 후반부에서 다룰 것이다.

압력중심(Center of Pressure, CoP)

지지면 위에서 발의 압력중심(CoP)은 보행시 경로를 따라서 움직이며 독특한 양상을 갖는다(그림 14-13). 정상인들이 맨발로 걷는 동안의 양상은 여러 가지 다른 형태의 신발을 신고 걸을 때와는 다르게 나타난다.[35] 맨발로 걸을 때 압력 중심의 시작은 입각기가 시작 시 발뒤꿈치의 뒤가쪽 끝(posterolateral edge)으로부터 시작하고, 발 중간부(midfoot area)에서는 거의 직선으로 통과하고, 중앙선으로부터 가쪽을 지나 그 후 중앙선을 가로질러 발허리뼈 정지(metatarsal break)를 따라 넓게 집중되어 발의 볼(ball of foot)을 지나게 된다. 그 후 압력중심은 둘째 발가락쪽으로 갔다가 입각기의 마지막에는 첫째 발가락쪽으로 지나간다.

역동적 분석(Kinetic Analysis)

역동적 분석은 관절, 관절을 가로지르는 근육에 의해 생성되는 모멘트, 보행에 필요한 에너지의 수행을 이해하기 위해 이루어진다. 가장 보편적인 방법은 각 분절이 연결되어진 모델(link-segment model)의 가역적 역동적

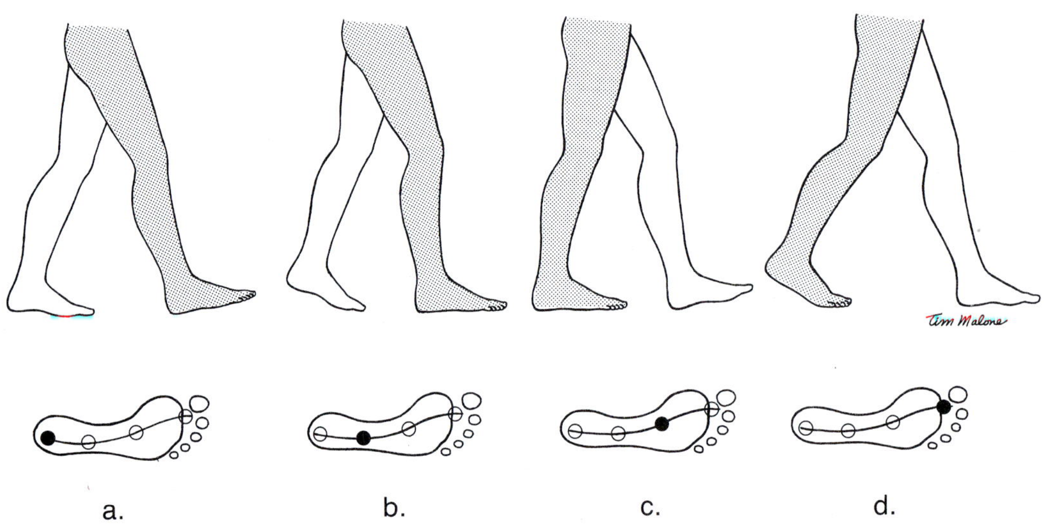

▲ **그림 14-13** ■ 압력중심(CoP)의 경로는 초기접촉(A), 발바닥 닿기(B), 발뒤꿈치 들기 전(C), 그리고 발가락 들기 전(D)에서 검은 점의 위치로 보여준다.

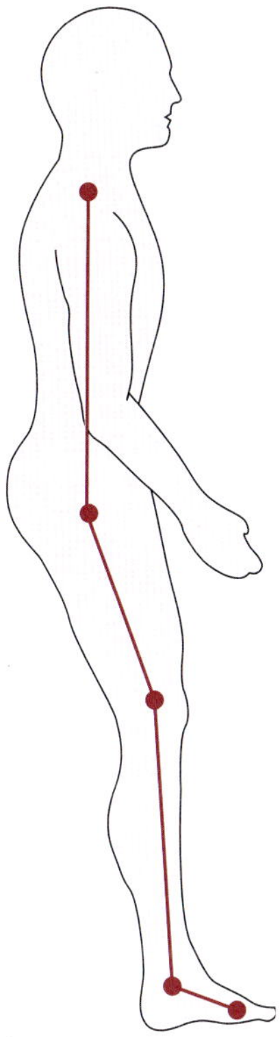

▲ **그림 14-14** ■ 보행연구에 사용되는 인체의 절반을 4분절로 구분한 모델. 각 분절은 질량, 관성모멘트, 질량 중심의 위치에 의해 적용되어진 것이다.

접근(inverse dynamic approach)이 이용된다. 이것은 여러 분절로 이루어진 모델을 통해 신체를 관찰하는 방법이다. 먼쪽에서 몸쪽으로 분절 분석으로 접근하고 뉴턴의 역학을 사용한다. 그림 14-14는 몸의 한쪽 측면만 고려된 간단한 4개의 분절(발, 다리, 넙다리, HAT의 1/2)을 보여준다. 움직임의 분석방법에서 몸의 표식자들(markers)의 위치와 관절중심에 놓일 각 분절의 위치를 확인해야 한다. 보행에서 인체에 작용하는 가쪽 힘들을 알아야 하고 이들은 **관성(inertia)**, **중력(gravity)**, 지면반발력(ground reaction force, GRF)이다.[3] 발에서 지면반발력의 크기, 방향, 작용점은 힘판(force platform)과 같은 장비를 사용하여 알 수 있다.[36] 관성력은 분절의 가속과 직접적인 관련이 있다.

지속적 연구: 보행의 역동학적인 연구가 어떻게 되는지를 이해하기

2차원적 분석을 바탕으로 한 결과에 대한 3가지 공식들은 간단하다: 각 분절에 대한 다음 3가지로 적용된다:

$$\Sigma F_x = ma_x \quad (1)$$

$$\Sigma F_y = ma_y \quad (2)$$

$$\Sigma M_0 = I\alpha \quad (3)$$

여기에서

Σ는 "총합"을 뜻한다.

F_x = 지정된 x 축 방향으로의 힘, 이 경우에는 수평방향이며, 단위는 뉴턴 (N)

m = 인체 측정학의 표에서 이끌어내어진 분절의 질량(mass), 단위는 킬로그램 (kg)

a_x = x 축 방향에서 질량 중심의 가속도, 위치와 시간 값에서 산출됨(m/sec²)

F_y = 지정된 y 축 방향으로의 힘, 이 경우에는 수직방향이며, 단위는 뉴턴(N)

a_y = y 축 방향에서 질량 중심의 가속도, 위치와 시간 값에서 산출됨(m/s²)

M_0 = 질량의 중심으로 선택된 점 0에 대한 모멘드, 단위는 newton-meters(N · m), 크게는 근활동에 기인하며, 더 적은 범위에서는 인대, 건, 관절주머니, 뼈의 구성분이 포함됨.

I = 인체 측정학의 표에서 추론된 관성 모멘트, 단위는 kg · m²

α = 분절 위치와 시간 데이터에서 추론된 분절의 각가속도(rad/sec²)

발의 분절을 참고로 한 그림 14-15를 언급한다면, 방정식(1)은 x축에서의 모든 힘의 합(그림에서 규약을 보시오)이 발의 무게와 x축에서의 가속기에 의해 만들어내는 힘과 동일해야 한다. 방정식(2)은 y축에서의 모든 힘의 합(그림에서 규약을 보시오)이 발의 무게와 y축에서의 가속기에 의해 만들어내는 힘과 동일해야 한다. 방정식(3)은 어떤 선택된 중심에 대한 모멘트의 합(무게중심의 선택)이 관성의 모멘트와 분절에서의 각가속도와 동일해야 한다. 그림 14-15는 우리가 모르는 세 가지가 있다: 발목에서의 X축 힘(F_{AX}), 발목에서의 Y축 힘(F_{AY}), 발목주변의 모멘트(M_A). 발 지면반발력(foot floor force)은 F_{FX}와 F_{FY}로 만들어진다. 여기에는 분절의 자유종말(free end) 부분에 대한 모멘트는 없다.

세 가지 방정식으로 놓시 수축 시 관절의 반대쪽의 알 수 없었던 세 가지 힘과 계산할 수 없었던 근육모멘트를 해결할 수 있다. 세 가지 방정식을 적용해 본 결과 발목에서의 X축 힘의 값, 발목에서의 Y축 힘의 값, 발목의 모멘트를 얻을 수 있다(표 14-2). *다시 말해서, 힘이 무엇인지와 특정 선형각속도와 각가속기로 움직이는 관성력의 모멘트와 특정 질량이 발목에서 행해지는 모멘트가 무엇인*

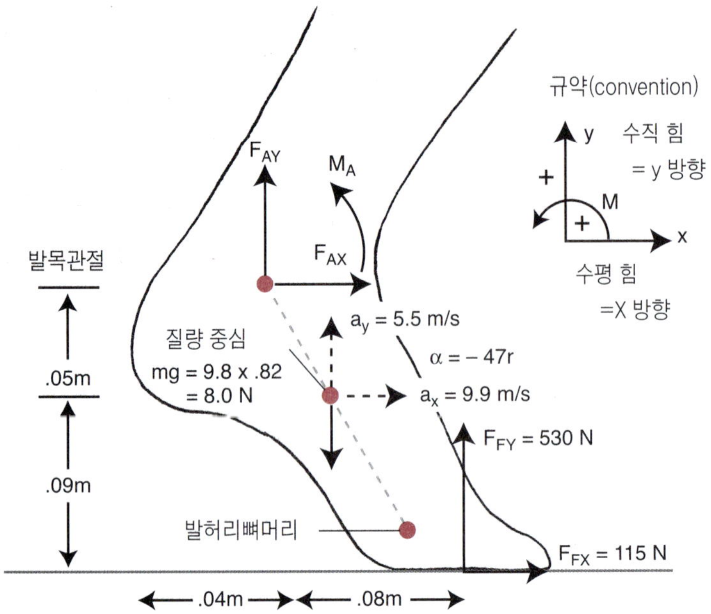

◀ **그림 14-15** ■ 몸쪽 관절(발목)로 나타낸 입각기에서 발 분절의 자유 신체 도식(free body diagram)과 각 분절에서 활동하는 모든 힘과 모멘트들. 분절의 자유종말에서 나타나는 모멘트는 없다. 나타난 힘과 위치는 발의 질량과 발-지면의 힘이다. 나타내지 않은 힘은 발목위의 관절 반발력과 발목관절에서의 순수 모멘트이다.

지를 알 수 있다. 지금 우리는 더 가까운 몸쪽 관절 분절의 해결을 통해 몸 분절에 대한 정보를 얻을 수 있다. 많은 분절수와 세 가지 면에서의 분석을 통해 더 복잡해질 수 있으나 원리는 동일하다.

안쪽 힘과 가쪽 힘, 모멘트, 규약 (Internal and External Forces, Moments, and Conventions)

안쪽 모멘트는 신체에 작용하는 가쪽 힘에 반대로 작용하는 근육, 관절주머니, 인대에 의해 발생되어지는 모멘트이다. 지면반발력 같은 가쪽 힘은 관절에 대해 가쪽 모멘트를 생산한다. 예를 들면, 마지막 입각기에 몸무게가 발의 앞쪽에 있을 때 종아리 근육에 의해 발생하는 안쪽 발목 발바닥쪽 굽힘 모멘트는 지면반발력과 발의 발등쪽 굽힘 시의 가쪽 모멘트에 의해 발생하는 가쪽 발등쪽 굽힘 모멘트에 반대작용을 한다. 비록 일부 연구자들이 가쪽 모멘트를 사용하더라도, 우리는 안쪽 모멘트 용어를 이 장에서 사용할 것이다. "안쪽"이라는 용어는 쉽게 읽어지기 위해 사용될 것이다.

■ 모멘트 규약(Moment Conventions)

저자들마다 그림에서 안쪽 모멘트를 나타내기 위해 다른 용어들을 사용하지만, 이들은 보통 "굽힘/폄" "벌림/모음" 또는 "안쪽돌림/가쪽돌림" 용어를 사용함으로써 모멘트의 방향을 나타냈다. 여기에 제시된 모멘트는 양(positive)의 값으로 발목 발바닥쪽 굽힘근, 무릎 폄근, 엉덩관절 폄근의 안쪽 모멘트를 정하였다.

■ 시상면 모멘트(Sagittal Plane Moments)

시상면에서의 관절각도는 엉덩관절, 무릎, 발목에 작용하는 모멘트를 다루면서 이미 기술하였다(그림 14-16).

관절 모멘트를 상세히 검사하기 전에 지지모멘트(support moment)의 개념을 다루어야한다. 다리에 작용하는 모멘트에 대한 검사는 입각기 동안에 가장 잘 볼 수 있는데, 엉덩관절, 무릎관절, 발목관절에 작용하는 모든 안쪽 모멘트의 대수학적 합은 양(positive)의 모멘트 또는 안쪽 폄근모멘트(extensor internal moment)였다(그림 14-17). Winter는[7] 이것을 다리 전체에서 **지지 모멘트(support moment)**의 협력(synergy)이라고 하였으며, 그는 정상인과 장애인 양쪽 모두 모든 보행속도를 위해 폄근 지지 모멘트(extensor support moment)가 필수적임을 알게 되었다. 안쪽 폄근모멘트는 입각기 동안에 다리가 주저앉지(collapsing) 않도록 한다. 엉덩관절과 무릎관절 모멘트는 개인 간의 차가 다양하지만, 폄근 모멘트에 순수 모멘트(net moment)가 남아있는 한, 몸은 매

표 14-2 그림 14-15의 예에서 산출된 입력자료, 순수모멘트, 힘들

주어진 자료		산출된 자료		
용어	값	용어	계산식	값
체질량	56.7 kg	발의 중심	체질량 비율	0.822 kg
중력상수	9.8	관성의 모멘트	분절 길이, 비율, 회전의 반지름	0.0026 kg/m^2
무게중심: 가속도 x 가속도 y	9.9 m/s 5.5 m/s	발목관절에서 힘: F_{ax}	$\Sigma F = ma_x$ $F_{ax} + 115 = m\ (9.9)$	−107 N
지면반발력: x 축 y 축	115 N (to right) 530 N(upward)	발목관절에서 힘: F_{ay}	$\Sigma F = ma_y$ $F_{ay} + 530 - 0.822\ (9.8) = m\ (9.9)$	−517 N
		발목관절에서 모멘트	$\Sigma M = I\alpha$ M_{a+} (107) (0.05) + (517) (0.04) + 115(0.09) + 530(0.08) = .0026(−47.15)	−78.7 N

출처: Winter DA: biomechanics and Motor Control of Human Movement, 2nd ed. New York, John Wiley & Sons, 1990.

우 다양하게 지지될 수 있다. 발목 발바닥쪽 굽힘이 불완전하다면, 엉덩관절 폄근 또는 무릎관절 폄근이 보상작용을 한다. 무릎관절 폄근의 수축이 통증을 유발하게 되면, 엉덩관절 폄근이나 발목관절 발바닥쪽 굽힘근들이 보상을 하게 된다. 후기 입각기(보행주기의 55% ~60%)에 순수 안쪽 폄근으로부터 순수 안쪽 굽힘근 모멘트로의 지지 모멘트의 변화는 유각기에 계속된다. 유각기 후기에 순수 폄근모멘트(net extensor moment)는 다시 나타나고, 발뒤꿈치가 닿게 되도록 다리의 마지막 위치를 결정하는 것을 돕는다.[7,37]

지지 모멘트는 각 관절에서의 관절모멘트를 이해하기 위한 배경을 제시해준다. 그림 14-16은 초기 입각기때 엉덩관절 폄근이 양성 모멘트를 제공하는 것을 관찰할 수 있으나, 곧 안쪽 무릎폄근 모멘트에 의해 압해진다. 모멘트는 지탱하는 근육군에서 유일하게 확인할 수 있다는 것을 기억하라: 이것은 근육이 짧아졌거나 길어졌다는 것을 의미하는 것은 아니다. 예를 들어, 순수 안쪽 모멘트가 무릎관절 폄근에 의해 일어났다면, 무릎관절은 굽힘(편심성 수축) 또는 폄(동심성 수축) 또는 변화 없는 것(등척성 수축)이 일어날 것이다. 대부분의 마지막 입각기에서 약간 지면에 지지될 때까지 입각기단계로 진행함으로서 발목 발바닥쪽 굽힘근의 지지가 증가한다. 유각기 동안에 모멘트는 예상대로 매우 작다.

■ 관상면 모멘트(Frontal Plane Moments)

엉덩관절과 무릎관절에서의 유사한 형태의 큰 안쪽 벌림 모멘트가 일어나고, 발목관절에서는 더 작은 모멘트가 일어난다. 이것은 무릎관절과 발목관절에서 교차되는 인대의 힘에 의해 발생하며 몸통의 무게중심이 발의 안쪽 지지면으로 지지하는 양 만큼 발생한다. 무릎관절에서 일부 활동요소가 나타나지만(근육 또는 수동적 스프링과 연관됨), 같은 양 만큼 힘이 발생한다는 것을 그림 14-18에서 볼 수 있다.

■ 가로면 모멘트(Transverse Plane Moments)

가로면 안쪽 모멘트는 엉덩관절, 무릎관절, 발목관절에서 더 작아지는 경향이 있고 비슷한 양상을 보인다.

사례 적용 14-4: **적절한 지지 모멘트 개발에 있어서의 어려움**

Brown 여사는 발바닥쪽 굽힘근, 무릎관절 폄근, 엉덩관절 폄근의 활동력이 낮기 때문에 적당한 지지 모멘트를 생성하기 어렵다. 그래서 무릎의 안정성을 얻기 위해 무릎을 뒤로 뻗게 되는 것은 당연한 현상이다. 우리는 그녀가 발목보다 엉덩관절의 결함이 더 적다는 것을 알고 있으므로 초기 입각기 때 엉덩관절 폄근을 촉진시키기 위해 지지 모멘트로 보조하고 뿐만 아니라, 무릎관절

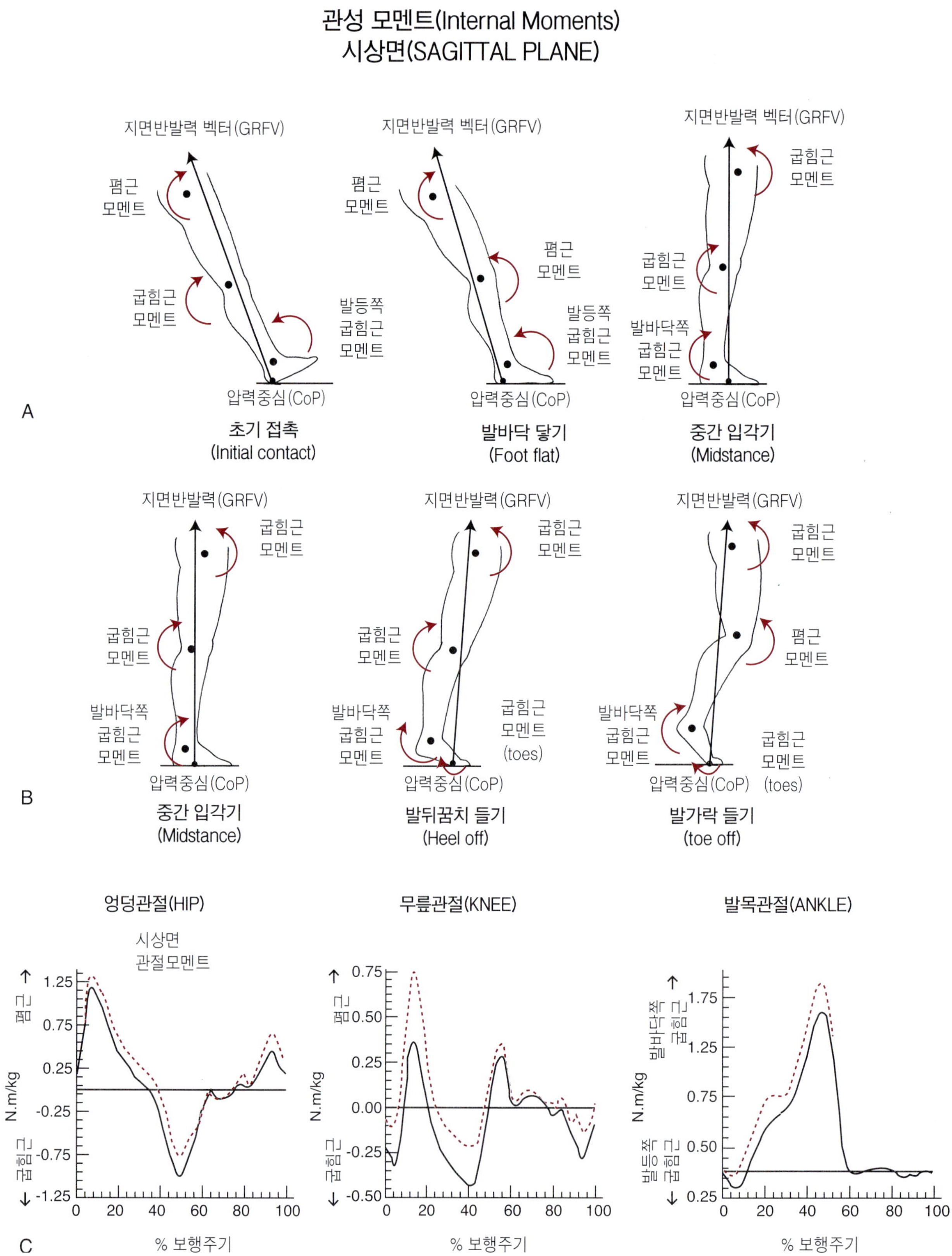

▲ **그림 14-16** ■ 압력 중심과 지면반발력을 가진 엉덩관절, 무릎관절, 발목관절의 시상면에서의 안쪽 모멘트 패턴. 점선은 표준편차이며, 실선은 평균값을 나타낸다.(Diagrams of internal moments redrawn from Winter DA, Eng JJ, Isshac MG: A review of kinetic parameters in human walking. In Craik RL, Otis CA [eds]: Gait Analysis: Theory and Application, pp 263-265. St. Louis, Mosby-Year Book, 1994, with permission from Elsevier.)

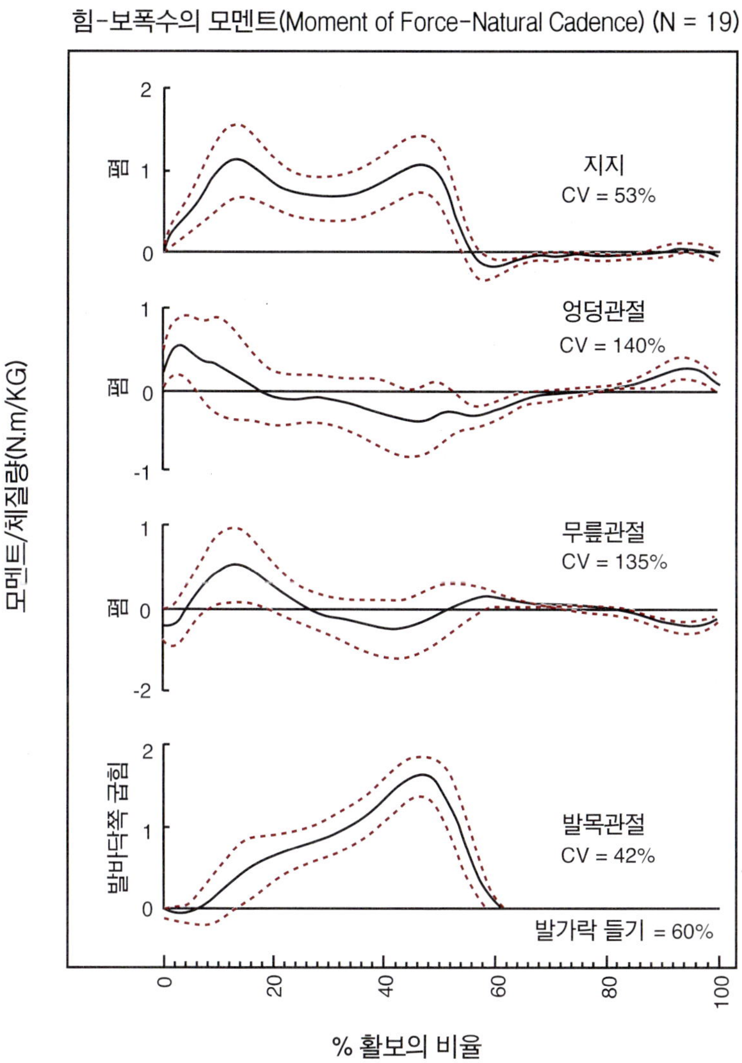

◀ **그림 14-17** ■ 엉덩관절, 무릎관절, 발목관절에서 지지모멘트를 수학적 합계로 보여주는 시상면의 전형적인 패턴.(출처: Winter DA: The biomechanics and Motor Control of Human Gait: Normal, Elderly and Pathological, 2nd ed. Waterloo, Ontario, Waterloo Biomechanics, 1991, with permission from David A. Winter.)

폄을 자극시켰다. 뇌졸중 초기 단계에서 근육의 힘 발생 능력의 증가를 기대할 수 있고 기능적 움직임을 하는 동안 근력에 의한 능력 향상을 준비하게 된다. 충분한 지지를 제공할 수 있는 시기를 지났다면, 발목-발 보조기로 수동적 폄근 모멘트를 제공할 수 있으나 에너지 소모가 크다.

지속적 연구: 발과 발목관절의 운동학과 역동학

보행 시 발의 생체역학적 상세한 설명은 "엎침(pronation)"(발등쪽 굽힘, 가쪽 번짐, 벌림[가쪽 돌림]의 복합)와 "뒤침(supination)"(발바닥쪽 굽힘, 안쪽 번짐, 모음[안쪽 돌림]의 복합)라는 용어의 사용에 의해서 방해를 받아왔다. 일반적으로, 발의 움직임은 진행하는 뒤침에 의해 수반되어 입각기 초기에 엎침을 구성하는 것처럼 묘사된다. 그러나, 발뒷부와 발앞부 분절로서 발을 모델링하는 종다리와 발의 삼차원적 분석은 입각기 동안[38,39] 움직임에 관해 좀 더 나은 통찰력을 갖게 한다. 특히, 발뒷부 분절은 입각기 초기에 아래 다리에 대해서는 가쪽 번짐하고, 발바닥 밀기(push-off) 시에는 안쪽 번짐한다. 세 가지 매우 작은 순수 모멘트 회전력(0.10 Nm/㎏을 초과하지 않는)은 주기의 약 50%까지 안쪽 번짐 모멘트에 의해 수반된 안쪽 가쪽번짐 모멘트가 우세해질 때 주기의 약 20%까지 발목에서 입각기를 통해 관상면에서 분명히 나타난다. 그 후에 발가락 들기(toe-off)까지는 안쪽 가쪽 번짐모멘트가 우세해진다. 가로면에서는 발가락 들기를 통해 부드러운 안쪽 돌림(모음)에 의해 동반되어 입각기 초기에 발뒷부 분절이 가쪽 돌림(벌림)한다. 발앞부 분절은 입각기 초기와 중간입각기 동안 발등쪽 굽힘을 추가하고, 입각기 초기에 관상면에서 약간의 안쪽 번짐을 보인다. 그 후 약간의 각도로 한 번 더 안쪽번짐을 할 때 발가락 들기까지 중립을 유지한다. 가로면에서 전족은 입각기 초기에 약간 가쪽 돌림(벌림)하고 발가락 들기 동안 안쪽 돌림(모음)한다.

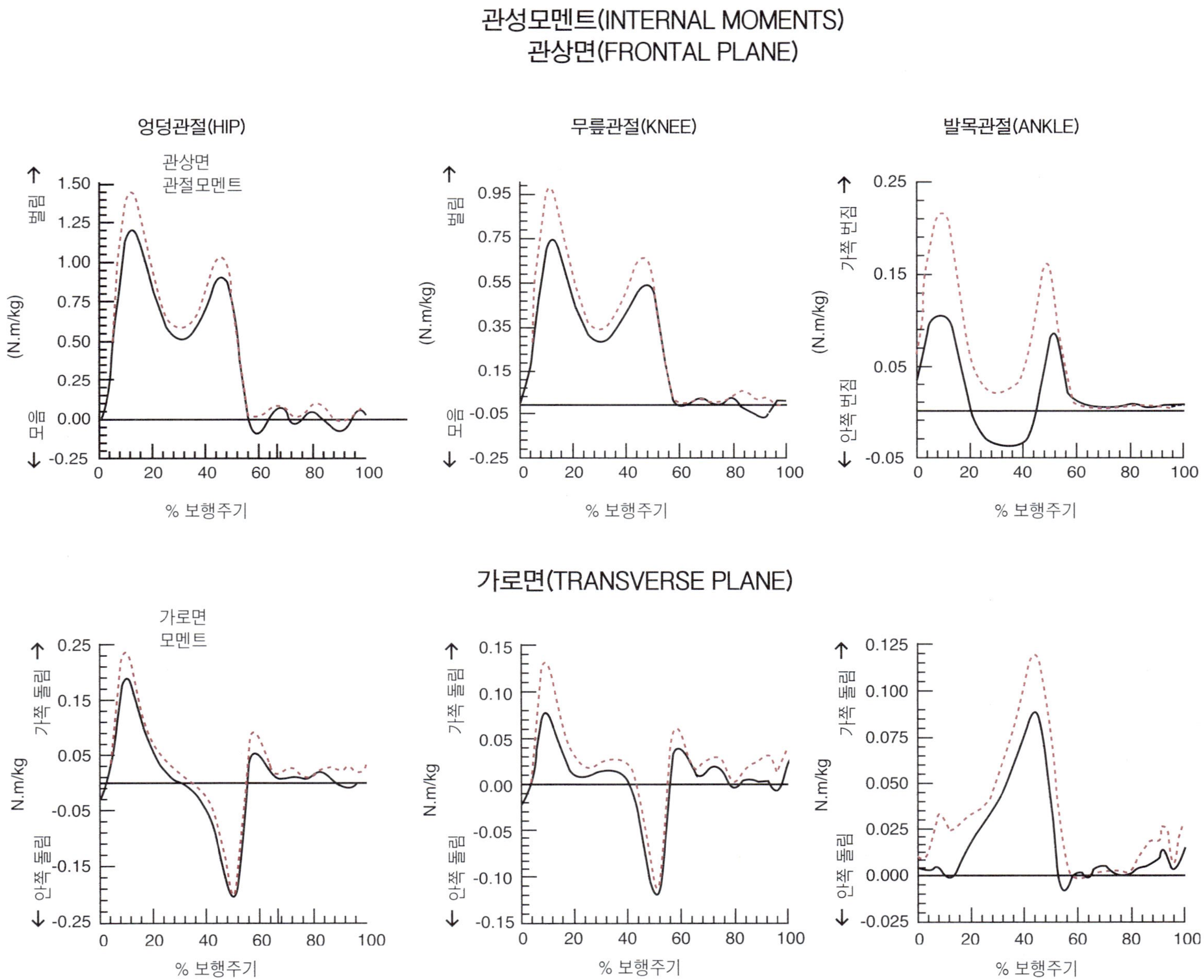

▲ **그림 14-18** ■ 엉덩관절, 무릎관절, 발목관절의 관상면에서 안쪽 모멘트의 양상. 점선은 표준편차이며, 실선은 평균값을 나타낸다. (Redrawn form Winter DA, Eng JJ, Isshac MG: A review of kinetic parameters in human walking. In Craik RL, Otis CA [eds]: Gait Analysis: Theory and application, pp 263–265. St. Louis, Mosby-Year Book, 1994, with permission from Elsevier.)

에너지 요구(Energy Requirements)

이동(locomotion)의 주목적은 최소한의 신체 에너지를 사용하여 공간 사이를 움직이는 것이다. 에너지는 일을 할 수 있는 능력이고, 일과 에너지는 같은 단위인 **J(주울)**로 표시된다. 일은 신체와 분절이 가속이나 감속을 만들 때에는 힘이 작용해야 한다. 근육들은 신진대사 에너지(metabolic energy)를 역학적 에너지(mechanical energy)로 전환시킴으로써 신진대사 에너지를 사용하여 역학적인 일을 수행한다.

보행 중 사용되는 신진대사 에너지의 양은 걸음을 걷는 거리 당 산소 소모량을 평가하여 측정한다. 장거리를 이동하였으나 적은 양의 산소를 사용했다면, 신진대사 에너지(metabolic energy) 소비는 낮을 것이다. 사람이 4~5 ㎞/h를 걸을 때 사용하는 산소 소모량은 평균 1 분에 100 *ml*/kg이다. 최고의 효과는 거리 단위당 가장 적은 양의 에너지가 필요할 때 가능하다. 편안한 속도에서 걷기를 요구 받는다면 사람들이 선택한 속도에서 가장 효과적일 것이고, 걸음 속도가 개인이 자유롭게 걷는 것 보다 더 빠르면, 에너지 소비 단위도 상승될 것이다.[31] 또 앞에서 말한 것과 같이, 걸음속도가 자유롭게 걷는 것보다 느려지면 에너지 소비는 증가한다. 이러한 예상이 되는 근거는 신진대사적 예상보다 생체역학으로부터 에너지 값을 측정할 때 좀 더 분명히 알 수 있다.

보행의 역학적 에너지 (Mechanical Energy of Walking)

각 분절에서 근육들의 작용은 높이 또는 이동, 회전속도를 변화시키기 위해 수행되어진다. 동심성 수축에 의해 신체에 축적되는 모든 에너지는 일부 영역의 속도를 증가시키거나 높이(중심점)의 증가 또는 이 모두를 위한 결과이다. 즉, 에너지는 생성되어 몸에서 **양의 일(positive work)**을 수행한다. 편심성 수축에 의한 신체 에너지의 사용은 일부 분절에서의 속력 감속과 몸의 중심점이 낮추거나 또는 이 모두의 결과이다. 이것은, 에너지가 흡수되었고, 몸에서 **음의 일(negative work)**이 수행되어진 것이다.

보행 시 움직임 분석은 일 분석과 에너지 분석의 일반적인 두 가지 방법이 있다. 첫 번째 방법은 일반적으로 운동학적 접근(kinematic approach)이다. 또 다른 방법은 역학적 힘 분석(mechanical power analysis)이다. 두 가지 방법 모두 생체 역학적 모델을 사용하고, 간단하거나 복잡할 수 있어서, 두 가지 방법 모두 수없이 단순화하는 가설을 만들어야 한다. 비록 이것들이 가장 일반적인 접근 방법일지라도, 다른 연구자들은 이론-역동적 체계(theoretical dynamical system)를 사용함으로써 모델을 발달시켰고,[40] 이동에서 운동 패턴 발달에 관한 개념은 인간에게 적용 가능한 작업과 역동적 근원 활용에 기초해서 이루어진다.

역학적 에너지: 운동학적 접근 (Mechanical Energy: Kinematic Approach)

여러 "분절"의 신체에서 발생하는 모든 에너지는 위치에너지(potential energy)와 두 가지 형태의 운동 에너지(kinetic energy)인 각 분절에서의 병진 에너지(translational 〔linear〕)와 회전 에너지(rotational)의 합이다. **병진 에너지(translational energy)**는 공간에서 분절이 움직이는 선형속도(linear velocity)와 관련된다. **회전 에너지(rotational energy)**는 공간에서 인체 분절의 회전 속도(rotational velocity) 때문에 발생한다. **위치 에너지(potential energy)**는 질량(quantity of mass) 곱하기 질량이 들어 올려진 높이에 의해 만들어진다. 다시 말해, 질량이 커지면 언제나 중력이 작용하여 떨어짐으로 그 물체는 위치 에너지를 갖게 된다. 올라간 물체가 가지고 있는 위치 에너지의 양은 중력을 대항하여 올라갈 때 요구되는 운동 에너지와 같다. 올라가던 물체가 정지했을 때 혹은 정점에 이르렀을 때, 운동 에너지는 위치 에너지로 변화된다. 물체가 떨어질 때 위치 에너지는 물체가 가속되어 운동 에너지로 다시 바뀐다.

그림 14-19는 몸을 7-분절로 나눈 몸에서의 분절에너지를 나타내고, 그림 14-20은 HAT에서의 위치 에너지와 운동 에너지 정도의 총합을 나타낸 것이다.[41] 회전 운동에너지는 HAT에서 영향을 미치는 정도가 매우 작기 때문에 무시되었다. 보행주기의 0%와 50%에서 각 발의 초기접촉 시의 작은 위치 에너지는 각각 초기접촉 시의 몸의 낮은 위치를 반영하는 것이다. 각 발이 거의 중간입각기에 다다랐을 때에 몸은 높은 위치에, 또는 최대 위치에너지에 도달한다. 시간대별로 운동 에너지의 분석은 거의

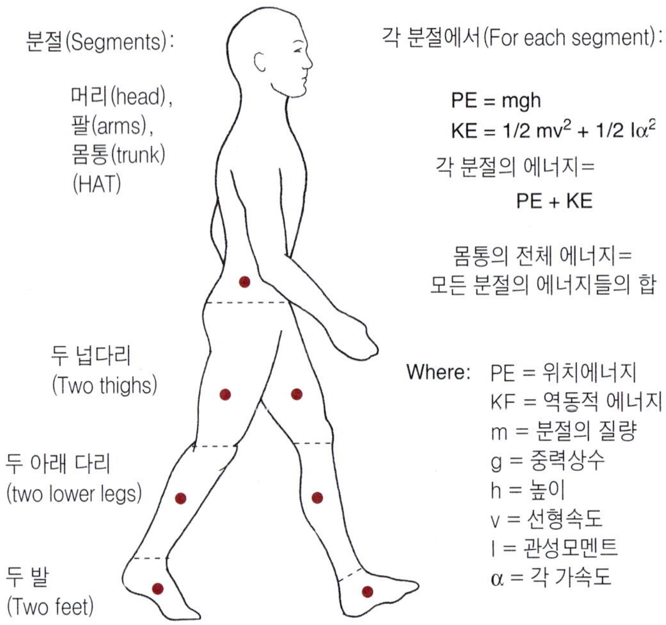

◀ **그림 14-19** ■ 운동학적 접근에서 에너지의 결정을 나타내는 7-분절 모델.

위치 에너지의 "거울-이미지(mirror-image)"의 패턴뿐만 아니라, 변화의 크기가 매우 비슷하다는 것을 보여준

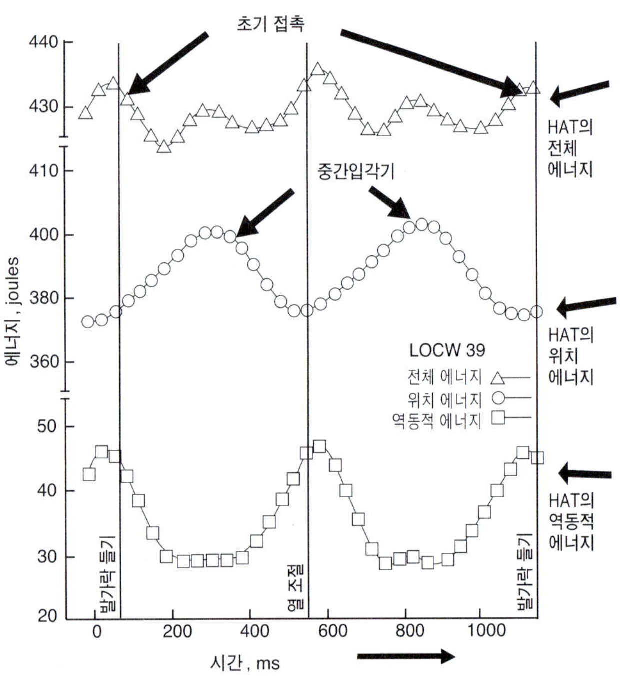

◀ **그림 14-20** ■ 머리, 팔, 몸통(HAT) 분절의 위치, 운동 에너지 단계와 보행에서 한걸음에 대한 합계.(Redrawn from Winter DA, Quanbury AO, Reimer GD: Analysis of instaneous energy of normal gait. J Biomech 9:253-257, 1976, with permission from elsevier.)

다. 초기접촉 시, 몸은 낮은 위치 에너지를 가졌으나 움직임은 빠르고, 중간 입각기 시에 위치 에너지는 상승하고 운동학적 에너지는 변화한다. 이러한 방법으로 절약되는 큰 에너지는 위치 요소와 운동 요소의 합인 높은 곡선에서 볼 수 있다. 운동 에너지의 크기가 위치 에너지와 일치하지 않는다면―즉, 사람이 너무 늦게 걷거나 빨리 걸을 때에―에너지 보존이 줄어든다는 것은 명백하다. 그림 14-21은 각 다리에서 전체적인 에너지에 대한 HAT에서의 전체적인 에너지 곡선을 보여준다. 사지의 곡선에 HAT 곡선이 합쳐졌을 때 영향을 많이 받는 높은 곡선에서는 두 다리에서는 에너지 보존이 일어나지 않아, HAT와 다리에서의 에너지 절약이 적절하다는 것이 명백한 것을 보여준다. 더욱이, 다리는 HAT에 비해 전체적인 에너지 크기에 크게 기여한다. 지금 이것은 왜 Saunders의 보행의 결정이론이 부적절한지를 보여준다.[30] 대부분의 보행은 다리는 포함시키지만, 몸통이 더 크게 작용함에도 불구하고 몸통은 포함시키지 않는다.

분절과 분절에서의 역학적 에너지 접근은 전체적인 값과 보행동안 각 분절에서 일어나는 이동과 에너지 교환의 패턴에 대해 중요한 설명을 한다. 그러나 이 분석은 근육의 작용에 의한 에너지 생산이 포함되지 않았음을 주의해야 한다. 이 때문에 역학적 힘과 일의 분석이 필요하다.

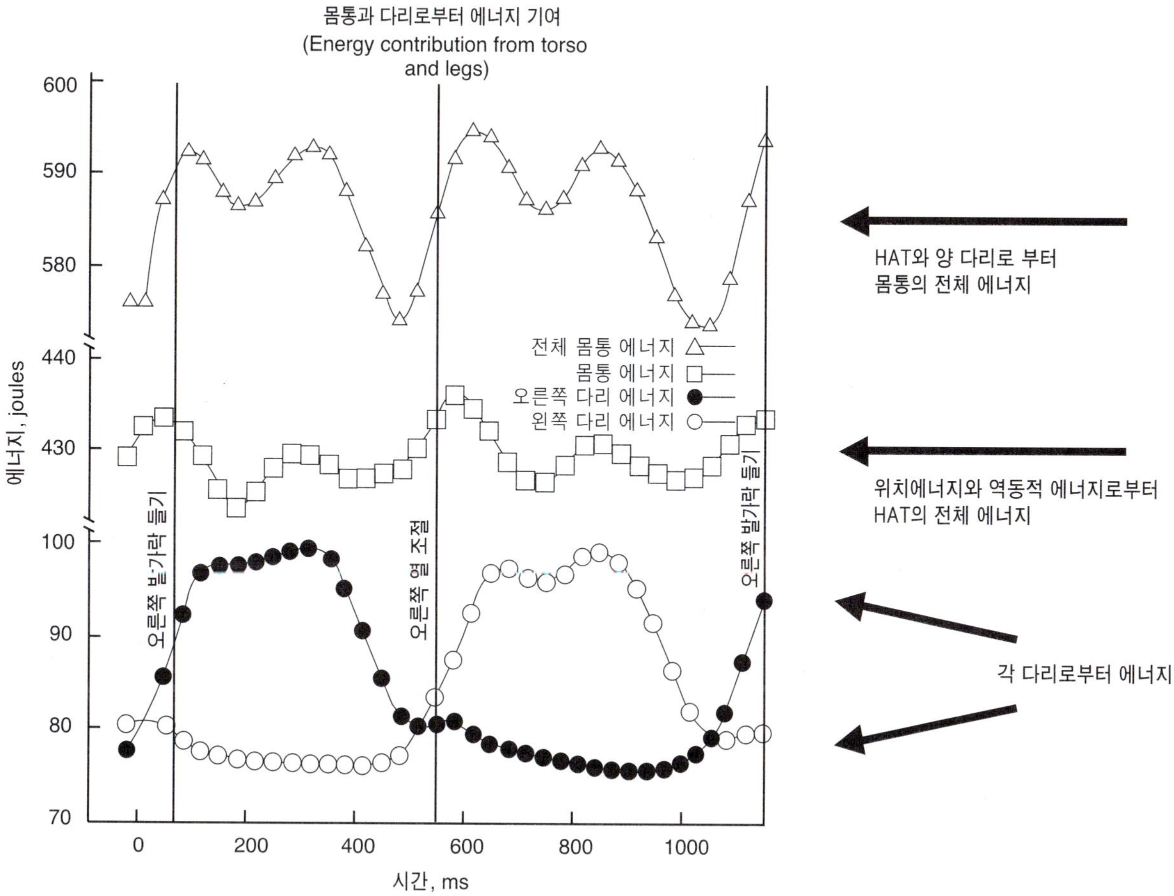

▲ **그림 14-21** ■ HAT와 양 사지에 대한 전체 에너지 곡선.(Redrawn from Winter DA, Quanbury AO, Reimer GD: Analysis of instaneous energy of normal gait. J Biomech 9:253-257, 1976, with permission from elsevier.)

지속적 연구: 에너지의 운동학적 접근

단순하게, 표식점들(markers)이 관절 중심에 인접하여 위치한다고 가정하자. 필요한 동역학적 정보는 각 분절의 질량(mass)이라 알려져 있고, 이러한 것들은 인체 측정학적 표에 있는 사람 체중의 백분율로 주로 계산된다.[42] 분절들의 질량 중심의 속도들은 자세 자료(position data)로부터 유추된다. 질량의 중심점들의 위치는 인체 측정학적 표로부터 결정된다. 그림 14-19에서 두 가지 상수(constant)가 필요하다는 것에 유의하라: g, 9.8 m/sec의 중력 상수, 그리고 I, 인체 측정학적 표에서 유추된 관성 모멘트. 주어진 시간 내에 신체의 전체 에너지는 관련된 각 부분의 위치와 운동에너지의 합으로 계산된다. 주어진 시간 내에 두 가지 연속적인 순간(instant)에서 한 분절에 대한 에너지 수준 간의 차이가 시간 간격을 좁히는 분절의 전체 에너지의 소모량이다. 순수 모멘트 결과는 양적(positive) 또는 음적(negative)일 것이다(양적 일 또는 음적 일로 표기함). 모든 분절에 대한 절대적인(양적 그리고 음적) 변화는 모든 신체(whole body)에 대해 변화를 주기 위해 대수학적으로 다같이 더해질 수 있다. 이 형태는 간단한 모델을 충족시키기 위해 간략화한 가정을 포함한다: 한 분절의 에너지 수준이 다른 분절이 감소하고 있는 동안 증가한다면, 그 때의 에너지는 각 분절 사이로 이동하고 있다는 것이다.

사례 적용 14-5: 발목-발 보조기(Ankle Foot Orthosis)의 효과

Brown 여사는 유각기 때 발을 정확히 하기 위해 한측 엉덩관절과 골반을 들어올렸던 것을 떠올려 보시오. 이것은 상체의 무게가 들려지고 낮춰짐에 따라 심각한 에너지 소모를 가져오고 위치, 운동적 변화에 대비하여 에너지를 비축할 기회가 없게 된다. 왜냐하면 Brown 여사가 발을 적당히 발등쪽 굽힘시킬 수 있는 능력의 부족이 이러한 문제의 한 요인으로 나타났기 때문에 일시적인 발목-발 보조기가 처방되었다. 이것은 입각기 동안 충분한 지지가 될 수 있도록 도와주었다. 그녀는 입각기 후반에 무릎을 구부리는 능력을 얻게 되어 엉덩관절이 과도하게 들리는 현상(excessive hip

hiking)을 피하게 되었다. 힘(power)과 일(work)에 관한 부분을 읽는 동안 일어날 수 있는 결점들에 주의하라. 보조기가 발바닥 밀기(push off) 동안 발등쪽 굽힘을 허락하지 않는다면, 발바닥쪽 굽힘근에 의해 생성된 에너지를 잃게 될 것이다.

역학적 힘과 일 (Mechanical Power and Work)

엉덩관절, 무릎관절, 발목관절을 지나는 힘(P)의 수준은 그림 14-22부터 그림 14-24에 관절각과 주요 근 활동에서 비교하여 설명하였다. 힘은 와트(W)로 측정되고, 초 당 주울(J/sec), 초당 뉴턴미터(Nm/sec)와 동일하다.[24] 힘의 값은 환자들과 비교할 수 있는 킬로그램으로 나타내는 환자의 체중으로 와트로 나타나는 힘을 나눔으로써 표준화된다. 입각기 동안 일어나는 힘의 발생과 흡수, 근육군의 각 단계별 요약은 초기접촉에서 중간 입각기까지는 그림 14-3에 나타나 있고, 중간 입각기부터 발가락 들기까지는 그림 14-4에 나타나 있다. 시상면에서(그림 14-22), 양(positive) 일의 발생(에너지 발생)은 초기 입각기 동안 엉덩관절 폄근들이 집중적으로 수축함으로써 일어나나(HI-S), 무릎 폄근들은 같은 기간 동안 무릎 굽힘근을 조절하기 위해 원심적으로 활동함으로써 음의 일(에너지 흡수)을 수행한다(KI-S).[31] 음의 일은 발바닥 닿기에서 보행주기의 약 40%까지의 입각기 동안까지 다리가 발 위에서 회전함으로써 발생되어지는 발바닥쪽 굽힘에 의하여 수행되어진다. 그러나 적은 양의 일은 이 기간의 시작 때(K2-S)와 발이 바닥에 닿은 후 무릎을 펼때 무릎관절 폄근에 의해 수행된다.[31] 발바닥 밀기(push off)에서 발바닥쪽 굽힘근의 양의 일(후기 입각기로 보행주기의 약 40% 이상에서 60%까지)과 발바닥 들기(pull-off)(후기 입각기와 초기 유각기로 약 50% 이상에서 75%까지)에서 엉덩관절 굽힘근은 신체의 에너지 수준을 상승시킨다. 에너지가 A2-S에서 H3-S까지 생성될 때 보행주기의 이 40%~60% 동안에 무릎 폄근(K3-S)에 의해 흡수가 동시적으로 일어난다. 후기 유각기에 음의 일은 초기접촉을 준비하기 위해 원심적으로 감속하는 일로서 무릎관절 굽힘근(K4)에 의해서 수행되어진다.

Inman은 분 당 109보의 보폭수로 정상 걸음을 하는 남성의 엉덩관절 근육들의 동심성 수축동안 발생되는 양 에너지(positive energy)는 엉덩관절 근육들의 편심성 수축 동안 흡수되어지는 에너지의 거의 두 배라고 제시하였으나,[3] 자료에서 보면 비율은 훨씬 커지는 것으로 나타난다.[14] 발목관절에서 단일 보행 주기 동안 동심성 근활동에 의해서 발생되는 양 에너지(positive energy)는 편심성 근작용에 의해서 흡수되는 에너지의 3배이다.[3] 건강인이 느리게 또는 정상 속도로 걸을 때, 엉덩관절 굽힘근과 폄근은 동심성 일의 약 25%에 관여한다. 발목관절 발바닥쪽 굽힘근은 약 66%, 무릎관절 폄근은 약 8% 정도 관여한다.[32] 분명한 것은 발바닥쪽 굽힘근이 보행에 있어서 가장 중요하다는 것이다(지속적 연구의 "구르기(rockers)"와 "발바닥 밀기(push-off)"의 존재를 참조).

관상면에서(그림 14-23) 엉덩관절 벌림근에 의한 흡수의 초기기간은 입각기의 잔여기간에 양(positive) 일의 2개의 작은 파열(burst)이 뒤따르게 된다. 이 파열은 신체질량 중심의 안쪽/가쪽 자세의 섬세한 조절을 제공하게 된다. 무릎관절에서 입각기의 전반부 반 동안 매우 작은 발생 양상은 작은 흡수에 의해 되어지는 것이다(양측 모두 벌림근 구조에 의해 야기되어진다). 발목관절 힘 양상은 발가락 들기(toe-off) 동안 작은 동요(fluctuation)와 작거나 어느 정도 지속적이지 않은 흡수 동요를 볼 수 있다.

가로면에서(그림 14-24) 엉덩관절의 힘은 작거나 어느 정도 지속적이지 않아서 검사 상 커다란 편차가 보여 질 수 있다. 무릎관절에서 힘의 특성은 매우 작으며, 초기 입각기 동안 하나의 지속적인 음(negative)의 파열이 있다. 이것은 무릎관절의 가쪽돌림에 대항한 수동적인 구조에 기인한 것으로 보여진다. 발목관절에서 힘은 매우 작으며 지속적이지 않다.

지속적 연구: 보행에서 힘과 일의 이해

힘 도면(power plots) 검사는 보행과 각 구간들에서의 근육의 역할을 설명하는데 도움이 된다. 느리거나 불완전한 보행은 문제가 있을 때, 건강관리자(a health practitioner)가 부족한 부분을 보상하기 위해 도와 줄 수 있게 하는 지식을 준다. 힘을 측정하는 단위가 다양하기 때문에 작업을 평가하는 과정에서 고려해야 할 것이다(힘 곡선 범위 내에서). 그림 14-22에서 확인이 가능한 관절주위에서 가장 큰 양(positive)의 일은 시상면에서(zero line 위에서) 실행되어진다. A2-S(시상면에서 S로 나타나는 파열)로 표현되는 파열(burst)이 가장 크고 이것은 발목에서 발생한다. 더 많은 정보가 없으면 어떤 누구도 발목 발바닥쪽 굽힘근의 굽힘인지 발등쪽 굽힘

p.616 본문 계속

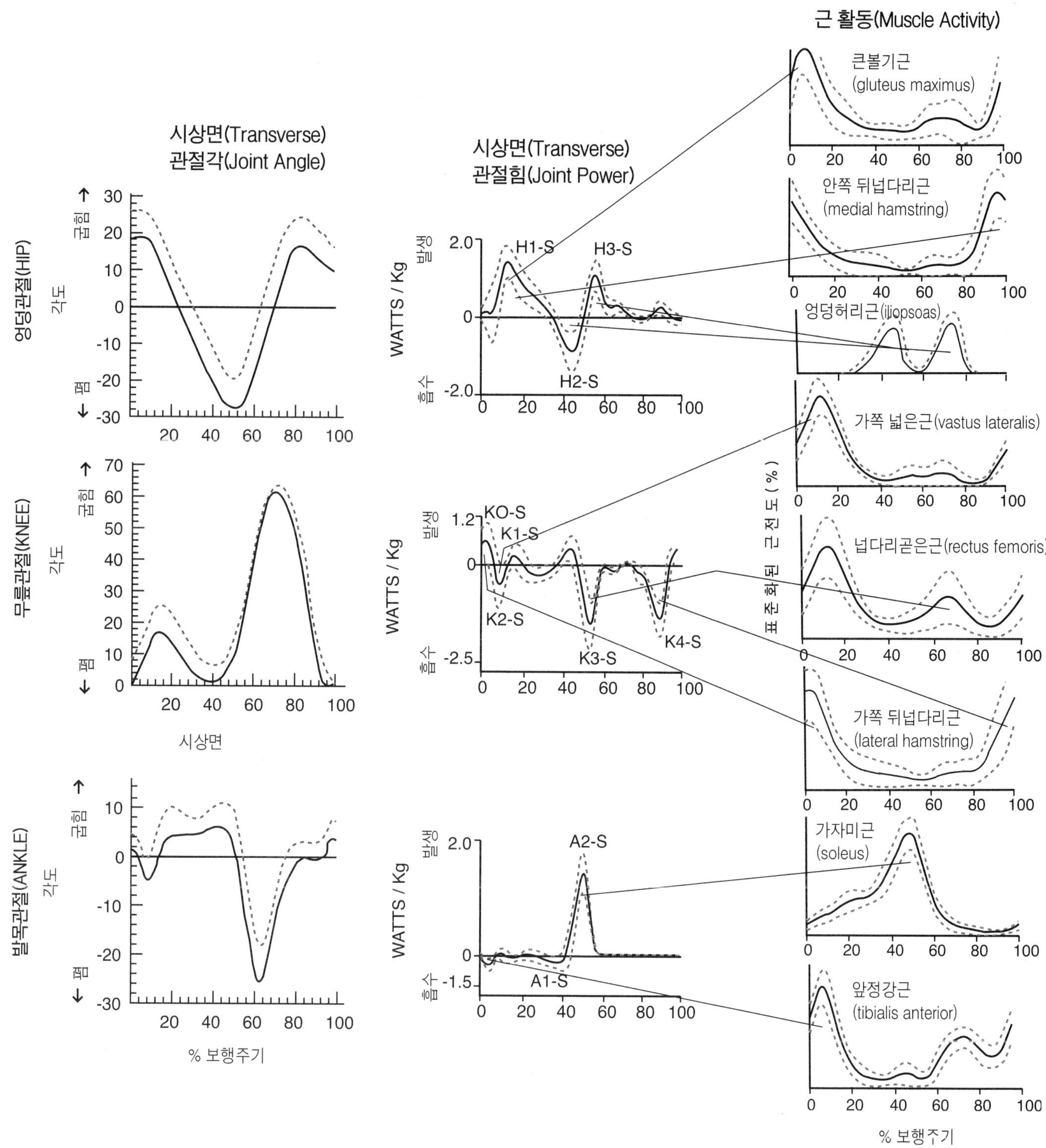

▲ **그림 14-22** ■ 시상면에서 관절각과 관절힘과 성인 보행에서 엉덩관절, 무릎관절, 발목관절의 관절힘에 기여하는 주요 근육들의 근전도 자료들.(출처: Angle profiles redrawn from Winter DA, Eng JJ, Isshac MG: A review of kinetic parameters in human walking. In Craik RL, Otis CA [eds]: Gait Analysis: Theory and Application, pp. 263-265. St. Louis, Mosby-Year Book, 1994, with permission from Elsevier. Power profiles redrawn from Eng JJ, Winter DA: Kinetic analysis of the lower limbs during walking: What information can be gained from a three dimensional model? J Biomech 28:753, 1995, with permission from Elsevier. Muscle activity redrawn from Winter DA: The biomechanics and Motor Control of Human Gait: Normal, Elderly and Pathological, 2nd ed. Waterloo, Ontario, Waterloo Biomechanics, 1991, with permission from David A. Winter. Iliopsoas muscle activity redrawn from Bechtol CO: Normal human gait. In American Academy of Orthopaedic Surgeons: Atlas of Orthotics, p 141. St. Louis, CV Mosby, 1974, with permission from Elsevier.)

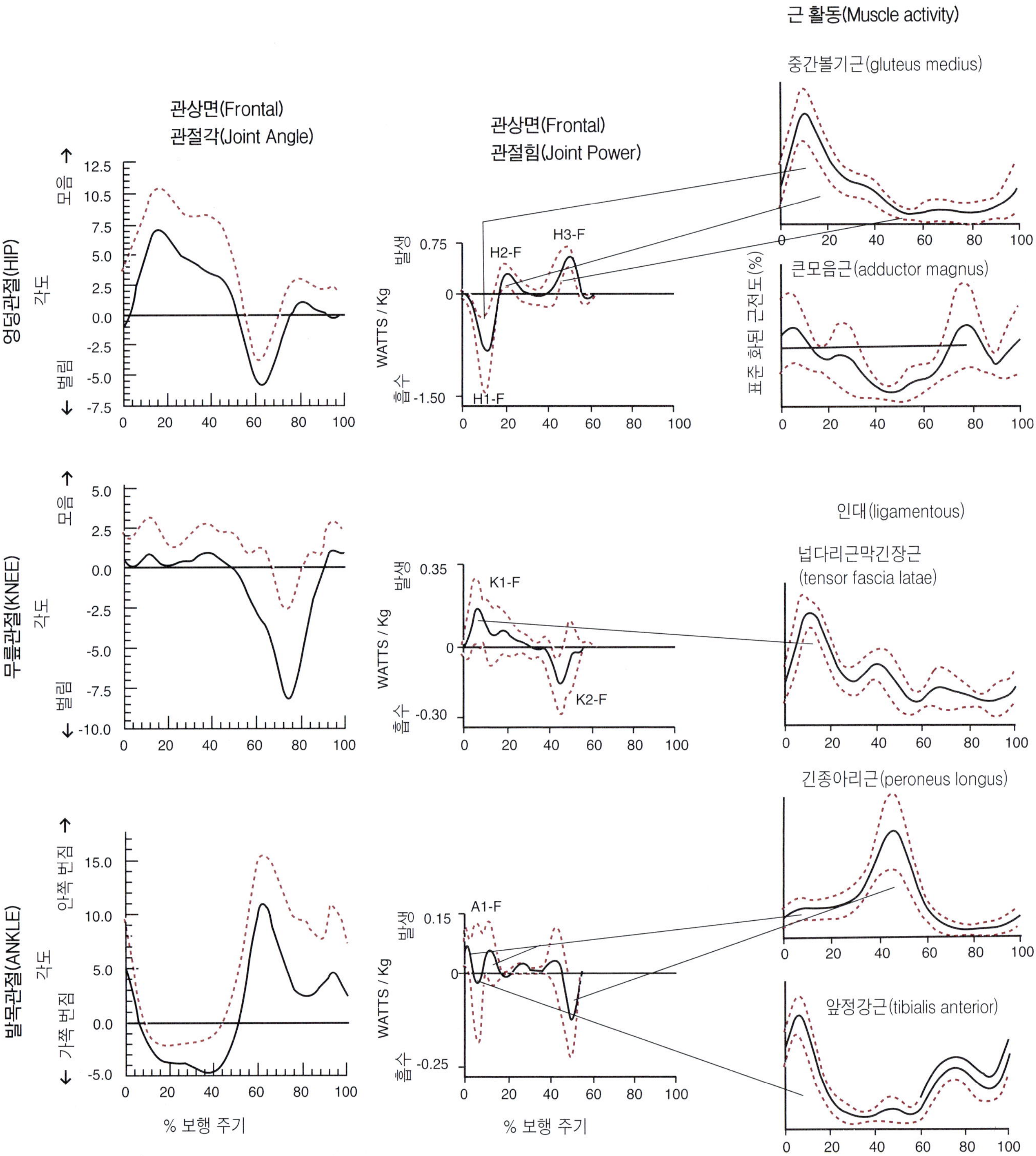

▲ **그림 14-23** ■ 관상면에서 관절각과 관절힘과 성인 보행에서 엉덩관절, 무릎관절, 발목관절의 관절힘에 기여하는 주요 근육들의 근전도 자료들. (Angle profiles redrawn from Winter DA, Eng JJ, Isshac MJ: A review of kinetic parameters in human walking. In Craik RL, Otis CA [eds]: Gait Analysis: Theory and Application, pp 263–265. St. Louis, Mosby-Year Book, 1994, with permission from Elsevier. Power profiles redrawn from EngJJ, Winter DA: Kinetic analysis of the lower limbs during walking: What information can be gained from a three dimensional model? J Biomech 28:753, 1995, with permission. Muscle activity redrawn from Winter DA: The Biomechanics and Motor Control of Human Gait: Normal, Elderly and Pathological, 2nd ed. Waterloo, Ontario, Waterloo Biomechanics, 1991. with permission from David A. Winter.)

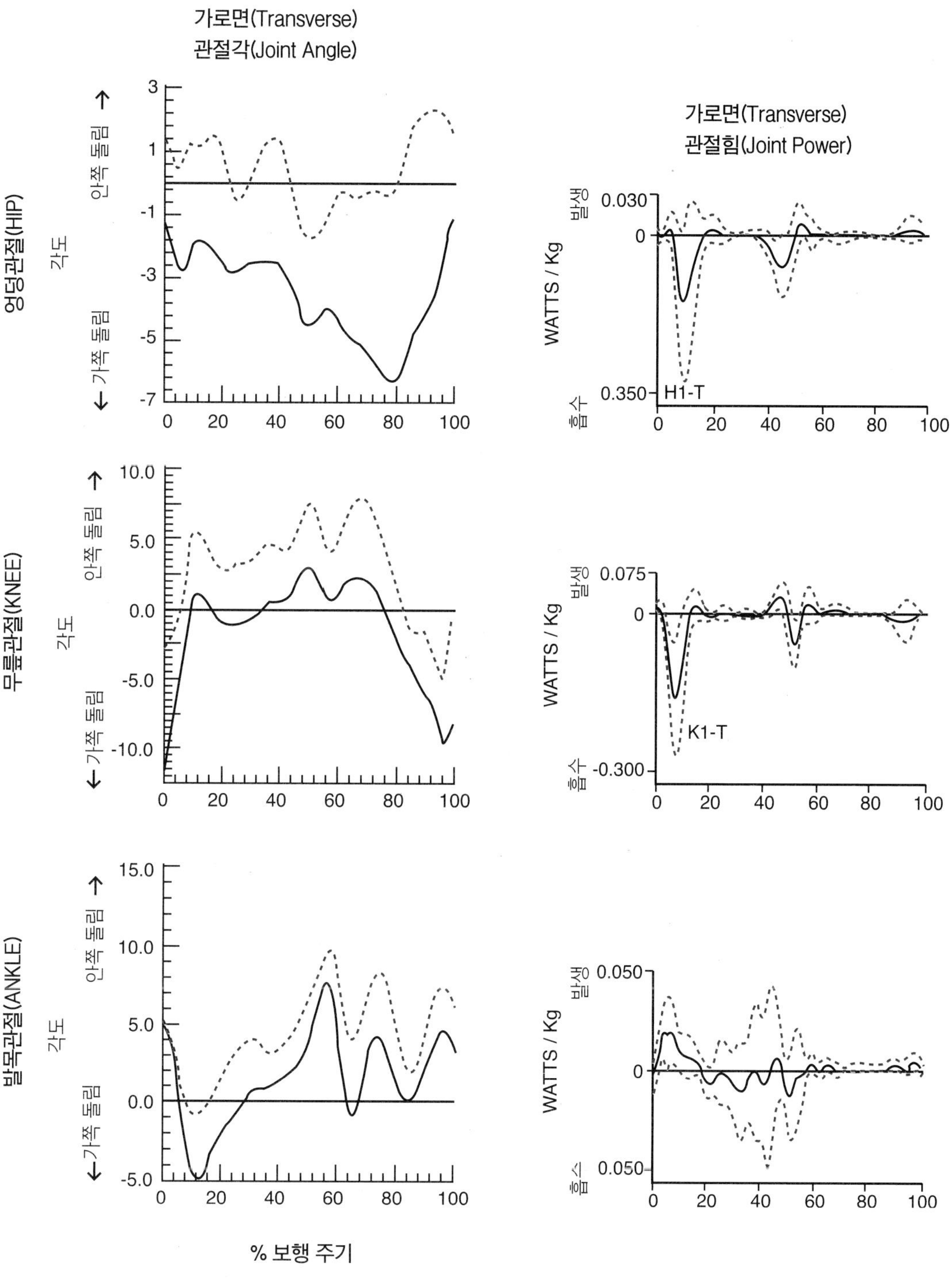

▲ **그림 14-24** ■ 성인 보행 동안 엉덩관절, 무릎관절, 발목관절의 가로면에서 관절각과 관절힘.(Angle profiles redrawn from Winter DA, Eng JJ, Isshac MG: A review of kinetic parameters in human walking. In Craik RL, Otis CA [eds]: Gait Analysis: Theory and Application, pp. 263–265. St. Louis, Mosby–Year Book, 1994, with permission from Elsevier. Power profiles redrawn from Eng JJ, Winter DA: Kinetic analysis of the lower limbs during walking: What information can be gained from a three dimensional model? J Biomech 28:753, 1995, with permission from Elsevier.)

표 14-3 초기 접촉에서 중간입각기까지의 보행 특성 요약

시상면 분석

관절	움직임	지면반발력	내적 모멘트	힘	주요 근 활동
엉덩관절	20°~30° 에서 0° 로부터 폄	앞쪽에서 뒤쪽	폄근이 중립으로	발생 (엉덩폄근)	큰볼기근 뒤넙다리근
무릎관절	0°~15° 로부터 폄, 그리고 15° -5° 폄	앞쪽에서 뒤쪽에서 앞쪽	굽힘근 그리고 폄근 그리고 굽힘근	발생(무릎 굽힘근) 흡수(무릎폄근) 발생(무릎폄근) 흡수(무릎굽힘근)	뒤넙다리근 넙다리네갈래근 뒤넙다리근 장딴지근
발목관절	0°~5° 발바닥쪽 굽힘, 그리고 5° 까지 발등쪽 굽힘	뒤쪽에서 앞쪽으로	발등쪽 굽힘근 그리고 발바닥쪽 굽힘근	흡수(발등쪽 굽힘근) 발생(발바닥쪽 굽힘근)	앞정강근 가자미근 장딴지근

관상면 분석

관절	움직임	지면반발력	모멘트	힘	주요 근 활동
엉덩관절	5° 로부터 모음, 그리고 3° 까지 벌림	안쪽	모음근	흡수(엉덩벌림근) 발생(엉덩벌림근)	중간볼기근
무릎관절	중립 근처에서 작은 편위	안쪽	벌림근	작은 발생 (무릎 벌림근)	넙다리근막긴장근
발목관절	5° 안쪽 번짐에서 5° 가쪽 번짐	안쪽	매우 작은 가쪽 번짐	작은 발생 (가쪽 번짐) 매우 작은 흡수 (안쪽 번짐) 작은 발생 (가쪽 번짐)	긴 종아리근 짧은 종아리근 앞정강근

가로면 분석

관절	움직임	모멘트	힘	주요 근 활동
엉덩관절	작은 각도의 가쪽 돌림	가쪽 돌림근	안쪽 돌림근	넙다리근막긴장근 중간 볼기근 작은 볼기근(인대성)
무릎관절	다양한 각도의 가쪽 돌림으로부터 중립으로 안쪽 돌림	매우 작은 돌림근	작은 흡수 (가쪽 돌림근)	
발목관절	5° 안쪽 회전에서 -5° 가쪽 회전, 그리고 중립	가쪽 돌림근	아주 작음	

Redrawn from Eng JJ, Winter DA: Kinetic analysis of the lower limbs during walking: What informaton can be gained from a three dimensional model? J Biomech 28:753, 1995; and from Winter DA, Eng JJ, Isshac MG: Areview of kinetic parameters in human walking. In Craik RL, Otis CA (eds): Gait Analysis: Theory and application. St. Louis, mosby-Year Book, 1994.
Values are for young males.

표 14-4 중간입각기에서 발가락 떼기까지의 보행 특성 요약

시상면 분석

관절	움직임	지면반발력	모멘트	힘	주요 근 활동
엉덩관절	0° ~−20° 까지 폄, 그리고 굽힘 시작	뒤쪽	굽힘근	흡수(굽힘근) 발생(굽힘근)	엉덩허리근 넙다리곧은근 엉덩허리근 넙다리곧은근
무릎관절	5° 폄에서 약 45° 까지 굽힘	뒤쪽	굽힘근 그리고 폄근	흡수(폄근) 작은 발생 (무릎굽힘근) 큰 흡수 (폄근)	넓은근 장딴지근 넙다리곧은근
발목관절	5° 발등쪽 굽힘에서 빠르게 −25° 까지 발바닥쪽 굽힘	앞쪽	발바닥쪽 굽힘	매우 작은 흡수 (발바닥쪽 굽힘근) 큰 발생 (발바닥쪽 굽힘근)	가자미근 장딴지근 가자미근 장딴지근

관상면 분석

관절	움직임	지면반발력	모멘트	힘	주요 근 활동
엉덩관절	3° 로부터 부드럽게 −5° 벌림	안쪽	벌림근	발생(벌림근)	중간 볼기근
무릎관절	중립, 그리고 −3° 까지 벌림	안쪽	벌림근	흡수(벌림근)	넙다리근막긴장근, 인대
발목관절	−5°	안쪽	안쪽 번짐 그리고 가쪽 번짐	매우 작은 발생 흡수(가쪽번짐근)	긴종아리근 짧은 종아리근

가로면 분석

관절	움직임	모멘트	힘
엉덩관절	−3° 로부터 약간 더 많이 가쪽 돌림	안쪽 돌림근	매우 작은 흡수 (가쪽 돌림근)
무릎관절	거의 중립 유지	안쪽 돌림근	매우 작은 흡수 (인대성)
발목관절	중립으로부터 7° 돌림, 그리고 중립으로 돌아감	가쪽 돌림근	다양함

Redrawn from Eng JJ, Winter DA: Kinetic analysis of the lower limbs during Walking: What information can be gained from a three dimensional model J Biomech 28:753, 1995; and from Winter DA, Eng JJ, Isshac MG: A review of kinetic parameters in human walking. In Craik RL, Otis CA (eds): Gait analysis: Theory and Application. St. Louis, Mosby-Year Book, 1994.
values are for young males.

근의 발등쪽 굽힘인지는 모르나 모멘트(moment) 또는 각도 프로파일(angle profile)에서 첫 번째 파열(burst)이 정확하다는 것이 나타난다. 두 번째로 큰 양의 힘(positive power)의 파열인 HI-S는 초기 입각기(early stance)에서 엉덩관절 폄과 함께 발생하는 내재 엉덩관절의 폄 모멘트이다. 세 번째 발생은 A2-S 근처에서 일어나는 H3-S이다. 이것은 안쪽 엉덩관절의 굽힘 모멘트에서 유발되고, 입각기 말의 엉덩관절 굽힘 시와 '발바닥 떼기(push-off)' 라 불리는 유각기의 초기에 발생된다.

무릎관절은 에너지 발생에서 중요하지 않다. 그러나 K2-S로 정의되는 작은 단계(small phase)는 무릎 폄근이 초기 입각기의 무릎굽힘 단계 이후 무릎을 편다. K2-S는 다른 에너지의 발생이 불가능한 뇌성마비환자와 같은 병리상태에서 중요하다.

보행속도가 증가하지 않는다면 에너지는 체계적(systematically)으로 없어져야 한다. KI-S(안쪽 무릎 폄 모멘트와 함께 무릎을 굽히는)와 K3-S(무릎이 빠르게 굽히는 동안 발생하는 입각기말에서의 작은 안쪽 무릎 폄 모멘트)에서 무릎이 자신의 역할을 한다. 후에 보행에서 불충분함이 나타날 것이다.[44] K4-S(무릎 폄으로 무릎 굽힘근의 흡수)는 초기접촉 전에 발생한다. 모든 흡수 단계에서처럼 우위를 차지하는 모멘트는 발생하는 움직임과는 반대이다. 이러한 경우에는 무릎 폄 동안 안쪽 굽힘근 모멘트가 발생한다.

양의 일과 음의 일이 동시에 정상적으로 일어나는 가를 검사하자. 만약 지나치면 불완전함이 나타날 것이다. KI-S와 AI-S는 음의 일에서 음의 파열(negative burst)과 양(positive)으로 발생하는 HI-S가 동시에 일어난다. K3-S는 H3-S와 A2-S가 동시적으로 발생하는 음의 일이다. 수치(value)는 정상적인 것보다 지나치게 불충분하고 대개 느린 보행속도 때문이다.

사례 적용 14-6: 지속되는 보행 문제

브라운 여사는 중간 입각기 시에 무릎을 완전히 펴는 경향이 있고, 유각기 동안에는 단지 약간의 범위로 무릎을 굽히는 것으로 기록되어져 있었다. 만약 가능하다면, 브라운 여사의 환측 팔다리의 힘을 분석하면 A2-S와 H3-S의 심각한 감소와 HI-S 에너지 파열의 실질적인 결여를 볼 수 있다. 첫 번째에서 견고한 발바닥밀기(push-off)[29]가 없는 것과 빠른 엉덩관절 굽힘이 없는 것은 치료사가 확인이 가능하다. 이것은 브라운 여사가 강하게(A2-S) 발바닥 밀기를 할 수가 없고 (H3-S) 강하게 발바닥 들기를 할 수가 없다는 것을 의미한다. 왜냐하면 두 동작 모두 무릎 굽힘이 필요하기 때문이다. 모든 시도가 보행분석 동안 중간 입각기 시에 무릎조절 능력을 얻기 위해 행해지고 무릎이 완전히 펴지는 것을 허용하지 않는다. 그리고 나서 강한 발바닥 밀기(push-off)와 강한 "발바닥 들기"가 촉진되어졌다. 환측의 엉덩관절 폄근은 가장 영향을 적게 받는 근육 중의 하나이기 때문에 브라운 여사는 초기 입각기의 "뒤에서 밀기(push from behind)"에서 H1-S를 이용하는 것을 촉진하게 되었다. 건측의 A2-S, HI-S, H3-S의 강한 활동은 특히 재활기간의 후에 환측에 감소된 활동을 보상하기 위한 보조물(interlimb)이 제공되는 것을 촉진한다. 보행의 속도는 이러한 노력이 효과적일 때 증가한다.

지속적 연구: "Rockers와 "push-off"의 존재

두 용어(rockers, push-off)와 관련된 몇 가지의 논쟁이 있다. 보조기 문헌은 종종 입각기 동안의 발과 발목에서의 운동학에서 특징되어지는 3가지의 "구르기(rockers)" 에 대해 언급한다. "1차 구르기(first rocker)" 또는 "초기 구르기(initial rocker)"는 초기접촉 후 발접촉과 발뒤꿈치가 지렛목(heel pivot)으로 작용할 때까지 발생한다. "2차 구르기(second rocker)" 또는 "중간 입각기 rocker" 은 발접촉과 뒤꿈치 떼기(heel-off) 사이 동안 발생하며 발목관절의 지렛목으로 작용하는 것으로 설명되어진다. "3차 구르기(third rocker)" 또는 "말기 구르기(terminal rocker)"는 뒤꿈치 떼기(heel-off)와 발가락 떼기(toe-off, push-off) 사이에 발생하며 발앞부(forefoot)에서 다리의 돌림이 발생한다. 부정확하더라도, 표준용어로 사용되어지는 것보다는 좋을 수 있다.

역동학적 연결 분절 분석이 흔해지기 전에 "발바닥 밀기(push-off)" 라는 용어에 대한 반대가 있었다. 수직적 지면 반발력에서 두 번째 정점은 발바닥쪽 굽힘근 수축의 결과로부터 힘을 증가시키는 것보다 신체 정력의 변화 때문이라고 생각되었다. 그러나 Winter[45]와 다른 연구자들[44,46,47]의 연구에서는 발바닥 밀기만 존재하는 것이 아니라 보행의 일에서의 주요 부분이 정상적으로 작용하는 것도 보여준다. 그러나 발목 발바닥쪽 굽힘이 안되는 사람의 경우라도, 발목에서의 힘의 발생 없이 걸을 수 있다는 것은 분명하다. 경직된 발목-발 보조기 또는 유연하지 않은 보조기를 착용한 사람들이 일반적으로 정상보다는 더 늦게 걷더라도, 어떤 보상은 두 다리로부터 HI-S, H3-S에 의해 제공되어진다.

Zajac과 동료연구자들 그리고 유사한 모델을 사용하는 다른 연구자들은 입각기 말기에 가지미근에 의해 생성된 에너지가 앞으로 가속하는데 몸통으로 전달되지만 몸통 에너지 증가는 가자미근에서 생성되는 것보다 더 많은 것으로 나타났다.[47,48] 몸통이 앞으로 가속시키기 위해 가자미근, 넙다리곧은근, 장딴지근이 협력적으로 활동하는 것이 나타났다. 이러한 연구는 근육이 에너지를 생성하고 흡수할 뿐만 아니라, 많은 점에서 재분배한다는 것을 보여준다.

근 활동(Muscle Activity)

근육의 활동은 근전도(electromyography, EMG)에 의해 확인할 수 있으며, 근전도는 활동적인 근육에 의해 생산되는 전기적 활동을 기록하는 장비이다. 근전도에 대한 수많은 기술에 관한 정보는 보행시 얻어진 패턴을 결정하는데 사용되어진다.[24,49-53] 근전도는 비디오 촬영(cinematography), 힘판(force plate), 전자각도계(electrogoniometry)를 결합하여 보행주기 중 근육의 활동이 일어나는 지점을 찾기 위해 종종 사용되었다. 근전도 기록은 단지 특정 근육의 활동과 상대적인 수준 또는 자료(profile), 근육들의 활동에 관한 정보만을 알려준다. 그 근육이 왜 그렇게 하는지, 얼마만큼의 힘을 발생하는지는 알 수 없다. 근육의 기능에 대한 정교한 기하학(geometry)과 인체측정학(anthropometrics)이 포함된 정확한 수학상의 모의실험(mathematical simulation)으로부터 얻어진 최근의 문헌을 참고해야 한다.[46-48] 이러한 작업들이 시작단계일지라도, 근 기능에 대한 전통적인 가정에 대해 이미 도전되고 있다.

보행에 대한 근전도 연구는 보행 시 작용하는 힘에 대해서 왜 근육이 반작용하는가에 대한 필요성을 설명하는 이론적 모델의 타당성을 입증하기 위해, 그리고 근전도에 의해 발견된 근활동을 설명하기 위해 개발된 이론적 모델의 타당성을 입증하는데 이용된다.[53] 이 장에서 근전도에 관한 보고는 Winter의 연구로부터 얻어진 것에 기초한다.[14]

보행 시 작용하는 근육은 특정 목적을 위해서 행해지고 일반적인 패턴이 명확할 때와 세부적인 다양함을 추가할 때 참여하는 근육군으로 단순화될 수 있다. 근육의 일은 논리적이어서 독자들은 이미 패턴을 결정짓는 두 가지의 주요 특징을 일고 있을 것이다. **입각기 동안 지지 모멘트의 제공이 필요하고, 움직이기 위한 에너지 발생이 필요하다.**

근육의 일이 지지 모멘트(그림 14-17)를 위해 필요로 하는 것이 무엇인지를 논리적으로 알아보고, 그림 14-25, 14-26, 14-27에서 결과를 비교해 보자. 지지 모멘트는 **엉덩관절 폄근**, **무릎관절 폄근**, **발목 발바닥쪽 굽힘근**으로 구성된다. 우리는 이미 입각초기에 안쪽 폄근 모멘트가 **엉덩관절 폄근**에서 발생된다는 사실에 대해 논의했었다: 다음으로 무릎관절 폄근은 안쪽 **무릎관절 폄** 모멘트를 발생시키고, 그 다음에 안쪽 굽힘근 모멘트는 무릎관절과 엉덩관절이 유각기를 준비하기 위해서 입각 말기에 구부려지기 전에 엉덩관절과 무릎관절 모두에서 발생한다. 이러한 두 개의 근집단이 분절 시스템에서 구부려지는 동안 **발목 발바닥쪽 굽힘근**이 주로 작용하고 지지를 제공한다. 초기 입각기에 엉덩관절 폄근(**뒤넙다리근**)에서의 활동을 찾는 것, 무릎관절 폄근(**넙다리네갈래근**)이 거의 즉시 나타나고, **발목 발바닥쪽 굽힘근**(**가자미근, 안쪽/가쪽 장딴지근,** 다른 소수의 도와주는 근육)의 수축이 부드럽게 증가하는 것이 뒤를 따르며 중간입각기-발바닥 밀기(mid-push-off)까지 계속되고, 보행의 약 60%에 감소하고 멈춘다.

여기서 그림 14-25에서 14-27까지 근육의 일과 관련된 것과 그림 14-22에서 14-24까지 push-profile과 관련된 양의 일의 주요 발생을 알아 볼 것이다. 시상면에서 **엉덩관절 폄근**(**큰볼기근, 안쪽 · 가쪽 뒤넙다리근**)이 초기 입각기에서 활동한다는 것을 주목해야 한다(H1-S); 다시 말하면 엉덩관절 폄근은 입각초기 동안에 지지를 제공하는 역할을 한다. 초기 입각기 때의 정점인 K2-S에서의 작은 에너지 발생은 **넙다리네갈래근**(**안쪽 넓은근, 가쪽 넓은근, 넙다리곧은근**)의 활동을 반영하는 것이다. 보행의 일에 가장 크게 기여하는 것은 **발목 발바닥쪽 굽힘근**(**가자미근, 안 · 가쪽 장딴지근**)으로부터 발생하는 것이다. 근육의 일은 초기 입각기로부터 보행의 약 40%까지 원심적으로 행해진다. 지면 반발력(GRF)의 발등쪽 굽힘 모멘트를 넘어서고 보행주기의 약 60%에 발가락 들기(toe-off)의 끝에서 동심성 활동이 발생한다(A2-S). **엉덩관절 굽힘근**(**엉덩허리근, 넙다리곧은근**)에서 처음에는 편심성이, 그 다음에는 동심성 활동이 순서대로 발생한다. 초기 엉덩관절 폄근이 늘어날 때 엉덩관절이 늘어남으로써 에너지가 흡수되는 수축이 발생한다(H2-S). 그리고 근력이 반대되는 힘을 능가하고 "발바닥 들기" 단계에서의 에너지가 발생하는(H3-S) 동심성 활동이 시작된다. **엉덩허리근**은 주요 엉덩관절 굽힘근이나 표면 도자를 부착하기가 어렵다. 그러나 **넙다리곧은근**은 엉덩관절을 가로지르고 입각기 끝에서의 엉덩관절 굽힘근의 활동에서 엉덩허리근과 관련이 있는 유일한 넙다리네갈래근이다. 보행주기의 70% 지점에서 **넙다리곧은근**의 활동이 최대인 것과 엉덩관절 굽힘근의 기능이 반영되는 것을 볼 수 있다.

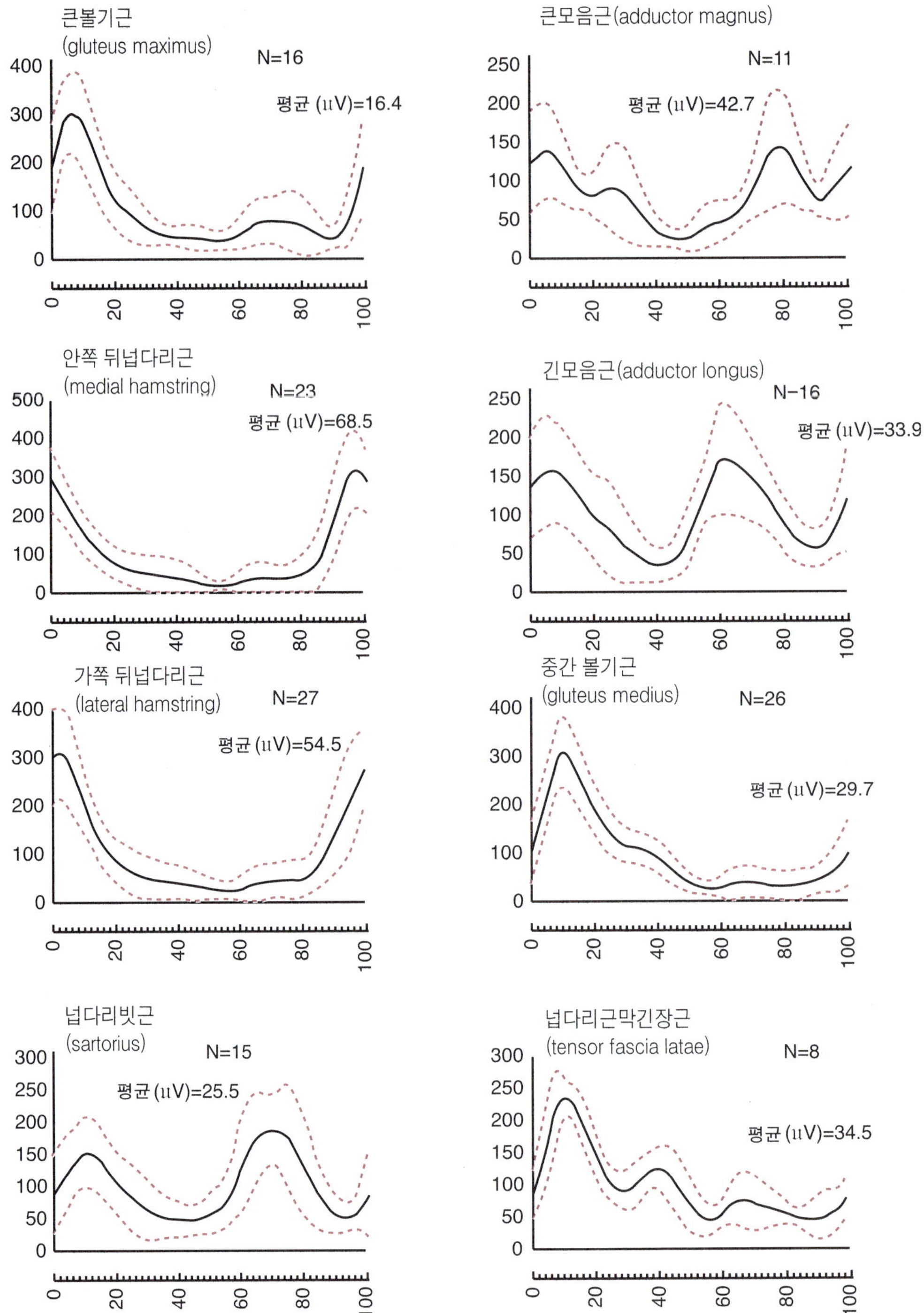

▲ **그림 14-25** ■ 근전도는 보행 시 한 걸음 갈 때 엉덩관절의 주요 근육군의 활동을 나타낸다. 2극 표면전극으로부터 얻은 신호는 각 대상에 대한 평균값을 데이터로 표준화시킨다. 엉덩관절 굽힘근인 엉덩허리근(iliopsoas)은 표면전극을 부착하기 어렵다는 것에 유념하라.(출처: Winter DA: The Biomechanics and Motor Control of Human Gait: Normal, Elderly and Pathological, 2nd ed. Waterloo, Ontario, Waterloo Biomechanics, 1991, with permission from David A. Winter)

여기서 주요 에너지 흡수단계와 그 군들의 역할을 살펴보자. 보행주기의 20% 이전에 발생하는 KI-S는 **무릎관절 폄근(가쪽 넓은근, 가운데 넓은근, 넙다리곧은근)**의 편심성 단계에서 동심성 K2-S 에너지를 발생시키는 단계이다. 앞에서 중간입각기와 입각 말기 동안에 **엉덩관절 굽힘근(엉덩허리근, 넙다리곧은근)**의 편심성수축인 H2-S

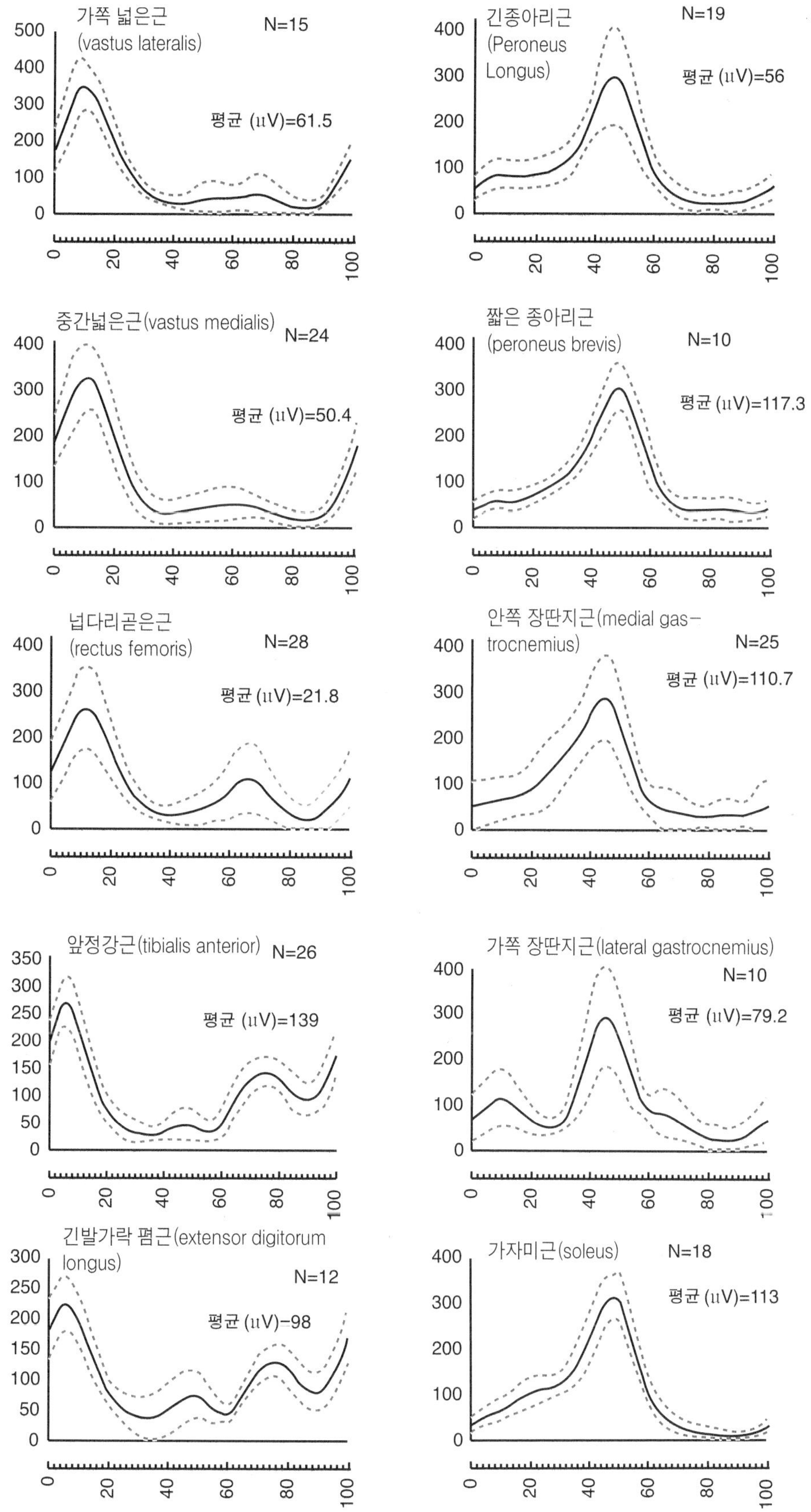

▲ **그림 14-26** ■ 근전도는 보행 시 한 걸음 갈 때 무릎관절과 발목관절의 주요 근육군의 활동을 나타낸다. 2극 표면전극으로부터 얻은 신호는 각 대상에 대한 평균값을 데이터로 표준화시킨다.(출처: Winter DA: The Biomechanics and Motor Control of Human Gait: Normal, Elderly and Pathological, 2nd ed. Waterloo, Ontario, Waterloo Biomechanics, 1991, with permission from David A. Winter.)

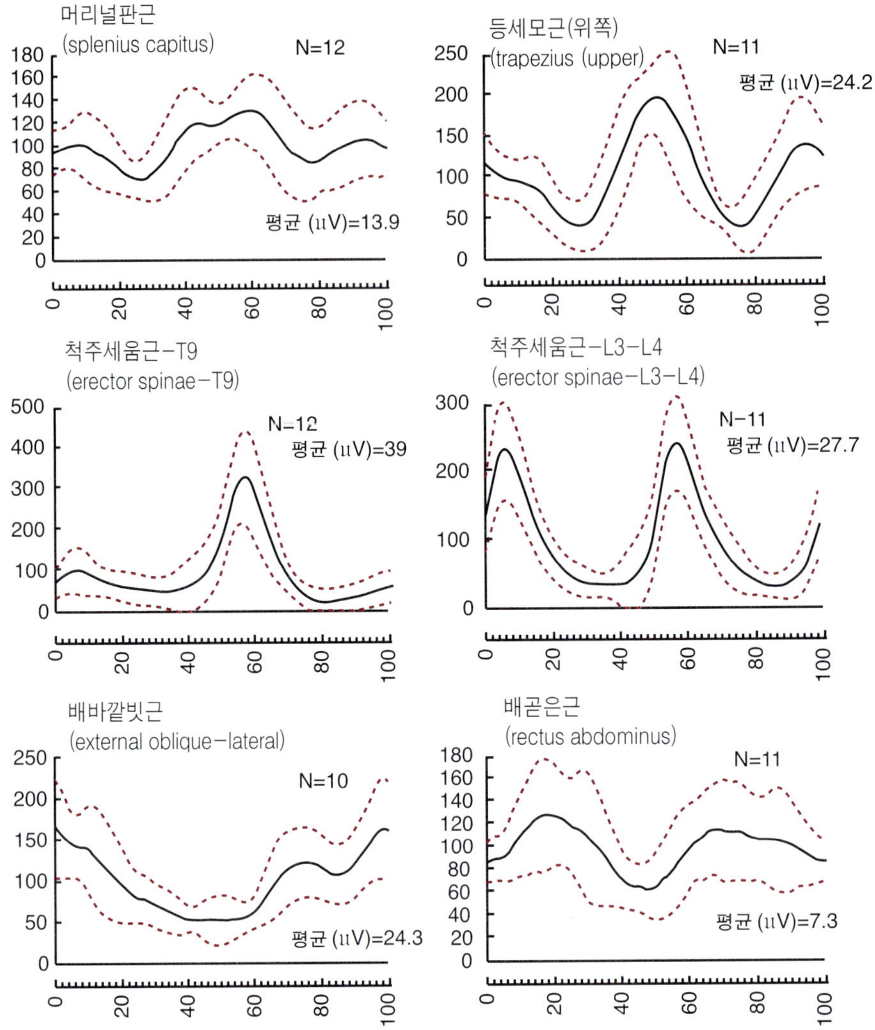

▲ **그림 14-27** ■ 근전도는 보행 시 한걸음 갈 때 몸통의 주요 근육군의 활동을 나타낸다. 2극 표면전극으로부터 얻은 신호는 각 대상에 대한 평균값을 데이터로 표준화시킨다.(Redrawn from Winter DA: The Biomechanics and Motor Control of Human Gait: Normal, Elderly and Pathological, 2nd ed. Waterloo, Ontario, Waterloo Biomechanics, 1991, with permission from David A. Winter)

에 대해 논의했었다. 이 시기의 우세 모멘트가 무릎관절 굽힘근에 의해 발생하나, **무릎관절 폄근과 엉덩관절 폄근은** 유각 말기에 수축을 시작한다는 것을 유의해야 한다. 즉, 동시 수축기간이 분절 분석 상에서 확인할 수 없으나 근전도(EMG)로부터 확인할 수 있다. K3-S는 무릎이 굽히는 동안(보행의 약 50% 이상에서 70%)에 발생하는 작은 에너지 흡수의 안쪽 무릎관절 폄근 모멘트이다. 이것은 **넓은근들(vastus muscles)**의 수준이 낮음을 반영하는 것이다. 특히, **넙다리곧은근**은 엉덩관절과 무릎관절을 가로지르기 때문에 **엉덩관절 굽힘근**으로 작용한다(H3-S). K4-S 유각 말기에 **무릎관절 굽힘근에**서의 에너지 흡수는 **안쪽 · 가쪽 뒤넙다리근**의 기록이 근전도(EMG) 상에서 반영된다. **장딴지근**은 발목관절과 마찬가지로 무릎을 가로지르는 것과 또한 마지막 유각기에서 활동이 시작된다는 것에 유의해야 한다. 발목에서 초기입각기와 중간입각기의 대부분에서 AI-S 흡수는 앞에서 이미 논의 했던 **발목 발바닥쪽 굽힘근**의 활동에 기여한다.

지지 모멘트와 힘 자료들(power profile)부터 추론할 수 있는 근육활동에 의해 놓쳤던 일부 주요 근전도(EMG)의 특징을 살펴 볼 수 있다. 처음에는 시상면에서 **발목 발등쪽 굽힘근(앞정강근, 긴발가락폄근, 긴엄지발가락폄근**은 발이 바닥에서 접촉되기 전에 발목을 가로질러 편심적으로 작용하고, 유각기 동안에 중립각도에서 발을 또 다시 유지하게 하며, 다양하게 변화되는 것을 볼 수 있으나 발의 위치에 따른 보행의 다른 시기에서 활동수준은 낮다. 관상면에서 엉덩관절 모음근인 **중간볼기근**은, 소둔근과 넙다리근막긴장근(보이지는 않지만)과 같이 작용하며, 넓은근들(vasti)의 기능과 유사하게 유각기쪽의 골반이 가쪽으로 떨어지게 되는 것(lateral drop)을 조절한다.[49] 중간입각기와 멈추고 있는 동안 이러한 우세한 근육의 활동이 감소되면 반대 다리가 지면에 접촉될 것이다.[12]

관상면과 시상면에서 활동하는 **긴모음근**과 **짧은 모음근**이 보행주기의 약 10% 미만과 65~80%에서의 활동이 둘이 거의 비슷한 최대값을 나타낸다. 첫 번째는 **엉덩관절 벌림근**과 동시 발생하고 안전성을 제공할 것이다; 두 번째는 유각기 초기에 일어나고 **엉덩허리근**과 **넙다리곧은근**을 보조하기 위한 엉덩관절 굽힘을 제공한다. 더 많은 정보는 문헌에서 찾을 수 있다.[49,51,52] 몸통 굽힘의 활동은 뒷장에서 논의할 것이다.

지면반발력: 시상면 분석 (Ground Reaction Force: Sagittal Plane Analysis)

최대한의 역동적인 생체역학적 보행분석이 일반적이기 이전의 실험은 보행기간 동안 지면반발력으로부터 관절 위치의 정적 정보에 대한 시각적인 방법으로써 연결되는 것이다. 이것은 역동적이 요인이 포함되어 있지 않기 때문에 분석의 오류가 있었지만, 입각기 동안에는 최소가 된다. 또한 힘판(force platform) 근처에서 오류가 적다. 약간의 오류는 발목에서 형성되어지는데 엉덩관절에서는 커지고 특히, 발바닥 밀기(push-off)와 초기접촉 시에 만들어진다.[54] 그림 14-28에서 그림 14-30의 안쪽 모멘트 프로파일을 조화시키기 위해 사용되어져 왔지만, 그들은 보행의 입각기 동안 정상보행의 이해와 시각화하는 데에 도움이 된다(물론 유각기 동안 지면반발력이 없기 때문에). 입각기에서 지면반발력 벡터(GRFV)의 가장 흔한 패턴의 일반적인 순서는 그림 14-31(초기접족에서 중간입각기), 그림 14-32(중간입각기에서 발가락 밀기, toe-off)에서 볼 수 있다. 이것들은 그림 14-28에서 그림 14-30에서 나타나는 안쪽 모멘트 프로화일(profile)과 관련되어 있다. 시상면의 분석은 다리의 관절과 관련하여 지면반발력의 위치에 대한 설명을 포함하였다. 지면반발력 벡터의 위치, 관절의 위치, 근육활동은 정상보행을 연구하여 출판된 서적을 인용하였다.[3,8,55] 실제로 적용된 세 가지의 예가 설명될 것이며, 독자는 다른 것들도 독립적으로 시도해 보는 것을 권하는 바이다.

예제 14-1

초기접촉에서 중간입각기까지의 보행기간에서 중립위치부터 초기접촉까지 발목의 움직임은 부하의 반응 말기에 15° 발바닥쪽 굽힘, 중간입각기 말기에 10° 발등쪽 굽힘한다. 지면반발력 벡터(GRFV)는 초기접촉 시에 발목관절에서의 뒤쪽 위치에서 중간입각기에서는 앞쪽 위치로 변한다(그림 14-31). 그러므로 초기접촉과 부하반응 동안(발뒤꿈치접지기에서 발바닥 딛기까지) 가쪽 발바닥쪽 굽힘 모멘트가 있으며, 발목은 발바닥쪽 굽힘의 방향으로 움직인다. **발등쪽 굽힘근**으로 조절된 움직임의 편심성 수축과 음의 일이 일어난다. 에너지 흡수기간은 크기가 매우 작아서 힘의 자료들(profiles)은 나타나지 않는다. 그러나 기능적으로 매우 중요하다.

예제 14-2

초기접촉(그림 14-31)에서 엉덩관절 굽힘(가쪽 굽힘모멘트)과 무릎관절 폄(가쪽 폄모멘트)하는 지면반발력 벡터(GRFV)는 그림 14-28에서 보여주는 안쪽 엉덩관절 폄근 모멘트(**뒤넙다리근과 큰볼기근**)와 안쪽 무릎관절 굽힘 모멘트(**뒤넙다리근**)에 의해 제공되는 저항은 일정하다.

사례 적용 14-7: **안쪽 엉덩관절 굽힘근과 안쪽 무릎관절 굽힘근**

발뒤꿈치 들기(heel-off, 보행의 약 40% 이하 정도)에서 (그림 14-32), 엉덩관절과 무릎관절을 폄하는 지면반발력 벡터(GRFV)는 안쪽 엉덩관절 굽힘 모멘트(**엉덩허리근, iliopsoas과 넙다리곧은근, rectus femoris muscles**)와 안쪽 무릎관절 굽힘 모멘트(**장딴지근, gastrocnemius muscles**)에 의해 발생되는 저항은 일정하다(그림 14-28). 무릎이 펴지는 정상적인 경향보다 더 큰 효과가 발생된다는 것을 고려해야 한다. 예를 들면, 브라운 여사는 무릎관절의 안정성을 얻기 위한 노력으로 무릎을 뒤로 폄시키기 위해 뻗었다(그림 14-33). 그때 무릎 굽힘근(**장딴지근**)의 활동은 과도한 모멘트를 극복하지 못하기 때문에 브라운 여사는 무릎을 구부리는 것이 어렵고, 엉덩관절과 발목 모두 굽힘되는 것이 방해 받아 A2-S에서 발목과 H3-S에서 엉덩관절에서 발생되는 일의 기회는 감소한다. 입각기 말기에 무릎관절 굽힘의 강력한 자극에 의한 입각기에서의 발목-발(ankle-foot) 보조기의 일시적인 사용에 의한 "무릎관절 잠김(knee-locking)"을 피하는 것은 브라운 여사가 보행 재교육에서 중요하다.

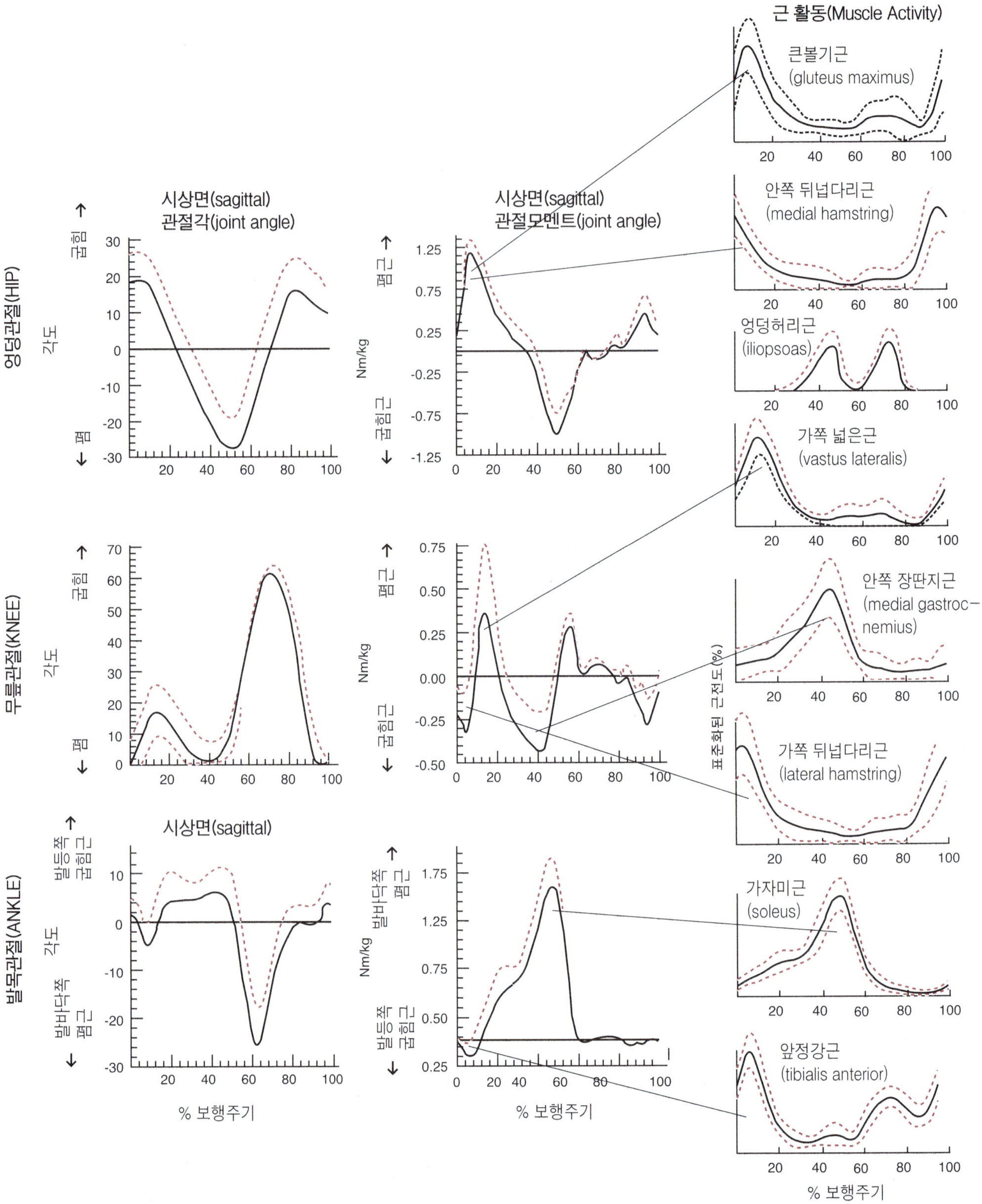

▲ **그림 14-28** ■ 시상면(sagittal plane)에서 관절각과 순수 관절 모멘트, 보행 시 엉덩관절, 무릎관절, 발목의 관절 모멘트에 관여하는 주요한 근육의 EMG 자료들.(Angle and moment profiles redrawn from Winter DA, Eng JJ, Isshac MG: A review of kinetic parameters in human walking. In Craik RL, Otis CA [eds]: Gait Analysis: Theory and Application, pp 263-265. St. Louis, Mosby-Year Book, 1994, with permission from elsevier. Muscle activity redrawn from Winter DA: The Biomechanics and Motor Control of Human Gait: Normal, Elderly and Pathological, 2nd ed. Waterloo, Ontario, Waterloo Biomechanics, 1991, with permission from David A. Winter. Ilopsoas muscle activity redrawn from Bechtol CO: Normal human gait. In American Academy of Orthopaedic Surgeons: Atlas of Orthotics, p 141. St. Louis, CV Mosby, 1974, with permission from Elsevier.)

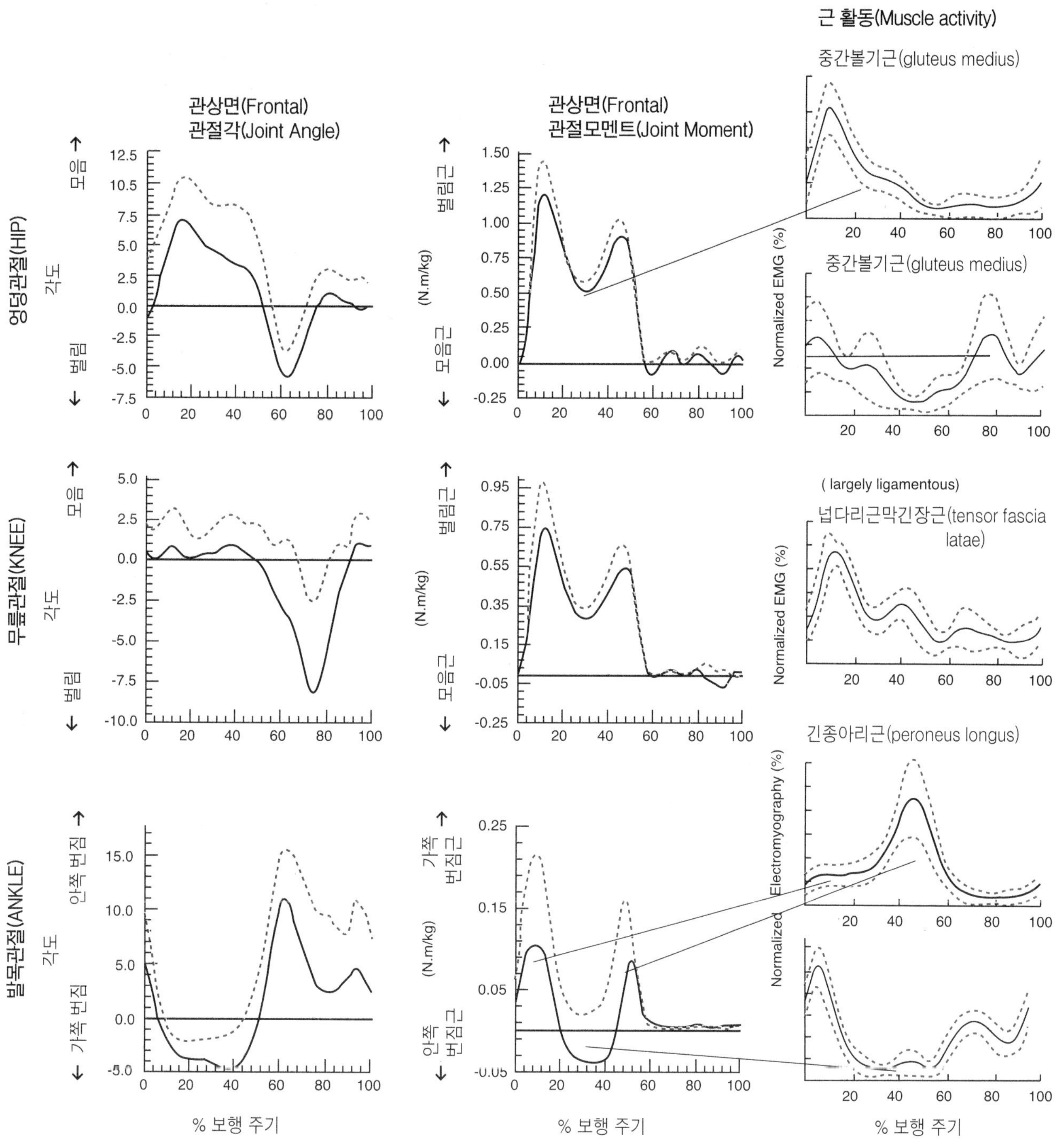

▲ **그림 14-29** ■ 관상면(frontal plane)에서 관절각과 순수 관절 모멘트, 보행 시 엉덩관절, 무릎관절, 발목의 관절 모멘트에 관여하는 주요한 근육의 EMG 자료들.(Angle and moment profiles redrawn from winter DA, Eng JJ, Isshac MG: A review of kinetic paramenters in human walking. In craik RL, Otis [eds]: Gait analysis: Theory and Applications, pp 263-265. St. Louis, Mosby-Year Book, 1994, with permission from Elsevier. Muscle activity redrawn from Winter DA: The Biomechanics and Motor control of Human Gait: Normal, Elderly and Pathological, 2nd ed. Waterloo, Ontario, Waterloo Biomechanics, 1991, with permission from David A. Winter.)

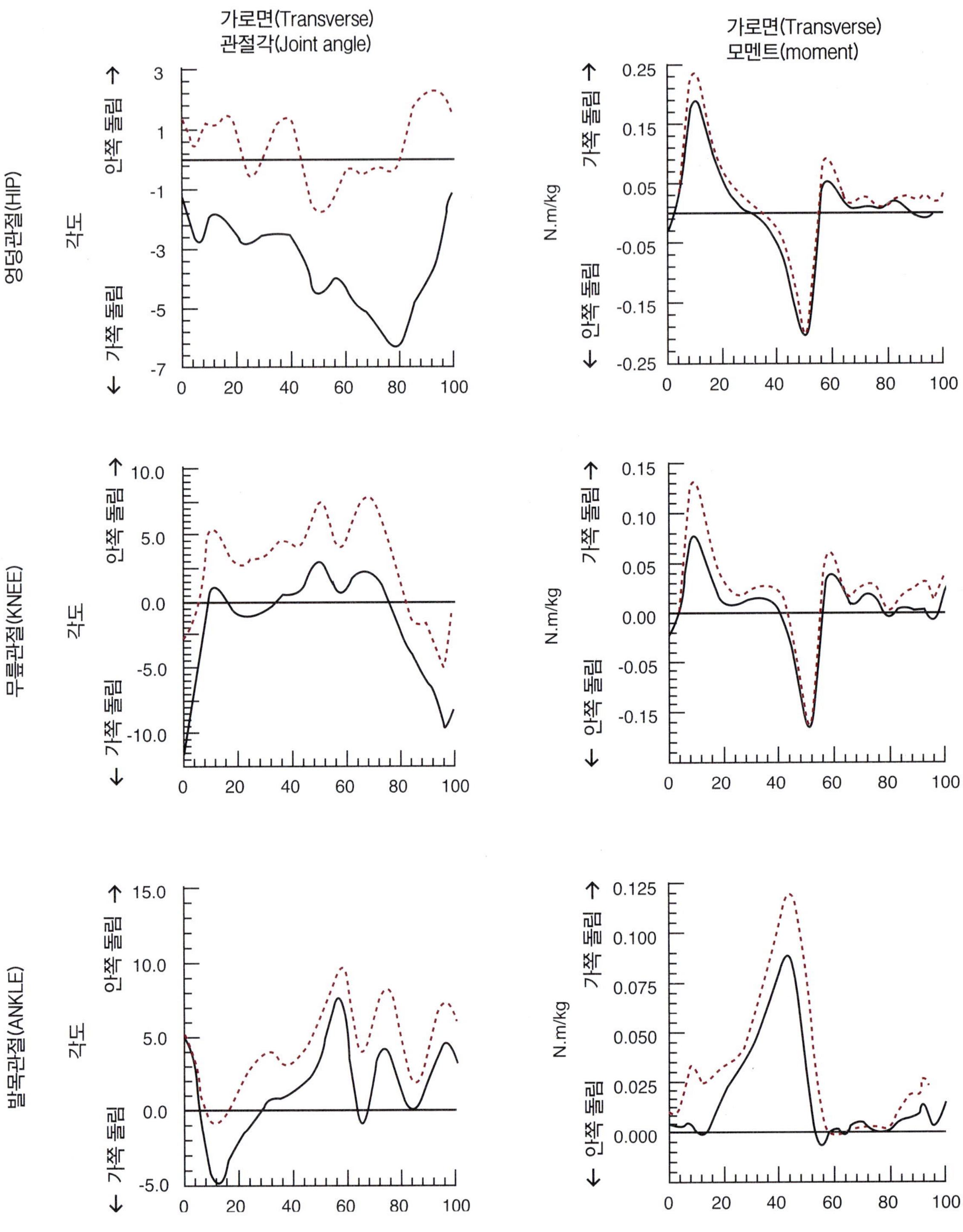

▲ **그림 14-30** ■ 가로면(transverse plane)에서 관절각과 순수 관절 모멘트, 보행 시 엉덩관절, 무릎관절, 발목의 관절 모멘트에 관여하는 주요한 근육의 EMG 자료들.(Angle and moment profiles redrawn from Winter DA, Eng JJ, Isshac MG: A review of kinetic parameters in human walking. In Craik RL, Otis CA [eds]: Gait Analysis: theory and Application, pp 263-265. St. Louis, Mosby-Year Book, 1994, with permission from Elsevier. Muscle activity redrawn from Winter DA: The Biomechanics and Motor Control of Human Gait: Normal, Elderly and Pathological, 2nd ed. Waterloo, Ontario, Waterloo Biomechanics, 1991, with permission from David A. Winter.)

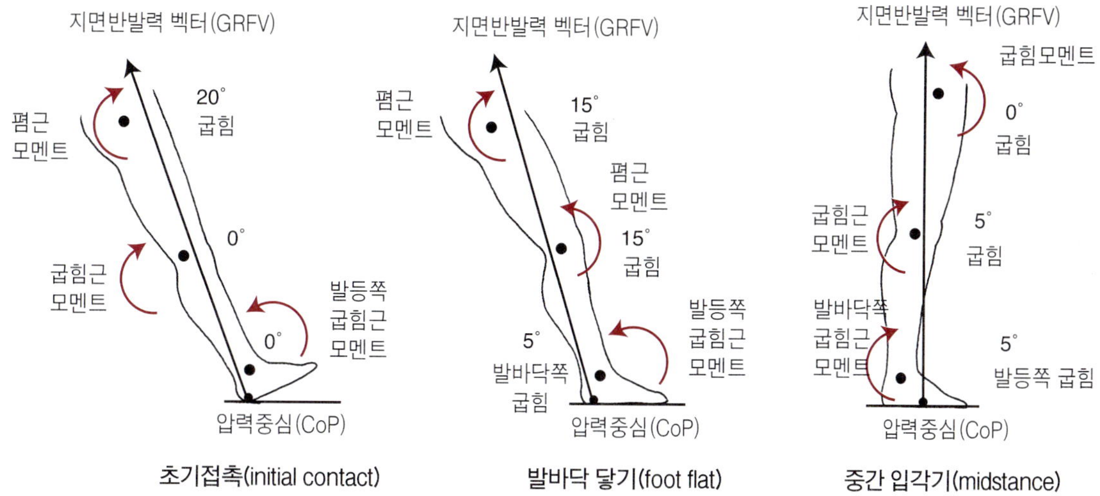

▲ **그림 14-31** ■ 보행 시 초기접촉, 발바닥 닿기, 중간입각기에서의 압력중심(CoP), 지면반발력 벡터(GRFV), 안쪽 순수 모멘트에 대한 관절 위치 그림.

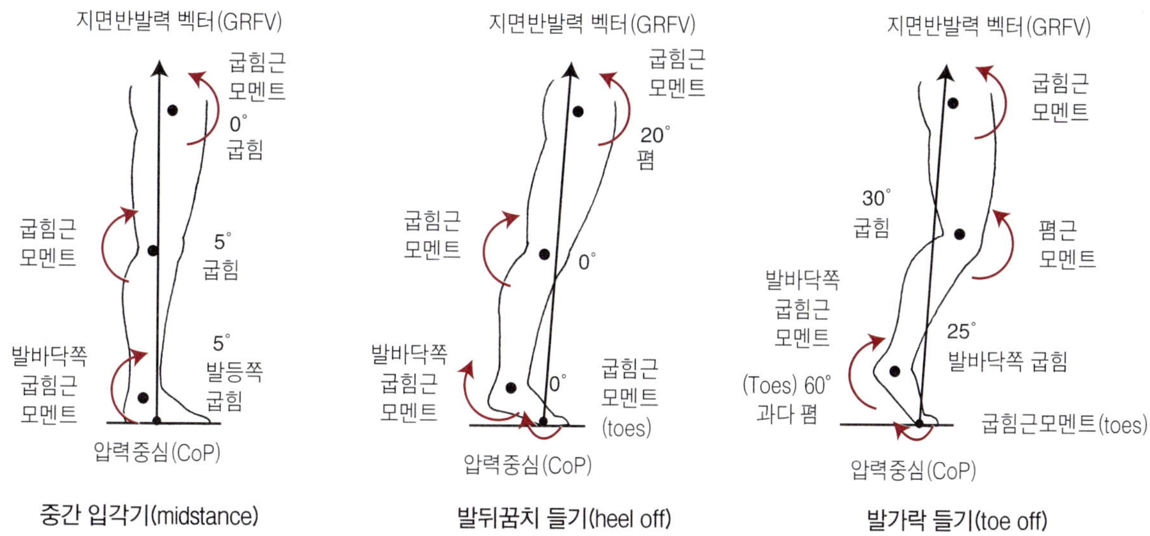

▲ **그림 14-32** ■ 보행 시 중간입각기, 발뒤꿈치 들기, 발가락 들기에서의 압력중심(CoP), 지면반발력 벡터(GRFV), 안쪽 순수 모멘트에 대한 관절 위치 그림.

기본 개념 14-3: *어떤 보행정보가 중요한가?*

보행에 관해서 주어지는 정보의 효율성은 어떤 주어진 상황에 도움이 되는 정보로서는 종종 분명하지 않다. 첫 번째, 왜 당신이 정보가 필요한지를 결정하는 것이 중요하다. 대개 한 두 가지 이상의 이유가 포함된다. (1) 정상 또는 병리적 보행의 이해를 얻기 위한 것 (2) 움직임의 진단을 보조하고 병리적 보행의 특정 이유를 확인하기 위한 것 (3) 치료 선택을 알리기 위한 것 (4) 치료의 효율성을 평가하기 위한 것이다. 두 번째, 당신은 어떤 보행평가가 중요한지를 물을 것이다. 예를 들면, 발목-발 보조기의 착용으로 에너지가 감소하는지 알고자 한다면, 보행의 자가 선택(self-selected) 속도의 평가로 충분할 것이다. 근군을 신경학적 상태로 훈련시킬 때 보행속도를 얻기 위해 활동하는지를 알기 원한다면, 당신은 힘 분석 상태를 보기 원할 것이다. 빌바닥 밀기(push-off) 동안 새로운 발목-발(ankle-foot) 보조기가 에너지를 보존하는지를 알아보기 원한다면, 힘 분석 상태를 보기 원할 것이다. 정강뼈와 종아리뼈를 재정렬하기 위한 수술이 무릎에서 안쪽 굽음발 또는 바깥굽음발이 감소하는지를 결정하기 원한다면, 관상면에서 모멘트 분석을 알아보기를 원할 것이다. 신경학적 상태에서 힘 분석이 유용한 경향이 있고, 부분적으로 통증을 동반하는 근골격 상태에서는 모멘트 분석이 유용한 경향이 있다.

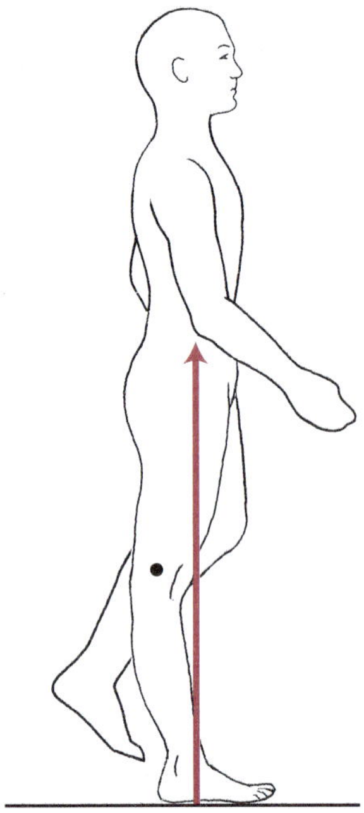

▲ **그림 14-33** ■ 무릎관절 중심보다 지나치게 앞쪽으로 지나고, 무릎을 구부리기 힘들게 만드는 지면반발력 벡터(GRFV).

몸통과 팔의 운동학과 역동학 (Kinematics and Kinetics of the Trunk and Upper Extremities)

몸통(Trunk)

몸통은 지면에서 정상적인 자유속도로 보행 중에 단지 $1\frac{1}{2}°$의 경사변화에서 똑바른 자세를 유지하는 것이 필수적이다.[56] Krebs와 동료 연구자들은[57] 각 발바닥 닿기 근처에서 낮은 진폭(amplitude)의 최대 굽힘이 그리고 한쪽 다리지지 동안 낮은 진폭의 최대 폄이 발생하는 것을 발견하였다. Winter는[14] 초기접촉에서 HAT의 앞쪽 가속은 매우 크고 엉덩관절에서 거리의 이동이 일어남으로써 체중부하(WA) 동안 몸통을 굽히기 위해 강하게 작용하는 불균형적인 모멘트가 발생한다고 설명하였다. 그러나 거의 동등하고 반대의 안쪽 모멘트가 엉덩관절 폄근(지지에서 그들의 역할이 일어나기 전이나 HI-S에서 에너지가 발생할 때 볼 수 있는)에 의해 제공되어 진다. 관상면에서 비슷한 상황이 존재한다. HAT의 질량중심은 항상 엉덩관절의 안쪽에 존재하고 상당한 모멘트의 발휘는 지지하는 다리에서 안쪽 엉덩관절 벌림근 모멘트에 의해 주로 불균형을 이루게 되고 엉덩관절의 안쪽 가속에 의해 보조를 받는다.

이전의 장에서 쓰여진 생체 역학적 모델은 골반과 몸통 사이에서의 변화는 구별할 수 없다. 시상면에서 골반은 사인 곡선 형태로 각 스텝마다 위 · 아래로 4~5 ㎝ 정도 움직이는데 가장 낮은 지점은 각 발의 초기접촉 단계이고 가장 높은 지점은 중간입각기 단계이다. 관상면에서 골반은 서 있는 쪽으로 같은 양으로 옆으로 이동하고 각 면에서 유각기 다리 쪽으로 약 5° 아래쪽으로 회전하면서 같은 양이 옆으로 이동한다. 가로면에서는 오른쪽 다리의 유각기 동안 4° ~ 8° 정도 반시계방향으로 돈다. 중간입각기에서 중립위치를 통해서 왼쪽다리의 초기접촉 준비에서 같은 양이 계속적으로 돌림된다. 골반이 왼쪽으로 돌림할 때 오른쪽 발의 초기접촉을 위해 몸통은 골반의 앞쪽으로의 유지를 위해 왼쪽으로 돌림된다. 보행 동안 몸통의 가로돌림의 양은 작으며 골반 돌림의 반대 방향에서 우선적으로 발생한다(그림 14-34). 골반이 유각하는

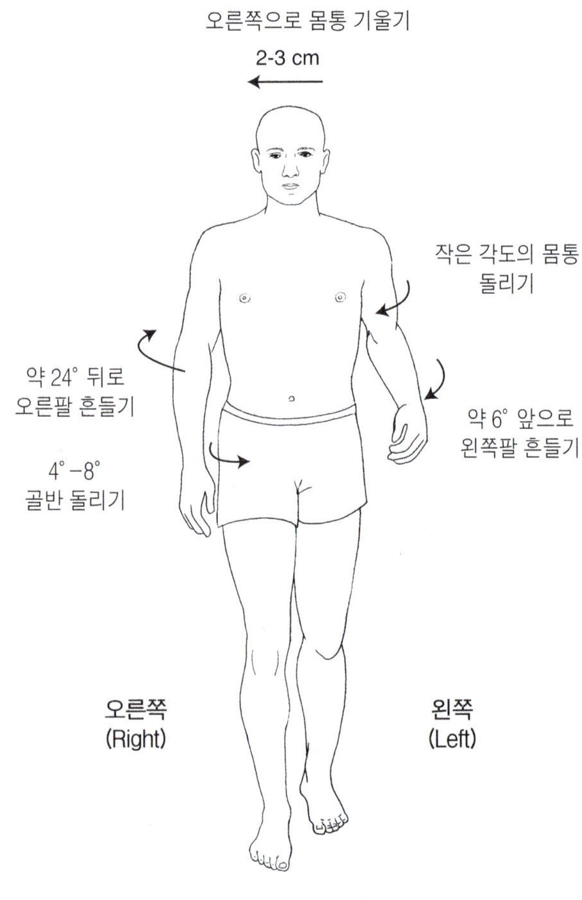

▲ **그림 14-34** ■ 골반, 몸통, 팔의 움직임. 몸통과 팔의 회전은 골반과 반대방향이다.

다리와 함께 앞으로 돌림됨에 따라 반대편 가슴부위도 앞으로 돈다. 이와 같이 몸통의 운동은 과도한 인체의 움직임을 방지하고 골반의 돌림에 대해 균형을 맞추게 된다. Krebs와 동료연구자들은 자유로운 속도 보행(free speed gait)시 가로돌림(transverse rotation)은 발뒤꿈치접지 이후 10%의 보행주기 때 최대한 9°까지 도달할 수 있다고 하였다.[57] 그러나, Stokes와 동료연구자들은 트레드밀에서 실시한 보행연구에서 골반과 몸통의 상호작용과 운동은 몸통의 병진운동(translatory)과 돌림운동(rotatory)이 골반의 앞쪽 기울임, 뒤쪽 기울임, 가쪽 기울임, 회전과 관련되는 매우 복잡한 것을 발견하였다.[59] 예를 들면, 오른쪽 발뒤꿈치 접지에서 왼쪽 발 들기 동안, 몸통이 오른쪽으로 기운다. 이 시점에서 몸통은 오른쪽 발가락이 들릴 때까지 왼쪽으로 기운다. 몸통 양옆(mediolateral) 기울기의 전체적 평균 관절가동범위는 약 5.4 ㎝이다.[58] Hirasaki와 그의 연구진들은 트레드밀(treadmill)과 비디오 영상 운동 분석 시스템을 통해 다양한 보행 속도에서, 몸통과 머리의 움직임을 연구하였다.[59] 이들은 보행속도와 몸통과 머리 운동의 관계는 1.2~1.8 m/sec 보행속도에서 가장 직선적인 것을 발견하였다. 이 범위보다 더 높고 낮을 때는 머리와 몸통 운동의 관계가 잘 조화를 이루지 않았다.

근전도 자료(EMG profile)와 확실한 기능적 역할은 그림 14-27에서 몇몇의 몸통 근육에서 볼 수 있다. 보행동안의 몸통 근육에 관한 최근의 근전도(EMG) 연구는 근육의 활동과 비슷한 양상을 보이는 대상자의 하위 집단이 있다는 것을 보여준다. White와 McNair은 집단 분석(cluster analysis)을 이용하여 배안쪽·바깥 빗근과 배곧은근에는 2가지의 활동패턴이 있다는 것을 증명하였다.[60] **허리척주세움근**에서는 3가지 활동패턴이 관찰되었다. **배곧은근(rectus abdominis)**과 **배바깥빗근(external oblique)**에서 대부분의 대상자는 보행주기 동안 매우 낮은 수준의 활동을 보이지만, **배안쪽빗근(internal oblique)**, **척주세움근(erector spinae)**은 더 분명하게 활동을 하고 대개 초기접촉 시기에 많이 발생한다. 다른 연구자들은 두 기간에서 **척주세움근**의 활동이 있다고 하였다. 하나는 초기접촉 시기에서, 다른 하나는 발가락 들기(toe-off)에서이다. **척주세움근**은 체중부하 동안 몸통의 굽힘을 야기하는 강한 활동의 불균형 모멘트에 반대되는 활동을 하는 것으로 여겨진다.

팔(Upper Extremities)

근전도(EMG)의 광범위한 함수(mapping)가 수십 년 전의 관행대로 행하여져 왔음에도 불구하고, 정상 보행 동안 팔의 자세한 동역학은 보고되지 않았다.[61,62] 다리가 교대로 앞, 뒤로 움직이는 동안에 팔도 율동적으로 유각한다(swing). 그러나 팔의 흔들음은 다리와 골반의 운동 방향과는 반대이고, 몸통과 같은 방향으로 일어난다(그림 14-34). 오른팔은 왼쪽다리와 함께 앞으로 나아가는 반면, 왼팔은 뒤로 흔든다. 이와 같은 팔의 흔들음은 다리가 앞으로 나아가는 흔들음에 대해 상쇄작용을 하고, 몸통의 돌림속도를 감소시키며 이것은 골반의 돌림에 전달된다. 보행 중 관절의 전체 관절가동범위는 그렇게 크지 않으며, 정상적인 보행속도일 때 어깨관절의 관절가동범위는 30°이다(폄 24°, 굽힘 6°).

정상적인 어깨관절 운동은 중력의 영향과 근육활동의 결합으로 이루어진다. 팔이 *앞으로* 흔들 때는 잇따라 안쪽 돌림근들(medial rotators)이 활동을 한다. 즉, **어깨밑근(subscapularis)**, **큰원근(teres major)**, **넓은등근(latissimus dorsi)**이 작용한다. 팔이 *뒤로* 흔들릴 때는 **어깨세모근**의 **가운데 섬유**와 **뒤쪽 섬유**가 전반적으로 작용하는 반면, **넓은등근**과 **큰원근**은 다만 뒤로 흔들 때 첫 부분에서만 작용한다.[61] **가시위근(supraspinatus)**, **등세모근(trapezius)**, **어깨세모근 앞쪽·뒤쪽 섬유(posterior and anterior deltoid)**[61]는 앞, 뒤 양쪽 흔들림에서 작용한다. 이들 연구에서 **어깨 굽힘근들**은 거의 활동하지 않는다는 흥미로운 보고를 하였다.[61,62] 팔이 흔들릴 때 **안쪽돌림근들(medial rotators)**은 편심성 수축을 하여 가쪽돌림(external rotation)을 조절하며, **어깨세모근 뒤쪽섬유**도 편심성 수축을 하여 팔이 앞으로 흔들리는 것을 억제한다. **넓은등근(latissimus dorsi)**, **큰원근(teres major)**, **뒤쪽 어깨세모근(posterior deltoid)**은 팔이 뒤로 흔들 때 동심성 수축을 한다. **어깨세모근 가운데 섬유(middle deltoid)**의 역할은 분명하지 않으나 팔을 벌리게 한다. 보행의 속도가 빨라짐에 따라 팔의 모든 근육활동도 증가한다.[61]

최근의 연구는 이동 동안 팔과 다리의 움직임의 신경학적 협응을 지지한다. Deitz와 동료연구자들,[63] Wannier와 동료연구자들은[64] 한 쌍의 발전기의 시스템과 일치하는 팔과 다리의 움직임에 대해 보고하였다. 결과는 몸쪽의 팔 근육이 네발 보행의 잔존기능으로서 보행 동안에 팔을 흔드는 것과 관련이 있다는 가설에 부합한다.

계단 보행과 달리기 보행 (Stair and Running Gaits)

계단 보행(Stair Gait)

계단을 오르고 내리는 이동형태는 쇼핑, 대중교통 수단 이용, 빌딩이나 2층 이상의 집을 가야할 때 등 정상적인 일상생활시 요구된다. 계단을 오르고 내리는 것과 보통 평지를 이동하는 것에는 비슷한 것이 많지만 두 가지 이동형태의 다른 점은 환자에게서 확실히 나타난다. 어떤 환자가 평지를 걷기 위해 적절한 근력과 관절가동범위가 있다고 해서 환자가 계단을 오르고 내려갈 수 있다고 확신할 수 없다는 사실이다. 계단보행은 평지를 걷는 수준에서 추가적인 스트레스가 부여될 것이고 걸을 때 나타나지 않은 차이점이 드러날 것이다.[65]

Krebs와 동료연구자들은[57] 평지 보행 시 몸통의 관절가동범위는 계단을 내릴 때와 유사하다고 하였으나, 오를 때에는 모든 평면상에서 다르다고 하였다. 계단을 오르는 동안에 최대 몸통 굽힘의 정도가 계단을 내려갈 때나 평지를 걸을 때의 최소 두 배 라고 하였다.[57]

계단을 오르내리는 것은 평지를 걷는 것과 비슷한데, 계단은 이동하는 보행도 유각기와 입각기가 있어서 양다리가 교대로 움직여 몸통을 앞으로 전진시키는 것이다. 평지나 계단을 보행할 때는 다리 균형이 있어야 하며 HAT를 옮길 수 있어야 한다. McFayden과 Winter(계단의 폭이 28 ㎝, 높이 22 ㎝)는 계단 이동보행 시 시상면 분석을 하였다.[66] 이 연구자들은 한 명의 대상을 8회 시도하여 역동학과 운동학 자료(kinetics and kinematics data)를 수집하였다. 계단오르기의 보행주기는 그림 14-35와 같으며 McFayden과 Winter의 연구를 기초로 하였다.[66] 계단을 오르내리는 동안 엉덩관절, 무릎관절, 발목에서의 순수 안쪽 모멘트를 평지에서 걷는 동안과 비교할 수 있다. 계단을 오르고 내릴 때, 안쪽 무릎관절 폄근의 모멘트는 평지에서 걷는 것보다 대략 3배 이상이나 발목 모멘트는 거의 같다. 힘은 계단을 오를 때 크게 발생하고 내려갈 때는 모든 관절에서 흡수한다.

연구자들은 계단 오르기를 보행주기와 같이 구분하였는데 입각기를 세 단계로, 유각기를 두 단계로 세분하였다. 입각기의 세 가지 단계는 체중수용기(weight acceptance, WA), 체중들어올리기(pull-up, PU), 전진기(forward continuance, FCN)이다. 유각기를 세분하면 발 떼기(foot clearance, FCO)와 발 놓기(foot placement, FP)이다. 그림 14-35에서 보는 바와 같이, 체중수용기는 보행주기의 처음 14%이고 평지 보행에서 일어나는 발뒤꿈치접지에서부터 체중옮기기 단계를 의미한다. 그러나, 평지 보행과 비교하여 계단에 발바닥이 닿게 되는 순서는 먼저 발의 앞쪽 부위(anterior portion of foot)가 닿고 체중 수용기가 됨에 따라서, 발의 중간부(middle of foot)에서 뒤쪽으로 닿게 된다. 체중 들어올리기 단계는 보행주기 중 14%~32%이며 한쪽 다리 지지기(single-limb support)이다. 초기 체중들어올리기 단계는 엉덩관절, 무릎관절, 발목관절이 굽혀져 있고, 입각기 다리로 체중이 옮겨졌음으로 이 단계 동안 일어나는 일은 체중을 들어 올려 다음 단계로 올라가는 것이다. 체중 들어올리기 단계를 완성하기 위해서는 무릎관절 폄근들이 거의 모든 에너지를 생산해야 한다. 전진기는 보행주기의 약 32%~64%이며 대략 중간입각기에서부터 발떼기 단계와 비슷하다. 전진기에서는 발목관절 발바닥쪽 굽힘근들(plantarflexors)이 가장 많은 에너지 양을 발생한다.

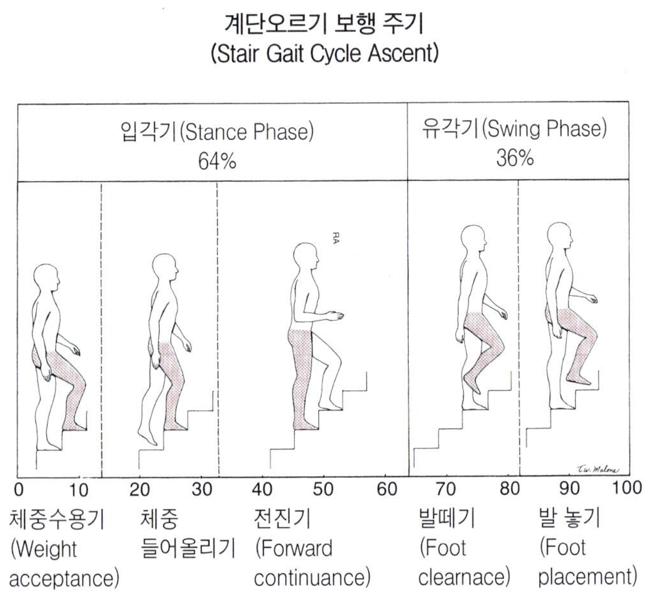

▲ **그림 14-35** ■ 계단 보행 주기.

표 14-5 계단 내려가기의 시상면 분석(그림 14-39): 입각기 - 체중부하기(입각기의 0~14%)에서 체중 들어올리기(pull-up, 입각기의 14~32%)

관절	움직임	근육	수축
엉덩관절	폄: 60° -굽힘 30°	큰볼기근(gluteus maximus) 반힘줄모양근(semitendinosus) 중간볼기근(gluteus medius)	동심성
무릎관절	폄: 80° -굽힘 35°	가쪽 넓은근(vastus lateralis) 넙다리곧은근(rectus femoris)	동심성
발목관절	발등쪽 굽힘: 20° -25° 의 발등 굽힘 발바닥쪽 굽힘: 25° -15° 의 발등 굽힘	앞정강근(tibialis anterior) 가자미근(soleus) 장딴지근(gastrocnemius)	동심성 동심성

McFayden과 Winter[66]가 계단 오르기를 할 때 관절 가동범위와 근육활동을 연구한 자료를 표 14-5, 표 14-6, 14-7에 제시하였다. 평지보행과 계단보행을 표로 살펴보면 관절가동범위뿐만 아니라, 근육 활동도 다르다는 것을 발견할 수 있다.

계단 오르기는 많은 양의 일(positive work)이 일어나며, 이것은 넙다리곧은근(rectus femoris), 가쪽 넓은근(vastus lateralis), 가자미근(soleus), 안쪽 장딴지근(medial gastrocnemius)의 동심성 수축에 의해 이루어진다. 계단 내려가기는 에너지 흡수와 관련하여 같은 근육들이 편심성 수축을 한다. 계단 오르기, 내려가기, 평지 걷기 동안의 지지 모멘트는 비슷한 양식을 나타내지만, 모멘트의 크기는 계단 보행이 더 크기 때문에 근력의 크기도 더 커야 한다. Kirkwood와 동료연구자들은[67] 엉덩관절 안쪽 벌림 모멘트의 최고값은 계단을 내려갈 때 일어난다고 발견하였다.

기본 개념 14-4: *평지수준에서의 보행과 계단보행의 차이점*

표 14-6에서 보면 정상적인 평지 보행보다도 계단 보행의 첫 부분에서 엉덩관절과 무릎관절 굽힘이 더 큰 것을 볼 수 있다. 따라서 환자가 계단을 오를 때에는 평지 보행보다 관절가동범위가 더 커야 한다. 근 활동과 관절가동범위들은 자연스럽게 변화하는데 McFayden과 Winter가 연구한 것처럼 계단 높이를 다르게 하면, 근육 활동과 관절가동범위들은 또 다르게 나타날 것이다.[66]

표 14-6 계단 내려가기의 시상면 분석(그림 14-39): 입각기 - 체중 들어올리기(끝 부분)에서 전진기(입각기의 32~64%)

관절	움직임	근육	수축
엉덩관절	폄: 30° -5° 굽힘	큰볼기근(gluteus maximus) 중간볼기근(gluteus medius) 반힘줄모양근(semitendinosus)	동심성과 등척성
	굽힘: 5° 에서 10° -20° 의 굽힘	큰볼기근(gluteus maximus) 중간볼기근(gluteus medius)	편심성
무릎관절	폄: 35° -10° 의 굽힘	가쪽 넓은근(vastus lateralis) 넙다리곧은근(rectus femoris)	동심성
	굽힘: 5° 에서 10° -20° 의 굽힘	넙다리곧은근(rectus femoris) 가쪽 넓은근(vastus lateralis)	편심성
발목관절	발바닥 굽힘: 15° 의 발등굽힘에서 15° - 10° 의 발바닥굽힘	가자미근(soleus) 장딴지근(gastrocnemius) 앞정강근(tibialis anterior)	동심성 편심성

표 14-7 계단 내려가기의 시상면 분석(그림 14-39): 유각기(64~100%) - 발 떼기에서 발 놓기

관절	움직임	근육	수축
엉덩관절	굽힘: 10°-20°에서 40°-60° 굽힘 폄: 40°-60° 굽힘에서 50° 굽힘	중간볼기근(gluteus medius)	동심성
무릎관절	굽힘: 10° 굽힘에서 90°-100° 굽힘 폄: 90°-100° 굽힘에서 85° 굽힘	반힘줄모양근(semitendinosus) 가쪽 넓은근(vstus lateralis) 넙다리곧은근(rectus femoris)	동심성 동심성
발목관절	발등쪽 굽힘: 10° 발바닥쪽 굽힘에서 20° 발등쪽 굽힘	앞정강근(tibialis anterior)	동심성과 등척성

달리기 보행(Running Gait)

달리기는 또 다른 이동 활동이며 걷기와 비슷하지만 서로 다른 점이 있다. 계단 보행에서와 같이 환자가 평지를 걸을 수 있다고 해서 반드시 달릴 수는 것은 아니다. 달리기는 정상적인 보행보다 더 나은 균형력, 근력, 관절가동범위가 필요하다. 달리기를 할 때는 정상적인 평지를 걸을 때 나타나는 양다리 지지기가 없을 뿐만 아니라, 두 발이 공중에 뜨게 됨으로 높은 균형력이 필요하다(그림 14-36). 그림 14-37에서 보행주기와 달리기 주기를 비교하여 보여주고 있다. 달리기 속도가 증가하면 보행주기 중 공중에 떠 있는 비율도 증가할 것이다. 걷기보다 HAT를 더 높여야 하고, HAT를 지지하는 균형력도 좋게 함으로써 근육의 에너지 발생은 더 많이 요구된다. 따라서, 근육들과 관절구조에서도 또한 HAT의 무게 조절과 더 많은 에너지 흡수가 이루어져야 한다.

예를 들면, 정상적인 평지 보행에서 발뒤꿈치접지를 할 때 압력 중심점에 대한 지면반발력의 크기는 체중의 약 70~80%이며 드물게는 보행주기 중 체중의 약 120%를 넘는다. 그러나, 달리기 동안에 압력 중심점에 대한 지면반발력은 체중의 약 200%에 도달하고 달리기 주기 동안에 체중의 250%까지 증가한다. 더 나아가서 발이 지면에 닿을 때 무릎관절은 20° 정도로 굽힌 상태이다. 이 각도의 굽힘은 충격력을 감소시키지만, 무릎 · 넙다리뼈 관절에 전해지는 힘은 증가시킨다. 달릴 때, 바닥면은 걸을 때보다 작다. 걸을 때 바닥면은 보편적으로 2~4인치 정도

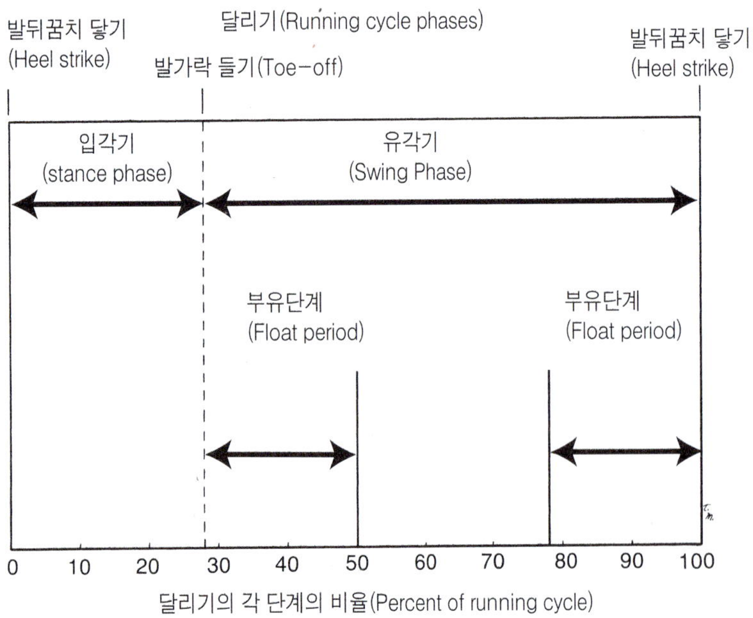

◀ **그림 14-36** ■ 달리기 보행 주기.

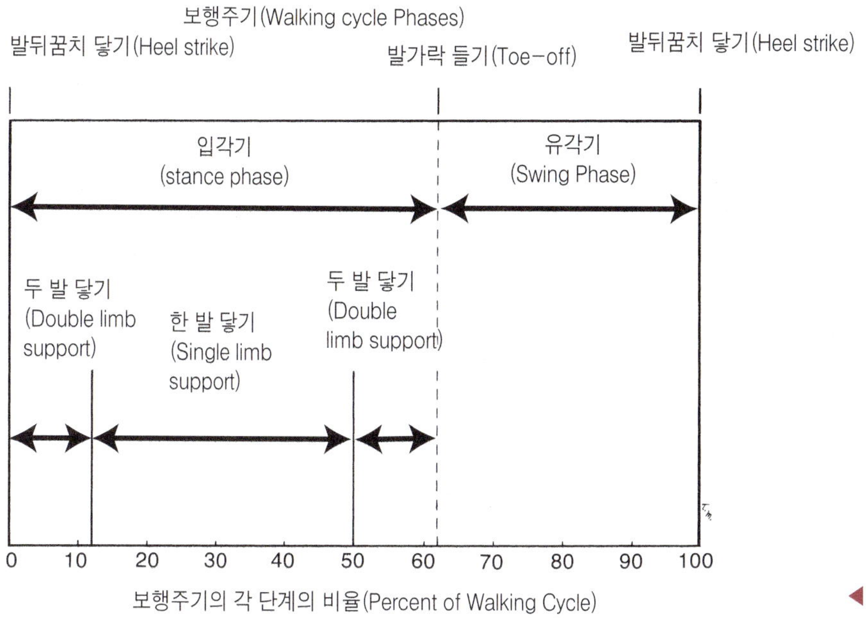

◀ **그림 14-37** ■ 걷기 보행 주기.

이나 달릴 때는 발이 똑같은 선에 떨어지기 때문에 중력 중심점이 홀로 지지하는 다리 위에 있어야 한다. 바닥면의 감소를 줄여주기 위해 기능적 다리 안굽이(functional limb varus)가 증가한다. 기능적 다리 안쪽굽음은 다리와 바닥을 가로지르는 사이의 각도를 말한다. Mcpoli와 그의 연구진[70]에 의하면, 기능적 다리 안굽이는 걸을 때에 비해 달릴 때 약 5° 정도 증가하고, 걸을 때 보다 달릴 때 엎침(pronation) 각도를 증가시킨다.

■ 관절 움직임과 근 활동 (Joint Motion and Muscle Activity)

관절 움직임(Joint Motion)

관절가동범위는 달리기의 속도나 연구자들에 따라 다양하다. 보행과 달리기간의 관절각, 모멘트, 힘의 비교는 그림 14-38에 보여주고 있다.[71] 달리기에서 입각기 시작 시 발뒤꿈치가 닿을 때 엉덩관절은 약 45° 굽혔다가 입각기가 진행되어 발가락 들기(toe off) 후에도 20° 과다 폄된다.[70] 그 후 유각 말기에서 엉덩관절 굽힘은 55~60°가 된다. 유각 말기 직전에 엉덩관절은 45~50°의 펴지게 되고 발뒤꿈치접지를 준비한다.[58] 무릎관절은 발뒤꿈치접지에 약 20~40° 굽히고 체중이 발바닥으로 옮겨지는 동안에 60°까지 계속 굽히게 된다. 그 후 무릎관절은 펴지기 시작하고 발가락 들어올리기 직전에는 40° 굽힘된다. 유각기 동안과 양 발이 공중에 뜨는 초기에 무릎관절 굽힘은 최고에 달하여 유각기 중간에는 약 125°~130°까지 굽힌다. 유각기 말기에는 발뒤꿈치 접지를 준비하기 위해 무릎관절이 40°까지 펴지게 된다.[69] 그림 14-38에서 평지에서 걸을 때와의 관절각의 차이를 제시한다. 각 관절에서 달릴 동안의 최고값은 걸을 때의 최고값을 넘어선다. 엉덩관절의 경우, 단지 굽힘 범위만 증가한다. 달릴 동안의 무릎관절의 각도는 걸을 때와 비교해 다르지 않으나 약 25° 더 굽힌다. 발목은 발등쪽 굽힘이 더 크게 증가하고 발바닥쪽 굽힘은 완만하게 증가한다. 발목관절은 발뒤꿈치 접지에 약 10° 발등쪽 굽힘(dorsiflexion)되고, 급속히 약 25°~30°까지 발등쪽 굽힘된다. 빠른 발등쪽 굽힘은 발바닥쪽 굽힘(plantar flexion) 후에 일어나며, 입각기가 진행되어 유각기의 초기까지 계속된다. 발바닥쪽 굽힘은 유각기의 첫 몇 초 동안에는 최고 25°에 이른다. 그 후 유각이 계속되고 유각 말기 발뒤꿈치 접지를 위한 준비가 될 때에는 10° 정도 발등쪽 굽힘된다.[69]

유각기 동안에 다리는 안쪽 돌림(medially rotation)되어 발뒤꿈치접지 때에도 안쪽 돌림하고 발은 엎침(pronation)된다. 입각하는 다리는 가쪽 돌림(lateral rotation)되고 유각하는 다리가 입각한 다리의 중간입각기를 통과할 때 발은 뒤침(supination)된다. 달릴 때의 관절운동과 정상적인 걸음에서의 관절운동의 비교는 표 14-8에 있다. 두 활동에서 전체적 관절운동의 가장 큰 차이는 무

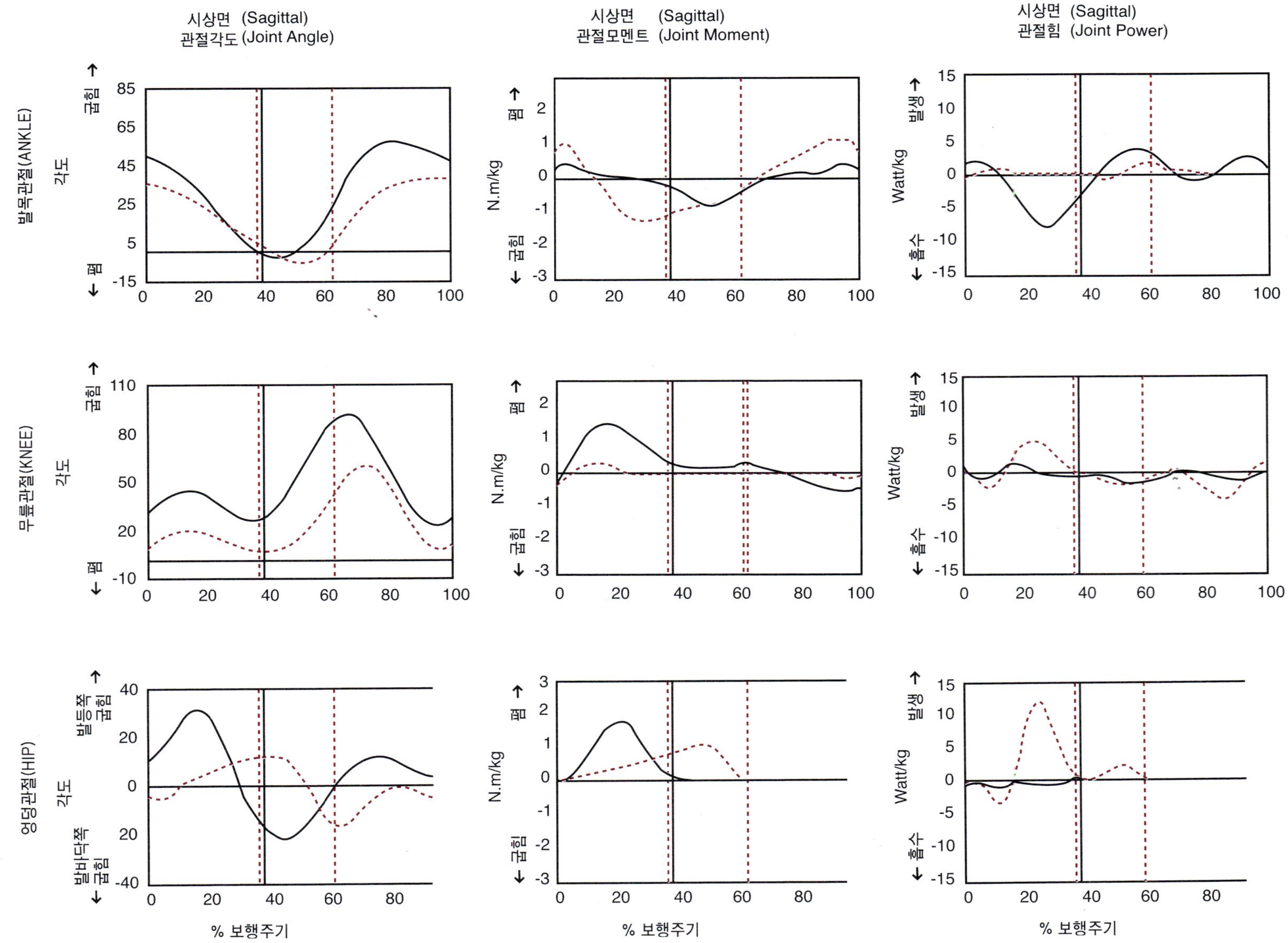

▲ **그림 14-38** ■ 시상면에서의 달리기(실선)와 걷기(점선)에 대한 관절각, 모멘트, 힘. 관절각들은 굽힘과 발등쪽 굽힘에서 양의 값이 나타난다. 모멘트는 체질량에 의해 표준화되는 안쪽 모멘트이며 폄근과 발바닥쪽 굽힘근이 양의 값을 가진다. 힘은 체질량에 의해 표준화되고, 생산은 양 그리고 흡수는 음의 값으로 나타난다. 수직 실선은 달리기 동안 발끝떼기를 표현되는 보행주기의 40%에 해당하며; 수직 점선은 걷는 동안 발뒤꿈치 들기를 표현되는 보행주기의 60%이다.

표 14-8 엉덩관절, 무릎관절, 발목관절의 평균 최대 관절가동범위: 달리기[69-71]와 걷기[8, 71] 비교

달리기		걷기	
엉덩관절		엉덩관절	
굽힘	55°-65°	굽힘	30°
폄	10°-20°	폄	0°-20°
무릎관절		무릎관절	
굽힘	80°-130°	굽힘	40°-50°
폄	10°-20°	폄	0°
발목관절		발목관절	
발등쪽 굽힘	10°-30°	발등쪽 굽힘	10°
발바닥쪽 굽힘	20°-30°	발바닥쪽 굽힘	20°

릎관절과 엉덩관절에 있는 것으로 보인다. 무릎관절은 90° 각도가 걸을 때 보다 달릴 때 더 필요하고 엉덩관절은 걸을 때와는 달리 달릴 때 약 2배의 운동량이 필요하다.

근 활동(Muscle Activity)

큰볼기근(gluteus maximus)과 **중간볼기근**(gluteus medius)은 입각기 시작과 유각기 말에서 작용한다. **넙다리근막긴장근**(tensor fascia lata)은 입각기 시작과 유각기 말기에 작용하지만, 초기와 중간 유각기 사이에도 작용한다. **큰모음근**(adductor magnus)은 입각기 후기에서부터 유각기 초기까지 달리기 주기 중 약 25%에서 작용한다. **엉덩허리근**(iliopsoas)도 큰모음근과 같이 달리기 주기 중 25%에서 작용하며, 달리기 주기 중 35%~60%의 유각기 동안에서도 작용한다.

넙다리네갈래근(quadriceps)은 무릎관절이 급속히 굽힘되는 입각기 첫 10% 동안 무릎관절 굽힘을 조절하기 위해 편심성 수축을 한다. 넙다리네갈래근은 입각기의 첫 부분 후에 활동이 중단되고, 발뒤꿈치접지 준비를 위해 무릎관절이 동심성으로 폄 수축(40° 굽힘까지)을 시작하는 유각의 마지막 20%까지 활동하지 않는다. **안쪽 뒤넙다리근**(medial hamstring)은 입각기 시작과 유각기의 많은 부분에서 작용한다. 예를 들면, 안쪽 뒤넙다리근은 입각기의 18~28%에서 작용하고, 40~58%의 초기 유각기에 그리고 유각기 마지막 20%에서 작용한다. 무릎관절이 굽히는 동안에 엉덩관절은 펴고 뒤넙다리근은 엉덩관절 펴는데 작용하면서 무릎관절을 조절한다. 초기 유각기 동안 뒤넙다리근은 무릎관절을 굽히기 위해 동심성 수축을 하고 중간 유각기에는 수축이 초기에 된다. 유각기 후기에서 뒤넙다리근은 무릎관절 폄조절과 엉덩관절 다시 펴기(reextend)를 위해 편심성 수축을 한다.

보행 중 발목관절 관점에서 보행과 달리기 시 근육활동을 비교해 보면, **장딴지근**(gastrocnemius)의 역할은 체중이 입각기 다리에 옮겨진 후 시작되고 보행주기의 약 15% 지점이며, 발가락 들어올리기 직전 보행주기 중 약 50%에서 작용한다. 달리기에서 장딴지근의 활동은 발뒤꿈치접지에서 시작하여 보행주기 중 첫 15%까지 작용한다. 그 후 장딴지근은 다시 유각기의 마지막 15%에 작용한다.

앞정강근(tibialis anterior)의 활동은 걷기와 달리기의 입각기와 유각기 양쪽에서 일어난다. 그러나 걷기에서 이 근육의 전체 활동(보행주기의 54%)은 달리기에서 전체 주기 중 약 73% 보다는 적다. 걷기와 달리기에서 앞정강근의 작용 차이는 부분적으로 양쪽간의 유각기 시간 길이 차이 때문이다. 전체 보행주기에서는 약 40%이고, 달리기에서는 유각기는 전체 주기의 약 62%이다. 걷기와 달리기에서 앞정강근의 대부분 활동은 유각기 중 발을 바닥에서 떼기 위해서 동심성 혹은 등척성 수축을 한다. 유각기가 더 긴 달리기에서 앞정강근은 걷기와 달리기 사이의 차이점 만큼 차이를 보인다. 달리기 주기에서 입각기 첫 1/2시점에서의 앞정강근의 활동은 다른 차이점으로 계산해야 한다.

■ 모멘트, 힘, 에너지들 (Moment, Power, and Energies)

그림 14-38에서 걸을 때에 안쪽 모멘트와 힘의 차이점을 유의해야 한다. 모든 관절에서 모멘트는 크게 증가하고, 초기 입각기에 특히 무릎관절 폄근 모멘트는 증가한다. 마찬가지로 모든 힘의 발생원은 달릴 때에 크게 증가한다. 주요 발생원은 A2, H3, H1이 반복되고 부가적인 근원으로서 K2는 중요하다. 초기 입각기(K2)에서 무릎관절 폄근은 달릴 때 중요하다는 것을 유의해야 한다. 걸을 때의 에너지 흡수보다 달릴 때에 모든 관절에서 증가한다.

걸을 때 HAT의 잠재적 그리고 역동학적 에너지는 단계에서 벗어나(out of phase) 상당한 에너지 절약을 가져온다. 달릴 때에는 이러한 절약이 일어나지 않지만 효율성을 얻기 위한 2가지 다른 방법이 있다. 첫 번째는 탄성구조물, 특히 힘줄(tendon)의 스트레칭에 의한 잠재적 탄성에너지의 저장과 회복이다. 두 번째는 "에너지 묶음(energy straps)"이라는 2개의 관절을 지나는 근육들(two-joint muscles)의 활동에 의한 전체 분절에 의한 다른 분절로의 에너지 전이(transfer of energy)이다.[71]

요약(Summary)

많은 연구자들의 노력의 결과로써, 인체의 이동에 대한 지식은 방대해졌다. 그러나 보행은 매우 복잡한 주제이므로 운동학(kinemetic)과 역동학(kinetic)의 변수들을 정의하고 측정하는 방법을 표준화시키는 것, 임상적 적용에 있어서 보행분석 방법이 좀 더 신뢰성 있고 저렴할 수 있도록 발전시키는 것, 그리고 어린이와 노인들의 병리학적 움직임을 위해 기초자료를 형성하기 위하여 보행에서 운동학(kinemetic)과 역동학(kinetic) 변수에 대한 한정된 지식을 증대시키는 것이 필요하다.

변수로 표현하는 용어 사용에 대한 표준화뿐만 아니라, 보행 변수의 양을 측정하기 위해 사용된 장비와 방법들의 표준화는 연구자들이 문헌을 읽는데 혼동을 피할 수 있고, 여러 연구자들의 정확도를 비교할 수 있을 것이다. 일부 표준화는 동작 분석 시스템들의 제조사들에 의해 제공되어져 왔다. 그 결과 유사한 시스템을 사용하는 연구자들은 같은 규약(convention)을 사용하는 경우도 있다. 현재, 보행을 평가하는데 있어서 저렴하고, 양에 관한한 확실한 임상적 방법들이 보장(step length), 보기간(step duration), 활보장(stride length), 보폭수(cadence), 보행속도(velocity)의 시간과 거리 변수들로 제한되어 있다.[72] 이러한 방법들은 환자의 상태와 전반적인 변화를 파악하는데 있어서 객관적인 평가를 위한 간단한 평균값을 제공한다. 그러나 이러한 값들은 사실 치료법을 결정하는 데는 전혀 도움이 되지 않는다. 보장의 증가와 보폭기간의 감소는 환자가 좀 더 정상 보행 패턴으로 나아가는 환자의 경과(progress)를 기록하는데 사용된다; 그러나, 정상 보행 패턴이라는 것은 많은 환자들에게 적절하지 않을지 모른다. 많은 움직임 훈련가들(movement practitioner)이 재활 초기 동안 정상 보행이라는 목표를 향해 최선을 다한다고 느낄지라도, 환자들의 결함들을 보상하기 위해 인체의 유연성을 사용할 수 있는 방법들을 구분하는 것 또한 중요하다.[24,44] 자동화된 보행 분석 컴퓨터 프로그램들은 특정한 대상자 또는 환자와 관련된 모든 운동학적 그리고 역동학적 보행 매개 변수에 대한 정보를 임상가에게 제공할 수 있다. 그러나 연구자 또는 임상가는 환자들을 위한 정보를 해석하고 사용하기 위해 정상 보행의 운동학과 역동학에 관한 충분한 지식을 가지고 있어야만 한다.

연령, 성별, 보조기구들, 보조기들의 효과 (Effect of Age, Gender, Assistive Devices and Orthosis)

연령(Age)

성인의 보행은 수많은 연구를 통해 주목받아 왔으나 아동에 대한 보행은 그만큼 관심을 받지 못하였다. 수행되었던 상대적으로 적은 수의 아동들의 보행 연구는 독립적인 이동(locomotion)이 시작하는 나이가 개개인의 변수가 되고 걷기의 발달 양상에 따라 다양한 변화가 계속된다. Cioni와 그의 연구진들은[73] 12.6개월에서 16.6개월 사이의 독립적으로 걸을 수 있는(연속해서 10 걸음을 지지 없이 할 수 있는) 25명을 모집하였다. 첫 단계의 걸음에서는 영아 발뒷꿈치 닿기, 번갈아 흔드는 팔 동작, 또는 몸통 돌림이 25명 모두 나타나지 않았다. 그러나 4개월이 지나면서 25명 중 11명이 발뒷꿈치 닿기를 하였고 16명이 번갈아 흔드는 팔 동작과 또는 몸통 돌림을 하였다.

영아들의 아장아장 걸음은 성인보다 더 높은 중력 중심점과 넓은 기저면을 가지고 있으며 성인과의 비교에서 한발 지지시간이 작고, 짧은 보폭과 느린 보행 속도와 많은 보폭수를 가지고 있다. 3세와 5세 아동을 대상으로 한 연구에서 상기와 같은 변수들이 이미 발표된 성인의 보행과 유사점이 발견되었다.[74] 예를 들면, 3세와 5세 집단에서 다리길이에 대한 활보장, 보장(step length)가 크게 증가하고, 보행의 속도는 보폭수가 천천히 자유롭게 그리고 자유로운 보행에서부터 빠르게 증가하였다. 그러나 5세 집단은 3세 집단과는 다른데 천천히 그리고 자유로운 보행속도에서 키에 대한 보장(step length)에 관한 변수는 적었다.[74] 다른 연구는 Foley와 공동연구자가[75] 6~13세를 대상으로 한 것으로 다리에서 일어나는 굽힘, 폄 시 관절가동범위(ROM)는 성인에서 얻은 값과 거의 같았다. 그러나 선형 변위(linear displacement), 속도, 가속은 성인보다 일정하게 더 컸다.[75] 보폭수(cadence), 활보장(stride length), 활보 시간(stride time) 그리고 다른 거리와 시간적 변수들이 7~8세 될 때까지 변하기 쉬운 것으로 나타났다. 8~10세가 되면 정상 성인과 유사한 보행 패턴이 나타난다.

1~7세의 186명의 아동을 연구한 Sutherland와 연구진들은[76] 아래 언급할 5가지의 보행 변수가 보행의 성숙도를 나타낸다고 하였다: 한쪽 다리 지지 시간, 보행 속도, 보폭수(cadence), 보장, 골반의 지름과 발목 폭의 비율(BOS를 나타내는). 보폭수를 제외한 이 모든 부분에서의 증가는 보행이 성숙되었음을 나타낸다. Sutherland와 연구진들은 한쪽 다리 지지 시간이 1세에 32%에서 7세의 38%로(어른의 정상 평균 수치는 39%이다) 증가한다고 한다. 보폭수는 감소하는 반면, 나이가 들면서 보행의 속도는 지속해서 증가한다.[76] Beck 등은 시간, 걸음길이, 지면 반발력(GRF) 지수는 보행의 속도와 아동의 연령에 좌우한다고 하였다.[77] 아동의 연령과 상관없이 104 m/sec의 보행속도를 유지할 때 평균 활보장(stride length)는 아동 키의 76%이다. Beck는 5세 이후 성인과 같은 지면 반발력 양상이 나타난다고 하였다.[77]

아동의 근골격계통과 신경계통의 발달이 개인마다 각 단계에서 다를 수 있기 때문에 어린 아동을 상대로 연구하는 것은 매우 어려운 일이다. 그러나 Sutherland와 연구진들은 아동의 보행 검사를 위해 정상 보행의 예측 운동 곡선표를 개발함으로써 검사자들을 위한 가이드를 주려고 하였다. 이 예측 검사는 비정상 운동을 높은 비율로 발견할 수 있기 때문에 다리 기능의 이상을 초기에 검사하는데 사용 될 수 있다.[78]

어린 아동 보행의 연구가 부족한 데 비해, 연령이 보행에 미치는 영향에 관한 연구는 지속적으로 많은 논문의 목적이 되고 있다.[17,37,79,80] 노인 보행에 관한 이러한 관심은 많은 노인들이 겪는 낙상과 엉덩관절 골절에 의해 시작되었다. 엉덩관절 골절 전에는 걸을 수 있었던 노인의 50%가 골절 후에는 걸을 수 없거나 독립적인 활동을 할 수 없게 된다. 더욱이 노인들은 1년에 적어도 2회의 낙상을 경험한다.[81] 그러므로 많은 연구는 정상적인 노인이 보행을 하는데 필요한 구성요소는 무엇이며, 낙상이 움직임 기능이나 조절 또는 다른 문제가 정상적 노화 현상을 수반하는 결핍의 원인인지 밝히고 있다.

연구자들 사이에서 활동의 정도(앉아서 생활하는 집단 vs. 활동적인 집단)와 연령이 다른 집단들의 연구는 정상적인 노화의 영향에 관해서 정확한 정의를 내리기 어렵게 만든다. 문헌상으로는 약간의 차이가 있으나, 노인의 보행속도와 보장 또는 활보장은 감소되고, 입각기와 양다리 지지 시간은 증가한다고 종종 보고 되어왔다. 일부 연구자들은 노인과 젊은이들을 비교하였을 때, 보행속도가 감소하고, 활보장(stride)과 보장(step length)이 짧아지고, 동시입각기가 더욱더 길어지고, 다리가 유각하여 지지하는 비율(ratio)이 작아진다고 하였다.[17,79] Hinmann과 연구진들은[79] 19세와 62세 사이의 남자와 여자는 각각 10년 차이로 정상 보행속도에서 2.5~4.5%가 퇴보한다고 보고하였다. 62세 이후에는 보행속도가 급격히 퇴보하여 남녀 각각 16%와 12%가 퇴보하였다.[79] Winter와 공동연구자들은[37] 건강한 노인과 젊은이를 비교하였을 때, 보폭수(cadence)는 차이가 없고, 활보장(stride length)은 젊은 집단보다 노인 집단이 크게 짧았으며, 동시 입각기(double support) 기간은 노인 집단이 젊은 집단보다 길다고 하였다. Blanke와 Hageman[80]은 반대로 20~32세의 젊은 사람 12명과 60~74세 노인 12명을 대상으로 한 연구에서 보장(step length), 활보장(stride length), 보행속도(velocity), 무게중심(CoM)의 수직 편위(vertical excursion)와 수평 편위(horizontal excursion)에서 연령의 증가는 아무런 영향이 없다고 하였다. 그러나 Blanke와 Hageman의 연구를 일반화하기에는 연구 대상이 너무 적다. Kerrrigan과 공동연구자들은[82] 노인의 편안한 길음 속도와 활보장이 젊은 사람들과 유의한 차이가 있다는 것을 발견하였다. 건강한 노인에 관한 Winter의 연구에서[14] 활보장이 감소와 입각기 시간의 유의한 증가를 발견하였는데, 이것은 안정성을 증가시키기 위한 것이라 여겨진다. 그는 또한 초기접촉에서 수평적 발뒤꿈치 속도는 유의하게 증가하는 것으로 보고하였는데 젊은 사람보다 속도가 더 느렸기 때문에 더욱 놀라운 사실이라 하였다. 이것은 미끄러져 넘어질 가능성을 증가시킨다.

보행에서의 동역학적 요소의 차이점들도 보고되었다. Lee와 Kerrigan[83]은 낙상경험이 있는 노인 집단과 움직임이 잘 조절되는 노인 집단 간에 동역학적 요소의 유의한 차이를 발견하였다. 낙상 집단에서 엉덩관절 굽힘과 모음, 무릎관절 폄과 무릎 안쪽 휨, 발등쪽 굽힘, 발목 가쪽 번짐에서의 가장 큰 정점 회전력(peak torque)은 낙상 집단에서 유의한 차이가 있었다(각각 비교에서 $P < 0.003$). 발목 발바닥쪽 굽힘 회전력은 낙상집단에서 유의하게 감소되었다($P = 0.001$). 관절력(joint power)은 낙상 집단에서 무릎과 발목에서의 서로 다른 힘의 흡수를 나타냈다. Kerrigan과 공동연구자들[83] 또한 노인들은 젊은이들에 비해 낮은 발바닥쪽 굽힘(plantarflexion) 힘의 형성, 낮은 발바닥쪽 굽힘 관절가동범위, 엉덩관절 폄(관절가동범위), 증가한 앞쪽 골반 기울기(anterior pelvic tilt)가 있다고 하였다. 저자들은 미세한 엉덩관절 굽힘 구축(hip flexion contracture)과 동심성(concentric) 발바닥 굽힘 근육의 약화 등이 노인 관절의 변화의 원인이라고 하였다.

Mueller와 연구진들은 발바닥쪽 굽힘근의 정점 회전력(peak torque)과 발등쪽 굽힘근의 정점 회전력은 서로 관계가 있다고 하였다.[84] 이들은 또한 걸음 속도과 보장은 발목 등쪽 굽힘의 정점 회전력(peak torque)과 발등쪽 굽힘 관절가동범위(ROM)가 증가함으로써 향상된다고 하였다.[84] Bohannon과 연구진들[85]은 엉덩관절 굽힘근의 근력(strength)은 걸음 속도를 예측할 수 있는 하나의 요소라고 하였다. 이들은 발바닥쪽 굽힘근의 근력은 검사하지 않았다. Lord와 연구진들[86]은 60세와 그 이상인 여성 노인들을 대상으로 운동 프로그램을 실시하였다. 이 프로그램의 시행은 보폭수(cadence)와 활보장에서 많은 증가가 있는 반면, 입각기 시간과 유각 시간은 감소되었다고 하였다. Connolly와 Vanderwoort[87]는 평균 82.8세의 노인을 대상으로 걸음의 비훈련효과(넙다리네갈래근의 근력 경감)를 평가하였다. 훈련 프로그램 시행 1년 후 측정된 힘 수치는 68.3%가 감소하였고, 자기 스스로 선택된 보행 속도도 19.5%가 줄었다.

Winter[14]는 또한 무릎 폄근에 의한 흡수가 증가함과 동시에 발목 발바닥쪽 굽힘에 의한 발바닥 밀기(push-off work)는 낮아진다고 보고하였다. 여러 원인의 설명이 가능하지만, 둘 모두에서 이러한 적응은 안전한 보행패턴에 도움이 된다. 그러나 무릎 폄근에 의해 흡수가 증가하면 충분치 않은 보행을 야기할 수 있다는 것에 유의해야 한다.

걸음으로 독립성을 측정할 수 있으며, 빠른 걸음은 높은 수준의 독립성을 나타낸다. 편안한 걸음보다 빠른 걸음은 도로를 건널 때와 같이 많은 상황에서 필요하다. 또 운동과 동반된 걸음은 몸쪽 넙다리뼈의 뼈 상실을 방지할 수 있다.[67] 노인 걸음속도에 관한 의견 차이가 있지만, 보편적인 의견은 노인들의 자유로운 걸음 속도는 젊음 사람들의 걸음 속도에 비해 느리다는 것이다. 그러나 앞에서 본 바와 같이 느린 걸음은 에너지 소모가 더 크다는 것이다.

개인마다 다양할지라도, 노인들의 보행에서 운동학과 동역학적 차이가 있는 것은 분명하다. 이것은 두 가지의 원인으로 생긴다; 힘과 균형조절 시스템의 초기 퇴행과 안전하게 걷기 위한 적응이다. 둘 다 모두 가능성이 있다.

성별(Gender)

보행에서 성별 차이에 관한 연구는 연령에 관한 보행 연구만큼이나 어려움이 있다. 다양한 연구에서 사용한 방법, 기술, 연구대상자들의 다양성은 성별이 미치는 영향에 대해 결론을 내리기가 어렵게 만든다. 남녀간의 신장, 몸무게, 다리 길이 등의 차이를 고려해 볼 때 성별의 차이는 크지 않다. Oberg와 동료연구진들은[88] 느린, 정상적인, 빠른 속도로 중간 입각기와 유각기 시 무릎관절 폄과 굽힘에서 남녀간의 차이가 나타났다. 그들은 보행 속도가 빨라짐에 따라 관절의 각도가 커진다는 것을 발견하였다. 예를 들어, 남자의 경우 무릎관절 각도가 중간입각기 때에 15°~24°로 증가했고, 여자의 경우 12°~20°로 증가한 것을 볼 수 있었다. 그러나 Oberg와 동료연구진들은 무릎관절과 엉덩관절만을 관찰하였다. 다른 연구자들은 속도, 보장(step length), 보폭빈도를 관찰하였다.[17] 보행 속도는 여자가 남자보다 느리다는 것을 발견했다(남자인 경우 118~134 ㎝/sec와 여자인 경우 110~129 ㎝/sec). 그리고 보장 또한 여자가 남자보다 작다는 것을 발견하였다. Kerrigan과 동료연구진들은[89] 입각기 때에 여자가 남자보다 엉덩관절의 굽힘이 더 많은 반면 무릎관절의 폄이 적게 일어난다고 발견하였다. 역동학적 자료로 신장과 체중은 표준화시켰다. 이 저자들은 또한 여자가 남자보다 활보장(stride length)이 신장에 비해 길며 걸을 때 보폭수가 더 많다고 하였다.[89]

보조기구들(Assistive Devices)

보조기구들(목발, 지팡이, 보행기)의 사용없이 걷는 것이 대부분 사람들이 바라는 것이다. 그러나 이 도구들은 다리 골절로 체중을 다리가 지탱할 수 없을 때와 균형유지를 위한 영구적 조정 또는 관절의 통증, 근육 마비 문제가 있을 때 필요하다. 근육의 결함 또는 관절 통증을 보상하기 위해서 손에서의 매우 작은 힘이 서 있는 다리 쪽에 의해 큰 균형 모멘트를 제공한다. 손에서 힘이 적용되는 지점으로부터 엉덩관절의 중심까지의 긴 수직거리 때문이다. 이것은 보행기(walker)에 무게가 거의 실리지 않는다고 하더라도, 노인에게 보행기가 인기 있는 이유이다. 지팡이(cane)는 환측 다리의 반대쪽에 전형적으로 체중이 부하되는 것을 줄이기 위해 사용된다. 위쪽으로 유도된 힘이 엉덩관절 중심으로부터 약간 떨어진 거리의 지팡이 위의 손으로 전해졌다면, 환측 다리의 벌림근 힘이 한쪽 다리(single-limb) 입각기 동안 팔의 무게에 대해 균형을 유지하는데 필요하게 된다. Kerbs와 동료연구진들은[90] 지팡이를 통해 무게 압박이 감소되는가를 절구 연골에 압박을 측정할 수 있는 넙다리뼈머리 부분의 의지(prosthesis)를 사용해서 측정하였다. 의지는 13곳의 압력을 감지할 수 있는 기능으로 반대측 절구 연골에 비해 0.00028 mm/MPa 압력이 더 낮게 나타났다. 지팡이를 사용했을 때는 사용하지 않았을 때에 비해 절구 연골에 닿는 압력이 하나의 감지기에서는 28%, 또 다른 감지기에서도 40%로 낮아졌다. 이렇게 압력이 낮아진 것은 같은 속도라도 지팡이로 지지하고 걸었을 때, 근전도(EMG) 진폭의 감소와도 일치한다. 반대편에 지팡이를 사용함으로써 사용자의 체중지지면(BOS)을 넓히고, 환측 엉덩관절이 활동하는 근육과 지면반발력을 확실히 줄일 수 있다. 엉덩관절의 모음근과 근몰기근의 활동은 약 45%가 경감되었다. 지팡이를 사용하는 보행 시 최대 지면반발력(GRF)은 중간입각기와 발뒤꿈치접지 사이에서 일어난다.

Brown 여사는 팔 또한 환측 부분이기 때문에 건측에 4점지팡이(four-point cane)를 사용하였다. 그녀에게 지팡이의 가장 중요한 목적은 관절에 가해지는 힘을 경감시키는 것이 아니라 보행 균형력과 안정성을 획득하는 것이다.

보조기들(Orthoses)

보행에서 보조기의 기능은 걸음(walking)의 역할을 바꾸는 것이다. 보조기는 정상적인 정렬을 지지하고 원하지 않는 움직임을 막아주고, 기형을 방지하는데 도움을 주며 원치 않는 힘이나 모멘트[91-93]를 줄여주고, 최근에는 관절력을 증대시키는 데에도 사용된다. 충분한 토론이 이 책의 뒷부분에서 다루어진다 하더라도 학생들은 보행의 역학적 지식과 함께 보조기의 다양한 유형의 효과를 추론할 수 있을 것이다. 모든 경우에서, 가장 이상적인 것은 정상적인 역학이 허락되는 동안 원치 않는 움직임이나 불필요한 힘을 줄이거나 막는 것이다. 예를 들면, 어떤 사람은 뇌성마비아동이 발목 발바닥쪽 굽힘이 제한되기를 바랄 것이다. 그러나 그렇게 할 때 어떤 사람은 발바닥 밀기(push-off) 동안 발목 발바닥쪽 굽힘의 능동적 에너지-생산활동(A2)이 완전히 억제되는 것을 바라지 않을 것이다. 이전에는 단단한 발목 보조기(solid ankle orthosis)에 의존하였고, 최근에 경첩 달린 보조기는 뒤쪽멈춤(posterior stop)을 이용해서 지나친 발바닥쪽 굽힘을 막고 있지만, 발목이 입각기말에 발등쪽 굽힘이 되도록 허용하고, 아이들이 발바닥쪽 굽힘하는 동안 같은 양의 힘을 발생시키게 한다. 실험은 발바닥 밀기(push-off) 동안 발에 에너지를 회복시키기 위해 leaf-spring 디자인의 기계적 특성을 이용하여 시도해 보았다. 발상은 좋았으나, 디자인에서 에너지를 회복시키는데 실패하였다.

사례 적용 14-8: **퇴원 시 보행 상태**

brown 여사는 입각기 동안 적절한 지지 모멘트를 제공하는 것을 돕고, 에너지 소모를 가져오는 엉덩이 들기(hip hiking)와 발처짐을 방지하기 위해 발목-발 보조기를 처방받았다. 그러나 보조기가 딱딱했다면, 입각기 후기 동안에 그녀가 일부 A2-S 발바닥 떼기(push-off)를 행하기는 불가능했을 것이다. 두 가지의 선택이 고려되어진다; (1) 관절이 있는 보조기(hinged orthosis)는 제한되지 않은 발등쪽 굽힘을 허락하지만, 10° 이상의 발바닥쪽 굽힘에서는 멈추게 되고, 제한된 발바닥 떼기(push-off)가 허용된다. (2) 유연성 발목-발 보조기(flexible ankle-foot orthosis)는 발목의 뒷부분이 좁아서 발바닥쪽 굽힘과 발등쪽 굽힘 시에 제한된 범위에서 움직임이 허용된다. 보조기의 사용은 일시적이기 때문에 최종적으로 선택해야 한다. 보행 재교육은 근력을 얻게 됨으로써 보조기 없이 점진적인 훈련이 이루어졌고, 퇴원 후에 브라운 여사는 외출을 위해서만 보조기를 사용하였다. 그녀의 안정성은 증가하였고, 4점 지팡이(four-point cane)에서 일반 지팡이

(straight cane)로 교체할 수 있었다. 그녀가 외래 치료를 끝낼 무렵에는 초당 0.55 m/sec 속도로 보행하였다.

비정상 보행(Abnormal Gait)

보행의 양적이고 질적인 평가는 인간의 기능을 평가하는데에 유용하다. 가장 중요한 양적인 변수는 모든 장애의 수준과 관련되어지는 것으로 보여지는 보행속도(gait speed)이다.[95] 개인의 보행패턴은 그 사람의 신체적 또는 정신적 상태를 나타낼 뿐만 아니라, 다리의 근육 또는 관절의 손상 또는 결함을 나타낸다. 비정상적인 보행을 평가하고 구분하는데 있어 다음의 네 가지 원인들 중 하나 또는 그 이상의 원인을 가진다: 구조적 손상, 기능적 손상, 기능적 통증, 보상 또는 적응. 정의와 예는 다음과 같다.

구조적 손상(Structural Impairment)

구조적 기형들은 선천적이거나 손상에 의한 원인 또는 이들에 의한 이차적 손상에 의해 일어나는 구조적 변화들에 의해 야기된 것이다.

흔한 구조적 비정상은 다리 길이의 차이다. Kaufman과 연구진들은[96] 다리 길이의 차이가 불규칙적인 보행을 초래하는지에 관해 연구를 하였다. 미세한 다리 길이 차이는 일반인들에게도 많이 찾아볼 수 있으나, 이러한 차이는 보행에 별다른 영향을 주지 않았기 때문에 치료가 필요하지 않다. 이들은 2 ㎝의 다리 길이 차이는 보행의 불균형과 관절 연골조직의 변화를 가지고 올 수 있다고 하였다. Song과 연구진들은[97] 긴 다리의 길이(0.6~11.1 cm)와 0.8%~15.8% 정도의 차이가 있는 아동들도 신경학적으로는 정상이라고 평가하였다. 아동들을 검사한 결과 짧은 다리의 발과 발목에서의 꿈치들린 휜발 자세(equinus position), 까치발로 걷기(toe walking), 긴 다리에서 굽힘 증가(vaulting), 엉덩관절 원돌림(circumduction) 의 보상 작용을 볼 수 있었다.

까치발로 걷는 아동들은 정상 아동들에 비해 중력중심(CoG)의 수직 움직임이 많은 것을 볼 수 있었다. 구조적 문제들은 달리기 손상과 연관지을 수 있다. Q-각도(Q-angle), 정강이뼈 비틀림(tibial torsion), 발의 엎침(pronation) 증가는 무릎넙다리뼈증후군(patellofemoral syndrome)을 야기하는데 기여한다. 달리기할 때의 부하는 걸을 때보다 더 크다. 이것은 손상 가능성의 증가와 관련이 있다. 1978년과 1980년 사이에 1,650명 달리기 환자의 기록 조사에서 1,819건의 손상이 확인되었다.[98] 무릎관절은 달리기할 때 가장 흔하게 손상받는 부위이고, 무릎넙다리뼈 통증(patellofemoral pain)이 가장 흔한 호소증이다.

발에서의 휜발(pes cavus)과 편평발(pes planus)은 체중부하 변화의 원인이 되고, 엉덩관절과 무릎관절에 비정상인 스트레스의 원인이 된다. 휜발(pes cavus)은 체중부하 시 일차적으로 발뒷부(hindfoot)와 발허리뼈(metatarsal)에 체중부하가 되고, 발중간부(midfoot)에서는 최소로 지지하게 된다.[99] 또한 달리기를 할 때 발허리뼈(metatarsal)의 체중 분배는 불균형하게 된다. 편평족(pes planus)은 정상보행에서 나타나는 발뒷부(hindfoot), 가쪽 발중간부(lateral midfoot), 발허리뼈(metatarsals), 발가락(toe)으로 체중이 전달되지 않고, 일차적으로 발중간부(midfoot)에 체중부하가 일어난다. 보행의 추진기에는 심각하게 손상을 받는다.

정상보행 패턴의 장애는 정상보행에 비해 에너지 소모가 증가하게 되며, 이것은 잠재적인 에너지로부터 역동학적(kinetic) 에너지로 전환하는 정상적인 패턴이 방해받기 때문이다. 근육활동의 증가는 소모되는 산소양의 증가로 나타난다. 발목관절 고정(fusion) 환자와 엉덩관절 고정 환자의 산소 소모량 비교에서, 엉덩관절 고정 환자가 정상인보다도 산소 소모량이 32% 더 많았으며, 발목관절을 고정한 환자보다도 산소 소모량이 더 많았다.[100]

기능적 손상(Functional Impairment)

이 집단은 근 활동의 타이밍 또는 진폭의 비정상을 야기하는 모든 원인을 가지고 있다. **파킨슨병(Parkinson's disease)**과 같은 특정한 질환일 경우에는 훈련된 관찰자가 보면 쉽게 인지할 수 있는 보행 특성을 나타낸다. 파킨슨 보행은 보폭수(cadence)가 길어지고, 활보장이 짧아지며, 발뒤꿈치접지와 발끝 밀기가 결여되었고, 팔 흔들기가 줄어드는 특별한 보행이다. 이 질환의 특징인 과다굳음(rigidity)은 정상적인 상호교대 운동(reciprocal movement)을 방해한다.[101]

보행에서 가장 많은 에너지를 발생시키는 중요한 역학적인 근원은 발바닥쪽 굽힘근들(plantar flexors)인데 이 근육들이 충분한 힘을 생성하지 못함으로써 다른 관절들이 정상보행에서 발생하는 에너지보다 더 많이 발생시키게 된다.[3] 예를 들면, Winter는[102] 무릎밑 다리 절단(below-knee amputation) 환자에게서 발바닥쪽 굽힘근들(plantar flexors)의 역할 손실을 보상하기 위한 에너지 발생은 큰볼기근(gluteus maximus), 반힘줄모양근(semitendinosus), 무릎 폄근들(knee extensors)이 한다고 보고하였다. Olney와 연구자들은[32] 한쪽 마비된 어린이의 마비된 쪽의 발바닥쪽 굽힘근은 정상 보행에서 66%의 에너지를 생산한 것에 비해 단지 33%의 에너지만을 생산한다고 하였다.

발바닥쪽 굽힘근(장딴지근/gastrocnemius, 가자미근/soleus, 긴발가락굽힘근/flexor digitorum longus, 뒤정강근/tibialis posterior, 장딴지빗근/plantaris, 긴엄지발가락굽힘근/flexor hallucis longus)이 마비되면 **발꿈치뼈 보행패턴(calcaneal gait pattern)**이 나타난다.[103] 이 패턴은 환측 발목관절이 정상적인 발등굽힘(dorsiflexion)의 양보다 더 커지고, 입각기 동안에 무릎관절 굽힘이 더 커지고, 보장(step length)이 정상보다 짧아지는 형태가 된다. 비정상적인 무릎관절의 굽힘 정도로 인해 가자미근은 무릎관절을 펌 상태로 당기지 않아서 입각기 동안에 무릎관절을 안정시키기 위해 넙다리네갈래근의 비정상적인 활동을 가져오게 한다. 따라서, 한 다리 지지 기간은 정강뼈와 무릎의 안정성에 어려움이 있어서 시간이 짧아지게 된다. 보장은 정상적인 보행에서 발바닥 밀기(push-off)가 제거되어서 정상보다 짧아진다. 정상적인 발뒤꿈치들기(heel off)와 발가락 들기(toe off)는 발 전체가 갑자기 떨어지는(lift-off) 형태로 변화된다. 보행패턴의 비대칭은 관찰과 오른쪽과 왼쪽 보장(step length)의 비교를 통해 확실히 알 수 있다.

때때로 단일 근육의 약증이나 마비는 특별한 보행을 가져온다. 예를 들면, 한쪽 **중간볼기근(gluteus medius)**의 마비로 인해 중간볼기근 보행(gluteus medius gait) 이라는 특정한 보행패턴을 만든다. 이 보행 패턴의 특징은 정상보행에서 중간볼기근의 기능을 검토함으로써 알 수 있다. 정상적인 중간볼기근의 기능은 보행 중 한쪽 발로 체중을 지지할 때 골반이 내려가는(drop) 것을 조절하기 위해 골반과 엉덩관절을 안정시키는 것이며, 특히 입각기 초기에 이 기능이 두드러진다. 입각기 다리에 중간볼기근의 기능이 없으면, 골반은 균형을 잃게 되어 유각하는 다리 쪽으로 골반과 몸통이 기울어질 것이다. 몸통과 골반이 지지되지 않은 다리 쪽으로 넘어지는 것을 방지하고, HAT를 입각기 다리에 유지하기 위하여 보행 중 입각기 다리 쪽으로 몸통을 가쪽 구부림(lateral bending)으로 보상을 하게 된다. 몸통을 가쪽으로 기울여서 중력 중심점을 기저면에 유지하여 균형을 이루고 유각하는 다리를 충분히 들어올려 다리가 바닥에 닿지 않도록 한다. 몸통 운동은 중력의 모멘트 팔(MA)을 감소시키게 됨으로써 엉덩관절 모음근 수축과 엉덩관절 모음근에 의한 부수적인 압박이 줄어들게 된다. 몸통을 옆으로 기울이면서 걷는 것이 중간볼기근 보행의 특징이다. 지팡이(cane)와 같은 보조장비를 근이 마비된 반대쪽에 사용함으로써 몸통이 가쪽으로 기울어지는 것을 감소시킨다. 지팡이를 사용하는 것은 비록 정상 보행보다는 에너지 소모가 많으나, 중간볼기근 보행에 필요한 에너지를 감소시킨다.

정상보행에서 큰볼기근은 시상면상에서 안정성을 제공하고 다리가 앞으로 나아가는 것을 제한한다. 이 근육은 입각기 초기에 엉덩관절의 굽힘모멘트를 중화시키고(counteract) 정상보행 중 유각기 마지막 단계에 넙다리가 앞으로 더 나아가는 것을 억제한다. 큰볼기근이 마비되면 발뒤꿈치접지 때 몸통이 뒤로 넘어가며, 이것을 방지하기 위해 엉덩관절에 굽힘모멘트가 생기게 된다. 몸통이 뒤로 넘어가는 것은 **큰볼기근 보행(gluteus maximus gait)**의 독특한 특징이다. 넙다리네갈래근은 보행 중 초기 발가락 닿기와 발에 체중이 옮겨지는 시기 즉, 무릎관절에 가쪽 굽힘모멘트가 있을 때 작용한다. 넙다리네갈래근의 마비는 정상적인 엉덩관절 폄근들과 발바닥쪽 굽힘근들이 있으면 쉽게 보상할 수 있다. 즉, 큰볼기근과 가자미근은 넙다리뼈와 정강뼈를 각각 뒤쪽으로 당겨서 결과적으로 무릎관절 폄을 일으키고, 넙다리네갈래근의 역할을 보상하게 된다. 추가적인 방지작용은 몸통을 앞으로 굽히고, 초기 발뒤꿈치접지 후 빨리 발바닥쪽 굽힘을 일으켜 넙다리네갈래근의 역할을 보상한다. 체중을 앞으로 이동시킴으로 무릎관절에서 폄모멘트가 일어나게 한다(초기 발뒤꿈치접지에서와 발에 체중이 옮겨지는 때에). 또한 무릎관절에는 과다 폄(hyperextension)이 일어나게 되고 넙다리네갈래근의 역할은 필요 없게 된다. 넙다리네갈래근과 큰볼기근이 마비되었다면, 발뒤꿈치접지 초기에 손으로 넙다리뼈 뒷면을 밀어서(posterior pushing) 손실을 보상하게 된다. 팔로 몸통을 지지하여 엉덩관절 굽힘과 무릎관절 폄으로 밀리는(thrust) 것을 방지한다.

기본 개념 14-5: *발등쪽 굽힘근의 마비*

보행에서 발등 굽힘의 정상 기능은 (1) 발목관절을 중립위로 유지하여 발뒤꿈치접지가 되도록 한다. (2) 발뒤꿈치 닿기 때 가쪽의 발바닥쪽 굽힘모멘트를 조절한다. (3) 유각기 시작 때에 발을 발등 굽힘시킨다. (4) 중간 유각기와 유각 말기까지 발목관절의 발등 굽힘을 유지한다. 만약 상기한 기능들이 없어진다면 다음과 같은 상황들이 일어나게 된다. (1) 발뒤꿈치접지 시작 시 발바닥 전체 혹은 발가락이 함께 닿게 된다. (2) 발바닥으로 체중 옮기기가 갑작스럽게 일어난다. (3) 유각 시작 시 발이 바닥에 닿지 않도록 하기 위해 엉덩관절과 무릎관절의 굽힘 정도가 증가된다. (4) 유각 시 다리의 길이를 짧게 하거나 입각 시 다리의 길이를 길게 하여 발바닥쪽 굽힘된 발이 닿지 않도록 한다.

양 다리가 마비된 환자는 보행할 때 무릎–발목–발 보조기와 목발을 사용한다. 이와 같은 보행패턴은 보행 시 몸통과 팔 근육들이 사용되며 에너지 소모는 정상보행보다 훨씬 크다. 전기자극 형태 즉, 기능적 신경근 자극(functional neuromuscular stimulation, FNS)은 마비된 다리의 근육을 활성화시켜 보행에 필요한 에너지를 발생시킬 수 있다. 그러나 보행에 필요한 기능적 신경근 자극(FNS)의 에너지 사용은 정상보행보다 크다.[104]

■ 통증(Pain)

이 집단에는 통증을 주로 일으키는 다양한 원인들이 포함되어 있다. 모든 과사용 손상은 이 분류에 포함된다.

달리기 선수들은 엉덩정강인대 증후군(iliotibial band syndrome)과 다리오금힘줄염(popliteal tendonitis)을 흔히 경험한다.[104] 발꿈치뼈의 발바닥쪽 가장자리에의 잇는 부분과 발허리뼈머리 닿는 부분 사이에 발바닥근막의 반복적인 스트레칭에 의해 유발되는 발바닥근막염(plantar fascilitis)은 젊은 선수들에게서 가장 흔한 과사용 증후군이다.[105] 많은 보행 변수들은 뼈관절염(osteoarthritis)에서 볼 수 있다.[106]

통증은 산소 소모량을 증가시키는 요소로 나타나기도 한다. 통증이 증가함에 따라 산소 소모량도 증가하게 된다.[107]

■ 적응 또는 보상(Adaptation/Compensation)

이 집단은 한쪽 다리의 구조적 또는 기능적 손상이 있고, 다른 다리(정상)에 적응된 보행패턴으로 보상작용이 나타날 때 발생하는 현상의 모든 원인들을 포함한다. 인체는 기능의 손실이나 장애에 대한 보상능력은 주목할 만하다. 대부분의 보상(compensation)은 무의식 중에 이루어지며, 장애가 평발과 같이 경미하다면, 본인은 보행패턴에서 그것을 느낄 수 없다. 그러나 인체 기능이 보상될 때마다 최적의 에너지 소모가 증가하여 인체의 다른 구조에 과도한 스트레스가 생긴다.

다리의 비대칭은 관절 주변의 연부조직의 구축, 뼈 굳음, 근약화나 경직 같은 구조적 또는 기능적 원인에 의해서 보행 시 적응하게 된다.

예제 14-3

한쪽 다리의 입각기 동안 과도한 발바닥쪽 굽힘(plantar flexion)을 볼 수 있다. 주요 원인은 반대쪽 다리에 있다; 예를 들면, 부적절한 무릎관절 굽힘의 결과로써 유각기에서 발가락을 정확하게 하지 못한다. 지나친 발바닥쪽 굽힘이 적응된 것이다.

예제 14-4

적응에 대한 다른 예가 무릎관절 굽힘으로부터 나타날 수 있다. 환측 다리에 체중이 부하될 때 정상적인 반대편 다리는 보행 패턴 시 너무 길어서 유각이 어렵게 된다. 따라서 유각기 때 발이 바닥에 닿지 않도록 다리의 길이를 같게 하는 방법이 필요하다. 정상적인 다리를 짧게 하는 방법은 엉덩관절, 무릎관절, 발목관절에서 정상적으로 요구되는 굽힘보다 더 많이 굽히는 것이다. 다른 방법은 유각하는 다리를 짧게 하기 위해 엉덩관절 올리기(hip hiking) 또는 엉덩관절 원돌림(circumduction)을 한다. 이 보상방법들은 보행 시 가능하지만 정상적인 보행보다 에너지 소모가 더 크다.

부적절한 힘 발생에 대한 많은 보상들을 확인하였다.[44] 예를 들어, 뇌졸중으로 인한 결과인 편마비 환자에서 비환측 다리(interlimb 보상)의 발바닥 밀기(push-off, A2-S) 때나 환측 다리(intralimb 보상)의 초기 입각기(H1-S) 때 발바닥쪽 굽힘으로부터 힘 발생은 정상적인 힘 발생보다 더 크다.

요약(Summary)

보행분석의 목적은 정상으로부터의 편위와 비정상적인 보행의 원인을 확인하는 것이다. 원인을 알게 되면 비정상적 스트레스를 줄이거나 제거하고, 에너지 소모를 감소시켜 교정을 가능하게 할 수 있다. 때때로 교정하는 것은 다리의 길이를 같게 하기 위해 신발의 굽을 높이거나, 엉덩관절, 무릎관절, 발목관절의 유연성을 증가시키기 위해 운동 프로그램을 만드는 것 같이 간단하다. 또 다른 교정의 예로 보조기, 지팡이, 목발과 같은 보조장비를 사용할 수도 있다. 그러나 이상 보행의 복잡성을 이해하고 비정상 보행 패턴을 찾아내는 능력과 이상보행의 원인을 알아내는 것은 정상적인 구조와 기능을 기본적으로 이해할 때 가능하다. 보행의 연구는 자세연구와 같이 구조와 기능의 상호의존을 예시하고, 인간의 다양한 자세의 변화와 보행 가능성을 설명할 수 있다.

학습 문제(Study Questions)

1. 정상 보행주기에서 입각기는 몇 퍼센트를 차지하는가? 입각기는 정상보행에서 보행주기의 보행속도가 빨라지면 입각기에서의 퍼센트가 어떻게 변화하는가?
2. 보행주기에서 몇 퍼센트가 동시입각기인가? 동시입각기는 보행속도 증가와 감소에 의해 어떠한 영향을 받는가?
3. 전통적 용어를 이용하여 보행주기의 입각기와 유각기의 분류를 설명하시오.
4. RLA 용어를 이용하여 보행주기의 입각기와 유각기의 분류를 설명하시오.
5. 보행주기 동안에 최대 무릎관절 굽힘은 언제 일어나는가?
6. 무릎관절, 엉덩관절, 발목관절에서 정상보행동안 요구되는 전체 관절가동범위는?
7. 달리기와 계단보행에서 요구되는 관절가동범위와 정상보행에서 무릎관절, 엉덩관절, 발목관절에서 요구되는 관절가동범위를 비교하시오.
8. 내적 모멘트와 외적 모멘트의 차이는 무엇인가?
9. 지지 모멘트의 개념은 무엇이고 주된 근육군의 반응은 무엇인가?
10. 초기 입각기에서 발목관절, 엉덩관절, 무릎관절에 작용하는 모멘트의 형태는 무엇인가? 발바닥 닿기, 중간입각기, 발뒤꿈치 들기, 발가락 들기의 분류에서도 같은 답을 하시오.
11. 입각기에서 무릎관절의 모음근 모멘트에 대해 강력하게 작용하는 것은 무엇인가?
12. 보행동안 뒤넙다리근의 기능은 무엇인가? 이것은 지지를 위해 또는 힘을 발생하기 위해 기여하는가?
13. 보행의 양적 일(positive work)에 관여하는 주된 근육군은 무엇이며, 보행주기 동안 언제 기능을 하는가?
14. 정상보행보다 빠르거나 정상보행보다 느리게 걸을 때 왜 에너지 소모가 증가되는가?
15. 왜 장기간의 양 다리 지지 시간은 일반적으로 에너지 소모를 증가시키는가?
16. 보행 동안 뒤정강근(posterior tibialis)의 역할은 무엇인가?
17. 보행 동안 발바닥쪽 굽힘근(plantar flexors)의 기능은 무엇인가?
18. 보행 동안 골반, 넙다리뼈, 정강이뼈에서 관상면에서의 가로 돌림(transverse rotation)을 설명하시오.
19. 관상면에서 입각기 동안 다리를 지지하기 위한 발뒷부(rearfoot) 분절의 움직임을 기술하시오.
20. 정상보행에서 발등쪽 굽힘근(dorsiflexors)의 기능은 무엇인가?
21. 보행 동안 몸통, 다리, 다리의 움직임과 연관된 팔의 흔들기 움직임은 어떻게 되어지는가?
22. 보행할 때와 달리기할 때의 근육의 작용을 비교하시오.
23. 발바닥쪽 굽힘근(plantarflexors)이 마비되었다면 보행과 달리기 시 일어날 수 있는 일을 설명하시오. 기대되는 보상작용은 무엇인가?

참고문헌(References)

1. Steindler A: Kinesiology. Springfield, IL, Charles C Thomas, 1955.
2. Winter DA: Energy assessments in pathological gait. Physiother Can 30:183, 1978.
3. Rose J, Gamble JG (eds): Human Walking, 2nd ed. Philadelphia, Williams & Wilkins, 1994.
4. Rowe PJ, Myles CM, Walker C, et al.: Knee joint kinematics in gait and other functional activities measured using flexible electrogoniometry: How much knee motion is sufficient for normal daily life? Gait Posture 12:143, 2000.
5. Sutherland DH: The evolution of clinical gait analysis. Part I: Kinesiological EMG. Gait Posture 14:61, 2001.
6. Sutherland DH: The evolution of clinical gait analysis. Part II: Kinematics. Gait Posture 16:159, 2002.
7. Winter DA: Biomechanics of normal and pathological gait: Implications for understanding human locomotor control. J Motor Behav 21:337, 1989.
8. Pathokinesiology Service and Physical Therapy Department at Rancho Los Amigos National Rehabilitation Center: Observational Gait Analysis. Downey, CA, Los Amigos Research and Education, Inc., 2001.
9. Elble RJ, Cousins R, Leffler K, et al.: Gait initiation by patients with lower-half parkinsonism. Brain 119:1705, 1996.
10. Hesse S, Reiter F, Jahnke M, et al.: Asymmetry of gait initiation in hemiparetic stroke subjects. Arch Phys Med Rehabil 78:719, 1997.
11. Lamoreaux LW: Kinematic measurements in the study of human walking. Prosthet Res 69:3, 1971.
12. Murray MP: Gait as a total pattern of movement. Am J Phys Med 46:1, 1967.
13. Murray MP, Drought AB, Kory RC: Walking patterns of normal men. J Bone Joint Surg Am 46:335, 1964.
14. Winter DA: The Biomechanics and Motor Control of Human Gait: Normal, Elderly and Pathological, 2nd ed. Waterloo, Ontario, Waterloo Biomechanics, 1991.
15. Finley FR, Cody KA: Locomotive characteristics of urban pedestrians. Arch Phys Med Rehabil 51:423, 1970.
16. Kadaba MP, Ramakrishnan HK, Wootten ME: Measurement of lower extremity kinematics during level walking. J Orthop Res 8: 383, 1990.
17. Oberg T, Karznia A, Oberg K: Basic gait parameters: Reference data for normal subjects 10–79 years of age. J Rehabil Res Dev 30:210, 1993.
18. Drillis R: The influence of aging of the kinematics of gait. In The Geriatric Amputee (National Academy of Sciences–National Research Council [NAS-NRC] Publication No. 919). Washington, DC, NAS-NRC, 1961.
19. Crowinshield RD, Brand RA, Johnston RC: Effects of walking velocity and age on hip kinematics and kinetics. Clin Orthop 132:140, 1978.
20. Larsson LE, Odenrick P, Sandlund B, et al.: The phases of stride and their interaction in human gait. Scand J Rehabil Med 12:107, 1980.
21. Wernick J, Volpe RG: Lower extremity function. In Valmassy RI (ed): Clinical Biomechanics of the Lower Extremities. St. Louis, CV Mosby, 1996.
22. Hausdorff JM, Purdon PL, Peng CK, et al.: Fractal dynamics of human gait: Stability of long-range correlations in stride interval fluctuations. J Appl Physiol 80:1448, 1996.
23. Sekiya N, Nagasaki H, Ito H, et al.: Optimal walking in terms of variability in step length. J Orthop Sports Phys Ther 26:266, 1997.
24. Winter DA, Eng JJ, Isshac MG: A review of kinetic parameters in human walking. In Craik RL, Otis CA (eds): Gait Analysis: Theory and Application. St. Louis, Mosby–Year Book, 1994.
25. Eng JJ, Winter DA: Kinetic analysis of the lower limbs during walking: What information can be gained from a three dimensional model? J Biomech 28:753, 1995.
26. Soderberg GL, Gavel RH: A light emitting diode system for the analysis of gait. Phys Ther 58:4, 1978.
27. Herschler C, Milner M: Angle-angle diagrams in the assessment of locomotion. Am J Phys Med 59:3, 1980.
28. Lafortune MA, Cavanagh PR, Sommer HJ 3rd, et al.: Three-dimensional kinematics of the human knee during walking. J Biomech 25:347, 1992.
29. McGinley JL, Goldie PA, Greenwood KM, et al.: Accuracy and reliability of observational gait analysis data: Judgments of push-off in gait after stroke. Phys Ther 83:146, 2003.
30. Saunders JB, Inman VT, Eberhart HD: The major determinants in normal and pathological gait. J Bone Joint Surg Am 35:543, 1953.
31. Winter DA: Analysis of instantaneous energy of normal gait. J Biomech 9:253, 1976.
32. Olney SJ, MacPhail HE, Hedden DM, et al.: Work and power in hemiplegic cerebral palsy gait. Phys Ther 70:431, 1990.
33. Childress DS, Gard SA: Investigation of vertical motion of the human body during normal walking [abstract]. Gait Posture 5:161, 1997.
34. Gard SA, Childress DS: The influence of stance-phase knee flexion on the vertical displacement of the trunk during normal walking. Arch Phys Med Rehabil 80:26, 1999.
35. Katoh Y, Chao EY, Laughman RK, et al.: Biomechanical analysis of foot function during gait and clinical applications. Clin Orthop 177:23, 1983.
36. Smidt G: Methods of studying gait. Phys Ther 54:1, 1974.
37. Winter DA, Patla AE, Frank JS, et al.: Biomechanical walking pattern changes in the fit and healthy elderly. Phys Ther 70: 340, 1990.
38. Hunt AE, Smith RM, Torode M, et al.: Inter-segment foot motion and ground reaction forces over the stance phase of walking. Clin Biomech (Bristol, Avon) 16:592, 2001.
39. Rattanaprasert U, Smith R, Sullivan M, et al.:

Three-dimensional kinematics of the forefoot, rearfoot, and leg without the function of tibialis posterior in comparison with normals during stance. Clin Biomech (Bristol, Avon) 14:14, 1999.
40. Holt KG, Obusek JP, Fonseca ST: Constraints on disordered locomotion. A dynamical systems perspective on spastic cerebral palsy. Hum Mov Sci 15:177, 1996.
41. Winter DA, Quanbury AO, Reimer GD: Analysis of instantaneous energy of normal gait. J Biomech 9:253, 1976.
42. Winter DA: Biomechanics and Motor Control of Human Movement, 2nd ed. New York, John Wiley & Sons, 1990.
43. Olney SJ, Monga TN, Costigan PA: Mechanical energy of walking of stroke patients. Arch Phys Med Rehabil 67:92, 1986.
44. Olney SJ, Richards C: Hemiparetic gait following stroke. Part I: Characteristics. Gait Posture 4:136, 1996.
45. Winter DA: Energy generation and absorption at the ankle and knee during fast, natural and slow cadences. Clin Orthop 175:147, 1983.
46. Zajac FE, Neptune RR, Kautz SA: Biomechanics and muscle coordination of human walking. Part I: Introduction to concepts, power transfer, dynamics and simulations. Gait Posture 16:215, 2002.
47. Zajac FE, Neptune RR, Kautz SA: Biomechanics and muscle coordination of human walking. Part II: Lessons from dynamical simulations and clinical implications. Gait Posture 17:1, 2003.
48. Anderson FC, Pandy MG: Individual muscle contributions to support in normal walking. Gait Posture 17:159, 2003.
49. Shiavi R: Electromyographic patterns in adult locomotion: A comprehensive review. J Rehabil Res Dev 22:85, 1985.
50. Bechtol CO: Normal human gait. In American Academy of Orthopaedic Surgeons: Atlas of Orthotics. St. Louis, CV Mosby, 1974.
51. Kadaba MP, Ramakrishnan HK, Wootten ME, et al.: Repeatability of kinematic, kinetic and electromyographic data in normal adult gait. J Orthop Res 7:849, 1989.
52. Kleissen RFM, Litjens MCA, Baten CTM, et al.: Consistency of surface EMG patterns obtained during gait from three laboratories using standardized measurement technique. Gait Posture 6:200, 1997.
53. Winter DA, Yack HJ: EMG profiles during normal walking: Stride to stride and inter-subject variability. Electroenceph Clin Neurophys (Ireland) 67: 402, 1987.
54. Wells RP: The projection of the ground reaction force as a predictor of internal joint moments. Bull Prosthet Res 10–35:15, 1981.
55. Cerny K: Pathomechanics of stance: Clinical concepts for analysis. Phys Ther 64:1851, 1984
56. Thorstensson A, Nilsson J, Carlson H, et al.: Trunk movements in human locomotion. Acta Physiol Scand 121:9, 1984.
57. Krebs DE, Wong D, Jevsevar D, et al.: Trunk kinematics during locomotor activities. Phys Ther 72:505, 1992.
58. Stokes VP, Andersson C, Forssberg H: Rotational and translational movement features of the pelvis and thorax during adult human locomotion. J Biomech 22:43, 1989.
59. Hirasaki E, Moore ST, Raphan T, et al.: Effects of walking velocity on vertical head and body movements during locomotion. Exp Brain Res 127:117, 1999.
60. White SG, McNair PJ: Abdominal and erector spinae muscle activity during gait: The use of cluster analysis to identify patterns of activity. Clin Biomech 17:177, 2002.
61. Basmajian JV: Muscles Alive, 4th ed. Baltimore, Williams & Wilkins, 1979.
62. Hogue RE: Upper extremity muscle activity at different cadences and inclines during normal gait. Phys Ther 49:9, 1969.
63. Dietz V, Fouad K, Bastiaanse CM: Neuronal coordination of arm and leg movements during human locomotion. Eur J Neurosci 14:1906, 2001.
64. Wannier T, Bastiaanse C, Colombo G, et al.: Arm to leg coordination in humans during walking, creeping and swimming activities. Exp Brain Res 141:375, 2001.
65. Andriacchi TP, Galante JO, Fermier RW: The influence of total knee-replacement design on walking and stair-climbing. J Bone Joint Surg Am 64:1328, 1982.
66. McFayden BJ, Winter DA: An integrated biomechanical analysis of normal stair ascent and descent. J Biomech 21:733, 1988.
67. Kirkwood RN, Culham EG, Costigan P et al.: Hip moments during level walking, stair climbing and exercise in individuals aged 55 years and older. Phys Ther 79:360, 1999.
68. Nuber GW: Biomechanics of the foot and ankle during gait. Clin Sports Med 7:1, 1988.
69. Mann RA: Biomechanics of running. In D'Ambrosia RD, Drez D (eds): Prevention and Treatment of Running Injuries, 2nd ed. Thorofare, NJ, Slack, Inc., 1989.
70. McPoil TG, Cornwall MW: Applied sports biomechanics in running. In Zachezewski, JE, Quillen S, Magee D (eds): Athletic Injuries and Rehabilitation. Philadelphia, WB Saunders, 1996.
71. Novacheck TF: The biomechanics of running. Gait Posture 7:77, 1998.
72. Norkin C: Gait analysis. In O'Sullivan S, Schmitz TJ (eds): Physical Rehabilitation Assessment and Treatment, 4th ed. Philadelphia, FA Davis, 2001.
73. Cioni G, Duchini F, Milianti B, et al.: Differences and variations in the patterns of early independent walking. Early Hum Dev 35:193, 1993.
74. Rose-Jacobs, R: Development of gait at slow, free, and fast speeds in 3 and 5 year old children. Phys Ther 63:1251, 1983.
75. Foley CD, Quanbury AO, Steinke T: Kinematics of normal child locomotion—A statistical study based

upon TV data. J Biomech 12:1, 1979.
76. Sutherland DH, Olshen R, Cooper L, et al.: The development of mature gait. J Bone Joint Surg Am 62:336, 1980.
77. Beck RJ, Andriacchi TP, Kuo KN, et al.: Changes in the gait patterns of growing children. J Bone Joint Surg Am 63:1452, 1981.
78. Sutherland DH, Kaufman KR, Campbell K, et al.: Clinical use of prediction regions for motion analysis. Dev Med Child Neurol 38:773, 1996.
79. Himann JE, Cunningham DA, Rechnitzer PA, et al.: Age-related changes in speed of walking. Med Sci Sports Exerc 20:161, 1988.
80. Blanke DJ, Hageman PA: Comparison of gait of young men and elderly men. Phys Ther 69:144, 1989.
81. Rothstein JM, Roy SH, Wolf SL: The Rehabilitation Specialist's Handbook, 2nd ed. Philadelphia, FA Davis, 1998.
82. Kerrigan DC, Todd MK, Della Croce U, et al.: Biomechanical gait alterations independent of speed in the healthy elderly: Evidence for specific limiting impairments. Arch Phys Med Rehabil 79:317, 1998.
83. Lee LW, Kerrigan C: Identification of kinetic differences between fallers and non-fallers in the elderly. Am J Phys Med Rehabil 78:243, 1999.
84. Mueller MJ, Minor SD, Schaaf JA, et al.: Relationship of plantar-flexor peak torque and dorsiflexion range of motion to kinetic variables during walking. Phys Ther 75:684, 1995.
85. Bohannon RW, Andrews AW, Thomas MW: Walking speed: Reference values and correlates for older adults. J Orthop Sports Phys Ther 24:86, 1996.
86. Lord SR, Lloyd DG, Nirui M, et al.: The effect of exercise on gait patterns in older women: A randomized controlled trial. J Gerontol A Biol Sci Med Sci 51:M64, 1996.
87. Connelly DM, Vandervoort AA: Effects of detraining on knee extensor strength and functional mobility in a group of elderly women. J Orthop Sports Phys Ther 26:340, 1997.
88. Oberg T, Karsznia A, Oberg K: Joint angle parameters in gait: Reference data for normal subjects, 10–79 years of age. J Rehabil Res Dev 31:199, 1994.
89. Kerrigan DC, Todd MK, Della Croce U: Gender differences in joint biomechanics during walking: Normative study in young adults. Am J Phys Med Rehabil 77:2, 1998.
90. Krebs DE, Robbins CE, Lavine L, et al.: Hip biomechanics during gait. J Orthop Sports Phys Ther 28:51, 1998.
91. Crenshaw SJ, Pollo FE, Calton EF: Effects of lateral-wedged insoles on kinetics at the knee. Clin Orthop 375:185, 2000.
92. Finger S, Paulos LE: Clinical and biomechanical evaluation of the unloading brace. J Knee Surg 15:155, 2002.
93. Maly MR, Culham EG, Costigan PA: Static and dynamic biomechanics of foot orthoses in people with medial compartment knee osteoarthritis. Clin Biomech (Bristol, Avon) 17:603, 2002.
94. Ounpuu S, Bell KJ, Davis RB 3rd, et al.: An evaluation of the posterior leaf spring orthosis using joint kinematics and kinetics. J Pediatr Orthop 16:378, 1996.
95. Teixeira-Salmela LF, Nadeau S, Mcbride I, et al.: Effects of muscle strengthening and physical conditioning training of temporal, kinematic and kinetic variables during gait in chronic stroke survivors. J Rehabil Med 33:53, 2001.
96. Kaufman KR, Miller LS, Sutherland DH: Gait asymmetry in patients with limb-length inequality. J Pediatr Orthop 16:144, 1996.
97. Song KM, Halliday SE, Little DG: The effect of limb-length discrepancy on gait. J Bone Joint Surg Am 79:1690, 1997.
98. Clement DB, Taunton JE, Smart GW, et al.: A survey of overuse running injuries. Phys Sportsmed 9:5, 1981.
99. Scranton PE, McMaster JH: Momentary distribution of forces under the foot. J Biomech 9:45, 1976.
100. Waters RWL, Barnes G, Husserl T, et al.: Comparable energy expenditure after arthrodesis of the hip and ankle. J Bone Joint Surg Am 70:1032, 1988.
101. Scandalis TA, Bosak A, Berliner JC, et al.: Resistance training and gait function in patients with Parkinson's disease. Am J Phys Med Rehabil 80:38, 2001.
102. Winter, DA: Biomechanics of below knee amputee gait. J Biomech 21:361, 1988.
103. Perry J: Kinesiology of lower extremity bracing. Clin Orthop 102:18, 1974.
104. Marsolais EB, Edwards BG: Energy costs of walking and standing with functional neuromuscular stimulation and long leg braces. Arch Phys Med Rehabil 69:243, 1988.
105. Taunton JE, Clement DB, Smart GW, et al.: Nonsurgical management of overuse knee injuries in runners. Can J Sport Sci 12:11, 1987.
106. Teixeira LF, Olney SJ: Relationships between alignment, kinematic and kinetic measures of the knee of osteoarthritic elderly subjects in level walking. Clin Biomech 11:126, 1996.
107. Gussoni M, Margonato V, Ventura R, et al.: Energy cost of walking with hip impairment. Phys Ther 70:295, 1990.

찾아보기 (Index)

A

B

C

D

E

ㅅ

ㅇ

ㅈ

ㅊ

ㅋ